Schiff's
Diseases of the Liver

SCHIFF

原书第12版

肝脏病学

原著　[美]Eugene R. Schiff　[美]Willis C. Maddrey　[美]K. Rajender Reddy

主审　贾继东　陈成伟　牛俊奇

主译　任　红

中国科学技术出版社
·北 京·

图书在版编目（CIP）数据

　　SCHIFF 肝脏病学 : 原书第 12 版 / (美) 尤金·R. 希夫 (Eugene R. Schiff) 等原著 ; 任红主译 . — 北京 : 中国科学技术出版社 , 2021.6

　　书名原文 : Schiff's Diseases of the Liver, 12e

　　ISBN 978-7-5046-8984-9

　　Ⅰ . ① S… Ⅱ . ①尤… ②任… Ⅲ . ①肝疾病 — 诊疗 Ⅳ . ① R575

　　中国版本图书馆 CIP 数据核字 (2021) 第 034140 号

著作权合同登记号 : 01-2018-8049

策划编辑　丁亚红　　焦健姿
责任编辑　丁亚红
装帧设计　佳木水轩
责任印制　李晓霖

出　　版　中国科学技术出版社
发　　行　中国科学技术出版社有限公司发行部
地　　址　北京市海淀区中关村南大街 16 号
邮　　编　100081
发行电话　010-62173865
传　　真　010-62179148
网　　址　http : //www.cspbooks.com.cn

开　　本　889mm×1194mm　1/16
字　　数　1717 千字
印　　张　60
版　　次　2021 年 6 月第 1 版
印　　次　2021 年 6 月第 1 次印刷
印　　刷　天津翔远印刷有限公司
书　　号　ISBN 978-7-5046-8984-9 / R·2676
定　　价　498.00 元

版权声明

内容提要

本书引进自世界知名的 Wiley 出版社，是全球肝脏病学界最具影响力的经典著作，被肝脏病学界奉为"圣经"。本书为全新第 12 版，著者根据最新学科研究成果对所有章节进行了修订和更新，以确保为肝病及相关专业读者提供最新的权威参考。全书共 11 篇，先概述了肝脏病学相关的基础知识和诊疗手段，然后详细论述了肝脏病的病理生理、解剖学、发病机制和临床表现的关系，以及各种肝病可能见到的临床结局。本书内容全面，且贴近临床，同时配有大量精美图片及简明表格，方便读者查阅、理解，适合广大肝病专业医生及相关专业研究人员阅读参考。

译者名单

主　审　贾继东　陈成伟　牛俊奇

主　译　任　红

副主译　蔡大川　胡　鹏　张大志

译　者（以姓氏笔画为序）

王　征　复旦大学中山医院肝癌研究所

王　婷　复旦大学中山医院肝癌研究所

王倩怡　首都医科大学附属北京友谊医院肝病中心

田秋菊　首都医科大学附属北京友谊医院肝病中心

史颖弘　复旦大学中山医院肝癌研究所

任　红　重庆医科大学附属第二医院感染病科

刘　毅　重庆医科大学附属第二医院感染病科

李世颖　重庆医科大学附属第二医院感染病科

杨　博　同济大学附属同济医院

杨长青　同济大学附属同济医院

杨欣荣　复旦大学中山医院肝癌研究所

肖永胜　复旦大学中山医院肝癌研究所

邹采仑　首都医科大学附属北京友谊医院肝病中心

张　烁　同济大学附属同济医院

张大志　重庆医科大学附属第二医院感染病科

张琼方　重庆医科大学附属第二医院感染病科

陈　莎　首都医科大学附属北京友谊医院肝病中心

陈　敏　重庆医科大学病毒性肝炎研究所

尚大宝　上海交通大学医学院附属瑞金医院感染科

单　珊　首都医科大学附属北京友谊医院肝病中心

胡　鹏　重庆医科大学附属第二医院感染病科

贺轶峰　复旦大学中山医院肝癌研究所

莫瑞东　上海交通大学医学院附属瑞金医院感染科

贾昊宇　同济大学附属同济医院

贾继东　首都医科大学附属北京友谊医院肝病中心

徐　泱　复旦大学中山医院肝癌研究所

凌　宁　重庆医科大学附属第二医院感染病科

高博文　复旦大学附属中山医院

黄晓武　复旦大学中山医院肝癌研究所

谢　青　上海交通大学医学院附属瑞金医院感染科

雷　宇　重庆医科大学附属第二医院感染病科

蔡大川　重庆医科大学附属第二医院感染病科

补充说明

　　书中参考文献条目众多，为方便读者查阅，已将本书参考文献更新至网络，读者可扫描右侧二维码，关注出版社医学官方微信"焦点医学"，后台回复"SCHIFF 肝脏病学"，即可获取。

译者前言

  肝脏病是人类的多发病、常见病。近年来，临床上常会发现因遗传代谢因素所致的少见、罕见肝脏病病例。在我国，每年因终末期肝脏疾病（如肝硬化失代偿、原发性肝癌等）导致的死亡人数高达30万～40万，对人们的健康和社会的发展造成严重威胁。近半个世纪以来，全球学者和医师一直致力于肝脏病的防治，在肝脏病的流行病学、病原学及发病机制和临床治疗等方面取得了令世人瞩目的成就，掌握了有效的预防措施和临床治疗方法。在我国，乙肝疫苗全民计划免疫的实施，大大降低了人群HBsAg的阳性率，成为WHO推荐的发展中国家乙肝预防的典范。直接抗丙肝病毒小分子药物（DAA）的出现，使得慢性丙肝成为可以彻底治愈的病毒感染性疾病。尽管如此，想要从根本上控制肝脏病对人类的严重危害还需要很长时间的探索，要达到WHO提出的"在2030年消除病毒性肝炎的公共危害"的目标，我们仍然任重道远。

  随着社会的发展与进步，人类的疾病谱发生了很大改变。同样，肝脏病类型也在发生变化。非病毒性感染的肝脏病逐渐成为威胁人们健康的主要肝脏病，如非酒精性脂肪肝发病率日益增高，已成为最为常见的肝脏病。过去罕见的一些免疫性肝病、遗传代谢性肝病已不再罕见。原发性肝癌的发病率、致死率仍然居高不下，已成为我国第三大恶性肿瘤。对于广大临床工作者而言，提高对各种肝脏病的认识与了解，达到精准正确的诊断和合理规范的治疗，是临床的当务之急。此前，国内也曾出版过不少权威的肝脏病学专著，如王宝恩、张定凤教授主编的《现代肝脏病学》，姚光弼、范上达教授主编的《临床肝脏病学》等。近年来，随着科学技术的发展和进步，新的理论、新的知识、新的诊断方法及新的药物不断涌现，故我们特别组织了华夏肝脏病学联盟的权威肝脏病专家，对最新版 *Schiff's Diseases of the Liver* 进行了翻译，以供临床及相关专业工作者参考。

  Schiff's Diseases of the Liver 为国际权威性肝脏病学教科书，反映了肝脏病的发病机制、诊断治疗及疾病管理的最新权威内容和进展，特别适合肝脏病学领域的临床医生、住院医生及医学生全面深入地从循证医学的角度理解肝脏病的本质，了解基础科学（特别是细胞生物学、分子生物学）的进展，有助于促进疾病诊断和治疗模式的改变及相关的知识进展。

  本书为全新第12版，根据肝脏病的疾病谱发生的变化，从肝脏的组织学、细胞分子生物学及肝脏病病理生理损伤机制等基础科学研究入手，阐述了肝脏病的并发症及终末期肝病，包括门静脉高压、肝肾综合征、肝肺综合征、肝衰竭及肝性脑病等的特征，同时也描述了新药的广泛临床应用，大大降低了终末期肝病、肝硬化失代偿、原发性肝癌的发生，减少了肝移植供体的需求。其中，直接抗丙肝病毒小分子药物（DAA）的应用使丙肝获得完全治愈，这对肝脏病学的临床实践有着非常深远的影响，具有重大的公共卫生和流行病学意义。书中还根据疾病类型分类，对不同病因的肝脏病，如胆道系统、酒精性肝病、药物性肝损伤、遗传代谢性肝病、血管性肝病、肝移植及病毒性肝炎等进行了系统阐述，特别是结合基础科学研究的进展，对现代肝脏病学中的一些热点和难点问题进行了权威性探讨，并得出了相应结论。例如，非酒精性肝病正成为全球流行的肝脏病，也是导致终末期肝病、肝硬化失代偿、原发性肝癌的主要病因。发展有针对性的安全有效的治疗药物，早期识别和诊断肝硬化以防止疾病进展、逆转炎症及纤维化，是当前临床的一大挑战。急性肝衰竭是肝脏病的主要致死原因之一。近年来，其定义及分类有所改变。既往认为的急性肝衰竭多为慢性加急性肝衰竭所致，因此从病因上防止肝损伤、控制进展性肝病是防止肝衰竭的主要方法。丙肝治疗很成功，但丙肝疫苗的研发仍然困难重重。针对病毒性肝炎，有效防控的主要措施仍然是疫苗研发。乙肝疫苗预防效果很成功且已在全球应用，对于乙肝流行的控制和减缓发挥了重大作用，但临床上，对于已患慢性乙肝的患者而言，治愈乙肝仍未能实现。当前在进行的乙肝治疗研究，如清除 cccDNA、阻断病毒基因整合、防止乙肝病毒再激活等，能够更加有效地治疗 HBV 感染。肝移植仍然是针对进展期终末期肝病和急性肝衰竭最有效的主要手段。书中对肝移植的介绍可称为新型教科书之典范。当前，肝移植外科技术已有了很大改进和发展，研发更加安全有效的抗排斥免疫抑制药是主要任务。合理规范器官（供体肝脏）分配已挽救了大量终末期肝病患者。严密监测不同病因的肝硬化，除早期识别、阻断纤维化进展外，早期发现原发性肝癌，通过内外科方法进行有效治疗，大大降低了原发性肝癌患者的死亡率。如果肿瘤已进展为不适合手术或移植，规范性化疗、血管生成抑制靶向治疗及现代免疫调节治疗也已在临床中发展及应用。肝脏病的转化医学研究，在新版的 *Schiff's Diseases of the Liver* 中也有提及。抗炎症、抗纤维化、早期阻断药物逆转各种原因所致的病理生理过程，利用遗传学、基因组学研究进展治疗各种肝脏病的新靶标，以及干细胞治疗、微生态干预等众多前沿的治疗方法及研究已取得良好进展。特异性新型生物标志物及相关血清标志物模式，对于早期诊断也发挥了相应作用。

近年来，基础科学（包括分子、细胞生物学知识）的更新和临床肝脏病学（包括诊断和治疗新手段）的快速进展成为临床肝脏病工作者需要面对的新挑战。全书共 48 章，其中有 25 章全部由新著者编写。所有著者均为当前该领域非常权威的学科带头人。著者通过基础与临床相结合，将现代细胞分子生物学、遗传学等新知识贯穿于每种肝脏病的详细阐述中。现代肝脏病的相关文献浩如烟海，全新第 12 版的 *Schiff's Diseases of the Liver* 非常适合广大肝脏病临床工作者及医学生作为权威学术参考书，故向广大同道推荐。

重庆医科大学附属第二医院　院长

原著前言

Schiff's Diseases of the Liver, 12e 一如既往地对肝胆疾病在发病机制、诊断、管理、治疗及某些特殊情况下的治愈情况等方面的新进展进行了介绍。这些新进展将进一步弥合肝脏病学不断发展的知识鸿沟。

肝脏病的疾病谱正在改变。目前，令人惊喜的丙型肝炎治愈率对肝脏病学的实践产生了重大影响。新型治疗药物的广泛应用将显著减少进展为晚期肝硬化患者的数量，并可减少肝细胞癌发病数量及对肝移植的需求。可惜，目前还未研发出丙肝病毒疫苗，因此开发有效疫苗将成为未来的主要目标。

对于所有肝脏病学家来说，很明显，在全球范围内非酒精性脂肪性肝炎已成为一种能引起肝硬化和肝细胞癌的重要肝脏病。目前面对的挑战是开发安全有效的治疗方法来抑制非酒精性脂肪性肝炎的进展，以及逆转坏死性炎症和纤维化。早期识别脂肪性肝炎可以为预防肝硬化提供更好的治疗机会。

研究发现，许多急性肝衰竭的患者是慢性加急性肝脏病的复合结果，这突显出在各种病因所致的晚期肝脏病患者中预防重叠肝损伤（肝损伤加重因素）的重要性。特异性生物标志物的出现提供了更准确的诊断和预后血清学参数。

世界各地陆续实施乙肝病毒（HBV）疫苗的普遍接种，然而，HBV 感染的最终治愈仍然困难重重。一个正在进行的慢性乙型肝炎研究重点是开发出消除其共价闭合环状 DNA（cccDNA）进而阻断乙肝病毒整合的方法。在接受免疫抑制药和化疗的患者中，预防 HBV 再激活及开发更有效的HBV 治疗方法已成为人们非常感兴趣的领域。

对于进展性肝脏病患者和少数急性肝衰竭患者，肝移植已成为一项重要的挽救生命的手段。外科技术已非常先进，活体供肝移植提供了一种拯救生命的新选择，尽管这只对少数患者有效。器官分配已有所改进，并与终末期肝病（MELD）评分模型很好地配合应用，同时我们将继续致力于优化免疫抑制方案，同时开发新的方法来改进它们。

对肝硬化患者进行积极的监测可以早期发现肝细胞癌，而且越来越有效的治疗方法（内科和外科）有望进一步降低肝细胞癌患者的死亡率。对于那些不适合接受手术或肝移植的患者来说，更有效的化疗方法，特别是那些与免疫反应调节有关的方法是非常有希望的。

以炎症和纤维化为研究重点的转化研究正在进行中，以期无论病因如何都能阻止和逆转肝胆纤维化。基因组和蛋白质组学的进展可能会更好地界定肝胆疾病并确定治疗靶点。

微生物学和干细胞治疗的作用正在迅速演变。现代肝脏病学在许多方面都取得了进展，这些只是令人兴奋的进步中的一小部分。Leon Schiff 曾经说过，"如果凡事我们只了解 50%，那么我们现在所了解的 50% 在 10 年后将是错误的"。我们的任务就是找出那些具有持久价值的另外 50%。

感谢本书的项目经理 Nik Prowse 博上，他在推动本书出版方面发挥了重要作用。

对我们来说，能够参与 *Schiff's Diseases of the Liver, 12e* 是一种荣誉和荣幸。

Eugene R. Schiff

Willis C. Maddrey

K. Rajender Reddy

目　录

第十篇　传染性疾病与肉芽肿性疾病

第十一篇　肝移植相关因素

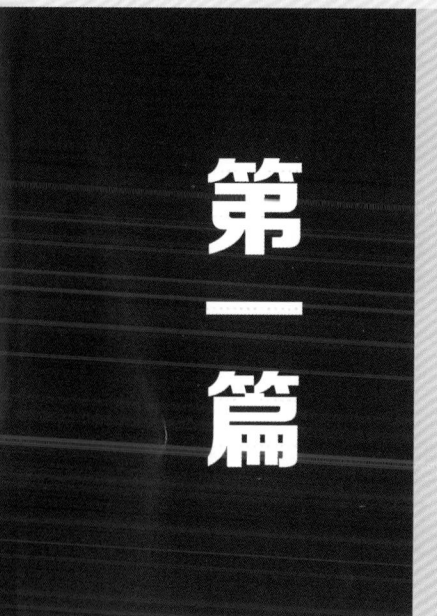

第一篇

肝脏病学的临床基础

Overview: Clinical Fundamentals of Hepatology

Schiff's Diseases of the Liver
(12th Edition)

SCHIFF 肝脏病学
（原书第 12 版）

第 1 章　肝病患者的病史采集和体格检查

History Taking and Physical Examination for the Patient with Liver Disease

Esperance A. Schaefer　Lawrence S. Friedman　**著**

蔡大川　**译**

要　点

- 当评估一个被认为是健康的人是否患有肝病时，病史和体格检查可以提供线索。
- 在接受肝病评估的患者中，病史和体格检查有助于确定肝损伤的根本原因，有助于评估是否存在进展期肝纤维化以及提供肝硬化和门静脉高压临床并发症的证据。
- 不明原因的肝病患者肝损伤的常见原因包括非酒精性脂肪性肝病（nonalcoholic fatty liver disease, NAFLD）、酒精性肝病、丙型肝炎和药物性肝损伤。应仔细评估患者过量饮酒、新药或草药和膳食补充剂的使用、丙型肝炎的危险因素和代谢综合征的证据。
- 门诊肝病患者中有 1/3 已经患有潜在的肝硬化，所以对明确诊断肝病的患者而言，进行晚期肝纤维化临床评估尤为重要。
- 皮肤检查有助于晚期肝纤维化患者的评估。Terry 甲、蜘蛛痣、体毛减少、男子乳房发育和肝掌，均与肝硬化相关，其特异性为 89%～97%。
- 肝脏大小、压痛和轮廓的评估可以提供重要的临床信息。肝脏大小最好通过叩诊或"划痕试验"进行评估。一般来说，正常肝脏在锁骨中线的上下径＜ 12cm，边缘光滑无压痛。
- 对于已确诊的肝硬化患者，应特别注意生命体征。平均动脉压降低与肾功能损害有关，特别是当平均动脉压降至 82mmHg 以下时。体重增加需注意液体潴留和腹水的进展，体重减轻可能与营养不良或恶性肿瘤有关。
- 在体格检查中，当出现腹部叩诊浊音、腹部膨隆、移动性浊音和液波震颤时，提示可能存在腹水。腹部叩诊浊音、腹部膨隆检测腹水的灵敏度约 80%，但特异性仅 59%。

　　肝脏是一个具有多种生物功能的器官，其具有独特的双重血管供应系统。同时，肝脏中存在多种不同类型的细胞，有助于肝脏发挥生理功能，也形成了肝脏致病的潜在病理学基础。肝细胞是肝脏中最丰富的细胞类型，肝脏的大部分主要功能是通过肝细胞发挥的。肝细胞负责药物解毒、合成蛋白质（包括白蛋白和凝血因子）、排泄辅助消化的胆汁，以及合成胆固醇和脂肪酸。肝细胞的损伤和炎症可能由毒素（如酒精或药物）、脂肪肝中的脂毒性、病毒性肝炎、自身免疫等引起。肝脏星状细胞较少，约占肝实质细胞的 5%，在健康状态下是维生素 A 储存的主要部位。然而，发生慢性炎症时，星状细胞促进细胞外基质的沉积，最终导致肝硬化的形成。通常肝纤维化的进展过程需要数年至数十

年的时间。如果在临床中早期发现并治疗肝病，这种缓慢的进展可以得到有效的干预。但慢性肝损伤通常极其隐蔽，直到发生晚期纤维化或失代偿性肝硬化才会出现明显的症状和体征。

在对肝病患者进行评估时，病史采集和体格检查的重点要围绕患者就诊和转诊的原因展开。转诊肝病专科的常见原因包括肝脏生物化学指标水平升高、血清学检查结果异常、黄疸或已存在慢性肝病或肝功能失代偿。对于以上临床情景，特定的病史和体格检查结果可能为疾病的进展过程提供重要依据。大多数情况下，临床医生可以通过病史采集和体格检查来确定，内容包括：①肝损伤的病因；②是否存在晚期肝纤维化；③是否存在肝硬化和门静脉高压症的临床并发症。肝病的临床目标是确定肝损伤的病因并在疾病早期进行治疗，以防止进展至晚期肝纤维化。如果已经存在肝硬化，则需要监测患者的终末期肝病的并发症。

一、肝生化检查异常或已知肝病

（一）病史采集

急性和慢性肝损伤的临床表现多样，患者由于各种原因而需要医疗护理。在常规体检或医疗保险体检中检测到肝脏生物化学指标水平升高后，许多患者立即就医，但这些患者并没有明显的临床症状。其他患有急性肝炎的人，可能出现腹痛、恶心、呕吐、发热或黄疸。在没有症状的情况下，并不能完全确定肝损伤持续的时间。诸如症状发作时间、既往正常检查结果和潜在危险因素等线索可以帮助区分急性肝损伤与慢性肝病。在评估血清学检测结果异常或具有明确特定肝病史的患者时，病史采集和体格检查的重点是寻找肝损伤潜在病因的线索并评估患者的晚期肝纤维化的临床证据。其核心目的是排查肝损伤和慢性肝病的最常见原因。一项来源于慢性肝病网络 1999—2001 年包含 1040 名患者队列研究发现，91% 的患者发生肝损伤的原因与表 1–1[1] 中列出的疾病相关。来自英国的一项小规模的单中心队列研究表明，门诊肝病患者转诊的最常见的病因是非酒精性脂肪性肝病（NAFLD，29.5%）、慢性

丙型肝炎（17.5%）、酒精性肝病（17.5%）、非特异性肝炎（7.5%）和药物性肝损伤（drug-induced liver injury，DILI，4%）。其他原因，如 Wilson 病、α_1- 抗胰蛋白酶缺乏症和充血性肝病，比例均 < 1%[2]。许多急性或慢性肝损伤患者通常没有任何症状，当症状发生时，也不具有特异性。出现的症状可能包括腹部不适、厌食、恶心、呕吐、疲劳、不适、发热、皮疹、瘙痒或黄疸。某些情况下，对危险因素进行仔细的询问，可帮助我们了解肝损伤发生的原因。

毒素，包括酒精和处方药，是肝脏生化检测异常和慢性肝病的常见原因。DILI 可能由处方药、非处方药、膳食和草药补充剂引起，因而应该获取患者详细的药物治疗史。DILI 可出现急性或慢性肝损伤，其严重程度可从轻度肝炎或胆汁淤积到急性肝衰竭。DILI 的发病率约为 19.1/10 万，占所有急性肝衰竭病例的 10%[3]。与 DILI 有关的最常见药物类别是抗菌药物（最常见的是阿莫西林 – 克拉维酸、异烟肼和呋喃妥因）以及膳食和草药补充剂[4]，需要警惕的是，任何药物都可能会造成肝损伤。

在酒精性肝病中，性别、饮酒量是肝损伤和肝纤维化的主要预测因素。在临床上，性别是酒精性肝病的重要危险因素，每日低于男性的饮酒量就可使女性发生酒精性肝病。发生肝硬化的每日酒精摄入量阈值男性为 40~60g 酒精，而女性仅为 20g。女性每天饮含有 14g 乙醇的酒精饮品超过一杯就有发生酒精性肝病的风险，而男性却需要每天至少饮酒两杯[5]，一杯含有 14g 乙醇的酒精饮品相当于 150ml 葡萄酒、360ml 啤酒或 45ml 白酒。临床应仔细评估饮酒的量和类型，以及饮酒的持续时间，以确定患者发生酒精性肝病的风险。经常大量饮酒的患者，从家庭成员或密切的社交朋友中获取的病史通常对评估病情是有帮助的。CAGE 调查问卷（①自己觉得需要减少饮酒吗？②因他人批评你饮酒而恼怒吗？③你对饮酒感到恶心或有罪恶感吗？④你早上第一件事情是不是喝酒来稳定你的神经？）长期以来被用作评估是否存在酒精滥用的标志。酒精使用障碍识别测试（AUDIT-C）越来越多被作为酒精依赖筛查测试，其已被证明可以预测与酒精相关的胃肠道疾病、肝脏疾病的风险[6]。经证实

表 1-1　慢性肝病网络（1040 名患者）队列研究中肝损伤和慢性肝病最常见原因的临床特征

肝脏生化检测水平升高的原因	患者病史特征	相关的体检结果
丙型肝炎	• 注射毒品或鼻内使用可卡因 • 1992 年以前输血史 • 针刺职业暴露史 • 出生于 1945—1965 年	• 注射毒品留下瘢痕 • 紫癜 • 迟发性皮肤卟啉症
酒精相关的肝脏疾病	• 每日定量酒精摄入 • 酒精使用的持续时间 • AUDIT-C 调查问卷阳性（见框 1-1）	• 腱膜挛缩症
非酒精性脂肪肝	• 年龄＞ 40 岁 • 代谢综合征 • 糖尿病	• BMI ＞ 29.9 • 腰臀比值增加
乙型肝炎	• 注射毒品注射史 • 高危性行为 • 农村出生	—
原发性胆汁性胆管炎	• 女性 • 疲劳 • 皮肤瘙痒 • 骨质疏松症病史 • 自身免疫性疾病史	• 黄斑瘤和黄疣 • 皮肤表皮脱落 • 黑色素沉着症
遗传性血色病	• 肝硬化家族史 • 糖尿病 • 关节痛	• 皮肤色素沉着
原发性硬化性胆管炎	• 血性腹泻 • 炎症性肠病史 • 皮肤瘙痒	• 结节性红斑
自身免疫性肝炎	• 关节痛 • 自身免疫性疾病史	—
药物性肝损害	• 使用处方药、草药或饮食补充剂或非处方药	—
乳糜泻	• 排便习惯改变 • 铁缺乏 • 皮疹	• 疱疹样皮炎

AUDIT-C. 酒精使用障碍识别测试；BMI. 体重指数

引自参考文献 [1]

AUDIT-C 可通过三个问题识别酒精滥用或酒精依赖者[7]（框 1-1）。

此外，还应确定病毒性肝炎的危险因素。在美国，丙型肝炎病毒（hepatitis C virus，HCV）感染的最常见风险因素是静脉注射药物，1992 年之前有输血史[8]和针刺职业暴露。其他风险因素也得到证实，包括共用鼻吸管[9]和高危性行为，如肛交[10]。1945—1965 年在美国出生的所有人，患慢性丙型肝炎风险相对增加，估计患病率为 3.25%，因此疾病控制和预防中心加强对该出生队列的所有人进行 HCV 感染的筛查[11]。遗传性血色沉着症（hereditary hemochromatosis，HH）在没有其他危险因素的情况下很少引起晚期肝硬化，但在与 HCV 感染或酒精共同作用下可加速肝纤维化的进展[12]。

框 1-1　AUDIT-C 调查问卷

- 你多久喝一次酒精饮料？
  - 从不
  - 每月或更少
  - 每月 2～4 次
  - 每周 2～3 次
  - 每周 4 次或更多
- 通常情况下你喝多少杯含酒精的饮料？
  - 1 或 2 杯
  - 3 或 4 杯
  - 5 或 6 杯
  - 7 至 9 杯
  - 10 杯或者更多
- 你有多少次一次喝酒超过 6 杯或更多？
  - 从没有过
  - 低于每月 1 次
  - 每月 1 次
  - 每周 1 次
  - 几乎每天 1 次

答案对应分数：a 为 1 分，b 为 2 分，c 为 3 分，d 为 4 分，e 为 5 分。
分数≥ 4 表示酗酒者，敏感性为 0.79，男性特异性为 0.56

框 1-2　国家胆固醇教育计划治疗专家组Ⅲ成人代谢综合征诊断标准

必须存在以下 5 个临床特征中的 3 个

- 腹型肥胖（男性腰围＞ 101cm，女性腰围＞ 89cm）
- 血清三酰甘油＞ 150mg/dl
- 血清高密度脂蛋白水平男性＜ 40mg/dl，女性＜ 50mg/dl
- 血压＞ 130/85mmHg
- 空腹血糖≥ 100mg/dl

明显肝病或肝硬化的家族史应当考虑 HH，在适当的临床环境中，如果同时存在关节痛、皮肤色素减退和糖尿病个人史，提示存在潜在 HH 的风险。

虽然乙型肝炎是一种有疫苗可预防的疾病，但 19—49 岁美国出生的人只有 32.2% 接种了不少于 3 剂乙型肝炎病毒（hepatitis B virus，HBV）疫苗。静脉注射吸毒和高危性行为仍然是美国 HBV 感染的重要危险因素，并且在注射吸毒常见的地区 HBV 感染的发生率也很高[13]。其他国家出生感染 HBV 的风险也较高，其中亚洲人后裔感染率最高，高达 33%[14]。因此，高危性行为、注射吸毒和出生国家都是评估患者慢性 HBV 感染风险的重要因素。

NAFLD 已成为美国最常见的慢性肝病，成人患病率为 30%～46%[15]，在肥胖或糖尿病患者中达到 70%[16]。因此美国 NAFLD 的临床压力重大，区分哪些人患有非酒精性脂肪性肝炎（nonalcoholic steatohepatitis，NASH），有进展性炎症、纤维化和肝硬化的风险，因此，将非酒精性脂肪肝炎（NASH）患者与单纯脂肪变性（脂肪肝）患者区分开来至关重要。NASH 的重要危险因素包括年龄＞ 40 岁、体重指数（BMI）≥ 30、代谢综合征（框 1-2）、2 型糖尿病和血清氨基转移酶水平持续升高[17]。

除开药物和毒素，病毒性肝炎和 NAFLD、自身免疫和自身炎症性肝病是慢性肝损伤的主要原因。中年女性中碱性磷酸酶水平升高，应考虑原发性胆汁性胆管炎（primary biliary cholangitis，PBC，又称原发性胆汁性肝硬化）的因素。PBC 在女性中比男性更常见，并且与其他自身免疫疾病相关，特别是雷诺病和干燥综合征。当出现症状时，PBC 患者常出现疲劳（发生率为 20%～85%）和瘙痒（20%～75%）。其他临床特征包括黄疸（10%～60%）、骨质疏松症（35%）和血清胆固醇水平升高（＞ 75%），胆固醇升高程度与胆汁淤积严重程度之间存在相关性[18, 19]。有 5%～10% 的 PBC 患者抗线粒体抗体检测可能为阴性，因此临床评估显得更加重要。

与 PBC 一样，在女性中自身免疫性肝炎伴随自身免疫性疾病比在男性更常见。广泛的自身免疫性疾病与自身免疫性肝炎有关，最常见的是自身免疫性甲状腺炎和 1 型糖尿病[20]。在自身免疫性肝炎患者中，约有 25% 的患者临床表现从无临床症状发展至急性重型肝炎。在有症状的疾病患者中，最常见的症状是关节症状和疲劳[21]。

胃肠道疾病可能表现为肝脏生化检查异常和慢性肝损伤。例如，高达 40% 的未经治疗的乳糜泻患者血清氨基转移酶水平升高[22]。大便习惯改变、铁缺乏、体重减轻、皮疹或骨质疏松症的病史应引起对潜在乳糜泻诊断的怀疑。有血性腹泻、皮疹或炎症性肠病病史应考虑原发性硬化性胆管炎的可能性。

其他不太常见的肝脏疾病也可以通过仔细询问病史加以考虑。例如，肺部症状提示 α_1- 抗胰蛋白酶缺乏或结节病的可能。在合并患有神经或精神障碍的年轻患者中，应考虑 Wilson 病的可能。Wilson

病的神经系统症状与基底神经节功能障碍有关，包括类似于帕金森病的运动性强直综合征，伴有震颤、共济失调和肌张力障碍、构音障碍、吞咽困难、肢体动作不协调和痉挛等典型的表现。也可能发生偏头痛、失眠、癫痫发作和抑郁症。胆汁淤积患者表现出复发性不明原因发热应该考虑发生肉芽肿性肝炎的可能。

（二）体格检查

在肝脏生化检查结果异常患者或既往确诊患有肝病的患者中进行体格检查，不仅可以为寻找肝损伤的病因提供临床线索，还可以帮助判断是否存在潜在的晚期纤维化或肝硬化。事实上，超过 1/3 的门诊肝病患者已经患有潜在的肝硬化[2]。

生命体征可提供初步的重要信息，NAFLD 常见可有 BMI 升高、腰围增加和血压升高。此外，晚期肝硬化经常可出现低血压或脉压增宽。

对患者的初步检查需要评估患者是否看起来比患者所述的年龄更大；肌肉萎缩（比如，暂时性消耗）可以评估肝硬化患者的分解代谢状态；腮腺增大，合并黄疸存在是典型的酒精性肝硬化的表

现。通过检查眼睛最容易评估黄疸：在患有巩膜黄疸（或更确切地说结膜黄疸）的患者中，由于胆红素在结膜中的沉积，当血清胆红素超过 2.5mg/dl 时，巩膜通常情况下会变黄[23]。Wilson 病患者 Kayser-Fleischer 环由角膜后弹力膜中的铜沉积引起，也可偶见"向日葵"样白内障，但通常需要裂隙灯进行检测。滥用酒精或药物的人可能会出现牙列不良。

1. 皮肤

肝脏疾病有多种皮肤表现，在对患者进行全面检查后，详细的皮肤检查可能会得到重要的信息（图 1-1）。检查者可以从患者的手和指甲开始。肝掌是血液循环中的雌二醇水平增高的结果，应当考虑肝硬化的可能。肝脏疾病患者可能会出现许多甲床问题。Terry 甲的特征是指甲远端淡红色，近端呈现白色，这与肝硬化有关。Terry 甲和肝掌对肝硬化敏感性不高，但特异性非常高（特异性分别为 97% 和 91%）[24, 25]。由于铜沉积，Wilson 病患者中可能会出现新月征。最常见的与肺部疾病有关的杵状指和中央型发绀，也可能在肝硬化患者中发现，特别是那些患有肝肺综合征的患者[24]。掌腱膜挛缩症，其特征为手掌筋膜纤维化，导致将一根或多根手指

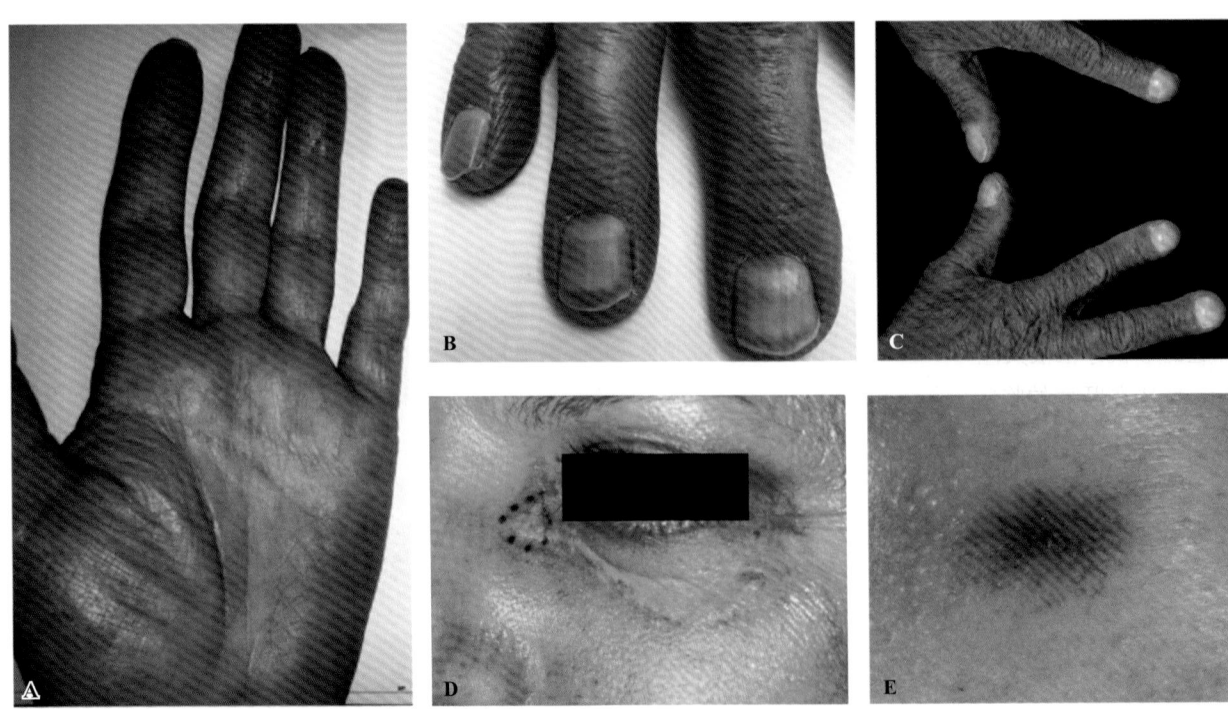

▲ 图 1-1　肝硬化的皮肤发现

A. 肝掌；B. 指甲前端出现淡红色带；C. 杵状指；D. 黄斑瘤；E. 蜘蛛痣

图 C 至图 E 经 John Wiley & Sons 许可转载，引自参考文献 [24]

屈曲，虽然它与酗酒者的肝病严重程度无关，但是与酒精使用相关[26]。蜘蛛痣是皮肤血管病变，由一支中央小动脉和许多向外辐射分布的毛细血管组成，呈"蜘蛛"样，可见于急性或慢性肝病。当对病变中央施加压力时，可使整个血管痣消失，去除压迫时又可见血液自中心向外充盈。蜘蛛状毛细血管扩张常见于上腔静脉分布范围内，并且通常在胸部而不是背部。此外，它们与肝硬化患者的显著的门静脉高压有关[27]。

特定病因的慢性肝病可能具有特征性的皮肤表现。特别值得一提的是，PBC 皮肤相关表现，在一项试验中[28]，近 40% 的 PBC 患者出现皮肤病症状。典型的发现包括睑黄疣和黄色瘤，它们分别是眼睑内眼角和手掌附近的黄色沉积物。它们反映了 PBC 相关的血脂异常，虽然不常见，但它们对晚期 PBC 患者的特异性很高。因瘙痒和瘙痒引起的色素过度沉着、表皮脱落和皮肤苔藓化也是 PBC 和其他慢性胆汁淤积性疾病患者的常见皮肤表现[24]。与肝脏疾病相关的其他不常见的皮肤表现有 HH 的灰色或青铜色皮肤，HCV 相关混合性冷球蛋白血症引起的不可触性紫癜，迟发性皮肤卟啉症患者 HCV 感染和铁超负荷引起手背上出现水疱性皮疹，潜在的乳糜泻相关疱疹样皮炎。

2.腹部

肝脏位于右上腹，一般情况下很少延伸 5～6cm 穿过中线到达左上腹。肝上缘位于第 5 或第 6 前肋的水平隔膜下方折叠处。肝下缘呈凹陷型，胆囊位于其中，在健康人中胆囊通常不可触及。肝脏边缘与右肋缘平行。呼吸可使肝脏向下移动 2～3cm。肝脏的形状存在很大差异[29]。

虽然在肝病的临床评估中，常用腹部影像学来检查腹部，但是一些重要的发现最好通过简单的检查，比如听诊和触诊来确定。腹部，特别是肝脏的压痛只能通过直接检查引起。检查腹部可能会发现失代偿性肝病（见后文）的相关表现，如腹部膨隆、两侧胁腹凸出（蛙腹状）或腹壁静脉曲张。为了方便腹部检查，患者应保持仰卧位，双膝弯曲以放松前腹部肌肉组织。

经典的腹部听诊包括四个象限听诊器听诊以评估肠鸣音活动，以及腹壁两侧和背部杂音检测。

然而，用听诊肠鸣音来确定临床病理的可靠性已经受到质疑，一项研究发现其灵敏度低且可靠性差[30]。已有肝病情况下可出现很多阳性听诊结果。门体分流可能伴有静脉一种连续低音调的嗡嗡声以及脐部的连续嗡嗡声被称为 Cruveilhier–Baumgarten 杂音，被认为是由于腹壁脐静脉分流引起的[31]。也可利用听诊通过划痕试验（见后文）来确定肝脏大小。罕见的听诊结果包括肝细胞癌或酒精性肝炎患者肝脏收缩严重，以及肝周肝炎或肝细胞癌患者行肝活检术后出现腹膜摩擦音（如两片皮革摩擦的声音）。脾梗死后可听到脾摩擦音。肝血管瘤或内脏循环动静脉瘘很少能听到连续的杂音。

估计肝脏的跨度是临床检查肝病患者的重要指标[29]。肝脏跨度可能因人的身高和性别而异，肝脏大小通常与体型相关，肝脏形状与体质相关。据估计，健康人的平均肝脏直径在女性中为 7cm，在男性中为 10.5cm[32]。一般来说，轻叩诊时肝脏跨度小于 12cm，不可能是肝大[29]。在急性和慢性肝炎中可见肝脏增大，而随着纤维化进展和肝硬化进展，肝脏通常会缩小。原发性或转移性肝肿瘤（包括淋巴瘤）、酒精性肝炎、严重心力衰竭（三尖瓣反流时可触及搏动的肝脏）和浸润性肝病如淀粉样变性、骨髓纤维化和慢性髓性白血病患者可见肝脏明显增大。测定肝脏跨度的技术包括划痕试验和叩诊。划痕试验的基本原理是肝脏比腹腔的其他中空内脏传递出更强的声音。听诊器放置在剑突的正下方。临床医生开始轻轻叩击右下腹皮肤并缓慢沿锁骨中线向上移动，直到通过听诊器听到的声音突然增大——这个点被认为肝脏卜缘。这一发现在检查人之间是相当可靠的，但与超声[33]相比，超声检查可以更加准确地标记肝脏边缘的真实位置。

腹部叩诊可用于确定肝脏跨度，也可用于评估脾大。为了绘制肝脏的大小包括上下边界，应先在锁骨中线轻轻叩诊在锁骨中线确定肝脏跨度后，叩诊延伸到上腹部。在锁骨中线，肝上界平右乳头位置，下界位于右肋缘下方。上腹部叩诊浊音需注意肝左叶肥大，这种情况常见于肝硬化[34]。由于肝硬化引起的肝左叶肥大，胸骨中线上肝脏跨度与锁骨中线上肝脏跨度相似或更大（图 1–2）。

脾大时需要注意肝硬化和门静脉高压，通常进行触诊评估，也可以进行叩诊评估。可以使用两种叩诊方法：在胃泡鼓音区进行叩击和引发 Castell 征。胃泡鼓音区为第 6 肋骨的上部，横至左腋中线，以及左肋下缘。患者仰卧时，该区域呈清音或鼓音，这个区域出现浊音表明脾大。与超声检查相比，该

操作的灵敏度和特异性分别为 62% 和 72%。为了引出 Castell 征，应在左腋前线最低的肋间隙进行叩诊。该区域在正常情况下叩诊呈清音。当肿大的脾脏下降时，深吸气时叩诊呈浊音，可判断为脾大。Castell 征的敏感性和特异性分别为 82% 和 83%[35]。

触诊通常可以检测到脾大并确定肝脏边缘的轮廓和触痛情况，但通过触诊检测肝脏与肝脏实际大小并不完全相关，并且在某些情况下，虽然肝脏不可触及，肝脏仍然可能较大[29]。存在脾大时，检查者的左手反托放在左侧腹部，用右手在腋前线轻轻按压，在左侧肋缘下方可以感觉到肿大的脾脏。要求患者深呼吸，并在肋下缘和脐间寻找脾尖。如果未触及脾脏边缘，可以让患者在右侧卧位屈膝的情况下重复检查。相反，在巨脾的情况下，触诊需从下腹部髂前上棘开始，不然可能会错过脾脏边缘。通过触诊检查到脾大意味着脾脏大小至少比正常大 2～3 倍。

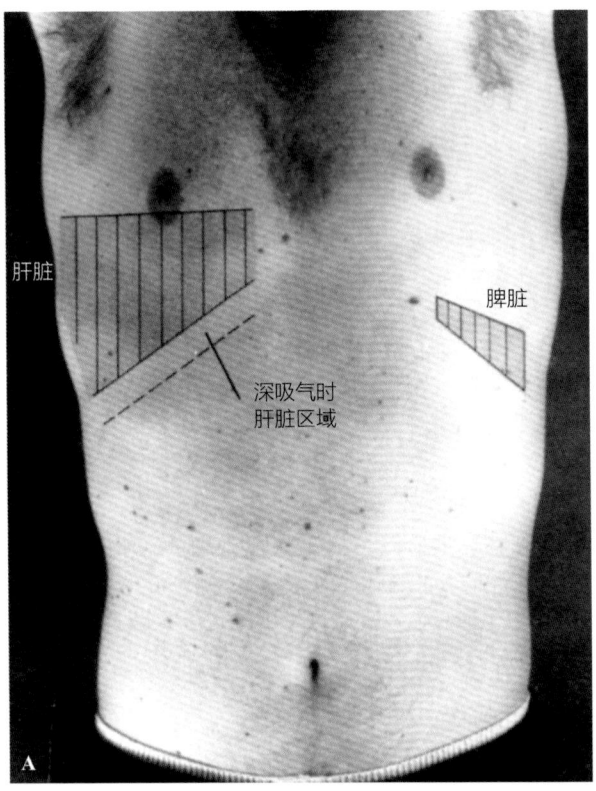

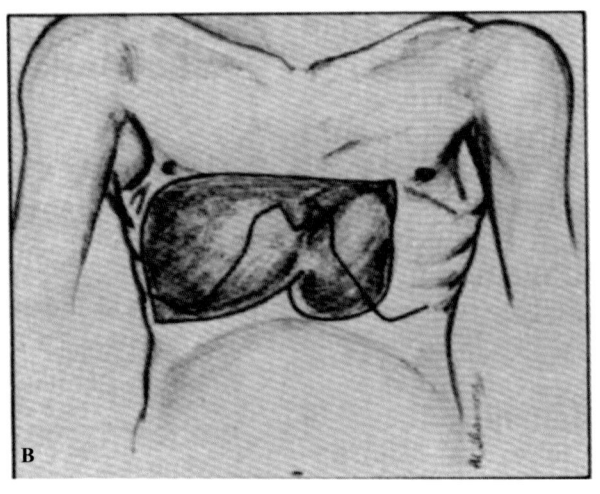

▲ 图 1-2　肝硬化患者的肝脏叩诊

A. 显示胸腹部肝脏和脾脏位置的图像。在健康人中，深吸气时肝脏下降 1～3cm；B. 肝硬化时，肝右叶可能会缩小，左叶和尾状叶增大。这导致在胸骨中线上肝跨度扩大和在上腹部可触及肝边缘经 Taylor & Francis，www.tandfonline.com 许可转载，引自参考文献 [34]

为了触诊肝脏边缘，检查者在右下腹部开始触诊，并在右肋缘处轻轻向上触诊至预期的肝脏下缘。正常的肝脏可能完全位于胸廓之内。为了帮助触诊肝脏，检查者的左手可以放置在患者第 12 肋骨下方以轻轻向上托起肝脏，并且尽可能要求患者深呼吸，因为在深吸气时肝脏下移。健康人腹肌放松并进行慢而深的吸气时，可以触及肝脏下缘。在肥胖者中，钩指触诊法可能会有所帮助。检查者位于患者胸部右侧，双手并排放在肝脏浊音边界下方，手指卷曲在肋缘周围，当患者深呼吸时感觉到肝脏边缘。Riedel 叶是肝脏的解剖变异，其中右叶以舌状突出延伸到右下象限，这种情况下可以在健康人中触诊到。如前所述，上腹部触诊触及肝脏提示晚期肝纤维化。肝脏的大小、轮廓、硬度和是否存在压痛可以帮助深入了解潜在疾病（表 1-2）。在右上腹施以压力时，肝颈静脉反流征阳性提示患者充血性肝病（排除肝静脉血栓形成）。动脉搏动性肝脏是三尖瓣反流的特征，可见于缩窄性心包炎。

尽管实验室检查、影像学检查及在某些情况下进行肝活检以确认肝硬化的诊断，但体格检查结果可能会有助于临床判断，并确定可能需要进行肝活检以明确肝硬化诊断的患者。肝硬化患者的一些体格检查结果被认为与肝内雄烯二酮代谢受损有关，导致周围环境中雄烯二酮向雌二醇和雌激素的转化

图中标注：肝脏、脾脏、深吸气时肝脏区域

表 1-2　各种条件下肝脏叩诊和触诊的结果

状　况	肝脏大小	轮廓和硬度	触　痛
急性肝炎	增大	光滑	可能触痛明显
慢性肝炎	可能增大	坚硬	可能有或无触痛
肝硬化	变小，左叶相对增大	坚硬，可能结节状	无触痛
右心衰竭	增大	坚硬	触痛
肝肿瘤	增大	坚硬、结节状	无触痛

增加。这些发现包括肝掌、蜘蛛痣、男性乳房发育和睾丸萎缩，以及体毛减少。严重的肝细胞功能障碍和门静脉高压的后果往往更明显，包括腹水、脐周静脉曲张、脐疝、扑翼样震颤和明显黄疸（见下文）。表 1-3 总结了体格检查对肝硬化临床诊断的敏感性和特异性。大多数发现对肝硬化特异高，但敏感性较差。蜘蛛痣、肝掌和肝脏边缘触诊质硬的灵敏度最强。

（三）黄疸

与血清肝酶水平无症状升高的患者相比，明显黄疸的患者需要不同的诊断方法和临床方法。黄疸可能的诊断分类包括肝外胆道梗阻、肝内胆道疾病、溶血或其他原因引起的间接（非结合）高胆红素血症。黄疸是由于结合胆红素还是非结合胆红素

血症引起，可通过尿的颜色是否变暗来提示，因为非结合胆红素不能通过肾小管排泄，不会导致尿颜色变深。在过去，观察到溶血性黄疸时，眼睛检查呈浅黄色，而肝性黄疸时眼睛呈橙黄色。最好的鉴别方法是用生化检查试评估这种区别。当黄疸是由直接高胆红素血症引起时，评估重点是肝外胆道梗阻、严重的肝细胞损伤和肝内胆汁淤积，包括罕见的胆红素代谢紊乱，如 Dubin-Johnson 综合征或 Rotor 综合征（表 1-4）。暴发性肝豆状核变性是罕见的，但是患有黄疸和急性肝功能异常的年轻人应考虑此病，尤其是女性。

对于临床表现为明显黄疸但发病隐匿的患者，临床医生必须高度怀疑恶性胆道梗阻的可能。在表现为黄疸的患者中，最常见的原因是恶性肿瘤，其次是败血症、酒精性肝病、肝硬化和胆结石疾病[36]。

表 1-3　各种体检结果对肝硬化检出的敏感性和特异性

发　现	敏感性	特异性
肝脏边缘质硬	0.73	0.81
蜘蛛痣	0.46	0.89
肝掌	0.46	0.91
指甲前端出现淡红色带	0.43～0.44	0.97～0.98
体毛减少	0.36	0.97
脾大	0.34	0.90
黄疸	0.28	0.93
男子女性型乳房	0.18～0.58	0.97～0.98

引自参考文献 [25]

表 1-4　直接高胆红素血症的鉴别诊断

黄疸的原因	既往基础病史	体格检查
肝外胆道梗阻		
胆总管结石	上腹部或腹部疼痛	发热
逆行性胆管炎	发热、寒战	可触及胆囊
良性胆道狭窄	陶土样大便	腹部压痛
恶性胆道梗阻	体重减轻	恶病质
胰腺癌	乏力、不适 食欲减退 皮肤瘙痒 糖尿病 吸烟 既往胰腺炎病史	Courvoisier 征（见正文） 肝大 腹水
严重肝细胞损伤		
急性病毒性肝炎	食欲减退、不适	发热
自身免疫性肝炎	皮疹 发热 关节痛	肝大、触痛 网状红斑
急性酒精性肝炎	酗酒史 近期酗酒	发热 肝大、触痛 腹水
药物性肝损伤	近期使用新药物 使用补充剂	肝大 表皮脱落（或伴瘙痒）
缺血性肝病	严重疾病，低血压	危重患者
失代偿性肝硬化	既往有肝病史 腹围增大 双足水肿 意识状态改变	肌肉萎缩 腹水 扑翼样震颤
肝内胆汁淤积		
原发性胆汁性胆管炎	瘙痒、疲劳、炎症性肠病史	表皮脱落、黄色瘤、黄斑瘤、结节性红斑
原发性硬化性胆管炎		
家族性或良性肝内胆汁淤积	瘙痒、黄疸	—
浸润性疾病	体重减轻	肝大
转移性恶性肿瘤	疲乏	明显的腹部肿块
败血症	病情危重 TPN 机械通气	危重患者
胆红素代谢遗传障碍		
Dubin-Johnson 综合征	轻度、慢性黄疸伴瘙痒	黄疸
Rotor 综合征		
其他胆汁排泄障碍		

TPN. 全胃肠外营养

厌食症、体重减轻和腹部隐隐不适的病史表明可能是一种恶性疾病。胰腺癌与吸烟、糖尿病密切相关，胰腺炎的发作可能早于胰腺癌的诊断[37]。在体检中，可能发现明显的消瘦和恶病质。除了黄疸外，皮肤检查可发现瘙痒引起的皮肤擦伤。胰腺癌或壶腹癌患者体格检查可出现 Courvoisier 征及可触及无痛的扩张胆囊，可能是由胆管阻塞逐渐进展引起的。为了检查增大的胆囊，检查者触诊患者腹直肌外缘与右肋缘之间形成的角度。然而，Courvoisier 征仅存在于约 13% 因胰腺癌而出现黄疸的患者中，肝大和黄疸是更常见的体格检查结果[38]。Courvoisier 征也不是恶性胆道梗阻的原因。脐部的实性包块（Sister Mary Joseph 结节）表示腹腔内恶性肿瘤。

胆囊疾病和胆总管结石是由于肝外胆管梗阻引起的黄疸的常见原因。胆总管结石引起的胆道梗阻可能并发急性胆管炎，急性胆管炎临床表现为发热、腹痛和黄疸三联征（Charcot 三联征），严重者并发低血压和精神状态改变（Reynold 征）。在体格检查时，右上腹通常是柔软的，并且有时可触及胆囊。

由肝内原因引起黄疸的临床评估与之前讨论的肝脏生化检测异常的评估相似。需要仔细考虑药物和补充剂使用的既往史，以排除 DILI。黄疸程度从无症状的黄疸到急性肝衰竭不等。急性病毒性肝炎存在严重的肝细胞损伤时出现黄疸，病原体包括甲型、乙型、丙型、丁型和戊型肝炎病毒，以及 EB 病毒、单纯疱疹病毒和巨细胞病毒。当急性丙型肝炎临床表现为黄疸时，比没有黄疸的丙型肝炎更可能发生病毒的免疫清除[39]。急性病毒性肝炎的症状可能还包括厌食、不适、发热、皮疹和腹痛。除了评估乙型肝炎和丙型肝炎的危险因素外，还应该考虑近期旅行史、异常食物暴露史和病原体接触史。自身免疫性肝炎的临床表现可能与急性病毒性肝炎的临床表现相似，但病毒血清学检测结果为阴性。

酒精性肝炎是一种急性且可能潜在的严重性酒精性肝病，可伴有或不伴有晚期纤维化。与酒精相关的肝硬化一样，酒精性肝炎与长时间过量饮酒有关。最近酒精摄入量增加或酗酒的情况以及饮入的酒精类型（啤酒和烈酒胜过葡萄酒）也是急性酒精

性肝炎的危险因素[40]。除黄疸外，症状可能包括发热、新发腹水和腹痛。在体格检查中，患者可有或没有肝脏疾病的皮肤红斑，但通常会有肝大，也可能存在腹水和肝性脑病的症状。皮肤可能出现肝掌、面部和上半身毛细血管扩张，以及手掌掌腱膜挛缩症。黄疸也可能是肝硬化失代偿的信号，值得进一步评估，后面将进一步阐述。

二、确诊或疑似代偿性 / 失代偿性肝硬化

对已知肝硬化或失代偿性肝病患者进行临床评估的目的不仅是确定肝损伤的可能原因和明确晚期肝纤维化的证据，还要评估患者肝硬化并发症的情况（表 1-5）。肝硬化的自然进程被认为有一个稳定期，几乎没有并发症，随后出现腹水、静脉曲张出血或脑病等症状，出现肝硬化失代偿后预计平均存活时间约 2 年。肝硬化患者的预后可以通过并发症的类型和数量进一步分层。在没有静脉曲张出血的患者中，5 年死亡率相对较低，约为 10%；然而，随着门静脉高压并发症的出现，死亡率增加至 30%，出现一种以上并发症后，5 年死亡率接近 90%[41]。慢加急性肝衰竭（ACLF）的概念被用来描述慢性肝损伤、代偿性肝硬化或失代偿性肝硬化患者突然出现多器官功能障碍[42]。当失代偿肝硬化进一步并发感染或急性肾损伤时，1 年死亡率估计为 67%[43]。

患有代偿性肝硬化的患者可能很少或不出现肝病相关症状或肝硬化相关症状。当出现症状时，可能有疲劳、肌肉萎缩、擦伤后容易出血，以及轻微的认知变化。随着肝硬化发展为失代偿，患者常因明显的、可提示并发症本身（如静脉曲张出血、腹水）的临床症状而就医。

（一）病史采集

肝硬化患者可能出现与失代偿有关的常规检查异常或特定临床症状。在无症状的患者中，病史的重点主要是确保采取了适当的预防疾病的生活方式。对于所有肝硬化患者，无论何种病因，都建议不要饮酒，每次就诊时都要评估酒精摄入量。对于胰岛素抵抗和肥胖的患者，应鼓励体重减轻和血糖

表 1-5 失代偿性肝病并发症

并发症	既往基础症状	体格检查
腹水 / 水肿	• 体重增加 • 踝关节肿胀 • 腹围增大	• 侧腹膨隆 • 腹部叩诊浊音 • 移动性浊音 • 液波震颤
脑病	• 睡眠周期逆转 • 人格改变 • 注意迟钝 • 神志错乱	• 扑翼样震颤 • 心理状态评估 • PHES 异常
胃肠出血：静脉曲张、门静脉高压性胃病	• 头晕、乏力 • 黑粪 • 呕血	• 大便隐血或黑粪
黄疸	• 新药物使用 • 尿量减少 • 感染症状 • 体重减轻 • 饮酒	• 巩膜黄染 • 黄疸
血压降低，肾损伤	• 尿量减少 • 小便色黄 • 头晕	• 收缩压 < 100mmHg 或 MAP < 82mmHg • 直立性低血压
凝血功能障碍	• 顽固性鼻出血 • 齿龈出血 • 易发瘀斑	• 瘀斑
自发性细菌性腹膜炎	• 发热、寒战 • 腹痛 • 尿量较少 • 胃肠出血证据	• 发热 • 腹部压痛 • 脑病

MAP. 平均动脉压；PHES. 肝性脑病心理测试评分

控制并进行监测，这些与肝硬化患者的不良预后独立相关。

对于有新并发症或已知并发症恶化的肝硬化患者，病史采集应关注并发症的病因和临床严重程度。腹水可表现为新出现的足部或腿部水肿或腹围增大。对于新出现腹水的患者，潜在的因素包括过量或反复饮酒、血糖控制不良、钠摄入量增加、心脏或肾脏衰竭，或门静脉及其分支血栓形成。在已经接受利尿药治疗的患者中，复发性腹水提示药物治疗依从性不佳，饮食中钠的限制不足，或病情进行性失代偿。自发性细菌性腹膜炎是失代偿性肝硬化的一种可怕的并发症，尽管肝功能恶化可能是唯一的表现，但当患者出现腹痛和发热时应高度怀疑该并发症。

对于新出现的显性肝性脑病患者，需要仔细评估潜在的诱发因素，包括近期新使用药物或镇静药物、感染、胃肠道出血、电解质失衡（特别是低钾血症）、脱水或最新出现的肾损害。临床医生应该检查患者服用的所有药物，包括非处方药，并询问最近发热、腹痛、黑粪、便血、脚踝水肿、腹围增加和尿量减少的病史。

肝硬化患者新发黄疸是一个值得关注的问题，因为它可能标志着 ACLF 的发展。对任何可能的诱发因素进行仔细询问，如新的药物或补充剂、酒精使用、感染证据、腹痛、尿量减少或腹围增加，都应该提高临床关注。

（二）体格检查

应仔细评估肝硬化并发症的客观证据，以指导治疗。对于已经接受肝病治疗的患者，体检也可以发现肝病治疗不良事件的证据。

检查生命体征具有重要价值。考虑到肝病的感染性并发症的死亡率，肝硬化患者出现发热需要紧急评估，尤其是在临床检查中有明显腹水的情况下。此外应评估患者的血压，包括体位性低血压。肝硬化本身可导致血管舒张，可引起相对性低血压，也可通过药物作用加强，如预防静脉曲张出血的非选择性 β 受体拮抗药可加重低血压，可能会增加失代偿期肝硬化患者的死亡率[44]，有学者建议当收缩压低于 90mmHg 或平均动脉压低于 82mmHg 时，应停用 β 受体拮抗药，血清钠低于 130mEq/L，或已经进展为急性肾损伤[45]。

在评估肝硬化患者病情时，监测体重也很重要。体重迅速增加时要引起对水钠潴留和腹水发展的关注，而无腹水肝硬化患者体重减轻时需引起对营养不良或恶性肿瘤进展的关注。对于腹水患者，需要定期监测体重，以评估利尿方案和饮食上是否充分限制钠盐的摄入。

临床医生应评估肝硬化患者是否有巩膜黄疸或明显黄疸。虽然客观检测方法有限，但可主观评估肌肉质量或力量减弱情况。酒精性肝硬化患者的腮腺可能会增大（泪腺也可能增大）。当患者呼气时，可以检测到由门体分流引起的含硫醇的刺激性气味。皮肤检查可能会发现由于凝血功能障碍引起的瘀斑或越来越多的蜘蛛状毛细血管扩张，这可能也是门体分流恶化导致。

腹壁的浅静脉通常是看不见的，但在肝硬化患者中，腹壁浅静脉扩张可能反映下腔静脉或门静脉阻塞。脐周静脉的明显扩张产生称为脐周静脉曲张。充血静脉中的血流方向可能表明静脉阻塞部位。正常血流由脐部向四周扩散，门静脉高压不会改变血流方向。下腔静脉的阻塞导致血流从下腹部向上流动，而上腔静脉的阻塞导致血流从上胸部向下流动。用示指和中指一起压住曲张的静脉，一个手指沿血管反方向滑动，这时候先放掉一个手指，

看两手指间血管充盈的方向。再通过释放另一个手指的情况下重复操纵，从而确定血流流动方向。

体检时可以利用多种方法来检测腹水。视诊检查时腹壁两侧凸出表明可能存在腹水。仰卧位时如果腹壁两侧面存在腹水，则叩诊呈浊音。在肥胖患者中，可能很难发现侧腹膨胀和侧腹变钝，但在这些患者中可能检测到移动性浊音。为评估移动性浊音，患者仰卧位时确定腹部叩诊浊音的位置，当浊音过渡为鼓音位置代表腹内气液交界点。然后要求患者转向检查者并右侧卧位，然后再次叩诊浊音区域。如果存在腹腔内游离液体，浊音区域将向脐转移。操作时检查者应该站在患者左侧进行，以确认是否存在腹水。最后，检查者可以尝试引出液波震颤（图 1-3）。液波震颤需要第二位检查者或患者参与，患者将一只或两只手的尺骨面竖直地放在腹部中线以固定皮下脂肪组织。然后，检查者用一只手轻拍一侧腹壁，另一只手轻轻放在对侧腹壁上，推动腹壁观察腹腔内是否存在液体。

这些体格检查动作都有一定的敏感性，但特异性有限，详见表 1-6[46]。临床上腹水患者出现腹部弥漫性压痛应当引起对自发性细菌性腹膜炎的注意。

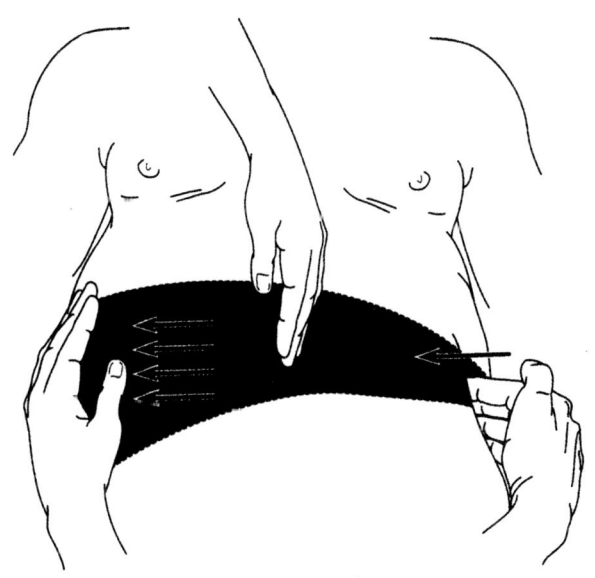

▲ 图 1-3　用于检测腹水的液波震颤
当助手（第二个临床医生或患者）将一只手牢牢地放在患者的腹部中线时，检查者将一只手放在患者的右侧腹部，而另一只手轻轻按压左侧腹部。检测到右侧的液波表明存在液体

表 1-6　体格检查结果检测腹水的敏感性和特异性

检查结果	敏感性	特异性
腹部叩诊浊音	0.84	0.59
侧腹膨隆	0.81	0.59
移动性浊音	0.77	0.72
液波震颤	0.62	0.9

引自参考文献 [46]

在肝硬化患者中神经系统检查评估具有更重要的意义，因为显性肝性脑病的发展预示着肝硬化失代偿和低生存率。特征性神经系统检查结果可见于 Wilson 病患者。肝性脑病患者的临床表现多样，可从轻度认知障碍到昏迷。显性肝性脑病常见于烦躁、错乱或嗜睡的患者。1977 年制订的用于脑病临床评估的 West Haven 标准仍然广泛用于评估显性肝性脑病的严重程度（表 1-7）。在体格检查中，扑翼样震颤是显性肝性脑病患者的特征性临床表现，它不是肝病特有的，也可见于其他中毒—代谢性脑病。此外，它不能在昏迷患者中引出。该检查要求患者闭上眼睛，伸展一只手或双手，手掌为背屈位，扑翼样震颤是指手指向下漂移，然后快速矫正，临床也可看作"拍打"。患有Ⅰ级或Ⅱ级脑病的患者也可能难以完成简单的任务，如难以倒叙 1 周的天数，从 100 开始连续减去 7，或者画一个正方形、螺旋形或五角星。

鉴别隐性或轻微肝性脑病的患者具有重要意义，因为此类患者更容易出现摔倒、驾驶能力下降、白天易疲劳。隐性肝性脑病患者可能临床神志评估完全正常，但是在更进一步的神经认知测试中，可出现许多问题。尽管有可靠的临床检查，隐性肝性脑病对生活质量和日常活动有重要影响。正式的神经心理测试是对隐性肝性脑病的最有力的评估，床旁实践通常用笔和纸测试，最佳神经心理学测试有肝性脑病心理测量评分（PHES），但是由于 PHES 占用大量时间和测试本身缺乏可用的工具 [47]，使它的广泛临床应用受到了限制。PHES 中的一个组成部分，"dotting"测试，已应用于个人计算机或移动设备上（如 Stroop 测试），增加了它在临床实践中常规使用的可行性。单独应用该试验检测，对检测隐性或Ⅰ级肝性脑病的敏感性为 68%，特异性为 98.3% [48]。隐性肝性脑病的处理是一个正在进行的研究领域，虽然建议提高对显性脑病和患者咨询的警惕性，但在这组患者中，针对脑病的特殊治疗的益处尚不明确 [49]。

表 1-7　West Haven 标准：肝性脑病严重程度的临床评估

分　级	临床特征
Ⅰ	兴奋或抑郁、轻度意识障碍、计算力障碍、睡眠倒置，可存在扑翼样震颤
Ⅱ	中度意识障碍、冷漠、易激动，通常存在扑翼样震颤
Ⅲ	嗜睡、明显的意识障碍和定向力障碍，扑翼样震颤
Ⅳ	昏迷

第 2 章　实验室检查、无创性纤维化标记物、肝活检和腹腔镜检查

Laboratory Tests, Noninvasive Markers of Fibrosis, Liver Biopsy, and Laparoscopy

Michael P. Curry　Lennox J. Jeffers　著

陈　敏　译

要　点

- 实验室检查通常用作无创性检查，以筛查肝功能障碍，监测已知的肝病，确定肝硬化的严重程度并评估疗效。
- 最常用的检验包括血清氨基转移酶、胆红素、碱性磷酸酶、白蛋白和凝血酶原时间。
- 血清氨基转移酶的升高表明肝细胞损伤，碱性磷酸酶和胆红素的升高表明胆汁淤积性肝损伤。这些模式能帮助确定特定疾病状态并指导进一步的其他检查。
- 无创性肝纤维化生物标记物可供评估肝纤维化，并已经在慢性病毒性肝炎中得到验证。
- 无创性肝纤维化生物标记物受限于不同程度的不确定结果。
- 肝活检仍然作为肝脏疾病诊断和治疗的金标准。
- 经皮肝穿刺活检是一种安全的办法，死亡率低。通过超声引导可以提高操作的安全性。
- 对于有经皮肝穿刺活检禁忌证的患者，经颈静脉入路是一种替代方案，它提供了额外的门体压力梯度测量的好处。超声内镜经胃穿刺活检是一种新技术，可以取得较大的肝组织，并具有诊断性上消化道内镜检查的额外优势。
- 诊断性腹腔镜检查使临床医生能够观察肝脏的总体外观，进行定向活组织检查，并在必要时获得腹膜组织。

一、概述

肝胆系统实验室检查在肝胆疾病患者的诊断、监测和评估中具有重要作用。美国国家临床生物化学研究院（National Academy of Clinical Biochemistry, NCAB）和美国肝病研究协会（American Association for the Study of Liver Disease, AASLD）制订的指南建议，以下检查用于评估已知或疑似肝病患者，包括天冬氨酸氨基转移酶（AST）、丙氨酸氨基转移酶（ALT）、碱性磷酸酶（ALP）、总胆红素、直接胆红素、总蛋白和白蛋白（ALB）[1]。一项对澳大利亚和新西兰的 10 家公立医院和 13 家私人实验室网络进行的调查确定了以下检查作为肝功能测试概况的一部分，包括 ALP、ALT、AST、γ- 谷氨酰转移酶（GGT）、ALB、总蛋白、总胆红素和球蛋白[2]。医疗保障局现已批准这些检查由医疗保险

报销[1]。部分血液检查被认为是"经典肝脏检查"，包括血清 ALT 活性、AST、ALP、总胆红素浓度和 ALB[3]。血清肝酶可分为肝细胞损伤（ALT 和 AST）和胆汁淤积（碱性磷酸酶和血清胆红素浓度）的标记物。这些并不能真正衡量肝功能，而是肝损伤或胆汁淤积的生化指标。通常用于评估肝功能的其他血液检查包括血清 ALB 和凝血酶原时间（PT），用于反映肝脏的合成功能。

肝脏检查为医疗保健提供者提供了一种无创方法，用于筛查肝脏损伤的存在和监测肝脏损伤的过程。没有一项肝脏检查能使临床医生准确地评估肝脏的全部功能。这些实验室检查仅检测部分的肝脏功能。此外，肝脏检查越来越多地用于研究无症状个体或具有非特异性症状的个体。由于在自动化血液化学检查中常规纳入肝功能试验，无症状个体的肝功能试验（LFT）的孤立异常正成为临床医生日益认识到的挑战。

在评估肝功能障碍的严重程度时肝脏检查可单独使用，也可与临床参数结合使用。许多用于确定患者预后的预测模型依赖于各种肝脏检查，如凝血酶原时间、血清胆红素和白蛋白[4-6]。这些模型有肝硬化的 Child-Pugh（CP）评分、酒精性肝炎 Maddrey 判别函数（DF）、终末期肝病（MELD）预后模型和肝移植候选者的优先次序评分等。此外，连续肝脏检查评估用于监测患有已知肝病患者的治疗反应，如自身免疫性肝炎和原发性胆汁性胆管炎的治疗情况。

二、肝细胞损伤检查

（一）氨基转移酶类

肝脏中氨基转移酶（AST 和 ALT）的活性分别比血清中活性高约 7000 倍和 3000 倍，是肝细胞损伤的敏感指标，血清中 ALT 和 AST 浓度较低，为 30～40U/L。AST 主要存在于心脏、肝脏、骨骼肌、肾脏、脑、胰腺、肺、白细胞和红细胞中，而 ALT 主要存在于肝脏和肾脏中，在心脏和骨骼肌中含量较少。ALT 是比 AST 更特异的肝组织损伤标记物[1, 7]。ALT 仅存在于细胞的细胞质中，而 AST 存

在于线粒体和细胞质中。胆汁中的 ALT 和 AST 浓度非常低并且在尿液中几乎不存在，两者通过网状内皮系统从血液中清除。ALT 和 AST 催化 α- 天冬氨酸和丙氨酸的 α- 氨基转移到酮戊二酸的 α- 酮基上以产生草酰乙酸和丙酮酸，它们是柠檬酸循环的重要贡献者。AST 和 ALT 都需要 5′- 磷酸吡哆醛（P-5′-P）才能获得最大活性，并且 P-5′-P 的缺乏对 ALT 的影响大于 AST。测定血清中 ALT 和 AST 活性的最特异方法依赖于氨基转移酶的产物丙酮酸和草酰乙酸的形成，并与乳酸、马来酸盐偶联，这种反应导致氧化型烟酰胺腺嘌呤二核苷酸（nicotinamide adenine dinucleotide，NADH）还原为还原型烟酰胺腺嘌呤二核苷酸（NAD）。NADH 可吸收 340nm 的光，因此通过光谱法测量的吸光率的损失可得到测量的结果。

尽管不同实验室之间存在细微差异，目前大多数实验室将 ALT 和 AST 的正常值上限（upper limit of normal，ULN）通常设定在 40U/L 左右。儿童 AST 高于 ALT，直到男性约 15 岁，女性约 20 岁。在成人中，ALT 活性高于 AST 活性，男性高于女性。在约 60 岁时，AST 和 ALT 活性相等，并且没有性别差异（图 2-1）。由于上限参考值在 25—60 岁变化很小，因此在该人群中不需要根据年龄调整参考值。但是，儿童和老年人需要单独调整参考值[8]。目前的 ULN 是在 20 世纪 80 年代计算的，

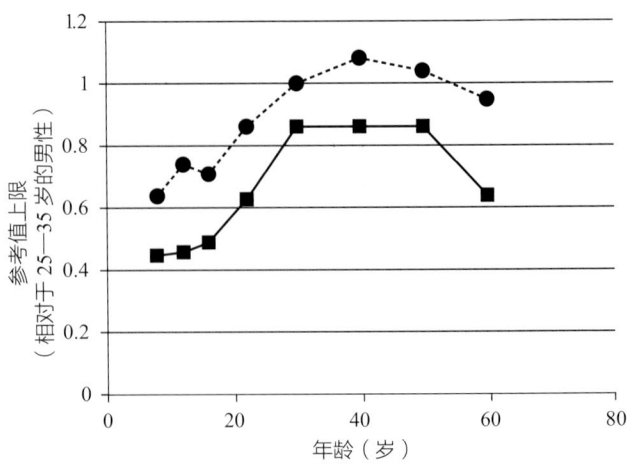

▲ 图 2-1　年龄和性别对 ALT 正常值上限的影响（圆形：男性；方形：女性）
经美国临床化学协会许可转载，引自参考文献 [1]

当时引入 ALT 测试作为筛选献血者中非甲非乙型肝炎的替代指标。与大多数临床实验室检查一样，正常范围是"健康人群"的平均值 ±2SD（第 97.5 百分位数）[9]。ULN 参考值建立于可以进行丙型肝炎检查之前，并且"健康人群"可能还包括一些患有非酒精性脂肪性肝病（NAFLD）的患者。过去，ALT 的 ULN 范围很广，实验室之间的差异程度有 2 倍。变异显著的原因包括不同实验室使用不同的设备和试剂。然而，重要的是实验室之间的差异比分析仪之间的差异更大，定义 ULN 的参考人群通常很难描述，并且可能包括患有肝病的人。一项跨国研究发现用于分析一个参考样品 ALT 活性为 39.7U/L 的三种型号的自动分析仪之间的差异非常轻微。因此，实验室操作的差异仅解释了实验室之间参考值的部分差异。

在非酒精性脂肪性肝炎临床研究网络（NASH CRN）使用的 11 个学术中心的独立研究中，ALT ULN 变异性中确定的主要因素归因于各个实验室用于定义其自身参考范围的参考队列的不同特征而不是分析仪间的差异[10, 11]。此外，氨基转移酶水平会随着时间而波动。在一项 1864 名患者的研究中，他们进行了两次 ALT 和 AST 评估，平均间隔 18d，在最初 ALT 或 AST 异常的个体中，有 1/3 在随访中被重新分类为正常[12]。这导致一些人质疑血清氨基转移酶 ULN 的有效性。Piton 等证明 ALT 与男性性别和体重指数（BMI）独立相关，并且这两个因素占 ALT 变异性的 22%[13]。他们提出应根据性别和 BMI 重新定义临床实践和临床研究中的 ULN（表 2-1）。类似地，在一项意大利献血者的回顾性研究中，通过对正常 BMI（＜25kg/m²），正常血

清三酰甘油（＜200mg/dl）、胆固醇（＜22mg/dl）、葡萄糖（＜105mg/dl）且无同时用药的患者进行分层分析，计算了亚临床风险最低的患者人群的 ALT ULN，第 95 百分位值男性为 30U/L，女性为 19U/L[9]。作者认为未确诊的丙型肝炎病毒（HCV）感染在以前过高估计肝病的 ALT 阈值中起重要作用。Ruhl 等为了确定能将患有 HCV 感染的个体与患有肝病最低风险的人区分开来的 ALT ULN，使用 1999—2008 年收集的国家健康和营养检查调查（NHANES）数据，通过排除乙型肝炎病毒（HBV）、糖尿病、饮酒和肥胖症患者，确定无 HCV 且肝病最低风险的个体，并确定男性的 ALT ULN 为 29U/L，女性为 22U/L。除了确定 ALT 的 ULN 以定义肝病是否存在，血清 ALT 升高还与不良预后相关。在一项来自韩国的大规模人群研究中，基线时测量的血清 ALT 活性与随后的死亡率相关。与那些 ALT ＜ 20U/L 的男性相比，ALT 为 20～29U/L 的男性肝脏相关死亡率增加 2.9 倍，ALT 为 30～39U/L 的男性肝脏相关死亡率增加 9.5 倍。

在肝病患者中，ALT 和 AST 从肝细胞释放到血清中，导致水平升高。ALT 和 AST 升高的鉴别诊断范围很广，包括急、慢性肝炎（病毒感染、缺血、药物和毒素引起的肺炎），各种原因引起的肝硬化、心力衰竭、静脉流出道梗阻、肉芽肿性疾病、恶性肿瘤浸润和胆管阻塞。ALT 和 AST 升高是急性肝炎患者首先出现的实验室异常指标。在因肝损伤而出现黄疸的患者中，胆红素升高通常在 ALT 和 AST 首次升高后约 1 周后发生。ALT 和 AST 的升高程度可为肝损伤的病因提供一些线索。明显升高的 ALT 和 AST（大于 15 倍 ULN）通常出现在

表 2-1　ALT 水平与男性性别和 BMI 独立且高度相关，与年龄弱相关，与吸烟呈负相关 [13]

变　量	回归系数	标准误	t 值	显著性
男性	0.118	0.107	10.9	0.0001
BMI	0.177	0.018	9.34	0.0001
年龄	0.012	0.015	2.39	0.02
抽烟	−0.242	0.108	−2.21	0.03
R^2	0.216			

病毒感染引起的急性肝炎、药物或毒素引起的肝炎（由于摄入乙酰氨基酚、鹅膏蕈中毒）、自身免疫性肝炎、缺血性肝炎或其他血管事件如 Budd–Chiari 综合征或肝窦阻塞综合征（sinusoidal obstruction syndrome，SOS），HELLP（溶血、肝酶升高、低血小板计数）综合征和妊娠脂肪肝。慢性肝病患者，如慢性病毒性肝炎、心力衰竭所致的肝淤血、Wilson 病和一些自身免疫性肝炎，ALT、AST 均呈中度升高至 ULN 的 6 倍至 15 倍之间。典型的酒精性肝炎、非酒精性肝炎、血色素沉着症、慢性病毒性肝炎、肝硬化、肝脏恶性浸润、胆管梗阻和胆管炎患者中 ALT 和 AST 轻度升高（小于 6 倍 ULN）。胆总管下端结石嵌顿引起的急性胆管阻塞罕见病例中，ALT 和 AST 可升高至大于 15 倍 ULN。

在大多数肝脏疾病中，ALT 高于 AST，但有一些情况下 AST 高于 ALT。在严重酒精性肝炎中，血清 AST 通常升高至 ULN 的 2～6 倍。在 70% 的酒精性肝炎患者中 AST 与 ALT 的比率大于 2，比率 > 3 高度提示酒精性肝病[14]。这种 AST 与 ALT 比例的增加可能与酒精性肝病患者中 P-5′-P 的缺乏有关。P-5′-P 是 ALT 合成中的必需成分，缺乏可能导致 ALT 水平降低。此外，研究人员已经确定慢性肝病患者中存在 AST- 免疫球蛋白（Ig）复合物（macro-AST）。在患有酒精性肝病的患者中，AST–IgA 复合物的存在比在慢性肝炎和肝硬化患者中更常见，这表明 AST–IgA 复合物可能解释了酒精性肝炎中 ALT：AST 的逆转[15]。在肝病以外的疾病中也可以观察到 AST 和 ALT 的升高。心肌梗死患者和肌炎、横纹肌溶解症或剧烈运动等严重肌肉损伤患者的 AST 升高。通常 AST 与 ALT 比例约 3：1，但随着时间的推移逐渐接近 1：1，因为 AST 的半衰期比 ALT 短。

（二）谷氨酸脱氢酶

谷氨酸脱氢酶存在于肝脏、心脏、肌肉和肾脏中。它是一种线粒体酶，用 NAD 或 NADP 作为辅因子，催化谷氨酸可逆脱氨基生成 α- 酮戊二酸和游离氨。它主要在小叶中心肝细胞中发现，并且已被研究作为急性对乙酰氨基酚中毒患者的肝损伤和线粒体损伤的标记物，其在预测急性肝损伤方面优于初始 ALT。谷氨酸脱氢酶在临床实践中并不常规使用。

（三）异柠檬酸脱氢酶

异柠檬酸脱氢酶是一种存在于肝脏、心脏、肾脏和骨骼肌中的细胞质酶。血清异柠檬酸脱氢酶活性增高见于急性和慢性肝损伤弥漫性恶性疾病而无肝脏受累的患者。ICDH1 和 ICDH2 基因的杂合体细胞突变与许多不同的肿瘤类型相关，包括肝内胆管癌。血清中异柠檬酸脱氢酶活性的检测并不比氨基转移酶活性的测定提供任何诊断优势，因此在临床实践中也不常规使用。

（四）乳酸脱氢酶

乳酸脱氢酶（LDH）是普遍存在的细胞质酶。可通过电泳测量出五种同工酶。LDH 可逆地催化乳酸和 NAD 转化为丙酮酸和 NADH。缺血性肝炎患者的血清 LDH 活性非常高，ALT/LDH 比值为 1.5 可区分缺血性肝炎和病毒性肝炎，敏感性为 94%，特异性为 84%[16-18]。

三、用于检测胆汁淤积的酶

（一）碱性磷酸酶

胆汁淤积一词来源于希腊语 chole（胆汁）和 stosis（淤滞），意思是胆汁静止不动。胆汁淤积的发生是由于胆汁合成障碍、胆汁分泌障碍或胆汁流动受阻所致[19]。

血清 ALP 活性是胆汁淤积的传统间接标志物。其他反映胆汁淤积的酶包括 5′- 核苷酸酶和 γ- 谷氨酰转移酶（GGT）。ALP 和 5′- 核苷酸酶在胆管膜中，而 GGT 位于内质网和胆管上皮细胞中。根据组织特异性，人 ALP 至少可以被分成四种特异性同工酶。包括胎盘 ALP（或 Regan 同工酶）、肠 ALP、肝 / 骨 / 肾 ALP 和生殖细胞 ALP。这些酶可通过各种结构，生物化学和免疫方法进行区分。血清 ALP 活性主要来源于肝细胞的小管膜、骨成骨细胞、肠上皮细胞的刷状缘、早期胎盘和肾脏的近曲小管[20]。关于 ALP 在大多数组织中的功能知之甚少。

ALP 在血清中的分布随年龄而变化。正常血清范围为 20～140U/L。儿童血清 ALP 活性水平比年轻成人高 3 倍，并且与骨骼生长相关。骨 ALP 占成人 ALP 总活性的 50% 左右。在 15—50 岁年龄组中，男性的平均 ALP 水平高于女性。在 60 岁以上的人群中，女性的酶活性较高，约为年轻人的 1.5 倍（图 2-2）。另外，由于胎盘 ALP 的注入，妊娠晚期 ALP 活性也显著增加，达到正常值的 3～4 倍[21]。在 O 型和 B 型血的患者中，摄入脂肪餐后，也可以看到由于肠 ALP 的注入引起的血清 ALP 活性增加。

ALP 升高并不完全是胆汁淤积症的特异性表现，几乎任何类型的肝病都可出现轻度升高（2～3 倍的 ULN）。胆汁淤积性肝病、肝脏浸润和骨质快速更新的患者，ALP 活性升高超过 ULN 的 4 倍。在临床实践中，ALP 升高来源的鉴别是通过增加 5′- 核苷酸酶或 GGT 的测试、电泳法测定同工酶、使 ALP 受到化学或热灭活的方法来确定。用热稳定部分的血清 ALP 升高表明 ALP 来自胎盘或肿瘤。然而，后一种方法在当今的临床实践中很少使用。

肝脏 ALP 仅发现于肝病患者的血清中。肝脏疾病导致血清 ALP 活性增加的机制与肝脏中 ALP 的从头合成和反流入血窦有关[21]。ALP 到达血清的途径尚不清楚，可能是因为胆汁酸对肝膜结合酶的溶解所致[22]。肝内和肝外胆汁淤积的情况下 ALP 均升高，血清 ALP 活性水平不能区分这两种情况。由

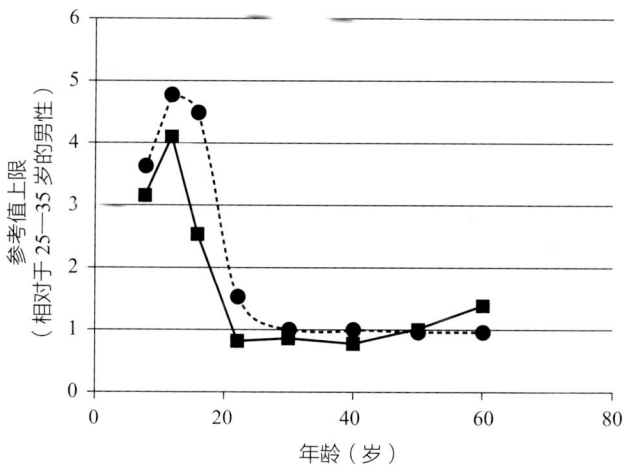

▲ 图 2-2　年龄和性别对 ALP 正常值上限的影响（圆形：男性；方形：女性）

经美国临床化学协会许可转载，引自参考文献 [1]

药物性肝炎、病毒性肝炎、原发性胆汁性胆管炎、肉芽肿性肝病或小导管原发性硬化引起的肝内胆汁淤积和胰腺癌、胆总管结石、大导管硬化性胆管炎或肝 / 胆总管阻塞引起的肝外胆汁淤积的血清 ALP 活性相似。其他非肝脏疾病，如肝外癌、充血性心力衰竭、腹腔内感染、骨髓炎、甲状腺功能亢进和炎症性肠病，也可导致 ALP 活性升高。

（二）5′- 核苷酸酶

5′- 核苷酸酶存在于肝脏、肠、脑、心脏、血管和胰腺中。在肝脏中，该酶位于胆管和窦状隙膜内，在那里它催化核苷酸如腺苷 5′- 磷酸和肌苷 5′- 磷酸的水解。它也在细胞质中被发现。它通常在儿童时期浓度较低，并在青春期增加，在 50 岁时达到平台期。尽管其在体内广泛分布，但胆汁淤积患者血清中 5′- 核苷酸酶活性的升高与 ALP 相似。作为去垢剂的胆汁酸可能溶解和破坏小管膜，释放 ALP 和 5′- 核苷酸酶，这在胆汁淤积性肝病患者反映为血清中这些酶的平行增加。5′- 核苷酸酶在骨病患者中很少或根本不增加，因此该测试可用于确定疑似肝病患者的 ALP 升高是否为肝来源。

（三）γ- 谷氨酰转移酶

γ- 谷氨酰转移酶（GGT），以前称为 γ- 谷氨酰转肽酶，位于大多数细胞的质膜上，如肾脏、胰腺、脾脏、心脏、脑和精囊，但主要存在于肝细胞的内质网中。GGT 的主要作用是谷胱甘肽的细胞外代谢。谷胱甘肽是哺乳动物细胞中主要的硫醇抗氧化剂，它存在于人血清中，所有年龄段的参考范围相似，但存在性别差异，男性（51U/L）的 ULN 高于女性（33U/L）。儿童期和妊娠期间水平正常。肝损伤、胆汁淤积、过量饮酒、肥胖以及使用包括苯妥英和苯巴比妥在内的药物可导致 GGT 分泌到血液循环中，引起其血清活性增加。异常 GGT 活性见于与 ALP 和 5′- 核苷酸酶相同的疾病谱。因为酒精性肝炎患者的血清 GGT 活性显著升高并超过 ALP，所以 GGT 检查在临床中应用于确认 ALP 活性升高的肝脏特异性及确定过量饮酒的可能性[23]。近年来，GGT 活性变化被认为与 BMI、腰围、吸烟、心率、血压和血清葡萄糖、铁蛋白和三酰甘油水平

相关。此外，目前有强有力的流行病学证据表明，GGT 是心血管疾病（CVD）和心血管疾病死亡率的一个积极和独立的危险因素。GGT 活性的增加与心血管疾病风险的增加之间的关系似乎与心脏事件和卒中等脑血管事件之间的关系相同。这种关联可能和 GGT 与非酒精性脂肪性肝病的潜在关联有关，后者本身就是 CVD 的主要危险因素，通常与 GGT 活性有关[24]。

（四）胆红素

胆红素是一种四吡咯色素，是血红素降解的终产物。70%～90% 的胆红素来自衰老红细胞中血红蛋白的降解[25]。胆红素的其他来源包括肌红蛋白、细胞色素、过氧化氢酶、过氧化物酶和色氨酸吡咯酶。在外周产生的胆红素不溶于水的，在血浆内与白蛋白紧密结合转运至肝脏。胆红素形成的最初步骤发生在网状内皮细胞中，主要发生在脾和肝中。胆红素从血液转移到胆汁包括 4 个步骤，即肝细胞摄取、细胞内结合、转化和胆汁排泄。

- 摄取：白蛋白结合的胆红素通过内皮细胞窗孔到达肝细胞表面，通过转运蛋白扩散到达肝细胞中。虽然已经鉴定了几种潜在的转运蛋白，但尚未被克隆。
- 细胞内结合：在肝细胞中，胆红素与谷胱甘肽 –S– 转移酶（之前称为配体蛋白）偶联。
- 结合：通过特异性尿苷二磷酸（UDP）–葡萄糖醛酸基转移酶催化，胆红素与葡萄糖醛酸结合，生成胆红素单葡萄糖醛酸酯和胆红素双葡萄糖醛酸酯，使胆红素变为水溶性。
- 胆汁排泄：结合型胆红素通过三磷酸腺苷（ATP）依赖性转运从肝细胞主动转运到毛细胆管中，这是肝胆红素排泄的限速步骤。该过程是由毛细胆管膜中的多药耐药相关蛋白 2（MRP2）介导的。

结合型胆红素从胆管排入十二指肠，并通过肠道向远端运送。在回肠末端和结肠中，结合型胆红素通过细菌葡萄糖醛酸酶水解成未结合胆红素。未结合胆红素被正常肠道细菌还原，形成一组称为尿

胆素原的无色四吡咯，这些产物有 80%～90% 从粪便中排出，它们要么不发生变化，要么被氧化成橙色的尿胆素。其余 10%～20% 的尿胆素原被动吸收，进入门静脉血，并由肝脏重新排出。通常小于 3mg/dl 的一小部分，不经肝脏摄取，由肾小球滤过，并随尿液排出。

血清胆红素测定

血液中胆红素可通过以下几种方式进行测量：①"重氮反应"；②直接分光度法；③氧化、酶促和化学反应；④高效液相色谱（HPLC）；⑤经皮法。

直接胆红素和间接胆红素的术语是基于原始的 van den Bergh 法测量非结合胆红素而来[26]。该方法仍在一些临床化学实验室中用于确定血清胆红素水平。在该方法中，胆红素与重氮试剂反应并分裂成两个相对稳定的偶氮二吡咯，其最大吸收波长为 540nm。不存在醇的情况下 1min 内与重氮试剂反应的是直接反应部分[26]。该部分提供了血清结合胆红素含量的近似测定方法。总血清胆红素水平是加入酒精后 30min 内反应的量。间接胆红素是总胆红素和直接胆红素水平之间的差值，提供了血清中未结合胆红素含量的估计值。使用 van den Bergh 法，正常血清胆红素浓度通常低于 1mg/dl（17μmol/L）。95% 的健康人群血清总胆红素浓度为 0.2～0.9mg/dl（3.4～15.3μmol/L），99% 的健康人群低于 1mg/dl（17μmol/L）。直接反应胆红素略微高估了结合胆红素浓度，因为部分未结合胆红素（10%～15%）也可进行直接 van den Bergh 反应[26]。

重氮法不能准确反映胆红素间接和直接反应部分的量，特别是在低总血清胆红素浓度的情况下[27]。更准确和更灵敏的胆红素定量需要色谱分析，如高效液相色谱法和反射荧光测定。

通常血清胆红素代表了胆红素产生和肝脏清除色素之间的平衡。因此，高胆红素血症可能是由于以下原因引起：①胆红素过度产生；②胆红素的摄取、结合或排泄受损；③未结合或结合胆红素经受损肝细胞或胆管反流入血（表 2–2）。可以预测血清中未结合胆红素的增加是由于过量产生或摄取或结合受损所致，而结合胆红素的增加是由排泄减少或反流引起的。

血清总胆红素水平不是肝功能障碍的敏感指

表 2-2 高未结合胆红素血症的原因

因 素	机 制
溶血性疾病	
• 遗传性 －球形细胞增多症 －椭圆形红细胞增多症 －G-6-磷酸脱氢酶缺失 －镰状细胞贫血	• 胆红素产生过多
• 获得性 －微血管病变 －溶血性贫血 －阵发性睡眠性血红蛋白尿 －免疫性溶血	• 胆红素产生过多
无效性红细胞生成	
• 维生素 B_{12}、叶酸缺乏和严 重缺铁 • 地中海贫血	• 胆红素产生过多
药物	
• 利福平、丙磺舒	• 肝摄取受损
遗传性疾病	
• Gilbert 综合征 • Crigler-Najjar 综合征 I 型、 II 型	• 胆色素的结合作用异常 • 胆色素的结合作用异常
新生儿	
• 新生儿（生理）	• 胆红素产生过多，胆色 素的结合作用异常，肠道 吸收增加
• 母乳性	• 胆色素的结合作用异常， 肠道吸收增加
其他	
• 血肿	• 胆红素产生过多

标，可能无法准确反映肝脏损害程度。在中度至重度实质肝损伤或部分/短暂胆总管阻塞的情况下可能未检测到高胆红素血症。这种敏感性的缺乏可部分通过健康人输注未结合胆红素和无并发症溶血患者中的观察结果来解释。这些观察结果表明，在高胆红素血症发生前，人体肝脏清除血清胆红素的能力至少比正常情况下的每日胆红素负荷[250～300mg（4275～5130μmol）]高出 2 倍[28]。根据胆红素排入胆汁的最大速率（约为每天 55.2mg/kg）和衰老红

细胞破坏形成的胆红素平均量（每天 3.9mg/kg），这种能力可能更高。在稳定状态下，血清胆红素浓度通常反映黄疸的程度和全身总胆色素的增加。血清胆红素浓度可能偶尔会随着水杨酸盐，磺胺类药物或游离脂肪酸等物质的存在而短暂下降，这些物质会使胆红素从血浆白蛋白的结合中转移出来并增强胆色素向组织的转移[29]。相反，血清白蛋白浓度的增加可能诱导胆红素从组织暂时转移到循环中。

血清总胆红素浓度对明确个别患者的黄疸原因价值较小，因为不同类型的黄疸之间有很大的重叠。平均起来，单纯性溶血很少引起血清胆红素值超过 5mg/dl（85.5μmol/L），肝实质性疾病或胆道结石引起的肝外不全阻塞的血清胆红素值低于恶性胆总管梗阻者。

很少有对照研究严格评估高胆红素血症的程度和持续时间在肝病中的预后价值。一般而言，病毒性肝炎中血清胆红素浓度越高，肝细胞损伤的组织学证据越大，病程越长。在急性酒精性肝炎中，胆红素水平大于 5mg/dl（85.5μmol/L）是预后不良的标志[30]。然而，血清胆红素水平仅略有升高的患者可能死于急性重型肝炎。溶血导致胆红素产生过量和肾小球滤过率降低导致胆红素排泄减少，可能导致血清胆红素值高于任何程度的肝细胞损害。将总血清胆红素分成非结合和结合胆红素的主要价值在于检测高非结合胆红素血症的情况（表 2-2）。当非结合胆红素水平超过 1.2mg/dl（20.5μmol/L），结合胆红素分数低于血清总胆红素值的 20% 时，这一诊断似乎是有保证的。可惜，当总血清胆红素浓度升高不明显时，可能难以区分胆红素升高的性质。在血清总胆红素浓度较低的情况下，重氮法难以区分结合胆红素和未结合胆红素。在这种情况下，新的、更精确的胆红素测定方法可能提供过去的重氮法所不能获得的临床有用信息。特别是在检测早期或轻度肝损伤时尤其如此。在一些肝硬化、肝炎、充血性心力衰竭和其他疾病患者中，总胆红素浓度最初可能是正常的。结合胆红素增加到 0.3mg/dl（5.1μmol/L）以上应警惕轻度肝损伤的可能。如果使用更新、更准确的技术，结合胆红素浓度大于 0.1mg/dl（1.7μmol/L）能准确检测早期肝损伤，因为除外肝胆疾病，胆红素葡萄糖醛酸苷通常在血清中检测不到[27]。

黄疸患者血清胆红素浓度测量和分类不能使临床医生准确地区分实质性（肝细胞）和胆汁淤积性（阻塞性）黄疸。准确的 HPLC 法测定血清胆红素表明，肝胆疾病患者血清中未结合胆红素和结合胆红素水平均升高。当这些组分同时升高时不能区分肝细胞和胆汁淤积性肝病。

（五）尿胆红素

尿液中存在胆红素表明存在肝胆疾病。未结合胆红素与白蛋白紧密结合，不被肾小球滤过，不存在于尿液中，因此尿液中仅能发现结合胆红素。只有当血清中存在结合胆红素时，即存在肝胆疾病时，才会出现尿液中存在结合胆红素的这种情况。用于测量血清胆红素的新的更精确的方法表明，健康人和 Gilbert 综合征患者中 100% 的血清胆红素是未结合胆红素。血清中可测量的结合胆红素仅在肝胆疾病中发现，因为结合胆红素的肾阈值低，且所用的实验室方法可检测尿胆红素浓度低至 0.05mg/dl（0.9μmol/L），所以当血清总胆红素值正常且无临床黄疸时，可在尿中检出结合胆红素。这种情况可能发生在病毒性肝炎或其他肝胆疾病的早期，此时结合胆红素首先出现在血清中。相反，在肝胆疾病恢复期的患者中，在结合血清胆红素水平降至正常之前，尿液中就长期不含胆红素了[31]。当发生这种情况时，所有结合胆红素都以白蛋白结合的形式存在，并且不被肾小球滤过。

（六）胆汁盐

胆汁盐由肝细胞中的胆固醇合成，与甘氨酸或牛磺酸结合，构成人体胆汁中有机化合物的 2/3。胆汁盐是胆汁形成的主要渗透驱动力。胆汁盐逆浓度梯度分泌，将水吸引到胆汁中，形成胆汁的胆盐部分。80%～90% 的胆汁盐在两餐之间储存在胆囊中，剩余部分持续分泌到十二指肠中。这部分解释了长时间禁食后通常存在于血清中的胆汁盐浓度为 0.29～0.58mg/dl（5～10μmol/L）。

在进食过程中，胆囊收缩并将其贮存的胆汁酸排出到十二指肠中。胆汁盐迅速沿肠道向下移动，其中一些被肠道吸收并通过肠肝循环再循环。在肠道中，胆汁盐对膳食脂肪的吸收很重要。肝脏有效

地从门静脉血液中吸收胆汁酸，第一次循环吸收 70%～80% 的二羟基胆盐和 90% 的三羟基胆汁酸。吸收率的这种差异可能是由于二羟基胆汁酸与白蛋白的结合更紧密。胆汁酸的这种不同组分的吸收率在健康人中是相对恒定的。因为在餐后大量胆汁酸到达肝脏并且肝脏吸收的比例是恒定的，所以较大量的胆汁盐在餐后逃逸到循环中。这使餐后血清胆盐浓度正常增加，达到空腹水平的 2～5 倍。健康人群所有血清胆汁盐均来自肠道输入，非直接来自肝脏。维持正常血清胆汁盐浓度取决于肝血流量、肝摄取、胆盐分泌和肠运动。任何影响这些功能的疾病理论上会影响血清胆汁盐水平。血清胆汁盐是肝功能的敏感但非特异性指标。它们可能在某些胆汁淤积性肝病中呈现不成比例的升高，并且可用于治疗原发性胆汁性胆管炎、原发性硬化性胆管炎、妊娠期肝内胆汁淤积和任何原因引起的肝硬化。在妊娠期肝内胆汁淤积症（ICP）患者中，血清总胆汁盐浓度增加，可能是第一个或唯一的实验室异常结果。

四、肝脏合成功能检测

（一）凝血酶原时间

肝脏是凝血因子合成的主要部位。因子 I、II、V、VII、IX、X、XII 和 XIII 在肝细胞中合成。这些凝血因子的半衰期为 6h～5d，通过血清凝血酶原时间（PT）测定单个凝血因子水平或凝血级联反应，为评估肝脏合成功能提供了有用的方法。PT 测量的是因子 I、II、V、VII 和 X，以及凝血酶将纤维蛋白原聚合成纤维蛋白的时间。PT 结果以秒表示，或以血浆 PT 与质控血浆 PT 时间的比率表示。因子 II、VII、IX 和 X 的合成依赖于维生素 K 将羧酸部分加成到蛋白质的谷氨酸残基上。这些蛋白质对血小板表面上带负电荷的磷脂具有亲和力并促进凝血。维生素 K 是一种脂溶性维生素，任何原因引起的脂肪吸收不良都可能导致维生素 K 缺乏。因此，PT 的延长不是肝病的特异性标志物，可以在其他疾病中观察到，如维生素 K 缺乏及凝血因子的消耗。PT 可能在急性肝炎、肝硬化和长期胆汁淤积的情况下延长。在急性肝损伤患者中，PT 明显延长超过 5s，

且不能通过肠外维生素 K（5~10mg）给药纠正，这是预后不良的征象。PT 不是慢性肝病的敏感标志物，即使在肝硬化中，PT 也可以正常或仅稍微延长。然而，PT 具有较高的预后价值，并且被纳入多种预测模型中，如暴发性肝衰竭的 King's College 标准、酒精性肝炎的 Maddrey 判断函数、肝硬化的 Child-Turcotte-Pugh 评分和肝移植优先级预测模型［终末期肝病模型（MELD）评分］。

设计和验证国际标准化比率（international normalized ratio，INR）的目的是对接受华法林等维生素 K 拮抗药进行抗凝治疗的患者的实验室间 PT 进行标准化。INR 可能不是体现肝衰竭患者凝血紊乱的最佳指标，因为凝血活酶试剂的变异性导致实验室间 PT 结果的差异巨大。此外，INR 使用的标准化和校准方法使用了接受维生素 K 拮抗药的患者的血浆，而不是慢性肝病患者的血浆[32]。尽管如此，INR 仍是评估肝移植等待名单上患者的优先级的一个有价值的工具。

肝细胞癌（HCC）可抑制维生素 K 依赖性羧化，导致脱 - γ - 羧基凝血酶原（DCP）的释放[33]。健康人血清中没有异常的凝血酶原。确诊为 HCC 的患者中，血浆 DCP 水平与甲胎蛋白水平不相关，但两项检测的联合敏感性为 85%[34]。DCP 作为 HCC 的一种标志物得到了广泛的研究，但结果并不一致的。HCC 治疗后，升高的 DCP 可恢复正常，而 DCP 增加可预示复发[35]。一项纳入 38 项研究，共计 11 124 名患者的系统性综述结果显示，DCP 检测 HCC 的总体敏感性和特异性分别为 66% 和 88%，受试者工作曲线下面积（AUROC）为 0.9002，表明 DCP 对原发性 HCC 具有中等诊断价值。该研究的阳性似然比高达 7.13，阴性似然比低至 0.33，表明血清 DCP 对诊断肝癌患者和排除非肝癌者同样有效[36]。

（二）白蛋白

白蛋白仅由肝细胞合成，并受多种因素的调节，包括营养状况、血清渗透压、细胞因子和激素[37]。白蛋白的正常血清值范围为 3.5~4.5g/dl（35~45g/L）。在白蛋白快速丢失或血清白蛋白浓度下降的情况下，合成速率可以加倍。它具有 15~20d 的长半衰期，因此其变化不是急性肝功能

障碍的良好指标。低白蛋白血症在慢性肝病中更常见，例如肝硬化患者白蛋白合成减少，因此，与肝病相关的白蛋白水平低于 3g/dl，应引起对慢性肝病和肝硬化可能性的关注。低白蛋白血症不是肝脏疾病的特有体征，可能由其他疾病引起，如肾病综合征、营养不良、蛋白质丢失性肠病和慢性感染引起的全身性炎症。后者是由白细胞介素 1 和肿瘤坏死因子 α（抑制白蛋白合成的细胞因子）升高引起的。

五、肝功能定量检查

肝脏在内源性和外源性物质的代谢中起重要作用。许多检查可用于评估肝脏的代谢功能。这些被称为定量肝功能检查（QLFT）。检查包括给予某种探针药物并随后测量其底物，因此必须满足几个标准：药物应迅速、完全吸收，代谢应主要由肝脏进行，该药应具有较低的肝摄取率，生成的底物应均匀分布在全身，最后，底物应易于测量并且安全。

（一）呼气试验

在呼吸试验评估肝功能中，^{14}C 和 ^{13}C 标记的氨基比林（^{14}C 和 ^{13}C- 氨基比林）是第一个，也是研究最广泛的探针。它们已经存在了 30 年，但很少用于临床实践。口服给药后，代谢过程分两步进行，细胞色素 P_{450} 酶催化氨基比林的 N- 去甲基化，导致甲醛的产生，甲醛随后被氧化成甲酸和碳酸氢盐，碳酸氢盐以 $^{13}CO_2$ 的形成呼出。由于 N- 去甲基化是限速步骤并且仅在肝脏中发生，因此 $^{13}CO_2$ 的输出反映了细胞色素 P_{450} 微粒体酶的活性。^{13}C- 氨基比林呼气试验已被证明对肝硬化的诊断具有 90% 的高阳性预测值，Degre 等已用于预测 548 例肝硬化等待肝移植患者的死亡率[38]。结果显示，^{13}C- 氨基比林呼气试验对于预测等待肝移植的患者的生存率具有很高的预后价值，并且与 Child-Pugh 评分的相关性优于 MELD 评分[39]。

其他 ^{13}C 化合物也已用于评估肝功能的呼气试验中。^{13}C- 非那西丁和 ^{13}C- 美沙西丁是高提取率药物，并依赖于肝血流量，其在门静脉高压和门体分流的情况下可能改变。关于使用 ^{13}C- 非那西丁来评估肝代谢功能的研究报道很少。^{13}C- 美沙西丁试验

已应用于肝硬化，慢性 HCV 感染和原发性胆汁性胆管炎，已被证明可预测晚期纤维化或肝硬化的存在，并可区分 Child-Pugh B 级和 C 级。

^{13}C 标记的微粒体呼气检查存在局限性。许多药物可诱导或抑制细胞色素 P_{450} 系统并影响呼吸测试的结果。最近研究发现在 2%~6% 的高加索人群和高达 20% 的亚洲人群中存在一种 CYP2C19 基因的多态性，其可影响呼气测试的结果[38]。

（二）染料试验

吲哚菁绿（ICG）是一种水溶性阴离子化合物，在静脉给药后与血浆蛋白结合。它在第一次通过肝细胞时被选择性地吸收并以原样排入胆汁。血液中 ICG 的清除取决于肝血流量、肝实质细胞的功能和胆汁排泄。其清除可用半衰期、清除率、滞留率或血浆消失率（ICG-PDR）表示。传统的 ICG-PDR 通过一系列血液检查确定。近年来，利用经皮分光光度法开发了一种经皮测量 ICG 滞留率的方法。其中描述最多的是 LiMON，它使用脉冲检测设备来检测 ICG-PDR。这种方法基于氧合血红蛋白和 ICG 之间的吸光度差异来测量动脉中 ICG-PDR 的浓度，类似于脉搏血氧测定法，其中氧饱和度代表氧合血红蛋白和还原血红蛋白之间的吸光度差异。ICG 滞留率检查已成为评估肝功能的安全、快速、可重复、廉价且无创的工具。

ICG-PDR 可改善慢性肝病患者术前肝功能评估，改善重症监护（ICU）患者肝功能损害和严重脓毒症的预后评价[40]。ICG-PDR 低于 8%/min 可预测死亡，敏感性为 81%，特异性为 70%[41]。Sakka 和 van Hout 重复了上述试验，研究结果也表明 ICU 患严重脓毒症的患者，ICG-PDR > 16%/min 的生存率为 80%[42]。同样，通过无创性经皮检测急性肝衰竭患者的 ICG-PDR（< 6.3%/min）能够预测死亡或移植，敏感性为 85.7%，特异性为 88.9%[43]。

（三）双重胆酸盐试验

胆酸盐是由肝脏以胆固醇为原料合成的内源性胆汁盐。胆酸盐首次通过肝脏被摄取 80%~90%，不被代谢，以此可估计肝脏灌注情况。胆酸盐口服和静脉给药均是安全的。在双重胆酸盐试验中，

口服 D_4- 胆酸盐并同时静脉内给予 ^{13}C- 胆酸盐。D_4- 胆酸盐的血清浓度 - 时间曲线的曲线下面积即可评估门静脉滤过率，而 ^{13}C- 胆酸盐浓度 - 时间曲线的曲线下面积可评估全身滤过率。这两个结果的比率可用于评估门体分流率。使用门体分流量、门静脉滤过率和全身滤过率来得出疾病严重程度指数（disease severity index，DSI），DSI 与肝活检纤维化等级有关，并且能够预测临床结果。DSI > 19 可预测肝硬化和终末期肝病未来并发症的风险[44]。

六、肝功能检查的使用

血清化学检查的广泛和频繁使用导致医生评估的正常和异常肝脏化学结果的数量急剧增加。1%~4% 无症状人群中出现肝功能检查（LFT）异常[45]。自 1990 年以来，已有近 6000 篇关于 LFT 的论文发表，其中绝大多数是基于医院实践，几乎都是回顾性研究，侧重于疾病状态的概率而不是疾病的预测概率。任何肝脏血液检查异常的解释必须结合实际临床情况，并且对 LFT 异常的患者的初始评估应考虑患者的症状、危险因素、药物、既往和当前病史以及体检结果。LFT 异常可区分肝细胞损伤和胆汁淤积性肝损伤。尽管存在较多的重叠，但这种差异可用简化的方法来进行进一步检查和诊断。肝细胞性和胆汁淤积性的混合模式可以表明肝实质的"浸润性"疾病。通常，最早的异常指标是碱性磷酸酶升高，并且通过同时测量 GGT、5′- 核苷酸酶或电泳分离同工酶可以证实其来源于肝脏。对于浸润性疾病患者，胆红素通常是正常的，氨基转移酶通常是正常的或接近正常的。

氨基转移酶检查对于检测急性肝细胞损伤最敏感，如急性病毒、药物诱导或自身免疫性肝炎的氨基转移酶水平大于 500U/L。这些疾病中胆红素升高通常伴有胆红素尿，并且直接和间接胆红素水平均升高。急性肝细胞损伤患者的 ALP 通常升高至正常上限（ULN）的 3 倍。在胆汁淤积性肝损伤时，ALP 升高与其他肝脏血液检查不成比例。ALP 升高至 ULN 的 4 倍及以上表明胆汁淤积性肝损伤。胆红素，特别是直接胆红素，其升高程度依赖于肝损伤的严重程度。氨基转移酶水平通常低于 300U/L，但在

患有急性胆道梗阻伴胆石症的情况下，在早期氨基转移酶水平即可大于 500U/L。LFT 不能鉴别肝内胆汁淤积和肝外胆汁淤积，需要影像学检查来帮助鉴别。

用 LFT 来异常鉴别慢性肝病患者的肝损伤类型不太精确。这在一定程度上与慢性肝病患者肝储备减少而导致的疾病活动度低有关。LFT 在检测肝硬化时高度不敏感，并且在某些情况下，晚期肝脏疾病的患者的 LFT 正常。PT、白蛋白以及血清纤维化标志物检查可发现肝硬化的存在。AST/ALT 值大于 2 表明可能存在晚期纤维化。

LFT 异常的结果和模式结合患者特定的病史和体格检查可指导进一步血清学标志物、影像学和肝活体细胞检查，以最终确定疾病的病因并进行适当的治疗。

七、无创性纤维化标志物

肝纤维化程度是慢性肝病中最重要的预后评估的指标之一。单独检查常规 LFT 在评估肝纤维化方面价值有限。尽管肝活检仍然被认为是对肝纤维化分期的最准确的评估方法，但它具有局限性：有创、昂贵、对患者有风险，因此不能被患者很好地接受。活组织检查是对肝脏的一小部分进行取样，存在取样误差。此外，在肝纤维化分期的解释中存在观察者间和观察者自身的变异 [46, 47]。

肝纤维化的无创检查包括肝纤维化的血清学检查，这里将对此进行讨论。其他检查包括通过超声波或磁共振成像进行的瞬时弹性成像，这里不再讨论。

Gressner 等将肝纤维化的无创检查分为 I 类和 II 类生物标志物 [48]。I 类生物标志物是指那些反映细胞外基质（ECM）更新的指标。II 类生物标志物是间接血清生物标志物，基于对不反映 ECM 更新的常用肝脏检查的算法评估。这些检查主要用于慢性病毒性肝炎患者的纤维化分期，并用于区分具有显著纤维化的患者（Metavir 分期 $F_2 \sim F_4$）和没有纤维化或轻度纤维化的患者（$F_0 \sim F_1$）。这些检查的缺点是它们不能区分肝纤维化的不同阶段，并且不确定的结果是常见的。有 4 种已经过广泛验证的商用血清标志物，如 FibroTest/FibroSure、Hepascore、Fibrospect 和增强型肝纤维化标志物（以前称为欧

洲肝纤维化标志物）。另外，还有依赖于标准血液学和生化检查结果的天冬氨酸氨基转移酶与血小板比值指数（APRI）和 NAFLD 纤维化评分（NFS）。肝纤维化生物标志物的理想特征要求它是肝脏特异性的，不依赖于肝脏和肾脏功能的改变或通过胆汁或尿液排泄改变，易于执行，反映任何慢性肝脏疾病的肝纤维化，可区分纤维化的不同阶段并且是动态的，以便反映进展或缓解的变化 [49]。

APRI 可根据以下公式计算。

$$APRI = \frac{AST \div ULN \times 100}{PLT(10^9/L)}$$

这个简单的指数由易于获得的常规实验室检测指标组成。随着纤维化的恶化和门静脉压力的增加，血小板生成素产生减少，脾脏中血小板破坏增加。肝纤维化进展也与 AST 的清除率降低有关。已经在患有 HCV 感染、人类免疫缺陷病毒（HIV）和 HCV 合并感染的患者中研究了 APRI。Lin 及其同事进行的一项 Meta 分析，纳入 40 项研究，共有 8739 名患者接受了 HCV 感染的 APRI 评分。显著纤维化的 APRI 最佳截断值为 0.7 时，敏感性和特异性分别为 77% 和 72%。较高的 APRI 临界值为 1.5 时更具特异性（93%）但敏感性较低（37%）。在预测严重纤维化时，最佳临界值为 1.0，AUROC 为 0.80，敏感性和特异性分别为 61% 和 64% [50]。如果 AUROC 为 1.0，则诊断工具被定义为完美；如果 AUROC 为 0.9，则被定义为优；如果 AUROC 为 0.8，则被定义为良好。这些结果证实 APRI 是确认 HCV 相关肝病患者严重纤维化的良好工具。

FibroTest 和 FibroSure 是在欧洲和美国分别以不同名称销售的相同的专利检查，并且主要在慢性 HBV 和 HCV 患者中进行研究。FibroTest 的成分包括 α_1– 巨球蛋白、α_2– 球蛋白触珠蛋白、γ– 球蛋白、载脂蛋白 A_1、GGT 和总胆红素，以及年龄和性别。

FibroTest 已在 HCV 患者的 Meta 分析中进行了评估。AUROC 在显著纤维化时值为 0.81，肝硬化时值为 0.90 [51]。

Hepascore 使用胆红素、GGT、透明质酸、α_2– 巨球蛋白、患者年龄和性别的组合。它已被证实为慢性 HCV 感染患者的纤维化标志物。在一项评估

Hepascore 对不同病因的肝病的综合诊断性能的研究中，显著纤维化的平均 AUROC 为 0.83，晚期纤维化为 0.89，肝硬化为 0.93。Hepascore 在预测不同病因的肝硬化的准确性是相似的，但在 NAFLD 晚期纤维化和 HIV 合并病毒性肝炎感染中效果不佳[52]。

增强型肝纤维化是一项联合透明质酸水平，Ⅲ型前胶原 N 端肽水平和金属蛋白酶组织抑制剂 -1（TIMP-1）的专有检查。被称为欧洲肝纤维化组合的原始算法纳入三年龄，这随后被删除，并重新命名为增强肝纤维化组合。去除年龄不会改变检查的诊断性能。在 NAFLD 患者中，增强型肝纤维化组合对于区分重度纤维化的 AUC 为 0.90，中度纤维化为 0.82，无纤维化的 AUC 为 0.76[53]。

在一项比较对于慢性 HBV 和 HCV 患者，FibroTest、APRI、Fibrosis-4（FIB-4）和瞬时弹性成像的诊断准确性的研究中，APRI 的诊断准确性低于 FIB-4、FibroTest 和瞬时弹性成像。FibroTest 在判断晚期纤维化的准确性方面表现更好，而 FibroTest 和瞬时弹性成像在确定肝硬化方面具有相同的准确性[54]。

在一项国际多中心研究中使用 6 个变量（年龄、BMI、AST、ALT、血小板计数、白蛋白和糖尿病 / 空腹血糖受损）创建了 NFS（表 2-3）。它已被

AASLD 和欧洲肝脏研究协会用于评估 NAFLD 患者的肝纤维化程度。NFS 评分 ≤ 1.455 时在排除晚期纤维化患者方面具有高准确度，评分 ≥ 0.676 在识别晚期纤维化患者方面具有高准确性。约 25% 的患者处于不确定范围内，需要通过其他方式评估肝纤维化[55]。

八、肝活组织检查

第一例经皮肝活检是由 Paul Ehrlich 于 1883 年在德国进行的。在 Menghini 于 1958 年报道了一种快速的"肝脏一秒针穿刺活检"技术后，该操作技术得到了更广泛的应用[56]。1967 年引入经静脉肝活检作为凝血病患者经皮穿刺活检的替代方法，以降低出血风险[57]。

即使在准确可靠的血清学标记物和影像技术的时代，肝活检仍是诊断肝脏疾病的金标准[58]。肝活检是肝脏疾病诊疗中的一个重要工具，有三个主要作用：①诊断无法通过血液检查或影像学诊断的肝脏疾病；②评估肝纤维化的预后和分期；③协助做出治疗决定[59]。

（一）肝活体组织检查的作用

1. 诊断

虽然敏感和准确的血液检查可用于诊断许多肝脏疾病和确定肝纤维化，并且放射成像检查可以诊断和分类许多局灶性肝脏病变，但肝活检仍然是确定肝实质性疾病的病因，以及确定无典型影像学表现的肝脏肿瘤性质的重要诊断试验。

在没有可靠血清学标志物或需要进行组织学评估以确认准疾病的情况下，肝活检仍然具有重要作用。有时，肝活体组织检查是诊断肝脏肉芽肿疾病的唯一方法，Wilson 病、α_1- 抗胰蛋白酶病、糖原贮积病、酪氨酸血症和淀粉样变的诊断也需要肝活体组织检查。

在 Skelly 等的一项研究中，对 354 名血清学和放射学评估未能明确肝病病因的患者进行了肝脏组织学评估。超过 2/3 的患者被发现有 NAFLD，26% 有纤维化，6% 有先前未发现的肝硬化。活检诊断的其他疾病包括药物性肝损伤、胆汁淤积性肝病、酒精性肝病、原发性硬化性胆管炎（primary sclerosing

表 2-3 NAFLD 纤维化评分范围

NAFLD 肝纤维化评分	纤维化（0～2 期）的概率（95%CI）
阴性结果（＞ 0.676）	
14.35	0（0.0～0.0）
2.71	10（7～17）
1.84	30（24～37）
不确定的结果（−1.465～0.676）	
0.63	40（34～47）
0.12	50（44～56）
−0.37	60（55～65）
−0.92	70（66～74）
阳性结果（＜ −1.455）	
−1.57	80（76～83）
−2.56	90（87～92）
−6.45	100（99～100）

cholangitis，PSC）、自身免疫性肝炎（autoimmune hepatitis，AIH）、淀粉样变、糖原贮积病和血色病[60]。

此外，需要肝活检来可靠地鉴别 NAFLD 的单纯性脂肪变性和非酒精性脂肪性肝炎（NASA），并确定是否存在 AIH 和原发性胆管炎之间的共存疾病，如重叠综合征。

使用肝活体组织检查来评估局灶性肝脏肿块病变是复杂的。许多局灶性肿块病变可以通过对比度增强的横断面成像的典型特征来确定，其具有高度的准确性，因此不需要进行肝活体组织检查。此外，目前美国放射学院影像网络（ACKI）为 HCC 的诊断和分类制订了具体的影像学标准，并被器官获取与移植网络用于准确地诊断和分类 HCC 病变[61]。这些标准使得对疑似 HCC 进行诊断性活检显得并不必要。

2. 预后

肝活检是评估疾病严重程度、纤维化分期和预后的重要工具。然而，它在这个领域的作用正在迅速被肝纤维化的无创性生物标志物和瞬时弹性成像等成像研究所取代。

3. 治疗

肝活检在决定许多肝脏疾病是否需要治疗方面发挥了重要作用。在干扰素治疗 HCV 的时代，治疗 HCV 的决定很大程度上取决于肝纤维化的存在。随着高效直接抗病毒药物（DAA）治疗 HCV 的出现，纤维化评估在治疗决策中并不重要，除非第三方支付者需要证明肝纤维化的存在。对于 AIH，肝损伤组织学检查被纳入国际 AIH 小组的评分系统，也部分决定了 AIH 的治疗方案。治疗结束前的肝活检也是确保疾病完全消退和治疗最佳终点的唯一方法，因为在治疗期间血清 AST 和 γ - 球蛋白水平正常的患者中，有 55% 存在界面性肝炎。这些患者通常在停止治疗后复发[62]。

肝活检在同种异体移植肝的管理中起着关键作用，用以确定 LFT 升高的病因并评估对治疗的反应。尽管在没有潜在疾病的情况下缺乏足够令人信服的证据需要做肝活检，一些肝脏移植项目仍每年进行肝活体组织检查以监测同种异体移植物。目前在移植后管理中用 DAA 治疗 HCV 有可能限制未来肝活体组织检查的数量。

（二）经皮肝穿刺活检

经皮肝穿刺活检可以对门诊患者安全地实施。日间门诊患者肝活检的标准见框 2-1[63]。为了安全地完成这项工作，患者必须接受完整的病史采集、体格检查、药物审查，并了解肝活检的风险、益处和替代方法[64]。必须在手术之前获得书面知情同意书。应在手术前检测血小板计数、PT 和部分促凝血酶原激酶时间。检测时间取决于医院惯例，但检测应在手术前最多 4 周内进行，如果这期间指标有重大变化，可能需要重复检测。患者在手术前 10d 内不得服用任何抗凝或抗血小板药物。在停用一些用于预防血栓栓塞疾病的药物之前，需要与处方医生进行讨论。肝活检后何时可以重新开始抗凝和抗血小板药物治疗的数据很少，但 AASLD 肝活检指南建议在肝活检后第 2 天开始使用华法林，并在手术后 48～72h 开始使用抗血小板药物[59]。

框 2-1　需要进行门诊肝活检的情况
以下情况可进行门诊肝活检
• 患者容易返回医院
• 患者在活组织检查的当晚有可靠的陪护
• 患者未出现增加活检风险的严重情况（如腹水、脑病、凝血疾病、心力衰竭或高龄）
• 活检后的观察应具备输血条件、住院条件和足够的工作人员
如果患者术后出现出血、胆漏、气胸或刺穿其他器官等并发症，应及时住院治疗

经皮肝穿刺活检的绝对禁忌证包括：患者不配合；出血倾向（PT >超过对照 4s，INR > 1.5，血小板计数 < 60×10⁹/L）；必要时无法提供输血；肝外胆管梗阻；疑似棘球蚴囊肿；以及疑似血管瘤或其他血管肿瘤。经皮肝活检的相对禁忌证包括腹水，病态肥胖和右侧膈下的感染（框 2-2）。

手术过程中，患者仰卧位，右臂伸展，右手放在头部上方进行操作。患者经常出现焦虑，在适当的监测环境中可以使用作用较轻的镇静药。经典的经皮穿刺肝活检是通过经胸途径，在腋中线和腋前线之间的吸气和呼气时最大叩诊浊音点（通常在第 6 和第 9 肋间隙之间）位置进行。如果肝右叶有可疑的肿块，应使用影像引导。虽然影像引导不是强

框 2-2 经皮活检的禁忌证

绝对禁忌证
- 患者不配合
- 出血倾向
- PT >超过对照 4s，INR > 1.5
- 血小板计数< 60×10⁹/L
- 无法输血
- 高度怀疑棘球蚴囊肿
- 高度怀疑其他血管瘤

相对禁忌证
- 腹水
- 右侧胸膜腔感染
- 右侧膈下感染

制性的，但它是首选的，因为它可减少主要并发症和疼痛发生率[65, 66]（表 2-4）。超声波可用于"标记"肝活体组织检查的部位，也可由操作员实时使用。影像引导对于肿块性病变的靶向肝活检至关重要，对于肝脏体积小患者、肥胖患者及部分同种异体移植（如活体肝移植）的患者，它可能也非常有用。在用 1% 利多卡因麻醉后，在预定部位做一个小切口，肝活体组织检查针穿过皮肤和皮下组织。嘱咐患者呼气并屏住呼吸，并在使用 Menghini、Klatskin 或 Jamshidi 针的情况下通过负压吸引获取肝组织并取出。使用 Tru-Cut 针或弹簧针时，针会在肝脏中停留时间较长。

表 2-4 超声引导经皮肝穿刺活检

优 势	劣 势
可以降低活检后疼痛的可能性	没有证据表明减少主要并发症的发生
可以根据叩诊改变活检部位	没有超声引导的操作长期安全性能记录
可能具有成本效益	增加了费用，增加了不便

用于进行经皮肝活体组织检查的针分为抽吸针装置（Menghini，Jamshidi 和 Klatskin）和切割针（Tru-Cut 针和弹簧加载装置）。在肝硬化病例中，抽吸活检针已被证明会导致更多的组织碎裂[67]。与抽吸样本相比，肝活检标本更长，包含更多的汇管区（portal triads）[58]。

术后立即监测生命体征，第 1 小时每 15min 一次，第 2 小时每 30min 一次。患者通常右侧卧位，

以便使肝穿刺部位填塞填充物作用 1h，但几乎没有证据表明这能有效降低出血风险。大多数并发症发生在肝活体组织检查后的第 1 个小时内，肝活体组织检查后的观察时间因个人经验而异，但通常为几个小时。

（三）经静脉肝活检

经静脉肝活检通常经颈静脉途径进行，以降低出血风险。血小板计数< 60×10⁹/L，PT >超过对照时间 4s，INR > 1.5 的患者通常应避免经皮肝穿刺活检，而应考虑进行经静脉肝活检[58]。此外，当患者有腹水或怀疑肝紫癜症时，应进行经静脉肝活检。

在超声引导下穿刺右侧颈内静脉，并在内镜下将导管推进肝静脉，通过刺穿静脉壁进入肝实质获得肝脏标本。在 80%～100% 的病例中可以获得足够的标本，但经静脉活检的标本通常小于经皮途径获得的标本。经静脉肝活检的另一个优点是能够进行肝静脉压力梯度测量以评估门静脉高压症。经静脉肝活检的禁忌证很少见，但介入放射学会指南建议 INR > 2.5 且血小板计数< 50×10⁹/L 的患者需补充血液制品[68]。

（四）超声内镜引导下经胃肝穿刺活检

超声内镜引导下经胃肝穿刺活检（EUS-LB）是一种新兴的方法，在组织物提取量和手术安全性方面前景可观。EUS 可提供肝脏两叶的高分辨率图像，活检针可以安全地进入肝脏，在图像引导下进行取样（图 2-3）。可以在同一过程中从右叶和左叶进行活组织检查，也可以进行多次活检。在最近接受 EUS-LB 治疗的 110 例患者中，获得的肝组织总长

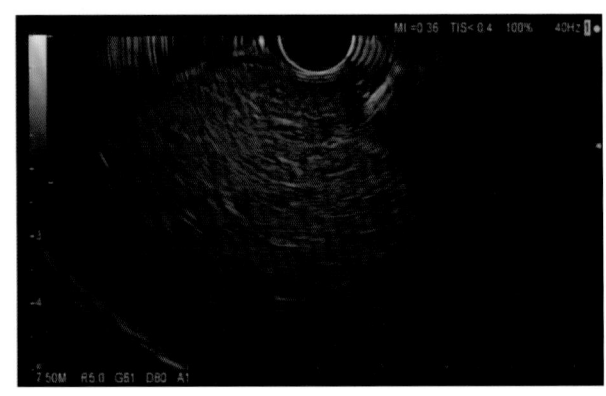

▲ 图 2-3 肝左叶的超声内镜引导下穿刺活检

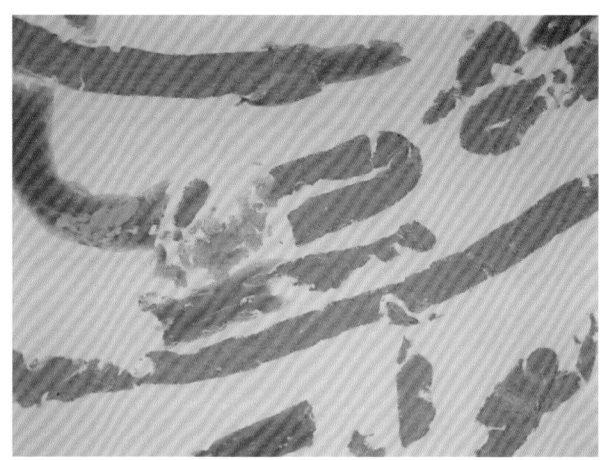

▲ 图 2-4　超声内镜引导下经胃途径获取的多个肝左叶肝活检碎片

度中位数为 38mm，完整的汇管区的中位数为 14[69]（图 2-4）。这种技术对于正在接受上消化道内镜检查以治疗伴随或相关疾病的患者更有利，这些患者将从肝活体组织检查中受益。

（五）腹腔镜肝脏检查和腹腔镜肝活检

腹腔镜手术最初由 Dimitri Ott、Georg Kelling 和 Hans Christian Jacobeus 开创。1901 年，Kelling 对实验犬施行了第一次腹腔镜手术，1910 年 Jacobeus 在人体中进行了第一次腹腔镜手术。在接下来的几十年中，该方法得到了进一步的发展，最终增加了熟悉且必不可少的摄像机。在增加摄像机之前，腹腔镜检查是一种应用很少的手术方法。

诊断性腹腔镜检查是一种独特的方法，可以对肝实质性疾病、癌症分期和腹膜疾病（如病因不明的腹水、总胆红素和壁腹膜或脏腹膜转移性疾病的评估）进行明确的分类。然而，由于新成像技术的开发，如瞬时弹性成像、无创性纤维化标记物检测和磁共振弹性成像，诊断性腹腔镜检查数量有所减少。腹腔镜检查的主要优点是它允许操作者直观地看到肝脏并清楚地分辨肝脏表面和边缘，获得定向活检，观察其细微变化及大体外观，这可能与影像学检查有显著差异。在当今时代，腹腔镜检查对于确定纤维化和肝硬化程度方面非常重要。肝硬化诊断的长期影响至关重要，因为患者将在以后接受肝癌筛查。

1. 腹腔镜肝活检

如 Vargas 等在评估 1794 例患者的记录中所证

明的，诊断性腹腔镜检查是评估慢性肝病的一种安全且有价值的方法，93% 的病例进行了活检，91% 的病例明确了诊断。腹腔镜肝活检的适应证见框 2-3。对 890 名患者进行慢性肝病评估，诊断率为 98%。对 437 名疑似原发性或转移性癌的患者进行了评估，确诊率为 85%。对 73 名患者腹水进行了评估，诊断率为 82%。对 164 名患者异常 LFT 进行了评估，诊断率为 91%。在 67 名患者中评估了与 HIV 相关的 LFT 异常，诊断率为 81%。163 例患者接受诊断性腹腔镜检查，评估肝大、脾大、原因不明的门静脉高压、不明原因发热和胆汁淤积，74% 的患者明确了诊断[70]。

> **框 2-3　腹腔镜肝活检的适应证**
>
> - 凝血障碍和（或）血小板减少患者的活检
> - 经皮活检的标本量不足
> - 难以经皮进入的离散病灶的活检
> - 原发性肝癌和胃癌分期
> - 评估
>   - 无法解释的肝大
>   - 腹水
>   - 腹膜疾病
>   - 不明原因门静脉高压
>   - Budd-Chiari 综合征
>   - 肥胖患者的肝癌
>   - 非诊断性放射学评估后的肝病
>   - 肉芽肿性疾病
> - 其他低创伤性方法不能提供肝脏疾病的诊断时

腹腔镜检查不仅可提高肝硬化的诊断率，对其他疾病也能提高诊断率。Crantock 等报道了 200 例接受腹腔镜检查和活检的患者[71]，25 例患者通过腹腔镜引导下活检确诊为恶性肿瘤，其中 8 例在腹腔镜检查前的超声检查中被发现。与传统组织学检查相比，腹腔镜检查在诊断脂肪变性、纤维化和炎症活动方面的灵敏度和特异性均＞ 94%[71]。腹腔镜下的肝脏外观也被作为治疗慢性丙型肝炎的预后指标。不良的宏观外观与较低的持续病毒学应答（SVR）相关。

当常规检测未发现腹水来源时，腹腔镜检查可作为一种很有价值的诊断工具。腹腔镜检查还可以鉴别多种原因引起的腹水，并且帮助获取腹膜组织活检以确定恶性肿瘤或感染的诊断。腹腔镜检查对腹膜疾病的诊断效用已经在几个研究中得到证实，并确定了高达 86% 的病因不明的腹水患者的原因[72]。应特别考虑腹腔镜检查和腹膜活检在怀疑患有结核性腹膜炎的患者中的作用。在一项 14 例高蛋白质含量和通过腹腔穿刺检测到的淋巴细胞升高的患者中，经腹腔镜检查观察到多发性白色结节和粘连后确诊为结核性腹膜炎，活检标本显示干酪性肉芽肿[73]。

腹腔镜检查可用于 HCC 的管理。在诊断上，肝脏表面的腹腔镜视图可能显现出提示恶性肿瘤的变化，例如血管结节和充血，色素沉着病变[74]。特定的腹腔镜特征，包括不规则再生结节的存在，高度的结节再生和右叶萎缩，可以预测丙型肝炎肝硬化患者中 HCC 的发展。在治疗上，腹腔镜检查也可用于疑似 HCC 患者，以评估原发病灶的范围，并检查其他区域是否同时存在肿瘤。此外，对甲胎蛋白升高而影像学未见异常的患者进行腹腔镜检查可能有所帮助。

以前，接受诊断性腹腔镜检查的患者需要在手术后入院进行观察。目前，使用清醒镇静的门诊诊断性腹腔镜检查已被证明是安全有效的。患者通过鼻导管吸氧，在手术过程中监测生命体征，并打开静脉通路以提供清醒镇静。进行检查时，患者仰卧位，行腹部准备并覆盖无菌单。Veress 针和套管针通常放在左侧旁正中区。对于肝左叶增大，脾大或既往脾切除的患者，可采用右侧旁正中或脐下入路，因此在插入腹腔镜之前操作者必须对腹壁的解剖结构有很好的了解以避开大的血管。在脐部上方左侧 2cm 处皮内注射 1% 利多卡因等局部麻醉药，然后，将一个 16 号针穿过皮丘中心插入到壁腹膜，这通常会引起一些疼痛。于 2cm 半径内的皮下组织和筋膜注射 15~20ml 的 1% 利多卡因，局部麻醉要充分。在皮丘的中心做一个小切口，要求患者在没有弓背的情况下扩张腹腔。用 10ml 注射器抽吸以避免空气栓塞或误入肠道，这两种情况都是罕见的并发症。

治疗性腹腔镜检查中用于充气的二氧化碳是腹膜刺激物并且会引起疼痛，通常用于诊断性腹腔镜检查的氧化亚氮具有更好的耐受性。通过 Veress 针输送 3~6L 氧化亚氮使腹腔压力达到 20mmHg。然后将 20ml 注射器（填充半管盐水溶液）插入并在腹腔内旋转。注射器内的气泡提示套管针放置的区域无阻碍。再指示患者扩张腹部，并将套管针插入腹膜腔。通过明显的"落空感"以确认位置后在直视下将腹腔镜插入腹腔。检查垂直区域是否存在与插入相关的损伤。在患者处于 Trendelenburg 位时，可见膀胱和骨盆的其他结构。患者处于反向 Trendelenburg 位时可检查腹腔的右上象限和左上象限。将第二个套管针插入右锁骨中线，以通过另一个腹腔镜检查右叶的上方以及输送辅助设备，如活检针和触诊探针。为避免取样误差，用活检枪或较不常见的 Tru-Cut 针从镰状韧带左侧及右叶的内侧和外侧获得肝脏标本，为避开大血管，建议从镰状韧带左侧切线进入肝脏。在活检部位用触诊探针施加压力以填塞出血部位并止血。接近手术结束时，使用右侧的腹腔镜摄像机观察初始套管针部位（脐部左侧），以便在移除套管针时寻找出血点。如果在初始套管针部位出现出血，则将 Avotin 片剂插入该部位止血。

检查完成后，如果切口较大，可以用 Steri-Strips 或缝合线封闭套管针和活组织检查部位。术后观察患者 18~24h，可在 3~4d 内出院恢复正常活动。手术后右肩疼痛持续 6~8h 较常见。

老年患者在使用 CO_2 进行全身麻醉的情况下也可以在手术室安全进行诊断性腹腔镜检查，而不会损害心肺系统。尽管需对患者插管，但在手术室中开始和完成诊断性腹腔镜检查的总时间与使用氧化亚氮的诊断性腹腔镜检查相差甚微。手术室和使用 CO_2 的另一个好处是可以利用局部烧灼止血，特别是患有晚期肝病的患者。

与经皮和经静脉活检方法一样，患者应在手术前后一段时间内避免使用非甾体抗炎药和水杨酸类化合物。对凝血因子和血小板计数异常患者的建议与经皮肝活检相似。技术的进步允许使用微型腹腔镜检查，使用较小直径的套管针（1.9mm），该技术非常安全，创伤小，并且患者耐受性良好[75]。与传统腹腔镜相比，微型腹腔镜技术取得了相似的成功，并具有手术时间更短的优点。与经皮方法相比，微型腹腔镜检查具有提供宏观和组织学结果的优点，可以提高肝硬化的诊断。此外，在一项血小板计数低于 $50 \times 10^9/L$ 和（或）INR > 1.5 的 61 名患者的小型研究中，微型腹腔镜检查似乎是安全的。然而，大多数患者需要将氩离子凝固术直接应用于肝脏以阻止活检后出血。

2. 腹腔镜超声检查

腹腔镜超声检查是另一项技术进步，它可以改善肝实质的可视化，进行靶向活组织检查以及对原发性和转移性肝脏病变分期。腹腔镜超声检查有助于发现常规术前影像学检查中未见的病变，并且有助于避免不必要的剖腹手术[76]。在治疗上，腹腔镜超声可用于指导对不可切除病变的射频消融。

虽然很少或根本没有针对胃肠病学家和肝病学家教授腹腔镜诊断方法的培训计划，但腹腔镜检查仍然是诊断肝癌、胃癌和胰腺癌及肝实质性疾病和腹水的有价值的工具。特别是近年对脂肪肝或 NASH 的患者而言，其他类型的诊断操作，如经皮和经静脉活检，存在显著的抽样误差。令人振奋的一项最新技术进展包括将自然腔道内镜手术（natural orifice transluminal endoscopic surgery，NOTES）程序扩展到肝活体组织检查。

（六）肝活检的并发症

经皮肝活检相关的主要并发症很少发生。据报道，活检的死亡率为 0.0088%～0.3%[77]（框 2-4）。60% 的并发症发生在 2h 内，96% 发生在 24h 内。接受经皮肝穿刺活检的患者有 1.4%～3.2% 需要住院治疗，其中疼痛和低血压是最常见的入院原因[78]。疼痛是经皮肝活检后常见的并发症，多达 84%（含轻度不适）的患者会出现[59]。疼痛通常是轻微的并且镇痛有效，严重疼痛应引起对出血等更严重并发症的关注，如果患者因疼痛需住院治疗，应进行影像学检查以排除并发症。

肝活体组织检查后的出血可以表现为包膜下出血、肝内出血或游离腹膜内出血。在肝活体组织检查后进行超声检查时，18%～20% 的病例发现包膜下和肝内出血。这些通常是无症状的，大多数不需要干预。大的血肿可能扩大，导致肝大并导致血细胞比容的延迟下降。这些患者通常采用保守治疗，很少需要血管造影来止血。严重出血的发生率为 1/2500～10 000，通常发生在 2～4h 内，并且可通过生命体征的改变发现。这种情况需要住院治疗，

框 2-4　经皮活检并发症

- 疼痛（0.056%～83%）
  - 胸膜
  - 腹膜
  - 膈肌
- 出血
  - 腹腔内（0.03%～0.7%）
  - 肝内/包膜下（0.59%～23%）
  - 胆道出血（0.059%～0.2%）
- 胆汁性腹膜炎（0.03%～0.22%）
- 菌血症
- 脓毒症（0.008%）和脓肿形成
- 气胸和胸腔积液（0.08%～0.28%）
- 血胸（0.18%～0.49%）
- 动静脉瘘（5.4%）
- 皮下气肿（0.014%）
- 对麻醉药反应（0.029%）
- 其他器官活检
  - 肺（0.001%～0.014%）
  - 胆囊（0.034%～0.117%）
  - 肾脏（0.029%～0.096%）
  - 结肠（0.000 38%～0.044%）
- 死亡率（0.008%～0.3%）

需输血、放射栓塞或外科手术，但只有极少情况下才需要手术干预。与出血风险相关的危险因素包括操作者经验、针头直径和肝活检次数[59]。

肠道出血是一种罕见的肝活检并发症，表现为典型的消化道出血三联征：黑粪、胆绞痛和黄疸。出血可以是动脉或静脉性的，并且通常是延迟的，平均术后 5d 开始发作。内镜检查可显示从 Vater 壶腹部流出的血液，内镜逆行胆管造影可显示胆管树和胆囊的充盈缺损。需要血管造影和栓塞来治疗血管出血。

其他不太常见的并发症包括一过性菌血症、胆汁性腹膜炎、胆汁性胸膜炎和动静脉瘘形成。

经静脉肝活检后的并发症发生率较低，为 0.13%～6.5%，大多数并发症是轻微的并且与在静脉通路上穿刺部位的出血有关。轻微并发症还包括心律失常和气胸。据报道，经静脉肝活检术后并发症的发生率为 0.6%，包括包膜穿孔引起的大出血。同时，经静脉肝活检成人死亡率＜ 0.1%，儿童死亡率为 0.1%，轻微并发症包括心律失常，颈静脉穿刺部位的疼痛或血肿以及气胸[58]。

（七）诊断性腹腔镜检查的并发症

在一项包含 1794 例诊断性腹腔镜检查的研究中，仅 8 例患者（0.44%）发生严重并发症，31 例患者（1.73%）出现轻微并发症，1 例患者死亡[70]。

肝活检是评估慢性肝病的一种历史悠久且安全的方法（框 2–5）。由于血清学标志物、纤维化生物标志物的应用，以及肝纤维化及局灶病变的影像学检查的广泛普及和改进，肝活体组织检查的作用已大大降低。尽管如此，肝活体组织检查仍然是某些没有组织学评估就无法确定诊断的疾病和患者群体的重要工具。

框 2–5　肝活检适应证

诊断
- 多发实质肝病
- 不明原因肝功能异常检查
- 不明原因的发热
- 影像学上的局灶性或弥漫性异常
- 预后 – 已知实质性肝病的分期
- 根据肝脏组织学制定治疗计划

预后
- 肝纤维化的分期

治疗
- 根据组织学结果制订治疗方案

拓 展 阅 读

Abdi W, Millan JC, Mezey E, et al. Sampling variability on percutaneous liver biopsy. *Arch Intern Med* 1979;139(6): 667–9.
The authors present a study that demonstrated the sampling variability of liver biopsy. Three consecutive biopsy specimens obtained from each of 118 patients immediately prior to autopsy.No sampling variabilitywas found for fatty liver, alcoholic hepatitis, nonspecific hepatitis, fulminant hepatitis, leukemic infiltrate, and venous congestion. Cirrhosis was diagnosed in 80% of cases at the first biopsy but in all cases after three biopsies.

Angulo P, Hui JM, Marchesini G. The NAFLD fibrosis score: a noninvasive system that identifies liver fibrosis in patients with NAFLD. *Hepatology* 2007;45(4): 846–54.
The authors present a derivation and validation cohorts to produce a scoring system consisting of routinely measured and readily available clinical and laboratory data to separate NAFLD patients with and without advanced fibrosis.

Degre D, Bourgeois N, Boon N, et al. Aminopyrine breath test compared to the MELD and Child-Pugh scores for predicting mortality among patients with cirrhosis awaiting liver transplantation. *Transpl Int* 2004;17(1): 31–8.
The authors present a study that compares the aminopyrine breath test (ABT), model for end-stage liver disease (MELD), and Child–Pugh (C-P) score as predictors of outcome in 137 candidates for liver transplantation with cirrhosis and demonstrate that ABT is as good as the MELD and C-P scores, or better, as a predictor of death among patients with cirrhosis awaiting liver transplantation.

Diehl DL, Johal AS, Khara HS, et al. Endoscopic ultrasound-guided liver biopsy: a multicenter experience." *Endosc Int Open* 2015;3(3): E210–15.
The author present a safety and efficacy study of endoscopic ultrasound-guided liver biopsy. The overall tissue yield from 110 patients was a median aggregate length of 38mm (range, 0–203), with median of 14 complete portal tracts (range, 0–68). There was no statistical difference in the yield between bilobar, left lobe only, or right lobe only biopsies. There was one complication (0.9%) in which self-limited bleeding occurred in a coagulopathic and thrombocytopenic patient.

Green RM, Flamm S. AGA technical review on the evaluation of liver chemistry tests. *Gastroenterology* 2002;123(4):1367–84.
The authors present the American Gastroenterology Association guidance on the use of LTFs.

Helmke S, Colmenero J, Everson GT. Noninvasive assessment of liver function. *Curr Opin Gastroenterol* 2015;31(3):199–208.
The authors present the accumulated data on the use of the dual cholate liver function test and the concept of a disease severity index linked to clinical outcome that quantifies the simultaneous processes of hepatocyte uptake, clearance from the systemic circulation, clearance from the portal circulation, and portosystemic shunting.

Huang Y, Adams LA, Joseph J, et al. The ability of Hepascore to predict liver fibrosis in chronic liver disease: a meta-analysis. *Liver Int* 2017;37(1):121–31.
This meta-anaysis demonstrated the accuracy of Hepascore was similar among all disease aetiologies for the prediction of cirrhosis. However, Hepascore had better diagnostic ability for significant and advanced fibrosis in chronic hepatitis C, chronic hepatitis B, and alcoholic liver disease than for NAFLD and HIV coinfected viral hepatitis.

Lin ZH, Xin YN, Dong QJ, et al. Performance of the aspartate aminotransferase-to-platelet ratio index for the staging of hepatitis C-related fibrosis: an updated meta-analysis. *Hepatology* 2011;53(3):726–36.
This study presents a meta-analysis on the use of APRI in the assessment of liver fibrosis. It suggests that APRI can identify hepatitis C-related fibrosis with a moderate degree of accuracy. Application of this index may decrease the need for staging liver biopsy specimens among chronic hepatitis C patients

Rockey DC, Caldwell SH, Goodman ZD, et al. Liver biopsy. *Hepatology* 2009;49(3):1017–44.
The authors present the AALD clinical practice guideline on liver biopsy.

Shiha G, Ibrahim A, Helmy A, et al. Asian-Pacific Association for the Study of the Liver (APASL) consensus guidelines on invasive and non-invasive assessment of hepatic fibrosis: a 2016 update. *Hepatol Int* 2017;11(1):1–30.
The authors present the Asian-Pacific Association for the Study of the Liver guidelines on liver fibrosis assessment.

Skelly MM, James PD, Ryder SD. Findings on liver biopsy to investigate abnormal liver function tests in the absence of diagnostic serology. *J Hepatol* 2001;35(2):195–9.
The authors present the results of liver biopsy findings in patients who had undergone complete serological assessment for abnormal LFTs and demonstrated significant liver disease with a a range of liver diseases of diverse nature and extent.

Tripodi A, Mannucci PM. The coagulopathy of chronic liver disease. *N Engl J Med* 2011;365(2):147–56.
The author present a concise review of coagulopathy in patients with liver cirrhosis.

第 3 章　肝脏和胆道的无创性及有创性成像

Noninvasive and Invasive Imaging of the Liver and Biliary Tract

Koushik K. Das　Matthew A. Morgan　Gregory G. Ginsberg　著

胡　鹏　译

要　点

- 经腹超声（TAUS）是一种经济有效、非离子化和灵活的肝脏和胆道系统成像方式。相对于造影剂增强性计算机断层扫描（CT）和磁共振成像（MRI），虽然超声通常灵敏度和特异性较低，但它在肝脏筛查和胆道评估中起重要作用。
- CT，尤其是增强 CT，在急诊和肿瘤成像中特别有用。
- MRI 动态增强序列具有比超声和 CT 更好的组织对比度。磁共振胰胆管造影（MRCP）提供胆道系统的高分辨率空间成像。
- 磁共振和超声弹性成像是检测和量化弥漫性肝病的技术。
- 内镜逆行胰胆管造影术（ERCP）已经发展成为一种主要的治疗方法，可以用于切除胆总管结石，梗阻性黄疸，以及治疗胆道损伤。虽然胆管造影仍然是诊断性胆道成像的金标准，但这种侵入性评估应限于横断面成像不可诊断或需要组织采集的情况。
- 内镜超声提供肝胆系统的高分辨率成像，是对横断面成像技术及细针抽吸活检的补充。

一、肝脏和胆道的无创成像

目前用于评估肝脏和胆道系统的最常见的成像模式是经腹超声（TAUS）、计算机断层扫描（CT）和磁共振成像（MRI）。根据医疗中心的不同，也可提供核医学［包括正电子发射断层扫描（PET）］和弹性成像。

超声、CT 和 MRI 均可在有或没有造影剂的情况下进行。这些造影剂经常为肝脏和胆道评估提供更高的灵敏度和特异性，但 CT 和 MRI 造影剂有时会有风险，应根据其益处进行权衡。

CT 使用电离 X 线辐射作为其成像的基础，对于个体而言，单次诊断扫描的影响被认为是微不足道的，频繁 CT 成像风险相对较低，但其随机效应

不太确定。核医学研究也使用电离辐射。超声和 MRI 使用非电离辐射与长期风险无关。

每种成像模式在诊断上都有优点和缺点，并且通常需要组合成像技术来充分评估临床问题。

（一）超声

超声波使用非常高频的声波来生成图像，作为肝脏和胆道系统成像的技术，它具有许多优点，如应用广泛、快速、经济，且可生成具有高空间分辨率的图像（图 3-1）。

超声成像的两个重要优势源于其动态成像能力，即动态评估和多普勒成像。由于超声波实时捕获图像流，因此它可以记录影像 / 图像中的运动，这通常在诊断上是有帮助的（如它可确认结石是否

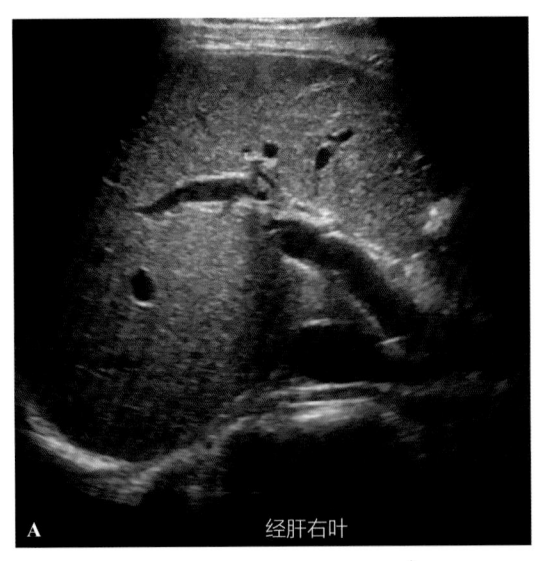 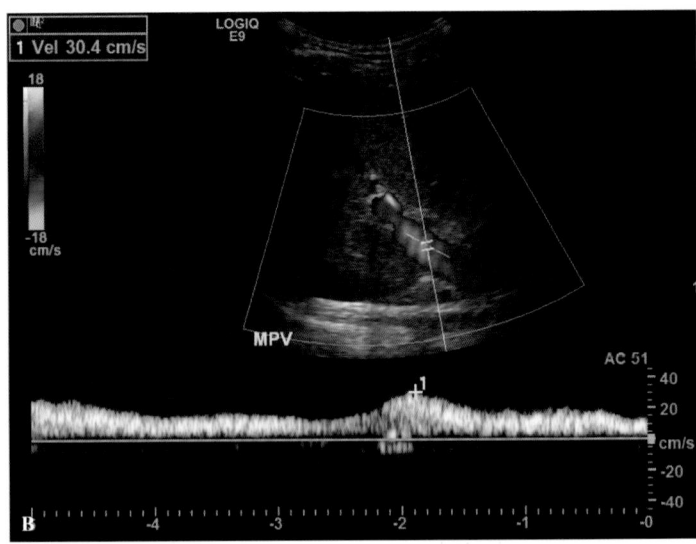

▲ 图 3-1　来自正常肝脏超声波的两张图像

A. 显示具有正常均匀回声的肝实质的灰度图像。延伸入肝脏的门静脉具有正常外观；B. 多普勒超声图像上显示了正常的门静脉血流流速

存在于胆囊颈部或是否在胆囊中自由滚动）。

彩色和频谱多普勒超声还提供关于肝脏脉管系统的动态信息，这些信息在没有侵入性成像的情况下难以获得。多普勒超声可以评估肝静脉和动脉血流的通畅性、方向和速度，并且频谱波形的评估通常会增加关于肝血管中血流性质的有价值信息（图 3-1）。

然而，超声波动态检查的优势也是其缺点之一。由于超声是动态检查，可以根据超声检查者的发现或患者的症状进行微调；但是，如果超声检查者缺乏经验，那么所获得的图像质量可能很差，或者可能没有足够的代表性区域。

超声图像可能受到体型（如肥胖）的限制，病变也可能被弥漫性肝病所掩盖。肠道气体也可能限制超声波束的穿透（在评估远端胆总管时尤其重要），并且患者经常需在检查前禁食 4～6h。在超声无法获得足够图像的情况下，CT 或 MRI 可能是互补的或必要的。超声造影剂（微气泡）在美国尚未广泛用于肝脏成像，但其可为许多肝胆疾病的超声成像提供更高的灵敏度和特异性，并且可能在未来发挥更重要的作用[1,2]。

（二）CT 检查

CT 是依靠旋转的 X 线管生成数据的一种成像技术，这些数据可以被重建成连续的序列图像。当前的 CT 扫描仪具有比旧扫描仪更多的探测器，可以在几秒钟内生成等向性的图像数据集。增强 CT 可以快速准确地评估肝实质，尤其适用于肝脏创伤或肝转移性疾病的评估（图 3-2）。与超声相比，CT 通常对于评估更深的结构（如尾状叶或肝门）更敏感，可更好地评估肝脏与其他腹腔内器官的关系，在超声上，这些器官可能被气体所掩盖。此外，由于 CT 并不直接依赖于技术人员的技能，因此在不同的研究中图像可能更一致。

CT 可以优化肝脏病变评估，特别是静脉造影各期变化情况。动脉期可评估肿瘤新血管形成，并可提供肝动脉解剖结构的轮廓，用于手术方案的制订。门静脉期可与动脉期相结合，以评估病变的“清除”。它通常也是评估转移性疾病的最佳时期。延迟期可能偶尔用于评估纤维间质病变，如胆管癌。

因为 CT 是基于 X 线辐射的，所以与超声和 MRI 相比还有其他重要优点。CT 可以准确地检测和体现钙化灶，而 MR 对钙化灶既不敏感也不特异。金属材料不会在 CT 上造成太多的伪影，但可能会导致 MRI 产生模糊的信号空洞，也可能导致超声波产生声像阴影。由于现代 CT 采集具有高的时间分辨率，因此 CT 对于屏息困难的患者的成像也是有

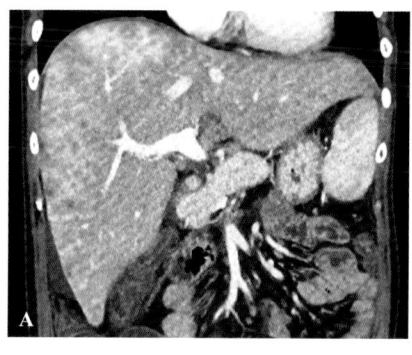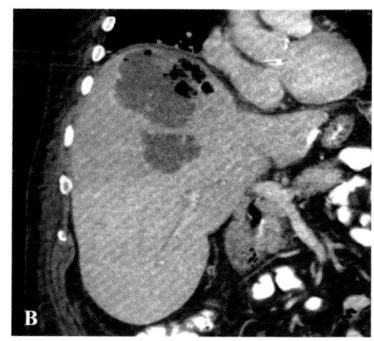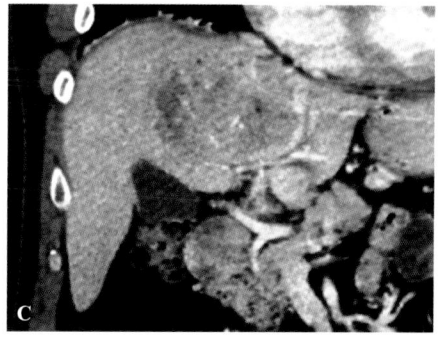

▲ 图 3-2　来自 3 个不同患者的肝脏增强对比 CT 图像（冠状位）

A. 右肝叶不规则外周增强，延伸至顶部，与该患者静脉药物注射的感染相关，感染尚未合并；B. 感染已经成为脓肿并集中液化，图像边缘的不规则黑色区域是脓肿中形成的气泡；C. 低增强物质，主要在Ⅳ肝段。在活组织检查中，发现这是肝细胞癌

效的，而在 MRI 检查中可能会导致图像质量差。对于有增强 MRI 的相对禁忌证的患者，如安装心脏起搏器的患者和接受透析的患者，CT 也更合适。

尽管 CT 具有很多优点，但也确实存在一些缺点。肝实质检查中 MRI 的组织对比度分辨率更好，肝血管检查中超声波可提供更多信息。其他缺点如辐射和肾毒性可以最小化，但不能完全避免。

（三）辐射和造影相关的风险

CT 使患者暴露于电离辐射，具有两种风险，即确定性风险和随机风险。

确定性风险是一次性剂量的阈值相关风险。例如，如果皮肤在一定时间内辐射超过一定剂量（大约 2Gy）会形成红斑并可能发生脱毛。不可逆的脱毛发生在 10Gy 左右[3]。然而这只是荧光镜扩展研究中存在的风险，事实上，确定性损伤只是常规 CT 研究的一个非要素。

随机风险更具争议性。这些风险是电离辐射通过改变染色体引起突变的概率风险，并且它们通常被建模为剂量依赖性且没有阈值。尽管接受的实际剂量和风险取决于许多因素，如年龄、性别、次数和体质，但一般来说，接受单次 CT 扫描的成人随机风险非常低[4]。CT 扫描剂量通常以希沃特（Sv）为单位，它与测量的灰度单位有关，但需考虑辐射的性质和被辐射器官的敏感性。典型的腹部 CT 扫描剂量为 8mSv[4]。作为比较，个体的平均年背景辐射剂量约为 3mSv[5]。

由于担心对胎儿的辐射，孕妇通常仅在紧急情况下用 CT 成像。年轻患者通常用辐射剂量减低技术，但低剂量 CT 常产生较低分辨率的图像，而使这些图像难以解释。对于频繁重复成像的成人在总体水平上的总体随机风险不太确定的。有些人认为，由于目前的风险模型是从较高剂量暴露推断下来的，因此它们可能会夸大诊断成像中小剂量的风险。然而，在明确辐射剂量和随机风险之间更确定的关系之前，将辐射剂量保持在合理可行的低水平似乎是明智的。

CT 成像的其他风险涉及使用碘化造影剂。CT 造影的风险分为两大类：过敏/过敏和造影剂诱发的肾病。尽管当前的非离子低渗透压造影剂使不良反应的总数减少，但造影剂的使用在易感个体中具有发生过敏反应的风险。目前的做法是通过使用类固醇预防过敏反应，通常是使用额外的抗组胺药[6]。贝类和海鲜过敏以前被认为是术前应用皮质类固醇的适应证，但现在似乎认为这些过敏症不会增加风险[7]。

使用碘化造影剂存在造影剂引起肾病的风险，但目前认为这种风险远低于此前的预期[8, 9]。虽然肾病的风险与基线时肾功能下降有关，但肾功能没有公认的阈值，这妨碍了造影剂的管理（但急性肾损伤患者应避免静脉造影）[10]。影像学中心设置自己的阈值及造影剂的管理应该始终考虑到个体患者的风险和益处。

（四）核医学和正电子发射断层扫描

肝脏和胆道系统的核医学研究通常与 CT 和

MRI 相辅相成。有许多放射性示踪剂可用于肝脏成像，最常用的一种是肝亚氨基二乙酸（IDA）扫描或 HIDA 扫描。IDA 本身在现代很少使用，HIDA 扫描实际上使用了几种 IDA 类似物之一。静脉注射后，这些类似物渗入肝细胞中，然后排泄到胆道系统中。对胆道系统中的放射性示踪剂进行成像在许多情况下是有用的，其中最重要的是确认可疑的胆囊炎或显示胆漏（图 3-3）。

PET 目前尚未常规用于肝脏成像，但可能是一种有用的解决问题的方式。PET 使用氟同位素（^{18}F）与葡萄糖模拟物（氟脱氧葡萄糖，FDG）结合，绘制葡萄糖代谢图。代谢活跃的细胞（如肿瘤）吸收这种葡萄糖类似物，但不能代谢或排泄它。当这张代谢活动图与解剖结构的 CT 扫描图（PET-CT）融合时，可以更具体地表征在其他横断面成像模式中看到的模棱两可的肝脏病变（图 3-4）。已发现 PET-CT 可用于结直肠癌患者的分期[11]。但不幸的是，由于肝脏的背景代谢活动是异质的，用 PET 检测 < 1cm 的肝脏病灶价值有限。PET 有时也可能缺乏特异性，因为其他生理过程（如感染或炎症）也可导致 FDG 摄取增加。

核医学和辐射风险

像 X 线和 CT 技术一样，核医学成像也使用电离辐射，尽管它是一种不同的辐射。PET-CT 扫描使患者暴露于比腹部和骨盆 CT 更大的总辐射剂量中，但这在一定程度上是因为许多 PET-CT 记录了全身显像[12]。PET-CT 的 CT 部分占总辐射剂量的至少 50%，但是接收多少辐射将取决于扫描方案。一般而言，PET-CT 中的辐射剂量不是一个有争议的问题，因为接受这些研究的患者群体通常年龄较大并且具有恶性疾病或具有患恶性疾病的高风险。

（五）磁共振成像

MRI 是评估肝脏和胆道系统最有用的无创性成像方式之一。它结合了 CT 的一些优点，例如可见横断面解剖结构，以及对不同类型组织对比度更高。MRI 用于产生图像的射频波也是非电离的，并且对于年轻患者和孕妇都是安全的。

MRI 扫描由不同的脉冲序列组成，再产生复杂的磁梯度组合，放射科医师可以对其进行修改，以

▲ 图 3-3 肝胆 HIDA 扫描

在这次 HIDA 扫描中，放射性示踪剂被肝脏吸收，并通过 CBD 排出到十二指肠。胆囊未见显影，胆囊中缺乏示踪剂意味着该患者胆囊管阻塞并且证实了超声显示可疑的胆囊炎

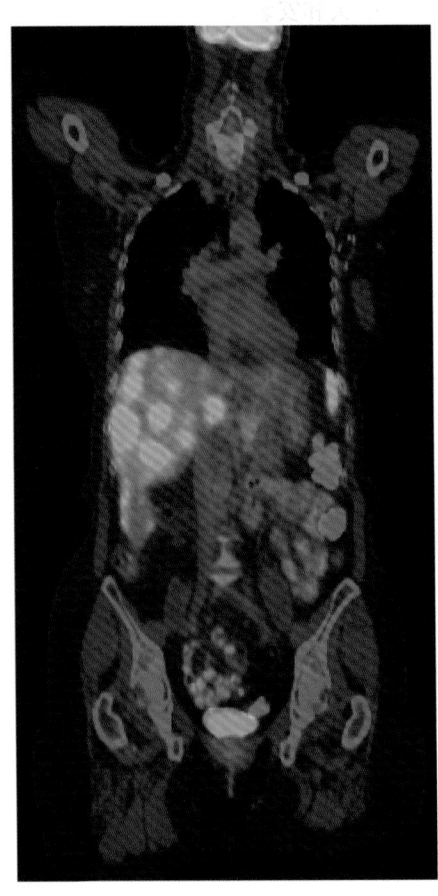

▲ 图 3-4 在冠状面的 PET 和 CT 图像中，右肝叶有多个氟脱氧葡萄糖亲和区域。在活组织检查中，发现这些有结肠癌病史的患者有转移灶

确定相关器官的不同组织特性。序列可以设计为强调细胞内脂质、游离液、顺磁性物质和元素铁等等。如果序列选择排除所有其他组织的游离液，则产生 MR 胆胰管造影（MRCP）。为不同的组织对比设计不同脉冲序列的能力是 MRI 成为灵活的成像技术的原因，也是 MRI 与其他成像技术区别开来的原因（图 3-5）。

MRI 还可以与含有钆的静脉注射造影剂结合使用。钆的顺磁性允许一些 MRI 序列检测它们周围的水分子，可有效地充当血管内或细胞外造影剂。与 CT 中的碘化造影剂一样，造影显著扩展了 MRI 的成像能力。虽然元素钆对身体有毒，但美国食品药物管理局（FDA）批准的 MR 造影剂含有钆螯合物，这些螯合物在肾功能正常的患者中可安全地排泄。

虽然 MRI 功能强大，但也存在一些局限性。一个缺点是该技术的复杂性和费用昂贵。高位诊断性 MRI 使用超导磁体，其需要使用低温液氦以促进磁体性能。购买和安装 MR 系统需数百万美元的成本，意味着它对患者来说是最昂贵的成像检查之一，尽管许多人认为从 MRI 获得的额外信息所花费的成本是合理的。

使用 MRI 获取图像的扫描时间比 CT 更长，这对于呼吸困难或患有幽闭恐惧症的患者来说可能具有挑战性。虽然许多第一代 MR 系统的孔径小于 CT 的孔径，但是许多现有的 MR 系统采用扩大孔径和缩短长度孔及较短的长度以最小化幽闭恐惧症。一些 MRI 系统被设计为"开放式"系统，但是这些系统通常使用较弱的磁体来实现开放效果，对于腹部成像而言不是最佳选择，除非是在实在不能选择封闭系统的情况下。

MRI 造影剂

在肝和胆道系统进行 MRI 检查时，一个重要的选择是使用哪种钆造影剂。有些药物主要停留在血管内（如钆酸盐），由肾脏排出。其他的造影剂胆汁排泄量不等，范围从 4%（钆贝酸二葡甲胺，MultiHance®）到 50%（钆贝酸，Eovist®）。钆塞酸可多达一半被渗入肝细胞并排泄到胆道系统中，所以特别适用于肝胆成像。因此，可以通过这个造影剂获得对比度增强的功能性 MRCP 检查（图 3-6）。

不幸的是，钆造影剂不能给每个人服用。造影剂由肾脏排泄，肾功能非常差的患者（eGFR < 30ml/min 的 CKD Ⅳ、急性肾损伤的患者或透析患者）有可能无法有效排泄。如果允许钆螯合物长时间保留在体内，钆可以从螯合物中解离。这种分离与肾源性系统性硬化症（NSF）的形成有关，这是一种不可逆转的疾病[13]。最近的一些研究表明，频繁使用钆造影剂可能会使少量钆在大脑中积聚。目前正在研究这一点的重要性[14]。

（六）弹性成像

弹性成像测量组织的硬度，可作为衡量纤维化程度的指标。弹性成像不仅使患者能够避免侵入性手术的相关风险，而且可以比连续的肝活检更容易地对纤维化进行连续测量。弹性成像目前可以用静态/应变成像或横波成像两种方法之一进行，静态成像技术是定性的，依赖于测量组织在承受机械应力后的变形或应变。横波弹性成像利用肝内产生的横波的速度来测量肝的硬度：横波越快，肝就越硬（图 3-7）。一般来说，初始波要么是机械产生的，要么是以聚焦声辐射力（声辐射力脉冲）产生的[15, 16]。

非图像引导的弹性成像（如纤维扫描）是基于

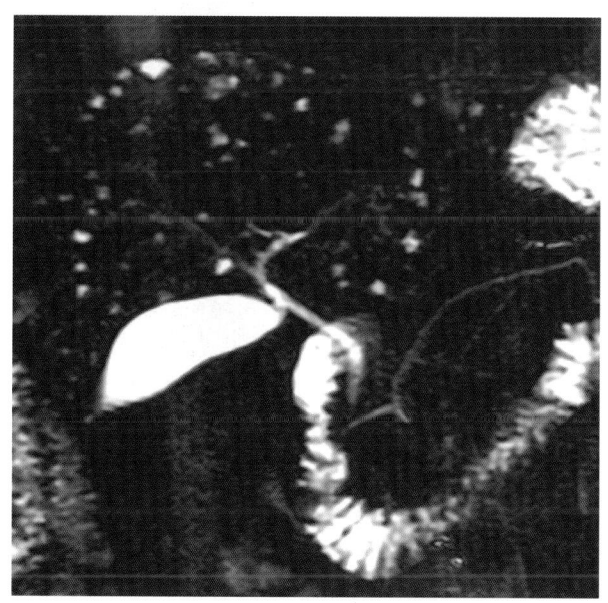

▲ 图 3-5　在这个 **MRCP** 序列中，肝外胆管系统、胰管和胆囊都可以很好地显示出来。肝脏区域的许多明亮区域代表胆道错构瘤

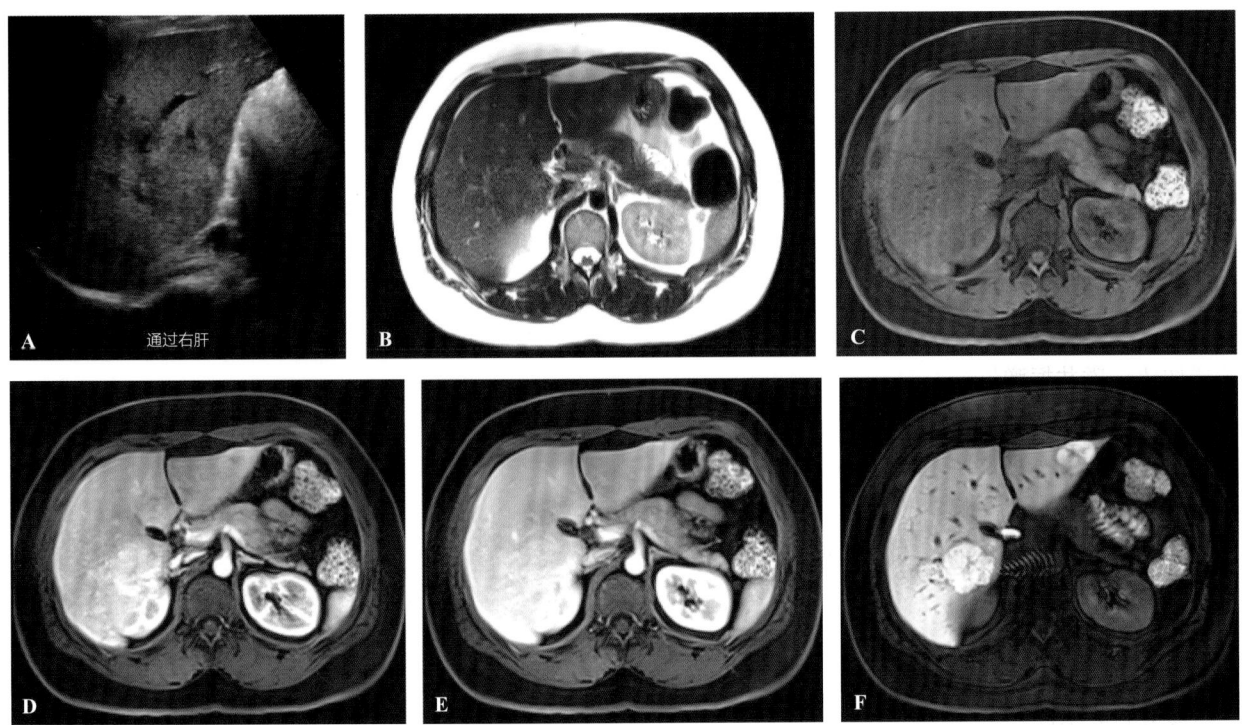

▲ 图 3-6 对比增强 MRI 对局灶性结节增生的诊断价值

在最初的超声图像中，放射科医师注意到这个患者的右肝叶（A）有一个不规则的回声改变区域，但是无法进一步描述它，因此推荐使用 MRI。在 T_2 加权图像和预对照图像（B 和 C）上，右肝叶的肿块与背景实质混合，但在该区域确实引起肿块效应，扭曲了右肝叶血管。在给予造影剂后，肿块在动脉期（D）突然出现，在平衡期（E）再次融入肝脏，然后在延迟期（F）明显增强。因为使用钆酸（Eovist®），这种病变与局灶性结节增生相融。超声上未发现的左肝叶的第二个病灶也显露出来

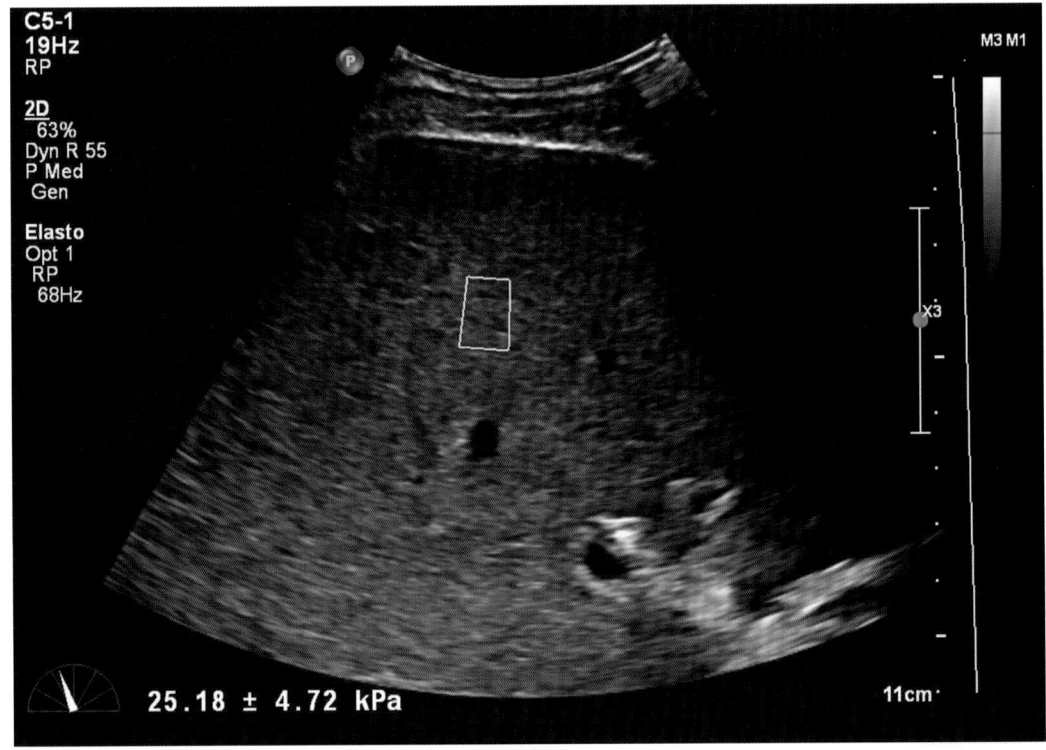

▲ 图 3-7 在点横波弹性成像中，超声造影师或放射科医师可以改变感兴趣的矩形区域以选择肝脏的代表区域

超声波的，并为其弹性成像产生瞬态机械生成波。图像引导的弹性成像技术可以用超声波或磁共振成像进行。在弹性成像中增加图像引导的优点是有助于选择具有代表性的肝实质区域，并避免将横波穿过肝脏区域，这可能会在顺序测量中造成人为差异（如肝脏囊肿）。

　　磁共振成像目前只使用连续机械产生的横波，并且需要在肝脏上方放置一个压缩装置。与超声弹性成像比，磁共振弹性成像不太常用（可利用性更小），但一些数据表明，磁共振弹性成像至少和超声弹性成像一样可靠，它可以通过更好地将相关的潜在疾病过程与其他磁共振成像序列进行关联，从而对肝脏硬度值进行更复杂的评估（图 3-8）[17]。

（七）非酒精性脂肪肝的无创成像

　　非酒精性脂肪性肝病（NAFLD）的影像学挑战在于区分脂肪变性脂肪性肝炎和纤维化。超声、CT和 MRI 均可用于评估肝脂肪变性。超声通常显示肝脏的回声增强，而在脂肪肝中，声束遇到更多界面阻止它进入肝实质。虽然超声评分系统已被设计用于肝脂肪变性程度的分级[18, 19]，但评分系统在普通实践中并不经常使用，而且脂肪变性的数量往往是一个定性的判断。超声弹性成像技术可以帮助区分脂肪变性和纤维化[20]。重要的是，由于肝脏中、重度脂肪变性的存在限制了声波的穿透，它也限制

了对任何同时存在的脂肪性肝炎和纤维化肝损伤的评估。

　　非增强 CT 可以测量 X 线通过肝脏的衰减。脂肪对 X 线的衰减小于正常肝实质。因此，肝脏的CT 值低于正常时，提示肝脏脂肪变性。肝实质减弱的对比度使肝脏增强 CT 扫描后评估混淆。虽然非增强 CT 可以定性提示肝大泡性脂肪变性，但并不认为它在定量测量中有用[21]，并且它不能区分脂肪变性和脂肪性肝炎。

　　MRI 是评价肝脏脂肪变性最有效的成像技术（图 3-9）。双回声 MRI 序列可以测量体素内脂质含量，从而更直接地估计肝脏的脂肪含量[22, 23]。MRI在检测脂肪肝的潜在病变方面也优于超声和 CT。此外，MR 弹性成像技术正在开发中，以图将脂肪肝炎与脂肪变性区分开来，并可能筛选出有纤维化风险的患者[24]。

（八）肝铁沉积的无创成像

　　肝组织活检是诊断和定量肝铁沉积的传统方法。然而，与脂肪肝疾病类似，MRI 序列可以设计用于评估肝铁沉积，进行量化，避免活检带来的风险（图 3-10）。该技术主要依赖于对更容易受到磁场不均匀性影响的序列调整回波时间。肝脏中铁含量的增加导致磁场不均匀性的增加（几乎像金属制品一样），如果随着时间的推移可以绘制出去相量

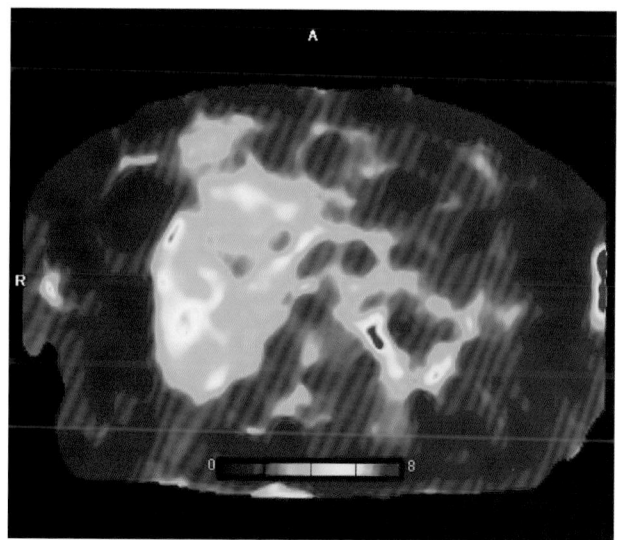 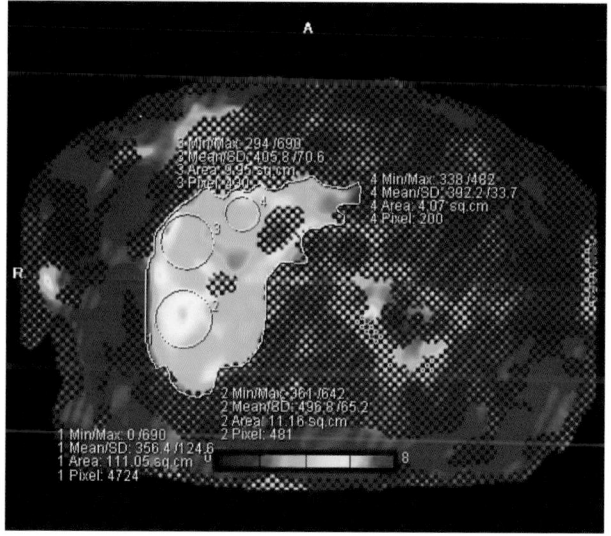

▲ 图 3-8　磁共振弹性成像后处理弹性图像的一部分。右图中，测量目标区域以估计纤维化程度

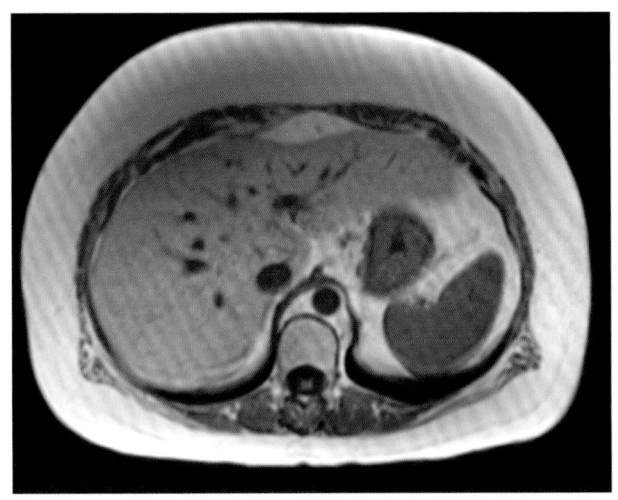
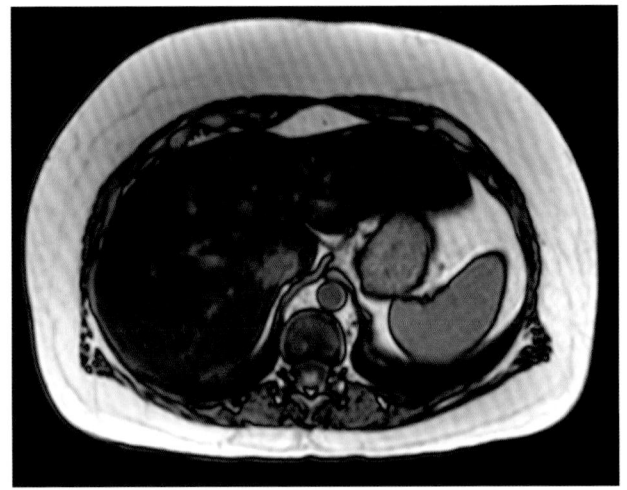

▲ 图 3-9　在该患者的 MRI 中，肝脏在双回波序列的异相分量上明显失去信号。这种信号损失量与严重的肝脂肪变性是相容的

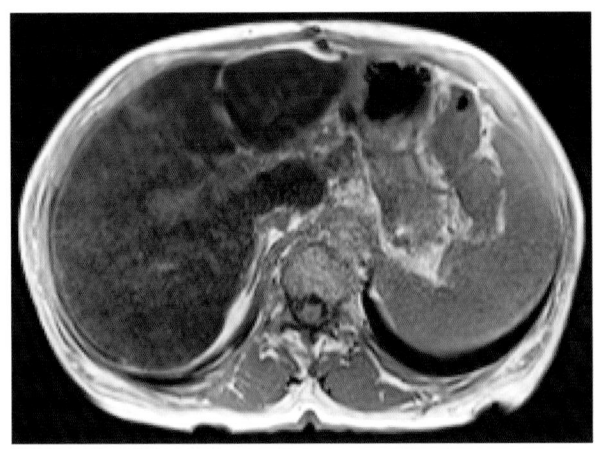

▲ 图 3-10　在这个轴向 T_2 梯度回波序列中，肝脏失去信号，比预期暗。胰腺尾部也失去信号，但脾脏是正常信号，与原发性血色素沉着症相适应

和信号损耗量，那么铁的浓度就可以精确地估计出来 [25, 26]。与活检相比，MRI 的另一个优势是，它还可以用于评估心肌铁沉积，并可以评估整个肝脏可能出现的血色素沉着症并发症。

如果肝衰减增加，CT 可提示肝内铁沉积，但对低浓度的肝铁既不特异也不敏感，不能定量。超声可显示肝实质的非特异性改变，但不能可靠地区别于其他情况。

（九）肝血管的无创成像

CT 血管造影已经取代了传统的用于评估肝脏血管系统的基于导管的侵袭性诊断性血管造影。CT 血管造影的空间分辨率足以描述主要肝血管，并能够识别替换血管、辅助血管和异常血管。利用重建软件，血管 3D 模型也可用于外科手术规划。基于导管的血管造影仍然是一种有价值的解决问题的技术。

磁共振成像与造影也可以用于评估肝主要血管。虽然对于较小的动脉或静脉分支，MRI 的空间分辨率没有 CT 血管造影那么高，但它通常足以回答许多临床问题。

彩色多普勒超声在肝血管无创性评价中占有独特而有价值的地位。尽管在多中心肝血管（如肝总动脉）的解剖学评价中经常受到限制，但是多普勒超声包含了 CT 和 MRI 所缺乏的功能信息。频谱多普勒评价可以通过波形分析检测血流的方向、流速和流量的质量。这些信息对于检测原本看起来正常的血管疾病可能是至关重要的。未来常规使用微泡造影剂和 3D 超声技术可以提供更多的信息 [27]。超声对于评估经颈静脉肝内门体分流术（TIPS）的通畅性也是必不可少的，并且可以在患者仍无症状时检测分流的问题。

（十）无创成像在肝癌筛查中的应用

肝细胞癌的筛查是一个鼓励辩论的话题，由于该疾病在人群中的预测概率和资源可用性等原因，不同的医学团体在推荐的筛查方案上有差异。美国肝病研究协会（AASLD）采取的一项策略是每 6 个月对高危患者进行超声检查。如果用超声检测

到 < 1cm 的病灶，则可用超声追踪；如果 > 1cm，则可用 MRI 或 CT 检查 [28]。

动态增强 MRI 所具有的优越的组织对比能力使其成为对已知或疑似肝病患者肝脏病变进行定性诊断的首选方法。如果禁用钆造影剂（如透析患者）或 MRI 不可用，则可以多时相 CT 替代。对于不能耐受 CT 或增强 MRI 的肾功能不全患者，非增强 MRI 可能仍然有用 [29]。

在未来常规使用微泡造影剂可能会扩大超声作为筛选工具的作用 [30]。

（十一）原发性硬化性胆管炎的无创成像

虽然超声和 CT 可以检测弥漫性多灶性原发性硬化性胆管炎的典型狭窄，MRI 的 MRCP 序列仍是对该病具有最高灵敏度和特异性的无创检测方法 [31]。与超声和 CT 相比，MRI/MRCP 的另一个优点是它具有更好的能力来检测该疾病的并发症，如胆管结石或胆管癌（图 3-11）。ERCP 及其在原发性硬化性胆管炎（PSC）患者中的应用将在以后进一步讨论。

（十二）胆总管结石的无创成像

右上腹部疼痛首选超声作初步筛查，因此，超声也成为胆总管结石诊断的首选检查。如果在胆管中可以看到结石，这是具有特异性的，但是因为肠内气体经常限制超声对胆总管到壶腹的评估，导致超声对胆总管结石的诊断缺乏敏感性。如果怀疑胆总管结石，MRCP 往往评估更有效。MRCP 的高度空间分辨率，特别是当使用各向同性 3D MRCP 序列时，在诊断上是与 ERCP 相媲美的一种有效技术（图 3-12）[32, 33]。ERCP 和内镜超声（EUS）及其在疑似胆总管结石患者中的应用将在后面进一步讨论。

虽然 CT 有时能检测出胆总管结石，但它通常不如超声和 MRI。HIDA 扫描可能提示由于结石阻塞导致远端胆总管胆汁流动中断，但缺乏特异性。

（十三）转移瘤的无创成像

CT 和 MRI 都是鉴别肝转移瘤的有效技术。对于 CT，最重要的选择是使用单一造影后阶段（仅门静脉期）还是使用双重造影后阶段（动脉和门静脉阶段）。单一的门静脉造影期已被认为在影像学上有效地评估肝转移 [34, 35]。然而，一些高血管性转移可以通过额外的动脉期（如肾细胞癌、类癌和神经内分泌肿瘤）来更好地评估 [36]。非对比相位有时有用，但通常不需要。

MRI 对于评估肝转移瘤也是敏感的，尤其是使用钆造影剂钆乙酸（Eovist®）作为造影剂时 [37]。由于钆氧乙酸能有效区分肝细胞和非肝细胞，因此在

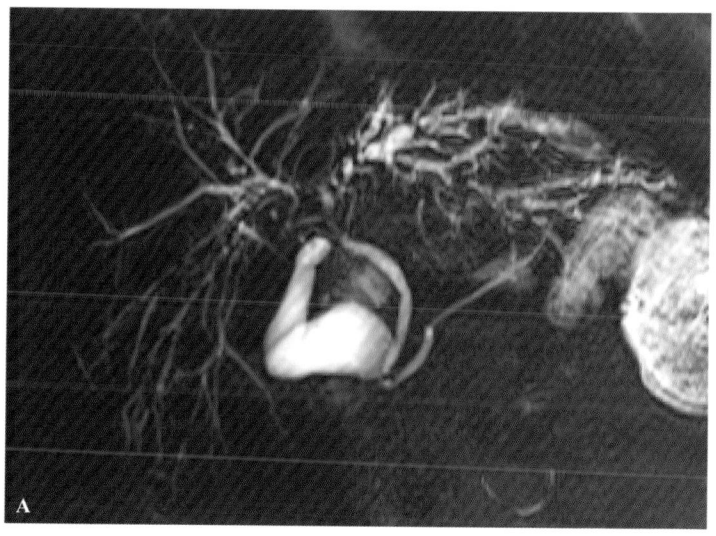
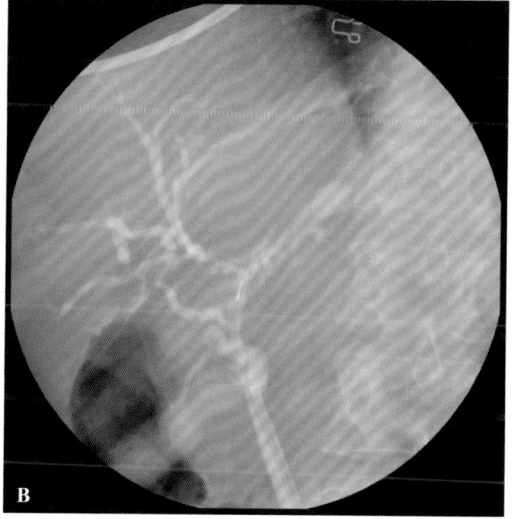

▲ 图 3-11　在有溃疡性结肠炎病史的患者中，MRCP 最初用以评估胆管（A）。导管周围弥漫性不规则狭窄，左侧肝叶比右侧扩张。然后进行 ERCP，在右肝叶管中再次显示不规则的串珠和结构（B）。在 ERCP 中，左肝叶管由于下游狭窄而不能很好地显影，这些导管在 MRCP 上得到更好的评价

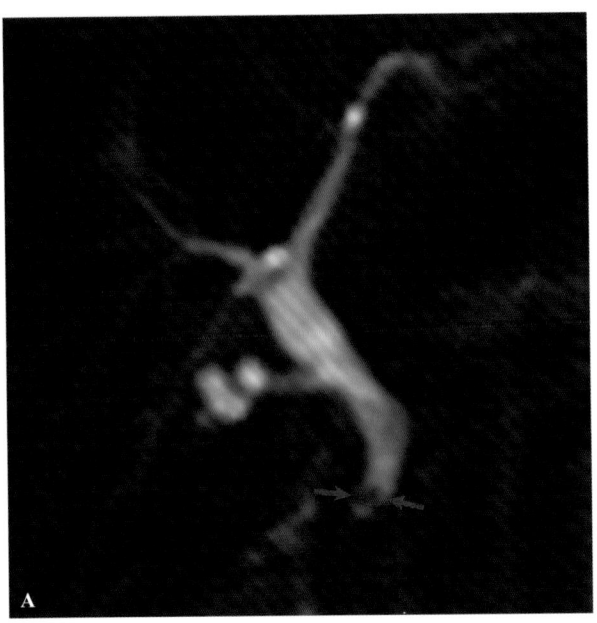
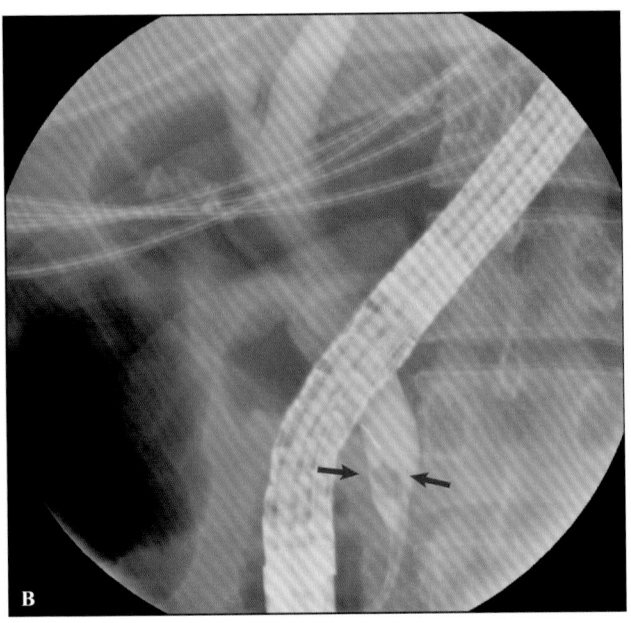

▲ 图 3-12　在右上腹痛时，超声检查显示胆总管扩张，胆总管结石。随后行 MRCP 检查时，在远端胆总管发现 4mm 椭圆形缺损（A）。经 ERCP 证实并取出结石（B）

延迟期转移与背景相比有显著差异。扩散加权序列常常是检测和确认转移瘤的有效辅助技术。

PET-CT 可用于已知原发病灶是 FDG-avid 的情形，并已显示出指导结直肠癌分期的益处，但对小病灶的敏感性有限（图 3-4）[38, 39]。MRI 与 PET-CT 成像相比，在转移瘤诊断中比较有优势 [40]。

二、肝胆道有创成像

鉴于超声、计算机断层摄影 / 计算机断层摄影血管造影（CT/CTA）、磁共振血管造影（MR/MRA）和 MRCP 等无创技术在分辨率、数据处理和可用性方面的显著改进，基于经皮穿刺的有创导管技术研究也取得了进展，其仍然是诊断的"金标准"，但更多用于改善组织采集和治疗。

（一）肝动脉造影与门 / 肝静脉造影

因为改进后的高分辨率 MRA、CTA 和多普勒超声具有极小的风险，无创，并且更便宜，所以在很大程度上取代了基于导管的血管造影术。此外，当结合同时进行的 CT/MR 检查时，可以提供血管以外的横截面成像。

在 MRA 或 CTA 不能确诊、怀疑有肿瘤或动静

脉瘘的病例中肝动脉造影仍然特别有用，通过导管引导可同时诊断和栓塞治疗这些肿瘤或动静脉瘘。肝动脉造影使用越来越小和更灵活的导管，因此介入放射科医师能够利用快速图像采集选择性地对非常小的血管和分支进行注射。血管造影与 CTA 是一样使用造影剂的，因此必须特别注意那些肾功能不全的患者。虽然以前需要导管造影的肾功能不全患者，可能已经接受钆造影剂，以避免碘造影剂负荷，但钆与肾功能不全患者发生肾源性系统性纤维化（NSF）的相关性使这种做法不常见。

门静脉系统的有创成像仍然很重要，因为在需要 TIPS 或手术减压的患者中需要获得术前门静脉压力。根据临床情况，介入放射科医师可以选择通过经动脉门静脉造影、静脉造影、经腹 - 经肝门静脉造影或经腹 - 经脾门静脉造影来使门静脉（门静脉造影术）显影 [41]。大多数情况下，在 TIPS 前门静脉压力可以通过静脉途径获得，而在 TIPS 后，支架和门静脉可以容易地通过颈静脉途径获得。当门静脉造影时，导管被引入门静脉系统，气囊可以在那里充气以获得楔形压力。门静脉本身的造影图像也可以通过小门静脉与毛细血管的逆行性充盈来获得。虽然改进的技术和经验大大提高了经静脉门静脉造影的安全性，但经腹 - 经肝门静脉造影或经

腹－经脾门静脉造影需要在经皮导入导管之前定位静脉或脾脏，在技术上是有挑战性的[42]。

（二）经皮肝穿刺胆道造影

经内镜逆行胰胆管造影（ERCP）、经皮胆管造影（PTC）或术中胆管造影（IOC）仍然是评估胆管的金标准。这些技术提供了胆管的解剖学视图以及通过胆管的胆汁引流的功能评估。然而，鉴于无创成像和ERCP治疗的进展，PTC应该只用于那些需要胆道介入治疗但又不适宜做ERCP的患者或内镜胆道探查失败的患者。PTC也有风险性，如医源性胆管炎、感染和出血等[42]。PTC在临床上用于治疗内镜检查失败或不合适的良性[43]或恶性[44]胆道梗阻，评估/治疗胆肠吻合患者的胆道梗阻，评估/治疗术后胆道梗阻伴导管破裂或渗漏，或经皮治疗胆石症[45]。在高度胆道梗阻的情况下，由于淤滞常常导致高压和炎症，许多介入放射科医师会选择将诊断导管更换为经皮引流管，几天后尝试进行治疗，包括引流管的内部化。此外，经皮内镜联合探查技术已被广泛报道用于内镜处理失败的良性和恶性胆道狭窄或渗漏的慢性处理。随着不同导线的出现，使用胆道内圈套作为二次/额外胆道通路的靶点以及超声引导的左侧胆道通路，PTC的通路不断完善[46]。在大规模的三级中心，虽然在胆管扩张采用PTC更为常见，但也已有报道非扩张胆道系统中采用PTC成功率高达90%[47]。

（三）肝胆系统的内镜成像

ERCP和EUS对肝脏和胆管系统的内镜成像不但补充了先前描述的放射学方法获得的临床信息，并可以进一步评估和治疗各种肝胆管异常。疑似胆总管结石可经EUS证实或排除，经ERCP行括约肌切开治疗。MRCP上可见的胆管狭窄可以用ERCP和胆道镜或EUS进行评估和取样，以区分良恶性过程。通过这种方式，可以结合使用无创放射成像和微创内镜成像来获得最终诊断，并且可提供最终治疗。

（四）内镜逆行胰胆管造影术

ERCP和内镜括约肌切开术自1968年和1974年首次报道以来，它们已成为微创进入胆道系统和胰管的主要工具，用以诊断和治疗各种各样的胰腺胆道疾病[48]。尽管无创MRCP的进步限制了ERCP在诊断病例中的作用，但是塑料胆道支架、自膨胀金属支架（SEMS）和胆道镜的出现使ERCP成为胆道疾病缓解、治疗和病理诊断的基石。

1. ERCP的肝胆适应证

ERCP应用于胆道疾病的主要指征是症状性胆道梗阻的治疗和评估（框3-1）。美国胃肠内镜协会（ASGE）最近的实践指南重申ERCP在良性胆道狭窄、术后胆漏、胆总管结石（有/无辅助性括约肌成形术或胆道镜检查）和Oddi括约肌功能障碍（SOD）Ⅰ型（胆汁型腹痛、肝酶改变、超声或ERCP显示胆管扩张，HIDA扫描显示胆汁清除延迟）患者中的作用[49]。恶性梗阻性胆管炎患者均不需要ERCP。顽固性瘙痒、胆管炎和胆汁淤积妨碍了化疗实施是ERCP胆道减压的明确适应证。同样重要的是，指南指出，在其他胰腺胆道成像或实验室研究中，无客观异常的情况下，ERCP不应再用于胰腺胆管型疼痛评估、SODⅢ型评估，或无证据的胆总管结石腹腔镜胆囊切除术前胆管常规评估中[49]。

框3-1　内镜逆行胰胆管造影术（ERCP）的适应证

- 梗阻性黄疸
- 胆管炎
- 胆总管结石
- 重症急性胆源性胰腺炎合并持续性壶腹梗阻
- 术后或外伤性胆道并发症（即渗漏、狭窄）
- Ⅰ型Oddi括约肌功能障碍的评价与治疗

---

2. ERCP并发症

与大多数其他胃肠道内镜手术相比，ERCP的并发症风险增加，应该只在有明确指征的情况下进行。ERCP后胰腺炎（PEP）是ERCP并发症中最常见的严重并发症，高达75%的患者可能发生血清胰蛋白酶的瞬时升高，PEP定义是新的/恶化的腹痛，新住院/延长住院至少2d，以及血清淀粉酶在术后24h内超过正常上限的3倍以上[50]。在大型Meta分析中，PEP的总发生率估计为3.5%[51]。然而，在某些高危患者中，发生率可能相当高（即20%～25%）。PEP危险因素包括可疑的SOD、年轻人、胰括约肌切开术、胰管注射、正常胆红素、

PEP 病史、胆道括约肌球囊扩张（无括约肌切开术史）或预切开括约肌通路[50]。重要的是，这些危险因素中的每一个都是 PEP 风险的累加因素[50]。虽然 PEP 的最佳预防是避免不必要的 ERCP，但有效的药物和内镜技术可减少 PEP 的频率和严重程度。吲哚美辛直肠给药已经在高危个体的前瞻性随机多中心研究中显示出显著降低 PEP 的风险的作用[52]，并且在对所有参加者的单中心回顾性病例对照研究中显示出类似的结果[53]。关于胰管支架置入在 PEP 高危患者中的作用已有新数据[54]，并且正在研究吲哚美辛和胰管支架置入的协同作用。尽管 ERCP 后仅少于 1/1000 括约肌切开术患者中发生出血，且出血患者仅 1.3% 严重出血（需要 > 5 单位血液）[50]，但仍然认为 ERCP 后出血的风险较高，应根据推荐指南调整抗栓治疗[55]。ERCP 穿孔率为 0.1%~0.6%，与导丝、括约肌切开术中的壶腹周围穿孔或远离乳头的腔内穿孔有关[50]。ERCP 胆管炎发生率 < 1%，尤其是涉及经皮内镜联合入路、恶性狭窄支架置入、黄疸患者、PSC 或不完全胆道引流的病例更易

发生[50]。目前，对于 ERCP 治疗胆道梗阻引流不成功的患者，尤其是肝门部肿瘤或 PSC 的患者，推荐预防性使用抗生素[56]。对于免疫抑制患者和（或）实体器官移植受者的围术期可以考虑使用抗生素。0.2%~0.5% 的病例在 ERCP 后发生胆囊炎，与胆囊结石的存在、胆囊检查结束时有造影剂淤滞，以及胆囊导管切除处放置有盖 SEMS 有关[50]。重要的心肺并发症不常见，主要与麻醉有关，与诊断 / 治疗 ERCP 相关的死亡率也很低（0.2%/0.4%）[50]。

（五）胆道镜检查

目前已经开发出专门的通过十二指肠镜的工作通道的胆道镜，可以直接显示胆道系统。胆道镜可直接评估胆道狭窄、导管内肿块、辅助选择性胆道插管或直接治疗大结石。新一代的胆道镜最近变得广泛可用，其具有四向独立的尖端偏转控制、用于导管内活检和冲洗的工作通道及利用数字信号处理的改进光学系统（Boston Scientific Spyglass DS，Boston MA USA）[57]。特别是成像技术的进步，使

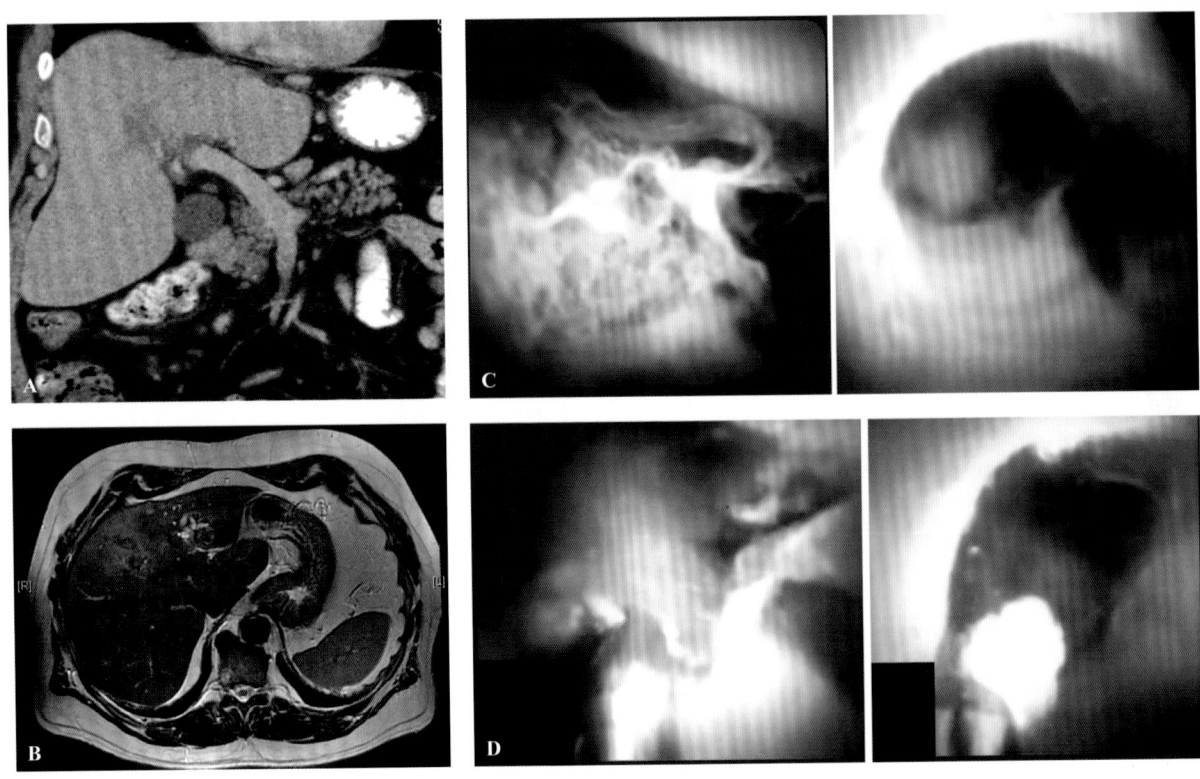

▲ 图 3-13　导管引导的经口腔数字胆道镜 / 胆总管镜和导管内肝细胞癌的诊断

一位 56 岁男性在冠状位 CT（A）和 T$_2$ 加权 MRI（B）上表现出左肝肿块。多次经皮穿刺活检失败后用直接胆道镜进行 ERCP 检查，发现右肝内胆道（C）有明显软组织肿块，用胆道镜钳成功活检（D）。用这种技术成功实现组织学诊断

得这一代仪器在用于评估不明狭窄视觉诊断和定向组织取样方面非常有用（图3-13）。此外，还需要收集更多关于这种技术的最佳利用数据，以及利用该平台收集的图像和组织的解读数据。

（六）胆道造影术

进行胆道造影之前，需常规获得X线平片，以显示任何管道、引流管、手术夹、钙化或支架。胆道造影最常用稀释至25%～30%浓度的标准离子造影剂（如泛影葡胺）。这种"半强度"造影剂能够充分显示直径为2～6mm的小导管，并能够显示扩张导管中的充盈缺陷，但对于胆道狭窄和外周肝内导管可能需要较高浓度的造影剂。通常需要远端胆管充盈的多个视图来排除小的充盈缺损，这可能需要将内镜重新定位到"长"位置或使透视C臂旋转

以便完全可视化。由于重力的作用，右肝内导管的充盈可能需要重新定位（头部向下倾斜）、更有力的注射或选择性插管。正常胆管造影（图3-14）的标志包括远端胆总管（CBD），该胆总管口径容易填充为3～9mm。胆囊管通常在肝门到乳头的中间与远端胆总管相连，但这是可以变化的。肝内胚根（radicles）呈树枝状，分布有明显的变异。临床上重要的是，右后肝管中异常低位肝右管并不罕见，在腹腔镜胆囊切除术中可能被切断，导致断开的节段分支泄漏。本章所讨论的各种病理状况的特征性胆道造影发现和内镜处理包括在各自的章节中。

（七）胆总管结石

虽然部分患者CBD结石小而无症状，但有些患者可能会发展为威胁生命的胆管炎和（或）重症

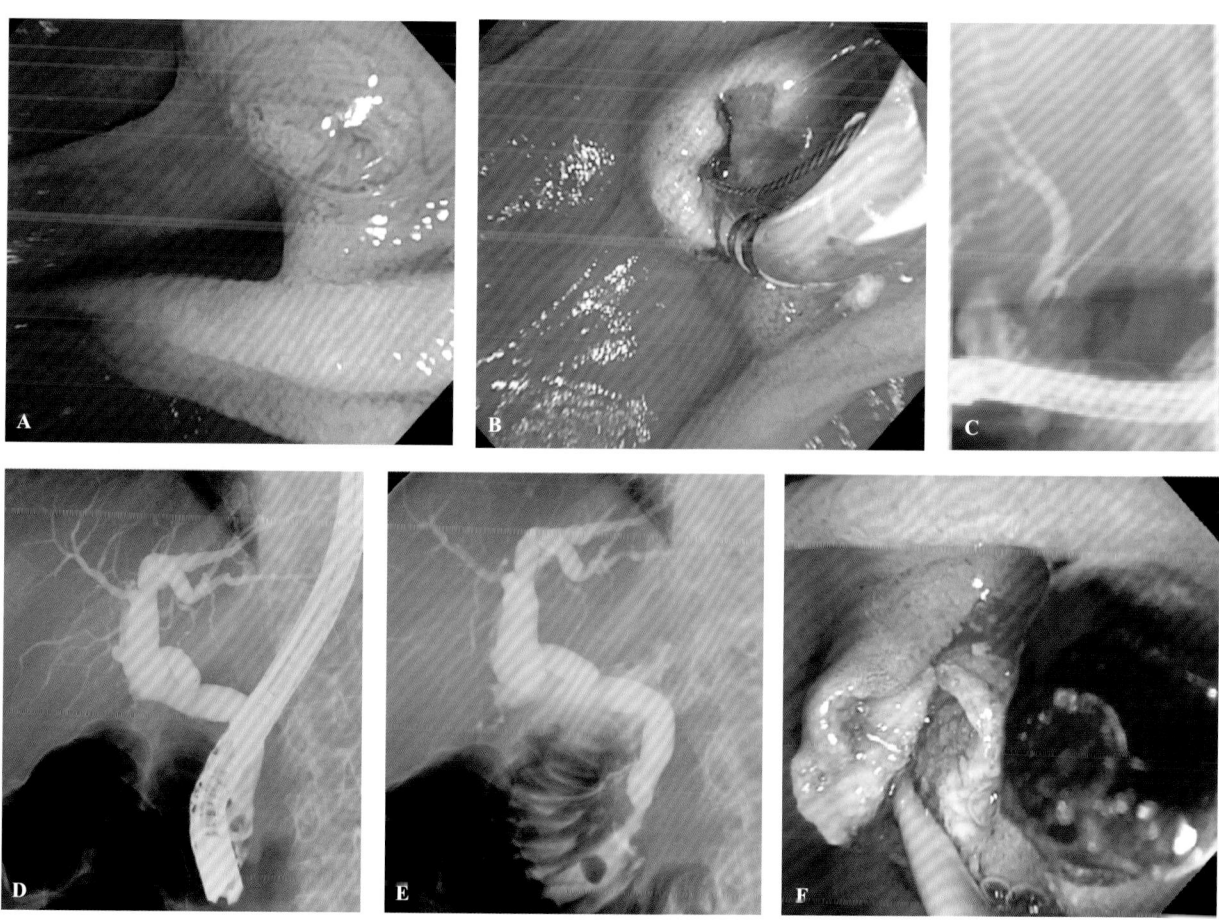

▲ 图3-14　ERCP 插管、括约肌切开术和取石术

A. 内镜下的正常大乳头；B. 成功的乳头插管和内镜括约肌切开术；C. 正常胆道造影与非扩张性胆总管、迂回胆囊管和右/左肝内胆道的充盈；D. 表现出与远端胆总管结石一致的圆形充盈缺损；E. 成功完成括约肌切开术和球囊取石术，荧光镜下十二指肠中可见结石，造影剂引流；F. 图E的内镜下显示结石成功清除至十二指肠管腔

急性胰腺炎 [58]。急性 CBD 梗阻、外伤或典型胆总管结石病例中 AST/ALT 在 1～2d 内短暂升高，其水平达到数千，随后迅速下降 [59]。病变导致胆管阻塞和扩张而没有任何临床或生化异常是不常见的。然而，尽管有胆管扩张和胆总管结石，但仍有肝相关酶（LAE）正常的病例报道 [60]。ASGE 采用了评估可疑胆总管结石的指导方针，将表现因素分为：非常强（腹部超声显示 CBD 结石，临床上进行性胆管炎，胆红素 > 4mg/dl）、强（腹部超声显示 CBD 扩张 > 6mm，胆红素 1.8～4mg/dl）和中等（肝生化检查异常，年龄大于 55 岁，临床胆源性胰腺炎）[61,62]。MRCP 在检测 CBD 结石中是高度敏感和特异的，在那些显示中等风险的患者中尤其有用，但存在非常强的预测因子或两个强预测因子时应进行 ERCP 评估。最后，当胆总管结石被认为是胆道梗阻的可能原因时，以及当胆管炎或伴有持续性壶腹梗阻的严重急性胰腺炎出现时，应紧急 ERCP 取石（48h 内）；无胆管炎的轻度或中度急性胆源性胰腺炎中不需要行 ERCP [49,63,64]。

大多数胆总管结石在胆管造影上显示为胆管造影的充盈缺损（图 3-14D）。通过弯曲括约肌切开器，使切割线与乳头的上前方接触，朝向 CBD 的十二指肠内段的方向，应用电刀的通常是高切割电流和低凝固电流的混合，切开括约肌（图 3-14A 和 B）。随后，利用球囊顶端的导管，或利用其他各种各样的球囊或篮子，可以通过切开的括约肌将结石轻轻地从胆管移至十二指肠（图 3-14D 和 E）。

对于因抗凝血药、抗血小板剂或肝硬化而增加出血风险的患者，仍然提倡使用球囊括约肌成形术代替括约肌切开术，然而，这通常比内镜括约肌切开术具有更高的发生胰腺炎风险（相对风险 1.95）和更低的总成功率 [65]。相比之下，一旦胆道括约肌被有效的括约肌切开术分离和破坏，无论是在 ERCP 还是在随后的手术中，已经证明辅助性括约肌成形术是去除扩张的 CBD 中的大结石的非常有用的手段（图 3-15）[66,67]。如果尽管进行了括约肌切开术和括约肌成形术，但结石仍然难从内镜取出，那么可能需要机械碎石（用碎石篮）或激光碎石。或者可以放置塑料胆道支架使结石缓慢侵蚀。随后，重复 ERCP 可以在 6～8 周的时间内完成，

此时结石通常已经减小到更容易从胆道系统中取出的大小 [68]。最终，对于适合手术治疗的患者，建议进行胆囊切除术，以防止将来发生胆总管结石、胆管炎和胰腺炎。然而，对于那些被认为不适合手术的患者，这些治疗方式降低了复发性胆源性胰腺炎和胆管炎的风险，但是没有降低胆囊炎的风险。

除了胆总管结石梗阻的常见表现外，胆结石还可能引起一些显著的并发症。Mirizzi 综合征，发生在 0.06%～5.7% 接受胆囊切除术的患者中，以胆囊颈部结石嵌塞引起的良性肝总管梗阻为特征 [69]。在某些情况下，慢性炎症发展可引起胆管壁坏死和胆囊胆道瘘。内镜下治疗 Mirizzi 综合征的首要目的是减轻外源性肝总管压迫所致的胆道梗阻，以及治疗或预防胆管炎（图 3-16A 和 B）。传统 Mirizzi 综合征手术采用腹腔镜或开腹胆囊切除术 [69]。结石内镜治疗前通过体外冲击波碎石术（ESWL）或胆道镜电动液压和激光碎石术进行了探查，当胆囊胆瘘形成时两者更成功 [70]。

外科手术改变胆道解剖结构，如那些接受原位肝移植的患者，无论有或没有发生吻合口狭窄，都可促进胆道引流受损及软结石的发展 [71]。ERCP 不仅在球囊扩张和内镜支架置入术缓解狭窄方面有效，而且在清除结石、淤泥和碎屑方面也有效（图 3-16C 和 D）。取石策略受胆道吻合上方或下方结石的进展、吻合类型（肝空肠吻合术，端侧吻合，活体供者移植与已故供体移植）、术后时间、结石大小、受体和供体导管的扩张的影响。管腔解剖改变，如那些接受 Roux-en-Y 胃旁路术或 Bilroth Ⅱ 胃切除术的患者，在内镜下接近乳头以及进行括约肌切开术和取石术方面存在挑战。利用气囊辅助小肠镜，充分了解外科 Roux 肢体的长度，通常可以成功地显示壶腹。虽然通过这个平台可用的套管和附件的数量非常有限，但是括约肌切开和取石术可以成功地完成（图 3-17）。如果内镜不能到达乳头，可以行胃造口术，以及基于 EUS 的多种胃 - 胃通路术或胃 - 皮肤造瘘术 [72]。如果这些技术不可用，应考虑转诊 PTC。

（八）胆管狭窄

胆管狭窄是由于压迫（如慢性钙化性胰腺炎）、

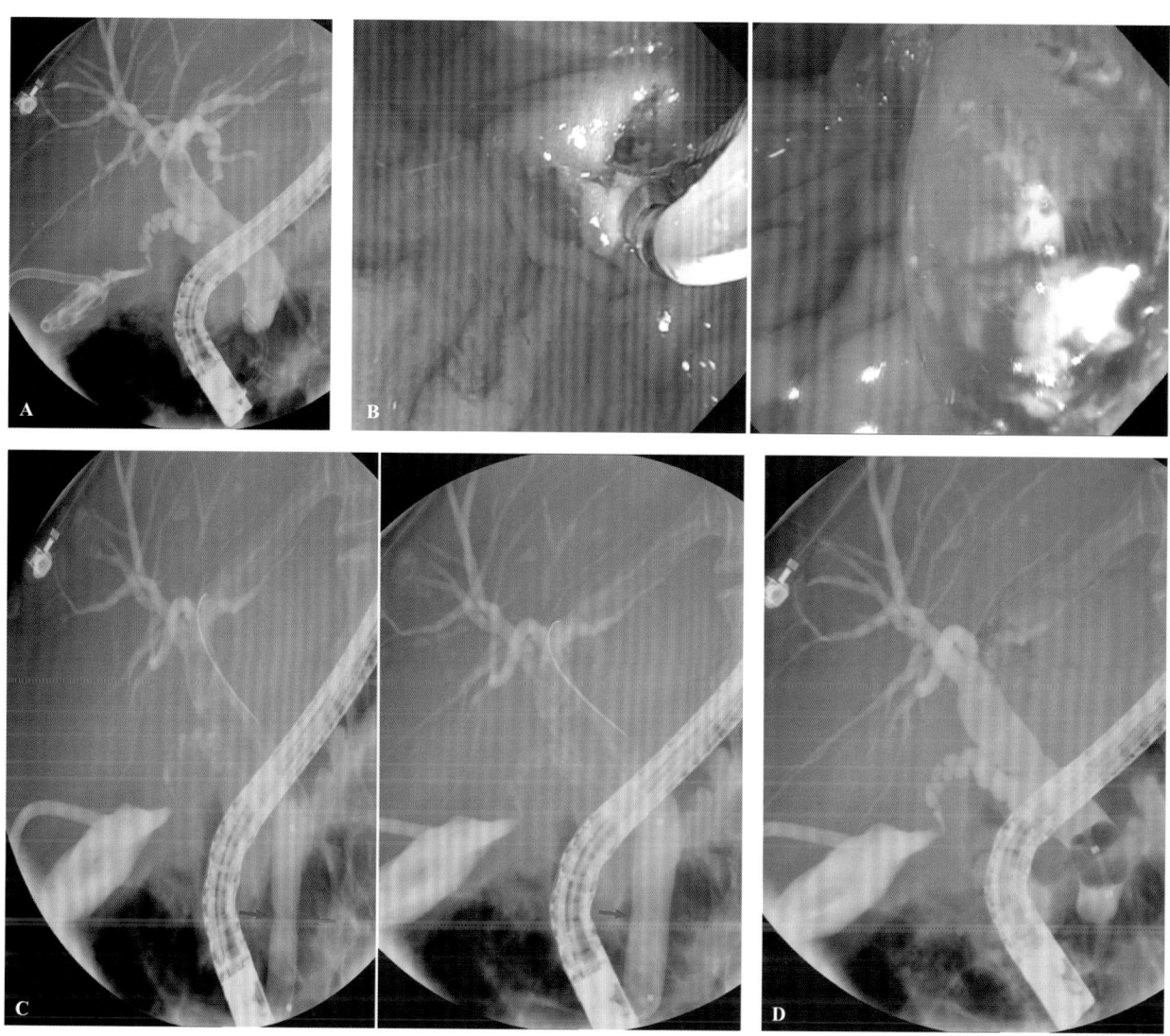

▲ 图 3-15　用括约肌切开和辅助球囊括约肌成形术切除大结石

一位 80 岁女性患者因黄疸、精神状态改变、酸中毒及败血症性休克，即使已行经皮胆囊造口引流术，仍无改善。A.胆道造影显示扩张的胆总管中有大量结石碎片和淤泥，囊性管已准备好充盈；B.采用括约肌成形术成功进行胆总管括约肌切开术；C.荧光镜下，与球囊括约肌相关的腰部被球囊扩张闭塞；D.成功的胆管清除是通过序贯气球扫描实现的

瘢痕形成（如原位肝移植后）或肿瘤（如肝内胆管癌）引起的胆管系统的异常狭窄。患者通常伴有胆汁淤积、梗阻性黄疸或胆管炎。胆道造影有助于描述良性胆道狭窄平滑、锥形、长窄的特征，以及恶性胆道狭窄更典型的不规则的架状梗阻特征。ERCP 在减轻黄疸、减轻胆管炎、减轻症状性瘙痒及化疗方面已经变得至关重要。活检、细胞学和胆道镜检查、ERCP 在胆管狭窄诊断中可能是至关重要的。

1. 恶性胆管狭窄

恶性胆道梗阻最常见的病因是胰腺癌、胆管癌、壶腹癌、胆囊癌和由淋巴瘤或转移癌引起的淋巴结病相关的外源性压迫。ERCP 常与 EUS 相结合，可用于组织学诊断和梗阻性病变治疗。狭窄的细胞学取样可能具有较低的诊断率，但可以通过使用多个刷子或获得导管内活检来提高诊断率。如上所述，利用胆道镜进行视觉诊断和定向组织取样也可提高诊断率。此外，导管内超声、数字图像分析和荧光原位杂交（FISH）分子分析均可用于提高诊断率[73]。

恶性梗阻性黄疸患者未经治疗的平均生存期为 200d。因为大多数患者在就诊时患有晚期疾病，所以只有 10%～15% 的病例可以进行有效的手术

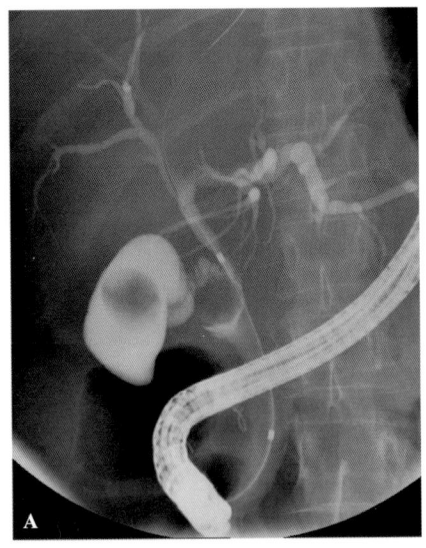
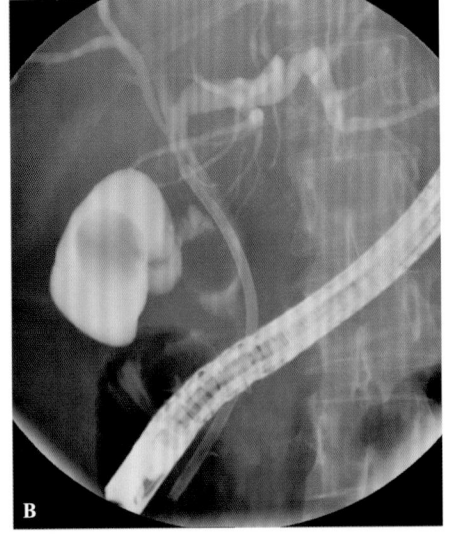
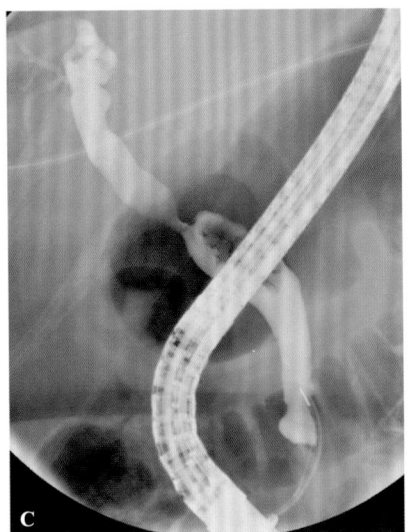
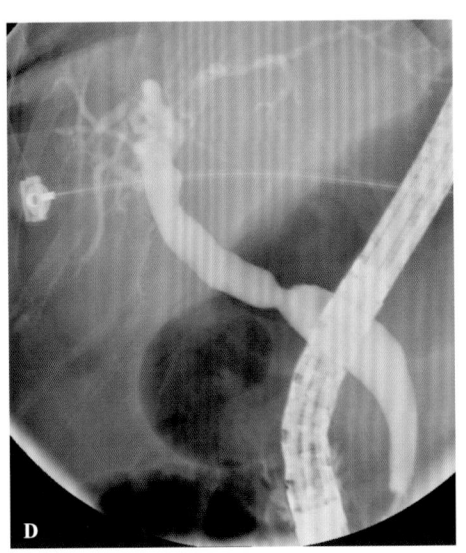

◀ 图 3-16　**Mirizzi** 综合征和胆总管结石患者肝移植后

A 和 B. 一位 39 岁患转移性浆液性卵巢癌的女性患者，表现为黄疸、发热和精神状态改变；A. 胆道造影证实 I 型 Mirizzi 综合征，由于胆囊颈部结石较大，导致肝总管受压；B. 通过将 10Fr 塑料支架置入肝总管，成功地穿越并修复了梗阻；C 和 D. 1 位 71 岁女性患者，4 年前因隐源性肝硬化行死者原位肝移植，临床表现为腹痛和黄疸；C. 胆道造影证实了中、远端 CBD 的不规则充盈缺损，但有胆总管造口狭窄；D. 成功取出梗阻性结石并修复狭窄

切除 [74]。因此，通过手术旁路、经皮引流或内镜支架置入来缓解机械性梗阻对胰胆管恶性肿瘤患者的治疗至关重要。对于大多数恶性胆道梗阻患者，由于内镜支架置入更便捷、舒适，风险和成本更低，因而优于手术旁路和经皮引流。

内镜下置入塑料支架或部分 / 未覆膜 SEMS 是治疗恶性胆道梗阻的基础。塑料支架安全和有效，比 SEMS 便宜，并且如果发生阻塞，可以移除和更换。因此，对于可能适宜手术切除、寿命有限（＜ 3 个月）或 ERCP 未能明确临床诊断的患者，通常优选放置塑料支架（图 3-18）。通常塑料支架的有效期为 3～4 个月，到期前需提前更换或在手术时取出。术前胆道引流可以减轻黄疸和胆汁淤积相关的

不良反应，并为新辅助化疗留出时间。随着胰胆管恶性肿瘤多种新辅助疗法治疗方案的发展，Meta 分析显示超过 1/3 的临界可切除患者可进行有效的手术切除 [75, 76]。虽然有人担心 SEMS 会使手术切除变得复杂，但在临床实践中并没有得到证实。SEMS 的设计是通过利用更大的内径来延长通畅时间，从而降低再介入的频率（图 3-18）。胆管炎发作减少和选择性干预或紧急干预的需求减少可抵消增加的初始成本。研究还表明，对于术前指征，SEMS 比塑料支架需要更少的内镜介入 [77-80]。在 2436 名患者的 Meta 分析中，虽然 SEMS 在技术、治疗成功率、死亡率和总体不良事件方面与塑料支架相当，但是在 4 个月时它们的梗阻率相对较低 [81]。一些试

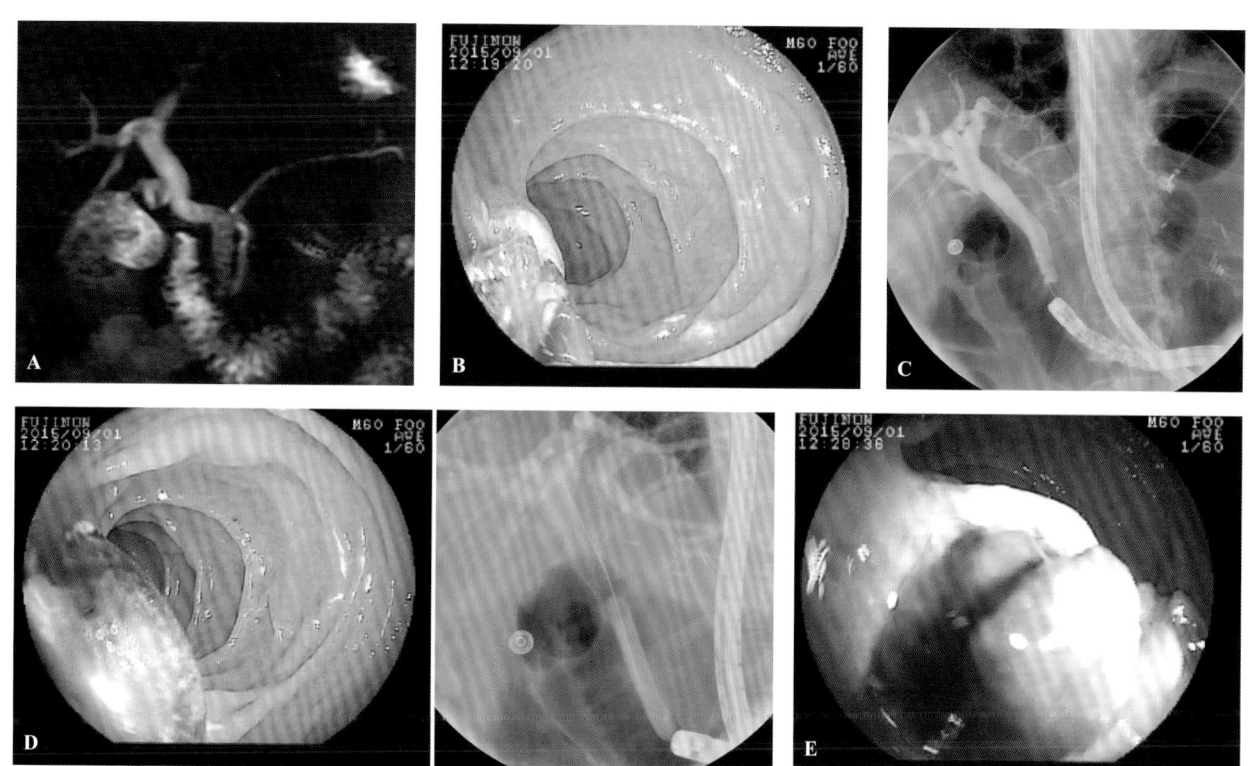

▲ 图 3-17　患者在 Roux-en-Y 胃旁路术后取出一块大结石

一个 62 岁的女性患者，因较长的病态肥胖病史接受 Roux-en-Y 胃旁路手术，目前表现为黄疸及腹痛。A.MRCP 显示胆总管充盈缺损和肝内胆道扩张；B.用双气囊电子小肠镜成功识别大乳头，行括约肌切开术和大乳头插管术；C.胆总管远端造影示胆管结石；D.辅助球囊括约肌成形术；E.内镜下成功取出结石

验 [82-88]，包括荷兰最近的多中心随机试验 [89]，已经证明 SEMS 与塑料支架比较，通畅持续时间增加，住院时间减少，1 年后费用相似。因为已经研发出若干种具有更小尺寸的导引器，可以平行放置或扩大空隙以允许置入支架内，所以除了缓解 CBD 梗阻，双侧肝门梗阻也可以用 SEMS 来缓解（图 3-19）。

虽然未覆膜 SEMS 支架移位率低，可用于胆管的任何部位，包括肝门 [90-92]，但是受到肿瘤向内生长和有限的可移除性的限制。为此，已经开发了部分覆膜和全覆膜的 SEMS 来解决这些问题，但此类 SEMS 可能阻塞对侧肝内系统或同侧肝内分支，所以不提倡用于肝门或肝内梗阻。类似地，在具有完整胆囊的患者中，当覆膜支架不能放置在胆囊管下方时，优选放置未覆膜 SEMS。最近对恶性胆道梗阻的部分覆膜和未覆膜 SEMS 的 Meta 分析显示，6 个月或 12 个月后胆道梗阻两者复发或支架通畅的数量没有差异 [93]。然而，值得注意的是，覆膜支架

可能特别适合于留置未覆膜 SEMS 闭塞后的再通和保存。

2. 良性胆管狭窄

良性胆管狭窄可由多种病因引起，包括慢性胰腺炎（多达 30% 的病例与胆管狭窄有关）（图 3-20）[94]、外科结扎或损伤引起的医源性狭窄（图 3-20）、原位肝移植或其他胆道吻合术后吻合口狭窄（图 3-21）、肝动脉化疗剂 / 硬化剂灌注（如 5- 氟脱氧尿苷和鱼肝酸钠或乙醇）引起的缺血性狭窄、肝动脉闭塞或损伤引起的缺血性狭窄（图 3-22）、腹部闭合性损伤、PSC（图 3-23）或慢性胆石症。无论病因如何，内镜治疗良性胆道狭窄的目的是利用支架置入和支架扩张来维持通畅，同时允许导管重塑。几个大口径塑料支架并排放置，并进行长达 1 年或更长时间的定期选择性更换，已证明优于仅插入单个 10Fr 塑料支架，对术后狭窄非常有效（80%～90%），对于慢性胰腺炎狭窄中度有效（50%～70%）[95-98]。全覆膜 SEMS 直径扩大到

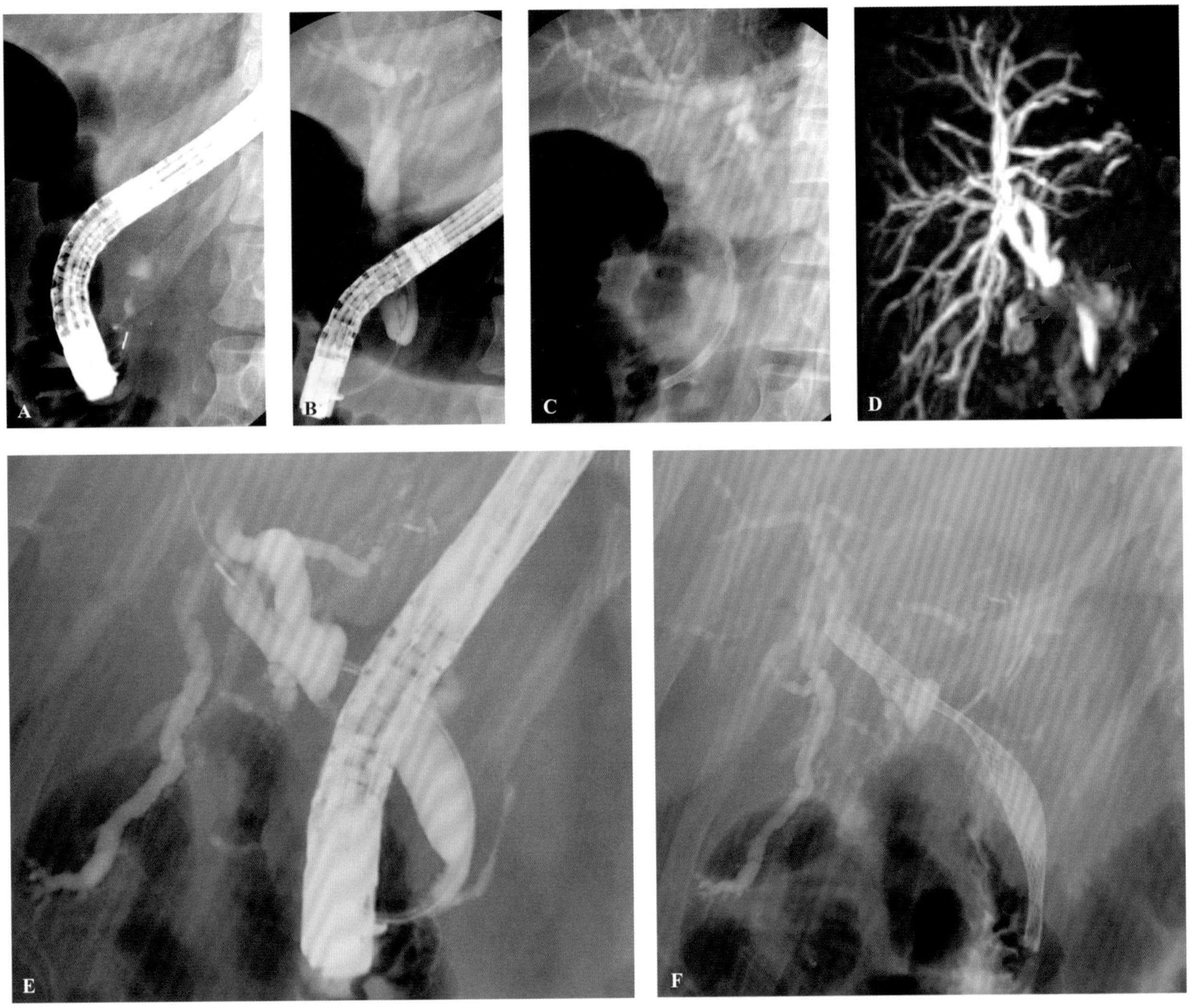

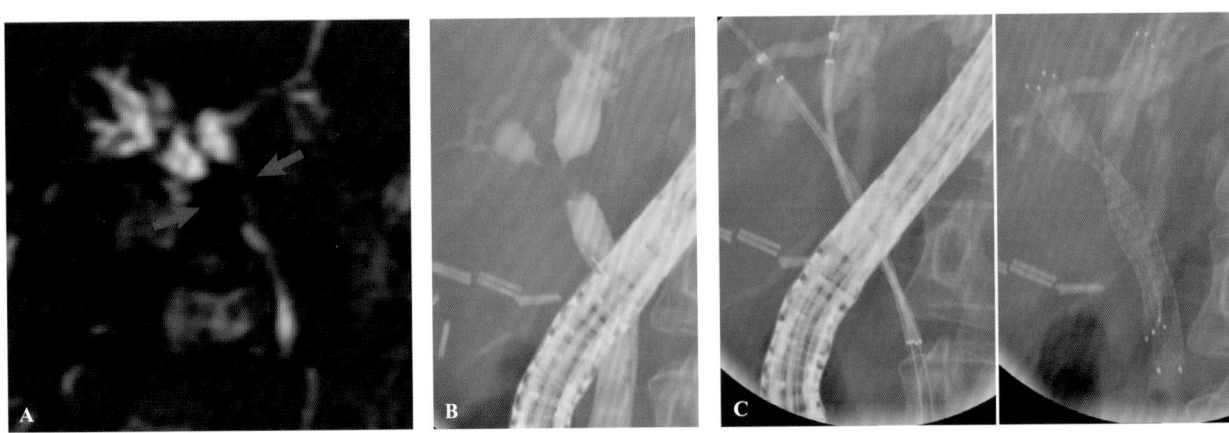

▲ 图 3-18　恶性胆道狭窄的金属支架置入修复

一位 63 岁男性患者因胆道癌并发黄疸及远端胆管狭窄。A 和 B. 初次注射造影剂显示远端胆总管严重不规则狭窄，与恶性肿瘤有关；C. 将 10 Fr 塑料支架置入胆总管狭窄处，以解决患者黄疸的问题，52 岁的转移性结直肠癌患者表现为无痛性黄疸，无发热或白细胞增多；D.MRI 和 MRCP 显示中上游胆总管的重度压缩；E. 胆管造影证实了胆总管中段的严重狭窄；F. 成功地放置了未覆膜 SEMS

▲ 图 3-19　双侧金属支架修复高度恶性肝门部狭窄

一位 46 岁乳癌转移至淋巴结、骨骼和肝脏的女性患者，临床表现为黄疸、腹痛、恶心和呕吐。A. MRI/MRCP 显示肝门部高度梗阻，包括分支部、左右肝内胆道及近端胆总管，经胆道造影（B）证实；C. 随后成功地进行选择性双侧胆道插管、扩张和并排放置未覆膜 SEMS

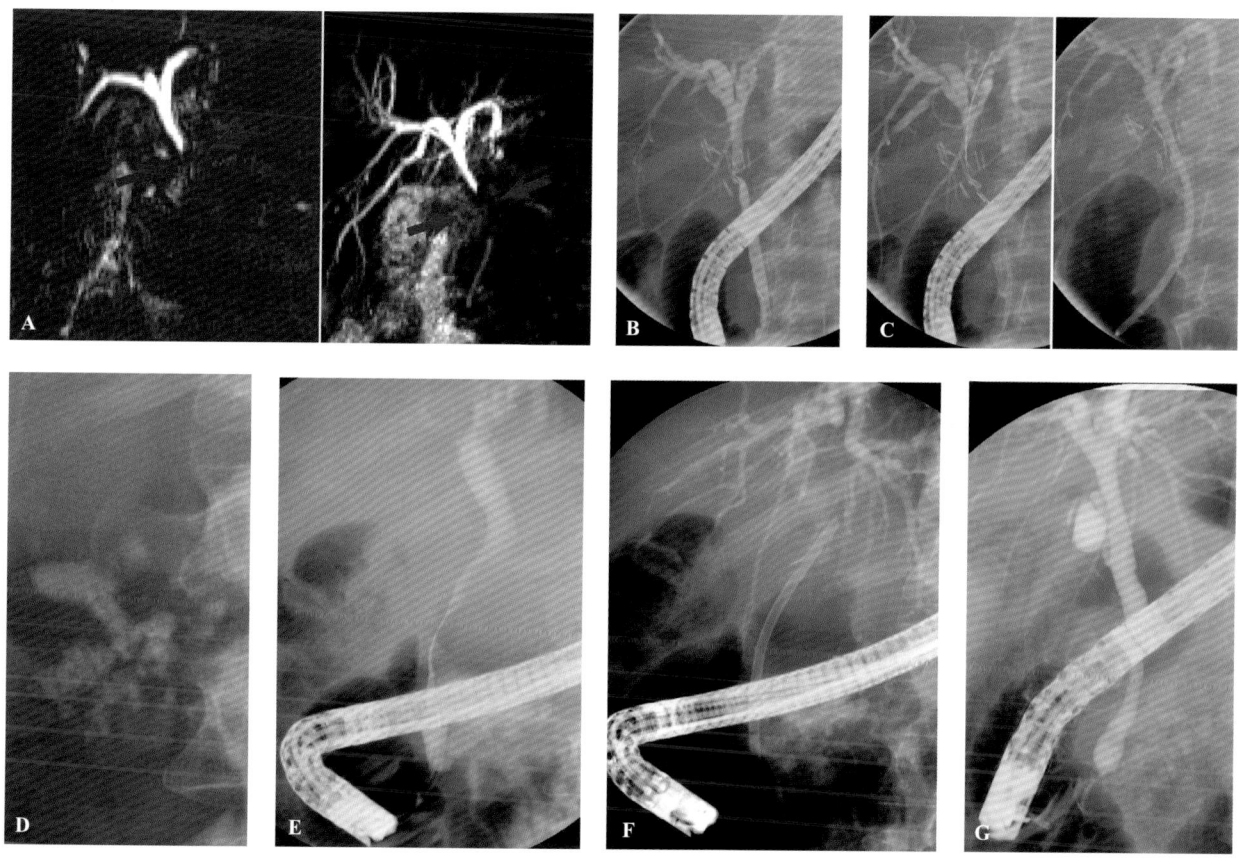

▲ 图 3-20　急性肺源性损伤合并慢性钙化性胰腺炎的治疗

46 岁男性患者因急性胆囊炎行腹腔镜胆囊切除术，术后并发黄疸和碱性磷酸酶升高。A.MRI 或 MRCP 表现为胆囊管脱落时胆总管严重狭窄和胆总管缺损；B. 胆管造影显示在胆总管区域有大量的手术夹并伴有严重的狭窄；C. 狭窄处成功地置入了 10 个 Fr 塑料支架；D 至 G. 一位 60 岁男性，有酗酒史，慢性钙化性胰腺炎，腹部疼痛和黄疸；D. 证实了胰腺头部和体部的慢性钙化；E. 胆管造影显示胆总管胰内部分光滑的锥形狭窄；F 和 G. 连续扩张和放置 10Fr 塑料支架大约 12 个月可最终修复狭窄

10Fr 塑料支架的 3 倍，研究表明其可延长了通畅时间并提高了扩张效率。最近两项大型前瞻性研究深入地研究了这个问题[99, 100]。完成了 112 例的一个开放式多中心非劣效性临床试验，良性狭窄随机分成多支架组每 3 个月重复 ERCP，或全覆膜 SEMS 每 6 个月重复 ERCP[100]。塑料支架与 SEMS 相比，原位肝移植吻合口狭窄（94% vs. 92%）和慢性胰腺炎狭窄（76% vs. 100%）技术成功率相当，但 SEMS 修复速度更快，平均少一个 ERCP。支架移位是一个重要的问题，发生率为 25%。全覆膜 SEMS 最近已被美国 FDA 批准用于良性胆管狭窄的治疗。

3. 胆囊切除术后

腹腔镜胆囊切除术后，由于缺血损伤或手术夹放置不当，可能会发生狭窄（图 3-20）。因为损伤演变成临床上明显的狭窄可能在患者手术后几年出现。在这些患者中胆管造影和胆管清除术可能会发现错误的缝合材料或结扎线。这些狭窄通常是局灶性的，可以发生在肝外胆管的任何地方。内镜治疗联合塑料支架或全覆膜 SEMS 置入狭窄扩张可减少手术并发症，并避免了经皮置入引流管。

4. 原位肝移植

肝移植术后胆管狭窄可分为吻合口或非吻合口狭窄。吻合口狭窄可能是由于导管重建的技术因素引起，如供体和受体之间的尺寸不匹配、吻合口张力或吻合口胆漏引起（图 3-21）。活体肝移植受者有较高的吻合口狭窄发生率（死亡供者 10%～15% vs. 37%）[101]。出于同样的原因，对这些狭窄的治疗可能会相当复杂。非吻合口狭窄通常与肝动脉阻塞引起的缺血（图 3-22）或缺血时间延长、排斥反应引起的免疫损伤和胆盐的细胞毒性损伤有关[102]。

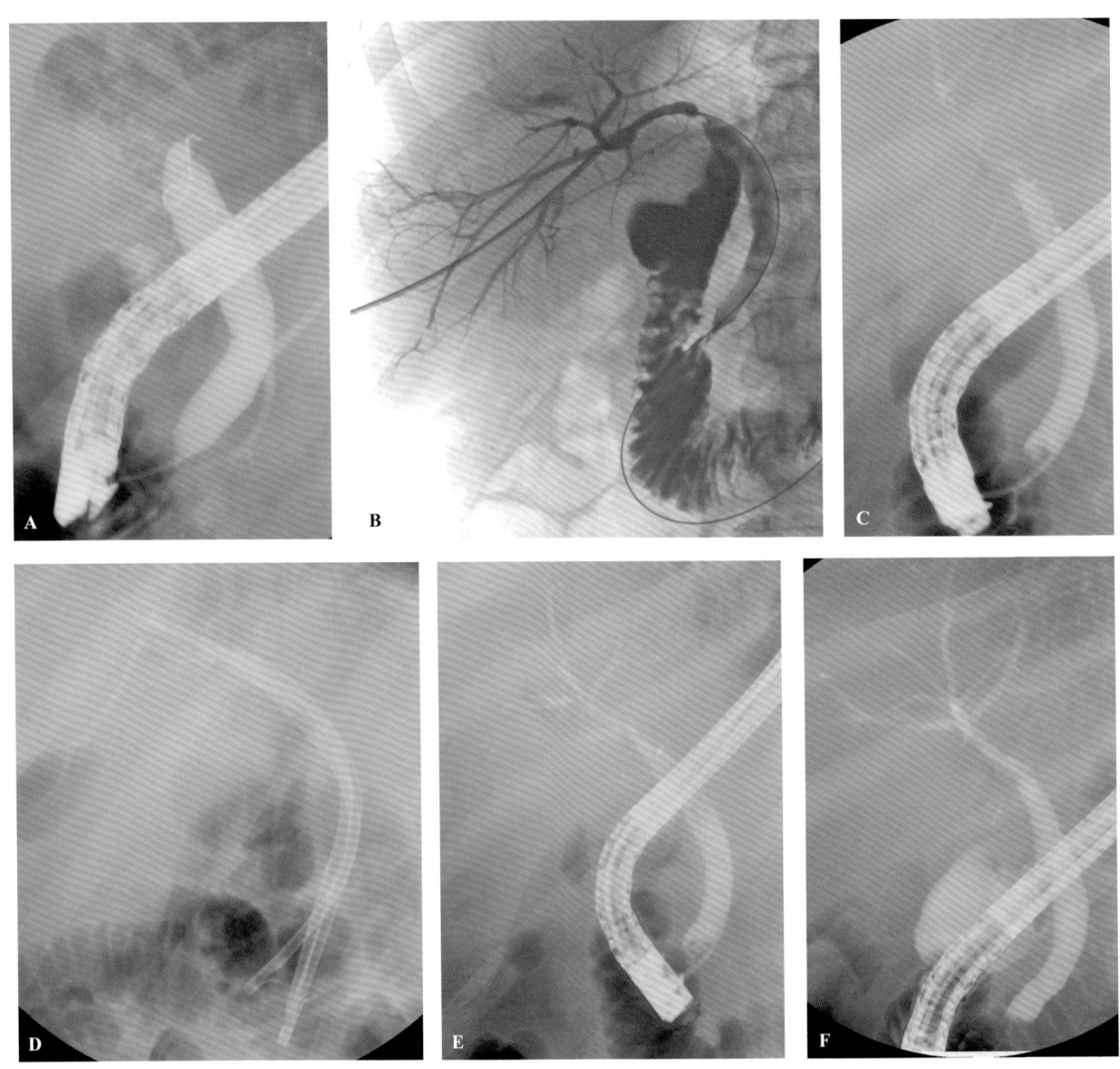

▲ 图 3-21 原位肝移植术后吻合口狭窄的修复

一位 64 岁酒精性肝硬化男子接受他儿子的活体供肝移植，移植 1 年后出现黄疸。A. 最初的胆管造影显示完整的狭窄吻合，而供者胆管没有粘连或能够穿过狭窄。尝试胆道镜检查失败；B. 经皮肝穿刺胆道造影成功地重新吻合；C 至 F. 随后每 3 个月连续行 ERCP1 次，持续 1 年，扩张并放置多个 10Fr 胆道支架（D），最终改善狭窄（F）

胆道铸型综合征可发生于高达 18% 的移植患者，通常发生在手术后的第 1 年，其特征是胆管上皮脱落形成沉淀物和碎屑导致梗阻。预测胆道铸型综合征发展的因素包括延长缺血和狭窄形成时间[103, 104]。ERCP 仍然是胆道铸型综合征的治疗方法，但缓解吻合口狭窄的成功率低于取石，因为当内镜治疗失败时，多达 22% 的胆道铸型患者将需要重复移植[103, 104]。

5. 原发性硬化性胆管炎

PSC 是肝内外胆道系统的一种特发性、进行性胆汁淤积性疾病，其特征是胆管造影显示胆管弥漫性狭窄、扩张和呈串珠状（图 3-23C）。由于 MRCP 无创、易获得且同样敏感，因此 MRCP 已经基本取代 ERCP 用于 PSC 的诊断[105, 106]。随着时间的推移，PSC 的炎症和纤维化可能导致肝硬化和门静脉高压、胆管狭窄以及增加胆管癌的易患性，风险为 10%～15%[105]。因此，ERCP 患者治疗有两个主要问题，即"显性"狭窄的精确描述和缓解，以及评估可能代表早期胆管癌的不确定性炎性狭窄。

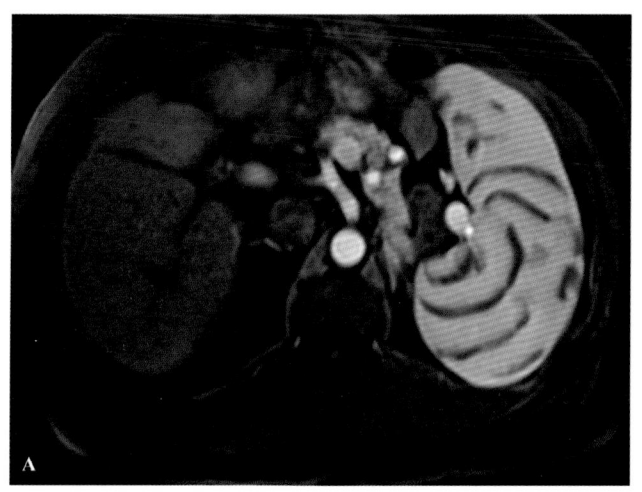

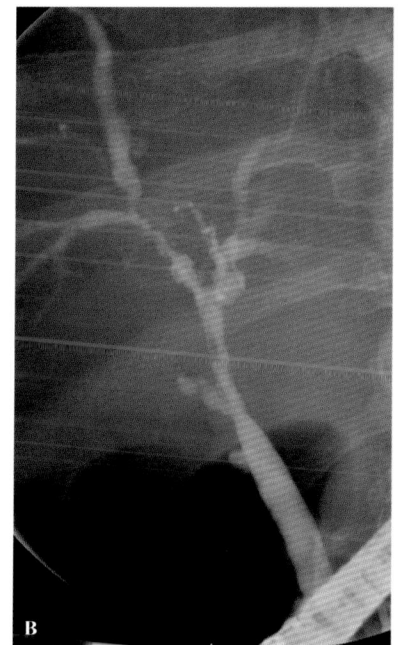 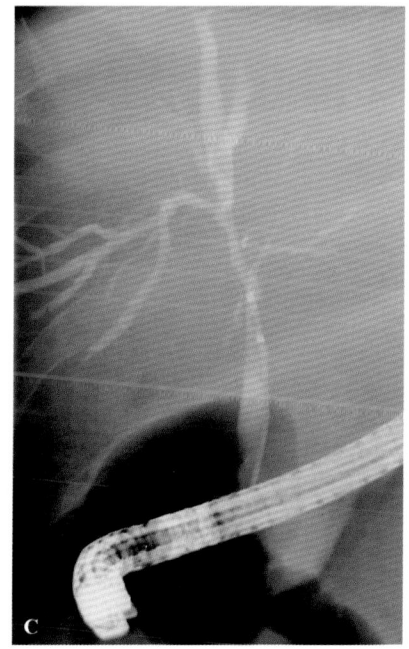 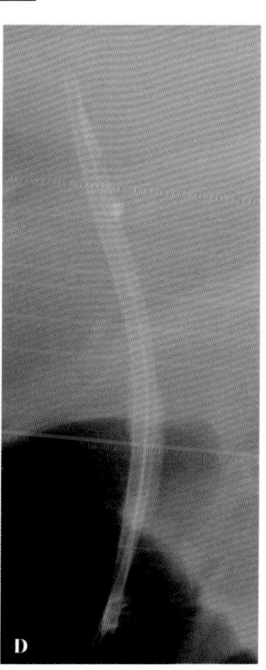

▲ 图 3-22 肝移植术后肝动脉血栓形成的良性胆管狭窄

一位 58 岁患酒精性肝硬化及肝细胞癌的妇女，因肝动脉血栓形成而接受死亡供者原位肝移植。A. MR 血管造影显示肝动脉血栓形成；B 和 C. 胆管造影显示严重的、不规则的结构，最突出的是门静脉；D. 成功放置两个 10Fr 塑料支架以修复狭窄

为了解决这两个问题，反复进行有创 ERCP，在 7%～20% 的 PSC 患者中已有报道 ERCP 相关的不良事件，如细菌性胆管炎、胰腺炎、胆道穿孔和血流流变，其后住院率高达 10%[49, 105, 107]。因此，接受 ERCP 的 PSC 患者常规推荐抗生素预防感染[56]。MRCP 在显示那些主要狭窄或可疑狭窄/肿块方面至关重要，这些狭窄/肿块的诊断有赖于更具侵入性的成像和取样。

部分 PSC 患者会因胆管狭窄导致黄疸、瘙痒和急性胆管炎复发，在这些方面，内镜下狭窄扩张和

支架置入已被证明是有效的治疗[105]。有或无、短期或长期支架置入的球囊扩张已被证明对改善黄疸、瘙痒和狭窄有效[108, 109]。鉴于这些患者由于胆道引流不畅而易于发展为胆管炎，有一些数据表明，如果可能，单独使用球囊扩张可能比使用支架来处理这些狭窄更为可行（图 3-23）[109, 110]。ERCP 也是检查胆管癌疑似病例的有效方法，这些疑似病例在影像学上表现为进行性胆道扩张，肝功能或临床症状恶化，可被诊断为持续性狭窄[105]。PSC 相关狭窄的刷检细胞学检测灵敏度大约为 50%，与

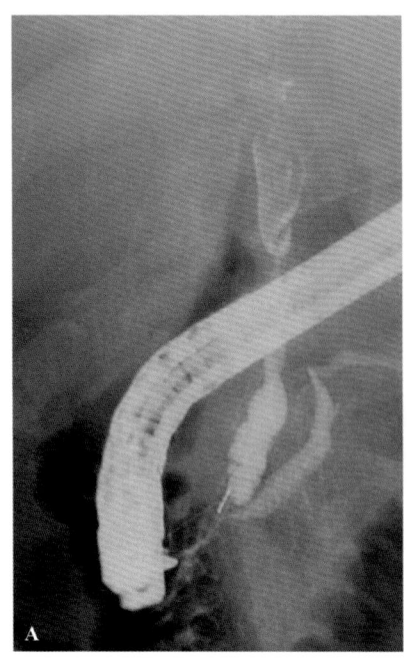
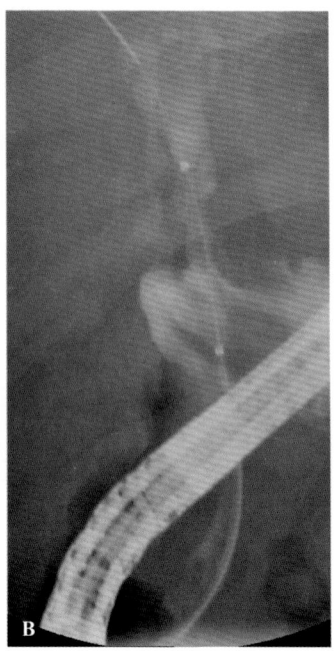
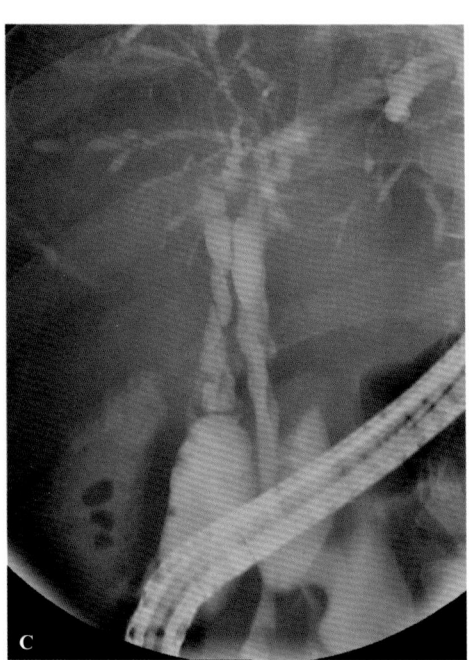

▲ 图 3-23　原发性硬化性胆管炎的胆道造影与治疗

一位 37 岁男性，有原发性硬化性胆管炎及溃疡性结肠炎病史、黄疸及不适症状加重。A. 胆总管造影表现为胆总管中段狭窄（B）；C. 随后，胆管造影显示肝内和肝外胆管严重狭窄和串珠状改变，这与患者原发性硬化性胆管炎的诊断一致。此外，患者发现右肝有异常的胆囊管。支架植入并不是发生胆管炎的危险因素，仅依靠扩张就能看到症状改善

CA19-9、放射成像和分子技术（如 FISH）联合应用可以提高检出率[111]。

最终，虽然内镜治疗具有明显狭窄的 PSC 患者可以提高生存率[112]，但未证明其能延迟肝移植或利于胆管癌的早期鉴别。直接检查和胆道镜下直接组织取样在评估这些不确定性狭窄中可能有价值。

（九）胆漏 / 瘘

患者在腹腔镜胆囊切除术出现后，胆漏变得相当普遍，发生率约 1.1%[113]。这些渗漏大部分发生在胆囊管残端（图 3-24），但是也可能发生在进入胆囊床的副胆管（Luschka 胆管）（图 3-25A 和 B）、供应胆囊管的异常右肝管或者更不常见的 CBD 本身。患者出现发热、右上腹痛、肝血清试验反复升高，通常在手术后 5d 内出现[113]。虽然诊断性胆道造影显示造影剂从胆道系统或胆囊管残端渗出是诊断胆漏的黄金标准，但它们也可以通过经腹超声、CT 或胆道闪烁扫描评估。预测胆漏发生的因素包括转开腹胆囊切除术、存在残余结石、或伴随胆道狭窄及损伤[113]。

无论病因如何，ERCP 都提供了胆漏的确诊、解剖定位以及改善和治疗能力。内镜下处理胆漏的主要原则是减少经乳头压力梯度，并允许优先将胆汁流入十二指肠，而不是流入渗漏部位。这可以通过单独胆道括约肌切开术，在泄漏的远端放置减压支架或在泄漏部位放置减压支架来实现。根据临床情况、损伤部位和渗漏程度，可能必须采用一种或多种技术来有效地消除渗漏（图 3-24）[49, 114]。一般来说，在放置支架后 4～6 周重复 ERCP，以去除 / 更换支架并确认泄漏成功闭合[115]。内镜下治疗胆漏的成功率为 80%～100%，取决于胆漏的级别和位置——胆囊管残端 /Luschka 管比来自肝总管或胆总管的高度泄漏更有利[116]。治疗这些泄漏的其他选择包括鼻胆管引流、覆膜 SEMS 放置（图 3-24）或外科修复。

接受 Roux-en-Y 胃分流术（图 3-27C 和 D）或移植（图 3-25E 至 G）的患者的胆管损伤可能是具有挑战性的。由于在接受胃旁路手术的患者中，通常需要使用气囊辅助肠镜来实现大乳头的可视化，因此兼容性内镜附件合适的有效长度受

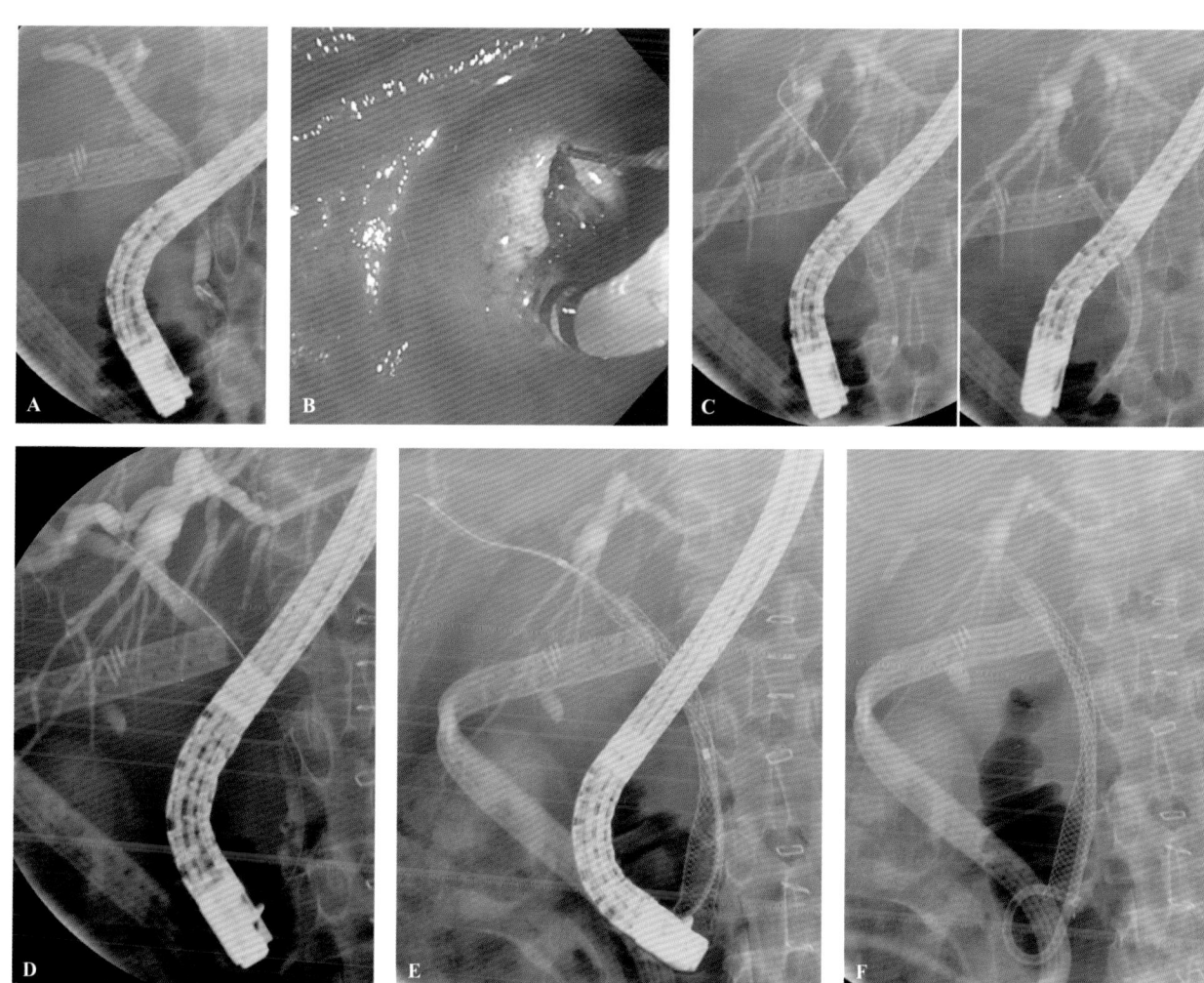

▲ 图 3-24　胆囊切除术后胆漏

一位 50 岁男性患者因特发性肺纤维化接受双侧肺移植，术后并发坏疽性胆囊炎、在开放式胆囊切除术后发生胆漏。A. 初始胆管造影显示邻近手术引流的囊性导管残余处造影剂外渗，远端胆总管处有两个小结石；B. 完成胆管括约肌切开术，取出结石；C. 将 10Fr 塑料支架置入胆囊管。然而，尽管如此，患者仍然从排水管中排出胆汁；D. 重复 ERCP，并在胆囊管残端区域进行对比显示；E. 将完全覆盖的 SEMS 横跨囊性导管残端放置，然后通过 SEMS 置入 10Fr、10cm 长的塑料双猪尾支架，以限制迁移（F）；随后，胆道输出问题解决，6 周后，支架被拆除，泄漏已经解决

限。虽然采用针刀和套管组合的括约肌切开术是可行的，但缺乏升降器，杠杆作用有限，通常只能放置 7Fr 的双层支架。此外，放置内镜支架需要在将来的手术中进行更换或取出。虽然这种方法总体上是成功的[117]，但是也可以考虑经皮或 EUS 引导的胃 - 胃 / 胃 - 皮肤漏管的放置，以允许在胆道完全损伤的情况下重建胆道通路[72]。在移植后患者中，胆漏一般在移植后立刻出现，通常出现在导管吻合处或放置 T 管的插入部位。活体移植术中渗漏更常见。内镜下支架置入、包括或不包括括约肌切开术

在这些情况下是有效的，并特别注意限制新鲜吻合器的创伤。

（十）先天性疾病

诊断性胆道造影对先天性胰胆管异常的检测和描绘高度敏感，如胆总管囊肿和异常胰胆管连接（图 3-26）。MRCP 和 CT 通常对胆总管囊肿的定位高度敏感[118]，ERCP 结合内镜下括约肌切开术可以成功地治疗先天性胆总管囊肿（Ⅲ 型胆总管囊肿）继发的胆管炎或胰腺炎[119]。

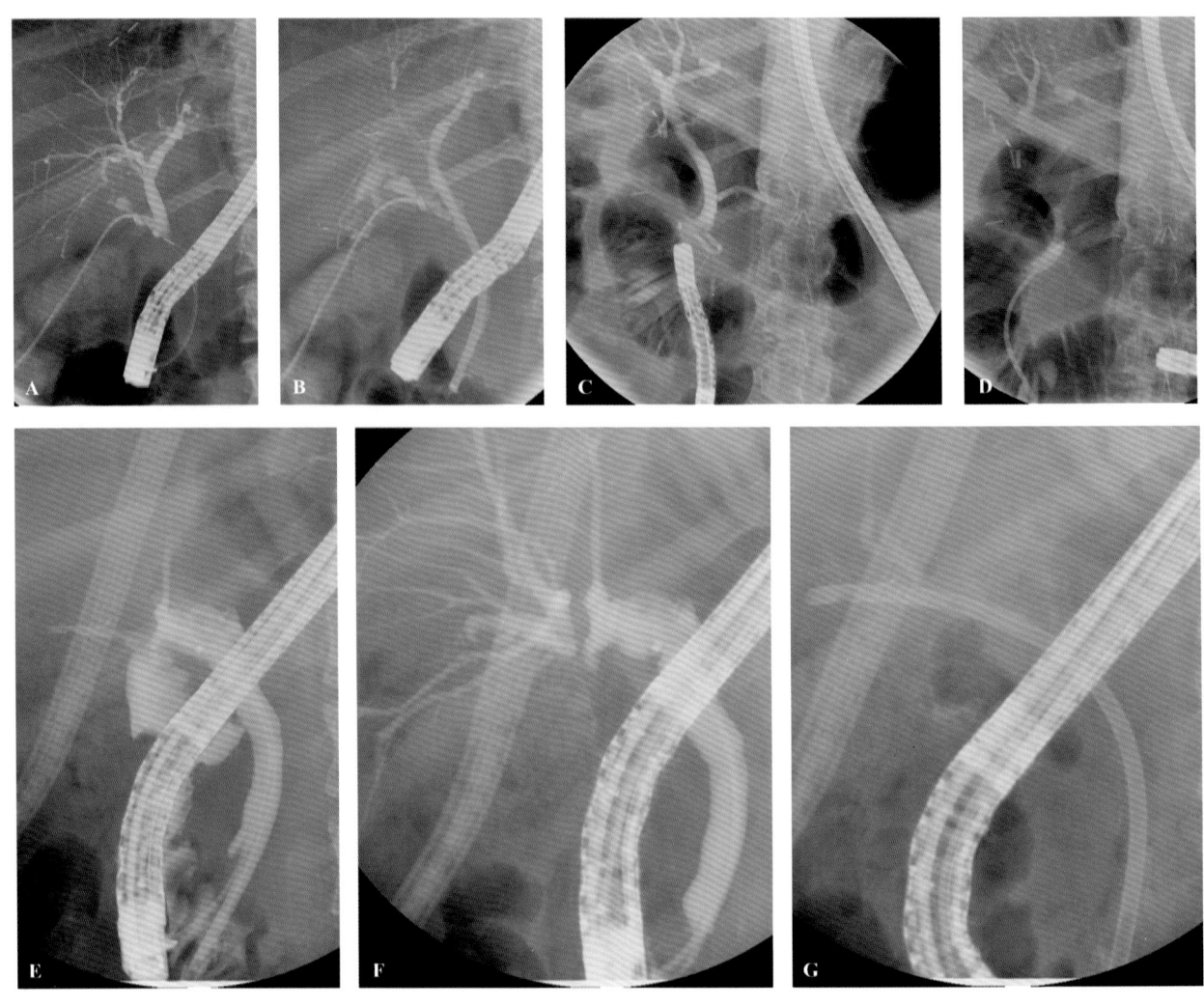

▲ 图 3-25　复杂的胆汁泄漏

A 和 B. 一位 46 岁乳癌转移至肝脏的女性患者，接受标准放置及立体定向放射治疗，发展为胆囊炎，接受腹腔镜胆囊切除术后并发胆漏；A. 胆管造影显示右上象限有预期的手术夹，多处不透放射线的基准点，造影剂可能从 Lushka 管外渗到胆囊窝；B. 随后进行括约肌切开并在胆囊管残端上放置 10Fr 塑料支架；C 和 D. 一位 60 岁女性患者，有 Roux-en-Y 胃旁路术治疗病态肥胖症病史，发展为胆囊炎，接受腹腔镜胆囊切除术后并发胆漏；C. 用 Fujinon 双气囊辅助肠镜观察大乳头。胆管造影显示胆囊管残端外渗；D. 在远端胆总管中成功放置 7Fr 支架；E 至 G. 一位有丙型肝炎肝硬化病史的 58 岁男性患者接受活体供体移植，术后胆漏用 ERCP、括约肌切开和支架置入治疗；E. 在留置塑料支架附近获得的胆管造影显示造影剂从供者右前肝管吻合到受体右肝管的外渗；F. 在取出塑料支架后，注意到右前吻合的破裂和渗漏；G. 成功地放置 10Fr 塑料支架穿过吻合口

（十一）超声内镜

由于胆道系统和肝脏、胃十二指肠非常接近，超声内镜可对这些结构进行高分辨率成像。与经腹超声不同，在 CBD 经过十二指肠球后部处，超声内镜可不受肠内气体或覆盖的脂肪组织的干扰，肝外胆管系统能更好地可视化 [120-122]。此外，可以在超声内镜范围进行针吸（fine-needle aspiration, FNA），以获得可疑病变的细胞学诊断。超声内镜

与普通上消化道内镜检查相同，并发症罕见。如进行 FNA，出血、感染和胰腺炎的风险略微增加。在推进 FNA 针之前，利用彩色血流超声来评估预期针路中血管的存在，出血的风险可被最小化。此外，实体病灶采样的感染风险最小。

在胆总管结石的诊断中，EUS 的敏感性 > 90%，特异性达 100%（图 3-27）[122-127]。CBD 结石很难诊断，特别是对于那些由于 CBD 中结石的"球阀"作用而没有明显黄疸、胆管炎或肝酶波动迹象

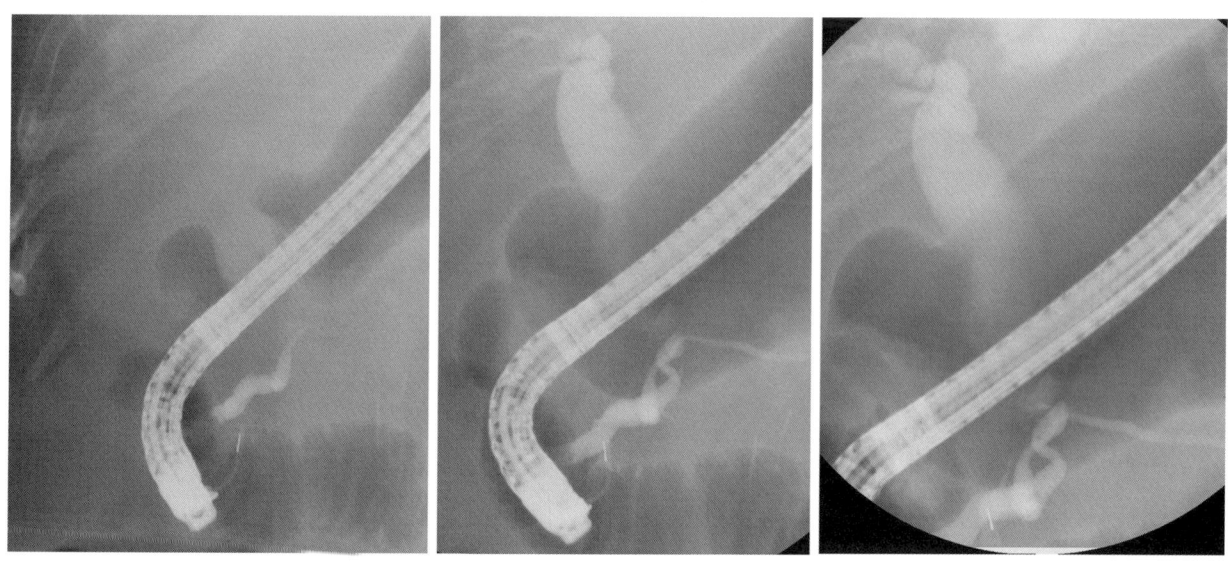

▲ 图 3-26 胰胆管交界处异常。在本例先天性畸形中，胆总管末端在卡胰管膝部

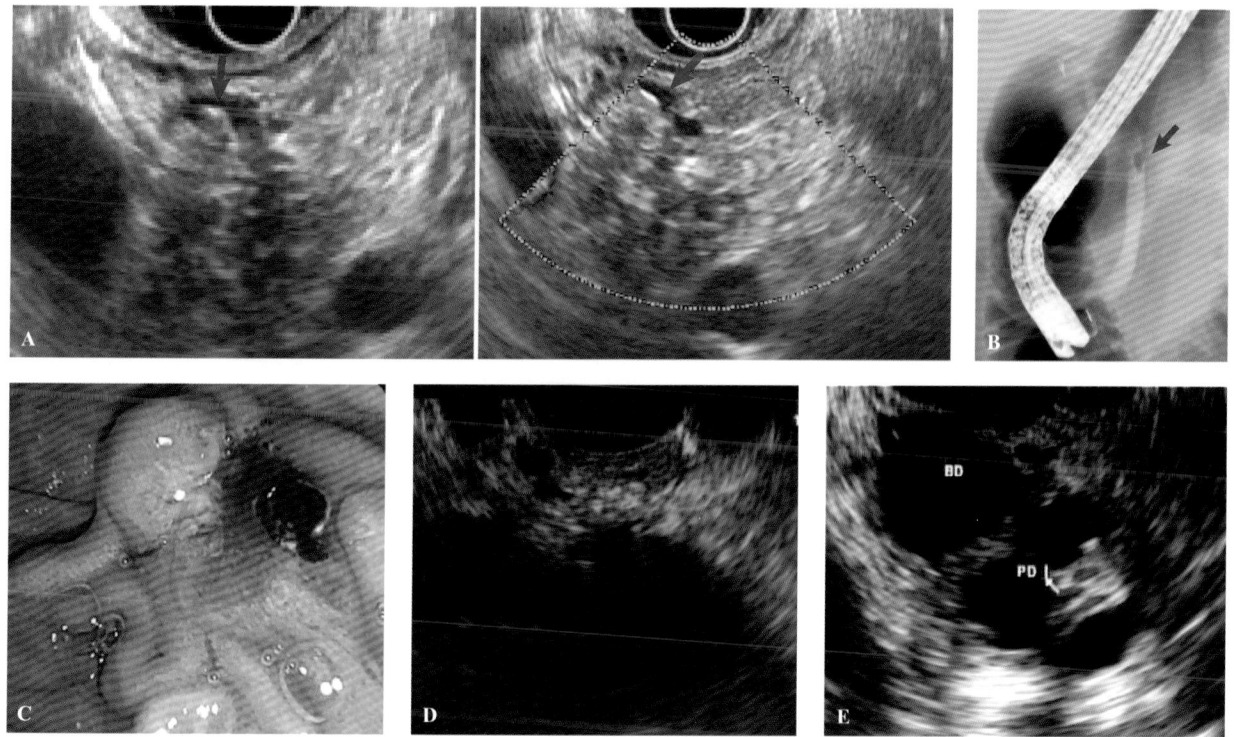

▲ 图 3-27 慢性钙化性胰腺炎胆总管结石与胆管狭窄的内镜超声表现

A 至 C. 一名 69 岁男性患者，不明原因的胰腺炎发作；A. 远端胆总管的桡侧 EUS 显示无梗阻、高回声结石，多普勒（第二面板）证实有后部阴影，随后 ERCP，胆道造影（B）和内镜检查（C）证实结石；D 和 E. 一位 60 岁男性患者，有饮酒史，患慢性钙化性胰腺炎，表现为腹痛和黄疸；D. 慢性钙化性胰腺炎患者的 EUS 检查。注意高回声实质钙化限制成像；E. 桡侧 EUS 显示慢性钙化性胰腺炎，远端胆总管狭窄和胆总管（BD）的上游扩张。胆管造影和修复该患者的狭窄见于图 3-20D 至 G

的患者。经腹超声和 CT 扫描虽然特异性高，但不敏感。MRCP 是高度敏感和特异性的[128]，但仅限于＜ 5mm 的结石。因此，超声内镜对于检测微结石（结石＜ 3mm）可能特别有用，尽管这些结石不太可能表现为胆管梗阻或近端扩张[127, 129]。此外，EUS 为那些由于留置金属植入物而不能进行 MRI 的患者提供了极好的微创替代方案。在超声内镜上，结石被视为高回声征象，在消声导管内可见特征性阴影（图 3-27）。

超声内镜在鉴定胆管狭窄的病因方面也很有帮助。在慢性胰腺炎导致胆道梗阻的病例中，EUS 可以看到几个明确的表现，包括胰管结石、主胰管异

常（轮廓不规则、扩张、高回声边界）、侧支扩张、胰腺实质异常（高回声灶伴 / 不伴阴影、小叶性、蜂窝、绞窄）和假性囊肿[130]。在适当临床背景和 EUS/ 胆道造影的支持下可以明确定义慢性胰腺炎引起的良性胆道狭窄（图 3-28）。对于恶性胆道狭窄，即使横断面成像上没有发现肿块，以及 ERCP 结合组织取样无法确定诊断，EUS 结合 FNA 也是敏感和特异的（图 3-28）[131, 132]。在 ERCP 中，使用通过导丝的导管探头进行导管内超声，也被用来描述胆管狭窄。肝脏实性病变通常通过经皮途径诊断，因为这种方法易于接近，可充分暴露且经验丰富。对于左肝叶实性病变，经腹超声或 CT[133] 显示不能

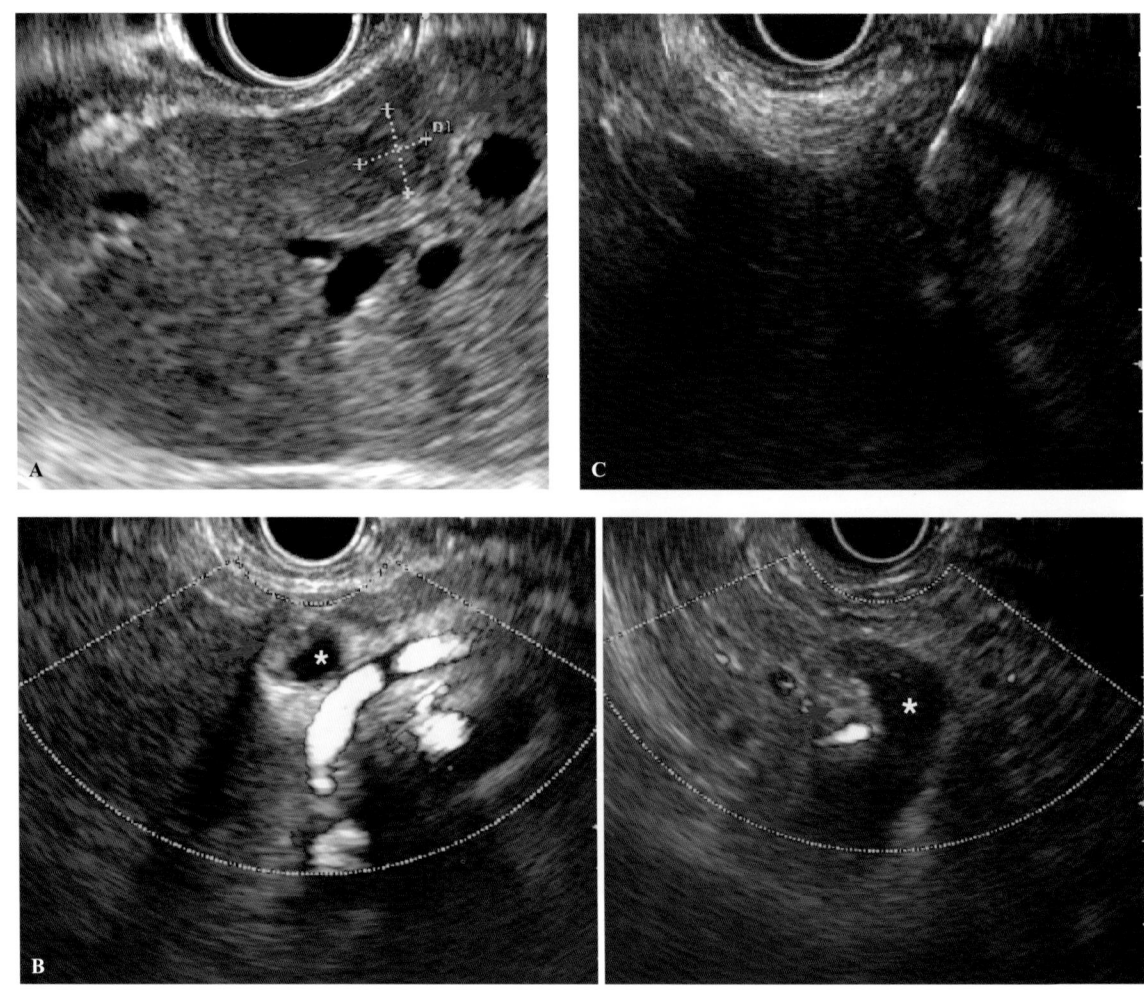

▲ 图 3-28　超声内镜下肝实质 / 肝周病变的超声诊断

A. 一位 73 岁男性患者，肝门部肝内胆管癌伴左肝叶肝内转移，MRI 表现为无痛性黄疸。肝左叶一维 EUS 呈离散、圆形、高回声、实性肿块，对病变进行了 FNA 诊断，证实了胆管癌的诊断；B 和 C. 一位 60 岁女性患者，有胰头腺癌病史，接受 Whipple 切除术，现在表现为黄疸；B. 经胃位置的胆管（＊）的一维 EUS 显示模糊的高回声软组织肿块侵犯（红箭）；C. 对病变进行 FNA 检查，证实胰腺腺癌复发

完全显现，而超声内镜结合 FNA 高度敏感。特别是在怀疑转移性疾病或原发肿瘤需要 EUS 评估的情况下，肝脏实性病变采用 EUS 结合 FNA 方式是组织获取的有效手段（图 3-28）。超声内镜在评估肝脏病理学方面也有描述，典型的检查方法是用经腹超声或横断面 CT/CTA 或 MR/MRA，如：腹水（低回声，肝周围或胆囊周围有层状液体）[134] 的识别和取样、门静脉血栓形成（在其他低回声 / 无回声血管内的高回声物质）[135]。

EUS 对胆道系统评估的局限性主要是由于梗阻性病变位在胆道系统近端时可视性较差，例如病变位于肝门或右肝管。经典的经胃或十二指肠超声内镜胆道系统成像应术前完成与横断面成像的对比，以确定在检查目标病灶时是否可获得合适的窗。此外，当胰腺明显钙化，急性胰腺炎或慢性胰腺炎发作期间，或解剖结构改变如外科搭桥后时，也可能出现远端 CBD 的显示欠佳。

总 则
General Considerations

Schiff's Diseases of the Liver
（12th Edition）

SCHIFF 肝脏病学
（原书第 12 版）

第 4 章　生理解剖学因素
Physioanatomic Considerations

Ian R. Wanless　著

张琼方　译

要　点

- 放射科医师和外科医师根据大血管和胆管的分支模式命名肝脏各节段。
- 血管和胆管的异常对外科医师来说很重要。
- 胆管由动脉供血，动脉损伤尤其是移植术后可能导致胆管缺血性狭窄。
- 肝脏接受大部分来自内脏的血流。在肝脏血管的任何部位发生严重阻塞后，侧支通道（静脉曲张）成为出血的来源并且是肝性脑病发作的原因之一。
- 肝脏的微血管系统由门静脉和肝静脉的小分支组成，它们规律交叉，形成肝实质的二级单位，称为腺泡或肝小叶。
- 小动脉与肝血窦周围末端附近的门静脉形成交通支。在肝硬化中，这些交通支扩张，因此导致门静脉高压症。
- 肝细胞暴露于营养物质和代谢废物的梯度变化中，形成区域新陈代谢的特殊性，导致缺血和药物毒性敏感性的区域变异。
- 肝血窦由无基底膜的有孔内皮细胞排列而成。该解剖结构促进了血浆和肝细胞之间的（物质）快速交换。
- 当肝血窦压力增加时，尤其是流出道阻塞时，形成肝淋巴液，这种淋巴液可能积聚为腹水。
- 肝血窦巨噬细胞（Kupffer 细胞）在宿主防御中很重要。
- 当窦周星状细胞储存的维生素 A 被激活时，可产生有助于肝硬化发病的胶原蛋白。
- 慢性肝病有两种主要的解剖结构：结节性再生性增生和肝硬化。这些结构由微血管闭塞导致。在结节性再生性增生中，门静脉闭塞占主要作用。在肝硬化中，门静脉和肝静脉闭塞都很显著。
- 肝硬化微血管闭塞通常是由坏死性炎症引起的，当局部血窦和静脉受到损伤时会加剧。实质损伤塌陷形成间隔，当大量实质破坏后，就形成肝硬化。
- 当根除原发疾病活动后，肝硬化通常可以逆转。逆转包括残余肝细胞群的扩增和塌陷区域（隔膜）来自祖细胞分化来的未成熟肝细胞的再生。剩余的纤维化很大程度上被吸收。

解剖学知识是了解正常肝脏生理和疾病发病机制所必需的。本章概述了一些生理学相关的正常解剖，并描述了在人类肝脏疾病中发现的主要异常解剖。

一、大体解剖学

肝脏呈楔形，底部靠右腹壁，尖端朝向脾脏。正常肝脏从锁骨中线的第 5 肋间隙延伸至右肋缘。

冠状面 12～15cm，横断面 15～20cm。吸气时，通常可以在肋缘以下触及肝下缘。

经皮肝脏穿刺活检术通常取呼气末平卧中线肝脏浊音界上缘往下 3 个肋间隙即第 9 肋间隙的位置。男性肝脏重量的中位数为 1800g，女性为 1400g[1]。成人肝脏重量在 80% 的个体中为体重的 1.8%～3.1%[2, 3]。胎儿和儿童的肝脏重量相对较大，在 5 个月的孕龄时为体重的 5.6%，在出生时为 4%～5%，1 岁时为 3%[4, 5]。

William Osler（1849—1919）医师曾惊讶于肝脏邻近器官的塑形，他打趣地说肝脏的存在就是为了包装。肝脏上、前、外侧的表面光滑而凸，恰好适合于膈肌的顶部，横膈膜的肌肉束通常会在肝脏上表面留下凹槽，肝脏前表面有肋缘留下的横沟（即束腰畸形），后表面有结肠、肾脏的压痕，十二指肠在右边，胃在左边（图 4-1）。肝外血管或脐带压迫发育中的肝脏形成较深的沟槽，左门静脉的脐部、静脉导管（静脉韧带）和脐静脉（韧带）形成脐裂。

肝脏被 Glisson（或 Walaeus）纤维囊覆盖。在肝门处，囊的结缔组织与纤维鞘相连，纤维鞘包裹门静脉和导管，一直至最小分支。腹膜囊到膈肌处返折并延续为壁腹膜。腹膜皱褶形成冠状韧带、左右三角韧带和镰状韧带（图 4-1）。这些韧带将肝脏牢牢地固定在其位置，并允许淋巴管、小血管和神经通过。尽管肝脏附着在膈肌和腹膜后，（其表面）仍有一个大的裸露区域。腹膜后下腔静脉位于该裸露区域，并通过尾状叶和右叶之间的韧带或肝实质桥接与肝脏相连。

镰状韧带将肝与横膈、前腹壁连接起来。镰状韧带较低的游离边缘，称为圆韧带，包含闭塞的脐静脉。镰状韧带在肝脏前表面上升，与腔静脉左侧腹膜的返折相接，在静脉导管裂中的小网膜继续向后延伸，并在肝门处结束。因此，镰状韧带前部、小网膜和脐裂后部将肝脏分为常规的右叶和左叶。

在后表面，横裂包含门静脉，其前方是传统上的右叶，而后方是尾状叶（图 4-1）。肝方叶是横裂前面的右叶的一部分，其右缘为胆囊，其左缘为脐裂。

肝十二指肠韧带是小网膜的一部分，将肝脏连接到十二指肠上部，其包裹肝门中的肝动脉（HA）、门静脉（PV）、神经、胆管和淋巴管。在韧带中，胆总管在右，HA 在左，PV 在两者之后，HA 的形态经常发生变化。

肝脏的大体解剖和形态有几种变异[6, 7]，肝右

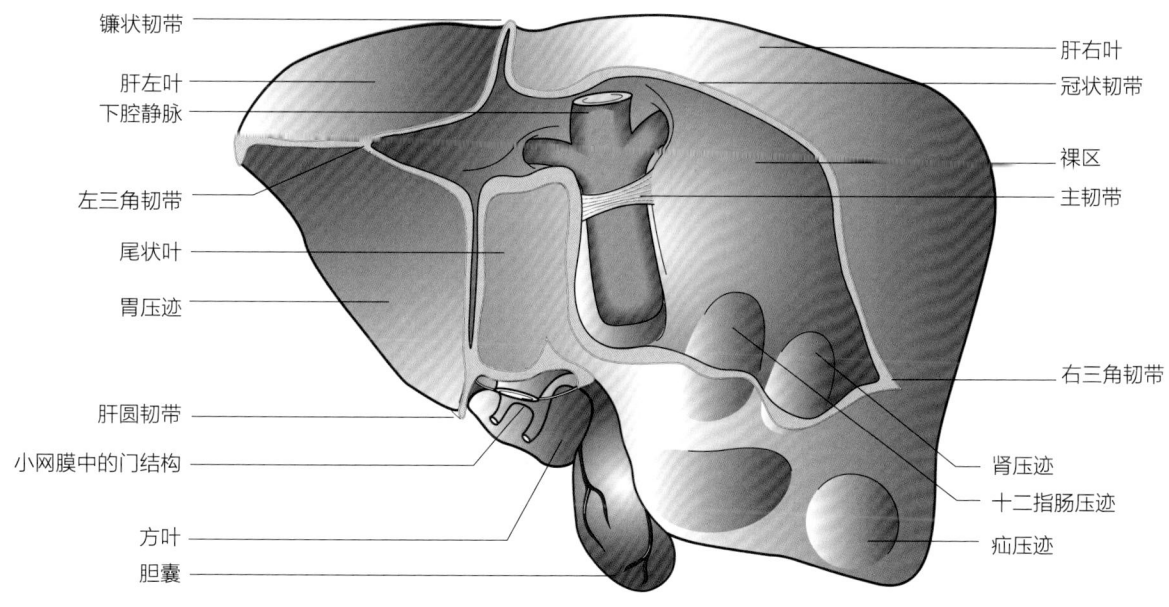

▲ 图 4-1　肝脏后视图
相邻器官的肝脏表面上留下的切迹反映了它的分布关系
经 Elsevier 许可转载，引自参考文献 [197]

叶和肝左叶的大小是可变的，7% 人群中左右叶大小相等，4% 人群中左叶更大[7]。Riedel 叶是右叶靠尾侧的延长，这可能导致肝脏肿大的假象（图 4-2）。19% 的人群中发现镰状左叶向侧面和后面似镰刀样延伸[7]。左叶的极度萎缩（4%）可能是由于生命早期血管异常的结果[8] 或后天性血管梗阻后出现的肝实质消失。左叶可以通过狭窄的蒂连接到肝脏的其余部分。副肝可能存在于韧带、肠系膜、胆囊、脾脏或肾上腺表面[6]。此外，肾上腺残迹可以嵌入肝右叶，为肝内肾上腺皮质腺瘤或骨髓脂肪瘤的形成提供了来源[9]。

二、节段解剖学

在镰状韧带和脐裂处肝的分段不同于基于血管供应分支的分段。外科手术迫切需要寻找肝脏内的功能分段。Rex 和其他学者[10-13] 的解剖学研究表明，肝脏可以在不同的平面上分为右肝和左肝（或半肝），每部分肝脏都有自己的血液供应和胆管引流。右半肝占 50%～70% 的肝质量。根据血管或胆管的分布，肝脏可以进一步被分为 8 个部分（图 4-3 和图 4-4）[7, 13-17]。Couinaud 设计的节段命名法受到了广泛的认可。此分类法是基于门静脉的分支。然

而，由于脐静脉的进入，PV 向肝左叶的分支是不规则的，因此最好采用 Strasberg[18] 提出的基于动脉或胆管划分的命名法。这可以在不修改 Couinaud 定义的肝段情况下完成，并使世界各地使用的不同术语合理化。图 4-3 和表 4-1 概括了 Strasberg 命名法。

大多数肝脏切除可以在 Cantlie 线（胆囊和腔静脉之间）或在镰状韧带附近来进行。沿着段间平面的外科解剖是相对不出血的。节段没有表面标志，通常进行小切除不必识别节段边界[17]。肝段的大小和形状在个体之间有很大差异[19]，因此每次手术都是根据经验性的，也可以超声检查为基础[20, 21]。

三、胚胎学

肝脏在妊娠的第 4 周内由前肠的肝憩室产生（图 4-5）[7, 22]。随着胚胎的发育，这个区域的血液供应以一种精心设计的方式进化，从卵黄囊、胎盘和肠三个不同来源依次输送养分[7, 18]。

肝细胞前体即肝母细胞，起源于憩室前缘的内胚层细胞，并侵入横隔尾部的中胚层。卵黄静脉穿过该区域，将卵黄囊和消化管的血液带到心脏。当肝细胞侵入间充质时，它们破坏卵黄静脉，切断血液供应。这种供应来自卵黄静脉，其后成为门静脉。肝芽被称作血窦的新毛细血管细分为肝索。肝血窦血流聚成三条主要的肝静脉。当肝主静脉发育时，整个肝脏只由两个小叶组成，没有动脉，也没有左右胆管。当肝静脉和门静脉开始分支时，分支相互交叉以保持等距，并且肝实质被细分为许多小叶或腺泡。有研究认为门静脉和肝血管侵入最缺血的肝实质，这部分实质位于 Mall 间隙，此处离门静脉和肝静脉最远[23, 24]。

肝母细胞索发展成相吻合的管状结构，其中中央胆小管最终与胆管相通。大多数肝母细胞分化为肝细胞，但是那些靠近门静脉间充质层的细胞分化为一层导管祖细胞，称为导管板[25, 26]。导管板变为双层，并逐渐形成带管腔的节段，这些节段形成导管，从界板迁移到门静脉附近的汇管区偏中心的位置。导管板再部分吸收，留下一个复杂的吻合管网，在出生后数周内继续简化[27]。胆总管、肝左/右管、胆囊在肝憩室的茎区发育，这些导管与憩室

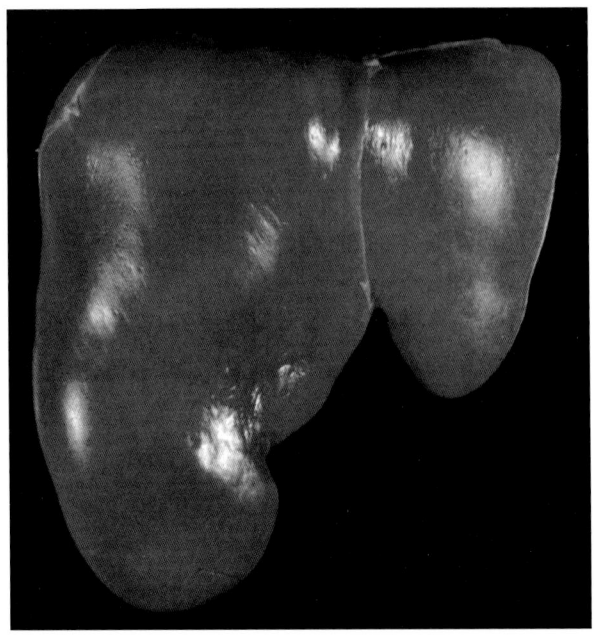

▲ 图 4-2　带有 Riedel 叶的肝脏，肝右叶尾部显著延伸

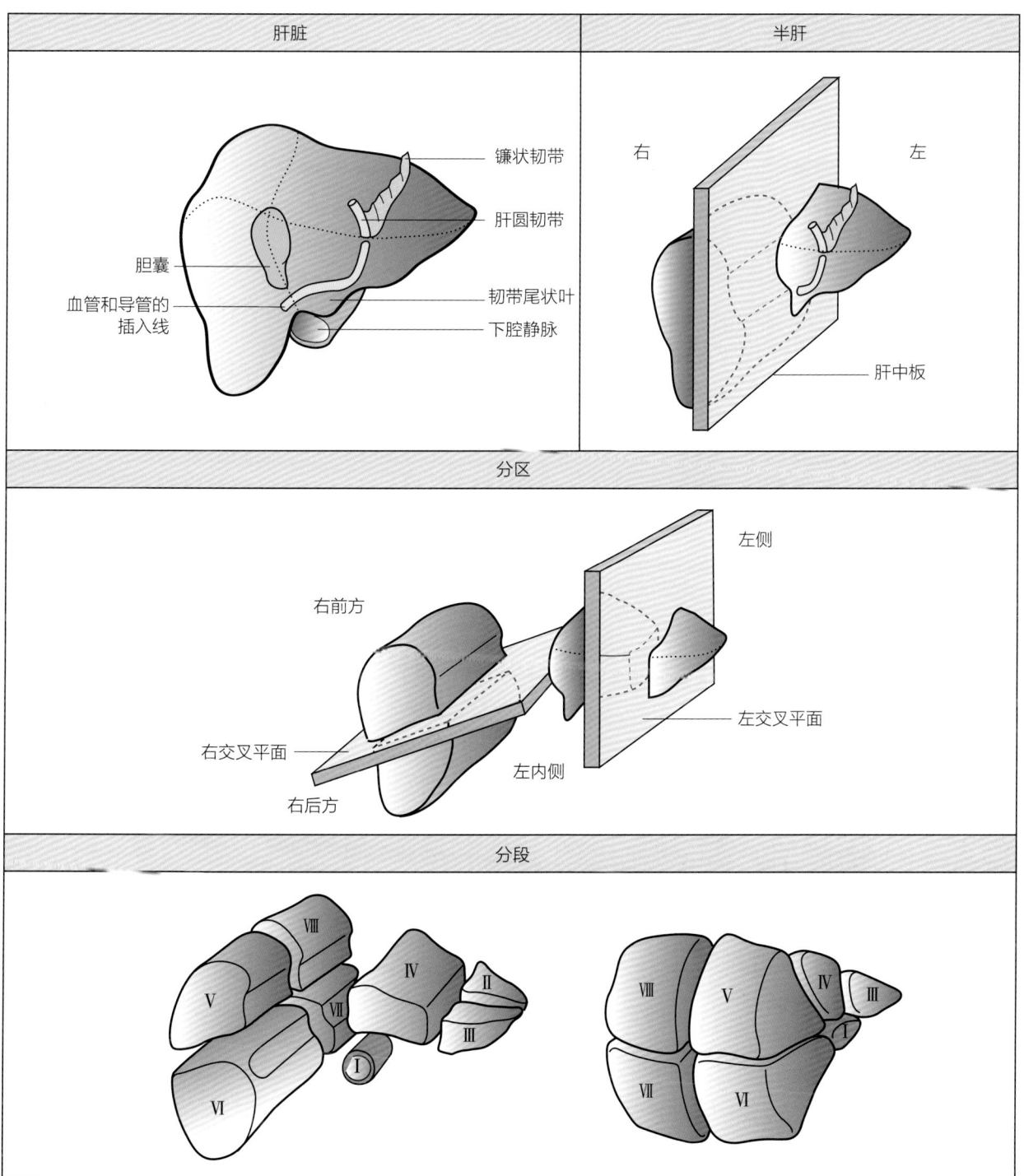

▲ 图 4-3 肝脏分割平面示意图

肝脏被肝中平面分成两个半肝。每半肝分别由左或右交叉平面进一步分成 2 个分区。根据导管和动脉划分，3 个分区被节间平面进一步细分为 2 个节段。左中段没有规则的导管和动脉分支，因此被称为一段（Ⅳ），为了手术方便，它被细分为后部和前部（Ⅳa 段和Ⅳb 段，未示出）。尾状叶是独立的（Ⅰ），不属于四个主要部分

经 Elsevier 许可转载，引自参考文献 [18]

表 4-1 肝切除命名法

肝切除部分	操作名称	
	Strasberg	Couinaud、Goldsmith 和 Woodburne
单节段	节段切除术（如Ⅲ节段切除术）	—
两个相邻节段	双节段除术（如，Ⅴ、Ⅷ双节段切除）	—
多节段	节段切除术（如Ⅳ、Ⅴ、Ⅵ节段切除术）	—
1/4 肝脏（如左侧肝叶切除）	左外侧节段切除术	左叶切除术（Ⅱ、Ⅲ段）、左外侧节段切除术
半肝，右肝	右半肝切除术（可能或不包括Ⅰ段；如右半肝及Ⅰa 段切除术 [a]）	右半肝切除术（Ⅴ、Ⅵ、Ⅶ、Ⅷ），右肝叶切除术
半肝，左肝	左半肝切除术	左肝切除术（Ⅱ、Ⅲ、Ⅳ段），左肝叶切除术
3/4 肝、右半肝和左中侧段	右肝三段切除或右半肝切除伴左中段切除术	右叶切除术（Ⅳ、Ⅴ、Ⅵ、Ⅶ、Ⅷ、± Ⅰ），右肝扩大切除术、右半肝切除术（Starzl）
3/4 肝、左半肝和右前叶	左半三段切除或左半肝切除伴右前叶切除术	扩大左肝切除术，扩大左叶切除术，左三叶切除术（Starzl）

a. 这也适用于左侧半肝切除和三角肌切除术
改编自参考文献 [18]

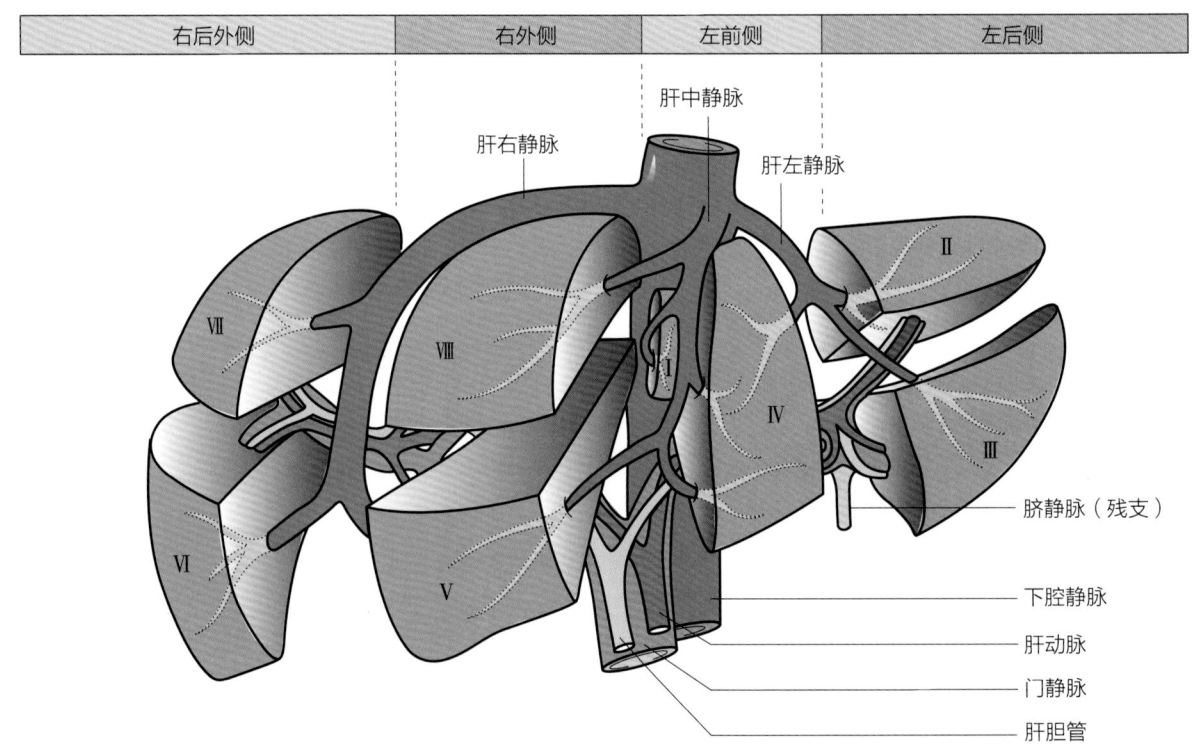

▲ 图 4-4 各肝段血管关系的示意图

各节段使用 Couinaud 命名法进行编号。命名也参考 Strasberg 法。中间平面沿着 Cantlie 线从腔静脉延伸到胆囊。肝中静脉在该平面内走行。左、右段间分别有右、左肝静脉走行。每段由四个主要动脉之一和胆管供应。除了左门静脉的脐部和脐静脉（左肝静脉的一个中间分支）之外，门蒂和肝静脉交叉，不在同一平面上，都可见于脐裂（即左交叉平面）中。Strasberg 分段（sections）恰好与 Healey 和 Schroy 分段（segments）完全吻合。右半部分的两个分段（sections）对应于 Couinaud 的两个右扇区（sectors）。Strasberg 和 Couinaud 的三级结构称为肝段（segments），除了第四段被这些作者分成两个区域之外，它们与 Healey 和 Schroy 的分区（areas）重合
经 Elsevier 许可，改编自参考文献 [197]

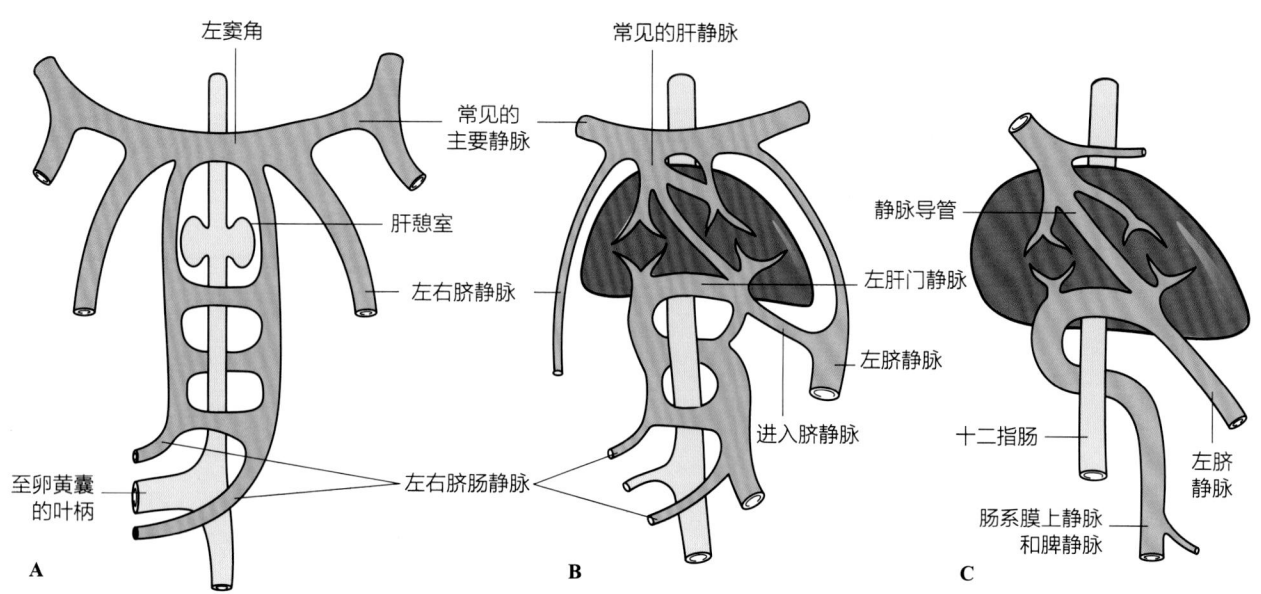

▲ 图 4-5　上图显示肝脏血管系统发育的三个阶段

A. 在胚胎中，有三个成对的静脉床，它们引流胎盘（脐静脉）、卵黄囊和肠道（脐静脉或卵黄静脉）和身体的其余部分（主要静脉）。在进入心脏之前，这些静脉床会聚在脊髓角上。左右卵黄静脉通过三个吻合连接，形成梯状结构，与肠道交织在一起。肝外门静脉在选择性闭塞部分梯形血管后由这些血管发展而来（B 和 C）；B. 左卵黄静脉接受左脐静脉的灌注。此分支的肝内段成为左门静脉的脐部。该部分的血流在出生后反流，并供应右半肝的部分。随着肝脏的发育，肝实质的静脉引流聚集成两条血管，即后来的肝右静脉和肝左静脉及后来的中静脉（未示出），后者通常汇入肝左静脉。静脉导管发展为从左门静脉到肝总静脉的通道。门静脉血的其余部分在到达肝静脉之前灌注血窦；C. 通过移除包括卵黄静脉之间最尾部的吻合，左卵黄静脉和左脐静脉的吻接部分及右脐静脉，简化了血管结构。右叶的生长速度比左叶快，因为左叶失去了右卵黄静脉的供应，而左脐静脉的血液通过静脉导管分流。左脐静脉实际上位于中线，后来转移到中线右侧

颅端的导管板是连续的。随着胆管的发育，它们被导管周围小动脉和毛细血管丛高度血管化。

在妊娠第 3 个月，肝脏占据了大部分腹腔，部分原因是产生大量的窦状造血细胞。此后，右叶比左叶发育得更快，但比身体其他部分慢。肝细胞索直至出生仍保持管状，之后它们开始重塑成双细胞板并最终在 5 岁时变成单细胞板。在出生时的血窦中仍然可以发现造血细胞，并且在 4 周龄时大部分从肝脏中消失。

肝母细胞是一种细胞角蛋白 CK19 和 HepPar1 阳性的双向潜能祖细胞。在器官发生过程中，这些细胞分化为肝细胞（CK19 阴性和 HepPar1 阳性）和小胆管（CK19 阳性和 HepPar1 阴性）[26, 28]。CK7 表达较晚，并在出生后数周内继续增加。成年人肝脏的严重损伤会使其恢复成肝母细胞的表达模式。因此，肝脏中的再生上皮细胞可具有胆管和肝细胞的特征[29]。

四、肝脏大血管

肝脏通过门静脉和肝动脉（腹腔干的一个分支）供血。门静脉接收由腹腔干的其他分支、肠系膜上动脉和肠系膜下动脉供应区域的血液，肝血流量取决于这些动脉中的血流量[30]。

（一）门静脉

门静脉是肝脏的传入营养血管，其携带来自消化道、脾脏、胰腺和胆囊的整个毛细血管系统的血液。门静脉长度不变，但分支可变（图 4-6）[31, 32]。门静脉是由脾静脉和肠系膜上静脉在胰颈汇合后形成，还接收来自胰十二指肠上静脉、胃左（冠）静脉和胆囊静脉的血液。通常门静脉上段 5cm 内缺乏主要分支，便于手术解剖。

脾静脉起始有 5~6 个分支，这些分支从脾脏返回血液并结合形成一条单一的非弯曲血管。在穿过后腹膜的过程中，使胰腺的上部凹陷，并从中收

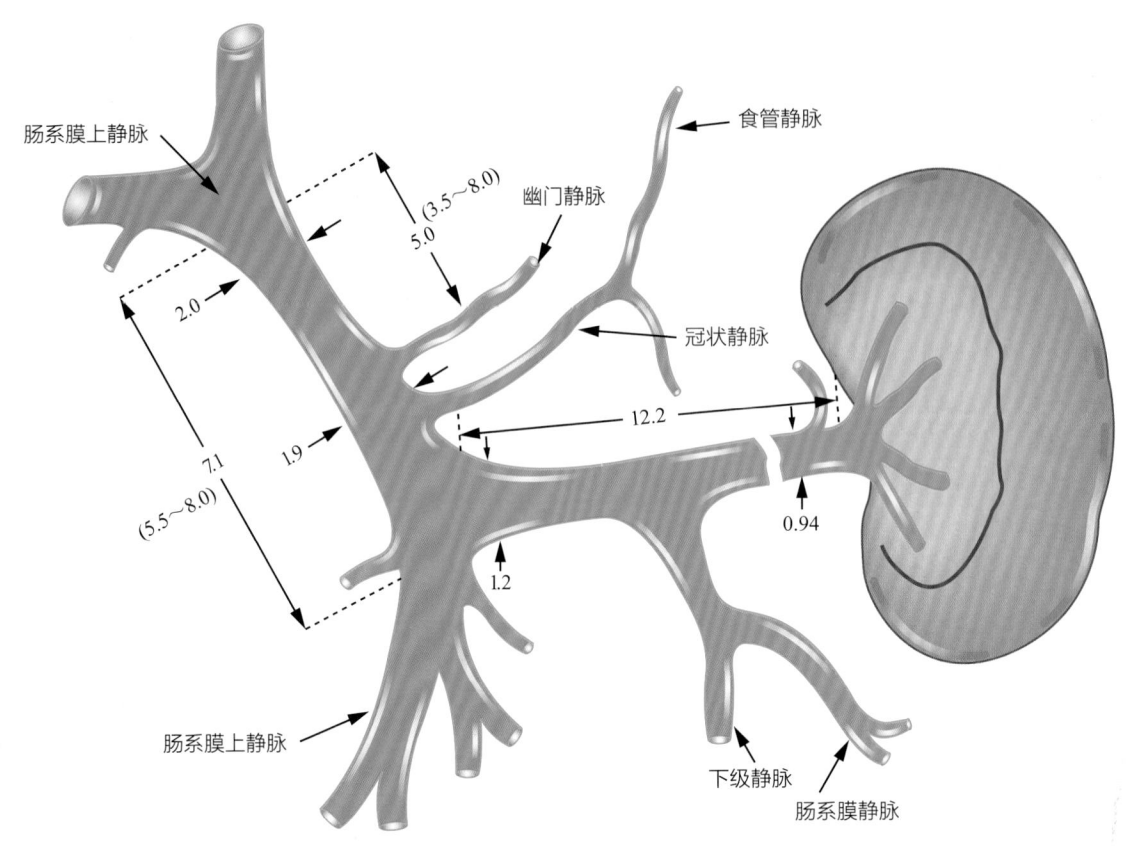

▲ 图 4-6　门静脉及其主要分支测量（单位：cm）
经美国医学会许可转载，引自参考文献 [31]

集许多短支流。脾静脉靠近左肾门并终止于胰腺颈后，并在此处与肠系膜上静脉呈直角连接。由于靠近左肾血管，脾静脉可以与肾静脉吻合。其支流为胃短静脉、胰静脉、左肠系膜静脉和肠系膜下静脉。在远端脾肾分流手术中，胃短静脉用于胃食管静脉曲张的侧支引流。

肠系膜上静脉接收来自小肠、升结肠和横结肠的血液。肠系膜下静脉接收来自左上、左下结肠和直肠上静脉区域的血液。

门静脉主干的一个重要分支是胃冠状静脉，其沿着胃小弯向上延伸，在那里接收食管静脉的血流。在门静脉高压症患者中，这些血管扩张形成曲张静脉。

门静脉主干在胆管和肝动脉背面的肝十二指肠韧带中走行，在进入门静脉裂前分为两条小叶静脉。右叶静脉短而粗，接收胆囊静脉血液；左叶静脉长而细，由脐静脉和脐旁静脉形成。左叶静脉通过静脉韧带与下腔静脉相连，在进入肝门左端的实质之前，分支到方形叶和尾状叶中，在分叉处附近可能出现单独的分支以供应尾状叶，这条静脉在解剖过程中很容易受伤。附脐旁静脉起源于左侧门静脉的脐部，并在圆韧带中行进，在门静脉高压症的情况下，可明显曲张。婴儿脐静脉很容易再通，可用于门静脉系统的血液取样和血管造影。

除了门静脉主干及其分支外，肝脏还接受来自内脏循环的其他静脉，即 Couinaud 胆管静脉丛的血供 [33]。这种高度变异的静脉丛包括自胰十二指肠或幽门静脉分出的几条静脉，并流入门静脉或直接进入肝脏第 IV 段的下表面，少数情况下也进入其他肝段。该静脉丛提供了邻近胰岛素源的代谢作用的实例。胰腺区域静脉携带高胰岛素水平的血液，幽门静脉携带低胰岛素水平的血液。由于胰岛素决定了肝脏储存三酰甘油的倾向，这些静脉的解剖结构可以解释局灶性脂肪肝和局灶性脂肪缺失的病例 [34]。

门静脉系统解剖异常相对罕见。右肝前段偶尔由门静脉左干供应[35]。十二指肠前门静脉可能是卵黄静脉间最尾部吻合通道持续存在的结果，可能与重复门静脉、环状胰腺、十二指肠隔膜或肠旋转不良引起十二指肠梗阻有关[36]。先天性门静脉缺如与门体分流有关，因为肠系膜上静脉和脾静脉直接汇入腔静脉或左肾静脉，而正常应是分开的[37]，可能与肝母细胞瘤、肝脏结节性增生（通常模拟肿瘤）、心脏异常和胆道闭锁有关。静脉导管在婴儿期后很少保持未闭状态，并且与肝内门静脉分支发育不全、肝脏结节性增生、房间隔缺损和高氨血症有关[38]。

门静脉闭锁可能是先天性畸形，常伴有其他血管异常或新生儿损伤，如脐炎或门静脉血栓形成[39]。当门静脉血栓形成发生在新生儿期时，静脉不会生长，因此在成年期它看起来像细纤维线（发育不全或器官发育缺失）。除了肝门部的条带状侧支循环，形成血栓的门静脉可能会形成许多不规则的腔内通道，从而产生称为门静脉海绵样变的放射学外观。

（二）肝静脉

肝静脉主要有 3 支。在 65%～85% 人群中，肝中和肝左静脉在进入腔静脉之前合二为一[7, 40]。在 18% 人群中，有 2 条肝右静脉引流入腔静脉[21]。在 23% 的人群中，分别有单独的肝中静脉或肝右下静脉引流 V 段或 VI 段。静脉具有多变的分支模式。轴向静脉有 4～6 级呈锐角的二分支及近乎直角的许多小得多的分支（图 4-7）。

尾状叶和邻近肝实质通常由一个或两个小静脉直接汇入腔静脉尾端至肝主静脉。当肝主静脉血栓形成时，尾状叶的静脉通常不受影响，从而允许该叶存活和代偿性增生[41]。肝静脉分支之间的吻合在正常肝脏中并不常见[42]，门静脉高压症情况下常见[43]。其他肝叶静脉的吻合支增大，在多普勒检查中可能被误认为是正常的肝静脉。（血栓栓塞后的静脉）发生部分再通，通常在肝静脉或腔静脉中留下网状结构，这些网状结构以前被认为是先天性的，然而现在大多数认为是后天获得的[44, 45]。

（三）肝动脉

肝总动脉是腹腔干的第二大分支[46]。它沿右胃

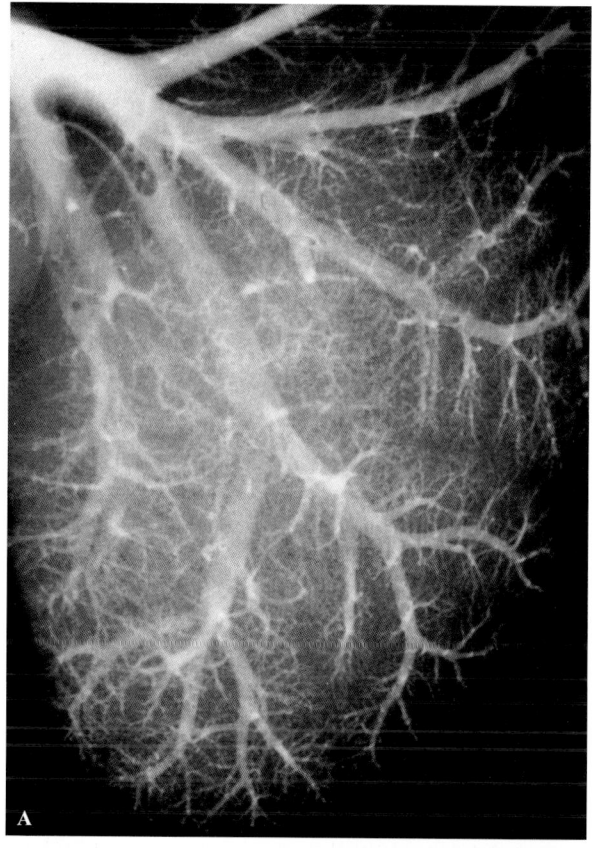
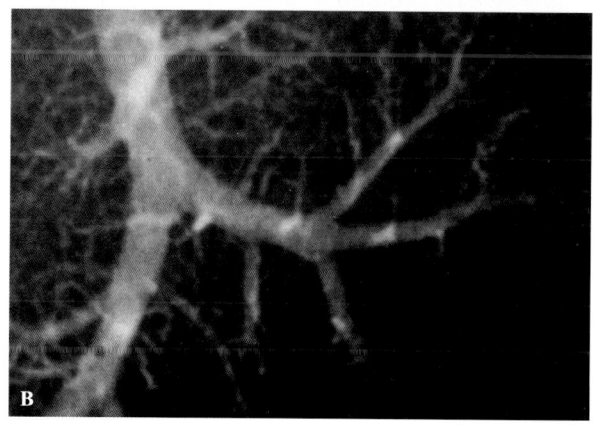

▲ 图 4-7 肝静脉血管造影（死后）
主要分支再分成两支，并且几乎以直角接收较小的分支（见放大图 B）

胰襞内沿胰腺上缘向右延伸，将动脉传导至小网膜肝十二指肠部分的内侧缘。91% 人群 HA 在 PV 的前方上行，64% 人群沿胆管的左后方上行。肝总动脉发出左右 HA 以供应相应半肝，左右 HA 再各分成两条动脉，分别供应右前段和右后段及左内侧和外侧段。中间 HA 由左侧或右侧 HA 组成，并提供肝方叶血供。

　　胆囊动脉起源于 Calot 三角（由胆囊管、肝总管和肝脏下缘形成）上部的右侧 HA。胆囊动脉分为供应胆囊腹膜表面的浅表支和供应胆囊附壁和邻近肝脏的深支，75% 为单发动脉，25% 有 2 条分别发出深支和浅支的动脉。

　　肝动脉的变异常见，可见于 50% 的人群中[47]。HA 的血管造影研究表明，肝门的动脉分支走行与门静脉有明显的偏差，在某些情况下，动脉甚至可能穿过肝裂[48]。然而，更远端的动脉分支紧密跟随 PV，"像树上的藤蔓一样爬上它们"[49]。

　　由于肝移植进展、积极的肝叶切除和动脉内化疗的出现，了解 HA 变异变得更加重要。最重要的变异是由肠系膜上动脉引起的右侧 HA 供应整个右肝（14%）[50]。由于该血管可能出现在 Calot 三角区，因此在胆囊切除术中存在风险。14%～25% 的人群肝左动脉起源于胃左动脉[46, 50, 51]，该血管进入肝门左端的肝脏，在肝叶切除过程中可能未结扎，从而导致出血。每一条变异的动脉都可能是唯一的 HA，因此它们的损伤会严重损害肝脏。门静脉和 IV 节段的肝动脉在转向内侧之前穿过脐裂的左侧，因此左外侧段切除时可能受伤。在 20% 的人群中，胆管或小血管会穿过脐裂[14]。

　　在脐窝和尾状叶周围区域，肝动脉右、中、左末级分支和倒数第二级分支有广泛联系。腹腔干和肠系膜上动脉吻合支可以向肝动脉提供侧支血流。左右 HA 之间也可能存在吻合支。肝总动脉的主要侧支是胃左/右动脉、胃网膜左/右动脉、胃十二指肠动脉、十二指肠上动脉、十二指肠后动脉、胰十二指肠上/下动脉、异常肝动脉和膈下动脉[52]。

　　如动脉结扎是控制出血的必要条件，结扎左或右肝动脉是安全的。结扎胃右动脉或胃十二指肠动脉等潜在侧支近端肝动脉优于结扎肝固有动脉。结扎肝动脉后，吻合通道可在 1 天内扩张、血流重建[53]。

（四）肝侧支循环

　　门静脉高压导致肝内、外静脉侧支的形成（图 4-8）[54, 55]。肝外侧支是很重要的，因为当扩张形成曲张静脉时，容易破裂导致大量出血。胃肠道黏膜下的静脉曲张是最常见的问题，尤其是在食管和胃，但也在直肠、十二指肠和造口部位发生。

　　11% 的肝硬化患者（发生脐静脉或附脐静脉）Sappey 静脉扩张[56]。他们可能会在脐部出现静脉嗡嗡声和水母头状（Cruveilhier–Baumgarten 综合征），意味着存在左侧门静脉高压，以及肝内血管阻塞。如果下腔静脉阻塞，下腹壁侧支的流动方向是自下而上，如布加综合征患者。

　　静脉曲张可以在胃肠道或胰腺由于病理过程而变成腹膜后或附着于腹壁的部位发现。这些"Retzius 静脉"建立了门静脉与上行的腰椎奇静脉、肾静脉和肾上腺静脉之间的联系。

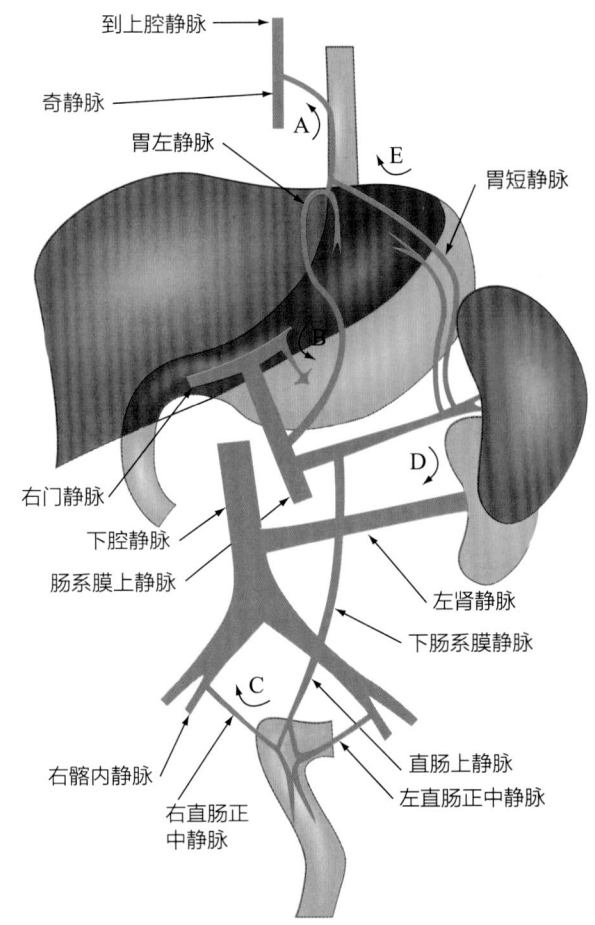

▲ 图 4-8　门静脉循环图

显示潜在发展的门静脉系统侧支循环的最重要部位。A. 食管黏膜下静脉，由左胃静脉供应，并通过奇静脉引流到上腔静脉；B. 脐旁静脉，由左门静脉脐部供血并引流到脐部附近的腹壁静脉，这些静脉可形成脐部的水母；C. 直肠黏膜下静脉，由肠系膜下静脉经直肠上静脉供应并通过直肠中静脉引流到髂内静脉；D. 脾肾分流，自发形成或外科手术形成；E. 胃短静脉与食管丛沟通

经 Elsevier 许可转载，引自参考文献 [197]

在肝硬化患者肝实质内，门静脉和肝静脉的小分支间的吻合支可形成分流，如下述所讨论[57]。这些分流使血液绕过肝血窦交换界面，从而导致功能受损。大型分流的产生使这一后果更严重。此外，任何减少门静脉到肝窦血流的操作都会增加血栓形成的可能性，进一步增加肝内阻力。评价这些获利和风险是手术治疗的一个重要特征。大的自发分流可能有利于降低门静脉压力，只有在适当情况下才需要处理。

门体分流降低外周血管阻力，可能是通过增加NO 的释放来实现的[58]。肺部扩张的血管通道可导致肺内分流，并伴有低氧血症和心输出量增加。

五、淋巴系统

淋巴管分为深层和浅层两组[42, 59, 60]。前者平行于门静脉和肝静脉的分支，后者位于肝包膜内。淋巴管间通过小分支大量吻合，穿过肝包膜。肝脏凸面浅表淋巴管形成密集的网络，聚结成 14 组淋巴管，通过冠状和镰状韧带、膈肌，进入食管和胸骨淋巴结。通过肝脏下表面流入肝门淋巴结。伴随门静脉后的深部淋巴管到达肝门左侧的肝脏淋巴结，沿肝静脉的淋巴管流入腔静脉附近的淋巴结。门静脉淋巴干引流 80% 肝脏淋巴。

淋巴管可以通过对 Podiplanin（D2-40）、Prox-1 和 LYVE-1[60] 抗体阳性的内皮染色来鉴定。基底膜、周细胞和平滑肌细胞稀疏或缺失[61]。较大的淋巴管和主干有瓣膜，管壁有平滑肌细胞。

淋巴结的形成在后面的显微解剖部分讨论。

六、神经系统

肝脏由丰富的交感神经和副交感神经支配[62]。神经纤维来自下胸神经节、腹腔神经丛、迷走神经和右侧膈神经，在 HA、PV 和胆管周围形成神经丛。大多数神经纤维形成前部和后部神经干，在肝门处进入肝脏。一些神经纤维通过肝静脉和韧带处进入肝脏。动脉主要由交感神经纤维支配，胆管由交感神经和副交感神经纤维支配。无髓交感神经纤维向第 1 区的单个肝细胞发出分支。神经放电通过缝隙连接从一个肝细胞传播到另一个肝细胞[63]。

尽管在豚鼠中发现腺泡内胆碱能纤维存在，但大多数肝神经纤维是氨基能或肽能性的，少数为胆碱能纤维。免疫组织化学研究已经证明了一些肝神经纤维中的许多其他物质，包括血管活性肠肽、神经肽 Y、胰高血糖素、生长抑素、神经降压素和降钙素基因相关肽。神经刺激的作用部分是由在肝脏的非实质细胞中合成的前列腺素介导的。局部压力感受器可检测肝窦血压增高并导致反射性肾动脉血管收缩[64, 65]。当肝脏扩张时，传入神经可能导致疼痛。

刺激 HA 和 PV 周围的神经束主要导致交感神经放电，从而改变了肝脏的新陈代谢和血流动力学[66]，葡萄糖和乳酸输出增加，减少了酮和尿素的产生、氨摄取、耗氧量、动脉和门静脉血流量以及胆汁流量。刺激交感神经可能会加剧毒素的作用[67]。刺激副交感神经被认为可以增加糖原的合成并减少葡萄糖的释放。肝副交感神经活动对骨骼肌胰岛素抵抗有重要影响[68]。神经活动受到激素水平的影响，特别是胰岛素和胰高血糖素。

去神经支配实验证实了肝脏去甲肾上腺素耗尽，血流对应激的反应改变、胆固醇和磷脂输出减少、祖细胞数量和功能减少、血糖控制和摄食行为改变以及钠潴留[69, 70]。神经功能的临床重要性尚不确定。移植后，尽管功能异常似乎很小[69]，肝脏的失神经状态持续存在[71]，这包括肝血流量增加、餐后 PV 流量减少、肝祖细胞减少、胰岛素抵抗伴餐后高血糖、多食及肝疼痛反应丧失。

七、胆道系统

胆道系统包括胆小管、肝内 / 外胆管、胆管周围腺体、胆囊和壶腹部[28]。肝内胆管始于肝总管的分叉处。

（一）大胆管和胆囊

大的肝内胆管的命名随着肝亚单位命名系统而变化（见前文）。每个肝段都有一个胆管，该胆管汇入叶间胆管，叶间胆管汇入肝右管或肝左管，后者分别负责引流右半肝或左半肝。尾状叶引流是可变的，其胆管通常汇入右侧和左侧胆管。肝段胆管、肝胆管和肝总管的连接处也是高度可变的[72]。肝左/右管在门静脉裂隙的右端汇合形成肝总管。肝总管长 1～5cm（平均 2cm），直径 0.4～1.3cm（平均 0.66cm），位于肝动脉右侧和 PV 前方[73]。它与右侧的胆囊管相连，形成胆总管，再走行 5～8cm 至壶腹部。胆总管的十二指肠上部位于小网膜的右侧边界，胆总管的胰腺部分在腹膜后穿过十二指肠的第一部分，然后在胰腺头部的后表面、下腔静脉前面的凹槽中穿行。在十二指肠的左侧，70%～85% 的人群中，胆总管通过胰管（Wirsung 管）连接并形成长度可变的共同通道[74]，扩张时被称为 Vater 壶腹[75]。共同通道位于十二指肠黏膜的隆起处，后者称为大乳头（Vater）。

Oddi 括约肌由环绕十二指肠壁内段胆总管的环形肌纤维组成，贯穿十二指肠壁[76]。在胰管末端和乳头末端周围也有环形肌肉纤维，也存在纵向纤维。胆囊收缩素能抑制 Oddi 括约肌，促进胆汁排入十二指肠。延长的共同通道已被认为与先天性胆管扩张有关[77]。胆汁反流可能发生在乳头切开术或小肠吻合术后，导致复发性胆管炎。

胆囊是一个容器，每天可接受多达 1L 胆汁，通过钠耦合水运输将其浓缩，并通过胆囊收缩素的刺激将其排出。胆囊是一个梨形囊，体积为 30～70ml，宽 3cm，长 7～10cm。它被分为胆囊底、胆囊体和胆囊颈。它位于肝右叶的下表面，胆囊底突出于肝脏的下缘，即腹直肌外侧缘与肋缘相交处。胆囊体朝向左上。从后面看，胆囊底和胆囊体分别与横结肠和十二指肠密切相关，胆结石可以穿透这些脏器。胆囊颈部向前弯曲，扩大后形成所谓的 Hartmann 囊。颈部黏膜形成 Heister 螺旋瓣，一直延伸进入胆囊管。螺旋瓣具有调节胆汁进出胆囊的功能。胆囊管长 4～65mm（平均 30mm），平均直径 4mm[78]。

胆管的动脉供应主要来自肝总动脉的许多分支，尤其是十二指肠动脉和右肝动脉[46, 79]。胆囊可以由 1 条、2 条或 3 条动脉供应。胆囊动脉通常来自右肝动脉。胆囊的静脉是可变的，可在胆囊床中汇入肝脏或从胆总管汇入静脉，最终汇入左侧和（或）右侧 PV 的分支[7]。胆囊、肝管和胆总管上部

的淋巴管汇入到肝门淋巴结中。较低的胆总管汇入胰头附近的淋巴结。

肝外胆管和胆囊的神经纤维主要来源于肝动脉周围的交感神经肝丛。它们也接收来自左右迷走神经的神经纤维。可以看到一些源自神经丛的神经纤维沿着胆总管走行。胆囊肌层和黏膜中存在稀疏的神经节细胞。来自右侧膈神经和肌膈神经的纤维形成与脊髓的神经连接。因为这些神经来自第 3 或第 4 颈神经，所以胆囊疾病出现肩痛的解剖学基础是明显的。迷走神经刺激引起胆囊收缩[80]。

Frierson[81] 和 Nakanuma 等[28] 对胆管和胆囊的组织学进行了综述。肝外胆管管壁由弹性纤维组织形成，除了在肌肉环明显的共同管道下端之处，平滑肌稀疏或缺如[82]。胆囊壁含有丰富的平滑肌和少量纤维组织。Rokitansky-Aschoff 窦是胆囊黏膜通过肌层缺损向外突出的结构，几乎所有存在结石的胆囊都有发现。Luschka 导管是胆囊肝表面网状组织中的小导管，这些导管与肝内胆管相通，但通常不与胆囊腔相通，胆囊切除术后可漏出肝内胆汁。

胆囊、远端胰管、远端胆总管和壶腹部黏膜有许多乳头状褶皱。胆管和胆囊的黏膜由单层柱状上皮和固有层组成，存在一些杯状细胞，尤其是壶腹部。壶腹中可能存在含有生长抑素的细胞，这可能是形成生长抑素瘤的原因之一。

分泌黏液的附属腺体（胆管周围腺体）位于胆囊颈和肝外胆管的固有层中，并与大的肝内胆管相邻[83]。

（二）肝内胆管

肝内胆管小胆管（< 0.02mm）、小叶间导管（0.02～0.1mm）、间隔导管（septal ducts）（0.1～0.4mm）和大导管（> 0.4mm）[28]。这些测量值是近似值，因为定义还取决于与节段边界和组织学模式的关系。

大胆管和间隔胆管具有界限分明的致密纤维壁和高柱状上皮，具有基底核和小黏蛋白液滴，这些胆管表达血型抗原。小叶间导管位于门静脉中心附近，纤维组织很少或缺如，上皮呈低柱状或立方形，缺乏黏蛋白，存在过碘酸（PAS）阳性基底膜。小胆管位于界板附近并具有立方上皮细胞，少数小

导管的存在可认为是正常的，但大量小胆管存在是胆汁淤积或肝脏再生的特征。在整个胆道系统中，每个导管通常伴有一条直径相似的动脉，这是评估导管缺失情况的有用指标。

伴随肝内大胆管和间隔胆管的胆管周围腺体可能位于壁内或在纤维壁外形成簇。壁内腺体富含黏蛋白，壁外腺体可能是黏液性或浆液性的，很少伴有局灶性胰腺腺泡分化。在华支睾吸虫感染的患者中，胆管周围腺体肥大，可能是该疾病中引起胆管癌的起源[84]。这些腺体可能在肝硬化、门静脉阻塞和多囊肾病[85]中形成囊肿，很少引起阻塞性黄疸[86]。

肝内胆管是许多疾病的病变部位，可导致导管破坏、继发性胆汁淤积，严重时最终可导致肝硬化。在原发性胆汁性胆管炎中，直径 0.3mm 的导管被免疫过程破坏。在原发性硬化性胆管炎中，被累及最严重的导管是肝外胆管和大的肝内胆管，较小胆管的管腔破坏较轻。小于 0.1mm 的导管是慢性同种异体排斥反应、移植物抗宿主病、Alagille 综合征及各种药物和毒素作用的焦点。新生儿胆道闭锁、多囊性肝病和一些其他综合征可能是由管板期发育的导管受到各种损伤导致[87]。

肝硬化或 PV 阻塞时，肝脏胆管周围血管丛肥大，在先天性肝纤维化中尤为突出，门静脉造影显示为树状门静脉[86]。

（三）变异和手术影响

在 6% 的人群中，部分右肝可能会汇入肝左管[7]。在 25% 的人群中，肝右管的一个分支汇入肝左管[88]。肝总管可以接受副肝管汇入。如果没有肝总管，肝左右管可分开走行并与十二指肠相连，肝右管连接胆囊管。其他变异包括主导管流入胆囊、胆囊管流入肝右管、肝右管流入胆囊管[7, 72, 89, 90]。胆囊管通常以一定角度进入胆管，但可在胆管后方以螺旋方式平行或弯曲延伸。肝门附近的大胆管和血管的关系是可变的，但这些结构的外周分支与门静脉共同走行于汇管区。

由于胆管依赖于动脉供血，故无论有无狭窄，移植后大胆管可能发生缺血性坏死，尤其是在肝动脉受损时。在肝动脉注射酒精或化疗药物后，可发现胆囊管狭窄、破裂和梗死，这可能是由于胆管周围血管丛损伤所致[28]。

许多疾病的特征为胆道系统的先天性或后天性异常。胆管异常、血管畸形，在胆囊和邻近肝脏的小导管之间形成吻合。胆囊切除术后这些胆管容易出现胆漏。分泌黏液的胆管周围腺体沿着胆管系统分布，可能会形成潴留囊肿，但很少侵犯管腔，可产生阻塞性黄疸[86]。先天性肝内和（或）肝外胆管扩张，称为胆总管囊肿，是胆管炎或阻塞性黄疸的罕见原因，通常出现在儿童时期。Caroli 病是这种疾病的一个亚类，主要表现为肝内胆管的明显扩张。先天性纤维囊性疾病有多种解剖学模式，常伴有肾脏疾病。von Meyenburg 复合体、汇管区扩张的导管簇是成人多囊肾病和多囊肝病的标志[91]。胆道闭锁、肝外胆管的缺失或闭塞，是儿童时期肝硬化的最常见原因之一。

已有文献对胆囊变异进行综述[92]。胆囊缺失和双胆囊是罕见的（分别为 0.05% 和 0.02%）；双胆囊可伴有两个单独的囊性导管。发育不全与肠或骨的其他先天性缺陷有关。胆囊分叶、胆囊缢缩和胆囊底褶皱（垂尖圆锥帽样胆囊）、胆囊持续性隔膜或憩室者易发生胆汁潴留和炎症。

胆囊可以完全埋藏于肝实质内中（肝内胆囊），或者通过肠系膜松散地附着于肝脏（游动胆囊）。异位胆囊可见附于肝左管。胆囊内的异位胃黏膜易穿孔或出血。

八、显微解剖

（一）正常人体组织学

从组织学上看，正常肝脏呈均匀分布的汇管区，由肝细胞板和血窦组成的薄壁组织分隔。终末肝小静脉位于与门静脉距离相等的位置。在结缔组织间质中，汇管区包含动脉、胆管、神经和 PV（图 4-9）。汇管区的间质通常含有少量巨噬细胞、浆细胞和淋巴细胞。虽然通常被称为汇管区三联征，但每种成分的数量随着汇管区的大小而变化。在针吸活组织检查的研究中，每个汇管区剖面平均有 2.3 个胆管、2.6 个动脉和 0.7 个静脉[93]。胆

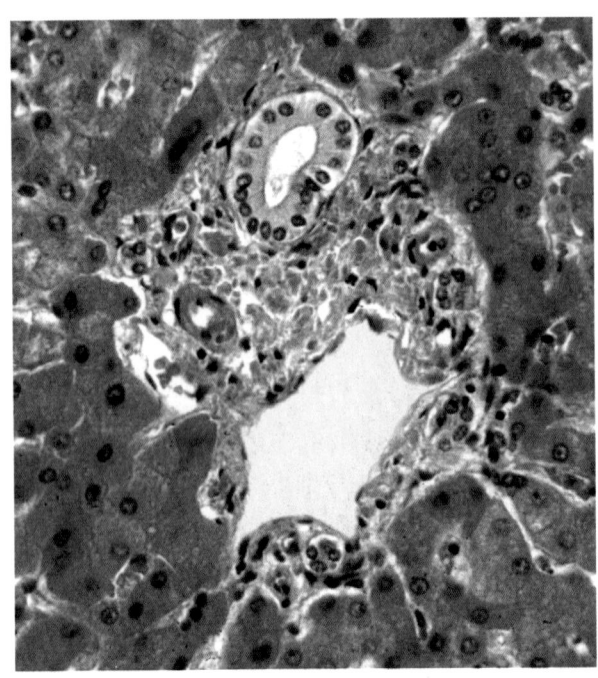

▲ 图 4-9　人肝脏正常汇管区，显示数个小胆管、2 条动脉、1 条门静脉和偶尔出现的淋巴细胞（HE 染色）

管的平均最小直径为 13μm，动脉为 12μm，PV 为 35μm。在正常婴儿中，每个汇管区中的胆管数量少于成人。成人汇管区的平均数量为 19 个 / 每次活检，平均活检长度为 1.8cm，但肝活体组织检查结果需要评估抽样误差。通过经颈静脉途径获得的活组织检查是这个尺寸的 50%，并且在纤维化条件下，可用的汇管区数量通常少于 6 个。

（二）肝细胞

肝细胞占肝脏内细胞总数的 65%，占肝体积的 80%。肝细胞为多面体，中心为球形核。它们排列在厚度为 1 个细胞的肝板上，在肝板的每一侧都有充满血液的窦状结构（图 4-10）[94]。细胞质膜有专门的结构域，在侧壁上有一个小管区域，在窦状隙（基底外侧）表面有许多微绒毛。相邻肝细胞的管状结构域通过紧密连接连接在一起，形成胆小管，这些胆小管聚集在一起，最终流入汇管区的胆管。肝细胞也由缝隙连接结合，缝隙连接在神经冲动从 1 区传递到 3 区起作用。肝细胞的正常和异常超微结构在其他方面也有报道 [95, 96]。

肝细胞可通过白蛋白或 α- 胎蛋白合成分子技术的证据来鉴定，使用免疫组化技术更方便。

HepPar1（氨基甲酰磷酸合成酶）、精氨酸酶 -1 和 CK18 染色所有肝细胞的细胞质 [97, 98]。谷氨酰胺合成酶在终末肝小静脉邻近肝细胞的细胞质和再生肝细胞染色 [99, 100]。多克隆癌胚抗原（CEA）和 CD10 染色胆小管。甲胎蛋白、磷脂酰肌醇蛋白聚糖 -3、HSP70 和 p28/gankyrin 通常在恶性肝细胞中表达 [97, 101, 102]。

（三）内皮细胞和血窦

人类血窦的长度为 223～477μm。血窦的直径为 6～30μm，必要时可增加至 180μm。区域 1 的血窦小于区域 3[103]。其管径依赖于内皮细胞和星状细胞的主动收缩及被动扩张 [104]。与血窦的直径相比，白细胞较大，因此血流压迫血窦壁，促进血浆、内皮下液体和肝细胞之间的交换 [103]。

肝血窦表面覆盖着一层内皮细胞，将血管外的 Disse 间隙隔开（图 4-10）。肝血窦与全身毛细血管的不同之处在于内皮细胞是有孔的，内皮下基底膜材料很少，大多数物种中不存在 Weibel-Palade 体，缺乏细胞间连接，允许大分子通过，包含脂蛋白但不包括乳糜微粒 [94, 105]。窗孔被分成许多簇，称为筛板。大鼠的平均窗孔直径为 150～175nm，占内皮表面积的 6%～8%[105]。窗孔可以受各种刺激而改变大小，刺激包括压力、神经冲动、内毒素、酒精、血清素和尼古丁 [106]。它们在区域 1 中较大而在区域 3 中较小且较多。破坏肌动蛋白丝的试剂在几分钟内几乎可以使窗孔数量增加 1 倍 [106]。已经用标记颗粒研究了窗孔的渗透性。在大鼠中，直径 400nm 的脂质体容易被肝细胞吞噬。穿过窗孔的能力可能取决于颗粒的变形性或表面电荷 [107]。

肝血窦内皮细胞与连续内皮细胞免疫组织化学表型也不同。Ⅷ因子相关抗原、Ulex europaeus 凝集素Ⅰ偶联、PECAM-1、CD34 和 1F10 是连续内皮细胞的特征，但不是窦状内皮细胞的特征 [108]。肝血窦内皮细胞表达低亲和性 Fcγ 受体（CD32，Fc 受体）、脂多糖结合蛋白复合物受体（CD14）、血小板反应蛋白受体（CD36）、Ⅱ类组织相容性受体（CD4）、ICAM-1、stabilin-1 和 stabilin-2[109-111]。stabilin-1 和 stabilin-2 在肝血窦内皮细胞内吞蛋白质中起作用 [112]。

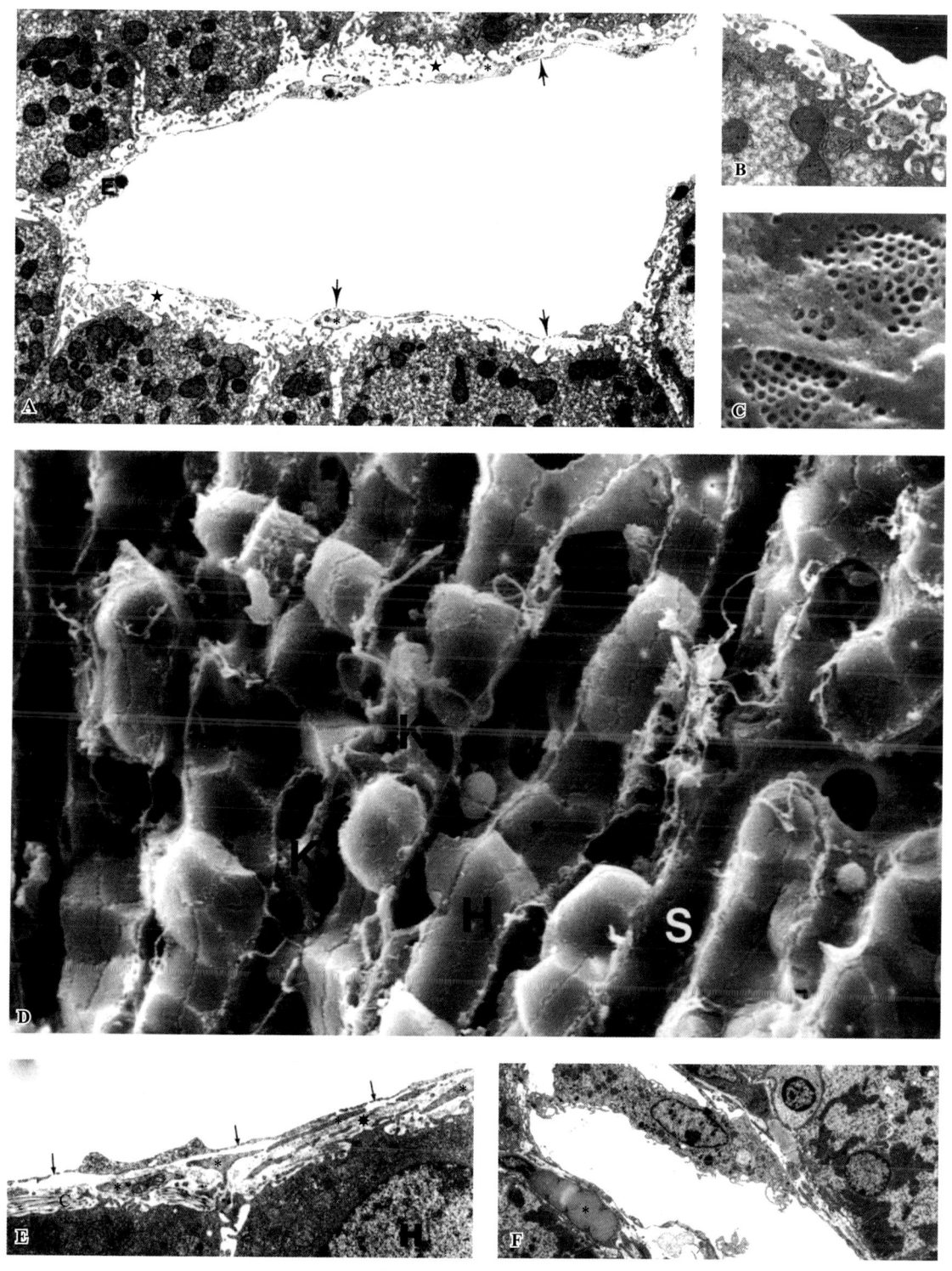

▲ 图 4-10 血窦的超微结构

A. 血窦显示内皮（E）覆盖内皮下的 Disse 间隙（★）。这个间隙包含星状细胞（*）和肝细胞微绒毛。注意，微绒毛延伸到肝细胞之间的凹陷中。内皮细胞是有孔的（箭）。透射电子显微镜（TEM），原始 ×4840；B. 显示肝细胞内皮窗孔和微绒毛的近距离图像，TEM，原始 ×10 000；C. 内皮小孔聚集成筛板。扫描电子显微照片（SEM），原始 ×29 400；D. 肝细胞板宽度为一个细胞，在板的边缘可见胆小管（短黑箭）。可见肝细胞（H），血窦（S）和 Kupffer 细胞（K）。胶原纤维已从 Disse 间隙中提取出来。SEM，原始 ×2000；E.Disse 间隙（✳）包含几个星状细胞（*）和胶原束（C）。内皮窗标记（箭）。H. 肝细胞核。TEM，原始 ×6000；F. 在腔中具有 Kupffer 细胞的血窦和 Disse 间隙中含有脂质（*）的星状细胞。TEM，原始 ×2000

A 和 B 由 P. Bioulac-Sage 提供；C 经 Springer-Verlag 许可转载，引自参考文献 [94]

在胚胎发生过程中，从连续到有孔的表型转变发生在妊娠 5～20 周[109]。慢性肝炎、肝硬化和肝细胞癌中，有孔表型可恢复到连续内皮细胞表型[110]，包括 CD34、PECAM-1 和层粘连蛋白受体 $\alpha_6\beta_1$ 和 $\alpha_2\beta_1$ 的表达[108, 113]。当肝血窦内皮获得 CD34 表达时，stabilin-2 表达丧失[111]。这些表型变化可能是严重肝硬化发生期间发生的血窦动脉化的指征。形态学上，肝硬化可能伴随着 Disse 间隙的扩大，内皮下基底膜胶原蛋白沉积，肝细胞微绒毛脱落和消失。这些变化，通常被称为"血窦毛细血管化"[114]，可能会减少穿过血窦壁的运输，并解释肝硬化时一些肝细胞功能障碍的原因。

肝细胞、Kupffer 细胞、血窦和动脉内皮细胞产生的 NO 可引起血窦血流增加，从而在各种损伤期间保护肝脏[115-117]。增加血流量可能有助于防止白细胞和血小板黏附，否则可能损伤内皮细胞[118]。NO 的生成可能在肝肺综合征[119] 和肝肾综合征[120] 中起作用。内皮素 -1 是由活化的肝星状细胞产生的，并导致这些细胞收缩[121]。内皮素 -1 循环可能在肝肾综合征中起重要作用[120]。

内皮细胞损伤在内毒素血症、低血压休克和供体肝脏冷灌注中起重要作用[122, 123]。供肝可能发生内皮细胞聚集和分离，这可能是导致某些移植后原发性无功能病例出现的原因[124, 125]。

已有研究表明，Disse 间隙增厚可能导致物质向肝细胞表面运输不良[126]，并可能导致门静脉高压[127]。淀粉样纤维沉积可显著扩大 Disse 间隙，导致下方的肝细胞严重萎缩，已有报道严重淀粉样变性、肝大、胆汁淤积和肝硬化门静脉高压症[128]。在戈谢病、肥大细胞症、白血病和骨髓增生性疾病中，血窦内发生细胞浸润，但是这种浸润与门静脉高压症的临床证据无关[129]。在这些疾病中，因为血窦是可扩大且能够再生的，小静脉阻塞更有可能引起门静脉高压[39]。

（四）淋巴液形成

大多数肝脏淋巴源自内皮下 Disse 间隙，少数（约 10%）由胆管周围毛细血管丛渗漏形成。最小的可识别的毛细淋巴管存在于门静脉末端的间质组织中并且与肝静脉末端相邻（图 4-11）[130]。这些毛细淋巴管连接到 Disse 间隙的途径已被论证[60]。据研究认为，淋巴通过位于门静脉周围肝细胞、门静脉间质内的胶原和蛋白多糖基质渗出。淋巴也可以在汇管入口小静脉和穿透界板的小动脉周围的基质中流动。

由于内皮细胞在血窦内皮细胞中（和假定也包括淋巴管）中有较大的开孔，血浆与内皮细胞下组织液之间只有少量或没有渗透压梯度，肝淋巴的蛋白质含量约为血浆的 80%。在非常低的渗透压梯度下，淋巴液形成的主要原因是肝窦压力。传出压力每升高 1mm，肝脏淋巴流量增加 1 倍。正常情况下，肝脏每天产生 1～3L 淋巴液，但在肝硬化或肝外流出道梗阻时，每天可能增加到 11L[131]。小胆管与淋巴管间的通路可能导致胆道梗阻后淋巴液增加[132]。

（五）胆管树

胆管树始于胆小管网，通过 Hering 管注入胆管（图 4-12）[133]。小胆管由动脉供血（图 4-13）[134]。肝动脉的终末分支在汇管区内供应总体毛细血管丛、胆管周围血管丛，并且直接汇入 1 区肝血窦内[135]。

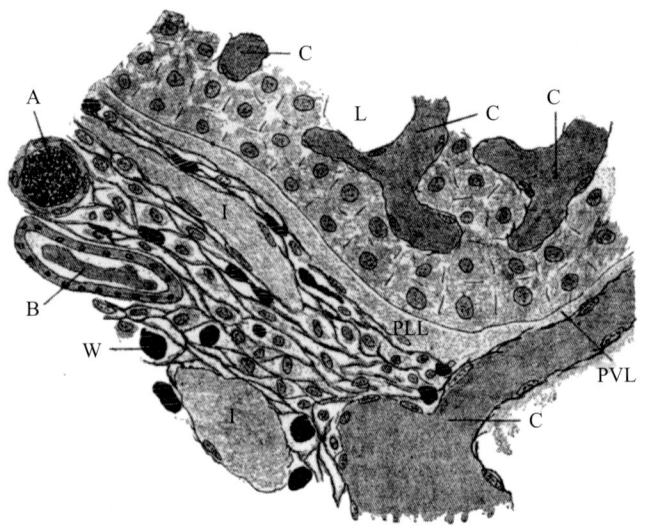

▲ 图 4-11　门静脉和门静脉周围组织的 Mall 原创图

显示了注射明胶后的 Disse 间隙（血管周围淋巴间隙，PVL）、Mall 间隙（小叶周围淋巴间隙，PLL）和淋巴管（I）。Disse 间隙与 Mall 间隙是连续的。在现实中，Mall 间隙可能是间质基质纤维中淋巴渗出的虚拟间隙。还标示出小叶（L）、血窦（C）、结缔组织纤维（W）、胆管（B）和动脉（A）

经 Johns Hopkins University 许可转载，引自参考文献 [130]

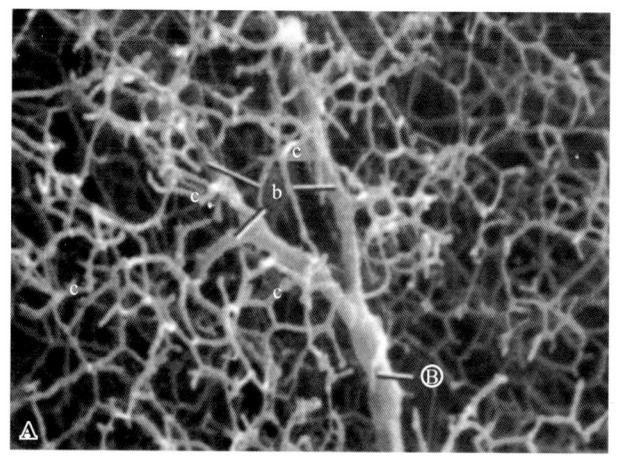

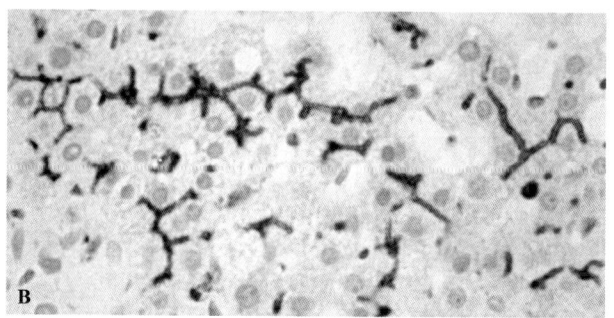

▲ 图 4-12 胆小管

A. 大鼠胆管树的甲基丙烯酸酯注射模型（×860）的扫描电子显微照片。Ⓑ，胆管末梢；h，Hering 管；c，胆小管流入 Hering 管；B. 多克隆癌胚抗原（CEA）染色的人肝脏显微照片。CEA 分布在 HE 染色看不到的胆小管中。CD10 染色也可见类似胆小管

A，经 Japanese Society of Histological Documentation 许可转载，引自参考文献 [199]

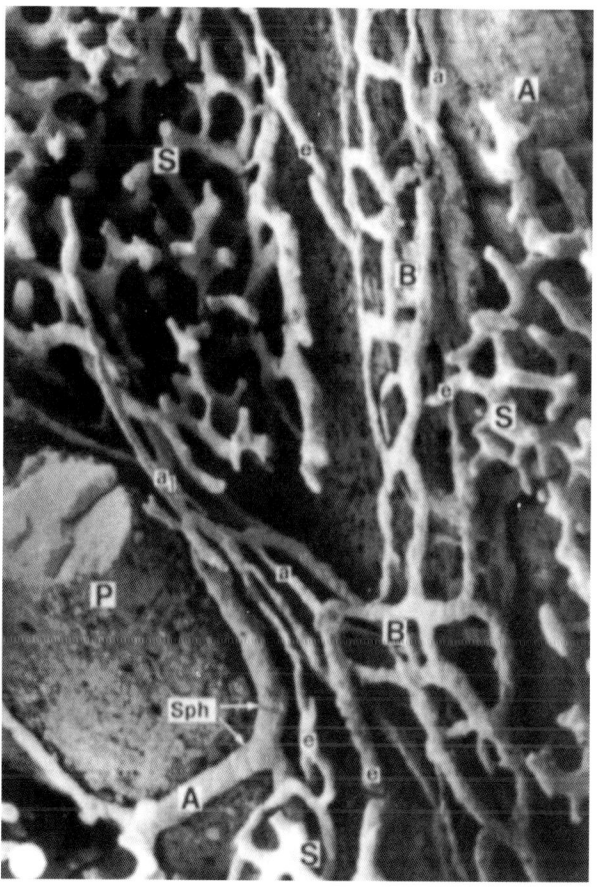

▲ 图 4-13　恒河猴肝脏的血管模型扫描电镜观察

胆管周围动脉丛（B）通过传入小动脉（a）接收动脉分支的血液（A）。通过传出小动脉（e）供应窦内血管丛（S）。注意凹槽表示小动脉括约肌（Sph）。小动脉（a_1）绕过神经丛，直接进入窦内。P. 门静脉。甲基丙烯酸甲酯铸型，原始大小 ×135

经 Japanese Society of Histological Documentation 许可转载，引自参考文献 [198]

总体和胆囊周围血管丛最终通过称为"门静脉内部根系"的毛细血管连接流入肝窦内。胆囊周围血管丛分为内、中、外层。内层为有孔内皮细胞，提示其在水交换中起作用。胆囊黏膜可见类似的有孔内皮细胞。

微管系统具有收缩和分泌功能。离体肝细胞双倍体中可观察到微管有节律地收缩，被认为代表了完整肝脏中的蠕动活动[136]。这些收缩功能由肌动蛋白、肌球蛋白Ⅱ、原肌球蛋白和 α- 肌动蛋白及相关蛋白组成的微丝小管周围微丝带所提供，由非收缩性的中间丝鞘稳定[137]。

小胆管内附着的胆管细胞在激素作用下运输水和溶质[138-140]。胆管周围的腺体也参与控制胆汁的浓度。氯离子转运依赖于囊性纤维化跨膜传导调节蛋白（CFTR），这解释了某些囊性纤维化患者

胆汁含水量降低、肝结石和继发性胆汁性肝硬化的原因。在多囊性肝病中，胆管细胞纤毛存在遗传异常，导致液体运输中断和胆管细胞增殖[141]。

（六）肝星状细胞

肝星状细胞（脂肪储存细胞或 Ito 细胞）位于 Disse 间隙内，它们的细胞质通常含有丰富的维生素 A，主要是视黄酰基棕榈酸酯[142]。这些细胞可以通过平滑肌肌动蛋白的免疫反应性、瞬时自体荧光及对金和银的组织化学亲和力来鉴别。

当肝星状细胞被各种细胞因子激活时，被转化成肌成纤维细胞，减少维生素 A 的储存，增加肌丝和 α- 平滑肌肌动蛋白的含量，增加原胶原基因转

录的表达[143-145]。肝星状细胞在激活状态下主要是成纤维细胞。已有证据表明，多种形式的肝损伤激活肝巨噬细胞，这些细胞释放能够激活肝星状细胞的细胞因子。肝星状细胞也可分泌基质金属蛋白酶降解基质蛋白。激活的肝星状细胞在交感神经放电或内皮素 –1 的刺激下收缩。它们还分泌血管生成因子如 ang1[146, 147]。通过这些机制，肝星状细胞可加重门静脉高压症。

（七）Kupffer 细胞

Kupffer 细胞是肝脏中的常驻巨噬细胞，占体内组织巨噬细胞 80% 以上，占肝脏细胞的 15%。Kupffer 细胞虽然能够原位增殖，但也可从外周血招募[148]。Kupffer 细胞驻留在血窦中，伪足锚定到内皮细胞或偶尔锚定在肝细胞，可以形成窦壁的一部分。肝脏中的巨噬细胞在宿主对各种损伤反应中是重要的，如毒素和感染源诱导损伤中的作用[149]。

（八）肝相关淋巴细胞

正常情况下，即使是用生理盐水冲洗后，在汇管区和肝窦内仍有少数淋巴细胞。汇管区淋巴细胞 90% 为 T 细胞，CD4 ∶ CD8 比值为 1.6，而肝窦内淋巴细胞 60% 为 T 细胞，CD4 ∶ CD8 比值为 0.4，自然杀伤细胞（CD56+）为 30%。肝窦内淋巴细胞位于窦腔内，与 Kupffer 细胞和内皮细胞相黏附[148]。许多肝窦淋巴细胞较大，有细胞质颗粒，因为这些颗粒与葡萄籽大小相似，所以又称陷窝细胞[150]。肝窦 1 区血窦中陷窝细胞是最多的。这些细胞被认为具有杀灭肿瘤细胞和病毒感染细胞的作用。陷窝细胞的颗粒含有穿孔素，这是一种损伤细胞膜的蛋白质[150]。淋巴细胞和其他白细胞的趋化主要由炎症反应激活的趋化因子控制[151]。

（九）基质

结缔组织基质组成肝包膜、从肝门到外周的汇管区和窦壁。基质的组成成分随位置而变化。肝包膜和汇管区的结缔组织主要是 I 型、Ⅲ 型胶原和弹性蛋白组成。网状纤维因其对银的组织化学亲和力而为人所知，主要由 I 、Ⅲ 和Ⅳ型胶原组成[152]，位于 Disse 间隙，赋予了肝实质抗拉强度。Ⅳ型胶原在小血管和小胆管周围形成基底层。

基质中含有许多非胶原糖蛋白，包括层粘连蛋白、纤维连接蛋白、肌腱蛋白、黏附素、玻璃体结合蛋白、粗纤维调节素、骨结合素和血管假性血友病因子[153]。层粘连蛋白将基底膜胶原连接到内皮细胞和上皮细胞的整合素。肌腱蛋白的功能是不确定的，但对各种细胞类型均有促有丝分裂作用。玻璃体结合蛋白刺激成纤维细胞的迁移。血管假性血友病因子存在于内皮 Weibel-Palade 小体内和基底膜中[153]。蛋白聚糖与细胞和基质蛋白结合，并作用于基质细胞和细胞 – 细胞的相互作用中。

基质胶原是防止血管和血窦壁撕裂的重要物质。局灶性破裂的网状蛋白导致肝实质出血和囊肿充血（肝紫癜）[154, 155]。矿物油沉积存在于 50% 以上人的肝脏汇管区和肝静脉附近，通常伴有轻微的单核细胞浸润[156]。

（十）肝脏的三维结构

肝实质组织已经被概念化为两种不同的模型：腺泡和小叶[157-159]。终末 PV 与终末肝静脉交叉，肝窦桥接这些血管之间的间隙。终末肝静脉可被认为是肝小叶的中心或数个肝腺泡的边缘。在这里详细讨论腺泡模型。

单纯肝腺泡是一种小的实质块，大小和形状不规则，围绕一个轴排列，轴由终末肝小动脉、门静脉、胆管、淋巴管和同小门静脉一起生长的神经组成（图 4-14）。单纯肝腺泡位于两个（或多个）终末肝静脉之间，其血管和胆管轴与终末肝静脉交织在一起。在 2D 视图中，肝腺泡占据两个相邻六边形或五边形域的扇形区域。

单纯腺泡的界板和细胞索在三维上与相邻的腺泡相连续。没有被膜将腺泡彼此分开。可以假定腺泡之间的分界线是胆汁引流的分水岭，因此每个腺泡将其胆汁分泌物排入轴向胆管。

复杂腺泡是由至少 3 个单纯腺泡组成的组织块，在三维上其轴向通道在前终末支分支。每个终端分支形成一个单纯腺泡的轴（图 4-15）。由小团块（腺泡）组成的一套组织围绕着末梢通道。这些腺泡由终末血管的分支的轴向小动脉和小静脉滋养。复杂腺泡的结构和功能单位可以通过注射有色材料来证

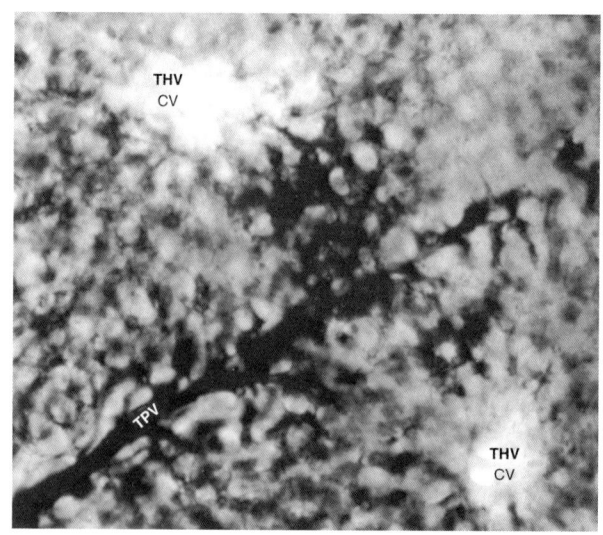

▲ 图 4-14 人肝脏腺泡

腺泡占据两个相邻六边形扇区，并到达它们的中心静脉。门静脉末端分支注入印度墨水，并垂直走行于与之交织的肝静脉两端。厚切片，原始大小 ×300。CV. 中心静脉；TPV. 门静脉末端分支；THV. 终末肝小静脉

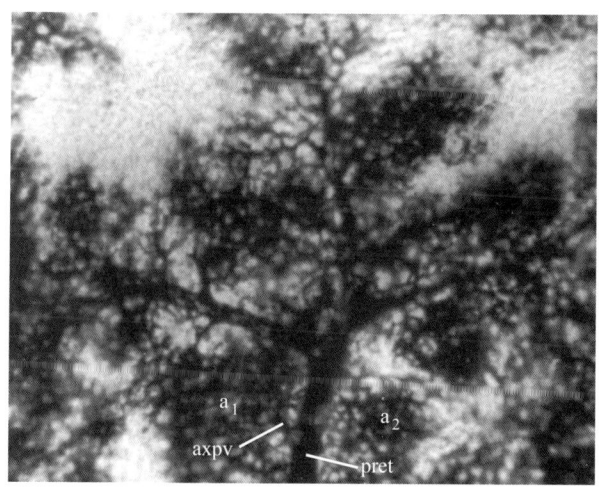

▲ 图 4-15 人类复杂腺泡

注入印度墨水的肝窦由 3 个终末门静脉分支和它们的上一级终末前血管（pret）供血。这些门静脉小血管有助于形成纵向切开的复杂腺泡的轴向通道。围绕终末前血管周围的肝实质部分由腺泡（a_1、a_2）形成。轴向门静脉小血管（axpv）为 a_1 肝血窦供血。注射不良的白色区域（上角）是终末肝小静脉 3 区（没有显示）的一部分。150μm 厚切片，原始大小 ×88

明[160]。单纯腺泡的轴向血管总是与复杂腺泡的上级血管颜色相同[160]。3 或 4 个复杂腺泡形成较大的腺泡聚集体。腺泡也形成围绕附聚物轴心的一块肝实质。

腺泡聚集体是一个整体，因为整个团块及其分支的血管供应和胆道引流的主要途径是共同的。这种层次结构是可以连续的，因为几个腺泡聚集体是由单一肉眼可见的汇管区供血。人肝脏供应聚集体的 PV 直径约 150μm（图 4-16）[160]。肝静脉的所有分支与 HA 和 PV 分支类似规则相交织；当在横断面上观察时，形成了六边形或五边形的图案（图 4-17 和图 4-18）。

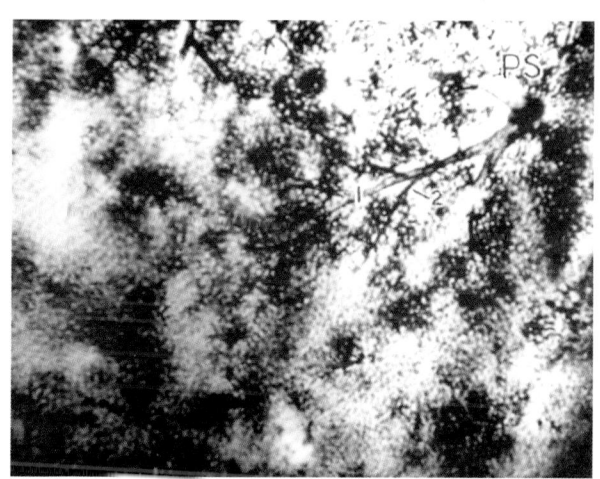

▲ 图 4-16 注射印度墨水后的人肝腺泡聚集体群组

3 个大的门静脉分支从门静脉间隙（PS）向不同方向生长。其中一个斜向穿过该区域，代表腺泡附聚物的轴。从这个门静脉分支中，前端（1）和末端（2）分生生长并形成复杂和单纯腺泡的轴。100μm 透明厚切片，原始大小 ×18

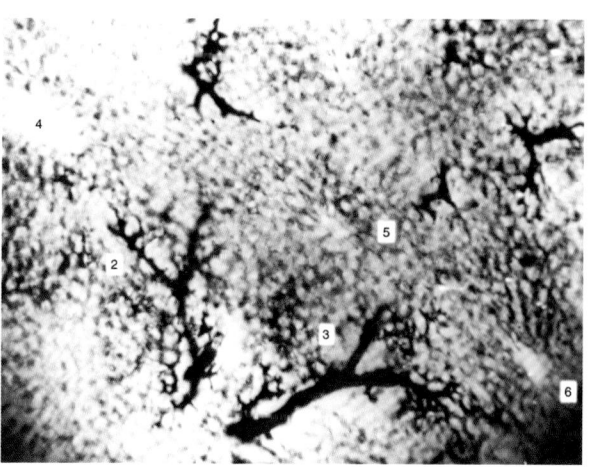

▲ 图 4-17 注入印度墨水后人肝门静脉和肝静脉分支的交织情况

形成腺泡轴的两个水平的末端门静脉分支（2，3），与三个垂直的末端肝小静脉交叉（4，5，6），并围绕它们形成拱形。厚切片，原始大小 ×110

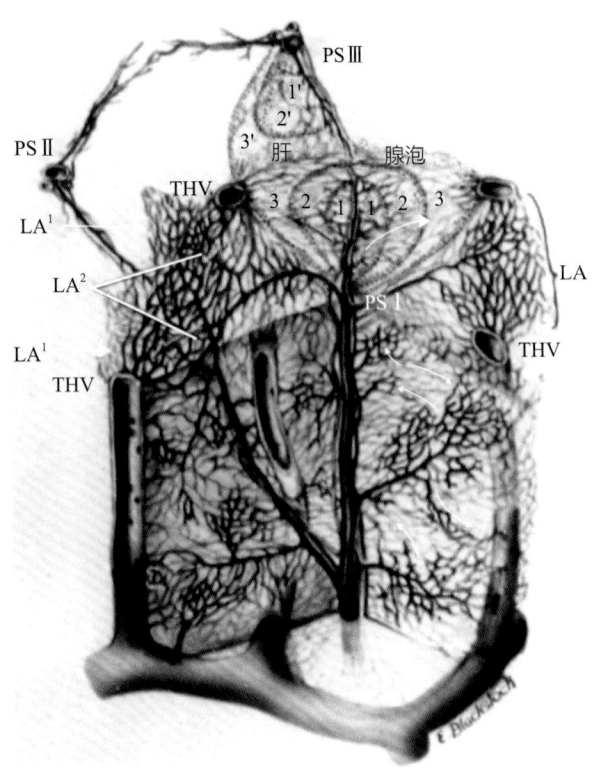

▲ 图 4-18　腺泡聚集体的血管和胆管结构以及腺泡与邻近六角形小叶的关系

注意终末门静脉分支的弓形路线、不规则排列的单纯腺泡及形成细小腺泡轴的门静脉短血管，这些细小腺泡在纵向切割的门静脉周围形成肝实质组织。白箭示腺泡结构和腺泡的相互沟通路径。D. Deysach 通道；LA、LA¹. 单纯腺泡；LA². 单纯肝腺泡穿透六边形区域，位于腺泡的起源水平之上；PS Ⅰ、PS Ⅱ、PS Ⅲ. 门静脉间隙；THV. 终末肝小静脉；1、2、3. 单纯肝腺泡的循环区

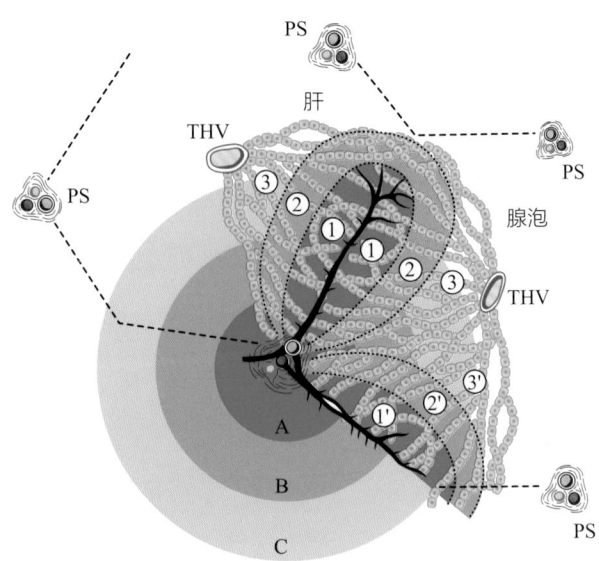

▲ 图 4-19　单纯肝腺泡的血供和带状排列的细胞

腺泡占据相邻六边形的相邻区域。区域 1、2 和 3 分别代表在基质、氧气和营养物方面具有第一、第二和第三优势的血液供应区域。这些区域围绕着末端传入血管分支、末端胆小管、淋巴管和神经为中心，并延伸到三角形肝门区分支伸出处。区域 1′、2′ 和 3′ 表示相邻腺泡单元的部分对应区域。在区域 1 和 1′ 中，门静脉入口静脉汇入肝窦内。注意，区域 3 接近前末端入口通道，几乎进入内循环（A）。PS. 门静脉间隙；THV. 终末肝小静脉（中央静脉）

　　腺泡是理解人类生物学中许多血管和胆道事件的理想生理单位（参见后面关于肝硬化的讨论）。腺泡的概念优势在于一部分实质的血液供应和引流同一实质的胆管位于同一门静脉三联体中。"因此，在这个小的肝实质组织中建立了结构、循环和功能的统一体"（图 4-19）[161]。相比之下，经典的六角形小叶由几个单独的 PV 分支、动脉和导管供应，它们同时也供应其他相邻的小叶[160]。

　　McCuskey[162] 指出，所有的基本关系都存在于一个称为肝微血管亚单位的更小单位中。最小的有用单位是在相邻单位之间血流有显著障碍的单位。

　　最近的研究表明，门静脉血液由许多输入小静脉分配，使得门静脉的血液供应比最初描述的腺泡更弥散，不那么成团[157-159]。这些分析表明，氧张

力的等压线是镰刀形的（图 4-20），肝实质亚单位是类似篱笆的组成单位，而不是藤蔓上的单个葡萄构成。虽然在正常人肝脏中很难看到实质亚单位，但在病理条件下，如结节性再生性增生时，它们变得明显，此时存在门静脉 – 静脉供血的"修枝"。如同篱笆一样，当修剪单个的门静脉单位时，其余单位发生增生，形成球状单位阵列，暴露出下面的腺泡结构。单纯的、复杂的和凝集的腺泡的分级排列可见于萎缩或坏死明显的肝脏[161]。在长达 1 个世纪的长期争论中，有必要注意到人类肝脏中的实质亚单位是不存在的。这场辩论涉及想象它们的结构，如果它们确实存在的话。

（十一）肝细胞异质性

　　从解剖位置上看，肝脏可从肠和胰腺接受高浓度的营养素和某些激素。这些物质的梯度及氧和代谢废物，均被发现可以横跨肝功能单位。这些梯度不是恒定的，而是随饮食和锻炼的周期而变化。

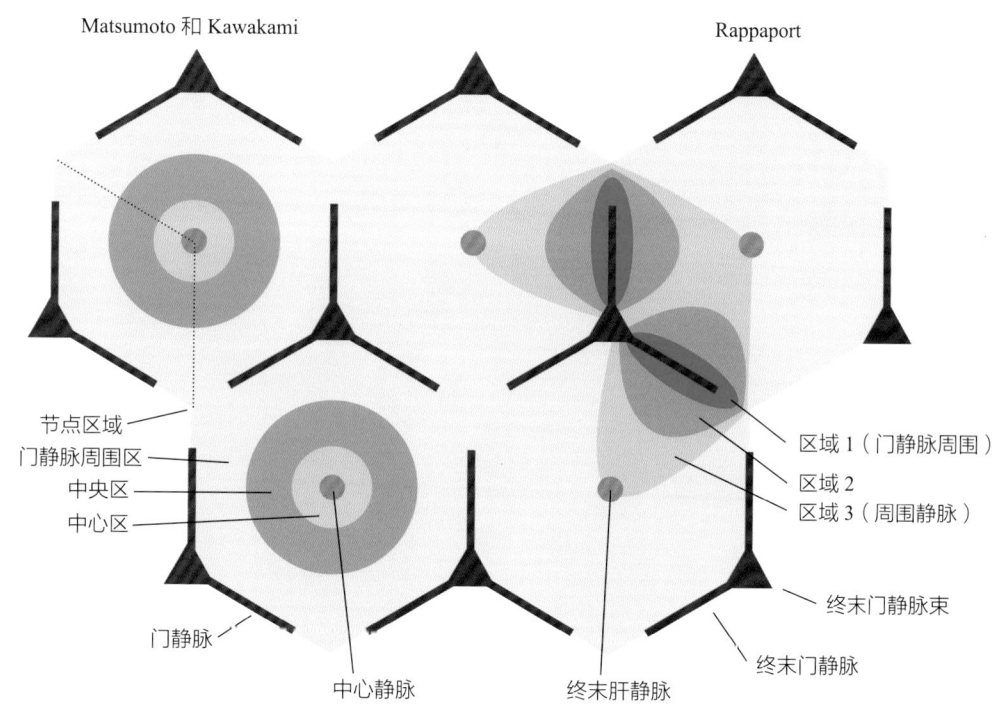

▲ 图 4-20 肝微循环的腺泡结构，由 Rappaport[160] 构思，Matsumoto 和 Kawakami[157] 修改

在两种模型中，阴影区域的边缘表示等血压（等压线）、氧含量或其他特性的平面。模型在终端门静脉周围等压线的形状上有所不同。腺泡呈球状，典型的六角形小叶由若干楔形部分（称为初级小叶，由虚线表示，左上角）组成，这些部分具有圆柱形（镰刀形）等压线。节点区域是 Mall [23] 的节点

经 Elsevier 许可转载，引自参考文献 [197]

肝细胞在腺泡内的位置决定了这些肝细胞的特殊功能（图 4-21）[158, 163-165]。第 1 区的肝细胞具有大量的线粒体，可以适应高氧化活性。第 1 区的主要生化过程是糖异生、脂肪酸 β- 氧化、氨基酸分解代谢和尿素生成、胆固醇合成和胆汁酸分泌的主要场所。第 3 区是释放能量过程的理想场所，包括糖酵解和脂肪生成。邻近终末肝小静脉有一圈肝细胞通过合成谷氨酰胺从血液中除去氨。第 3 区也是药物一般解毒和生物转化的场所。

代谢分区伴随着一些解剖特征变化[161]。在第 1 区，线粒体更大、数量更多，溶酶体和高尔基体也更丰富。第 3 区，光滑的内质网更丰富，核体积更大。在第 1 区，内皮细胞窗孔较大且较少，Kupffer 细胞、大颗粒淋巴细胞、星状细胞和交感神经末梢更丰富。基质蛋白的组成也存在梯度[166]。

研究发现，除了少数例外，代谢区带的控制多发生在翻译前水平。因此，酶蛋白和酶 mRNA 的梯度趋于彼此平行。酶的表达通常随喂养周期（feeding cycle）的变化或氧张力的变化而变化，因而区带被认为是动态的。这很可能由于许多信号相互作用而产生了动态区带。葡萄糖和氧的梯度对各种酶都有影响，并且这些梯度是相互依存的[167, 168]。Wnt/β-catenin 信号转导通路中的基因似乎介导代谢区带[169, 170]。

不随代谢信号变化的稳定区带是细胞间或细胞基质相互作用的结果。例如，谷氨酰胺合成酶的活性可能取决于肝细胞与小静脉的某些元素的紧密接近[164, 171]。谷氨酰胺合成酶的表达在晚期肝硬化中检测不到[99]，可能是因为肝硬化发展过程中肝小静脉的破坏和第 3 区肝细胞的继发性坏死[100]。

肝细胞异质性的临床意义

代谢异质性是造成带状损伤的重要因素，而后者对病理学家来说，具有一定的诊断价值。化学损伤引起的坏死和脂肪变性的分布通常是带状的。第 3 区坏死是一些化学物质中毒的明确特征，如对乙酰氨基酚、毒鹅膏、吡咯烷生物碱及各种碳氢化合物（氟烷和四氯化碳）中毒。烯丙醇、磷及大剂量铁摄入可出现第 1 区坏死。第 2 区中毒在人类中罕

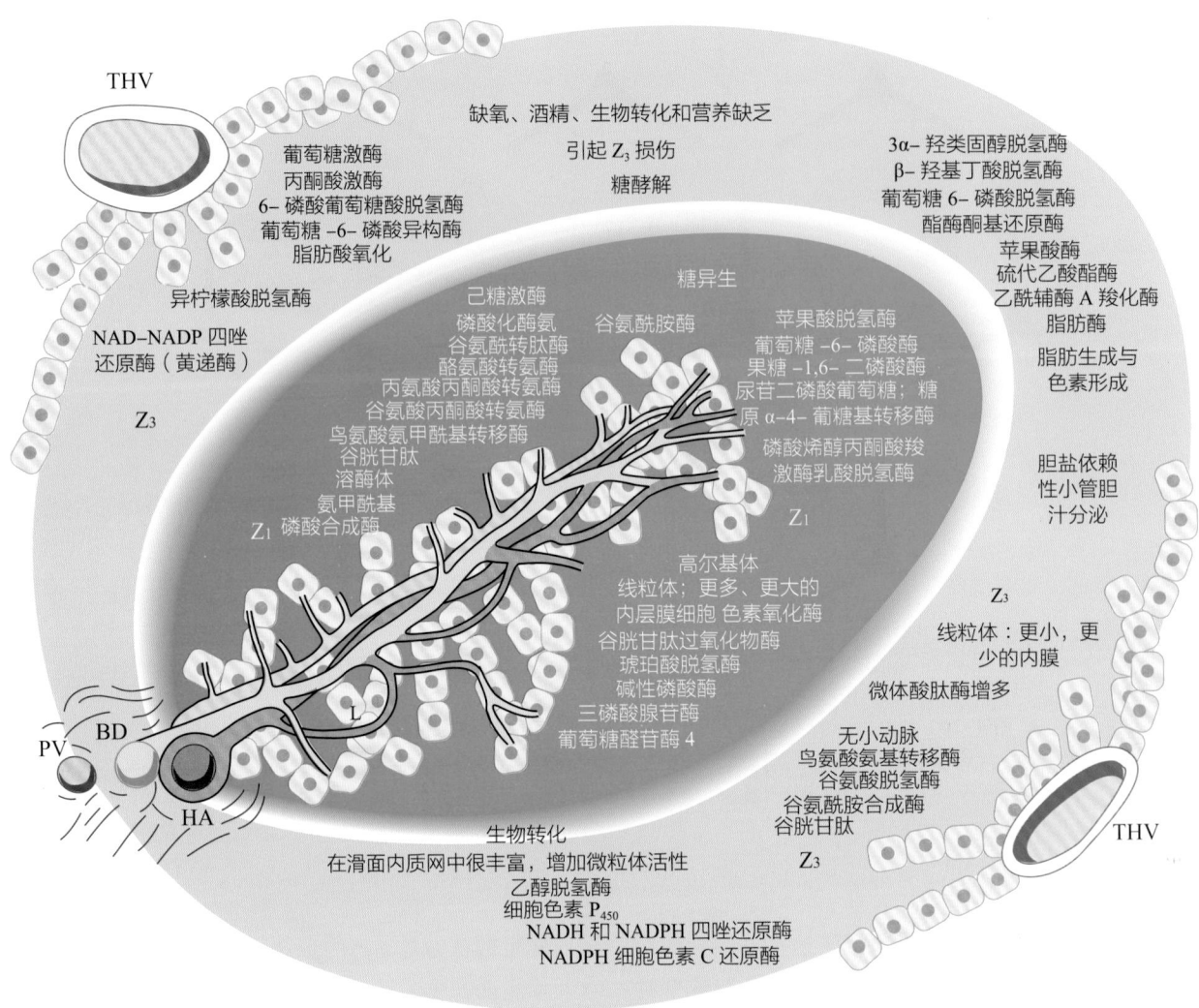

▲ 图 4-21　各种代谢过程的示意图，显示腺泡之间的区带差异

BD. 胆管；HA. 肝动脉；PV. 门静脉；THV. 终末肝静脉；Z_1. 门静脉周围区；Z_3. 腺泡周围区和静脉周围区（后者来源于几个相邻腺体的 Z_3 的部分）。数据源见参考文献 [161，164]。NAD, NADH. 烟酰胺腺嘌呤二核苷酸（和还原型）；NADP 和 NADPH. 烟酰胺腺嘌呤二核苷酸磷酸盐和还原型

经 Lippincott 许可转载，改编自 Rappaport 和 Wanless[161]

见，但在使用恩盖酮、呋塞米和铍的动物中可见。啮齿动物可卡因中毒可能依赖于预先存在的酶诱导而影响不同的区域[172]。

全身低灌注通常引起第 3 区坏死，但可能会因局部因素而改变坏死区域。如，在弥散性血管内凝血中，第 1 区窦状隙纤维蛋白沉积导致最大缺血位于第 1 或 2 区。曾报道过在一些低血压性休克患者中出现了第 2 区坏死[173]。病毒性肝炎通常在所有区域都会产生点状坏死，但多以不明显的第 3 区为主。黄热病常引起第 2 区坏死。疱疹病毒引起的坏死分界良好，不遵循带状分布。

在血色素沉着症中，含铁血黄素主要沉积在第 1 区肝细胞中。这有助于区分含铁血黄素的脂褐素，后者主要发生在第 3 区肝细胞中。接近胰岛素源有利于脂肪变性的发生，如透析过程中腹腔内注入胰岛素后可见到，Zahn 梗死区脂肪变性减少，组织的门静脉供血受到阻碍。

（十二）肝微循环的控制

终端门静脉（the terminal PV）以恒定但缓慢的血流直接供应血窦[160, 161]。相比之下，小动脉流入门静脉末梢和第 1 区血窦时血流是搏动的但量少，

似乎增强血窦血流，特别是在反应性动脉血流期间，如餐后。血窦组的工作是不同步进行的。从非活性血窦的储存阶段到流动活性的变化，在微观层面上证明了肝脏作为"循环系统的静脉扩张器和血液供应者"的功能[174]。

动脉流量与门静脉流量成反比。这种肝动脉缓冲反应的机制是基于局部产生腺苷的洗脱完成的[175]。当门静脉血流减少时，腺苷积累并导致动脉阻力血管扩张，反之亦然。动脉和门静脉血流的相对贡献在肝脏的不同区域之间变化，并且这随重力和其他生理变量而变化[176]。门静脉传导随着血管扩张的增加而增加，导致在巨大的 PV 流量变化中门静脉压力几乎没有改变[177]。除了小动脉张力，微循环的局部控制可能取决于血窦内皮细胞和星状细胞的收缩状态[104]。

局部血流在研究局灶性病变如局灶性结节增生和肿瘤时具有重要意义。静脉和动脉循环鉴别成像可利用 CT 与动脉门静脉造影（CTAP）或 CT 与静脉内对比注射进行。肝硬化结节、不典型增生结节和小肝细胞癌血流可能由门静脉 – 静脉供应，通常在增强 CT 上呈等密度影。肝细胞癌、肝腺瘤、转移和局灶性结节增生血流主要由动脉供应，因此在 CT 上呈高密度影[178-181]。

九、慢性肝病的发病机制

本节总结了导致肝硬化发展和转归的主要解剖损伤和因素。

（一）血管病变

血管阻塞是慢性肝病的常见表现[182]。血管阻塞特征与其他参数密切相关，因此该特征是多种分类形式的急慢性肝病的界定标志（表 4–2）。例如，非肝硬化性门静脉高压症和结节性再生性增生以门静脉阻塞为主，而肝硬化以流出道阻塞为主。肝硬化的严重程度，用 Laennec 评分系统表示，与肝静脉梗阻的大小和数量相关。血管阻塞性病变与疾病的发病机制和临床特征密切相关，提示血管阻塞是疾病的重要原因。

（二）肝实质消失病变

肝硬化的病因很多，大多数病因伴有肝实质的

表 4–2 慢性肝病主要类型的临床和解剖学特征

解剖学诊断	门静脉高压症	肝细胞功能障碍	肝实质消失与纤维间隔	纤维间隔的描述	小门静脉闭塞	肝外或肝内大门静脉阻断	肝小静脉闭塞
肝硬化，静脉穿刺 a	++	++	+++	肝静脉之间不存在汇管区	+	或 +d	+++
肝硬化，微小结节	++	++	+++	多，广泛	+++	– 或 +d	+++
肝硬化，大结节性	+	+	++	多，薄	++	– 或 +d	++
肝硬化，不完全间隔	+	+/-	+	中等、薄或不完全	++	–	+
慢性闭塞性微血管病	+	+/-	+/-	薄或缺失	++	–	+
闭塞性门静脉病 b	+	+/-	–	–	++	–	– 或 +
肝外门静脉阻塞 c	++	+/-	–	–	++	++	–

分级适用于典型病例，但分级可以在每个解剖类别内变化
a. 也称为 Budd–Chiari 综合征的结节性肝硬化
b. 常伴有结节性再生性增生
c. 如门静脉血栓形成、门静脉发育不全或门静脉海绵样变性
d. 伴有继发门静脉血栓形成

早期破坏和渐进性破坏。当潜在的血窦和静脉基础结构也被破坏时，实质破坏不可逆，这证明了"肝实质消失"这个术语是正确的。个别病灶称为肝实质消失病灶（PEL）[183]。

图 4-22 显示了肝硬化形成和消退过程中肝实质消失病灶的进展和预后及其转归。大多数慢性肝炎最早的病变是单细胞性肝细胞消失，这种病变通常可治愈且没有残余病灶。当肝炎处于中度活动期时，邻近的肝细胞消失被认为是桥接性坏死，演变成伴连续性肝细胞消失的病灶区，病灶区崩溃形成肝实质消失病灶。这些病变最可能是继发于局部血窦和小静脉阻塞的缺血。随着肝实质消失病灶的扩大和合并，塌陷区域被压缩，形成曲线形状的

隔膜。当存在许多弯曲的隔膜时，可以理解肝硬化的组织学模式。因为隔膜是塌陷的肝实质区域，所以在肝硬化中它们含有大量的胶原，部分是由于富含胶原结构的浓缩（包括汇管区、网状纤维和肝静脉壁）。

（三）压力梯度的作用

在严重肝硬化中，因为持续的动脉血液流入而缺乏充分流出组织的机会，肝中、小静脉累积破坏导致组织压力升高。这种"内外失衡"形成了横跨窦壁和静脉壁的压力梯度，导致水肿、出血和血管的逐渐破坏。这种损伤涉及组织的所有成分。血窦的充血性损害导致萎缩或实质消亡。肝静脉的充血

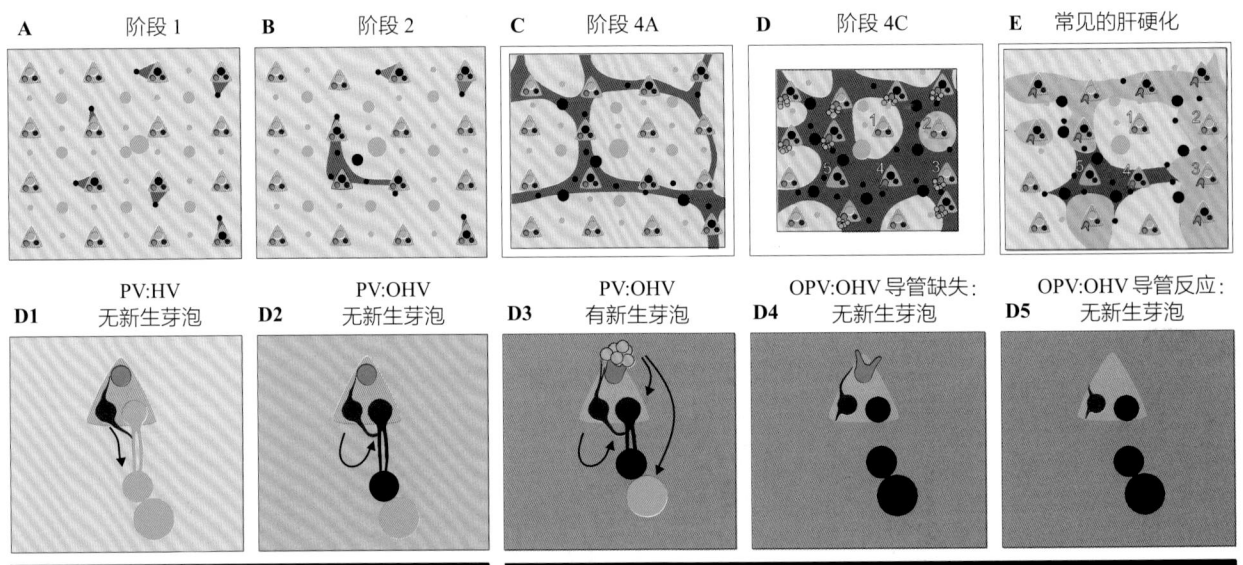

▲ 图 4-22　这些卡通图显示了实质消亡如何演变为肝硬化以及血管疾病如何决定实质的再生潜能

A. 肝组织表现为网格状的汇管区点缀以肝静脉。阻塞的血管是黑色的圆形。几个伴有阻塞静脉的小块区域已经塌陷，形成肝实质消失病变（PEL，灰色）；B 至 D. 从 Laennec2 到 4C 级的演化。较大的肝静脉梗阻伴随有更广泛的组织破坏，导致 PEL 聚集形成更大的塌陷区域，从而重塑形成分隔（灰色）。当组织塌陷时，原始结构的残余物在分隔内接近于正常。注意，C 至 E 组的组织比 A 和 B 组小。在 D 组中，5 个分区进行了标记并分组 D1-D5 进行了放大以解释不同生理状态下的腺泡组织的再生潜力。D1. 残留肝实质内的区域有开放的门静脉和肝静脉。血流量是正常的。再生的新生芽尚未出现，因为没有修复所需的刺激。D2. 肝静脉阻塞（OHV，黑色）阻碍血流，如果向其他肝静脉侧支引流不充分，则可逆向引流到门静脉。组织处于充血状态（粉红色）。D3. 由于组织损伤和消亡，位于末端胆管（绿色）中的祖细胞形成新肝细胞的芽（橄榄绿色），这些新肝细胞主要由动脉供血。芽的成功生长取决于是否有足够的血液流向可用的低压通道，无论是门静脉还是肝静脉。D4. 当没有适当的引流通道时，远端导管可以尝试再生，这被视为胆管反应（DR），但不能成功出芽生长。D5. 如果有缺血性胆管丢失（DL），胆管反应和出芽是不存在的；E. 当再生肝细胞重新扩展原来的结构时，消退性肝硬化开始发展。分隔的插入使它们变薄并经常消失。再生肝细胞可来源于残余肝实质（棕褐色或粉红色）或出芽（橄榄绿）。注意，标记为 2 的粉红色结节的肝静脉存在引流不良，引起充血和逆行门静脉血流。第 3 区的结节有胆管反应，由出芽衍生的肝细胞组成。区域 4 和 5 未能再生，留下没有重新填充的肝实质消失区域。成功再生的区域通常可见开放的肝静脉和（或）门静脉。PV. 门静脉；HV. 肝静脉；OPV. 门静脉阻塞；OHV. 肝静脉阻塞

改编自参考文献 [190, 196]

性损伤导致这些静脉阻塞，并加重充血及肝实质消失的正反馈环。门静脉的充血性损伤导致肝血流从主要的低压静脉供应转为高压动脉供应。由于这些压力梯度和淤滞，即使原发性炎性疾病得到控制，肝脏疾病也可能继续发展。

相反，如果一种疾病导致以门静脉为主的梗阻，那么充血性组织损伤不足以导致肝实质消失，结果导致非肝硬化门静脉高压，且常伴有结节性再生性增生[184]。

（四）血管阻塞的机制及治疗意义

慢性肝病血管阻塞的机制取决于原发性疾病的性质。在大多数慢性肝炎中，门静脉和肝静脉炎由于邻近组织炎症的旁观者效应而发生的[182]。在 Budd–Chiari 综合征中，血栓形成是重要的[184]。在慢性胆道疾病中，胆盐损伤可能导致肝静脉闭塞，门静脉炎症可能解释门静脉闭塞。在任何病因的肝硬化中，门静脉的停滞和反向流动通常导致血栓形成[185, 186]。在结节性再生性增生和一些非肝硬化门静脉高压症中，门静脉阻塞由局部门静脉炎症或血栓形成导致[187]。

研究血栓和充血性发病机制的意义在于能指出可能的治疗策略。抗血栓治疗通常被推荐用于有明显血栓性疾病的患者，如 Budd–Chiari 综合征和门静脉血栓形成[188]，对于某些肝硬化患者也是有益的[189]。β 受体阻滞药或腔静脉分流术可改善充血性脉管炎。

（五）肝硬化的消退

最近已经证明，当原发病得到控制时，肝硬化的肝脏可能回归正常[190, 191]。消退过程可出现肝修复复合物这一组织学特征[190]。微结节性肝硬化可逐渐重塑为大结节性肝硬化、不完全间隔性肝硬化，并最终形成慢性闭塞性微血管疾病，特征为少

许间隔但伴有细微结构紊乱、许多小门静脉和肝静脉闭塞。由于门静脉闭塞难以逆转[192]，这些患者通常有非肝硬化门静脉高压症。残余血管效应表明，"消退"（regression）一词比"逆转"（reversal）更合适。

消退的存在表明肝硬化不一定是"终末期肝病"，终末期肝病含义通常等同于死刑[193]。新的北京分类[194]支持了这种更细微的定位，它表明活动性炎症或充血性损伤是进展的指标，而肝修复复合体的其他特征，如薄隔或穿孔隔，则表明消退。因此，这些组织学参数是评估预后有用的活检标准。

肝硬化的消退包括两个主要过程：胶原的去除和肝细胞的再生。最近的实验研究表明，肝胶原沉积是受伤后的急性事件，这种胶原在损伤停止后几周内被吸收。类似的，没有活动性疾病的肝硬化通常在数月或数年内失去其（肝内）分隔。在肝硬化的初步印象中，积累的胶原部分近似正常结构。新的胶原沉积也发生在肝硬化中，尤其是在拥挤的肝静脉壁和管腔内。消退过程中胶原浓度降低，部分归因于肝细胞增殖导致的塌陷区再扩张和胶原部分吸收。

肝细胞再生主要通过两种机制发生：①现有肝细胞的增殖；②通过芽殖过程从祖细胞（主要是远端导管胆管细胞）产生新的肝细胞[190, 195, 196]（见图 4-22）。在急慢性肝病的早期和晚期，这两种机制都可以看到。在没有残余肝细胞的宽隔中，芽殖过程似乎是再生的主要机制。已有研究表明，高达 70% 的肝硬化组织中的肝组织可由芽殖来源的肝实质组成。因此，局部肝细胞的缺失是控制组织再生的一个重要决定因素。缺血、充血、胆汁淤积、炎症、肝细胞衰老和远端导管的局部缺失是防止成功再生和非消退（或"不可逆"）肝硬化恶化的重要生理状态（图 4-22 D2 至 D5 组）。

拓 展 阅 读

Arias IM, Alter HJ, Boyer JL, et al., eds. *The Liver: Biology and Pathobiology*, 5th edn. New York:Wiley-Blackwell, 2010.
An admirable summary of hepatic physiology with abundant anatomic details.

Nakanuma Y, Hoso M, Sanzen T, Sasaki M. Microstructure and development of the normal and pathologic biliary tract in humans, including blood supply. *Microsc Res Tech* 1997;38:552–70.
A detailed summary of the anatomy of the biliary tree.

Roskams T, Desmet VJ, Verslype C. Development, structure, and function of the liver. In: Burt AD, Portmann BC, Ferrell LD, eds. *MacSween's Pathology of the Liver*, 6th edn. Oxford: Churchill Livingstone, 2012.
A detailed review, strong on embryology, physiology, and ultrastructure.

Wanless IR, Huang W-Y. Vascular diseases. In: Burt AD, Portmann BC, Ferrell LD, eds. *MacSween's Pathology of the Liver*, 6th edn. Oxford: Churchill Livingstone, 2012.
A detailed review of vascular pathology of the liver.

第 5 章　胆红素代谢与黄疸

Bilirubin Metabolism and Jaundice

Allan W. Wolkoff　Paul D. Berk　著

刘　毅　译

要 点

- 胆红素是血红素的最终分解产物，而血红素是多种重要血红素蛋白的辅基，血红素蛋白涉及氧气转运（如血红蛋白）或代谢（如 P450 细胞色素酶）等过程。血红素转变为胆红素包括两步酶解反应：通过血红素加氧酶打开血红素环形成胆绿素，同时释放一氧化碳（CO）和铁原子，然后通过胆绿素还原酶将胆绿素还原为胆红素。

- 正常成人每天每千克体重平均产生 4mg 的胆红素。在网状内皮系统中，衰老红细胞的血红蛋白分解所形成的胆红素占每天产生血红素的 $80\% \sim 85\%$，其余胆红素有多个来源，如骨髓无效造血和包括各种 P_{450} 细胞色素酶在内的寿命较短非血红蛋白类血红素蛋白的更新。由于这些细胞色素酶的合成和降解遍布整个人体，因此，血红素的生物合成和血红素氧化 / 胆绿素还原途径在人体中分布广泛。

- 长久以来，胆红素被简单地认为是一种生物废料，然而胆绿素和胆红素具有抗氧化特性，CO 在细胞信号转导中非常重要，而铁则在活性氧的形成中扮演了重要角色，并且血红素的生物合成和降解受到严密调控。观察结果表明，除了血红蛋白降解以外，遍布人体的血红素合成和降解在细胞抗氧化防御方面可能具有一定的作用。

- 胆红素在外周血中以溶解状态存在，与血液中白蛋白紧密结合转运到肝。到达肝后，通过以下 4 个步骤从血浆转运到胆汁中：肝细胞摄取；与细胞内特定蛋白质结合；通过尿苷二磷酸（UDP）葡萄糖醛酸转移酶同工酶（UGT1A1）结合到葡萄糖醛酸上转变为水溶性胆红素；通过腺苷三磷酸（ATP）依赖的载体介导方式将单葡萄糖醛（BMG）胆红素和双葡萄糖醛苷（BDG）胆红素透过浆膜的胆管面转运到毛细胆管中。

- 黄疸是由于血浆中胆红素浓度升高导致的皮肤、眼结膜和黏膜呈现橘黄色。高胆红素血症通常可以分为两种类型：以非结合型胆红素升高为主型和以结合型胆红素升高为主型。事实上后者通常也包括了结合型胆红素和非结合型红素均升高的情况。如，其他常规肝生化检查正常的高胆红素血症通常为家族性高胆红素血症，而伴有其他肝生化检查异常的高胆红素血症则提示为获得性高胆红素血症。但与此规则不符的例外情况也并不罕见。

- 血浆中非结合型胆红素浓度反映了胆红素生成和肝胆红素清除（C_{BR}）之间的一种平衡。非结合型高胆红素血症可由以下情况所致：胆红素生成增加（如溶血）；胆红素消除降低（如新生儿肝发育不成熟、家族性非结合型高胆红素血症）；或两种情况同时存在（如伴有葡萄糖 –6– 磷酸脱氢酶缺乏的新生儿肝发育不成熟）。

- 先天性（Gilbert 和 Crigler–Najjar 综合征）或获得性［使用某些人类免疫学缺陷病毒（HIV）蛋白酶抑制药］的 UGT1A1 水平降低及肝硬化时肝实质周围的血液分流均是导致肝胆红素清除降低的最常见原因。先天性（Dubin–Johnson 综合征）或获得性（肝细胞损伤）的毛细胆管转运系统的缺陷，或者胆道系统胆汁流出通道的梗阻，均是导致结合型高胆红素血症的主要原因。
- 分子技术的应用使家族性高胆红素血症的发病机制研究有了长足的进步。长期以来，Gilbert 综合征及 Crigler–Naijar 综合征 I 型和 II 型被认为是两种独立的疾病，具有不同的遗传模式。而目前认识到，两种疾病均呈常染色体隐性遗传，均以编码 UGT1A1 的基因发生不同程度的突变为特征。现在同样认为，Dubin–Johnson 综合征是 MRP2 基因存在遗传缺陷所致，MRP2 编码依赖 ATP 的毛细胆管细胞膜转运体，而该转运体主要用于转运结合型胆红素和一些其他非胆汁酸有机阴离子。Rotor 综合征的临床表现与 Dubin–Johnson 综合征相似的，该疾病已被证实是由 SLC01B1 和 SLC01B3 基因编码的质膜转运蛋白 OATP1B1 和 OATP1B3 同时缺乏所引起。

一、概述

胆红素是一种微红黄色的血红素分解产物，主要来源于衰老红细胞中血红蛋白的分解，通过肝将其从循环中清除。黄疸一词来源于法语 jaune（黄色），是由于血浆中胆红素浓度升高所导致的患者皮肤、结膜和黏膜呈现橘黄色。虽然胆红素轻度升高在临床上可能无法察觉，但当血浆胆红素浓度达到 3～4mg/dl 时，黄疸便会很明显。识别黄疸的阈值取决于患者正常的肤色、观察的光线条件及血浆中胆红素升高的具体部分。对高胆红素血症的最佳理解是基于对胆红素代谢的认识，特别是其来源和去向，这正是本章节的主题。

二、胆红素的来源、结构及血浆转运

（一）胆红素来源于血红素

胆红素是血红素代谢的共同最终产物，而血红素常见于血红蛋白、肌红蛋白和其他血红素蛋白（图 5-1）。胆红素是在酶的催化作用下经过多个步骤产生的，首先是在 α- 桥接碳原子处打开卟啉环，这是由微粒体酶血红素加氧酶执行的一个立体选择的、酶促氧化过程。该步骤导致铁原子的释放并且形成等摩尔量的绿色四吡咯结构的色素——胆绿素及 CO[1]。胆绿素是一种水溶性色素，易由肝进行分泌及排泄。胆绿素在许多两栖类、鱼类和鸟类中是主要的胆汁色素，但不易通过胎盘。相应的，大多数哺乳动物能够通过胆绿素还原酶的催化反应，快速地将胆绿素转化为胆红素[2-4]。血红素加氧酶存在于网状内皮系统中的巨噬细胞，包括肝的 Kupffer 细胞及某些内皮细胞，包括肝细胞和肾小管细胞[1]。胆绿素还原酶广泛分布于人体的许多细胞中，如巨噬细胞[1, 2]。胆红素生成的主要部位是脾脏和网状内皮系统的其他部位，这些部位可降解衰老和损伤红细胞中血红蛋白。然而，血红素分解为胆红素可发生在许多部位，包括迁移到血肿内的巨噬细胞内，而这些血肿中包含渗出的血红蛋白。由于血红素加氧酶和胆绿素还原酶均存在于巨噬细胞中，因此，在挫伤部位的边缘可以清楚地观察到血红素转变为胆红素的过程，挫伤部位由紫色变为绿色再到黄色的转变反映了渗出的血红蛋白脱氧后首先转变为胆绿素，然后再转变为胆红素。

（二）血红素加氧酶 / 胆绿素还原酶途径可能具有细胞保护作用

血红素加氧酶和胆绿素还原酶的功能最初仅仅认为是血红素降解和废物处理的途径。这些酶类广泛地分布于网状内皮系统之外的细胞中，且同时存在可诱导形态（HO-1）和基本形态（HO-2），这两种形态严密调控血红素加氧酶的活性，此外，血

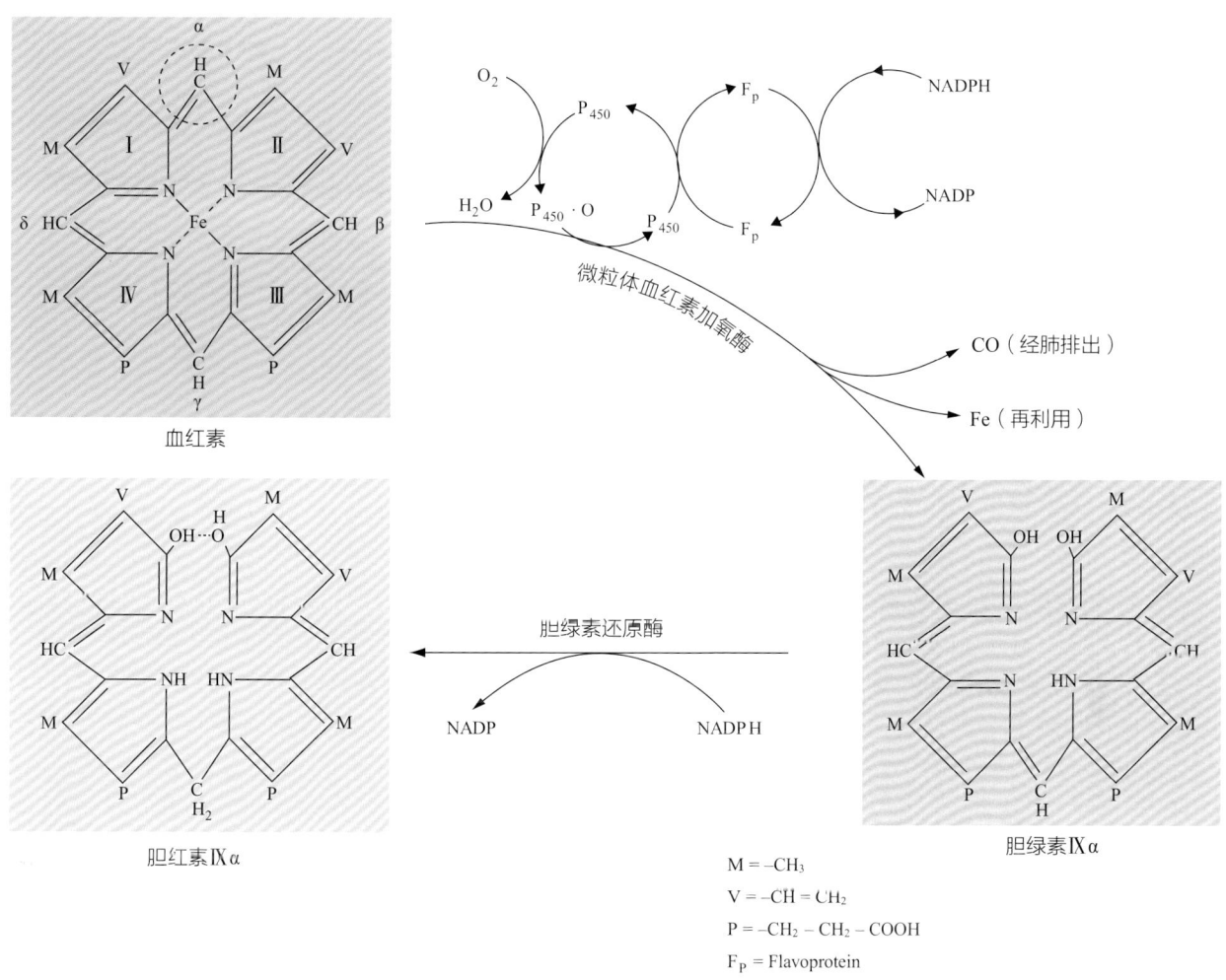

▲ 图 5-1　血红素降解为胆红素的途径

通过微粒体酶血红素加氧酶在 α- 桥接碳原子处立体定向地打开血红素卟啉环，同时产生等摩尔量的胆绿素和 CO。随后胆绿素被胆绿素还原酶还原为胆红素。MET. 微粒体电子传递系统

经 Elsevier 许可转载，引自参考文献 [5]

红素分解的一些产物具有重要的生物学作用使得人们对这一途径的兴趣也越来越浓厚[6]。目前已经证明，胆绿素和胆红素是潜在的抗氧化剂，CO 可以是一种信号分子，也可以是重要的血管活性调节剂，血红素分解过程中释放的铁原子可通过促进活性氧（reactive oxygen species，ROS）的形成导致多种形式的细胞毒性作用。这些结果表明，细胞可能已经进化出对血红素加氧酶 / 胆绿素还原酶途径良好的调控，从而特异性调节用于信号转导的 CO 形成、血红素的消耗及形成对抗细胞内氧化和亚硝化压力的胆红素和胆绿素[6, 7]。是否存在一种特定的细胞内氧化 / 还原循环，即胆红素被亲脂性的 ROS 氧化为胆绿素，然后通过胆绿素还原酶被再次还原，依

然是一种假设[8]并且存在争议[9]。研究人员称这一循环可能使胆红素具有对不低于 10 000 倍超量的氧化剂进行分解破坏的能力，类似于 GSH/GSSG 谷胱甘肽（还原型）/ 谷胱甘肽（氧化型）循环对可溶性氧化剂的解毒作用[8]。

多项研究表明，这些现象对临床产生了显著的影响。例如，低密度脂蛋白（LDL）的脂质部分的过氧化被认为是动脉粥样化形成的早期事件。游离的和与白蛋白结合的非结合型胆红素均可抑制体外血清蛋白及其配体的氧化，包括 LDL 及其相关脂质如 α- 生育酚[10]。对暴露于高氧条件下的新生 Gunn 大鼠黄疸的研究证实了胆红素在体内的保护性抗氧化作用[11]。随后的几项临床研究表明，存在高胆红

素血症和（或）UGT1A1 * 28 等位基因的 Gilbert 综合征与缺血性（冠状动脉）心脏病之间存在高度统计学显著的负相关[12-15]。最后，非酒精性脂肪性肝病（NAFLD）和脂肪性肝炎的发病率在过去几十年中急剧增加，与肥胖和代谢综合征的发病率同步上升，并且已经成为世界大部分地区的主要临床问题。基于人群的临床研究可追溯到20世纪90年代，其中最近的两篇文献在本文中被引用[16,17]，证明血清胆红素水平和 NAFLD 的发生率呈负相关。正如最近几篇综述[18-20] 所总结的，多个研究中也描述了 Gilbert 综合征样的高胆红素水平与肥胖和2型糖尿病之间的类似的负相关结果，相反的，低胆红素浓度（＜7μmol/L）心血管疾病、包括糖尿病在内的代谢综合征及各种神经系统疾病相关的发病率增加。基于这些数据，有学者提出可以通过改变血红素加氧酶-1 的表达或通过吸入 CO 来调节胆红素和（或）CO 水平用于治疗目的[21]。

越来越多的证据表明，胆红素有益抗氧化和抗炎的作用是通过胆红素作为配体与过氧化物酶体增殖物激活受体 α（PPARα）的特异性结合所介导的[22,23]。据推测，胆红素可控制肝脏脂质聚积并调节血糖水平，这种调控作用至少部分地取决于一种选择性 PPAR 调节剂，通过 PPARα 依赖性机制增加肝脏脂质代谢，减少肝脏脂质聚积从而预防或治疗 NAFLD[24]。虽然这些治疗措施的使用还处于起步阶段，但我们相信其应用具有合理的基础，并且未来10年使用会有明显的增加。

（三）胆红素生成的定量

在正常成年个体中，每天每千克体重产生的胆红素平均约为4mg［6μmol/（kg·d）][25]。80%～85% 的血红素来源于衰老或损伤红细胞的血红蛋白，其最终代谢产物为胆红素（图 5-2）。其余的血红素具有多个来源，包括骨髓中无效造血的血红蛋白生成及生存周期短暂的非血红蛋白类血红素蛋白的代谢，如各种 P_{450} 细胞色素酶和 b_5 细胞色素酶、过氧化氢酶和过氧化物酶[26-30]。正细胞性溶血性贫血，骨髓能够以高达8倍的速率加速红细胞的生成[31]，从而导致胆红素来源于红细胞的比例增加[27]。在这些情况下，因骨髓无

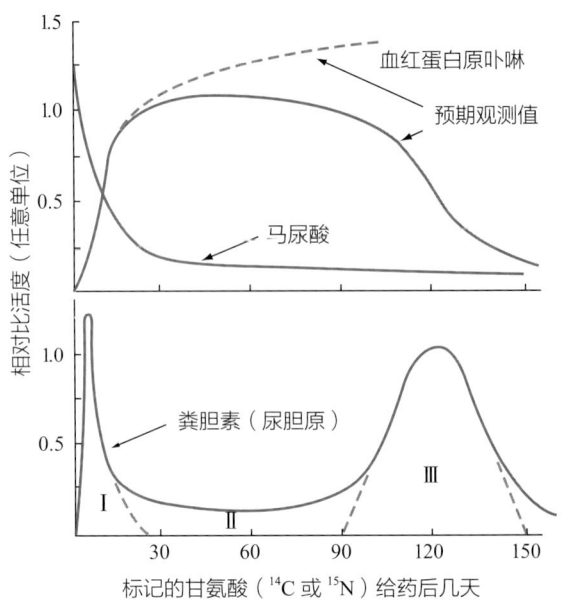

▲ 图 5-2　放射性标记甘氨酸给药后血红蛋白原卟啉、粪胆素（尿胆原）与马尿酸的相对特异活性

尿胆原的早标记峰来源于无效的红细胞生成以及血红素酶的转换，晚期标记峰反映了衰老细胞的死亡。正如马尿酸曲线中所测定的，观察到的血红蛋白原卟啉的特异活性低于甘氨酸持续标记所预期的特异活性，而甘氨酸用于血红蛋白的合成。这表明存在一些标记的红细胞的随机损失，这可能是标记的尿胆原的第 2 部分来源
经 Elsevier 许可转载，引自参考文献 [5]

效造血形成的胆红素在绝对量上增加，但在胆红素来源的比例上并没有变化，依然是主要来源于红细胞[27]。相比之下，巨红细胞性贫血时，来源于无效造血红细胞的胆红素比例明显增加，如叶酸或维生素 B_{12} 缺乏相关的贫血、地中海贫血及某些异常红细胞生成性贫血[27]。其他胆红素来源比例的增加也可发生在血红素生物合成疾病中，包括遗传性红细胞生成性卟啉症和铅中毒[27,28,32]。最后，苯巴比妥和其他药物可增加血红素酶类的更新，尤其是肝细胞色素酶 P_{450} 异构体，从而导致胆红素生成增加[29,30,33]（见下）。

（四）胆红素 - IXα 的结构

天然生成的胆红素被命名为胆红素 -（5Z，15Z）- IXα。从命名可以看出，其来源于原卟啉异构体 IX（该异构体主要存在于血红素和血红素蛋白，如血红蛋白中），系通过在 α 桥碳原子位置上切开卟啉巨环形成胆红素，并且 5- 和 15- 桥碳原子位

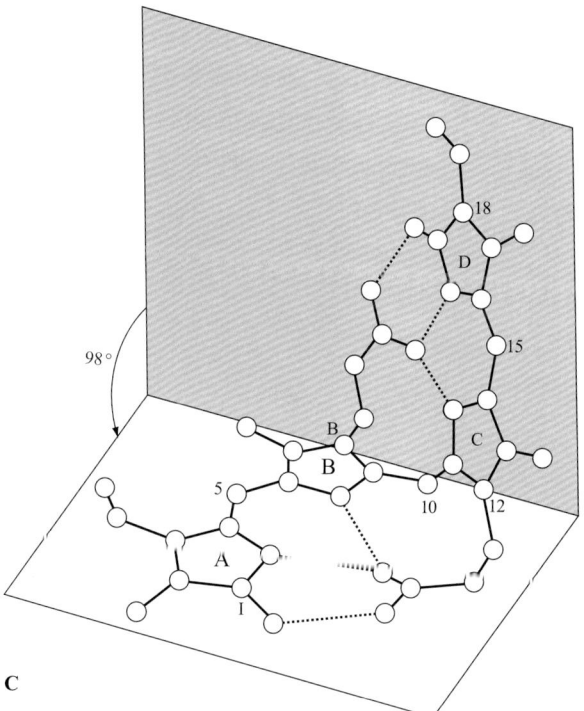

▲ 图 5-3 胆红素的结构和构象

A 胆红素。天然异构体的传统"线性四吡咯"结构，称为胆红素 IXα。A 环和 D 环上的氧原子功能团被描述为内酰胺互变异构体，5 号位和 15 号位上的桥接碳原子以 Z 构型显示。在这种构型中，碳原子及其相结合氢原子投射到邻近吡咯环上的取代 β 位置上，正如来源于胆红素的原卟啉环；B. 胆红素分子 3D 构象的平面展示图。显示在每个 –COOH 侧链与分子另一面末端环（A 环和 D 环）的 –C=O 和 =NH 分子群之间有氢键（…）相连，这些氢键可使分子维持稳定的 3D 构象；C. 胆红素 – IXα 的三维结构呈现。该分子具有脊瓦结构（如瓦状结构适合于分子的顶部构造），由 8、10 和 12 号位碳原子确定脊线。A 环和 B 环位于一个平面内，而 C 环和 D 环则位于另一个平面内，平面间的夹角大约为 98°
经 Elsevier 许可转载，引自参考文献 [5]

置上的立体化学排布在 Z 构型[34, 35]（图 5-3）。该结构允许在 B 环上的丙酸侧链和 D 环上的极性基团间及 C 环上的丙酸和 A 环上的极性基团间形成内部氢键[36]。虽然胆红素经常被描述为一种线性的四吡咯，事实上这些氢键维持了分子的刚性和"脊瓦"结构[37]。这种结构阻碍了分子极性基团暴露于水性溶剂，也阻碍了重氮试剂对中心桥接碳原子的攻击，因此这种结构是胆红素具有疏水性和低（间接）重氮活性的基础[38, 39]。

（五）其他胆红素异构体

胆红素一些结构（图 5-4A 和 D）和构象（图 5-4B 和 C）的立体异构体具有生理学方面或者临床方面的意义。无酶催化条件下可发生在桥接处而非 α 碳原子部位打开原卟啉 – IX 环，还原之后，可分别形成胆红素 – IXβ、– IXγ 或 – IXδ（图 5-4A）[40, 41]。4 和 15 号位的立体异构化可导致 –4Z，15E 和 –4E，15E 立体异构体的形成，如图 5-4C 和 D 所示[34, 35, 42]。这些异构体均无法形成胆红素 –4Z，15Z-IXα 特征性的内部氢键结构。因此，这些异构体分子的极性较强，并具有快速（直接）重氮反应性，无须结合即可被分泌到胆汁中[43-45]。最后在体外的某些情况下，胆红素分子的两个不相同的对半结构可以解离并随机重新组装[42]。这会导致形成非对称的 – IXα 异构体之外，还形成了 2 种对称的异构体，被命名为胆红素 – IIIα 和 – XIIIα，形成的三种异构体分子 – III α · – IXα : XIIIα 的比例大约为 1 : 2 : 1（图 5-4B）。胆红素 – III α 和 – XIIIα 可形成内部氢键。因此，它们相对无极性，与重氮试剂反应较慢，需要结合才能进行胆汁分泌[46-48]。对这些不同胆红素异构体存在和特性的认识，加深了对天然 –4Z，15Z- IX α 异构体的生物学特性及其在肝代谢过程的理解。然而，只有 –4Z，15E 和 –4E，15E 光异构体具有临床意义，这两种异构体在新生儿黄疸的光疗过程中，无须结合即可很容易地被分泌[34, 35, 44, 45]。

（六）血浆中的胆红素

胆红素分子包含 2 个羧基和一些其他极性基团，涉及这些极性基团的内部氢键将分子限制在一个稳

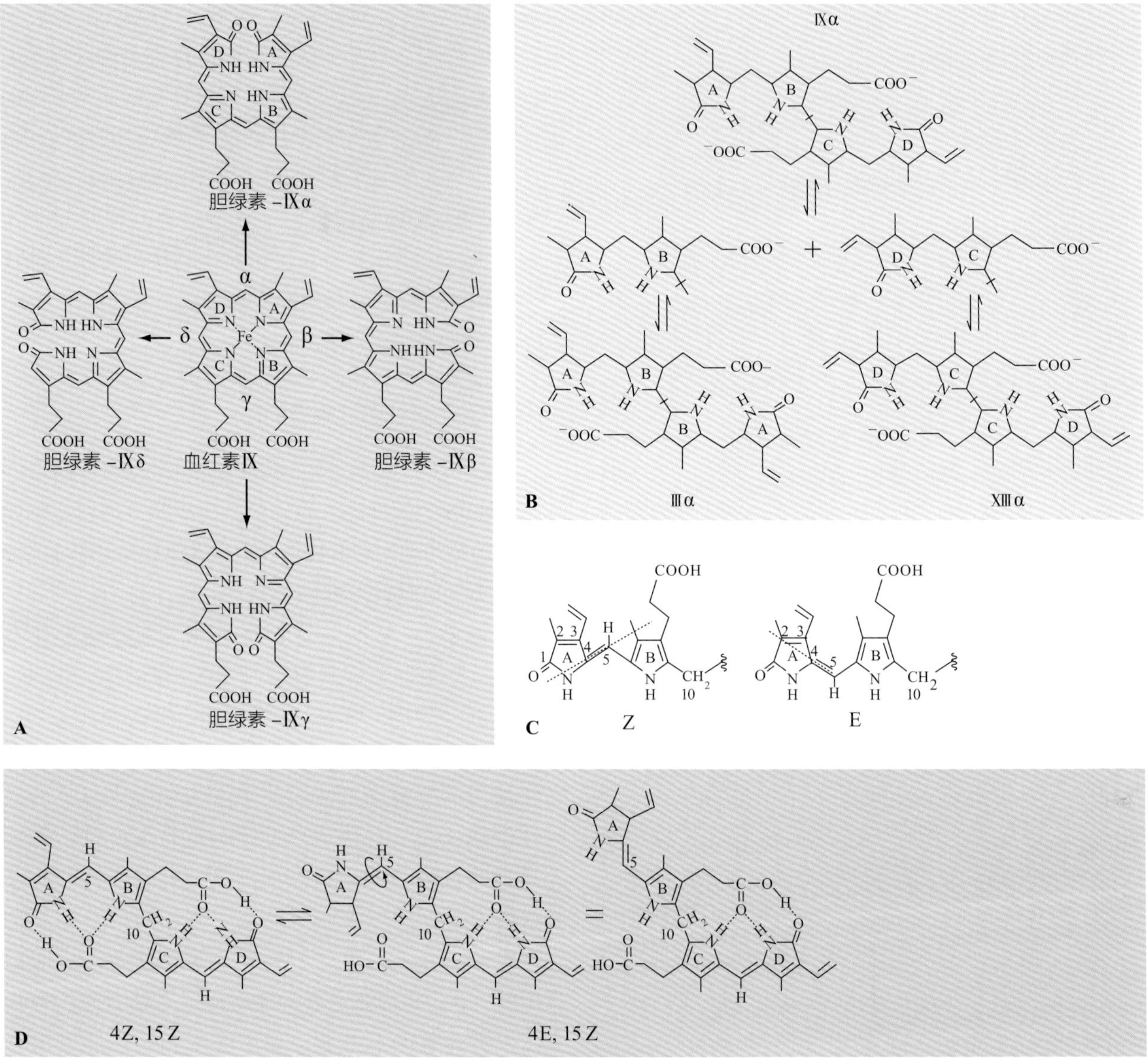

▲ 图 5-4 胆红素异构体

A. 分别在 α-、β-，γ- 和 δ- 桥接碳原子位置无酶催化切开血红素的原卟啉环，从而形成胆红素 α、β、γ 和 δ 异构体；B. 联吡咯衍生。该过程涉及胆红素四吡咯无酶催化分解成联吡咯单元，然后随机组装成对称的（胆红素 – Ⅲα 和 – ⅩⅢα）和非对称的（胆红素 –Ⅸα）四吡咯。当该过程发生在胆红素 –Ⅸα 单葡萄糖醛酸的 C_8 和 C_{12} 异构体混合物中时，最终产物将包括 2 种非结合型胆红素 – Ⅲα、–Ⅸα 和 –ⅩⅢα 异构体及其单葡萄糖苷酸和二葡萄糖苷酸结合物；C. 胆红素 Z 和 E 构象异构体的命名法。如果平面垂直于 4，5 双键的面（如虚线所示），则 B 环［德文：Zuzammen（Z）］可能在平面的同一侧或 A 环中 NH 基团平面的对侧［Entegegen（E）］。在 Z 构象中，5 号位间位氢原子转移到 A 环内酰胺，而 E 构象中，其是顺式的；D. 4，5 双键处的 E，Z 异构化。在 4Z，15Z 构象中，分子被氢键牢固结合。在 4E，15Z 构象中，A 环氮和氧原子基团空间上无法与 C_{12} 丙酸侧链形成氢键。由于 C_{5-6} 可以自由旋转，2 个 4E，15Z 结构式等同。类似的几何异构化可发生在 15，16 双键位置

经 Elsevier 许可转载，引自参考文献 [49]

定的非极性的且高度不溶的构象之中。作为一种本来为不溶性的分子，胆红素在外周血中通过与白蛋白的紧密结合进而转运到肝脏，其浓度远超其在无蛋白质水溶液中的溶解度 [50, 51]。成人白蛋白分子有 1 个与胆红素高亲和的结合部位，且至少有一类较低亲和的位点。因采用的测试方法不同，胆红素与白蛋白亲和力试验测量值存在相当大的差异 [50]，但高亲和位点的 K_d 估计值通过几种不同的方法检测都在微摩尔级范围内 [50, 52, 53]。这些评估值的确定是基于胆红素与白蛋白亲和力恒定这一假设，与白蛋

白的浓度无关。在这一假设下，循环中胆红素：白蛋白的摩尔比例超过 1:1 时，所有胆红素分子都会结合到白蛋白的高亲和部位，未与白蛋白结合的胆红素保持极低浓度。然而，这一极低浓度的未与白蛋白结合的胆红素被认为是肝细胞摄取胆红素的重要驱动力（见下文）[54]。在这一模型下，如果胆红素与白蛋白摩尔比率超过 1:1，随着总胆红素浓度的进一步增加，未与白蛋白结合的胆红素浓度则会迅速升高。在新生儿期，升高的未与白蛋白结合的胆红素可通过血脑屏障，引起核黄疸，产生严重神经系统症状[55-58]。青少年和成人即使发展出足够高浓度的未与白蛋白结合的胆红素，胆红素：白蛋白摩尔比率超过临界的 1:1，类似的神经毒性却很少发生[59]。事实上，这是高胆红素血症临床上唯一的显著的潜在毒性。由于正常白蛋白浓度约为 4g/dl（600μmol/L），1mg/dl 胆红素浓度为 17.1μmol/L，因此对于健康成人，临界 1:1 的胆红素：白蛋白摩尔比率通常需要胆红素浓度达到或超过 35mg/dl。然而，在高代谢状态下会出现低白蛋白血症，此时尽管胆红素浓度很低，如在白蛋白浓度为 2g/dl 的情况下，胆红素浓度低于 17mg/dl，仍然可能会超过 1:1 的比率。尽管预测导致核黄疸风险升高的胆红素临界值的基础是白蛋白和胆红素的亲和力恒定且与白蛋白的浓度无关，但近来的一些研究已经对该模型的基本假设提出了挑战。研究报道称，胆红素与白蛋白的亲和力与白蛋白浓度呈负相关[54, 60]，这一结论使得计算未结合红素浓度及核黄疸的风险比之前更为不确定。然而，研究显示在白蛋白浓度较低的情况下，胆红素与白蛋白亲和力的变化最为迅速，随着白蛋白浓度增加到 150μmol/L 以上时，结合力的进一步变化相对较小[61]。因此，在这项新的研究中，当白蛋白浓度在生理范围内时，是否影响胆红素与白蛋白的结合以及核黄疸的风险，有待进一步确定，但影响可能非常小。多种外源性物质（如，磺胺二甲氧嘧啶）可能通过取代或其他方式影响胆红素与白蛋白的结合[53, 62-64]，对易感人群而言，由此导致的游离胆红素浓度的增加，至少在理论上可能使核黄疸发生的风险增加。

三、胆红素的肝代谢

由于胆红素是一种潜在的有毒代谢产物，肝脏对胆红素的代谢旨在通过胆道将其从体内排出。胆红素从血液中进入胆汁的转移过程涉及 4 个不同但相互关联的步骤：肝细胞摄取胆红素、与特定的细胞内胞质蛋白质结合、与葡萄糖醛酸结合及毛细胆管排泄（图 5-5）[6, 8]。

（一）胆红素的摄取

位于肝窦内的有孔的内皮细胞可使胆红素 - 白蛋白复合物很容易地到达窦周 Disse 间隙，在这里胆红素可直接接触肝细胞窦状隙表面的微绒毛[65-67]。此时，胆红素与白蛋白解离并跨过肝细胞质膜转运入细胞内。对胆红素摄取动力学进行的大量动物体内研究和对分离的灌流肝、分离的肝细胞以及对质膜囊泡进行的研究表明，胆红素摄取具有专一性、可饱和性，并可被其他有机阴离子如磺基溴酞（BSP）竞争性地抑制，提示这是一个蛋白质介导的、促进摄取的过程[68-77]。然而一些报道显示，BSP 和胆红素摄取在某些条件下是可以分离的，这意味着胆红素摄取既有共同转运过程也有单独转运过程[72]。尽管进行了深入研究，推定的胆红素转运体仍未确定，且一些候选的转运体，包括 BSP/胆红素结合蛋白（BSP/BR-BP）、有机阴离子结合蛋白（OABP）、胆红素转位酶（BTL）及最近报道的人类转运体 SLC21A6（OATP1B1）[74, 75] 均未能经受住更严格的筛查。最近的研究同样确定了一个完全被动的、非饱和的胆红素摄取过程，但与饱和过程相比，它在摄取过程中占有的比例依然有待确定[76]。因此，关于肝细胞胆红素转运的机制仍然存在许多问题。甚至有报道称，未结合胆红素可以通过人类多药耐药相关蛋白 MRP1 介导的易化过程从细胞中排出[77]。这引起了人们的兴趣，部分原因在于另一篇报道称，长链脂肪酸作为另一类有机阴离子，它与循环中的白蛋白紧密结合，长期以来被认为是通过被动扩散从细胞中排出的，实际上是通过一种尚未鉴定出来的蛋白转运体介导的易化转运从脂肪细胞中排出的[78]。

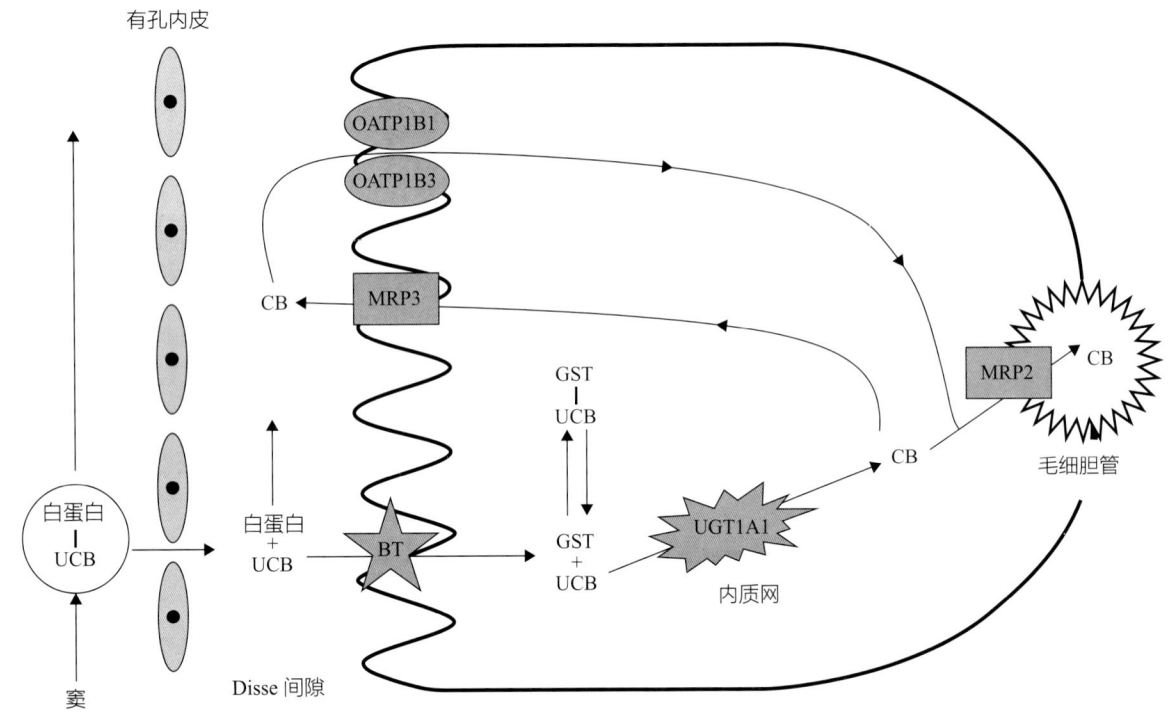

▲ 图 5-5　胆红素的肝细胞转运

胆红素从血液到胆汁的有效转运依赖于正常的肝窦结构、质膜转运过程、细胞内结合和结合。肝窦血液中与白蛋白结合的未结合型胆红素（UCB）穿过内皮细胞的窗孔到达肝细胞表面，并通过尚未确定的胆红素转运蛋白（BT）介导的易化和简单扩散的方式进入细胞。在细胞内，胆红素与谷胱甘肽 –S– 转移酶（GST）结合，并通过胆红素 – 尿嘧啶二磷酸（UDP）– 葡萄糖醛酸转移酶（UGT1A1）葡萄糖醛酸化为结合型胆红素（CB，单葡萄糖醛酸苷和二葡糖苷酸），然后通过 MRP2 跨过毛细胆管膜主动转运到胆汁中

（二）细胞内结合

　　一旦进入肝细胞内，胆红素分布在细胞质和各种细胞内膜的脂质双分子层之间。正如血浆中胆红素与白蛋白结合一样，在胞质中胆红素成分作为一种非底物配体与多种蛋白质相结合而存在于溶液中，其浓度远超它在水中的溶解性。这些蛋白质中，含量最为丰富且最具特征的是谷胱甘肽转移酶（GST）超家族成员[79-82]。该超家族包括大量的同源二聚体和异源二聚体蛋白质，以前称为配体蛋白[83]，主要负责胆红素的结合。动力学分析提示，与这些蛋白质的结合并不涉及细胞胆红素摄取的起始过程，但通过减少胆红素从细胞溶质回流入 Disse 间隙确实增加了胆红素的净含量。已经推测 GST 在递呈胆红素到微粒体进行结合的过程中起特定作用[84]。

（三）胆红素的葡萄糖醛酸化

　　胆红素在水中的不溶性反映了其内部氢键所赋予的稳定而高度有序的分子结构，阻止了溶剂进入分子的极性部位。随后胆红素与葡萄糖醛酸残基的结合破坏了这种内部氢键，使得其单葡萄糖苷酸和二葡萄糖苷酸结合物高度溶解于水溶液。负责胆红素葡萄糖醛酸化的酶是 UDP– 葡萄糖醛酸基转移酶异构体 UGT1A1，它由 2 号染色体上的 UGT1 基因编码[85, 86]。该基因结构复杂，并且已知其内部突变会导致 3 种以非结合型高胆红素血症为特征的不同疾病：Gilbert 综合征：及 Crigler-Najjar 综合征 I 型和 II 型。UGT1 基因(图 5-6)包含 13 个外显子(命名为 A1～A13)，各自编码一个独特的特异性底物结合部位，作为该基因位点所编码的多种蛋白异构体的组成部分[87]。每个外显子的 RNA 转录起始由位于紧靠其上游的独立启动子元件控制。这些上游外显子中的 1 个和所有 UGT1 蛋白异构体共有的 4 个外显子（外显子 2～5 ）再进行剪接。外显子 A1 和 4 个共同外显子编码 UGT1A1 蛋白，负责胆红素的葡萄糖醛酸化过程[86, 88]（图 5-6）。

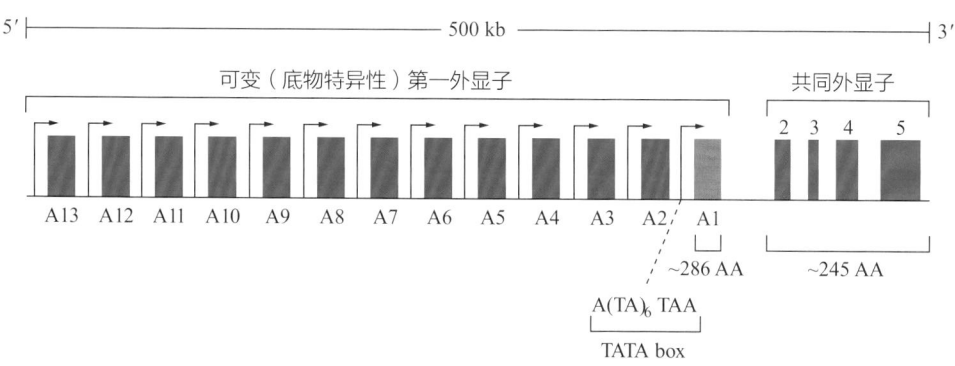

▲ 图 5-6　人类 *UGT1* 基因复合物的结构组成

第 2 号染色体上的这一大的基因复合物至少包含 13 个带有自身启动子的底物特异性第一外显子（A1、A2 等），编码各种 UGT1 异构体的 N 端底物特异性的 286 个氢基酸；第 2～5 位共同外显子编码见于所有 UGT 异构体的 C 端的 245 个氨基酸。通过剪接特殊的第一外显子（如胆红素特异性外显子 A1）与共同外显子 2～5 连接组装成特定异构体的 mRNA。此处显示的是经过剪接形成的 mNA 编码完整的胆红素 – 尿苷二磷酸 – 葡萄糖醛酸基转移酶（UGT1A1）。第一外显子中的突变仅影响单个特定的异构体，而那些 2～5 位外显子的突变则会影响 UGT1 复合物编码的所有酶

经 McGraw-Hill Education 许可转载，引自参考文献 [87]

（四）胆红素的毛细胆管分泌

最近的研究表明，胆红素葡萄糖醛酸结合物形成后被基底侧质膜蛋白 MRP3 泵回到门静脉循环中 [89]。然后由邻近的肝细胞对其进行再摄取，该过程由基底膜质膜蛋白 OATP1B1 和 OATP1B3 介导 [90]。胆红素葡萄糖醛酸通过顶端质膜转运至毛细胆管，这一过程是 ATP 依赖的，且是膜蛋白介导的，该膜蛋白最初称为毛细胆管多特异性有机阴离子转运体（cMOAT），而现在被命名为多重耐药相关蛋白 2（MRP2），也可称为 ATP 结合盒亚家族 C 成员 2（ABCC2）（图 5-5）[91-93]。MRP2 是 *MRP*（*ABC*）基因家族的成员，其他成员则将药物共轭物和未经修饰的抗肿瘤药泵出细胞外。在小鼠模型中，有效的 MRP2 功能需要至少一个额外的蛋白质——根蛋白，其定位毛细胆管膜上，并直接结合 MRP2 蛋白的羧基端细胞质区结构域 [94]。最近的研究表明，这种相互作用在胆汁淤积症患者的肝脏中被破坏，导致 MRP2 内化到细胞内囊泡中并随后降解 [95-97]。

四、胆红素在胃肠道中的转归

胆汁排出的结合型胆红素在通过小肠时没有明显的吸收，可完整到达结肠 [98-100]。在结肠内胆红素可能被细菌的 β 葡萄糖醛酸酶分解 [101]，并被其他细菌酶降解成大量的尿胆原和其他产物 [102, 103]，这些成分的性质和相对比例部分取决于肠道菌落群情况 [102, 104, 105]。由于存在这种可变性，排泄的粪尿胆原的定量测定并不能提供血红素分解和胆红素形成的确切量 [106]，且不再用作溶血或红细胞无效造血的临床检测方法。

一些尿胆原可以在结肠重吸收，因此血浆中可检测到少量浓度的尿胆原 [107]。其中大部分尿胆原由肝再次分泌，只有小部分经肾排泄。血中尿胆原的增加导致尿排泄增加。反过来，这可能反映了胆红素生成的增加，同时伴有尿胆原的形成和肠肝循环的增加，或者反映了尿胆原的肝清除降低。因此，尿液的尿胆原排泄增加并不能区分是溶血还是由肝病所造成的 [108]。

新生儿期存在肠内 β- 葡萄糖醛酸水平的升高 [102, 109]，从而可引起远端小肠和近端结肠内出现大量非结合型胆红素。这些部位对胆红素的吸收可引起非结合型胆红素的肠肝循环明显增加 [99, 102, 110]，这可能是新生儿生理性黄疸的一个促成因素。此外，在肠梗阻、胎粪排出延迟或禁食的新生儿中也可观察到高胆红素血症 [101]。严重的非结合型高胆红素血症，如 Crigler-Najjar 综合征 I 型或黄疸型 Gunn 鼠（见下文），非结合型胆红素的肠肝循环也明显增加，这是因为分泌到胆汁中 [111, 112] 和直接穿过肠腔进入肠道的非结合型胆红素升高引起 [111]。在这种的情况下，使用口服琼脂、木炭或考来烯胺等药物来干扰非结合型胆红素的肠肝循环，以减轻

非结合型高胆红素血症的作用非常有限，而且不一定成功 [101-113]。

五、尿中的胆红素

由于非结合型胆红素能够与白蛋白紧密结合，血浆中游离的非结合型胆红素很少，以至于不能通过肾小球有效地滤过。因此，无论血浆中非结合型胆红素的浓度高低，尿中都不会出现非结合胆红素。相比之下，结合型胆红素不能与白蛋白紧密结合。无论是肝细胞损伤或胆管阻塞所致的胆汁淤积，肝细胞中形成的结合型胆红素均会转运至循环中，因其与白蛋白结合较弱，游离型的结合型胆红素的比例较高，因此可以通过肾，主要是通过肾小球滤过 [114-118]。研究表明结合型胆红素存在少量的肾小管重吸收，但显然不存在肾小管分泌 [118, 119]。因此尿中胆红素的升高提示肯定存在结合型高胆红素血症。

六、胆红素的临床生理学

血浆中非结合型胆红素和结合型胆红素的浓度反映胆红素的生成和肝胆红素的清除 2 个过程之间的平衡 [25, 27, 65, 120]（图 5-7）。该平衡用以下关系表示：

$$\overline{BR} \cong BRT/C_{BR} \qquad （公式 5-1）$$

其中 $\overline{BR}$ 代表血浆非结合型胆红素的浓度，BRT 代表血浆胆红素更新率（其约等于胆红素的生成量），C_{BR} 代表肝对血浆非结合型胆红素的清除率。C_{BR} 是对肝功能的定量检测，单位是 ml/（min·kg）。其概念类似于肌酐清除率，后者广泛用于肾功能的测定。BRT 和 C_{BR} 都可从放射性标记的非结合型胆红素的注射示踪剂量的曲线下面积中计算获得 [32, 33, 35, 40]。胆红素生成率可以选用下列 2 种估算：静脉注射放射性物质标记胆红素后测定具有特殊活性的粪胆汁色素 [26, 121]，或测定 CO 分泌量 [122, 123]。虽然采用这些方法对 BRT 和 C_{BR} 的估计无法常规用于临床检测，但理解这两个变量的生理学意义对于理解临床容易获得的数据非常有用。具体而言，公式 5-1 表明 $\overline{BR}$ 与胆红素转换率成正比，与肝胆红素清除率成反比。这类似于肾小球滤过率和血清肌酐之间的

关系。此外，从 BRT 和 C_{BR} 任何给定的基线值来看，BRT 或 C_{BR} 的变化将导致 $\overline{BR}$ 值的相应比例改变。$\overline{BR}$ 的比例变化与 BRT 的比例变化成正比，与 C_{BR} 比例变化成反比（见图 5-7 和图 5-8）[27, 120]。因此，如果胆红素生成量是固定的，C_{BR} 基线绝对值的不同，会导致肝胆红素清除率变化，对血浆胆红素浓度产生显著不同的影响。如，当胆红素更新率正常时 [约 4mg/（kg·d）]，胆红素清除率从正常平均值约 0.70ml/（min·kg）降低到更低的平均值约 0.35ml/（min·kg）（降低约 50%），这可导致血清胆红素增加约 1 倍，使其增加约 0.4mg/dl（0.4～0.8mg/dl），这种增量可能不会引起临床的注意。相比之下，在肝脏清除率已降低的患者中，胆红素清除率相应降低 50%，例如从 0.1 降低至 0.05ml/（min·kg），同样也会引起胆红素浓度加倍。然而，在这种情况下，胆红素会增加约 2.7mg/dl，这足以在临床上检测到。同样，胆红素生成加倍会使非结合胆红素的血浆浓度增加 1 倍。增加的绝对值取决于 C_{BR} 值，单位是 mg/dl。

七、血浆胆红素浓度的测定

临床上主要通过改良重氮化合物反应来测量血浆胆红素浓度，这是由 van den Bergh 和 Müller 在 1916 年首次描述的 [124]（在参考文献 [125] 中综述）。在该过程中，标本中的非结合型胆红素与重氮试剂（如重氮化对氨基苯磺酸）反应缓慢，这是因为中心桥接碳原子是反应试剂的攻击部位，但是其分子内的氢键结合使得反应试剂无法接触到中心桥接碳原子（图 5-3）。在存在乙醇、咖啡因或其他"加速因子"干扰内部氢键的情况下，中心桥接碳原子会变得易于被亲核攻击，且非结合型胆红素分子反应会更为迅速而完全。类似地，结合型胆红素呈现出快速重氮反应性，其丙酸侧链与葡萄糖醛酸的酯化防止氢键形成并暴露中心桥接碳原子。因此，在无加速因子存在的条件下，在标本中加入重氮试剂后的较短时间内（30～60s）测定血清或血浆中的"快速"或直接反应型胆红素，被认为是测定结合型胆红素含量的一种方法。在加入加速物质后的更长时间间隔内（如 30～60min）测定的通常是总胆红素

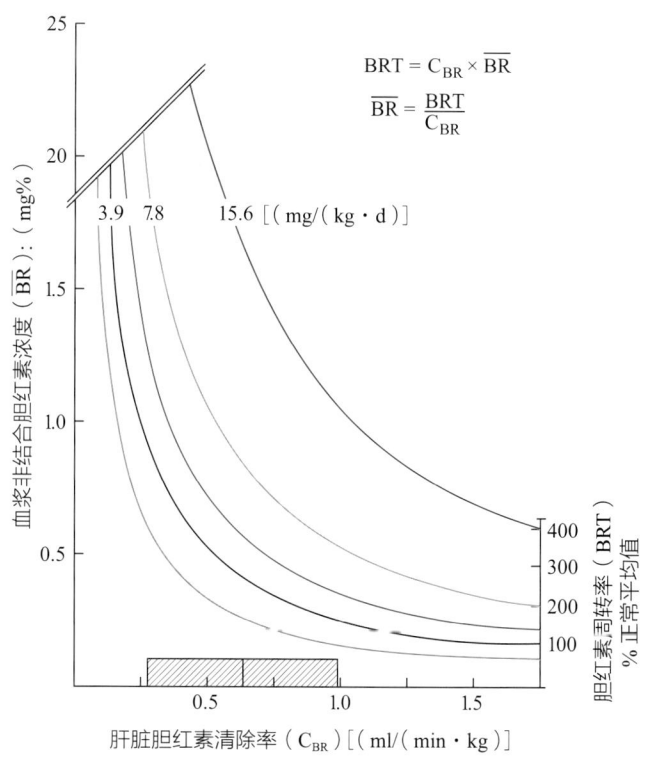

阴影区域代表胆红素周转的正常范围；横轴上的条纹表示肝
胆红素清除率的正常范围（平均值 ±2 标准差）。

经美国内科医师学会许可转载，引自参考文献 [120]

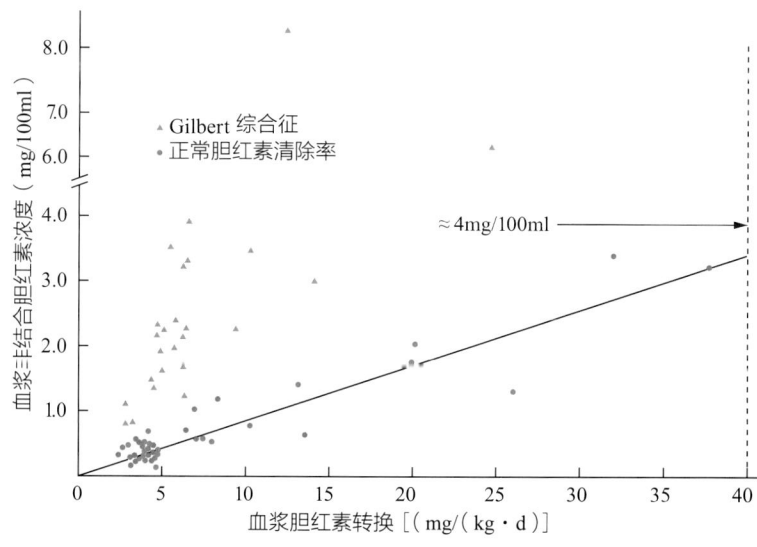

◀ 图 5-8　血浆胆红素转换率与血浆非结合型
胆红素浓度之间的关系

正常血浆胆红素周转率高达 5mg/（kg·d）。血浆
非结合型胆红素的升高提示胆红素生成增加，通
常是由于溶血所致。当肝胆红素清除率在正常范
围时，血浆非结合型胆红素浓度随胆红素周转率
的上升而呈线性升高，如回归线所示（点绘区域
表有关回归线评估值 ±2 倍标准差）。将回归线外
推至稳态胆红素产生的最大速率，表明最高水平
的未结合型高胆红素血症可以由个体持续溶血引
起，而其肝胆红素清除率是正常的。溶血时骨髓
只能够增加大约 8 倍的红细胞生成率，因此胆红
素最大可持续更新率约为 40mg/（kg·d），而相
应的血浆非结合型胆红素浓度为 4mg/dl。

经美国内科医师学会许可转载，引自参考文献 [120]

的浓度，即是非结合型胆红素和结合型胆红素的浓
度。通过总胆红素减去直接反应型胆红素计算得到
的是间接反应型胆红素，这被广泛用于测定标本中
非结合型胆红素的含量[125]。

通过直接分光光度法同样可以估算体液中的胆
红素含量，因为其吸光带大约集中在 450nm 处[48, 126]。
该方法快速，需要样本量非常小，因此常被用于样
本量获取受限的情况，如新生儿护理或羊水分析

等[127]。该方法是非特异性的，因为存在浊度和其
他橘黄色物质如类胡萝卜素的干扰。通过反射率和
（或）分光光度法经皮测定胆红素含量而无需采集血
样的各种设备被广泛用于新生儿的护理[128]。也还存
在其他方法可准确定量胆红素[128, 129]，包括胆红素与
血浆蛋白质共价结合物（即 δ - 胆红素，见下文）。
这不仅可用于血浆，还可用于胆汁、尿液和其他体
液中[130-134]。由于这些方法很少在研究实验室以外

使用，因此本综述不描述这些技术。

正常范围

使用传统的基于重氮的分析方法，血浆总胆红素的正常上限为 $1.0 \sim 1.5 mg/dl$（$17 \sim 26 \mu mol/L$），而间接反应胆红素的正常上限为 $0.8 \sim 1.2 mg/dl$（$14 \sim 21 \mu mol/L$）[108, 125, 135, 136]。不同分析方法在确定胆红素正常值时存在差异，这可能与检测方法本身的变异及采用 95% 还是 99% 的置信区间有关。这还反映了一个事实，即正常人群中的胆红素浓度呈现一个正态对数分布（右偏），而非高斯分布（钟形），在确定适合的正常范围时必须考虑到这一点[135]。

许多研究设定的间接反应胆红素的正常上限为 $1.0 mg/dl$（$17.1 \mu mol/L$），这与根据正常人群血浆胆红素更新率和肝胆红素清除率理论的推测值非常接近[135]。当血浆总胆红素浓度正常时，通常直接反应部分（代表结合型胆红素）数值为 $< 0.1 mg/dl$，或最高 $< 0.2 mg/dl$[136]。然而，即使在没有加速因子的情况下，非结合型胆红素尽管反应缓慢，也会少量与重氮试剂发生反应，会导致含量甚微的结合型胆红素值被高估[137]。因此，计算得出的非结合型胆红素含量低于实际量。总胆红素浓度在正常范围或接近正常范围时，这些误差比例是最大的。然而，不管总胆红素水平如何，如果直接反应胆红素小于总胆红素的 15%，则样本中的胆红素基本上可全部被认为是非结合型胆红素。不幸的是，目前广泛使用的自动分析方法所产生的误差似乎比过去使用的人工方法更大。更为精确的色谱层析法已证实，在正常血清或血浆中结合型胆红素的实际含量非常低，但是结合型胆红素的"正常"值在过去几年中却被逐渐上调。几年前的一项非正式调查显示，在纽约市区，很少有大型实验室将直接反应型胆红素的上限值设定为低于 $0.2 mg/dl$。最常报道的上限值为 $0.3 mg/dl$，甚至将上限值设定为 $0.4 \sim 0.8 mg/dl$ 的报道也不少见。在解释直接和间接反应型胆红素所占的比例即结合型和非结合型胆红素比例时，如此大的正常值范围会引起对结果的相当大的误读。由于血清中出现即使含量不高的真正结合型胆红素，也警示临床医师可能存在重要的肝胆疾病，因此明确真正的结合型胆红素升高不仅仅具有学术意

义[138]。因为传统的胆红素葡萄糖苷酸结合物是水溶性的，并且与白蛋白结合相对松散，所以易于在通过肾小球滤过并在尿液中排泄。因此，在直接反应型胆红素轻度升高的临床意义不确定时，可通过对尿液中的胆红素进行简单的浸渍试验来明确。即使是最低程度的结合型高胆红素血症也与胆红素尿相关。在结合型胆红素中度升高的情况下，如果浸渍试验阴性，则提示存在 δ – 胆红素（参见下文）或重氮化过程的假象。

随着结合型高胆红素血症时间的延长，血浆中的一些结合型胆红素可与白蛋白共价结合，并产生所谓的 δ – 胆红素[131-134]。虽然 δ– 胆红素能够直接引起重氮反应，但不能通过肾小球滤过并从尿液中排泄，因为与之结合的白蛋白的半衰期为 $14 \sim 21 d$，所以它在血浆中消失缓慢。当肝炎改善或胆管梗阻缓解时，有时结合型高胆红素血症缓解很慢，这就可用 δ– 胆红素来解释。虽然 δ– 胆红素含量不易检测，但是，如果在尿中胆红素减少后，直接反应型高胆红素血症仍持续存在，则推断可能存在 δ– 胆红素。

八、高胆红素血症和黄疸

为方便临床应用，高胆红素血症被分为非结合型（间接反应型）和结合型（直接反应型）高胆红素血症。在临床工作中，单纯的结合型高胆红素血症并不常见。在大多数病例中，血浆结合型胆红素的升高常伴有非结合型胆红素的升高，从而引起混合型高胆红素血症。在这种情况下，由于血浆结合型胆红素的水平可反映肾脏和肝脏对胆红素结合物的清除能力，所以它与总胆红素的比值通常对诊断无太大帮助。另一个有用的特征是，肝功能的异常是仅有胆红素升高，还是伴有其他肝生化检测指标的异常，如血清氨基转移酶类（ALT、AST）、碱性磷酸酶或 γ – 谷氨酰转移酶的异常。其他肝生化检查指标无异常是有助于区分家族性高胆红素血症和大多数获得性高胆红素血症的特征之一。但是，一些获得性高胆红素血症，如获得性溶血性疾病和非活动期肝硬化的生化指标也可能无异常。家族性高胆红素血症的主要原因见框 5–1。

框 5-1　家族性高胆红素血症

非结合型高胆红素血症

- 胆红素生成增加
  - 溶血性贫血
    - 血红蛋白病
    - 地中海贫血综合征
    - 酶缺陷
    - 膜缺陷等
  - 分流性高胆红素血症
    - 先天性红细胞生成不良黄疸综合征
    - 混杂因素
- 肝胆红素清除缺陷
  - Gilbert 综合征
  - Crigler–Najjar 综合征
    - I 型：苯巴比妥抵抗
    - II 型：苯巴比妥应答

结合型高胆红素血症

- Dubin–Johnson 综合征
- Rotor 综合征

高胆红素血症的原因和后果

1. 非结合型高胆红素血症

非结合型高胆红素血症可能是胆红素生成增加、胆红素清除减少或两者协同作用的结果[27, 120, 139]。虽然一些实验室将血浆非结合型（即间接反应型）胆红素浓度的上限设为 1.2mg/dl，有时高达 1.5mg/dl，但报道的参考范围通常是 0.3～1.0mg/dl。检测值超出参考值范围即为非结合型高胆红素血症。但是，只有当胆红素浓度高于 2.5～3.0mg/dl 时，才可能观察到巩膜黄染，所以许多非结合型高胆红素血症患者是亚临床的，只有靠检测血浆胆红素浓度才能发现。

2. 胆红素生成增加

溶血和无效造血增加是引起胆红素生成增加的两种最常见的原因。目前报道了多种遗传性溶血性疾病，主要是由遗传性血红蛋白病、酶缺乏或红细胞膜结构异常引起的，还有许多获得性溶血性贫血的情况，包括从单纯特异的自身免疫性溶血性贫血到伴随多种慢性疾病的红细胞寿命缩短的贫血。过度无效造血可能发生在先天性疾病基础上，如先天性红细胞生成不良贫血的任一亚型[65]，或发生在后天性疾病基础上，如红细胞生成性卟啉病、恶

性贫血或铅中毒[28]。输注库存血、大块血肿形成或发生肺梗死时，可因胆红素生成的暂时性增加而引起非结合型高胆红素血症。尽管肝胆红素过度生成似乎是血浆胆红素更新速度加快的一个潜在原因，但还没有被证实是临床上明显的高胆红素血症的原因。虽然已有报道，应用放射性标记血色素前体后，基于标记的血浆胆红素，显示肝血红素转换量占胆红素总产量的 1/4[140-142]，但约有 50% 肝源性胆红素未经血浆转运而直接排入胆汁[25, 27, 65, 121, 141, 143]，这说明肝的血红素在血浆胆红素转换中所占比例不超过 12%。有研究通过 ^{3}H 或 ^{14}C 标记的血红素前体发现，胆红素增加量与总胆红素产量存在明显矛盾，这说明肝胆红素所占比例实际上可能更低[144, 145]。基于此种认识，肝血色素周转速度必须增加许多倍，才能达到临床上可见的血浆非结合型胆红素浓度的升高。

仅由胆红素生成增加导致的非结合型高胆红素血症，即使在脆性溶血中（图 5-9），胆红素水平也很少超过 4mg/dl，并且患者有很好的耐受性。但患者发生色素性胆结石的风险增加。

3. 胆红素清除减少

如上所述，肝细胞对胆红素处置涉及 4 种不同的过程，任一过程缺陷都会导致肝胆红素清除减少。虽然肝细胞摄取胆红素的确切机制尚不清楚，但据报道，有几种药物（如利福平、黄绵马酸、新生霉素和多种胆囊造影剂等）可竞争抑制胆红素的摄取[65]，由此引起的非结合型高胆红素血症可随停药而缓解。肝胆红素摄取（和净清除）减少也可由门体分流的血液绕过肝细胞引起。虽然通常认为胆红素摄取减少是由静脉通道如静脉曲张引起的，但也可能是由肝窦毛细血管化（即肝窦内皮窗孔丢失和窦周基质沉积增加）引起的，肝窦毛细血管化发生于肝硬化。胆红素摄取减少也是肝血流量绝对减少的结果，或由肝细胞从循环中净摄取胆红素异常引起。

胆红素与胞质结合蛋白的结合异常至少是胆红素清除减少的一个假设基础。然而，葡萄糖醛酸化缺陷是引起胆红素清除减少和非结合型高胆红素血症更常见的机制。新生儿 UGT1A1 的延迟表达是引起正常新生儿生理性黄疸的主要原因。在这种情况

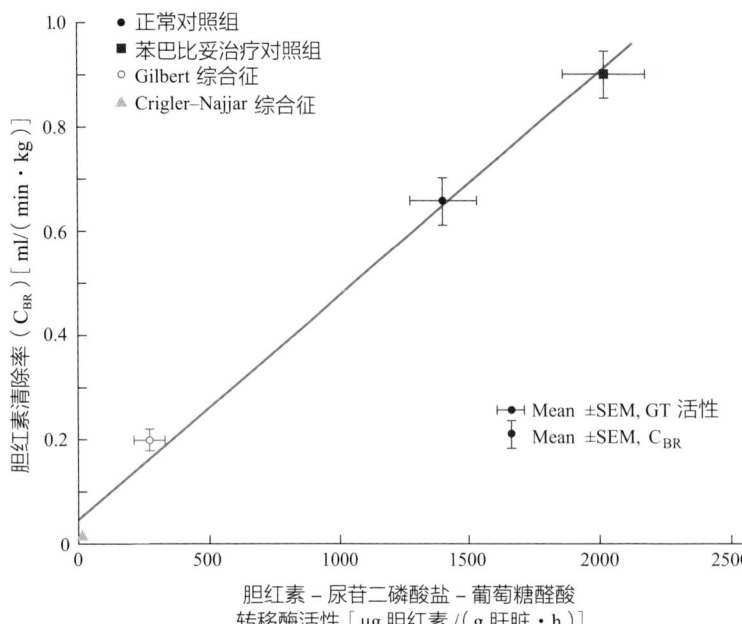

正常对照组
苯巴比妥治疗对照组
Gilbert 综合征
Crigler–Najjar 综合征

纵轴：胆红素清除率（C_{BR}）[ml/(min·kg)]
横轴：胆红素 – 尿苷二磷酸盐 – 葡萄糖醛酸
转移酶活性 [μg 胆红素 /（g 肝脏·h）]

Mean ±SEM, GT 活性
Mean ±SEM, C_{BR}

◀图 5-9 Crigler–Najjar 综合征 Ⅰ 型、Gibert 综合征患者和正常对照组肝胆红素清除率（CBR）和胆红素 – 尿苷二磷酸盐（UDP）– 葡萄糖醛酸转移酶（UDPGT）活性平均值之间的关系

在对照组中，显示的是苯巴比妥治疗和未治疗个体的数据。直线代表四组中最小二乘法拟合值至平均值的变化。随后，Crigler–Najjar 综合征 Ⅱ 型的数据落至回归线上。在特定的胆红素 –UDPGT 时间点，Gilbert 综合征和 2 种 Crigler–Najjar 综合征的这些数据可能均反映单个基因上突变量的不同影响效应。

经 Elsevier 许可转载，改编自参考文献 [146]

下，第 2 天和第 5 天之间血清胆红素峰值水平明显低 5～10mg/dl，并且在 2 周内降至正常水平。新生儿较高水平的胆红素易引发核黄疸，这常发生于严重的早产儿、Gilbert 综合征（见下文）、溶血或 2 种原因并存 [147]。对 3 种家族性结合性胆红素疾病 Crigler–Najjar 综合征 Ⅰ 型和 Ⅱ 型及 Gilbert 综合征的认识也较为清楚，这将在下文详细阐述。虽然这几种疾病直到最近才被认为是不同的疾病，但是目前认为，这些疾病都是由于胆红素结合酶 UGT1A1 功能发生不同程度的突变引起的。随着某些 HIV 蛋白抑制药，如茚地那韦和阿扎那韦等的应用，也可发生后天性 UGT1A1 缺乏，以及由此产生的非结合型高胆红素血症 [148-150]。

4. 结合型高胆红素血症

结合型高胆红素血症通常反映的是肝细胞排泄结合型胆红素异常或胆道梗阻。结合型胆红素排泄异常的遗传性疾病 Dubin–Johnson 和 Rotor 综合征并不常见。在 Dubin–Johnson 综合征中，*MRP2* 基因突变导致胆红素结合物的小管转运缺陷 [93, 151, 152]。最近的研究显示 Roter 综合征的分子缺陷是由质膜转运蛋白 OATP1B1 和 OATP1B3 的同时缺乏引起的。这会导致对经 MRP3 从肝细胞泵入门静脉血流中的结合型胆红素的再摄取减少 [90]。Rotor 综合征的表型在许多方面与 Dubin–Johnson 综合征相似。在这

2 种疾病中，肝细胞的一般功能保留完好，除胆红素外的其他肝生化指标通常是正常的。在 Dubin–Johnson 和 Rotor 综合征中，长期以来都认为胆红素浓度 < 25mg/dl，最常见的是 2～5mg/dl。丰富的临床经验表明，结合型高胆红素血症不会引起明显的不良后果，即使其浓度高达 35～40mg/dl 且持续数月。

胆红素排泄缺陷更常伴发于多种肝胆疾病。在这些情况下，胆红素浓度升高通常与其他肝生化检测异常明显相关，包括天门冬氨酸氨基转移酶（AST）、丙氨酸氨基转移酶（ALT）和碱性磷酸酶的升高，且如果严重的话，会出现血清白蛋白降低和凝血时间延长。这一大类疾病包括肝细胞性和胆汁淤积性肝病、术后良性黄疸、机械性肝内或肝外胆管梗阻及一组罕见的归于家族性肝内胆汁淤积性疾病 [153]。

九、家族性高胆红素血症

（一）家族性非结合型高胆红素血症

家族性非结合型高胆红素血症的谱图如框 5-1 所示。以下内容仅限于与肝胆红素清除减少相关的 Crigler–Najjar 综合征 Ⅰ 和 Ⅱ 型及 Gilbert 综合征。这

3 种疾病的重要特点总结于表 5-1。它们曾被认为是遗传和病理生理不同的疾病。据报道 Gilbert 综合征是常染色体显性遗传病，Crigler-Najjar 综合征 I 型为常染色体隐性遗传病。然而，生理学观察（图 5-9）显示，这 3 种疾病可能反映了不同程度的突变对单个基因功能的影响[154]。随后针对特殊综合征的分子学研究发现一个正常的 *UGT1A1* 等位基因足以维持血浆胆红素浓度的正常[85, 88]，这表明几乎在所有病例中，遗传性非结合型高胆红素血症都是

相关的常染色体隐性遗传病。

1. Crigler-Najjar 综合征 I 型

Crigler-Najjar 综合征 I 型是一种罕见的常染色体隐性遗传病，其特征是明显的非结合型高胆红素血症，浓度为 20～45mg/dl，这是 *UGT1A1* 基因突变引起 UGT1A1 酶活性几乎全部丧失的结果[85, 88, 113, 154-158]。突变最常发生于 *UGT1* 基因的外显子 2-5，这影响了包括胆红素（1a 型）在内的广泛的底物葡糖醛酸化。外显子 1 较少发生突

表 5-1 家族性非结合型高胆红素血症的基本特征

特 征	Crigler-Najjar 综合征		Gilbert 综合征
	I 型	II 型	
发病率	非常罕见	罕见	高达总人群的 12%
血清总胆红素（mg/dl）	18～45（通常＞20），非结合型	6～25（通常≤20），非结合型	非禁食或溶血情况下，通常≤4；主要是非结合型
胆红素代谢缺陷	胆红素 UGT1A1 活性明显降低，甚至缺乏	胆红素 UGT1A1 活性降低，≤10% 正常值	胆红素 UGT1A1 活性通常降低至 10%～30% 正常值，部分患者胆红素摄取能力降低，高达 50% 患者有轻度溶血
常规肝功能检查	正常	正常	正常
血清胆汁酸	正常	正常	正常
血浆磺溴酞（BSP）清除率（使用 5mg/kg 计量，45min 的存留率 %）	正常	正常	通常正常（＜5%），部分患者 45min 存留率轻度增加（＜15%）
口服胆囊造影剂	正常	正常	正常
药物应答 / 特征	对苯巴比妥无应答	苯巴比妥可使胆红素降低≤75%，但不能降至正常	苯巴比妥通常可使胆红素降至正常
主要临床特征	不治疗情况下，婴幼儿期即可出现核黄疸，即使治疗，后期也可能发生	禁食后出现罕见的迟发性核黄疸	无
肝脏形态学 / 组织学	正常	正常	正常，偶尔有脂褐素增加
胆红素比例 [a]	＞90% 为非结合型	大部分（平均 57%）是单聚体	主要是二聚体，单聚体也有增加（平均 23%）
遗传（均为常染色体遗传）	隐性	隐性	启动子突变是隐性，错义突变经常是显性的
诊断	临床和实验室检查，对苯巴比妥无应答	临床和实验室检查，对苯巴比妥无应答	临床和实验室检查，启动子基因型可能对诊断有帮助，一般不需肝活检
治疗	光疗法或锡原卟啉可作为短期治疗，最终需要肝移植	如胆红素基线水平≥8mg/dl，考虑苯巴比妥治疗	不需治疗

a. 正常胆汁中的胆红素：非结合型胆红素＜5%，胆红素单聚体平均为 7%，胆红素二聚体平均为 90%

变，且葡糖醛酸化能力的丧失主要限于胆红素的结合（1b 型）。Crigler-Najjar 综合征 I 型最早出现在新生儿期，且长期观察发现多数患者在婴幼儿期即死于核黄疸。Crigler-Najjar 综合征 I 型患者对苯巴比无应答，使用苯巴比妥不能降低血浆胆红素浓度[113, 156]。尽管随着光疗法的出现，患者的生存期已有所延长，但是那些渡过幼儿期的幸存患者仍有发生迟发性胆红素脑病的重大风险，通常在轻微的发热性疾病之后发生[113, 159]。虽然有研究将分离的肝细胞移植试验性的用于有限数量的 Crigler-Najjar 综合征 I 型患者[160, 161]，但早期肝移植仍然是防止脑损伤和死亡的最有希望的方法[162-165]。

对 Crigler-Najjar 综合征 I 型病理生物学的阐明主要基于对 Gunn 大鼠的研究结果。1938 年，Gunn 最先描述了这种突变的 Wistar 大鼠品系，其具有慢性非溶血性的非结合型高胆红素血症[166]。与 Crigler-Najjar 综合征 I 型患者一样，这些动物的黄疸遗传特性为常染色体隐性遗传。杂合子是无症状的，受影响大鼠的肝组织学是正常的。胆红素葡萄糖醛酸基转移酶活性在受影响大鼠的肝组织是检测不到的[167]。

2. Crigler- Najjar 综合征 II 型

与 I 型相比，Crigler- Najjar 综合征 II 型患者，UGT1A1 的活性虽然很低（＜正常值的 10%），但仍有一定的保留，其血清胆红素浓度通常波动于 6～25mg/dl[156, 168, 169]。服用苯巴比妥之后，UGT1A1 水平可被诱导升高，进而使胆红素水平降低 25% 以上[156, 170-173]。在大多数病例，依据分子缺陷的严重程度，无论是基础水平的酶活性还是苯巴比妥刺激后的酶活性都足以防止核黄疸的发生。然而，下列情况会促使临床相关的神经系统后遗症出现，包括：存在并发症、禁食、其他短期内可使血清胆红素浓度明显升高的因素[59]，尤其是产生的胆红素：白蛋白摩尔比大于 1 时。但总体来说，来自于大多数 II 型患者的数据显示，青少年和成人患者，如果血清白蛋白水平正常，即便长期暴露于非结合型胆红素（＜16mg/dl），也不会出现神经系统损伤。迄今为止，与 Crigler-Najjar 综合征 I 型或 II 型有关的 UGT1 基因突变，已经确定的共有 100 余个[174]。Crigler-Najjar 综合征 I 型者中，链终止突变更为常

见，而在影响不太严重的 Crigler-Najjar 综合征 II 型者中，错义突变更为常见[174]。

3. Gilbert 综合征

Gilbert 综合征存在于胆红素结合疾病谱的另一端。最早报道于 1901 年[175]，在普通人中有 8% 的表型发病率，其特征是病情较轻，有非结合型高胆红素血症，但很少超过 4mg/dl，肝功能正常，肝组织学也正常，但部分患者有轻度脂褐素沉着。某些患者，除了轻度黄疸外，体格检查也没有明显异常。胆红素清除率大约降至正常的 1/3（图 5-10）[176]，并且一些患者表现出其他有机阴离子如磺溴酞或吲哚菁绿（ICG）的血浆清除模式异常[70, 177]，但其机制尚不清楚。相比之下，空腹血清胆汁酸水平是正常的[178]。最常见的分子缺陷是，额外的二核苷酸序列 TA 插入到外显子 A1 启动子的转录起始序列（TATAA 盒）[179]。因此，与正常的序列 A（TA）₆TAA 相比，A（TA）₇TAA 突变在 Gilbert 综合征患者中较为常见。A（TA）₅TAA 和 A（TA）₈TAA 突变很少见，但也与 Gilbert 综合征相关[180]。这些纯合子变异的患者，由于功能正常的酶合成减少，酶活性会降至正常的 10%～35%。启动子突变的纯合性似乎是必要的，但不足以导致 Gilbert 综合征临床症状的出现，正如种群研究显示，仅有约一半的 A（TA）₇TAA 纯合子患有高胆红素血症[181]。曾有研究显示，附加因素可能是促进表型表达的原因，如有轻度溶血（据报道高达 50% 的 Gilbert 患者发生）或有其他的缺陷影响红素摄取[176, 179, 180, 182]。

另外的分子机制也会导致与 A（TA）₇TAA 启动子变异体纯合子相同的临床表现（框 5-2）[179, 180]。这与先前描述的观察结果相一致，即一个正常的 UGT1A1 等位基因已足以维持正常的血浆胆红素浓度，假如杂合子患者的第二个 UGT1A1 等位基因是正常的，即使一个 UGT1A1 等位基因编码的酶可使胆红素结合物活性减少甚至缺乏，但患者的胆红素浓度仍会正常。但是，如果第二个等位基因有 A(TA)₇TAA 启动子变异，则患者将会有轻度的非结合型高胆红素血症，伴有 Gilbert 综合征表现。此外，在很多情况下，发生于 UGT1A1 基因编码区的突变只能使编码蛋白质的酶活性轻度降低。迄今为止，可引起 Gilbert 综合征表现的错义突变仅

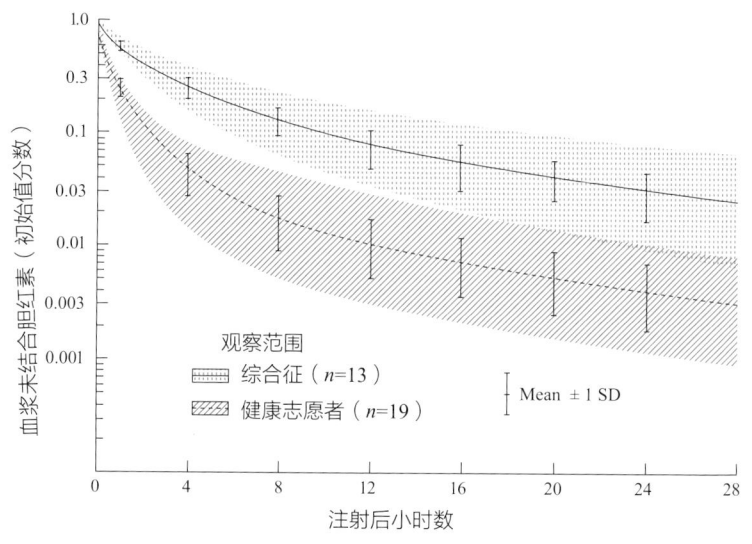

◀ 图 5-10 Gilbert 综合征患者和健康青年志愿者中血浆放射性标记胆红素消失曲线的观察范围

每组的平均曲线由计算机根据该组的平均值，并基于胆红素代谢房室模型的室间速率常数均值（λ）绘制。在注射后最初 16h 内组间没有重叠。在 Gilbert 综合征患者，根据曲线下面积计算的胆红素清除率（C_{BR}）的估计值下降至正常值的 1/3

经美国内科医师学会许可转载，引自参考文献 [120]

日本有过报道[183]。此病的遗传特征为隐性遗传或者显性阴性遗传[179, 180]。如果以胆红素清除的表型减少作为 Gilbert 综合征的实际操作性定义，那么认识基因型对恰当解释轻度非溶血性结合型高红素血症非常重要的。虽然 A（TA）₇TAA 启动子变异体的纯合性支持 Gilbert 综合征的诊断，但是该变异体没有纯合性并不能排除 Gilbert 综合征的可能。

框 5-2　Gilbert 综合征表型的不同分子基础

- A（TA）₇TAA 纯合子
- A（TA）₇TAA 结构突变的复合杂合子
- 结构突变，加 G71R（纯合子隐性或显性阴性）

Gilbert 综合征的诊断通常是根据临床上有轻度非结合型高胆红素血症，并排除其他原因来确定。确诊有赖于 UGT1A1 酶活性分析或 A（TA）₇TAA 启动子突变的鉴定，而肝活检等复杂的研究是不必要的[184]。激发试验对于 Gilbert 综合征的确诊价值有限，如禁食 48h 或静脉应用烟酸使 Gilbert 综合征患者和正常对照组的胆红素增加相似比例[65]。单纯性 Gilbert 综合征成人患者的胆红素水平不足以升高到造成神经损伤的程度。新生儿 Gilbert 综合征患者如果同时合并某种形式溶血，增加了迅速发展为危险性高胆红素血症的风险[185-188]。

一些 Gilbert 综合征患者，在肝脏通过葡萄糖醛酸化代谢处理多种外源物质时出现胆红素异常升高，如处理薄荷醇、苯甲酸雌二醇、拉莫三嗪、甲苯磺丁脲、利福霉素钠、对乙酰氨基酚[65, 189]和 HIV 蛋白酶抑制药时[148]。HIV 蛋白酶抑制剂茚地那韦和阿扎那韦，可通过特异性抑制 UGT1A1 而引起高胆红素血症[149, 150]。如果用药之前已经存在 Gilbert 综合征，那么高胆红素血症会更为严重。葡糖醛酸化其他物质时出现的胆红素异常升高，可能与其他 UGT 亚型的多态性有关[189]。并没有证据显示这些药物存在与药动学异常相关的明显毒性。实际上，成人患 Gilbert 综合征的唯一风险与暴露于抗肿瘤药伊立替康（CPT-11）有关，因其活性代谢产物是通过 UGT1A1 葡萄糖醛酸化。Gibert 综合征患者应用 CPT-11 会造成严重的毒性，包括难治性腹泻和骨髓抑制[190]。

（二）家族性结合型高胆红素血症

已经报道的以无胆汁淤积的结合型高红素血症为特征的遗传性疾病有 2 种，即 Dubin-Johnson 综合征[191]和 Rotor 综合征[192]。虽然被称作肝贮积症的第 3 种疾病也包括于该组[193]，但最近更多的证据表明，这些患者中包含有 Rotor 综合征。这些疾病相对少见，临床上是良性疾病，但是明确诊断很重要，与其他更严重的疾病相鉴别可使患者免受不必要的焦虑或手术干预。还有其他几种以胆汁淤积引起的结合型高胆红素血症为特征的家族性疾病，包括良性复发性肝内胆汁淤积症和进展性家族性肝内胆汁淤积症，详见下文所述。

1. Dubin-Johnson 综合征

(1) 临床特点：该病由 Dubin 和 Johnson[191] 及 Sprinz 和 Nelson[194] 在 1954 年分别进行了独立的描述，以轻度结合型高胆红素血症为特征（表 5-2）。除黄疸外，多数患者的体格检查是正常的，但是个别患者可能有肝脾大[195, 196]。比较常见的是与 Gilbert 综合征（定位不清的腹痛、乏力、虚弱）相似的轻度全身症状[195, 196]。但是，与 Gilbert 综合征相似，这些症状能与诊断试验延长引起的焦虑相关。通常情况下，新发现的病例是无症状的。

高胆红素血症和临床黄疸的发生，可因并发疾病、应用降低肝有机阴离子排泄的药物（尤其是口服避孕药）和妊娠而明显增加[197]。尽管有婴儿发病的报道[198-200]，但 Dubin-Johnson 综合征很少发生在青春期开始之前。亚临床病例经常在怀孕期间变成显性病例，或与开始使用口服避孕药有关[197]。与真性胆汁淤积相关的综合征相比，Dubin-Johnson 综合征患者没有瘙痒，并且血清胆汁酸水平及其他肝功能常规检查（如碱性磷酸酶）是正常的[191, 196]。已经描述的 Dubin-Johnson 综合征的可用动物模型有：突变型 Corriedale 绵羊[201-204]、狮狨猴[205]、Tr−/GY[93, 206-210] 和 EHBR[211-213] 突变的大鼠品系。由于大鼠突变体能够出现与 Dubin-Johnson 综合征大概相似的病理生理学特征，故将在下文详细讨论。

(2) 发病率：Dubin-Johnson 综合征可见于全球范围的所有种族、国家、民族背景和性别[195, 196, 214-218]。这种疾病全球少见，但在伊朗犹太人中却是常见的（1∶1300）[196]。在这个群体中，Dubin-Johnson 综合征的发病率与凝血因子Ⅶ缺陷相关[98, 219]，但是Ⅶ因子缺陷是不同基因突变造成的[220, 221]，在其他群体中并没有观察到Ⅶ因子缺陷，所以可能是同时发生了 2 种遗传疾病。

(3) 实验室检查：血清胆红素浓度通常在 2~5mg/dl 之间，但也有报道可高达 20mg/dl，甚至达 25mg/dl[195, 196]。50% 或以上的血清总胆红素是直接反应型的，因此常见胆红素尿和血浆中共价结合 δ-胆红素比例升高。血清胆红素浓度经常波动，并且胆红素测定偶尔可能在正常范围。其他肝功能的常规检查是正常的，包括氨基转移酶、碱性磷酸酶和 γ 谷氨酰转肽酶活性、血清白蛋白、胆固醇水平和凝血酶原时间（除了伊朗人群）。血液学方面的检查也都是正常的，包括全血细胞计数、网织红细胞计数和红细胞存活研究[222]，也并没有溶血的证据。有少数患者的空腹和餐后血清总胆汁酸水平有轻度升高[224]，但在大多数 Dubin-Johnson 综合征患者中是正常的[197, 223]。

(4) 影像学检查：在 Dubin-Johnson 综合征的胆囊造影术中，即使增加造影剂的剂量，仍不能使胆囊显影[195, 196]，但是静脉应用胆影酸 4~6h 后可能使胆囊显影[225, 226]。用 99mTc- 利多苯宁、99mTc- 地索苯宁等药物进行的胆道闪烁成像可能有助于对 Dubin-

表 5-2 Dubin-Johnson 综合征与 Rotor 综合征的表型特征

特 征	Dubin-Johnson 综合征	Rotor 综合征
首次描述时间	1954 年	1948 年
血清胆红素	通常为 2~5mg/dl，主要（约 60%）为直接反应型，总量 ≤ 25mg/dl 少见	通常为 2~5mg/dl，主要（约 60%）为直接反应型，总量 ≤ 25mg/dl 少见
其他肝功能检查	正常	正常
血清胆汁酸	正常	正常
肝脏外观	明显黑色、粗糙、中央小叶变黑	正常
体格检查	黄疸 ± 肝大	黄疸
尿粪卟啉	总量正常，> 80% 为Ⅰ型异构体	总量明显增加，Ⅰ型异构体也增加，但通常 < 80%
遗传	常染色体隐性遗传	常染色体隐性遗传

Johnson 和 Rotor 综合征患者进行鉴别 [227-229]。在 6 例 Dubin-Johnson 综合征患者中应用锝 - 利多苯宁后，同位素在肝脏快速、强烈、均匀地聚集，但无肝内胆道系统的显影 [227]。在大多数胆囊完整的患者，胆囊在注射后约 90min 可以显影，所有病例在注射 1h 内同位素活性可到达肠道。然而，Rotor 综合征和有黄疸的肝细胞疾病患者应用 ^{99m}Tc- 利多苯宁不会出现肝脏、胆囊、胆道显影，且超过 24h 的观察发现其在肠道无放射性积累。在后一种情况下，肾脏强烈显影，表示放射性核素选择性地通过该途径排泄 [227]。

(5) 组织病理学：典型 Dubin-Johnson 综合征患者的肝脏肉眼观察表现为明显的色素沉着，甚至呈现黑色 [194, 195]。光学显微镜显示无瘢痕形成、无肝细胞坏死或小叶结构改变。其特征性的改变是粗糙的颗粒状色素沉积，在小叶中央区最为显著（图 5-11），并有溶酶体分布的独特表现 [230]。其性质一直存在争议，一些学者认为它是脂褐素，而另外一些学者则认为是黑色素衍生物。在突变的 Corriedale 绵羊中，能够观察到组织化学结构与黑色素相似的色素，并且在注射 ^{3}H - 肾上腺素后可与氚结合，这一发现与色素颗粒的类黑色素起源相一致 [231]。一项采用电子自旋共振谱技术的研究发现，在理化特性上，Dubin-Johnson 色素与真实黑色素相比存在

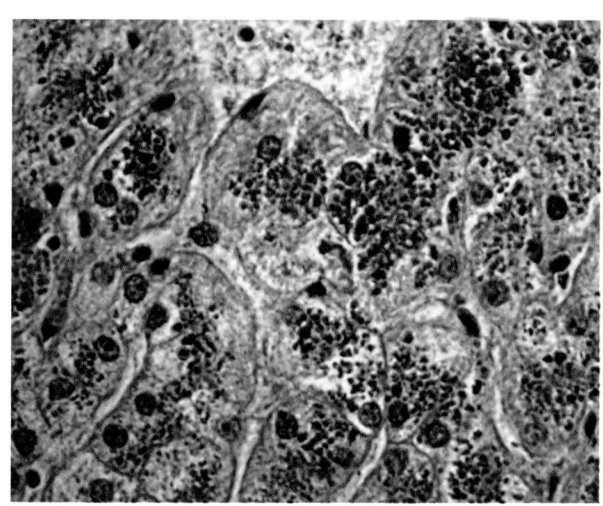

▲ 图 5-11　**Dubin-Johnson** 综合征的肝活检显示在中央小叶区有明显的粗颗粒状色素
苏木精和伊红，放大 240 倍（由 Dr. Kamal G. Ishak，Armed Forces Institute of Pathology 提供）

差异 [232]。虽然该色素的性质没有明确定义，但是研究数据支持它是由肾上腺素代谢产物的聚合物组成的。在 Dubin-Johnson 综合征的家族和个体中，肝色素沉着的程度不一。有些变化可能与遗传有关，但有些可能与合并疾病导致的肝色素完全消失有关，如病毒性肝炎等 [233]。在肝炎好转后，色素重新缓慢沉积 [234]。

(6) 有机阴离子的代谢：静脉注射后，有机阴离子在血浆中最初的消失是正常的，如胆红素、磺溴酞（BSP）、二溴酚磺酞（DBSP）和吲哚菁绿（IGG）[235, 236]。应该注意的是，除了 ICG，这些化合物没有商用试剂用于临床。Dubin-Johnson 综合征的一个主要特征是，在 BSP 注射后，其血浆浓度在 90min 时的比 45min 时的高，这是由于在肝细胞中与谷胱甘肽结合的 BSP 又反流回血液循环 [196, 197, 225]。在静脉注射 DBSP 或 ICG 中见不到这种继发性的升高，因为这些化合物并没有进一步的代谢，而是通过肝细胞直接排泄进入胆汁 [235, 236]。该病患者静脉应用非结合型胆红素 - Ⅸ后，可观察到其继发性升高，这代表结合型胆红素的反流 [232, 235]。通过对结合型 BSP 代谢物血浆清除率的研究发现，结合型 BSP 存在排泄缺陷 [237]，这与胆小管在排泄结合型有机阴离子时存在选择性异常是一致的，而胆小管在排泄胆盐时是正常的。涉及染料持续输注的 BSP 代谢的研究支持这些结果，因为它们在用正常相对存储容量（S）计算的最大分泌转运值（T_m）出现显著减少 [196, 197]。虽然在静脉应用单剂量 5mg/kg BSP 后，观察到其水平继发性升高可高度提示该综合征，但这不是特征性的，在其他肝管疾病中有时也可见到 [238]。

(7) 尿粪卟啉排泄：Dubin-Johnson 综合征患者尿粪卟啉排泄的异常也有诊断意义 [214, 239-241]。有 Ⅰ 型和 Ⅲ 型 2 种天然存在的粪卟啉异构体。正常情况下，尿中约 75% 的粪卟啉是 Ⅲ 型异构体。在 Dubin-Johnson 综合征患者的尿中，粪卟啉总量是正常的，但是 Ⅰ 型异构体超过 80%。该综合征的杂合子可表现为中间型 [214, 242]。出现该现象的分子基础尚不清楚。

(8) Dubin-Johnson 综合征的动物模型：突变的 Corriedale 绵羊是第 1 个被公认的 Dubin-Johnson

综合征的动物模型[201-204]。这些动物的肝在大体上呈黑色，并且在有机阴离子和粪卟啉排泄方面有缺陷，这与该病患者是相同的。随后又有 2 个突变体大鼠模型被报道，即 TR⁻（也称为 GY，赫罗纳黄色）和 EHBR 大鼠品系[93, 206-213]。这些突变体大鼠品系展现出许多 Dubin-Johnson 综合征的特征性表型特点，包括：①常染色体隐性遗传的结合型高胆红素血症和胆红素尿；②结合型有机阴离子胆道排泄缺陷，但胆汁酸排泄正常；③尿粪卟啉排泄总量正常，但 Ⅰ 型异构体比例增加。虽然这些动物通常情况下肝色素沉着不增加，但是关于 TR⁻ 动物的研究表明，在输注肾上腺素代谢物或喂养富芳香族氨基酸饮食后，溶酶体色素会发生沉积[243]。另外报道的动物模型还有狮猴突变品系，也有 Dubin-Johnson 综合征表型[205]。

(9) 遗传学：Dubin-Johnson 综合征最初报道是一种遗传性疾病[195]，并在随后的许多研究中也证实了其有家族性特点[168, 215, 218, 219, 225, 244, 245]。虽然认为它有常染色体隐性遗传特征，但是最初并没有方法检测杂合子携带者[246]。后来，这随着尿粪卟啉排泄的检测而变得可行[214, 242]。如上所述，在 Dubin-Johnson 综合征患者中，存在尿粪卟啉排泄特征性异常[214, 239, 240]。随后的研究发现，在专性杂合子患者（如，父母表型正常，孩子是 Dubin-Johnson 综合征患者）中，这种表现模式介于正常和受影响个体之间，符合常染色体隐性遗传[214, 242]。Dubin-Johnson 综合征中，尿粪卟啉排泄异常的机制尚不清楚[247, 248]。

(10) 遗传缺陷：造成 Dubin-Johnson 综合征的基因已经确定是 MRP2，编码 ATP 依赖性胆小管质膜转运蛋白，该蛋白质转运胆红素结合物和一些其他的非胆酸类有机阴离子[249]。在大鼠和人中，该基因的突变会引起 Dubin-Johnson 综合征的表现[218, 249-252]。虽然已经明确 MRP2 在结合型胆红素的胆管排泄中具有重要作用，但在其缺失时，胆汁中仍可发现有胆红素结合物，这意味着还存在其他尚未被确定的转运蛋白。关于 Dubin-Johnson 综合征患者的 MRP2 基因，已经报道的突变至少有 15 种[251]。这些突变包括：4 个接位点突变、6 个错义突变、3 个无义突变和 1 个缺失突变。如上所述，在以色列种族中，多达 60% 的 Dubin-Johnson 综合征患者并发凝血因子

Ⅶ缺陷。目前已知的是，编码凝血因子Ⅶ的基因位于 13 号染色体上，而 MRP2 基因位于 10 号染色体上，从而有效地排除了这两种表型原发基因连锁的可能。

(11) 治疗：Dubin-Johnson 综合征普遍认为是良性疾病。除了要求给予患者信心和避免侵入性的诊断程序外，没有特殊的治疗。虽然尝试使用苯巴比妥降低血清胆红素浓度，但是结果差异很大[253, 254]。在苯巴比妥治疗过程中，虽然一些患者的非特异性腹部症状有所改善，但考虑到未能降低血清胆红素浓度，并不推荐长期使用。

2. Rotor 综合征

该综合征的特征是慢性的、以结合型胆红素为主的高胆红素血症，表现与 Dubin-Johnson 综合征相似（见表 5-2），这一综合征是 1948 年 Rotor 等在两个菲律宾家庭中最先描述的[192]。虽然 Rotor 综合征的发病率远低于 Dubin-Johnson 综合征，但其地理分布更广泛[255-258]。

(1) 临床特点和实验室检查：Rotor 综合征患者通常没有症状，其结合型高胆红素血症通常是被偶然发现的。有些病例仅有轻微的症状，如虚弱、定位不清的腹痛等，皮肤瘙痒但不是其特征。与 Dubin-Johnson 综合征相比，尚无肝脾大的报道。血清胆红素浓度通常升高至 2～5mg/dl，但也可能高达 20mg/dl。50% 以上的血清胆红素是直接反应型的，并常见胆红素尿。在某些患者，胆红素水平经常波动，并且可能因并发疾病而升高。除血清胆红素外，常规肝生化检查如碱性磷酸酶和氨基转移酶活性、血清白蛋白浓度和凝血酶原时间等通常是正常的[192, 257]。与 Dubin-Johnson 综合征相比，该综合征的胆囊经常在口服胆囊造影剂后显影[255, 257]。肝活检也是正常的，且肝脏色素沉着也没有增加。

(2) 有机阴离子代谢：虽然 Rotor 综合征与 Dubin-Johnson 综合征表型相似，并且 2 种疾病最初被认为是同一疾病的不同形式，但 BSP 和粪卟啉代谢的深入研究显示它们是不同的疾病[255, 259]。此外，在 Dubin-Johnson 综合征中，口服胆囊造影剂并不能使胆囊显影，但是在 Rotor 综合征中常见胆囊显影[257, 260]。在 Rotor 综合征中，应用剂量为 5mg/kg 的 BSP 后，其最初血浆清除率明显下降，45min 时

的潴留率升高，常达 30%～50%，但该化合物已经不再用于临床[259]。血浆 BSP 无继发性升高，并且结合型 BSP 在血浆中无蓄积[259]。胆管排泄方面的研究并没有证实游离 BSP 或 BSP- 谷胱甘肽结合物的转运有缺陷[237]。与 Dubin-Johnson 综合相比，其 ICG 和非结合型胆红素在静脉输注后有明显的蓄积[261]。此外，在持续输注期间，Rotor 综合征 BSP 的最大转运值 T_m 仅有轻至中度的降低，而相对储存容量（S）降低 75%～90%[259, 261]。这些数据与 Dubin-Johnson 综合征的数据形成鲜明的对比，后者的 T_m 数值事实上是 0，而 S 数值是正常的。BSP T_m 和 S 的这些结果与被命名为肝贮积病的一种表型异常疾病相同[193, 262]。可以肯定的结论就是这 2 种疾病是相同的。在 11 个专性杂合子表型正常的 Rotor 综合征患者中进行 BSP 消失率研究，45min 时的蓄积轻度升高，平均升高 11%，结果介于患者和正常对照组之间[259]。类似地，在 BSP 持续输注研究中，专性杂合子的 T_m 和 S 的值也介于 Rotor 综合征患者和健康对照组之间[259]。这些结果表明，Rotor 综合征遗传模式是常染色体隐性遗传，在 Dubin-Johnson 综合征中类似的 BSP 代谢研究研究的结果是有区别的，通常是检测不到 BSP 潴留。

（3）尿粪卟啉排泄：Rotor 综合征也可通过尿粪卟啉排泄模式来与 Dubin-Johnson 综合征相鉴别[241, 255, 263]。与健康对照组相比，Rotor 综合征患者的尿粪卟啉排泄总量增加 2.5～5 倍[255, 263]。Ⅰ 型粪卟啉的比例也平均增加了 65%。这些结果与后天性肝胆管疾病相似，并与 Dubin-Johnson 综合征形成了鲜明的对比[264]。专性杂合子表型正常的 Rotor 综合征，粪卟啉排泄模式介于 Rotor 综合征和健康对照组之间[255]。根据尿粪卟啉排泄的研究可以看出，Rotor 综合征是常染色体隐性遗传的，并与 Dubin-Johnson 综合征明显不同（图 5-12）[255, 263]。

（4）遗传缺陷：Rotor 综合征是明显与 Dubin-Johnson 综合征不同的一种遗传病[255, 259, 261, 263]。最近的研究表明，其遗传缺陷是由于编码质膜有机阴离子转运蛋白 OATP1B1 和 OATP1B3 基因的突变所致[90]。这些非预期的突变可导致对经由 MRP3 从肝细胞泵出到门静脉血液中的结合型胆红素的再摄取减少。这些研究提出了肝细胞转运胆红素的新模式，在该模式下，胆红素结合物在细胞内形成后被泵出肝细胞，进入肝窦隙血液中，然后被邻近的肝细胞摄取并通过其胆小管排泄到胆汁中。有建议指出，在给予可能作为这些转运蛋白的底物的药物时需要谨慎[90, 265]。

（5）治疗：对于 Rotor 综合征尚没有必需的或有效的治疗。大部分患者是无症状的。如果没有不当的医疗或手术干预，生存期似乎是正常的。

十、家族性胆汁淤积综合征

几种长期以来公认以胆汁淤积为特征的罕见的家族性疾病常与结合型高胆红素血症有关，命名为进展性家族性肝内胆汁淤积症（progressive familial intrahepatic cholestasis，PFIC）、良性复发性胆汁淤积症（benign recurrent intrahepatic cholestasis，BRIC）和妊娠期肝内汁淤积症（intrahepatic cholestasis of pregnancy，ICP）。在一些患者，尤其是 PFIC，胆汁淤积与进展性的肝实质损伤有关，最终可能需要

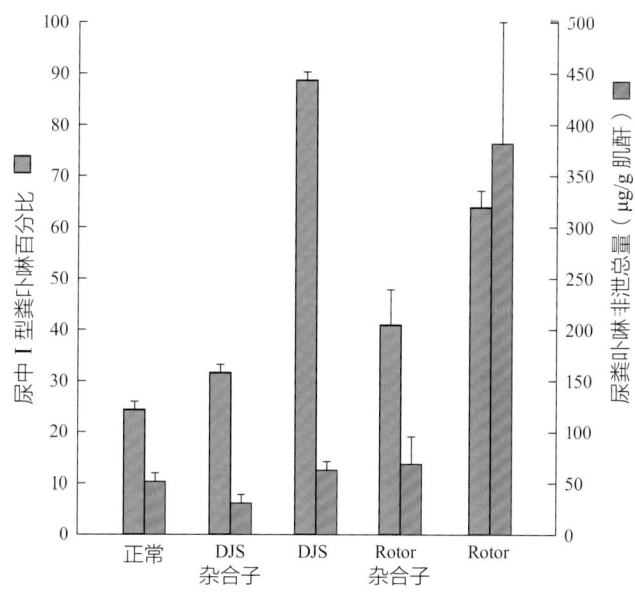

▲ 图 5-12　**Dubin-Johnson 和 Rotor 综合征中的尿粪卟啉**
橙色柱代表 Ⅰ 型粪卟啉排泄占总量的百分比。蓝色柱代表尿粪卟啉排泄的总量。直线代表平均值的标准差。在 Dubin-Johnson 综合征患者中，尿粪卟啉排泄总量正常或轻度升高，Ⅰ 型伴粪卟啉比例明显增高（约 80%）。在 Rotor 综合征，2 个变量均明显升高。因此，就尿粪卟啉排泄而言，这 2 种疾病是截然不同的。专性杂合子（DJS 杂合子，Rotor 杂合子）的结果介于正常个体和疾病个体之间。
经 Elsevier 许可转载，引自参考文献[241]

肝移植。在过去的 20 年中，人类在分子克隆和人基因组完整测序方面取得的进步，使科学家阐明了肝细胞胆汁分泌器官的主要组成部分[266]。这些进展被应用于受各种家族性胆汁淤积影响的个人和家族的遗传学研究，通过对新生儿、少儿和成人（包括妊娠期成人）的研究发现，3 种蛋白质的不同变异是家族性胆汁淤积多种不同临床症状和表现的基础。这 3 种蛋白质定位于毛细胆管细胞膜上并参与毛细胆管的胆盐和磷脂运输，分别是家族性肝内胆汁淤积蛋白 1（FIC1）、胆盐输出泵蛋白（BSEP）和多重耐药蛋白 3（MDR3）。少数 PFIC 表型的患者不会出现这 3 种基因突变，提示其他的基因突变也可能引起这种表现。

（一）进展性家族性肝内胆汁淤积症

进展性家族性肝内胆汁淤积症有 3 种表现型相关的临床综合征（表 5–3）。PFIC 1 型在婴幼儿早期表现为胆汁淤积，最初可能是发作性的[267]。但是，与 BRIC（见下文）相比，PFIC 在儿童期即进展为营养不良、生长迟缓和终末期肝病。这种疾病是 ATP8B1 基因突变的结果，该基因编码特定蛋白质 FIC1[268]。FIC1 主要表达于小肠，在肝脏的表达弱。FIC1 是 P 型 ATP 酶家族的一员，可将氨基磷脂从多种细胞膜的外层转运至内层，且其编码基因与其他一些基因略有相似，后者已被证实在毛细胆管分泌诸如胆红素等复合物中起一定作用[268-270]。FIC1

蛋白功能与胆汁淤积发病机制间的关系尚不完全清楚。但是，在正常情况下，磷脂在肝细胞质膜的分布是不对称的，磷脂酰胆碱集中于外层膜，而磷脂酰丝氨酸和磷脂酰乙醇胺集中于胞质面。这种不对称性对于毛细胆管膜的物理特性非常重要，通过向内定向的磷脂转运蛋白（内翻酶）和向外定向的磷脂转运蛋白（外翻酶）维持的。FIC1 是一种磷脂酰丝氨酸内翻酶。FIC1 活性缺陷时，磷脂酰丝氨酸在外层膜区域蓄积，膜的流动性增加。随后的磷脂重排使膜对通过胆盐微粒外排的胆固醇和某些胞外酶的敏感性增加。这些变化引起 BSEP 活性的损害，最终导致胆汁淤积[271, 272]。迄今为止，关于 ATP8B1 基因已经报道了 50 多种不同的突变[273]。无义和移码突变可能造成了蛋白质表达和功能的严重缺陷，在进展性患者中常检测到这两种突变；而在临床症状稍轻的个体中错义突变更为常见。Gly308Val 纯合突变几乎总是见于宾夕法尼亚州的旧时安曼人，在那里这种情况被称为 Byler 综合征，因 Byler 是该病的最初"发现者"[267]。尽管在一些独立的群体中常常发现其他特异性突变，但没有一个突变是在大样本群体中被广泛检测到的，因此，如果基于突变分析的诊断，就需对全基因进行测序。

PFIC 的其他两种类型（2 型和 3 型）已有报道。2 型与 ABCB11 的突变相关[274, 275]，该基因编码自身的 BSEP。相较 ATP8B1 突变，ABCB11 目前已经报道有 100 多种突变，它们产生了从轻度到进

表 5–3　以结合型高胆红素血症为特征的遗传疾病

	Dubin–Johnson	Rotor	PFIC1	BRIC	PFIC2	BRIC 2 型	PFIC3
基因	ABCC2	SLCO1B1/SLCO1B3	ATP8B1	ATP8B1	ABCB11	ABCB11	ABCB4
蛋白	MRP2	OATP1B1/OATP1B3	FIC1	FIC1	BSEP	BSEP	MDR3
胆汁淤积	无	无	有	发作性	有	有	有
血清 GGT	正常	正常	正常	正常	正常	正常	↑↑
血清胆汁酸	正常	正常	↑↑	发作时↑↑	↑↑	↑↑	↑↑
临床特征	轻度结合型高胆红素血症，其他肝功能正常，肝内有黑色素，尿粪卟啉的特征性模式	轻度结合型高胆红素血症，其他肝功能正常，肝无异常色素沉着	儿童期起病的严重的胆汁淤积	任何年龄起病的复发性胆汁淤积	儿童期起病的严重的胆汁淤积	任何年龄起病的复发性胆汁淤积	儿童期起病的严重的胆汁淤积，胆汁中磷脂水平降低

行性的临床分型。经研究，欧洲家庭中有 50% 以上家庭可以发现 Glu297Gly 和（或）Asp482Gly 错义突变[273]。PFIC3 型与至少 45 种不同的 *ABCB4* 基因的突变相关，该基因编码 MDR3。MDR3 蛋白质对于正常肝细胞通过毛细胆管膜分泌磷脂是必要的，它作为磷脂外翻酶起作用（即向外转运的磷脂转运蛋白），将磷脂酰胆碱转运至毛细胆管[276-278]。由于 *ABCB4* 突变，导致胆汁内磷脂浓度很低，胆汁内磷脂浓度的降低不能阻止胆盐的去污作用，导致持续暴露于疏水性胆盐的毛细胆管和胆管上皮细胞以胆管炎的形式损伤。因此，尽管 PFIC 的 3 种类型有相似的临床表现，但是仅 3 型患者 GGT 升高[273, 278]。在有症状的 BRIC 和 PFIC 的 1 型和 2 型患者中，GGT 的活性是正常的，或仅有轻度升高。

由于缺少完整的基因突变分析，所以这 3 种形式的 PFIC 根据组织学和生化学的不同来区分。这 3 种形式的 PFIC 都表现出血清胆盐浓度升高和肝生化检测异常。常规的组织学检查，PFIC1 型倾向于表现为"温和的胆汁淤积"伴有轻微炎症，而 2 型表现有新生儿肝炎的特点。胆管增生提示 PFIC3 型。3 型有 GGT 水平的升高，这可与 1 型和 2 型相鉴别。在电子显微镜下，1 型为粗颗粒状，而 2 型为细丝状。有趣的是，在约 1/3GGT 正常的 PFIC 临床患者中未见到 PFIC1 或 BSEP 突变。最近的研究表明，一种编码法尼醇 X 受体（FXR）的基因 *NR1H4*，其编码蛋白作为一种核激素受体可由胆汁酸激活，该基因突变的患者具有与 PFIC2 相同的综合征表现，BSEP 表达缺失[279]。紧密连接蛋白 2（TJP2）的突变也与严重的胆汁淤积相关，GGT 水平是正常的，可能是胆小管紧密连接破坏所致[280]。

大部分药物在 PFIC 1 型和 2 型中的治疗作用是有限的，尤其是疾病呈进展性的患者。对于间歇性发作的胆汁淤积患者，考来烯胺单用或与利福平联合应用可能缩短发作时间。相反，在 60% 的 PFIC 3 型患者中，熊去氧胆酸（UCDA）可缓解症状，甚至可使肝生化检验结果恢复正常[278, 281]。其作用机制似乎包括：通过减少疏水性胆汁酸改变胆汁酸池的组成，从而影响其作用；上调一些突变的 *MDR3* 基因的表达，使得一些磷脂被转运入胆汁。在一些患者中，这 2 种因素可能足够保护细胞膜免受初级

胆汁酸的毒性损伤[277]。UCDA 在 PFIC1 型和 2 型患者中的效果并不一致，有些无作用，而有些明确受益[281]。

对于药物治疗失败的疾病进展者，局部肝外胆管分流可减缓疾病的进展。对于难治的有症状的间歇性发作的患者，鼻胆管引流可能会暂时缓解症状。最终，不能耐受的瘙痒和（或）进展为肝硬化是原位肝移植的适应证。虽然术后通常需要患者终身进行免疫抑制治疗，但是通常可以缓解症状，使 2 型和 3 型患者的临床表现好转。有报道显示，2 型患者有严重的表型复发，原因是出现了针对 BSEP 的自身抗体[282]。在 PFIC 1 型患者移植术后，可能出现腹泻或原有腹泻症状加重，考来烯胺对此可能有用。

（二）良性复发性肝内胆汁淤积症 1 型

良性复发性肝内胆汁淤积症 1 型这种罕见疾病，也被称为 Tygstrup 或 Summerskill 和 Walshe 胆汁淤积症，特征是反复发作的瘙痒和黄疸。通常表现为发作性的全身轻微乏力和血清氨基转移酶升高，随后很快出现碱性磷酸酶和结合型胆红素升高、黄疸、胆红素尿和瘙痒发作[272, 283]。有报道显示，发热是一种前驱症状，可以是轻度或者一过性的发热。已经证实在胆汁淤积发作期间，肝对非结合型胆红素的摄取是正常的，但是随后会有大量结合型胆红素反流入血[284]。初次发作可能会被误诊为急性病毒性肝炎。胆汁淤积发作通常在儿童期或青少年期起病，并持续数周至数月。发作间歇期可持续数月至数年，而且临床和生化是完全缓解的。这种疾病是家族性的，为常染色体隐性遗传疾病。虽然认为 BRIC 是一种良性疾病，不会导致肝硬化或终末期肝病，但是迁延发作会使患者非常虚弱，一些患者甚至可能需要接受肝移植。胆汁淤积发作期的治疗主要是对症治疗，目前缺乏有效的手段阻止或者缩短疾病发作。

目前认为，BRIC 1 型是由编码 FIC1 的 *ATP8B1* 基因突变引起[268, 272, 273]，与 PFIC 1 型中突变的基因相同。该病有广泛的遗传异质性，并且 BRIC 1 型患者可能是特殊的 *ATP8B1* 基因突变的杂合子或仅部分影响编码蛋白功能的基因突变的纯合子。有

趣的是，有报道发现，与 BRIC 表型相同的第 2 种形式即 BRIC 2 型是由胆盐输出泵即 BSEP 突变引起的[275, 285]。

（三）妊娠期肝内胆汁淤积症

妊娠期肝内胆汁淤积症的特征是孕妇出现进行性瘙痒，常不伴临床黄疸，通常出现于妊娠的后 3 个月，并随妊娠进展而变得更为严重，分娩后缓解[286, 287]。症状通常伴随血清胆汁酸、AST、ALT 和碱性磷酸酶浓度的升高。该综合征与编码 FIC1（ICP1 型）、BSEP（ICP2 型）和 MDR3（ICP3 型）的基因突变有关[288]。ICP 1 型和 2 型突变的患者，血清 GGT 是正常的，但在 3 型突变者中可能有轻度升高[287]。ICP 与胎儿窘迫和胎儿早产的发生率升高有关，并与不明原因的胎儿宫内死亡增加相关，尤其是妊娠 37 周后[39]。因此，治疗的目的是减轻孕妇症状和预防胎儿并发症。由于单纯产科方面的处理超出了本章的范围，我们建议读者参考近期有关 ICP 综述中详细的处理方法[39, 288, 289]。

最有效的药物治疗是熊去氧胆酸（UDCA）。虽然在妊娠中该药的应用未被广泛批准，但现有资料表明，UDCA 对于改善孕妇症状和生化异常是安全、有效的[290, 291]，甚至可能减少胎儿的并发症[292]。据报道，UCDA 和 S- 腺苷蛋氨酸联合应用具有协同作用[293]。由于严密的胎儿监测并不能阻止胎儿宫内死亡，因此目前文献鼓励对妊娠 37～38 周间的 ICP 孕妇实行引产，目的是降低妊娠晚期胎儿宫内死亡的发生率[289]。

正常情况下，血清生化的异常会在分娩后 2～8 周缓解。因为 ICP 与后期肝胆疾病（如胆结石、胆囊炎和肝硬化）的发生相关，随访应该至少持续到肝功能恢复正常，甚至更久[294]。此外，在以后的妊娠中，胆汁淤积的复发也很常见，并且可能被口服避孕药诱发。

拓 展 阅 读

Abraham NG, Junge JM, Drummond GS. Translational significance of heme oxygenase in obesity and metabolic syndrome. *Trends Pharmacol Sci* 2016;37:17–36.

By regulating heme degradation and the production of CO and of the antioxidants bilirubin and biliverdin, the activities of the heme oxygenases (HO-1/HO-2) and biliverdin reductase significantly mitigate the impact of harmful oxidative stresses on the cardiovascular system. They also have important roles in hemostasis and in reactive oxygen species-dependent metabolic disturbances associated with obesity and the metabolic syndrome. This very comprehensive review illuminates these interactions in depth, and indicates ways in which regulation of these components of the heme degradation machinery may have significant health benefits.

Ayer A, Zarjou A, Agarwal A, Stocker R. Heme oxygenases in cardiovascular health and disease. *Physiol Rev* 2016;96:1449–508.

By the beginning of this century, biliverdin, bilirubin, iron, and CO, long recognized as the biological products of heme catabolism, had all been found to have potent biological effects, contributing both to pathogenesis of specific types of cellular injury, and to antioxidant defenses. The impact of the latter is quite diverse, but the results of research on its cardiac effects, obesity, metabolic syndrome, and the various forms of fatty liver disease has been particularly productive. This publication reviews key aspects of this rapidly expanding field of research.

Gazzin S, Vitek L, Watchko J, Shapiro SM, Tiribelli C. Anovel perspective on the biology of bilirubin in health and disease. *Trends Mol Med* 2016;22:758–68.

As with the review by Abraham et al., this one focuses on both the toxicities of heme breakdown products such as bilirubin and on the potential beneficial roles of these same products, associated with their antioxidant effects. After a concise but highly instructive review of the relevant basic science, including a clear explanation of the bilirubin–biliverdin antioxidant cellular cycle, the authors review the current literature on beneficial clinical effects of this cycle. While the impact on the liver is clearly described, two other sections in particular – "Bilirubin in Cardiovascular Diseases, Inflammatory Metabolic Syndrome, and Diabetes" and "Bilirubin in Neurological Diseases" – are particularly informative while remaining highly concise.

Gomez-Ospina N, Potter CJ, Xiao R, et al. Mutations in the nuclear bile acid receptor FXR cause progressive familial intrahepatic cholestasis. *Nat Commun* 2016;7:10713.

This is a well-written report of four individuals from two unrelated families who present with cholestasis compatible with the PFIC2 phenotype associated with absent expression of the bile salt export pump (BSEP). However, genetic analysis showed that the BSEP gene was intact but that there was a mutation in NR1H4, the gene encoding the farnesoid X receptor, FXR. which is required for expression of BSEP.

Harris MJ, LE Couteur DG, Arias IM. Progressive familial intrahepatic cholestasis: Genetic disorders of biliary transporters. *J Gastroenterol Hepatol* 2005;20:807–17.

Although the primary genetic lesions in the various forms of familial intrahepatic cholestasis do not cause defective bilirubin transport, they do lead to cholestasis and, secondarily, to conjugated hyperbilirubinemia. Studies of these genetic disorders have significantly helped to unravel the basic mechanisms of the canalicular bile transport processes. This review covers the mechanism, clinical manifestations, genetics, and treatment of each disease.

Hinds TD Jr., Adeosun SO, Alamodi AA, Stec DE. Does bilirubin prevent hepatic steatosis through activation of the PPARα nuclear receptor? *Med Hypotheses* 2016;95:54–57.

Stec DE, John K, Trabbic CJ, et al. Bilirubin binding to PPARα inhibits lipid accumulation. *PLoS One* 11(4):e0153427.

Hinds TD Jr., Burns KA, Hosick PA, et al. Biliverdin reductase Aattenuates hepatic steatosis by inhibition of glycogen synthase kinase (GSK) 3β phosphorylation of serine 73 of peroxisome proliferator-activated receptor (PPAR) α. *J Biol Chem*2016;291(48):25179–91.

Several large population studies in adults and a smaller one in children have consistently shown a statistically significant negative correlation between serum bilirubin concentrations and features of oxidative injury, such as hepatic steatosis and steatohepatitis. The three papers cited here, resulting from a highly productive multi-institutional collaboration, postulated – and then largely proved – that this phenomenon is mediated through the binding of bilirubin to the nuclear receptor PPARα, as part of a novel biliverdin reductase A(BVRA): glycogen synthase kinase 3β (GSK3β) : PPARα axis that is an important regulator of hepatic lipid metabolism. The authors propose that the BVRA:GSK3β: PPARα axis may provide unique targets for therapy of nonalcoholic fatty liver disease. These papers are likely harbingers of important novel therapies yet to come for multiple oxidative stress-related disorders.

Puri K, Nobili V, MelvilleK, et al. Serumbilirubin level is inversely associated with nonalcoholic steatoheopatitis in children. *J Pediatr Gastroenterol Nutr* 2013;57:114–18.

Over the past decade multiple published studies from adult series of up to 17 348 patients have shown that, within a given population, the serum bilirubin concentration correlates inversely with the prevalence of nonalcoholic fatty liver disease and nonalcoholic steatohepatitis. Such studies, along with those of other oxidant-related disease, have supported the conclusion that the antioxidant effects of circulating bilirubin are an important factor leading to this observation. The cited paper is one of the first to confirm these important observations in children.

Servedio V, d'Apolito M, Maiorano N, et al. Spectrum of UGT1A1 mutations in Crigler-Najjar (CN) syndrome patients: identification of twelve novel alleles and genotype-phenotype correlation. *Hum Mutat* 2005;25:325.

This brief paper is a valuable addition to the one by Kadakol et al., identifying 12 novel UGT1A1 mutations, reviewing the total spectrum of 77 such mutations identified as of early 2005, and exploring genotype–phenotype correlations. An update of this work appears in reference [174].

van de Steeg E, Stranecky V, Hartmannova H, et al. Complete OATP1B1 and OATP1B3 deficiency causes human Rotor syndrome by interrupting conjugated bilirubin reuptake into the liver. *J Clin Invest* 2012;122:519–28.

This study shows that the genetic defect in Rotor syndrome is due to simultaneous mutations in the plasma membrane organic anion transporter genes OATP1B1 and OATP1B3 [90]. This unexpected finding results in reduced reuptake of conjugated bilirubin that has been pumped out of hepatocytes into the portal blood by MRP3. These studies have suggested a new paradigm for bilirubin transport by hepatocytes in which conjugates are pumped out of the cell into sinusoidal blood after formation and are then taken up by neighboring hepatocytes and excreted across their bile canaliculus into bile.

第 6 章　肝脏组织病理学
Hepatic Histopathology

Zachary D. Goodman　著

蔡大川　译

要　点

- 肝活组织标本的组织病理检查对获得肝组织结构完整性、损伤的类型和程度，宿主对损伤的反应等信息很有必要，这是用其他检查方法难以获取的。组织病理检查为肿瘤的诊断和分级提供基础。
- 组织化学和免疫组织化学染色对肝活组织标本的评估非常必要。
- 肝脏损伤的不同模式有助于区别有相似临床表现的疾病，如慢性肝炎、酒精性或非酒精性脂肪肝及慢性胆汁淤积性疾病。
- 特异的组织学特征有助于精确的诊断或者强烈提示某种疾病。如，通过免疫组化染色出现乙肝病毒（HBV）表面抗原阳性的肝组织上出现"毛玻璃样"细胞提示慢性 HBV 感染，明显的胆管损伤提示早期的原发性胆汁性胆管炎。
- 肿瘤精确的分类需要肝活检或外科切除后的组织病理学检查。

肝活检是诊断疾病的一种重要手段。经皮肝穿刺（或腹腔镜肝活检或经颈静脉肝穿刺）提供绝大部分的肝组织标本，也给病理科医师带来挑战，但时常也会有开放性外科手术活检和剖腹手术切除标本，特别是肿瘤切除，甚至肝脏移植中心的全肝切除标本。尽管实验室检查进步，分子诊断和影像检查发展，肝活检仍很重要。肝组织的免疫组化是对肝脏组织结构完整性、损伤的类型和程度、机体对损伤的反应等信息的获取的不可替代的一种手段，组织病理学检查为肿瘤的诊断和分类提供重要的基础。

肝活检适用于肝脏疾病非侵入性的临床评估完成之后，这些信息包括病史采集、肝毒性物质和感染源的接触史调查、相关体格检查、肝功能实验室检查和成套的病原血清学检测、自身免疫检测及影像学检查，上述检查结果都会呈递给病理医师。许多组织标本可以单从形态改变的层面描述，我们也建议病理科医师在查看临床资料和实验室检查之前无倾向性地检查活检标本，在最初的观察之后，我们强烈建议病理科医师参考临床资料和实验室检查，在明确诊断上得到最合理的临床-病理相关性。这样可以让病理科医师避免做出错误的判断，让临床医师得出合理的诊断有助于后续的治疗。出于这样的目的，本章将结合肝脏疾病的临床表现重点讲述疾病中肝脏的形态学改变（以光学显微镜为主）。

一、肝活检的系统研究法

通常用对组织病理学评估的系统研究法来检查肝活检标本。肝活检标本的每一个部位都需要被检查到，因为有的病变是局部的，容易被忽略，例如肉芽肿。在组织结构大体正常的肝脏，最好先从肝终末静脉（中央静脉）开始，再转移到汇管区。这样，中央静脉、肝细胞、胆小管、Disse 间隙的沉积物（如，胶原、淀粉样物质）、肥大的肝星状细胞、肝窦和 Kupffer 细胞都可以被观察到。在慢性坏死性炎症和胆汁淤积中，最接近汇管区的肝细胞需要特别关注，在小叶中肝细胞与汇管区交界处易发生小胆管和纤维的增生。除了寻找特异性的损害，汇管区某些结构的消失也需要被特别关注，如原发性胆汁性胆管炎（primary biliary cholangitis，PBC）中胆管消失及肝门静脉硬化（hepatoportal sclerosis，HPS）中静脉的消失。

（一）特殊的组织化学染色

虽然在大部分情况下通过常规的 HE（hematoxylin and eosin）染色就可以做出诊断，但特殊染色对于肝活组织标本的评估是很有帮助的。染色方法可以参考 Armed Forces Institute of Pathology's *Laboratory Methods in Histotechnology*[1]。

1. 纤维和结缔组织

对纤维的存在、范围和定位的评估在非肿瘤性肝脏疾病的诊断中非常重要。Masson 染色（图 6-1）有助于评估慢性肝病的纤维化程度及肝硬化程度，也用于观察动脉和静脉的病变，如静脉闭塞性疾病和肝静脉血栓。Movat 染色除了使胶原和平滑肌染色外，还可以使弹力纤维和酸性黏多糖着色（图 6-2），多用于评估血管性病变。地衣红和维多利亚蓝染色可以使弹性组织着色，通常用于鉴别含有乙

肝病毒表面抗原的毛玻璃样细胞。Reticulin 染色有助于划定灶状坏死和带状坏死，厚的肝细胞层或小叶再生的区域（图 6-3）。Reticulin 染色还可用于鉴定纤维化，但一般情况下 Masson 染色更常用，因为前者不能区别永久的纤维瘢痕和基质塌陷。

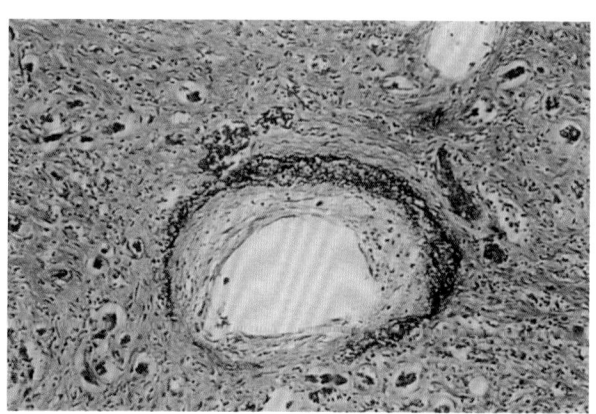

▲ 图 6-2　在同一例酒精性肝硬化中，**Movat** 五色染色显示静脉流出道的部分阻塞。静脉壁的弹性组织为黑色，肥厚的静脉内膜中的黏多糖呈浅蓝色，纤维瘢痕中的胶原为黄绿色

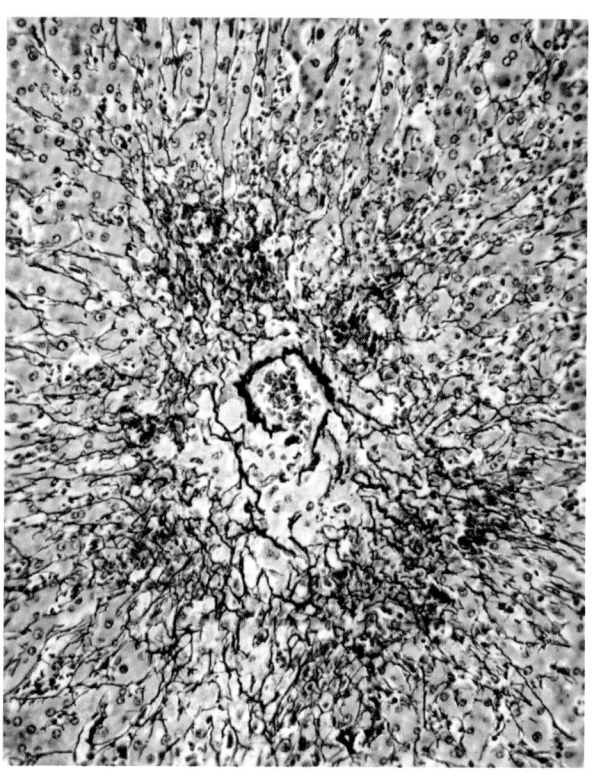

▲ 图 6-3　**Reticulin** 染色使支撑肝细胞索的 Ⅲ 型胶原显示为黑色。在该视野中心的中央静脉被塌陷的 **Reticulin** 胶原包绕，提示肝小叶 3 区的坏死

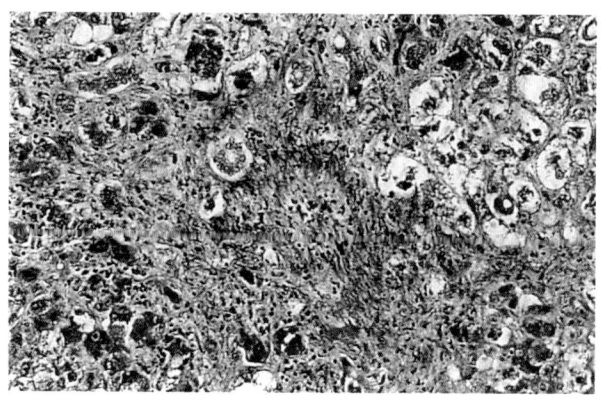

▲ 图 6-1　**Masson** 染色标记的 Ⅰ 型胶原呈蓝色，在这例酒精性肝病中，肝腺泡 3 区地纤维清楚地显露，视野中央可以看到闭塞的中央静脉

2. 复合碳水化合物

periodic acid-Schiff（PAS）可以染色复合碳水化合物，呈现为红紫色，用于显示生理情况下和糖原贮积症中肝细胞中的糖原。然而，更有用的一种方法是，用淀粉酶预消化肝组织（DPAS），去除肝糖原和暴露其他复合碳水化合物，包括肝脏的代谢和合成产物以及结构成分，再进行 PAS 染色。DPAS 染色可以显示 Kupffer 细胞中的脂褐素和其他细胞碎片，还可以显示急性肝细胞损伤中的汇管区巨噬细胞（图 6-4）。DPAS 还可以使胆管基底膜着色以观察有无胆管的损伤，使纤维蛋白（如弥散性血管内凝血）、淀粉样物质、淀粉、阿米巴原虫和绝大部分真菌染色，甚至可以使许多遗传性或获得性疾病中的细胞内的碳水化合物着色，如 α₁- 抗胰蛋白酶缺乏症（图 6-5）。

3. 铁、铜和其他染色

普鲁士蓝可以使含铁血黄素中的铁染色。HE 染色使胆汁和脂褐素过度染色而被遮掩，普鲁士蓝使胆汁呈现绿色，而使脂褐质呈现金棕色（图 6-6）。肝组织中的铜可以被罗丹宁很好地呈现（图 6-7）。地衣红和维多利亚蓝对铜的染色在技术上更容易，能使沉积的铜结合金属硫蛋白着色。在过去，地衣红和维多利亚蓝可以用于染色慢性乙肝病毒感染中的毛玻璃样细胞的胞内物质（图 6-8），但现在更多地被特异性的免疫组化染色取代，之后的部分会讨论。其他的一些染色偶尔会被用到，如：Hall 染色用于胆汁染色；Fontana 染色可用于脂褐素和 Dubin-Johnson 色素的着色；磷钨酸盐酸化苏木素可以用于纤维素和线粒体的染色；刚果红，天狼星红和结晶紫用于淀粉样物质的染色；抗酸染色用于

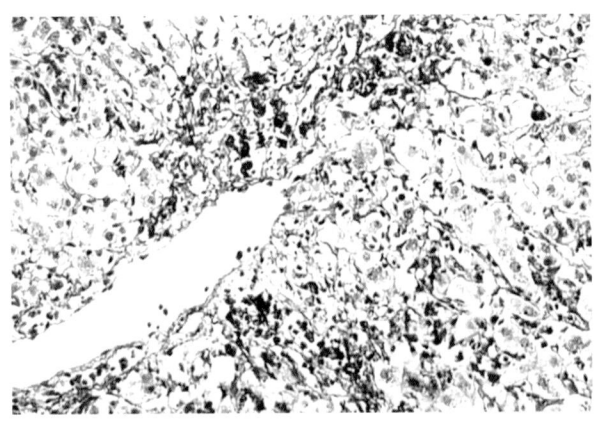

▲ 图 6-4 在急性肝细胞损伤中，将淀粉酶消化后的肝组织进行 PAS 染色，可以显示 Kupffer 细胞中的脂褐素和细胞碎片

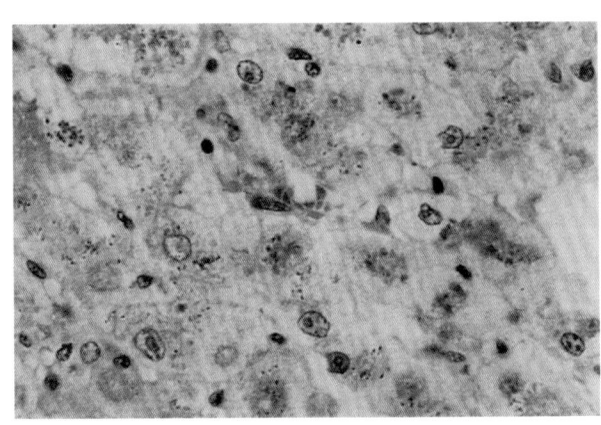

▲ 图 6-6 普鲁士蓝染色可以使含铁血黄素中的铁呈现为蓝色小体，同时将胆汁染为绿色，将脂褐素染为金棕色

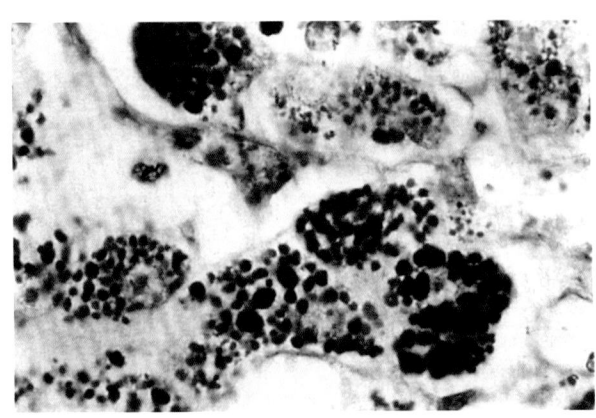

▲ 图 6-5 小球状的 α₁- 抗胰蛋白酶为 PAS 强阳性，不能被淀粉酶消化

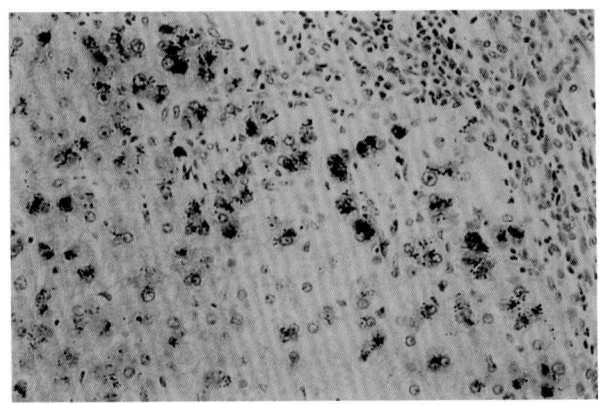

▲ 图 6-7 在 Wilson 病中罗丹宁染色把肝细胞中沉积的铜染为砖红色颗粒

结核杆菌、血吸虫卵、棘球蚴头节上小钩的染色；Warthin-Starry 染色可用于检测螺旋体和猫抓热的病原菌。基姆萨染色可用于观察造血细胞的形态和鉴定某些微生物，如利什曼原虫和隐孢子虫。

4. 脂质

脂质可以通过免疫组化染色，但要求将新鲜标本或福尔马林固定标本在低温切片机里做冰冻切片。常规的标本处理方法会使组织暴露于有机溶剂，使脂质被溶解而不能着色。冰冻切片通过油红 O 染色（图 6-9），可以很好地观察到各种条件下肝细胞以及良性或恶性肿瘤细胞中的中性脂质。油红 O 染色可用于观察肝星状细胞内的脂滴、肝细胞或 Kupffer 细胞内的胆固醇结晶或脂褐素。Schultz 改良的 Liebermann-Burchard 反应可以用于冰冻切片中胆固醇的特异性染色，可用于诊断 Wolman 病和胆固醇酯贮积病。异染性脑白质营养不良病中，肝组织冰冻切片里的巨噬细胞和胆管上皮细胞中的异染颗粒可以被甲酚紫和甲苯胺蓝染色。

（二）免疫病理学

免疫染色常规用于肝脏肿瘤的诊断和分类，相对而言在非肿瘤性肝病中实用性不大。这个技术可以用于显示某些正常的结构成分和组织病理学改变。免疫染色还可用于病毒抗原和一些病原成分的定位。

正常的肝脏，胆管上皮细胞可以和细胞角蛋白 7、8、18 和 19 的单克隆抗体结合（图 6-10），而肝细胞只和细胞角蛋白 8 和 18 的单克隆抗体结合[2]。胆小管和胆管糖蛋白有交叉反应而能被癌胚抗原（CEA）的多克隆抗体所标记（图 6-11）。肝细胞和胆管细胞来源的肿瘤细胞虽然保留了细胞正常结构的抗原特性，但也是有变化的，因此其染色模式在其他组织学特征背景下必须被详细地描述。

在非肿瘤性肝脏疾病的诊断中，免疫组化也有一定的实用价值。在慢性胆汁淤积性疾病，如原发性胆汁性胆管炎（PBC）中，正常胆管细胞中表达的细胞角蛋白 7（CK7）也会出现在汇管区周围的中间肝细胞内[3]。细胞角蛋白是 Mallory-Denk 小体（通常称 Mallory 小体）的主要成分。几种高分子量和低分子量角蛋白的抗体可以用于显示特征性的 Mallory 小体，但是不如细胞弹性蛋白泛素[4]或 p62[3] 的抗体对 Mallory 小体的显示可靠，因为泛素

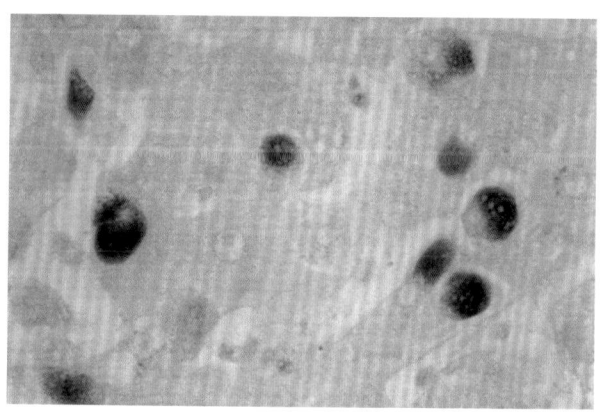

▲ 图 6-8 通过维多利亚染色，可以观察到慢性 HBV 感染者的肝细胞中含有大量的 HBV 表面抗原

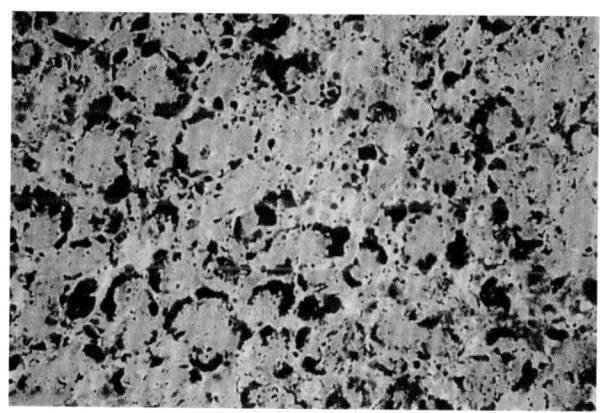

▲ 图 6-9 油红 O 可以使急性妊娠脂肪肝冰冻切片中的脂质微泡染色

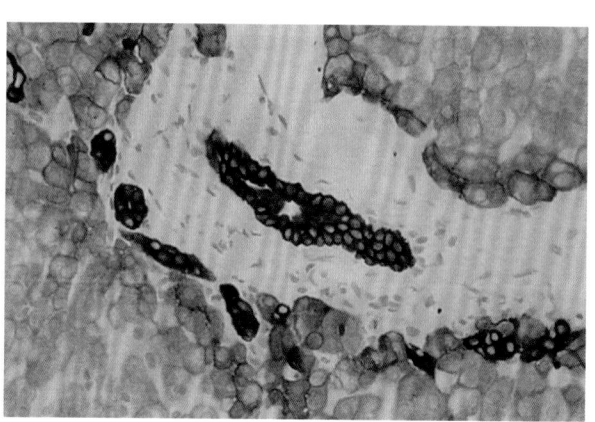

▲ 图 6-10 细胞角蛋白 7、8、18 和 19 的混合单克隆抗体的免疫染色将汇管区中心的胆管和边缘的胆管样细胞染为强阳性，而肝细胞为弱阳性

和 p62 包被在包括 Mallory-Denk 小体在内的细胞微丝结表面（图 6-12）。

在不同类型的病毒性肝炎中，对于病毒抗原的免疫染色广泛地用于科学研究，而非诊断。商用抗血清检测乙肝病毒抗原（表面抗原 HBsAg 和核心抗原 IIBcAg）已经成为很常规的操作（图 6-13）。丁肝病毒（HDV）也可通过常规的手段检测到，但其抗体很难获得。在组织中检测甲肝（HAV）、丙肝（HCV）和戊肝（HEV）病毒需要用冰冻切片，染色条件也相对严格。其他一些非嗜肝病毒，包括单纯疱疹病毒、巨细胞病毒和腺病毒都可通过商用抗血清检测到。

（三）电子显微镜

1. 透射电子显微镜

透射电子显微镜多用于科学研究，而少用于疾病的诊断[6]。它最大的价值在于，对已知或疑似代谢性疾病的活检标本进行证实，也在药物诱导的胆汁淤积性疾病或某些感染性疾病的诊断上有帮助。

在各种代谢性疾病中，如：遗传性果糖不耐受症、α1- 抗胰蛋白酶缺乏症、Farber 病、II 和 IV 型糖原贮积症、Gancher 病、异染性脑白质病、Dubin-Johnson 综合征、生血性卟啉病、Wilson 病、Zellweger 综合征，肝细胞会显示出各异的病理性超微结构。某些药物、用药时间加上其他一些因素诱导肝细胞损伤导致肝细胞细胞器发生变化。药物（如苯妥英、苯巴比妥）、毒物〔如，2，2- 双（4- 氯苯基）-1，1，1- 三氯乙烷（DDT）和其他的有机杀虫剂〕可以诱导肝细胞光面内质网的增生，在光学显微镜下表现为毛玻璃样。形态巨大的巨线粒体，是典型的药物诱导所致，溶酶体磷脂质病也是典型的药物（如胺碘酮）诱导的损害。各种原因引起的胆汁淤积所致的细胞内的微小变化在光学显微镜能发现之前，已经可以通过电子显微镜观察到其超微结构的改变。对于病原体，如肝细胞内的单纯疱疹病毒、腺病毒和巨细胞病毒的病毒颗粒可以直接被观察到，肝细胞内的完整或不完整的乙肝病毒颗粒也能被观察到。

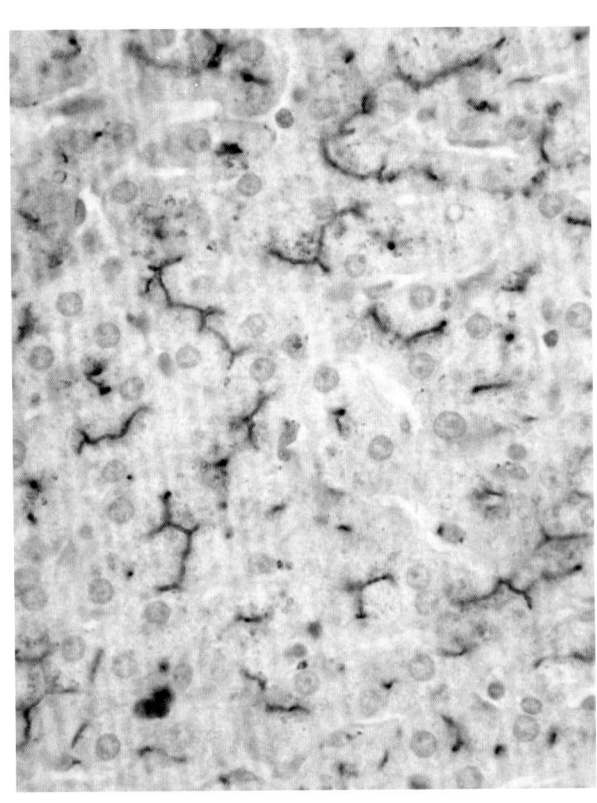

▲ 图 6-11　癌胚抗原的多克隆抗体将肝细胞之间的微胆管染成黑色

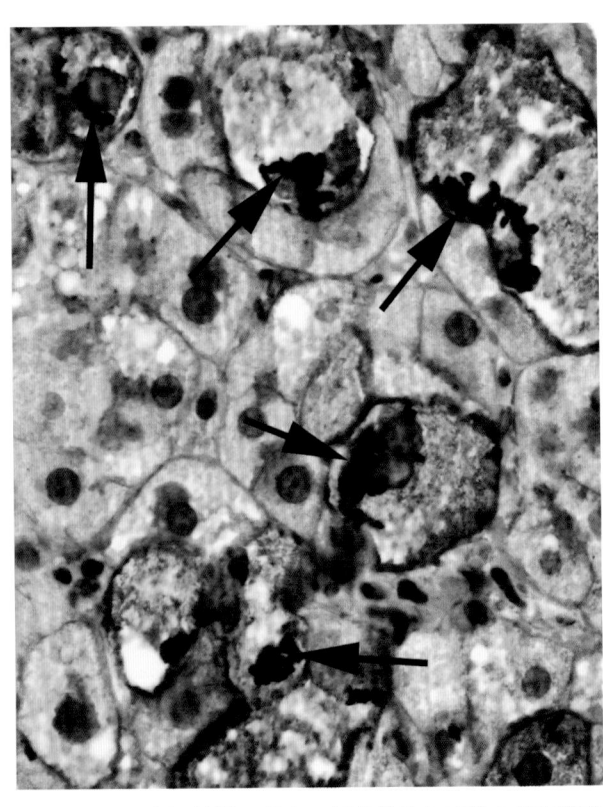

▲ 图 6-12　在酒精性肝炎中，泛素抗体免疫染色将细胞内的 Mallory-Denk 小体染为黑色（箭）

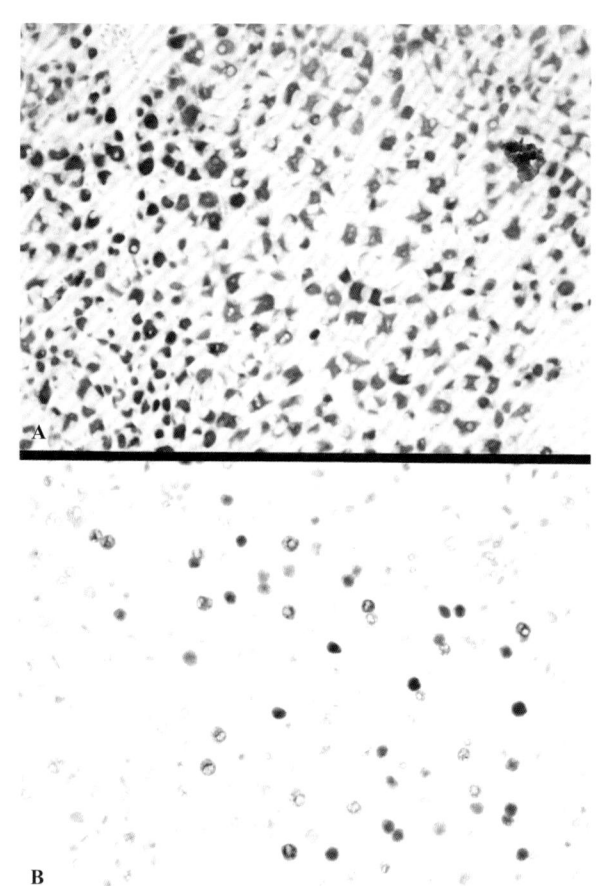

▲ 图 6-13 乙肝病毒抗原的免疫染色

A. HBsAg 的抗体染色显示肝细胞细胞质中含有大量的表面抗原；
B. HBcAg 的抗体染色显示肝细胞核内有病毒的复制

2. 扫描电子显微镜

扫描电子显微镜同样也多用于科学研究，特别是 X 线分光光度技术（也称作电子探针分析）与扫描电子显微镜的联合应用[7]，疾病诊断上的应用局限于对微粒物质的检测。通过这项技术，一些微粒物质的成分，如：滑石、氧化钍胶体、硅酮、钛、金及硫酸钡可以被检测到。

（四）其他技术

1. 原位杂交

原位杂交可用于慢性乙肝病毒感染中 HBV 基因组 DNA 的检测[8]，也用于与 Epstein-Barr 病毒（EBV）相关的肝炎和肿瘤细胞中病毒 RNA 的检测[9]。

2. 偏振光显微镜

利用偏振光显微镜可以观察到静脉药瘾者肝组织汇管区巨噬细胞或 Kupffer 细胞内滑石粉形成的双折射晶体（图 6-14）[10]。既往外科手术的残余，如缝合线、滑石粉或残留于肝脏表面的手套来源的淀粉在偏振光下也呈现双折射的状态，还包括多器官受累的矽肺中的二氧化硅[11]。I 型胶原呈现银色的双折射光，淀粉样物质在刚果红染色后在偏振光显微镜下呈现特征性的苹果绿双折射光。福尔马林色素（特别是血管内的）、疟疾和血吸虫色素（位于网状内皮细胞内）为棕至黑色的酸性血色素沉积物，在偏振光下均为双折射光。冰冻切片中的胆固醇结晶（如在 Wolman 病和胆固醇酯贮积病）、胱氨酸病中的半胱氨酸晶体，无论染色还是不染色，均为双折射光。皮肤卟啉病的肝组织未染色的冰冻切片或石蜡切片，可以在偏振光下观察到肝细胞内针样的尿卟啉晶体[12]。在红细胞生成性原卟啉病中，红色双折射的马耳他十字和无定形物质是原卟啉聚集在小胆管和 Kupffer 细胞的特征表现（图 6-15）[13]。

3. 紫外光显微镜

紫外光显微镜是诊断肝卟啉病最有用的一种方

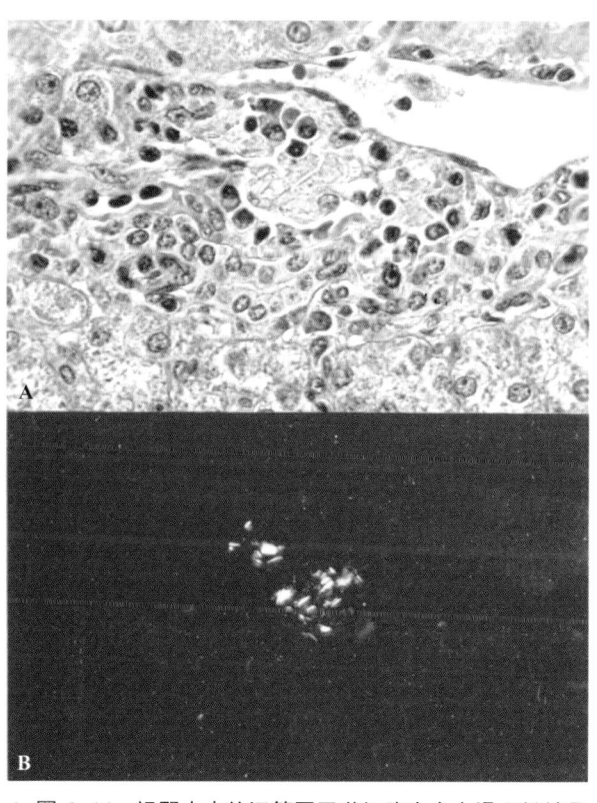

▲ 图 6-14 视野中央的汇管区巨噬细胞内含有滑石粉结晶（A），在偏振光显微镜下为双折射光，很容易被观察到（B）

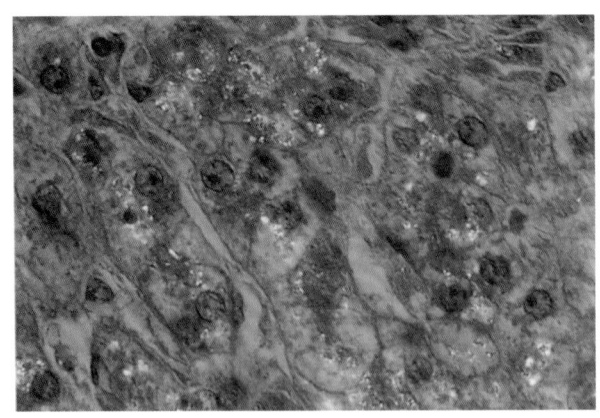

▲ 图 6-15 在偏振光下的原卟啉呈现为红色双折射光，大的沉积物表现为特征性的马耳他十字征

法。然而，需要不经固定由空气干燥的冰冻切片，所以这项技术的实用性是有限的。皮肤卟啉病和红细胞生成性原卟啉病的肝组织冰冻切片由于有卟啉的沉积，在紫外光下呈现红色的自发荧光。另外，在紫外光下，肝星状细胞中储存的维生素 A 呈现绿色并迅速衰减的自发荧光，脂褐素为小粒的黄色自发荧光。

二、损伤的形态学变化

（一）急性坏死炎症性疾病（急性肝炎）

最常见的引起肝脏急性坏死炎症性疾病（acute necroinflammatory disease）的是嗜肝病毒急性感染，相似的损伤可发生于一些治疗性药物所致的肝炎样损害（见第 27 章）。肝细胞损伤导致肝细胞死亡是急性坏死性炎的典型形态学特征，然而，坏死炎症（necroinflammatory）这个词语在最新的病理生理学观点中不太准确。坏死（necrosis）最初用于表示所有形式的细胞死亡，而现在选择性地用于某些特定的细胞死亡形式。各种类型肝炎中，肝细胞的损伤和死亡都经历了凋亡的过程。无论如何，经过这部分讨论，坏死炎症这个词语被保留。

不同形式的坏死炎症性损伤有多种基本的病理损害。

凋亡（apoptosis）导致肝细胞皱缩，通常使肝细胞形成有角的形态，在肝板中跟周围的肝细胞比更嗜伊红（嗜酸性衰退）（图 6-16）[14, 15]。细胞核固缩后更嗜碱性。肝细胞的细胞质形成分离的小突

起，被释放到 Disse 间隙和肝窦。大的细胞碎片通常含有部分胞核，被称为凋亡小体、嗜酸性小体或透明小体（图 6-17 和图 6-18）。凋亡小体将很快被 Kupffer 细胞吞噬，然后降解为残存小体。

气球样变（ballooning）指肝细胞肿胀，通常为正常大小的几倍。受累的细胞胞膜模糊，细胞质变得稀薄（图 6-18 和图 6-19）。气球样变的肝细胞甚至发生溶解，然后消失。这些细胞的残余碎片吸引淋巴细胞，偶尔吸引其他炎症细胞和肥大的 Kupffer 细胞，形成局灶性坏死。

凝固性坏死（coagulative necrosis）是细胞死亡的一种形式，其特征为细胞呈深嗜伊红性，细胞质呈颗粒状，没有胞核，并与邻近的细胞分离（图 6-20）。有时细胞轮廓会保留，但最终将消失变为无定形物。凝固性坏死是缺氧性损伤的典型表现，有时也会在某些坏死炎症损伤中可见。

再生（regeneration）表现为细胞核和核仁增大、有丝分裂、双核形成、肝细胞板增厚（图 6-21）。病毒性肝炎中，坏死炎症性损伤发生后很快就会有

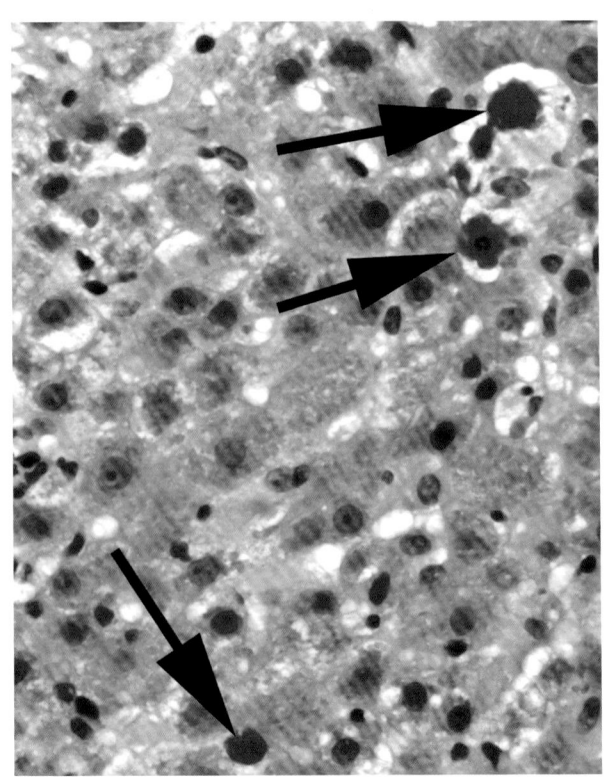

▲ 图 6-16 凋亡的肝细胞（箭）皱缩、有角，比邻近的肝细胞颜色更深，失去了细胞核，变成碎片，最后形成嗜酸性小体

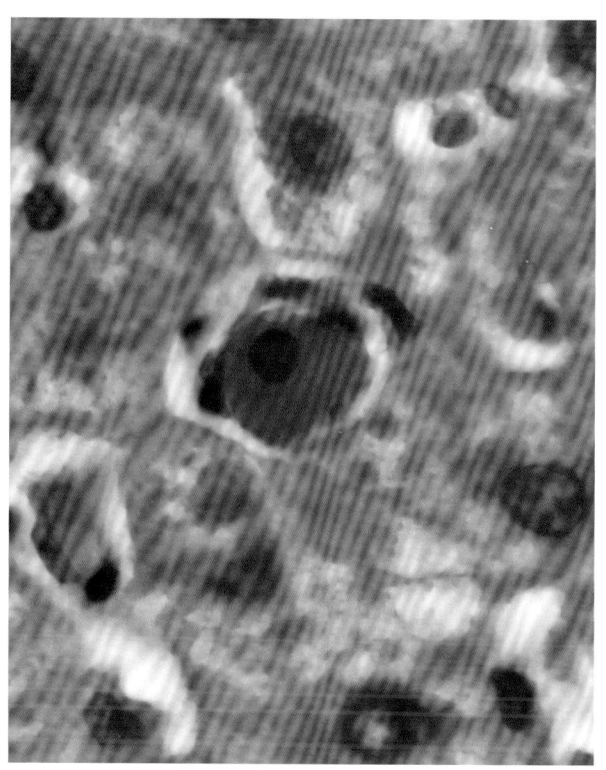

▲ 图 6-17 高倍镜下可以观察到嗜酸性小体已经从肝板中挤压到肝窦内，大部分死亡肝细胞中可见衰退的细胞核

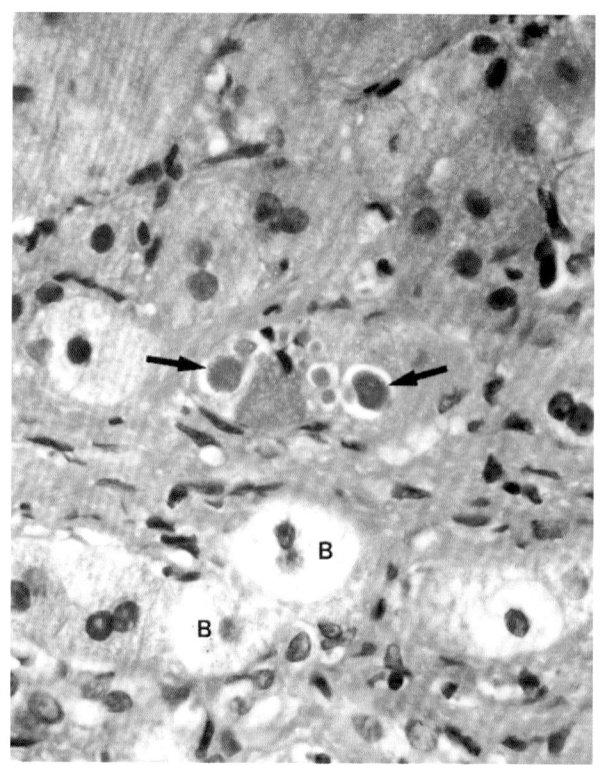

▲ 图 6-18 可见到凋亡小体（箭）和气球样变（B）的细胞衰退和死亡

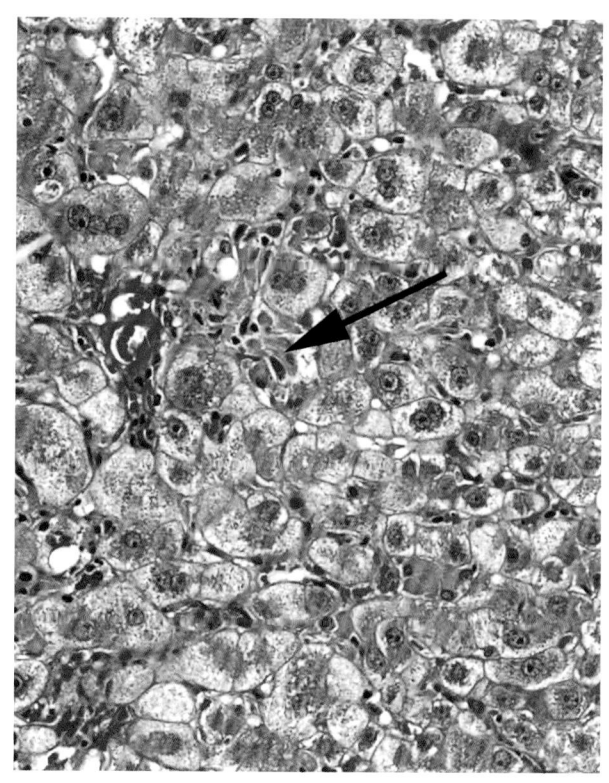

▲ 图 6-19 气球样变性

肝细胞肿胀，苍白。视野中央可见肝细胞缺失（箭），被一簇炎症细胞（局灶性坏死）取代

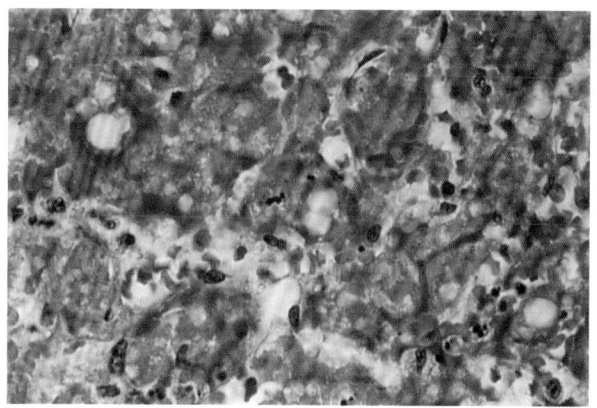

▲ 图 6-20 缺血性损伤中的凝固性坏死

坏死的细胞细胞质呈深的嗜伊红颗粒，细胞核消失

肝细胞再生。再生细胞数目逐渐增加，患者也逐渐恢复。

Kupffer 细胞肥大（Kupffer cell hypertrophy）是急性坏死炎症性损伤的特征之一。通常情况下，肝窦内的巨噬细胞很难被察觉，但在肝细胞死亡时，巨噬细胞启动吞噬功能而变得肥大。因为吞噬了坏死的肝细胞，巨噬细胞内含有浅棕色、颗粒状的脂褐素而容易被识别（图 6-21 和图 6-22）。

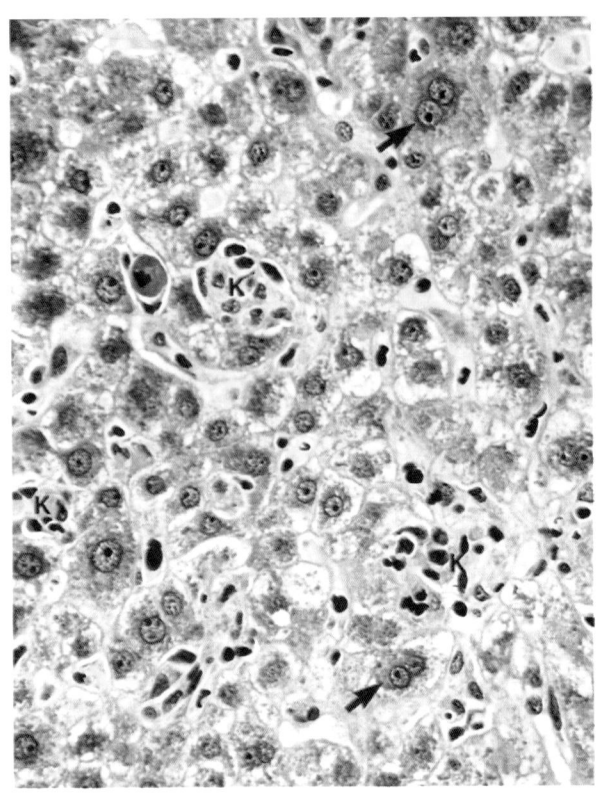

▲ 图 6-21　急性坏死炎症性损伤中，再生的肝细胞含有增大的核、突出的核仁及双核（箭）。在肝细胞缺失处有一簇肥大的 Kupffer 细胞（K）聚集

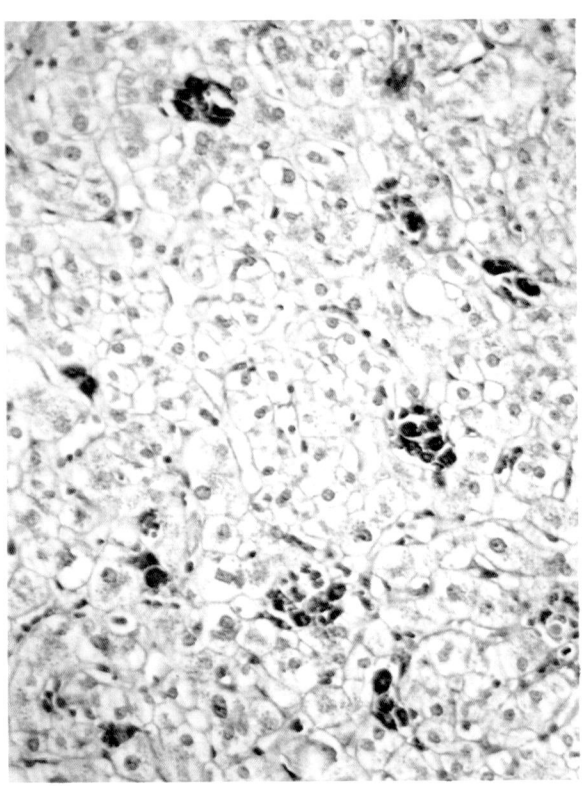

▲ 图 6-22　PAS 染色使肝细胞缺失处的肥大的、富含脂褐素的 Kupffer 细胞显现黑色

急性坏死炎症性损伤模式

（1）急性肝炎："经典的"急性肝炎，以急性病毒性肝炎的共同表现为代表，其特征为伴有点灶状坏死的全小叶的坏死炎症性病变。肝组织表现为：肝小叶内的肝细胞因广泛的变性和单个或小团细胞的死亡而排列紊乱，局灶性坏死中既有肝细胞凋亡，又有气球样变（图 6-23）。可以看到整个肝小叶内的细胞为各种形态的组合，而在某一个肝小叶内并非所有的细胞都受累。肝细胞再生的特征总是存在的，典型的炎症反应伴随有肥大的 Kupffer 细胞和淋巴细胞浸润。典型的急性肝炎中，汇管区通常有炎症细胞浸润，主要为淋巴细胞，但小部分为浆细胞，也可见到嗜酸性粒细胞和中性粒细胞（特别是在药物性肝损伤中）。偶尔，特别是在甲型病毒性肝炎中，炎症细胞以浆细胞为主[16, 17]。炎症反应往往超出汇管区的范围，导致界板轮廓模糊，形成界面性肝炎（interface hepatitis），这将在慢性肝炎中讨论，但在急性甲肝中也存在（图 6-24）。经

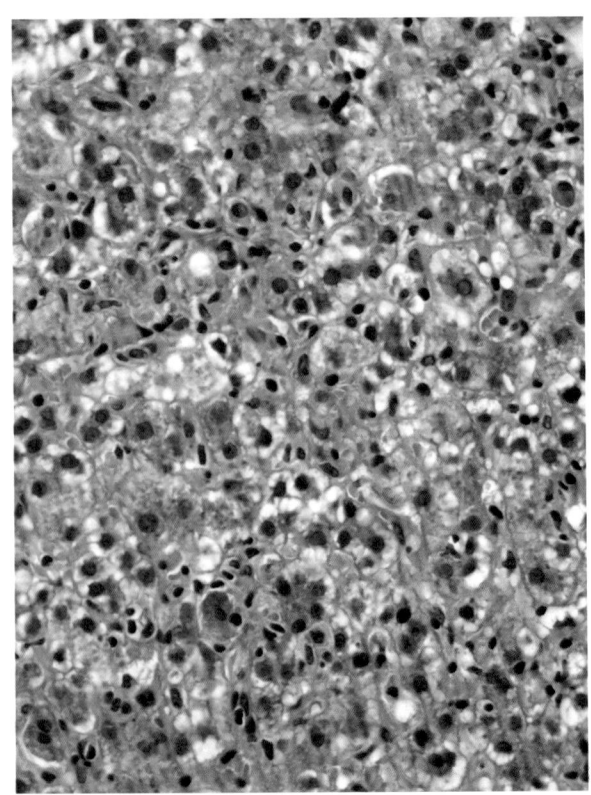

▲ 图 6-23　急性病毒性肝炎表现为：小叶结构紊乱、凋亡、灶性坏死、Kupffer 细胞肥大、淋巴细胞浸润

典的急性病毒性肝炎中，胆汁淤积并不是突出的表现，如果出现，则表现为散在的微胆管胆栓形成。有的病例里，会出现胆管上皮细胞的异常，表现为细胞肿胀、破坏、淋巴细胞浸润，与将在慢性肝炎章节中讨论的肝炎相关的胆管损伤一致。

病毒性肝炎的恢复阶段，以损伤和炎症缓解、再生和修复增加为特征。然而，这个阶段与急性期只有数量上的差别。在数周至数月后，虽然仍残存有不同程度的异常，肝小叶内细胞紊乱缓解并最终消失，肝组织逐渐恢复正常形态。肝细胞条索往往增厚，偶尔可见衰退的肝细胞和小灶性的炎症。长期存在的是肥大的 Kupffer 细胞和汇管区巨噬细胞（见图 6-22），由于肝细胞肿胀的缓解，使它们看起来更突出，其内除了脂褐素，还含有不同量的含铁血黄素。汇管区的炎症反应也逐渐消失。单纯的急性病毒性肝炎不伴随有明显的汇管区和小叶内纤维化。

(2) 单核细胞增多症肝炎：单核细胞增多症肝炎常见于免疫健全患者的 EBV 和（或）CMV 感染[9, 18-20]。相似的组织学表现可见于一些药物，特别是苯妥英诱导的肝损害[21]，偶尔见于急性乙型病毒性肝炎和丙型病毒性肝炎。所以一旦在组织学上见到这种类型的肝组织损伤，完善病原体的血清学检查是很有必要的。与经典的病毒性肝炎相比，单核细胞增多症肝炎的炎症反应更突出（图 6-25），而肝细胞变性相对较轻。肝细胞再生也很突出，常见到肝细胞、巨噬细胞和汇管区单核细胞内的有丝分裂相。单核细胞增多症肝炎可以见到凋亡小体，但气球样变很少见或缺乏，Kupffer 细胞过度生长也很显著，有时会形成微小肉芽肿，但很少形成真的肉芽肿，肝窦内淋巴细胞数目增多，有时淋巴细胞紧密的排列在一起形成"串珠样"（图 6-25）。在免疫正常的患者，CMV 感染后不会出现巨细胞变和细胞内病毒包涵体，但在新生儿或者免疫缺陷的成人的CMV 感染中，肝细胞和胆管细胞的胞核和细胞质内都可见到病毒包涵体（图 6-26）。

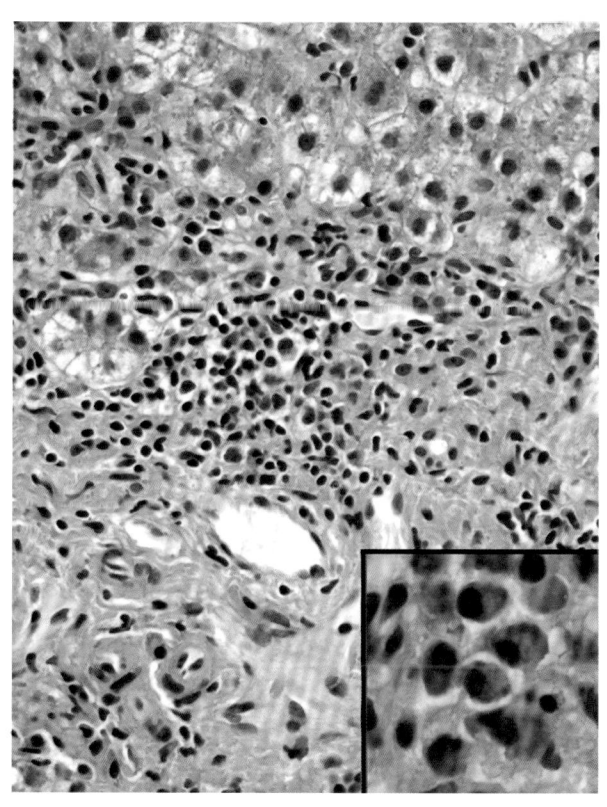

▲ 图 6-24　急性甲肝中，汇管区的炎症延伸到邻近的小叶内（界面性肝炎），与慢性肝炎相似，右下角插图显示汇管区炎症中的浆细胞

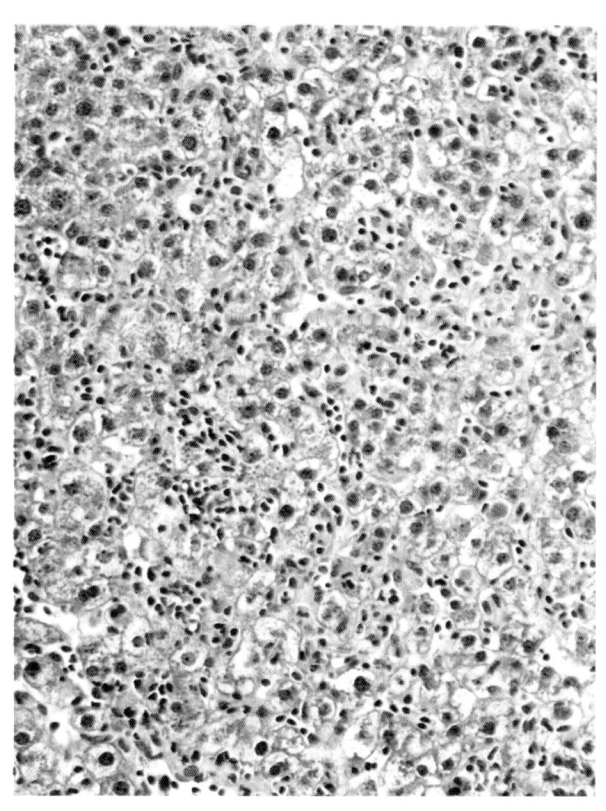

▲ 图 6-25　传染性单核细胞增多症肝炎
在急性肝炎中，肝细胞损伤，同时肝窦内单核细胞浸润更为突出

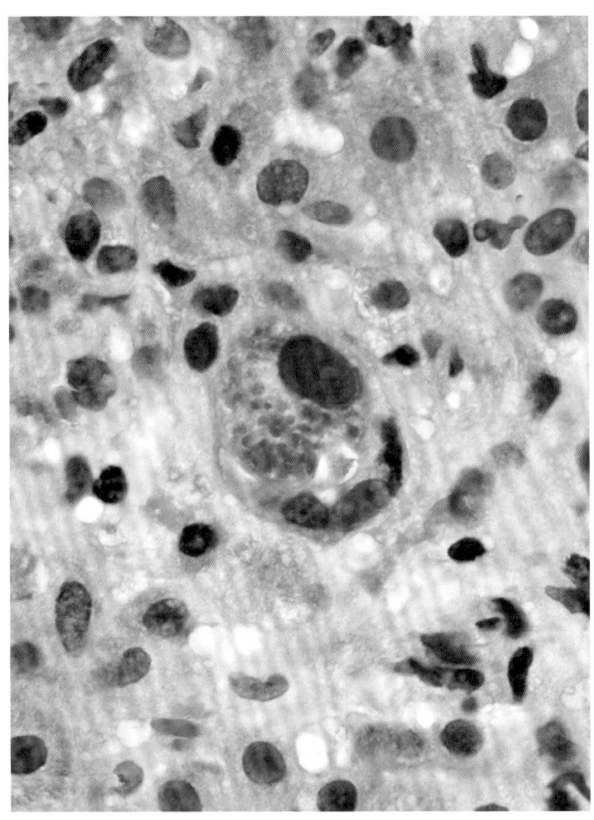

▲ 图 6-26　免疫缺陷患者感染 CMV 病例
视野中央的大细胞胞核内有特征性的病毒包涵体，细胞质内有许多小的包涵体

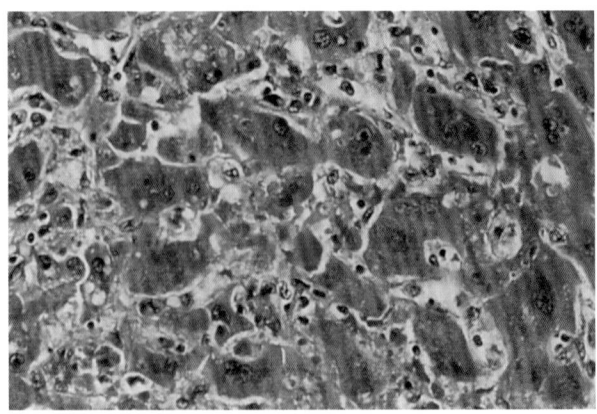

▲ 图 6-27　在急性胆汁淤积性肝炎中有肝细胞 - 胆管混合的损伤，可见明显的胆汁淤积、肝细胞损伤、嗜酸性小体、肝细胞缺失和炎症

（3）胆汁淤积性肝炎（cholestatic hepatitis）：胆汁淤积性肝炎或既有肝细胞损伤又伴随胆管损伤，在大部分急性病毒性肝炎中并不常见，但常见于急性戊型病毒性肝炎 [22]。作为一种肝脏损伤模式，胆汁淤积性肝炎更常见于药物性肝损害 [23]。胆汁淤积性病毒性肝炎（cholestatic viral hepatitis）的同义词包括毛细胆管炎（cholangiolitic）型病毒性肝炎或毛细胆管周围炎（pericholangitic）型病毒性肝炎，药物诱导的肝损伤又称肝细胞 - 微胆管损伤。胆汁淤积性肝炎的临床表现及实验室检查与胆管阻塞性疾病类似，其组织病理学表现包括肝细胞内和微胆管内胆汁淤积，肝细胞成腺样排列和伴随有不同程度的肝细胞损伤（图 6-27）。在汇管区会出现小胆管增生，周围中性粒细胞浸润（急性胆管炎），且中性粒细胞仅出现在汇管区，小叶内胆管不受累。

（4）新生儿巨细胞肝炎：新生儿巨细胞肝炎（neonatal giant cell hepatitis）典型的特征是急性肝炎中肝细胞形成多核巨细胞。患病的新生儿通常会出现黄疸，需要与肝外胆管闭锁症鉴别。"特发性新生儿肝炎"这一术语适用于大部分无法明确病因的新生儿肝损害，但在一些 α_1 - 抗胰蛋白酶缺乏症新生儿出现的特征性改变也可见于其他一些代谢异常性疾病和感染。所谓"特发性"肝炎可能继发于未明确的病毒感染，因为大多数此类患者可康复而不留下后遗症。组织学表现包括急性肝炎的特征，胆管内淤胆明显，最引人注目的是特征性的肝多核巨细胞形成（图 6-28）。肝巨细胞像是几个肝细胞融合形成的多核体，一个细胞内会有数十个胞核。胆汁淤积很显著，通常可出现髓外造血。汇管区纤维化、胆管增生和典型的胆管闭锁并不常见。

（5）伴微脓肿形成的急性肝损伤：伴微脓肿形成的急性肝损伤是并发于败血症或血源性播散细菌感染的典型表现，分为革兰阴性菌和革兰阳性菌感染，如李斯特菌病（图 6-29）、类鼻疽和伤寒，还有播散性的真菌感染，如隐球菌、念珠菌或曲霉菌败血症。病原菌在病灶中明显或不明显。在免疫缺陷患者，CMV 感染也可引起肝脏类似的组织损伤（无论有无病毒包涵体）。在所有这些疾病中，病灶都有大小不同的微脓肿形成，有时表现为肉芽肿的形态。在 CMV 感染中，病灶很小，通常只含有一个变性的肝细胞，被中性粒细胞包绕（有时含有核内包涵体），然而细菌或真菌感染会有肉眼可见的脓肿形成。在晚期阶段，病灶形成化脓的中心，被肉芽肿包绕，有不同程度的纤维化，尤其是在类鼻

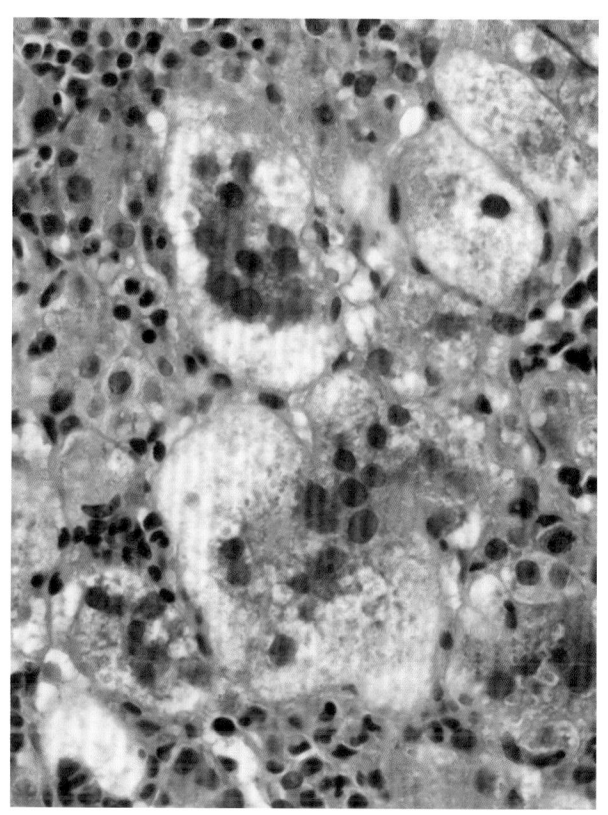

▲ 图 6-28 特发性新生儿肝炎中有多核肝巨细胞形成，增大的肝细胞内含有数十个胞核

疹和伤寒中。非感染性疾病引起的局灶性坏死伴中性粒细胞浸润或微脓肿形成的原因包括酒精性或非酒精性脂肪性肝炎，两者特征性的改变还有变性肝细胞内含有 Mallory-Denk 小体。另外，伴中性粒细胞浸润的中央静脉周围局灶性坏死是一种医源性人为现象，经常出现在开放性肝脏外科手术活检标本中。

(6) 伴局灶性凝固性坏死的急性肝损伤：伴局灶性凝固性坏死的急性肝损伤在某些儿童的病毒感染中可见，如 B_4 和 B_9 型的柯萨奇病毒，更重要的是，这种类型的病变是多种病毒性出血热疾病的肝脏典型表现，包括黄热病（图 6-30）、登革热、拉沙热等[24]。病变表现为随意分布的单个肝细胞或成团的肝细胞凝固性坏死，通常不伴或仅伴轻微炎症反应。在所有这些疾病中都没有病毒包涵体存在。

(7) 伴局灶性或融合性凝固性坏死的急性肝损伤：伴局灶性或融合性凝固性坏死的急性肝损伤见于播散性单纯疱疹病毒肝炎，可发生于新生儿、儿童或成人[25]，无论有没有免疫缺陷都可出现。免疫缺陷患者腺病毒肝炎中很少出现类似的表现[26]。此类肝损伤在坏死灶边缘残留的肝细胞内很容易发现病毒包涵体。在单纯疱疹病毒感染中，典型的 Cowdry A 型病毒包涵体为嗜酸性，圆形或不规则，染色体周围有一圈清晰的光晕包绕（图 6-31）。腺病毒包涵体更多表现为多形性，少数和单纯疱疹病毒的 Cowdry A 型病毒包涵体相似，但大部分腺病毒包涵体为嗜碱性，轮廓不规则。

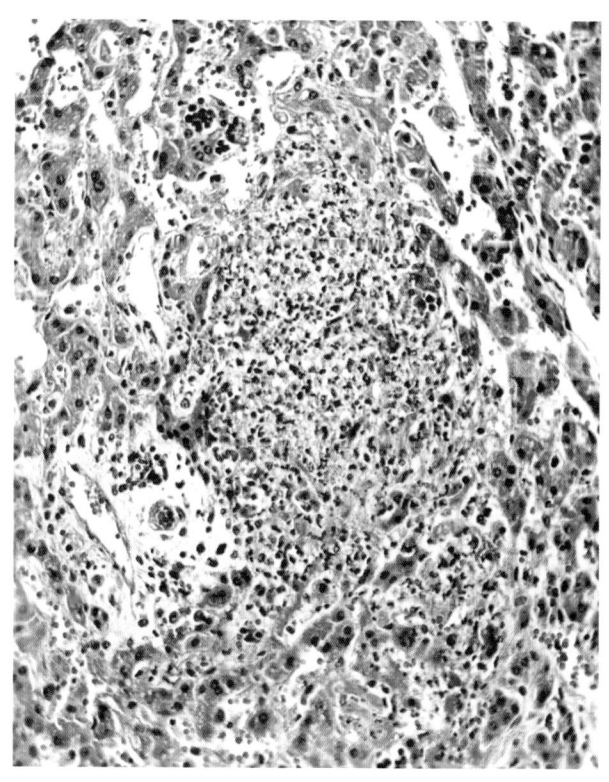

▲ 图 6-29 李斯特菌感染后形成血源性播散，在视野中央可见微脓肿形成

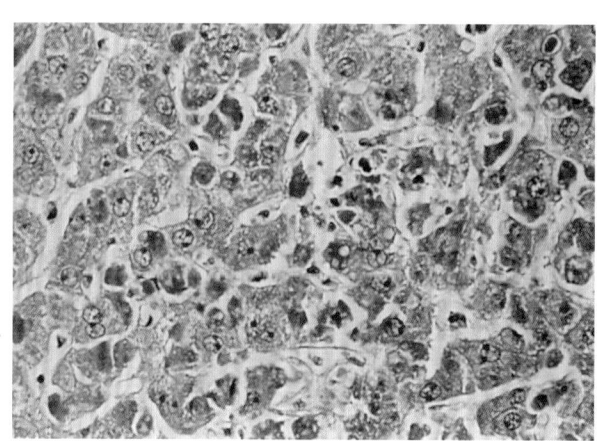

▲ 图 6-30 在黄热病中，许多无规律分布的单个肝细胞凝固性坏死

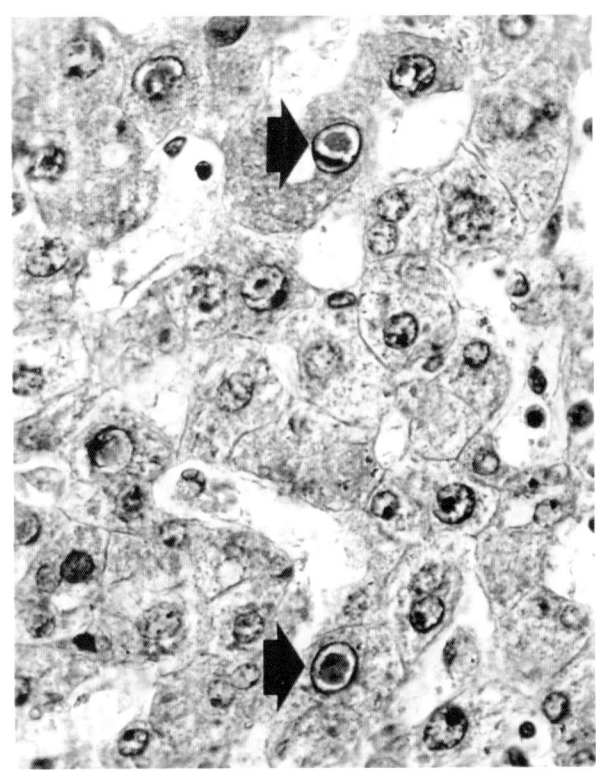

▲ 图 6-31 单纯疱疹病毒感染，有的肝细胞核内有嗜酸性 Cowdry A 型包涵体，在染色质周围包绕了一圈清晰的光晕（箭）

（8）伴局部亚大块或大块凝固性坏死的急性肝损伤：伴局部亚大块或大块凝固性坏死的急性肝损伤可在缺血的情况下出现，但此类肝损伤更多是多种肝脏毒物引起的典型中毒性损伤。在各种毒物中，过量的对乙酰氨基酚是引起此类肝损害最常见的原因[27]。此类肝损伤肝组织保留了小叶结构，但是肝小叶 3 区的肝细胞全部坏死（图 6-32），根据肝损害的严重程度，肝细胞坏死逐渐从 3 区延伸到 2 区和 1 区。在最严重的病例，仅在汇管区边缘残留有薄层肝细胞。

（9）伴亚大块坏死和基质塌陷的急性肝炎：伴亚大块坏死和基质塌陷的急性肝炎可见于各种原因所致的重型肝炎。相对病毒性肝炎患者，这种损伤模式在药物性肝损害患者肝活检组织或外科切除组织中更常见。部分原因在于急性病毒性肝炎患者很少选择肝活检；同时，按平均来说，药物性肝损害比病毒性肝炎病情更严重；也因为许多药物优先经过肝腺泡 3 区的肝细胞代谢，所以这部分也是药物副作用影响最大的区域。也有没有暴露于药物或化

学制品的患者仍然发生伴肝脏亚大块或大块坏死的肝衰竭，对这些患者，其血清学检测、病毒 RNA 和 DNA 的 PCR 检测均未发现已知的肝炎病毒感染证据[27, 28]。这有可能是未知的病毒感染所致，目前为止，这些病毒仍未经过证实和分类。最后，自身免疫性肝炎，尽管被认为是一种慢性肝损害，但也会出现急性肝炎的临床表现，此类肝炎患者的组织标本甚至也会出现有亚大块肝细胞坏死的急性肝炎[29]。

任何原因引起的肝亚大块坏死都是因为肝腺泡内整个或者绝大部分区域的肝细胞同时死亡，从而形成融合性坏死，坏死组织溶解和网状支架塌陷。坏死通常波及肝腺泡 3 区，其次是 2 区（图 6-33），而急性甲肝和某些药物、毒物所致的肝损害所致的坏死在 1 区最显著（图 6-34）。在切片的不同层面，都可以看到肝腺泡 3 区坏死主要是围绕在中央静脉周围（小叶中央），可以在相邻的肝小叶中央静脉之间延伸，或从中央静脉延伸到汇管区边缘。因此，当坏死累及 3 区时，网状支架的塌陷会延伸到邻近的血管结构，让它们形成桥接坏死（bridging necrosis）。塌陷的网状支架形成汇管区与中央静脉间的桥接（portal-central bridging）或 2 个或多个中央静脉间的桥接（central-central bridging），都是由 3 区坏死所致。

（10）伴大块坏死的急性肝炎：大块坏死的急性肝炎是急性肝细胞损伤最极端的类型，可发生在病

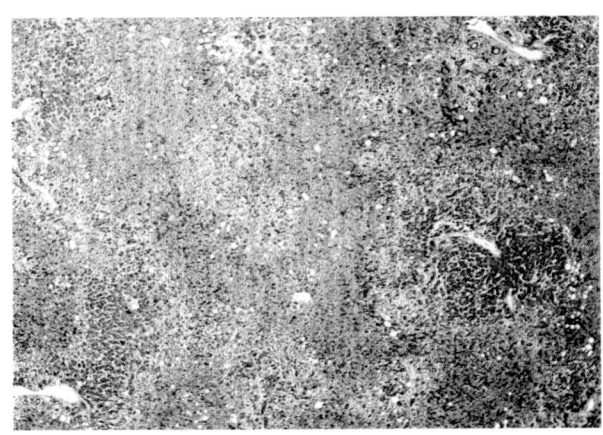

▲ 图 6-32 对乙酰氨基酚过量诱导的肝亚大块局部凝固性坏死

可见到切片上肝小叶 2 区和 3 区的肝细胞发生坏死，而 1 区（汇管区周围）尚有少量存活的肝细胞

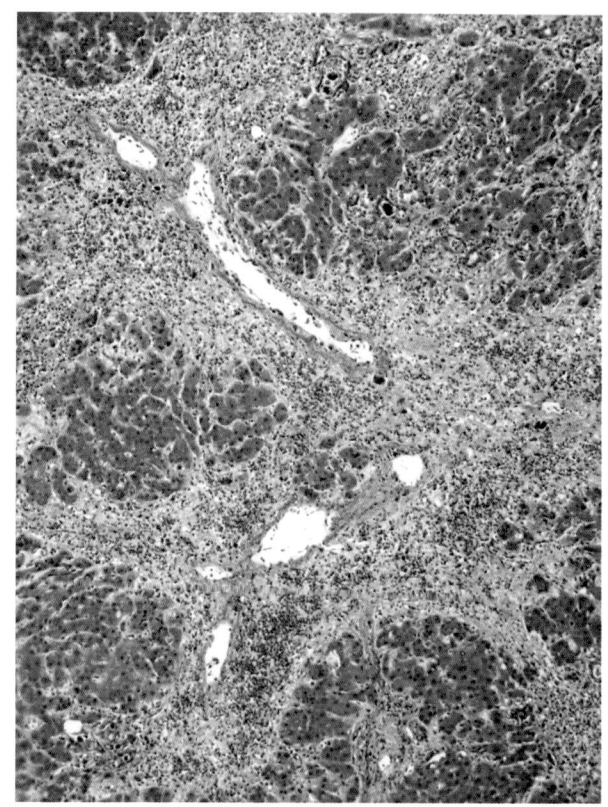

▲ 图 6-33　肝腺泡 3 区和 2 区的急性亚大块坏死，残存的肝细胞主要分布在 1 区，与图 6-32 中的凝固性坏死相比，亚大块坏死中肝细胞缺失的区域有基质的塌陷

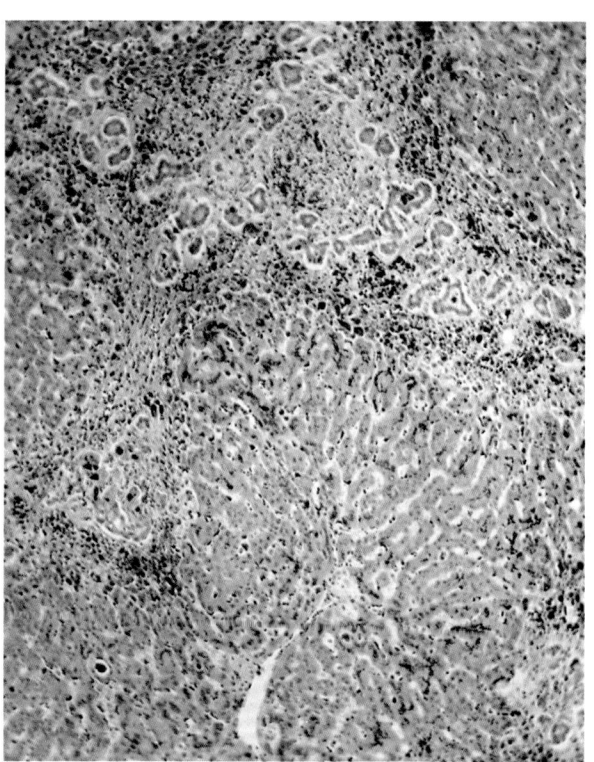

▲ 图 6-34　肝腺泡 1 区的急性亚大块坏死
用普鲁士蓝染色，可以见到在汇管区周围坏死和肝细胞缺失区域的外缘有载满含铁血黄素的巨噬细胞（黑色）

毒性肝炎和药物性肝损害。此类损伤表现为几乎所有的肝细胞均坏死（图 6-35），偶尔有散在的肝细胞存活，主要分布在汇管区周边。网状支架通常完好无损，但因为肝细胞的缺失而塌陷，导致相邻的汇管区靠近。数量不等的炎症细胞出现在塌陷的区域，包括淋巴细胞、浆细胞，也有少量嗜酸性粒细胞和中性粒细胞。还可能会出现中央静脉内膜炎，塌陷的支架内含有肥大的 Kupffer 细胞，胞质里充满脂褐素，肝腺泡 1 区可见所谓的肝干细胞增生（图 6-36），形成胆管和胆管肝细胞[30]。

（二）慢性坏死炎症性损伤（慢性肝炎）

慢性坏死炎症性疾病（chronic necroinflammatory disease）是一种肝脏疾病的形态学模式，大部分发生在慢性病毒性肝炎、自身免疫性肝炎，偶尔出现在药物性肝损害，罕见于代谢性疾病。正如在急性坏死炎症性疾病那样，慢性肝病也有肝细胞损伤和炎症，但此时，损伤主要集中在汇管区和汇管区周

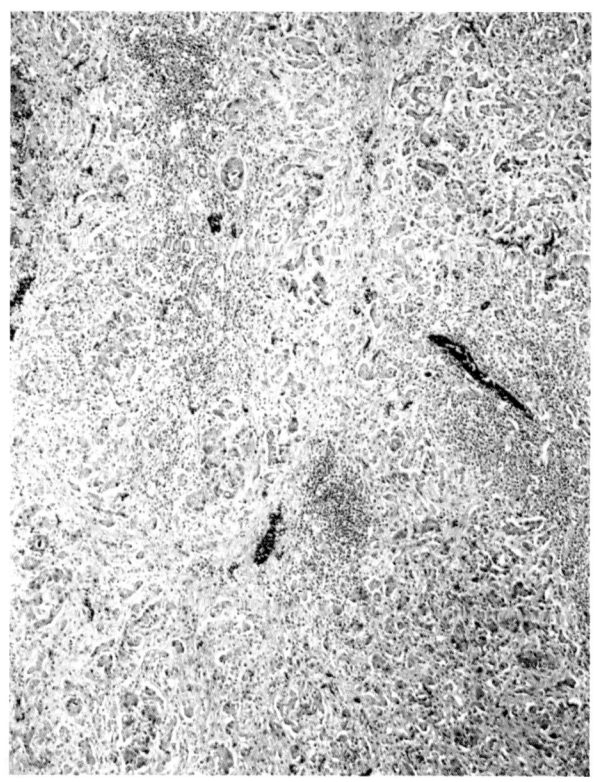

▲ 图 6-35　大块肝坏死的急性肝炎可见所有的肝细胞坏死丢失，塌陷的肝基质内有小胆管增生

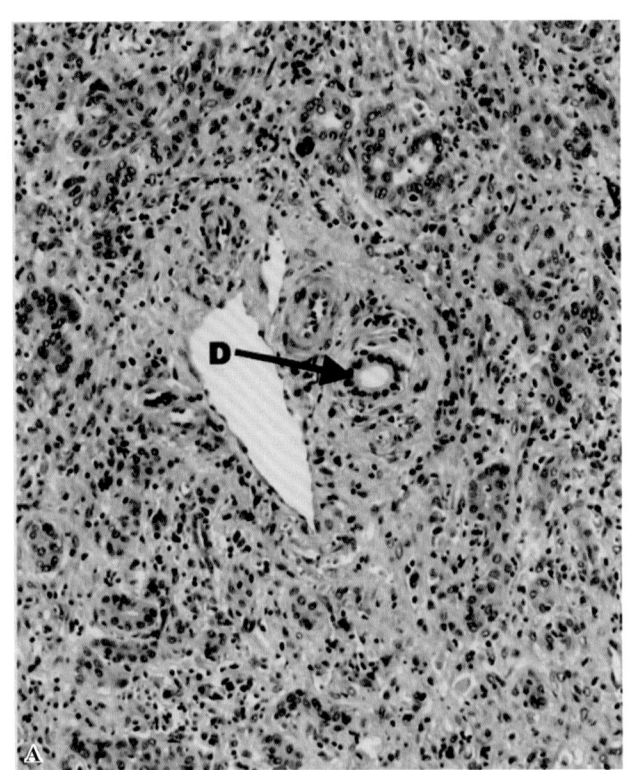
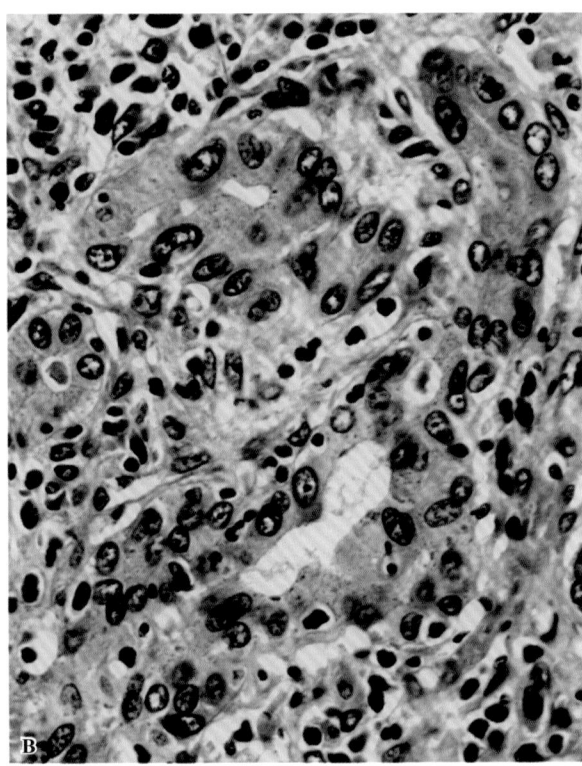

▲ 图 6-36　大块肝坏死的小胆管增生

所谓的"肝干细胞"增生形成小胆管，可分化为肝细胞，但这对肝脏的重建是徒劳的。A. 有小叶间胆管（D）的汇管区被塌陷的基质包绕，其中含有增生的小胆管和炎症细胞；B. 高倍镜下的小胆管，一些小胆管细胞内有颗粒状的嗜酸性细胞质，预示着向肝细胞分化

围，而非整个肝腺泡，同时伴随有纤维化，可进展到肝硬化。不论病因为何，在每一例慢性肝炎中，都不同程度地存在几种典型的病理改变，包括：汇管区炎症，有时累及汇管区胆管；汇管区周围的损伤和炎症；肝腺泡内肝细胞不同类型的变性和凋亡，伴随有炎症反应；汇管区及周围有纤维增生，也可形成纤维间隔。

1. 慢性肝炎的形态学

慢性肝炎的各种形态里，汇管区存在炎症，且有不同程度的淋巴细胞和浆细胞浸润。淋巴细胞聚集或有生发中心的淋巴滤泡形成是慢性丙型病毒性肝炎典型的但非特有的病理表现（图 6-37）。免疫组化染色表明，即便生发中心在光镜下不明显，但确实是有功能的淋巴滤泡[31]。生发中心包括活化的 B 细胞、周围的滤泡树突细胞（follicular dendritic cell）网及 B 细胞鞘和其周围的 T 细胞区。自身免疫性肝炎的患者常在门管炎症浸润区有大量的浆细胞（图 6-38）。静脉药瘾感染慢性肝炎的患者肝活检标本里，可见汇管区巨噬细胞内有双折光的云母

结晶（见图 6-14）[10]。

（1）肝炎相关的胆管损伤：肝炎相关的胆管损伤最初是在慢性肝炎中被描述[32]，但在急性肝炎组织样本中也可见到，其特点为胆管上皮细胞肿胀、空泡变，核不规则，有时形成假复层（图 6-39）。胆管基底膜破坏，淋巴细胞、偶尔有浆细胞及中性粒细胞侵入胆管内。出现这种损伤会让人想到 PBC 中的"旺炽样胆管损伤"并难以鉴别。然而，与 PBC 中胆管损伤不同，这类损伤中胆管并未被破坏，因此很难见到汇管区胆管缺失，慢性胆汁淤积也很少发生。系列切片重建研究[33]证实最常见的损伤是由胆管损伤形成的盲室，而非胆管本身。所有类型的肝炎都可发生胆管损伤，但最常见的是在丙型病毒性肝炎[34]。

（2）界面性肝炎：界面性肝炎过去称作碎屑样坏死（piecemeal necrosis）[35]。碎屑样坏死这个称呼是由一个国际小组定义的，意义指在肝实质和结缔组织交界处的肝细胞坏死，伴随有显著的淋巴细胞或浆细胞浸润[36]。现在其表面意思指肝细胞通过

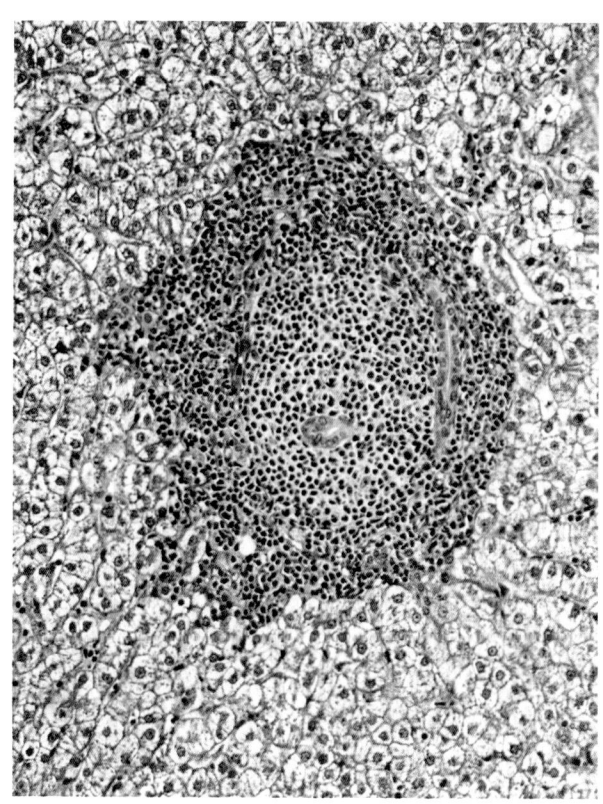

▲ 图 6-37　慢性丙型病毒性肝炎汇管区的慢性炎症有淋巴细胞聚集形成生发中心

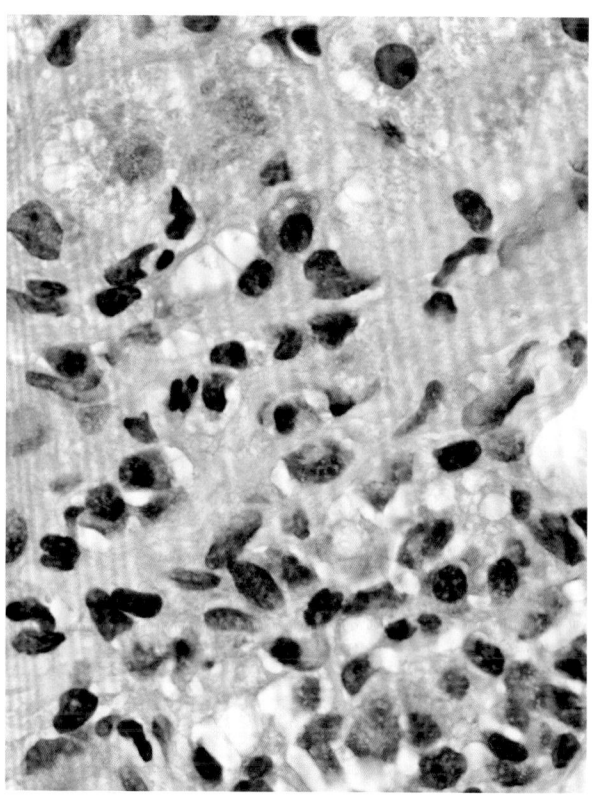

▲ 图 6-38　自身免疫性肝炎中，汇管区有大量浆细胞，其特点是偏位核，以及核周清晰的高尔基体带

凋亡破坏，死亡的肝细胞迅速从组织消失，被可用于识别损伤的炎症细胞占据，因此，相比而言，界面性肝炎是更为精确的词语。界面性肝炎被看作是慢性肝炎的进展和病理机制中关键的损伤，汇管区周围的损伤的程度（轻微、中度和显著）可判断炎症活动程度。根据界板是否规则很容易识别界面性肝炎，炎症细胞从汇管区突破界板进入到汇管区周围的肝实质细胞内（图 6-40），界板变得不规则，随着汇管区的延伸而消失。炎症细胞包绕在受损肝细胞周围，或侵入肝细胞内，称为肝细胞穿入现象（emperipolesis）。这是肝细胞变性和坏死的证据，以嗜酸性变或气球样变为特征。与急性肝炎类似，肝细胞通过程序性的凋亡而死亡，形成凋亡小体或者嗜酸性小体，然后很快从肝细胞索和肝窦中消失。随着慢性肝炎的进展，有持续的肝实质细胞的消失及汇管区的延伸扩大，小部分肝细胞被扩张的汇管区包绕，形成肝细胞岛（hepatocytic islets）。坏死炎症性改变逐渐发展为纤维化，通过 Masson 染色或其他胶原染色可以很好地观察到。纤细的胶原纤维在汇管区周围肝细胞缺失处聚集形成纤维瘢痕。在某一肝活检标本中，界面性肝炎不会均匀地累及所有汇管区，可能会出现在汇管区的一段或者整个汇管区边缘。即使出现肝硬化后，界面性肝炎还会沿着纤维隔出现，导致更多的肝实质细胞丢失，最终导致临床上肝硬化失代偿。

（3）肝实质损伤：在任何类型的慢性肝炎的大多数肝活检标本中都可不同程度出现可导致肝腺泡内出现坏死炎症性改变的肝实质损伤。急性肝炎中，出现主要由凋亡所致的典型多灶性坏死（点状坏死），可以观察到散在的不同大小的凋亡小体，局部淋巴细胞、浆细胞和吞噬凋亡小体及其他细胞碎片的肥大巨噬细胞的聚集，从而形成被称为点状坏死和灶性坏死的病变。更严重的肝腺泡内损伤通常见于慢性肝炎的急性发作，即使患者无肝炎的症状。慢性肝炎基础上急性肝炎发作，典型的表现包括：在腺泡 3 区更重更多的点状坏死，肝细胞气球样变；肝细胞缺失，形成中央静脉 – 中央静脉桥接坏死或中央静脉 – 汇管区桥接坏死，特别是在自身

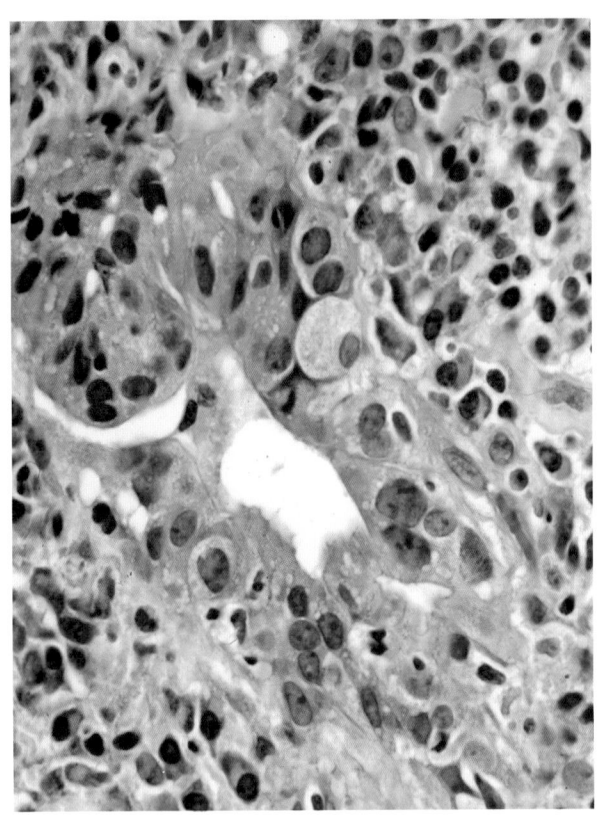

▲ 图 6-39　肝炎相关的胆管损伤

显著的胆管上皮细胞损伤和慢性炎症细胞浸润，与原发性胆汁性胆管炎（primary biliary cholangitis，PBC）中的旺炽样胆管损伤类似

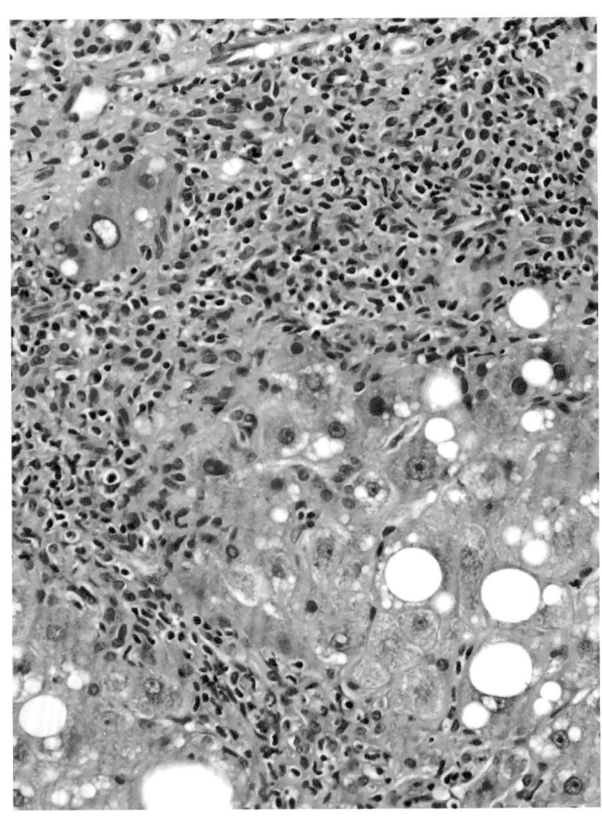

▲ 图 6-40　界面性肝炎（碎屑样坏死）是因为汇管区的炎症向汇管区周围的肝实质内延伸而造成界板的不规整

免疫性肝炎中多见；不同程度的胆汁淤积，伴有汇管区周围的小胆管增生，中性粒细胞浸润；在极端的病例，会出现伴随有基质塌陷的多腺泡坏死。在凋亡的同时，也有肝细胞的再生，典型的表现是：肝细胞索为双层细胞，肝细胞内含有双核或三核，偶尔出现有丝分裂。还可能出现轻到中度的肝细胞脂肪变，以大泡型为主，多见于丙型肝炎和其他原因的慢性肝炎。

(4) 纤维化：纤维化几乎在所有的慢性肝炎中都可出现，在不同患者之间纤维化组织沉积的程度差别很大。纤维化是疾病进展的表现，因为正是纤维瘢痕的形成导致肝脏结构的重构和肝硬化的发生。目前认为，至少有 2 条途径导致慢性肝炎中纤维化的形成。在慢性病毒性肝炎中，可能最主要是由于伴随于界面性肝炎的门管周围损伤导致纤维沉积，使汇管区扩大。随着疾病的进展，汇管区 - 汇管区的纤维连接形成，占据了相邻肝腺泡的 1 区。可能

是由于 3 区坏死的叠加形成，形成中央静脉 - 中央静脉或者汇管区 - 中央静脉间的纤维桥接。另外，广泛的纤维化可能为多腺泡坏死后的修复所致，也见于继发于炎症的血管损伤导致的缺血性损害（见第 4 章）。在评估穿刺活检时，重要的是要区分扩大的汇管区切口（其中包含已存在的胆管和汇管区血管）和真正的桥接性纤维化（后者在肝实质内形成横隔，但并无已存在的纤维组织）（图 6-41）。桥接纤维瘢痕除了胶原还含有弹性纤维，像所有组织中的瘢痕一样会收缩。与残存肝实质结节性再生步调一致的纤维横隔的收缩，将会引起肝内结构紊乱，当被纤维横隔包围的完整结节形成时，其结局就是肝硬化的形成。在肝组织结构完全改变前，部分肝组织形成结节，而邻近的区域还维持正常的肝小叶结构，被称为"不完全性肝硬化"。当坏死炎症性改变沿着纤维横隔继续发展，或在结节内出现，被称为活动性肝硬化或慢性肝炎肝硬化。

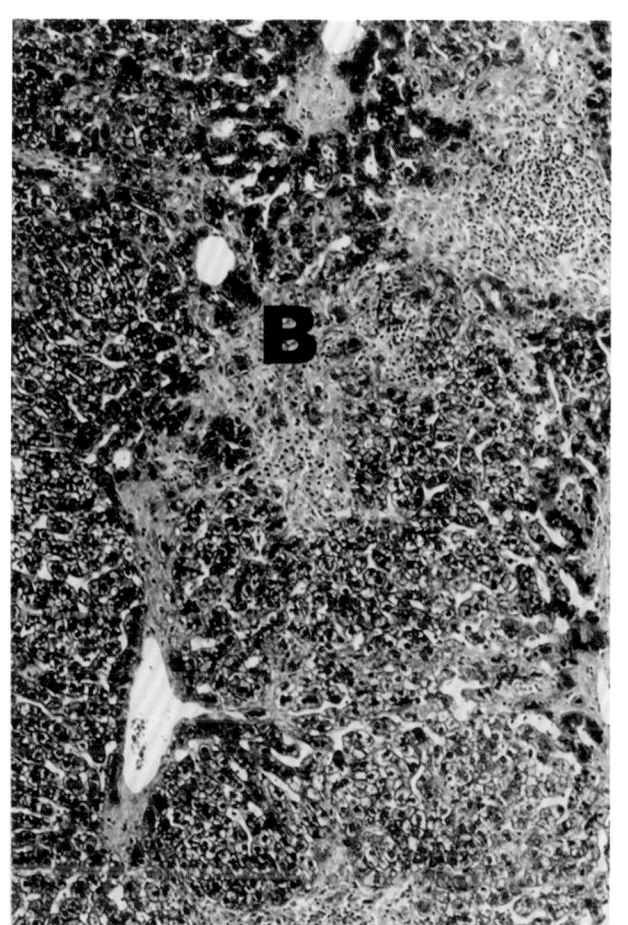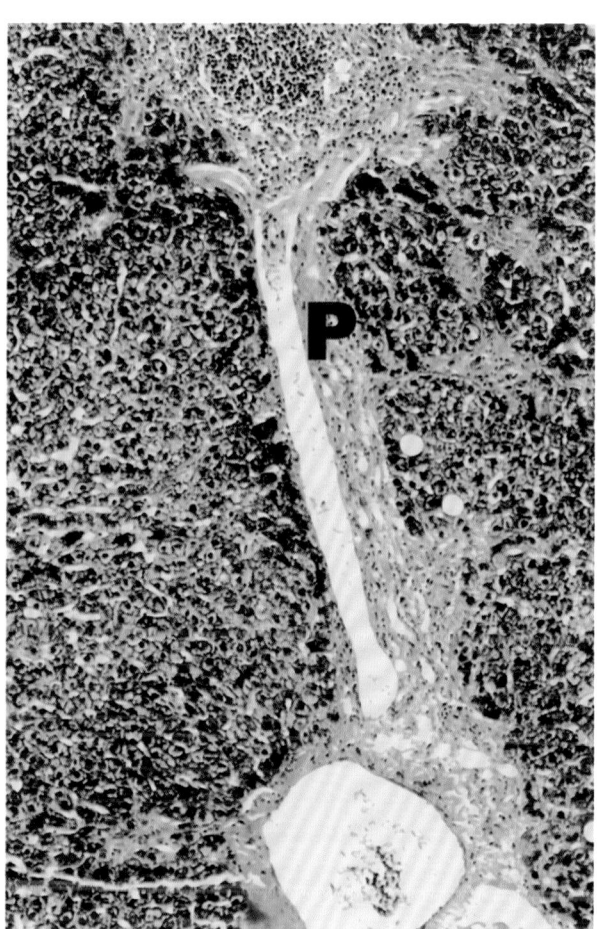

▲ 图 6-41　桥接坏死（B）穿过原本没有纤维组织的肝实质形成纤维瘢痕，需要与含有胆管和血管的扩大的汇管区（P）的切迹相鉴别

2. 不同病因慢性肝炎形态学特点

慢性肝炎有几个已知的原因，虽然组织病理学特征相似，但有一些值得注意的特征要比其他特征更具特异性。至少占病例 90% 的以非肠道方式传播的病毒性肝炎，将在第 24 章和第 25 章中详细讨论。5%～10% 的慢性肝炎是自身免疫性肝炎（见第 22 章）。药物性肝病是一种罕见的但证据充分的慢性肝炎的病因，如果其他病因可以排除，药物性病因总是需要考虑，并就完整的药物史进行临床评估。代谢性疾病，如 Wilson 病、α_1- 抗胰蛋白酶缺乏症、血色沉着病，有时被作为慢性肝炎的病因列入教科书，但是因为很容易通过组织学和实验室检测同慢性肝炎区别开来，故在本章中单独讨论。

（1）乙型肝炎：乙型肝炎可以通过组织学检查明确诊断，在组织里可以检测到乙肝病毒标志物，因此可以和其他原因的慢性肝炎区别。通过组化染色（地衣红或维多利亚蓝，图 6-8）或用更灵敏的免疫染色（图 6-13）可以在 80% 或者更多的慢性乙型肝炎患者的肝组织内检测到 HBsAg。含有大量 HBsAg 的细胞有均匀的颗粒状的细胞质，称为毛玻璃样细胞（图 6-42），随机地分布于肝组织，并成簇分布。毛玻璃样细胞的数量与炎症活动程度负相关，在肝炎静止时，可以发现大量的毛玻璃样细胞，而在慢性乙型肝炎最活动期，毛玻璃样细胞数最少。在急性乙型肝炎中，免疫反应清除了含有 HBV 抗原的肝细胞，所以其免疫组化染色为阴性。因此，即便伴随严重的肝细胞损伤，肝组织中表面抗原阳性提示 HBV 感染为慢性而非急性。通过免疫组化染色还可以检测到肝细胞核内的 HBcAg，HBeAg 阳性的慢性 HBV 感染者的肝细胞细胞质中也能检测到 HBcAg。核心抗原阳性提示病毒复制活跃，核心抗原的数量与肝炎活动程度是相称的。在

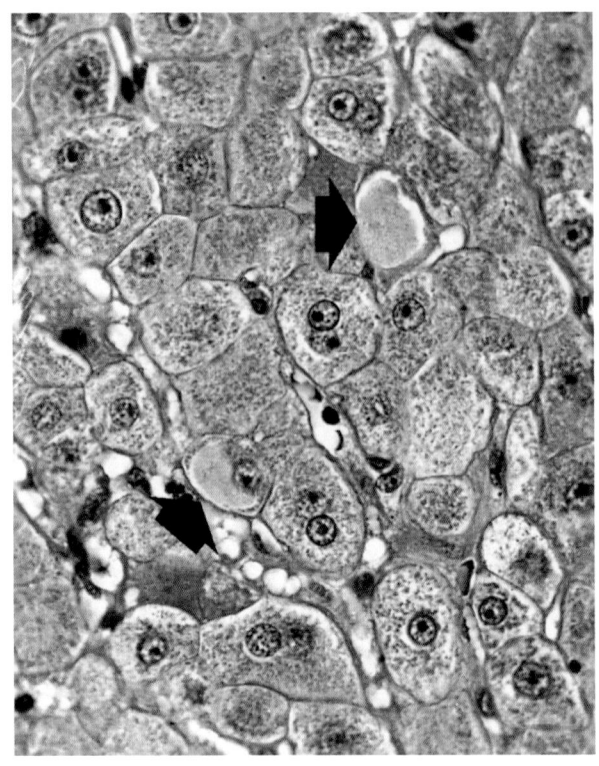

▲ 图 6-42　慢性乙型肝炎中的毛玻璃样细胞（箭），肝细胞的细胞质内含有大量的 HBV 表面抗原，使细胞质呈均匀的颗粒样外观

慢性乙型肝炎急性加剧时，肝细胞的细胞质和胞核内含有大量的核心抗原，在发生 HBeAg 到 HBeAb 的血清学转换后，HBcAg 就检测不到了。与肝脏疾病严重程度加剧有关的前 C 区变异病毒株中，偶尔在肝细胞细胞质中能检测到核心抗原。但是大部分伴随有疾病活动的 HBe 阴性突变株中，肝细胞内几乎没有 HBcAg[37]。

（2）丙型肝炎：丙型肝炎病毒（HCV）目前不能通过常规的处理在肝活检组织中检测到。虽然在肝组织中不易检测到病原，但丙型肝炎的组织学改变具有特征性[34]，如果在组织中发现这些特征，提醒我们完成血清病原学检查。与其他慢性肝炎相比，慢性丙型肝炎汇管区的炎症更重，通常会形成有生发中心的淋巴滤泡（图 6-37）。慢性丙型肝炎中肝细胞的脂肪变也比其他类型的慢性肝炎更多见，约 50% 的肝组织标本出现肝细胞脂肪变，约 10% 的肝组织脂肪变较显著。感染基因 3 型丙肝病毒的患者肝组织脂肪变更多，这可能是因为病毒的细胞毒作用[38]。肝炎相关的胆管损伤（见前文）可

见于各种原因的急慢性肝炎中，但在慢性丙肝中最常见。严重的胆管损伤可出现在 10%～15% 的慢性丙型肝炎标本中（图 6-39），较轻程度的胆管上皮不规整和淋巴细胞浸 α 润更多见。

（3）丁型肝炎：丁型肝炎只能发生在已经有 HBV 感染的患者，此时 HBV 是一个辅助因素。HBV 和 HDV（hepatitis δ virus）的重叠感染比单独 HBV 感染所造成的肝炎更重，更容易引起急性重型肝炎。在慢性 HBV 感染的基础上，再重叠 HDV 的感染，可能会使潜在的慢性肝炎急性加剧，或使处于临床稳定状态的患者出现疾病恶化，甚至发生暴发性肝衰竭。从形态学上看，HBV 重叠 HDV 感染，比单独 HBV 感染导致的肝损伤更重，但 HDV 导致的肝损伤并没有其特征[39]。在组织学上证明 HDV 感染的唯一办法是通过免疫组化将肝细胞核内的 δ－抗原染色（商用抗体还没有得到广泛应用），或者检测外周血中的 δ－抗原相应的抗体。

（4）自身免疫性肝炎：自身免疫性肝炎趋向于形成严重的慢性肝炎，通常在起病时已有多腺泡塌陷和（或）肝硬化。汇管区的炎症细胞中，有大量的浆细胞浸润（图 6-38）。约 1/3 的患者表现为急性起病，典型的病例有严重的急性肝炎样的肝细胞损害、广泛的肝细胞气球样变，肝细胞再生形成玫瑰花结（rosette），有时会有融合成片的腺泡 3 区的肝细胞坏死[29]。在一些病例里，可以看到广泛的肝巨细胞形成[40]，被称为感染后巨细胞肝炎或者多核巨细胞肝炎。

（5）肝移植后慢性肝炎复发：肝移植后的慢性肝炎复发，可与原发肝病相似，或表现出不典型的特征。在抗病毒治疗方案成为肝移植术后标准治疗之前，慢性乙型肝炎在所有肝移植病例都会复发。在许多免疫抑制的患者中发生严重的、快速进展的疾病。纤维胆汁淤积性肝炎（fibrosing cholestatic hepatitis）这个词被提议用于这种形式的乙型肝炎[41]。肝活检组织中有大量的毛玻璃样肝细胞，其胞内有大量的 HBsAg 和 HBcAg，与普通慢性乙肝相比，这被认为是病毒感染的细胞毒性形式。随着疾病的进展，会出现汇管区及肝细胞周围的纤维化和肝细胞丢失，在晚期形成肝再生结节和肝硬化。组织内的胆汁淤积比较严重，即使胆色素在组织学

上是不明显的，患者的血清胆红素水平通常升高，因此也就有了名称中的"胆汁淤积"。丙型肝炎也可能复发，绝大部分患者有典型的慢性肝炎的组织学表现。在偶然的情况下，患者没有毛玻璃样细胞[42]，会表现为纤维胆汁淤积性肝炎（图6-43）。目前还不清楚其病理机制是否与乙型肝炎相同。在没有进行肝移植，但因为其他原因的免疫抑制或免疫缺陷状态下，乙型肝炎和丙型肝炎都偶尔会出现纤维胆汁淤积性肝炎[43]。

3. 慢性肝炎的分级和分期

疾病的分期是指把死亡或器官衰竭作为终末期，对疾病在自然史中进展情况进行评估。疾病的分级是指对疾病进展到终末期的速度进行评估。慢性肝炎的终末期是指出现临床失代偿的肝硬化，而早期则有较轻程度的纤维化和肝硬化。分级是指炎症和肝细胞损伤的程度，这正是导致肝纤维化的原因。

原来的术语将慢性肝炎分为"慢性持续性肝炎"（提示是良性、非进展性疾病）或"慢性活动性肝炎"（提示疾病很有可能进展为肝硬化），这也是分级的一种形式。在对造成此类肝损伤的疾病病因和自然进程的认识及阐明取得进展后，这些术语逐渐被弃用。

目前，有几种用于评估慢性肝炎分级分期的方法，被分类为：①简单地用语言描述的方法；②与语言描述对应的相对简单的数字分级分期法；③用

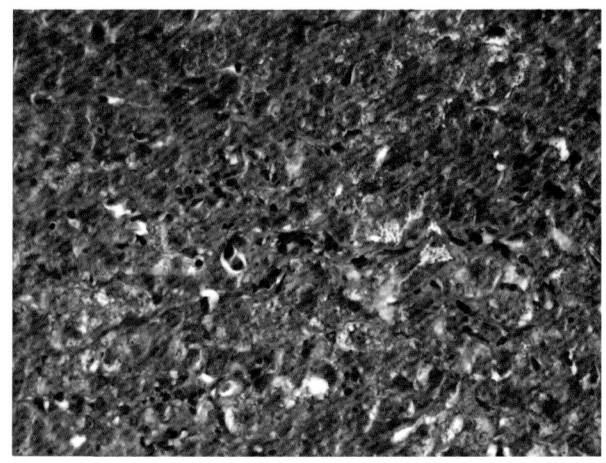

▲ 图6-43 复发的丙型肝炎有纤维胆汁淤积性肝炎的表现，在微胆管和肝细胞中有胆汁淤积，**Masson** 三色染色显示弥漫的窦周纤维化

更复杂的组织学分级分期评分系统。每一种方法各有优缺点，可选用适合自己任务的评价方法。总的来说，越复杂的评价系统比简易的系统能提供更多的信息，但其可重复性稍低。

建议采用简单的分级分期系统对患者进行常规诊断和管理，推荐使用1994年由国际肝病研究协会（International Association for the Study of the Liver, IASL）发表的指南[44]。慢性肝炎的分级依据对炎症活动的轻、中、重程度进行判断，其依据是根据汇管区界面性肝炎的程度和肝实质损伤的程度（表6-1）进行分级。肝组织标本中各汇管区少见界面性肝炎为轻度（mild）；绝大部分汇管区出现界面性肝炎，但其范围不超过汇管区边缘的50%时为中度（moderate）；当绝大部分汇管区出现界面性肝炎，其范围超过汇管区边缘的50%为重度（marked）。肝实质损伤很容易分级：使用显微镜10×物镜（中倍）和10×目镜，在这样的放大倍数下，容易观察到嗜酸性小体、肝细胞气球样变、灶状坏死区成簇的炎症细胞，此时相对容易对损伤程度进行评估并形成一个整体印象。对于肝实质损伤，每个10×视野中受损细胞或炎症细胞簇少于5个被定义为轻度；每个10×视野中有5～20个细胞受损为中度；每个10×视野中受损细胞数大于20个为重度。汇管区炎症也可以进行评估，但这是一个与疾病慢性化而非活动程度相关的指标。对于总体炎症活动度的分级，界面性肝炎和肝实质损伤都为轻度或其中一种损伤缺失时为轻度炎症活动；界面性肝炎和肝实质坏死均为中度或其中一种损伤为轻度而另一种为轻度时定义为中度；重度界面性肝炎和（或）重度肝实质损伤定义为重度炎症活动。

慢性肝炎的分期需要评估纤维化程度，通过Masson染色进行恰当的评估。慢性肝炎的分期包括从无纤维化到汇管区扩大、到纤维桥接形成、不完全肝硬化，最终形成肝硬化。

根据IASL的建议[14]，病理报告的诊断应包括慢性肝炎的病因、分级和分期。如，报告为"慢性丙型肝炎，炎症轻度，伴汇管区纤维化"或"慢性乙型肝炎，炎症中度，伴广泛的纤维桥接形成"或"自身免疫性肝炎，炎症重度，伴肝硬化"。对于和文字描述相比更趋向于使用评分系统的，有相对应

表 6-1　慢性肝炎活动度分级

炎症分级	界面性肝炎	肝实质损伤 [a]	活动度
轻	界面性肝炎少见	每个 10× 视野中受损细胞或炎症细胞簇少于 5 个	界面性肝炎和肝实质损伤均为轻度或更低
中	绝大部分汇管区出现至少一定程度界面性肝炎，但其范围不超过汇管区边缘的 50% 时	每个 10× 视野中受损细胞有 5～20 个	界面性肝炎或肝实质损伤为中度
重	绝大部分汇管区出现界面性肝炎，且其范围超过汇管区边缘的 50%	每个 10× 视野中受损细胞数大于 20 个	界面性肝炎或肝实质损伤均为重度

a. 凋亡小体、气球状细胞和炎症细胞聚集

于文字描述的简易评分系统（表 6-2），包括 Batts–Ludwig[45] 和 METAVIR[46] 系统。但文字描述诊断避免了量化评估时可能出现错误的判断而更受欢迎。

表 6-2　与慢性肝炎文字描述诊断相对应的简易数字分级和分期系统

	METAVIR[46]	Batts–Ludwig[45]
分级		
慢性肝炎　轻微	A_1	1 级
慢性肝炎　轻度	A_2	2 级
慢性肝炎　中度	A_3	3 级
慢性肝炎　重度	A_4	4 级
分期		
无纤维化	F_0	0 期
汇管区纤维化	F_1	1 期
较少桥接样纤维化	F_2	2 期
大量桥接样纤维化	F_3	3 期
肝硬化	F_4	4 期

对于慢性肝炎较为复杂的分级分期评估系统也被提议使用，包括 Knodell 组织活动度指数[47]，被称为 Knodell 评分系统，其改良的方法，称为 Ishak 评分系统[35]。对于炎症分级，这 2 种评分系统将坏死性炎症（如：界面性肝炎、融合坏死、肝实质损伤和汇管区炎症）的严重程度定义为数字，这些数字作为分级依据可以从 0～18 的范围变化。纤维化分期（0～4）可以加或也可以不加入 Knodell 评分

系统。而在 Ishak 评分系统中，分为 0～6 级的纤维化分期需要另外报告。这些系统的数字评分适用于大量患者的数据统计分析和临床研究。这些方法适用于队列研究，对患者接受不同治疗方法前后的组织学变化进行量化评分，已成功地运用于许多大型的临床试验。然而，也有研究表明，各个肝脏标本由不同的病理医师评估，或同一病理医师于不同时间的评估，其评分的可重复性都是不高的[48, 49]。在处理单独的肝组织标本时，病理医师应避免复杂的评分系统，尽量采用有意义的文字报告。

慢性肝炎患者经过治疗后的再次肝穿标本需要对照治疗前的肝组织标本进行评估，以便于观察患者肝脏内炎症活动有无得到改善，纤维化程度有无进展。只有治疗前后肝组织标本的对照，才是有意义的评估。重要的一点是 2 次肝组织的评估由同一为病理医师同时完成（即使临床医师希望旁观）。对同一标本不同次的病理报告或者评分进行比较，可能会导致混淆和对患者的病因得出不正确结论。

（三）急性胆汁淤积

胆汁淤积的定义是胆汁流动的停滞。形态学上，无论什么原因导致急性胆汁流动停滞时，肝细胞内、微胆管（图 6-44）和 Kupffer 细胞内往往有胆色素沉积，在肝腺泡的 3 区（小叶中心）最为显著，但是高胆红素血症不明显时除外。有重度黄疸，尤其是机械性胆道梗阻时，可以在微小胆管、小叶间胆管的管腔内看到胆色素（图 6-45）。胆汁可能会与其他色素混淆，特别是含铁血黄素和脂褐素。与淡黄色的脂褐素相比，典型的胆色素为深棕色，脂褐素颗粒性更强，主要存在于细胞膜附近。

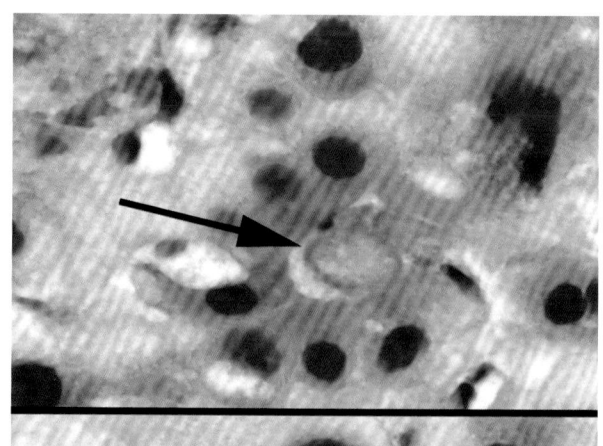

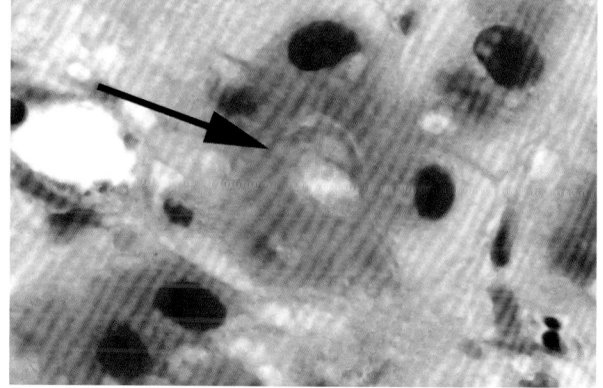

▲ 图 6-44　在胆汁淤积性黄疸急性起病时，在患者肝腺泡
3 区可以看到大量的胆栓（箭）

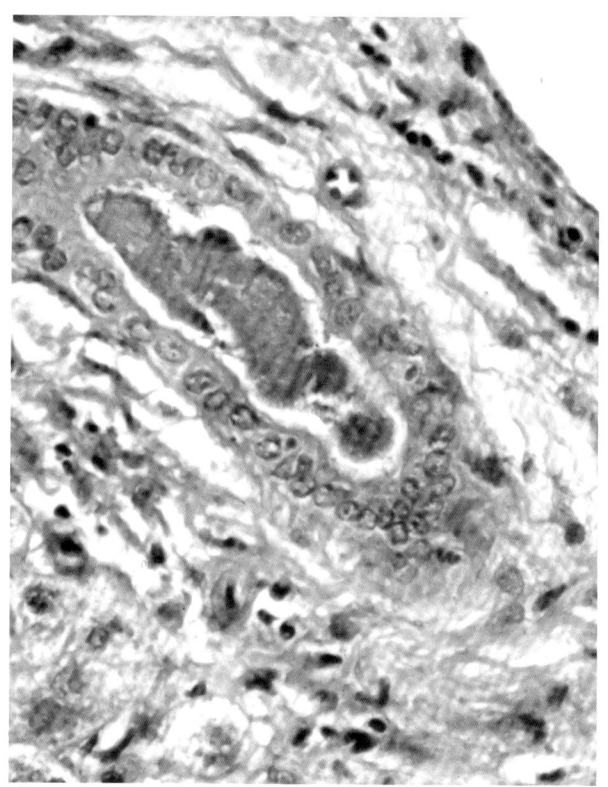

▲ 图 6-45　肝外胆道梗阻时，小叶间胆管内的胆汁

含铁血黄素为玻璃状的深棕色颗粒，比胆汁和脂褐素的折光性更好。普鲁士蓝对铁的染色可以用于识别胆汁，Hall 染色用于识别胆红素。

许多疾病，包括酒精性肝病、药物诱导的肝损害、病毒性肝炎、各种遗传代谢性疾病，都会与肝细胞内胆汁淤积有关。总的来说，需要根据病理损伤的典型特征做出判断，而胆汁淤积只是损伤中的一部分。这一部分将介绍以胆汁淤积为主的疾病。

1. "温和的"胆汁淤积和胆汁淤积性肝炎

"温和的"胆汁淤积指不伴有肝细胞损伤和胆管损伤的急性胆汁淤积。这种类型的胆汁淤积是由一些药物所致，如合成的皮质激素或避孕药，不伴或仅有轻度的肝细胞损伤[50]。由于在早期汇管区的变化（下面讨论）还未出现，需要与机械性的胆道梗阻鉴别。在部分患者，"温和的"胆汁淤积的病因始终不明。良性复发性肝内胆汁淤积（BRIC）是一种 FIC1 基因突变造成的家族遗传性疾病，FIC1 基因突变也是 1 型进行性肝内胆汁淤积（PFIC1）[51]的原因。BRIC 的特征是自限性的阵发性的胆汁淤积，不伴有肝纤维化和肝硬化。肝组织标本可见中到重度的胆汁淤积，没有肝细胞损伤。复发性妊娠胆汁淤积症患者的肝脏也有类似的表现[52]。

胆汁淤积性肝炎在前面的内容中有提到，既有肝细胞损伤又有胆汁淤积性损伤，见于病毒性肝炎，更多见于药物性肝损害[23, 50]。急性胆汁淤积伴随点灶状坏死、肝细胞气球样变和凋亡小体有助于胆汁淤积性肝炎的鉴别诊断。

2. 急性胆管炎的胆汁淤积

急性胆管炎的胆汁淤积是由各种原因所致的机械性胆道梗阻（大胆管）所致，如胆总管结石、新生物、胆管狭窄（如新生物、炎症或者术后狭窄）、硬化性胆管炎、胰腺炎、胆总管囊肿、胰腺假性囊肿、胆道闭锁和一些寄生虫疾病（如蛔虫病、肝片吸虫病）、外在的肿大淋巴结、肿瘤或动脉瘤。其主要特征是急性炎症（中性粒细胞浸润）和腺泡胆管上皮损伤。胆管通常是与肝动脉小分支伴行的，两者的直径相似。胆管（ducts）需与微胆管（ductules）、小胆管（cholangioles）相区别。反应性微胆管（小胆管增生）主要出现在汇管区边缘（图 6-46），需要与胆管鉴别，因为上述疾病不会使其

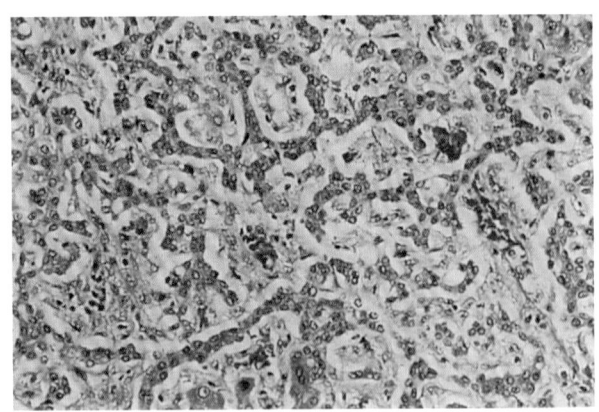

▲ 图 6-46　反应性胆管出现在水肿和炎症浸润的汇管区周边

产生和胆管一样的变化[53, 54]。微胆管和胆管相比更容易成角，在各种原因所致的损伤后更容易反应性增生[55]。中性粒细胞通常位于反应性微胆管之内或围绕在其周围，但这与急性胆管炎相比意义并不显著，在急性胆管炎中，中性粒细胞位于小叶间胆管内或周围（图 6-47），高度提示（但非特有的）机械性胆道梗阻。胆管炎在组织学上可能没有胆汁阻滞，这取决于梗阻程度，在胆道尚未完全梗阻时，组织中可能不会发现胆色素，但是急性胆管炎的出现往往提示胆道的梗阻。胆色素最先出现在肝腺泡3 区，随着黄疸逐渐加深，胆色素出现在 2 区和 1区。胆汁很少出现在小叶胆管的管腔或上皮细胞内（图 6-45），一旦出现，提示胆道的梗阻。其他的一些发现有：伴有急性炎症的微胆管反应、中性粒细胞浸润、胆管上皮细胞不规整和变性。重度的急性胆管炎偶尔会由于胆管脓肿形成，出现胆管破裂（图 6-48），残余的破裂胆管上皮，胆汁和黏液会存在于脓肿中，也会出现吞噬了胆汁的胆道黄瘤细胞和异物巨细胞。疾病晚期胆管破裂时可见由胆汁渗出所致的胆汁湖和胆管梗死（图 6-49）。

　　虽然急性胆管炎最常见于伴有感染的肝外胆道疾病，但也有极少见的非梗阻原因所致，如毒素休克综合征、毒素（如百草枯、甲基二胺、毒性油综合征中的毒性油）、药物（如氯丙嗪、别嘌醇、阿莫西林克拉维酸钾）[56]。

　　3. 胆管性胆汁淤积

　　在扩张的汇管区周围微胆管中有浓缩的胆汁，有中性粒细胞聚集（图 6-50），称为胆管性胆汁淤

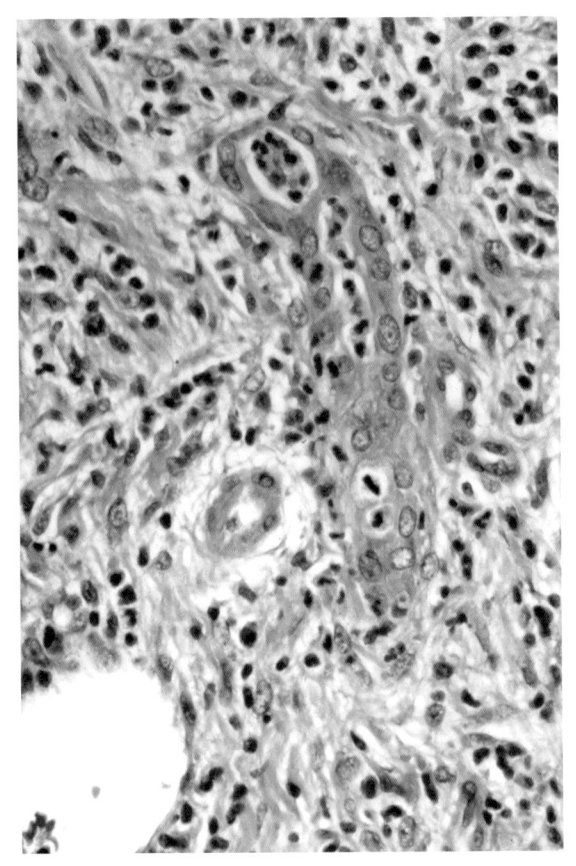

▲ 图 6-47　在胆道梗阻后出现急性化脓性胆管炎，汇管区水肿，大量中性粒细胞浸润，中性粒细胞出现在胆管管腔内

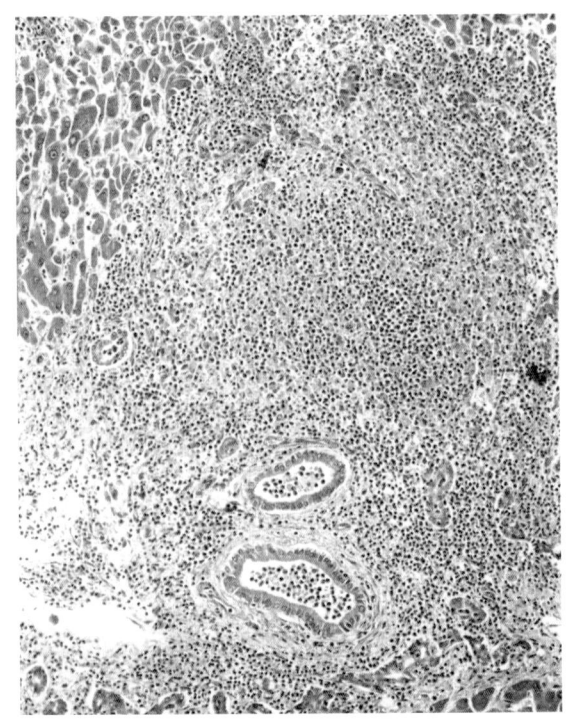

▲ 图 6-48　继发于胆管炎后的胆管脓肿，视野下方的两根胆管管腔内填满了中性粒细胞

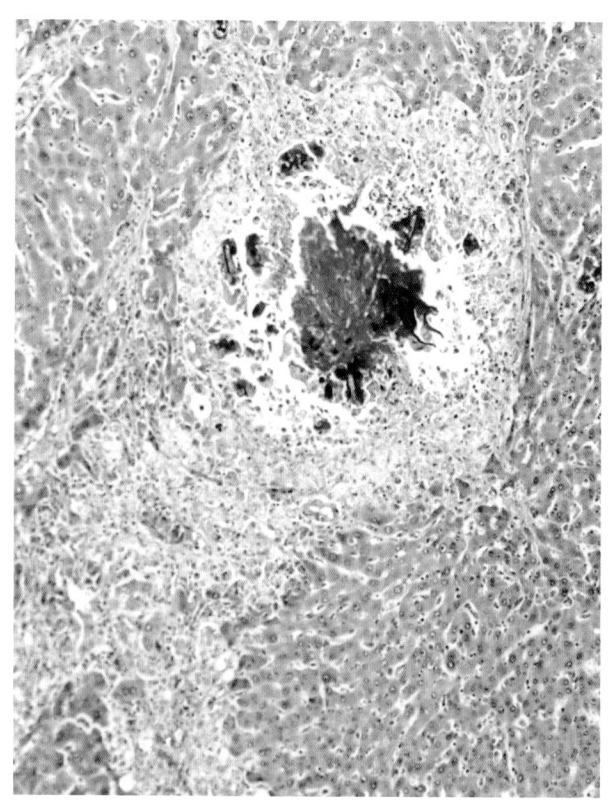

▲ 图6-49　机械性胆道梗阻胆管破裂后胆汁溢出形成胆汁湖

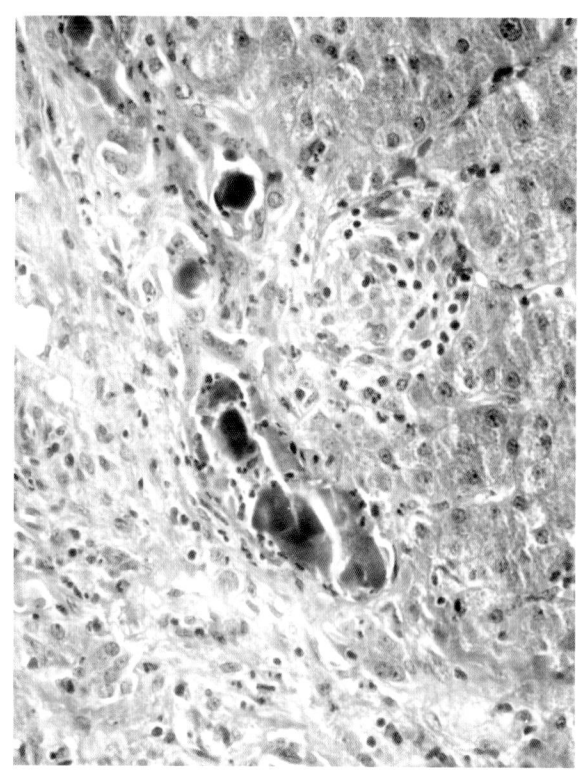

▲ 图6-50　胆管性胆汁淤积，在脓毒血症的患者中，汇管区周围的小胆管明显扩张并充满胆汁

积[57]。这种损伤有时见于严重脓毒血症和（或）脱水的患者中[57, 58]，但与其他类型的胆管反应类似，并不特指机械性胆道梗阻。

（四）慢性胆汁淤积

在胆汁流动受损持续数周甚至更长的时间后形成慢性胆汁淤积，会表现出其特征性的临床和组织学改变。绝大部分的慢性胆汁淤积起病隐匿，进展缓慢，经过数年后出现临床症状。慢性胆汁淤积最可靠的组织学表现是胆盐潴留[53]，又称为假黄瘤改变、黄瘤改变或羽毛样变性。这些术语指在任何类型的慢性胆汁淤积中，肝细胞、Kupffer 细胞和胆管上皮细胞细胞质的泡沫样改变（图6-51）。受累的细胞由于胆盐和胆汁中脂质聚集，使细胞质泡沫化和胆汁着色。慢性胆汁淤积的其他病理变化包括汇管区周围的胆色素和铜沉积，可以通过特殊的铜染色（罗丹明）或铜结合蛋白 - 溶酶体内的金属蛋白染色（维多利亚蓝染色）。在有的病例里，汇管区周围出现 Mallory 小体。慢性胆汁淤积的原因很多，

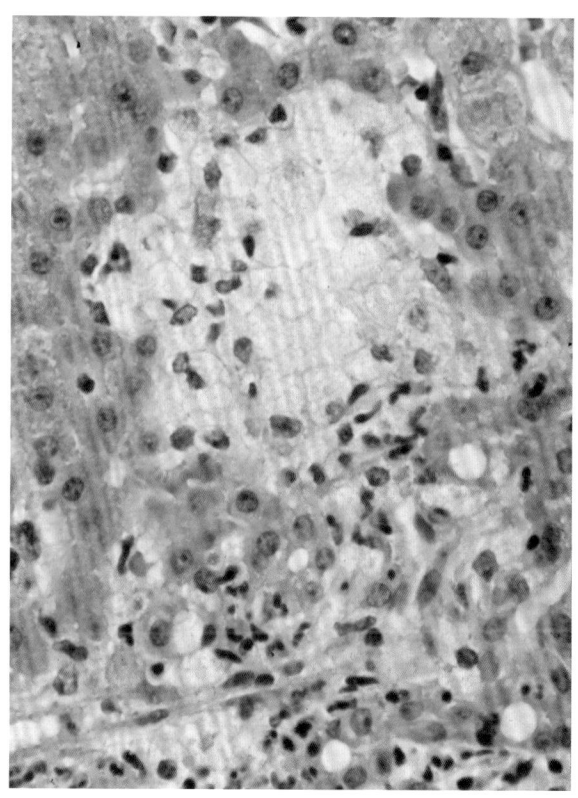

▲ 图6-51　胆盐潴留，提示慢性胆汁淤积，由于胆汁中的脂质潴留，受累的细胞胞质呈苍白的泡沫状

但最常见的是 PBC（见第 21 章）和原发性硬化性胆管炎（见第 20 章）。此外肝移植后的患者发生移植物的排斥反应，也可出现胆管的损伤和丢失，导致慢性胆汁淤积。

1. 原发性胆汁性胆管炎

对于 PBC 的诊断通常要结合临床表现、血清学和组织学发现。在抗线粒体抗体（AMA）阳性的患者，通常需要肝活检以明确诊断并评估疾病的分期。在患者没有完整的病情检查或 AMA 阴性的情况下，通过肝活检是可以诊断该疾病的。

有慢性胆汁淤积的典型临床表现及实验室特征的患者，做组织学评估时，需特别关注小叶胆管。受 PBC 影响的胆管上皮细胞受损和显示出不同程度的慢性炎症导致胆管破坏，这种损害称为慢性非化脓性胆管炎[59]或"旺炽性胆管病变"[60]。正是免疫诱导的胆管损伤导致了这种疾病。淋巴细胞和浆细胞侵入胆管基底膜，并进入上皮细胞之间导致胆管上皮细胞破坏（图 6-52 和图 6-53）与基底膜分离。炎症细胞中也会出现嗜酸性细胞甚至一些中性粒细胞（尽管被称为非化脓性），但淋巴细胞被认为是导致损伤最主要的原因。在破坏的胆管周围或附近形成发育良好的淋巴滤泡，有时出现生发中心。上皮性肉芽肿（图 6-53）通常组织排列较结节病肉芽肿差，多出现在汇管区胆管附近或包绕胆管，而较少（大约有 1/3）出现在肝实质中。

"旺炽性胆管病变"被认为是 PBC 特征性的病理改变[53, 59-61]，但必须与前面慢性肝炎部分讨论过的肝炎相关胆管损伤相鉴别（图 6-39），这很容易通过 PBC 中胆管损伤的伴随特征性改变（即胆管消失和慢性胆汁淤积）相鉴别。在慢性肝炎中，胆管消失很罕见，也不会出现慢性胆汁淤积的特征性表现。PBC 中，胆管炎症程度在不同汇管区变异很大，有的汇管区胆管表现为完全正常，而有的已经出现明显炎症和上皮损害。因此在小的肝活检标本中，可能不能发现特征性的改变，因此病理医师会要求提供其他临床标准和资料用于评估。

在诊断胆管缺失时，需要计算缺乏小叶间胆管的汇管区数目。除了未成熟的幼儿外，正常肝脏中，胆管与汇管区的数目比应该大于或等于 0.9[62]，汇管区小胆管多和肝小动脉并行。在大部分 PBC 患者，约有 50% 以上的汇管区缺乏胆管（胆管缺失）（图 6-54），只有在疾病的最初期没有胆管的丢失。汇管区胆色素和胆盐淤积的出现也有助于诊断（图 6-51），这些改变很微妙，需要仔细观察。在汇管区周围的肝细胞内可见少到中量的铜结合蛋白（维多利亚蓝染色）和铜（罗丹明染色）（见图 6-7）。10%～15% 的患者汇管区周围（1 区）的肝细胞内有 Mallory 小体，也是慢性胆汁淤积的证据。这和酒精性脂肪肝或非酒精性脂肪肝内的 Mallory-Denk 小体是一致的，只是分布位置不同，后者出现于肝腺泡的 3 区。

PBC 中的小胆管反应很突出，尤其是在胆管缺失的汇管区边缘。必须仔细区分新生的小胆管和真正的胆管。通常情况下肝细胞是不受累的，但是也可以见到不同程度的界面性肝炎（碎屑样坏死）和肝炎样肝实质损伤[61, 63]。一些研究者区分胆盐沉积区的"胆管碎屑样坏死"和慢性肝炎中典型的"淋巴碎屑样坏死"[64]，但是根据作者的经验，二者通

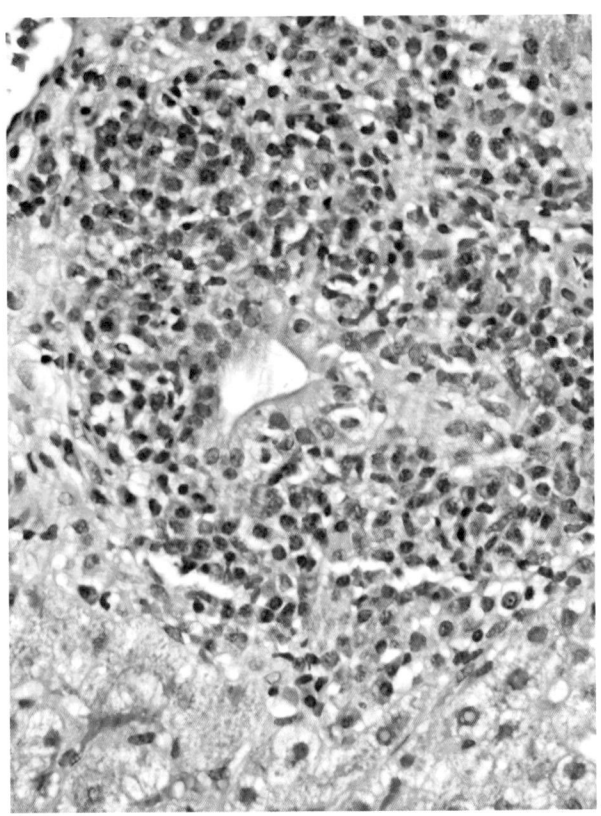

▲ 图 6-52　原发性胆汁性胆管炎早期的"旺炽样胆管病变"，胆管上皮细胞被炎症细胞浸润（主要为淋巴细胞），上皮细胞严重受损，胆管基底膜破坏

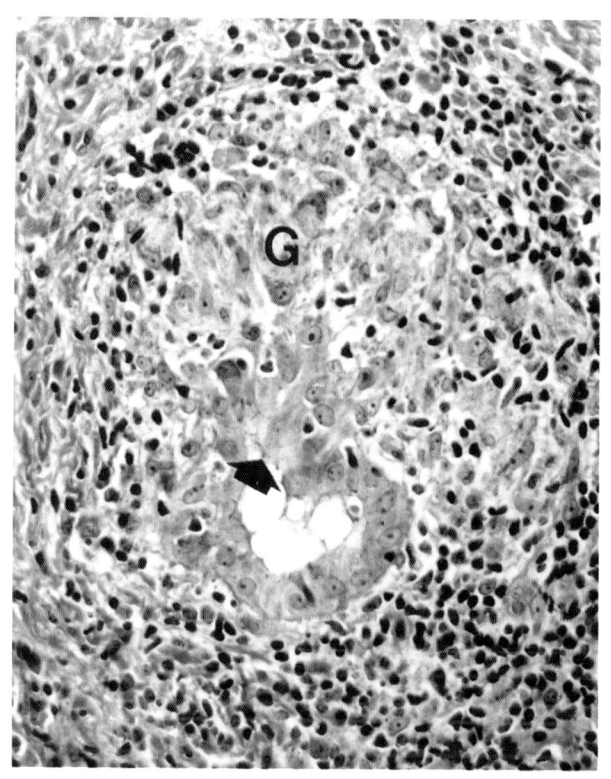

▲ 图6-53 原发性胆汁性胆管炎早期的"旺炽性胆管病变"，胆管有破裂（箭），在破损的胆管附近有上皮样肉芽肿（G）形成

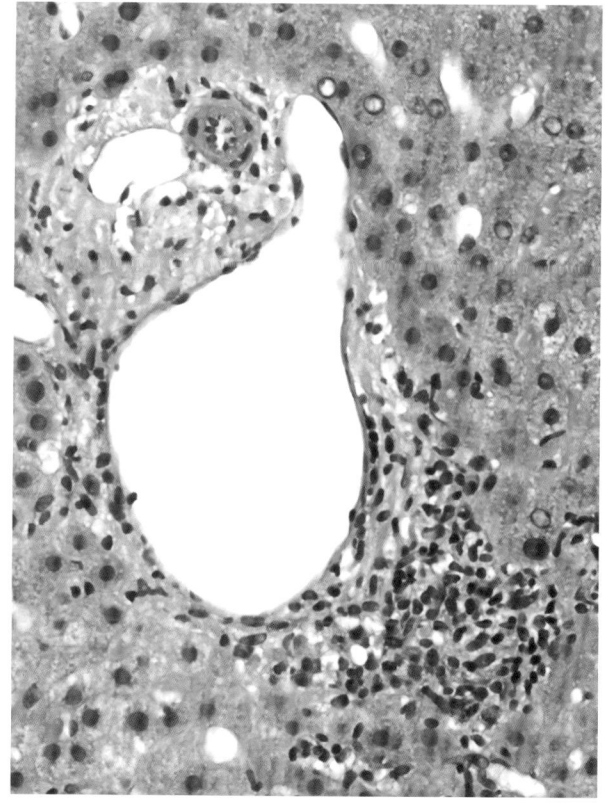

▲ 图6-54 在原发性胆汁性胆管炎中，汇管区没有胆管（胆管缺失）

常同时发生，故将其区分开来没有太大意义。有的PBC病例的肝脏标本中有大量的肝细胞损伤和界面性肝炎，这需要考虑PBC和自身免疫性肝炎的重叠综合征[65, 66]，在这些病例里，临床表现和实验室检查也提示2种疾病的表现，胆管的丢失和慢性胆汁淤积性损伤往往更明显，因为胆管不如肝细胞很快再生。由于慢性胆汁淤积导致这一类患者肝硬化，PBC和自身免疫性肝炎的重叠综合征被认为是PBC的肝细胞型[67]。

2. 原发性硬化性胆管炎

原发性硬化性胆管炎通常影响到整个胆道系统，但也存在只有肝外或肝内胆管受累的病例。肝外胆管是一根厚层、索状、有狭窄管腔的管道。由于活检部位不同，胆管系统不同部位在组织学上表现不同。肝实质的变化大都是由于慢性不全性的胆管机械性梗阻所致。由于是不全性梗阻，很难见到胆色素的沉积。诊断的依据主要在汇管区可见。一些小叶间胆管可出现胆管周围纤维化，胆管上皮细胞受压变形（图6-55）。胆管上皮细胞可能难以辨认或完全萎缩，在原来的位置只剩下纤维组织构成的小结节（图6-56）。胆管基底膜保持完整并增厚。胆管仍存在，但数量减少，随着疾病的进展，胆管逐渐完全消失。跟其他类型的胆道梗阻相比，其细胆管增生相对较轻。慢性胆汁淤积的特征，如胆盐淤滞和铜沉积，随着疾病的进展也逐渐突出，这使其与PBC鉴别较困难。此外，被认为是PBC典型特征的肉芽肿偶尔也会出现在原发性硬化性胆管炎中[68]。然而，胆管周围纤维化并非PBC的特征，而PBC的特征性表现"旺炽性胆管病变"，尤其是胆管基底膜的损害在原发性硬化性胆管炎中并未见到。

在PBC和原发性硬化性胆管炎中，胆管丢失后出现纤维化，其机制尚不明确。在PBC，小胆管增生和界面性肝炎伴随胶原沉积，对纤维化非常重要[69]，但其他一些导致慢性胆汁淤积的可能原因还缺乏详细的研究。纤维的延伸逐渐形成汇管区-汇管区桥接及纤维间隔，甚至形成假小叶，发生微结节型胆汁性肝硬化，可与慢性机械性梗阻形成的肝硬化区别（图6-57）。因为在单一标本中可以找到任意组织学损伤的组合，如果有需要，疾病的分期

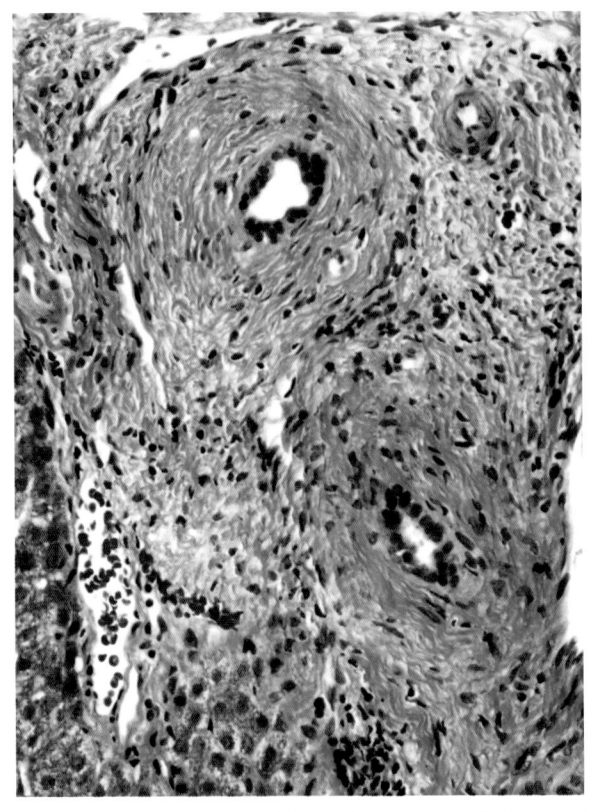

▲ 图 6-55 原发硬化性胆管炎，注意明显的导管周围纤维化，伴有上皮的压迫和萎缩

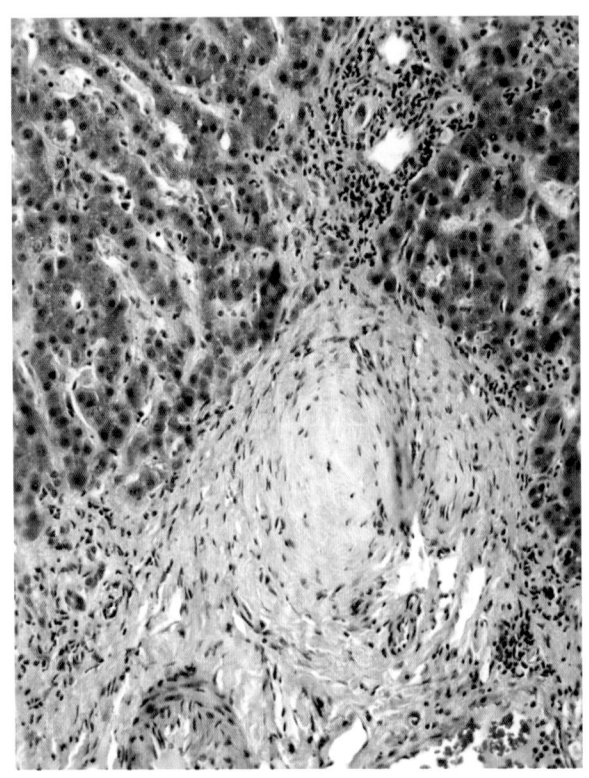

▲ 图 6-56 原发性硬化性胆管炎，小叶间胆管被纤维结节替代

最好是根据纤维化程度评估来完成。Ludwig 建议 PBC[70] 和原发性硬化性胆管炎 [71] 的分级为：1 期（汇管区纤维化）；2 期（汇管区周围纤维化）；3 期（纤维隔形成）；4 期（肝硬化）。早期、中期和晚期也是可以接受的名词，尽管它们听起来科学性要差一点。

3. 移植物的排斥反应

急性排斥反应（细胞排斥）是免疫介导的宿主防御系统对移植肝脏产生攻击（第 43 章和第 44 章）。攻击的主要目标是胆管、肝静脉和肝动脉的内皮细胞，但不包括肝窦内皮细胞。Snover 三联征的出现可以诊断排斥反应[72]，包括汇管区炎症（含淋巴细胞、浆细胞、中性粒细胞和嗜酸性细胞）、胆管损伤（图 6-58）（如排斥性胆管炎）、内皮细胞炎（通常影响门静脉分支和中央静脉，淋巴细胞黏附于内皮细胞的管腔面或在细胞与基底膜间）。以上这些

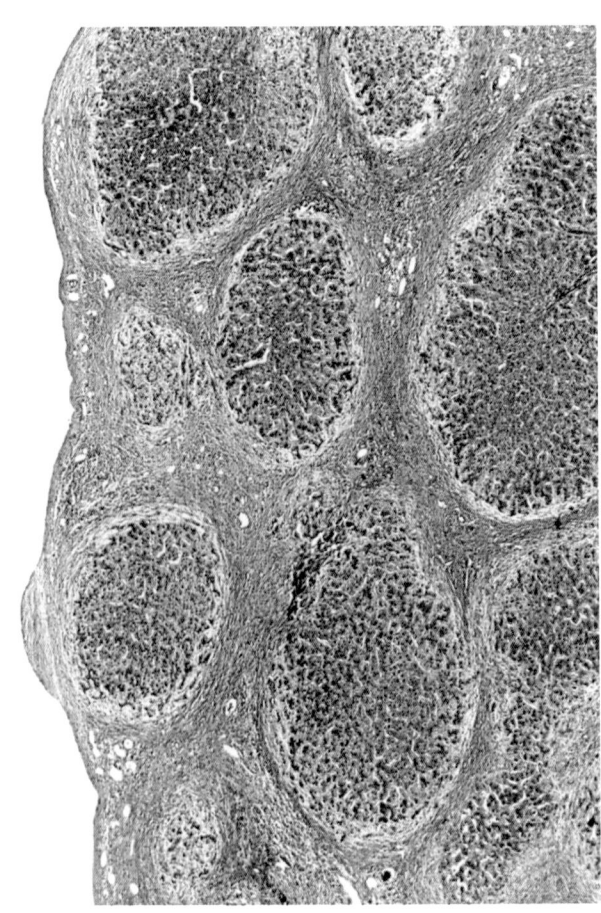

▲ 图 6-57 终末期胆汁性肝硬化的典型表现为伴有慢性胆汁淤积的特征性微结节形成，假小叶间的胶原形成厚的间隔，肝组织呈"拼图样"模式，伴有胆管消失

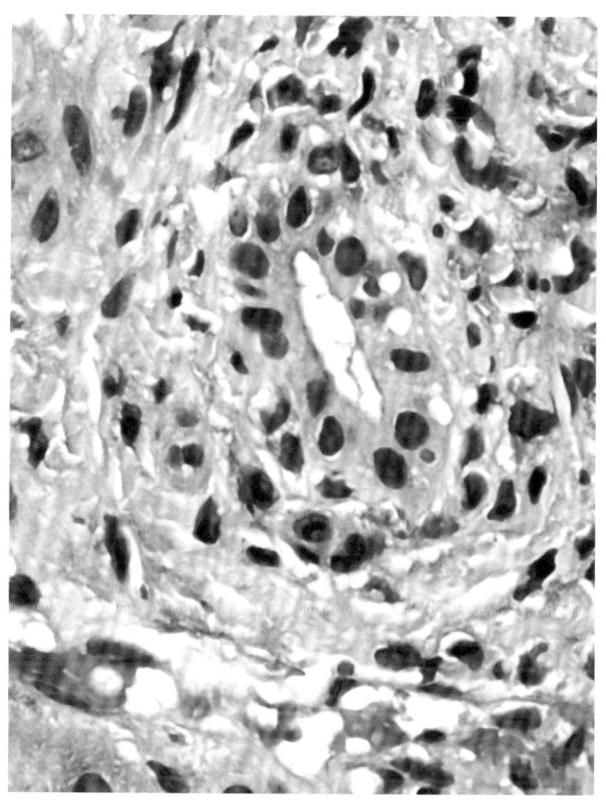

▲ 图 6–58　急性细胞性移植物排斥，胆管被淋巴 – 浆细胞性炎症破坏

特征是可变的，并不是每个肝组织标本都出现所有上述表现，所以只要出现 2 个或 3 个特征就足够诊断急性排斥反应。胆汁淤积、肝细胞气球样变、凋亡或者嗜酸性小体、局灶性坏死也可能出现。

慢性排斥反应（胆管缺失）是指免疫介导的损伤和缺血导致的移植肝脏不可逆的损害。主要出现在反复发生的急性排斥之后，直到移植后的几个月才被诊断。也有急性进展的病例（急性胆管消失综合征），但不常见。慢性排斥反应与反复发生的急性排斥相关，部分是由于移植物内大动脉发生泡沫细胞性动脉病而导致动脉血流减少所致。胆管也需要动脉提供血液供应，大动脉受损导致胆管消失。慢性排斥反应的表现有胆管萎缩或固缩、伴或不伴肝动脉分支消失的胆管缺失及大动脉的泡沫细胞性动脉病，特别是靠近肝门处[73]。胆管的缺失导致慢性胆汁淤积，由于缺血导致肝腺泡 3 区纤维化。

4. 其他的慢性胆汁淤积综合征

(1) 机械性胆道梗阻：急性胆道梗阻中，显微镜下观察到的变化在慢性胆道梗阻的活检标本中也能见到。慢性胆道梗阻特有的病理改变出现在梗阻发生数周后，包括胆管周围硬化、胆盐沉积、汇管区周围胆汁沉积、铜聚集，有时出现 Mallory–Denk 小体。胆汁变得浓厚，在组织切片中呈薄层的深橄榄绿色。肝腺泡 1 区肝细胞消失导致汇管区周围纤维化。当胆管完全或几乎完全阻塞持续数月后，可形成肝硬化，但是大部分患者在肝硬化形成前已解除梗阻，或发生并发症或死亡。胆汁性肝硬化在组织学上以纤维分隔、汇管区连接、不规则的肝细胞结节形成"拼图样"改变为特征（图 6–57）。

(2) 新生儿肝外胆道闭锁：该病比其他胆道机械性梗阻更容易导致继发性胆汁性肝硬化。根据采集肝活检标本的时期不同，所有之前所描述的急慢性胆道梗阻的形态学特征都可见于这种患儿。须用前文所述的胆道梗阻诊断标准区别先天性胆道闭锁和其他引起新生儿和婴儿的胆汁淤积性疾病。先天性胆道闭锁可出现汇管区纤维化和微胆管增生，这有助于与新生儿肝炎相鉴别。诊断困难是因为有时先天性胆道闭锁会出现提示肝细胞损伤的巨细胞的形成，要明确的是新生儿出现肝巨细胞改变是非特异性损伤，可由多种肝内和肝外疾病导致。

(3) 结节病：结节病有时导致慢性肝内胆汁淤积，临床中本病与 PBC 及原发性硬化性胆管炎在生化检查和组织学上相似[74]。这类患者的肝脏出现融合的肉芽肿，损坏胆管导致慢性胆汁淤积，甚至形成胆汁性肝硬化。虽然胆管的破坏消失是特征性的改变，但"旺炽样胆管病变"并不多见。在结节病的活动期，肝脏内的肉芽肿性炎症出现在汇管区及其周围和肝实质区域，跟 PBC 相比，结节病中的肉芽肿更为典型和突出（图 6–59）。

(4) 继发性硬化性胆管炎：本病是由各种原因引起的胆道梗阻所致，包括胆道的外科手术后或肝外胆管肿瘤，其特征与原发性硬化性胆管炎相似。继发性硬化性胆管炎可能发生于化学损伤之后，如在治疗转移性结肠癌时动脉内注射氟尿嘧啶[75]，或治疗包虫病时注射福尔马林。朗格汉斯细胞增多症偶尔累及胆管，导致胆管损伤和继发性硬化性胆管炎[76]。

(5) 获得性免疫缺陷综合征（AIDS）：AIDS 的

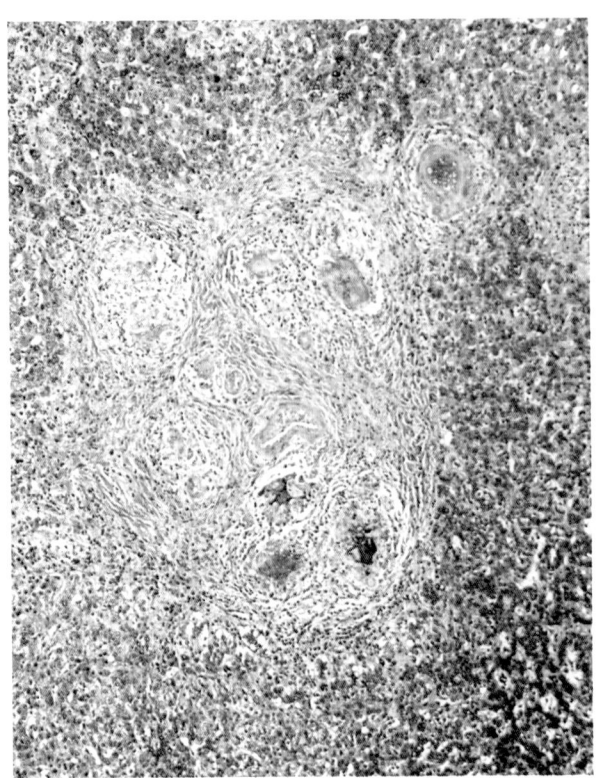

▲ 图 6-59　结节病导致的慢性胆汁淤积综合征，汇管区有多个肉芽肿和一定程度的纤维化，缺乏胆管

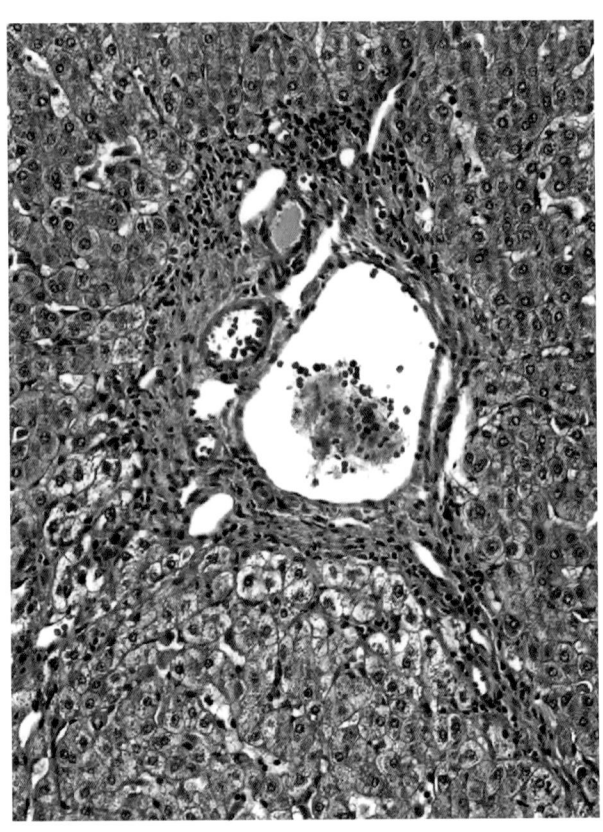

▲ 图 6-60　肝内胆管缺乏（Alagille 综合征），该图显示中等大小纤维化的汇管区，其内缺乏胆管，但几乎没有炎症和胆汁淤积的特征

胆管病变是继发性硬化性胆管炎的一种形式，出现在 AIDS 患者胆管系统感染隐孢子虫或者巨细胞病毒（CMV）后 [77]。

（6）药物诱导的慢性胆汁淤积：本病是急性药物性损伤不常见的并发症。患者表现为黄疸，通常较严重，不能完全消退，与 PBC 有不同程度相似的组织学、生化学和临床表现，但是跟之前描述的特发性慢性胆汁淤积不同，并非隐匿性起病。在起病初期，有急性胆管炎的表现，在之后的肝活检标本中可出现胆管缺失和慢性胆汁淤积的特征 [78]。

（7）肝内胆管缺乏：指与慢性胆汁淤积相关的一些先天性疾病，有小叶内胆管缺失 [79]。最明确的是动脉-肝脏发育异常或 Alagille 综合征。患者出生时有胆管存在，从婴儿时期到儿童时期，胆管进行性的破坏，在儿童后期，形成肝内胆管缺乏或消失（图 6-60），而仅有轻度的胆汁淤积 [80, 81]。尽管没有胆管，却很少见到胆盐沉积，进行性肝纤维化和肝硬化也不多见。相比较而言，患儿仅有胆管缺乏，而没有 Alagille 综合征的其他表现时，疾病更严重，

通常进展到终末期肝病。这些病例通常为先天的，可能与宫内的各种损伤有关，阻碍了肝小叶内胆管的正常发育，在出生时已有胆管缺乏。

（8）特发性成人胆管缺失：极少一部分患者有进行性胆管丢失的慢性胆汁淤积综合征，但不能归结为上述的任何一种疾病的 [82]。

（五）肝细胞脂肪变（脂肪肝）

根据肝细胞内脂肪泡大小，肝细胞脂肪变可以在形态上分为 2 种类型：微泡型和大泡型。2 种类型的区分不是绝对的，有的病例大泡型和微泡型同时存在。总的来说，大泡型脂肪变的肝细胞里含有一个单独的大脂肪泡，将细胞核挤压到细胞的边缘，小泡型脂肪变的肝细胞胞质内有数个小脂肪泡使细胞核居中。在常规处理的肝组织切片中，脂质被有机溶剂溶解，因此当疑诊脂肪肝时，需准备冰冻切片，特殊的染色（如油红 O）可以确定脂质的存在。

1. 大泡型脂肪变

大泡型脂肪变是多种肝细胞损伤后的一种反应，许多为亚临床的，被认为是肝细胞从血液中摄取脂质和分泌脂蛋白之间的不平衡所导致的适应性生理反应。大部分受累的肝细胞含有单个中等大小或大的圆形脂滴，将细胞质和细胞核挤压到肝细胞边缘（图6-61）。脂滴的大小可以类似一个正常的肝细胞或甚至更大。出现肝细胞大泡型脂肪变的原因包括营养不良、糖尿病、肥胖、吸收不良、各种消耗性疾病、代谢性疾病、糖皮质激素治疗、暴露于各种药物或毒物。脂肪变可以是唯一的病理改变，也可与其他病理变化同时存在。如在慢性丙型肝炎中，除了肝细胞大泡型脂肪变外还可出现前文所述的病理改变。酒精性或非酒精性脂肪性肝炎（Steatohepatitis）、代谢性疾病（如Wilson病）、药物诱导的肝损害（如甲氨蝶呤）除了脂肪聚集外，还可出现本病特征性改变。脂肪变的区域是多变的，通常是弥漫的但也可以主要在肝腺泡1区或者3区。

2. 小泡型脂肪变

肝细胞小泡型脂肪变通常提示比大泡型更重的损伤，但在大部分情况下，小泡型脂肪变只是常见的一种非特异性改变，特别是出现在尸检中[83, 84]。因此，诊断一种以小泡型脂肪变为特征的疾病需要结合临床症状和实验室检查。小泡型脂肪变的肝细胞胞核位于细胞中间，周围围绕着小脂肪泡（图6-62）。妊娠急性脂肪肝[85]和Reye综合征[86]就是典型的导致肝细胞小泡型脂肪变的疾病。一些代谢性疾病，如脂肪酸氧化障碍、线粒体氧化链障碍和尿素循环障碍都与小泡型脂肪变有关，在某种程度上与Reye综合征相似[87, 88]。药物的毒性损伤，如四环素、阿司匹林、丙戊酸、抗逆转录核苷类似物和非阿尿苷等可导致小泡型脂肪变[50, 89–91]。酒精性肝损伤偶尔引起中毒性小泡型脂肪变，又称作酒精性泡沫样变性[92]。在南美洲丁型肝炎和乙型肝炎流行时，2种病毒的重叠感染可以导致明显的小泡型变性[93]，原因尚不明确。其他的急性和慢性病毒性肝炎，都有不同程度小泡型变性，可以通过冰冻

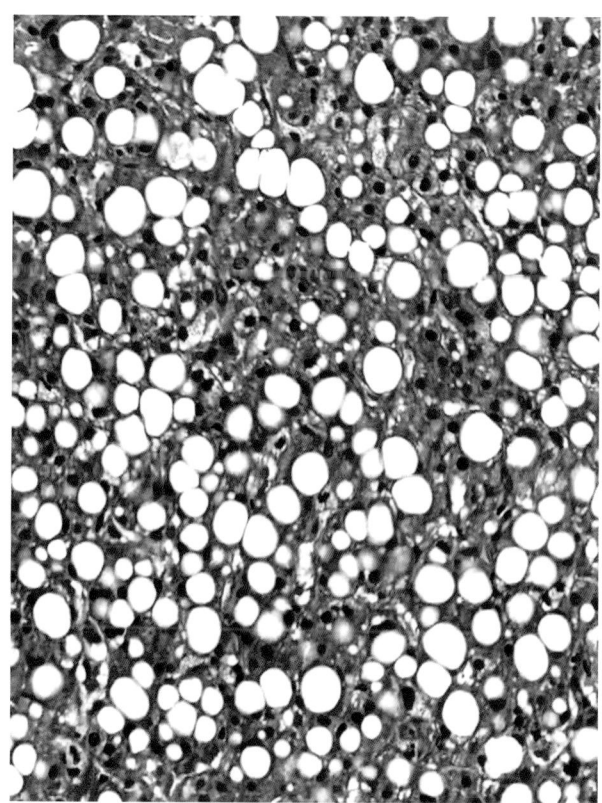

▲ 图 6-61　大泡型脂肪变，绝大部分肝细胞含有单个大的圆形脂滴，将肝细胞核和细胞质挤压到细胞边缘

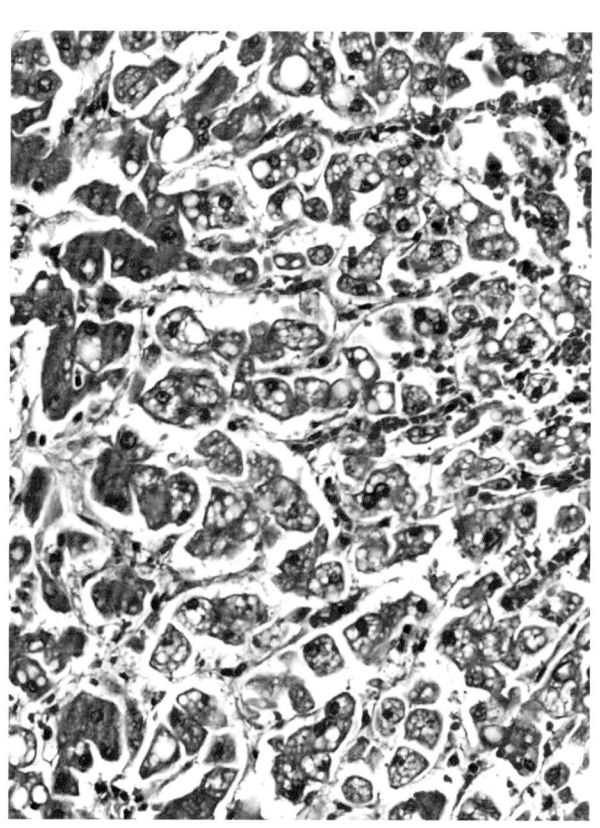

▲ 图 6-62　急性妊娠脂肪肝中的小泡型脂肪变，肝细胞胞核位于细胞中央，被多个小脂肪泡包绕

切片和油红 O 染色证实。总的来说，在临床上高度怀疑以小泡型脂肪变为主要特征的疾病时，如急性妊娠脂肪肝，需要行脂肪染色。

（六）脂肪性肝炎：酒精性肝炎和非酒精性脂肪性（代谢性）肝炎

1. 脂肪性肝炎

脂肪性肝炎用于描述酒精性肝病急性期的典型形态学改变，与之意义相类似的名词有酒精性脂肪坏死、硬化性透明样坏死、酒精性肝炎、脂肪肝肝炎、代谢性脂肪性肝炎和发生在不饮酒患者的非酒精性脂肪性肝炎。无论什么原因所致，其形态学变化都类似。在这里，脂肪性肝炎这个词特指组织损伤的组织病理表现，而酒精性肝炎和非酒精性脂肪性肝炎用于指疾病的临床病理本质。由于病理医师可能并不知道患者的临床资料，必须获得患者是否有饮酒史后才能对脂肪性肝炎进行诊断。酒精性肝炎患者肝损害的原因主要是乙醇对肝细胞的直接毒性作用。不饮酒的患者出现脂肪性肝炎的病理机制尚不明确，可能是一种伴有胰岛素抵抗的肥胖和（或）糖尿病（第 32 章）相关的代谢性疾病的表现形式。需要强调的是并非所有肝细胞脂肪变和炎症的肝组织标本都诊断为脂肪性肝炎，如原本有肝细胞脂肪变的患者，由于服用了某种药物、感染了未知的病毒或其他原因导致的氧化应激反应，引起肝炎样的点灶状坏死和炎症，不能称为脂肪性肝炎。只有出现了下面所述的病理改变时，才能称为脂肪性肝炎。

不论什么原因所致的脂肪性肝炎，都是一种主要影响肝腺泡 3 区的慢性损伤[94]。在显微镜下，这表现为在不同患者间各种程度和幅度的病变程度组合。除了肝细胞脂肪变（通常是大泡型，也有小泡型或混合型），还有主要位于肝腺泡 3 区的肝细胞气球样变。小球形细胞质颗粒（即增大且受损的线粒体）以及 Mallory-Denk 小体也可出现。

Mallory-Denk 小体为肝细胞受损的一种形式，源于细胞骨架蛋白的中间丝成分排列紊乱[95]。中间丝可以通过电子显微镜观察到（图 6-63），是由正常肝细胞中也存在的细胞骨架蛋白（8 型和 18 型）和其他角蛋白，混合了一些未经鉴定的高分子

量成分，再经热休克蛋白、泛素和调节蛋白 p62 等包被而成。Mallory-Denk 小体的出现可以诱导中性粒细胞的炎症反应（图 6-64），有时可见中性粒细胞环绕在受损的细胞周围，称中性粒细胞卫星现象（satellitosis）。

中性粒细胞迁移到含有 Mallory-Denk 小体的肝细胞周围并脱颗粒，这是造成肝细胞损伤的主要原因。肝细胞脂肪变性在戒酒后的 3～4 周开始恢复，而 Mallory-Denk 小体消失需要数月。Mallory-Denk 小体为嗜伊红，形态可短小或不规则，亦可细长成环状。包绕在大的 Mallory-Denk 小体周围的细胞质呈空泡状，极有可能是肝细胞气球样变所致（图 6-65），有时呈嗜伊红的颗粒状（图 6-66），使得这种包涵体难以检测到。在病情较轻的患者，小的 Mallory-Denk 小体数目极少很难被观察到（图 6-67），这时，使用泛素（图 6-12、图 6-64 和图 6-68）或者 P62 蛋白免疫染色对于疾病的诊断是极有帮助的。如果仔细寻找后仍不能发现 Mallory-Denk 小体，诊断就不能完全明确。但脂肪的出现、肝细胞气球样变，加上细胞外围纤维化，也高度提

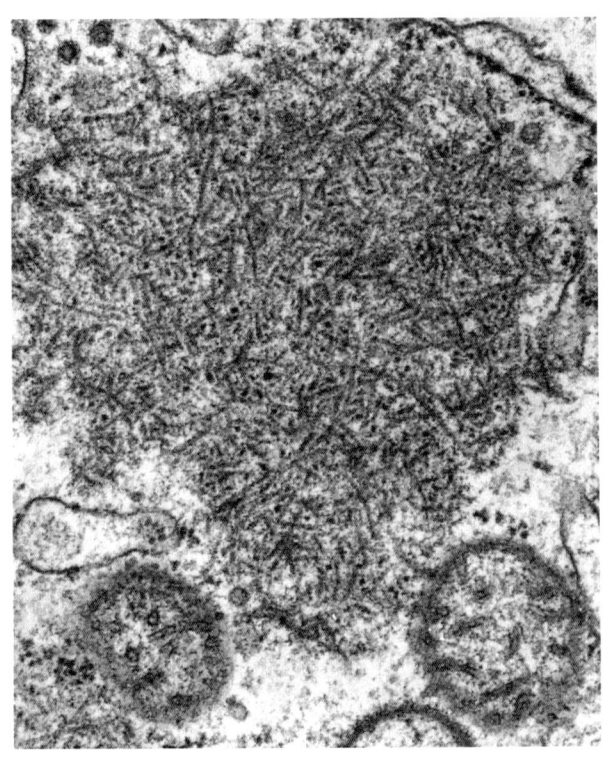

▲ 图 6-63 **Mallory-Denk 小体的超微结构，是由中间丝聚集形成的复杂团块**

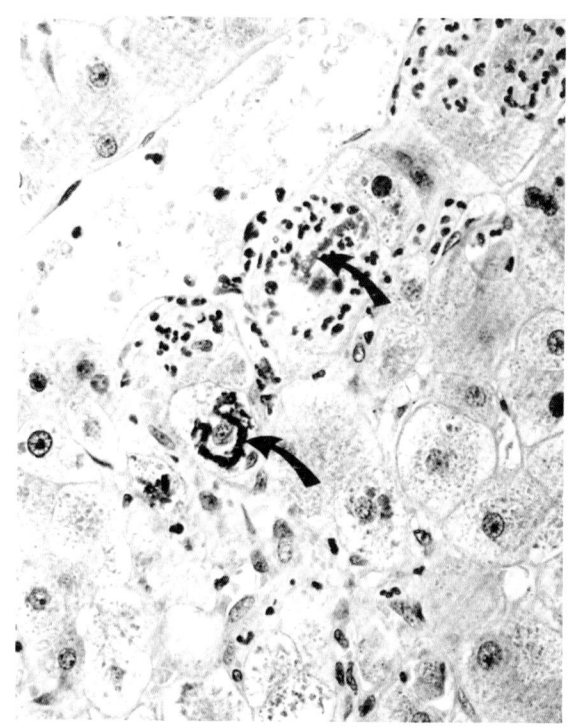

▲ 图 6-64 中性粒细胞"卫星现象"。用泛素免疫染色可以将 Mallory-Denk 小体（箭）标记为黑色，小体诱发了中性粒细胞的炎症反应

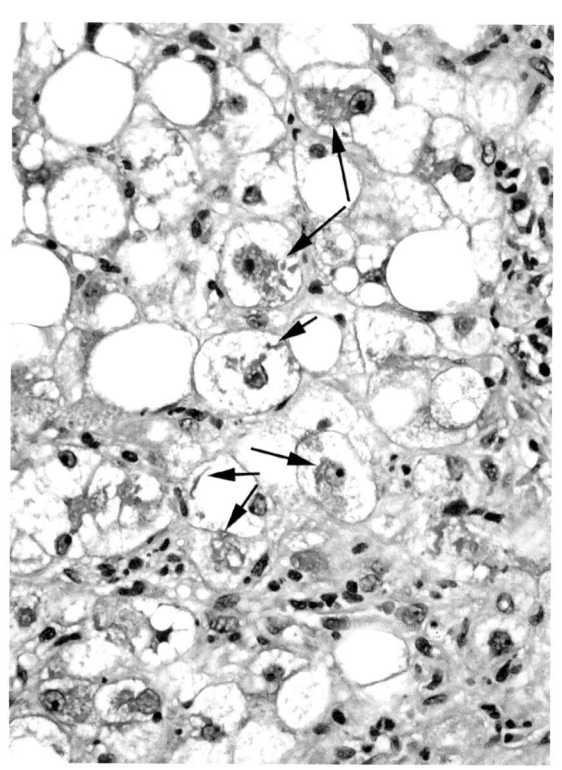

▲ 图 6-65 通过普通的光学显微镜很容易观察到气球样变肝细胞内的 Mallory-Denk 小体（箭）

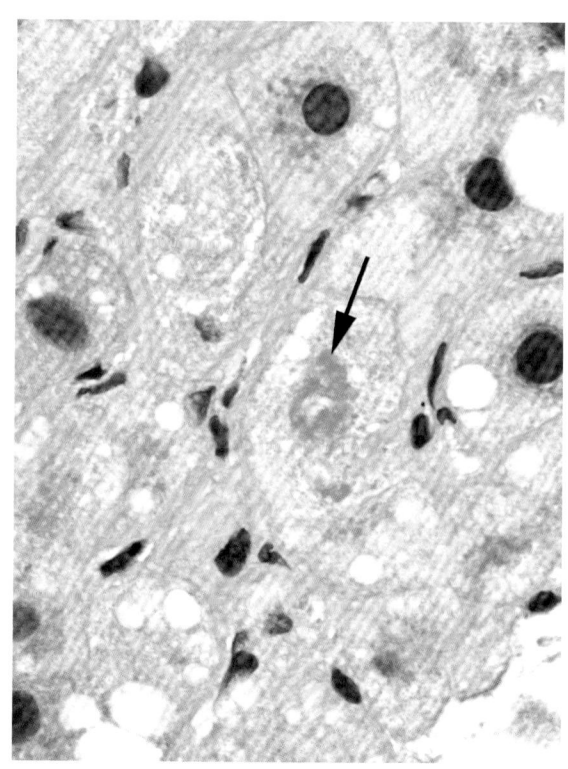

▲ 图 6-66 这例酒精性肝炎肝脏组织中的 Mallory-Denk 小体（箭）不太容易被发现，因为其存在的肝细胞没有气球样变，但嗜伊红染色可使其显现

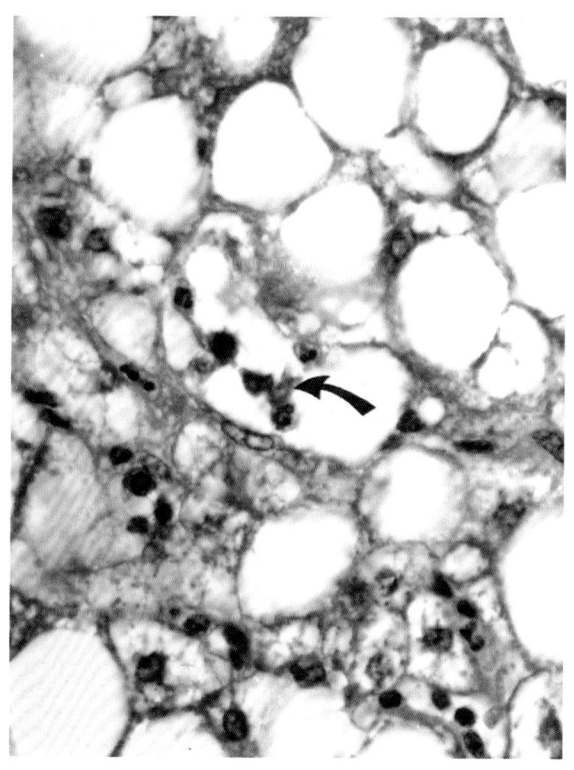

▲ 图 6-67 一例非酒精脂肪性肝炎中的 Mallory-Denk 小体（箭），因为形态很细小而很难发现，在 Mallory-Denk 小体周围有 2 个中性粒细胞

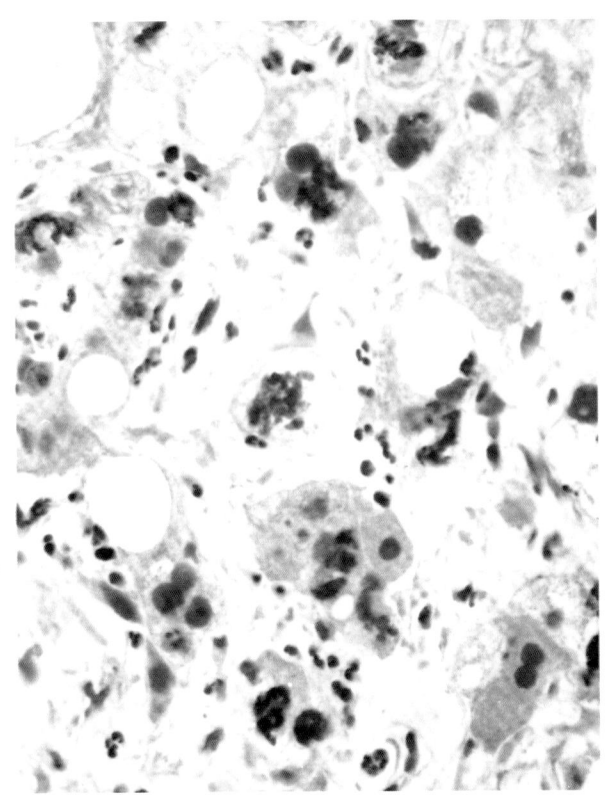

▲ 图 6-68 在这例酒精性肝炎中，通过泛素免疫染色，可以看到很多 Mallory-Denk 小体

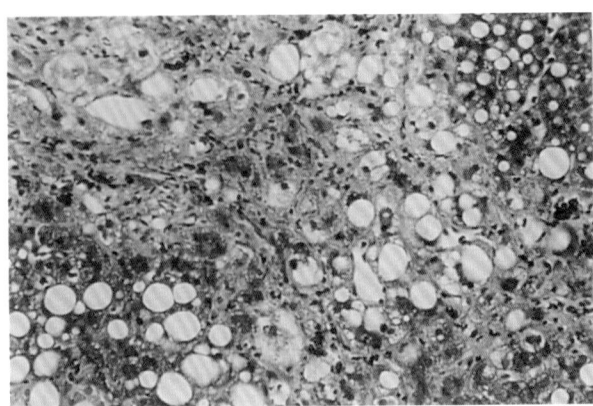

▲ 图 6-69 脂肪性肝炎在肝腺泡 3 区出现细胞周围纤维化（鸡笼网样），可以通过 Masson 染色表现

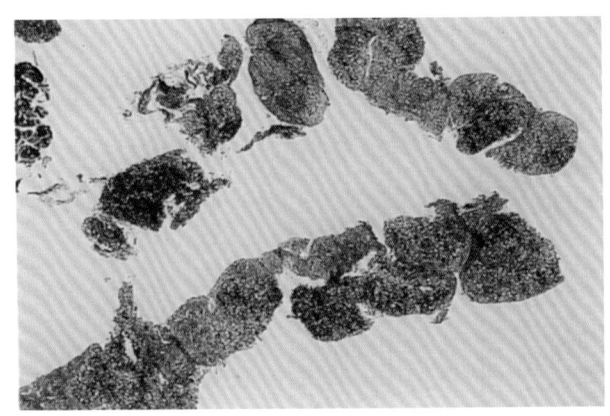

▲ 图 6-70 肝穿刺活检得到的酒精性小结节型肝硬化

示脂肪性肝炎（如下文所述）。这对非酒精性脂肪性肝炎的诊断是非常有用的，因为这种类型的脂肪性肝炎在组织学上含有 Mallory-Denk 小体较少，炎症活动程度轻于酒精性肝炎[96]。

脂肪性肝炎持续的炎症活动与肝腺泡 3 区的细胞周围纤维化密切相关（图 6-69），结缔组织染色时纤维呈现"网格样"或"鸡笼样"。持续的纤维瘢痕可导致汇管区周围纤维化和肝终末静脉闭锁[97]。随着疾病的进展，纤维间隔将 3 区的网状纤维与汇管区周围的纤维延伸连接，甚至完全包绕肝细胞形成假小叶。肝硬化通常是小结节型的（图 6-70），但当戒酒后，也可形成大结节型肝硬化。在非酒精性脂肪性肝炎进展为肝硬化后，以前的脂肪性肝炎恢复正常，肝细胞内脂肪消失，炎症活动和 Mallory-Denk 小体也消失，让患者在组织学上表现为隐源性肝硬化[98]。

2. 其他具有脂肪性肝炎特征的疾病

（1）印度儿童肝硬化：本病偶尔在其他国家被诊断出，是指儿童由于铜毒性造成的肝脏损伤[99]。从组织学上看，肝脏出现小结节型肝硬化，伴有铜过载。有轻度或没有脂肪沉积，但存在肝细胞气球样变，在许多病例里有较多的 Mallory-Denk 小体。

（2）药物性肝损伤：本病可由多种药物导致，在肝脏中可出现 Mallory-Denk 小体和脂肪性肝炎的特征[50]。最常见的药物有胺碘酮和马来酸环己哌啶。其他一些药物，如雌激素、糖皮质激素、钙通道拮抗药和抗逆转录病毒药也可导致肝脏中可出现 Mallory-Denk 小体，但其证据较弱。

（3）空回肠改道手术：该手术后有的患者发生严重的脂肪性肝炎[100]，极少数会因为肝衰竭而死亡。同样，在外科手术后的短肠综合征患者和胃成形术后的患者偶尔也会出现脂肪性肝炎。

其他可能出现 Mallory-Denk 小体的疾病有慢性胆汁淤积综合征，如 PBC 和原发性硬化性胆管炎，但是 Mallory-Denk 小体出现的部位在肝腺泡的 1 区，而非 3 区，并缺乏脂肪性肝炎的其他特征。Wilson 病在肝硬化期可能出现 Mallory-Denk 小体和肝细胞脂肪变，有时和脂肪性肝炎难以鉴别。最后，肝细胞来源的肿瘤，包括肝细胞肝癌、肝细胞腺瘤，偶尔在局灶性结节样增生等的肿瘤细胞中可见到 Mallory-Denk 小体。

（七）肉芽肿和化脓性疾病

占位性炎症疾病

脓肿这个术语指在局限的空间内有中性粒细胞聚集（脓或化脓性炎症）。显微镜下可见的中性粒细胞聚集称为微脓肿（microabscess），这是由李斯特杆菌或者沙门菌等细菌感染引起的弥漫性感染性疾病的特征性表现，在前面的"急性坏死性炎症"这节内容里讨论过。其他细菌感染导致肝脏脓肿可继发于腹腔内感染所致的血源性感染，或继发于胆道机械性梗阻或逆行性胆管炎，细菌通过胆道逆行感染所致，导致典型的脓肿形成（第 38 章）。由于逆行性胆管炎所致的肝脏脓肿可以在病损内见到胆管的残余，称为胆管脓肿（cholangitic abscess）（图 6-48）更为恰当。门静脉脓肿继发于腹腔脓肿导致的急性逆行性门静脉炎。当脓肿愈合后，在脓肿边缘形成慢性炎症和纤维瘢痕，使肝实质受压和破坏。

阿米巴脓肿并非真正的脓肿，是由阿米巴原虫感染后在肝脏形成的无定形坏死组织的占位性病变。在病灶的边缘可以见到阿米巴滋养体（图 6-71），除非合并细菌感染，一般病灶局部炎症轻微。

炎性假瘤[101]是慢性炎症细胞（特别是浆细胞）、黄瘤组织细胞和成纤维细胞组成的占位性病变（图 6-72），其发生机制尚未完全明确，但是至少部分病例与愈合后的脓肿相关。有的病例被认为是真的新生物，称为炎性肌纤维母细胞瘤。

肉芽肿是由成熟单核吞噬细胞（图 6-73）有组织地紧密排列而成，伴或不伴其他特征，其他特征如其他类型的炎性细胞、坏死或者纤维瘢痕[102-104]。肉芽肿性炎是在常规的急性炎症反应后损伤未能完全控制和消除所致。肉芽肿分为 3 个阶段：①幼单核巨噬细胞的浸润；②细胞成熟和聚集形成成熟的

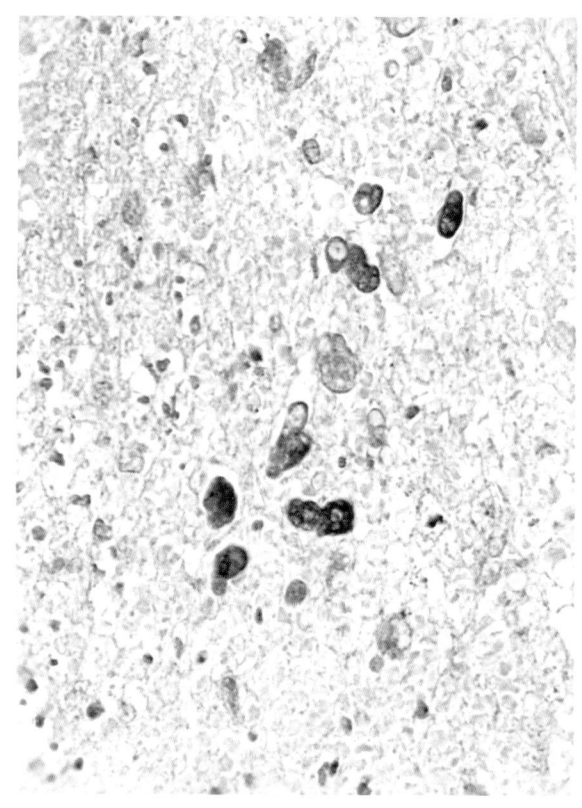

▲ 图 6-71 通过 PAS 染色可以观察到阿米巴滋养体（黑色），它们出现在阿米巴脓肿中无定形坏死组织的边缘

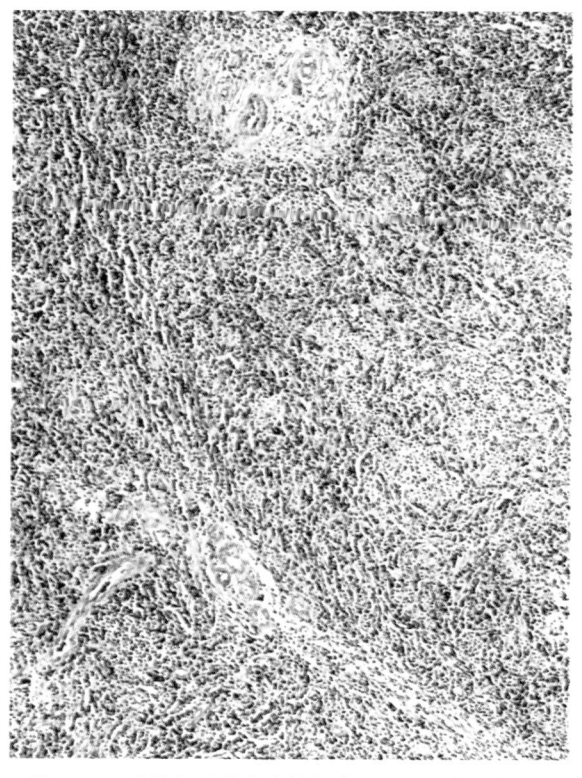

▲ 图 6-72 炎性假瘤是由炎性细胞、组织细胞和成纤维细胞组成的占位性病变，可能是由于炎症性损伤愈合后形成

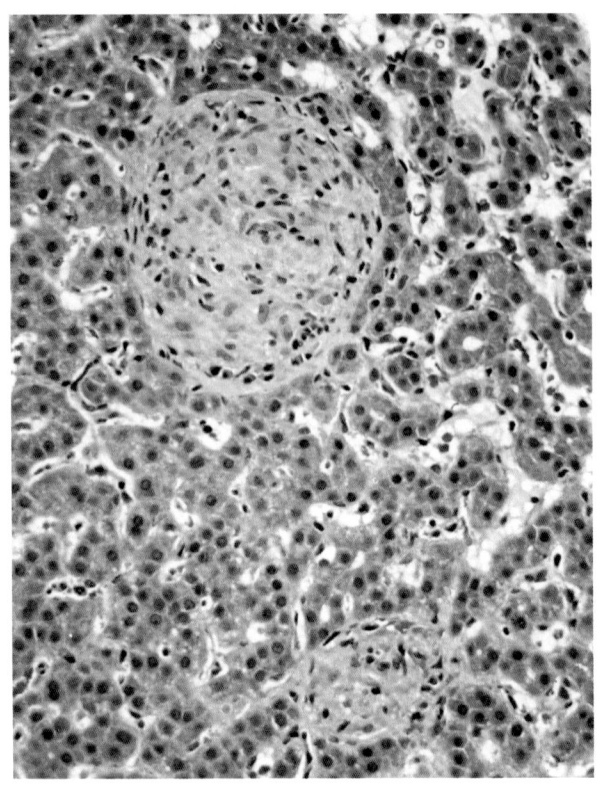

▲ 图 6-73　结节病患者典型的非干酪样肉芽肿
肉芽肿由上皮样组织细胞构成，视野下方有小的肉芽肿，可能是由于大的病灶切割造成的

肉芽肿；③单核巨噬细胞进一步成熟形成上皮样肉芽肿[102]。小的肉芽肿性炎症病灶，包含一些上皮样组织细胞，被称为肉芽肿中心。肉芽肿性肝炎是指肝脏内既有肉芽肿形成又有肝细胞坏死性炎症损伤的疾病，在前面讨论过。导致肝脏肉芽肿的各种原因将在第 40 章讨论。从广义来讲，肉芽肿可分为感染性和非感染性两种。

（1）感染性肉芽肿：感染性肉芽肿是由病原微生物感染所致，这些病原微生物有时在组织中能被识别，或靠其他表现而诊断。

①病毒：在一些病毒感染后的肝脏中，如传染性单核细胞增多症和 CMV 单核细胞增多症，有肉芽肿样病变或比较少见的真性肉芽肿形成。单核细胞增多症肝炎的其他特征总是存在的。

②立克次体感染：Q 热（贝纳柯克斯体感染）导致典型的特征性肉芽肿，但其病理改变并没有特异性（图 6-74）[105, 106]。这种肉芽肿中央有脂肪空泡，周围被上皮组织样细胞和其他炎症细胞包绕。在肉

芽肿内，大量的嗜酸性纤维素条带形成环状，因此这些病变被称为"纤维素环肉芽肿"。类似的肉芽肿偶尔在其他一些疾病中可见（如 CMV 感染、甲型肝炎、AIDS、南欧斑疹热、葡萄球菌败血症、弓形虫病、内脏利什曼原虫病、别嘌醇中毒、巨细胞动脉炎、Hodgkin 病、红斑狼疮等）[103, 106]。该病在每个病例里有不同的临床表现和病理表现，但纤维素环肉芽肿是典型的 Q 热性肝炎的表现。立克次体在组织里不能检测到，但是在肝脏中发现纤维素环肉芽肿必须完善 C. burnetii 的血清学检测。

③细菌：除了布鲁菌病及偶尔在梅毒外，肉芽肿在细菌感染性疾病中不常见，病原菌几乎不能被检测到。微脓肿和含有中性粒细胞的不规则肉芽肿提示细菌感染，如猫抓热、类鼻疽、土拉菌病或伤寒。

④分枝杆菌：干酪样坏死（图 6-75）提示粟粒性结核感染，但是抗酸杆菌很难或几乎不能在组织中检测到。缺乏干酪样坏死也不能排除结核杆菌感染。在结核样麻风肉芽肿中很难检测到麻风杆菌，但在未经治疗的瘤型麻风病中，可以通过特殊的染色，在含有泡沫样细胞质的网状内皮细胞（麻风细胞）内检测到大量的麻风杆菌，麻风细胞聚集成簇形成肉芽肿样的形状[107]。类似的有，在 AIDS 患者，有播散型的胞内鸟结核分枝杆菌感染，通常累及肝脏，形成"巨噬细胞"肉芽肿，该肉芽肿由肥大的、灰蓝色、含有数百个抗酸细菌的巨噬细胞（图 6-76）[108]组成。通常不存在巨细胞和炎症细胞，干酪样坏死也是如此。

⑤真菌：在系统性真菌病的肉芽肿中，通常含有真菌孢子和菌丝，通过 HE 染色就能观察到，但最好用六胺银染色（图 6-77）观察。

⑥原虫：内脏利什曼原虫病的病原体可以在肥大的 Kupffer 细胞内检测到，也可出现伴有中央坏死和含有纤维素环的肉芽肿[103]。

⑦寄生虫：有几种寄生虫病可累及肝脏出现肉芽肿性病变[103]，目前最重要的是血吸虫病。在血吸虫病形成的肉芽肿里，含有完整的血吸虫卵（图 6-78）或卵壳的残余物。同一个活检标本里的肉芽肿处于不同期：有含有大量上皮细胞和嗜酸性粒细胞的活性肉芽肿，也有虫卵或卵壳形成的瘢

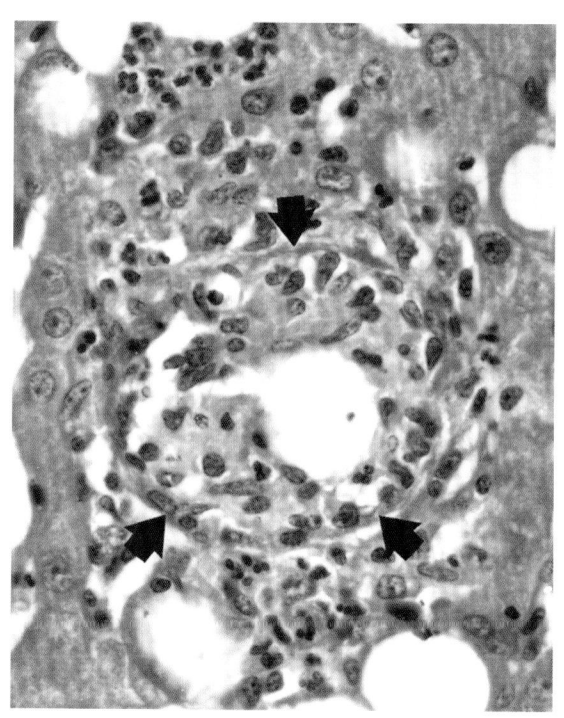

▲ 图 6-74 **Q** 热的纤维素环肉芽肿（贝纳柯克斯体感染），在中心处有脂肪空泡，周围被明显的上皮样细胞和嗜酸性纤维素环包绕（箭）

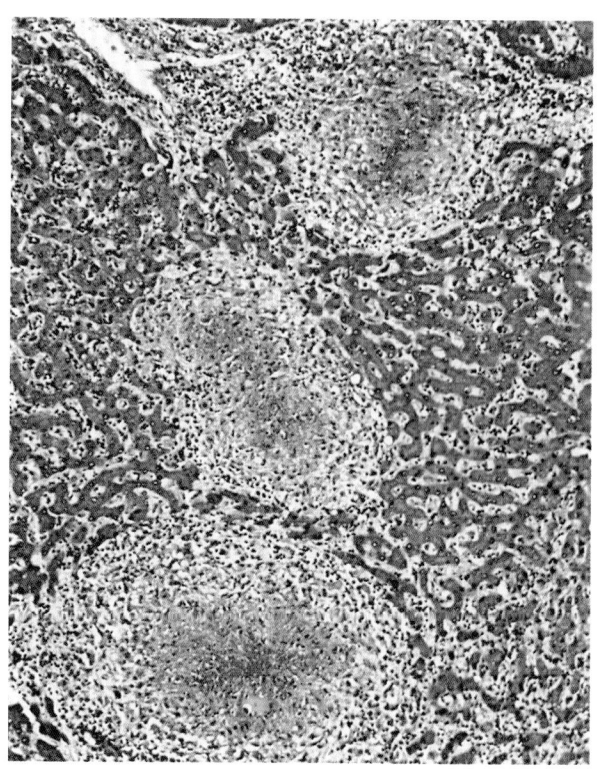

▲ 图 6-75 粟粒性结核，在肉芽肿中心形成无定形的干酪样坏死

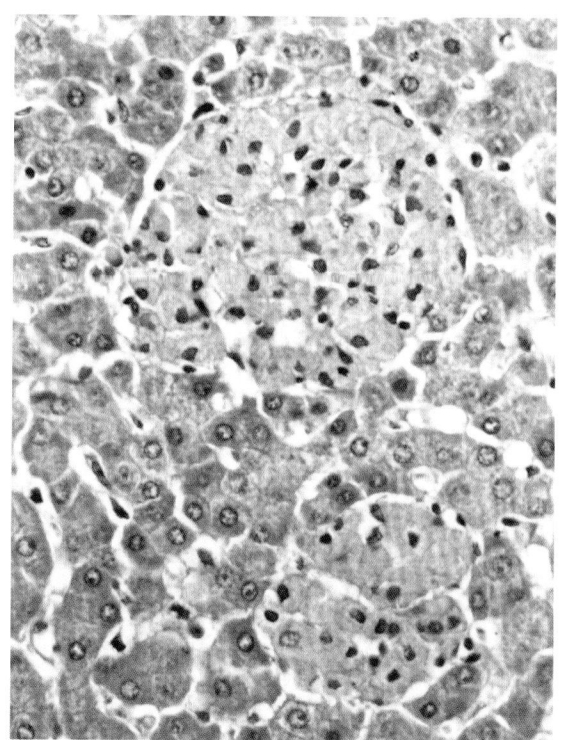

▲ 图 6-76 在 **1** 例获得性免疫缺陷综合征患者的肝脏中，有弥散性的细胞内结核分枝杆菌的感染。肝脏内含有"巨噬细胞"肉芽肿，由肥大的、灰蓝色的巨噬细胞组成。抗酸染色可以发现成百上千的抗酸杆菌

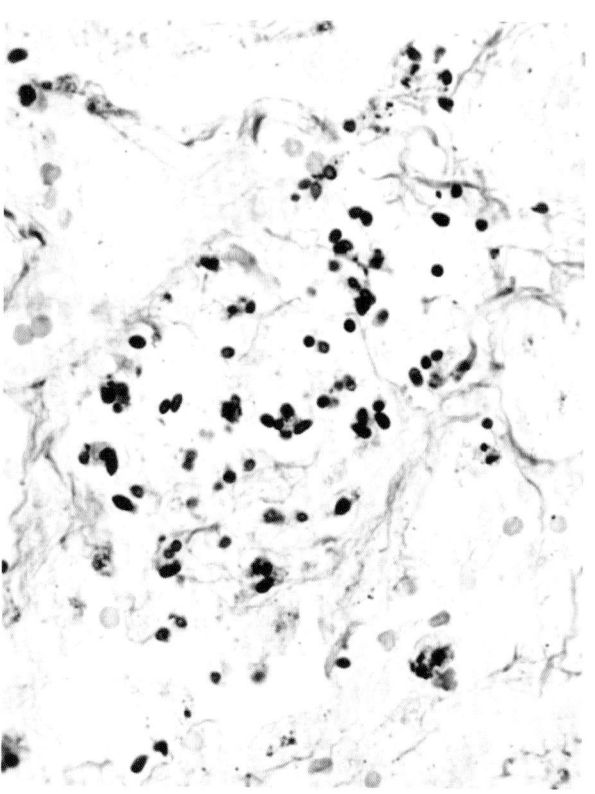

▲ 图 6-77 六胺银染色有助于在系统性真菌病中证实真菌菌体的存在，在组织胞浆菌病的细胞里可以看见酵母样菌体

痕。在肝脏肉芽肿内的网状内皮细胞中，可以观察到颗粒状的黑色血吸虫色素，这是由于宿主血红蛋白在寄生虫作用下降解形成嗜酸性血色素残余。其他一些可以在肉芽肿中出现虫卵的寄生虫病有：肝毛细线虫病、肝片吸虫病、并殖吸虫病和蛔虫病。内脏幼虫移行症通常是由蛔虫移行所致，可以在肝脏形成特征性的病理改变，在肉芽肿内可以有大量嗜酸性粒细胞涌现，中央坏死区域是由于嗜酸性粒细胞变性和脱颗粒形成（图 6-79），坏死灶内有 Charcot-Leyden 结晶，但移行的幼虫很难被发现[109]。

（2）非感染性肉芽肿：结节病（Sarcoidosis）是所有肉芽肿性疾病的范例，其诊断通常是排他性的，需要在 2 种或更多的组织内出现肉芽肿，并排除其他已知病因的肉芽肿性疾病。结节病中至少有 90% 的患者有肝脏受累，但大部分可能没有临床症状。结节病中的肉芽肿没有特征性的改变，但有一些固定的表现。肉芽肿散在分布于肝组织内，但大部分位于汇管区或汇管区周围。各个阶段的肉芽肿都可出现。最早期的表现包括小的、排列疏松的成簇的上皮样细胞，位于肝小叶内。陈旧的病灶呈边缘清晰的圆形或卵圆形（图 6-73）。重症患者肉芽肿可以融合。新生成的肉芽肿主要由上皮样细胞组成，其中可有一些淋巴细胞，巨细胞是肉芽肿衰老的表现。巨细胞含有星状小体（图 6-80）、Schaumann 小体，或草酸钙结晶。衰老的肉芽肿通常含有大量的巨细胞，有时肉芽肿降解后，一些单个的巨细胞还残存于组织内。有时结节病肉芽肿被瘢痕组织取代，或在肉芽肿周围形成一圈致密的胶原包绕（图 6-81）。有时纤维结节最后的残余物为 1 个或 2 个巨细胞。结节病中的肉芽肿是典型的非干酪样，在典型的病例里极少见到干酪样坏死[74]。

结节病的大部分患者肝脏肉芽肿往往不出现临床症状。只有一部分比例尚不确定的患者，由于出现胆汁淤积、门静脉高压或肝功能异常的临床症状和表现而被重视。这些患者的肝脏病理表现也各不相同，有的患者仅有结节样肉芽肿出现而不具备其他改变，但大部分患者出现不同程度的坏死性炎症

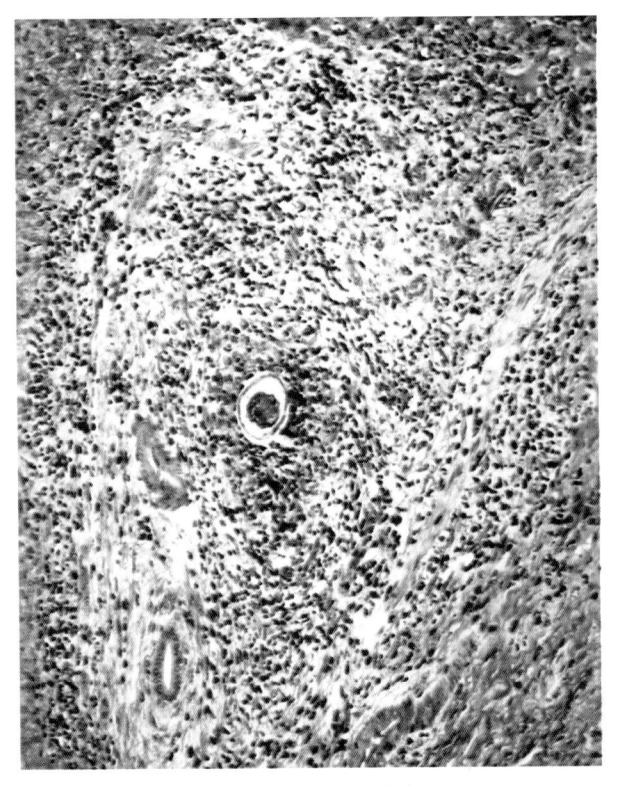

▲ 图 6-78　血吸虫病
在汇管区的肉芽肿中含有一个未孵化的虫卵

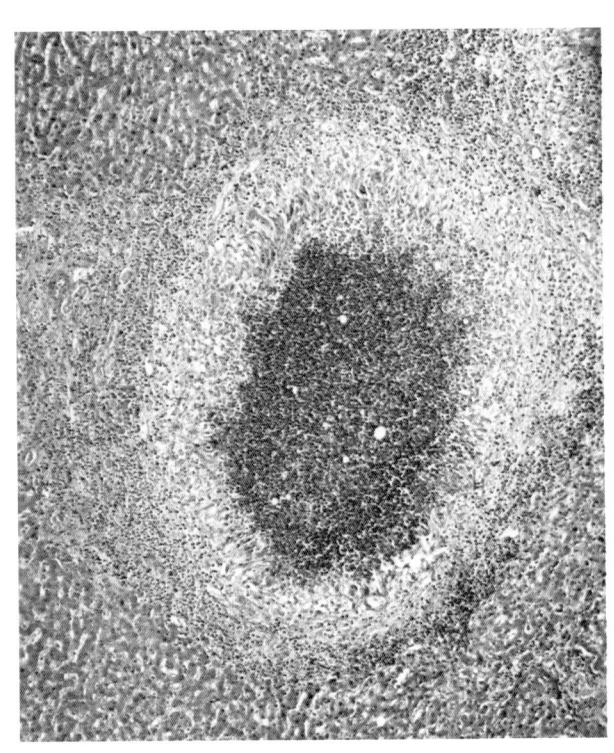

▲ 图 6-79　幼虫移行症
在嗜酸性肉芽肿中含有由坏死的嗜酸性粒细胞形成的中央区，被上皮样组织细胞"围栏"包绕，外带含有更多大量的嗜酸性粒细胞

损伤（如凋亡、局灶性坏死、慢性汇管区炎症等）、慢性胆汁淤积（如胆盐淤积、胆管消失等），或同时具备 2 种改变。广泛的汇管区纤维化可以导致严重的胆管丢失，引起胆源性肝硬化，或门静脉分支纤维性闭塞，引起门静脉高压。

有相当一部分肝结节样肉芽肿的病因是未知的，而且在肝外组织没有发现肉芽肿以确定结节病的诊断。无论如何，这些病例可能代表相同的特发性疾病，只有当结节病的病因明确了，这一类疾病才能明确诊断。

在 PBC、慢性铍中毒、布鲁菌病、药物诱导的损伤和许多混杂的情况下，也会出现结节样肉芽肿。有的疾病中，除了肉芽肿之外的其他表现可以帮助明确诊断。如，PBC 的肝脏组织中有慢性胆汁淤积，汇管区有胆管破坏。药物诱导的肉芽肿往往伴有肝细胞损伤，或肝细胞与胆管的混合损伤，是一些药物诱发肝损害的典型表现 [23, 50]。

肝脏中的脂质肉芽肿是较常见表现，由摄入的矿物油聚集所致 [110]。它们由不同数目的脂肪小泡、组织细胞、单核细胞、嗜酸性粒细胞和中性粒细胞构成，可与局灶性纤维化相关（图 6-82）。典型的脂质肉芽肿位于汇管区域，或在肝终末小静脉附近。

（八）代谢性疾病

1. 代谢产物沉积的识别

从广义上讲，沉积（storage）用于指由异常或者过剩的代谢产物或其他物质聚集在肝脏细胞内或者细胞间基质的各种损伤和疾病。包括了在肝细胞、网状内皮细胞（Kupffer 细胞和其他巨噬细胞）、星状细胞和其他间质细胞、微管系统、胆小管、胆管、Disse 间隙和脉管系统的其他部分的沉积。沉积包括遗传代谢性疾病 [111] 和其他一些疾病。当出现了不正常的物质，可以在常规的组织切片中观察到，或者通过特殊的组化染色观察其表现。特殊的技术，如透射电子显微镜、扫描电子显微镜、荧光显微镜或偏振光显微镜，或者免疫组化染色在某些病例有助于观察。

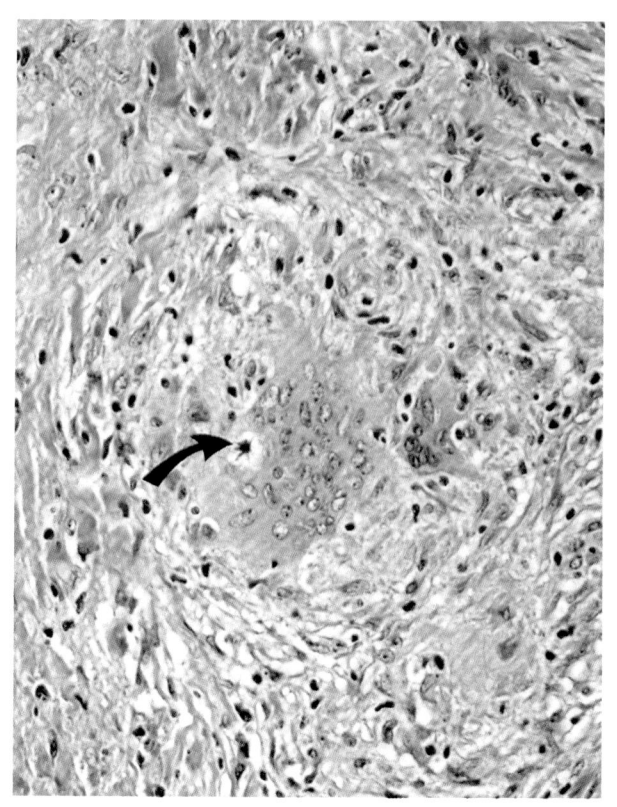

▲ 图 6-80 结节病，衰老的纤维肉芽肿含有数个巨细胞，其中一个含有星状小体（箭）

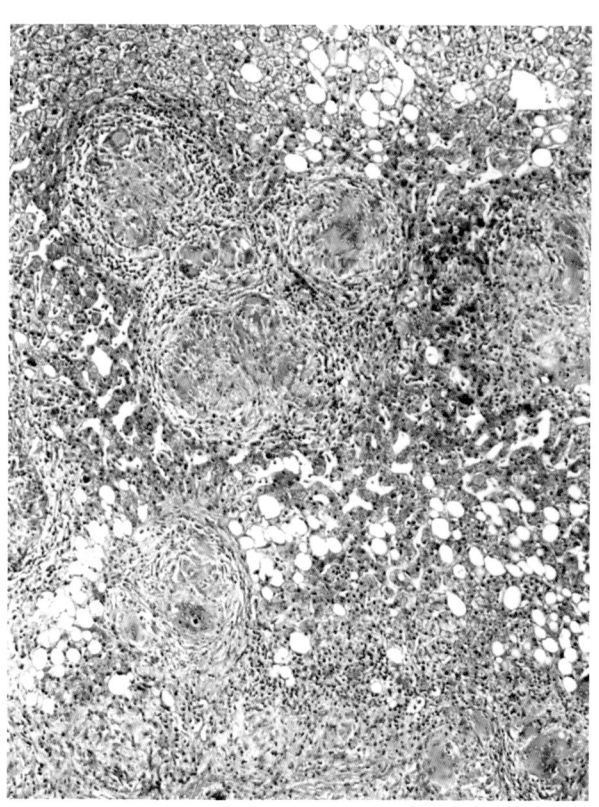

▲ 图 6-81 结节病，衰老的、已部分愈合的肉芽肿被纤维包绕，含有上皮样组织细胞和巨细胞

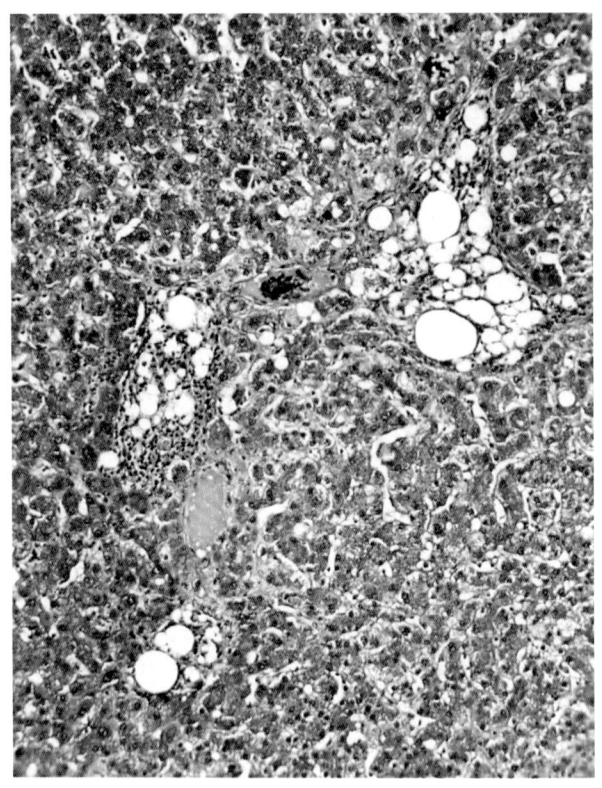

▲ 图 6-82　3 个小脂肪肉芽肿，由矿物油滴、巨噬细胞和慢性炎症细胞组成

（1）色素：色素沉积是非常常见的损伤之一。可以是棕色、绿色或者黑色物质，沉积在肝细胞、巨噬细胞和微胆管内。胆色素可从棕色到绿色变化，出现在胆汁淤积症的微胆管、小胆管和胆管内（见前面的章节），没有特异性。肝细胞和 Kupffer 细胞内的胆色素通过 Hall 染色显示为绿色，或者通过普鲁士染色显示为绿棕色，而与其他色素区分。脂褐素可从黑棕色到金棕色变化，可作为衰老的正常产物出现在肝细胞内（"磨损"色素），在慢性药瘾者或者 Dubin–Johnson 综合征患者的肝细胞内脂褐素大量增多。当由坏死炎症性损伤或其他形式的组织坏死时，Kupffer 细胞吞噬的大量细胞碎片降解后，亦有大量的脂褐素。银染和 PAS 染色可以使脂褐素呈阳性，而铁染色使脂褐素染色为阴性（图 6-4）。在常规染色中，含铁血黄素为棕色的粗大有折射光的颗粒，在不同程度的血色素沉着病和其他铁过载的状态下，聚集在肝细胞、Kupffer 细胞和间质细胞内。在有坏死炎症性损伤时，和脂褐素一样，含铁血黄素也聚集在的 Kupffer 细胞中。含铁血黄素在

普鲁士蓝染色中为阳性（见图 6-6），所以在大部分病例中，普鲁士蓝染色可以用于区别 3 种棕色色素。

（2）糖原：糖原贮积是肝细胞的生理功能。在进食状态下，通过 PAS 染色可以检测到肝细胞细胞质中的糖原，但是肝组织在用淀粉酶预处理后，染色可以消失。在疑似糖原贮积症时，部分肝组织需要用酒精固定，而不是福尔马林，这对于糖原的免疫组化染色是最适合的固定方式。在糖原贮积症患者，糖原在肝细胞内累积到一定程度后使肝细胞肿胀，呈"植物样"（图 6-83）[111]。确诊需要得到特异性酶缺陷的证据。Ⅳ型糖原贮积症与其他几种类型不同，是唯一可以通过肝活检确诊的糖原贮积症[112]，与肝细胞内支链淀粉样的异常糖原分子沉积有关。这种特有的异常物质较均匀，轻微嗜伊红或者无色，典型的表现是局限性的内含物（图 6-84）占据细胞质和胞核边缘的剩余位置，被 PAS、Best 洋红、胶体铁和 Lugol 碘等强染色，这种内含物可以耐受淀粉酶，但能被果胶酶消化。

（3）蛋白和糖蛋白：在多种情况下，蛋白和糖蛋白储存在肝细胞内。在常规 HE 染色的肝脏切片中，蛋白被伊红染色，所以当蛋白形成不连续的细胞质包涵体时，被认为是存储物质。α_1- 抗胰蛋白酶（α_1-AT）缺乏症（第 31 章）是典型的蛋白储存障碍的疾病。α_1-AT 是血清中主要的蛋白酶抑制药（Pi），是主要由肝脏合成的糖蛋白，在炎症反应中通过抑制蛋白酶起调节作用。α_1-AT 等位基因的一侧或双侧呈"Z"表型时，新合成的 α_1-AT 不能从肝细胞的内质网和高尔基体上转运和分泌，使血清中的 α_1-AT 处于低水平。异常的 α_1-AT 既不能分泌，也不能降解而残留在高尔基体中，导致肝细胞内产生特征性的嗜伊红小球（图 6-85）[113]。由于糖蛋白的碳水化合物部分，这些小球 PAS 染色阳性并耐淀粉酶（图 6-5）。典型表现可见于 PiZ 基因纯合子或杂合子的患者，但也可出现在其他基因型的患者，甚至是正常的 PiM 型患者[114, 115]。在尚未进展到肝硬化的患者，α_1-AT 小球位于汇管区周围的肝细胞内，表现为圆形、均质的嗜伊红小体，直径为 1～40μm。通常，α_1-AT 小球与肝细胞细胞质分开，可能由于人为原因其周围有一圈光晕。通过免疫组化染色可以证明小球是由 α_1-AT 构成，但不能判断

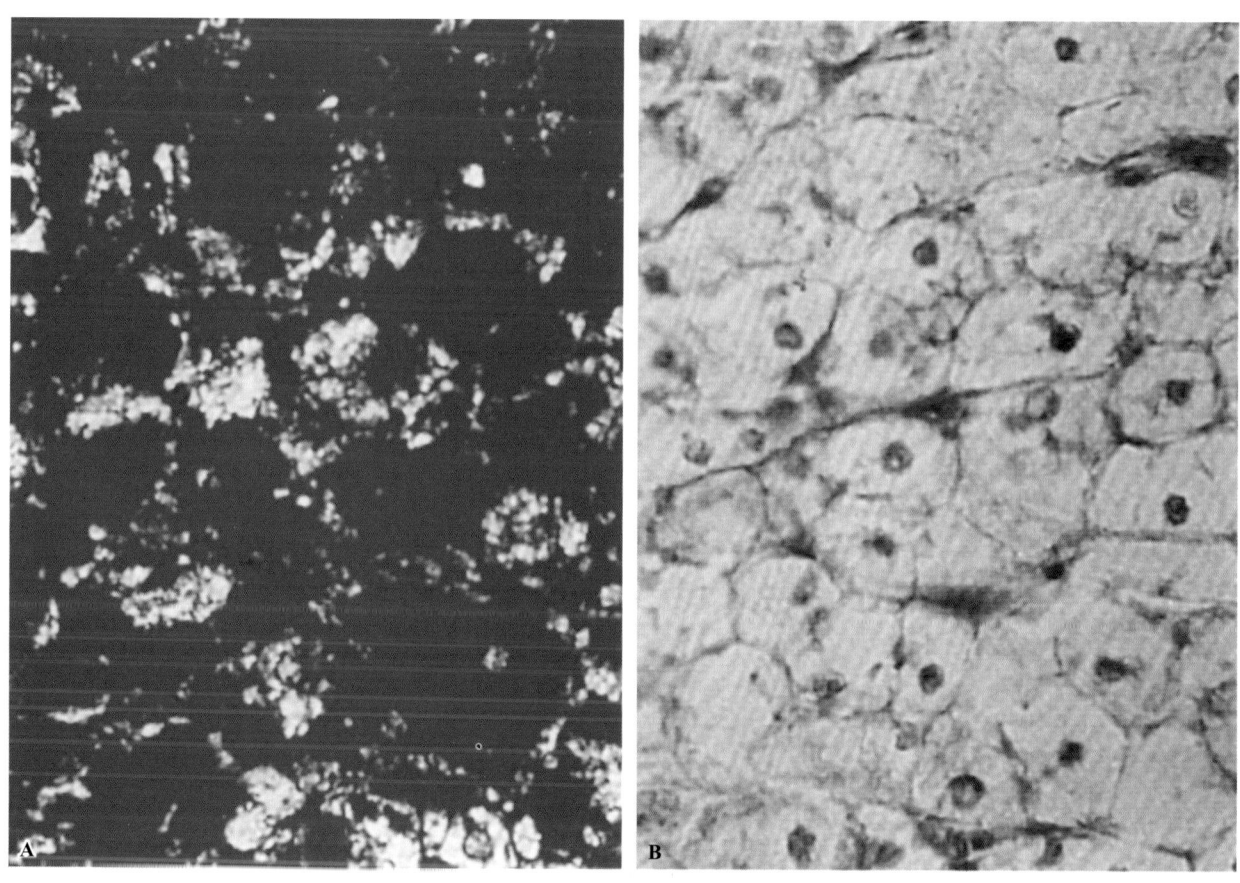

▲ 图 6-83   Ⅰ型糖原贮积症

PAS 染色（A）显示增大的肝细胞被糖原填满，淀粉酶消化后可以去除糖原（B），使肝细胞显示清晰的、空泡样的细胞质

其基因型。虽然有的已经表现出新生儿肝炎和胆管缺乏，但 PAS 阳性小球在 3 个月以内的患儿肝脏内不能检测到。成人 α₁-AT 缺乏症患者的肝脏组织中表现为特征性的汇管区周围肝细胞内的 α₁-AT 小球，或可能存在与慢性炎症和汇管区纤维化相关的肝界板破坏，或结节周围肝硬化伴 α₁-AT 小球。

其他先天性和获得性蛋白贮积障碍可以产生细胞质包涵体。α₁- 抗胰蛋白酶缺乏和抗凝血酶Ⅲ缺乏很罕见，但都有 α₁-AT 样的小球[116, 117]。家族性纤维蛋白原沉积症中，肝细胞内也产生嗜伊红的小球样包涵体，但其 PAS 染色较弱，因为其内的碳水化合物成分较低[118]。细胞质蛋白包涵体[119]由肝细胞从循环血浆中摄取的各种蛋白组成，最常见于肝淤血，其 PAS 染色程度各不相同，可为小球样，或浅嗜伊红，易与乙型肝炎中肝细胞的毛玻璃样改变相混淆。PAS 阳性、淀粉酶抵抗、毛玻璃样的包涵体也见于服用青胺（cyanamide）[120]的患者（在美

国没有使用），或者见于 Lafora 病（肌阵挛性癫痫）的患者[121]。

(4) 脂质、糖脂、鞘脂和其他磷脂：脂质、糖脂、鞘脂和其他磷脂在一些先天或者后天的疾病中在肝脏沉积。肝细胞、Kupffer 细胞、星状细胞内都可以有脂质沉积，而使细胞呈现透明、空泡或泡沫状。三酰甘油是目前为止最常见的沉积物，已经在之前的脂肪变部分讨论过。肝脏冰冻切片通过油红 O 或苏丹黑染色可以呈现所有脂质。然而，最重要的是不能用有机溶剂处理切片，在标本处理的之前需要有目的的准备，以便对一部分样本分开处理。为了避免冰冻切片的人为影响，组织可以用四氧化锇固定，将脂质染为黑色（图 6-86）[122]。在 Wolman 病和胆固醇酯贮积病这 2 种溶酶体酸性脂肪酶缺乏症中，胆固醇酯和三酰甘油沉积，引起肝细胞的小泡型脂肪变，当小泡很小，数目又多时，可使肝细胞肿胀和苍白。三酰甘油和胆固醇酯都可

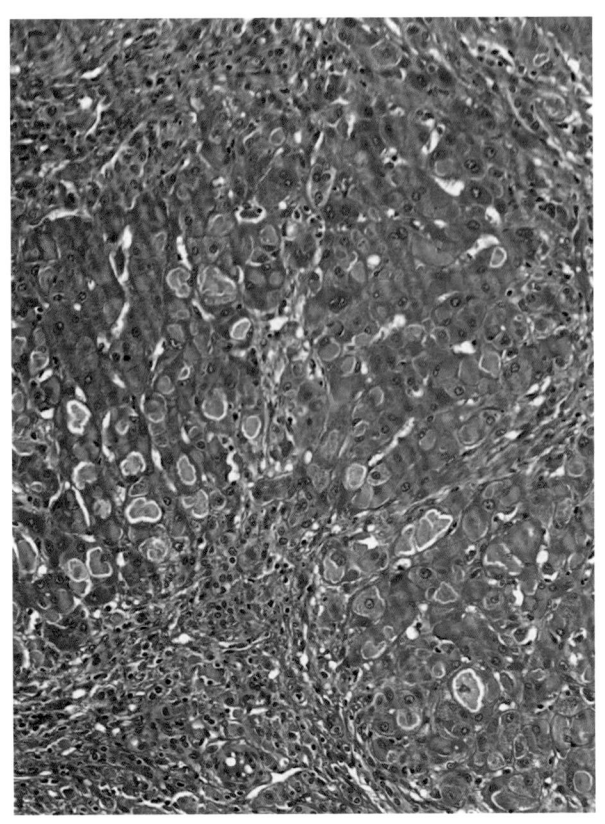

▲ 图 6-84　IV型糖原贮积症
异常的糖原代谢物聚集形成细胞质包涵体

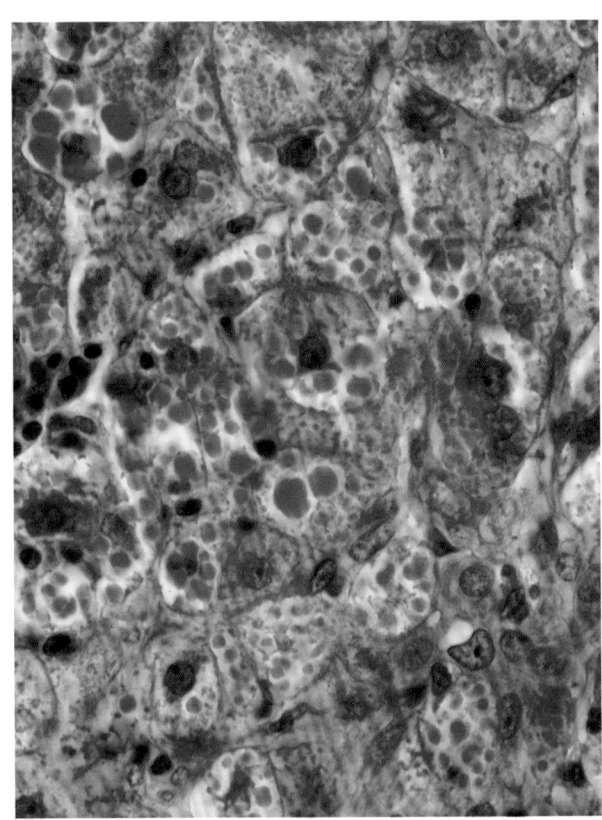

▲ 图 6-85　α₁- 抗胰蛋白酶缺乏症
肝细胞内含有嗜伊红小球，为贮存在内质网槽的 α₁- 抗胰蛋白酶

以通过油红 O 和四氧化锇染色，冰冻切片中的胆固醇酯还可通过 Schultz 染色[1]。葡糖苷酰鞘氨醇（glucosylceramide），是一种糖脂，在 Gaucher 病（溶酶体葡萄糖脑苷脂酶缺乏症）中贮积在 Kupffer 细胞中，形成特征性的有条纹外观的 Gaucher 细胞。因为细胞中的贮积物中有充足的碳水化合物成分可以耐受样本处理过程并呈阳性染色，在淀粉酶消化后的 PAS 染色可以使这种细胞很好地显现（图 6-87）。在各种类型的 Niemann-Pick 病中，鞘脂沉积在 Kupffer 细胞中，使其形成泡沫状的外观（图 6-88）。在长期服用双嗜性药物，如胺碘酮诱导的磷脂沉积病中，一些磷脂沉积在肝细胞和 Kupffer 细胞中。Kupffer 细胞呈泡沫状，但是肝细胞的磷脂沉积只能通过电子显微镜观察到（图 6-89）。维生素 A 贮存于肝星状细胞中，当摄入过量的维生素 A 时，这一现象就会十分明显（图 6-90）。含有维生素 A 的脂质小球可以通过脂质染色呈现，维生素 A 在冰冻切片中会自发荧光。矿物油（石蜡）在

西餐中很常见，有的被吸收而存储在汇管区巨噬细胞内，或在终末肝小静脉附近形成脂质肉芽肿（图 6-82）。在冰冻切片通过油红 O 染色，矿物油呈现淡的橙粉色。

（5）黏多糖：在 Hunter 病、Hurler 病及其他的黏多糖贮积症和黏脂贮积症中，黏多糖贮积在肝细胞和 Kupffer 细胞内（图 6-91）。累及的细胞肿胀、空泡化。胶体铁、阿尔新蓝和其他的黏多糖染色为阳性，淀粉酶消化后的 PAS 染色也为阳性。在唾液酸沉积症这类疾病中的低聚糖沉积在肝细胞溶酶体里，使肝细胞空泡化。

（6）卟啉类化合物：在迟发性皮肤卟啉病和红细胞生成性原卟啉病中，卟啉贮积在肝脏中。肝细胞中的尿卟啉结晶通过常规的染色是不显现的，但在迟发性皮肤卟啉病有时可以通过铁氰化铁着色[123]。在红细胞生成性原卟啉病中，肝细胞和微胆管中贮积的原卟啉呈棕红色小球状物质，很容易和胆栓混淆，但在偏振光下呈典型的红色双折光马耳他十字

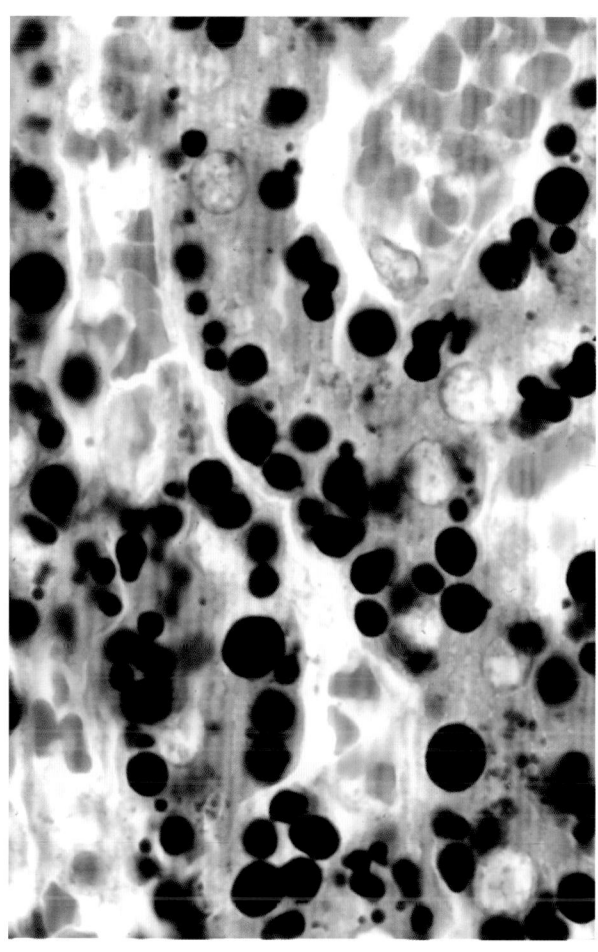

▲ 图 6-86 脂质的锇染色

当组织用四氧化锇固定后，脂质被染成黑色，在溶酶体酸性脂肪酶缺乏症（胆固醇酯贮积病）的患者，肝细胞含有许多脂肪小泡

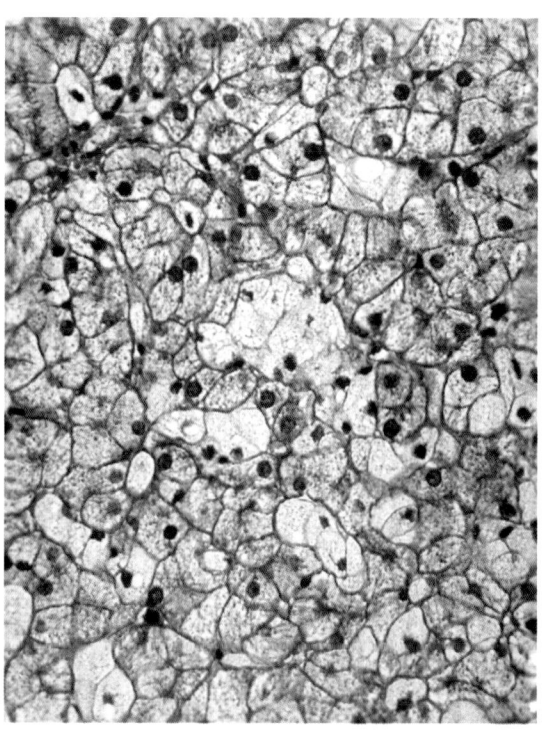

▲ 图 6-88 Niemann-Pick 病

鞘脂沉积在 Kupffer 细胞内，使其呈泡沫样，肝细胞正常

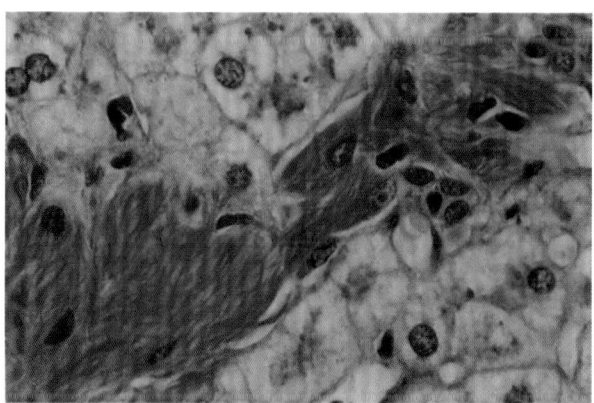

▲ 图 6-87 Gaucher 病

在淀粉酶消化后 PAS 染色可以将 Gaucher 细胞内的光条纹很好地呈现

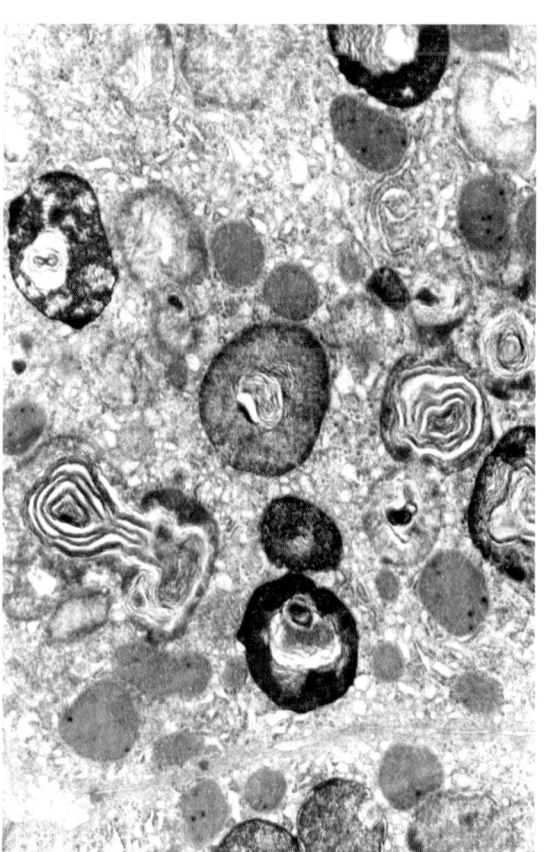

▲ 图 6-89 服用胺碘酮的磷脂沉积病患者，肝细胞细胞质的超微结构中含有螺纹层状的磷脂

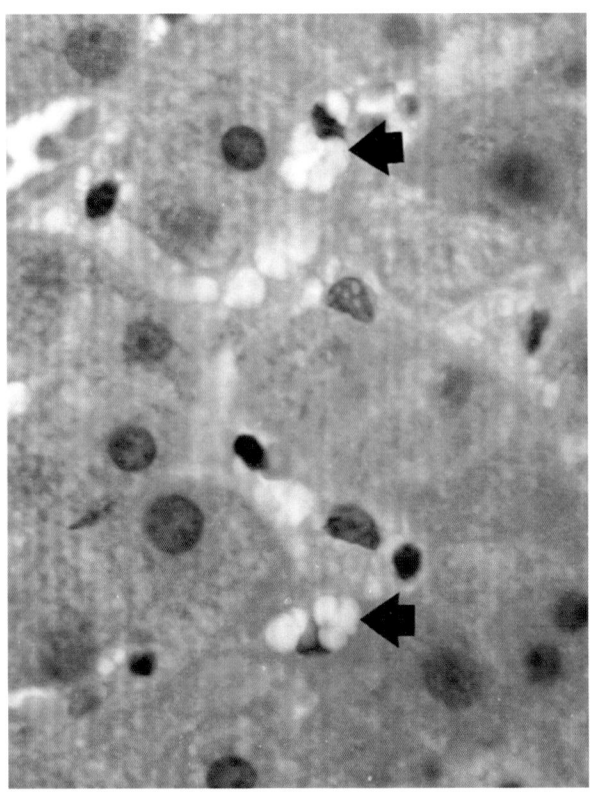

▲ 图 6-90　维生素 A 过多症中，肝星状细胞（箭）内填满了蓄积的维生素 A

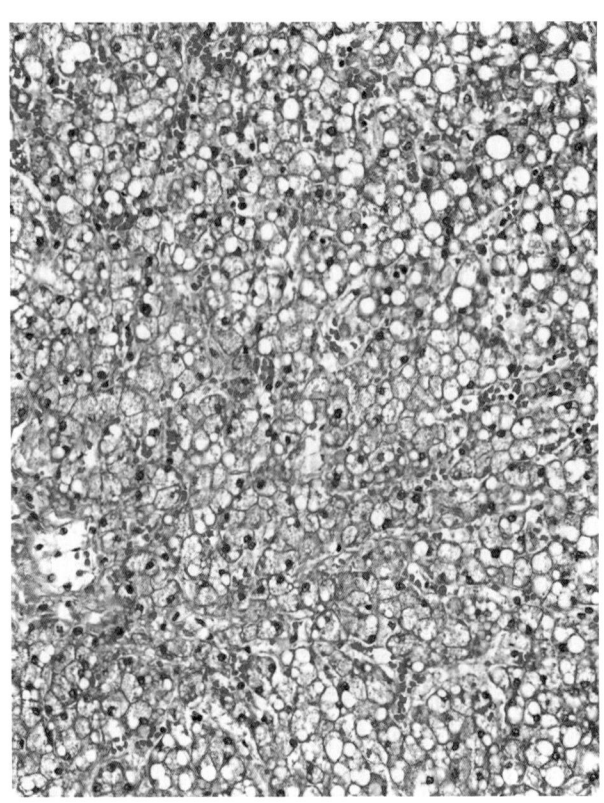

▲ 图 6-91　Hurler 病
肝细胞内贮积的黏多糖使细胞呈细小的空泡状

征（图 6-15）[13]。

（7）铜：在慢性胆汁淤积症和 Wilson 病中，铜沉积在肝细胞内，在普通光学显微镜下不可见，但可以发现其与汇管区周围或纤维间隔周围的脂褐素颗粒有关。因为铜沉积很容易被忽略，可用罗丹宁染色证明铜的沉积（图 6-7）。

（8）结晶：在特殊情况下，不同类型的结晶沉积在巨噬细胞内。许多结晶在偏振光下呈双折光，通过带有 X 线分光光度计的扫描电子显微镜，可以明确证实这些无机物。在胱氨酸病，可以通过偏振光在酒精固定的肝组织中观察到胱氨酸结晶。在目前仍有或曾经有过静脉药瘾的患者，肝脏巨噬细胞中可以观察到双折光的云母晶体（图 6-14）或黑色的非双折光的二氧化钛色素颗粒。一些其他外来物质，如金（用金治疗的类风湿关节炎患者中呈黑色）、二氧化钍（氧化钍胶体，已经停用的放射造影剂）、聚乙烯吡咯烷酮（已停用的血浆容量扩张剂）、碳肺中的碳（煤矿工肺），可以存在于网状内皮细胞。

2. 遗传性血色病

作为最常见的肝脏贮积症，血色病的肝组织诊断需要被特别提及。基因分析和肝活检组织中的铁浓度定量是优先采用的血色病诊断方式（第 30 章），但是组织病理学检查对于区别原发性和继发性铁过载及纤维化程度还是很有用的。继发性铁过载这个名词用于非遗传性的组织中铁过量，可能由于多次输血、慢性溶血，或持久的摄入过量导致，除非在一些极端的例子，否则很少导致组织损伤。血色病这个名词是用于无论什么原因所致的形态学上可辨认的铁在组织中沉积。严重的血色病通常是遗传性的，少数为输血、摄入铁或慢性溶血所致。在这些情况下，含铁血黄素主要聚集在网状内皮细胞。酒精性肝硬化或慢性病毒性肝炎的损伤的肝脏中，过剩的铁沉积于肝细胞。许多这样的患者可能含有遗传性血色病的杂合子。

在纯合子型的遗传性血色病，患者一生中都会有铁沉积[124]。在年轻的纯合子患者，可以检测到肝细胞内进行性增加的含铁血黄素沉积（在汇管区周围比较显著），而其他的病理改变缺乏或比较轻微（图 6-92）。随着沉积铁的含量增加，肝腺泡 2 区和 3 区的细胞受累，散在的凋亡小体和点状坏死并不多见。Kupffer 细胞可以摄入少量铁。在中年男性或停经后的女性，肝脏中沉积了大量的铁，可使肝细胞坏死、门静脉炎症、汇管区纤维化或桥接纤维化。酒精或并发其他原因肝病，如丙肝病毒可以加剧铁的沉积。纤维间隔从汇管区蔓延到周围的肝实质。在肝硬化前期，肝细胞再生并不明显，但通过网状染色，可以发现汇管区周围的肝细胞索超过一层。纤维间隔内有不同程度的细胆管反应，但是炎症轻微或者缺乏。

邻近汇管区的纤维间隔桥接，将肝实质分割为不规则的小结节（图 6-93）。在这个阶段，含铁血黄素沉积非常明显，在肝细胞、胆管上皮细胞、小胆管以及纤维间隔和血管的间质细胞内有深色的色素。而在 Kupffer 细胞内铁沉积比较少。肝细胞再生不明显，但是新生的肝细胞结节由于没有铁沉

积，和周围残存的肝实质形成鲜明的对比，称为"无铁中心"（iron-free foci）[125]。血色病中肝脏发生的肝细胞癌也缺乏铁沉积，所以，无铁中心往往提示癌前病变。

3. Wilson 病

Wilson 病中的组织损伤是由过量的铜沉积造成（第 29 章），肝脏是最早发生进行性铜沉积的部位，之后铜释放入血，在其他器官聚集。本病肝脏组织病理[126-128]是非特异的，必须结合临床表现和实验室检查进行评估。肝脏铜的浓度可以通过肝穿刺活检得到的组织进行评估，当其他检查都不确定时，这可以作为确诊的依据。Wilson 病患者的同胞的肝组织标本中几乎没有病理损害。Wilson 病肝组织最早出现的显微镜下的改变为肝细胞脂肪变和汇管区周围的糖原核，点状坏死和凋亡小体较少见。尽管在这个阶段肝组织中铜含量升高，肝脏中的铜仍很难通过组织化学检测到，但是肝细胞中线粒体的超微结构发生典型的但非特异的变化（图 6-94）。这

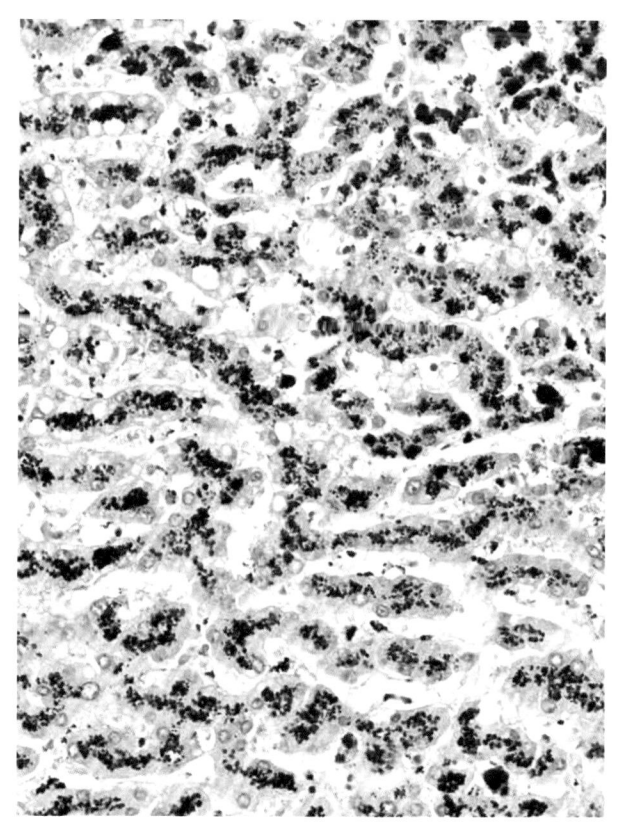

▲ 图 6-92 血色病
一位年轻的纯合子患者肝脏标本的铁染色显示肝细胞中的铁明显增多，黑色颗粒主要位于肝腺泡 1 区，肝脏尚未纤维化

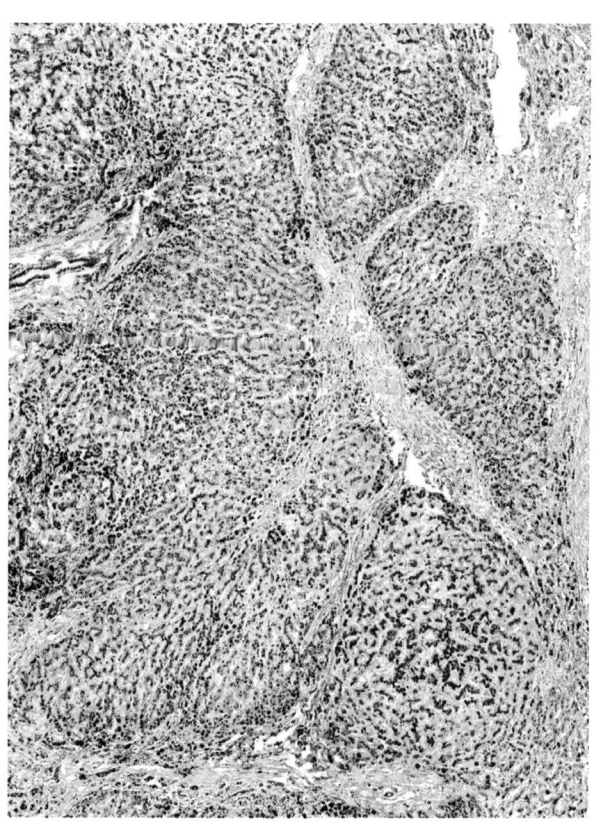

▲ 图 6-93 血色病中的小结节型肝硬化
铁染色显示在肝细胞、胆管细胞和纤维间隔的间质细胞内有明显的含铁血黄素沉积（黑色颗粒）

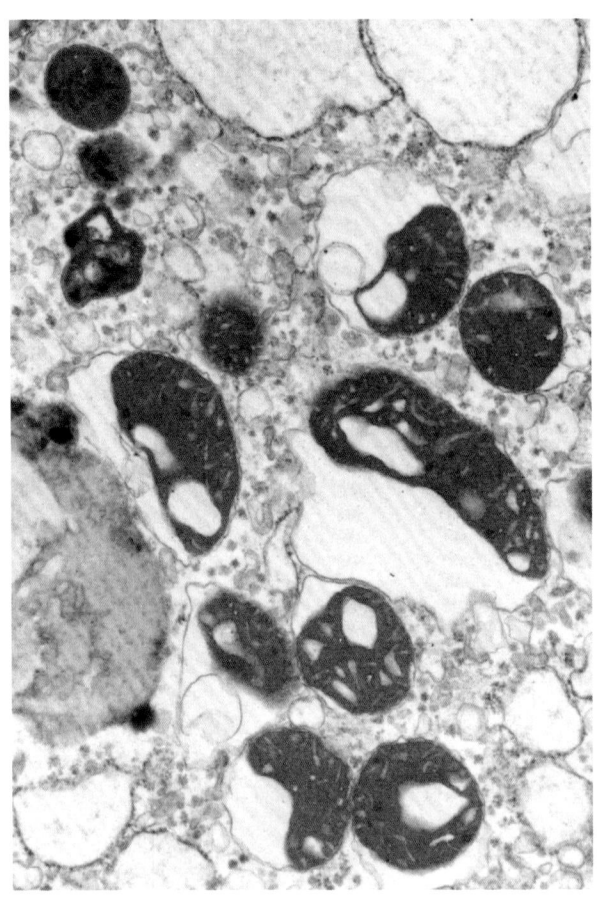

▲ 图 6-94　Wilson 病中线粒体的超微结构可以看到致密的基质和嵴膜分离

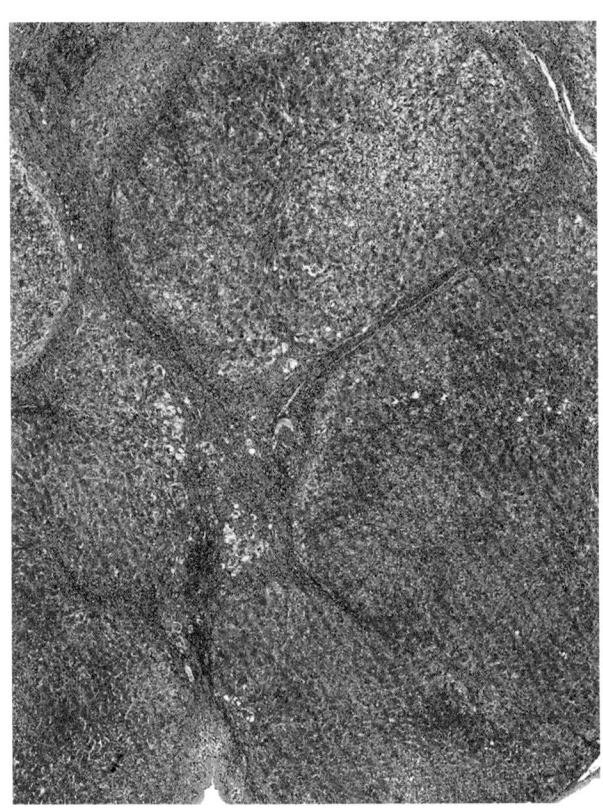

▲ 图 6-95　终末期的 Wilson 病形成大结节型肝硬化，大的再生结节被瘢痕组织分割开

些变化包括：同质异形现象、分离的内外层膜、增大的嵴间隙及不同类型的内含物 [6, 129]。更晚期的病例中可以出现类似于其他原因所致的慢性肝炎的表现。肝腺泡 1 区可能出现 Mallory-Denk 小体和其特征性的中性粒细胞反应。用特异的染色可以显示出汇管区周围的铜。在疾病后期可以出现不同形式的肝硬化，但大结节型肝硬化是最常见的（图 6-95）。灶性新生的肝细胞没有铜沉积，在肝硬化组织中铜染色可能为阴性，特别是取材标本较小时，不能完全排除 Wilson 病。另外，已经肝硬化的肝组织标本中出现大量的铜沉积，强烈提示 Wilson 病（图 6-7）。

（九）血管疾病

1. 血管损伤模式

血管疾病中的损伤有典型而非特异的特定模式。充血、萎缩、凝固性坏死，这些病理改变都提示血管成分可能有潜在异常。一些外源性或者内源性的物质，可以沉积在血管腔内。

急性缺血性损伤引起特征性的肝腺泡 3 区（小叶中央）凝固性坏死，与某些毒物，如过量的对乙酰氨基酚和蘑菇中毒所致的严重损伤类似。缺血性损伤可能继发于休克、左心衰或有低血压的右心衰 [130, 131]。其临床表现可以类似病毒性肝炎（故称缺血性肝炎）[132]，肝细胞发生凝固性变性、皱缩、有浓缩的嗜伊红细胞质、细胞核固缩、溶解（图 6-20）。当出现炎症反应时，有不同数目的中性粒细胞、肥大的 Kupffer 细胞里充满了脂褐素。在一些病例里，坏死的肝细胞清除后，导致网状纤维浓缩和纤维化。

慢性缺血性损伤可导致肝腺泡或肝细胞索的萎缩。轻度的慢性缺血性损伤是相当常见的衰老表现。在老年人中常见轻度的汇管区纤维化和汇管区周围纤维化、门静脉直径减小。在肝脏中部分区域，血管结构间靠得更近，提示肝腺泡萎缩（图 6-96）。这种现象的极端模式可以导致肝门静脉硬化（hepatoportal sclerosis），又称特发性门静脉高压、非肝硬化性门静脉高压或非肝硬化性门静脉纤维化[133]；也可导致结节再生性增生[134]，即在受累的肝小叶内，在门静脉分支和肝小动脉间形成混杂血流导致所在肝腺泡萎缩及其他腺泡的代偿性增生（图 6-97）。这 2 种情况下都会导致无肝硬化的门静脉高压。肝左叶和部分肝段的萎缩（图 6-98）[135]通常是由于部分肝脏血管（流入道和流出道）的严重障碍所致，也可能是因为胆管闭塞。

2. 静脉流出道阻塞

肝脏终末静脉（中央静脉）、叶间（"小叶下"）静脉、肝静脉和下腔静脉构成了肝脏血流流出道，但只有中央静脉和小叶下静脉可以在肝活检标本中取样。肝脏流出道任何一部分阻塞可以引起其他部位血管的变化，如肝窦扩张、比较少见的门静脉血栓形成。严重的慢性充血性心力衰竭或缩窄性心包炎，可以出现类似血管梗阻的表现。

肝静脉血栓形成（Budd-Chiari 综合征）造成的组织学改变容易与充血性心力衰竭或药物诱导的

肝损伤混淆，必须仔细地区分和描述。本病许多病理改变和充血性心力衰竭相似，但是不同的肝小叶由于受累的程度不同而表现不同，最好使用楔形切口的肝组织标本进行评估。出现急性改变的肝腺泡有严重的肝窦扩张和充血，以 3 区最为严重（图 6-99），有时延伸到汇管区周围，凝固性变性或坏死很常见，充血区域有很多红细胞挤在 Disse 间隙里，紧贴变性的肝细胞。中央静脉和小叶下静脉内可有血栓或再通的血栓（图 6-99），伴或不伴增厚的附壁纤维，但是在过小的肝组织样本中，由于取样太少，可能没有静脉的改变。有的肝腺泡表现为渐进的受损过程，肝窦内逐渐充血，伴随肝细胞的萎缩。不管哪种类型的损伤都有肝腺泡 3 区纤维化，纤维连接邻近的中央静脉。小的门静脉闭塞，进一步加重这部分肝组织损伤[136]，而其他肝腺泡未被累及。肝脏尾叶通常不会受累，因为这部分肝脏有单独的静脉回流，并形成代偿性肥大。

静脉闭塞性疾病通常是由于毒物（如吡咯类生物碱）或放射性损伤所致，导致小静脉的内皮细胞

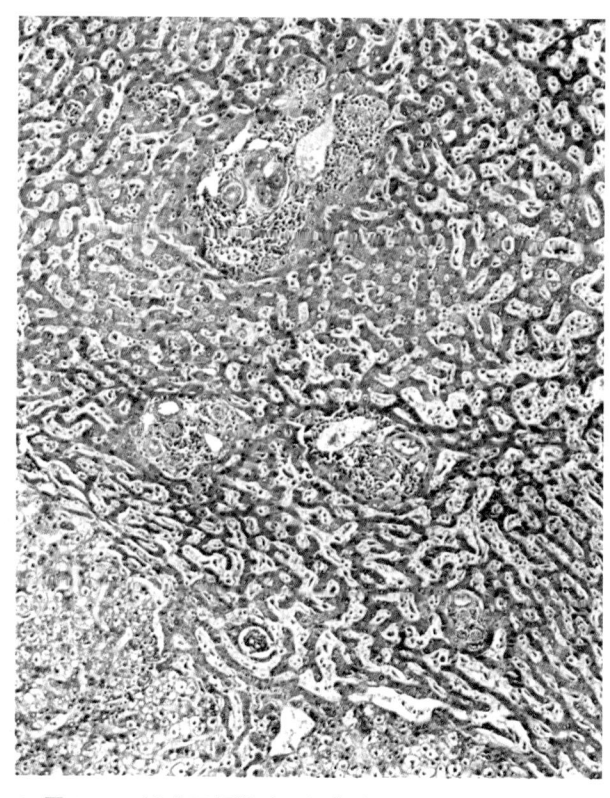

▲ 图 6-96　继发于慢性缺血的萎缩，由于肝小叶萎缩，汇管区纤维化，相互之间靠得很近

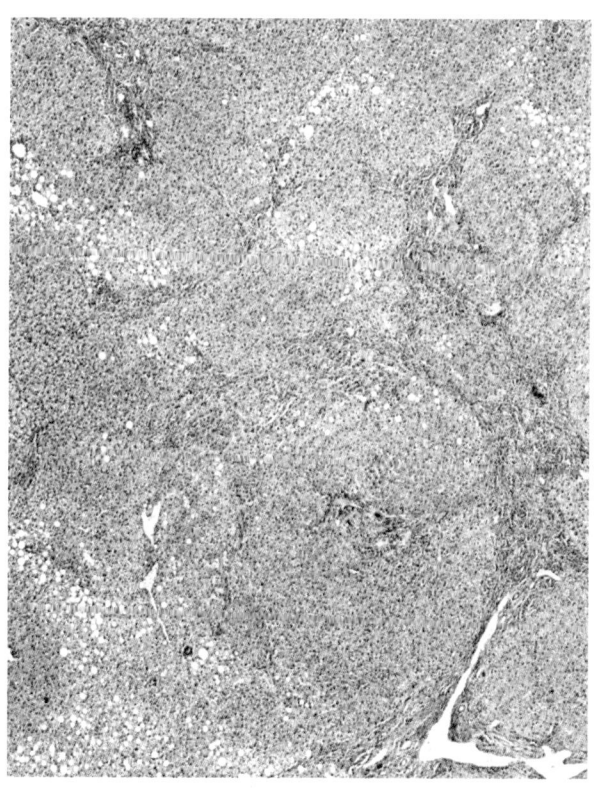

▲ 图 6-97　结节再生性增生
整个肝实质由肥大的结节代替，结节间由萎缩的肝细胞索分割

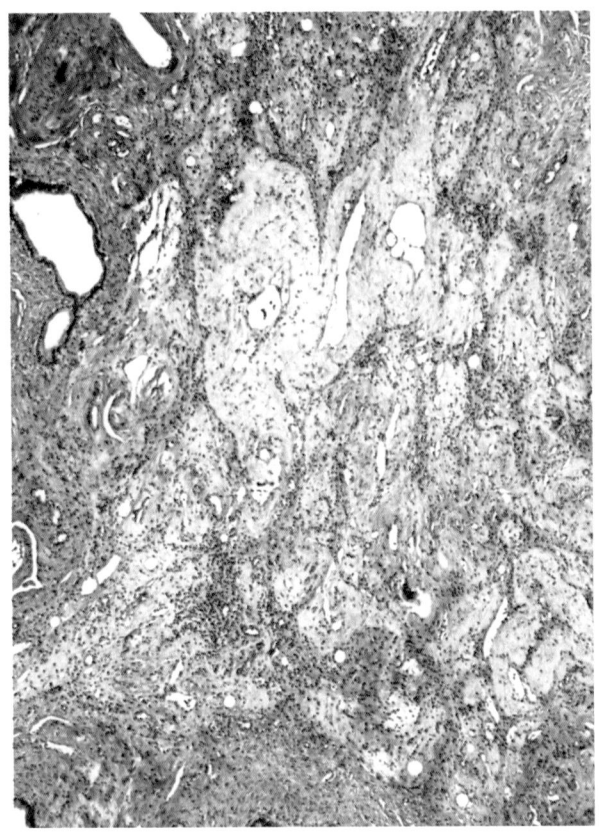

▲ 图 6-98　部分肝段萎缩

由于肝脏慢性缺血，部分肝组织纤维化，汇管区和胆管尚存，但肝细胞消失

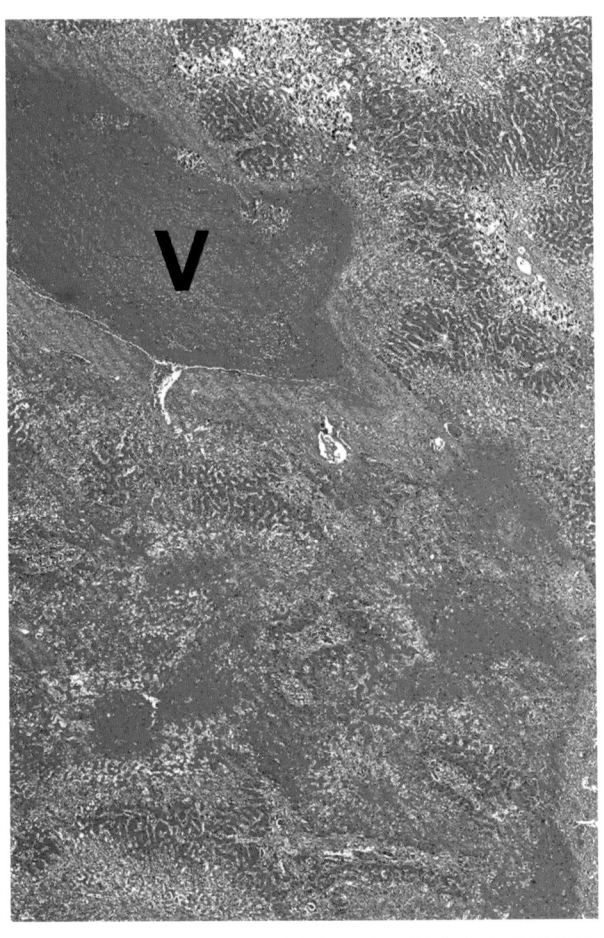

▲ 图 6-99　**Budd-Chiari** 综合征，在一根大的小叶下静脉（**V**）中有血栓形成，伴随肝窦内严重的肿胀和充血，在邻近肝腺泡有 3 区坏死

损伤，而引起的肝实质改变类似于 Budd-Chiari 综合征。但是在早期，肝终末小静脉和小叶下静脉的损伤是特征性的，内膜细胞水肿，继而出现内皮下网状纤维和胶原纤维的沉积，使血管管腔进行性狭窄（图 6-100）。从血管中溢出的红细胞常位于纤维之间，通常炎症轻微或缺失，没有层状血栓。严重的急性损伤病例中有静脉壁的坏死。静脉壁进行性的纤维化使静脉难以辨认，外观像小的透明圆柱。在大部分病例，肝静脉和下腔静脉不受影响。

3. 肝窦损伤

肝窦扩张是肝活检标本中常见的由全身性疾病造成的非特异性改变。慢性心力衰竭导致肝窦出现逐渐发展的扩张和充血，最终导致以 3 区为主的肝细胞萎缩，并继发纤维化[130, 131]。有时口服避孕药可以导致特征性的汇管区周围（1 区）肝窦扩张[137]，肝板呈现不同程度的萎缩（图 6-101）。此种改变累及所有肝腺泡，而不像肝脏占位所致的

肝窦扩张只在局部。全腺泡的肝窦扩张见于镰状细胞贫血，扩张的肝窦里填充了镰状红细胞块。如果存在不同程度的扩张，而又在小叶内没有特别的定位，则可能与其他疾病相关，尤其是肿瘤或肉芽肿病。肝窦扩张可能是某些肿瘤的全身性表现之一。组织学上的三联征包括：肝窦的局灶性扩张、微胆管增生、水肿的汇管区有中性粒细胞浸润，常出现于占位性病变附近[138]。

肝紫癜症（peliosis hepatis）的特征是由于局部的肝窦极度扩张，形成不同大小的散在血池（图 6-102）。现在认为这个病理变化的机制是由于内皮细胞的损伤导致血液聚集在 Disse 间隙，从而形成血池。紫癜在过去被认为是消耗性疾病的并发症，如结核和恶性肿瘤，在尸检中偶然被发现。目前，紫癜最常见的原因是雄性激素或类固醇激素的治疗

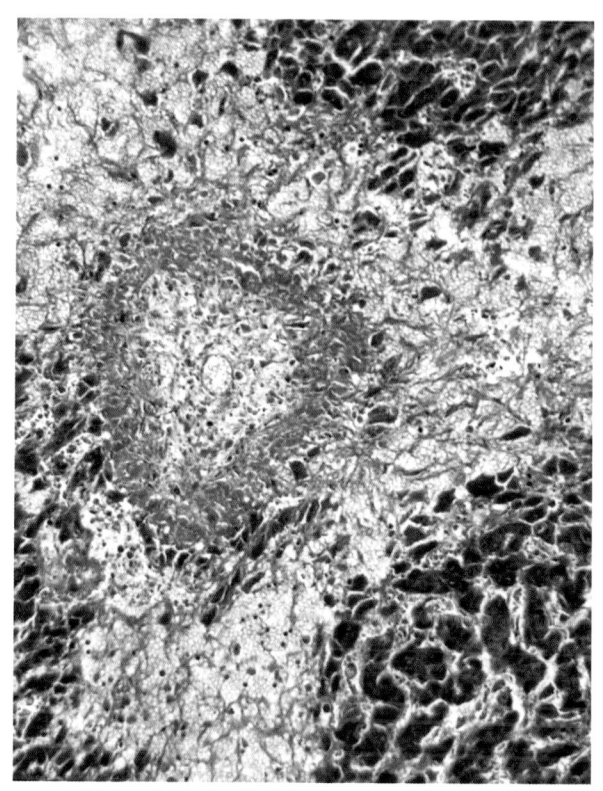

▲ 图 6-100 千里光属（*Senecio*）生物碱所致的静脉闭锁
输出静脉由于内膜增厚造成管腔狭窄，红细胞渗出伴随有 3 区坏死和明显的充血

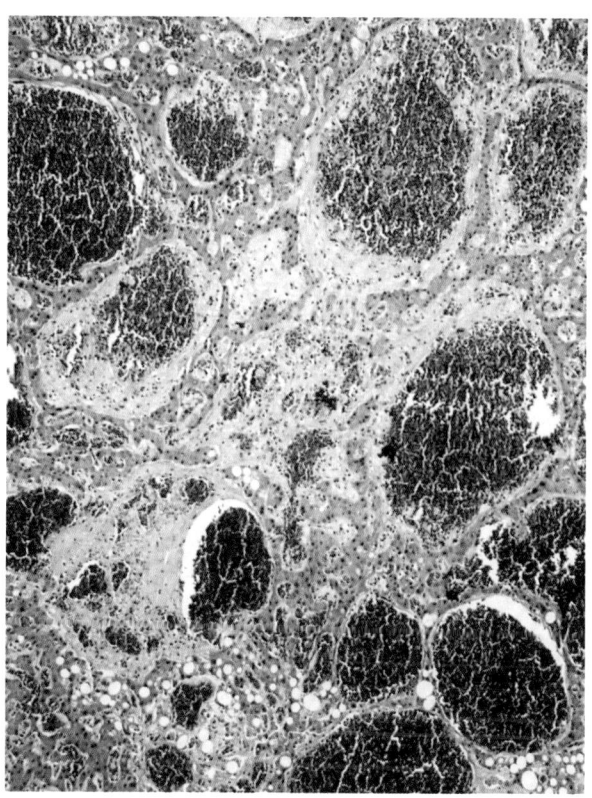

▲ 图 6-102 在合成类固醇激素治疗导致的肝紫癜症中，不同大小的血池散在分布于肝实质中

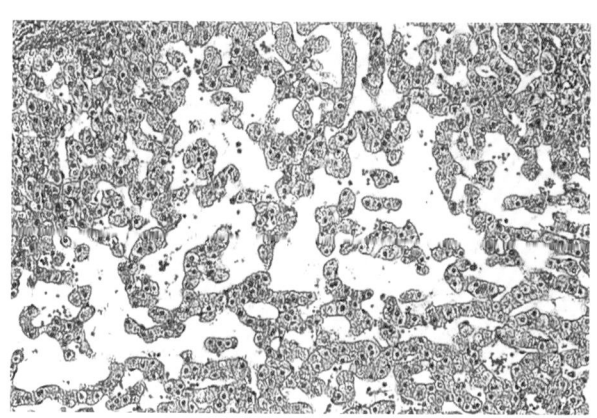

▲ 图 6-101 长期的口服激素类避孕药，导致汇管区周围肝窦明显扩张，伴随肝细胞板萎缩

所致[139]。组织学上，紫癜池内可能有变薄的内皮细胞层，在病变周围有不同程度的肝窦扩张，但是肝紫癜症这个名词不应该用于单纯的肝窦扩张。AIDS[140] 患者中由于感染巴尔通体所致的细菌性血管瘤需与肝紫癜症鉴别，做细菌染色可以发现大量的菌体。

伴纤维素血栓沉积的肝窦血栓形成较少见，但可以发生于一些疾病中。没有肝病病史的妊娠期的败血症患者，在汇管区周围的肝窦中有纤维素沉积[141]，这种沉积偶尔伴随有凝固性肝细胞坏死。弥散性血管内凝血中也有类似的损伤模式，但是肝窦内纤维素沉积并不局限于门管周围区域。

肝窦纤维化发生于很多慢性疾病中。胶原和层粘连蛋白一起沉积在 Disse 间隙，形成基底膜和导致肝窦毛细血管化。胶原可以通过 Masson 染色很好地呈现，基底膜的成分和细胞外基质也可通过各种特殊的免疫染色显现。在早期酒精性肝炎、非酒精性脂肪性肝炎、糖尿病、慢性充血性心力衰竭及维生素 A 中毒性肝炎中，肝窦纤维化在肝腺泡的 3 区最明显（图 6-69）。

（十）淀粉样变

淀粉样变的患者通常都累及肝脏，建议患者行肝活检以明确诊断。淀粉样变性可局限在动脉，也可累及肝脏实质（图 6-103）。目前，鉴定出至少有 11 种淀粉样前体蛋白，可沉积于不同的组织导

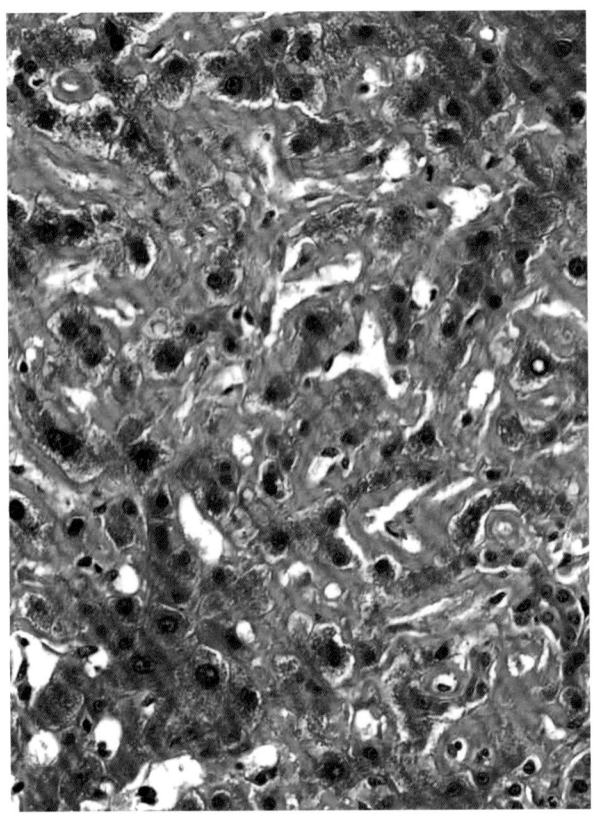

▲ 图 6-103　肝腺泡内广泛的淀粉样物质沉积，填充了肝细胞和内皮细胞间的 Disse 间隙，导致肝细胞板的萎缩

致其功能异常。来源于免疫球蛋白轻链的可变端的 AL 型淀粉物质是最常见的。在 AL 型淀粉样变性和绝大部分其他类型中，淀粉样嗜伊红物质逐渐沉积在 Disse 间隙内，甚至导致肝细胞板的萎缩。一种不常见的肝淀粉样变是由球形的淀粉样物质所致，特异性地导致淋巴细胞趋化因子相关淀粉样变性（leukocyte chemotactic-factor associated amyloidosis，ALECT2）。淀粉样变性可以经特异染色来诊断，可以用组织化学染色（如刚果红染色后，在偏振光下呈苹果绿），或使用淀粉样物质的特异性抗体进行免疫组化染色[142]。

（十一）肝硬化

　　肝硬化被定义为肝脏弥漫性的纤维化过程，正常的肝脏组织被结构异常的结节替代[143]。根据结节的大小可以在形态学上将肝硬化分为 3 种类型。小结节型肝硬化指大部分假小叶结节直径小于 3mm。大结节型肝硬化指大部分结节大于 3mm，且

其大小明显不等。混合型肝硬化指大结节和小结节在数目上相当。再生结节对肝硬化诊断并非必不可少，如在胆汁性肝硬化和血色病，再生结节很少或缺失。

　　通过经皮肝穿刺很难诊断肝硬化，特别是对大结节型肝硬化，因此更推荐采用切割活检（如 Tru-Cut），可以获得既含有纤维间隔又含有肝实质结节的肝组织（图 6-104）。抽吸法（如 Menghini 针）在获取肝组织时，肝穿针易被纤维组织反弹而更容易取到肝实质，因此使用受限。然而，即使采用抽吸法，也能取得很多组织学诊断线索。肝硬化肝脏的抽吸标本通常为组织碎片，碎片有圆形的边缘，纤维间隔可以穿过组织碎片，有时会形成细条状包绕在碎片边缘。胶原染色（图 6-104）对检测纤维非常必要，还可以用于区别肝脏大块坏死后塌陷的网状纤维及用于证明肝硬化再生结节中增厚的肝细胞板。网状纤维染色用于证实由于肝细胞生长改变而形成的不规则的结构。许多细胞板的厚度超过一层，肝窦间隙由于细胞挤压而几乎不可见。肝细胞呈多形性，除非这一进程完全不活跃。典型改变是汇管区和中央静脉间空间结构发生变化。小结节型肝硬化由于结节较小，肝穿针直径大于肝结节直径，比大结节型肝硬化更易通过肝穿刺活检获得诊断。许多非肝硬化患者的肝包膜由于纤维组织增多，血管和胆管增厚。从这些部位取出的小的肝组织标本（特别是表浅的楔形活检），需要结合原因综合考虑，不要误诊为肝硬化。

　　肝硬化的形态学评估包括：肝硬化是完全性还是部分性；基本的形态类型（如：小结节型、大

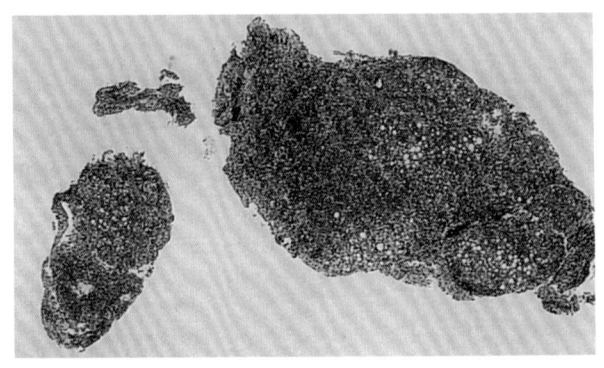

▲ 图 6-104　肝硬化的碎针活检标本，Masson 染色显示纤维隔膜的胶原包裹并穿过碎片

结节型或混合型）；炎症活动的程度；可能的病因（如果可能的话）。肝活检标本偶尔显示小结节，或广泛的纤维化，可能被判断为早期或不完全的肝硬化，但是确定的肝硬化需要有完全异常的肝腺泡结构。对于活动度的评估需要考虑肝细胞变性和坏死的程度及小叶中肝实质的炎症程度。

即便少数情况下肝硬化的病因难以明确，也需要尽一切努力寻找病因。病因学的诊断有时单纯靠 HE 染色就可完成（如：胆管缺失和慢性胆汁淤积提示胆汁性肝硬化，包括继发于 PBC 和原发性硬化性胆管炎的肝硬化）。特殊染色是重要的辅助技术。特异性特殊染色有：铜染色对 Wilson 病和 PBC 的诊断，PAS 染色和免疫染色对 α_1- 抗胰蛋白酶缺乏症的诊断，病毒表面抗原免疫染色对乙肝的诊断及铁染色对血色病的诊断。

肝硬化可以出现癌前病变。大细胞变（肝细胞发育异常）的特点是细胞核增大和细胞质增多，细胞核染色深，核仁突出，偶尔会出现多个核（图 6-105）[144]。退变结节（dysplastic nodule）这个词语是指大体解剖上明显或影像学易辨认的大结节，通常比周围的肝硬化结节大，并有颜色和质地的不同[145]。在显微镜下可以将肝脏结节分级：当结节有最低程度的不典型的组织学特征时，为低级别增生不良结节；当结节内的肝细胞有不典型组织学特征时，为高级别增生不良结节，如肝细胞细胞质呈碱性，核浆比升高，核不规则，核深染。高级别增生不良结节，常在大结节内有不清楚的小结节（形成"结节中的结节"），很容易通过周围压缩的网状纤维和不同方向生长的肝细胞板识别。肝细胞的小细胞变（小细胞发育异常）（图 6-106），表现为比正常肝细胞小，但核浆比升高。有证据表明在肝硬化基础上，肝细胞的小细胞变比大细胞变更像肝细胞癌的癌前病变。

（十二）纤维多囊性病变

1. 囊肿的损伤和病变类型

von Meyenburg 综合征又称胆管微错构瘤，是常见的肝脏发育异常性疾病[146, 147]。典型的胆管微

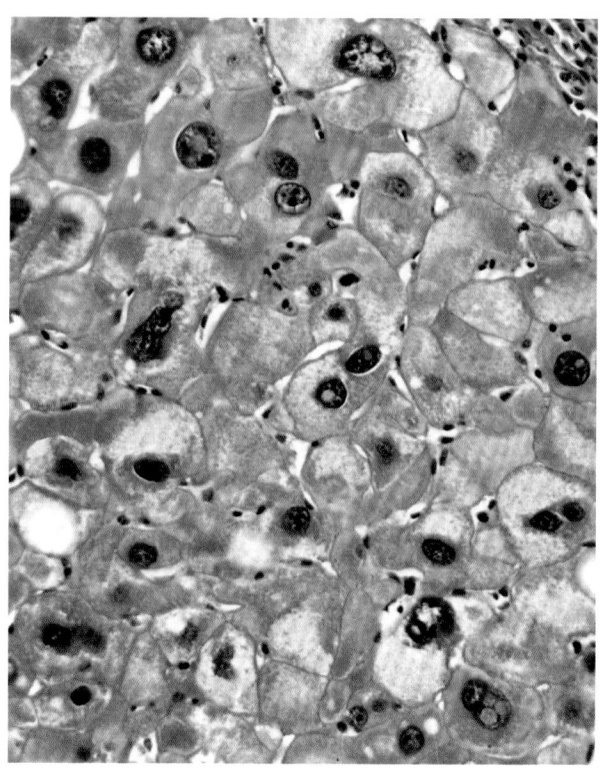

▲ 图 6-105 肝硬化中的肝细胞大细胞变（肝细胞发育异常），发育异常的细胞增大，含有大而深染的胞核，有时核不规则

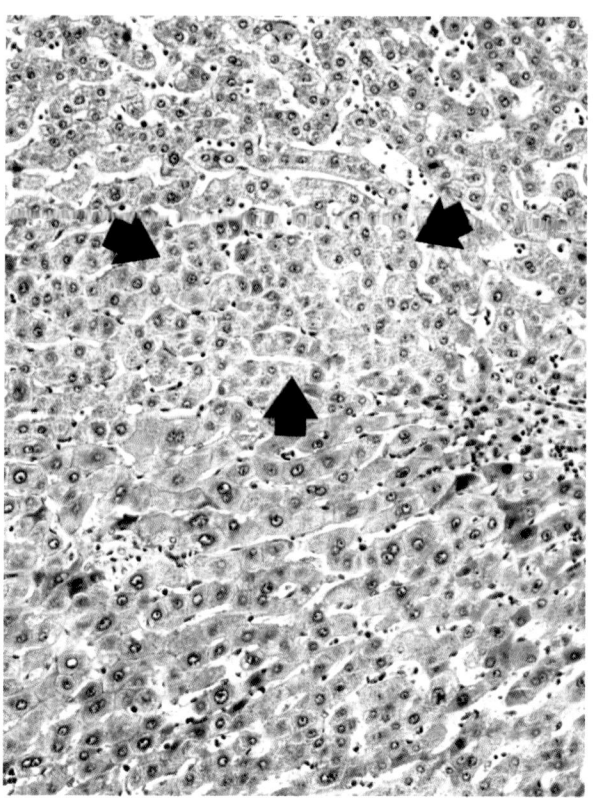

▲ 图 6-106 高级别增生不良结节内的小细胞变，在大的肝硬化结节内有小细胞结节样生长，小细胞的核浆比升高（箭）

错构瘤出现在正常汇管区附近，由含有较多不规则的、内衬胆管上皮细胞的胆管样结构的纤维基质构成（图 6-107）。这些胆管样结构往往是扩张的，很多因为过大被认为是囊肿，它们通常含有嗜伊红或胆汁着色的分泌物。

胆管囊肿通常为单个的、内衬立方体状的胆管样上皮细胞。被认为是在发育中产生的，有的是来源于 von Meyenburg 综合征中的囊性扩张，绝大部分病例没有确切的病因。典型的胆管囊肿内含澄清的液体，但如果继发感染，其内可含有脓液，囊肿过大可能出现出血和继发于小创伤的炎症。

Ciliated foregut 囊肿是发育性囊肿中少见的类型，内衬纤毛柱状上皮细胞[148]，这种囊肿和纵隔的支气管囊肿类似。该病在肝脏中是相当罕见。

胆管板畸形是指胚胎期的胆管板延续到出生后的肝脏[147]。在胚胎期，出现小叶内胆管之前，门管被一层胆管型的细胞包绕，称为胆管板。当汇管区中央出现真正的胆管后，胆管板会消失。部分胆管板的持续存在可能会发生 von Meyenburg 综合征，胆管样结构也出现在先天性肝纤维化、婴儿型多囊病中的囊肿（图 6-108）。

2. 婴儿型多囊病

婴儿型多囊病是一种常染色体隐性遗传病，包括一系列的损伤：婴儿型多囊肾病，先天性肝纤维化和 Caroli 病[149]。各个病例间的表现各不相同。婴儿型多囊病中的肝脏增大且结实，通常没有肉眼可见的大囊肿。显微镜下可见在汇管区有多个不规则胆管样结构，这些结构有分支，成不规则角状延伸入肝小叶内（图 6-108），胆管成圆形排列，完整或中断，有胆管板畸形的特征。与先天性肝纤维化相比，多囊病的纤维化程度更低，胆管稍有扩张，但真正的囊肿很罕见，内衬一层柱状到立方状的上皮细胞。

3. 先天性肝纤维化

先天性肝纤维化中，厚纤维带形成延伸的网络，通常为延续的，连接相邻的汇管区（图 6-109）。

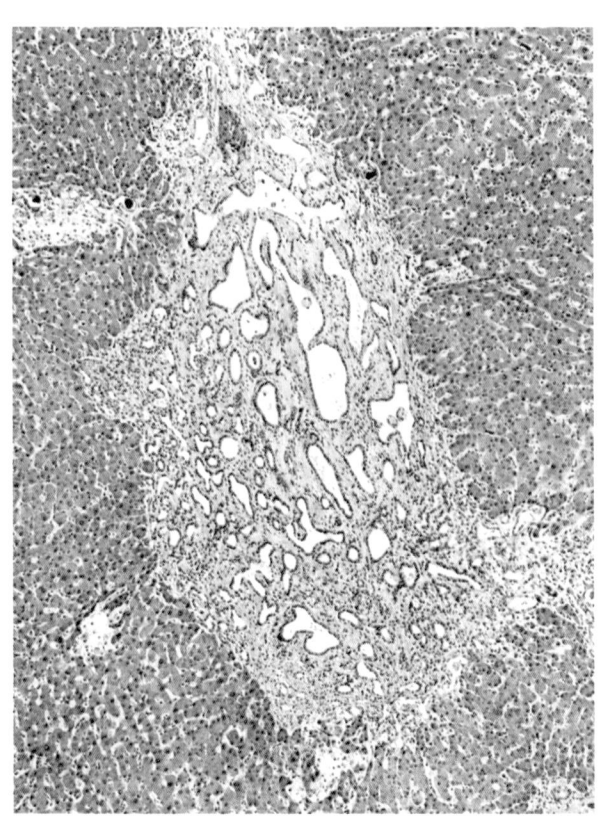

▲ 图 6-107　1 例 von Meyenburg 综合征，在致密的基质中含有不规则的、小的胆管样结构，其中一些有轻度的扩张

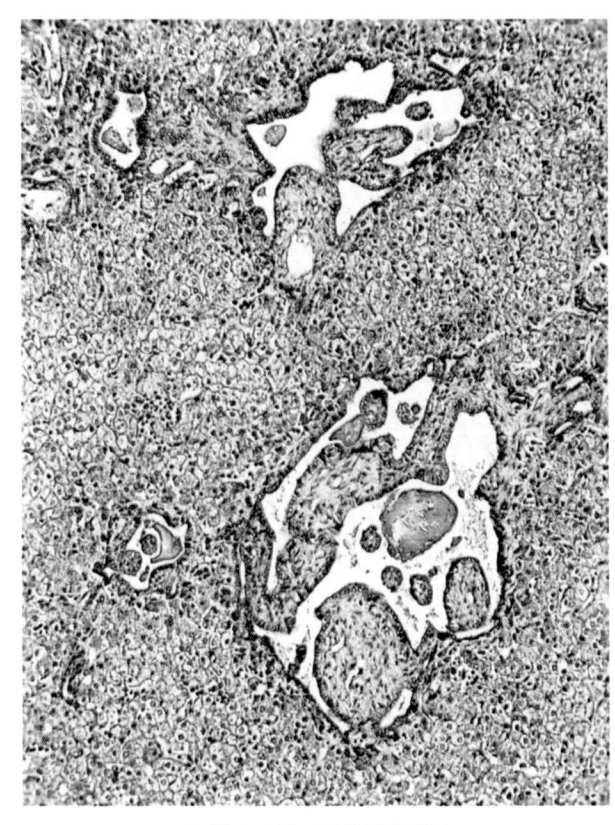

▲ 图 6-108　婴儿型多囊病
胆管内衬立方状上皮呈息肉样向管腔内突起，并且大部分是空的，这些结构是来源于残余的胎儿期胆管板

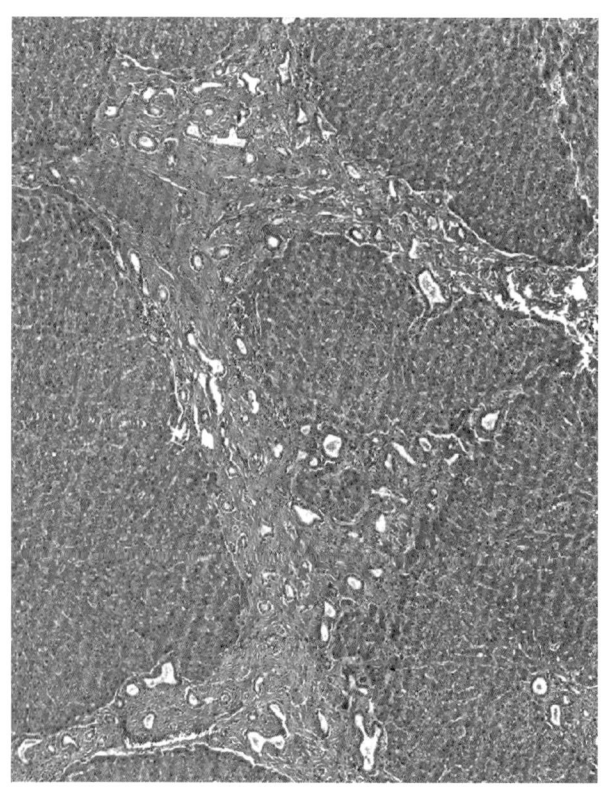

▲ 图 6-109　先天性肝纤维化

Masson 染色显示肝实质被不规则的纤维组织带分割为岛状，纤维组织内含有许多小的胆管板残余组织

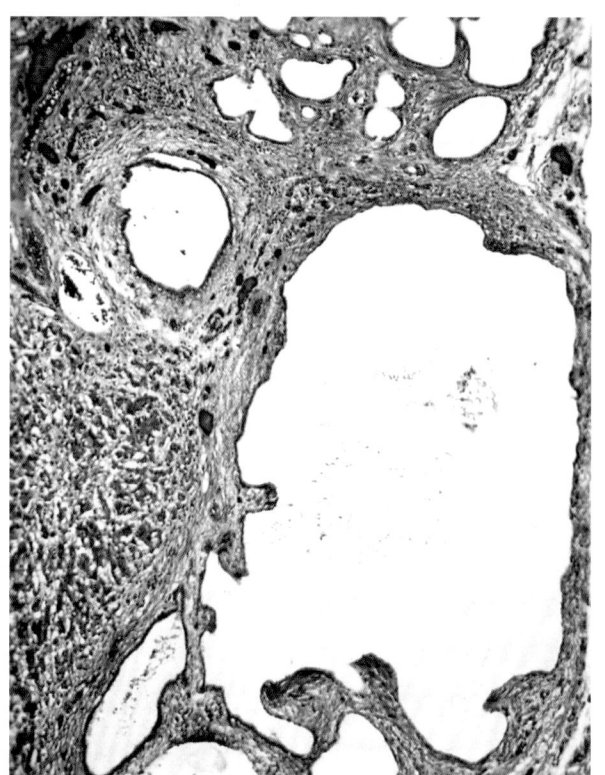

▲ 图 6-110　成人多囊病

大量不同大小的囊肿，内衬立方状或扁平的上皮细胞

在纤维间隔中有很多胆管样的结构，有的不规则和轻度扩张，其内可能含有黏液和胆汁。虽然这些胆管样结构很像胆管，但事实上为胆管板的残余。门静脉分支在大小和数量上通常下降，稀疏的静脉管道可能是门脉高压的原因之一。被纤维间隔分割开的肝实质不规则，呈"拼图样"，会联想到胆汁性肝硬化。然而，和肝硬化不同的是，先天性肝纤维化没有肝实质的破坏和再生。肝细胞板为规则的层细胞，正常外观的肝细胞和胶原隔间边界清楚。

4. 成人多囊病

成人多囊病通常与成人多囊肾病有关。该病中有许多大小不等的囊肿，直径可达 1mm～12cm，内含澄清的无色或淡黄色液体，合并感染的除外。在显微镜下，囊肿起源于汇管区，内衬一层矮柱状或立方状上皮细胞（图 6-110），周围有胶原基质，可能有少量炎症细胞浸润。von Meyenburg 综合征（胆管微错构瘤）通常也会出现，该综合征的部分表现有时出现在囊肿的附近，提示囊肿是由综合征

中逐渐扩张的胆管管腔形成。偶尔成人多囊病病例显示 von Meyenburg 综合征的许多特点而无囊肿。

（十三）肿瘤

1. 肝细胞肿瘤

肝细胞腺瘤：近年来，根据分子改变与病理改变的相关性，可以将肝细胞腺瘤分为 4 种亚类[150]。肝细胞核因子 1α（HNF-1α）失活的腺瘤由良性的肝腺瘤细胞呈片状或绳状排列，失去正常肝腺泡结构（图 6-111）。如果没有注意到汇管区缺失，则很容易与正常肝脏组织混淆。腺瘤细胞大小与正常肝细胞相似或者略大，由于胞内的糖原和（或）脂质增多，细胞质颜色较浅。细胞核均一而规则，核浆比在正常范围，有丝分裂几乎不可见。腺瘤中散在分布着薄壁的血管管腔，大的动脉只在瘤体边缘出现。扁平的腺瘤细胞条索成片状，压缩肝窦。腺瘤的另外 1 个类型，包括炎症腺瘤或毛细血管扩张腺瘤通常与 gp130 突变及 STAT3、IL6 途径活化

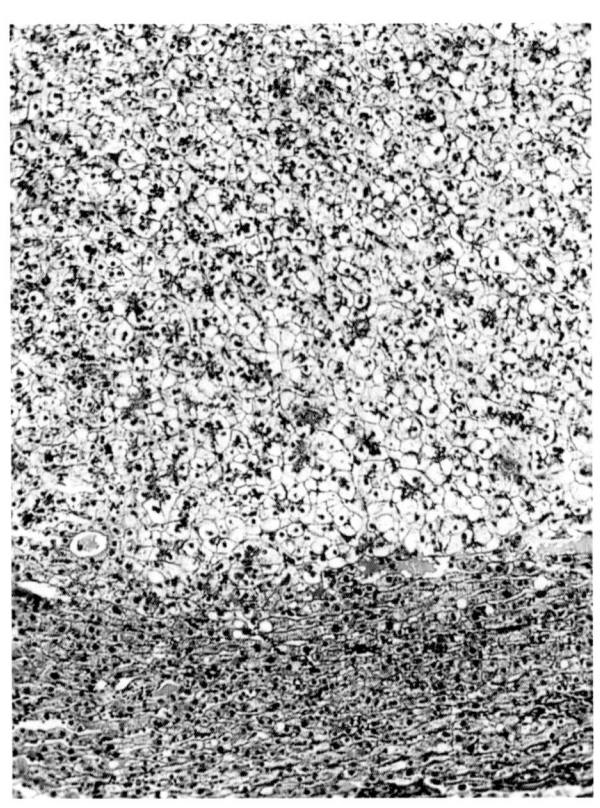

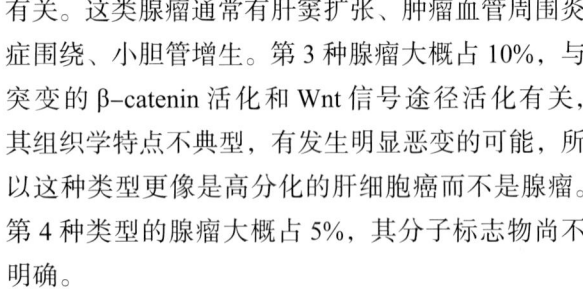

▲ 图 6-111 肝细胞腺瘤，由片状生长的大的、色浅的肝腺瘤细胞组成，没有正常的小叶结构，在这个视野的下方是被压缩的正常肝组织

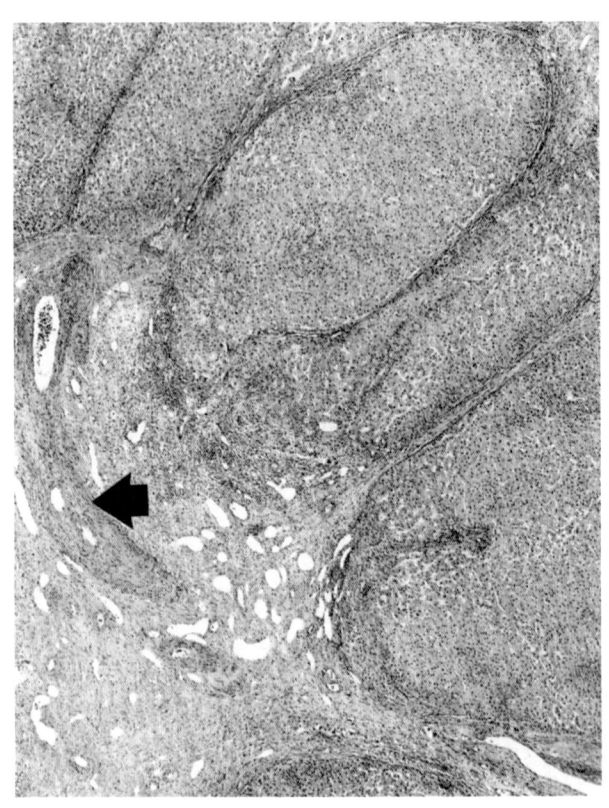

▲ 图 6-112 灶性结节状增生
中央瘢痕处的切片显示异常增厚的大动脉（箭），中央瘢痕周围有肝硬化样的结节环绕

有关。这类腺瘤通常有肝窦扩张、肿瘤血管周围炎症围绕、小胆管增生。第 3 种腺瘤大概占 10%，与突变的 β-catenin 活化和 Wnt 信号途径活化有关，其组织学特点不典型，有发生明显恶变的可能，所以这种类型更像是高分化的肝细胞癌而不是腺瘤。第 4 种类型的腺瘤大概占 5%，其分子标志物尚不明确。

2. 灶性结节性增生

灶性结节性增生的典型大体外观为单个结节，这对诊断很有帮助[150]。这种病灶与周围组织分界清楚但无包膜。当生长在肝脏表面时，灶性结节性增生中央凹陷成脐状，其颜色比周围的肝组织浅，从黄色到棕色或浅棕色。其切面中心含有特征性的中央"星状"瘢痕，其放射状的纤维间隔将病灶分为小结节。显微镜下的结构与大体外观一致。病损中央切片显示中央"星状"瘢痕，其内含有一根或更多的大动脉，伴有异常的内膜或中间层的纤维肌性增生（图 6-112），有小胆管增生而真正的胆管缺

失。从中央瘢痕处发出宽窄不等的放射状生长的纤维间隔。在纤维间隔之间是正常肝细胞增生结节，具有胆汁淤积特征，如胆盐沉积和铜沉积，甚至不同程度的胆色素沉积，偶尔会很显著，这些特征使病灶类似局灶性的胆汁性纤维化。除非已经认识到单个结节的形成，针刺活检取出的标本容易误诊为肝硬化，但是中央瘢痕内的大动脉为确诊提供可靠的线索。

(1) 肝细胞癌：肝细胞癌的细胞在不同的程度上类似正常的肝细胞[151]。有的肿瘤中癌细胞分化得很好，以至于难以和正常肝细胞或肝腺瘤细胞区别。另一个极端的是肿瘤细胞未分化或低分化，只有很少的证据显示其为肝细胞来源。大部分的肿瘤有明确的肝细胞分化的证据。肿瘤细胞有不同的细胞膜、嗜伊红的颗粒状细胞质。在细胞间可以见到微胆管（图 6-113），虽然有时候很难发现，但通常在光学显微镜下可见。因为 CEA 可以和微胆管细胞膜上的胆管糖蛋白（biliary glycoprotein1，BGP-1）

结合，CEA 免疫染色用于证明胆小管的存在。胆色素可以存在于肿瘤细胞内或在扩张的小管内，这是对确诊最有用的显微镜下特征。肿瘤细胞的核通常增大，核浆比升高，有不同程度的异质性和明显的核仁。

肝细胞癌的组织学生长模式有几种，由于细胞学特征多种多样，识别一种生长模式即有助于获得诊断。最常见的是小梁型（图 6-114），肿瘤细胞呈厚索状生长，试图形成正常肝脏的细胞板状，小梁被血管间隙（肝窦样）分开，没有或仅有少量结缔组织。有时小梁中央有扩张的微胆管，形成假腺样结构，当小梁融合到一起，产生肿瘤单个生长模式，形成片状的肿瘤细胞。

(2) 纤维板状肝细胞癌：纤维板状肝细胞癌被认为是肝细胞癌的一种组织学变异型，但是也有证据表明它确实是一种完全不同的生物实体，可在不同的人群中发生，比其他类型的肝细胞癌预后好。纤维板状肝细胞癌的病理学特征非常独特[152]，基因研究发现在所有病例里都有 19 号染色体的特异

染色体内缺失，导致形成 DNAJB1-PRKACA 融合转录子。在显微镜下，肿瘤类似分化较好的肝细胞癌，但不像肝窦将小梁分开，其内含有片状、大的、多角的肿瘤细胞，被过多的胶原捆绑为平行的薄片（图 6-115），因此被称为纤维板状。肿瘤细胞有特征性的细胞学表现，其细胞质由于含有过多的线粒体，而呈深嗜伊红和颗粒状。大约有 50% 的肿瘤细胞质内有"苍白小体"，是细胞内的纤维蛋白原沉积所致。

(3) 肝母细胞瘤：上皮的肝母细胞瘤由胎儿和（或）胚胎型的肝细胞构成[153]。由胎儿细胞为主的肿瘤构成模拟胎儿肝脏，有独特的黑白（light-and-dark）细胞模式和局灶性的造血（图 6-116）。胎儿细胞形态更小，更嗜碱性，核浆比高，它们趋向于形成腺泡、胆管或乳突样结构。上皮细胞-间充质细胞混合的肝母细胞瘤既有胎儿或胚胎细胞的成分，又有间充质的成分，可以由原始的间叶细胞、骨质成分（有或没有钙化）、软骨或成横纹肌细胞组成。肝母细胞瘤可分为未分化型（未分化的小细

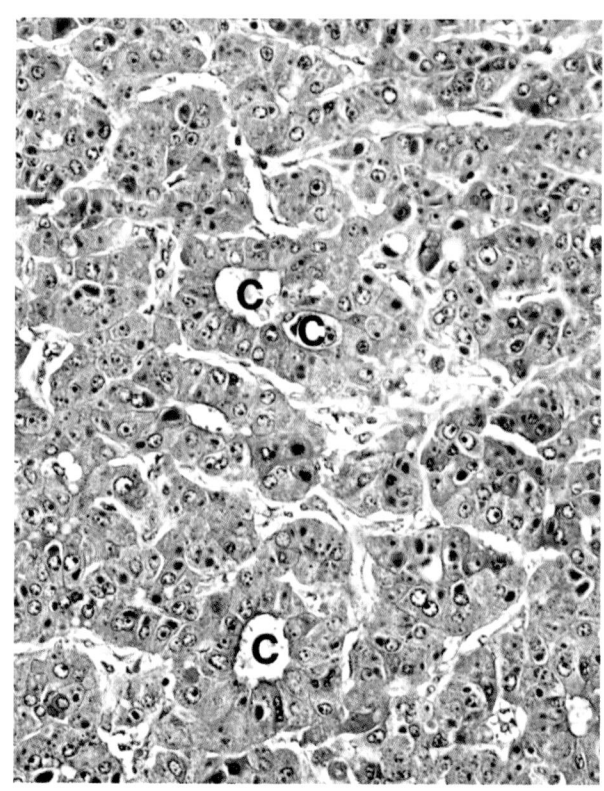

▲ 图 6-113　中等分化的肝细胞癌，肿瘤细胞间易见许多扩张的微胆管（C）

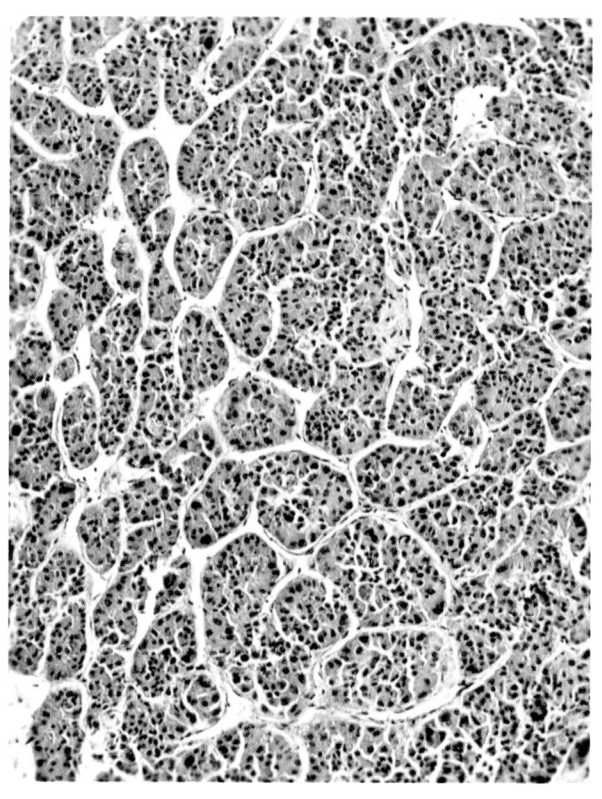

▲ 图 6-114　肝细胞癌的小梁型生长模式，肿瘤细胞生长为厚索状（从横截面看为岛状），被肝窦样的血管间隙分开

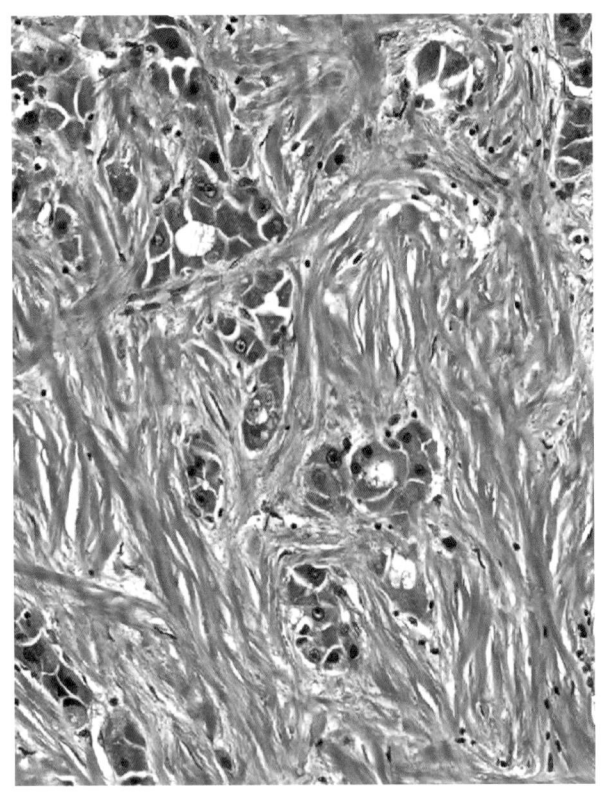

▲ 图 6-115　纤维板状肝细胞癌中，肿瘤细胞为大的多角形细胞（与小梁型肝细胞癌相比），被包埋在纤维基质中，排列呈平行的薄片状

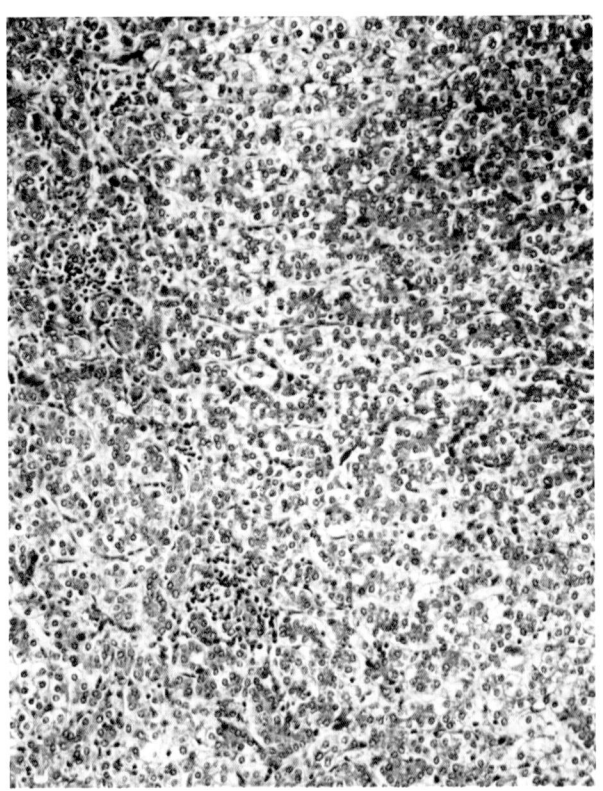

▲ 图 6-116　胎儿型肝母细胞瘤模拟胎儿肝脏生长，形成特征性的黑白细胞模式，并有成簇的造血细胞

胞）和大梁型（肝细胞癌样）。

3. 胆道肿瘤

(1) 胆管腺瘤（胆管腺体周围错构瘤）：胆管腺瘤通常是单发的包膜下结节，偶尔在肝脏里有多个结节。病灶可以直径大于 4cm，但 90% 以上约 1cm 或小于 1cm。肿瘤主要由增生的小圆形正常形态的胆管和立方状稍嗜碱性的细胞构成，细胞核规则，没有异型性，也没有有丝分裂（图 6-117）。瘤体内还有致密透明的纤维基质，还可能出现肿胀的汇管区。这类肿瘤发生的组织学机制尚不明确。免疫表型分析显示肿瘤和正常的胆管周围腺体及前肠来源的细胞类似。目前公认的理论是这类肿瘤是因为肝脏内局部损伤导致的胆管增生所致 [154]。

(2) 胆管细胞癌：在显微镜下，胆管细胞癌与身体其他部位发生的腺癌类似 [155]。这种腺体肿瘤是由类似于胆管上皮细胞的肿瘤细胞构成（图 6-118）。肿瘤细胞呈矮柱状或立方状，细胞质稍嗜碱性，其细胞核小于肝细胞癌的细胞核，核仁不明显。通过

特殊染色可以证明细胞内含有黏蛋白，但其含量不充足。瘤体内有致密的纤维基质，这个特征可区别于肝细胞癌，但不能区别于转移癌。纤维组织中有时有钙质。肿瘤通常是分化较好的腺样新生物，但也可以是低分化的、乳突状或单个的，可具有腺癌的所有表现。偶尔有肿瘤出现局灶性的鳞状分化（腺鳞癌或黏液表皮癌）。目前还没有可靠的组织学特征用于区分肝内胆管细胞癌和转移性腺癌。诊断需要合理的排除肝外原发灶。

(3) 黏液囊性肿瘤（胆管囊腺瘤和囊腺癌）：多小叶性肿瘤可以起源于肝内或肝外胆管 [155]。发育性囊肿并非真正的多小叶性（尽管继发性改变偶尔可形成类似多小叶状）。肿瘤可发生于肝内或肝外胆管的任何部位，但几乎所有情况都是部分或全部位于肝内。大部分直径大于 10cm。显微镜下，胆管囊腺瘤在囊肿内壁有一层分泌黏液的柱状上皮细胞（图 6-119）。这层细胞为浅嗜伊红，核偏位，是典型的胆管样上皮。上皮细胞周围被间充质填充，

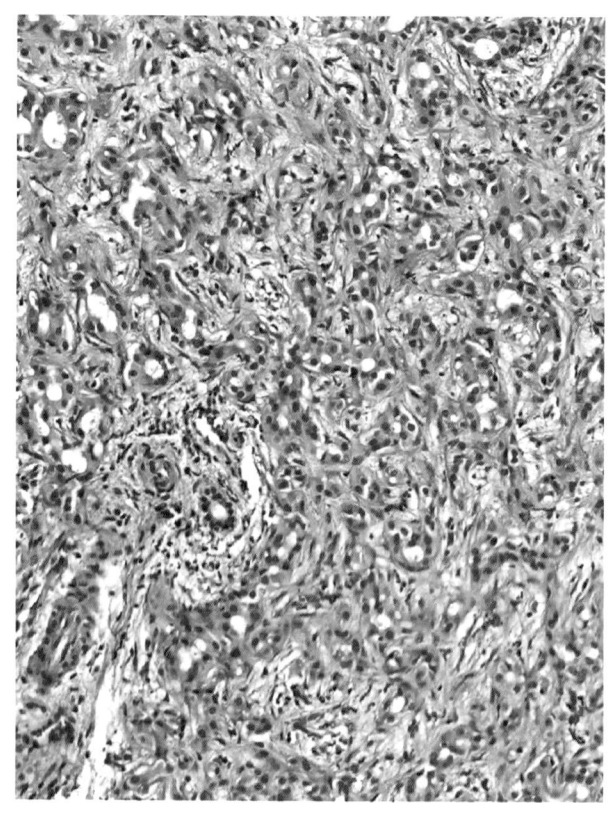

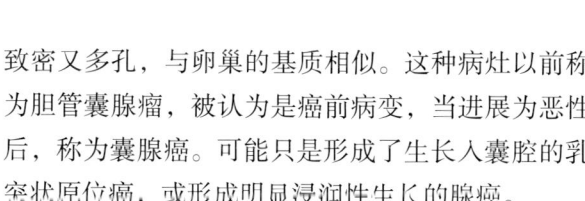

▲ 图 6-117 胆管腺瘤（胆管腺周错构瘤）
肿瘤由基质中增生的良性小腺体组成

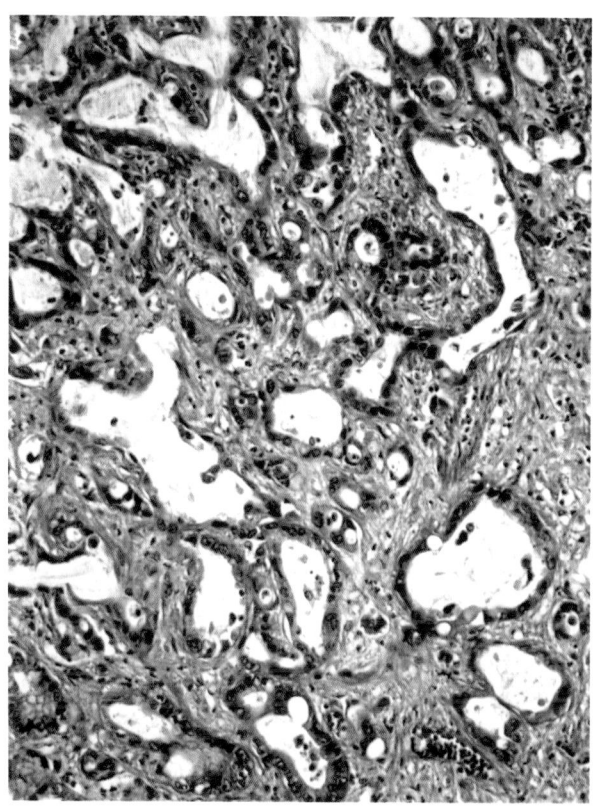

▲ 图 6-118 胆管细胞癌和身体其他部位的腺癌类似
在致密的基质内，多形性肿瘤细胞组成的不规则腺体构成肿瘤

致密又多孔，与卵巢的基质相似。这种病灶以前称为胆管囊腺瘤，被认为是癌前病变，当进展为恶性后，称为囊腺癌。可能只是形成了生长入囊腔的乳突状原位癌，或形成明显浸润性生长的腺癌。

（十四）血管瘤和其他血管肿瘤

血管瘤是肝脏内最常见的血管肿瘤。大部分血管瘤直径小于 4cm，但偶尔会超过 30cm。在显微镜下，血管瘤内多腔穴，由不同大小的血管腔构成，腔内壁衬有一层扁平的内皮细胞（图 6-120）[156]。血管瘤通常与周围的肝组织是不连续的，有清晰的分界，其内偶尔会有受限的胆管，或局灶性软组织。数量不等的纤维组织将血管腔分开，有的纤维呈细索状，有的形成大片的纤维瘢痕。在血管腔内可有新鲜的正在机化的血栓，血栓形成的动力学尚不明确，但在外科切除的血管瘤内易见。可能是缓慢的血流通过血管瘤，小的血栓不断形成和溶解，在磁共振影像上形成典型的异质性的表现。成纤维

细胞可以往血栓内生长，形成纤维瘢痕，导致"硬化性血管瘤"（sclerosing hemangioma）。在硬化性血管瘤和（或）钙化血管瘤的终末阶段，潜在的血管结构仍然可以被识别，为诊断提供线索。

其他的血管肿瘤很罕见。在婴儿时期，肝脏内可出现罕见的婴儿血管内皮瘤[156]。这种肿瘤由小的毛细血管样增生的血管管腔组成，类似在婴儿皮肤和黏膜表面常见的毛细血管瘤。虽然在组织学上为良性的，但婴儿血管内皮瘤可以形成巨大肿瘤导致肝衰竭或高输出量性充血性心力衰竭。血管肉瘤很罕见，其是一种肝窦内不典型内皮细胞增生形成的高度恶性的肿瘤（图 6-121），可以导致肝细胞萎缩、血管腔形成，有时会成为实体肿瘤[157]。上皮样血管内皮瘤也是同样罕见的恶性肿瘤（不如血管肉瘤的侵袭性强），是在肝血管内出现肥大的上皮样内皮细胞增生，并产生致密的纤维基质（图 6-122），与胆管细胞癌和转移性腺癌内的基质类似[157]。许多上皮样血管内皮瘤被误诊为腺癌，

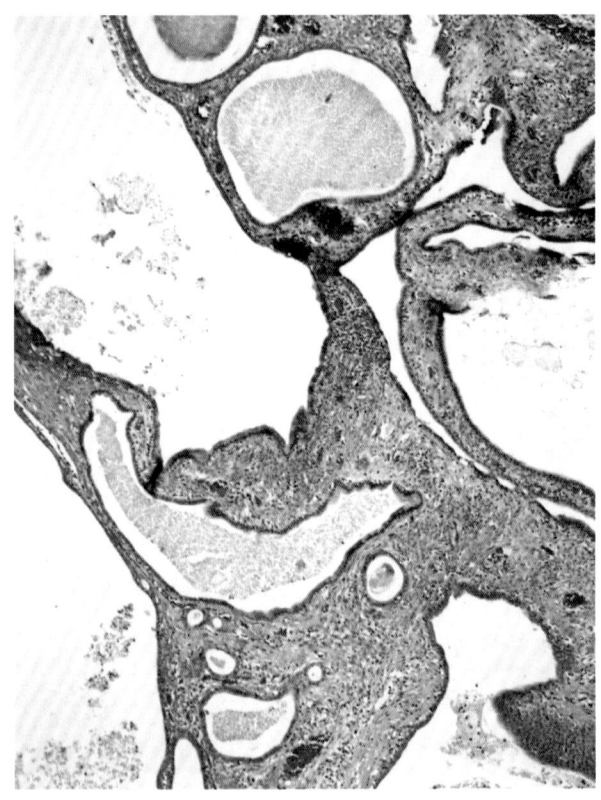

▲ 图 6-119　黏液囊性瘤是一种多小叶囊性新生物，在致密的间充质内内衬一层黏液上皮细胞

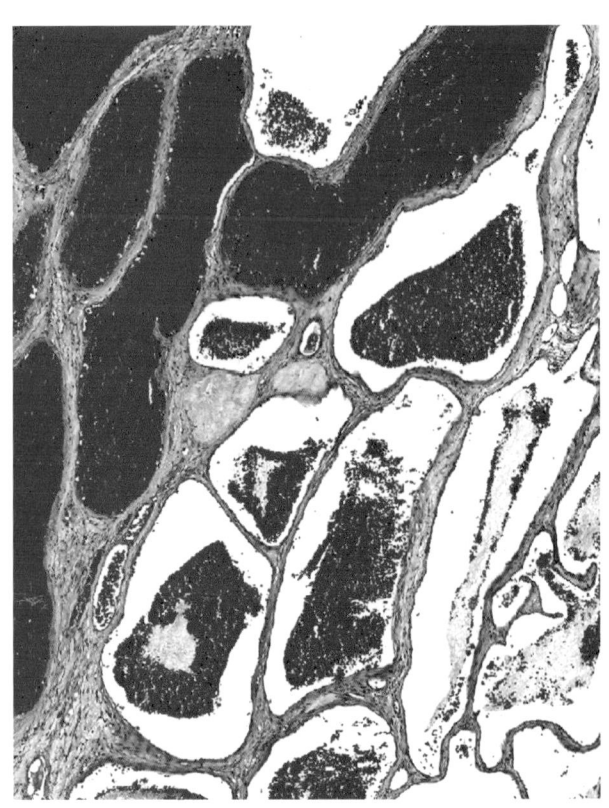

▲ 图 6-120　血管瘤由纤维基质构成，其内包含内衬扁平上皮细胞的"洞穴样"填满血液的空隙

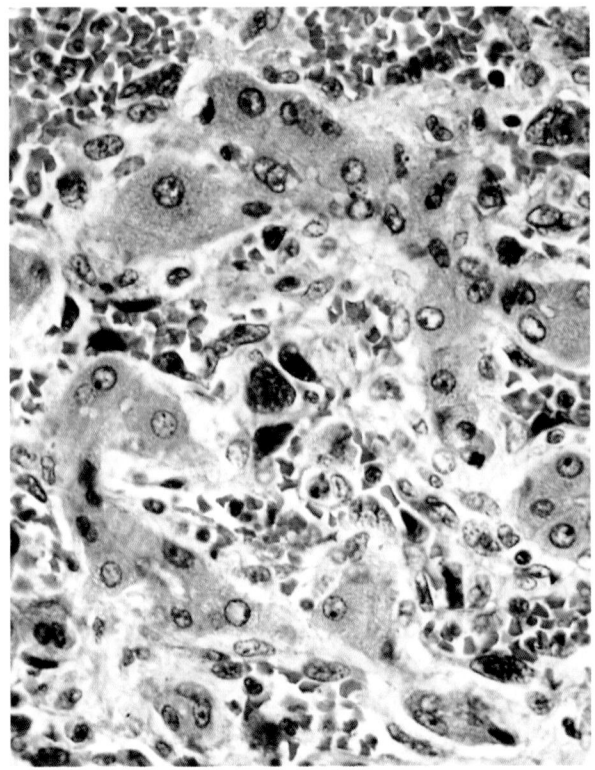

▲ 图 6-121　血管肉瘤为恶性内皮细胞增生，填满肝窦，导致肝细胞萎缩

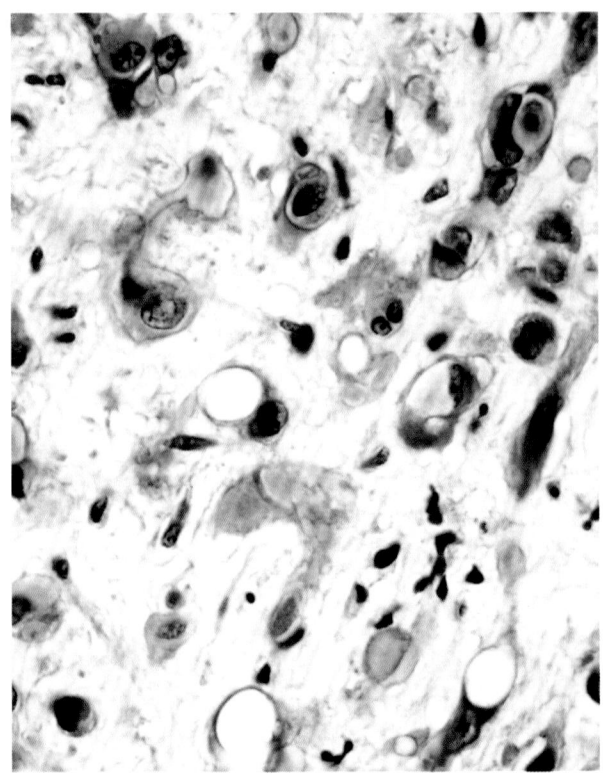

▲ 图 6-122　上皮样血管内皮瘤是一种恶性肿瘤，形成细胞内毛细管腔，产生特征性的致密纤维基质填充血管空隙

或在肿瘤细胞较少时，被误诊为良性肿瘤。

（十五）转移瘤

肝脏的转移瘤远多于原发肿瘤，因此肝脏占位首先考虑转移性肿瘤。只有良性肿瘤，或明确有肝细胞分化证据的为肝细胞癌，可以确定为肝脏原发肿瘤。其他的恶性肿瘤，特别是腺癌，需假定为转移性。在显微镜下，转移瘤与原发灶相似。如果原发灶已知，并已取活检或切除，可以在显微镜下比较肝脏肿瘤与原发灶的形态，就可以明确肝脏肿瘤是否为转移。

拓 展 阅 读

Burt AD, Portmann BC, Ferrell LD, eds. *MacSween's Pathology of the Liver*, 6th edn. Edinburgh: Churchill Livingstone Elsevier, 2012.
Overall, the best reference book on liver pathology.

Ishak KG, Goodman ZD, Stocker JT. *Tumors of the Liver and Intrahepatic Bile Ducts. Atlas of Tumor Pathology*, Third Series, Fascicle 31. Washington, DC: Armed Forces Institute of Pathology, 2001.
The authoritative book on the pathology of liver tumors.

Lefkowitch JH. *Scheuer's Liver Biopsy Interpretation*, 9th edn. London: WB Saunders, 2015.
A very readable textbook.

Prophet EB, Mills B, Arrington JB, et al., eds. *Laboratory Methods in Histotechnology.* Washington, DC: Armed Forces Institute of Pathology, 1992.
A book on how to do the special stains.

第 7 章　肝脏损伤机制

Mechanisms of Liver Injury

Harmeet Malhi　Gregory J. Gores　著
凌　宁　译

要　点

- 受调控和不受调控的细胞死亡是急慢性肝损伤的显著特征。
- 有害刺激可引起肝脏不同细胞成分的损伤和死亡。
- 受伤和垂死的细胞会释放囊泡到细胞外，这些囊泡充当信使作用于不同的受体细胞。
- 细胞死亡会引起急慢性肝病中的炎症和损伤，而在慢性肝病中，持续细胞损伤可导致肝硬化和肝癌。
- 调控细胞死亡通路在探索治疗方法中具有巨大潜力。

肝脏通过有效地清除衰老或受损的细胞并控制再生，维持相对恒定的细胞容量。独特的肠肝循环、大量静息血流及直接接受门静脉供血造成肝脏对各种有害异物及对肠源性、食物源性和血源性刺激独特的敏感性。如果这些化合物过量，超过肝脏解毒的负荷，就会引发损伤性反应。

肝脏的细胞死亡可以是受调控或不受调控的（图 7-1）[1]。之前使用的细胞死亡的形态学定义正被生化及分子定义取代。现在逐渐认识到，通过细胞凋亡来调节细胞死亡是一种精心设计的信号级联反应，可导致蛋白酶和核酸内切酶活化，从而导致细胞萎缩、特征性核形、膜泡化和膜结合凋亡体（Councilman 小体）等的产生。坏死性细胞死亡曾被认为与凋亡性细胞死亡相对立。细胞凋亡的定义是基于细胞能量消耗、细胞质空泡化的特征形态、细胞肿胀和炎症反应的存在，通常发生在极端刺激下。在过去几年中，随着对 2 种细胞死亡途径更深入的理解，人们认识到凋亡和坏死都可以由相同的刺激引发并且发生在相同的疾病过程中。而且，坏死性凋亡是在凋亡信号缺失的细胞中由凋亡刺激触发的以坏死性形态为特征的一种细胞死亡形式，也是一种受调控的细胞死亡形式，且目前已在肝脏疾病模型中得到证实和检验。鉴于细胞凋亡是多种肝病的显著特征（图 7-2），凋亡的定义已由一种温和的、非炎症性的过程转变为一种在疾病的发生中，可引起肝脏炎症、损伤和纤维化的病理过程（图 7-3）。

本章将分 2 部分讨论这些细胞死亡模式与肝脏疾病的相关性：第 1 部分概述肝脏细胞死亡的机制以及在此背景下先天免疫系统的作用，重点讨论死亡受体（death receptor，DR）和线粒体在凋亡、坏死性凋亡和坏死过程中的作用。第 2 部分重点介绍常见临床疾病中肝损伤的机制。

一、基本机制

（一）细胞凋亡

细胞凋亡是各种肝损伤的一个显著特征，可见于药物性肝损害、病毒性肝炎、酒精性肝病、非酒

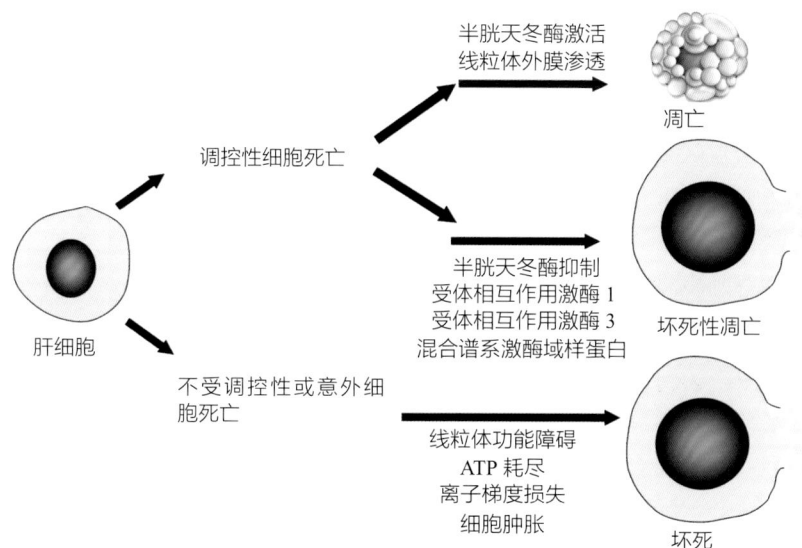

◀图 7-1 受调控和不受调控细胞死亡
凋亡、坏死性凋亡和坏死是共同起始信号的不同终点。死亡启动信号激活凋亡早期信号。在受控和充满能量的环境中，凋亡级联发生，细胞发生核浓缩和分裂为凋亡体。当半胱氨酸天门冬氨酸蛋白酶减少或缺乏时，细胞可能会死于由 RIP1、RIP3 和 MLKL 介导的坏死性凋亡。在 ATP 耗尽的环境中，离子梯度损失及随之发生的细胞肿胀，导致线粒体和细胞破裂，释放细胞内成分

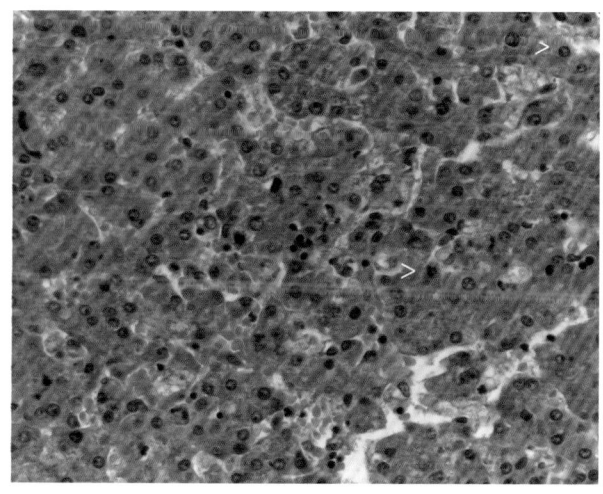

▲ 图 7-2 人肝细胞凋亡
原发性硬化性胆管炎患者肝脏 HE 染色显微照片显示凋亡肝细胞（白箭）。核浓缩（核固缩）被嗜酸性细胞质包围

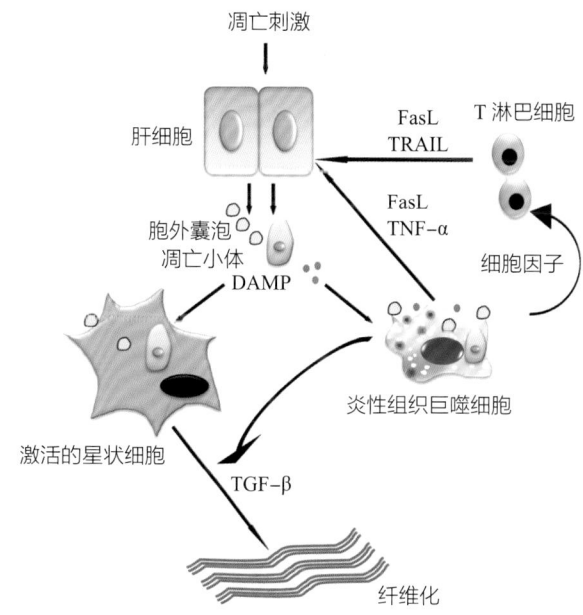

▲ 图 7-3 肝细胞凋亡促进纤维化
肝细胞凋亡和纤维化之间的联系在于：细胞凋亡是肝纤维化的初期反应。受凋亡刺激的肝细胞释放胞外囊泡（EV）。凋亡体从垂死和死亡的肝细胞中释放出来，与损伤相关的分子模式（DAMP）是细胞凋亡的后期结果。肝星状细胞可以通过 EV 或吞噬凋亡体激活，同时，DAMP 还可以激活肝脏炎性巨噬细胞。组织巨噬细胞源性细胞因子促进星状细胞活化并进一步促进细胞凋亡。FasL. 凋亡相关因子配体；TRAIL. 肿瘤坏死因子相关凋亡诱导配体；TNF-α. 肿瘤坏死因子 α；DAMP. 损伤相关分子模式；TGF-β. 转化生长因子 β

精性脂肪肝、胆汁淤积症和血管性肝病等。可在各种肝脏疾病中观察到肝细胞、Kupffer 细胞、肝窦内皮细胞（SEC）、肝星状细胞（HSC）和胆管细胞等的凋亡[2]。细胞凋亡的发生是通过 2 种基本途径：① 死亡受体途径或称外在途径；② 线粒体途径或称内在途径[3]。外在途径由死亡受体的连接或寡聚化触发。线粒体途径由多种细胞内扰动激活，包括 DNA 损伤、溶酶体渗透、内质网应激、化疗药物、氧化应激、毒素和 Ca^{2+} 持续增加[4]。通过外在途径死亡的细胞被分类为 I 型或 II 型细胞。在 I 型细胞中，死亡信号放大和传导没有线粒体参与。在 II 型细胞中，死亡受体的激活不足以在没有线粒体参与的情况下扩增成致死信号。肝细胞是 II 型细胞，对线粒体有专性需求，才能通过凋亡有效地杀死细胞[5]。

在一个稳态环境中，细胞凋亡伴随着吞噬作用的激活，使得细胞被清除时不损伤正常细胞[6]。如果细胞大量或同时发生凋亡，就会导致肝损伤。它可能是炎症过程的主动诱导因素。事实上，最近的数据已经证实了慢性肝病中肝细胞凋亡、损伤、炎症和纤维化之间的关系[7]。吞噬细胞吞噬凋亡小体致其活化，进而造成趋化因子的分泌，更多的白细胞和炎症细胞向肝脏游弋，放大了肝损伤。肝星状细胞也可通过凋亡小体被巨噬细胞的吞噬而激活，导致纤维化[8]（图 7-3）。此外，细胞死亡通路中的细胞分泌细胞外囊泡，而此囊泡是肝细胞衍生的，携带针对巨噬细胞和肝星状细胞的激活和招募信号[9-11]。

1. 肝脏促凋亡死亡受体

死亡受体是属于肿瘤坏死因子 / 神经生长因子超家族的跨膜蛋白，对死亡配体介导的细胞死亡至关重要。有几种已知的死亡受体：Fas（CD95/Apo-1、肿瘤坏死因子受体 1（TNFR1）、肿瘤坏死因子受体 2（TNFR2）、肿瘤坏死因子相关凋亡诱导配体（TRAIL）受体 1（TRAIL-R1）/ 死亡受体 4（DR4），TRAIL 受体 2（TRAIL-R2/DR5/KILLER/TRICK2），死亡受体 3（DR3/Apo-3/TRAMP/WSL-1/LARD）和死亡受体 6（DR6）。其中，Fas、TNFR1 和 TRAIL 受体被认为在肝损伤中具有重要意义[5]。死亡受体通过与其同源配体、Fas 配体（FasL）、肿瘤坏死因子 α（TNF-α）和 TRAIL 的结合而被激活（图 7-4 和图 7-5）。这些配体与其同源受体的相互作用触发细胞内的信号通路。配、受体连接将细胞内死亡结构域（DD）汇集到一起，该结构域通过适配子蛋白（下文讨论）激活半胱天冬酶 8（启动性的细胞凋亡蛋白酶）。一旦激活，半胱天冬酶 8 分解一种细胞质蛋白 Bid，Bid 裂解形成的 tBid 蛋白，转移到线粒体，激活 Bax 和 Bak，导致线粒体外膜渗透（MOMP），释放来自膜间隙的线粒体效应物，并最终激活半胱天冬酶 3 和 7（效应性的细胞凋亡蛋白酶）。

Fas 在肝脏的各种细胞，包括肝细胞、胆管细胞、肝窦壁内皮细胞、星状细胞和 Kupffer 细胞均可表达[2]。在大多数情况下，Fas 的激活需要和表达膜结合 FasL 细胞或可溶性 FasL 结合。FasL 在细胞毒性 T 淋巴细胞（CTL）和自然杀伤（NK）细

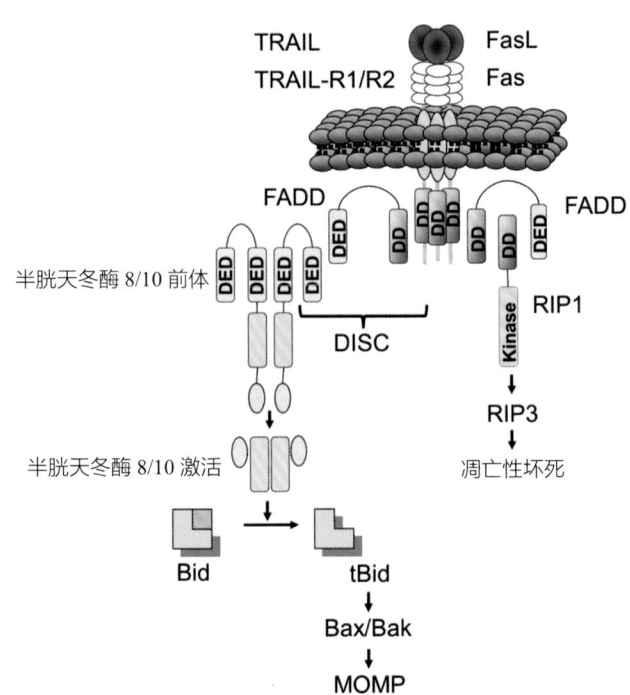

▲ 图 7-4　Fas 或 TRAIL-R1/R2 相关的信号转导

Fas 受体与 Fas 配体（FasL）结合后被激活，TRAIL-R1/R2 通过与 TRAIL 连接被激活，激活的受体会利用保守的信号通路，连接的受体形成同型三聚体，引发细胞内死亡域（DD）激活的信号转导。三聚体化 Fas 的 DD 与相关死亡结构域蛋白（FADD）通过 DD 结合，而 FADD 又通过蛋白水解酶裂解来结合、激活半胱天冬酶 8 前体的死亡效应域（DED）。半胱天冬酶 8 将 Bid 蛋白，即细胞质蛋白，切割为 tBid，并易位至线粒体，激活 Bax 和 Bak，导致线粒体外膜渗透（MOMP）。半胱天冬酶 10 也被 FADD 激活，但其胞内靶点仍未明确。这种蛋白质的结合产物被称为死亡诱导信号复合体（DISC）。而当半胱天冬酶 8 减少或缺失时，RIP1 被激活，导致凋亡性死亡。TRAIL. 肿瘤坏死因子相关凋亡诱导配体；TRAIL-R1/R2. 肿瘤坏死因子相关凋亡诱导配体受体 1/2；FADD. 相关死亡结构域蛋白；DD. 死亡结构域；DED. 死亡效应域

胞中表达。这为去除不需要的肝细胞，如病毒感染的肝细胞和肝癌细胞提供了一种有效的方法[12]。Fas 基因缺乏的小鼠表现为肝脏增生，显示 Fas 在健康肝脏稳态中的作用[13]。外源性给予 Fas 可诱导小鼠暴发性肝衰竭的现象证实了肝细胞对 Fas 诱导的细胞凋亡的敏感性[14]。Fas 细胞表面低表达水平及与肝细胞生长因子（HGF）受体 Met 的抑制性结合，是影响 Fas 诱导凋亡敏感性的一个调节因子[15]。这种抑制性结合可以通过高浓度的 FasL 及 HGF 来解决。事实上，在脂肪肝等疾病中，观察到 Fas 与 Met 分离，为观察到的肝细胞凋亡增加提供了理论

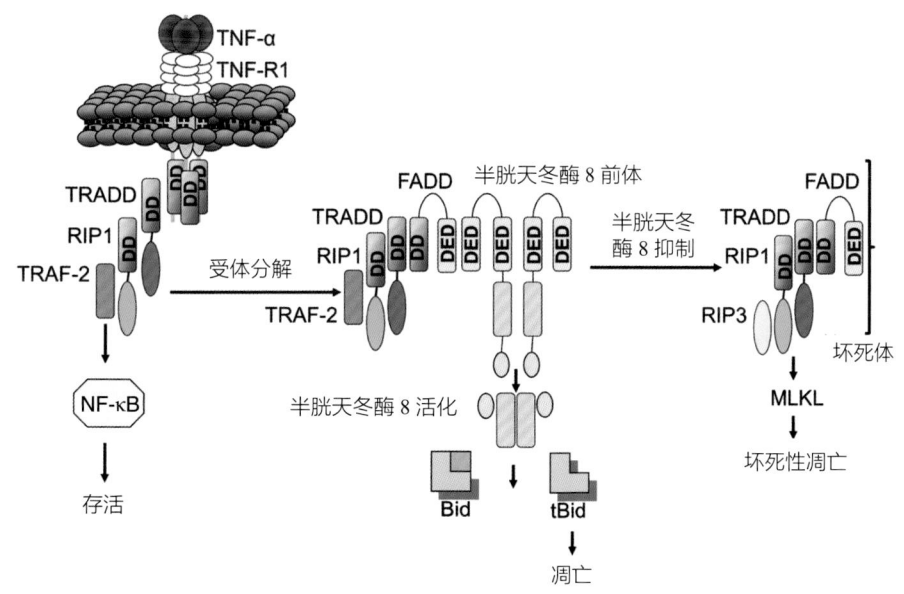

▲ 图 7-5 肿瘤坏死因子受体（TNFR1）及其相关信号转导

肿瘤坏死因子 α（TNF-α）与其受体 TNFR1 的连接启动了 2 组不同的信号。最初的信号转导途径包括蛋白 TRADD（TNFR 相关蛋白与死亡域）、受体相互作用激酶 1（RIP1）和 TRAF-2（TNF 相关因子 2），导致核转录因子 κB（NF-κB）的活化。NF-κB 转录激活几种抗凋亡基因，促进细胞存活，它还激活炎症基因。在此之后，受体经历构象变化、内化、与 FADD 的相互作用、招募半胱天冬酶 8/10 前体，随后通过蛋白水解裂解形成活性半胱天冬酶 8。半胱天冬酶 8 激活 Bid 至 tBid，反过来又激活 Bax 和 Bak 导致线粒体外膜渗透和细胞凋亡。如果半胱天冬酶 8 缺乏或抑制，RIP3 被招募到 RIP1、TRADD 和 FADD 的复合物中形成坏死体。RIP3 磷酸化并激活混合谱系激酶结构域样蛋白（MLKL），其转位到质膜并导致其渗透，导致坏死性细胞凋亡。TNF-α. 肿瘤坏死因子 α；TNFR1. 肿瘤坏死因子受体；TRADD. TNFR 相关蛋白与死亡域；RIP1. 受体相互作用激酶 1；TRAF-2. TNF 相关因子 2；NF-κB. 核转录因子 κB；RIP3. 受体相互作用激酶 3；MLKL. 混合谱系激酶结构域样蛋白

基础 [16]。Fas 在肝脏稳态和损伤中的多方面作用在本节中已经被介绍，且将在以下部分中更详细地讨论。

Fas 在肝脏疾病中的意义是毋庸置疑的，但 TNF-α 也起着重要的，在某种程度上起互补的作用。TNF-α 和 Fas 相关的肝损伤谱有明显的重叠，具有一些 TNF-α 受体介导的信号转导的特征。TNFR1 和 TNFR2 都在肝细胞上表达，但只有 TNFR1 表达死亡结构域并执行凋亡程序。TNFR1 激活产生生存和死亡信号，随后立即招募 TNF 受体相关蛋白（TRAF2）和受体相互作用蛋白 1（RIP1），并连接 TNFR1 上，导致核转录因子 κB（NF-κB）通过经典途径激活 [17]。NF-κB 也可以通过非经典途径激活，这依赖于 TRAF2、TRAF3 和 NF-κB 诱导激酶（NIK）[18]。凋亡抑制蛋白 1（c-IAP1）和蛋白 2（c-IAP2）通过泛素依赖的降解途径介导 NF-κB 活化。NF-κB 激活许多生存基因，如 Bcl-xL、A1、XIAP 和 FLIP。随后，在受体启动、不参与的复合体中，凋亡通过受体蛋白 TRADD 介导的半胱天冬酶 8-FADD 激活而启动 [19]。因此，TNFR1 受体信号转导是复杂的，它通常首先激活生存信号和炎症反应，在病理生理状态下可诱导细胞凋亡。

TRAIL 及其受体进一步增加了死亡受体及其在肝脏中的作用的复杂性。TRAIL 受体 1/2 与 Fas 相似，通过半胱天冬酶激活诱导细胞凋亡 [5, 20]，而 TRAIL 受体 3 和 4 被认为是诱饵受体，干扰 TRAIL 诱导的死亡信号。传统认为，TRAIL 对正常肝细胞无害，但在实体瘤中可有效地诱导凋亡 [21, 22]。最近的研究已经证实了 TRAIL 在几种肝炎模型小鼠肝细胞凋亡中发挥作用 [23, 24]。在慢性病毒性肝炎中循环 TRAIL 水平升高，体外实验显示，肝细胞对 TRAIL 诱导的细胞凋亡的敏感性增强 [25, 26]。脂肪变性也与 TRAIL 受体表达增强和对 TRAIL 诱导的细胞凋亡的体外敏化有关 [26, 27]。因此，病变肝细胞在体内可以选择性地对 TRAIL 诱导的细胞凋亡敏感，在有基础肝病患者中使用基于 TRAIL 的治疗方案时应谨慎。

2. 细胞凋亡中的内质网应激

内质网（ER）是细胞内膜的网络，是细胞中最大的膜细胞器，在分泌细胞如肝细胞中含量丰富。干扰 ER 功能的扰动，即 ER 应激源，包括错误折叠蛋白质的积累、糖基化抑制剂、葡萄糖脱失、紫外线照射、氧化应激和细胞内钙的变化，而激活未折叠蛋白应答（UPR），是内质网应激的标志[28]。UPR 的三个传感器是肌醇依赖酶 1α（IRE1α）、PKR 样 ER 定位 eIF2α 激酶（PERK）和激活转录因子 6α（ATF6α）。总的来说，它们介导了旨在恢复 ER 稳态的适应性反应。然而，当 ER 应激持续时，需要通过至少 2 个已知的介质导致细胞死亡。IRE1α 激活 c-Jun N 端激酶（JNK），后者反过来激活多种促凋亡途径[29]。虽然 IRE1α 可以通过降解抑制性微核糖核酸来增加半胱天冬酶 2，但是半胱天冬酶 2 在 ER 应激诱导的细胞凋亡中的作用仍存在争议[30, 31]。另一个途径涉及转录因子 CHOP（C/EBP 同源蛋白）。CHOP 通过蛋白质 - 蛋白质相互作用在转录和非转录上调节细胞凋亡[32]。CHOP 的下游效应包括 TRAIL-R2 和 Bim，但是它们的定义尚不完全明确。CHOP 与激活转录因子 4（ATF4）一起，还消除了对蛋白质翻译的抑制，该抑制有助于增加蛋白质折叠中的氧化应激，而这是 ER 应激诱导细胞凋亡的另一个因素[33]。ER 应激在许多肝脏疾病中都有描述，包括慢性丙肝和非酒精性脂肪肝，它在肝脏疾病中的确切作用尚不明确，还是一个活跃研究领域。

3. 细胞凋亡中的氧化应激

氧和氧化反应是有氧氧化磷酸化的重要组成部分，该过程将营养转化成三磷酸腺苷（ATP），即细胞能量。氧化应激是这种有氧代谢的结果。活性氧（ROS）、$\cdot O_2^-$、H_2O_2、$\cdot OH$ 的生成及氨基酸、蛋白质原、碳水化合物、脂质和 DNA 的氧化产物的随后形成均构成了氧化应激。超氧化物歧化酶（$\cdot O_2^-$）还与 NO 相互作用，形成含有活性氮的过氧亚硝酸阴离子（$ONOO^-$）。过氧亚硝酸盐是一种强效的氧化剂和硝化剂，它能使多种细胞蛋白的酪氨酸残基和金属蛋白的铁残基硝基化。鉴于有氧代谢对能量的依赖性，细胞拥有多种抗氧化防御系统，以应对氧化和硝化应激。当抗氧化防御系统不堪重负时，

氧化和硝基性损伤随之产生。在急性损伤模型中，ROS 与凋亡和坏死细胞的线粒体通透性转变有关。脂质过氧化、DNA 氧化和蛋白硝酸化在几种慢性氧化应激诱导肝损伤的模型中均存在[34-36]。铁过载、铜过载、慢性乙醇刺激、非酒精性脂肪性肝炎和病毒性肝炎都与氧化性细胞成分损伤有关。在急性对乙酰氨基酚引起的肝衰竭中，使用抗氧化应激的 N-乙酰半胱氨酸来治疗就很好地说明了氧化应激在致病机制中的重要作用。

4. 细胞凋亡中的线粒体

线粒体是肝细胞有效凋亡的关键。细胞凋亡可分为 3 个阶段：①前线粒体期；②线粒体期；③后线粒体期。外源性触发细胞凋亡的死亡受体部分详细讨论了前线粒体期。细胞器应激、基因毒性应激及其他细胞内的干扰构成了内在途径，来自外在途径的死亡信号最终在线粒体中达到顶峰。线粒体由 2 层膜结合而成，这 2 层膜分别是线粒体的外膜和内膜，包围着膜间空间。内膜折叠成嵴并包围线粒体基质。促凋亡蛋白如细胞色素 C 和 SMAC/DIABLO（半胱天冬酶的第二线粒体激活剂 / 具有低 pI 的直接 IAP 结合蛋白）位于膜间隙内，细胞色素 C 也存在于线粒体基质中。线粒体外膜通常对这些蛋白质是不可渗透的，从而允许细胞存活和发挥作用（图 7-5）。

Bcl-2 家族的促凋亡蛋白和抗凋亡蛋白调节线粒体外膜的完整性[37]。基于多达四个 Bcl-2 同源结构域（BH1-BH4）的结构同源性及其功能，Bcl-2 蛋白分为 3 个亚类。抗凋亡蛋白 Bcl-2、Bcl-xL、Mcl-1、A1 和 Bcl-w 含有 4 个 BH 结构域，其中 Mcl-1 和 Bcl-xL 在肝脏中均有表达。促凋亡 Bcl-2 家族蛋白可以是多结构域（BH1-BH3）的，包含 Bax、Bak 和 Bok；或是纯 BH3 蛋白的亚类，包括 Bid、Bim、Bad、Bik、Bmf、Hrk、Noxa 和 Puma。激活内源或外源途径后，Bax 和 Bak 发生与激活相关的构象变化，寡聚化并插入外线粒外膜，形成蛋白脂质孔。Bax 和 Bak 可直接由纯 BH3 蛋白 Bid、Bim 或 Puma 激活。另外，在间接激活模型中，纯 BH3 蛋白 Bad、Bik、Hrk、Bmf 和 Noxa 作为增敏剂来取代 Bcl-2 蛋白 Bcl-xL 和 Mcl-1 中的 Bax 或 Bak，允许其寡聚化，导致了选择性的线粒体外膜

渗透（MOMP）。尽管 Bax 或 Bak 在功能上是多余的，但对于凋亡性细胞死亡是必需的，因为两者都缺乏的细胞（Ba$^{-/-}$）和 Bax$^{-/-}$）具有严重的凋亡缺陷，而在单个敲除细胞中，Bak（Bak$^{-/-}$）或 Bax（Bax$^{-/-}$）中其他蛋白可以补偿。

纯 BH3 蛋白质 Bid 是属于细胞质的并参与细胞凋亡的前线粒体期。通过半胱天冬酶 8 活化的死亡受体激活后，它易位到线粒体并激活 Bax 或 Bak。因此，它是凋亡过程从外到内的联系纽带。作为 MOMP 结果的几种促凋亡蛋白，包括细胞色素 C 和 SMAC/DIABLO 被释放到细胞质中，在细胞凋亡的后线粒体期最终执行细胞凋亡（图 7-6A）。

我们再简要讨论一下 IAP 蛋白。c-IAP1、c-IAP2 和 X 连锁凋亡抑制剂（XIAP）通过调节泛素化底物或结合抑制效应性半胱天冬酶来实现细胞凋亡[38]。c-IAP1 和 c-IAP2 在 TNF-α 诱导的 NF-κB 激活 RIP1 的泛素化中起重要作用[39]。这导致了抗凋亡 NF-κB 的靶基因转录上调。XIAP 抑制线粒体下游的半胱天冬酶，通过绕过肝细胞 Fas 引起的 Bid 诱导的线粒体渗透的需求使 XIAP 耗尽或抑制[38]。c-IAP 是 TNFα 激活信号转导的重要决定因素。

线粒体结构和功能异常往往与肝脏疾病有关。药物和外源化合物可以抑制电子传递链，解除氧化磷酸化，削弱脂肪酸氧化，损伤线粒体 DNA 并

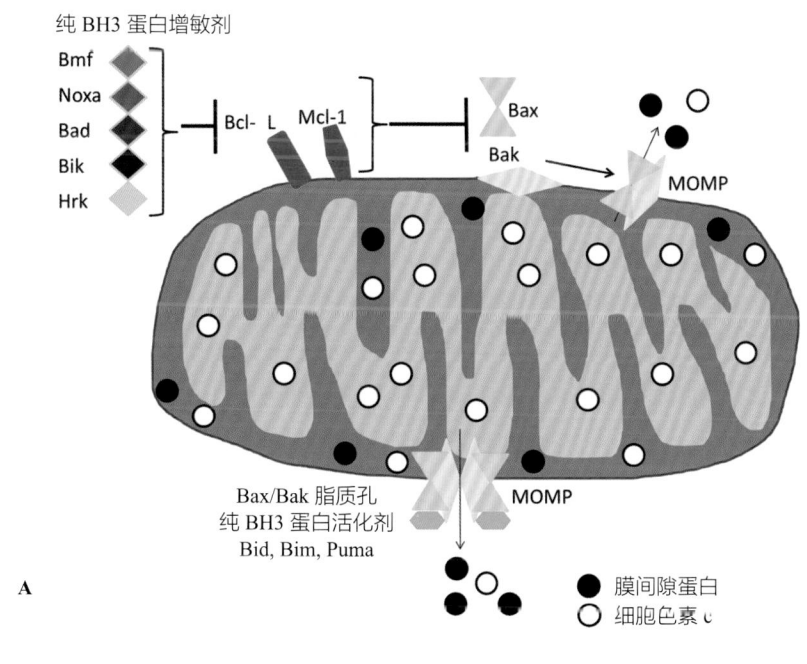

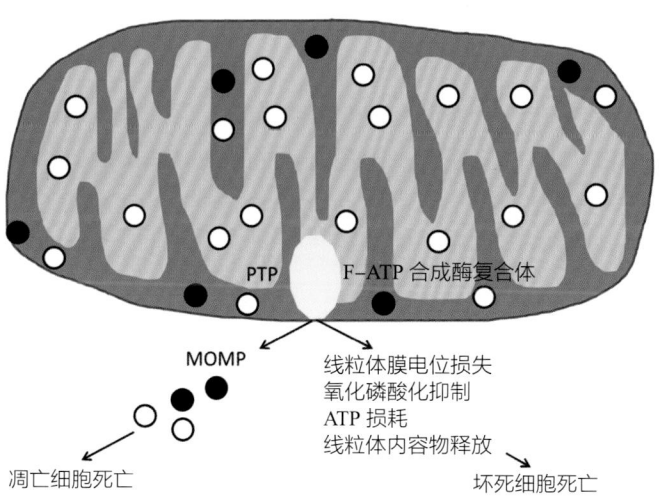

◀ 图 7-6　线粒体在细胞死亡中的作用

A. 线粒体膜完整性由促凋亡蛋白和抗凋亡蛋白的 Bcl-2 家族成员调控。内源性凋亡刺激如 p53、钙、氧化应激、c-Jun N 端激酶（JNK）及外部凋亡刺激（tBid）汇集于线粒体。纯 BH3 的蛋白质 Bid、Bim 和 Puma 能直接激活 Bax 或 Bak，因此被称为活化剂。Bax 和 Bak 还可以经增敏剂纯 BH3 蛋白 Bmf、Noxa、Bad、Bik 和 Hrk 等，通过取代抑制性结合的抗凋亡蛋白 Bcl-xL 和 Mcl-1，得到间接激活。在线粒体外膜上形成寡聚孔向线粒体外膜渗透（MOMP）释放促凋亡膜间隙蛋白，包括细胞色素 C 和 SMAC/Diablo 到细胞质。这导致了效应性凋亡蛋白酶的激活和细胞凋亡。B. 线粒体膜通透性转运孔（PTP）是在位于线粒体内膜 F-ATP 合酶的作用下形成的。MOMP 也可以在 PTP 功能丧失，膜间隙蛋白释放到细胞质导致凋亡时发生。大量线粒体膜电位损失导致氧化磷酸化抑制、ATP 耗尽、线粒体内容物释放进入细胞质，导致坏死性细胞死亡

妨碍其修复。在许多肝病模型中都观察到死亡受体激活的 MOMP。酒精性肝病的线粒体异常已经被详细描述[35]。乙醇驱动的活性氧的生成与脂质、蛋白质和 DNA 的氧化损伤相关。而且，通过乙醇驱动的高水平 TNF-α 的表达，也会导致活性氧的增加。因此，乙醇毒性通过内在细胞应激导致线粒体内膜的通透性转变。胆汁淤积性肝病中胆汁酸特征性升高也可引发线粒体功能障碍[40]。同样，线粒体功能障碍与非酒精性脂肪性肝炎（NASH）有关，但需要确定其分子介质[41]。

（二）坏死性凋亡

受体相互作用蛋白激酶家族中的细胞蛋白激酶，尤其是 RIP1 和 RIP3，与坏死性凋亡信号转导密切相关[42]。RIP1 有 C 端死亡域（DD）和凋亡蛋白酶招募域（CARD），可与死亡受体下游的调节性蛋白（如 TRADD 和 FADD）等相互作用。RIP3 通过 RIP 同型交互基序（RHIM）与 RIP1 相互作用。在激活时，TNFR1 信号复合物（或其他死亡受体）招募 RIP1，当多泛素化或程序性坏死处于去泛素化状态时，RIP1 可促进存活和炎症，这截然不同的 2 个结果由 RIP1 的泛素化状态决定。当凋亡被抑制时（例如，通过半胱天冬酶抑制药 Z-VAD-fmk），RIP1 介导程序性坏死或 TNF-α 下游的坏死性凋亡。而且，只有某些细胞系易受 TNF-α 诱导的坏死性凋亡影响，这可能部分归因于 RIP3 的表达，因为它是 RIP1 诱导的坏死性凋亡的下游调节器[43]。RIP3 磷酸化并激活混合谱系激酶结构域样蛋白（MLKL），MLKL 是一种假激酶，结合质膜磷脂酰肌醇磷酸盐，损害膜的完整性和导致坏死性凋亡[44]。由 RIP1、RIP3 和 MLKL 形成的信号复合体又被称为坏死小体。与此相反，RIP 光电小体是在遗传毒性的压力下，因 c-IAP1，c-IAP2 和 XIAP 耗尽而诱导产生的一种细胞信号平台，它通过 RIP1、半胱天冬酶 8 和 FADD 形成，与外源性或线粒体途径的细胞凋亡无关[45]。RIP 光电小体可刺激半胱天冬酶 8 介导的细胞凋亡或非半胱天冬酶依赖性的坏死性凋亡。在肝细胞死亡和损伤中 RIP 激酶的作用仍有待阐明，因在小鼠模型中，TNF-α 诱导的肝细胞死亡是半胱天冬酶 8 依赖性的[46]。此外，

在稳态条件下肝细胞表达 RIP1 和 RIP3 都保持低水平[47]。但是，不少研究提示，在肝脏损伤和疾病模型中，它们可能会被诱导表达。需要对信号转导有充分了解才能理解目前存在的 2 种完全不同的信号转导结果。

（三）坏死

在坏死性细胞死亡时，虽然它通常是由 ATP 耗尽触发的，但细胞在膨胀和溶解中的过程并不需要消耗能源[48]。与受调控的、死亡受体介导的细胞死亡相比，这是一个非调控的细胞死亡模式。在坏死过程中，死亡受体和细胞内的死亡信号往往缺失或功能紊乱，因此，ATP 耗尽后，可表现为膜起泡、气泡破裂、电化学梯度崩溃、细胞质泄漏，最终细胞裂解、释放出细胞内容物，模式包括内源性细胞危险相关分子模式（DAMP）。DAMP 和其他细胞成分还可通过吸引和激活先天细胞的免疫系统途径继续激活炎症通路。由于大量 DAMP 和细胞内容物的释放，坏死性细胞死亡的炎症反应可很剧烈。暴露于广泛的缺血、硝化 / 氧化应激和有害异物均可导致肝坏死[49]。在某些情况下，有害刺激的大小决定了后续的细胞死亡模式：较轻微的刺激引起细胞凋亡，较严重的刺激则导致细胞坏死。在体内损伤模型缺血再灌注中，已经观察到肝细胞具有形态学上的双重特征[50]。

线粒体坏死

除了在细胞凋亡中扮演重要作用，线粒体还介导坏死性细胞死亡（图 7-6B）。坏死时，先是线粒体外膜，随后线粒体内膜通透性在短时间内急剧增加，导致线粒体渗透性改变。这个过程是由线粒体膜通透性转运孔（PTP）介导的，可被环孢素抑制。有研究证实亲环蛋白 D（CyPD）是环孢素的线粒体靶标。编码 CyPD 的 *Ppif* 基因缺陷小鼠的线粒体，对 Ca^{2+} 和氧化应激诱导的线粒体通透性转变不敏感，但它们仍然对星形孢菌素和 TNF-α 诱导的线粒体渗透性转变敏感[51, 52]。这些观察表明 CyPD 可以调节 PTP，但并不是它的主要影响因素。实验数据表明 PTP 是由 F-ATP 合成酶的异常寡聚体形成的，它位于线粒体内膜上并产生大部分细胞 ATP[53]。渗透性的改变导致电化学消散跨越线粒体内膜的梯

度，氧化磷酸化解偶联和不能合成新的 ATP，钙和线粒体蛋白质也被释放出来。继发于膜渗透性增加的线粒体肿胀导致线粒体破裂和坏死细胞死亡[54]。

（四）肝损伤中的先天免疫系统

肝内固有先天性免疫系统的特点是对来自门静脉的肠源性低脂多糖具有耐受性及在急性和慢性肝病中均可被激活[55]。这种激活表现为炎症，是对乙酰氨基酚引起的急性肝损伤、急性病毒性肝炎、慢性病毒性肝炎、酒精性脂肪性肝炎和非酒精性脂肪肝的重要组成部分。构成肝脏的大多数细胞类型都具有免疫特性，包括 Kupffer 细胞、自然杀伤（NK）细胞、NKT 细胞、树突状细胞、肝细胞、胆管细胞、造血干细胞和肝窦内皮细胞（LSEC）[56]。Kupffer 细胞是肝脏的常驻巨噬细胞，在肝脏中含量丰富，它来源于卵黄囊，可以自我更新。在疾病状态下，它也可以由单核细胞衍生而成。招募的、促炎的、骨髓细胞来源的巨噬细胞在肝病中的作用正逐渐被认识[55]。巨噬细胞可以吞噬凋亡的肝细胞、寄生虫、细菌分泌的促炎和抗炎细胞因子如 TNF-α 和白介素 6（IL6）及作为抗原呈递细胞发挥功能。肝脏还富含 NK 细胞和 NKT 细胞。这些细胞产生死亡配体（如 Fas 和 TRAIL），并提供抗病毒免疫和肿瘤监测。树突状细胞作为抗原呈递细胞发挥作用。肝细胞介导急性期炎症反应，急性期蛋白是由肝细胞合成和分泌的，就像其他几种细胞因子一样。LSEC 执行清道夫功能，能给适应性免疫细胞提供抗原。HSC 也可以作为抗原呈递细胞。鉴于先天性免疫功能的广泛性，不同类型细胞可能存在冗余，可能还有促炎或抗炎的作用，而且每种细胞在特定疾病过程中的作用也是不确定的。

先天免疫系统细胞的激活和信号转导是基于对分子模式的识别。通过对分子模式而不是特定抗原的响应，先天免疫细胞可以被具有这些保守模式的刺激激活。识别这些分子模式的受体称为模式识别受体（PRR）。微生物病原相关分子模式（PAMP）和内源性 DAMP 可激活 PRR。PRR 存在于细胞质内，也可以在肝内巨噬细胞和其他固有免疫细胞的细胞表面发现。Toll 样受体（TLR）、核苷酸结合寡聚域（NOD）受体（NLR）、细胞质维甲酸诱导基因 1（RIG-I）、解旋酶（RLH）都属于 PRR[57]。他们可以识别来自微生物或受损细胞的各种分子模式，如细菌脂多糖、脂蛋白和肽聚糖、病毒核酸、尿酸、高迁移率族蛋白 B1（HMGB1）、热休克蛋白 70、透明质酸、心磷脂、受损细胞基因组 DNA[58-60]。从损伤和死亡的细胞中释放胞外囊泡，和从坏死、晚期凋亡的肝细胞或其他疾病特异性靶细胞（如胆道疾病中的胆管细胞）中释放 DAMP，很可能是先天免疫系统被激活，并放大了随后的炎症反应和肝损伤的机制。有趣的是，Fas 诱导的信号导致趋化因子和细胞因子的释放，包括单核细胞趋化蛋白 1（MCP1），它促进巨噬细胞趋化，吸引吞噬细胞对垂死细胞发挥作用[61]。最近对乙酰氨基酚引起的小鼠急性肝损伤的研究进一步证实了先天免疫系统的激活。由死亡肝细胞释放的 DAMP 激活 TLR9，随后的转录激活肝窦内皮细胞内的炎性介质白细胞介素 1β 和白细胞介素 18，然后由炎性体分裂成它们的活性形式[58]。对乙酰氨基酚损伤的肝细胞释放的 DAMP 也激活 Kupffer 细胞[59]。此外，肝脏先天免疫细胞可以区分来自受损微生物脂多糖细胞释放的不同 DAMP。树突细胞可以选择性地抑制由对乙酰氨基酚损伤的肝细胞释放的 DAMP 诱发的炎症反应，而这些损伤肝细胞仍保留对脂多糖的敏感性[60]。因此，现有证据表明肝脏中有害刺激与先天免疫细胞激活之间存在复杂的、多层次的相互作用。

（五）细胞间相互作用：细胞外囊泡

细胞外囊泡（EV）是健康和疾病时细胞间信号转导的一个重要环节（图 7-7）。EV 是膜性纳米大小的颗粒，包括外泌体和细胞释放的微颗粒，通过多泡体体内转运途径或从质膜释放获得。事实上，最近的几项研究表明，受损或应激肝细胞释放的 EV 增加，肝病时循环中的 EV 也增加[9, 62]。肝细胞源性 EV 可以激活 HSC 中的纤维化反应、窦状内皮细胞血管生成、促炎或抗炎巨噬细胞活化及促进肝细胞再生[63-65]。EV 复合体中微 RNA、mRNA、蛋白质和脂质在肝病模型中的信号作用已经得到阐述[9, 11, 63, 64]。此外，循环 EV 中有价值的组分可以

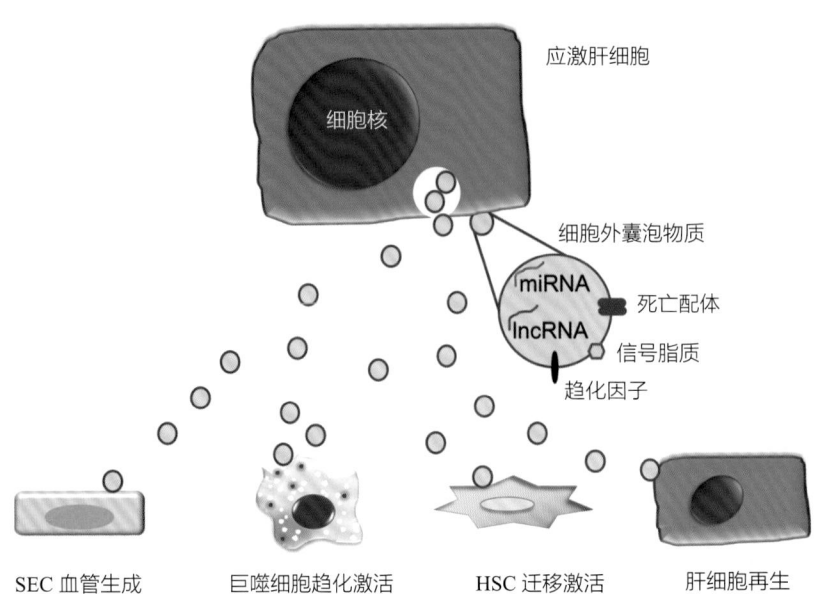

◄图 7-7　肝脏疾病的细胞外囊泡

应激肝细胞释放含有细胞外囊泡的物质，这些囊泡通过其特定的物质影响靶细胞的生物学特性。这些物质包括微 RNA（miRNA）、mRNA、长链非编码 RNA（lncRNA）、信号脂质如鞘氨醇 1- 磷酸、蛋白质包括趋化因子和死亡配体。靶细胞包括窦状内皮细胞（SEC）、巨噬细胞、肝星状细胞和肝细胞。肝细胞源性囊泡可导致多种靶细胞反应，如 SEC 血管生成、巨噬细胞趋化激活、HSC 迁移激活、肝细胞再生等。miRNA. 微 RNA；lncRNA. 长链非编码 RNA

进行液体活检，这也是目前的研究热点。

二、疾病发病机制

（一）酒精相关肝病

酒精性脂肪肝的特征是脂肪变性、肝细胞损伤和死亡，以及急性炎症。导致酒精性肝损伤的细胞机制和细胞因子环境已经很清楚。不同个体对肝脏损伤易感性的影响因素还不太清楚。在实验模型中，乙醇诱导线粒体和微粒体功能的改变，进而引起细胞凋亡和坏死[66]。急性和慢性乙醇摄入会引起氧化应激，导致线粒体通透性改变，继而出现细胞色素 C 和其他线粒体酶的释放、效应凋亡蛋白酶的激活及细胞凋亡[67]。用抗氧化剂中和活性氧，抑制线粒体通透性转变，或抑制凋亡蛋白酶，可防止急性乙醇诱导的细胞凋亡。氧化应激也会导致 Bax 从细胞质易位到线粒体，导致线粒体功能障碍[68]。众所周知，摄入乙醇会诱导细胞色素 P_{450} 2E1（CYP2E1）这也会促进 Ras 的生成，并可解释乙醇是如何在反馈回路中诱导自身毒性的[69]。Kupffer 细胞表现出 CYP2E1 和氧化应激表达增加，更重要的是它们在酒精介导的急性肝损伤中被激活。一旦激活，他们会分泌许多细胞因子，包括 TNF-α、白细胞介素 6、转化生长因子 $β_1$（TGF-$β_1$）[70, 71]。这些炎性细胞因子的作用已经通过内毒素血症促进 TNF-α 表达和肝损伤得以展现，而另一方面，选择性肠道去污（用抗生素减少门静脉内毒素水平）可以使 TNF-α 信号和肝损伤均减弱[72]。此外，对小鼠的遗传学研究表明 TNFR1 对酒精性肝损伤至关重要[73]。RIP3 在小鼠模型中也介导酒精诱导的炎症。RIP3 敲除的小鼠受保护，免于遭受酒精引起的肝细胞脂肪变性、肝损伤和炎症，而同时表现出相当的肝细胞凋亡数量，提示酒精性肝细胞坏死在肝损伤中的作用[74]。该研究并没有排除也可导致肝脏炎症的免疫细胞 RIP3 信号的作用。肝细胞来源的含有 CD40 的促炎性细胞外囊泡配体经乙醇刺激，也参与酒精性肝损伤中巨噬细胞的活化[75]。

酒精性脂肪肝患者存在细胞凋亡，而凋亡与胆红素、天门冬氨酸氨基转移酶（AST）、4 级脂肪性肝炎相关[76, 77]。酒精性脂肪肝患者肝脏 Fas 受体表达高于正常肝脏[76]。酒精性脂肪肝患者血清研究证明循环中 Fas、FasL 和 TNF-α 的水平增加。TNF-α 水平与其死亡率相关[78, 79]。肝细胞凋亡也与急性酒精性肝炎预后指标 Maddrey 评分有关。典型的炎症反应继发于肝细胞凋亡，也可发生于乙醇对 Kupffer 细胞的直接作用导致细胞因子的产生[70]。综上所述，酒精性肝损伤发生在氧化应激和促炎细胞因子环境中，后两者共同诱导肝细胞凋亡和随后的炎症反应。细胞凋亡与肝损伤的严重程度有关。抑制细胞凋亡信号通路有可能用于未来酒精性肝病的治疗。

（二）非酒精性脂肪性肝炎

非酒精性脂肪肝（NAFLD）是代谢综合征的组成部分，已成为美国最常见的肝脏疾病。肝细胞凋亡是 NASH 的一个显著特征，与疾病严重程度、疾病进展和纤维化密切相关[80]。这种联系强调了肝细胞凋亡的重要性，并回避了为什么只有某些脂肪变性细胞死亡的问题。最近对 NASH 肝细胞凋亡机制的认识阐明了死亡受体配体、循环和肝内游离脂肪酸、炎症细胞因子、线粒体异常和脂肪代谢基因在其中的作用[41, 80, 81]。然而，有趣的是，RIP3 缺陷小鼠在高脂喂养 NASH 模型中肝脏脂肪变性、肝损伤、炎症和纤维化情况更严重，提示坏死性凋亡并不能促进 NASH 的发病，而有可能阻止 NASH 的发生。RIP3 对肥胖相关 NASH 的保护作用机制尚不清楚[82]。事实上，在与肥胖或胰岛素抵抗无关的蛋氨酸和胆碱缺乏的脂肪性肝炎模型中，RIP3 的缺乏可以保护肝脏免受损伤，表明坏死性凋亡会导致肝细胞死亡[83]。

早期的发病机制研究已经发现 Fas 和 TNFR1 在 NASH 肝组织中的表达有所增加[84]。此外，NASH 患者的循环 TNF-α 水平也是升高的。增加死亡受体配体、Fas 和 TNF-α 的含量，细胞凋亡和炎症会增强，这一点在脂肪变性动物模型中已得到了证实[85]。这些数据表明脂肪变性肝细胞对继发性损伤的敏感性。胰岛素抵抗是肥胖和代谢综合征的特征之一，会导致血浆游离脂肪酸（FFA）水平升高。近年来，脂肪变性肝细胞中 FFA 导致细胞凋亡的机制已取得进展，这一过程称为脂质凋亡。FFA 在 HepG2 细胞体外模型中的溶酶体透化部分阐明了固有凋亡通路的作用。实际上，这已经在存在溶酶体透化和组织蛋白酶 B 释放的 NASH 患者中得到证实[86]，该模型中 TNF-α 表达也是部分依赖于溶酶体的透化。脂肪变性肝细胞对 Fas 配体诱导和 TRIAL 诱导的细胞凋亡敏感[27, 85]。此外，TRAIL-R2 可能是肝细胞脂质凋亡的主要介质，因为它在棕榈酸盐处理的细胞中上调并导致非配体依赖性凋亡[87]。与此相符，TRAIL 受体缺乏的小鼠可免遭饮食诱导的 NASH[88]。这些

小鼠肝细胞凋亡的减少，也证实 TRAIL 受体介导肝细胞凋亡在 NASH 发病机制中的作用。这些观察结果还将脂肪变性肝脏特征性的死亡配体敏感性与该综合征中主要的代谢异常（即循环 FFA 升高）联系了起来。

线粒体是细胞死亡的核心，在 HepG2 细胞和小鼠原代肝细胞中，FFA 介导的线粒体功能障碍已被证实。线粒体功能障碍被激活的一种方式是通过一个被称为丝裂原活化蛋白激酶（MAPK）的信号酶家族。FFA 诱导激活 JNK（一种促凋亡 MAPK）及随后发生 JNK 依赖性肝细胞凋亡也是 FFA 诱导脂质细胞凋亡的重要途径[81]。这种模式中线粒体功能障碍是由促凋亡 Bcl-2 家族蛋白、Bim 和 Puma 和 Bax 激活上调造成的[81, 89]。NASH 患者也常发生线粒体结构和功能的异常[41]。具有结晶包裹体的巨型线粒体，使肝细胞线粒体 DNA 含量下降和呼吸链功能减弱。细胞色素 P_{450} 2E1 在 NASH 患者体内是增加的，而且目前已有证据表明氧化应激增加是由增多的 FFA 驱动线粒体 β 氧化作用引发的。因此，线粒体异常和氧化应激作为细胞凋亡内源性通路激活因子的作用有待进一步研究。

在 NASH 中，先天免疫系统的细胞与肝脏炎症有关[90]。具体来说，招募的骨髓细胞来源的巨噬细胞在 NASH 模型中数倍富集，在人体活检标本中观察到巨噬细胞积累和活化的特征。正如在酒精性肝病部分所讨论的，来自损伤和死亡的脂肪肝细胞发出的信号介导了 NASH 中巨噬细胞的招募和激活。最近的研究也表明脂肪肝细胞来源的细胞外囊泡及其相关物质，包括磷酸鞘氨醇、TRAIL 和 CXCL10 与巨噬细胞的招募和激活密切相关[9, 11, 91]。因此，细胞损伤和细胞死亡促进 NASH 的肝脏炎症，阻断细胞死亡通路或肝细胞与先天免疫细胞的相互作用可能对 NASH 有益。

（三）病毒性肝炎

乙型肝炎病毒（HBV）和丙型肝炎病毒（HCV）引起急性和慢性肝细胞感染。在急性病毒感染中，免疫介导的细胞凋亡会使感染细胞被清除，只有避免细胞凋亡，才能使病毒感染的肝细胞慢性化[92]。急性 HBV 和 HCV 感染的细胞损伤分为 2 个阶

段。第一阶段涉及 CTL 诱导的 Fas 介导的肝细胞凋亡[93, 94]。第二波损伤是由细胞凋亡引起的，它是一种非特异性坏死性炎症反应，也会损害不表达病毒抗原的旁观者细胞[95, 96]。病毒也有微小的直接细胞病变效应。

在慢性感染中，存在持续的、低水平的、Fas 介导的细胞凋亡。细胞凋亡与慢性肝炎的组织学严重程度有关[97]。慢性 HBV 和 HCV 感染患者的血清中可溶性 Fas 水平升高，且与丙氨酸氨基转移酶（ALT）、组织学及治疗反应相关[98, 99]。此外，干扰素治疗开始时，可溶性 Fas 水平与 ALT 值平行升高，提示 Fas 介导的对感染细胞的免疫清除增强[100]。丙型肝炎患者如有过量饮酒，可导致肝细胞凋亡显著增加，且与 Fas 水平升高相关，提示 Fas 信号通路上 2 种不同的凋亡刺激结果是相同的[101]。不仅有细胞凋亡的证据，而且细胞凋亡的可溶性标记物具有替代检测的价值，减少了重复肝活检的需求[102]。从几个实验模型也可以清楚地看出，丙肝蛋白调节细胞凋亡[103]。某些细胞之前对 TRAIL 介导的细胞凋亡效应存在抗性，而 HCV 核心蛋白赋予其敏感性[104]。其他 HCV 蛋白如 NS3 激活半胱天冬酶 8 介导的细胞凋亡，此过程是非 Fas 依赖的[105]。病毒感染的肝细胞凋亡被抑制，可能是这 2 种病毒在肝细胞内持续存在甚至进展至肝细胞癌（HCC）的机制。实际上，在肝癌小鼠模型中，引入核心蛋白 E1 和 E2 导致形成较大的肿瘤[106]。而且，在体外实验中，HCV 核心蛋白抑制 Fas 和 TNF-α 介导的 HepG2 细胞凋亡[107]。

同样，在慢性 HBV 感染中，Fas 受体和 TNFR1 在肝细胞中的表达均增加[108]。循环中 Fas 和 TNF-α 的水平也有增加，并与感染的严重程度相关[99, 109]。HBV X 蛋白（Hbx）在宿主体内具有复杂的生物学功能，目前仍存在争议，有报道称其可减轻或促进细胞死亡[110-112]。因此，HCV 和 HBV 这 2 种病毒的感染，虽然经免疫介导的肝细胞凋亡得以清除，但它们都可以调节凋亡机制，从而建立诱发肝癌发生的慢性感染。

（四）缺血再灌注损伤

缺血再灌注损伤发生在肝移植、肝脏手术和低血压状态时。血流动力学变化是肝移植手术的重要组成部分，了解冷缺血 / 热再灌注（CI/WR）损伤的机制有助于制定治疗策略，以尽量减少伤害和改善同种异体移植功能。热缺血再灌注发生在其他形式的肝脏手术和低血压状态。SEC 是 CI/WR 伤害的直接目标，而长时间缺血会发生肝细胞损伤。相反，肝细胞是热缺血再灌注损伤的主要靶细胞。单独冷藏可导致 SEC 细胞凋亡。应用凋亡蛋白抑制剂可显著降低 SEC 细胞凋亡，提高原位肝移植术（OLT）后的生存率[113]。Kupffer 细胞被激活并分泌大量细胞因子，这些细胞因子反过来激活细胞凋亡并吸引炎症细胞。氯化钆耗尽 Kupffer 细胞可降低 CI/WR 中的 SEC 凋亡和肝损伤[114]。

缺血再灌注损伤涉及线粒体通透性改变，线粒体通透性变化后，肝细胞可发生凋亡或坏死[115, 116]。肝细胞凋亡与缺血后再灌注时间长短及先前是否存在肝损伤有关[117]。NF-κB，TNF-α 和 Fas 的活化调节缺血再灌注诱导的肝细胞凋亡[118]。NF-κB 在缺血 - 再灌注后有双相激活：初始阶段促进 TNF-α 表达，导致细胞凋亡和炎症；后期则是保护性作用。因此，选择性抑制活化可增强肝损伤，非特异性抑制可减轻损伤[119]。既往坏死和凋亡都被认为可介导肝脏缺血再灌注损伤，然而，最近的证据表明坏死性凋亡在肾缺血再灌注损伤中也有作用[49, 120, 121]。IP3 和坏死性凋亡在肝脏缺血再灌注损伤中的作用需要进一步阐明。Bcl-2 是一种抗凋亡蛋白，通过多种不同的方式表达，保护肝细胞免受缺血性细胞凋亡和肝脏受伤[122]。利用小干扰 RNA（siRNA）降低半胱天冬酶 8 和半胱天冬酶 3 的表达也可减轻缺血再灌注损伤[120]。综上所述，缺血再灌注损伤是由肝实质和非实质细胞凋亡及肝细胞坏死介导的。在实验研究中抑制细胞凋亡改善了 OLT 的预后。抑制亲环蛋白 D 可能是靶向坏死的另外一种机制，这为最大限度地发挥同种异体移植物的功能提供了有价值的干预措施。

（五）胆汁淤积性损伤

胆汁淤积是指胆汁流动和（或）分泌障碍，其特征是肝细胞胆汁酸浓度升高。在细胞水平上，疏水胆汁酸的作用是很清楚的。甘氨酸结合鹅去氧胆酸（GCDC）比牛磺酸结合的鹅去氧胆酸（TCDC）毒性更大[123]。有毒的胆汁酸在体外和肝外胆汁淤积动物模型（胆管结扎动物）中诱导肝细胞凋亡。有证据表明死亡配体 Fas 和 TRAIL 参与胆汁酸介导的细胞凋亡[124, 125]。Fas 受体的重要性就在于 Fas 介导的细胞凋亡通路，并通过对缺乏 Fas 受体的小鼠（lpr）的研究得到了证实。lpr 小鼠胆管结扎后肝细胞凋亡减弱[126]。而且，在对这些动物的长期随访中，纤维化也得到了减轻。这项研究强调了肝细胞凋亡作为纤维化刺激的重要性，最终导致肝硬化。

Fas 诱导的细胞凋亡并不是疏水胆汁酸毒性的唯一机制。胆汁淤积的 lpr 小鼠的肝细胞凋亡最终仍会发生，但与野生型小鼠相比，肝细胞凋亡时间较晚且程度较弱。胆汁淤积的 lpr 小鼠体内 Bax 水平和线粒体易位增加，这就解释了细胞凋亡的发生[127]。通过抑制 Bid 的表达来阻断细胞凋亡，可以同时阻止 Fas 依赖性和非依赖性的胆汁酸诱导的肝细胞凋亡[128]。此外，在 Fas 缺陷细胞中，TRAIL-R2 在胆汁酸诱导的肝细胞凋亡中的作用已被揭示。GCDC 激活 TRAIL 会导致招募经典的 TRAIL- 死亡诱导信号复合物（DISC）激活半胱天冬酶 8 和 10，参与线粒体、细胞色素 C 的释放和细胞凋亡[129]。

原发性胆汁性胆管炎（PBC）和原发性硬化性胆管炎（PSC）是成人肝内胆汁淤积最常见的 2 种病因。免疫介导的胆道上皮细胞（BEC）凋亡在 PBC 中有明确的描述[130]。丙酮酸脱氢酶复合物（PDC）是一种通常隔离在线粒体膜内的蛋白质，在 PBC 的 BEC 细胞膜上表达。自身抗体和该抗原的自身反应 T 细胞的存在，使免疫介导的 BEC 凋亡永久存在。虽然对 PDC 引起的永久性自身免疫损伤已有所了解，但导致线粒体功能障碍和 BEC 表面 PDC 表达的最初凋亡刺激尚不清楚。在实验模型中发现，免疫反应性 PDC 在诱导细胞凋亡后从线粒体向细胞膜迁移[131]。最近的研究已经阐明了缺乏阴离子交换蛋白 2（AE2$^{-/-}$）的胆管细胞中胆汁盐诱导的细胞凋亡是如何发生的。AE2$^{-/-}$胆管细胞不能分泌碳酸氢盐，导致胆汁盐的去质子化减少，允许更多胆汁酸进入 AE2$^{-/-}$细胞，从而钙从内质网释放，由于细胞内碳酸氢盐和主要外膜蛋白的增加使可溶

性腺苷酸环化酶活化，导致细胞凋亡[132]。激动性 TRAIL-R2 抗体（MD5-1）可诱导分离的胆管细胞凋亡，以及在小鼠腹腔内注射 MD5-1，可发生胆管炎和胆汁淤积性肝损伤，均说明了死亡受体信号通路在胆管上皮细胞坏死中的重要性[133]。因此，细胞凋亡在胆管损伤中起作用，并在随后的胆汁淤积中可见到肝细胞损伤。

（六）Wilson 病

Wilson 病的实质是一种肝细胞缺陷，是由于铜转运 P 型 ATP 酶（ATP7B）的突变，无法在胆汁中排出铜造成。导致铜这一细胞毒性物质在肝细胞中积累[134]。氧化应激和酸鞘磷脂酶（ASM）激活均与 Wilson 病中的肝细胞损伤有关。Long-Evans cinnamon（LEC）大鼠是模仿人类 Wilson 病的一种自发突变体[135]。这些动物表现出慢性氧化损伤的证据，如脂质过氧化和 DNA 链断裂[136, 137]。这说明了氧化应激的作用，因为铜具有氧化还原活性，如 Fenton 和 Haber-Weiss 反应，导致自由基的产生和对脂质、蛋白质和 DNA 的氧化损伤。Fas 和神经酰胺参与铜离子诱导的肝细胞凋亡[138, 139]。有暴发性肝衰竭的 Wilson 病患者肝脏 Fas 配体水平升高[138]。此外，用铜对人肝细胞系进行处理会增加 Fas 配体的表达，并发生 Fas 依赖性细胞凋亡。在分离的肝细胞中，经铜激活的 ASM 可被抗氧化剂 N- 乙酰半胱氨酸和钛试剂抑制[139]。ASM 活化导致神经酰胺的产生和神经酰胺依赖性肝细胞凋亡发生。这种机制在红细胞中是保守的，红细胞也会经历了 ASM 诱导的神经酰胺依赖性凋亡，然后被吞噬清除。在 Wilson 病中经常同时观察到肝细胞损伤和贫血，这些观察结果解释了一个相对保守的致病机制。体外数据显示，铜超载也会导致 p53 依赖性细胞死亡[140]。

Wilson 病在人类的表现从暴发性肝衰竭（FHF）到轻度慢性肝炎不等。在患有 FHF 的 Wilson 病患者中，高水平的细胞凋亡、Fas 受体和 Fas mRNA 均可被检测到[138]。在 Wilson 病患者中检测到氧化损伤的 DNA 和体积庞大的 DNA，说明 DNA 受损并形成加合物[34, 141]。在此类患者中还观察到血浆 ASM 活性也增加[139]。因此，在 Wilson 病患者中铜超载导致凋亡性的肝细胞死亡。

（七）α₁- 抗胰蛋白酶缺乏症

α₁- 抗胰蛋白酶（A1AT）通常主要是由肝细胞分泌的。A1AT 缺乏症患者会产生一种异常的易聚集蛋白变体，导致肝细胞无法将其分泌到血清中。这造成肝细胞内异常蛋白的积累。这种积累发生在内质网腔内。积累的突变蛋白形成聚集体，而主要的稳态反应是通过蛋白酶体和自噬来增加对突变蛋白的降解。NF-κB 的激活发生在内质网突变蛋白聚集之后，并介导组织炎症。此外，线粒体功能障碍、半胱天冬酶 3 活化与内质网功能障碍相关[142]。A1AT 诱导线粒体功能障碍和半胱天冬酶活化的确切分子通路还没有被明确证实，是未来的一个研究领域。近年来的研究进展包括卡马西平增强对蛋白质聚集物的自噬降解[143]，目前正处于临床试验 2 期阶段（NCT01379469）。

（八）急性肝衰竭

几组实验数据和人类观察表明，死亡受体介导的细胞凋亡在 FHF 中极其重要。在 Lacronique 等的研究中，开创性地使用抗 Fas 抗体级联激活死亡信号，诱导小鼠大量肝细胞凋亡和 FHF，并通过增加抗细胞凋亡的 Bcl-2 表达来挽救肝细胞免于凋亡和动物免于死亡[14, 144]。FHF 患者肝细胞中 Fas 受体和 Fas 配体表达水平均较高。Fas 配体在浸润性淋巴细胞、循环中淋巴细胞和患者血清中含量均升高。在不同病因的 FHF 中，除了 Fas 表达增强外，还观察到肝细胞凋亡[145]。FHF 患者除了 Fas，循环 TNF-α 和 TNF-α 受体水平也增加，与肝功能恢复相关[146]。除了激活 NF-κB 来辅助恢复，TNF-α 的双重作用在 FHF 得到进一步发展，它增加 Fas 相关死亡域（FADD）蛋白的表达，同时可能增强 Fas 的敏感性。综上所述，FHF 伴有多种细胞因子的改变，其中 Fas 介导细胞凋亡作用明显。TNF-α 和其他细胞因子为双重作用角色，促进细胞凋亡、炎症和恢复。通过抑制 Fas 介导的细胞凋亡来增强有利于细胞恢复的环境，似乎是一种很有前途的治疗策略。鉴于肝脏供体短缺，这一策略应该在人类临床试验中得到进一步发展。

三、治疗意义

对肝脏疾病中的凋亡级联的了解创造了新的治疗机会（图 7-8）。RNA 干扰（RNAi）疗法选择性地操纵细胞的遗传机制，以减少相应蛋白质的表达。在实验性 FHF 和免疫性肝炎中，RNAi 破坏 Fas 和半胱大冬酶 8 基因表达，减轻损伤，提高生存率[147, 148]。抗凋亡 Bcl-2 表达增加，半胱天冬酶被抑制，免于 FHF 影响[144, 149]。同样，肝靶向给药 NCX-1000，一种熊去氧胆酸（UDCA）的 NO 偶联物，在肝脏选择性释放 NO，即使在细胞凋亡发生后亦如此，可免遭对乙酰氨基酚引起的 FHF 的伤害[150]。在缺血再灌注损伤模型中，让诱导因子和效应细胞凋亡蛋白酶沉默对肝脏有益[120]。UDCA 具有双重作用，不仅能阻止胆汁酸、乙醇、Fas、

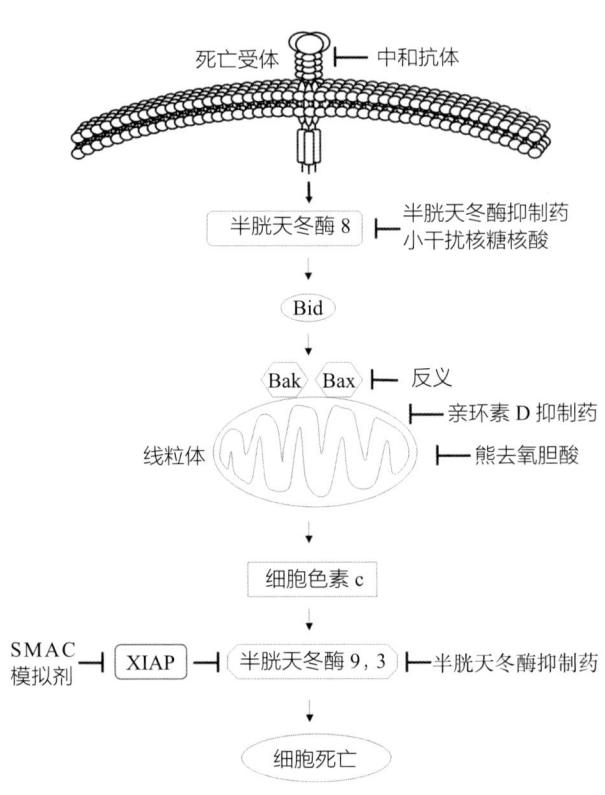

▲ 图 7-8 凋亡治疗靶点

肝脏疾病的潜在治疗靶点示意图。细胞凋亡可在多个层次被抑制。死亡受体和配体的相互作用可以通过中和抗体被阻止。药物抑制剂如半胱天冬酶抑制药、小干扰核糖核酸（siRNA）、反义分子、凋亡敏感性调节剂 SMAC 模拟剂、线粒体完整性保护剂熊去氧胆酸（UDCA）或亲环素 D（CyPD）是一些潜在的靶点。XIAP. 凋亡抑制蛋白

TGF-β_1 诱导的线粒体透化和细胞凋亡[151]，同时也促进细胞内生存信号的激活。此外，在动物研究中，抗凋亡分子 IDN-6556（一种泛半胱天冬酶抑制剂）可减少胆汁淤积性肝细胞凋亡、星状细胞活化、肝损伤和由此导致的纤维化[152]。该化合物目前处于 NASH 临床试验 2 期（NCT02686762）。在线粒体水平，促凋亡 Bcl-2 家族蛋白的破坏也可以阻止胆汁酸诱导的细胞凋亡[128]。坏死性凋亡抑制剂也提供了治疗肝病的机会。事实上，通过坏死抑制药抑制 RIP1 或达拉非尼抑制 RIP3 可减轻对乙酰氨基酚诱导的肝损伤[47, 153]。最后，亲环蛋白 D 抑制剂可能通过减少线粒体通透性转变和坏死而缓解缺血再灌注损伤。

细胞死亡是可以被暂时调节的，在临床上，细胞暴露于有害刺激后迫切需要调节机制的存在。实际上，在几项急慢性肝病的实验模型研究中，即使在暴露于细胞凋亡刺激后，当凋亡被抑制，肝细胞凋亡、损伤及生存率可有明显好转或提高。在慢性丙型肝炎患者中，短期给予 IDN-6556 14d 可降低氨基转移酶，提示肝细胞凋亡减少[154]。未来的研究方向应该是开发针合理的对肝脏的抗细胞死亡疗法。

拓 展 阅 读

Canbay A, Higuchi H, Bronk SF, et al. Fas enhances fibrogenesis in the bile duct ligated mouse: a link between apoptosis and fibrosis. *Gastroenterologia* 2002;123:1323–30.
This article is important because it highlights the principle that sustained hepatic injury leads to sustained hepatocyte apoptosis and attendant fibrosis. Interruption of this process prevents apoptosis and mechanistically links two important observations, that is, apoptosis and fibrosis.

Bernardi P, Rasola A, Forte M, Lippe G. The mitochondrial permeability transition pore: channel formation by F-ATP synthase, integration in signal transduction, and role in pathophysiology. *Physiol Rev* 2015;95:1111–55.
This comprehensive review covers the historical perspective, pivotal observations and characterization of the F-ATP synthase as the mitochondrial permeability transition pore.

Guicciardi ME, Gores GJ. The death receptor pathway. In: Yin X-M, Dong Z, eds. *Essentials of Apoptosis: A Guide for Basic and Clinical Research*, 2nd edn. New York: Humana Press, 2009:119–50.
This is a comprehensive review of death receptors and their signaling pathways. It is essential reading for anyone wishing to understand death receptormediated signals.

Parsons MJ, Green DR. Mitochondria in cell death. *Essays Biochem* 2010;47:99–114.
Mitochondria are essential to cell death. Mitochondrial contents need to be released into the cytoplasm for cell death to proceed. This essay describes essential concepts in mitochondrial permeabilization.

Ribeiro PS, Cortez-Pinto H, Sola S, et al. Hepatocyte apoptosis, expression of DRs, and activation of NF-kappaB in the liver of nonalcoholic and alcoholic steatohepatitis patients. *Am J Gastroenterol* 2004;99:1708–17.
The importance of apoptosis, death receptor signaling, and activation of inflammatory pathways in two common and relevant liver diseases is described.

第 8 章　系统性疾病的肝脏损害

Hepatic Manifestations of Systemic Disorders

Stuart C. Gordon　Humberto C. Gonzalez　著

张大志　译

要　点

- 全身性和肝内促炎细胞因子释放是脓毒症相关的肝损伤和黄疸的原因，导致胆汁淤积，即使在血培养阴性的情况下也会发生。继发于败血症的高胆红素血症在临床上未被充分认识。
- 任何感染性病原体都可能影响到肝脏，其临床表现常常和其他疾病相类似。在发热的情况下合并有血清碱性磷酸酶（ALP）不成比例地升高，可能提示非病毒性肝损伤。通过敏感聚合酶链式反应（PCR）可以快速和准确地诊断。
- 卟啉病可引起肝损伤、光过敏性皮损和神经功能障碍。通过基因检测特定的致病基因突变可以提供可靠的诊断。
- 淋巴瘤对肝脏的损害与其他肝脏非感染性疾病相似，可能引起急性肝衰竭，临床需高度警惕并加以组织学检查来辅助诊断。
- 糖尿病是慢性肝病、失代偿肝病和肝细胞癌的独立风险因素。常见的肝病，如非酒精性脂肪肝和慢性丙型肝炎，会增加患糖尿病的风险。这些关联机制仍有待进一步研究阐明。

一、感染性疾病

肝脏受到病原体攻击可能由原发性感染导致，也可能是多系统疾病的一个重要组成部分。如本文所讨论的，由于病原体引起的肝脏受累表现常常和其他疾病相类似，因此在临床中需要保持高度警惕，以明确诊断。

不同于原发性肝脏感染，脓毒症相关性黄疸常常被忽视，在儿童和成年住院患者中，脓毒症相关性黄疸约占 22%[1]。在革兰阴性和革兰阳性细菌感染患者中已报道过脓毒症相关性黄疸，这些感染通常继发于腹腔内（脓肿、胆汁和尿液），腹腔外感染也有报道[2, 3]。

与氨基转移酶、碱性磷酸酶（ALP）相比，血清胆红素不成比例的升高，即使没有发热、血压下降、心动过速及白细胞增多等感染的体征和症状，也应警惕菌血症的可能[4]。

在全身性感染中发生黄疸的作用机制尚不明确，目前主要在小鼠模型中进行研究。在小鼠模型中，脂多糖介导释放的细胞因子（肿瘤坏死因子 α、白细胞介素 1β）促进肝窦内皮细胞活化以及白细胞在肝内附壁和聚集。此外，水通道蛋白表达减少和 NO 水平升高也可导致胆汁的形成和流动受损[3]。

（一）细菌感染

1. 沙门菌肝炎（伤寒）

伤寒和副伤寒是急性发热性疾病，分别由沙门菌和副伤寒沙门菌感染引起，严重时可能危及生命。如果未及时治疗，感染后死亡率可高达 10%～30%，而在治疗后，死亡率可降至 1%～4%[5]。在 2010 年，全世界估计有 2690 万新发伤寒病例。伤寒区域发病率差异很大，中欧 / 东欧及中亚的发病率小于 0.1/100 000，在非洲撒哈拉以南地区大概是 724/100 000。副伤寒的发病率在北非和中东大约为 0.8/100 000，在非洲撒哈拉以南地区大概是 77/100 000[6]。

沙门菌肝炎是指由沙门菌感染引起的肝损伤。虽然据报道感染沙门菌后发生肝损伤的发病率 < 1%～26%，但在感染后的第 2 周和第 3 周，几乎都会出现天门冬氨酸氨基转移酶（AST）、丙氨酸氨基转移酶（ALT）和碱性磷酸酶（ALP）的升高[7, 8]。

沙门菌肝炎的临床表现与病毒性肝炎类似，但某些临床特征有助于区分这 2 种疾病。沙门菌肝炎患者常常出现高热（通常 > 40℃）、心动过缓和白细胞计数下降等。此外，沙门菌肝炎的病理学特征通常表现为浸润性而非肝炎表现。与急性病毒性肝炎患者相比，沙门菌肝炎患者的血清 ALP 水平不成比例地升高，血清氨基转移酶水平更低[9]。一部分沙门菌肝炎患者无明显症状，很少出现黄疸。在未经治疗的患者中，黄疸可能在起病后的第 2 周甚至第 4 周才出现。目前已经有继发于沙门菌肝炎的其他肝胆疾病的报道，如急性肝衰竭、非结石性胆囊炎、自发性细菌性腹膜炎、肝脓肿等[10-13]。

在鉴别病毒性肝炎和沙门菌肝炎的时候，ALT 与乳酸脱氢酶（LDH）的比值具有重要意，前者的比值小于 4，后者的比值常大于 5[9]。在发展中国家伤寒的诊断通常基于临床诊断，但血清学检测如酶联免疫检测（Typhidot-M®）和聚合酶链式反应（PCR）检测应当被广泛应用，而诊断的金标准仍然是血培养阳性[14]。

沙门菌肝炎的肝脏组织学表现没有特异性，已报道了具有空泡形成的气球样变性及胆管损伤的表现。偶尔发现肝细胞或肝小叶聚集的 Kupffer 细胞中存在伤寒沙门菌，这些病变被称为伤寒结节[15]。

如及时诊断和早期恰当使用抗生素，沙门菌肝炎通常预后良好。由于沙门菌具有潜在的耐药菌株，因此建议进行抗生素敏感性检测。美国国家伤寒和副伤寒发热监测系统报告称，2008—2012 年，65% 的伤寒沙门菌和 94% 的副伤寒沙氏菌对萘啶酸（对喹诺酮类抗菌药敏感性降低的标志）产生耐药性。有 12% 的分离株中观察到多重耐药（氨苄西林、甲氧苄啶、磺胺甲噁唑和氯霉素）[16]。氟喹诺酮（环丙沙星或氧氟沙星）是高度敏感或多药耐药的沙门菌感染的首选治疗药物。对喹诺酮类耐药的菌株，可以使用阿奇霉素、头孢曲松 / 头孢噻肟 / 头孢克肟及氯霉素[14, 17]。

国际旅行者、实验室工作人员及与慢性携带者密切接触的人群可以口服或皮下接种伤寒疫苗。但是，这种疫苗对伤寒沙门菌并不完全有效，也不能预防副伤寒沙门菌感染[18]。

2. 结核

肝结核（TB）是活动性结核分枝杆菌感染的肺外表现。在美国，肺外结核病例从 1962 年的 7.6% 增加到 2006 年的 21%[19]。在人体免疫缺陷病毒（HIV）感染和获得性免疫缺陷综合征（艾滋病）的部分患者中观察到结核感染增加[20]。肝结核的发病率约为所有活动性结核病例的 1%[21, 22]。

肝结核可分为粟粒性肝结核（播散性）或局部肝结核（孤立性）。与局部肝结核相比，粟粒性肝结核最常见（79%），通过肝动脉和门静脉播散是其主要传播途径[22]。

肝胆管结核是指孤立性肝结核、胆管结核或肝胆受累伴其他器官系统受累[23]。文献中用于描述结核病累及肝胆系统的术语包括结核性假瘤、结核性胆管炎和结核性肝脓肿[24]。

肝结核的临床表现是非特异性的，包括肝大、发热、呼吸道症状、腹痛、体重减轻、脾大和黄疸。黄疸和腹痛在局部结核病中很常见，而呼吸道症状更常见于粟粒性肝结核中[22]。最常见的生化异常包括血清 ALP 水平不成比例增加、白蛋白与球蛋白比例倒置、轻度胆红素血症及 AST 和 ALT 轻度至中度升高[25]。

少数病例报道中描述了急性肝衰竭的特点，主要症状包括发热、肝大和黄疸。继发于粟粒性结核病的急性肝衰竭具有很高的死亡率[26-29]。肝结核早期（无肺部活动性或粟粒性疾病）主要以结节的形式出现，表现为孤立的肝肿瘤或肝脓肿[30, 31]。在大多数情况下，其临床表现类似于肿瘤，单发病灶大小不一、影像学特征各异、ALP 水平升高、既往无明确结核病史的情况下出现体重减轻。经典组织学研究结果（见后文）及肝组织的 PCR 测定有助于明确诊断。及时予以抗结核药物治疗可以完全消除临床症状、体征和影像学表现。

结核病的一种罕见表现为结核性淋巴结压迫门静脉引起门静脉高压症，并伴有静脉曲张出血 [32]。

另一种不常见的肝胆管结核变异是由胆管、胰腺或胆囊受累引起的阻塞性黄疸。通过淋巴结、直接侵犯胆管上皮，或干酪性肉芽肿破裂进入胆管腔压迫胆管，引起胆汁淤积，进而导致黄疸。肉芽肿可能导致肝脏胆管阻塞，通常作为粟粒性肺结核的其中一种表现形式。胆管结核 [33] 可表现为胆管扩张伴肝总管狭窄（图 8-1）。通过内镜胆管造影取得的胆管细胞学检查结果可能辅助诊断。这些出现无痛性黄疸及体重减轻的患者，在影像学上和胰腺肿瘤及胆管癌表现类似，都表现为胆管扩张。目前有许多胆管支架植入术的治疗经验，并且在植入不成功的情况下，通过经皮胆管引流可以减轻胆汁阻塞的症状 [23, 34]。

超声检查和计算机断层扫描（CT）可以显示复杂的单发或多发肿块，虽然从活检标本中发现的干酪性肉芽肿高度提示结核病（图 8-2），但在布鲁菌病、球孢子菌病和霍奇金病中也有类似的病理结

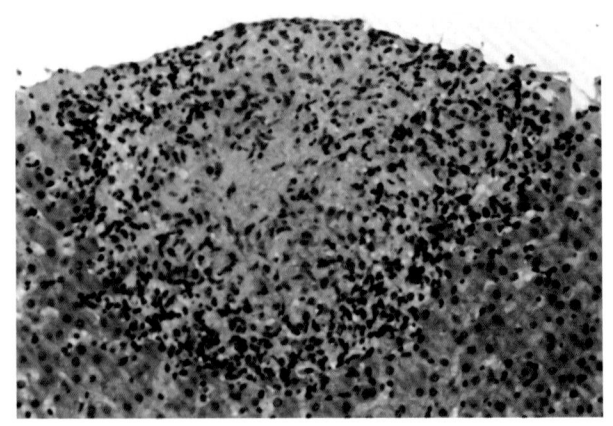

▲ 图 8-2　结核病：不明原因发热患者的肝脏干酪样肉芽肿

果。巨型上皮样细胞和朗汉斯巨细胞是其他特征性组织学发现。活检中只有不到 35% 的病例可以发现抗酸杆菌。肝组织 PCR 检测具有高灵敏度（总体检测阳性率为 88%），对照组假阴性率低 [35, 36]。结核分枝杆菌的核酸扩增试验称为 Xpert MTB/RIF，已被批准用于诊断肺结核和结核性脑膜炎 [22]。Xpert MTB/RIF 除了可以使诊断时间缩短至 2h 和检测利福平耐药性外，还具有诊断准确性高的优势（诊断肺部 TB 的灵敏度和特异性分别为 89% 和 99%）。Xpert MTB/RIF 也被用于检测肺外组织中的结核病 [37, 38]。

肝结核的治疗方案至少使用 4 种抗结核药物，通常包括异烟肼、利福平、吡嗪酰胺和乙胺丁醇。尽管传统治疗方案需至少持续 6 个月，但考虑到具有多药耐药的患者和药物的肝毒性，有时需要其他替代治疗方案。继发于抗结核药物特别是异烟肼引起的肝损伤在很大程度上具有特异性，并且常常可能是致命的。美国胸科学会建议对饮酒、同时服用肝毒性药物、患有病毒性肝炎、既往患肝病或基线 ALT 异常、感染艾滋病病毒、既往有异烟肼肝炎史、孕期或是产后 3 个月内的患者进行更加警惕的血清 ALT 监测 [39]。密切监测药物性肝损害可以避免死亡的发生，尤其是老年人，一旦出现血清胆红素升高，就应该密切关注预后。

3. 军团病

军团病是一种罕见的疾病，但继发于军团菌的社区获得性肺炎并不少见。军团病的发病率为（2～13）/1 000 000，估计死亡率为 8%～12%。风

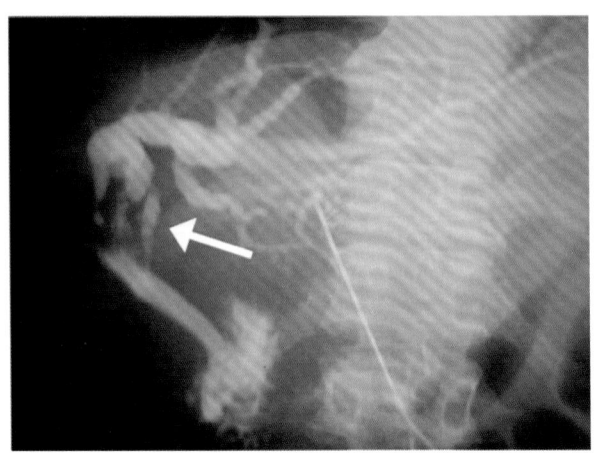

▲ 图 8-1　患有腹痛和黄疸的 66 岁男子胆管造影
经皮肝穿刺胆管造影显示肝门狭窄（箭）和扩张的肝内胆管。通过细针穿刺确诊结核病
经 Wolters Kluwer Health 许可转载，引自参考文献 [23]

险较大的相关因素包括高龄、吸烟、酗酒、糖尿病、呼吸系统疾病及免疫力降低、使用 TNF 和癌症患者[40]。

军团菌肺炎患者中肝功能异常的发生率高于其他原因引起的肺炎。报道有高达 15% 患者出现氨基转移酶水平升高（有的甚至高达正常上限的 15 倍）、ALP 水平高（达正常上限的 9 倍）和高胆红素血症。因此，在存在明显肺炎的情况下发现肝脏生化指标明显异常可能是诊断的重要线索。也有军团菌引起急性肝衰竭和肝脓肿的报道[41]。当根据临床表现高度怀疑军团菌感染时，尿液抗原检测可以作为快速筛查试验。进行呼吸道分泌物的抗原检测、血清学检测和 PCR 的检测也可以帮助诊断。直接免疫荧光法可在肝活检中发现病原体。肝脏的组织学检查可表现为坏死性肝炎，其特征与其他形式的病毒性肝炎相似。可选择的抗生素包括氟喹诺酮类药物或新型大环内酯类药物[42]。

4. 布鲁菌病

布鲁菌病是世界上最常见的细菌性人畜共患病，由布鲁氏菌引起，表现为急性、亚急性或慢性疾病。布鲁菌病的传播和疾病流行与未经高温消毒的感染动物牛奶或与高风险专业人员的职业暴露有关[43]。布鲁菌可通过皮肤或口咽进入体内并扩散到区域淋巴结最终侵入细胞。对人类有影响的 3 种布鲁菌分别为羊布鲁菌、牛布鲁菌和猪布鲁菌。

在大多数布鲁菌病病例中肝脏会受到影响，肝大是最常见的症状（7%～74%），2%～25% 的患者会出现轻至中度氨基转移酶升高[44]。波状热和非特异性症状也很常见。

慢性肝脾化脓性布鲁菌病是罕见的并发症，在急性和慢性病例中发生率为 1.7%[45]。据报道，这些病例主要发生在地中海盆地的国家。其症状包括发热、体重减轻和自发性右上腹疼痛[44]。在布鲁菌病中，孤立性脓肿常见（68%），主要发生在肝脏（70%），尤其是肝右叶（71%）。77% 的布鲁菌病例中通常具有中央钙化，并且主要与羊布鲁菌感染相关（80%）[46]。在超声检查中，肝脏病变呈现等或低回声。增强 CT 主要表现为边界不规则的实心肿块[47]。也有发生自发性细菌性腹膜炎和伴有黄疸的急性肝炎报道[48-50]。

可以通过从血液中分离出细菌来确定布鲁菌病的诊断。该试验的灵敏度取决于疾病的阶段（急性或慢性）、是否使用抗生素及使用的检测方法（Ruiz-Castaneda 双相培养法的效率低于裂解离心法的效率）[43]。由于网状内皮系统中生物体的浓度非常高，骨髓培养也是该疾病的诊断标准。血清学检查有用并且可靠，1∶320 的滴度或更高的滴度可确定诊断。据报道，PCR 检测具有高度敏感性和特异性，可提供快速诊断[51]。组织学检查通常显示肝小叶中有不同程度的淋巴细胞浸润和非干酪性肉芽肿（图 8-3）[52]。

推荐联合治疗的抗生素包括多西环素与链霉素、利福平、复方新诺明、庆大霉素或环丙沙星[51]。在发生肝脓肿的情况下，可能需要经皮肝穿刺或经外科引流[50]。

5. 兔热病

兔热病是土拉热弗朗西丝菌（一种革兰阴性兼性细胞内细菌）引起的人畜共患的一种感染性疾病。感染发生在动物和人类中，当主要发生在北美时，被归类为 A 型兔热病，而当发生在北半球，包括欧洲地区时，称为 B 型兔热病。兔热病杆菌从动物蓄水池、节肢动物叮咬、被污染的水和土壤传播至人类[53]。已经有报道兔热病可通过吸入发生感染，并且土拉热弗朗西丝菌被归类为生物恐怖主义的潜在试剂[54]。临床表现包括流感样症状，有 6 种主要临床形式：腺体（皮肤和淋巴结）溃疡型兔热病、口

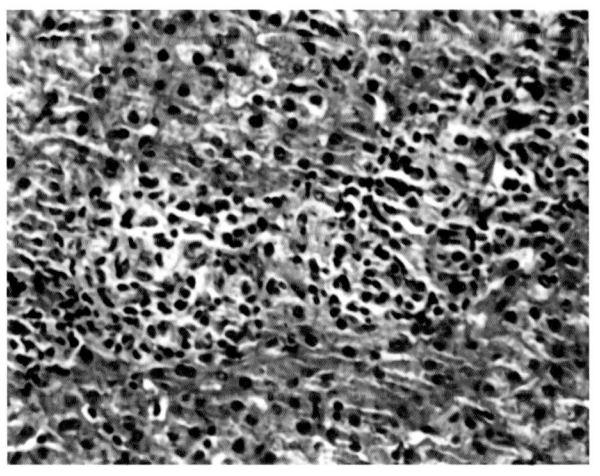

▲ 图 8-3 布鲁菌：布鲁菌病患者的非特异性淋巴浆细胞炎性浸润
苏木精 - 伊红染色（HE），原图 ×510

咽型土兔热病、眼腺型兔热病、肺炎型兔热病和伤寒型兔热病[53]。

高达75%的患者有肝脏受累表现，表现为轻至中度氨基转移酶升高、黄疸、胆汁淤积、肉芽肿性肝炎、腹水、胆管炎和肝脓肿[55]。肝脏组织学检查表现为圆形的微脓肿，常伴有中央坏死。酶联免疫吸附试验（ELISA）、凝集抗体、PCR均有助于土拉热弗朗西丝菌感染的诊断。治疗方案包括使用环丙沙星、多西环素、链霉素和庆大霉素[56]。

6. 李斯特菌病

李斯特菌病是由单核细胞增生性李斯特菌引起的疾病，单核细胞增生性李斯特菌是一种革兰阳性细胞内芽孢杆菌，在自然界中广泛分布，主要通过食用受污染的食物来传播。其受累范围从发热性胃肠炎到侵袭性形式，包括菌血症、败血症和脑膜脑炎。肝脏受累也有报道[57]。危险因素包括年龄大，妊娠和免疫抑制（包括炎症性肠病患者）。在接受适当治疗后，成人死亡率为14%~30%，胎儿和新生儿死亡率为20%[58, 59]。

Scholing等对34例李斯特菌相关性肝病进行了回顾性研究，显示李斯特菌病的肝病表现为3种不同类型：孤立性肝脓肿、多发性脓肿、伴或不伴肉芽肿的弥漫性肝炎。高热和白细胞增多有助于将李斯特菌相关性肝病与病毒性肝炎区分开来，并且可通过从血液中分离病原体来确诊。放射成像和细针穿刺同样有助于诊断。治疗包括尽可能引流脓肿及抗生素治疗，通常是青霉素联合氨基糖苷类抗生素治疗3~4周[60]。

7. 类鼻疽

类鼻疽是一种潜在的致命性感染，由伯克霍尔德菌（Burkholderia pseudomallei）引起，主要发生在东南亚、澳大利亚北部、印度次大陆和中国[61]。临床表现从无脓毒症的皮肤病变到轻度肺炎到暴发性肺炎。死亡率为10%~40%[62]。危险因素包括糖尿病、慢性肾脏疾病和免疫抑制。类鼻疽伴肝脏受累很常见，可表现为生化异常或局部脓肿[61]。影像学上，"蜂窝征"为较大肝脓肿的特征表现[63]。可通过免疫组化或免疫荧光检测确诊，血液中分离出病原体仍然是最可靠证据。

急性期治疗（10~14d）主要用药为头孢他啶，重症病例可选用碳青霉烯类（美罗培南）。阿莫西林-克拉维酸是属于二线疗法，适用于初始治疗无效的情况。根除治疗阶段（20周）旨在预防复发，采用口服复方新诺明治疗。任何时候均应尽可能脓肿引流[64]。

8. 奈瑟菌和衣原体感染

沙眼衣原体和淋病奈瑟球菌分别是衣原体感染和淋病的致病菌，是美国最常见的2种性传播疾病[65]。盆腔炎（PID）是上述2种细菌上行至女性生殖道感染后，炎症蔓延至盆腔引起。

急性肝周炎（Fitz-Hugh-Curtis综合征或FHCS）是一种罕见的PID并发症，其特点是肝包膜和腹膜壁之间的琴弦样粘连（图8-4）。经输卵管通过结肠旁沟直接蔓延被认为是进入的途径。FHCS主要见于女性，很少有报道发生于男性[66]。急性肝周炎常见于衣原体和淋病奈瑟球菌感染，也可继发于念珠菌病[67]。轻至中度PID的FHCS发生率为4%~12%；重度PID的FHCS发生率为20%~28%[68]。疼痛通常表现为尖锐痛、胸膜痛、右上腹痛。尽管在播散性淋球菌感染中可发生非特异性氨基转移酶异常，但FHCS的氨基转移酶通常是正常的。根据临床表

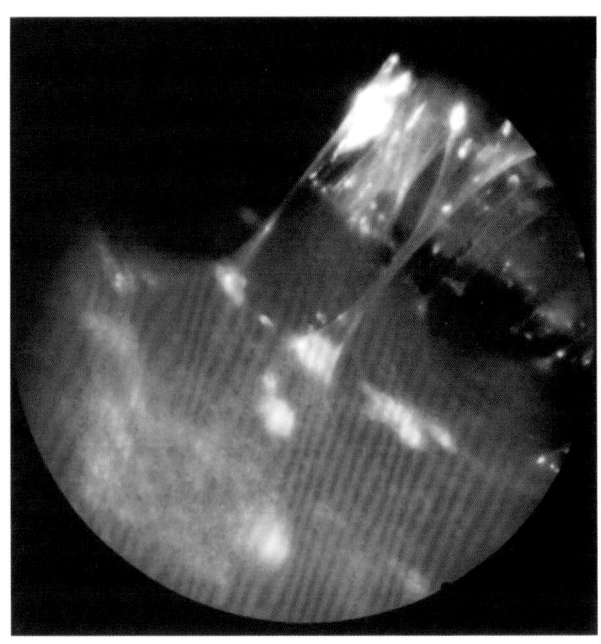

▲ 图8-4 肝周粘连（Fitz-Hugh-Curtis综合征）可能发生于淋病以外的其他疾病。治疗肝脏念珠菌病后，随访腹腔镜检查显示病变和腹膜壁之间琴弦样粘连。这种粘连可能导致明显的右上腹疼痛

现一般可确诊，通过腹腔镜检查可明确诊断，但仅适用于治疗无效或诊断不明确时[69]。CT 扫描显示动脉期肝包膜增厚。FHCS 通常会随着 PID 的治疗而恢复、好转。

淋病奈瑟球菌和衣原体感染的其他表现包括肝脓肿和间位结肠综合征（结肠或小肠嵌入肝脏和膈肌之间，与 FHCS 和右侧胸腔积液相关）[70, 71]。

9. 弯曲杆菌感染

弯曲杆菌菌血症是血液感染的罕见病因，主要发生于免疫缺陷者。其危险因素包括慢性肝病、HIV、恶性肿瘤和器官移植[72]。可出现轻度肝功能损害及肝功能检查指标的轻度升高。已有研究报道化脓性肝脓肿与弯曲杆菌菌血症相关[73]。治疗首选大环内酯类。

10. 猫抓病

汉赛巴尔通体是猫抓病的病原体，通常具有自限性，其特征为受感染的猫或跳蚤叮咬儿童后引起淋巴结病变。汉赛巴尔通体感染累及肝脏十分罕见，主要有以下 2 种不同的形式：肝紫癜病和肝脾型猫抓病（HSCSD）[74]。HIV 感染患者的 CD4+ 细胞计数低（< 100 个/ml），可发生肝紫癜症，表现为增生性病变，累及皮肤和淋巴结（血管瘤），也可累及肝脏（紫癜）和脾脏。HSCSD 在免疫功能正常患者中引起肝脏或脾脏的肉芽肿/化脓性反应[74]，症状包括发热和脐周疼痛[75]。超声检查和 CT 表现为低密度的微脓肿[74, 75]。培养、间接免疫荧光和 PCR 均有助于诊断。一线治疗药物为阿奇霉素。其他抗生素包括多西环素、氨基糖苷、复方新诺明或利福平。实体器官的猫抓病已有报道，其表现形式多种多样，包括播散性疾病[76]。

（二）螺旋体感染

1. 钩端螺旋体病

钩端螺旋体病是一种人畜共患的感染性疾病，分布广泛，其大量的哺乳动物宿主（主要是牛和大鼠）可携带和从尿液中排出螺旋体。全世界估计有 103 万新发钩端螺旋体病病例。它在潮湿、热带和亚热带的发展中国家流行，特别是在亚太地区[77, 78]。平均死亡率为 6.85%，最高可达 40%[77, 79]。

钩端螺旋体病临床表现具有多变性（可类似于由登革热、汉坦病毒、寨卡病毒、疟疾和流感引起的症状），通常是亚临床感染，且经典地描述为双相疾病，即非黄疸期和出血性黄疸期的 2 个阶段。急性钩端螺旋体病表现为发热、畏寒、严重肌痛、结膜充血（图 8-5）、厌食、恶心和持续约 1 周的呕吐。Weil 综合征（钩端螺旋体性黄疸）的典型表现为黄疸、肾衰竭和出血，其症状可在 3～4d 内出现。第 2 阶段表现包括发热、头痛、无菌性脑膜炎和肺部受累。可有右上腹痛，与急性胆囊炎和胰腺炎相似。黄疸发生率只有 5%～10%。血清胆红素增加至 30～40mg/dl，而氨基转移酶低于 100U/L[80, 81]。

钩端螺旋体病可发生于妊娠期，与 HELLP（溶血、肝酶升高、血小板减少）和妊娠期急性脂肪肝症状相似。可通过胎盘或母乳喂养传播，导致宫内或新生儿感染。钩端螺旋体病与自然流产、死产和先天性缺陷的风险增加有关[82]。

由世界卫生组织建立的诊断钩端螺旋体病的改良标准是将临床表现、流行病学和实验室检查结合在一起。从无菌点分离出致病性钩端螺旋体、PCR 阳性、急性期和恢复期之间的凝集试验检测结果增加 4 倍及滴度 1∶400 是感染的诊断依据。实时 PCR 和逆转录 PCR 有助于诊断[81]。当存在肝肾受累时，裂隙灯显微镜检查是一种简单且快速的早期检测方法。肝活检结果显示胆汁淤积、有丝分裂活动增强和轻微的门静脉炎症。钩端螺旋体抗原的免疫组化染色也可以帮助诊断[83]。

治疗首选青霉素或多西环素。Cochrane 数据库

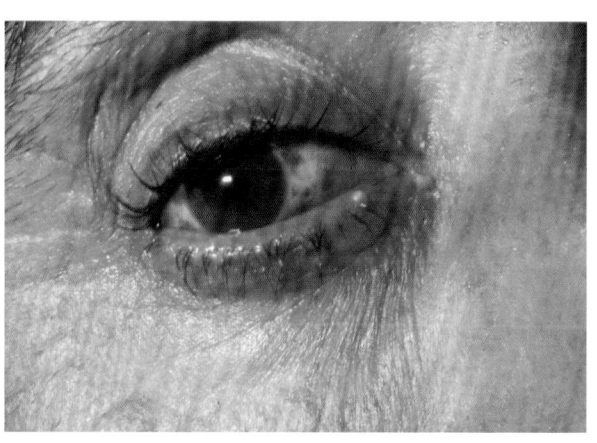

▲ 图 8-5 钩端螺旋体病和肝脏受累患者的巩膜黄染和结膜下积液

综述及系统评价和 Meta 分析表明抗生素对死亡率的影响有限或没有影响[84, 85]。尚无有力证据提倡在严重钩端螺旋体病中使用大剂量皮质类固醇[86]。流行地区的短期旅行者建议服用多西环素预防感染[87]。

2. 梅毒

梅毒是由梅毒螺旋体引起的多系统疾病。最近，男男性接触者和艾滋病毒阳性者中梅毒感染率有上升[65]。梅毒螺旋体进入肝脏的机制可能是从直肠静脉引流到门静脉系统。肝脏受累很少见，但在早期梅毒（原发性或继发性）中已有报道。肝脏梅毒患者在所有感染患者中占 0.2%～38%，最常见的生化异常包括不成比例的 ALP 和 γ - 谷氨酰转移酶（GGT）的升高及氨基转移酶轻度升高[88, 89]。

由于肝脏（肝叶）的结节状结构，三期梅毒的肝脏梅毒瘤表现与转移性疾病或肝硬化类似。肝脏梅毒的病理表现为门静脉中的淋巴细胞和中性粒细胞浸润，也有文献报道胆管周围炎症（图 8-6）。梅毒瘤是纤维化病变，伴或不伴肉芽肿性炎症和中央坏死[90]。肝脏中发现密螺旋体是非常罕见的。二期梅毒性肝炎的实验室检查包括梅毒螺旋体血细胞凝集试验和梅毒螺旋体荧光抗体吸收试验（FTA-ABS）。青霉素治疗可改善梅毒性肝炎的症状和生化异常。

3. 莱姆病

美国报道最常见的媒介传播疾病是由伯氏疏螺旋体引起的，通过被感染的蜱（硬蜱）叮咬人类传播。据报道，欧洲和亚洲同样也有莱姆病感染报道。莱姆病在美国东北部流行，但逐渐在全国范围都有发病[91]。

在莱姆病的早期阶段，病变常累及肝脏，据报道其发病率为 10%～27%。常表现为 ALT 和 GGT 轻度升高[92]。已报道过莱姆病导致肉芽肿性肝炎病例[93]。组织学检查表现为门静脉炎症、肝细胞肿胀、肝窦单核和中性粒细胞浸润[94]。

建议对伯氏疏螺旋体抗体进行双重血清学检测。首先进行定量检测，通常用 ELISA，如果初始检测是阳性的或不确定的，再进行蛋白质印迹检测[91]。双重检验的敏感性平均为 53.7%，并且随疾病传播而增加[95]。多西环素、阿莫西林或头孢呋辛对莱姆病的治愈率为 90%[91]。

（三）立克次体感染

1. Q 热

Q 热的病原体是贝纳柯克斯体。这种疾病分布在除了法属波利尼西亚和新西兰以外的世界各地，法属波利尼西亚和新西兰没有该病，可能与动植物非常严格的进口标准有关，其传染源广泛的血清学检测呈阴性[96, 97]。感染途径包括吸入自受感染动物体内排出后成为气溶胶的病原体、输血、性接触和经皮接触[98, 99]。典型的表现是发热，具有流感样症状、肺炎和轻度肝酶升高，伴肝大[99]。其他症状可包括心内膜炎、血管和肌肉骨骼感染及神经病变[98]。Q 热的临床表现在地理分布上可能有所不同，据报道 Q 热所致的肺炎在加拿大东部更为常见，而

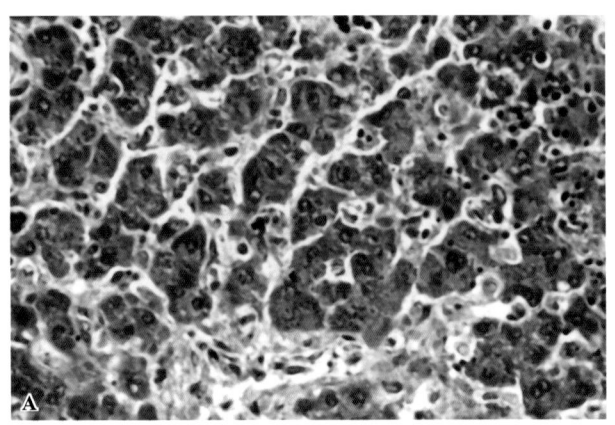
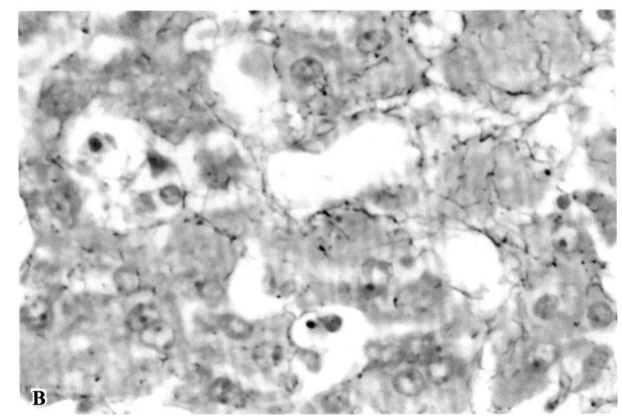

▲ 图 8-6 肝小叶

A. 先天性肝脏梅毒中细胞周围弥漫性纤维化，HE 染色，原图 ×485；B. 血窦周围螺旋体与肝细胞索相邻，Dieterle 染色，原图 ×1200（由 Dr. John Watts 提供）

肝炎在西班牙南部更为常见[100]。妊娠期间的感染症状较少，意味着流产、生长迟缓、胎儿畸形和早产的风险增加[98]。

Q热有3种主要肝脏症状：①临床急性肝炎样疾病，无呼吸道受累（最常见）；②急性Q热的患者中偶然发现肝生化指标增加；③不明原因发热伴特发性肝肉芽肿[101]。

Q热有典型"甜甜圈"肉芽肿——肉芽肿中心有清晰空间，但该征不是Q热所特有的，也可能出现在其他疾病中，如霍奇金病和传染性单核细胞增多症等（图8-7）。肉芽肿是由中央脂质空泡和混合细胞浸润物包围的致密的纤维环。其他发现包括具有大量嗜酸性粒细胞和多个巨细胞的上皮样肉芽肿、无肉芽肿的胆管炎和无环状构型的类似于坏死性肉芽肿的外渗纤维蛋白[99]。

通过血清学试验（针对贝纳柯克斯体抗体的微量免疫荧光法）明确诊断Ⅰ期和Ⅱ期抗原[100]。PCR可用于从组织中扩增贝纳柯克斯体的DNA[102]。氟脱氧葡萄糖正电子发射计算机断层扫描（F-FDG PET/CT）已用于辅助诊断局灶性持续性感染，如心内膜炎和骨关节感染[103]。病例报道阐述了F-FDG PET/CT在检测肝脏病变中的应用[104]。多西环素被认为是首选的治疗药物[100]。妊娠期间推荐使用复方新诺明，但应在8个月时停药以避免胎儿毒性[98]。

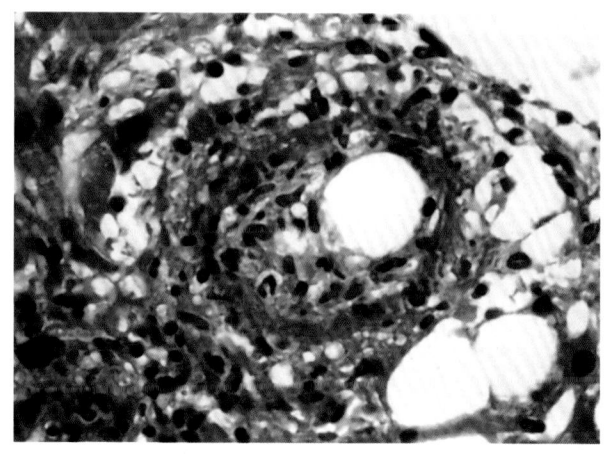

▲ 图8-7　经典甜甜圈肉芽肿
Q热的特征性病变是类似甜甜圈的肉芽肿，HE染色，原始图×780（由 Dr. John Watts 提供）

2. 埃立克体病

人类埃立克体病是一种蜱传播感染疾病，包括查菲埃立克体、嗜吞噬细胞无形体和尤因埃立克体，可引起人单核细胞埃立克体病（HME）、人粒细胞无形体病（HMA）和尤因埃立克体感染。尽管由不同的生物引起，但它们在临床表现上具有相似性，如发热（＞95%）、血小板减少（70%～90%）、白细胞减少（60%～70%）和氨基转移酶升高（90%）。这些疾病也有一些差异[105, 106]。HME感染单核细胞，并出现在美国白尾鹿和孤星蜱共存的地方。患者可出现皮疹，发展为暴发性或休克样综合征（主要在免疫抑制个体中）及中枢神经系统受累表现。HMA感染粒细胞，存在于美国、亚洲和欧洲，并且具有更多的周围神经病。人类尤因埃立克体感染中性粒细胞，主要局限在美国，在免疫抑制人群（HIV感染和移植的患者）中更常见，但已记录的并发症较少，迄今尚未描述死亡病例。普遍认为10%的人类埃立克体病合并感染莱姆病或蜱传播脑炎[105]。

人类埃立克体病常常累及肝脏，表现为从轻度升高的氨基转移酶到致命的肝炎[107]。肝脏组织学可能显示小叶淋巴细胞病灶、弥漫性淋巴细胞浸润、不同程度的肝细胞损伤及胆管上皮细胞损伤导致的胆汁淤积[108]。

外周血涂片上可检测到单核细胞或中性粒细胞胞质中的蓝色斑点，为桑葚状包涵体。这是最快速的诊断方法，但灵敏度较低。血清学检查中抗体滴度增加4倍是诊断HME和HGA最敏感的检测。PCR正在成为疾病早期的首选检测。它具有较高的敏感性和特异性，是人类埃立克体病唯一的确诊方法。用多西环素治疗后降低了检测的灵敏度[105, 109]。

多西环素是首选的治疗药物，疗程为5～14d。通常在24～48h内看到治疗效果。利福平、β-内酰胺类和其他抗生素可用于过敏或妊娠患者，但可能治疗效果较差[105]。在流行地区，应在确诊之前开始经验性抗生素治疗。早期使用多西环素治疗（入院后24h内）可使患者的重症监护室转移率和机械通气治疗发生率下降，并缩短住院时间和病程长度[109]。

3. 落基山斑疹热

落基山斑疹热一种是经蜱传播的立氏立克次

体引起的人畜共患传染病，表现为发热、皮疹和头痛。这种疾病在美国、墨西哥、中美洲和南美洲都有报道。肝脏受累表现为肝脏轻中度生化损伤、肝大，很少有黄疸，这可能预示预后不良。立克次体在哺乳动物宿主中表现出对血管内皮细胞的趋向性，在肝脏中主要感染血窦和门静脉血管而非肝细胞；肝活检可见肝局灶性炎症和门静脉周围炎[110]。血清学检查（免疫荧光抗体）和皮肤活检是最佳的确诊方法。多西环素是首选的治疗药物，应在确诊前开始使用，因为延迟治疗与该病死亡率增加有关[110, 111]。

（四）真菌感染

1. 组织胞浆菌病

组织胞浆菌病是在美国（在俄亥俄州和密西西比河流域普遍流行）、墨西哥的部分地区、中美洲和南美洲最常见的地方性真菌病。这种真菌感染已在世界范围内得到描述，特别是在艾滋病流行期间及广泛使用免疫抑制药物期间。组织胞浆菌病常经吸入荚膜组织胞浆菌荚膜后传播，病原体常存在于被鸟粪或蝙蝠粪便污染的土壤中[112]。

组织胞浆菌病临床表现范围从亚临床 / 自限性到症状性，易感人群主要为极端年龄者、免疫功能低下者、接受大量接种或携带大量毒力菌株的个体。最常见的临床表现包括急性、亚急性和慢性肺组织胞浆菌病，伴或不伴纵隔淋巴结肿大。肺外常见血源性扩散，但与细胞免疫进展相关性小。如果传播不受控制，组织胞浆菌病可能会进一步发展[112, 113]。

系统性组织胞浆菌病最常见的临床表现包括发热（63%）、呼吸系统症状（43%）、体重下降（37%）和骨髓抑制（30%）[114]。肝脏受累包括 AST（> 60U/L，39%）、ALT（> 60U/L，27%）和 ALP（> 200U/L，55%）升高，低蛋白血症（< 3.5g/dl）占 70%。与免疫功能正常的患者相比，免疫功能低下患者的 AST 水平更高和白蛋白水平更低[114]。

肝脏受累在播散型组织胞浆菌病的病例中很常见，该疾病可能表现为孤立性肝大或浸润性肝病。有报道过无肺部浸润的孤立性肝组织胞浆菌病和侵犯膈膜的右侧孤立肝脏病变的病例[115, 116]。一项胃肠道组织胞浆菌病的病理谱系的系统回顾显示，52 例患者中 10% 有肝病的组织学证据，最常见的是门静脉淋巴组织炎症（图 8-8）。其中不到 20% 的肝脏中发现了散在的肝肉芽肿[117]。

本病早期诊断可提高生存率。真菌培养、组织病理学、抗体测定和尿液、血清或其他体液中的组织胞浆菌抗原检测是确诊的常用方法。播散型组织胞浆菌病需进行抗真菌治疗：伊曲康唑治疗轻中度感染，脂质体两性霉素 B 治疗重度感染，伊曲康唑治疗 1～2 周[112]。疗程通常为 12 个月，当免疫抑制状态无法解除时，则提倡终身治疗[112]。

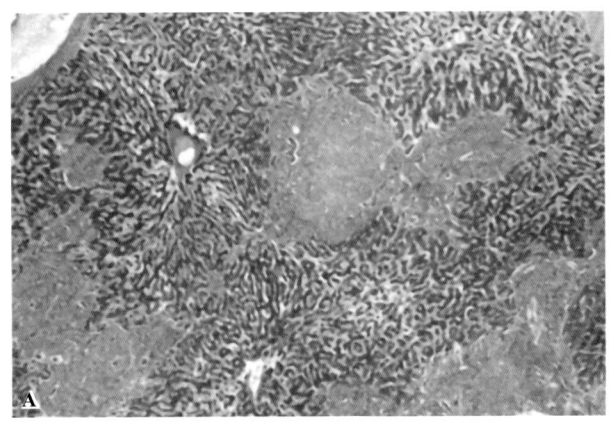
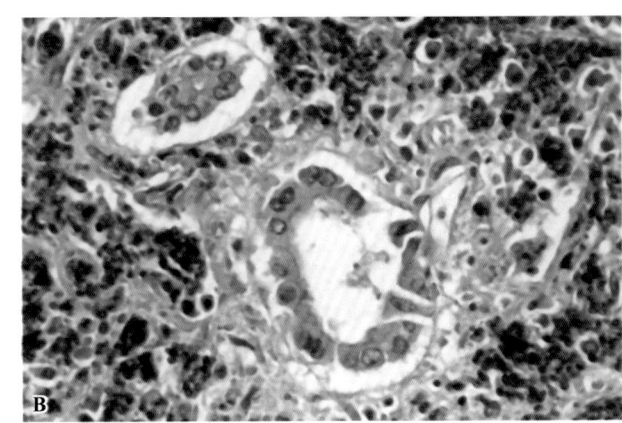

▲ 图 8-8　组织胞浆菌病流行地区的老年男性糖尿病患者出现发热和肝大

A. 肝组织胞浆菌病患者的汇管区肉芽肿，苏木精伊红染色；B. 特殊染色显示典型的组织胞浆菌，形态上呈均匀的、椭圆形的酵母样细胞。HE 染色，methenamine silver 染色（由 Dr. Laura Lamps 提供）

2. 念珠菌病

侵袭性念珠菌病 90% 的病例是由白色念珠菌、光滑念珠菌、热带念珠菌、近平滑念珠菌引起的，白色念珠菌是最常见的菌种。易感人群常包括重症监护室中的患者、中性粒细胞减少症患者和接受腹部手术的患者。其他风险因素包括糖尿病、留置导管、肝硬化、癌症、营养不良及艰难梭菌感染和产碳青霉烯酶类克雷伯菌定植[118-120]。念珠菌血症和侵袭性念珠菌病的死亡率为 40%～50%，但早期诊断和治疗可改善临床结果[118]。

肝脾念珠菌病，也称为慢性播散性念珠菌病，是一种众所周知的急性血液系统恶性肿瘤并发症，通常发生在 3%～29% 的急性白血病患者出现严重的中性粒细胞减少之后[121]。造血干细胞移植和中性粒细胞减少的白血病化疗患者定期使用抗真菌药物已经降低了系统性念珠菌病的发病率和全因死亡率[121]。肝脾念珠菌病的诊断一般在中性粒细胞恢复后（2 周内）确定，提示这可能是免疫重建炎症综合征[121, 122]。

本病典型的临床表现包括中性粒细胞减少，患者对广谱抗生素无反应而产生的发热，其他的表现包括右上腹压痛、肝大、脾大、ALP 升高及较少见的氨基转移酶升高[122]。在早期阶段，应常规行放射学检查，中性粒细胞恢复后，超声显示"车轮征"，CT 显示"牛眼征"或"靶形征"（图 8-9）[118, 123]。磁共振成像（MRI）和 PET 比 CT 更敏感[124, 125]。对诊断不明或抗真菌治疗效果不佳的患者可行诊断性腹腔镜检查，检查可见肝脏表面散在分布的黄白色点状病变（图 8-10）。肝脾念珠菌病在组织学上可表现为中心坏死的肉芽肿（图 8-11）、轻微炎症的坏死、严重炎症的微脓肿[121]。

肝脏念珠菌病血培养和组织培养阳性率分别达到 20% 和 50%。为了克服培养物的低诊断率，开发了非培养诊断试验，如 1,3-β-d- 葡聚糖、甘露聚糖试验和 PCR，与培养试验相比，其显示出更高的灵敏性和特异性[118]。

由于缺乏对照试验和既定的治疗终点，肝脏念珠菌病的最佳治疗方案尚未确定。美国传染病学会建议使用脂质体两性霉素 B（每天 3～5mg/kg）或伊曲康唑治疗数周，如果没有发生唑类耐药性，

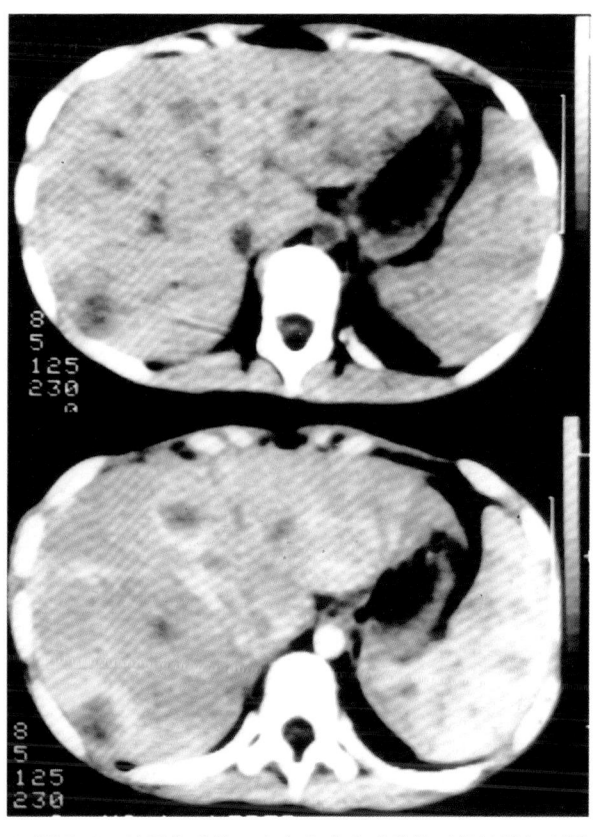

▲ 图 8-9 接受化疗的 8 岁白血病女孩发热时的计算机断层扫描图

化疗后的图像（B）和化疗之前的图像（A）相比，可见许多肝脏和脾脏的低密度影，注射造影剂后病变的边缘增强是由炎症引起的，肝活检证实了肝脏的念珠菌病诊断（由 Dr. Ali Shirkhoda 提供）

则随后使用氟康唑（400mg/d），而欧洲临床微生物学和传染病学会则提倡使用脂质体两性霉素 B 治疗 8 周或氟康唑治疗 3 个月[126, 127]。抗真菌药物联合皮质类固醇可明显改善临床结果。这类似于合并有隐球菌病或组织胞浆病的 HIV 患者使用抗逆转录病毒疗法时免疫重建炎症综合征的情况[121, 128]。复发可能与过早停药或抗真菌治疗不足有关[129]。

3. 放线菌病

放线菌病是由放线菌属放线菌引起的慢性、进行性、化脓性疾病。该疾病在全世界范围内发生，在社会经济指数低和口腔卫生差的地区患病率较高。改善口腔卫生可降低这种感染的发生率[130]。肝脏受累通常是来自腹腔或胸腔的感染扩散，孤立的肝脏病变是罕见的。放线菌的低致病力表现出亚急性的临床症状，通常包括发热、腹痛、体重减

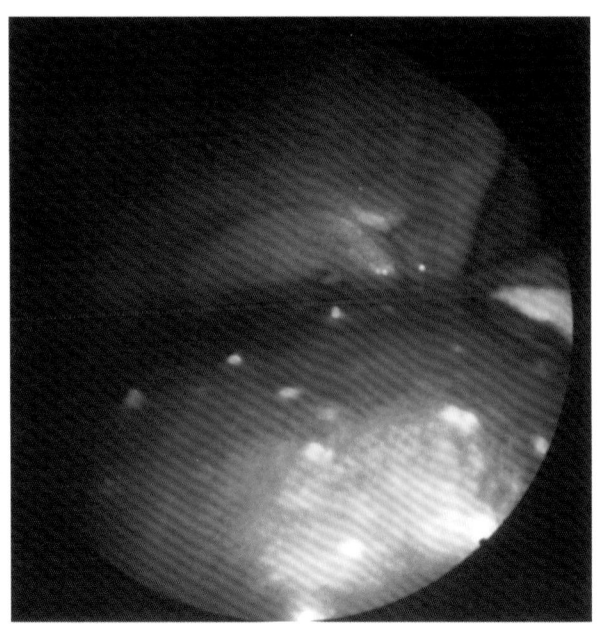

▲ 图 8-10　一名 60 岁白血病女性化疗后出现发热和黄疸
CT 未无显著性病理表现。而腹腔镜检查中，肝脏呈现弥漫性的伴有念珠菌病浸润的微小病灶

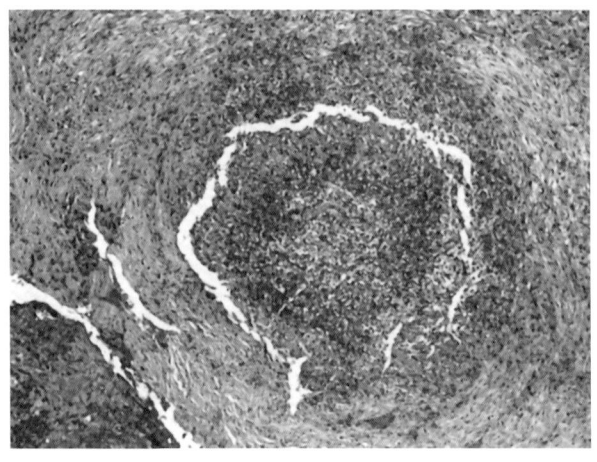

▲ 图 8-11　肝脏念珠菌病
与图 8-4 和图 8-10 是同一患者：中央坏死性肉芽肿被粗纤维包裹，HE 染色，原图 ×80（由 Dr. John Watts 提供）

轻、白细胞增多和 ALP 升高。原发性肝脏放线菌病可类似于流行区的肝细胞癌。

在一项包含 67 例肝脏放线菌病的综述中，患者的平均年龄为 44 岁（年龄范围为 4—85 岁），以男性为主。75% 的患者为隐匿性感染，45% 的患者具有类似肝脏肿瘤的放射学表现。2/3 的患者有孤立性肝脏病变，其中 50% 以上有右叶受累[131]。常

通过手术或经皮穿刺标本的显微镜检查确诊。50%病例仅使用抗生素治疗，另一半使用抗生素和手术 / 经皮穿刺引流。只有 2 名患者需要切除部分组织。总死亡率为 7.6%（单独使用抗生素为 9.6%，抗生素和手术联合使用为 0%，抗生素和经皮引流联合使用 7.6%）[131]。

本病需要对组织样本进行组织学检查以确定合适的诊断（图 8-12）。厌氧放线菌在血培养中难以生长，可以使用直接荧光抗体和免疫荧光测试，但这在许多临床实验室中并不容易实现[130]。大多数患者对青霉素长期治疗有效（静脉注射 2～6 周，然后口服 6～12 个月）。其他一线抗生素包括阿莫西林、四环素、红霉素和克林霉素。如果存在脓肿，可能需要经皮或外科引流[130]。

4. 球孢子菌病

球孢子菌病，也称为山谷热（San Joaquin Valley fever），是由沙漠土壤中存在的粗球孢子菌引起的。该病在美国西南地区、墨西哥和中美洲流行。球孢子菌病最常见的临床表现包括无症状表现和肺部疾病。少数受感染的个体会发展为全身性疾病，特别是免疫功能低下的人群。病例报道显示球孢子菌病有肝脏和胆道受累的表现。胆汁淤积与肝肺综合征、嗜酸性粒细胞增多或孤立性肝脏肿块相关。肝活检显示肉芽肿性肝炎。吸入真菌是其感染途径，并从肺部原发灶扩散到肝脏[132, 133]。

在流行地区，球孢子菌病的发病率在一般人群中为 0.04%，在等待移植的终末期肝病患者中为 4.2%，在曾有实体器官移植的个体中为 1%～8%[134, 135]。人们主张对流行地区的肝移植受者进行球孢子菌病的普遍预防。普遍预防 1 年的患者感染率为 0%，而针对性预防的患者感染率为 2.6%[136]。可以通过检测组织样本中的孢子囊、培养或血清学检查来进行诊断。血清学检查包括抗球虫相关抗原 IgM 抗体和 IgG 抗体[137]。氟康唑或伊曲康唑被推荐作为肺外疾病的一线治疗药物。如果存在快速的临床恶化或对唑类单一疗法的反应差，则建议单独使用两性霉素 B 或与唑类联合使用。治疗维持数年，直至疾病在临床和血清学诊断上治愈[133]。

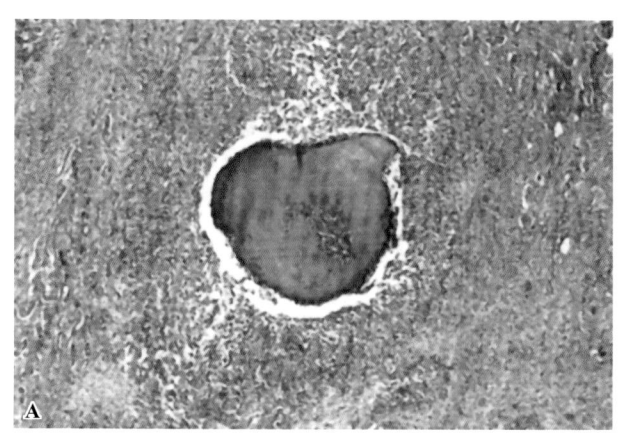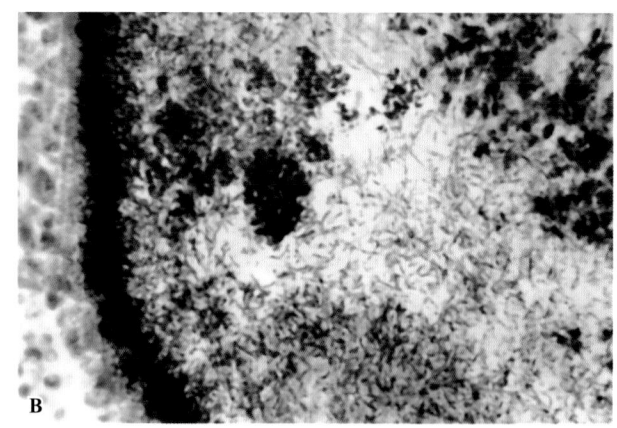

▲ 图 8-12　A. 被急性化脓性炎症包围的放线菌（硫黄颗粒）微集落，HE 染色，原图 ×80；B. 由革兰阳性丝状细菌组成的高倍 Brown-Brenn 染色的硫黄颗粒。放线菌病用直接免疫荧光进行诊断（未显示）。原图 ×780（由 Dr. John Watts 提供）

二、血液系统

（一）卟啉病

卟啉病是在血红素合成中，由于缺乏某种酶而引起的一组卟啉代谢障碍性疾病。因对特定酶的缺乏，从而决定了卟啉病的不同亚型，通过对亲缘关系的筛选，鉴定特定基因突变可对卟啉病进行早期诊断，从而降低发病率和死亡率。卟啉病大部分是常染色体显性遗传病。这些基因的外显率各不相同，许多遗传缺陷的个体并没有临床表现[138, 139]。

尽管血红素在所有人体细胞中合成，但骨髓（红细胞）和肝脏是血红素合成的主要部位。因此，根据生化异常的主要部位，卟啉可分为红细胞性或肝脏性[138]。卟啉病的临床表型包括伴有脑脊髓交感神经系统症状的急性卟啉病和伴有皮肤疱疹和光敏性的皮肤卟啉病。卟啉主要通过肝脏排出体外，然而，在由其他病因引起的晚期肝病患者中，由于肝脏无法排泄卟啉，其会在尿液中出现。这形成了继发性卟啉病的基础。生化遗传和临床特征列于表 8-1[138, 140]。

1. 急性卟啉病

急性间歇性卟啉病（AIP）、遗传性粪卟啉病、变异性粪卟啉病和 δ-氨基-γ-酮戊酸（ALA）脱水酶缺乏卟啉病均伴有急性发作，在 30 岁或 40 岁达到高峰。发作的特征是剧烈腹痛、神经精神症状、自主神经病变和电解质异常。急性发作通常以腹痛、恶心、呕吐和便秘起病，也可存在交感神经活动增加的迹象，如心动过速、出汗过多和高血压。高达 40% 的急性卟啉病可出现继发于抗利尿激素分泌不良导致的低钠血症，并且严重时可导致癫痫发作。

已有报道卟啉病合并了严重的神经系统并发症如运动麻痹，持续发作时间不超过 1 周或 2 周，随后症状完全缓解[138]。

在最初没有确诊卟啉症的情况下，急性发作的患者常常被延误诊断。在此人群中，有 90% 不会出现症状。此外，大多数有症状的患者仅发作一次或几次，随后完全恢复。不到 10% 的患者会反复发作。急性发作的患者可通过测定尿中 ALA 和 PBG 排出量迅速做出诊断，随后通过分析尿、粪便和血浆中的卟啉排泄类型，可以对特定类型的卟啉症进行诊断。ALA 测定有助于与其他原因引起的腹痛进行鉴别，如铅中毒、酪氨酸血症及 ALA 脱水酶缺乏卟啉症。在其他急性卟啉症中可观察到仅 ALA 升高，而没有 PBG 升高。不推荐单独测定尿卟啉，因为其是非特异性的[138, 141, 142]。

激素水平改变（黄体酮）、接触某些药物（卟啉类药物，主要是细胞色素 P_{450} 诱导剂）、酒精、吸烟、感染和禁食（限制碳水化合物）可导致卟啉病急性发作[143]。一份近期的安全与不安全的药物清单可在 www.drugs-porphyria.org 网上找到。静脉注射血红素 [3~4mg/（kg·d），持续 3~4d][144]、高碳水化合物饮食或全肠外营养支持及分别使用止吐

表 8-1 卟啉病：分类和生化指标

卟啉病分类	缺陷酶	遗 传	产生过量血红素的部位	主要临床表现	主要生化特点
ALA 脱水酶缺乏卟啉病	ALA 脱水酶	AR	肝脏	急性发作与慢性神经病变	尿中含有 ALA
急性间歇性卟啉病	PBG 脱氨酶	AD	肝脏	急性发作	尿中含有 ALA 和 PBG
遗传性粪卟啉病	粪卟啉原Ⅲ氧化酶	AD	肝脏	急性发作和皮肤脆性	尿中含有 ALA 和 PBG、粪卟啉；粪便中含有粪卟啉
变异性粪卟啉病	原卟啉原氧化酶	AD	肝脏	急性发作和皮肤脆性	尿中含有 ALA 和 PBG、粪卟啉；粪便中含有原卟啉
肝性红细胞生成性卟啉病	尿卟啉原脱羧酶	AR	肝脏和红系细胞	皮肤脆性与慢性肝病	红细胞中有锌原卟啉；尿中含有尿卟啉；粪便中含有异粪卟啉
红细胞生成性卟啉病	铁螯合酶	AR X- 连锁	红系细胞	光敏性与肝损伤	红细胞和粪便中有原卟啉
先天性红细胞生成性卟啉病	重组人尿卟啉原Ⅲ合酶	AR	红系细胞	严重光敏性与溶血	红细胞和尿液中有尿卟啉；粪便中有粪卟啉
迟发性皮肤卟啉病	尿卟啉原脱羧酶	AD	肝脏	皮肤脆性与慢性肝病	尿中的尿卟啉；粪便中含有异粪卟啉

ALA.δ- 氨基 -γ- 酮戊酸；PBG.胆色素原；AD.常染色体显性遗传；AR.常染色体隐性遗传

药和麻醉药对恶心和疼痛进行对症治疗，是急性发作期间患者护理的重要部分[138, 143]。急性间歇性卟啉病复发或危及生命时可能需要进行肝移植。在这一背景下移植纠正了遗传缺陷并恢复了 ALA 和 PBG 水平。生存率与其他有适应证的移植相似：3 个月生存率为 93%，5 年生存率为 77%，但肝动脉血栓形成发生率高（高达 40%）[140, 145]。已在变异性粪卟啉病和慢性溶血的 ALA 脱水酶缺乏卟啉病患者中尝试进行肝移植[146, 147]。目前还没有对遗传性粪卟啉病进行肝移植的报道[140]。

肝细胞癌（HCC）与急性卟啉病相关。一项来自瑞典的基于人口死亡率的回顾性研究分析了 1978—1990 年的死亡证明书和医疗记录，发现 AIP 中肝癌的发病率为 27%，而普通人群中为 0.2%。HCC 在有症状的 AIP 中更为常见[148]。一个长达 15 年的关于 AIP 与肝癌相关性的前瞻性研究发现，年龄在 50 岁以上的 AIP 携带者的发病率为 0.8%，且肝硬化少见，甲胎蛋白水平正常。定期筛查与提高 3 年和 5 年生存率相关[149]。其发病机制可能与卟啉

代谢异常和内在致突变物质的产生相关，导致全身氧化应激负荷，造成突变率提高和肝细胞损伤[148]。

2. 皮肤卟啉病

迟发性皮肤卟啉病（PCT）、红细胞生成性卟啉病（EPP）、变异性粪卟啉病和遗传性粪卟啉病共同构成了皮肤卟啉病，表现为皮肤光敏、灼痛、瘢痕和大疱形成。PCT、EPP 与慢性肝病相关。变异性粪卟啉病和遗传性粪卟啉病也具有与急性卟啉病相同的特征，也可以表现为急性发作和皮肤损伤[150]。

3. 迟发性皮肤卟啉病

PCT 是世界上最常见的卟啉病，预计患病率为（0.2～20）/100 000。PCT 通常在 40 岁以后发病，在童年可能会以家族聚集性的方式出现。PCT 与许多疾病相关，包括遗传性血色素沉着病、丙型肝炎病毒感染、艾滋病病毒感染、酒精摄入、慢性血液透析和女性雌激素的作用[150]。

有症状的 PCT 患者通常具有光敏性和皮肤病变，包括糜烂、大疱、结痂、易脆和色素改变。肝临床表现的范围从氨基转移酶轻度升高到肝硬化和

HCC[150, 151]。

根据临床表现、尿卟啉量增加和粪卟啉量增加可对迟发性皮肤卟啉病进行诊断。如果暴露于紫外光下，肝活检标本可表现出红色荧光。未经处理的标本中发现针状细胞质夹杂物，似乎是尿卟啉晶体。其他发现包括脂肪浸润和含铁血黄素沉着[152]。尿卟啉原脱羧酶（UROD）测定可区分家族性和散发性 PCT，前者水平低，后者水平正常[150]。

治疗意见包括避免可能的诱因：阳光和荧光灯、酒精、避孕类固醇激素和铁补充剂，也可采用放血疗法。转铁蛋白饱和度应以 16% 或更低为目标。尿卟啉通常在治疗后 1 年内恢复正常，但需要定期检查是否复发。放血疗法后仍有持续症状的患者，或不能耐受放血疗法的患者（贫血患者），可以交替地每周 2 次服用低剂量羟氯喹（100～200mg），以增强卟啉的排泄。继发于 PCT 的肝硬化患者有患肝癌的风险，需要进行筛查[138]。用直接抗病毒药物控制丙型肝炎病毒感染可减缓 PCT 病变的进程[153]。

4. 红细胞生成性卟啉病

红细胞生成性卟啉病是由于亚铁螯合酶活性低下引起的，该酶是血红素合成的终末酶。在皮肤、肝脏和其他组织中，游离原卟啉的积累引起临床症状。皮肤表现大多在童年时期起病，10% 的患者出现肝功能障碍，而只有 2% 的患者出现进行性的胆汁性肝衰竭[141]。肝活检常发现胆管受累（早期疾病）、原卟啉沉积、门静脉炎和纤维化。胆结石是常见表现，患者有患急性胆石症的风险。

生化检查在红系细胞和粪便中可见游离原卟啉水平升高。尿卟啉通常是正常的[138, 141]。促黑素细胞激素类似物诱导产生光保护性表皮黑色素，而 β- 胡萝卜素可改善光耐受性[154, 155]。考来烯胺、活性炭、鹅去氧胆酸、半胱氨酸、血红素和输血已被用来评估肝脏功能异常，但还没被确定为治疗手段[141, 156]。一旦出现肝脏受累，可以尝试使用考来烯胺（耗尽肝原卟啉）或活性炭（与肠道中的原卟啉结合并中断肠肝循环）对症处理。然而，这些干预措施的疗效目前尚未被确定[138]。

对于继发于 EPP 的晚期肝病患者，肝移植是一个较好的治疗手段，其总体生存率与其他原因移植相似。EPP 相关肝病的移植问题主要包括由手术灯光毒性导致的组织损伤、长期机械通气导致的术后神经病变、胆道系统并发症和疾病复发。使用滤光片可以避免手术室荧光灯造成的皮肤损伤。胆道系统并发症包括结石、淤胆和胆管狭窄，发生率为 45%～80%，在移植时应继续使用 Roux-en-Y 式吻合术。由于肝移植不能纠正红系细胞中的亚铁螯合酶缺陷，并且由于红系细胞 / 骨髓是导致生化指标异常的主要因素，因此移植后原卟啉水平仍然很高，且高达 69%～80% 的病例会损伤同种异体移植物[157, 158]，在肝移植后应考虑骨髓移植，因为它可以通过解决生化缺陷来减少 EPP 的复发。目前尚未明确这种干预措施的合适时机。

（二）淋巴瘤

淋巴瘤分为 2 大类：霍奇金淋巴瘤（HL）和非霍奇金淋巴瘤（NHL），后者进一步分为惰性（35%～40%）、侵袭性（约 50%）和高度侵袭性（约 5%）非霍奇金淋巴瘤。淋巴瘤引起的肝脏受累症状包括无明显症状、腹痛、B 症状（不明原因发热、体重减轻和盗汗）、黄疸和急性肝衰竭。黄疸是一种罕见的症状，通常由多种原因造成，包括胆道梗阻、副肿瘤综合征和肝功能障碍[159]。

原发性肝脏淋巴瘤（PHL）其定义为淋巴瘤局限于肝脏和肝周淋巴结，在 NHL 中的所占比例 < 1%。常见的临床表现包括右上腹腹痛和 B 症状。在肝功能检查中，高达 56.1% 的患者 ALP、胆红素和 LDH 异常。弥漫大 B 细胞淋巴瘤是 NHL 最常见的类型，PHL 常与丙型肝炎、乙型肝炎、EB 病毒和 HIV 相关[160, 161]。

淋巴瘤（SHL）引起的继发性肝脏受累比较常见，通常预示着疾病晚期，在高达 50% 的 NHL 和 20% 的 HL 中常发生[160]。临床表现包括淋巴结肿大、肝大、B 症状及中度的氨基转移酶和 ALP 升高[160, 161]。

淋巴瘤的肝脏受累在影像学上可以表现为孤立性肿块、多发结节性病变或弥漫性浸润。孤立性肿块在 PHL 常见（60%），但在 SHL（10%）很少见。大多数孤立性病变在增强 CT 上表现为微小病灶。可以看到多根血管穿过病变，即所谓的"血管渗透征"。虽然在成像上没有特征性的表现，但是在临床诊断中应识别合并血管渗透征象的孤立性低增强性肝脏病变表现[160]。

淋巴瘤需要肝活检及免疫组化来明确诊断[162]。治疗方法包括手术、化疗、放射治疗或联合治疗[163]。

急性肝衰竭和淋巴瘤

肝脏的淋巴细胞浸润很少表现为急性肝衰竭，据报道，急性肝衰竭的发病率为 0.3%～0.47%[164, 165]。这种表现在 NHL 中似乎比 HL 更常见。尽管急性肝衰竭（如肝性脑病、凝血功能障碍和严重乳酸中毒）常导致多器官衰竭和死亡，但也可以看到非特异性流感样症状和肝大的良性表现。淋巴细胞替代肝实质，出现窦状充血导致缺血和大量肝细胞坏死，是这种表现的病理生理学基础[166]。对不到 50% 的病例进行临终诊断，证实了上述的严重性[167]。尽管存在困难，但对肝活检组织（如果存在凝血功能障碍，则经颈静脉穿刺）进行免疫组化试验仍是一种准确的诊断方法。因此，在对病因不明的急性肝衰竭进行诊断时，应考虑肝活检[166]。在临床高度怀疑淋巴瘤但肝活检阴性的病例中，应进行骨髓活检[168]。

肝淋巴瘤表现为急性肝衰竭，预后不良，死亡率为 83%[165, 167]。尽管存在个别成功案例，但系统性淋巴瘤仍是肝移植的禁忌证[165, 168]。及时诊断、合理化疗是这些患者存活的唯一希望[166]。

（三）镰状细胞病

镰状细胞病是一种遗传性疾病，全球约 500 多万人罹患此病。它是由编码 β 珠蛋白链的 *HBB* 基因突变引起的，导致血红蛋白异常，脱氧时产生多聚体，转化为可变形的镰状细胞，引起微血管闭塞和溶血性贫血[169, 170]。镰状细胞病的临床表现包括镰状细胞性肝病、缺血性卒中、肺动脉高压和肾功能损害[171]。

镰状细胞性肝病约占镰状细胞病的 10%，可在红细胞镰状化的过程中出现肝脏受累，导致急性临床综合征（急性镰状肝危象、镰状细胞肝内胆汁淤积症、肝分离危象）、多次输血〔铁超载和（或）病毒性肝炎〕或慢性溶血（胆囊结石伴胆囊炎、胆总管结石和胆源性胰腺炎）[170, 171]。

肝脏指标异常在镰状细胞病患者中很常见，尤其是非结合性高胆红素血症和溶血引起 LDH 升高的患者[170]。ALP 水平也可以升高，但其主要来源于骨骼而不是肝脏。铁蛋白升高通常是由炎症和铁过量（由于多次输血）引起，美国国家卫生研究院（NIH）的前瞻性研究发现铁蛋白（> 1000μg/L）和直接胆红素（> 0.4mg/dl）升高与死亡率增加的独立风险相关[172]。

1. 镰状细胞病相关急性肝脏综合征

急性镰状肝危象通常表现为右上腹疼痛、发热、白细胞增多、氨基转移酶升高和黄疸。氨基转移酶通常升高超过正常值上限的 1～3 倍，胆红素水平通常小于 15mg/dl[170, 173]。肝活检可显示镰状细胞血栓所致的肝窦阻塞、Kupffer 细胞肥大、镰状红细胞充血、轻度小叶中心坏死和胆汁淤积[173]。这种综合征有自限性，通常在静脉输液 3～14d 内和使用止痛剂后痊愈。

镰状细胞肝内胆汁淤积症是一种急性镰状肝危象的严重表现，是肝窦内广泛镰状病变的结果，导致大面积的肝缺血。低氧损伤会导致肝细胞肿胀，胆管受压导致胆汁淤积。表现为右上腹疼痛、重度黄疸（伴随症状）、凝血功能障碍、氨基转移酶升高（1000U/L 左右）以及急性肝大，随着镰状损害的进展，肾衰竭、凝血功能障碍和肝性脑病都会接踵而来。这是一种急性综合征，尽管已有肝移植成功的报道，但主要是通过血浆置换来支持治疗[171, 174]。肝分离危象（hepatic sequestration crisis）是一种罕见的并发症，表现为黄疸、右上腹疼痛和红细胞比容下降。通常认为分离危象与肝窦内大量镰状红细胞阻塞有关。低氧血症、心力衰竭或卒中可导致患者死亡，因此立即进行输血是一种抢救生命的措施，也是一种推荐的治疗策略[170, 173]。另外镰状细胞相关的肝脏并发症还包括 Budd-Chiari 综合征、肝脓肿和胆汁瘤[170, 175]。

2. 镰状细胞病相关的慢性肝病

在镰状细胞病中合并慢性肝病很常见。一项来自伦敦国王学院医院的观察性研究显示，37% 的患者有二次肝病诊断：病毒性肝炎、自身免疫性肝病以及输血性铁沉着症。当 2 种诊断出现时，纤维化就会更严重[176]。一项尸检研究显示，在镰状细胞病患者中有 16%～29% 的人患有肝硬化[173]。慢性肝病主要是由于慢性输血相关性铁过载，对于 1990 年以前接受输血的患者而言，可能有丙型肝炎病毒暴露，在进行肝活检时，需要仔细考虑[170]。在 14 例镰状细胞病患者中，36% 的患者经皮肝活检后出现出血并发症，28% 的患者死亡。大部分的并发症发生在循环危象中[177]。当存在诊断困难、镰状细胞静止状态时，应行肝活检，最好通过颈静脉途径进行[171]。

3. 镰状细胞病相关的慢性溶血

约有 58% 的镰状细胞病患者合并有胆石症[178]，约 18% 的患者在接受胆囊切除术时发现了胆总管结石。因为早期症状比较类似，急性胆囊炎与急性镰状细胞性危象的鉴别比较困难。在这种情况下胆道造影比超声更利于确诊急性胆囊炎[179]。

本病中选择性胆囊切除术历来被推崇，但它的作用仍然存在争议。在 10 年的观察期内，约 71% 患有镰状细胞相关性胆结石的意大利儿童出现了严重的胆绞痛，需要进行急诊胆囊切除术。在 26 名苏丹儿童中，随访的 13 年内，只有 1 个出现症状[180, 181]。择期手术发生急性胸痛综合征的风险高达 10%[182]。

羟基脲可预防疼痛危象，但对肝分离症无效[183]。羟基脲也可用于预防脑卒中[184]。对于急性胸痛综合征、急性卒中、肝分离症和肝内胆汁淤积症，建议使用血浆置换疗法[185]。这种干预有助于靶向定位血红蛋白 S（< 20%～30%）和避免铁过载[171]。铁螯合预示铁过载，每克干重肝脏中铁每克超过 7/mg[186]。

关于肝移植治疗镰状细胞性肝病鲜有报道，但最初的不良反应随着时间推移有所改善。常见的并发症包括血管血栓形成、神经功能障碍、感染和病情复发。建议在肝移植术前和术后保持血红蛋白 S 低于 30%，同时进行血浆置换[171, 187]。据报道，1、3、5 年的生存率分别为 83%、63% 和 44%[187]。同种异体造血干细胞移植是目前治疗镰状细胞病的唯一方法，无病生存率超过 90%[169]。造血干细胞移植对镰状细胞性肝病的影响目前正在 NIH 临床试验（NCT01950429）中进行研究。

三、内分泌学

（一）甲状腺疾病

肝脏是甲状腺激素代谢的主要场所。肝脏是 T_4（甲状腺激素）转化为 rT_3（三碘甲状腺原氨酸）和 T_3 的主要场所。此外，肝脏还会产生甲状腺素结合球蛋白、前蛋白、清蛋白和甲状腺血浆结合蛋白。甲状腺功能亢进和甲状腺功能减退都会通过各种方式影响肝脏[188]。

1. 甲状腺功能亢进

甲状腺功能亢进患者常伴发肝功能异常，发生率 37%～78%。肝功能检查（LFT）指标升高与高水平游离 T_4 和促甲状腺激素受体抗体有关。在大多数情况下，肝功能检查（LFT）指标轻度升高[189]。深度黄疸较罕见，有报道称在甲状腺危象患者中曾有发生[190]。

甲状腺功能亢进的患者心排量增加，但肝血流量保持不变。甲状腺功能亢进患者肝耗氧量增加，导致中心区供氧减少，极少导致坏死肝和休克肝[190, 191]。肝组织学表现缺乏特异性，可能与甲状腺功能亢进相关心力衰竭或体重减轻有关。肝组织活检显示肝脂肪变性、肝细胞空泡化、胆管增生、局灶性 / 弥漫性 / 小叶中心坏死，甚至纤维化[188]。

抗甲状腺药物导致 0.5% 的病例出现肝毒性反应。Graves 病主要治疗药物甲巯咪唑和卡比咪唑极少引起可逆性胆汁淤积。丙硫氧嘧啶可导致轻度氨基转移酶升高，通常随剂量调整而正常，但也可诱发严重的急性肝中毒和急性肝衰竭。严重的药物性肝损伤在儿童中更为常见，因此丙硫氧嘧啶仅应在儿科、妊娠早期和其他抗甲状腺药物不耐受时用作二线治疗药物用[192, 193]。当出现肝衰竭时，应立即停药，给予支持治疗、肝移植和并考虑人工肝支持系统治疗[194]。

2. 甲状腺功能减退

甲状腺功能减退可通过减少肝脏耗氧量，减少胆汁酸的产生、流动、排泄，从而影响肝功能[188]。甲状腺功能减退患者常出现肝功能检查异常。曾经有胆汁淤积症的报道，可能是由胆红素和胆汁排泄减少引起。异常生化指标多在更换甲状腺治疗药物后得到纠正[195]。其他异常生化指标包括胆固醇、三酰甘油的升高和由脂蛋白合成和胆汁流动改变引起的胆结石形成[188]。

甲状腺功能减退的许多症状、体征与肝病相似，包括肌痛、乏力、肝化学指标升高、黏液性水肿引起的昏迷性脑病和黏液水肿性腹水。黏液性水肿腹水形成有 2 种理论：①继发于右心衰竭导致中心静脉瘢痕形成；②由于腹膜对蛋白质和黏膜多糖的通透性增加及淋巴引流减少，导致血浆与腹水白蛋白浓度梯度差减小[196]。甲状腺功能减退的临床症状可与肝衰竭相似[196]。鉴别脑病的病因至关重要，甲状腺激素替代疗法可以缓解与甲状腺功能障碍相关的症状。

肝脏组织学表现多正常[195]。在部分存在长期甲状腺功能减退相关肝脏功能障碍的病例中，可以观察到肝脏中央区纤维化和瘢痕化[191]。

在横断面研究中，甲状腺功能减退可预测非酒精性脂肪肝病（NAFLD）的发生。但是，一项纳入 18 544 名韩国患者的纵向研究结果并不支持[197]。有研究报道称，高达 20% 的原发性胆管炎患者发生甲状腺功能减退[198]。其中较多见的是自身免疫性甲状腺功能障碍，尤其是桥本甲状腺炎，但这不影响原发性胆管炎的自然病史或肝脏相关并发症的发生率[199]。

（二）糖尿病

糖尿病和慢性肝病之间的关系错综复杂。2 型糖尿病可诱发 NAFLD，发病率为 30%～75%[200]，NAFLD 使代谢综合征和 2 型糖尿病的发病率增加 2 倍[201, 202]。糖尿病和血糖控制不良可导致 NAFLD 进展为脂肪性肝炎和肝纤维化[203]。Allison 等报道称，糖尿病伴慢性丙型肝炎病毒（HCV）感染和肝硬化的肝移植率为 50%，不伴慢性 HCV 感染和肝硬化患者的肝移植率仅为 9%[204]。丙型肝炎病毒使新发糖尿病的进展加快了约 10 年[200]，并促进胰岛素抵抗状态，最终导致胰腺 B 细胞功能障碍，导致糖尿病的发生[205]。

肝硬化和糖尿病常并存，发病率为 14%～70%，肝硬化合并糖尿病患者发生肝脏失代偿的概率是不合并糖尿病肝硬化患者的 1.14 倍（95% CI 1.08～1.21；

$P < 0.01$）。有糖尿病并发症患者和严重糖尿病患者（需注射治疗，口服药物和饮食治疗无效者）发生肝脏失代偿风险增加[206]。

流行病学研究表明，糖尿病是慢性肝病和肝细胞肝癌（HCC）发生的独立危险因素。糖尿病会使患肝细胞肝癌的风险增加 2～3 倍[207-209]。HCC 患病风险与糖尿病病程长短相关，糖尿病病程大于 10 年的患者，HCC 发生风险最高（优势比 2.2）[210]。但新发糖尿病也是 HCC 的相关危险因素[208, 211]。糖尿病会增加非 HCV 感染性肝硬化患者的 HCC 发生风险，而不会进一步增加 HCV 感染性肝硬化患者的 HCC 发生风险，这部分患者原本就具有高 HCC 发生风险[212]。对于已治愈的慢性丙型肝炎患者，糖尿病、高龄和肝硬化均是 HCC 发展的主要危险因素[213, 214]。

二甲双胍是治疗糖尿病的一线药物，有流行病学研究报道称它可降低癌症发生风险，包括 2 型糖尿病患者 HCC 的发生风险，但这一结论并未在随机化的临床试验中重现[215]。一项来自意大利的单中心前瞻性研究报道称，与不合并糖尿病的患者相比，使用索拉非尼（一种酪氨酸激酶抑制药）治疗合并糖尿病的无法切除肿瘤的 HCC 患者，病情进展所需时间更长。2 组总体死亡率相似，提示索拉非尼在糖尿病中的抗癌作用增强[216]。

四、胃肠病学

（一）乳糜泻

乳糜泻（口炎性腹泻或麸胶敏感性肠病）是最常见的自身免疫性肠病，全球患病人数约 1000 万。症状包括吸收不良综合征及各种肠外症状，可累及皮肤、骨骼、心脏、神经系统和肝脏[217-219]。至少有 20%～30% 的乳糜泻患者表现出肠外症状，其中肝损伤是最常见的。在乳糜泻患者中，15%～61% 患者出现氨基转移酶水平升高。10% 患者出现不明原因肝检查指标升高[220]。

乳糜泻的肝脏受累程度广泛，从轻度氨基转移酶升高（低于正常上限的 5 倍）到严重的肝损伤[219]。乳糜泻的肝损伤发生机制尚不清楚，与继发于炎症的小肠黏膜通透性增加导致毒素、抗原和炎症物质在门静脉循环中的集聚有关[221]。

与乳糜泻相关的 2 种肝脏疾病为隐性乳糜泻性肝炎和自身免疫性肝病。隐性乳糜泻性肝炎是最常见的形式，其特征是门静脉和小叶有轻度单核细胞浸润，伴有轻微的肝脏 Kupffer 细胞增生（反应性或乳糜泻性肝炎）。在转变为无麸质饮食后，这些组织病理学表现就会消失。乳糜泻相关自身免疫性肝病包括自身免疫性肝炎和胆管炎。典型的表现为血液循环中自身免疫抗体及门静脉内单核细胞和嗜酸性粒细胞浸润。无麸质饮食后，乳糜泻相关自身免疫性肝病不再进展[218]。一项流行病学研究显示，10%PBC 患者抗肌内膜抗体为阳性，表明乳糜泻和自身免疫性肝病需要进行相互筛查。意大利的一项研究表明，原发性硬化性胆管炎（PSC）患者乳糜泻的发病率为 1.6%[222]。荷兰 AIH 研究小组最近报道表明，3.5% 的自身免疫性肝病患者的乳糜泻血清学检查为阳性[223]。此外，乳糜泻与其他肝病如 NASH（非酒精性脂肪肝）、血色素沉着病、结节性再生性增生和 HCC 有关[221]。

（二）炎症性肠病

肝胆受累是炎症性肠病（IBD）一种常见的肠外表现，可发生于自然病程中任何时间，报道发病率为 3%～50%[224]。Navaneethan 和 Shen 将肝胆相关疾病分为 3 类：①病因相似（PSC、小胆管性 PSC、自身免疫性肝炎、特发性急性或慢性胰腺炎；②与 IBD 有关的损害（胆石症及门静脉血栓形成）；③治疗 IBD 药物引起的疾病，如药物性肝炎、胰腺炎、肝硬化、乙型肝炎再激活及生物制剂相关的肝脾淋巴瘤。其他不常见的相关疾病，如免疫球蛋白 G_4（IgG_4）- 相关性胆管炎、PBC、脂肪肝、肉芽肿性肝炎和淀粉样变性[225]。

IBD 在行回肠 - 肛门吻合术后出现异常 LFT 是常见的（23% 患者发生）。相关危险因素包括高水平体重指数、PSC、自身免疫性疾病、结肠切除术前广泛性结肠炎和 IBD 家族史[226]。IBD 与 PSC-IBD 患者病程延长会增加胆管癌的发生风险，结肠切除术可降低这种风险[227]。硫唑嘌呤是治疗 IBD 的常用药物，与恶性肿瘤高发生风险有关。一项纳入挪威和德国 638 名患者的回顾性研究发现，PSC 患者（其中有 71% 的 PSC 患者患有 IBD）使用硫唑嘌呤与胆管癌的发生不具相关性[228]。

五、风湿病学

大多数风湿性疾病会影响肝脏，用于治疗这些疾病的各种药物可能具有肝毒性。药物性肝病和与系统性风湿病相关肝病的鉴别比较困难。

（一）系统性红斑狼疮

系统性红斑狼疮（SLE）累及肝脏较常见，尽管肝脏不是 SLE 的主要靶器官，但肝功能检查异常与疾病活动度、药物副作用或重叠自身免疫性肝病有关[229]。鉴别系统性红斑狼疮相关肝炎与自身免疫性肝炎较困难（表 8-2），与系统性红斑狼疮相关肝炎相比，自身免疫性肝炎的组织学模式更具侵犯性，不治疗的生存期更短，进展为晚期肝病速度更快[230]。近期一项回顾性研究进一步证实，在无肝病的狼疮相关肝炎患者中，5 年生存率更高[231]。

肝结节状再生性增生、肉芽肿性肝炎、特发性门静脉高压、PBC、Budd-Chiari 综合征、肝梗死均与 SLE 相关[232]。噬血细胞综合征（全身性噬血细胞增殖），临床表现为发热、血细胞减少、淋巴结病、肝功能损害，在 SLE 患者中的发病率高达 10%[233]。

隐性 SLE 的治疗或停用违规药物通常会改善异常的肝脏生化和组织学标志物[234]。类固醇皮质激素治疗也能改善异常的生化指标[235]。阿司匹林会导致生化指标异常，同时阿司匹林也是 SLE 患者肝脏受累的一个可逆原因[234]。

（二）类风湿关节炎和 Felty 综合征

类风湿关节炎可发生肝生化指标异常。18%～46% 的患者会出现 ALP 水平升高，可能与疾病活动度有关[236]。超过 76% 的丙型肝炎患者的类风湿因子呈阳性，部分患者可出现混合性冷球蛋白血症，易与类风湿关节炎混淆。

Felty 综合征的特征是在中性粒细胞减少和脾大的基础上发生类风湿关节炎，常伴有肝功能检查异

表 8-2　系统性红斑狼疮性肝炎与自身免疫性肝炎

		系统性红斑狼疮性肝炎	自身免疫性肝炎
组织学		小叶型，很少门静脉周围型	门静脉周围型肝炎、界面性肝炎
ACR 标准		100%	20%
高丙球蛋白血症		常见	常见，IgG 升高
抗核抗体阳性率		＞99%	80% 1 型自身免疫性肝炎
平滑肌抗体		30%	60%～80%
血清检查	dsDNA 抗体脂蛋白酶联免疫吸附试验	阳性	34%～64%
	抗 LSP 抗体	阴性	常出现
	抗 LKM-1	阴性	2 型自身免疫性肝炎可出现
	对类固醇皮质激素的反应	有反应	有反应

ACR. 美国风湿病学会；dsDNA. 脱氧核糖核酸；LKM. 肝、肾微粒体；LSP. 肝特异性脂蛋白
经 Springer 许可转载，引自参考文献 [228]

常。肝脏组织活检结果具有非特异性，包括肝纤维化或结节性再生增生[236]，这种形式的非肝硬化门静脉高压在别处进行了讨论。

治疗类风湿关节炎的药物具有潜在肝毒性，如甲氨蝶呤、氯金酸钠、双氯芬酸钠、免疫调节药等。

（三）干燥综合征

干燥综合征也称为干燥性角膜结膜炎，肝脏受累常见，通常与慢性丙型肝炎和自身免疫性肝病有关。HCV 相关干燥综合征的潜在发病机制包括 HLA-DQB1 * 02 等位基因和冷球蛋白血症的出现。与原发性干燥综合征相关的另一种常见肝病是 PBC，在抗线粒体抗体（AMA）和生化指标异常的情况下发生[237, 238]。其他造成干燥综合征肝功能异常的原因包括非酒精性脂肪性肝病和肝毒性药物的副作用。原发性干燥综合征患者的肝功能异常者应完善病毒性肝炎和自身免疫性肝炎的相关检查。

（四）硬皮病

硬皮病是一种以组织纤维化和小血管病变为特征的慢性全身性疾病。该病可表现为 CREST 综合征的部分症状（钙质沉着、雷诺现象、食道运动功能障碍、指端硬化、毛细血管扩张）或以弥漫性形式（系统性硬皮病）出现。肝脏受累在硬皮病患者一直都有描述，通常以 PBC 的形式出现[232]。超过 25% 的硬皮病患者可出现 AMA 阳性，类似的，约 25% 的 PBC 患者出现抗着丝点抗体（CREST 综合征的特异性抗体）阳性[232]。Powell 等[239]创造了首字母缩略词 PACK 来描述 PBC、抗着丝点抗体阳性、CREST 综合征和干燥性角膜结膜炎。AMA 检查是检测硬皮病患者是否伴 PBC 的敏感指标[240]。硬皮病相关 PBC 与单独的 PBC 相比，硬皮病相关的 PBC 的肝病进展率更慢[241]。

（五）成人 Still 病

成人 Still 病（发热、皮疹、血清阴性多关节炎、淋巴结病和脾大）患者，50% 以上可出现肝脏受累（肝大或肝酶升高）[230]。超过 92% 的患者出现血清氨基转移酶水平升高，65% 的患者出现血清 ALP 和胆红素水平升高。所有异常生化指标可自发恢复正常，或在 Still 疾病的治疗后恢复正常。发生急性肝衰竭、死亡或需要肝移植的病例很罕见[242, 243]。

（六）结节性多动脉炎

结节性多动脉炎（PAN）是一种主要累及中动脉的局灶性、节段性、坏死性的血管炎。它与乙型肝炎病毒（HBV）感染具有典型的关联性[244]。有报道称慢性丙型肝炎病毒感染与结节性多动脉炎有关，丙肝病毒主要与混合性冷球蛋白血症有关[245]。16%～55% 的 PAN 患者出现肝脏受累[244]。PAN 患者的肝组织活检中肝动脉内膜和中膜的特征性淋巴细胞浸润较少见[246]，尸检标本中可以观察到这一现象（图 8-13）。动脉造影可观察到反映坏死性血管炎的螺旋血管和远端微动脉瘤。PAN 可表现为肝叶萎缩、肝梗死、结节性再生性增生、胆道出血、包膜下或肝内出血、肝动脉破裂、肝内硬化性胆管炎和急性肝衰竭[236, 244]。HBV 相关 PAN 的治疗包括短期的皮质类固醇治疗以减轻炎症，血浆交换（持续到乙肝病毒 e 抗原血清转换或持续到临床恢复后

2～3 个月）及口服抗病毒药物治疗 HBV 感染。皮质类固醇和环磷酰胺是治疗非病毒性肝炎相关 PAN 的主要药物[244]。

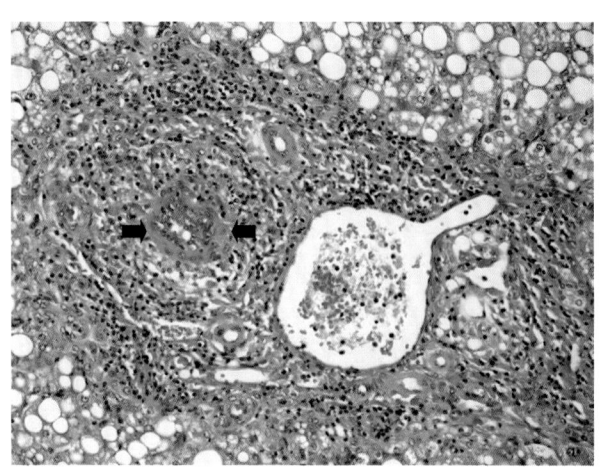

▲ 图 8-13 结节性多动脉炎肝脏受累患者的肝组织活检标本显示，肝动脉的内膜及中膜有淋巴细胞浸润（箭）。HE 染色（由 Dr. John Hart 提供）

拓 展 阅 读

Barutta L, Ferrigno D, Melchio R, et al. Hepatic brucelloma. *Lancet Infect Dis* 2013;13(11):987–93.

Costa F, Hagan JE, Calcagno J, et al. Global morbidity and mortality of leptospirosis: a systematic review. *PLoS Negl Trop Dis* 2015;9(9):e0003898.

Crump JA, SjÖlund-Karlsson M, Gordon MA, Parry CM. Epidemiology, clinical presentation, laboratory diagnosis, antimicrobial resistance, and antimicrobial management of invasive salmonella infections. *Clin Microbiol Rev* 2015;28(4):901–37.

DateKA, NewtonAE, Medalla F, et al. Changing patterns in enteric fever incidence and increasing antibiotic resistance of enteric fever isolates in the United States, 2008–2012. *Clin Infect Dis* 2016;63(3):322–9.

El-Serag HB, Kanwal F, Richardson P, Kramer J. Risk of hepatocellular carcinoma after sustained virological response in Veterans with hepatitis C virus infection. *Hepatology* 2016;64(1):130–7.

Feld JJ, Kato GJ, Koh C, et al. Liver injury is associated with mortality in sickle cell disease. *Aliment Pharmacol Ther* 2015;42(7):912–21.

Gulamhusein AF, Eaton JE, Tabibian JH, Atkinson EJ, Juran BD,

Lazaridis KN. Duration of inflammatory bowel disease is associated with increased risk of cholangiocarcinoma in patients with primary sclerosing cholangitis and IBD. *Am J Gastroenterol* 2016;111(5):705–11.

Hickey AJ, Gounder L, Moosa MY, Drain PK. A systematic review of hepatic tuberculosis with considerations in human immunodeficiency virus co-infection. *BMC Infect Dis* 2015;15:209.

Kahn A, Carey EJ, Blair JE. Universal fungal prophylaxis and risk of coccidioidomycosis in liver transplant recipients living in an endemic area. *Liver Transpl* 2015;21(3):353–61.

Marciano F, Savoia M, Vajro P. Celiac disease-related hepatic injury: Insights into associated conditions and underlying pathomechanisms. *Dig Liver Dis* 2016;48(2):112–19.

Singal AK, Parker C, Bowden C, Thapar M, Liu L, McGuire BM. Liver transplantation in the management of porphyria. *Hepatology* 2014;60(3):1082–9.

Shapiro ED. Clinical practice. Lyme disease. *N Engl J Med* 2014;370(18):1724–31.

第 9 章　妊娠期肝脏疾病

The Liver in Pregnancy

Nancy Reau　Yannick Bacq　**著**

李世颖　**译**

要　点

- 正常妊娠期间，除碱性磷酸酶外，大多数的肝脏血清学检测值均在非妊娠妇女的正常参考值范围以内。因此，妊娠期间氨基转移酶、胆红素或胆汁酸水平的增高，提示并发肝脏疾病的可能。然而，妊娠期碱性磷酸酶的增高却没有多大临床意义，因为它很可能是胎盘来源的。

- 妊娠期肝脏疾病可以分为 3 大类，即：①妊娠期特有的肝脏疾病；②妊娠期并发的肝脏疾病（即妊娠期间发生的急性肝病）；③妊娠期发现或者偶然诊断的慢性肝病。

- 对于妊娠期肝脏疾病，最重要的是发现和诊断。因为，某些疾病可能会威胁到母亲和胎儿的性命。

- 妊娠期特有的肝脏疾病包括原位肝脏异位妊娠、妊娠剧吐相关肝功能障碍、妊娠期肝内胆汁淤积症（ICP）、子痫前期肝病（如 HELLP 综合征：以溶血、氨基转移酶升高和血小板降低为主要特点）和妊娠期急性脂肪肝（AFLP）。

- ICP 对于母体而言是一种良性疾病，但对于胎儿的潜在危害却是巨大的。因为它可能会引起早产和猝死。全身瘙痒是 ICP 的主要临床表现。同时伴随的是血清胆汁酸和氨基转移酶水平的增高，而 γ- 谷氨酰胺转移酶水平可保持在正常范围内或者仅轻度增高。

- AFLP 是发生于妊娠晚期的一种肝衰竭。早期诊断和及时终止妊娠能显著改善母婴的预后。目前认为，发生 AFLP 的妇女及其后代应接受 DNA 检测，以检测 LCHAD 编码基因中的主要相关基因突变（c.1528G ＞ C）。

- 某些非妊娠期特有的肝脏疾病（如戊型肝炎、单纯疱疹病毒性肝炎），一旦发生于妊娠期，会引起更加严重的后果。还有一些肝病可由妊娠或分娩因素引起（如胆石症、Budd–Chiari 综合征）。

- 进展期慢性肝病患者的妊娠是罕见的。可治疗的肝病患者，如自身免疫性肝炎和肝豆状核变性患者，可恢复生育能力，应在妊娠期间继续治疗。相比之下，在肝功能轻度损伤的慢性乙型肝炎或慢性丙型肝炎患者中，成功妊娠的例子并不少见。肝移植后妊娠可能与早产和增加产妇并发症有关，但与致畸性无关。

虽然妊娠期肝脏疾病并不少见，但在严重的慢性肝病患者中很少见到妊娠。治疗策略的制定必须同时兼顾孕妇和胎儿两方面的因素。另外，妊娠是一种机体状态的改变，虽然这是正常的改变，但对任何情况的生理和病理解释都必须放在适当的背景下。虽然有些妊娠期肝脏疾病是妊娠期所特有的，但是大多数的情况还是慢性肝病合并妊娠状态或者恰巧发生于妊娠期的肝病而已。最近，我们对妊娠

期肝病的认识取得了新的进展，使治疗这些患者的方法更加合理化。

一、正常妊娠的肝脏及血流动力学

文献 [1] 对正常妊娠期间肝脏的变化进行了广泛的综述，其中最典型的体征是蜘蛛痣和肝掌，它们都会在妊娠结束后自行消失。晚期妊娠时，由于子宫扩张，肝脏检查很困难。孕 6～36 周期间，机体血容量逐渐增加（约 50%）。与此同时，红细胞容积也逐渐增加，但量（约 20%）相对较少、时间相对滞后。因此，总血容量的增加是伴随着血液的稀释发生的，这反映在红细胞比容的下降上。这种血液稀释现象在妊娠过程中是十分重要的适应性改变机制。因为，终止妊娠后，伴随着分娩时失血，机体血浆体积和红细胞体积都会迅速减少。心输出量在妊娠早中期一直增加，而后开始减少并至产前逐渐恢复正常。但是整个妊娠期间，肝脏的绝对血流量却基本保持稳定，这大概是由于增加的血容量主要通过胎盘分流，同时肝脏绝对血流量占心输出量的百分比也有所下降的缘故。

二、肝脏检测

了解正常妊娠过程的生理变化有助于理解肝脏相关检测的意义及妊娠期肝脏疾病的处理 [2]。正常妊娠期主要肝功能指标的变化总结在框 9-1 中。血清白蛋白水平在妊娠前 3 个月开始下降，而且随着妊娠的推进，这种下降更加明显。而血清中 α_2 巨球蛋白、铜蓝蛋白和纤维蛋白原等蛋白质的水平升高。同时，妊娠期血清胆固醇、三酰甘油的水平明显升高，但检测它们并没有多大临床意义。凝血酶原时间在正常妊娠期不会改变，但纤维蛋白原水平在妊娠晚期有所增加。随着胎盘同工酶的产生和骨同工酶的增加，血清碱性磷酸酶的水平会升高，这在妊娠晚期更加明显。目前在大多数研究中都观察到，妊娠期血清丙氨酸氨基转移酶（ALT）和天门冬氨酸氨基转移酶（AST）的水平仍在正常范围内，而血清 γ 谷氨酰胺转移酶（GGT）水平在妊娠晚期有轻度下降。总胆红素和游离胆红素水平在

整个妊娠期均低于非妊娠对照组，同样结合胆红素水平在妊娠中晚期也是低于非妊娠对照组的。血清 5′- 核苷酸酶活性在妊娠中晚期正常或轻度增高。空腹血清总胆汁酸浓度通常保持在正常范围内，其常规测定对妊娠期胆汁淤积症的诊断仍有帮助，尤其是常规检测仍在正常范围内时。总结起来，妊娠期血清 ALT、AST、胆红素和空腹总胆汁酸水平的升高应被重视，就像对非妊娠妇女一样，需要进一步的评估。

框 9-1 正常孕期的肝功能检测

未被妊娠影响的指标
- 血清氨基转移酶水平（天门冬氨酸氨基转移酶、丙氨酸氨基转移酶）
- 凝血酶原时间
- 血清总胆汁酸浓度（空腹）

受到妊娠影响的指标 [a]
- 血清白蛋白水平（妊娠早期开始下降）
- 碱性磷酸酶水平（妊娠中期开始上升，晚期最明显）
- 血清胆汁酸水平（从妊娠早期开始轻度下降）
- 5′- 核苷酸酶（轻度上升）
- γ- 谷氨酰胺转移酶水平（妊娠晚期轻度下降）

a . 上升或下降是以非妊娠妇女为对照

三、妊娠期特有肝病

妊娠期特有的肝病包括原发性肝脏异位妊娠、妊娠剧吐、妊娠期肝内胆汁淤积症（ICP）、子痫前期合并 HELLP 综合征（溶血、氨基转移酶升高、血小板降低）和妊娠期急性脂肪肝（AFLP）。诊断妊娠期肝病的诊断要点列举在框 9-2 中。而症状和体征出现的时间对于鉴别诊断十分有帮助。妊娠期肝病的主要症状和体征见框 9-3。

四、原发肝脏异位妊娠

在非常罕见的情况下，异位妊娠可以发生于肝右叶的下表面。这些患者在妊娠早期可能就会出现由肝出血所导致的腹腔出血。如果妊娠得以继续，异位的妊娠就会表现为肝脏的肿块。原发肝脏异位妊娠可通过超声检查或 CT 扫描而得以诊断（图 9-1）。一旦确诊，建议尽快剖腹终止妊娠，避

框 9-2　妊娠期肝病的诊断要点

问诊
- 妊娠期
- 既往史，特别是既往妊娠的瘙痒史和口服避孕药史
- 此次妊娠的瘙痒情况
- 腹痛、恶心、呕吐
- 多尿，烦渴
- 药物治疗

临床检查
- 体温
- 血压
- 肝脏检查（妊娠晚期较困难）
- 皮肤或黏膜上的疱疹、囊泡

血液检测
- 常规肝功能检查（见框 9-1）
- 血糖、肌酐、电解质和尿素
- 全血计数，包括血小板
- 凝血酶原时间
- 病毒性肝炎与巨细胞病毒血清学
- 疑似胆汁淤积症时，测定血清总胆汁酸浓度（非常规检查）

尿液检测
- 蛋白尿、菌尿

超声检查肝脏及胆道

产后评估症状和肝功能

框 9-3　妊娠期肝病的主要症状与体征

- 黄疸
- 全身皮肤瘙痒
- 恶心或呕吐
- 中上腹或右侧季肋区疼痛
- 高血压和蛋白尿
- 非糖尿病性的多尿和烦渴

免发生异位妊娠破裂。

五、妊娠剧吐

恶心和呕吐是妊娠早期的常见症状，50% 以上的孕妇都可能发生，也就是所谓的"早孕反应"。相对应的是，妊娠剧吐发生的比例明显较低，仅约 1.5% 的妊娠可能发生[3]。妊娠剧吐的定义是每日呕吐次数超过 3 次，并伴有酮症的发生和体重下降 > 3kg 或妊娠前的 5%[4]，甚至出现脱水表现，需要住院治疗。约 50% 的住院患者会出现肝功能检查异常，通常表现为 ALT 高于 AST[5]。危险因素包括低龄、多胎、既往妊娠剧吐病史、贫困或低社会地位、亚裔或黑人、女性胎儿、甲状腺和甲状旁腺功能障碍、高胆固醇血症和 1 型糖尿病[3]。此外，滋养细胞疾病和胎儿异常，如三倍体、21 三体综合征、胎儿水肿、初胎等，也被认为可能是妊娠剧吐的其他危险因素。另外，家族易感性也可能存在，因为 28% 和 19% 的患者分别有母亲和同胞姐妹的妊娠剧吐病史[6]。

（一）病理学

鉴于其典型的临床表现，很少需要通过肝活检来确诊妊娠剧吐。即便真的实施了肝活检，也很少有阳性发现。肝组织几乎没有炎症，但可见小叶中央空泡化，坏死伴细胞脱落，偶可见胆汁堵塞[7]。

临床及生化表现

妊娠剧吐在妊娠早期出现，通常是在妊娠的第 4～10 周。无论治疗与否，症状基本在妊娠 20 周前消失。通常氨基转移酶轻度升高，但 ALT 水平的波动可能很大，甚至高达 1000U/L，同时可出现胆红素的升高。妊娠剧吐也被认为与一过性的甲亢有关[8]。患者可能会被诊断为肝炎或消化性溃疡所致的幽门梗阻。当然，腹痛并不是她们的典型主诉。

（二）母胎预后

妊娠剧吐与妊娠期增重不足（< 7kg）、低出生体重、小胎龄婴儿、早产和 5min Apgar 评分差有关[9]。常见的产妇并发症包括体重减轻、脱水、微量营养素缺乏和肌肉无力。更严重但较少见的并发症包括 Mallory-Weiss 撕裂、Wernicke 脑病、视网膜出血和自发性气肿[10]。另外，妊娠剧吐也可能引发心理问题，甚至萌发终止原本正常妊娠计划的念头[11]。

（三）治疗

有几个评分系统可以帮助评估妊娠剧吐的病情严重程度，如妊娠唯一呕吐定量（PUQE）评分表和妊娠剧吐影响因素问卷调查表（HIS）。血电解质、尿素氮和肌酐值应作为常规监测，因为低氯代谢性酮症和代谢性酸中毒很常见。低前白蛋白水平反映

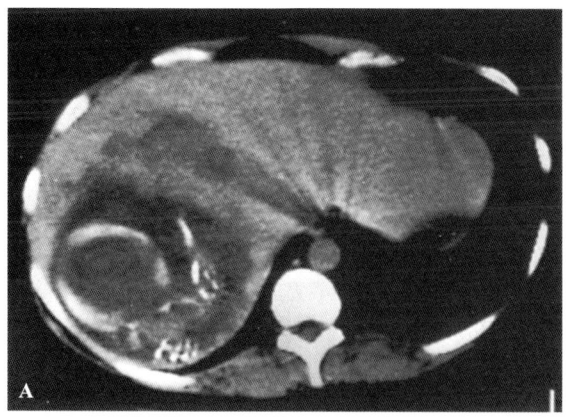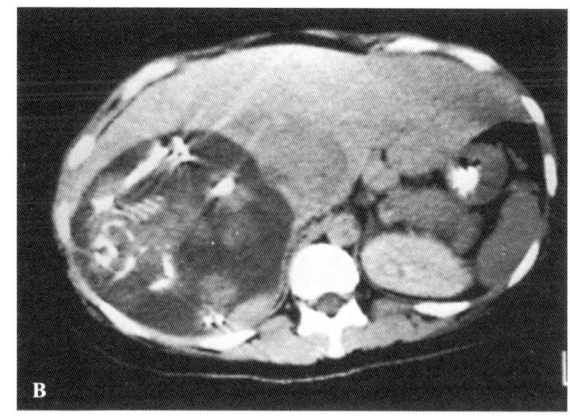

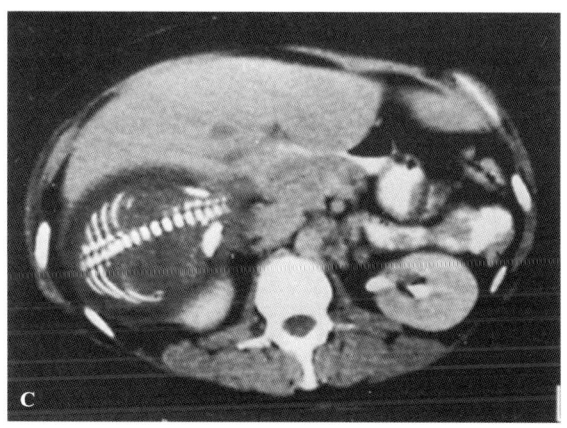

▲ 图 9-1 肝脏异位妊娠的 CT 表现

A. 肝脏穹隆下平面，可见胎儿颅骨和胎盘侵入肝实质；B 至 C. 较低的切面上可见胎儿脊柱在肝脏下表面生长（由 Professor Caroline A. Riely 提供）

了母亲蛋白质营养状况不良，并可预测胎儿较低出生体重。

非药物治疗包括穴位按压、生姜止吐、少食多餐及避免进食胃排空较慢的食物[12, 13]。大多数女性通过进食高碳水化合物、低脂饮食来达到补液和肠道休息的目的。同时，建议补允维生素 B_1 来预防Wernicke 脑病。

昂丹司琼是目前最常用的处方止吐药，不过最近的一篇系统分析提示目前尚没有任何高质量的证据支持它的有效性[13]。其他处方止吐药包括抗组胺药（H_1 受体拮抗药，如异丙嗪、赛克力嗪、多西拉敏和茶苯海明）和甲氧氯普胺，它们都被认为在妊娠期具有良好的安全性，并且疗效较确切[14]。静脉皮质类固醇治疗妊娠剧吐仍有争议，故建议用于更严重的难治性病例[14]。另外，经胃或十二指肠插管的肠内营养优于肠外途径[15]。

病理生理

妊娠剧吐是一种复杂的疾病，确切原因尚不明确。解剖、激素等都被认为是可能的相关因素[14]。随着症状的出现，人绒毛膜促性腺激素（hCG）水平达到峰值，并刺激卵巢分泌雌激素[16]。血 hCG水平越高（如葡萄胎、多胎妊娠、唐氏综合征），妊娠剧吐的症状越严重[17]。据报道，此类患者幽门螺杆菌的感染率也有所增加，但大多数感染者无明显症状，目前也不建议对妊娠剧吐患者进行幽门螺杆菌的筛查或治疗。肝功能损害，就像上文提到的甲状腺损害一样，是继发性损害，而并非病因。

六、妊娠期肝内胆汁淤积症

ICP 出现在妊娠的中后期，其发病率因地理位置、种族等差异而差别较大，为 0.3%～27.7%[18, 19]。据报道，不同的种族之间，美国的流行率为 0.3%～5.6%[20-22]，欧洲为 0.5%～1.5%[18]。可能的危险因素包括高龄妊娠、既往因口服避孕药导致的胆汁淤积病史和 ICP 的家族史等。有 ICP 既往史的患者，再次妊娠时 60%～70% 的人会再发。近来，丙型肝炎病毒（HCV）感染被认为与 ICP 的发生相关，因此 HCV 筛查也被推荐为妊娠期常规项目之一[23]。

（一）病理学

肝活检对本病的诊断来说并不是必需的。其组织病理学的典型表现为单纯的胆汁淤积，偶可见肝细胞和毛细胆管内的胆汁淤塞，特别是第 3 区。通常没有炎症和坏死的表现，门静脉系统也不受影响[24]。

（二）临床及生化表现

瘙痒是 ICP 的主要临床表现，通常会给患者带来极度不适，并且难以忍受。全身皮肤均可出现，但以掌心和脚底为主。夜间病情更严重，因此影响睡眠。分娩后的数几天之内症状可完全消失。体格检查除了抓痕以外，可以没有任何阳性发现。黄疸并不常见，约 10% 的患者可能出现，并且出现在瘙痒症状之前。伴有黄疸而没有瘙痒症状的 ICP 很少见，需要做进一步评估[25]。患者也没有腹痛症状。超声检查可见患者并无胆管扩张，但偶可见小结石存在。

瘙痒是本病的前哨事件。多数患者还伴有 ALT 的升高，甚至可高达 > 1000U/L[25]。由于肝组织活检并未见坏死灶，因此 ALT 的升高可能是因为细胞膜的通透性增加所致。而患者的 GGT 水平通常正常或轻微升高[25]。血清胆汁酸水平通常升高 > 10μmol/L，这可能是患者首发或唯一的实验室异常指标[25]。同时，患者血清胆酸水平上升，而去氧胆酸水平下降。目前认为，孕妇的血清胆汁酸水平与胎儿宫内窘迫相关[26-28]，并建议将胆汁酸浓度 > 40μmol/L 作为预测胎儿宫内窘迫的一个因素[26]。患者血清胆汁酸浓度和 ALT 水平在分娩结束后迅速降低，并在几周内恢复正常。一般情况下，除非维生素 K 缺乏（如严重的胆汁淤积伴黄疸，或使用考来烯胺治疗），患者的凝血酶原时间是正常的。

（三）母胎预后

孕妇长期预后较好。但也有些研究认为，在肝病和胆石症患者中，ICP 的发病率较高[23, 29, 30]。一项来自芬兰的纵向、回顾性队列研究将 10 504 名 ICP 妇女和 10 504 名正常妊娠妇女进行配对，发现 ICP 与 HCV 感染、胆石症、胆囊炎、非酒精性胰腺炎和包括原发性胆汁性肝硬化在内的非酒精性肝硬化有关。如果肝生化指标在产后未恢复至正常，那就需要进一步寻找其他病因。

ICP 会增加胎儿的风险。胎儿宫内窘迫、早产和宫内死亡的风险均增高于一般人群[25, 31]。由于宫内死亡在妊娠的最后 1 个月更为常见，一般建议患者在 37 周分娩，尤其是胆汁酸浓度 > 40μmol/L[32-34] 的患者。研究还表明，罹患本病时，新生儿呼吸窘迫综合征的发生率会有所增加。虽然胆汁酸会消耗肺泡表面活性剂，但这种风险还是与妊娠年龄最相关[34, 35]。

有 ICP 病史的妇女口服避孕药很少会导致胆汁淤积，因此口服避孕药并不是她们的禁忌证[25]。

（四）病理生理学

ICP 的病因尚不明确。流行病学和临床研究结果表明，遗传因素、激素水平和外源性因素都在其中发挥一定的作用[36]。研究人员发现，在 ICP 患者中可见几种编码肝胆转运蛋白的基因变异（基因突变或基因多态性）。ATP 结合盒 B 亚家族成员 4（*ABCB4*）基因编码的糖蛋白多重耐药蛋白 3（MDR3），或称 ABCB4，是磷脂酰胆碱通过毛细胆管壁进入胆道的转运蛋白。如果胆汁中磷脂缺如，胆汁酸就可损伤毛细胆管壁，导致胆汁淤积的发生[37]。因此认为 *ABCB4* 基因的突变与 ICP 的发生有密切关系。然而，据估计，仅 16% 的白种人患者有此基因表现改变[38]。而另一个编码胆盐外排泵（BSEP）的基因 *ABCB11*（ATP 结合盒，B 亚家族成员 11）突变，仅在 1% 的欧洲 ICP 患者中出现[39]。而该基因的一个特殊多态性（c.1331C > T，V444A）已被确认为 ICP 的一个危险因素，提示该基因在 ICP 的发病中起一定作用[39]。ICP 也被报道可见于使用环孢霉素（BSEP 抑制药）的肾移植患者中[40]。此外，在 ICP 患者中还发现了 *ATP8B1*（ATP 酶，氨基磷转运体Ⅰ，8B 亚家族型，成员 1）基因的缺失，该基因与进展性家族肝内胆汁淤积症（PFIC1）和良性复发性肝内胆汁淤积症（BRIC）有关，但该基因似乎不是 ICP 的主要致病因素[41]。

雌激素抑制 BSEP 的表达，因此在 ICP 发病中的作用较为明确。动物研究表明，雌激素，特别是炔雌醇，是会诱发胆汁淤积发生的。ICP 发生在妊娠晚期，也是因为雌激素在这个时候达到浓度峰值。同时，ICP 在双胎妊娠中发病率也较高，同样也是因为机体循环中较高的雌激素水平。基因方面的异常也可能改变肝脏对雌激素的反应或引起雌激素代谢紊乱[36]。黄体酮的代谢也参与到 ICP 的病理生理过程中。黄体酮代谢异常，尤其是血清硫酸化代谢产物水平异常升高，可见于 ICP 患者[42]。大量硫酸黄体酮代谢物的形成可能与 5α 和 3α 的减少有关，这在某些遗传易感的妇女中，可能导致参与这些化合物胆道排泄的肝运输系统饱和[43]。一项研究表明，口服天然黄体酮预防先兆早产，可在易感人群中触发 ICP[25]。黄体酮的摄入可能会给硫酸化代谢物的运输系统带来额外的负荷。因此，黄体酮应尽量避免用于孕妇，特别是处于妊娠晚期或有 ICP 既往史的孕妇。在症状出现之前，ICP 患者血清硫酸黄体酮（PM2DiS、PM3S 和 PM3DiS）浓度就会增高。硫酸黄体酮代谢产物是胆汁酸受体法尼醇 X 受体的部分激动剂，可通过抑制肝脏胆汁酸的摄取和排泄导致胆汁淤积的发生[44]。

ICP 的某些临床特征提示外源性因素可能与潜在的遗传倾向有关，如①多胎妊娠妇女中仅 60%～70% 再次发生 ICP；②在几个国家中观察到了发病的季节性差异；③ICP 在智利的发病率有所下降，他们认为微量元素硒缺乏可能是 ICP 发生的一个病理生理因素[45]。

（五）医疗和产科管理

羟嗪（25～50mg/d）可减轻瘙痒症状。胆碱（8～16g/d）可减少回肠吸收、增加胆汁盐的排泄量，但它对瘙痒的作用在 ICP 患者中是有限的[46]。目前，最有效的药物是熊去氧胆酸（UDCA）[17]。UDCA 不仅可以缓解瘙痒症状，还可改善肝功能（图 9-2），也可预防早产，并且尚没有任何关于母亲或婴儿不良反应的报道[48]。最近的一项 Meta 分析也认为，接受 UDCA 治疗的 ICP 患者瘙痒症状得到缓解，肝功能有所改善，胎儿预后也较好[49]。因此，UDCA（通常 500mg bid 或 10～15mg/kg qd）在妊娠晚期的应用是十分安全的。

目前关于 UDCA 在 ICP 患者中对母胎有利的机制尚不完全清楚。在慢性肝病中，UDCA 作为一种

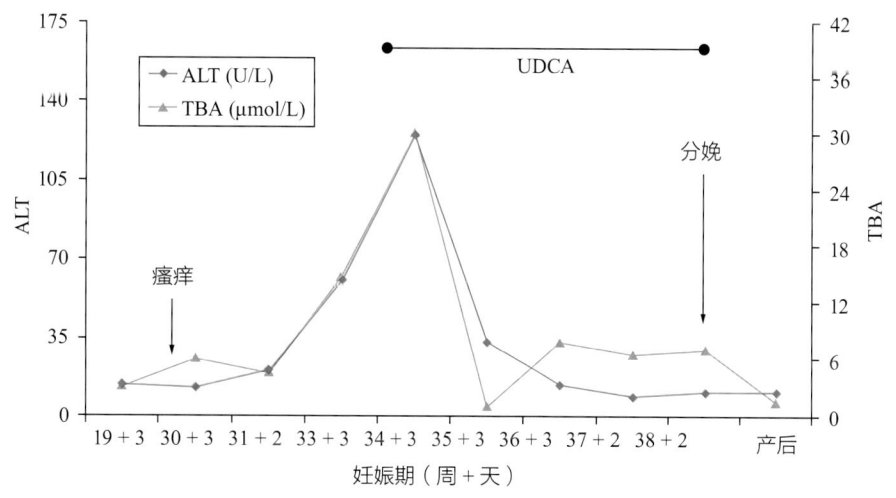

▲ 图 9-2　UDCA 治疗 ICP

该患者有 ICP 既往史，本次妊娠定期随访监测，再次确诊 ICP 后立即开始 UDCA 治疗，治疗后，患者血清总胆汁酸（TBA，正常值上限：6μmol/L）和 ALT（正常值上限：35U/L）水平明显改善，于妊娠 38 周终止妊娠

亲水性胆汁酸，可通过抑制疏水胆汁酸的肝毒性作用，改善肝脏胆汁酸的转运，减少母亲的胆汁淤积症状。而在 ICP 中，UDCA 也可能通过改善胆汁酸在胎盘上的运输而产生特殊的作用。

七、子痫前期肝病

子痫前期肝病是妊娠期最常见的肝功能异常疾病[22, 50]。子痫前期是一种常见的妊娠期并发症（健康初孕妇发病率为 2%～7%），也是导致孕产妇和围产期疾病的主要原因[51]。各种遗传和（或）免疫因素被认为在这种疾病的发生中发挥作用[51-53]。虽然一般妊娠 20 周后才开始出现临床表现，但普遍认为该疾病早在滋养细胞异常植入致胎盘灌注受限时就已经开始了。正常妊娠时全身血管阻力的下降并不发生在子痫前期患者，他们对血管痉挛的敏感性增强，结果造成灌注不良和多器官损伤，包括肝脏。

目前已经有一些公认的子痫前期危险因素。一项对照研究认为，最显著的危险因素是子痫前期病史和抗磷脂抗体的存在[54]。该研究认为以下因素也增加了子痫前期风险：已存在的糖尿病和孕前体重指数（BMI）> 35kg/m²、初孕、子痫前期家族史、双胎妊娠、妊娠年龄 ≥ 40 岁、体重指数 ≥ 35kg/m² 及产检时血压增高（收缩压 ≥ 130mmHg）。

子痫前期的典型表现是妊娠后期的高血压伴蛋白尿。然而，这 2 个症状并不是同时发生在患者身上。定义为器官功能障碍的重度子痫前期发生率为 25%[55]。患者可能出现肾衰竭、惊厥（子痫）、胰腺炎或肺水肿。肝脏的受损并不常见，一旦出现，肝脏生化指标可出现明显异常。患者还可能出现肝脏血肿和血肿破裂[56]。研究表明，肝脏酶的较高水平预测了母体预后的不良[57]。另一项对大量出生群体的分析发现，妊娠前半程增高的氨基转移酶水平与后半程发生严重子痫前期相关联[58]。遗憾的是，上述 2 项研究都未能提供有效生物标志物用于指导后续治疗。适时终止妊娠可减少母体和胎儿的危害。但对于重度子痫前期 34 周前和非重度 37 周前，还是建议期待治疗[59, 60]。

八、HELLP 综合征

HELLP 综合征的定义是溶血（通常是亚临床的，以出现片状细胞和毛刺细胞为特征）、肝酶升高和血小板减少（< 100 000/μl）[61]。HELLP 使近 20% 的重度子痫前期患者变得更加复杂，并掩盖了 20% 的子痫前期患者本该出现的典型症状（先兆高血压和蛋白尿）[62]。患者通常不是初产妇女，而且往往比子痫前期患者的平均年龄大[55]。肝脏组织学表现为子痫前期肝病，伴门静脉周围出血和纤维蛋白沉积。组织学改变的程度与临床表现的严重程度之间几乎没有相关性。可以看到脂肪存在，但一般均匀地以脂肪大泡的形式分布在整个肝小叶，而不像急性妊娠脂肪肝（AFLP）那样以微泡的形式分布在小叶中心区域[63]。尽管存在类似表现和偶尔的临床重叠，但这 2 种情况的组织学表现是迥异的[64]。

HELLP 的临床表现有显著性差异，超过 50% 的患者除中上腹、右侧季肋区或胸骨下区的疼痛外，无其他症状[65]。许多患者同时伴有恶心、呕吐和不适感，这与病毒性肝炎的症状类似。5% 的患者可出现黄疸症状[68]。虽然症状可持续至产后，但多数患者在妊娠晚期就诊断了。一项对 437 例妊娠合并 HELLP 综合征患者的研究显示，该病的诊断 70% 发生在分娩前，30% 发生在分娩后，11% 发生在妊娠 27 周前，18% 发生在 37 周后[65]。大多数（不是全部）患者有高血压和蛋白尿症状，因此诊断通常是以临床为依据的。

肝脏的并发症可能会导致严重的后果。当 ALT 或 AST > 1000U/L，或出现腹痛向右肩部放射时，应考虑横断面成像检查。影像学检查，特别是 CT（图 9-3）和磁共振（MRI），有助于发现肝梗死、肝血肿和血肿破裂等并发症[66]。肝血肿可出现在肝包膜下，这时血液尚在包裹之内。一旦肝包膜撕裂，血液可进入腹腔。虽然血小板减少症或典型的子痫前期症状是 HELLP 的最常见临床表现，但也可以缺如[67]。当血肿破裂进入腹腔后，则表现为腹部肿胀，同时可能伴有休克[55]。大多数肝血肿仅需对症治疗，如补液和输血。如果血肿长大或破裂后血流动力学不稳定，则需要外科处理，也已有经皮

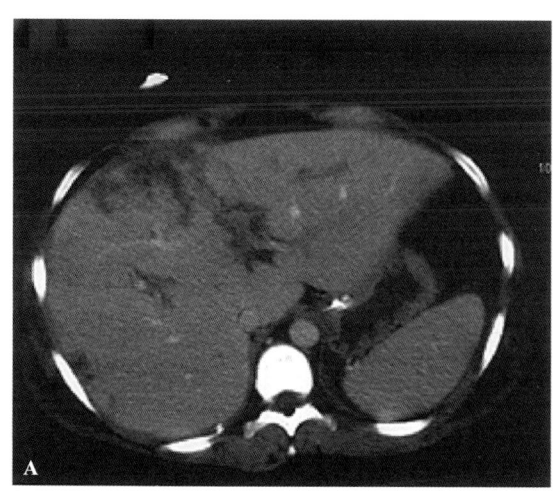 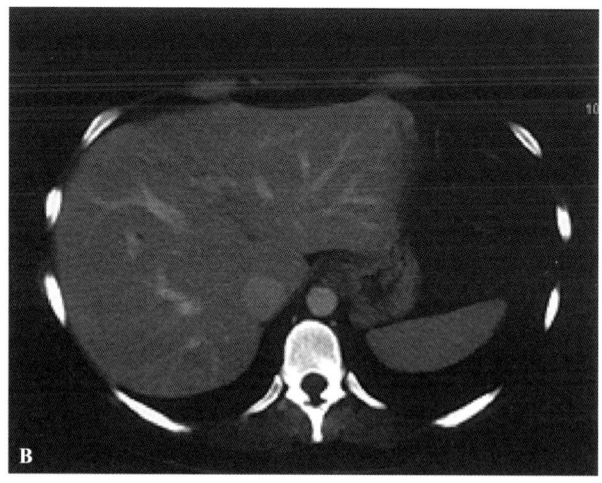

▲ 图 9-3 24 岁初产妇重度子痫前期肝损害

A. 剖宫产后行腹部 CT 扫描，显示肝右叶囊下缺血性病变；B. 产后 7 个月随访图像显示完全恢复（由 Dr. Béatrice Scotto 提供）

肝动脉栓塞治疗的报道[68]。很少的情况下，患者可能需要肝移植治疗[69]。存活者一般没有肝脏的后遗症，也可以继续正常妊娠[70]。

孕妇的预后一般良好，但严重并发症还是比较常见。一项研究提示母体死亡率大概为 1.1%[65]。而胎儿的主要风险是早产。

本病最重要的治疗是支持治疗。重症患者需转至重症监护室行机械通气和透析处理。尽早终止妊娠是治疗的基础。对于严密监护下的、没有发生胎儿或产妇窘迫的、妊娠 34 周前患者，可酌情将终止妊娠的时间延迟 24～48h[55]。分娩后病情马上开始逆转。长期随访显示患者后续妊娠出现相关并发症的风险有所增加，但却没有 HELLP 综合征复发的趋势[70]。

九、妊娠期急性脂肪肝

AFLP 作为一个妊娠期特有的疾病直到 1940 年才被人们认识[71]。早期诊断和及时终止妊娠有助于改善母胎预后[72]。作为一种罕见病，它的发病率为 1/7000～1/20 000[72, 73]。

（一）病理学

虽然很少实施，但诊断本病最好的方法是肝活检。特别是对于最佳治疗方式（终止妊娠）难以实施的不典型病例，有较大价值。

本病肝脏的整体结构并没有改变，其特征为肝细胞微囊脂肪浸润、肝细胞肿胀。可见微小脂滴围绕在细胞核周围，使细胞质呈泡沫样改变（图 9-4）。少数病例中，可见与微囊脂肪变性相关的罕见的、大脂肪空泡。微囊脂肪浸润是小叶中央区及 2、3 区中间带最大的改变，它和周围的细胞一起共同形成"戒指征"。脂滴易被油红 O 染色，这也是脂肪特有的性质。胆汁淤积（如肝细胞内的微胆栓、胆汁沉积等）也很常见。炎症表现虽不突出，但很常见[74]。电子显微镜检查进一步证实了脂滴的存在，并显示了线粒体大小和形状的非特异性改变[75]。通过脂肪特异染色或电子显微镜，我们证实存在细胞质膨胀和"气球样变性"，但并无明显"空泡化"表现。因此，一旦考虑到 AFLP，肝穿刺取组织后就应在包埋石蜡之前保留一片肝组织标本，用特殊染色对其进行适当处理，以明确是否存在肝细胞的脂肪浸润。分娩后，AFLP 通常可以得到迅速逆转，一般也不会进展为肝硬化[76]。

（二）临床及生化表现

AFLP 是一种妊娠晚期疾病，中位发病胎龄为 36 周，也可发生在妊娠任何时期。分娩后通常不会发病，但诊断却可能在产后才得以明确。据报道，双胎妊娠的发病率远高于单胎（14%～19% vs. 1%）[72]，三胎妊娠的发病率为 7%[77]。此外，母体 BMI 低也被认为是危险因素之一[72]。

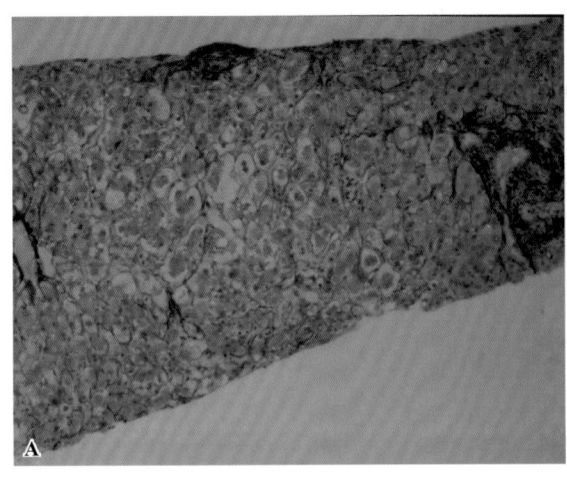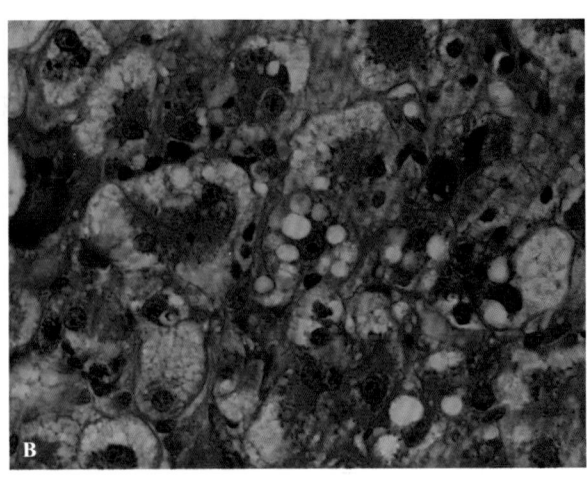

▲ 图 9-4　24 岁初产妇妊娠期急性脂肪肝

这位妇女在妊娠后期曾经历过恶心、呕吐、腹痛和黄疸。产后行经静脉肝活检，显示：A. 完整的小叶结构（苏木精和伊红染色，原图 ×200）；B. 肝细胞内典型的微囊脂肪浸润及胆汁淤积（原图 ×400）（由 Dr. Anne de Muret 提供）

本病最常见的初发症状是恶心、呕吐、腹痛（尤其是上腹部）、厌食和黄疸。这时肝脏的体积通常是正常或缩小的。约 50% 患者存在高血压或蛋白尿，这也是子痫前期的主要临床表现[80]，肝功能损害可能进一步加重，甚至发展为急性肝功能衰竭，出现肝性脑病、凝血功能障碍、低血糖等表现。也可能伴发腹水形成，这与门静脉高压有关。

AFLP 的肝外表现，如感染，是很常见的。随着疾病的进展，还可能出现肾功能不全，另外也可能发生重症胰腺炎[78]。5% 的 AFLP 患者伴发多尿和烦渴症状[74]；更有报道称 AFLP 和一过性糖尿病之间存在关联[79]。

患者的血清氨基转移酶水平会升高，但通常不像急性病毒性肝炎那么明显。胆红素水平同样也会升高。重症患者还会出现凝血酶原时间延长、纤维蛋白原水平下降。这些凝血功能障碍是由肝脏灌注不足和（或）弥散性血管内凝血造成的。血小板计数降低也常见于 AFLP 患者，但在其他弥散性血管内凝血疾病中却不常见。血小板减少可能是患者最显著的实验室异常指标，但在分娩后可自行恢复正常。当妊娠晚期发生血小板减少时，应考虑到 AFLP 的可能，并尽快行肝功能检查。

Swansea 标准是于 2002 年在队列研究的基础上提出，通过临床症状和实验室检查结果相结合的方式，有利于 AFLP 的早期诊断[80]（框 9-4）。

框 9-4　妊娠期急性脂肪肝 Swansea 标准[80]

在没有其他病因的情况下，需同时满足以下 6 个或更多标准：

临床表现

- 呕吐
- 腹痛
- 烦渴 / 多尿
- 脑病
- 超声检查提示腹水或"光亮肝"
- 肝组织活检提示微泡样脂肪变性

实验室检查结果

- 胆红素 > 14μmol/L
- 低血糖 < 4mmol/L
- 尿酸 > 340μmol/L
- 白细胞增多 0.11×10⁶/L
- AST 或 ALT > 42μmol/L
- 肌酐 > 150μmol/L
- 凝血酶原时间 > 14s
- 氨 > 47μmol/L

肝脏超声检查提示肝回声增强，CT 上则表现为低密度，这通过等 / 低 Hounsfield 单位值与脾脏相对比就可以知道[81]。在临床实践中，上述辅助检查的实施应以不影响妊娠及分娩为标准，特别是对于严重病例，通常可以通过常规的实验室检查来诊断。

（三）母胎结局

1970 年以前 AFLP 患者的死亡率较高（约 90%）[74]。现在，母体的预后得到了明显改善，死亡率降至 10% 左右，甚至更低[72, 82, 83]。这主要归功于适时终止妊娠、重症患者在重症监护室（ICU）给予支持及加强对重症患者的筛查等措施。因此，绝大多数患者最终都能完全恢复，且无后遗症。英国最近的一项基于人口的研究中，包括了 57 名 AFLP 患者，最终只有 1 名死亡，1 名患者需要进行肝脏移植治疗，其余均预后良好[72]。

既往有 AFLP 病史的患者，在随后的妊娠中可能复发，尽管这不是必然的[84]。因此，该类人群应被告知复发的风险，并在随后的妊娠期间密切随访。随访应包括临床症状和生化学两方面（肝功能、尿酸检查及妊娠晚期每月 2 次的血小板计数）。

据报道，直到 1985 年，AFLP 所致的胎儿死亡率仍高达 50%[76]。早期分娩的实施也改善了胎儿的预后，存活胎儿通常预后良好。然而，考虑到此类婴儿有先天性线粒体内 β 氧化脂肪酸酶缺乏的可能性，他们从出生起就应该密切随访（具体后述）。

（四）病理生理

AFLP 的确切原因尚不清楚，但与胎儿长链 3- 羟基乙酰辅酶 A 脱氢酶（LCHAD）的缺乏有关。AFLP 脂肪酸 β 氧化的遗传缺陷首次在 1991—1993 年提出[85, 86]。1994 年报道了 1 例 LCHAD 缺乏的 4 个月婴儿，他的母亲在妊娠 36 周时被诊断患有 AFLP 和 HELLP 综合征[87]。基因检测显示婴儿的双亲均为 LCHAD 缺乏的杂合子。自出现这些报道以来，一系列研究逐渐证实了 AFLP 与 LCHAD 缺陷之间的联系。研究人员对 12 例 AFLP 患者的脂肪酸 β 氧化作用（通过 LCHAD 在皮肤成纤维细胞中的活性反映）进行了研究[88]。其中 8 例患者 LCHAD 活性降低，这与她们 LCHAD 缺乏杂合子的基因背景一致。另外 4 名患者无 LCHAD 缺乏。这 8 例 LCHAD 缺乏杂合子孕妇共有 9 次妊娠合并了 AFLP。她们所分娩的 9 例后代中，4 例证实为 LCHAD 缺陷纯合子，3 例死于该病。另外 2 例在 18～24 周胎龄时无异常表现，LCHAD 活性也在中间范围。基因检测提示 5 名父亲同样是 LCHAD 缺乏的杂合子[88]。这些研究提示，β 氧化酶缺乏的胎儿体内可能会向母体循环中释放未代谢的长链脂肪酸，如果母亲恰好是 LCHAD 缺乏的中间范围，则

会导致母体肝脏发生脂肪变性[89]。

多个遗传缺陷可导致 LCHAD 缺陷，但并非所有基因缺陷都可能导致 AFLP[90]。编码 LCHADα 亚基的 *HADHA* 基因突变点 c1528G > C（或 p E474Q，Glu474Gln）是 AFLP 家族中最常见的突变[91]。在已报道的 AFLP 病例中，对缺乏 LCHAD 的后代进行了基因筛选，所有胎儿要么是 c.1528G > C 突变的纯合子，要么是一个 c.1528G > C 等位基因与另一个突变结合的复合杂合子[92]。换句话说，当一名妇女因 HADHA 突变而杂合时，如果她的胎儿缺乏 LCHAD 并且携带至少一个带有 c.1528G > C 突变的等位基因，则可能会发生 AFLP。因此，应对所有 AFLP 患者的后代进行 c.1528G > C 突变基因检测[92]。这种筛查甚至是可以挽救生命的。患有 LCHAD 缺乏症的婴儿可能出现代谢危机，或在几个月大时突然死亡[92]。因此，筛查应在产后及早开展。在高危家庭中，基于绒毛取样的产前诊断也被证明是可行、准确的[93]。

（五）医疗和产科管理

AFLP 应被视为产科危急重症。如果由于肝衰竭、大出血等情况未能及早终止妊娠，就可能发生胎死腹中。分娩路线的选择仍然是产科医师的决定，必须适合具体的临床情况。对于严重疾病的患者，如常见的凝血障碍、血小板减少症等，应积极予以纠正。同时应监测血糖水平，并通过持续静脉输注葡萄糖治疗低血糖。并发暴发型肝衰竭的患者，产前及产后均应在 ICU 进行治疗。如果肝功能不全在产后仍未能改善，则应及早进行肝移植治疗的评估[72, 94]。

十、妊娠期并发的肝脏疾病

妊娠期妇女仍然对那些易在普通人群中发生的疾病易感。有些疾病，如戊型肝炎，在孕妇中甚至可能出现一个暴发性的过程，而妊娠的状态也会导致某些肝脏疾病的发展，如胆石症。

（一）急性病毒性肝炎

妊娠期妇女感染肝炎病毒后出现急性肝炎的临

床表现取决于引起肝炎的病毒种类。

1. 甲型肝炎

孕妇感染此病的风险并没有增加[95]，但对于重症病例，妊娠晚期早产的风险却会增加[96, 97]。

2. 乙型肝炎

妊娠期发生急性乙型肝炎，并不会增加死亡率或致畸率。因此，即便感染也不需要终止妊娠。但围产期的胎儿感染是可能发生的，特别是妊娠晚期出现的急性感染。这就需要在胎儿出生时进行免疫预防来帮助切断感染可能。之后还应进一步为婴儿注射乙肝疫苗，目前认为这种处理不会增加致畸风险。

3. 戊型肝炎

戊型肝炎病毒（HEV）感染既发生在流行区，偶尔也发生在非流行区（如印度、巴基斯坦、北非和墨西哥）[98]。即使到最近，在非流行地区，戊型肝炎病例的本地感染还是非常罕见的。然而，第三次全国健康和营养调查（NHANES）显示，美国的 HEV 血清阳性率为 21.0%[99]，而非流行区报道的病例也越来越多[98]。妊娠期感染 HEV，尤其是在妊娠晚期，有诱发暴发型肝衰竭的可能，一旦发生，死亡风险高达 25%。另外，垂直传播也可能会显著增加婴儿的发病率和死亡率[100-102]。但是，在美国，急性 HEV 感染引起妊娠期急性肝衰竭（ALF）非常罕见。因此，急性 HEV 感染也并未被认为是与妊娠期 ALF 相关的因素[103]。不过妊娠期出现急性肝炎表现，还是应常规检测血 HEV-IgM 或粪便 HEV PCR。由于 PCR 检测在美国没有商业化，所有标本应送至疾病控制和预防中心（www.CDC.gov）[100, 102, 104]。与一般人群类似，急性 HEV 感染的治疗以支持治疗为主。对于发生了 ALF 的重症病例，还应考虑肝移植。

（二）单纯疱疹病毒感染引起的肝炎

妊娠晚期感染单纯疱疹病毒（HSV）时，有发生重症肝炎的风险，胎儿和孕妇的死亡率都可能增加。大多数报道的暴发性疱疹病毒性肝炎的病例都发生于妊娠期的感染[105]。感染者可能会出现"病毒类"综合征，包括发热和上呼吸道症状等。尽管患者的氨基转移酶（可高达数千单位每升）和凝血酶原时间会出现明显异常，但最初阶段通常没有黄疸。水疱

性皮疹的出现可协助诊断，但在＜50% 的病例中，疾病初期并不可见。因此，血清学检查和肝活检对于明确诊断十分重要，实时 PCR 检测也能证实病毒血症的存在[106]。如果已经高度疑诊，则应尽早启动经验性抗病毒治疗，因为阿昔洛韦的早期使用能降低病死率。感染孕妇并不需要提前终止妊娠[105-108]。单纯疱疹病毒性肝炎发生在妊娠晚期会引起更加严重的肝损伤的机制并不清楚。众所周知的是，单纯疱疹病毒性肝炎在机体某些免疫低下的状态下也会更为严重，如器官移植后的免疫抑制状态。

（三）胆道疾病和胰腺炎

妊娠可降低胆囊动力，增加胆石症发生的风险。长期以来，妊娠一直被认为是胆结石发生的危险因素。流行病学研究证实，妊娠确会使胆结石的风险增加，但影响仅维持到妊娠后 5 年。5 年后，患病风险又恢复到妊娠前水平[109]。超声研究表明，妊娠期胆结石、胆汁淤积确会累积，但分娩后就又恢复到生理状态[110, 111]。一项对 3254 名妇女的回顾性研究显示，产后 4～6 周新发胆汁淤积、胆石形成、胆泥发展为结石等情况的累计发病率为 10.2%（妊娠前 3 个月为 5.1%）。其中 28 名妇女（0.8%）在产后第 1 年接受了胆囊切除术[112]。高 BMI 值和高瘦素水平被认为是胆结石发生的独立危险因素。

与未妊娠者类似，孕妇的胆绞痛通常也可以保守处理。通过超声检查，诊断基本就可以明确。但是症状容易反复和加重。保守治疗失败的患者还是应考虑手术干预。一项回顾性分析显示，在近 37 000 例因胆道疾病住院的孕妇中有 26% 接受了胆囊切除术。与单纯保守治疗相比，胆囊切除术可同时降低孕妇（4.3% vs. 16.5%）和胎儿（5.8% vs. 16.5%）的并发症发生率[113]，但住院时间和住院费用都有所增加。

急性胆囊炎通常还是手术处理。如果患者出现腹痛，伴发热、恶心、呕吐和墨菲征阳性，就要考虑急性胆囊炎了。虽然非手术治疗的方案也可以考虑，但容易复发，并出现严重的并发症，如坏疽、穿孔和胆瘘[114]。

急性胰腺炎是一种罕见的妊娠期并发症[115]。妊娠期血清淀粉酶和脂肪酶水平均正常，因此上述

指标一旦出现异常就值得注意[116]。胆石症是胰腺炎的一个重要病因[115]，所有胰腺炎患者均应进行胆结石的排查。妊娠期胰腺炎或有症状的胆石症患者可通过内镜逆行胰胆管造影行括约肌切开治疗[117, 118]。另外，妊娠期胰腺炎还可能与 AFLP 或子痫前期有关。其他少见的情况还包括，妊娠期胰腺炎的发生与甲状旁腺功能亢进[119, 120]、高钙血症[121]、家族性高三酰甘油血症及严重的妊娠期生理性高三酰甘油血症[122]等因素相关。治疗性血浆置换可有效降低三酰甘油水平，防止发生重症胰腺炎或妊娠期高三酰甘油血症引起的其他并发症[123]。

妊娠期还可能出现以腹痛、腹部包块和黄疸为主要表现的胆管囊肿[124]。可能的机制是，妊娠期胆道动力的改变，影响了先天性胆管囊肿的节律性。这种改变，甚至会诱发胆管囊肿自发性破裂[125]。

（四）Budd-Chiari 综合征（肝静脉血栓症）

Budd-Chiari 综合征在妊娠期妇女中更常见。最近的一项系统分析，综合了多个对妊娠期及产褥期妇女的研究，认为该病在这一特殊人群中的累计发病率为 6.7%[126]。这些研究认为，妊娠期急性 Budd-Chiari 综合征与孕妇的潜在高凝状态（如原发性抗磷脂抗体增多症[127]、V 因子 Leiden 突变[128]、血栓性血小板减少性紫癜[129]、骨髓增生病[130]）密切相关。一项研究发现，在妊娠期或产褥期出现的 7 例 Budd-Chiari 综合征患者中，有 6 名妇女发现了至少 1 个导致肝静脉阻塞（不包括妊娠）的危险因素，其中一些妇女甚至与几个血栓形成的危险因素有关[130]。因此，在没有其他血栓形成危险因素的情况下，仅妊娠本身是不大可能导致 Budd-Chiari 综合征的[130]。妊娠期合并急性 Budd-Chiari 综合征患者的预后通常不佳，然而早期诊断和早期治疗可使患者的生存率显著改善。最近一项对 43 例患有该综合征妇女的研究发现，16%（7 例）的患者合并肝功能损害（其中 3 例出现在妊娠期，4 例为产褥期）。所有患者在分娩后平均 39 个月的随访中（为期 8～121 个月不等）均继续存活[130]。分娩后 2 个月内，其中 2 例接受了经颈静脉肝内门体分流术（TIPS），1 例接受了原位肝移植。目前认为，一旦 Budd-Chiari 综合征的诊断成立，应及早开始抗凝治疗。在药物的选择上，由于口服抗凝药在妊娠期是禁忌的，因此不予考虑。静脉用药则更倾向于低分子量肝素[131]。

（五）药物性肝损害

由于对胎儿致畸性的担忧，妊娠期妇女一般比未妊娠的妇女服用更少的药物。然而，如果她们服用避孕药，发生不良反应的风险与一般人群是相当的。药物性肝功能损害可以发生在妊娠的任何阶段，甚至是产褥期。据报道，在接受抗逆转录病毒药治疗的感染人免疫缺陷病毒（HIV）的孕妇中，存在潜在的致命性肝毒性风险[132]。过量的对乙酰氨基酚也有导致死亡的报道[133]。另外 α- 甲基多巴，这种用于治疗妊娠期高血压的常见药物，在很少的情况下也可能引起急性肝衰竭[134, 135]。

（六）肝脏恶性肿瘤

肝脏在正常妊娠期妇女的体格检查中是不可触及的，因此一旦发现肝脏大，需要立即行进一步检查与评估。妊娠期发生恶性肿瘤的情况其实并不多见。这种情况的发生与妊娠期一定程度免疫功能的抑制有关系，结果是促进了肿瘤细胞的播散与生长。

当出现症状时，肝癌患者可能会出现腹痛、背痛、肝破裂，甚至肝衰竭[136]。除原发性肝癌外，常见的转移源是来自常见肿瘤，如结肠癌、乳腺癌、胰腺癌。妊娠滋养细胞肿瘤（葡萄胎）也可作为转移性肝癌的一个来源。恶性肿瘤也可能隐藏在其他妊娠期常见并发症之中。例如一例妊娠 26 周，合并妊娠期高血压、血小板减少症的患者，临床表现与 HELLP 综合征类似，最终被确诊为胆管癌[137]。

十一、慢性肝病患者的妊娠情况

当慢性肝病患者合并妊娠时，必须同时对肝病和妊娠两方面的情况进行监测。大多数患有严重肝病的妇女会因为生育条件不够，或无排卵状态而不育。然而，还是有此类患者可能会怀孕，那就会出现一些特殊的问题。大多数年轻的、肝病情况不严重的妇女也可以在不冒过多风险的情况下顺利完成妊娠的完整过程。但对于她们来说，肝脏疾病或相应的治疗对胎儿的影响又是一个问题。某些药物在妊娠期间不应停药，一旦停药，肝脏疾病有复发的危险。如，自身免疫性肝炎患者的免疫抑制药和 Wilson 病患者用作铜螯合剂的青霉胺就是如此（详见下文）。而另外一些药物，如华法林或麦考酚酯，在妊娠期则是严格禁用的。

肝硬化与门脉高压

肝硬化妇女不孕症的发生率很高。但一项回顾性研究发现，1993—2005 年，在 339 例产科住院的肝硬化患者中，其中 225 例是因为分娩因素[138]。目前尚不清楚这是不孕症治疗效果的一种反映，还是由于肝硬化妇女基于不孕的假设而缺乏有效避孕的缘故。其实，门静脉高压也可以独立于肝硬化而发生。然而，对于非硬化性门脉高压（如先天性肝硬化、门静脉血栓）的育龄期妇女而言，不孕症的发生率并未减少。因此，孕前咨询和定期监视可以帮助早期发现和及时处理并发症[139, 140]。

肝硬化患者发生妊娠，对于母体和胎儿来说都是十分危险的。由于血容量增加、奇静脉开放等生理改变，门静脉高压可能进一步加重。随着逐渐增大的子宫对下腔静脉的压迫日益明显，门静脉高压在中、晚期妊娠时进一步加重。

曲张静脉破裂出血是合并门静脉高压的妊娠期妇女最严重和常见的并发症，可发生在 30% 的患者身上。有明确静脉曲张的患者，出血的发生率更是高达 78%[138, 141]。特别是在自然分娩过程中的 Valsalva 动作更是容易诱发曲张静脉破裂出血。但是，阴道分娩还是比剖宫产更好，因为手术可能会引起盆腔或腹腔出血。剖宫产的选择应该根据产科的情况决定[142]。这种情况下，急性出血的处理与非妊娠期患者相同[139, 143]。当然，最好的手段是预防。在妊娠前进行内镜检查可为考虑妊娠的门静脉高压和肝硬化妇女提供最佳的风险分层。如果没有进行筛查，应尽早在妊娠中期进行检查。使用非选择性 β 受体阻滞药和（或）内镜结扎可以减少出血的风险，并可在妊娠期间继续使用。由于存在低血糖和心动过缓的风险，新生儿应在出生后第 1 天严密监测。

已有关于严重病例出现进行性加重的黄疸伴肝衰竭、腹水、肝性脑病等情况的报道。其实，疾病预后在妊娠早期即可通过 MELD（终末期肝病 > 10）、UKELD（联合王国终末期肝病 > 47）和 Child-Pugh（B/C 级）等评分系统进行预测[144]。若出现妊娠期急性肝功能失代偿表现，应考虑进行肝移植。

现有的研究认为，肝硬化妇女的死胎、早产、妊娠期高血压和围产期感染的发病率都有所增加。特别是并发腹水时，则更加明显[142, 144]。

十二、妊娠期特异性肝病

（一）酒精性肝病

酒精性肝病常与不孕有关。然而，大多数嗜酒者并没有严重的肝脏问题。经常饮酒的妇女妊娠可引起胎儿出现所谓的"酒精综合征"，如典型的面容改变、畸形和发育迟缓等。在大多数情况下，酒精性肝病及其相应的治疗并不致畸，但早产率却会有所增加。

（二）非酒精性脂肪肝

非酒精性脂肪肝（NAFLD）是一种非常常见的肝病，但目前其对妊娠的影响知之甚少。NAFLD 与肥胖、糖尿病、代谢综合征和多囊卵巢综合征等有关，其在年轻人群中的患病率有上升趋势[145, 146]。因此，妊娠期妇女出现氨基转移酶异常时，应考虑到 NAFLD 的可能[147]。最近一项对瑞典新生儿出生登记情况的回顾性分析发现，NAFLD 与妊娠期糖尿病、子痫前期、剖宫产、早产和低出生体重等因素有关[148]。另外，人类和动物的相关研究也将宫内环境与儿童 / 青少年脂肪变的发生风险联系在一起[149-151]。

（三）慢性乙型肝炎

乙型肝炎病毒（HBV）在全球范围内最常见的传播途径是垂直 / 母婴传播（MTCT）。未进行围产期阻断的情况下，其感染可高达 90%[152]。因此，妊娠早期就应对孕妇进行乙肝表面抗原（HBsAg）的筛查[153]。一旦 HBsAg 阳性，则必须进行进一步检测，以评估 HBV 的复制情况。

1. 妊娠期慢性乙型病毒性肝炎

对于非妊娠期患者，e 抗原（HBeAg）状态、病毒复制和氨基转移酶升高等都会影响到治疗决策的制定。但对于妊娠期的慢性乙型肝炎患者而言，治疗决策的制定重在如何减少传播上[154]。母婴传播的风险通常要持续到分娩结束后。慢性感染 HBV 的妇女对妊娠有很好的耐受性[155, 156]。妊娠期通过皮质醇水平的升高抑制了机体免疫状态，直到分娩后激素才迅速恢复到妊娠前水平[157]。这也就解释了为什么很多慢性乙型肝炎患者在产后出现 ALT 增高和 HBeAg 消失 / 转换的情况[157, 158]。另外，也有产后病毒复制增加，甚至出现暴发型肝衰竭的少见病例报道[159]。据报道，携带者的流产率更高，但其他方面母婴的预后是相当的[156]。

2. 垂直传播

HBV 病毒感染的临床结局与暴露时的年龄密切相关：90% 的婴儿会发展成慢性感染者，而成人仅 5%[160]。胎盘屏障能较好防御这种病毒的传播，因而宫内感染 HBV 的情况很少见。因此，预防围产期的传播至关重要。如果母亲 HBeAg 阳性，MTCT 更有可能发生，但母体循环中高水平 HBV DNA 者风险更高[161]。

通过标准的主动 - 被动免疫预防措施（即注射乙肝免疫球蛋白和在出生后 12h 内接种乙肝疫苗，然后在 6～12 个月内再接种 2 剂疫苗），能阻断大约 95% 的母婴传播[162]。对于 HBsAg 阳性的婴儿母亲，无论其 HBeAg 状况如何，均应给予标准的免疫预防。分娩方式的选择目前是有争议的。剖宫产相对于阴道分娩，可能会有较少 MTCT 发生。然而，来自北京的数据提示，当母亲的病毒载量在 $2×10^5$U/ml 或 1 000 000 拷贝 /ml 时，分娩方式与传播率无关[163]。

不幸的是，预防措施无法保护 HBV DNA 水平很高的妇女所生的孩子。失效率随复制量的增加而增加：病毒定量在 $2×10^5$～$1.9×10^6$U/ml 的 MTCT 率为 3%，而当 HBV DNA $≥8\log_{10}$ 拷贝 /ml（$2×10^7$U/ml）时，MTCT 率则为 8%[164, 165]。多项研究已经证实口服抗病毒药物的安全性和有效性。因此，目前指南推荐，对于高病毒载量（> 200 000U/ml）患者，可在妊娠晚期（28～32 周）接受抗病毒治疗，以减低这部分高危人群的 MTCT 率[164]。妊娠期间可以选择的抗病毒药物包括拉米夫定、替比夫定和替诺福韦[165, 166]。拉米夫定和替比夫定有较高发生耐药相关突变的风险，特别是高 DNA 水平人群[167, 168]中。而富马酸替诺福韦（TDF）目前尚未发现耐药，其 MTCT 阻断率则与其他 2 种药物相当[165]。

丁型肝炎（δ）病毒也可以通过 HBsAg 阳性的母亲在围产期垂直传播给婴儿。

对于 HBsAg 阳性母亲所生的婴儿，母乳喂养是不被禁止的，但是母乳中可有较低含量的核苷（酸）类似物[169]。如果产后停用抗病毒药物，则需严密监测随访，因为停药可能引起病毒的反弹。

（四）慢性丙型肝炎

与 HBV 不同，因为较低的流行率和缺乏有效干预措施，丙型肝炎病毒（HCV）的筛查并未在孕妇中普及。目前仅针对高危人群进行筛查。虽然病毒载量可能会波动，但丙型肝炎对妊娠的影响较小，几乎不改变母体和胎儿的结局[170-174]。

HCV 也可能会垂直传播，但其发生率远低于 HBV，仅 4%～10%，且风险与病毒载量相关。如果合并 HIV 感染，传播率则会高 4～5 倍[175-177]。尽管风险相对较低，垂直传播却是发达国家儿童感染 HCV 的首要途径[171]。胎内监护装置的使用及破膜时间延长（> 6h）均可增加传播风险，因此应尽量避免。除了妊娠前有效的抗病毒治疗外，目前尚无预防 HCV 垂直传播的干预措施[178, 179]。剖宫产并不会降低感染风险，因此对于合并慢性丙型肝炎的孕妇并不推荐剖宫产终止妊娠[175, 176, 179]。目前也没有证明哺乳感染的证据，因此 HCV 阳性母亲并没有哺乳的禁忌[175, 178, 179]。但是如果母亲的乳头有破裂，就要更加谨慎了。

对新生儿进行 HCV 抗体的检测可能会产生误导。因为在出生后的早期，婴儿可从 HCV 阳性母亲那里获得抗体。因此，临床上可以观察到 HCV 阳性母亲所产婴儿出现短暂的病毒血症，而随后被证实为 HCV RNA 阴性的情况。另外，也可能胎儿脐带血 HCV RNA 为阴性，而随后婴儿血的检测则为阳性[171]。为了减少检测的次数，确认或排除 HCV 感染的最低年龄要求是出生后 18 个月，这个时候 HCV 抗体的阳性结果可以证实感染存在，而阴性结果则可排除[179]。

（五）自身免疫性肝炎

自身免疫性肝炎（AIH）是一种 T 细胞介导的肝细胞损伤，在女性更易发生，特别是妊娠期[180]。患有 AIH 的妇女，生育能力会受到影响。但是，如果治疗得当，即便是因严重、活动性肝功能损害而下降的生育能力也有望恢复，并且成功妊娠[181]。另外，AIH 也可能会导致不良的妊娠结局，因此，应对 AIH 患者及其胎儿的分娩前后情况进行严密监测[182]。

AIH 的炎症活动状态与早产、死胎发生的风险增加有关。因此，妊娠期应继续进行免疫抑制治疗，但通常剂量会减少。分娩后剂量则应恢复至妊娠期水平，以减少产后炎症活动复发的风险[183]。

未经治疗的患者妊娠后肝脏的炎症活动可能缓解[184]，但很难完全静止。已有妊娠期 AIH 加重或妊娠期疾病首次发作的病例报道[181, 185]。

伦敦国王学院的一项关于 AIH 妇女的研究显示，81 名妇女中 53 人妊娠，妊娠者的活产率和流产率分别为 73% 和 10%。她们的并发症发生率也较高，为 38%，其中包括 4 人死亡，1 人在妊娠期间死亡，3 人在分娩后 1 年内死亡。分层分析显示，肝硬化妇女的风险最高。另外，重要的是，33% 的妇女在产后出现了炎症加重，并且 78% 的病例发生在产后 3 个月内[186]。因此，对于这类患者在分娩后的数个月内应严密监测。

硫唑嘌呤被认为与小鼠的先天性畸形有关。然而，还没有报道认为低剂量地使用该药能导致人类胎儿畸形。甚至目前认为，它对母亲和胎儿来说似乎是安全的[181, 185, 187]。因此，无论是备孕或妊娠期间，通常不建议停用硫唑嘌呤。目前关于硫唑嘌呤在 AIH 孕妇中安全性的数据仍然有限。一项对 3000 多名孕妇的随访观察研究提示，硫唑嘌呤与先天性异常或低出生体重无关，但早产似乎更为常见[188]。尽管如此，一些临床医生仍建议妊娠期

可改为皮质类固醇单药治疗。因为，有研究显示在对超过 51 000 例使用皮质醇激素治疗孕妇的随访观察中，没有发现明显的不良事件[189]。另一种免疫抑制药麦考酚酯，由于会增加致畸风险，应避免使用[190]。

（六）原发性胆汁性胆管炎

虽然大多数原发性胆汁性胆管炎（PBC）的女性患者在明确诊断时已处于疾病较晚阶段，但约 25% 的人会在妊娠期发病。有少数报道称，妊娠对患有这种疾病妇女的影响是多变的。由于患者可能出现多种并发症，因此孕产期的监测十分重要[191]。患者产后的胆汁淤积情况可能加重，引起病情进展，甚至出现门静脉高压等并发症[192-194]。UDCA 治疗 ICP 安全、有效，因此也可在妊娠的中晚期用于 PBC 的治疗。在 6 例经 UDCA 治疗的合并妊娠的 PBC 患者中，肝功能均显著改善[195]。

（七）Wilson 病

因 Wilson 病继发排卵功能障碍的妇女，在治疗后生育能力通常能很快恢复。妊娠不会改变该病的病程，但在妊娠期中断治疗可能会产生破坏性影响，如诱发肝衰竭，因此应尽量避免停药[196, 197]。妊娠晚期，青霉胺或曲恩汀可考虑减量，目的是有利于产后创面的恢复[197, 198]。尽管有使用青霉胺或曲恩汀治疗的病例胚胎正常的报道，但青霉胺也被观察到与胎儿骨髓抑制或胚胎病的发生相关[194-200]。妊娠时改为锌剂的替代疗法或许是个折中的选择[201]。显然，母亲因停止治疗带来的风险大大超过胎儿可能的潜在风险。因此，对于成功妊娠的患者应继续治疗[197, 198]。如果治疗力度不够，胎盘和胎肝上也可发生铜的沉积。另外，使用青霉素胺治疗的妇女不宜母乳喂养[197]。

（八）肝脏良性肿瘤（肝细胞腺瘤、局灶性结节增生、血管瘤）

肝腺瘤是少见的肝脏良性肿瘤性疾病。虽然随着口服避孕药的广泛使用，其发病率有上升趋势，但目前还不推荐妊娠前进行常规行筛查。因此，大多数患有肝腺瘤的妊娠期妇女都不清楚自己是否具

有潜在的风险。由于激素会促进腺瘤的生长,因此患者可能在妊娠期间出现腺瘤增大,甚至破裂的情况。而一旦发生腺瘤破裂,死亡风险显著增高[202]。目前已有较多的病例报道提示,整体而言,患者仍可获得较好的临床与妊娠结局。一项对 12 例有明确肝腺瘤病史妇女 17 次妊娠的随访中,只观察到其中 4 次妊娠出现了肝腺瘤的长大[203]。对于存在较大肝腺瘤的妇女,最好能在妊娠前就进行相关咨询。通过手术切除或摘除腺瘤的方式,可降低妊娠期间的相关风险。建议患者每 6～12 周行超声检查。通常越大的腺瘤越易发生破裂[203]。总结起来,腺瘤出血的风险与长期使用口服避孕药、腺瘤的大小(＞ 4cm)和腺瘤的位置等因素有关[203-205]。目前尚需要前瞻性数据分析来确立更加合理的处理方案[206]。

局灶性结节增生(FNH)是另一种良性肝占位性病变,好发于女性。虽然该病也与激素相关,但这种联系不如肝腺瘤明显,因此中断激素疗法通常不作为常规推荐[207]。一项对 216 例 FNH 女性患者的研究表明,口服避孕药的使用与病灶大小的变化无关。这项研究中,有 12 名妇女妊娠,她们妊娠期都没有出现病灶大小的改变或其他问题[208]。其他更多的报道也证实,妊娠不会导致 FNH 妇女肝脏病灶的显著增长或其他并发症的发生[207]。

肝血管瘤是最常见的肝脏原发肿瘤性病变。一项对 94 名妇女(共 181 个血管瘤)的前瞻性研究表明,内源性和外源性性激素可能在肝脏血管瘤的发病机制中发挥作用,虽然仅少数病例发生了较多的血管瘤增长[209]。一般肝血管瘤患者很少有临床症状,也较少发生相关并发症。合并 Kasabach-Merritt 综合征(一种与消耗性凝血功能障碍和紫癜相关的血小板减少症)的患者可出现复杂的、较大肝血管瘤。

目前认为,对于无症状的肝血管瘤和 FNH,不需在妊娠期间进行常规监测。

(九)家族性高胆红素血症

Gilbert 综合征患者的高未结合胆红素血症并不会因妊娠而加重[210]。在患 Dubin-Johnson 综合征的患者中,结合型高胆红素血症在妊娠期可能恶化,但在分娩后即恢复到妊娠前水平[211]。患有 Ⅱ型 Crigler-Najjar 综合征的妇女,有在未经苯巴比妥治疗的情况下成功妊娠的报道[212, 213]。

(十)卟啉病

卟啉病这类血红素代谢异常的遗传性疾病,可能会因妊娠期雌激素的增加而加剧,可能会给患病妇女和她们的胎儿带来一系列问题。迟发性皮肤卟啉病很少被报道发生在妊娠早期[214]。一方面,急性发作往往会使患者的妊娠过程复杂化,并发急性间歇性卟啉症、杂色卟啉症或遗传性粪卟啉症等情况[215, 216],导致胎儿宫内发育迟缓,甚至在偶尔会导致产妇死亡。另一方面,很多患有急性卟啉症的女性,尤其是那些临床表现较少的患者,妊娠期间可以不出现任何问题。另外,有急性间歇性卟啉症患者妊娠期首次发病,以恶心、呕吐为主要表现,被当作子痫前期处理的病例报道[217]。

(十一)Budd-Chiari 综合征

患有 Budd-Chiari 综合征的妇女在接受抗凝或减压手术(如血管成形术、TIPS 或外科门体分流术)治疗并得到很好的控制后,有望成功妊娠[218]。抗凝治疗在妊娠期间通常需要继续进行,但是华法林属于美国食品药品管理局(FDA)妊娠级别 X 级的药物,需绝对禁用。需要抗凝的妇女应改用肝素继续使用。母体可能发生的相关并发症包括血栓形成、出血和 TIPS 支架闭塞等,但通常来说死亡风险很低。相对母体而言,胎儿的预后相对较差,早产和死胎发生率较高,这可能与潜在的血栓前期疾病风险相关。因此,虽然不禁止该类患者妊娠,但风险确实很高[218, 219]。

(十二)门静脉血栓

门静脉血栓的形成可导致门静脉高压,进一步引起静脉曲张、脾大和腹水形成。与 Budd-Chiari 综合征的患者一样,口服华法林抗凝的门静脉血栓患者在备孕期间就应当改为肝素继续治疗。一项回顾性分析显示,24 例门静脉血栓患者在她们的

45 次妊娠中，均有较好的临床结局。这些患者中，HELLP 综合征 2 例，肝内胆汁淤积症 1 例，前置胎盘 1 例。虽然 67% 的患者有静脉曲张，但仅 3 例发生了曲张静脉的破裂出血。不过，她们的流产和早产风险会增加[220]。

（十三）肝移植

肝移植治疗是 ALF 和所有终末期肝病患者的有效治疗手段，通常 1 年生存率可超过 85%。成功移植的患者，生育能力会在术后数周至数月内迅速恢复[221]。因此移植成功者应知晓妊娠的风险，并采取有效的避孕手段。通常建议移植后 1～2 年再受孕。这个阶段可维持稳定、低剂量的免疫抑制治疗，并将机会性感染和急性细胞排斥反应的风险降到最低[222, 223]。肝移植患者的妊娠仍具有较高风险，整个过程需要移植肝病学家、产科专家和新生儿专家的共同管理[224]。

多个研究认为肝移植妇女的妊娠结局良好。2003—2011 年，美国医疗保健和应用项目在全国住院患者样本库中，比较了肝移植妇女和年龄相当的非移植妇女发生常见产科并发症的情况。最终观察到，在肝移植受者中，包括高血压病、妊娠期糖尿病、贫血、血小板减少和泌尿生殖道感染在内的产妇并发症的发生较多，剖宫产率也较高[225]。此外，受者患肾功能不全的风险也有所增加[224]。

肝移植妇女的免疫抑制状态在妊娠早期可能有所改变。钙调神经磷酸酶抑制药的水平也会随着妊娠期血容量的重新分布而有所波动[225]。虽然妊娠会导致一定程度的免疫抑制，但也有出现急性排斥反应导致器官功能衰竭和产妇死亡的情况。据报道，移植物排斥反应的发生率为 5%～17%[226]。因此，妊娠期和产后对患者进行严密监测是十分必要的[227, 228]。同时对于感染的监测，如巨细胞病毒感染，在妊娠期也应加强。如果肝功能检查的结果出现异常，那么通常建议肝组织活检，以明确肝功能障碍的性质。

肝移植受者分娩的婴儿，早产、胎儿窘迫和生长受限的风险增加[225]。标准免疫抑制药（包括强泼尼松、硫唑嘌呤、环孢素和他克莫司）的致畸风险很低，而且在致畸方面没有固定的模式[229, 230]。妊娠期不宜使用麦考酚酯，因为有报道发现在动物模型中，其有致胎儿畸形的风险[190]。

出于对潜在免疫抑制的担忧，肝移植受者产后不推荐进行哺乳。但有越来越多的正常哺乳而没有发生不良反应的病例报道。

妊娠不是进行肝移植治疗的禁忌证。不论最终胎儿是否存活，目前有对肝衰竭孕妇成功进行肝移植治疗的先例[231, 232]。对任何病因引起的肝衰竭孕妇，移植前均应对移植效果进行评估。

拓展阅读

Armenti VT, Herrine SK, Radomski JS, et al. Pregnancy after liver transplantation. *Liver Transpl* 2000;6:671–85.
A review of the complications and outcomes of 136 pregnancies after liver transplantation. Three stillbirths but no birth defects were recorded. Prematurity and low birth weight were common, as were preeclampsia and infection in the mothers. Such pregnancies should be considered high risk.

Arrese M, Macias RI, Briz O, et al. Molecular pathogenesis of intrahepatic cholestasis of pregnancy. *Expert Rev Mol Med* 2008;10:e9.
A comprehensive review that summarizes current knowledge on the potential mechanisms involved in intrahepatic cholestasis of pregnancy. Hormonal and genetic factors are important. Hormonal factors are well known and a genetic hypersensitivity to female hormones (estrogens and/or progesterone) is thought to impair bile secretory function. More recent data suggest that mutations of genes coding hepatobiliary transport proteins may predispose to intrahepatic cholestasis of pregnancy. Environmental factors may also influence the expression of this disease, but these factors have not been clearly identified.

Bacak SJ, Thornburg LL. Liver failure in pregnancy. *Crit Care Clin* 2016;32:61–72.
Acute liver failure is a rare but life-threatening medical emergency in pregnancy whose true incidence remains unknown. Many cases of acute liver failure are caused by pregnancy-related conditions such as acute fatty liver of pregnancy and HELLP syndrome. However, acute deterioration in liver function can also be caused by drug overdose, viral infections, and an exacerbation of underlying chronic liver disease. This article provides an overview of the normal liver changes that occur during pregnancy, and summarizes the most common conditions and general management strategies of liver failure during pregnancy.

Bacq Y, Zarka O, Bréchot J-F, et al. Liver function tests in normal pregnancy: a prospective study of 103 pregnant women and 103 matched controls. *Hepatology* 1996;23:1030–4.
A prospective study of pregnant patients and matched controls. The results of standard liver tests in all three trimesters were considered.

Levels of ALP rose in the third trimester. The total bile acid levels did not differ between the pregnant women and the controls. The levels of bilirubin and GGT were lower in the pregnant women than in the controls. AST and ALT values remained in normal limits.

Barton JR, Sibai BM. Gastrointestinal complications of pre-eclampsia. *Semin Perinatol* 2009;33:179–88.

A recent and comprehensive review on the hepatic and pancreatic complications of preeclampsia/eclampsia, with an emphasis on the HELLP syndrome. Clinical presentation, initial management, and management of hepatic complications of the HELLP syndrome are discussed.

Bottomley C, Bourne T. Management strategies for hyperemesis. *Best Pract Res Clin Obstet Gynaecol* 2009;23:549–64.

A comprehensive review on the pathogenesis, diagnosis, and management of this complex disorder unique to pregnancy. Treatment is supportive with intravenous rehydration, antiemetics, and correction of vitamin deficiency. This review discusses also the prevention, recognition, and treatment of serious complications associated with hyperemesis gravidarum such Wernicke encephalopathy, osmotic demyelinization syndrome (central pontinemyelinolysis), and thromboembolism.

Giard JM, Terrault NA. Women with cirrhosis: prevalence, natural history, and management. *Gastroenterol Clin North Am* 2016;45:345–58.

This review article discussed cirrhosis in the context of gender. Cirrhosis is less frequent in women than in men, in large part due to the lower prevalence of hepatitis B, hepatitis C, and alcohol use in women. The most common causes of cirrhosis among women are hepatitis C, autoimmune etiologies, nonalcoholic steatohepatitis, and alcoholic liver disease. For most chronic liver diseases, the risk of progression to cirrhosis and rates of liver failure and hepatocellular carcinoma are lower in women than in men. Pregnancy is very infrequent in women with cirrhosis due to reduced fertility, but when it occurs, requires specialized management.

HeneghanMA, Norris SM, O'Grady JG, et al. Management and outcome of pregnancy in autoimmune hepatitis. *Gut* 2001;48:97–102.

A review of the King's College experience of 35 pregnancies in 18 women with autoimmune hepatitis. Two patients presented during pregnancy, and four had flares. No birth defects were noted despite azathioprine therapy in some.

Heneghan MA, Selzner M, Yoshida EM, Mullhaupt B. Pregnancy and sexual function in liver transplantation. *J Hepatol* 2008;49:507–19.

This article combines the opinion of several expert reviews on some relevant clinical questions related to the indications of transplantation during pregnancy and sexual function, contraception, and pregnancy after liver transplantation.

Ibdah JA, Bennett MH, Rinaldo P, et al. A fetal fatty acid oxidation disorder as a cause of liver disease in pregnant women. *N Engl J Med* 1999;340:1723–31.

A study of families affected by long-chain 3-hydroxyacyl coenzyme A dehydrogenase deficiency. The pregnancies of mothers of deficient fetuses carrying the Glu474Gln mutation were complicated by AFLP or HELLP, a unique example of maternal illness caused by deficiency in the fetus.

Jabiry-Zieniewicz Z, Dabrowski FA, Pietrzak B, et al. Pregnancy in the liver transplant recipient. *Liver Transpl* 2016;22:1408–17.

During gestation the woman's body undergoes various changes, and the line between physiology and pathology is very thin even in healthy woman. Today, many of the liver transplant recipients are young women, who at one point in their lives may consider the possibility of pregnancy. Clinicians have to counsel them about the time of conception, the risk of miscarriage, the deterioration of mother's health status, and the risk of birth defects. This review is based on 20 years of clinical experience and up-to-date literature provides comprehensive guidelines on pregnancy management in liver transplant recipients.

Ko CW, Beresford SA, Schulte SJ, Matsumoto AM, Lee SP. Incidence, natural history, and risk factors for biliary sludge and stones during pregnancy. *Hepatology* 2005;41:359–65.

A prospective study on biliary sludge and stones during pregnancy and postpartum in 3254 women. Sludge or stones were found on at least one ultrasound study in 5.1% by the second trimester, 7.9% by the second trimester, and 10.2% by 4–6 weeks postpartum. Twenty-eight women (0.8%) underwent cholecystectomy within the first year postpartum. Prepregnancy body mass index and serum leptin were risk factors for gallbladder disease.

PanCQ, Duan Z, Dai E, et al.; China Study Group for theMother-to-Child Transmission of Hepatitis B. Tenofovir to prevent hepatitis B transmission in mothers with high viral load. *N Engl J Med* 2016;374:2324–34.

This study describes a cohort of 200 HBeAg-positive mothers with an HBV DNA level of more than 200 000 IU/mL during the third trimester, the rate of MTCT was lower among those who received TdF therapy than among those who received usual care without antiviral therapy.

Pembrey L, Newell ML, Tovo PA. The management of HCV infected pregnant women and their children. *European Paediatric HCV Network. J Hepatol* 2005;43:515–25.

A review with guidelines for the clinical management of HCV-infected pregnant women and their children. HCV infection is not a contraindication for pregnancy. The estimated risk of vertical transmission is 5%, ranging from 3% to 7%. There are currently no interventions available to prevent vertical transmission of HCV (except antiviral treatment with sustained virologic response before the pregnancy). Neither elective cesarean section nor avoidance of breastfeeding should be recommended to prevent MTCT of HCV. The minimum requirement to confirm or exclude infection in children born from HCV-infected mothers is an antibody test at 18 months of age, with a positive result confirming presence of infection and a negative result confirming absence of infection.

Puljic A, Kim E Page J, et al. The risk of infant and fetal death by each additional week of expectant management in intrahepatic cholestasis of pregnancy by gestational age. *Am J Obstet Gynecol* 2015;212:667.e1–5.

This retrospective cohort study of 1 604 386 singleton, nonanomalous pregnancies of women between 34 and 40 weeks' gestation with and without ICP in the state of California during the years of 2005–2008 characterizes the risk of infant and fetal death by each additional week of expectant management vs. immediate delivery in pregnancies complicated by cholestasis. Among women with ICP, delivery at 36 weeks' gestation would reduce the perinatal mortality risk as compared with expectant management. For later diagnoses, this would also be true at gestational ages beyond 36 weeks. Timing of delivery must take into account both the reduction in stillbirth risk balanced with the morbidities associated with preterm delivery.

Rautou PE, Angermayr B, Garcia-Pagan JC, et al. Pregnancy in women with known and treated Budd–Chiari syndrome: maternal and fetal outcomes. *J Hepatol* 2009;51:47–54.

A retrospective study of 24 pregnancies in 16 women with Budd–Chiari syndrome that was known and treated before pregnancy. Anticoagulation was administered during 17 pregnancies. In two patients, symptomatic thrombosis recurred during pregnancy or postpartum. All patients were alive after a median follow-up of 34 months after the last delivery. By contrast, the prognosis of the babies was not so good. Seven fetuses were lost before gestation week 20 and there was one stillbirth. The prognosis of the 16 infants born alive was good although there was a high level of prematurity (12/16 cases). In the absence of obstetric indication for a cesarean, vaginal delivery should be encouraged in such patients.

Ropponen A, Sund R, Riikonen S, Ylikorkala O, Aittomaki K. Intrahepatic cholestasis of pregnancy as an indicator of liver and biliary diseases: a population-based study. *Hepatology* 2006;43:723–8.

This longitudinal retrospective population-based cohort study was designed to analyze the occurrence of liver and biliary diseases in women suffering from ICP in Finland. Patients with a history of ICP (10 504 women during the years 1972–2000) and 10 504 women with normal pregnancies (controls) were matched for age, time of delivery, and place of delivery. The results show an association of ICP with several liver diseases: hepatitis C (rate ratio (RR), 3.5; 95% CI, 1.6–7.6, P<0.001), gallstones and cholecystitis (RR, 3.7; 95% CI, 3.2–4.2; P<0.001), and nonalcoholic pancreatitis (RR, 3.2; 95% CI, 1.7–5.7; P<0.001). An association was also found with nonalcoholic liver cirrhosis including cases of primary biliary cirrhosis (RR, 8.2; 95% CI, 1.9–35.5; P<0.05). This last result suggests that the long-term follow-up of patients with ICP may be reconsidered.

SenturkMB, Yıldız G, Yıldız P, Yorguner N,Ǧakmak Y. The relationship between hyperemesis gravidarumand maternal psychiatric well-being during and after pregnancy: controlled study. *J Matern Fetal Neonatal Med* 2016:1–6.

Psychiatric symptoms of varying degrees that accompany hyperemesis gravidarum may continue throughout the pregnancy or after, and these psychological problems may cause morbidity. This prospective study aimed to evaluate the relationship between the hyperemesis gravidarum and psychiatric symptoms in the first trimester and postpartum depression. It assessed 207 pregnant women who were diagnosed as hyperemesis gravidarum and 177 healthy pregnant women with SCL-90-R in first trimester and with ED in the postpartum period. The results show that mental health is negatively affected by hyperemesis gravidarum at pregnancy, and in this case, psychiatric symptoms may continue even after recovery from hyperemesis gravidarum.

Tran TT. Hepatitis B in pregnancy. *Clin Infect Dis* 2016;62(Suppl 4): S314–17.

This article reviews the consequences of HBV infection in pregnant women and discusses its management. Perinatal transmission of HBV from mother to infant is important and should be prevented by the administration of hepatitis B immunoglobulin and hepatitis B vaccine at birth. Even with such prevention, MCTC has been observed in some women with very high serum HBV DNA levels (>8 log10 IU/mL). In these women, antiviral therapy at the end of pregnancy in addition to immunoprophylaxis decreases the risk of transmission. Breastfeeding is not contraindicated for infants born to HBsAg-positive mothers.

Tran TT, Ahn J, Reau NS. ACG Clinical Guideline: Liver disease and pregnancy. *Am J Gastroenterol* 2016;111:176–94; quiz 196.

Consultation for liver disease in pregnant women is a common and often vexing clinical consultation for the gastroenterologist. The challenge lies in the need to consider the safety of both the expectant mother and the unborn fetus in the clinical management decisions. This practice guideline provides an evidence-based approach to common diagnostic and treatment challenges of liver disease in pregnant women.

Women in Hepatology Group; Italian Association for the Study of the Liver (AISF). AISF position paper on liver transplantation and pregnancy: Women in Hepatology Group, Italian Association for the Study of the Liver (AISF). *Dig Liver Dis* 2016;48:860–8.

After the first successful pregnancy in a liver transplant recipient in 1978, much evidence has accumulated on the course, outcomes, and management strategies of pregnancy following liver transplantation. Generally, liver transplantation restores sexual function and fertility as early as a few months after transplant. Considering that one third of all liver transplant recipients are women, that approximately one third of them are of reproductive age (18–49 years), and that 15% of female liver transplant recipients are pediatric patients who have a >70% probability of reaching reproductive age, the issue of pregnancy after liver transplantation is rather relevant, and obstetricians, pediatricians, and transplant hepatologists ever more frequently encounter such patients. Pregnancy outcomes for both the mother and infant in liver transplant recipients are generally good, but there is an increased incidence of preterm delivery, hypertension/preeclampsia, fetal growth restriction, and gestational diabetes, which, by definition, render pregnancy in liver transplant recipients high risk. In contrast, the risk of congenital anomalies and the live birth rate are comparable to those of the general population. Currently there are still no robust guidelines on the management of pregnancies after liver transplantation. The aim of this position paper is to review the available evidence on pregnancy in liver transplant recipients and to provide national Italian recommendations for clinicians caring for these patients.

第三篇

肝病的结局
Consequences of Liver Disease

Schiff's Diseases of the Liver
（12th Edition）

SCHIFF 肝脏病学
（原书第 12 版）

第 10 章 肝纤维化

Hepatic Fibrosis

Scott L. Friedman **著**

蔡大川 **译**

要 点

- 肝纤维化是一种可逆的创伤修复反应，其特征是细胞外基质（ECM）堆积或"瘢痕"形成，它往往继发于慢性、但非自限性的肝脏疾病。不管其潜在原因如何，纤维化肝脏中的 ECM 成分是相似的。
- 肝星状细胞活化是肝纤维化的核心事件。这些肝内和肝外来源的窦周细胞和相关的肌成纤维细胞参与了一系列的改变，包括肝脏正常 ECM 的降解、瘢痕分子的沉积、血管和器官收缩及细胞因子的释放。
- 越来越清楚的是，像肝纤维化一样，肝硬化在许多患者中也是可逆的。纤维化／肝硬化真正不可逆转的确切阶段及其生物决定因素尚不清楚。
- 抗纤维化疗法已进入临床试验。新兴疗法将针对那些可逆性疾病的患者。星状细胞激活模式为确定治疗靶点提供了一个重要的框架。目前，药物开发的最大障碍是缺乏可靠的无创纤维化标志物，无法准确评估治疗的反应。

纤维化是一种可逆的瘢痕反应，几乎所有的慢性肝损伤患者都会发生这种反应。最终，肝纤维化导致肝硬化，特点是结节形成和肝脏缩小。肝硬化的病因是多方面的，包括先天性、代谢性、炎症性和毒性肝疾病（框 10-1）。

了解纤维化的分子基础是至关重要的，因为纤维化反应是终末期肝病所有并发症的基础，并发症包括门静脉高压、腹水、脑病、合成功能障碍、代谢能力受损。因此，无论是对细胞功能的直接影响还是机械性增加门静脉压力，纤维化都是有害的。

本章回顾了在阐明肝纤维化的细胞基础方面取得的重大进展及这些见解是如何推进慢性肝脏疾病诊断和治疗领域相应进展的。

一、肝纤维化的生物学基础

（一）一般原则

- 肝纤维化是一种伤口愈合反应，损伤区域被细胞外基质（ECM）或瘢痕包裹。在所有情况下，肝瘢痕的组成是相似的。尽管肝内参与这种反应的细胞和可溶性因子与肾、肺或皮肤实质损伤过程中的相似，但人们对器官和细胞特异性途径越来越感兴趣，以尽量减少肝脏疾病抗纤维化治疗过程中的非肝脏效应[1]。
- 不管潜在的病因是什么，都是肌成纤维细胞样细胞导致了肝纤维化的发生。如后续文章所述，活化的肝星状细胞是这些肌成纤维细胞的关键细胞来源，但成纤维细胞

框 10-1　纤维化和肝硬化的原因

窦前性纤维化
- 血吸虫病
- 特发性门管区纤维化

肝实质性纤维化
- 药物和毒素
  - 酒精
  - 甲氨蝶呤
  - 异烟肼
  - 维生素 A
  - 胺碘酮
  - 马来酸派克昔林
  - α- 甲基多巴
  - 酚丁
- 感染
  - 慢性乙型、丙型和丁型肝炎
  - 布鲁菌病
  - 包虫病
  - 先天性或三期梅毒
- 自身免疫性和免疫性疾病
  - 自身免疫性肝炎
  - 肝移植后的慢性排斥反应
  - 肝移植后浆细胞性肝炎
- 血管异常
  - 慢性被动充血
  - 遗传性出血性毛细血管扩张
- 代谢 / 遗传疾病
  - 非酒精性脂肪肝炎
  - Wilson 疾病
  - 基因血色沉着病
  - α_1- 抗胰蛋白酶缺乏
  - 碳水化合物代谢紊乱
  - 脂质代谢紊乱
  - 溶酶体酸性脂肪酶缺乏
  - 尿素循环缺陷
  - 卟啉症
  - 氨基酸代谢紊乱
  - 胆汁酸紊乱
- 胆道梗阻
  - 原发性胆汁性肝硬化
  - 继发性胆汁性肝硬化
  - 囊性纤维化
  - 胆道闭锁 / 新生儿肝炎
  - 先天性胆道囊肿
- 特发性 / 其他
  - 非酒精性脂肪肝炎
  - 印度儿童肝硬化
  - 肉芽肿性肝病
  - 多囊性肝病

窦后性纤维化
- 窦性梗阻综合征（静脉闭塞性疾病）

的其他来源可能包括胆道周围成纤维细胞、骨髓成纤维细胞，甚至由上皮细胞而来的上皮细胞 - 间质转化（EMT）。从先天性代谢缺陷到慢性病毒性肝炎，星状细胞和相关细胞是如何在面对如此多的肝损伤时被激活的？

- 肝纤维化继发于慢性、非自限性的损伤。如尽管有大量的致纤维化刺激，但幸存的急性重型肝炎患者不会形成瘢痕，除非随后出现慢性损伤。此外，即使是与持续损伤相关的纤维化也常常是可逆的。即使在慢性肝病的背景下，纤维化可逆性的原因是不确定的，但是可能与基质降解酶及其抑制药的相对活动程度、胶原蛋白交联的相对程度和炎症浸润的成分，特别是定居于肝脏的巨噬细胞亚群有关（见后续的文本）。

- 纤维化最早发生在损伤最严重的区域。在酒精或病毒感染引起的慢性炎症性肝病中尤其如此。如，小叶中心周围损伤是酒精性肝炎的一个标志，而小叶中心周围纤维化的发展（也称为硬化性玻璃样坏死或静脉周围纤维化）是进展为全小叶性肝硬化的早期标志。

（二）正常肝脏和肝脏瘢痕的细胞外基质组成

细胞外基质是指构成正常肝脏和纤维化肝脏支架的大分子阵列。肝 ECM 的组成包括几个结构分子和支持分子：胶原蛋白、非胶原糖蛋白、基质结合生长因子、糖胺聚糖、蛋白多糖和基质细胞蛋白。到目前为止，在 20 种已确定类型的胶原中，有 10 种在肝脏中被发现。在正常肝脏中，所谓的纤维形成胶原（Ⅰ、Ⅲ、Ⅴ和Ⅺ型）主要局限于囊膜、大血管周围和门静脉汇管区，只有散在的含有Ⅰ型和Ⅲ型胶原的原纤维存在于内皮下间隙。肝脏内还可以找到较小数量的其他胶原，包括Ⅵ、ⅩⅣ和ⅩⅧ型。糖蛋白和基质细胞蛋白也存在于肝内，包括内皮下沉积的纤维连接蛋白、层粘连蛋白、张力蛋白、酸性富含半胱氨酸的分泌蛋白（SPARC）和血管性血友病因子（von Willebrand factor）。蛋白多糖主要由硫酸乙酰肝素蛋白多糖组成，包括基底膜聚糖及少量的核心蛋白聚糖、双糖链蛋白多糖、纤维蛋白聚糖、聚集蛋白聚糖、磷脂酰肌醇聚糖、多配体聚糖和光蛋白聚糖。

与正常肝脏相比，纤维化肝脏的特点是其基质成分在数量和质量上的差异，如前所述，无论肝损伤的类型如何，这些变化都是相似的。在纤维化肝脏中，总胶原含量增加 3～10 倍，但胶原在顺序或结构上并不"异常"。总的来说，间质基质有明显增加，其典型存在于伤口愈合过程中，包括纤维形成的胶原（Ⅰ、Ⅲ和Ⅴ型）和一些非纤维形成的胶原（Ⅳ型和Ⅵ型）、几种糖蛋白（如细胞纤维连接蛋白、层粘连蛋白、SPARC、骨连接蛋白、张力素和血管性血友病因子）、大量的蛋白多糖、糖胺聚糖（如基底膜聚糖、核心蛋白聚糖、聚集蛋白聚糖、光蛋白聚糖和纤维蛋白聚糖）和相关受体，包括肌萎缩蛋白[2]。

（三）肝脏细胞外基质的生物活性

细胞外基质是一个充满活力的细胞功能调节因子，而不是惰性的"细胞基质"。早期内皮下基质积聚导致内皮下 Disse 间隙"毛细血管化"是一个关键事件，可能比基质含量的总体增加更重要（图 10-1）。内皮下间隙的基底膜成分可能是维持肝细胞、肝星状细胞和内皮细胞分化功能所必需的。间质基质替代正常的低密度基质直接扰乱肝细胞功能，可解释纤维化和肝硬化晚期的合成和代谢功能障碍。这种高密度的基质还可以激活星状细胞并导致肝血窦内皮细胞异常应答和窗孔减少，这可能影响溶质从肝窦向肝细胞的转运。

在肝损伤中，纤维连接蛋白水平的升高是该区域内伴随肝窦内皮细胞的失调出现的第 1 批基质改变，这是损伤反应和肝再生的重要决定因素之一[4, 5]。促进损伤的内皮细胞变化的一个后果是肝星状细胞的激活和纤维化的加速（见下文）。

基质改变引起的细胞行为改变通常由细胞膜受体介导。整合素（integrins）是一大类同源膜连接蛋白，是 ECM 受体最具特征的类型。整合素是一种非共价的 αβ- 异二聚体，由 1 个大的胞外结构域、1 个跨膜结构域和 1 个细胞质尾部组成[6, 7]。特别是，含有 αv 亚基的整合素参与肝和其他器官的纤维化发生[8]。

除整合素外，还有其他黏附蛋白和细胞基质受体得以明确，包括钙粘素和选择素，它们介导炎症细胞与内皮壁之间的相互作用。

ECM 还可通过释放可溶性生长因子（细胞因子）间接影响细胞功能，而反之细胞因子又受局部金属蛋白酶的控制。生长因子包括血小板源性生长因子

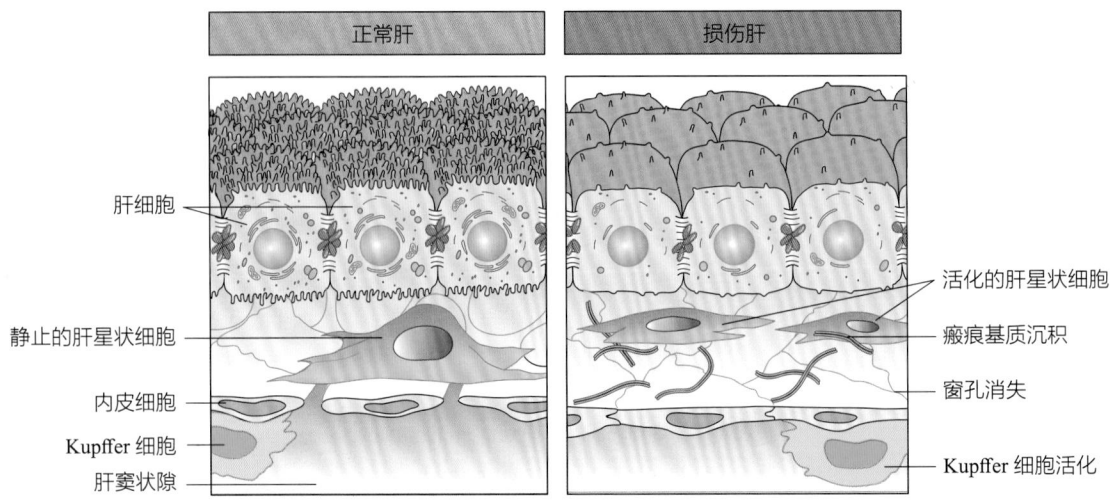

▲ 图 10-1　肝纤维化的基质和细胞改变

当肝损伤引起纤维化时，内皮下 Disse 间隙的变化包括细胞反应和细胞外基质成分的变化。星状细胞活化导致瘢痕（纤维形成）基质的积累。这反过来导致肝细胞微绒毛和窦状内皮窗孔的丢失，从而导致肝功能的恶化。Kupffer 细胞（巨噬细胞）活化伴随着肝损伤，并参与星状细胞旁分泌活化（引自参考文献 [3]。© 美国生物化学和分子生物学学会）

（PDGF）、肝细胞生长因子（HGF）、结缔组织生长因子（CTGF）、肿瘤坏死因子α（TNF-α）、碱性成纤维细胞生长因子（bFGF）、血管内皮细胞生长因子（VEGF）。ECM的受控释放是调节细胞因子活性的关键机制之一，因为它提供了一种可通过蛋白酶及其抑制药的作用进行严格调控的局部、易用的来源。此外，ECM还可以通过与胶原或纤维蛋白特异性结合来调节蛋白酶的活性[2]。

（四）正常肝脏和纤维化肝脏细胞外基质的细胞来源

明确肝纤维化中ECM的细胞来源是一个重要的研究进展，为确定纤维化机制和潜在的治疗方法奠定了基础。肝星状细胞（以前称为脂肪细胞、Ito细胞、储脂细胞或窦周细胞）是正常和纤维化肝脏中ECM的主要来源。此外，多种来源的相关间充质细胞类型也可能对总体基质积累做出了重要的贡献，包括经典的门静脉成纤维细胞（尤其是在胆道纤维化中）、骨髓来源的细胞及涉及hedgehog基因信号转导的成纤维细胞来源的EMT[9-11]。

肝星状细胞是位于肝细胞和窦状内皮细胞[12]之间的内皮下间隙的常驻窦周细胞，它们在胚胎学上来自形成肝包膜的间皮细胞，而肝包膜是由横膈中胚层[13]形成的。它们是在体内储存类维生素A的主要场所。星状细胞可以通过其自身的维生素A荧光、窦周定向、细胞骨架蛋白肌间线蛋白和胶质酸性纤维蛋白的表达在大多数细胞但不是所有细胞中来识别。因此，严格说来，"星状细胞"在细胞骨架表型、维生素A含量和定位方面代表了间充质细胞的异质性群体，但总体而言，它们是肝脏中关键的致纤维化细胞类型[14]。此外，星状细胞表型的显著可塑性已在体内和培养中被证明，排除了只基于细胞骨架表型的严格定义。

在动物和人类对进行性损伤的原位研究已经确定了星状细胞内的变化梯度，这些变化统称为活化（见下文）[15]。星状细胞活化是指从一个静止的富含维生素A的细胞向高度纤维化细胞的转变，其形态学特征为粗面内质网的增大、维生素A液滴的减少、核膜皱褶、收缩丝的出现和增殖。如前所述，星状细胞的增殖发生在损伤最严重的区域，这通常

是发生在炎症细胞流入之后，并与随后的ECM积累相关。

星状细胞已在许多人类肝病中被鉴定出来。酒精性肝病是研究最好的例子，有许多报道记录了该细胞原位激活的特征，即使在没有炎症而仅存在脂肪变性的情况下也可能发生活化[16]。在肝细胞癌中，活化的星状细胞参与肿瘤间质沉积，并通过多种机制促进肿瘤的发生[17]。

值得注意的是，很少有研究能明确先天性肝纤维化的细胞或基质组成，其发病机制尚不清楚。目前的理论认为，与成人一样，无论是胆道畸形、病毒感染（尤其是巨细胞病毒）还是其他疾病，先天性肝纤维化是胎儿肝损伤的最终共同途径，其中星状细胞起着重要作用。有很少的研究涉及特定的介质，但星状细胞同样在此疾病状态下引起纤维化[18]。然而，目前还不清楚为什么子宫内的纤维化会在几周至几个月内发生，而成人的纤维化则需要几个月到几年的时间（参见纤维化进展和可逆性部分）。

虽然肝窦内皮细胞产生的ECM比星状细胞少，但仍是早期纤维化的重要组成部分。由趋化因子（一类细胞因子）驱动的一系列改变肝窦表型的关键事件可以决定肝脏是发生纤维化还是再生[4, 19, 20]。

（五）细胞外基质降解

ECM的降解代表了肝纤维化的一个重要步骤，这至少有2个原因：①基质蛋白酶对正常肝基质的早期破坏（"病理性"基质降解）加速了其被瘢痕基质所替代，进而对细胞功能产生有害影响（见关于肝细胞外基质生物活性的部分）；②在已有纤维化的慢性肝病患者中，迫切需要再吸收过量的创伤基质（"治疗性"基质降解），希望能阻止或逆转肝功能不全和门静脉高压。由于纤维化反映了基质产生和降解之间的平衡，任何抗纤维化治疗若要成功，则这种平衡必须偏向于降解。

目前在阐明基质重塑的基本机制以及这些机制如何应用于肝纤维化方面取得了重大进展。基质金属蛋白酶（MMP，又称基质素matrixins）的一个扩大家族已经被确认是钙依赖的酶，专门降解胶原和非胶原底物[21-23]。从广义上讲，这些酶根据底物

特异性可分为五类：①间质胶原酶（MMP-1，-8，-13）；②明胶酶（MMP-2，-9）和成纤维细胞活化蛋白；③基质溶解素（MMP-3，-7，-10，-11）；④膜型基质金属蛋白酶（MMP-14，-15，-16，-17，-24，-25）；⑤金属弹性蛋白酶（MMP-12）。金属蛋白酶在许多水平上受到调节，以限制其在细胞周围环境中的分离区域的活性。非活性金属蛋白酶可以通过膜 -1 型基质金属蛋白酶（MT1-MMP）或纤溶酶的蛋白酶切作用被激活，并通过与被称为金属蛋白酶组织抑制因子（TIMP）的特异性抑制药结合而受到抑制。同样，纤溶酶活性受其激活酶、尿纤溶酶原激活药和一种特异性抑制药——纤溶酶原激活物抑制物 1 的调控，并可被转化生长因子 β_1（TGF-β_1）刺激。因此，胶原酶的净活性反映了活化金属蛋白酶及其抑制药，尤其是 TIMP 的相对数量。除 TIMP 外，其他蛋白酶抑制药可能影响其净降解活性，包括 α_2- 巨球蛋白。

在肝脏中，"病理性"基质降解指的是正常内皮下基质的早期破坏，通过至少 4 种酶激活引起；即 MMP-2（明胶酶 A 或 72kDa Ⅳ 型胶原酶）和 MMP-9（明胶酶 B 或 92kDa Ⅳ 型胶原酶）降解Ⅳ型胶原；膜型 MMP-1 或膜型 MMP-2，激活潜在的 MMP-2；基质溶解素（MMP-3），它降解蛋白多糖和糖蛋白，也激活潜在的胶原酶。在啮齿类动物模型中，对纤维化基质的降解至关重要的巨噬细胞亚群已被发现，而其他的则可能促进纤维化形成[21, 22]。

进展性纤维化与 TIMP-1 和 TIMP-2 的显著增加有关[24, 25]，从而导致蛋白酶活性的净降低，导致更多未受对抗的基质积累，星状细胞是这些抑制药的主要来源。TIMP-1 的持续表达是进展性纤维化的一个原因，其减少可能是逆转纤维化的一个重要先决条件（见下文）。

（六）星状细胞活化是肝纤维化的中心事件

由于肝星状细胞是 ECM 的主要来源，因此围绕肝星状细胞的激活机制来构建肝纤维化的病理生理机制是非常有用的。激活由起始期（也称为前炎症期）和持续期 2 个主要阶段组成（图 10-2）[15]。起始期指的是基因表达和表型的早期变化，使细胞对其他细胞因子和刺激产生反应，同时维持活化的表型并产生纤维化。起始期在很大程度上是由于旁分泌的刺激，而持续期则涉及自分泌和旁分泌循环。

1. 星状细胞活化的启动

星状细胞最早的变化可能是由周围相邻所有细胞的旁分泌刺激引起的，细胞类型包括肝窦内皮细胞、Kupffer 细胞、肝细胞和血小板。内皮细胞早期损伤是决定肝损伤结局的关键事件[4, 20]，另一方面，静息内皮细胞可维持星状细胞的静息状态[26]。正常情况下，肝窦内皮细胞是有孔的，允许肝窦血和肝实质细胞之间溶质的快速双向运输，但在损伤后，肝窦内皮细胞可迅速失去窗孔，表达促炎分子，包括细胞间黏附分子 1（ICAM-1）、VEGF 和黏附分子。它们与星状细胞一起激活血管生成通路，以应对与局部损伤或恶性肿瘤相关的缺氧[4, 27, 28]。

肝脏炎症和 Kupffer 细胞浸润、活化也起重要作用。Kupffer 细胞的大量涌入与星状细胞活化标记物的出现相一致。通过细胞因子的作用（尤其是 TGF-β_1）和活性氧中间体 / 脂质过氧化物，Kupffer 细胞可以刺激基质合成、细胞增殖和星状细胞释放类维生素 A，它们还分泌 MMP-9，一种Ⅳ型胶原酶。

体内氧化应激对星状细胞的早期刺激可能在多种形式的肝纤维化中起重要作用，尤其是丙型肝炎、非酒精性脂肪性肝炎（NASH）和铁超载[29, 30]。肥胖的 NASH 患者更容易发生纤维化，这与肝脂肪变性增加有关。由于随着纤维化的进展，肝硬化患者的抗氧化水平通常会降低，因此抗氧化水平的降低可能会进一步放大脂质过氧化物的损伤作用。

肝细胞作为肝脏中最丰富的细胞，是这些致纤维性脂质过氧化物的重要来源[31]。NASH 和丙型肝炎病毒的脂肪变性与星状细胞活化和纤维形成的增加有关[32]，这可能是因为脂肪是脂质过氧化物的增强来源。尽管与脂质过氧化相关的肝细胞坏死被认为是一种典型的炎症和纤维化刺激，细胞凋亡或程序性细胞死亡也会刺激与增强的细胞存活和烟酰胺腺嘌呤二核苷酸磷酸（还原型）氧化酶（NADPH）上调相关的纤维化反应，从而进一步产生氧化应激[33, 34]。

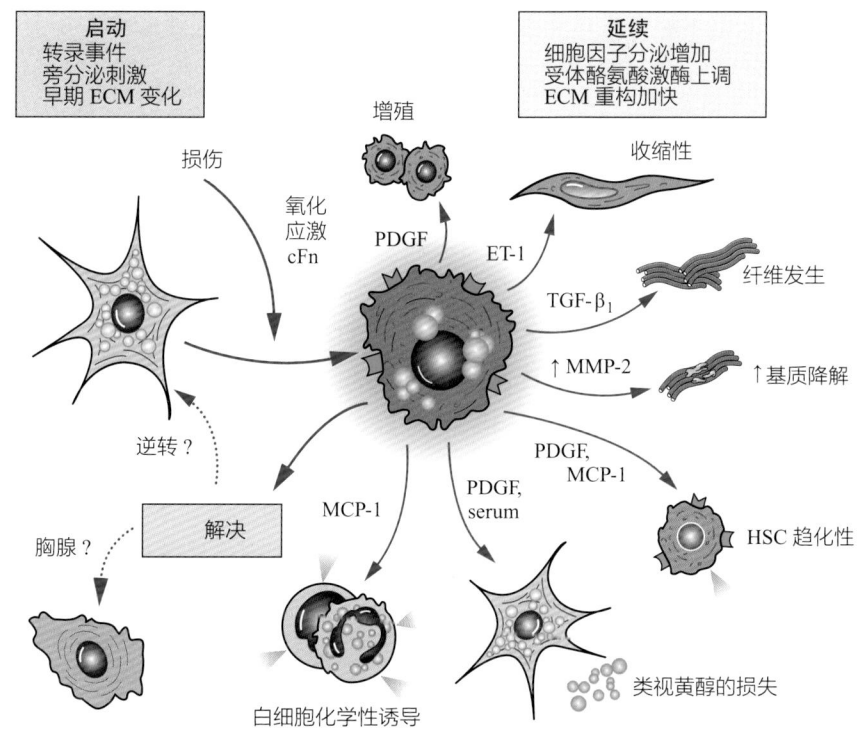

▲ 图 10-2　肝损伤和恢复过程中肝星状细胞活化的表型特征

出现肝损伤后，肝星状细胞发生"活化"，在此过程中，它们从静止的富含维生素 A 的细胞转化为增殖的、成纤维的和收缩的肌成纤维细胞。激活后的主要表型变化包括增殖、收缩、纤维形成、基质降解、趋化、类视黄酮丢失和白细胞趋化。这里显示了这些效应背后的关键介质。活化的星状细胞在肝损伤消退过程中的命运是不确定的，但可能包括恢复为静止表型或通过凋亡选择性清除。cFn. 细胞纤连蛋白；ECM. 细胞外基质；ET-1. 内皮素 −1；HSC. 肝星状细胞；MCP-1. 单核细胞趋化蛋白 1；MMP-2. 基质金属蛋白酶；PDGF. 血小板衍生生长因子；TGF-β$_1$. 转化生长因子 β$_1$（引自参考文献 [3]。©美国生物化学和分子生物学学会）

血小板常被视为旁分泌刺激，但事实上，它们是受伤的肝脏内生长因子的一个强有力的来源。潜在重要的血小板介质包括 PDGF，TGF-β$_1$，表皮生长因子（EGF）和趋化因子配体 CXCL4[35-37]。

2. 星状细胞激活的延续

星状细胞的持续激活涉及细胞行为的几个独立变化：①增殖；②趋化性；③成纤维性；④收缩性；⑤基质降解；⑥类维生素 A 丧失；⑦趋化因子、脂肪因子和神经内分泌信号；⑧炎症和免疫信号。无论是直接还是间接，这些变化的净影响是增加 ECM 的积累。如，增殖和趋化导致胶原生成细胞数量增加，每个细胞也有更多的基质生成。星状细胞释放的细胞因子可以放大炎症和成纤维组织的反应，基质蛋白酶可能加速正常基质被典型的创伤"瘢痕"基质所替代。

（1）增殖：血小板衍生生长因子是目前发现的最有效的星状细胞有丝分裂原[38]。在星状细胞活化

早期诱导 PDGF 受体增加对有丝分裂原的反应[39]。PDGF 信号的下游通路已经在星状细胞中得到了仔细的研究，包括磷脂酰肌醇 3 激酶（PI3 激酶）[40] 和与 ephrin 信号的融合[41] 等。星状细胞的其他促有丝分裂的刺激原包括 VEGF[42]、凝血酶及其受体、EGF、TGF-α 和角化细胞生长因子等[43]。VEGF 具有双重功能，既促进血管生成，又有助于修复[44]。因此，VEGF 拮抗药可能不能作为抗纤维化药物发挥作用，因为它们也可能损害正常肝脏结构的恢复。

（2）趋化性：星状细胞可向细胞因子趋化剂迁移，导致其在损伤区积累。强效星状细胞趋化剂包括 PDGF、MCP-1 和大量趋化因子[43, 45]。PDGF 刺激的趋化作用与细胞在尖端的扩散、细胞体向刺激物的运动及与瞬时肌球蛋白磷酸化相关的后部突起的收缩有关[46]。相反，腺苷使趋化性减弱，当细胞到达损伤部位时，收缩能力下降可能会使细胞停止运动[47]。

（3）成纤维化：星状细胞不仅通过增加细胞数量，而且通过增加每个细胞的基质产量而产生纤维化。研究最为充分的肝脏瘢痕成分是 I 型胶原，后者的表达在肝星状细胞中受到越来越多的刺激和通路在转录和转录后水平的调控[48]。

星状细胞产生 I 型胶原和其他基质成分最有力的刺激因子是转化生长因子 –β₁，它来源于旁分泌和自分泌[49]。转化生长因子 –β₁ 的下游信号包括一个名为 Smads 的双功能分子家族，借助此家族分子，许多细胞外信号和细胞内信号聚集在一起，在纤维化过程中微调和增强转化生长因子 –β 的作用[50, 51]。转化生长因子 –β₁ 也刺激其他基质成分的产生，包括细胞纤维连接蛋白和蛋白多糖。

结缔组织生长因子（CTGF/CCN2）也是星状细胞的一种强效成纤维信号，表观遗传调控，由高血糖和高胰岛素血症[52-54]诱导。虽然传统上认为 CTGF 的产生依赖于转化生长因子 –β，但也存在与转化生长因子 –β 无关的调节[52, 55]。

GIV/Girdin 是一种鸟嘌呤交换因子，被认为是整合成纤维信号的细胞内中枢[56]。

（4）收缩性：典型的终末期肝硬化的胶原带中含有大量活化的星状细胞，而后者与细胞和整个器官的收缩能力都有关[57, 58]。这些条带通过收缩单个肝窦和肝硬化肝脏而阻碍门脉血流。内皮素 1 和 NO 是控制星状细胞收缩能力的主要抗调节因子，此外还有血管紧张素原 Ⅱ、二十烷类、心房钠尿肽、生长抑素和 CO 等越来越多的中介物[59]。随着星状细胞的激活，细胞骨架蛋白 α– 平滑肌肌动蛋白（α–SMA）的表达增加，使收缩电位增加。

激活的星状细胞中另一个关键的收缩介质是血管紧张素 Ⅱ，它是由活化的星状细胞通过 NADPH 依赖的途径合成[60]。这些发现尤其与人类疾病相关，因为拮抗这一途径是一种很有吸引力的抗纤维治疗方法，已经有多种安全、耐受性好的已上市药物可用（见关于治疗的章节）[61, 62]。

（5）基质降解：基质蛋白酶活性的定量和定性变化在肝纤维化损伤所伴随的 ECM 重构中起着重要作用（见关于细胞外基质降解的部分）。星状细胞几乎表达了病理性基质降解所需的所有关键成分，因此，星状细胞不仅在基质产生中起着关键作用，在基质降解中也起着关键作用。

（6）类维生素 A 丢失与核受体信号通路：星状细胞的活化伴随着特有的核周视黄质（维生素 A）液滴的丢失。在培养过程中，类视黄酮以类视黄酮酯的形式储存，而激活过程中类视黄酮在细胞外释放的形式为类视黄醇，说明类视黄酮在出胞前存在胞内水解[63]。实际上，自噬作为一种降解细胞内底物以保持能量平衡的细胞内途径，通过视黄醇酯的裂解产生游离脂肪酸被激活[64]。这种反应与内质网应激有关，而内质网应激可激活星状细胞的未折叠蛋白反应[65, 66]。

（7）趋化因子、脂肪因子和神经内分泌信号通路：趋化因子信号通路与肝纤维化的发病机制密切相关[45, 67, 68]。CCR1 和 CCR5 都是致纤维化的细胞因子，但它们来自不同的细胞来源[69]。CCR5 来源于常驻的肝细胞，而 CCR1 来源于骨髓细胞。有趣的是，CCR2 的来源随着肝损伤的进展而进化，最初来源于骨髓细胞，但后来来源于常驻肝细胞[68]。基于它们对肝纤维化的作用，CCR2 和 CCR5 的拮抗药目前正在临床试验中。与 CCR2 相比，通过其同源受体 CXCR3 而激活的 CXCL9 是抗纤维化的，CXCL9 的多态性可能导致慢性肝病患者纤维化进展的风险[70]。

脂肪因子或脂肪多肽刺激的通路与肝病的关系日益密切[71]。虽然有些脂肪因子是仅从脂肪中提取的，但也有一些是由常驻肝细胞产生的。如，瘦素和脂联素都来自肝星状细胞和其他来源，它们之间的相互失调可能主要通过局部旁分泌信号来驱动纤维形成[71, 72]。

神经内分泌活性也有助于肝纤维化的发生[73]，尤其是大麻素信号通路[74]。阻断大麻素活性是一个很有吸引力的治疗靶点，因为 CB1 受体信号通路是致纤维性的，因此拮抗这种分子已经在动物模型中取得了显著的成功[74, 75]，并正在进行人体试验的评估。相反，CB2 受体信号通路是抗纤维化的，因此对该受体进行充分利用也是合理的[76]。另一方面，CB2 激动药可能会放大炎症反应[77]，提示 CB1 拮抗作用可能是比 CB2 更有希望的靶点。与大麻素类似，现在的数据也表明神经营养素[78, 79]、血清素和阿片类物质参与了局部致纤维性信号通路，而且与大麻素一样，这些化合物在星状细胞中的不同作用可能是由其受体的不同亚型引起的[73]。

（8）炎症和免疫信号通路：在确立星状细胞在炎症和免疫信号通路中的中心作用方面已经取得了巨大的进展。星状细胞不仅是免疫介质的靶细胞，而且是免疫反应的协调者。最近的研究不仅定义了星状细胞与巨噬细胞、传统淋巴细胞亚群（如 T 细胞和 B 细胞）之间的相互作用，还定义了它与自然杀伤细胞（NK）、NK T 细胞、B 细胞、树突状细胞和肥大细胞之间的相互作用，与 Toll 样受体新近发现的作用[80-82]，与核因子 κB(NF–κB)信号通路[83-87]、炎性小体之间的作用[88]。此外，星状细胞 / 肌成纤维细胞与免疫细胞亚群之间的双向相互作用会引起特定的细胞反应，从而调节炎症浸润的成分和纤维形成的程度。总之，这些研究表明肝脏是一个主要的免疫调节器官，并强调了免疫细胞亚群在调节纤维化和肝损伤方面的重要作用。

3. 肝星状细胞和肌成纤维细胞的基因调控

基因调控研究的许多进展有助于肝星状细胞生物学的研究，包括转录因子的活性、定位和修饰及甲基化对基因表达的表观遗传调控（甲基化甚至可以经母婴垂直传递）[89, 90]、mRNA 稳定和 microRNA 相互作用[90-93]。对星状细胞活化和纤维形成背后的精确分子事件的阐明正在转化为富有成果的新治疗方法。越来越多的转录因子通过调节蛋白翻译后修饰来协同调节基因的表达。如上所述，表观遗传调控也是星状细胞活化的重要决定因素[53, 91, 94, 95]。如，肌成纤维细胞的活性也可以被一种名为 miR 132 的 microRNA 控制，它通过阻滞甲基 –CpG 结合蛋白的翻译进而导致过氧化物酶体增殖物激活的受体 γ（PPARγ）转录因子的抑制[90]。

二、临床方面

（一）纤维化进展与可逆性

- 我们预测患者个体肝纤维化进展的能力已有明显的进步。有几个总体原则适用。
- 纤维化的发生通常要求数月到数年的持续炎症攻击，但在成人中有 4 种病因引起的纤

维化可以更快地发展，病因包括肝窦阻塞综合征（SOS，以前称静脉阻塞病）、亚暴发性药物性肝损伤、病毒性感染相关的纤维化性淤胆性肝炎和机械性胆道梗阻。在 SOS 中，与活化星状细胞相关的 ECM 在小叶中心周围的显著沉积可在骨髓抑制治疗后数周内发生，导致腹水的迅速发作，并可能导致死亡[96, 97]。在新生儿梗阻的婴儿中，纤维化也可在子宫内或出生后数周内发展。这些"暴发性纤维化"例子背后的机制仍不清楚，但星状细胞活化和致纤维化细胞因子的上调伴随着这些纤维化状态，就像它们在更常见的肝纤维化形式中所起的作用一样。

- 炎症、坏死和损伤的严重程度通常与纤维化进展速度有关。事实上，丙氨酸氨基转移酶持续正常的丙型肝炎病毒感染患者纤维化进展的可能性更小，这表明在他们的疾病过程中整体坏死性炎症减少。
- 同时受到多种因素攻击对纤维化的进展具有协同作用。这在丙肝病毒感染患者滥用大量酒精时表现尤其明显，也适用于那些病毒合并感染，包括乙型肝炎病毒与丙肝病毒或 δ 型肝炎病毒（丁肝病毒）共感染[98]，以及丙肝病毒与人类免疫缺陷病毒（HIV）共感染[99]。在 HIV/HCV 合并感染的患者中，HIV 蛋白对星状细胞的直接作用可能导致更快的纤维化[100]。
- 无论是原发性还是继发性铁超载，都是纤维化进展的危险因素[101]。在遗传性血色素沉着症和铁过载啮齿动物模型中，22 000μg/g（干重）的铁浓度已被确认为纤维化的阈值。高铁含量还与炎症和纤维化的增加有关，并协同增强炎症。在 HCV 感染者或 NASH 患者中，脂肪变性的增加与纤维化的增加有关。NASH 患者纤维化的其他危险因素包括老年、肥胖和糖尿病。
- 纤维化程度是慢性肝病患者，尤其是 NASH 患者临床结局的关键驱动因素。几项研究表明，尽管 NASH 的其他特征，包

括气球样变和小叶炎症，可能逐渐消散，但纤维化的程度是决定长期预后的最强因素[102-104]。

- 环境和行为因素导致纤维化风险。除了遗传决定因素，环境或行为风险因素与纤维化进展之间的关系也得到了加强，如，最近的研究表明咖啡和咖啡因都有保护作用[105-108]。促纤维化作用可能与腺苷受体活性拮抗有关，后者在动物模型中可降低星状细胞的致纤维化活性[109, 110]。此外，虽然直到最近还没有数据表明特定的病毒因子与纤维化进展有关，但有 2 项研究表明，乙型肝炎基因型 C[111] 和丙型肝炎基因型 3[112] 都与更快的纤维化进展有关。这些发现补充了众所周知的艾滋病毒对因合并丙型肝炎感染而加速纤维化进程的影响，这一点在一项基于对合并感染患者反复进行肝活检的研究中得到了强调[99]。

- 无论是从组织学标记还是基质成分或含量的特定变化来看，纤维化变得不可逆转的确切时间点还不清楚。致密性肝硬化伴有结节形成和门静脉高压，一般认为是不可逆的，但更多的中间病变可以显示出明显的可逆性。重要的是要认识到，随着抗纤维化药物临床试验的出现，即使是纤维化 / 肝硬化的晚期也可能是可逆的。此外，正如纤维化可能需要几十年才能进展，纤维化逆转也可能需要很多年，这一事实将影响抗纤维化临床试验的设计。不可逆性可能是由于间隔瘢痕的密度和无细胞特性所致，导致间质胶原酶来源的缺失。

- 肝硬化的可逆性现已在许多疾病中得到很好的证实，包括 HCV、HBV、HDV、酒精性和非酒精性肝病[113 - 117]。尤其是清除 HCV 后纤维化的逆转，可改善大多数患者的临床结果并降低门静脉压力[118, 119]。动物研究也对纤维化逆转的机制产生了重要的见解。在 CCl₄ 导致的持续性实验性肝损伤中，由于胶原带较厚、TIMP-1 含量高及因激活的星状细胞表达

增加而显著增加的组织转谷氨酰胺酶或赖氨酰酶 2 的胶原交联，可逆过程延迟。TIMP-1 的主要功能是抑制活化肝星状细胞的凋亡，允许这些致纤维发生的细胞于受伤的肝脏中持续存在[120]，而受伤的肝细胞则与持续 NF-κB 信号有关，该信号提供了保持这种激活状态的细胞内信号[121]。在肝脏中过表达 TIMP-1 的小鼠确实会延迟实验性纤维化的逆转[122]，从而强调了 TIMP-1 在阻止（纤维化）可逆性方面的作用。此外，一些与周围的 ECM 相连的细胞外存活信号可能进一步阻止凋亡。在啮齿动物模型中，巨噬细胞的一个亚组 "Ly6Clo" 可促进基质降解，其在人体对应的是 CD14/16 阳性细胞[123, 124]。

- 肝硬化不仅仅是一个单独的阶段，失代偿的风险也是可变的。并不是所有的肝硬化患者都有类似的预后，因为有些人会在 10 年内保持稳定，而另一些人可能会在短时间内失代偿[125]。这些可变的结果不能通过组织学分期系统或标准的临床参数准确地预测，如较低的终末期肝病模型（MELD）或 Child-Pugh 评分。然而，最近一项来自 HALT-C 小剂量干扰素试验的大规模分析表明，共同的临床和实验室特征可能对更晚期疾病的患者具有预测作用[126]。此外，一些研究（但不是所有）表明，瞬时弹性成像（见下文）可能会识别食管静脉曲张或肝细胞癌可能性较高的患者[127]。其他成像方式，特别是磁共振弹性成像，在评估疾病分期和失代偿风险方面可能更为敏感[128-130]。

在预测试验的候选模式中，作为一项需要技术专长的有创性检测，肝静脉压力梯度（HVPG）在满足这一需求方面非常准确，但迫切需要提供类似预后信息的无创性检测。如一项关于 β 受体阻滞药预防静脉曲张出血试验的长期研究表明，在 8 年的随访期间，基线 HVPG 为 ≤ 10mmHg 的患者只有约 15% 的失代偿机会，而基线 HVPG 大于 10mmHg 的患者在同一时间间隔内失代偿的风险约

为 70%[131]。值得注意的是，肝活检的单纯病理特征可能为这些不同的结果提供替代标志物，因为结节较小和间隔较厚都表明失代偿的风险较高，可能是因为它们反映了较高的 HVPG[132]。有趣的是，这些同样的特征也是更晚期实验性肝硬化的特征，当纤维化在这些模型中消退时，小结节开始扩张，增厚的间隔变薄[133, 134]。"肝硬化并非一成不变"这一日益更新的观点要求重新评估分期系统，以创造更好的方法来预测预后和预估并发症[125]。

（二）诊断与评估

准确评估肝纤维化程度对于指导慢性肝损伤患者的治疗和预测预后至关重要。肝活检标本的组织学评估仍然是量化纤维化的"金标准"，越来越多的人对无创标记物的使用感兴趣，以便允许更频繁的取样，并避免经皮穿刺活检的风险。

1. 组织学和形态计量学方法

应用最广泛的 4 种评估组织学纤维化方法为 Ishak 评分、Metavir 评分、Desmet/Scheuer 分期系统和 NAFLD 的 Brunt/Kleiner 评分系统[135, 136]。每一种方法都依赖于门静脉周围或中心静脉周围纤维化的进展，然后是间隔纤维化，最后是结节的形成。Ishak 和 Metavir 的主要区别在于 Ishak 系统中存在 2 个肝硬化阶段（5 和 6），而 Metavir 系统中只有一个（F4）。2 种系统的观察者差异都很低，特别是如果病理学家在使用这些系统之前接受过"训练"的话。NASH 纤维化分期系统包括 4 个阶段，是分析该疾病组织的首选方法[137]。在 HCV 和 NASH 的采样误差均可能超过 30%[138, 139]。决定肝活检准确性的 2 个关键特征是长度和宽度，通常至少需要 2.5cm 才能实现可重复取样。在巴黎的一项使用 Metavir 评分系统的研究中，65% 长度为 15mm 的活检被正确分类，而对于 25mm 的肝活检标本这一比例则达到 75%[140]。同一项研究使用"虚拟"活检长度估计，只有活检标本长度为 4cm 或更大才能可靠地避免取样误差。当然，这是不可能的，但它强调肝活检不太可能完全克服肝纤维化分布不均的固有问题，再加上样本量不足，由于越来越依赖放射科医师使用特别狭窄的自动化设备获取肝活检，这一问题进一步扩大。活检最多只能捕获

肝脏的 1/50 000，因此，一些采样错误看起来是不可避免的。形态测量和计算机系统可能产生连续而非不连续的数据，但如果组织样本不够，或纤维化分布不均匀，那么这些定量方法将不会提高所获得数据的质量。

免疫组织化学和 mRNA 原位杂交方法来识别特定基质成分或 α-SMA（反映肝星状细胞激活的程度）可以用于实验研究。这些方法可能在评估纤维化进展方面[141]及原位红染组织切片胶原含量计算机形态测量[142]中具有一定的临床应用价值。半定量的或实时聚合酶链反应可以用来测量几个细胞因子和基质成分 mRNA 转录体，如 PDGF 和 TGF-β_1。该方法对肝活检有潜在的应用价值，因为它在评估纤维化发生方面可能比评估 ECM 染色的组织切片更敏感。然而，即使这种方法是准确的，但它反映的是 mRNA 水平，而不是蛋白质水平，这两者可能并不总是相关联的。

2. 非侵入性方法

目前迫切需要无创性的肝纤维化诊断方法，因为这是目前临床试验药物试验的主要限制。

人们已经付出相当大的努力，以确定哪些血清标志物可作为肝纤维化诊断的无创措施。虽然他们的准确性和预测价值正在提高，但他们仍然没能取代肝脏直接分析。理想的纤维化指标是特异性的、基于生物学的、无创的、易于在所有患者中重复发生的、与疾病的严重程度和预后密切相关的、不受并发症或药物干扰的指标。虽然这一理想尚未实现，但根据迄今取得的进展和对这一领域的强烈兴趣，进展是可以预期的。

(1) 基质分子或修饰酶的血清标志物：目前努力的主要方向是确定可作为肝纤维化无创评估的血清标志物。虽然它们的准确性和预测价值正在提高，但它们仍然没能取代肝脏直接分析。到目前为止，还没有血清检测成为纤维化的理想指标。

- 血清标志物有一定的局限性，它们通常反映基质的周转率，而不是沉积率，因此，当炎症活动较高时，血清标志物往往会升高。相反，如果只有轻微的炎症，广泛的基质沉积则难以发现。

- 这些分子都不是肝脏特异性的，因此肝外

炎症亦可能导致其血清水平升高。

- 血清水平受清除率的影响，清除率可能因窦内皮细胞功能障碍或胆汁排泄功能障碍而受损。
- 它们是纤维化的代谢物，而不是生物标志物。

目前，已有两种商用血清标志物系统得到了广泛验证，一种是 FibroTest®（Labcorp，在美国上市）[143]，另一种是增强肝纤维化（ELF）标志物，它们使用的是由西门子诊断（Siemens Diagnostics）开发的诊断算法和检测方法[144, 145]。此外，越来越多的其他无创检测方法已经开发出来，这些方法使用各种不同组合的标准血液学或化学参数[146, 147]，尤其是 APRI 和 FIB-4[148]。

迄今为止，根据纤维化严重程度的分布和其他因素，主要的血清学评估方法之间只有不大的差异[149]，它们的总体临床价值可以概括如下。

- 它们在确定丙型肝炎几乎没有肝纤维化（F_0 或 F_1）或肝硬化的存在方面非常精确（> 95%），但在评估纤维化的中间阶段方面则不太准确的。因此，在特定的临床情况下，这些测试的结果可能会避免活检的需要，或有助于指导有关抗病毒药物联合治疗的决策。除了丙型肝炎，人们对它们在其他肝病患者中的应用价值知之甚少，但相关数据正开始浮出水面。
- 他们面临着多变的且数量很大的不确定的结果的困扰（在 FibroTest，这一数字高达50%）。
- 目前还没有证据表明，任何检测方法能识别单个患者中纤维化含量随时间的变化。然而，这些测试在队列研究中被证明是有价值的，某组患者中血清值的平均变化与纤维化的变化相关。它们在疾病分层中也可能是有用的，这样可以集中招募更多的晚期患者进行抗纤维化试验。此外，在预测临床结果方面，它们比活检更准确[150, 151]，当潜在的 HCV 被清除时，其测值可以有改善[152]。总的来说，血清检测方法正在获得价值和吸引力，部分原因是这些检测可能代表了

对肝脏活动的"综合评估"，而不是传统肝活检获得的那种"极快"的取样。持续的改良是很可能的，血清检测已经确立了一个重要的地位，特别是在肝活检并发症风险高的患者或那些没有接受肝/胃肠科医师治疗的肝病患者（如合并感染 HCV/HIV 的患者）中。它们的吸引力还在于，精通经皮肝穿刺活检的胃肠病学家和肝脏病学家的比例正在下降。使用专门的 MR 技术评估纤维化的影像学方法的快速进展预示着它们将继续出现在临床实践中[130, 153]。作为这些方法的补充，通过检测肝脏特定底物代谢能力来测量肝功能的测试正在获得重要的临床经验和验证[154, 155]。

(2) 蛋白质组学、代谢组学和糖组学：非侵入性检测的另一种方法是分析蛋白质或糖蛋白峰值的模式，与血清样品的质谱分析相似。这些方法清楚地代表了"替代"标记，实际上，峰值的特性通常是未知的。然而，这些方法都还没有达到广泛临床试验和验证的阶段。目前正在分析血清中的特定脂质，以区分普通脂肪变性和 NASH[156, 157]。

总之，我们仍然需要改进的非侵入性标记物，这些标记物能够准确反映组织的基质含量，并且比标准的临床和实验室指标（如 Child-Pugh 或 MELD 分类）具有更好的预后准确性，而后者仅适用于肝硬化患者。

（三）治疗

1. 一般考虑

对肝纤维化机制认识的提高使得有效的抗纤维化治疗成为一个新的现实，许多药物正在临床试验中[158]。然而，目前还没有任何药物被批准用于抗肝纤维化治疗。抗纤维治疗必须在几十年间有良好的耐受性，对肝脏有很好的靶向性，对其他组织几乎没有不良影响。联合疗法可能产生协同效应，而不是加成效应，但首先每个药物必须单独进行试验，以确定安全性和"原理验证"。目前尚不清楚抗纤维药物治疗是否需要间歇性或持续性给药。候选疗法必须是对于已经受损的肝脏（如临床肝病）是有效的，而不是仅在肝损伤出现之前有效。抗纤

维化治疗也有理论上的担忧，抑制瘢痕反应将阻止损伤区域的包裹，导致组织损伤的扩大。然而，在现实中，抗纤维化治疗只需要下调瘢痕反应就能有效，而在肝硬化患者中，通常导致肝衰竭的是瘢痕，而不是损伤。

2. 抗纤维治疗的基本原理和特异性药物

星状细胞激活模式提供了一个重要的框架来确定抗纤维化治疗的位点（框 10-2）[15, 158, 159]。其基本原理如下：①治疗原发病，预防损伤；②减少炎症或宿主反应，以避免刺激星状细胞的激活；③直接下调星状细胞的活化；④中和星状细胞的增殖、纤维化、收缩和（或）促炎反应；⑤刺激星状细胞凋亡或使其回复至失活状态；⑥通过刺激或扩增产生基质蛋白酶的细胞，或通过下调它们的抑制因子，增加瘢痕基质的降解。

抗纤维化疗法的潜力已被制药和生物技术部门及公众所接受[15, 158-160]。此外，直接针对星状细胞的诊断试剂或治疗方案的令人兴奋的前景可能会加强对肝纤维化的诊断和治疗的努力[161]。

(1) 原发病治疗：消除肝纤维化最有效的方法是清除肝病的原发病因。这包括酒精性肝病的戒酒、肝硬化前遗传性血色素沉着症或 Wilson 病中去除过多的铁或铜、慢性病毒性肝炎中抑制或清除 HBV 或 HCV、血吸虫病中清除病原体及机械性胆管阻塞的减压。不可忽视的是，通过饮食和运动，或 NASH 患者的减肥手术[117]，甚至是那些超重的 HCV 患者的减肥，都可能改善组织学。最终确定原发性胆管炎和硬化性胆管炎的发病机制有可能消除胆管损伤和胆管周围纤维化，但迄今为止进展有限。

(2) 减轻炎症和免疫反应：有报道称，成功治疗的丙型肝炎患者的纤维化程度降低，临床结局得到改善，这些方案包括较老的聚乙二醇化干扰素 -α 和利巴韦林方案及最近通过直接抗病毒作用药物的治疗，可能是通过它们对病毒复制和肝损伤的效应。

许多其他药物在体外和体内都具有抗炎作用，这可能消除了星状细胞激活所需的刺激。皮质类固醇已经被用于治疗多种类型的肝病，特别是自身免疫性肝炎，其活性仅为抗炎药，对星状细胞无直接抗纤维化作用。其他中和炎性细胞因子的尝试包括使用整合素拮抗药，这可能限制损伤和（或）纤

框 10-2　肝纤维化潜在的治疗策略

减少损伤和炎症
- 病毒性肝炎：抗病毒治疗
- 血吸虫病：抗蠕虫治疗
- 肝保护剂，如 FXR 激动药，NASH 代谢治疗
- 自身免疫性疾病：皮质类固醇
- 原发性胆汁性肝硬化：熊去氧胆酸或 FXR 激动药治疗
- 铁或铜过载：螯合剂 / 静脉切开放血治疗
- 血管紧张素 II 型受体拮抗药，血管紧张素转换酶抑制药
- 趋化因子受体拮抗药
- 大麻素受体 1 拮抗药
- NADPH 氧化酶抑制药

减弱星状细胞的活化
- 抗氧化剂
- NADPH 氧化酶抑制药
- 维生素 E
- 血管紧张素 II 型受体拮抗药
- 细胞因子介导疗法
- TGF-β 拮抗药
- 内皮素受体拮抗药
- HGF
- FXR 受体激动药
- 成纤维细胞生长因子 21

活化星状细胞的抑制特性
抗增殖
- PDGF 和酪氨酸激酶受体拮抗药
- 钠离子交换抑制药
- 血纤维蛋白溶酶 / 凝血酶受体拮抗药

抗收缩
- 内皮素 / 内皮素受体拮抗药
- NO 供体

抗纤维化
- TGF-β 抑制药（整合素拮抗药，细胞表面活化抑制药）
- HGF/HGF 模拟物
- 血管紧张素 II 型受体拮抗药
- PPARα、γ 和 δ 受体激动药
- 整合素拮抗药
- Smad 7 受体激动药，BMP7
- 大麻素受体 1 拮抗药
- 溶血磷脂酸 2 受体拮抗药

促进肝脏星状细胞的特异性凋亡或逆转
- 神经生长因子激动药
- TIMP 拮抗药
- PPARγ 受体激动药

瘢痕基质降解
- 扩增分泌蛋白酶的巨噬细胞
- 胶原交联抑制药（Lysyl 氧化酶 2 拮抗药）
- TIMP 拮抗药
- 降钙素 1 受体拮抗药
- 特异性 TGF-β 抑制药

FXR. farnesoid X 受体；HGF. 肝细胞生长因子；PDGF. 血小板衍生生长因子；TGF-β. 转化生长因子 β；TIMP. 金属蛋白酶组织抑制药

维化的发生[8]。

肾素 – 血管紧张素系统也可能通过产生氧化应激而放大炎症，因此血管紧张素转换酶拮抗药和（或）血管紧张素原Ⅲ型受体拮抗药可能具有抗炎和抗纤维化的活性。NADPH 氧化酶的小分子拮抗药活性包括减少氧化应激，正在开发中[162]。

在临床前和临床研究中，一类被广泛称为肝保护剂的药物可以减轻引起纤维化的损伤。这些药物包括 HGF、HGF 缺失突变体和 HGF 合成模拟品。HGF 的抗纤维化活性至少部分是通过抑制成纤维信号来介导的[163]。法尼醇 X 受体激动药，包括最近被批准用于原发性胆管炎的奥贝胆酸，已经进入了第Ⅲ期临床试验，其基础是令人鼓舞的Ⅱ期结果，这些结果表明对 NASH 的纤维化和 NAFLD 活性评分有潜在影响（见后）[164]。

基于多种细胞靶点和在动物模型中的有效性，趋化因子抑制药已成为有前途的抗纤维化药物[165]。

(3) 星状细胞活化的抑制：因为星状细胞在纤维反应中起着核心作用，减少静止的星状细胞向激活的肌成纤维细胞的转化是一个特别有吸引力的靶点。最实用的方法是减少氧化应激，后者是星状细胞激活的重要刺激因素。抗氧化剂，包括 α- 生育酚（维生素 E），最近在 NASH 患者的一项大型多中心试验中显示了益处[166]。其他抗氧化剂也可以减少培养中的星状细胞激活，这为在人体中进行抗氧化试验提供了理论依据，但可能需要比现有制剂更有效的制剂。

PPARγ 核受体在星状细胞中表达，合成的 PPARγ 配体（噻唑烷二酮）下调星状细胞的活化。一项比较维生素 E、吡咯列酮与安慰剂的大型试验显示，吡咯列酮在减少炎症和氨基转移酶方面有一定的好处，但不能减少纤维化；而且，它与体重增加有关。如前所述，法尼醇 X 受体（FXR）配体似乎具有直接的抗纤维化活性，目前正处于第Ⅲ期临床试验[164]中。同样，PPARα、δ 激动药在临床前研究[167]和第Ⅱ期试验[168]中也显示出了希望。

由活化的星状细胞产生的瘦素不仅影响脂质代谢，而且直接刺激伤口愈合。事实上，缺乏瘦素的动物已经减少了肝损伤和纤维化[169]。基于这一发现，脂联素（一种天然的抗瘦素）的发现，可能作为抗纤维药物，特别是在 NASH 患者中[170, 171]。

大麻素（cannabinoid，CB1）受体拮抗药在动物模型中一直显示出抗纤维化活性，而在人类试验中，NASH 患者也显示出同样的前景[172]。然而，药物利莫那班（rimonabant），一种 CB1 受体拮抗药，与导致临床试验中断的高抑郁率有关。目前正在努力开发不跨越血脑屏障的 CB1 拮抗药，这些药物可能被证明对肝脏疾病非常有效，而且耐受性更好[173]。

5- 羟色胺 5-HT-2B 受体的拮抗作用既能减轻肝纤维化，又能促进肝再生[174]。在星状细胞中表达的凝集素受体内皮素[175]也有类似的双功能作用，但尚未有开发这 2 种靶点的治疗药物进入临床试验。

选择性抑制星状细胞 mRNA 表达的小干扰 RNA（siRNA）有一定希望，热休克蛋白 47 是一种胶原蛋白伴侣，针对热休克蛋白 47（heat shock protein 47）的 siRNA 在动物模型中表现出较强的活性[176]，目前正在临床试验中。除了下调胶原的合成，该方法还可能导致星状细胞凋亡[177]。

在理解转录调控方面的进展为阻止星状细胞激活提供了机会，这要通过抑制组蛋白脱乙酰酶（HDAC）的活性来阻断星状细胞的激活，HDAC 是基因转录过程中修饰染色质的关键酶。高度特异性的 HDAC 抑制药具有选择性阻断星状细胞活化的潜力，具有耐受良好的安全性和良好的疗效[178]，但没有一种药物进入临床应用。同样，细胞内蛋白包括转录因子的调控仍然是抗纤维化治疗中一个有趣但难以捉摸的靶点。目前有越来越多的 miRNA 可以调节星状细胞的活化和纤维化，虽然还没有发展成抗纤维化的治疗方法，但是使用 miRNA 的拮抗药具有一定的治疗前景。

中医药的草药疗法和从天然化合物中提取的产品，越来越多地在受控的、严格的、科学的条件下进行试验[179]。其中一些显示出疗效，特别是小柴胡汤、丹参和绿茶中的多酚。

(4) 星状细胞增殖、成纤维、收缩和（或）促炎反应的中和：生长因子生物学的重大进展将通过开发针对细胞因子及其受体的拮抗药而有利于治疗肝纤维化。特别是对于许多作用于酪氨酸激酶受体的增殖细胞因子，包括 PDGF、FGF 和 TGF-α，其抑制药已在其他组织中进行临床试验[180]。

TGF-β 拮抗药正在进行广泛试验，因为中和这个强大的细胞因子具有抑制基质生成和加速其降解的双重效应。使用可溶性 TGF-β 受体或其他方式，包括单克隆抗体和蛋白酶抑制药，阻止 TGF-β 激活而中和细胞因子的动物和细胞培养研究已进行了相应的原理论证[159, 160]。但是有人担心，系统性抑制 TGF-β 可能刺激肝细胞生长和提高患癌症的风险，这可能会限制他们的应用。相反，许多新的 TGF-β 拮抗药也正在开发中，通过限制其对细胞表面的影响，避免系统性影响，特别是整合素拮抗药，阻止细胞表面 TGF-β 激活[8]。

松弛素是一种调节分娩的天然肽激素，已被开发成一种降低星状细胞胶原合成、增加体内外基质降解的药物。星形细胞也表达松弛素受体，这可能是一个有吸引力的拮抗靶点[181-183]。

由于内皮素 -1 是由星状细胞介导的伤口收缩和血流调节的重要调节因子，因此已将其拮抗药作为抗纤维化药物和门静脉降压药物进行了试验[184]。波生坦是一种混合性内皮素 α 和 β 受体拮抗药，在实验性肝纤维化中具有抗纤维化活性和降低星状细胞活化的作用。然而，在肺疾病患者的临床试验中观察到一些肝毒性[185]，这抑制了内皮素拮抗药在肝病中的应用。

(5) 刺激星状细胞凋亡、逆转或衰老：人们越来越关注肝纤维化是如何消退的，特别是在纤维化消退时活化的星状细胞的命运。越来越多的证据表明，在体内，激活的星状细胞表型逆转或星状细胞衰老和凋亡都可以发生[186-188]。特别是随着肝纤维化的减少，活化的星状细胞有选择性地死亡。TIMP-1 中和抗体在实验性肝纤维化中具有抗纤维化活性[189]，它也能加速星状细胞凋亡。最近，有 2 项研究记录了活化的星状细胞向更加静止或失活状态的逆转[186, 187]。纤维化逆转部分由 PPARγ 信号通路激活。另一种方法是由自然杀伤 T 细胞介导激活星状细胞清除。实验证据支持这种方法[190, 191]，目前正在转化为潜在的治疗方法。类似地，在星状细胞中炎症小体的激活已经被描述[192]，这可能导致其他的免疫性抗纤维化策略。

(6) 瘢痕基质降解：这一治疗成分非常重要，因为抗纤维化治疗在人类肝病中除了防止新瘢痕的沉积外，还需要诱导现有基质的吸收。正如前文所述，TGF-β 拮抗药具有通过下调 TIMP 和增加间质胶原酶的净活性来促进基质降解的优势。维 A 酸类药物也可能刺激基质降解，但对毒性的担忧限制了它们的应用。松弛素可直接增加基质降解。

金属蛋白酶在肝纤维化动物模型中的直接表达已经开始证实基质可以通过外源性酶的表达被吸收[193]。这些酶的来源可能包括巨噬细胞和星状细胞[21, 22, 44]，目前正在寻找促进其产生的刺激，包括对抗半乳糖凝素 1 的受体[194]。尽管这在人类身上似乎不切实际，但数据已经确立了肝脏 ECM 对降解有反应的重要原则证据。此外，一项实验研究证实了基质降解在肝纤维化消退中的重要性，该研究表明，表达抗降解突变胶原的转基因小鼠在肝损伤后表现出延迟的纤维化消退[195]。由于交联可能是肝纤维化可逆性的关键决定因素，因此正在开发其抑制药或交联酶。特别是一种针对 lysyl 氧化酶 2 的抗体在动物模型中显示出良好的活性[196, 197]，目前正在肝脏疾病和其他纤维化疾病患者中进行广泛的试验。最后，扩大可降解纤维组织的巨噬细胞亚群的尝试有很强的理论基础，但还没有发展到产生新的治疗方法。

三、未来展望

在阐明纤维化的分子调控及其治疗方面，可以预期会有持续的进展。基因治疗、组织特异靶向性和高通量小分子细胞因子抑制药筛选方面的快速进展可能有助于肝纤维化的诊断和治疗。有关细胞因子、脂肪因子和激素对生长、凋亡和细胞内信号转导调控的新见解可能直接影响肝损伤中星状细胞的行为。此外，人们对草药和天然抗纤维化药物仍感兴趣，特别是在东亚地区，许多此类化合物正在进行临床试验。一旦无创性诊断方法建立起来，能够在临床试验和最终在临床实践中对纤维化进行快速评估，加速进展是肯定的。最后，从正在进行的临床试验中获得的知识持续帮助我们改进试验设计，并为今后的研究明确终点。

第 11 章　肝病患者的术前评估

Preoperative Evaluation of the Patient with Liver Disease

Patrick S. Kamath　Mark T. Keegan　著

蔡大川　译

要　点

- 肝硬化患者接受大手术者越来越多，冠状动脉搭桥手术在这一人群中越来越普遍。
- 正常肝脏于麻醉过程中可能因特异性药物损伤而有风险。病变肝脏则由于手术中血流动力学改变而面临额外的风险。
- 对于有经验的手术者，其患者手术后死亡的风险与肝病的严重程度相关。
- 急性肝衰竭、急性肝炎、重度酒精性肝炎患者是择期手术的禁忌证。
- 门静脉高压、血小板减少症和肝病的严重程度是肝切除术后死亡的危险因素。
- 术前准备包括肾功能优化、感染控制、凝血功能纠正。
- 术后患者有感染、出血、伤口裂开、急性肾损伤及肝损伤的风险。
- CTP 分级及 MELD 评分可为选择适合择期手术的肝硬化患者提供指导，CTP 用于定义广泛的风险，MELD 用于更精确的风险分层。

一、概述

越来越多的肝硬化患者接受手术治疗。肥胖、代谢综合征和非酒精性脂肪性肝炎相关肝硬化的患病率不断上升导致肝硬化患者中冠状动脉疾病手术的需求急剧上升。随着肝移植在许多中心的应用，以前不适合外科手术的患者现在也可以进行外科手术，此时肝移植被作为一种"拯救措施"。手术的术后阶段可能出现多种肝外器官衰竭的并发症，这种情况被称为慢加急性肝衰竭 [1]。术后死亡率和并发症的风险可能与肝功能损伤程度、伴发疾病、手术类型和手术中心的专业知识、经验有关。在一些条件很好的中心进行手术时，这些变量中，肝脏疾病的严重程度是决定死亡风险的最重要因素。肝功能异常的程度可以通过 CTP 评分和终末期肝病模型

（MELD）来评估。在一些中心，所有手术类型中，肝胆外科手术的发病率和死亡率风险最高。并发症的其他危险因素包括急诊手术、可能存在门静脉高压的情况下进行结肠和胃手术。仔细选择患者，并与患者及其家属进行讨论，是决定哪些患者应接受手术的关键。

通过比较 2005—2009 年肝硬化患者和非肝硬化患者进行结肠手术的结局，可以获得美国全国的数据 [2]。此队列包括无门静脉高压（n=2909）和有门静脉高压（n=1133）的肝硬化患者。腹水是门静脉高压最常见的表现，手术在移植中心和非移植中心都进行。肝移植中心和非肝移植中心的死亡率相似。肝硬化患者的死亡率高于无肝硬化患者，伤口感染和肺部并发症与死亡率有关。肝硬化患者较无肝硬化患者的住院时间更长，特别是在存在门静脉

高压的情况下。最近，在主动脉瓣疾病患者中，外科主动脉瓣置换术和经导管主动脉瓣置换术之间的死亡率没有显著差异 [3]。在另一项基于美国全国人群的研究中，在肝硬化患者中，腹腔镜胆囊切除术与转变为开腹胆囊切除术的需求增加有关。在进行腹腔镜胆囊切除术的患者中，由腹腔镜转为开腹胆囊切除术的患者死亡率（8.3%）高于单纯腹腔镜胆囊切除术的死亡率（1.3%）[4]。正是在肝硬化患者的死亡率、发病率和资源利用风险全面增加的背景下，手术风险必须得到阐明。

二、麻醉护理和术前评估一般原则

拟使用的麻醉技术的性质取决于手术的类型、患者的情况及患者 - 麻醉师 - 外科医师的偏好。小的手术（如皮肤病变的切除）可以在局部麻醉下进行（由操作者实施），而不需要麻醉师的参与。监护下麻醉照护（MAC，曾称为"清醒镇静"）是一种相对低风险的技术，通常与局部或表面麻醉结合使用，通常用于内镜检查、介入放射治疗和小型外科手术。MAC 不适合大多数外科手术。MAC 与全身麻醉之间存在连续性，从 MAC 跨到全身麻醉相对容易。全身麻醉涉及使用静脉和（或）吸入药物以引起意识丧失，通常伴有气管插管。根据手术的性质，可以使用肌肉松弛药。区域麻醉可以作为一种主要的麻醉技术单独使用，也可以与静脉镇静或全身麻醉联合使用。区域麻醉包括使用局部麻醉药阻断主要的神经通路，它可分为椎管内麻醉（脊髓或硬膜外）或周围神经阻滞，包括放置导管以持续注入局部麻醉药和止痛药，通常用于术后镇痛。只有部分手术适合区域麻醉作为主要麻醉方式。

三、麻醉对肝脏的影响

全身麻醉和局部麻醉均可降低肝血流量，尤其是全身血压降低时。这 2 种方法都会导致可逆的"交感神经切除"效应，可能会干扰通常是在血管内血容量减少期间将血液重新分配到重要器官的保护反应 [5]。随后的周围血管舒张可加重先前存在的低血

压，特别是由已存在的肝脏疾病引起全身血管阻力下降的情况下。肝血流量也可能因术中液体变化、出血、手术操作和患者体位而改变。

（一）挥发性麻醉药

从生理学上讲，肝动脉缓冲效应将肝动脉血量的增加和门静脉血量的减少相匹配，从而在血容量减少的情况下维持肝脏总体血流量。当使用挥发性麻醉药时，这种自我调节机制被破坏。门静脉血流减少虽然对肝动脉血流的影响是可变的，但总体肝血流量减少 [6, 7]。挥发性药物还能改变门静脉和肝动脉的血管阻力 [8]。肝血流中断的程度取决于所用的挥发性药物。新的药物（如七氟烷和异氟烷）相对于较老的药物（如恩氟烷和氟烷），对局部生理机制的破坏要小（上述药物目前在美国都没有使用）。在维持肝动脉血流量和供氧：消耗比方面，七氟烷和地氟烷至少相当，而且可能优于异氟烷 [5]。

因此，在不同浓度范围内，挥发性药物通过降低心排血量和平均动脉压的全身效应及对肝脏血管系统的局部影响，在不同程度上降低了非肝病患者的肝血流量。挥发性药物对已有肝功能障碍患者的影响研究较少。尽管新制剂对肝脏的破坏作用无疑比旧制剂小，但关于异氟烷、七氟烷和地氟烷的相对优点存在争议。

（二）静脉注射用麻醉药

关于丙泊酚、氯胺酮、硫喷妥钠等静脉麻醉药对肝病患者和非肝病患者肝血流量的影响，临床和实验数据有限。维持全身血压和血管内容积对肝血流量的影响可能比使用特定的药物更重要，尽管有一些数据提示由于内脏血管扩张，使用异丙酚可能会适度增加肝血流量。

（三）区域麻醉

椎管麻醉是将局部麻醉药置入蛛网膜下腔（脊髓）或硬膜外间隙而产生的。与很容易调节的全身麻醉相比，神经轴向阻滞产生"交感神经切除术"效应，此效应可在阻滞期间持续存在。在神经轴向麻醉中，可观察到肝血流量减少，与平均动脉压（MAP）的降低有关。尽管血管升压素可能直

接减少肝血流量，但它们用于维持 MAP（从而维持肝血流量）是有利的。周围神经阻滞（如股神经阻滞、斜角肌间神经阻滞等）对肝血流量的影响最小。

（四）正压通气

全身麻醉时常规使用机械通气，可能对肝血流量产生不利影响。如果发生低通气和高碳酸血症，交感神经刺激可能导致内脏血管收缩，导致门静脉流量下降。正压通气降低静脉回流，并可能导致肝脏充血[9]。此外，静脉回流的减少可导致心输出量的减少，进而可引起全身低血压和损害肝脏灌注。呼气末正压（PEEP）通气的应用理论上会加重这些影响。然而，Saner 和他的同事已经证明，尽管 PEEP 应用于机械通气的肝移植受体增加了中心静脉和肺毛细血管楔压，但当 PEEP 水平达到 15cmH$_2$O 左右时，肝血液的流入和流出并没有受到影响[10-13]。目前尚不清楚更高水平的 PEEP 应用是否会导致缺血性肝损伤。

（五）挥发性麻醉药引起的肝损伤

反复暴露于挥发性麻醉剂（特别是氟烷）很少会导致严重的、免疫介导的急性肝炎和肝衰竭。在这种情况下，自身抗体是针对挥发性麻醉药代谢生成的三氟酰基肝蛋白加合物特异产生的。典型的例子是"氟烷肝炎"[14]。虽然氟烷在美国已不再用于

麻醉，但其他挥发性麻醉药也有可能引起类似的反应，理论上的风险与药物的代谢程度成正比。挥发性麻醉药引起的暴发性肝衰竭极为罕见，发生在肝病或非肝病的患者的可能性相等[15-18]。更常见的围术期症状是氨基转移酶或胆红素升高（通常无症状），这可能是由于肝血流量减少所致[7, 19-22]。在肝病患者中，这种轻微的损伤可能足以导致肝脏失代偿。

四、肝脏疾病对麻醉药药代学和药动学的影响

肝功能障碍可改变多种药物的代谢和药代动力学。它可能导致蛋白质结合的改变、白蛋白和其他药物结合蛋白的浓度降低、由于腹水和水肿而改变药物分布的量及由于肝细胞损伤而降低代谢。如由于消除减少，可预见性地，肝硬化可延长维库溴铵和罗库溴铵引起的神经肌肉阻滞的时间。药效学也可能发生改变，这反映在肝硬化患者对阿片类药物和苯二氮䓬类药物镇静作用的敏感性上。

一个药物的肝提取率（药物的肝清除率与肝血流量的比值）在确定肝病对药物代谢动力学的影响方面起着重要作用（表 11-1）。对于提取率高的药物（如吗啡），其清除主要依赖于肝血流量、门静脉分流和肝病延迟药物代谢，此种延迟具有临床意义。对于这类药物，因消除延迟，血浆药物峰浓度

表 11-1 肝功能障碍对药物药代动力学的影响

药物代谢动力学	肝脏摄取	门体静脉分流影响	列 举
低提取 / 低蛋白结合	< 0.3	无	阿普唑仑、阿莫西林、多西环素、氟康唑、异烟肼、拉米夫定、甲泼尼松、甲硝唑、苯巴比妥、泼尼松、扑米酮、茶碱
低提取 / 高蛋白结合	< 0.3	无	头孢曲松钠、克拉霉素、克林霉素、地西泮、兰索拉唑、劳拉西泮、美沙酮、麦考酚酯、苯妥英钠、泼尼松龙、利福平、丙戊酸钠
中等提取	0.3～0.6	通常与临床无关	胺碘酮、硫唑嘌呤、阿托伐他汀、卡维地洛、可待因、地尔硫䓬、红霉素、伊曲康唑、利多卡因、哌替啶、硝苯地平、奥美拉唑、雷尼替丁
高提取	> 0.6	有临床意义	芬太尼、硝酸异山梨酯、吗啡、硝酸甘油、舒芬太尼

经 Springer 的许可转载，引自参考文献 [25]

和生物利用度增加，其初始和维持剂量应减少。对于肝脏提取率较低的药物（如苯二氮䓬类药物），蛋白结合和肝内代谢是药物消除的主要决定因素。虽然肝病可能导致肝细胞药物代谢的降低，但血浆蛋白浓度的降低可能会增加可代谢药物的数量，从而使问题复杂化。一般情况下，肝提取率低的药物会延迟消除，但血浆药物峰浓度和生物利用度不变。维持剂量——但不是初始剂量——应该减少。然而，理论预测不一定与肝硬化患者的观察数据一致，这表明相互作用是复杂的。如尽管芬太尼具有广泛的肝脏代谢，但其消除在肝硬化患者中并没有显著改变[23, 24]。

五、术前评估

对麻醉患者的"清理"涉及对患者的评估，以确保患者已在麻醉或手术上处于最佳状态，通常用于择期或半择期手术，也可能作为医学评估或肝病咨询的一部分。然而，最终患者是否适合麻醉还是由麻醉师在手术当天确定。内科医师不应在麻醉类型上做出具体的建议，如"只能用监护下麻醉护理 / 清醒镇静"或"仅局部麻醉"。这些意见限制了麻醉师提供一个安全、充足的麻醉和在手术中对麻醉进行调整来应对术中变化的灵活性（如由于手术范围较计划广泛而把 MAC 改成全身麻醉，由于局部阻滞不满意而从局部麻醉改成全身麻醉），因而麻醉师团队无论如何也不会遵从。除了一些例外，总体上说，没有证据表明局部麻醉或全身麻醉与更好的围术期结果相关。如若肝病医师关注一些特别的麻醉方式，最好在术前与麻醉师讨论患者的病情[26-28]。

术前评估（POE）门诊存在于许多机构。此类诊所通常由麻醉师和内科医师组成，一般是执业护士或医师助理协同工作，通常由麻醉科领导[26-29]。他们已经被证明可以减少手术室的取消和延迟[30]。虽然不是每个患者都需要这样的评估，但肝病患者是这项服务的理想人选。肝脏病学家可能被要求在术前评估肝病患者，要么是在没有 POE 诊所的情况下，要么是由于 POE 诊所的要求，以确保在手术干预前优化肝病管理。

六、麻醉前评估

某些问题对任何将要接受麻醉的患者的照护至关重要，与麻醉的性质或手术方式无关。评估患者的气道是必要的。在全身麻醉中，气道操作是常规操作，但由于术中病情的发展，在 MAC 或区域麻醉下也可能需要气道操作。短时间全身麻醉可使用简单的面罩或麻醉袋 – 阀 – 面罩组合，或更常见的喉罩气道。气管内插管通常是在需要安全气道的情况下放置的（如病态肥胖、吸入风险），适用于较长时间手术（如 2h 或以上）、那些涉及进入重要体腔（如开腹、开胸）或接近气道（如扁桃体切除、面部手术）的病例。虽然胃肠病学家或肝病学家不被认为是气道管理方面的专家，他们对于有困难的面罩通气或气管插管有一定提示。简单的解剖评估包括 Mallampati 分级评估（一种基于对某些咽部结构可视程度的气道分级）、甲状腺距、颈部屈曲和伸展程度等评估（图 11-1）[31-33]。如果可能出现气道困难（如以前做过颌部手术的患者张口受限），应考虑将其转诊给麻醉师以制定明确的气道计划。如建议患者是否需要"清醒插管"。由于易碎的鼻咽结构有出血风险，肝病相关凝血功能障碍是鼻插管的相对禁忌证。此外，偶尔用于气道管理的神经阻滞更有可能导致患有严重肝病的患者发生出血。

手术的性质和范围将决定凝血功能障碍患者输血的必要性，出现凝血功能异常的患者输血的可能性是增加的。术前应送血样进行"确定血型和筛查"，以便对血液进行分组和抗体检测。在以前可能已接受过输血（如静脉曲张出血）的肝病患者中，偶尔会出现使交叉配血复杂化和出现延迟的抗体。

应注重静脉通路的选择。麻醉人员在绝大多数情况下有能力建立外周静脉或中心静脉通路，但在某些情况下（例如，先前的多次静脉穿刺操作或特殊的解剖考虑），患者可能需要单独的介入性放射或外科途径来建立长期静脉通路。在这个时候也应考虑评估先前放置的门静脉 – 体循环支架分流通畅程度。

美国麻醉医师协会（ASA）已经发布了择期麻醉的术前禁食指南。应考虑到肝病患者出现脱水和低血糖的可能性，必要时应安排静脉补液（含或不

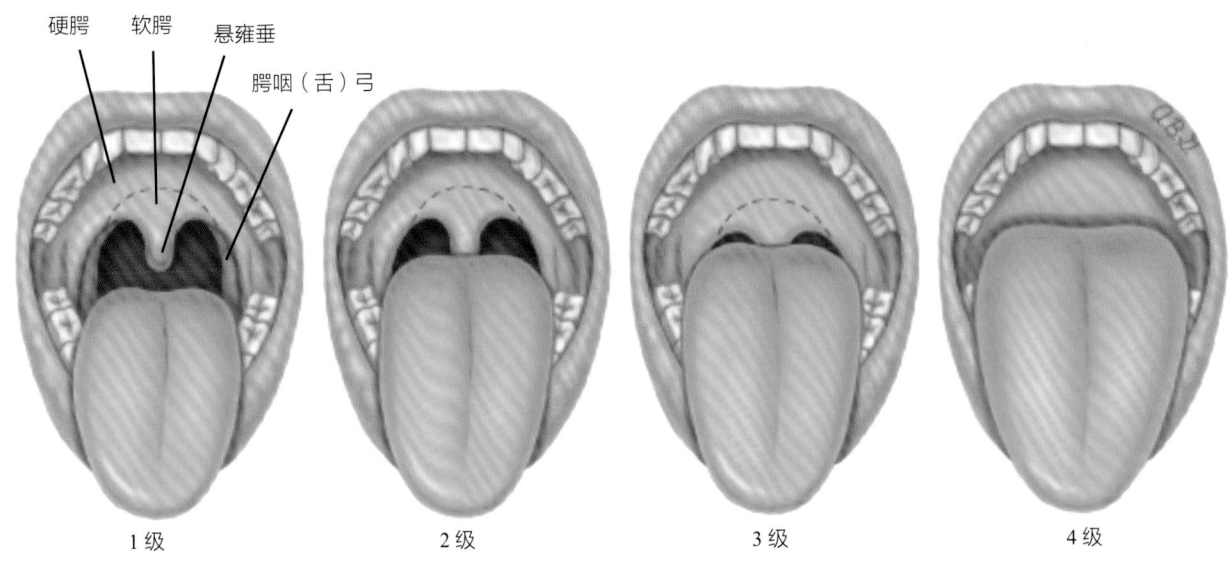

硬腭　软腭　悬雍垂

腭咽（舌）弓

1级　　　2级　　　3级　　　4级

▲ 图 11-1　气道评估的 Mallampati 分级

改良后的 Mallampati 气道分类是简单的关联评分系统，它将开口的状况与舌头的大小联系起来，并提供了直接喉镜下可用于口腔插管的空间估计值。根据 Mallampati 分级，第 1 级是指软腭、悬雍垂、腭咽弓清晰可见；第 2 级是当软腭和悬雍垂的底部可见；第 3 级：仅看得到软腭；第 4 级：仅硬腭可见［经 2016 UpToDate, Inc.（www.uptodate.com）许可转载，引自参考文献 [34]］

含葡萄糖溶液）。尽管大多数患者术前不住院，在某些情况下，术前入院以"让患者处于最佳状态"是被准许的。

除了一些例外，患者应该在术前服用自己所有的常用药物。例外情况包括口服降糖药和草药补充剂，这些是可以停用的。围术期使用血管紧张素转换酶（ACE）抑制药和血管紧张素受体阻滞药（ARB）仍存在争议 [35, 36]。许多麻醉学家主张不使用。应制定免疫抑制药的围术期给药计划，特别是术后无法口服给药的情况。一般来说，围术期预防性抗菌药物应遵循标准指南来使用 [37]。

七、围术期风险预测

麻醉界广泛运用 ASA 身体状况分级描述患者术前状态 [38]（表 11-2）。该分级系统于 1941 年首次引进，最新版本提供了具体的例子来指导评估，以减少评分的主观性。该分类并不是作为一种预后评估来设计的，也没有考虑手术的性质和范围或术中出现的意外事件（如出现通气困难、出现过敏反应或手术上的意外）。尽管如此，ASA 的身体状况分类确实与围术期死亡率相关，也可能影响监护仪

的选择和围术期护理的其他方面。代偿性肝硬化患者通常被划分为 ASA 身体状况Ⅲ级，失代偿性肝硬化患者被划分为Ⅳ级。同时具有肝硬化和多器官衰竭患者被归为Ⅴ类。

此外，还存在其他围术期风险预测指标，术前医师或围术期麻醉师可采用。这些是通用模型，并不是针对肝病患者的。已制定许多预测指标来评估接受非心脏手术患者围术期心血管并发症的风险。目前最有用的模型是 Lee 修订的心脏风险指数（RCRI）和美国外科医师学会国家外科质量改进计划（NSQIP）风险预测计算器［Gupta 心肌梗死 / 心脏骤停（MICA）和 Bilimoria ACS 手术风险计算器］[39-41]。使用其中一种预测模型进行心脏风险分层应纳入美国心脏协会（American Heart Association）和美国心脏病学会（American College of Cardiology）制定的围术期心血管评估和管理策略 [42, 43]（见下文）。

预测术后呼吸衰竭的工具也已经出版，包括由 Canet 等开发的 ARISCAT 风险指数及 Arozullah 呼吸衰竭指数（respiratory failure index），Arozullah 呼吸衰竭指数是美国退伍军人管理局（National Veterans Administration）手术质量改善项目和 Gupta 术后呼吸衰竭计算器得出的一项指标 [44-46]。

表 11-2　美国麻醉医师协会身体状况分级制度（2014 年 10 月 15 日美国麻醉医师协会通过）

ASA Ⅰ	体格健康患者	健康，不吸烟，不饮酒或少量饮酒
ASA Ⅱ	轻度系统性疾病患者	轻度疾病，无实质性功能障碍，包括（但不限于）：目前吸烟者、社交饮酒者、孕妇、肥胖（30 < BMI < 40），控制良好的糖尿病 / 高血压，轻度肺部疾病
ASA Ⅲ	重度系统性疾病患者	实质性功能障碍，一种或多种中度至重度疾病。如（但不限于）：控制欠佳的糖尿病或高血压、COPD、病态肥胖（BMI ≥ 40）、活动性肝炎、酒精依赖或滥用、植入心脏起搏器、射血分数中度降低、定期透析的 ESRD、早产儿 PCA < 60 周、MI、CVA、TIA 或 CAD/ 支架病史（> 3 个月）
ASA Ⅳ	重度系统性疾病，时刻威胁生命的患者	包括（但不限于）：最近（< 3 个月）MI、CVA、TIA 或者 CAD/ 支架病史、持续心肌缺血或严重瓣膜功能障碍、射血分数严重降低、败血症、DIC、ARD 或未经过规律性化疗的 ESRD
ASA Ⅴ	生命垂危患者，如不手术，24h 内死亡	包括（但不限于）：腹部组织断裂 / 胸主动脉瘤、大面积创伤、颅内出血伴肿块效应、心脏内部大面积缺血或者多种器官 / 系统功能障碍
ASA Ⅵ	已宣布脑死亡的患者，其器官正在被摘除以供捐赠	

经美国麻醉医师学会许可转载，引自参考文献 [38]

BMI. 体质指数；COPD. 慢性阻塞性肺病；ESRD. 终末期肾病；PCA. 孕后期；MI. 心肌缺血；CVA. 脑血管意外；TIA. 短暂性脑缺血发作；CAD. 冠状动脉疾病；DIC. 弥散性血管内凝血；ARD. 急性呼吸道疾病

文中添加的 "E" 表示紧急情况下的手术。紧急情况是指现行情况下推迟患者的治疗可能会增加对生命或身体部位的风险

围术期护理质量评估工具也已开发和验证。这些包括用于一般外科手术的 POSSUM 和 POSPOM 及用于心胸外科手术患者的胸外科学会（STS）预后模型和 EuroSCORE[47-50]。

八、使用 MELD 评分来确定术后死亡风险

MELD 评分最初用于预测经颈静脉肝内门体分流术（TIPS）后的死亡率[51]。在证实 MELD 评分是未接受 TIPS 的肝硬化患者死亡率的一个很好的预测指标后，MELD 评分被引入美国，作为优先考虑肝移植器官分配的工具[52]。MELD 评分包含 3 个现成的实验室参数：国际标准化比值（INR）、血清胆红素和血清肌酐。随着 MELD 评分的增加，术后死亡风险呈线性增加，个别患者的具体死亡风险可在网上计算（http://www.mayoclinic.org/medical-professionals/model-end-stage-liver-disease/post-operative-mortality-risk-patients-cirrhosis）。一个

人的、单中心研究已经发表了，其主要研究肝硬化患者（N=772）进行重大手术，包括消化系统（N=586）、骨科（N=107）或心血管（N=79）手术[53]。对照组的肝硬化患者包括 303 名接受小手术的患者和 562 名门诊患者。大手术与术后 90d 死亡率增加有关。MELD 评分、ASA 身体状况分级和年龄是预测 30d、90d、1 年和长期死亡率的指标，与手术类型或手术年份无关。急诊手术是术后住院时间的唯一独立预测因素。值得注意的是，在研究中，患者的血小板计数被纠正到 60 000 个范围，INR < 1.5。除了手术之外有明显并发症的患者也被选为手术患者。必须强调的是，MELD 评分不应该是评估肝硬化患者手术风险的唯一工具。Ⅲ类肥胖和心肺疾病也会影响死亡率和发病率。假设患者没有明显的肝外并发症，MELD 评分在评估术后特定时间点的死亡风险时是有用的。CTP 评分也与死亡风险增加有关，但如果考虑 MELD 评分，则不再具有预测性。表 11-3 总结了影响围术期风险的具体因素。

表 11-3　影响手术风险的肝脏特异性因素

影响手术风险的肝脏因素	措　施
Child–Pugh 分级（CTP 分级）	控制腹水、脑病
MELD 评分	保证血管容量，控制感染来改善肾功能
肝性脑病	乳果糖，利福昔明
腹水	大量腹腔穿刺术，限制纳摄取，利尿药
肝性胸水	胸腔穿刺术
脉动脉高血压	肺血管扩张药来维持 MPAP < 35mmHg
肝肺综合征	吸氧
感染	抗生素，精细的皮肤护理，避免误吸、艰难梭状芽孢杆菌
门静脉高压	特利加压素 / 奥曲肽减少出血风险
凝血功能障碍	纠正凝血功能障碍，纠正 TEG 可能有效
营养不良（增加感染风险，脱机困难）	补充营养

九、与特定肝病相关的手术风险

急性肝炎患者在血清胆红素 < 2mg/dl 之前，一般禁止择期手术。这一结论是基于之前的研究，即剖腹手术将肝外胆汁淤积症与肝内胆汁淤积区分开，这些患者的死亡率为 10%～15%。现代关于急性肝炎患者手术治疗的资料比较缺乏。尽管如此，我们的建议是，对于急性肝病患者，如果需要，唯一可能进行的手术就是肝移植。其他肝脏疾病患者择期手术的禁忌证列于框 11-1。

框 11-1　肝脏疾病患者择期手术禁忌证

- 急性肝衰竭
- 急性病毒性肝炎
- 重度酒精肝炎
- 重度未纠正的凝血功能障碍
- 肝外器官衰竭
- ASA 身体状况分级 V 级

在酒精性肝病患者中，接受开放性肝活检的患

者死亡率为 50%。此外，这些患者在围术期有酒精戒断综合征的风险。在择期手术前，建议至少戒酒 6 周。慢性乙型和丙型肝炎不是择期手术的禁忌证，抗病毒治疗也不应该停止。正如美国疾病控制与预防中心（Centers for Disease Control and Prevention）所建议的，"应该实施标准的屏障预防措施和管理控制，以防止血液暴露。对于报道和随访经皮或黏膜暴露于含有血液或体液的情况，应制订相应的方案。"自身免疫性肝炎患者应优先考虑择期手术，最好是在临床和生化缓解期。建议使用应激剂量的皮质类固醇。

非酒精性脂肪性肝病患者的手术风险会增加，主要与肥胖和糖尿病有关。中重度患者肝脂肪变性患者，尤其是老年人，在肝切除后死亡率增加。血色素沉着病的患者应接受心脏疾病筛查和 α_1– 抗胰蛋白酶缺乏症患者术前应筛查肺部疾病。使用青霉胺的患者伤口愈合延迟。因此，Wilson 病患者应减少或停用青霉胺的剂量，可采用锌疗法。

关于肝硬化患者手术风险的数据主要来自于单中心回顾性研究。肝病的严重程度通常由 CTP 分级或评分来评估，最近更多采用 MELD 评分来评估。所有这些研究的结论都是，CTP 或 MELD 评分评估的晚期肝病与高死亡风险相关。代偿性肝硬化患者的风险低于失代偿期肝硬化患者。各种研究表明，接受手术的 CTP A 类患者的死亡率为 10%，B 类患者的死亡率为 30%，而 CTP C 类肝硬化患者的死亡率为 > 70%。延迟伤口愈合及裂开、恶性腹水、肝衰竭、脑病、出血、感染和肾衰竭的并发症更多见于 CTP C 类患者。基于这些结果。一致认为手术可能在 CTP A 类患者进行，CTP C 类是手术的禁忌，仔细挑选的 CTP B 类患者可以进行手术。如果肝细胞癌患者是 CTP A 类和血小板计数 > 100 000/μl、肝静脉压力梯度（HVPG）< 12mmHg，肝切除术可能进行[54]。MELD 评分 < 9 的低风险患者也可以进行肝切除术[55]。

十、非心脏手术患者心脏风险评估

与所有需要手术治疗的患者一样，肝病患者应该对心功能进行评估，并考虑是否存在冠状

动脉疾病。美国心脏病学会（American College of Cardiology）和美国心脏协会（American Heart Association）（ACC/AHA）发布了对接受非心脏手术的心脏病患者进行术前评估的指南。虽然没有特别提到肝病患者，但是评估算法得到了广泛的应用，并且经常应用于肝病患者。多巴酚丁胺负荷超声心动图（DSE）在我们的机构中常规用于考虑肝移植的患者，以筛查患者是否存在明显的冠状动脉疾病，在接受非移植手术的患者有适应证时亦可使用[56]。

如果未能检测到在终末期肝病（ESLD）患者常见的高动力状态（全身血管阻力下降、心输出量增加、低或正常的全身血压、正常或增加的每搏输出量、心率轻度升高）（见第 12 章），应及时考虑进行心脏评估，尤其是在建议进行麻醉和手术时。此时可能检测到隐匿性疾病（如无症状冠状动脉疾病、肝硬化心肌病、肺动脉高压、酒精性心肌病或血色素沉着病）[57]。

经皮冠状动脉介入治疗和裸金属或药物洗脱支架的放置增加了术前心脏评估的复杂性。双抗血小板药物（阿司匹林和氯吡格雷）在支架内皮化过程中是必需的。围术期抗血小板药物的管理需要患者、外科医师、麻醉师、心脏病学家及肝病学家之间的合作[58, 59]。

十一、呼吸系统评估

低氧血症在晚期肝病患者中很常见。除了一般的疾病可能导致缺氧后果之外，如肺不张和通气血流比例失调，某些与肝脏疾病相关的特定疾病亦可能导致呼吸系统损害。它们包括肝性胸水（见后），肝肺综合征和 α_1- 抗胰蛋白酶缺乏症所致肺气肿。囊性纤维化和相关肝病患者将需要特定的术前评估和肺部准备，包括强化胸部物理治疗。关于术后使用诱发性肺量计的术前指导是有益的。定量评估肺功能障碍的程度对麻醉师是有用的。如果患者有明显的肺部疾病，应进行正式的肺功能测试，或至少进行肺活量测定和动脉血气分析[60, 61]。胸片有助于鉴别肺炎、膈肌功能障碍或其他可能阻碍术后机械通气脱机的因素。对于肝 - 肺综合征（HPS）患者，

给 100% 纯氧后的 PaO_2 反应是非常重要的。

十二、肝硬化患者术后并发症

目前的数据表明，肝硬化患者术后死亡率增加的最重要变量是肝病的严重程度。一旦年龄、ASA 分级和 MELD 评分被考虑在内，手术类型对死亡率几乎没有影响[53]。目前还不清楚手术类型是否与术后出血部位以外的特殊并发症有关。然而，从回顾性、单中心研究和病例报道的现有数据中很难得出具体结论。术后发病率与肝脏失代偿、肝衰竭、脓毒症、凝血障碍、肾衰竭、创面愈合不良等肝脏疾病的恶化有关。

十三、视手术种类而定的肝病患者围术期风险

许多回顾性研究和病例报告记录了肝病患者接受特定类型手术的围术期结果。研究和研究群体的异质性意味着这些数据是不完美的。

（一）心脏手术

Diaz 和 Renz 总结了严重肝病患者心脏手术的风险[62]。毫无意外，围术期死亡率与肝硬化的严重程度有关。围术期死亡率往往与胃肠道相关的败血症或出血有关，而非原发性心力衰竭。一般来说，MELD 评分≤ 11 分的患者一般心脏手术耐受性较好。MELD 评分为 12～14 分，心肌功能良好的患者往往也能很好地耐受手术，但如果可能，最好避免体外循环，如果心肌功能较差，应考虑心脏 / 肝脏联合移植。然而，MELD ＞ 14 患者如果接受心脏手术，围术期的发病率和死亡率更高[63]。如果心肌功能受限，应考虑心脏修复与肝移植相结合：对于心肌功能较差的患者，心 / 肝联合移植可能是唯一的选择[64-71]。

体外循环的持续时间和围术期血流动力学紊乱程度会影响围术期肝功能失代偿的风险，三尖瓣置换术患者的风险尤其大[72]。尽管目前缺乏证据，通过微创或"非体外循环"心脏手术避免体外循环可能会改善发病率和死亡率。类似地，血管成形术、

瓣膜成形术或新的心肌血供重建手术可能被证明是有益的。

正如对肝病患者的总体原则一样，可用的心脏手术数据是回顾性的和不完善的，而且已经有要么更乐观或者更悲观的病例分析结果发表[73-75]。

（二）胆囊切除术

许多报道都记录了在肝病患者中进行胆囊切除术的风险，无论是开腹手术还是腹腔镜手术。据报道，择期手术的发病率和死亡率为 4%～25%[76-84]。急诊手术的并发症发生率较高，因此在手术干预（首选腹腔镜技术）前稳定病情并尝试保守治疗是明智的。无论是经皮（如果腹水不明显和凝血功能良好），还是内镜下进行，放置胆囊造瘘管都可以作为一种临时措施，用于病情严重而不能进行胆囊切除术的患者[85]。胆囊次全切除有时是为了缩短手术时间，特别是在存在明显出血风险的情况下。

（三）肝脏切除术

肝脏切除通常用于原发性或转移性肝肿瘤患者。虽然也有例外（如 CTP A 类肝硬化患者的肝细胞癌切除），大多数肝脏切除手术是在肝功能正常的患者中进行的，而这些患者通常没有肝硬化。肝切除是一项艰巨的手术，可能会导致大量失血和血流动力学紊乱。在大多数情况下，它们的死亡率低于 5%，如果由专家级别外科医师进行手术，死亡率会显著降低[55, 86-88]。8 个血管段（"Couinaud" 分段法）的辨识使外科医师能够在减少（但仍有潜在的大量）失血的情况下进行解剖学分段。肝脏血管栓塞术（如全血管阻塞、肝蒂阻断），再加上如超声刀、氩激光凝血器、腔体超声吸引器等手术器械的引进，使肝脏切除手术有了显著的进展。多囊肝患者可进行囊肿开窗手术。这些手术通常伴随着大量胶体的丢失，可能导致血流动力学上的血管内容量衰竭，此时建议积极地补充白蛋白。

（四）其他腹部手术

据报道，肝硬化患者急诊腹部手术后死亡率高达 45%～57%。然而，这些数据来自更早的研究，现代外科和麻醉技术已经降低了相关风险[89-91]。基于 1998—2005 年收集的全国住院患者样本数据，肝硬化、门静脉高压肝硬化和非肝硬化患者接受结肠直肠手术的住院患者死亡率分别为 14%、29% 和 5%。急诊结直肠手术的住院死亡率也明显高于择期结直肠手术（9.2% vs. 1.8%）[2]。

（五）骨科手术

小型系列研究评估了接受全关节置换术的肝病患者围术期并发症发生率和长期假体生存率[92, 93]。这部分患者并发症发生率高，出血风险高于正常水平，至少对于髋关节置换术来说，长期假体生存受到不利影响。这两份报道的作者都对晚期肝病患者进行全关节置换术持谨慎态度。

（六）经尿道前列腺切除术

20 多年前，丹麦的一项回顾性研究表明，肝硬化患者进行经尿道前列腺电切术（TURP）治疗的 30d 死亡率为 6.7%，与非肝硬化患者相比，校正比值比为 3[94]。尽管这些年来麻醉和外科技术有所改进，但研究显示了肝病患者中常见的、相对良性的手术的危险性。

十四、围术期监测

术中监护的程度由麻醉师根据手术的性质和患者的情况决定。监测规定至少应符合 ASA 规定的标准[95]。在某些情况下使用额外的监护。如在计划肝叶切除时，通常要放置一根动脉导管，根据计划切除的范围，甚至在总体健康的患者也要放置一根中心静脉导管。在标准的监测设备就足以满足健康患者需要的情况下，肝病患者可能需要额外的有创性监测设备来进行手术，如初次髋关节置换术。在不了解麻醉的所有细微差别和计划手术的特殊性质的情况下，非麻醉师的术前医师应该抵制强制使用某些监测仪的诱惑。如不根据患者病情的严重程度，在没有可预期的最小血流动力学紊乱和液体容量变化的情况下，放置多个有创性监测仪进行 10min 的手术通常（尽管并非总是）是没有根据的。特殊情况可能需要术前和术中团队进一步讨论。例如，使用肺动脉导管监测肺动脉高压患者的肺动脉压力通常是不必要的，并且可能是危险的（因为肺动脉破裂的风险），除非患者需要大型的外科手术，如心脏手术或肝移植等。即便如此，其他监测方式（如经食管超声心动图）可能更合适。

术后护理的位置也需要考虑。虽然许多手术适合门诊进行，肝病患者术后可能需要住院，以使他们获得更好的护理和监测失代偿。同样，如果有必要，也应考虑在高级护理病房（也称为二级护理或过渡监护病房）或重症监护治疗病房进行术后管理。

十五、腹水和肝性胸腔积液的处理

腹水是否应于手术前排出取决于腹水的严重程度及手术性质及麻醉药而定。腹部大量的液体会导致限制性的肺功能障碍，危及围术期的呼吸恢复。此外，麻醉诱导和开始时误吸风险增加。如果患者进行常规穿刺改善症状，做术前准备是很有用的，术前应注意用白蛋白改善腹水（每引流 1L 腹水补充 6~8g），以降低血管内容量消耗和肝肾综合征的风险，这 2 种情况都可能因麻醉和手术而加重[96]。在 3.5% 无症状肝硬化门诊患者可发现自发性细菌性腹膜炎，应使用适当的抗生素治疗，对于有自发性细菌性腹膜炎病史的患者，应给予围术期预防性抗生素治疗（通常为第 3 代头孢菌素）[97, 98]。

术前决定是否应该引流胸腔积液是比较困难的。在围术期引流中等至大量胸腔积液是有好处的，因为它们可能在麻醉和手术期间损害呼吸功能，并可能导致术中氧合和通气困难。如果可能，通常避免对肝性胸腔积液进行胸腔穿刺术，因为其与凝血障碍、感染和穿刺后复发的并发症有关。

对于准备手术的肝病患者的管理的其他方面见框 11-2。

十六、凝血功能异常的纠正

正在服用华法林治疗的患者中，INR 为 1.0~2.0 时凝血是正常的。INR 值为 2 与维生素 K 依赖因子降低到正常水平的 30% 有关。目前尚不清楚 INR 在何种程度上增加出血风险，但当 INR < 2 时，出

框 11-2　特殊肝病的术前管理

慢性病毒性肝炎
- 继续抗病毒治疗

自身免疫性肝炎
- 继续免疫抑制治疗
- 增加皮质类固醇激素的负荷剂量

非酒精性脂肪性肝病
- 控制糖尿病，稳定冠心病；肥胖相关并发症

酒精性肝病
- 戒酒 6~8 周
- 戒断症状风险

血色素沉着病
- 超声心动图和心脏评估

Wilson 病
- 减少青霉胺剂量（存在延迟康复风险）和如有可能转换成锌疗法
- 监测神经系统恶化可能

α_1- 抗胰蛋白酶缺乏症
- 肺功能检测

血风险被认为是正常的[99]。当 INR 为 > 2 时，出血风险被认为是升高的。因此，对于高风险手术而言，INR 为 1.5 或更低被认为是安全的。对于那些即使轻微出血也可能与重大风险的发病率相关的手术（如颅内或眼内手术），一些临床医师建议 INR < 1.2。目前还不清楚这些 INR 值是否适用于肝病患者，尤其是肝硬化患者，即使存在 INR 延长，其血栓形成风险也可能增加[100]。

在接受外科手术的肝病患者中，死亡率与 INR 增加之间存在相关性[76, 101]。然而，出血风险与 INR 和血小板减少程度并不是一一对应的。例如，在进行腹腔穿刺的门诊患者中，延长的 INR（ > 2.5）和血小板减少（血小板 < 30 000）与出血风险无关[102]。当有经验的医师操作中心静脉导管时，中心静脉导管的放置也不会增加出血风险[103]。实时超声辅助血管穿刺的广泛应用可能会进一步降低这一风险。败血症、门静脉高压和肾衰竭的存在与出血风险增加有关。因此，术前应尽一切努力控制感染，改善肾功能。目前还没有数据支持常规使用血管活性药物，如在手术期间使用特利加压素降低门静脉压力。在没有很好的数据的情况下，在进行手术之前推荐血小板计数大于 50 000/μl、INR < 1.5[99]。

越来越多的证据支持使用血栓弹力图（TEG）指导的血液制品输入，而不是 INR 和血小板计数指导的血液制品输入[104]。TEG 可用于确定患者的功能性凝血状态，并已用于肝病患者（特别是肝移植期间）和其他情况下（如创伤）。TEG 是一种全血凝血试验，它以图表的形式显示随时间推移的凝血情况。它通过评估 R 时间（从测试开始到凝块形成，并通过给予新鲜冷冻血浆纠正）、K 时间（由凝块开始至 20mm 波幅，并受纤维蛋白原影响、α 角（测量了纤维蛋白形成的速度从而使凝块增强，同时也受到纤维蛋白原的影响）、MA（最大波幅，表示纤维蛋白凝块的极限强度，MA 受血小板影响）、MA+30 和 MA+60（测定血凝块在 30min 和 60min 的溶解情况，使用氨基己酸可纠正），提供了初始纤维蛋白形成、纤维蛋白 – 血小板血栓形成和血栓溶解的信息。TEG 可以识别出血风险和血栓事件风险，并允许有针对性的干预。它通常只在手术中使用，而不是术前。

十七、总结和结论

越来越多的肝硬化患者接受手术治疗，非酒精性脂肪性肝硬化患者和代谢综合征患者可能需要冠状动脉搭桥手术。仔细选择患者及外科医师、麻醉师、肝病医师和支持人员之间密切合作，才能获得成功的手术结果。MELD 评分可以帮助决定是继续手术、将手术与肝移植结合（如心脏手术），还是将手术推迟到肝移植后。

第 12 章 门静脉高压症的管理
Management of Portal Hypertension

Guadalupe Garcia-Tsao Juan G. Abraldes **著**

蔡大川 **译**

要 点

- 门静脉高压症是指门静脉压力梯度（即门静脉和下腔静脉之间的压差）增加到 5mmHg 以上。
- 门静脉高压最常见的原因是肝硬化。
- 门静脉高压导致肝硬化失代偿主要并发症：静脉曲张出血、腹水和肝性脑病。尚未出现上述并发症的患者处于代偿期肝硬化。
- 在肝硬化中，门静脉高压最初是由肝内血管阻力的增加引起的（在病毒性和酒精性肝硬化中，这主要发生在肝窦水平），肝内血管阻力既是结构性的（如纤维组织、再生结节）又是功能性的（由于窦内皮细胞功能障碍导致血管收缩）。
- 门静脉血流量继而增加，尽管形成了侧支，但仍维持和加重了门静脉高压症。流量的增加是由于内脏小动脉血管舒张。
- 门静脉压力最常见的评估方法是通过肝静脉导管术测量肝静脉压力梯度（HVPG），即楔形（或球囊闭塞）肝静脉压力和自由肝静脉压力之间的差值。门静脉高压症精确地反映了门静脉压力的窦性原因。
- 当门静脉高压症增加到阈值 10mmHg 以上时，门静脉高压症变得具有临床意义，因为该阈值确定了代偿性肝硬化患者更有可能失代偿（即发展为腹水、静脉曲张出血或肝性脑病）。
- 代偿性肝硬化患者的分期是基于 HVPG 阈值。那些肝门静脉高压症＞ 5mmHg 但＜ 10mmHg 的患者为中度门静脉高压症，而那些 HVPG ＞ 10mmHg 的则为"临床显著"的门静脉高压症（CSPH）。CSPH患者反过来又可进一步分为伴或不伴胃食管静脉曲张患者。
- 轻度门静脉高压症患者的主要致病机制是肝内阻力的增加，此时导致门静脉流入血量增加的内脏循环改变尚未完全形成。在 CSPH 患者中，致病机制是阻力增加和门静脉血流量增加。
- 失代偿期肝硬化患者［定义为存在静脉曲张出血、明显腹水和（或）显性脑病］可以根据失代偿次数（单次对多次）进行分层，但也可根据并发症的并发症（"进一步"失代偿）的存在进行分层，如顽固性腹水、肝肾综合征和复发性静脉曲张出血／脑病。主要致病机制是全身血流动力学异常和炎症反应。
- 门静脉高压症的治疗是基于降低门静脉压力的药物、消除静脉曲张的治疗（内镜或经静脉）及绕过肝硬化的门静脉减压治疗。
- 大多数用于治疗门静脉高压症的药物是内脏血管收缩剂，其主要作用是减少门静脉和侧支血流。药物包括用于控制急性静脉曲张出血的静脉内给药药物（奥曲肽、生长抑素、特利加压素）和用于预防静脉曲张出血的口服给药药物［非选择性 β 受体阻滞药（NSBB）：普萘洛尔和纳多洛尔］。
- 血管扩张药理论上应该通过扩张肝内循环而起作用，但是大多数血管扩张药（如硝酸盐）也引起全身性血管扩张，并具有低动脉血压的不良作用，这可能会增加肝硬化和腹水患者的钠潴留并加重肾功能障碍。他汀类药物改善窦内皮功能障碍，降低门静脉压力，而不会引起动脉低血压。

- 血管收缩药和血管扩张药的组合具有协同的门静脉降压作用。最常用的是一种具有额外 α 肾上腺素能阻断（血管舒张）作用的 NSBB——卡维地洛。

- 与门静脉减压疗法不同，那些用于消除胃食管静脉曲张的疗法在治疗 / 预防静脉曲张出血方面有效，但在改善肝硬化的其他并发症如腹水方面没有效果。静脉曲张可以通过内镜下以胶圈套扎静脉曲张以诱导其坏死来清除，或者可以经静脉通过插入胃肾分流支的导管将硬化剂注入胃食管侧支来清除。

- 门静脉减压策略通过绕过阻力增加的部位（出现肝硬化的肝脏）来降低门静脉压力。这种减压可以通过手术完成，或者最常见的是，由介入放射学家放置经颈静脉肝内门体分流支架。一般来说，减压疗法由于存在相关并发症而不被作为一线疗法。

- 门静脉高压症的治疗主要集中在静脉曲张出血的预防 / 治疗上，静脉曲张出血是与门静脉压力增加最密切相关的并发症。然而，现在认识到肝硬化门静脉高压症的治疗必须在肝硬化的阶段 / 亚阶段的背景下进行，因为这些阶段 / 亚阶段具有不同的预后和不同的致病机制。

- 对于代偿性肝硬化和轻度门静脉高压症患者，目标是防止进展为 CSPH，甚至逆转肝硬化。治疗的主要方法是治疗病因，也许还可以使用抗纤维化药物。NSBB 在这个阶段可能是无效的。

- 对于代偿性肝硬化和 CSPH（无静脉曲张）患者，目标是防止临床失代偿。除了对肝内阻力起作用的措施（病因学治疗、抗纤维化药物、他汀类药物），减少门静脉流入的措施（如 NSBB）也可能是有效的。目前并未表明仅使用 NSBB 能预防静脉曲张的发生。

- 对于代偿性肝硬化和 CSPH（伴有静脉曲张）患者，目标不仅是预防静脉曲张出血（高危静脉曲张患者），还要预防肝硬化的其他并发症，如腹水和脑病（适用于所有患者，而无论静脉曲张程度如何）。在试验证实在这种情况下预防失代偿可行之前，治疗的目的是预防首次静脉曲张出血。对于中 / 大静脉曲张患者，推荐使用 NSBB（普萘洛尔或纳多洛尔）或卡维地洛或内镜下静脉曲张结扎术（EVL）。对于有红色征的小静脉曲张患者（或 Child-C 患者），建议使用 NSBB。对于初级预防而言，NSBB 或卡维地洛治疗患者无须重复内镜检查。

- 出现呕血或黑粪的肝硬化患者很可能出现胃食管静脉曲张出血。初始管理包括容量置换、保守输血策略（血红蛋白维持在 8mg/dl 左右）和抗生素预防。血管活性药（奥曲肽、特利加压素或生长抑素）应在入院时、诊断性内镜检查前开始使用。如果确认静脉曲张是出血的原因，应进行静脉曲张套扎治疗（EVL）。在治疗失败高风险的患者中，72h 内放置 TIPS 支架可能会增加生存率，尤其是在 Child-Pugh C 患者中（得分 < 14 分）。

- 已从急性静脉曲张出血发作中康复的患者（且未放置早期 TIPS），应停止使用静脉血管收缩药，从 NSBB 开始，并继续 EVL 直至静脉曲张闭塞，随后进行静脉曲张复发的内镜监测。如果这个策略失败了，选择的治疗方法是 TIPS。

- 胃静脉曲张不如食管静脉曲张常见，而且缺乏证据来做出明确的建议。与食管静脉曲张连续并延伸至胃小弯侧的静脉曲张应根据上述建议进行治疗。患有较大胃底静脉曲张的患者可以接受 NSBB 作为初级预防。如果有的话，氰基丙烯酸酯胶可以用来控制出血和防止其复发。如果没有这种组织胶，建议使用 TIPS，但如果存在胃肾分流，应考虑球囊闭塞的逆行经静脉闭塞（BRTO）。

- 门静脉高压性胃病通常无症状，在内镜筛查时做出诊断。最常见的表现是由慢性出血引起的缺铁性贫血。在这些情况下，推荐 NSBB，并根据需要补充铁和输血。对于依赖输血的患者，应考虑 TIPS。

一、门静脉高压症的定义和分类

门静脉高压症被定义为门静脉压力（即门静脉和下腔静脉之间的压力差）梯度的增加。

肝硬化是西方国家门静脉高压症最常见的原因。不到 10% 的门静脉高压症是由肝硬化以外的原因引起的，这些原因被归为一个被称为"非肝硬化"门静脉高压的广泛类别。虽然肝硬化是门静脉高压症的肝内原因（即阻力增加的部位在肝脏内部），但在非肝硬化门静脉高压症，其阻力增加的部位可以是肝内，也可以是肝外（肝前性或肝后性），框 12-1 列出了非肝硬化性门静脉高压症分类和明确的公认原因。

框 12-1　根据阻力增加的部位确定门静脉高压的原因

肝前性
- 门静脉 – 脾静脉轴血栓形成
- 先天性门静脉狭窄
- 动脉门静脉瘘

肝内的

窦前性
- 先天性肝纤维化
- 多囊肝疾病
- 特发性门静脉高压症
  - 门静脉闭塞性静脉病变
  - 结节性再生增生
- 结节病
- 结核病
- 原发性胆汁性胆管炎
- 血吸虫病
- 淀粉样变性
- 妊娠急性脂肪肝

窦性
- 肝硬化
- 肝窦阻塞综合征

窦后性
- Budd–Chiari 综合征

肝后
- 下腔静脉（IVC）的先天性畸形和血栓形成
- 缩窄性心包炎
- 三尖瓣疾病
- 右心衰竭

二、门静脉高压症的病理生理学

沿血管的压力梯度（P1–P2）是血流（F）和血管阻力（R）相互作用的函数：

$$P1-P2=F \times R$$

在门静脉系统，由于门静脉血流阻力的增加、门静脉血流量的增加或两者的组合，可能会导致门静脉压力的增加。在肝硬化中，肝内阻力增加是门静脉高压症发展的主要因素[1]；然而，一旦门静脉高压症发展，门静脉流入量的增加会导致门静脉高压症的持续和加重（图 12-1）。门静脉系统高压引起的门体系统侧支循环不足以使门体系统减压，其本身对门体血流产生阻力。这些侧支中最重要的是那些穿过食管和胃黏膜的侧支，这些侧支可能破裂并导致产生肝硬化的主要并发症之——静脉曲张破裂出血。

（一）门静脉血流阻力增加

1. 肝血管阻力

在肝硬化中，纤维化沉积、再生结节和血管重塑导致血流阻力增加。此外，肝内血管紧张度的可逆增加也有助于增加肝脏阻力[2]。这种动态成分是由肝脏内几种收缩结构的存在引起的，这些收缩结构（终末门静脉和肝小静脉、活化的肝星状细胞，门静脉肌成纤维细胞）调节肝脏对血管活性物质的抵抗力。其中部分结构具有旁分泌作用（分泌 NO、前列环素、硫化氢、CO、内皮素、局部产生的血管紧张素 Ⅱ、血栓烷或白三烯）。其他的是通过门静脉或肝动脉到达肝脏的循环介质（循环血管紧张素 Ⅱ、血管升压素或去甲肾上腺素），或来源于神经系统（去甲肾上腺素）。尚不清楚这些系统中哪一个与人类肝硬化更相关。我们目前的认知表明，血管收缩力和血管舒张力之间存在不平衡，其特征是血管收缩药的充足和血管舒张药的不足。与正常肝脏相比，肝硬化肝脏血管床对血管收缩剂的反应过度，对血管扩张药的反应不足，这一事实放大了这些异常。此外，大多数血管收缩药具有促纤维化作用，而大多数血管扩张药具有抗纤维化性质，因此，这种不平衡也部分导致了肝硬化中的纤维化沉积。

2. 血管收缩药

肝硬化时，肝脏本身产生的局部血管收缩因子和血管收缩因子的循环水平都有所增加[3-5]。此外，

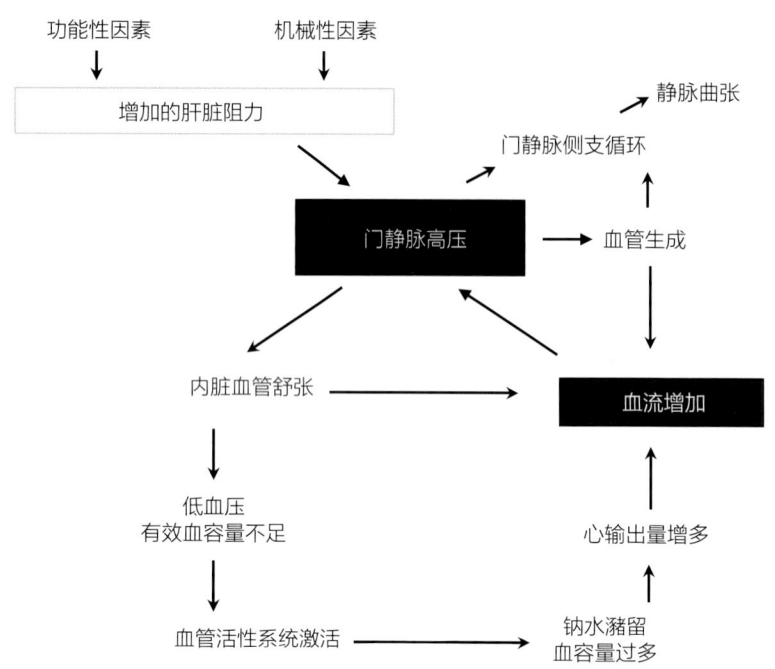

◀ 图 12-1　肝硬化门静脉高压症的病理生理学总结

肝脏阻力的增加是导致门静脉高压的始动因素。肝脏阻力的增加导致内脏循环的继发性异常，其特征是动脉血管舒张和血管充盈不足，导致钠和水潴留及高血容量，进而增加心脏输出量。内脏血管舒张与心输出量增加相结合，增加门静脉血流量，导致在门体侧支循环形成的情况下门静脉高压症仍可维持并加重。活跃的血管生成导致门体侧支循环的发育和内脏血流量的增加

与正常肝脏相比，肝硬化肝脏对血管收缩药的反应增强[6-9]。血管收缩药内皮素的潜在作用已受到充分关注，然而在肝硬化患者中的研究表明，阻断内皮素受体（内皮素 –A 或内皮素 –B）并不会降低门静脉压力[10]。

在晚期肝硬化患者中，肾素 – 血管紧张素系统（RAS）明显激活，与门静脉高压症的严重程度相关[5]。血管紧张素 Ⅱ 增加肝内阻力[7, 11]，因此导致门静脉高压。此外，肝星状细胞表达 RAS[12] 的所有成分，这表明不仅循环血管紧张素在肝硬化的肝脏血管阻力增加中起作用，而且局部诱导的血管紧张素 Ⅱ 也可能起作用。

α 肾上腺素能激动药增加肝脏阻力[7]，并且与正常肝脏[6, 8, 13] 相比，这种作用在肝硬化肝脏中得到增强。这可能部分与下列事实有关，即作为对 α 肾上腺素能激动药的反应，肝硬化肝脏内皮细胞产生更多的环氧合酶（COX）–1 源性血管收缩性前列腺素（主要为血栓素 A_2），而后者扩大了 α 肾上腺素能激动药的血管收缩效应[14, 15]。

3. 血管扩张药

正常肝窦内皮细胞通过生成更多可调节肝内阻力的血管扩张药（NO）而对血流量的增加做出反应[16]。这种机制允许正常肝脏适应门静脉血流

的生理变化，如餐后充血，而门静脉压力变化很小。相反，由于内皮型 NO 合酶（eNOS）活性降低，肝硬化肝脏产生 NO 的能力不足[17]，这导致肝脏血管张力增加和肝脏循环调节流量增加能力的降低[13, 17, 18]。此外，肝窦内皮细胞正常生成 NO 有助于保持肝窦内皮细胞的正常表型[19]，后者有助于维持肝脏内抗血栓形成、抗炎和抗纤维化的微环境。因此，在肝硬化状态下，肝窦内皮细胞的功能障碍不仅增加血管紧张度，而且还促进炎症、纤维化和微血栓事件发生，从而导致疾病进展[20]。

在肝硬化的肝脏循环中，不仅 NO 的产生不足，而且对 NO 的血管舒张反应也受损[21]。部分原因在于增加的氧化应激导致 NO 清除增加[22-24]。此外，NO 的下游信号通路也有损伤，最重要的是环鸟苷酸（cGMP）。

其他血管扩张药如硫化氢、CO 和血管紧张素 –（1–7）（血管紧张素转换酶 –2 剪切血管紧张素 Ⅱ 的产物）[25] 已被证明可调节肝血管张力，但它们是否在肝硬化门静脉高压症中有重要作用仍不清楚。

总之，肝硬化的血管床在许多血管收缩药和血管扩张药的产生和应答中表现失调，其特征是肝窦内皮功能障碍。这增加了肝血管紧张度，并创造了一个有利于纤维化的环境。介质的多样性提示应以

多个目标为靶点，从而有效降低肝硬化情况下的肝内阻力。

4. 侧支循环阻力

门静脉高压症侧支循环的形成是导致静脉曲张出血和肝性脑病等严重并发症的关键事件。侧支循环的形成是门静脉系统压力增加的结果，它允许门静脉区域减压至血管床低压。然而，这种减压是无效的，因为在侧支循环发育的同时，门静脉血流量的增加维持了门静脉高压症[26-28]。侧支循环的形成主要是由于预先形成的通道的开放和扩张，但也来自活跃的血管生成[29, 30]。因为在晚期门静脉高压症中，高达 90% 的门静脉血流可以被分流至门体系统侧支，侧支血管床的血管阻力对门静脉压力有重要影响。几种血管收缩药和血管扩张药已被证明能调节这些侧支的血管张力[31, 32]。

（二）内脏血管扩张和门静脉血流量增加

肝硬化与全身性高动力循环综合征有关，其特征是全身血管阻力显著降低、动脉低血压、血浆容量扩张和心输出量增加。导致全身血管阻力降低的主要血管区域是血管舒张的内脏动脉床[33]。血管扩张和低血压有助于如腹水、肝肾综合征和肝肺综合征等并发症的发生，这在本书的其他地方讨论过。此外，如上所述，心输出量增加和内脏血管舒张增加了门静脉血流，有助于门静脉高压状态的维持和加重[27-34]。一个重要的概念是这些异常在肝硬化和门静脉高压症的早期阶段是轻微的，然后随着疾病的进展变得更加严重[35]。

1. 循环血管扩张药

几种不同的循环血管舒张药被认为导致了门静脉高压时的内脏血管舒张。胰高血糖素已经经过了较彻底的研究[36, 37]。其他几个例子亦已经被提出，如降钙素基因相关肽[38]、内源性大麻素[39, 40]、肾上腺髓质素[41]、尾加压素[42]、血管紧张素 -（1-7）[25]，但是我们目前对每种介质的相关作用的理解仍然不完整。

2. 局部产生的血管扩张药

与肝脏循环（NO 的产生不足）中发生的情况相反，内脏动脉循环中，NO 的产生增加，导致动脉血管舒张。在肝硬化动物模型中，抑制 NO 的产生降低了门静脉压力和门体分流，并减弱了高动力循环的发展[43-46]。导致 NO 产生增加的机制仍不清楚，但在肝硬化的不同阶段是不同的，可能早期与血管内皮生长因子（VEGF）驱动相关[47]，肝硬化晚期则与炎症和细菌易位有关[48]。动物模型中的研究表明，NO 增加主要是由 NO 合酶内皮亚型（eNOS）上调介导的[49]，而神经元型（nNOS）[50]和诱导型（iNOS）形式起次要作用。然而，目前有限的可用人类数据表明，iNOS 生成的 NO 具有更大的作用[51]。其他旁分泌介质，如前列环素[52]和 CO[53]，已被认为与门静脉高压症有关，但可用的信息有限。

总之，在肝硬化中，导致门静脉高压症的主要事件是肝阻力增加。这是由于肝硬化过程中肝血管的结构变化，也是由于肝内血管张力的动态（因此是可逆的）增加。此外，门静脉高压引起内脏循环的显著改变，其特征是内脏动脉阻力降低、动脉低血压、心输出量增加和血浆容量扩张。尽管出现了门静脉系统侧支循环，但由此导致的门静脉血流量增加有助于维持和加重门静脉高压症（图 12-1）。

（三）胃食管静脉曲张和静脉曲张出血的发展

门静脉通常通过肠系膜上静脉、脾静脉和胃左静脉从胃、肠、脾和胰腺床引流出血液（图 12-2）。

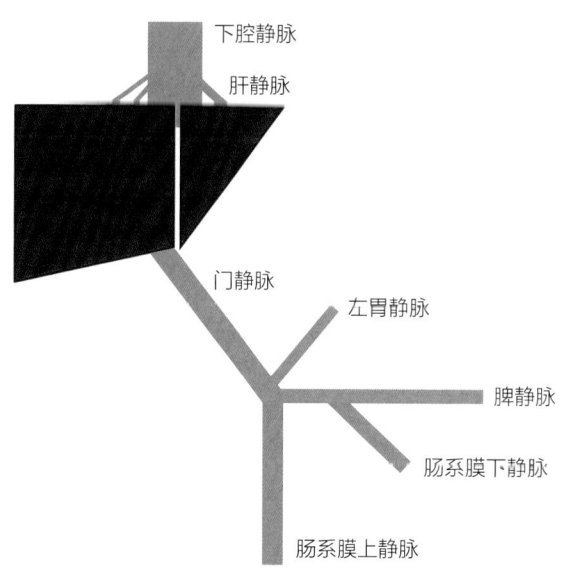

下腔静脉

肝静脉

门静脉

左胃静脉

脾静脉

肠系膜下静脉

肠系膜上静脉

▲ 图 12-2　门静脉系统的解剖

门静脉通常通过肠系膜上静脉、脾静脉和胃左静脉从胃、肠、脾和胰腺床排出血液随着门静脉高压症的发展，侧支循环通过打开先前存在的连通门静脉和全身静脉循环的血管通道而发展。侧支形成的主要部位是：①通过胃左静脉在贲门处；②在肛管中痔上静脉和痔中静脉之间的吻合；③在镰状韧带中，通过脐旁静脉的再通和腹壁引流静脉的重新定向；④脾静脉床和左肾静脉之间，经常穿过胃壁（胃肾分流）；⑤腹膜后。在这些分流中，贲门和胃底的分流是最常见和临床相关的，因为这些分流导致胃食管静脉曲张（GEV）的形成。

静脉曲张一旦形成，多种因素可导致曲张静脉的进行性扩张。主要因素是门静脉压力和通过这些侧支的血流的进行性增加。此外，肝硬化患者可能经历与进餐[54]、酒精摄入[55]、昼夜节律[56]、腹内压力增加[57] 相关的静脉曲张压力的进一步间歇性增加，这可能进一步导致静脉曲张的进行性加重。静脉曲张的大小和静脉曲张压力的增加会增加静脉曲张的壁张力（WT），这可以由修正的 Laplace 定律公式定义。

$$WT=(P_i-P_e)*r/th$$

其中 P_i 是曲张静脉内压，P_e 是内腔中的压力，r 是静脉曲张的半径，th 是静脉曲张壁的厚度[57]。当壁张力超过静脉的弹性极限时，静脉曲张破裂并出血。因此，在静脉曲张破裂中起作用的 3 个因素是曲张静脉压力、大小和壁厚。这一解释静脉曲张出血的理论得到了临床观察的支持。静脉曲张出血的风险随着门静脉压力梯度的增加[58]、静脉曲张的直径大小的增大和曲张静脉壁厚的减小而增加（通过静脉曲张上红色标志或红色"鞭痕"标记的存在来反映）[59]。

三、肝硬化/门静脉高压症的分期

静脉曲张和静脉曲张出血的处理应在肝硬化不同预后分级的背景下进行。这一点很重要，因为这些分级不仅在患者预后方面不同，而且在主要病理生理机制方面也不同。因此，在每个预后阶段采取个性化的管理策略是必要的。

多年来大量的预后研究表明肝硬化不是一个单一的实体。在一项评估 116 项此类研究的系统综述中，肝硬化患者的中位生存期为 1～186 个月[60]，这表明肝硬化是一种异质性疾病。

肝硬化的 2 个主要预后分级是代偿期和失代偿期。失代偿期是指临床上明显的失代偿事件（特别是腹水、静脉曲张出血和脑病）。这 2 个主要分级的生存概率完全不同。对包括 1600 多名患者在内的 2 项前瞻性队列研究的个体患者数据的分析表明，代偿期肝硬化患者的中位生存期大于 12 年，而失代偿期肝硬化患者的中位生存期为 1.8 年[60]。代偿期肝硬化的患者在进展为失代偿期之前死亡率很低（20 年后为 10%）[61]。事实上，失代偿是肝硬化患者死亡的最强预测因子[62]。不仅预后不同，而且代偿期肝硬化和失代偿期肝硬化的死亡预测因子也不同，一项肝硬化患者队列研究表明，代偿期死亡的最强预测因子是年龄，失代偿期死亡的最强预测因子是终末期肝病模型（MELD）评分[62]。这 2 个主要分级中的亚级越来越多地被描述，因此这一领域正在发展并将继续发展。

（一）代偿性肝硬化

这是肝硬化的无症状阶段。代偿性肝硬化是指没有腹水、静脉曲张出血、脑病或黄疸的肝硬化。重要的是，通过使用利尿药控制腹水的患者或通过使用特定疗法控制脑病的患者不属于代偿期患者。

在这些患者中，主要的次级分层标准是指是否存在胃食管静脉曲张（GEV）。有胃食管静脉曲张但并未破裂出血的患者（无腹水、脑病或黄疸）仍处于低死亡率的代偿阶段，尽管研究表明，这些患者的死亡率和向失代偿期的演变高于无静脉曲张的患者[61, 63, 64]。因此，对于无静脉曲张和有静脉曲张的患者，这些亚级分别被指定为 1 期和 2 期[60]。然而，这一亚级分级系统已经发生了一些变化，主要是由于一项非选择性 β 受体阻滞药的多中心随机对照试验的发现，该研究纳入了无 GEV 的代偿期肝硬化患者（以前定义为 1 期），主要结果是 GEV 的发展[65]。在这项研究中，在随机前和其后每年所有患者都进行门静脉压力测量（通过评估肝静脉压力梯度或 HVPG，见门静脉高压症评估部分）。尽管这项研究结果为阴性，这些测量结果确定了一个患者亚组，这个亚组更有可能发展为 GEV，更重要的是，这组患者更有可能发展为临床失代偿期肝硬化[65, 66]。定义这些患者的 HVPG 截断值是 ≥ 10mmHg 的压力梯度。HPVG ≥ 10mmHg 的患者在 2 年和 5 年时发生静脉曲张的概率分别为 18% 和 45%，而 HPVG < 10mmHg 的患者发生静脉曲张的概率分别为 7% 和 30%[65]。HPVG ≥ 10mmHg 的患者 2 年和 5 年时进展为失代偿期肝硬化的概率分别为 13% 和 29%，而 HPVG < 10mmHg 的患者的概率分别为 6% 和 15%[67]。这一截断值还确定了更有可能发展为肝细胞癌[68]和在外科肝脏移植后更有可能失代偿的这部分肝硬化代偿期患者[69]。因此，在无 GEV 的代偿期肝硬化患者中，基于 HVPG 的进一步分层是有必要的，那些 HVPG 为 5～10mmHg 的人有门静脉高压症，但这是"轻微的"，那些 HVPG ≥ 10mmHg 的人存在有临床显著的门静脉高压症（CSPH）。至于肝硬化的其他亚级，这种分层不仅具有预后意义，而且具有病理生理学 / 治疗意义。轻度门静脉高压症患者尚未形成高动力状态，因此对非选择性 β 受体阻滞药（其主要作用机制是通过减少门静脉流入）的反应不如 CSPH 患者[35]。在轻度门静脉高压的这一阶段，其主要机制是肝内阻力增加。

根据定义，存在 GEV 的患者有 CPSH，因为所有 GEV 患者的 HVPG 至少为 11～12mmHg[58, 70]。因此，有 CPSH 患者可分为存在 GEV 和不存在 GEV（图 12–3）。

（二）失代偿期肝硬化

这是肝硬化的症状期，定义为存在任何临床上明显的门静脉高压并发症（腹水、静脉曲张出血、脑病）或肝功能不全（黄疸）。在失代偿事件中，显性腹水显然是最常见的，占初始临床事件的 60%～80%，其次是胃肠道出血，而脑病和黄疸仅在少数患者中作为第一临床事件发生[61, 71]。尽管代偿期肝硬化的主要致病机制是门静脉高压，但在失代偿期肝硬化中，主要致病机制是高动力循环状态和肝功能不全，尽管门静脉高压仍然具有预测预后意义[72]，特别是在静脉曲张出血患者中[73, 74]。

失代偿期肝硬化的亚级尚未像代偿期肝硬化那样明确定义。然而，现在很清楚，不同的失代偿事件本身具有不同的预后。先前，失代偿期肝硬化患者分为有或无静脉曲张的腹水患者（3 期）和有或无腹水的胃肠出血患者（4 期）[75]，4 期预后较差。然而，这种分类需要被放弃，因为已经有研究表明腹水患者的预后明显差于静脉曲张出血作为唯一失代偿事件的患者[64]，包括一项使用竞争风险分析的研究[61]。这导致基于 5 年死亡率的肝硬化的重新分级，其中胃肠道出血为唯一失代偿事件的患者、无出血并发症（主要为腹水）为唯一失代偿事件的患者、伴有 2 种或 2 种以上并发症的患者有更差的预后（分别为 20%、30% 和 88%）[61]（图 12–3）。

因此，静脉曲张出血患者的预后（和治疗）在很大程度上取决于是否存在其他失代偿事件[76]。

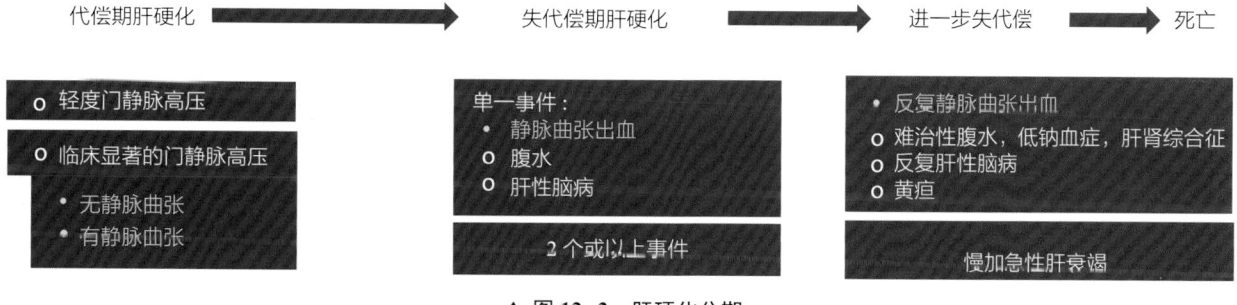

▲ 图 12–3 肝硬化分期

肝硬化的自然病程包括不同预后阶段的进展，其中代偿期和失代偿期是最重要的。在代偿期，是否存在临床显著的门静脉高压（CSPH）是决定预后的关键因素。CSPH 患者又进一步分为有和没有胃食管静脉曲张的患者。在失代偿性肝硬化中，特定并发症（腹水、静脉曲张出血和脑病）的发生，无论是单独或联合出现，增加了该阶段的预测粒度。由顽固性腹水、肝肾综合征、复发性静脉曲张出血和复发 / 持续性肝性脑病的发展所定义的"进一步"失代偿阶段，可能在这些患者中提供更大的预后差异。最后一个阶段的特征是多器官衰竭，称为"慢加急性"肝衰竭，与最坏的预后相关死于失代偿性肝硬化的患者通常在出现"进一步失代偿"后死亡，即当病理生理机制恶化［门静脉高压、高动力循环状态和（或）肝功能不全］导致初始失代偿事件的并发症时死亡。具体而言，利尿药难治性腹水、低钠血症和肝肾综合征的发展代表"进一步"或晚期失代偿状态，因为它们的发展取决于心脏血流动力学异常和炎症状态的恶化 [77, 78]。

静脉曲张出血的患者如果出现复发性静脉曲张出血，也属于"进一步"失代偿阶段，特别是如果他们同时出现其他失代偿事件 [76]。这可能由于门静脉压力的恶化和（或）高动力循环状态 [73] 的恶化造成（图 12-3）。

三分法的 Child-Turcotte-Pugh（CTP）分类系统大致将肝硬化患者分为 3 个预后阶段，其中，大多数 CTP-A 类患者属于代偿期肝硬化，大多数 CTP-B 类患者存在肝硬化失代偿，大多数 CTP-C 类患者则存在进一步失代偿或慢加急性肝衰竭。

指示有进一步或晚期失代偿的病情进展可能由一个可能明显或不明显的临床事件（如，明显的细菌感染与细菌易位）所激发。细菌感染发生在代偿期和失代偿期肝硬化中，并且是所谓的慢加急性肝衰竭的常见诱因，慢加急性肝衰竭是一种多器官衰竭状态，其中除了肾衰竭（肝肾综合征）之外，还存在肝衰竭（黄疸）、凝血系统衰竭（低纤维蛋白原血症）、神经系统衰竭（脑病）和循环衰竭（低血压）背景下的肺动脉系统衰竭（低氧血症）。这一阶段是肝硬化的末期，如欧洲协作组所报道的那样 [79]，在出现 2 个器官衰竭的情况下，28d 死亡率为 32%，在出现 3 个器官衰竭的情况下，死亡率为 77%。在北美协作组研究中 [80]，在肝硬化合并细菌感染的住院患者中发现了器官衰竭与存活相关的相似结果。

四、门静脉高压症的评估

因为门静脉位于两个毛细血管床之间，一边是内脏毛细血管，另一边是肝窦，测量门静脉压力具有挑战性。评估门静脉压力有 2 种方法：直接法和间接法。门静脉压力需要描述为门静脉压力和体循环静脉压力之间的梯度。测量门静脉压力最安全、最可重复和最可靠的方法是间接评估门静脉压力。正常的 HVPG 为 3～5mmHg。

（一）直接门静脉压力测量

门静脉压力的直接测量是有创性检查，包括门静脉的外科经皮经肝或经脾导管插入术。因为任何血管系统中的压力必须被称为梯度，所以门静脉压力必须被称为并报告为门体循环系统压力梯度（PSG），这是门静脉压力和体循环静脉压力之间的差值，代表了门静脉和肝循环内的灌注压力。这些有创性技术不仅具有侵入性和危险性的缺点，而且需要对体循环静脉进行单独的导管插入术以获得 PSG。尽管目前通过超声引导可以降低出血的风险，但这些技术很少使用。通过经颈静脉途径直接到门静脉置管的侵入性较小，并且作为手术的一部分具有测量体循环静脉压力的优点。由于特殊的技术专长是必要的，并且由于穿刺肝脏仍有导致出血的风险，这种方法仅用作放置经颈静脉肝内门体分流术（TIPS）支架的初始步骤。一旦 TIPS 到位，PSG 的测量就很容易，并用于监测 TIPS 的开放性 / 功能性。

（二）间接门静脉压力测量

HVPG 是最常用的测量门静脉压力的方法。计算方法是楔形（或闭塞）肝静脉压（WHVP）和自由肝静脉压（FHVP）之间的差值 [81]。

通过楔入（将导管推送到肝静脉的最小分支，直到它不能再推进）或通过在导管尖端膨胀气囊来封闭肝静脉腔来获得 WHVP（图 12-4）。当肝静脉被楔入 / 阻塞时，在导管和肝窦之间形成连续的流体柱，导致压力读数等于肝窦压力。"楔形"压力不如"闭塞"压力准确，因为气囊导管闭塞了较大的肝静脉分支，理论上，与楔形导管相比，可以测量肝脏较宽血管区域的 WHVP。

WHVP 是指对肝内肝窦压力的测量，与肝硬化门静脉压力的直接测量直接相关，主要用于酒精和病毒为病因的肝硬化 [82]。因为非酒精性脂肪性肝炎（NASH）的纤维化分布与酒精性脂肪性肝炎相同，所以可以假设 NASH 肝硬化中的 HVPG 也与直接

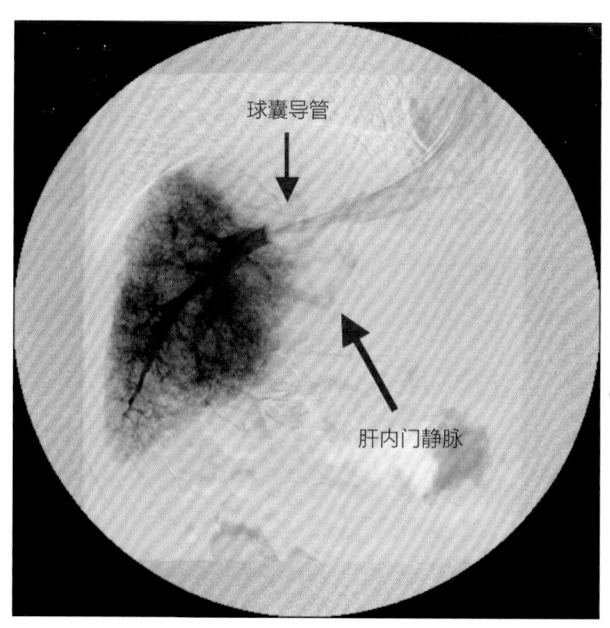

▲ 图 12-4　肝静脉导管

肝静脉注射碘化造影剂，球囊充盈，肝静脉闭塞。细箭 . 球囊导管；粗箭 . 肝内门静脉，经肝窦逆行充盈

门静脉压力测量相关。

　　FHVP 是一种体循环静脉压测量，在门静脉外腹内压升高（如腹水）时，可作为校正 WHVP 的零点基准点。因此，HVPG 结合了自己的零点基准点，并且还将消除另一个非常重要的误差源，即外部零点基准点，它可能因医疗中心不同而异。

　　肝静脉导管插入术的主要临床应用是确定门静脉高压症的类型（包括腹水来源），评估门静脉高压症的存在 / 严重程度及术前评估小肝癌患者切除的风险。

　　正常的 HVPG 为 3～5mmHg。因为它是肝窦压力的量度，所以在肝前性（如门静脉血栓形成）或窦前性门静脉高压（如血吸虫病、结节性再生增生、原发性胆汁性胆管炎早期）的情况下，HVPG 是正常的。> 5mmHg 的 HVPG 被认为是异常的，发生在酒精性 / 病毒性肝硬化、窦后性和肝后性门静脉高压症，但心力衰竭继发的肝脏充血除外，它的窦性（WHVP）和体循环压力（FHVP）都将升高，导致 HVPG 正常。在慢性肝病患者中，HVPG > 6mmHg 比肝组织学更准确地指示肝硬化的存在[83]。

　　如前所述，代偿期肝硬化的分层是基于 HVPG 的测量，5mmHg < HVPG < 10mmHg 表示轻度门静脉高压，HVPG ≥ 10mmHg 表示 CSPH，预示肝脏切除后失代偿和不良预后。在静脉曲张出血患者中，HVPG > 20mmHg 表明患者有不良预后风险[73]。

　　肝静脉置管技术的主要优点是简单、重现性和安全性。主要并发症仅限于股静脉或颈静脉的局部损伤（如动静脉瘘、静脉导管渗漏或破裂）。因为该操作不同于心脏导管实验室和重症监护治疗病房使用的操作，虽然操作简单，但是精确的测量需要特殊的训练[81]。

　　除了上述临床应用外，HVPG 不应常规用于肝硬化患者，而应被视为一种研究工具，用于概念验证研究，评估在实验研究中显示具有门静脉降压作用的新药的有效性。来自随机对照试验（RCT）的结果表明，血流动力学"应答者"（定义为这部分人的 HVPG 降至 12mmHg 以下或从基线水平下降超过 20%）与无应答者相比，有较低的不良结果发生率，这是 2 项独立 Meta 分析得出的结果[67, 84]。

　　值得注意的是，肝静脉导管插入术除了可以测量 WHVP 和 FHVP 之外，还可以进行经颈静脉肝活组织检查，与经皮途径相比，经颈静脉肝活组织检查在经验丰富的操作者手中几乎不增加时间或不适，并且最小化了出血并发症的风险。使用 CO_2 作为造影剂也有可能获得楔形肝逆行门脉造影。CO_2 逆行门静脉造影术未能对门静脉成像，强烈提示窦前门静脉高压症的存在。此外，可以用吲哚菁绿测量肝血流量，吲哚菁绿的内在清除率是肝功能的定量测试，用于评估总体肝脏代谢活动。

（三）内镜检查

　　上消化道内镜检查是评估上消化道 GEV 的存在和特征以及是否存在门静脉高压性胃病的金标准。对于 GEV 的评估，已经提出了几个分类，但是具有治疗影响的最重要特征是静脉曲张的大小和高风险红色征的存在。在食管静脉曲张的情况下，一种常见的分类方法是，如果它们在吹气时塌陷，则认为它们是小型的，如果它们没有塌陷，则认为它们是中至大型的（图 12-5）。静脉曲张出现红色征（也称为红色"鞭痕"标记）表明出血风险增加，即使静脉曲张很小。

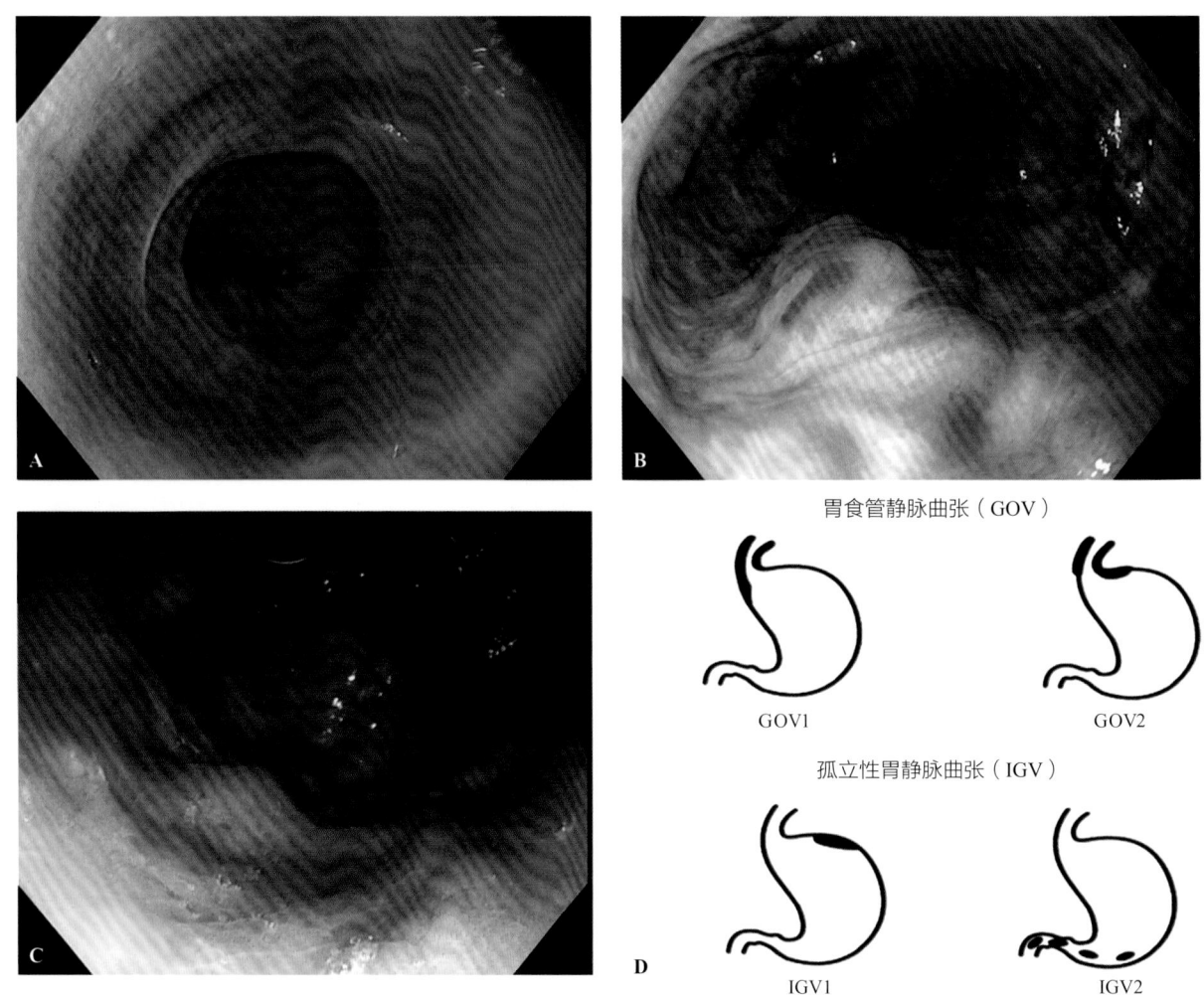

胃食管静脉曲张（GOV）

GOV1　　　　GOV2

孤立性胃静脉曲张（IGV）

IGV1　　　　IGV2

▲ 图 12-5　A. 食管小静脉曲张，食管吹气会导致这些塌陷；B. 食管大静脉曲张，静脉曲张顶部有红色标志；C. 1 型孤立性胃静脉曲张（IGV1）；D. Sarin 根据胃中的定位对胃静脉曲张进行分类
图 D 经 Elsevier 许可转载，引自参考文献 [85]

胃静脉曲张根据 Sarin 的提议 [86] 进行分类，这决定了治疗方法。胃食管静脉曲张 1 型（GOV1）是在贲门下方延伸至胃小弯的静脉曲张，是最常见的（见于 75% 的胃静脉曲张）。GOV2 是延伸到胃底的静脉曲张。孤立性胃静脉曲张 1 型（IGV1）位于胃底。GOV2 和 IGV1 通常被称为"贲门 - 胃底静脉曲张"。在大多数情况下，贲门 - 胃底静脉曲张与自发性胃肾分流有关（图 12-6），起源于脾静脉并引流至左肾静脉。IGV2 位于胃的其他地方，在肝硬化患者中非常罕见。

（四）无创检测评估门静脉高压

1. 影像技术

超声 / 彩色多普勒超声（CDUS）通常是对怀疑门静脉高压症患者的第一线影像评估。超声可以发现门静脉高压症的表现，如脾大、门静脉侧支血管出现、腹水、门静脉直径增加（大于 13mm）和门静脉速度降低（门静脉血流的最大和平均流速分别 < 20cm/s 和 < 10~12cm/s）[87, 88]。超声还可以通过评估提示肝硬化的肝脏形态学变化（肝脏结节状边缘 [89]）以及门静脉和肝静脉的通畅情况来诊断门静脉高压的原因。

增强计算机断层扫描（CT）和磁共振成像（MRI）可以更好地对肝脏形态和门静脉系统成像。因为它们比超声检查更复杂和昂贵，所以它们很少是疑似门静脉高压症患者的初始检查，但是对于充分了解内脏循环的情况是必不可少的。

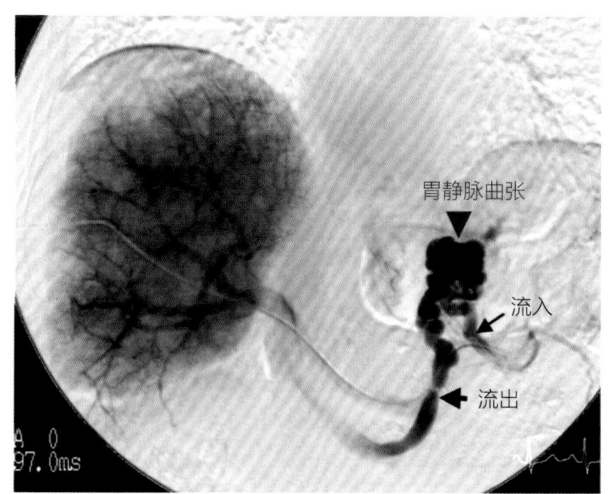

▲ 图 12-6　胃静脉曲张的血管造影特征

门静脉造影图像显示从脾静脉到肾静脉的自发性侧支循环，灌注胃静脉曲张并形成胃肾分流。细箭 . 流入血管；粗箭 . 向左肾静脉的流出血管；箭头 . 胃静脉曲张

2. 弹性成像

弹性成像技术用于评估肝脏或脾脏的硬度。这可能有助于对门静脉高压进行分类。肝硬化总是与肝硬度增加有关[90]。门静脉高压的其他原因，如门静脉血栓形成或特发性门静脉高压症，具有正常或仅轻度升高的肝脏硬度[91]，但与脾脏硬度升高有关[92]。可以在最近的指南中找到弹性成像技术的全面技术回顾[93]。

用 FibroScan®（Echosens，巴黎，法国）进行的瞬时弹性成像是最常用的弹性成像技术[94]。该设备由安装在振动器轴上的超声换能器探头组成。振动器产生剪切波，设备记录波的速度。波的传播速度与组织硬度直接相关。初步研究表明，FibroScan测量的瞬时弹性成像值与HVPG[95]相关。当HVPG值在 10mmHg 范围内时，这种相关性很好，但高于上值时，相关性就差得多[95]。这表明肝硬度仅评估肝阻力增加对门静脉高压的作用，而不是血流增加的作用，在晚期门静脉高压中更为突出[34]。脾脏硬度的测量（捕捉门静脉高压对脾脏组织的影响）改善了肝脏硬度的预测[96]。其他测量肝脏和脾脏硬度的方法，如声学射频脉冲（ARFI）[97]和 2D 实时剪切波弹性成像[98]已被提出来预测门静脉压力，初步结果很有希望，但需要进一步验证。

五、门静脉高压症治疗的作用机制

（一）药物疗法

门静脉压力梯度的降低可以通过使用降低肝内阻力的药物、降低门静脉流入量的药物和（或）降低阻力和流量的药物来实现。

1. 改善增加的肝内阻力

如上所述，肝内阻力增加的血管性、可逆部分主要是由于肝脏微循环中血管舒张药一氧化氮缺乏的结果，但也是由于对内源性血管收缩药的敏感性增加所致。因此，增加一氧化氮向肝内循环输送的药物，特别是硝酸盐，应该能够降低门静脉压力。然而，硝酸盐（和其他血管舒张药）不仅扩张肝内循环，而且对体循环也产生血管舒张作用，可导致有症状的低血压[99]，并可导致与严重血管舒张有关的并发症，如钠潴留和肾功能异常。研究还表明，硝酸盐与影响肝内阻力无关，硝酸盐（和其他血管扩张药）与平均动脉压的降低相关，从而导致门静脉血流量的减少，这似乎是 HVPG 下降的原因[100]。

在临床试验中，一项安慰剂随机对照试验显示，即使单硝酸异山梨酯没有显著的不良事件，但它不能有效预防静脉曲张出血，实际上，与安慰剂组[101] 相比，硝酸盐组静脉曲张出血更为频繁。因此，在门静脉高压症的治疗中不建议单独使用硝酸盐类药物。

其他导致肝硬化患者 HVPG 明显降低的血管舒张药包括阻断肾上腺素能活性的药物（如哌唑嗪、可乐定）或阻断肾素 - 血管紧张素 - 醛固酮系统的药物，如血管紧张素受体阻滞药（ARB，如氯沙坦、厄贝沙坦）或血管紧张素转换酶抑制药（ACEI，如卡托普利）[102]。然而，长期使用哌唑嗪与盐潴留、腹水和水肿[103] 的发生有关，使用厄贝沙坦与肌酐清除率降低有关[104]。

使用血管紧张素阻断药的研究已经在代偿期和代偿期肝硬化患者中进行。一项根据 CTP 分类对患者进行分层的个体患者 meta 分析显示，ACEI 和 ARB 降低 HVPG 的有益影响局限于 CTP-A 肝硬化患者（多为代偿期），而在 CTP-C 肝硬化患者（失代偿）中则有更不良的血流动力学效应[105]。在有研究能确定这些药物在代偿期肝硬化患者中的潜力之前，它们不应用于门静脉高压症的治疗，应该避免用于失代偿期肝硬化患者。

他汀类药物已在实验性肝硬化中显示出可增加肝内循环中一氧化氮的生物利用度[106]。在一项对肝硬化患者进行的概念验证安慰剂对照随机研究中，辛伐他汀剂量为 40mg/d 时，在不影响平均动脉压的情况下，HVPG 可轻度但显著降低[107]。这种效应被证明是对非选择性 β 受体阻滞药效应的补充，无论患者是代偿期还是失代偿期都会出现。此外，还观察到吲哚菁绿清除率有所提高，这是任何能扩大肝内循环并能导致肝功能改善的药物所能期望的。

2. 改善增加的门静脉流入量

药物治疗旨在改善增加的门静脉流入量，主要是以使用内脏血管收缩药、非选择性 β 肾上腺素能阻滞药（NSBB）、血管升压素（和类似物特利加压素）和生长抑素（和类似物奥曲肽）为基础。以上这些药物都已被证明能显著降低 HVPG。由于血管升压素和生长抑素只能静脉给药，因此它们的使用仅限于急性情况，而 β 肾上腺素能阻断药则用于门静脉高压症的慢性治疗。

NSBB（即普萘洛尔、纳多洛尔、噻吗洛尔）通过 2 种机制减少门静脉流入：通过减少心输出量（β_1 阻滞）和通过内脏血管的 β_2 阻滞及无对抗的 α 肾上腺素能活性来增加内脏血管收缩。后一种效应是最重要的效应，这也解释了收缩血管效应与缺乏 NSBB（β_1 阻滞效应）诱发的心率下降的相关性[108]。在接受 NSBB 治疗后，HVPG 的中位降幅约为 15%[109]。在使用 NSBB 的患者中，只有 37% 的患者是血流动力学"应答者"（定义为 HVPG 降至 < 12mmHg 或从基线下降 > 20%）[110]。这是由于用药后伴随出现的侧支阻力增加，而侧支阻力的增加是由血流减少引起的侧支直径的减小引起的[111]。侧支血流和直径的减少代表了 NSBB 的额外有益效果（不能通过门静脉压力的降低来评估），这可以解释 NSBB 在临床试验中仅仅有适度的门静脉压力降低效果。

与 NSBB 相关的最常见不良反应是轻度头痛、疲劳和气短，这些不良反应已被证明不利于患者选择服用这些药物[112]。此外，高达 15% 的患者可能对 NSBB 有相对禁忌证（如窦性心动过缓、胰岛素依赖型糖尿病）或绝对禁忌证（如阻塞性肺疾病、心力衰竭、主动脉瓣疾病、心脏传导阻滞和外周动脉供血不足）。

近期的观察性研究指出晚期肝硬化患者中存在难治性腹水[113]、自发性细菌性腹膜炎发作（SBP）[114] 时使用 NSBB 需警惕。这些研究表明，在校正混杂因素后，NSBB 使用与死亡率增加相关。这一发现的病理生理学解释是，在晚期循环功能障碍和明显血管舒张的情况下，NSBB 治疗导致的心输出量减少将导致低血压恶化、肾灌注减少和急性肾损伤。然而，在随后对腹水患者[115-117] 的几项研究中，这一概念受到了挑战，这些研究表明，在接受 NSBB 治疗的患者（包括难治性腹水患者）中，生存率没有差异[116]，甚至生存率有所提高。另一项研究表明，正在进行的 NSBB 治疗与慢加急性肝衰竭患者生存率的提高有关[118]。还有 2 项研究发现 NSBB 的剂量和结果之间有关联。第一项研究表明，在轻度（1～4 次穿刺）或重度失代偿期肝硬化（> 4 次穿刺）患者中，> 160mg/d 的普萘洛尔剂量与更差的生存率相关，而 ≤ 160mg/d 剂量与更高的生存率相关[117]。在第二项研究中，针对 SBP 患者，调整混杂因素后，< 160mg/d 的普萘洛尔剂量与增加生存率相关，而 ≥ 160mg/d 的普萘洛尔剂量则不能获得这种效应[119]。

总之，尽管缺乏关于难治性腹水或 SBP 患者使用 NSBB 的随机对照试验，但观察性研究的最新证据并不支持 NSBB 的有害作用。在这些患者中，应仔细调整 NSBB 的剂量。对于难治性腹水或 SBP 的患者，应避免使用高剂量的 NSBB。有严重循环功能障碍症状的患者，如严重低血压（收缩压 < 90mmHg）、低钠血症（血清钠 < 130mEq/L）或肝肾综合征，需要降低 NSBB 的剂量，或在某些情况下完全停药，如果循环功能障碍改善，则可能重新开始使用 NSBB[120]。

血管升压素是最有效的内脏血管收缩药。它减少流向所有内脏器官的血流，从而导致门静脉流入量减少和门静脉压力降低。血管升压素（及其类似物特利加压素）不仅能降低门静脉压力，还能降低侧支循环和静脉曲张压力[109]。不幸的是，血管升压素的临床用途受到其与内脏血管收缩（如肠缺血）和全身血管收缩（如高血压、心肌缺血）相关的多种不良反应的限制。特利加压素是一种合成的血管升压素前体药物，其具有比血管升压素更长的生物活性和明显更少的不良反应，因此在急性静脉曲张出血的治疗中取代了血管升压素（参见"急性静脉曲张出血患者"一节）。

生长抑素及其类似物如奥曲肽在常用药物剂量下也会引起内脏血管收缩。尽管已经认为这种效应是由于抑制血管舒张肽（主要是胰高血糖素）的释放，但有证据表明奥曲肽具有直接的血管收缩效应[109]。生长抑素及其类似物最重要的作用之一是减轻餐后充血，即餐后门静脉压力的突然增加[121]。已经证明，与膳食相比，胃中的血液诱导餐后充血[122, 123]，这可能是生长抑素及其类似物防止静脉曲张出血急性发作后最初几天静脉曲张再出血的主要机制。生长抑素及其类似物无不良反应，相对于其他血管收缩药具有优势，允许更长时间给药。

3. 改善肝内阻力和门静脉流量

肝内血管扩张药和内脏血管收缩药的联合应用应能产生额外的门静脉降压效果。

卡维地洛是一种具有额外抗 α_1 肾上腺素能活性的 NSBB 药物，它可能通过降低门静脉血流量（β受体阻滞药效应）和肝内阻力（抗肾上腺素能效应）发挥作用。事实上，一项将其与普萘洛尔进行比较的研究表明，25mg 卡维地洛单次给药比静脉注射普萘洛尔更能显著降低 HVPG（分别为 21% 和 13%）[124]。不幸的是，卡维地洛已被证明可导致平均动脉压和外周阻力的显著下降，这可能对肝硬化患者的长期预后产生负面影响，[125]。然而，使用较低剂量（最大 12.5mg/d），如 RCT（见下文）所证明的，在保持临床疗效的同时并无相关重大不良事件出现[126]。

加用理论上可降低肝内对 NSBB 抵抗力（后者降低门静脉血流量）的硝酸盐（单硝酸异山梨酯或二硝酸异山梨酯）或哌唑嗪，可增强普萘洛尔的门静脉降压效果，其 HVPG 降幅可达 20%～25%[109]，血流动力学应答者有 44%，也高于仅使用 NSBB 的效果[127]。然而，联合治疗伴随着更多的不良反应，主要是腹水和（或）有症状的低血压，并且在临床实践中耐受性差。在一项 Meta 分析中，联合使用 NSBB（NSBB+ 硝酸盐）与单独使用 NSBB 相比，其不良反应更频繁（分别为 38% 和 23%），停药率更高（分别为 15% 和 6%）[128]。因此，NSBB+ 硝酸盐或哌唑嗪联合治疗门静脉高压症是不推荐的。

（二）静脉曲张闭塞疗法

静脉曲张可以通过内镜（从静脉曲张的外部）或在进行 TIPS 时经静脉（通过介入放射学）清除，或者当存在较大胃肾分流且出血来自胃底静脉曲张时清除。这些疗法是局部非门静脉减压静脉曲张治疗方法，也就是说，它们不作用于导致门静脉高压症的任何病理生理机制，因此静脉曲张 / 侧支循环最终会复发 / 扩大，需要持续的内镜监测。

1. 硬化剂疗法

硬化剂疗法包括经内镜向静脉曲张内或附近注射硬化剂，目的是通过静脉曲张血栓形成和（或）周围组织炎症造成静脉曲张闭塞。它需要一名熟练的内镜医师，且 10%～20% 的患者会出现严重并发症（食管溃疡和狭窄）。

基于两项随机对照试验的 Meta 分析比较了内镜下静脉曲张套扎术（EVL）和硬化剂疗法在静脉曲张出血二级预防中的作用，两者都显示了 EVL 在预防静脉曲张出血复发方面的优势，并发症更少，使根除静脉曲张所需的内镜治疗次数更少[129, 130]，因此内镜下静脉曲张硬化剂疗法基本上已被 EVL 所取代。

2. 套扎

治疗静脉曲张和静脉曲张出血的内镜方法选择是 EVL，它包括在静脉曲张周围放置橡胶圈，使其坏死并被根除（图 12-7）。

EVL 的技术使用多橡胶圈设备，从胃食管连接处开始放置橡胶圈，以螺旋方式向上延伸 5～8cm。为了根除静脉曲张（静脉曲张消失或静脉曲张太小而不能吸入套扎装置），平均需要 3 次套扎（每 1～2 周进行一次）。因为这是一种对门静脉压力没有影响的局部疗法，静脉曲张在内镜根除后总是复发。因此，有必要进行终身监测，并在静脉曲张复发时重复 EVL。第一次监测内镜检查应该在根除后 3 个

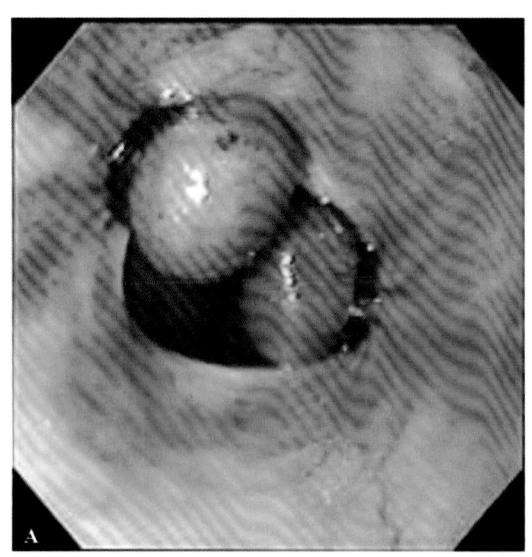
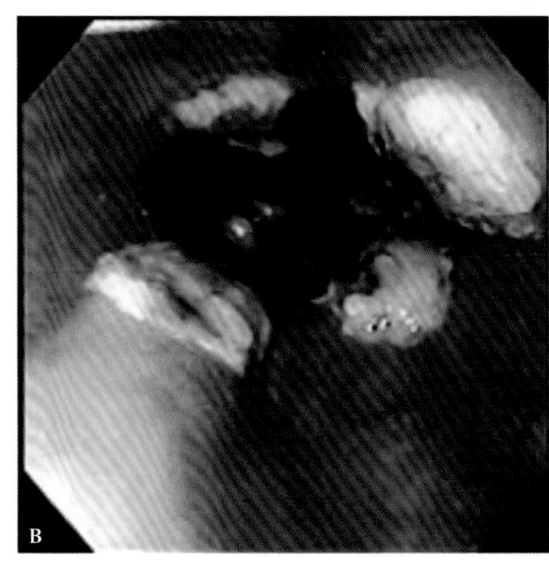

▲ 图 12-7　套扎后食管静脉曲张的内镜表现

A. 用黑色带结扎食管静脉曲张；B. 结扎后 1 周内镜检查结果。观察到黏膜浅溃疡伴黏膜缺血性坏死，但静脉曲张几乎消失

月进行，如果阴性，监测可以延长到每 6 个月一次。

3. 组织胶注射闭塞静脉曲张

这种内镜治疗尽管也用于异位静脉曲张患者，但主要用于治疗胃静脉曲张出血。食管静脉曲张患者使用该治疗与 EVL 相比没有优势，而且并发症的发生率更高。

该技术包括将氰基丙烯酸酯注射到静脉曲张中，氰基丙烯酸酯是一种与血液接触后固化的合成胶。在随机试验中使用的氰基丙烯酸酯是正丁基 –2– 氰基丙烯酸酯[131]。氰基丙烯酸 2- 辛酯是聚合时间更长的替代物，已成功用于治疗急性胃静脉曲张出血[132]。美国胃肠内镜学会最近在一份技术报道中对这项技术进行了综述[133]。氰基丙烯酸酯注射液的主要并发症是全身栓塞。

4. 静脉曲张的经静脉栓塞 / 闭塞

经静脉途径，食管静脉曲张可以被闭塞，胃底静脉曲张可以被硬化[134]。

TIPS 时进行的食管静脉曲张栓塞术（见下文）在降低 TIPS 后再出血率方面似乎有额外的益处，这在最近对 6 项血管造影下通过弹簧圈栓塞静脉曲张的研究的 Meta 分析中得到了证实。与单用 TIPS 组相比，TIPS 联合静脉栓塞治疗静脉曲张再出血的发生率较低，在肝性脑病或死亡方面没有差异[135]。

对于较大胃 / 脾肾侧支相关的胃底静脉曲张，

可以通过经颈静脉或股静脉对左肾静脉进行逆行插管，然后球囊闭塞并缓慢注入硬化剂，以清除胃 / 脾肾侧支和胃底静脉曲张。这个技术，球囊阻塞逆行经静脉闭塞（BRTO），在亚洲很普遍，在美国也越来越被接受[136, 137]。该技术存在多种变体，如球囊阻塞顺行经静脉闭塞（BATO）[138] 或通过放置血管栓子（PARTO）[139] 或线圈（CARTO）[140] 闭塞侧支。BRTO 在理论上比 TIPS 有优势，因为它不会转移肝脏的门静脉血流。另一方面，BRTO 及其变体通过闭塞大的侧支导致门静脉压力增加，从而增加静脉曲张出血和腹水恶化的风险。事实上，最近的回顾性研究表明，与 BRTO 单独使用相比[141]，BRTO 联合使用 TIPS 可以预防腹水、食管静脉曲张出血和（或）胃底静脉曲张再出血。图 12-8 显示了 BRTO 操作的示意图。

（三）门静脉降压疗法

1. 经颈静脉肝内门体分流术

TIPS 技术包括经皮在门静脉和体循环之间建立肝内连接，旨在降低门静脉压力（图 12-9）[142]。

肝内管道的开放性由可扩张支架维持。最初的未覆膜支架与非常高的支架功能障碍率相关，在第一年需要重新干预以保持管道通畅的患者高达 80%。近年来，新的覆膜支架已经将 TIPS 功能障碍

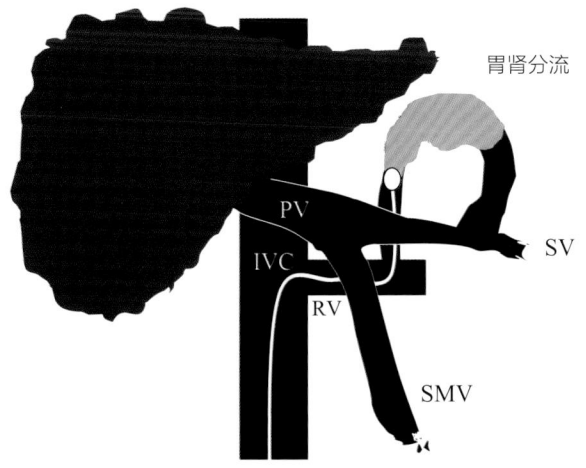

胃肾分流

▲ 图 12-8　球囊逆行经静脉闭塞（BRTO）术的示意图

球囊导管用于插入胃肾分流管。分流管阻塞后，注射硬化剂，消除胃静脉曲张；PV. 门静脉；IVC. 下腔静脉；SMV. 肠系膜上静脉；SV. 脾静脉

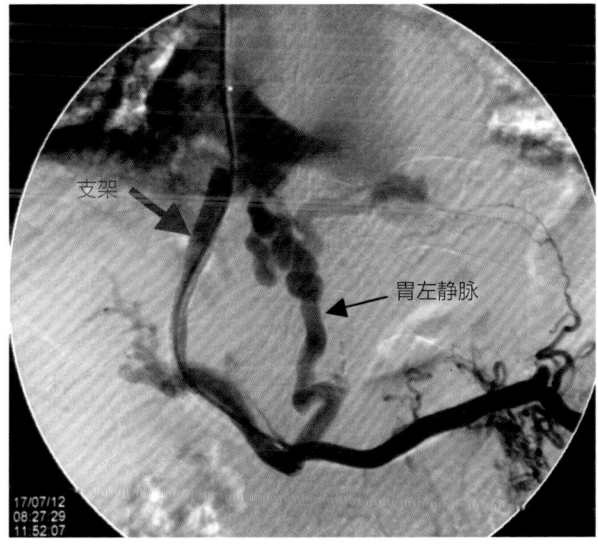

支架

胃左静脉

▲ 图 12-9　TIPS 后的血管造影，其支架（红粗箭）被成功地放置在肝静脉和门静脉之间。胃左静脉仍有明显充盈（黑细箭），最终需要进一步扩张支架

的发生率降低到 20% 以下[143]。

TIPS 支架放置的目的是降低门静脉压力梯度（PPG），以防止门静脉高压的并发症。PPG 通过测量门静脉主干和下腔静脉间的压力而定。以右心房（低于下腔静脉压力）为参考测量 PPG 高估了 PPG，并可能导致过度的 TIPS 扩张[144]，这与肝性脑病风险增加相关[145]。PPG 降低到 12mmHg 以下，几乎可以完全防止门静脉高压症的并发症。PPG 比初始值下降 50% 以上可能足以防止进一步的并发症[146]。

如前所述，侧支栓塞可以在 TIPS 过程中进行。

TIPS 操作的绝对和相对禁忌证和并发症总结在框 12-2 和框 12-3 中。

框 12-2　TIPS 支架置入的禁忌证
绝对禁忌证
• 失代偿性充血性心力衰竭
• 多发性肝囊肿
• 不受控制的全身感染或败血症
• 未解除的胆道梗阻
• 重度肺动脉高压
• 肝动脉供血不足（血栓形成、狭窄）
相对禁忌证
• 肝细胞癌（在预期的 TIPS 路径中）
• 慢性脑病
• 严重肝衰竭
• 中度肺动脉高压
• 代偿良好的心力衰竭
• 门静脉海绵状血管瘤

数据引自参考文献 [147]

框 12-3　与经颈静脉肝内门体分流术相关的并发症
与操作技术相关
• 经肝包膜穿刺伴腹腔内出血
• 瘘管
• 胆道出血
• 支架位移
由门体系统分流引起
• 肝性脑病
• 肝衰竭
• 肺动脉高压
• 心力衰竭
与支架相关
• TIPS 阻塞 / 功能障碍
• 内皮素炎
• 溶血

2. 外科手术

在 TIPS 广泛应用之前，外科分流术是难治性静脉曲张出血患者的首选治疗方法[148, 149]。关于外科衍生手术的详细信息可以在经典综述中找到[150]。在一项较大的 RCT 研究中，比较了远端脾肾分流术（DSRS）与 TIPS 对药物或内镜治疗无效的 CTP-A 和 CTP-B 患者的疗效。两种治疗显示出相似的疗效。TIPS 是在使用未覆膜支架的情况下进行的，因此在 TIPS 组中，由于 TIPS 支架功能障碍，有更多的需求进行重新干预。一个后续的成本效率分析模型显示，使用覆膜 TIPS 的效果可能比 DSRS 更有成本效益[151]。这些研究的结果表明，DSRS 应该只用于那些不能使用 TIPS 或技术上不可行的时候。

六、门静脉高压症的管理：临床环境

目前静脉曲张和静脉曲张出血的治疗根据肝硬化的不同预后阶段和亚阶段进行分层，如上所述：①伴有轻度门静脉高压的代偿性肝硬化患者；②有 CSPH 但无静脉曲张的代偿期肝硬化患者；③有静脉曲张但从未出血的肝硬化患者；④出现急性静脉曲张出血的肝硬化患者（亚分层为有或没有肝硬化其他并发症的患者）；⑤从静脉曲张出血发作中恢复的失代偿患者。

（一）伴有轻度门静脉高压的代偿性肝硬化患者

这些患者的定义是 HVPG ＞ 5mmHg 但＜ 10mmHg。这一阶段的治疗目标是防止 CSPH 的发展，这在临床上代表预防 GEV 和临床失代偿。

在这些患者中，主要的致病机制是肝内阻力的增加，因此治疗的主要目的是通过治疗肝硬化的病因（抗病毒治疗、戒酒、改变生活方式）并可能通过使用抗纤维化药物来改善这种阻力增加的结构成分（纤维化、再生结节、炎症、脂肪）。降低增加的抵抗力的功能成分（内皮功能紊乱）的策略，如他汀类药物，也可能在这个亚阶段发挥作用。除了改善肝内内皮功能障碍外，他汀类药物还能减少肝纤维化并改善肝功能障碍[107]。在丙肝肝硬化失代偿期患者中，一项回顾性倾向评分匹配研究显示，他汀类药物使用者失代偿（腹水和静脉曲张出血）的发生率较低，死亡率也低于非使用者[152]。然而，将从他汀类药物治疗中获益最多的代偿性肝硬化患者的亚组人群尚不确定，因此有必要对不同亚期的代偿性肝硬化患者进行他汀类药物治疗的前瞻性随机试验。

作用于门静脉血流的药物，如 NSBB，在这个亚期可能是无效的，因为高动力循环状态还没有完全发展起来[35]。

因为轻度门静脉高压症患者比具有典型的较厚隔膜和小结节的 CSPH 患者更有可能具有较薄的纤维隔膜[153]，正是在这亚期阶段肝硬化可能"逆转"到非肝硬化阶段。

虽然肝脏硬度测量可能有助于判断 CSPH，但对排除 CSPH 没有多大帮助[154]。因此，诊断轻度门静脉高压症的唯一方法是进行 HVPG 测量。此时，研究之外测量 HVPG 不是必需的，因为任何代偿性肝硬化患者都必须进行病因学治疗，其他疗法（抗纤维化药物、他汀类药物）被认为是实验性的。

重要的是，任何有代偿性肝硬化的患者都应该接受内镜筛查，根据定义，静脉曲张的存在就说明存在 CSPH，并将决定静脉曲张是否符合预防第一次静脉曲张出血的标准（见下文）。主要基于一项关于无创性检查在 CSPH 和静脉曲张诊断的大型多中心研究[154]，Baveno Ⅵ门静脉高压症共识会议建议，对于肝脏硬度＜ 20kPa 且血小板计数＞ 150 000 的患者，应避免筛查性内镜检查，因为他们存在需要治疗的静脉曲张的风险非常低[76]。

（二）有 CSPH 但无静脉曲张的代偿期肝硬化患者

CSPH 被定义为肝门静脉压力≥ 10mmHg，这是作为静脉曲张发展[65]和临床失代偿的重要预测指标的一个压力阈值，无论是自发性[66]还是肝切除术后[69]。

无创性方法足以定义 CSPH，特别是通过瞬时弹性成像记录的肝硬度≥ 20～25kPa，单独或结合脾脏大小和血小板计数[76]。

这一阶段的治疗目标不仅是防止静脉曲张的形成，更重要的是防止临床失代偿的发展。

在这些患者中，肝内阻力增加和门静脉流入增加都起着重要的致病作用。因此，除了对肝内阻力起作用的措施（病原治疗、抗纤维化、他汀类药物的治疗）之外，减少门静脉流入的措施（如 NSBB）也是有效的。值得注意的是，在无静脉曲张的代偿性肝硬化患者中进行的一项大型多中心随机安慰剂对照试验［主要目的是预防静脉曲张发展（"初级前预防"）］显示安慰剂和 NSBB（噻吗洛尔）在阻止静脉曲张方面没有差异[65]。这项研究的结果可能是由于轻度门静脉高压症和 CSPH 患者都包括在内。

事实上，从基线到研究的第 12 个月，HVPG 降幅 > 10% 的患者静脉曲张发展比例明显较低，大部分服用噻吗洛尔的也能达到这种降幅[65]。目前，我们热切期待此亚期患者使用 NSBB 的一项多中心研究结果。

目前不推荐在肝硬化的这个阶段使用 NSBB。然而，代偿性肝硬化和 CSPH 患者应进行胃镜检查，以筛查 GEV 的存在 / 大小，不仅因为这是进一步细分 CSPH 患者的基础，还因为高危静脉曲张（那些可能出血的静脉曲张）的存在将指示预防性治疗（见下文）。由于 CSPH 患者（通过瞬时弹性成像）显示肝脏硬度 > 20~25kPa，因此在此阶段无法避免 EGD。

（三）伴有胃食管静脉曲张代偿性肝硬化患者

根据定义，内镜检查显示有 GEV（与大小无关）的患者存在 CSPH。该亚组的患者有很高的失代偿风险，除了静脉曲张出血，还有肝硬化的其他并发症，如腹水和肝性脑病[61, 63]。因此，在肝硬化的这一阶段进行治疗的目的不仅仅是为了预防高危出血人群中的静脉曲张出血，更重要的是，为了预防定义临床失代偿的其他并发症。

对门静脉高压症 / 高动力循环状态的病理生理学机制起作用的治疗理论上可以达到这一目的，而局部治疗（如 EVL）可能预防静脉曲张出血，但不能预防其他并发症，只能在对病理生理学靶向治疗不耐受的患者中发挥作用。

事实上，在这种情况下，通过使用 NSBB 使 HVPG 降低 > 10% 已被证明不仅与较低的首次静脉曲张出血发生率相关，而且与较低的腹水和死亡发生率相关[155, 156]。在 HVPG 从基线水平下降 20% 以上，或降至 12mmHg 以下[157] 的这些患者中，临床失代偿的发生率也有所下降，但是结论不太一致[158]。

除了这些事后分析，没有证据推荐一种特殊的治疗方法来防止伴食管静脉曲张肝硬化患者出现失代偿。因此，在此阶段对患者的管理旨在预防首次静脉曲张出血（初级预防）。

独立预测第一次静脉曲张出血的 3 个因素是较大的静脉曲张体积、静脉曲张（静脉曲张壁变薄的区域）出现红色征（红色条纹标记）和肝病的严重程度（CTP-C 患者更有可能出血）[59]。

因此，对于任何有中 / 大静脉曲张（有或没有红色征）的患者及有红色征的小曲张静脉的患者，或 CTP-C 肝硬化的静脉曲张患者，都应进行初级预防。

1. 中 / 大静脉曲张患者首次静脉曲张出血的预防

建议使用传统的 NSBB（普萘洛尔或纳多洛尔）或卡维地洛或 EVL。该建议基于：①对 8 个随机对照试验的 Meta 分析，这些 RCT 对比了 NSBB（普萘洛尔或纳多洛尔与非治疗组 / 安慰剂组）[159]，表明在接受 NSBB 治疗的患者中，首次静脉曲张出血的发生率明显较低（2 年：治疗组 14%，对照组 30%）；②对 19 项随机对照试验进行的 Meta 分析，比较了 NSBB 和 EVL，表明总体上 EVL 比 NSBB 更有效（2 年：EVL 为 14%，而 NSBB 为 20%）[160]，然而，当分析 7 项高质量试验或有大于 100 名患者参与的试验时，两者之间效果是相等的（EVL 为 17%，NSBB 为 19%）（图 12-10）[161]；③两项比较卡维地洛和 EVL 的试验，表明卡维地洛的疗效更好[126]，或者疗效类似[162]。

在这 3 个选项中进行选择应基于当地资源和专业知识、禁忌证和不良事件，并最终取决于患者的个人选择[120]。对于所有 3 种选择均可选择的患者，明智的做法是从侵入性 / 代价最低的开始，并根据耐受性逐渐过渡至最具侵入性的治疗。

NSBB（普萘洛尔、纳多洛尔）价格低廉，除了调整 NSBB 的剂量外，它们的给药不需要特殊的专业知识。因为，如前所述，NSBB 引起的心率降低和 HVPG 降低之间没有相关性，并且因为 HVPG 没有得到广泛的应用且不推荐药物剂量滴定，所以 NSBB 的剂量应调整至心率 50~55 次 /min 或最大耐受剂量。当患者开始使用 NSRR，就没有必要重复内镜检查，因为大多数随机对照试验中没有进行内镜检查，而且在进行内镜检查的那些试验中，也没有评估静脉曲张尺寸变化和结果之间的相关性。NSBB 的另一个值得考虑的重要优势是，在相当多的患者中，不仅静脉曲张出血会得到预防，而且腹水和死亡的可能性也会降低。

NSBB 确实有缺点。约有 15% 的患者被证明对治疗有绝对或相对禁忌，另有 15% 的患者因为不

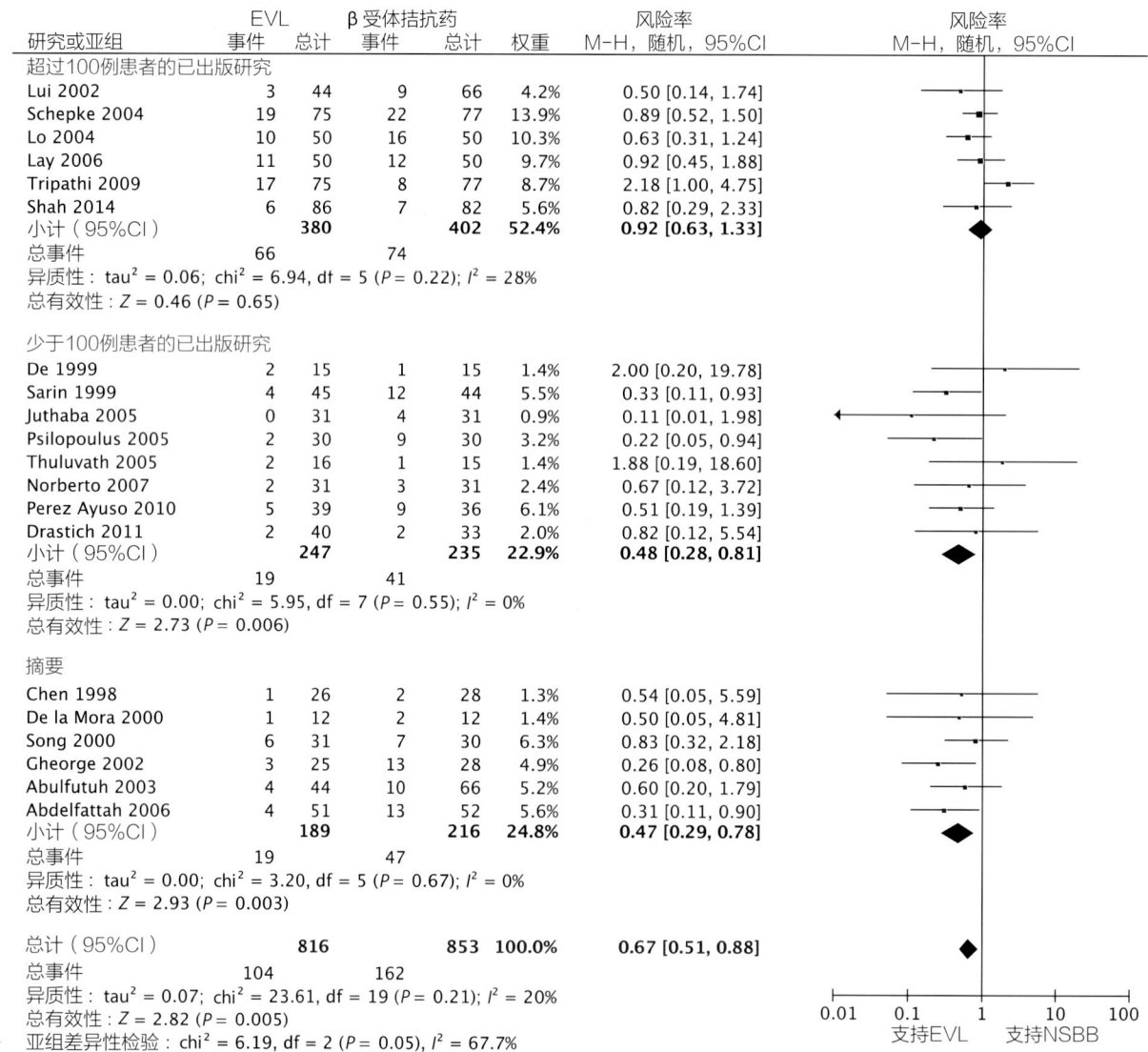

研究或亚组	EVL 事件	EVL 总计	β受体拮抗药 事件	β受体拮抗药 总计	权重	风险率 M-H，随机，95%CI
超过100例患者的已出版研究						
Lui 2002	3	44	9	66	4.2%	0.50 [0.14, 1.74]
Schepke 2004	19	75	22	77	13.9%	0.89 [0.52, 1.50]
Lo 2004	10	50	16	50	10.3%	0.63 [0.31, 1.24]
Lay 2006	11	50	12	50	9.7%	0.92 [0.45, 1.88]
Tripathi 2009	17	75	8	77	8.7%	2.18 [1.00, 4.75]
Shah 2014	6	86	7	82	5.6%	0.82 [0.29, 2.33]
小计（95%CI）		380		402	52.4%	0.92 [0.63, 1.33]
总事件	66		74			

异质性：tau² = 0.06; chi² = 6.94, df = 5 (P = 0.22); I² = 28%
总有效性：Z = 0.46 (P = 0.65)

研究或亚组	EVL 事件	EVL 总计	β受体拮抗药 事件	β受体拮抗药 总计	权重	风险率 M-H，随机，95%CI
少于100例患者的已出版研究						
De 1999	2	15	1	15	1.4%	2.00 [0.20, 19.78]
Sarin 1999	4	45	12	44	5.5%	0.33 [0.11, 0.93]
Juthaba 2005	0	31	4	31	0.9%	0.11 [0.01, 1.98]
Psilopoulus 2005	2	30	9	30	3.2%	0.22 [0.05, 0.94]
Thuluvath 2005	2	16	1	15	1.4%	1.88 [0.19, 18.60]
Norberto 2007	2	31	3	31	2.4%	0.67 [0.12, 3.72]
Perez Ayuso 2010	5	39	9	36	6.1%	0.51 [0.19, 1.39]
Drastich 2011	2	40	2	33	2.0%	0.82 [0.12, 5.54]
小计（95%CI）		247		235	22.9%	0.48 [0.28, 0.81]
总事件	19		41			

异质性：tau² = 0.00; chi² = 5.95, df = 7 (P = 0.55); I² = 0%
总有效性：Z = 2.73 (P = 0.006)

研究或亚组	EVL 事件	EVL 总计	β受体拮抗药 事件	β受体拮抗药 总计	权重	风险率 M-H，随机，95%CI
摘要						
Chen 1998	1	26	2	28	1.3%	0.54 [0.05, 5.59]
De la Mora 2000	1	12	2	12	1.4%	0.50 [0.05, 4.81]
Song 2000	6	31	7	30	6.3%	0.83 [0.32, 2.18]
Gheorge 2002	3	25	13	28	4.9%	0.26 [0.08, 0.80]
Abulfutuh 2003	4	44	10	66	5.2%	0.60 [0.20, 1.79]
Abdelfattah 2006	4	51	13	52	5.6%	0.31 [0.11, 0.90]
小计（95%CI）		189		216	24.8%	0.47 [0.29, 0.78]
总事件	19		47			

异质性：tau² = 0.00; chi² = 3.20, df = 5 (P = 0.67); I² = 0%
总有效性：Z = 2.93 (P = 0.003)

	EVL 总计	β受体拮抗药 总计	权重	风险率 M-H，随机，95%CI
总计（95%CI）	816	853	100.0%	0.67 [0.51, 0.88]
总事件	104	162		

异质性：tau² = 0.07; chi² = 23.61, df = 19 (P = 0.21); I² = 20%
总有效性：Z = 2.82 (P = 0.005)
亚组差异性检验：chi² = 6.19, df = 2 (P = 0.05), I² = 67.7%

▲ 图 12-10　根据试验规模和出版状态，对随机对照试验进行分层 Meta 分析以比较内镜下套扎（EBL）与 β 受体拮抗药在预防静脉曲张首次出血中的效果

在全文发表且有至少 100 例患者样本量的试验中，两组间出血风险（A）和死亡率（B）没有差异。2009 年 Tripathi 和 2014 年 Shah 的试验用的 β 受体拮抗药是卡维地洛

这是一个基于参考文献 [163] 更新的 Meta 分析报道 EVL. 内镜下静脉曲张套扎术；NSBB. 非选择性 β 受体拮抗药

良反应需要减少剂量或因停药就消失的不良反应而停药。事实上，在一项使用可交互式计算机任务系统（该系统可引出受试者面对 NSBB 和 EVL 的不同特征时的权衡考量）以评估预测性偏好的研究中，64% 的患者更喜欢 EVL，他们的偏好受常见不良反应风险的影响最大，特别是气促、低血压和疲劳。

在因不耐受而不得不停用 NSBB 的情况下，患者可以改用卡维地洛，因为它似乎比传统 NSBB 具有更好的耐受性（尽管缺乏头对头的比较）。这可能是因为临床试验中使用了较低的推荐固定剂量（6.25mg/d 和 12.5mg/d）。卡维地洛的其他优点是在代偿期患者，与 NSBB 相比，它可能导致门静脉压力更大程度的降低，从而导致更低的静脉曲张出血和失代偿的可能性 [157]。卡维地洛的缺点是更容易引起低血压 [125, 164]，因此在失代偿期肝硬化患者中，它可能有导致腹水和肾功能障碍进一步加重的机制。

对于那些对即使最低剂量的卡维地洛也不能耐受的患者，治疗应改为连续 EVL 治疗。EVL 的优势在于理论上它可以在内镜筛查的同一时段进行，

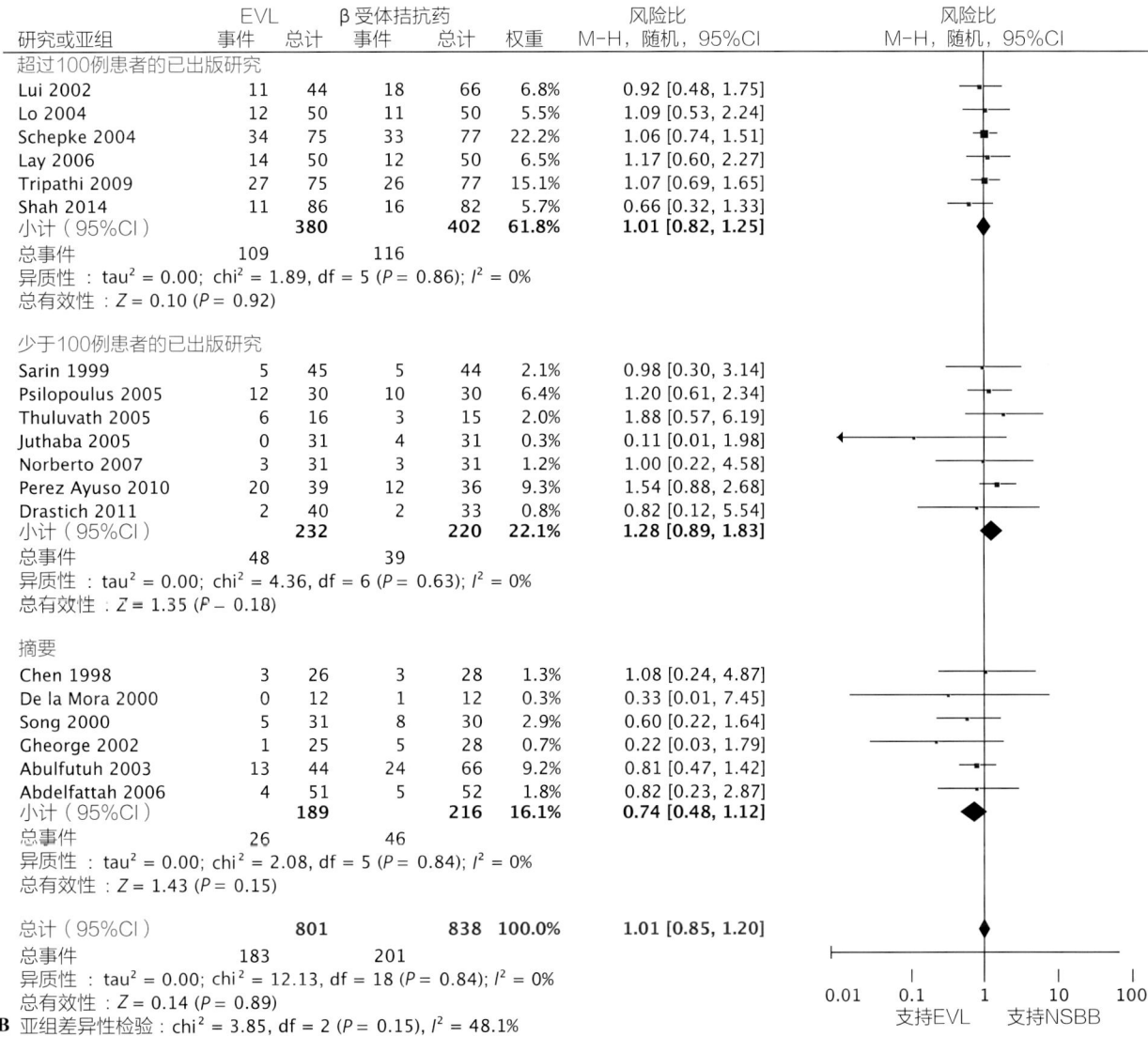

研究或亚组	EVL 事件	总计	β受体拮抗药 事件	总计	权重	风险比 M-H, 随机, 95%CI	风险比 M-H, 随机, 95%CI
超过100例患者的已出版研究							
Lui 2002	11	44	18	66	6.8%	0.92 [0.48, 1.75]	
Lo 2004	12	50	11	50	5.5%	1.09 [0.53, 2.24]	
Schepke 2004	34	75	33	77	22.2%	1.06 [0.74, 1.51]	
Lay 2006	14	50	12	50	6.5%	1.17 [0.60, 2.27]	
Tripathi 2009	27	75	26	77	15.1%	1.07 [0.69, 1.65]	
Shah 2014	11	86	16	82	5.7%	0.66 [0.32, 1.33]	
小计（95%CI）		380		402	61.8%	1.01 [0.82, 1.25]	
总事件	109		116				

异质性：tau² = 0.00; chi² = 1.89, df = 5 (P = 0.86); I² = 0%
总有效性：Z = 0.10 (P = 0.92)

	EVL 事件	总计	β受体拮抗药 事件	总计	权重	风险比 M-H, 随机, 95%CI
少于100例患者的已出版研究						
Sarin 1999	5	45	5	44	2.1%	0.98 [0.30, 3.14]
Psilopoulus 2005	12	30	10	30	6.4%	1.20 [0.61, 2.34]
Thuluvath 2005	6	16	3	15	2.0%	1.88 [0.57, 6.19]
Juthaba 2005	0	31	4	31	0.3%	0.11 [0.01, 1.98]
Norberto 2007	3	31	3	31	1.2%	1.00 [0.22, 4.58]
Perez Ayuso 2010	20	39	12	36	9.3%	1.54 [0.88, 2.68]
Drastich 2011	2	40	2	33	0.8%	0.82 [0.12, 5.54]
小计（95%CI）		232		220	22.1%	1.28 [0.89, 1.83]
总事件	48		39			

异质性：tau² = 0.00; chi² = 4.36, df = 6 (P = 0.63); I² = 0%
总有效性：Z = 1.35 (P = 0.18)

	EVL 事件	总计	β受体拮抗药 事件	总计	权重	风险比 M-H, 随机, 95%CI
摘要						
Chen 1998	3	26	3	28	1.3%	1.08 [0.24, 4.87]
De la Mora 2000	0	12	1	12	0.3%	0.33 [0.01, 7.45]
Song 2000	5	31	8	30	2.9%	0.60 [0.22, 1.64]
Gheorge 2002	1	25	5	28	0.7%	0.22 [0.03, 1.79]
Abulfutuh 2003	13	44	24	66	9.2%	0.81 [0.47, 1.42]
Abdelfattah 2006	4	51	5	52	1.8%	0.82 [0.23, 2.87]
小计（95%CI）		189		216	16.1%	0.74 [0.48, 1.12]
总事件	26		46			

异质性：tau² = 0.00; chi² = 2.08, df = 5 (P = 0.84); I² = 0%
总有效性：Z = 1.43 (P = 0.15)

		总计		总计	权重	风险比 M-H, 随机, 95%CI
总计（95%CI）		801		838	100.0%	1.01 [0.85, 1.20]
总事件	183		201			

异质性：tau² = 0.00; chi² = 12.13, df = 18 (P = 0.84); I² = 0%
总有效性：Z = 0.14 (P = 0.89)

B 亚组差异性检验：chi² = 3.85, df = 2 (P = 0.15), I² = 48.1%

0.01 0.1 1 10 100
支持EVL 支持NSBB

▲ 图12-10 根据试验规模和出版状态，对随机对照试验进行分层 Meta 分析以比较内镜下套扎（EBL）与 β 受体拮抗药在预防静脉曲张首次出血中的效果（续）

并且几乎没有禁忌证。EVL 的缺点是与镇静相关的风险及导致食管溃疡和出血的风险。虽然 NSBB 的不良反应类型更多，但 EVL 的不良反应更严重，有报道称 EVL 诱发的出血性溃疡导致死亡。因为 EVL 是一种局部疗法，不会对导致门静脉高压症和静脉曲张出血的病理生理机制产生作用，所以除静脉曲张出血外，它不能预防并发症（腹水、脑病）。此外，由于大约 90% 的患者会复发静脉曲张，因此在静脉曲张根除后有必要进行内镜监测。

最终，治疗的选择应该依赖于仔细讨论选项后的个体患者偏好。然而，主要使用 EVL 的中心和主要使用 NSBB 的中心的存在表明是医师在做出这

个决定。一项针对影响医师选择 NSBB 或 EVL 的因素的研究表明，至少花费一半时间进行内镜检查的胃肠科医师更有可能选择 EVL，主要受（内镜下）可以通过视觉确认静脉曲张消失的能力的影响，而有大量肝病实践的医师更有可能因为 NSBB 的作用机制和不那么严重的不良反应而选择 NSBB[165]。

在预防首次静脉曲张出血中不推荐的治疗方法是联合治疗（NSBB 加上 EVL）和分流治疗。关于联合治疗，只有一个 RCT 研究比较了 NSBB 加 EVL 的联合治疗与单独 EVL 治疗，结果显示两组间出血发生率和死亡率没有明显差异，而可预料到是，联合治疗组的不良反应更高[166]。关于分流治

疗，对无静脉曲张出血的患者进行外科分流治疗试验的 Meta 分析显示，与未治疗的对照组相比，随机接受分流手术的患者发生脑病的概率明显更高，也有发生较高死亡率的趋势[148]。因为 TIPS 也是一种分流疗法，所以不应该在这种情况下使用。

2. 小静脉曲张患者首次静脉曲张出血的预防

在"高风险"的小静脉曲张中（即那些有红色条纹的或发生在 CTP-C 患者身上的），即使没有专门针对这一问题的研究，也应使用 NSBB 进行初级预防。此建议并非基于证据（这种静脉曲张很少见），而是基于结扎这些静脉曲张很困难并且定义其根除可能很有挑战性的这一事实。

在所有其他小静脉曲张（大多数）中，有限的证据表明使用 NSBB 可能会减少或延缓它们的进展[167, 168]。然而，还需要进一步的证据来确定在这些患者中使用 NSBB。因此，在此情景中使用 NSBB 被认为是可选的，应与患者讨论。

（四）急性静脉曲张出血患者

急性静脉曲张出血（AVH）是约 70% 肝硬化患者上消化道出血的原因[169]。止血治疗和对这些患者的综合管理的进步已经导致死亡率大大降低，从 20 世纪 80 年代的 40% 左右[170]，降到 21 世纪初的 15%～20%[169]。然而，即使在最近发表的系列研究

中，死亡率仍保持在 15% 以上，这使 AVH 成为最严重的医疗急症之一。这些患者的主要死亡原因不是持续的、不受控制的静脉曲张出血，而是出血期间出现的其他并发症，导致肝脏或肾脏功能进一步恶化[169, 171]。这些患者治疗的直接目标是控制出血，防止早期复发（5d 内），并防止 6 周内死亡，这被一致认为是主要的治疗结果[76]。

AVH 患者构成一个死亡风险有显著差异的异质性群体。对于只有静脉曲张出血这一并发症的代偿性肝硬化患者，其短期预后极佳。另一方面，当有其他并发症的肝硬化患者，如腹水和（或）肾功能不全，出现静脉曲张出血时，其短期死亡率很高。CTP 和 MELD 评分都可预测 AVH 的死亡率。静脉曲张出血的 CTP-A 肝硬化或 MELD 评分 < 11 的患者在 6 周死亡的风险非常低。相比之下，CTP-C 肝硬化、MELD 评分 > 19 或治疗失败的患者死亡的风险较高[74, 171, 172]。

AVH 的管理，尤其是对高危患者的管理，需要一个多学科团队和重症监护设施。初始治疗包括血流动力学复苏、血管收缩治疗、抗生素和内镜治疗（图 12-11）。

用血浆扩张药进行血容量扩容的目的应该是将收缩压维持在 100mmHg 左右。需要快速纠正低血容量，以降低肾衰竭的风险。初次扩容后，输血

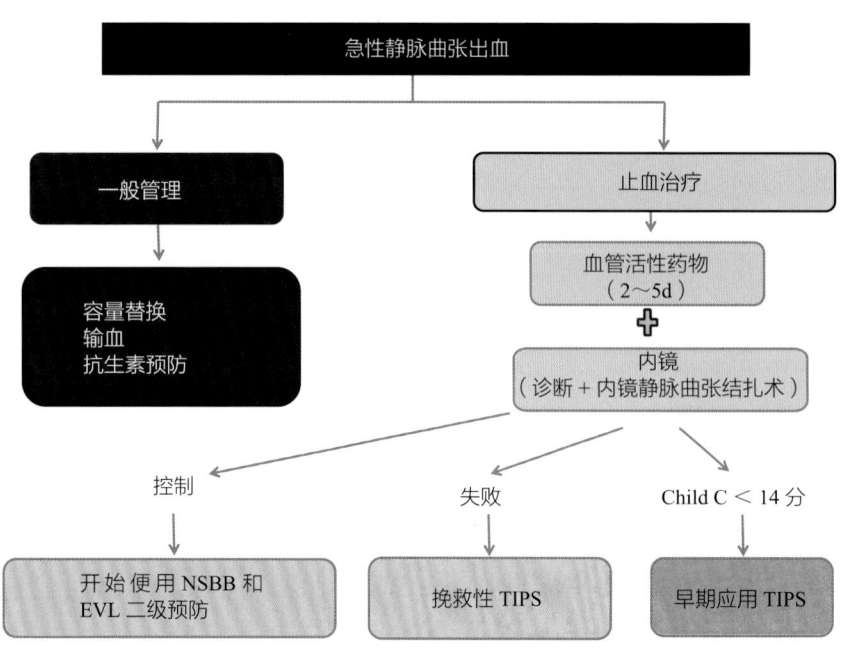

◀ 图 12-11 急性静脉曲张出血管理总结

初始管理包括足够的容量置换、保守的输血策略和抗生素预防。血管活性剂（奥曲肽、特利加压素或生长抑素）应在入院时、诊断性内镜检查前开始使用。当患者稳定后，进行内镜检查。如果静脉曲张来源得到确认，内镜静脉曲张结扎术（EVL）是内镜治疗的首选。一旦出血得到控制（在 2～5d 内确定），患者开始接受二级预防，同时使用非选择性 β 受体阻滞药（NSBB）和 EVL。如果这种初始策略失败，选择的治疗方法是挽救性经颈静脉肝内门体分流术（TIPS）。在高失败风险的患者中，72h 内放置 TIPS（"早期"TIPS）可能会增加生存率，尤其是在 Child-Pugh C 患者中（得分 < 14 分）。详情见正文

策略应保守。最近的一项关于各种原因导致的消化道出血的 RCT 研究显示，与"自由"输血策略（将 PRBC 输血血红蛋白阈值设定为 9g/dl 并维持在 9～11g/dl）相比，一种"限制性"的袋装红细胞（PRBC）输血策略（将 PRBC 输血血红蛋白阈值设定为 7g/dl 并维持在 7～9g/dl）与死亡率的显著降低相关。在肝硬化患者的一个亚组中，观察到随机接受限制性 PRBC 输血的患者早期再出血和死亡率显著降低，特别是在 CTP-A 和 CTP-B 肝硬化的患者中[173]。个体患者的输血 / 容量扩张应考虑其他因素，如年龄、心血管疾病、持续出血和血流动力学状态。

关于凝血障碍的纠正，重组凝血因子Ⅶ a 的随机对照试验没有显示明确的优势[174, 175]，因此不建议纠正国际标准化比值，特别是因为在肝硬化患者中，国际标准化比值不是凝血状态的可靠指标。没有关于血小板输注的推荐意见。

胃肠道出血的患者具有发生细菌感染的高风险，并且已经证明抗生素预防可使感染发展、复发性出血和死亡的减少[176, 177]。研究已经认识到在因消化道出血入院的肝硬化患者中，感染和死亡的比率较低[178, 179]，但没有前瞻性研究评估这些患者是否需要预防性抗生素治疗。至于抗生素的类型，静脉注射头孢曲松比口服诺氟沙星在预防感染方面更有效[180]，但是大部分差异是由喹诺酮类耐药病原体的高感染率解释的。推荐的特定抗生素应基于个体患者的风险特征和当地的抗生素敏感性模式，头孢曲松（1g/24h）是晚期肝硬化患者、已进行喹诺酮类预防的患者和喹诺酮类耐药细菌感染高发的医院环境中的首选[76]。诺氟沙星在美国已经不再销售，并且在大多数住院处方集中也不存在。因此抗生素预防主要是用头孢曲松静脉注射。抗生素预防的持续时间是短期的，最长为 7d。

对 30 个随机对照试验的 Meta 分析表明，在 AVH 患者中，血管活性药物与 7d 全因死亡率较低和输血需求较低有关[181]，因此应尽快开始使用，同时使用抗生素，并在进行诊断性内镜检查之前使用。所有用于控制急性出血的血管活性药物都经静脉输注给予。最近的一项研究比较了世界上 3 种最常用的血管活性药物（生长抑素、奥曲肽、特利加压素），发现它们之间没有显著差异[182]。表 12-1 显示了 3 种最常用的血管活性药物的治疗方案。

理想情况下，内镜检查应在入院 12h 内，进行血流动力学复苏后进行。当观察到静脉曲张的活动性出血或观察到近期出血的迹象如"白色乳头"时，静脉曲张出血的诊断被认为是确定的。当静脉曲张是唯一发现的病变并且胃中有血或出血 24h 后进行内镜检查时，也应诊断静脉曲张出血。红霉素的输注（内镜检查前 30～120min 250mg 静脉注射）已被证明有助于内镜检查[183]，并在最近的指南中得到推荐[76]。然而，QT 间期延长（肝硬化常见）是红霉素使用的禁忌证。目前的证据支持 EVL 作为初始控制出血的内镜治疗选择，因为它与硬化治疗相比，不良事件更少，死亡率更低[184]。此外，硬化疗法，但不是 EVL，可能会增加门静脉压力[185]。

一旦进行了内镜检查和 EVL 治疗，一份 RCT 报道显示，在高危患者中（评分为 10～13 的 CTP-C 肝硬化患者或应用血管活性药物治疗仍有内镜下活动性出血的 Child-B 级患者）72h 内行置 TIPS（"早期"TIPS）与继续接受标准治疗的患者

表 12-1　用于急性静脉曲张出血治疗的血管活性药物

药　物	剂　量	疗　程
奥曲肽	初始静脉推注 50μg（如 1h 后仍有持续出血，则可以重复使用），维持剂量为 50μg/h 静脉滴注	2～5d
生长抑素	初始静脉推注 250μg（如 1h 后仍有持续出血，则可以重复使用），维持剂量为 250～500μg/h 静脉滴注	2～5d
特利加压素	初始 48h：2mg/4h 静脉内使用直至出血控制；1mg/4h 静脉内使用以预防再出血	2～5d

表中只推荐了 3 类疗法中的一种药物

相比，在 6 周和 1 年时的治疗失败率和死亡率均较低[186]。死亡率优势在 Child-C 级患者尤其明显。

未接受 TIPS 的患者应继续使用血管活性药物至少 2d，多至 5d。尽管有药物和内镜联合治疗，但持续出血或严重再出血且无禁忌证的患者应接受 TIPS 治疗。这种"抢救"技巧在控制出血方面非常有效，但死亡率仍然很高（约 40%），这可能是因为在入院和抢救 TIPS 之间肝衰竭明显恶化[186]。

高达 20% 的 AVH 病例可能对标准治疗疗效差，并与高死亡率相关。（血流动力学）不稳定的患者可以通过气囊填塞（使用 Sengstaken–Blakemore 管，即国内"三腔二囊管"，译者注）以过渡到进行 TIPS 手术，这种方法可以为 80% 的患者止血。气囊填塞与严重不良事件的高发生率相关，尤其是在缺乏经验的单位，并且应保持在原位最长 24h。在难治性食管静脉曲张出血中，内镜下放置的自膨胀金属支架可能比气囊填塞更有效、更安全，并可维持长达 7d，从而有助于纠正并发症[187]。

（五）近期静脉曲张出血康复的患者

在这本书的前几版中，这被描述为"静脉曲张出血的二级预防"，然而，如前所述，预防复发静脉曲张出血的治疗必须考虑肝硬化是否存在其他并发症。AVH 为肝硬化唯一并发症的患者死亡风险较低（表 12-2），治疗目标应为预防其他并发症，包括静脉曲张出血复发。出现 AVH 和其他失代偿事件的患者有很高的死亡风险（表 12-2），治疗的目标应该是提高生存率。在这一章中，我们讨论复发性静脉曲张出血的预防。本书不同章节讨论了肝硬化其他并发症的预防和处理。

静脉曲张出血第一次发作后康复的患者有很高的再出血风险（第 1 年为 60%），死亡率高达 33%。因此，预防再出血的治疗对这些患者来说是强制性的，应该在出院前实施。有肝移植指征的患者应转诊进行评估。

如果患者在急性发作期间接受了 TIPS 治疗，则不需要对门静脉高压症或静脉曲张进行进一步的特异性治疗。应建立对 TIPS 支架功能障碍的监测。对所有其他患者来说，预防再出血的一线治疗是 NSBB（普萘洛尔或纳多洛尔）和 EVL 的联合治疗。将联合疗法与 EVL 单一疗法进行比较的 Meta 分析表明，联合疗法在预防全因性胃肠出血方面优于单独的 EVL（P=0.0003），并且与死亡率的降低几乎显著相关（P=0.07）（图 12-12）[190]。其他试验比较了联合疗法和单独药物疗法（NSBB+ 硝酸盐）。对这些试验的 Meta 分析表明，将 EVL 加入单独药物治疗没有额外的益处。然而，与联合治疗相比，置信区间太宽，无法推断单独药物治疗与联合治疗的劣势。

TIPS 作为预防再出血的一线治疗的潜在作用最近在 2 个新的随机对照试验中得到讨论。与之前的试验相比，这些研究首次使用覆膜支架，并将 TIPS 与药物和内镜下 EVL 联合治疗进行比较。2 项研究都显示接受覆盖性 TIPS 治疗的患者的再出血率明显较低，但 TIPS 组的生存率与 EVL 组相比无差异，且早期脑病的发生率较高。因此，这些试验不支持使用 TIPS 作为预防再出血的一线疗法，但它仍然是一线疗法（NSBB+EVL）失败的患者预防再出血的首选疗法。

单个多中心安慰剂对照 RCT 研究表明，在 NSBB+EVL 的标准治疗中加入辛伐他汀（40mg/d）与再出血的减少（与安慰剂相比）无关，但与从

表 12-2 4 个队列中静脉出血后 1 年死亡率（%）

	患者人数	仅存在静脉曲张出血而无其他并发症	腹水合并静脉曲张出血
Jepsen 2010[188] 基于人群的酒精相关性肝硬化队列研究	426	18%	5%
D'Amico 2010 Abstract. Reported in ref[189] 多中心研究	1962	14%	38%
Zipprich 2012[64] 单中心研究	323	15%	40%
Bruno 2013[71] 多中心研究	490	8%	样本量不足

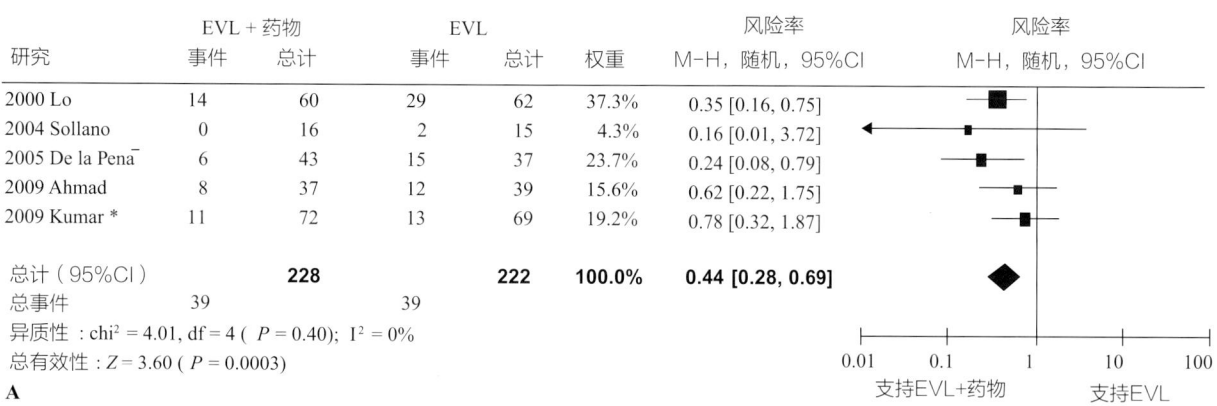

| | EVL + 药物 | | EVL | | | 风险率 | 风险率 |
研究	事件	总计	事件	总计	权重	M-H，随机，95%CI	M-H，随机，95%CI
2000 Lo	14	60	29	62	37.3%	0.35 [0.16, 0.75]	
2004 Sollano	0	16	2	15	4.3%	0.16 [0.01, 3.72]	
2005 De la Peña	6	43	15	37	23.7%	0.24 [0.08, 0.79]	
2009 Ahmad	8	37	12	39	15.6%	0.62 [0.22, 1.75]	
2009 Kumar *	11	72	13	69	19.2%	0.78 [0.32, 1.87]	
总计（95%CI）		228		222	100.0%	0.44 [0.28, 0.69]	
总事件	39		39				

异质性：chi² = 4.01, df = 4（ P = 0.40）; I² = 0%
总有效性：Z = 3.60（ P = 0.0003）

支持EVL+药物　支持EVL

A

| | EVL + 药物 | | EVL | | | 风险率 | 风险率 |
研究	事件	总计	事件	总计	权重	M-H，随机，95%CI	M-H，随机，95%CI
2000 Lo	10	60	20	62	52.8%	0.42 [0.18, 1.00]	
2004 Sollano	0	16	1	15	4.8%	0.29 [0.01, 7.76]	
2005 De la Peña	5	43	4	37	12.2%	1.09 [0.27, 4.38]	
2009 Ahmad	7	37	8	39	20.4%	0.90 [0.29, 2.80]	
2009 Kumar *	1	72	3	69	9.7%	0.31 [0.03, 3.05]	
总计（95%CI）		228		222	100.0%	0.58 [0.33, 1.03]	
总事件	23		36				

异质性：chi² = 2.36, df = 4（ P = 0.67）; I² = 0%
总有效性：Z = 1.84（ P = 0.07）

支持EVL+药物　支持EVL

B

▲ **图 12-12** 比较药物（非选择性 β 受体阻滞药）联合内镜下静脉曲张结扎术（EVL）与 EVL 单独治疗的 Meta 分析。与 EVL 单独治疗相比，联合治疗的复发性出血风险降低（A）和死亡率几乎显著降低（B）相关
经 John Wiley & Sons 许可转载，引自参考文献 [190]

AVH 康复的患者生存率的显著提高有关。生存率的提高主要与出血或感染导致的死亡减少有关[191]。严重肝功能障碍患者横纹肌溶解的发生率高于预期。在辛伐他汀被推荐用于该适应证之前，还需要进一步的试验验证。对于有他汀类药物预防心血管事件适应证的患者，应继续用药，并仔细监测不良反应和剂量调整。

七、胃静脉曲张的处理

大约 20% 的肝硬化患者存在胃静脉曲张。与出血风险较高相关的主要因素是静脉曲张的部位，IGV1 是出血风险最高的部位，其次是 GOV2 和 GOV1。大尺寸（直径 > 10mm）、出现红点和肝功能障碍的严重程度[86, 192]也与出血风险增加相关。

在胃静脉曲张出血的治疗中，与食管静脉曲张的治疗相比，可用的证据要少得多。仅进行了少数对照临床试验，样本量小，在许多情况下，没有根据胃静脉曲张的类型进行充分的分层。

（一）预防胃静脉曲张首次出血

迄今为止，只有一项随机试验涉及胃静脉曲张出血的初级预防。该研究包括存在大的（≥ 10mm）贲门 - 胃底静脉曲张（IGV1 和 GOV2）的患者，这些患者被随机分为内镜下氰基丙烯酸酯注射、NSBB 或无积极治疗的[193]的 3 个组。氰基丙烯酸酯注射组的出血率（10%）低于 NSBB 组（38%）和观察组（53%）。氰基丙烯酸酯组患者的生存率（93%）高于观察组（74%），但与 NSBB 组（83%）没有不同。在最近的国际[76]和北美指南[170]中，这一单一试验被认为不足以支持使用氰基丙烯酸酯作为预防胃静脉曲张出血的一线疗法。2 个指南都表明 NSBB 在这种情况下可能有用。

迄今为止，还没有试验评估 GOV1 静脉曲张出血的主要预防措施。这些通常是遵循食管静脉曲张指南的管理方式。

（二）胃静脉曲张急性出血的处理

胃静脉曲张出血患者的初始治疗类似于食管静脉曲张出血（容量复苏、血管活性药物和抗生素）。血管活性药物的作用从未进行过专门研究，但这些药物是在肝硬化上消化道出血患者在诊断性内镜检查前开始经验性使用的，在内镜检查证实胃静脉曲张出血后维持血管收缩药输注是合理的。在大出血的情况下，带 Linton–Nachlas 管的气囊可以作为其他治疗方法的过渡措施。

1. 内镜治疗

在 3 项随机试验中，氰基丙烯酸酯注射治疗与静脉曲张结扎术进行了比较。2 项试验包括所有类型胃静脉曲张[194, 195]。50% 以上的患者有 GOV1 静脉曲张。另一项试验仅包括 GOV1 静脉曲张患者[196]。对这些试验的 Meta 分析表明，EVL 和氰基丙烯酸酯注射治疗对初始止血同样有效，但是氰基丙烯酸酯注射治疗与显著降低的再出血率有关[197]。证据的总体质量较低，Meta 分析主要集中在仅包括 GOV1 静脉曲张出血患者的大型研究上。在接受 EVL 治疗的少数 IGV1 患者中观察到的高再出血率（85%）[198] 表明 EVL 不应该被推荐用于 IGV1。

2. 经颈静脉肝内门体分流术

TIPS 在胃静脉曲张出血的治疗中非常有效，初次止血成功率超过 90%[199]。这种方法经常需要对形成静脉曲张的自发性分流进行额外的栓塞。TIPS 还没有与内镜下氰基丙烯酸酯注射治疗或静脉曲张套扎术用于出血的初始控制进行比较。

3. 初始推荐疗法

氰基丙烯酸酯注射或 TIPS 可用作治疗静脉曲张出血的一线止血疗法。然而，氰基丙烯酸酯的使用应限于对该技术有广泛经验的中心。早期 TIPS 在胃静脉曲张出血高危患者中的应用从未被评估过。

（三）预防胃静脉曲张再出血

1. 内镜治疗和 NSBB

在单个随机试验中，在预防贲门 – 胃底静脉曲

张的患者再出血和死亡率方面，重复注射氰基丙烯酸酯优于使用 NSBB[200]。在另一项试验中，也是在患有贲门 – 胃底静脉曲张的患者中，与单独使用氰基丙烯酸酯相比，在氰基丙烯酸酯注射治疗中增加 NSBB 治疗并没有改善再出血或死亡率[201]。

2. 经颈静脉肝内门体分流术

一项包括 GOV1 和 GOV2 静脉曲张患者的单一随机试验表明，TIPS 在预防[202] 再出血方面比组织胶注射更有效。然而，TIPS 与较高的脑病发生率有关，并且与组织注射相比并没有提高生存率。

3. 球囊阻塞逆行静脉闭塞

许多非对照的研究表明，BRTO 在预防贲门 – 胃底静脉曲张再出血方面非常有效。迄今为止，还没有随机试验将 BRTO 疗法与其他疗法进行比较。

4. 预防再出血的一线治疗

静脉曲张破裂出血康复患者再出血的一线治疗可采用重复注射氰基丙烯酸酯（如果有专业技巧）或 TIPS 作为预防再出血的一线治疗。在内镜治疗失败或 TIPS 应用存在禁忌或 TIPS 技术上不可行时，BRTO 可能是患者的一个选择。最近的一份报道表明，BRTO 阻断胃静脉曲张和 TIPS 控制门静脉高压症的其他并发症的联合治疗可能是难治性胃静脉曲张的一种可行和有效的方法。

八、异位静脉曲张

异位静脉曲张出血在肝硬化中非常罕见，但它是肝前性门静脉高压症患者出血的重要来源[134, 203]。出血的定位和解剖是异质的，这使得治疗标准化变得困难。最常见的位置是外科吻合口、十二指肠、空肠 – 回肠和直肠（图 12–13）。治疗需要明确静脉曲张的血管供应和局部血流动力学，需要内镜医师、肝病学家、介入放射科医师和外科医师的多学科合作。治疗选择是内镜下治疗，主要是氰基丙烯酸酯注射、有或没有侧支栓塞的 TIPS 和 BRTO。

九、门静脉高压性胃病

虽然门静脉高压症在其发展中起着重要作用，门静脉高压性胃病（PHG）仍是一种典型的病因不

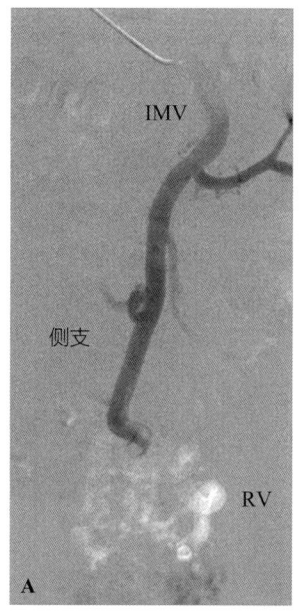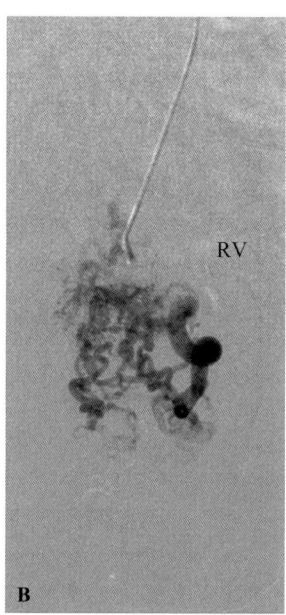

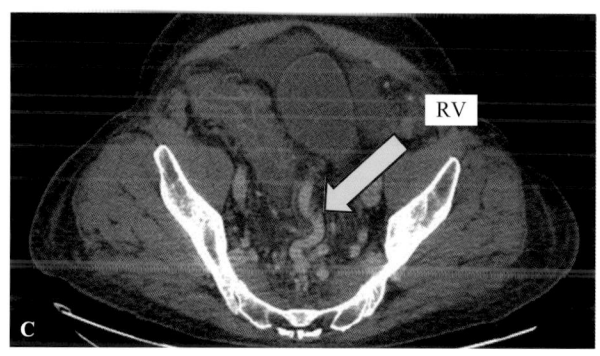

▲ 图 12-13 直肠静脉曲张（异位）

A. 经血管造影显示来自肠系膜下静脉（IMV）的巨大侧支，引起直肠静脉曲张（RV）；B. 直肠静脉曲张选择性置管（RV）；C. 同一患者的 CT 扫描显示直肠乙状结肠曲张（RV）

明的肝硬化胃肠黏膜病变。PHG 的主要并发症是上消化道出血。

PHG 的特征是相当典型的胃黏膜病变，主要位于胃底和胃上部，但是它可以影响整个胃，甚至胃肠道的其他区域，如小肠或结肠。当仅出现蛇皮马赛克图案时，PHG 被分类为轻度，或者当除马赛克图案外，观察到平坦或凸出的红色标记或黑褐色斑点时，PHG 被分类为重度（图 12-14）。毫不意外，患有严重 PHG 的患者更容易出血。

丙型肝炎肝硬化代偿期患者的 PHG 患病率为 37%，其中 3% 的患者为重度 [204]。在更晚期的肝病中，PHG 的患病率为 51%~98% [205, 206]。

PHG 引起的胃肠道出血大多是亚临床的，导致缺铁性贫血，但是偶尔会出现呕血和（或）黑粪，即急性出血发作。在平均随访 18 个月的 PHG 患者大型队列中，2.5% 的患者出现急性出血，11% 的患者出现慢性出血 [205]。

在慢性贫血或明显消化道出血的肝硬化患者中，当观察到病变处弥漫性渗出时，或者当在彻底评估胃肠道后不能确定急性或慢性消化道出血的其他原因时，可以通过内镜确定出血性 PHG 的诊断。

PHG 可与胃窦血管扩张症（GAVE）相混淆，胃窦血管扩张症是另一种胃黏膜病变，其内镜特征为通常位于胃窦的红点（无马赛克背景图案）。GAVE 最常见于肝硬化患者，但也可在肝硬化以外的疾病中观察到，如自身免疫性结缔组织疾病、骨髓移植或慢性肾衰竭，并且因为其不能通过门体分流治疗获得改善 [207]，所以其病理生理学被认为与门静脉高压无关。从组织学角度来看，GAVE 病变不同于 PHG 病变，但这需要全层黏膜活检。在 PHG 中，典型的病理病变是黏膜和黏膜下层毛细血管和小静脉的扩张而无明显炎症，而高度提示 GAVE 的病变则是黏膜血管扩张、纤维蛋白血栓、纤维玻璃样变和梭形细胞增殖。区分两者很重要，因为它们的治疗方法是不同的。PHG 的治疗依赖于门静脉减压疗法，而 GAVE 依赖于局部热消融疗法。

门静脉高压性胃病的治疗

因为 PHG 很少导致胃肠道出血，所以出血的初级预防并不适用。PHG 慢性出血继发慢性贫血患者的管理基于补铁和 NSBB 的特异性治疗。

NSBB 在 PHG 中应用的证据来自对 PHG 急性出血患者的两项试验。第一个是一项小规模试验，显示用 NSBB 治疗的 14 名患者中有 13 名急性出血得到控制 [208]。第二个是 RCT 试验，评价普萘洛尔在预防重度 PHG 患者反复出血中的作用 [209]。与安慰剂相比，随机接受普萘洛尔治疗的患者在 12 个月（35% vs. 62%）和 30 个月（48% vs. 93%）时的再出血率明显较低。

在慢性出血中，如果血红蛋白稳定，应继续使用 NSBB 进行治疗。如果患者继续出血，但不依赖输血，可以继续 NSBB 和铁剂治疗，同时根据需要偶尔输血。然而，如果患者继续出血并依赖输血，

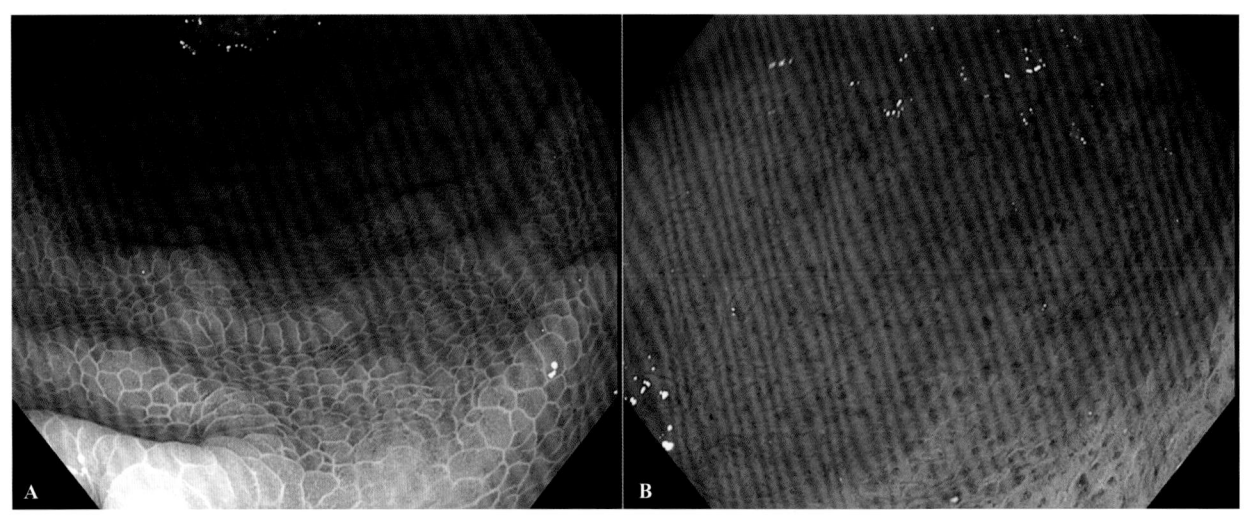

▲ 图 12-14　胃镜下表现为轻度（A）和重度（B）门静脉高压性胃病（PHG）

轻度 PHG 的特征是蛇皮马赛克图案；重度 PHG 中可观察到扁平或凸起的红色标记

应考虑放置 TIPS 支架。

　　在急性出血时，使用静脉内注射的血管活性门静脉降压药物如生长抑素及其类似物（奥曲肽、伐普肽）或特利加压素比使用 NSBB（这会降低对出血的心率反应）更明智。两项研究评估了在 PHG 急性出血中这些血管活性药物的效果[210, 211]。在这

2 项研究中，接受生长抑素[211] 或奥曲肽[210, 211] 的所有患者均停止了 PHG 所致急性出血，但使用血管升压素并不比使用奥美拉唑[210] 更有效。

　　正如 PHG 所致慢性出血一样，对于急性出血的患者，如果对药物治疗无反应，则应考虑 TIPS 支架置入[207]，约 75% 的患者可能有效。

第 13 章　肝脏疾病的肾脏并发症和肝肾综合征

Renal Complications of Liver Disease and the Hepatorenal Syndrome

Xingxing S. Cheng　W. Ray Kim　著

雷　宇　译

要　点

- 肾脏损害通常发生在肝硬化患者，也可以发生在代偿期和失代偿期肝脏疾病。
- 急性肾损伤包括不同的病理类型，可能与肾脏结构损伤有关，比如肾小球肾炎或急性肾小管坏死。
- 传统观点认为，肝肾综合征是肾脏功能性损害，而没有肾脏器质性损伤。
- 肝硬化患者容易出现继发于有效血容量不足的肾脏血流减少。肾前性氮质血症的患者在补充有效循环容量后有反应，其血清肌酐会下降。
- 有明显的肾衰竭的肝硬化患者，如果在有效循环血容量得到补充后，血清肌酐仍不能下降，被称为肝肾综合征。这类患者预后更差。
- 肝肾综合征是一组由混合原因所致的疾病。除了肝硬化所致的血流动力学改变，感染和炎症也参与了其病理生理过程。一些肝肾综合征患者明确符合急性肾脏损伤的定义。
- 动脉舒张功能减弱、血容量消耗或全身炎症可以促成肝肾综合征的发生。这些疾病包括细菌感染、过度利尿、胃肠道出血、呕吐或腹泻及大量放腹水而没有补充血容量。
- 通过降低血压而使系统循环受损或者直接降低肾循环的药物，如非类固醇类抗炎药，也可能会造成肾脏损伤。
- 临床医师必须对进展期肝硬化患者严密监控，特别警惕有肝肾综合征和急性肾功能损害危险因素的患者，并尽早开始治疗。
- 治疗功能性的肾衰竭，不论是肾前性肾衰竭或肝肾综合征，从补足血容量开始，条件允许加上血管收缩治疗。在部分肝肾综合征的患者，血管收缩治疗效果欠佳或无法开展时，可选择经颈静脉肝内门体分流术（transjugular intrahepatic portosystemic shunt，TIPS）。
- 肝移植适于合并肝肾综合征的肝硬化患者，可使疾病的病理生理多个方面得到纠正。在有肾脏器质性损伤的患者可采用肝肾联合移植，但是在选择最适合的患者上还有争议。
- 对于有发生急性肾功能损害风险的肝硬化患者，预防是最好的治疗措施。

一、概述

肾功能损害常常发生于有肝脏疾病和肝硬化的患者，特别是有腹水的进展期肝硬化患者。据统计，急性肾损伤（acute kidney injury，AKI）发生于19%的各种原因所致的肝硬化住院患者[1]。肝脏疾病合并肾功能不全发生于多种情况。

- 系统性的原因导致肝脏、肾脏同时受累，如多囊性疾病和病毒性肝炎；

- 继发于代偿期肝病的慢性肾脏疾病，如 IgA 肾病；
- 继发于肝脏疾病并发症的 AKI，如感染；
- 功能性肾衰竭发生于失代偿期肝脏疾病，如肝肾综合征（hepatorenal syndrome, HRS）。

本章分为 6 个主要部分：代偿期肝病的肾脏疾病、失代偿期肝病的肾脏疾病、肝硬化中肾功能不全的评估、肝硬化患者中肾脏疾病的管理、预防和预后。

二、代偿期肝病的肾脏疾病

肝脏、肾脏同时受累常发生于一些系统性疾病：胶原血管病渗透性的疾病（如淀粉样变和结节病）、遗传性疾病（如多囊病）、急性妊娠脂肪肝、病毒性感染、非酒精性脂肪肝（NAFLD）-非酒精性脂肪性肝炎（NASH）-代谢综合征。继发于代偿性肝脏疾病或肝病常见并发症的肾脏疾病包括 IgA 肾病、药物中毒和急性肾小管坏死（ATN）。表 13-1 进行了总结。

病毒性肝炎合并肾脏疾病是比较常见的。表现为蛋白尿、水肿的膜性肾病和表现为高血压、肾功能不全的结节性多动脉炎是慢性乙肝病毒（HBV）感染后的常见肝外表现，与 HBV 抗原-抗体复合物沉积于肝外组织有关。最常见的丙肝病毒（HCV）感染相关的肾病是膜性增生性肾小球肾炎，是由于冷球蛋白沉积于肾小球所致。另外，在 HCV 感染中，没有冷球蛋白血症的情况下，其他的免疫复合物介导的肾小球损伤模式通常没有临床症状[2]。另外，HCV 感染是糖尿病的危险因素，可能是由于炎症诱发胰岛素抵抗，会进一步造成糖尿病肾病。抗病毒治疗的广泛使用，使病毒性肝炎中肾脏并发症的发生率降低。

随着肥胖和代谢综合征在世界范围内流行，NAFLD/NASH 联合肥胖相关的肾脏疾病发病率逐渐升高。肥胖与肾脏疾病相关，可以直接导致肥胖相关肾小球病变[3]，或者间接的通过糖尿病导致糖尿病肾病。肥胖相关肾小球病变的定义是排除了其他原因所致的肾脏疾病后，体重指数 30kg/m² 的患者，出现蛋白尿的肾脏疾病。其组织学特点是肾小球增大（glomerulomegaly）、局灶性肾小球硬化，这可能是由于肥胖导致肾素-血管紧张素-醛固酮系统的上调和促血管生成因子增多所致。其发生的假说是，由于超重，肾小球单位的数量和代谢负荷

表 13-1　肝脏疾病相关的肾脏疾病

肝脏疾病	相关肾脏疾病	临床表现		
		蛋白尿	血　尿	高血压
HBV 感染	膜性肾病	+++	−	−
	结节性多动脉炎	+	+	++
HCV 感染	冷球蛋白血症	++	++	+
	膜性增生性肾小球性肾炎	++	++	+
NAFLD/NASH	糖尿病肾病	++	+	++
	肥胖相关的肾小球病变	++	−	++
肝硬化	IgA 肾病	+	++	±
	急性肾小管坏死	±	−	−
	胆汁性肾病	±	−	−

HBV. 乙肝病毒；HCV. 丙肝病毒；NAFLD. 非酒精性脂肪肝；NASH. 非酒精性脂肪性肝炎

不相匹配，导致该病的病理改变[4]。

肝硬化，特别是发生门静脉高压后，与免疫球蛋 A（IgA）肾病的发病相关。循环中的 IgA 免疫复合物没有被病变的肝脏有效地清除，沉积在肾小球。其常见的临床表现是出现氮质血症和蛋白尿，患者很少出现肾病综合征。

这些情况表现为亚急性或慢性的肾功能损害。从另一方面，急性肾损伤在肝病中比较常见，其潜在的病理变化是急性肾小管坏死（acute tubular necrosis，ATN）。从病理角度看，ATN 的特点是近端肾小管刷状缘变平和小管细胞补丁状的脱落（图 13-1）。其潜在的机制是与局部缺血、感染 / 炎症，以及使用肾脏毒性药物（特别是非类固醇类的抗炎药、碘化造影剂和氨基糖苷类）相关，这些危险因素对于肝硬化基础的患者是特别敏感的。感染和炎症相关的 ATN 的发生机制值得特别关注，肾小管损伤可能发生在没有明显的低血压和肾毒性药物使用的情况下，可能是由于炎症因子（如脂多糖和前炎症细胞因子）和组织水平一氧化氮表达失衡的联合作用导致的微血管功能障碍所致肾小管损伤[5]。这些改变发生在肝硬化患者，是由于肠道来源的细菌的打击或细菌产物诱导的无菌性炎症导致肾脏的疾病[6]。ATN 可发生于伴随有感染或无菌性炎症

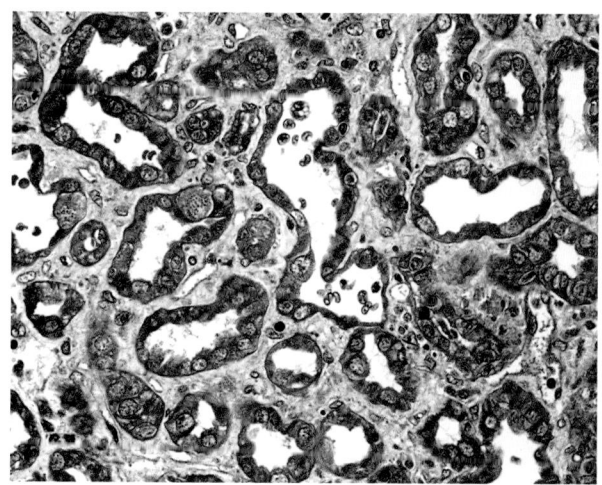

▲ 图 13-1　急性肾小管坏死（HE 染色，400×）发生在近端肾小管，其典型特点是小管上皮细胞扁平，失去刷状缘，细胞变得不典型。通过含铁血黄素染色（黄色）可以在小管管腔内见到一些完好的红细胞，见于急性肾小管坏死，但没有病理学的特异性（图片由斯坦福大学病理科的 John P. Higgins 博士提供）

的肝硬化患者，可能不伴血流动力学紊乱的临床表现。

有黄疸的肝硬化患者出现的肾脏损害称为胆汁性肾病，也称为胆汁酸肾病。一些小鼠模型和尸检研究结果提示胆汁酸可导致远端肾小管上皮细胞的损伤，脱落后引起肾小管堵塞和间质性肾炎[7]。由于很难取得组织学证据，这种情况在临床上很难被认识和诊断，其确切的发病率也不得而知。

三、失代偿期肝病中的肾脏疾病

（一）病理生理

我们首先总结肝肾综合征的外周动脉扩张理论（"溢出"与"不满"理论），再讨论最近一些关于系统炎症假说的数据[6]。

1. 门静脉高压对肝脏及肾脏的影响

肝硬化的组织学特征包括肝组织内进行性的纤维隔及桥接纤维的形成，最终形成再生结节，导致肝脏结构的破坏。肝硬化的形成导致肝脏血管结构的改变、压迫甚至消失，从而使门静脉血流阻力升高。另外，肝内微循环中的血管扩张素生成减少，使门静脉阻力进一步升高[8]，进而形成门静脉高压。门静脉血管壁的剪切压力改变，可以在门静脉循环里生成多种血管扩张素，如 NO、CO 及内源性的大麻素类[9-11]。结果就是，门静脉 - 静脉血流速度加快，更增加了门静脉压力。可以推断的是，内脏循环流量的增加可以增加内脏血管的剪切力，进一步增加血管扩张素如 NO 的生成。门静脉 - 静脉的扩张引起其分支的扩张，导致内脏血管扩张。其他一些因素，包括细菌易位的增多、肠系膜血管生成增多、内脏血管对血管收缩素的反应降低，都使内脏血管扩张及门静脉压力升高[12]（图 13-2）。

肝窦内的门静脉高压直接影响肾脏循环。在大鼠实验中，在肠系膜静脉中注射谷氨酰胺，经过门静脉进入肝脏，使肝细胞肿胀，从而使肝窦压力升高，模拟门静脉高压，实验大鼠肾脏的血流下降，肾小球滤过率（GFR）也下降。同样的谷氨酰胺，当注入颈静脉时，对肾循环没有影响[13]。在做过 TIPS 手术的肝硬化患者，门静脉压力下降，但

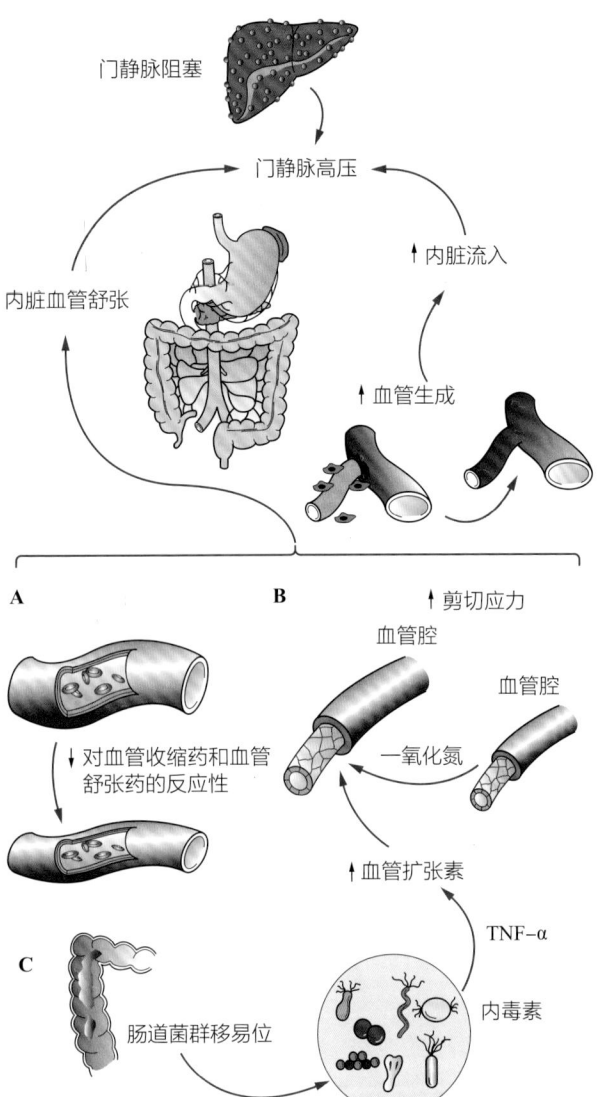

门静脉阻塞

门静脉高压

内脏血管舒张

↑ 内脏流入

↑ 血管生成

A   B

↓ 对血管收缩药和血管
舒张药的反应性

↑ 剪切应力

血管腔

血管腔

一氧化氮

↑ 血管扩张素

TNF-α

C

肠道菌群移易位

内毒素

▲ 图 13-2　肝硬化中门静脉高压是血流动力学改变的起始点，有 3 条途径可导致内脏血管扩张

A. 对血管收缩素反应下降；B. 血管的剪切力升高导致 NO 的产生，进一步导致内脏血管扩张；C. 肠道菌群易位增加导致细菌毒素的产生，如内毒素和肿瘤坏死因子（TNF-α）

用血管成形球囊放入 TIPS 管道时，使门静脉压力一过性的升高，也可使肾脏血流瞬时下降[14]。最后，肝肾综合征患者的腰椎交感神经阻滞可以增加肾脏血流，提示肾交感神经活性在肝肾反射的传出臂中起作用[15]。实际上，这些研究形成了"溢出"理论的基础[16]：在体循环的变换能被监测到之前，肝颈静脉反射引起肾脏交感系统介导的肾脏保钠，从而引起血容量扩张，细胞外液增加及最终形成腹水。

2. 门静脉高压的全身影响

"溢出"理论无法解释肝硬化和腹水患者常见的一些表现，如血浆中去甲肾上腺素、肾素和加压素的高活性——典型反应是血容量减少而不是血管扩张。"不满"理论解释了故事的剩余部分。门静脉高压的存在可导致门静脉系统侧支的开放，从而将一些内脏血液转移到体循环。一个正反馈回路形成，其中由体循环血容量的初始增加引起的剪切诱导血管壁内皮一氧化氮合酶（eNOS）产生 NO，再进一步促进血管扩张[6]。体循环最初通过增加心输出量和通过肾脏的水钠潴留改善血管容量来使血管扩张，从而维持血流动力学稳定性，这是一个通过交感神经系统、肾素 – 血管紧张素 – 醛固酮系统（RAAS）和加压素系统介导的过程[17]。然而，随着肝硬化进展，动脉血管扩张更差。在内脏循环中，门静脉血流增加，加上门静脉血流阻力增加，意味着门静脉系统中血液滞留。当外流到腹腔的液体超过腹膜淋巴吸收能力时，就会产生腹水。在体循环中，进行性动脉血管扩张可通过心输出量的增加和更积极的肾钠潴留得到补偿。因此，总血容量增加，但进入内脏循环分布不均，类似于"内脏偷窃综合征"。这种情况被称为"有效动脉血容量的减少"，随着其他代偿机制的引入，体循环收缩更加过度，以维持血流动力学的稳定性（图 13-3）。

3. 对肾血管系统的影响

晚期肝硬化最纯粹的功能性肾脏功能障碍表现为强烈的肾血管收缩，在没有血管结构异常的情况下表现为血管舒缩的极不稳定（图 13-4[19]）。尽管肾脏内血管收缩素，如血管紧张素 Ⅱ、腺苷和血管内皮素的释放是由肾缺血引起的，但在有效动脉血容量减少的情况下，各种血管收缩素系统的代偿性激活被认为是肾血管收缩的驱动因素[17]。通常情况下，肾脏通过增加肾血管扩张素（如 NO、前列腺素和钠尿肽家族成员，如尿钠素）的产生来维持灌注，并作为肾自动调节的一部分。在健康人中，肾自动调节在平均动脉压（MAP）65mmHg 以上。低于这个水平，肾脏灌注与 MAP 成比例下降。由于基线收缩过度，自动调节曲线向右移动[20]。随着肝硬化的进展，肾血流在每一个给定的肾灌注压水平上逐渐下降。因此，在终末期肝硬化中，尽管肾灌

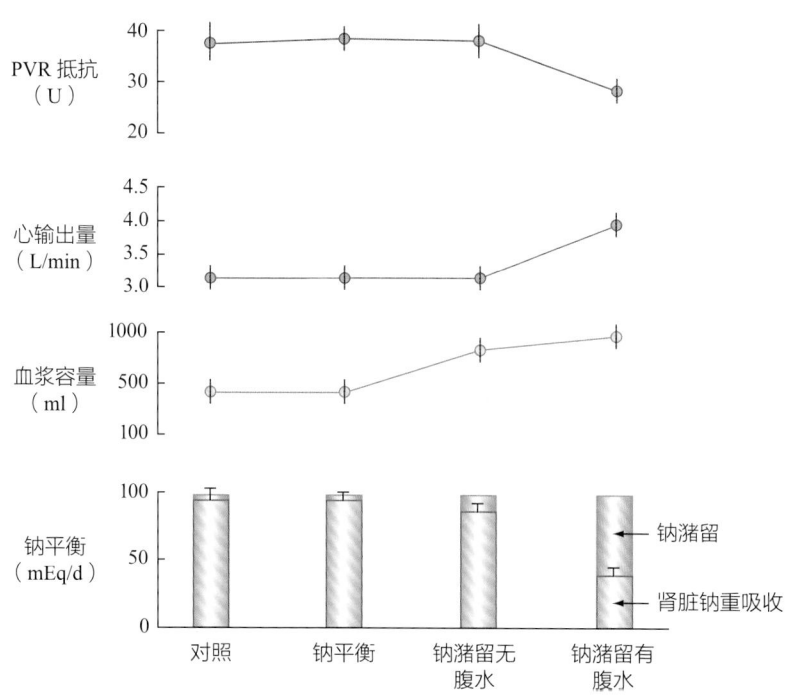

◀ 图 13-3　肝硬化自然病程不同阶段血流动力学变化和钠潴留的示意图
PVR. 外周血管阻力
经 Elsevier 公司许可转载，引自参考文献 [18]

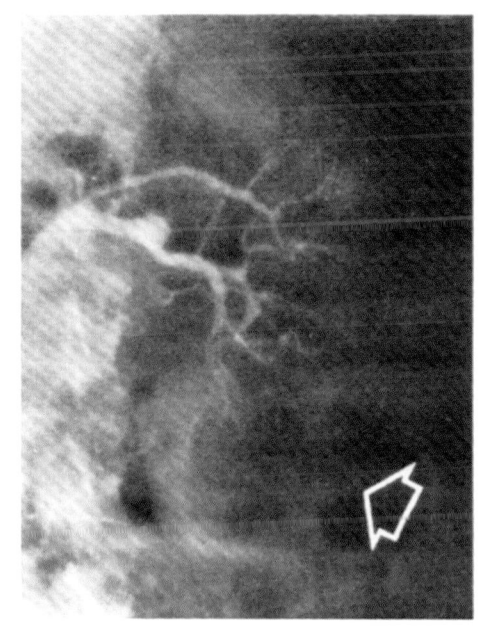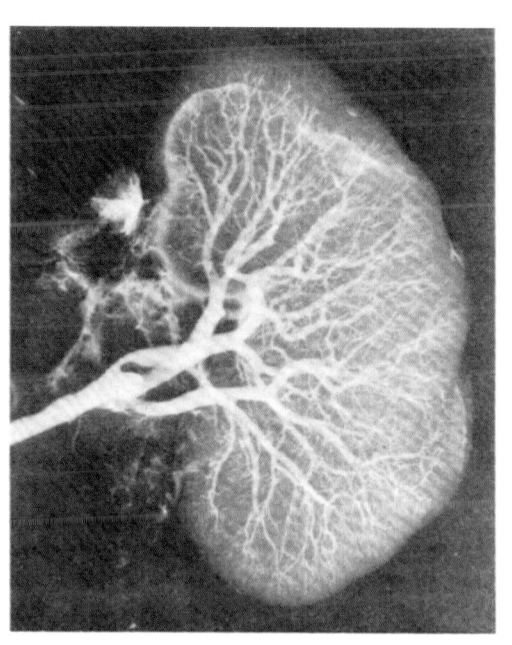

▲ 图 13-4　肝硬化伴少尿性肾衰竭（左）患者的左肾动脉造影和患者死亡后同一肾脏固定，用明胶注射确定血管（右）
空心箭指向皮质动脉系统缺失
经 Elsevier 许可转载，引自参考文献 [19]

注压正常，但肾血流严重受损（图 13-5）。任何打破平衡，朝着肾血管收缩（如使用非甾体抗炎药）或朝着降低 MAP（如感染或炎症）倾斜的事件都会导致肾衰竭。

4. 心脏功能障碍的影响

在肝硬化患者中观察到的循环高动力被认为是对体循环血管阻力降低的一种补偿机制。这意味着失代偿性肝硬化患者的心脏储备功能正在被侵犯，因此任何进一步降低全身血管阻力的情况都可能无法满足心输出量的同比增加。这被称为收缩期功能不全，当动脉血管进一步扩张，如细菌感染发作时，就会表现出来。当这种情况发生时，血液循

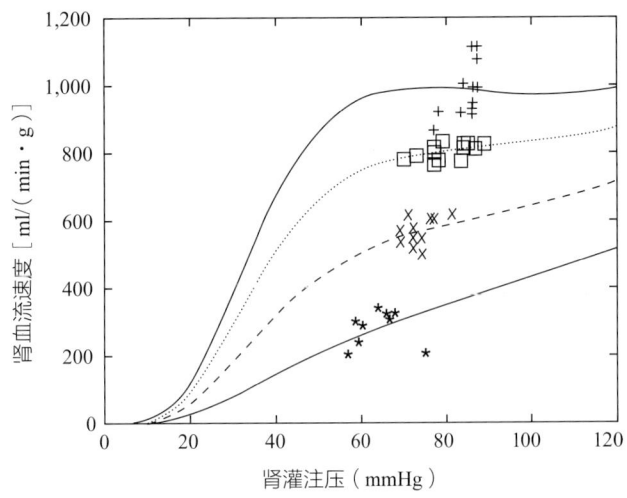

◀ 图 13-5　肝硬化进展期肾脏自动调节的变化

+. 产生腹水前；□. 对利尿药有反应的腹水；×. 对利尿药抵抗的腹水；*. 肝肾综合征

经 Elsevier 许可转载，引自参考文献 [20]

环开始衰竭，血压下降，肾循环可能受损，然后出现肝肾综合征。这种收缩功能不全现在被认为是肝硬化心肌病综合征的一部分，该综合征还包括舒张功能障碍和电生理异常[21]。不出所料，低心输出量、低 MAP 和低肾血流量与肝硬化肾衰竭的发生有关[22, 23]。

5. 炎症和感染的影响

最新的一些研究进展都指出了感染和所谓的"无菌炎症"在多器官功能障碍（即慢加急性肝衰竭，acute-on-chronic liver failure，ACLF），包括肾功能障碍形成中的作用。肝硬化状态的特征之一是肠道微生态发生改变，肠道黏膜对活菌和包括病原相关分子模式和损伤相关分子模式（PAMP 和 DAMP）的非活菌产物的渗透性增加[6]。免疫细胞上的模式识别受体能识别这些分子，导致大量炎性细胞因子的释放，如肿瘤坏死因子 α 和白细胞介素 6。这些细胞因子通过多种机制诱导肾脏功能紊乱：①增强内脏小动脉血管扩张和使心肌细胞功能恶化，从而使肾灌注更差；②直接使肾小管凋亡损伤。与血流动力学变化的重要性相比，该机制的相对重要性尚不清楚。

（二）定义

HRS 传统上被认为是一种"功能性"肾衰竭，它是由于失代偿期肝病的独特病理生理变化引起的。术语"功能性"被使用，是因为以前人们认为在 HRS 中肾脏结构保持完整。过去 10 年的研究进展表明，这个定义很可能是在大体上简化。尽管仍过于简单，图 13-6 示意性地从各个角度总结了肝硬化中的肾功能异常。

随着肝硬化患者肾灌注减少，GFR 降低，表现为血清肌酐升高。在肾功能不全的早期阶段，肾脏结构变化可能没有出现。这一阶段可能包括肾前性氮质血症，随着中心血容量恢复和肾灌注的恢复，氮质血症可完全逆转。此外，可以确信的是有一个功能性肾衰竭阶段，即肾功能降低，而在没有明显的肾脏结构变化的情况下，不能对血容量变化做出反应，如图 13-4 所示。

在肾损伤的晚期，肾脏开始出现结构变化，如组织学证明 ATN 的出现。这些变化在早期阶段可能是可逆的，而持续的严重损害使其变得不可逆。以前，HRS 被认为是功能性肾衰竭阶段，因为它被定义为没有结构变化。由于 HRS 是一个临床综合征，诊断缺少肾脏活检，许多诊断为 HRS 的患者很可能伴随有肾脏形态变化的因素。这些患者可能被描述为具有 AKI 更为恰当，然而，目前对 AKI 也是基于血清肌酐变化的临床诊断。一个重要的提醒是，所有的组织学、病理生理学和治疗类别重叠，血清肌酐水平在示意图上的任何位置不相重叠。

传统上，HRS 分为 2 类: 1 型 HRS 和 2 型 HRS。1 型 HRS 的特点是血清肌酐迅速升高，预后差，而 2 型则为亚急性和致死性较弱。AKI 概念的引入在术语上造成了进一步的混淆，因为 AKI 的定义与 1 型或 2 型 HRS 的定义并不完全一致。

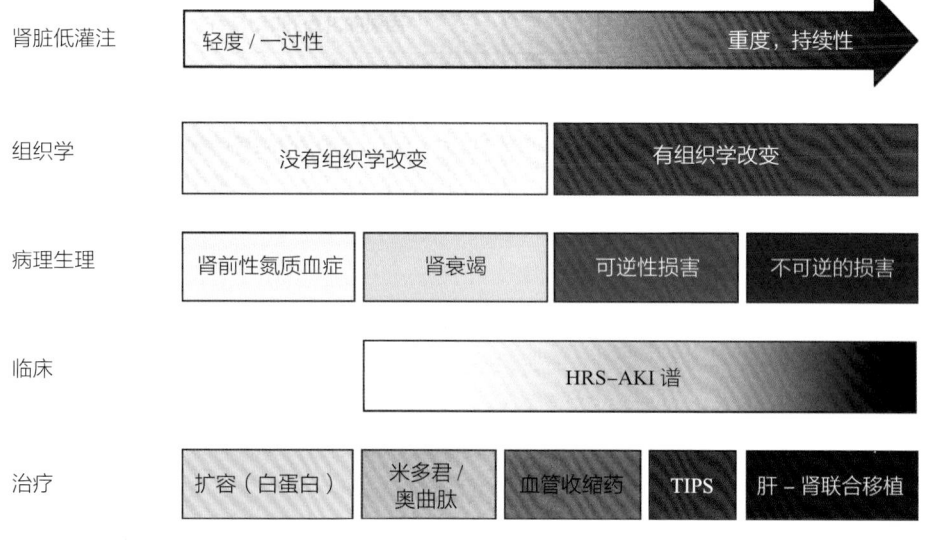

▶图 13-6　肝硬化肾功能不全的简化示意图

HRS. 肝肾综合征；AKI. 急性肾损伤；TIPS. 经颈静脉肝内门体分流术

我们在努力协调这些定义，并试图将它们与潜在的病理生理学联系起来。国际腹水俱乐部（International Club of Ascites，ICA）提出的 2015 年专家共识定义就是这样的例子，它将 1 型 HRS 修改为 HRS-AKI[24]，该定义的标准如下。

(1) 肝硬化和腹水的诊断。

(2) 诊断 AKI：血肌酐比基线升高 0.3mg/dl（26.5μmol/L）和（或）50% 以上。

(3) 连续 2d 的停止利尿治疗，或使用白蛋白 1 克每千克体重扩容血浆后无反应。

(4) 无休克。

(5) 目前或近期未使用肾毒性药物。

(6) 无结构性肾损伤的大体征象。

ICA 指出，这些标准不能区分肾实质损害和单纯的"功能性"氮质血症。然而，如前几节所讨论的那样，HRS 没有肾实质损害的观点已经基本上被放弃了。更精确的标准（如肾损伤生物标志物）被提出，以便更好地将 HRS-AKI 分为亚型及以便更好地定制治疗方法和临床试验。

2 型 HRS 的定义仍具有临床意义，在晚期肝硬化，肾功能在数周至数月内缓慢恶化，并伴随有进展性血流动力学损害。常见的临床情况包括严重的腹水、难以耐受利尿药、缺乏尿沉渣和钠亲和力（低尿钠）的证据。如果排除了其他原因所致的慢性肾脏疾病，则诊断为 2 型 HRS[25]，这往往遵循缓慢下降的过程。虽然通常 2 型 HRS 的定义包括血清肌酐高于 1.5mg/dl，但这个标准仍然是武断的。

四、肾功能不全的评估

肝硬化患者的肾功能恶化不是一种全或无的现象，而是随着患者在肝硬化的各个阶段的进展而缓慢进展。肾功能是根据肾小球滤过率（GFR）确定的。GFR 最常见的生物标志物是血清肌酐，与血清肌酐呈负相关。GFR 可以通过将单一血清肌酐值引入计算方程获得，或通过收集 24h 尿液来计算肌酐清除率获得。最常见的肾小球滤过率计算方程是四变量肾脏疾病的改良方程（modified diet in renal disease，MDRD），该方程来源于一组美国的无肝病的慢性肾病（chronic kidney disease，CKD）门诊患者。4 个变量是年龄、性别、种族（非洲裔美国人或其他）及单一的血清肌酐水平。这些方法都依赖于血清肌酐，在肝硬化患者中是有问题的。这些患者的血清肌酐水平通常较低，这是由于肝脏肌酐生成减少、细胞外液和腹水增多而容量分布更大及明显的肌肉萎缩所致。此外，在黄疸患者中，因为诸如胆红素之类的色素会干扰检测，通过比色法测量的肌酐可能会人为地降低。实际上估计，肝硬化患者的基线血肌酐应为 0.40～0.85mg/dl（35～75μmol/L）[26]。在正常范围内的血清肌酐水平，对应于由 MRDD 估算方程转化的正常 GFR 值，仍然可以代表肝硬化患者受损的肾功能。这是 ICA 从 HRS-AKI 的定义中去掉绝对血清肌酐水平的部分原理。

迄今为止，在这种情况下，最有效的非生物标志物是血清胱抑素 C（cysC），一种由有核细胞产生的小分子量蛋白质，与肌酐相似，由肾小球滤过。在一个 202 名接受作为金标准的菊糖清除率测定 GFR 的肝硬化患者队列中，基于 cysC 的方程在肝肾功能不全的所有范围内均显著优于基于肌酐的方程[27]。这项研究及相关的研究[28-30]表明肝硬化患者中 cysC 是一种优于血清肌酐的肾功能生物标志物。然而，cysC 测量尚未被标准化或常规应用于临床，因此，要完全的转换尚不可行。

（一）肾损害的生物标志物

在过去几十年中，多个内源性分子一直作为在 AKI 发作之前或发作期间的肾脏细胞损伤的潜在生物标志物被研究。其中，最好的一项是尿中性粒细胞明胶酶相关脂质运载蛋白（NGAL），其为一种与肾脏发生有关的小肽。在肾脏损伤的最初 2h 内，无论是缺血再灌注还是毒素的损害，肾小管内的 NGAL 表达都会大量上调，并分泌到血液和尿液中[31]。在欧洲和北美 2 个多中心肝硬化患者队列中测量 NGAL 尿水平[32, 33]，肾前氮质血症和 ATN 分别与最低和最高水平的尿 NGAL 有关，而 HRS 位于中间，感染引起的 HRS 比未感染的 HRS 略高。这些发现表明结构损伤是 HRS 的一个特征，支持炎症假说。然而，必须注意的是，NGAL 并非肾损伤的特异表现，在 ACLF 期间，其在肝细胞中的表达也上调了[34]。因此，上述数据的解释可能很复杂。其他肾损伤生物标志物，如肾损伤分子 –1（kidney injury molecule–1，KIM–1），也在肝硬化患者中进行了较低程度的研究。生物标志物的潜在作用包括预测治疗反应和肝移植后的恢复[31]。

（二）诊断性检查

没有具体的临床特征可以根据肾脏疾病的严重程度或可逆性来将肝硬化患者分类。患者通常有晚期肝功能失代偿，产生腹水，伴或不伴有黄疸或肝性脑病。实验室检查通常显示高胆红素血症、低蛋白血症、贫血、凝血障碍和血小板减少。对于那些服用利尿药的患者，电解质异常如低钠血症或低/高钾血症比较常见。

诊断肾功能不全的第一步是确定肾功能变化的时间模式。常见的时间模式是血清肌酐在 72h 内突然升高（AKI），复发性 AKI 的特征是血清肌酐未能恢复到先前的基线（AKI 后复发的 AKI）及肾功能的长期损害有严重恶化的轨迹（CKD，定义为 GFR ＜ 60ml/min 持续 90d 或更长时间）的证据。做评估的医师在应用这些时间定义时，必须考虑到先前存在的各种原因造成的肾损害，如前几节所述。表 13–1 列出了代偿性肝病（主要是慢性肾病）的肾脏疾病原因。表 13–2 列出了肝硬化中 AKI 的常见原因。

表 13–2　肝硬化中急性肾损伤的原因

类　型	疾　病
功能性肾衰竭，容量反应型	肾前性肾衰竭 过度利尿 消化道出血 呕吐和腹泻 感染
功能性肾衰竭，容量无反应型	1 型肝肾综合征（HRS-AK1）
结构受损型	急性肾小球肾炎 急性肾小管坏死 　继发于 1 型 HRS 　继发于肾前性肾衰竭 氨基糖苷类或非激素类抗炎药、造影剂 感染 / 炎症相关 胆汁性肾病
肾后性	膀胱颈梗阻

五、功能性肾衰竭包括肝肾综合征的治疗

（一）一般治疗

功能性肾衰竭包括肝肾综合征患者的初步治疗需要排除可逆或可治疗的情况。应仔细寻找诱发因素（感染、胃肠道出血），并进行相应的治疗。肾毒性药物应停止使用。如果血压低或接近临界值，至少暂时停用非选择性 β 受体阻滞药。因低血容量和胃肠道出血所致贫血导致肾衰竭的患者应接受血液或血液制品的扩容。应尽快安排内镜检查。图 13–7 概述了治疗的一般方法，表 13–3 列出了评估方法。

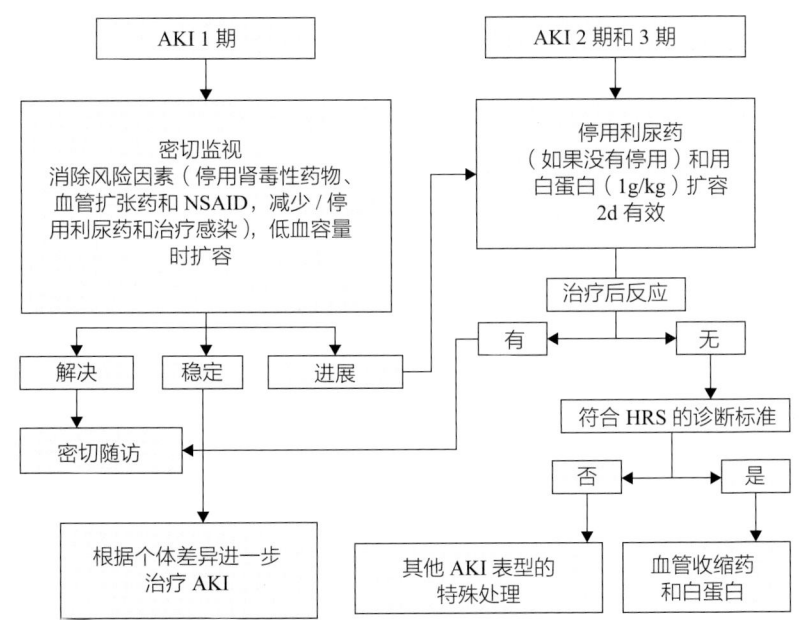

AKI 的 1 期定义为血清肌酐峰值增加至基线的 1.5～1.9 倍，或增加 0.3mg/dl（26.5μmol/L）。HRS. 肝肾综合征

经 Elsevier 司许可转载，引自参考文献 [24]

表 13-3　肾功能急性恶化患者的评估

评估方法	研究内容
临床评估	• 询问病史 　使用过量利尿药 　过量的丢失液体：呕吐或腹泻 　消化道出血 　使用潜在的肾毒性药物 　发热或提示感染的症状 • 体格检查 　脱水 　贫血 　感染的证据 　肝功能恶化的体征
实验室检查	• 肝脏功能检测：INR、黄疸指数、蛋白、白蛋白 • 肝酶检测：AST、ALT、ALP • 肾功能检测：每日的血清肌酐和电解质 • 血常规：白细胞和血红蛋白
脓毒血症检查	• 血培养 2 次 • 尿培养 • 腹水细胞计数和腹水培养 • 胸部 X 线检查
排除其他原因所致的肾功能损害	• 腹部超声评估肾脏大小和排除膀胱颈梗阻（有腹水时膀胱扫描不太可靠） • 尿液分析以评估铸型和沉积物 • 尿蛋白 – 肌酐比值或收集 24h 尿液以评估蛋白尿

（二）白蛋白作为容量替代疗法

由于 HRS 的发病机制之一是有效动脉血容量的相对减少，因此需要补充血管内血容量。与生理盐水相比，白蛋白效果更好，因为它的渗透压高于血浆，能够比生理盐水更好地维持有效渗透压。它的有效性不仅仅是由于血管容量扩张，其他血浆扩张剂也没这么有效 [35]。另外，白蛋白还有抗氧化、解毒、脂肪酸转运和血管收缩特性 [36]。也有人假设白蛋白在结合炎症介质中起免疫介质的作用 [6]。通过一系列随机对照试验，白蛋白被证明在减少腹腔穿刺后循环功能障碍 [37] 及预防 AKI 和自发性细菌性腹膜炎死亡 [38] 方面是有效的。

根据定义，HRS 是一种排他性诊断，而 HRS 患者对仅用白蛋白进行扩容没有反应 [39]。关于使用血管收缩药特利加压素治疗 HRS 的最大的回顾性研究发现，在使用特利加压素的同时是否添加白蛋白，患者的预后均无差异 [40]。然而，还没有一个对照试验比较血管收缩药联合白蛋白和不联合白蛋白治疗疗效的差别。因此，在 HRS 治疗中加入白蛋白似乎是谨慎的，在出现明显的容量过载时，白蛋白会加重肺水肿。国际腹水俱乐部建议在最初 2d 使用 1g/kg 体重到最高 100g/d 的初始剂量后，接着每天使用血管收缩药和 20～40g 白蛋白联合治疗 [25]。

（三）血管收缩治疗

使用全身血管收缩药的基本原理是减少全身血管扩张的程度。它们的使用会导致全身性动脉血压升高，从而提高肾灌注压。即使在血管收缩治疗停止后也能观察到 1 型 HRS/HRS-AKI 的缓解，这表明 1 型 HRS 的特点可能是通过恢复灌注而"打破"血管收缩持续的肾内循环。同样的反应在 2 型 HRS 患者中没有出现，停止血管收缩药治疗经常导致复发[41]，这表明 2 种情况的病理生理学并不相同。

1. 特利加压素

特利加压素是一种加压素类似物，其作用方式与加压素类似。它本质上是全身和内脏循环的血管收缩药。据欧洲 2 项大型随机对照试验报道，特利加压素在治 1 型 HRS 是有效的[39, 42]。静脉滴注特利加压素 0.5～2mg/4～6h，持续 15d，可以使 34%～43% 的患者血清肌酐降低至 1.5mg/dl。治疗相关的不良反应并不严重（2 项研究中分别为 9% 和 22%），这些不良反应包括腹部绞痛、肠蠕动增加、心律失常及肠、心脏和四肢缺血。停用特利加压素后，HRS 的复发率很低。在 HRS 复发的患者中，再次使用相同剂量的特利加压素治疗可以达到同样的效果[39, 42]。与安慰剂相比，特利加压素组的生存率没有整体改善。然而，在对特利加压素有反应的复发性 1 型 HRS 亚组患者中，生存率显著增加[42]。最近所有特利加压素研究的 Meta 分析也没有显示特利加压素对生存率的显著改善[43, 44]。然而，当特利加压素与用于治疗 HRS 的其他血管收缩药比较时，使用患者的生存率略有改善[45]。对于等待肝移植的患者，轻微的临床改善仍然有意义。对特利加压素反应的预测指标包括治疗第 3 天胆红素水平 < 10mg/dl 和 MAP 升高 > 5mmHg[46]。对特利加压素无反应的患者预后较差。

特利加压素目前在美国未被批准使用。在最近美国的一项大型多中心试验中，196 名患者随机接受了大剂量特利加压素与安慰剂治疗[47]。虽然在特利加压素组，治疗的次要终点血清肌酐的减少更为明显，但仍未能达到逆转 HRS 的主要终点。研究结果为阴性的一个可能原因是特利加压素组的 HRS 逆转率（24%）低于以前的研究（46%）。这种与欧洲研究的差异可能是由于将 ATN 患者误诊为 HRS，治疗中特利加压素持续使用时间短，或经常使用竞争性治疗，包括肾脏替代治疗[48]。然而，美国将来预计不会批准特利加压素的使用。与 1 型 HRS 相比，特利加压素在 43 名 2 型 HRS 患者中的应用已被报道[49-52]。但研究的患者太少，无法得出任何确切的结论。

2. 去甲肾上腺素

在一项对 12 例肝硬化、难治性腹水和 1 型 HRS 患者的初步研究中，静脉使用去甲肾上腺素（0.5～3mg/h）与白蛋白结合静脉使用呋塞米的治疗，使 12 例患者中的 10 例在 7d 的中位数后出现 HRS 逆转[53]。将去甲肾上腺素的输注量滴定至 MAP 上升 ≥ 10mmHg 或 4h 尿量增加 ≥ 200ml，直到 HRS 逆转或持续 15d。在一项随访研究中，比较去甲肾上腺素和特利加压素治疗 1 型和 2 型 HRS 的疗效，与特利加压素治疗的完全缓解率 ≥ 80% 相比，去甲肾上腺素治疗的完全缓解率为 70%[51]。本研究中的应答率高于预期，可能是因为研究中包含了大量 2 型 HRS 患者。尽管如此，结果还是非常令人鼓舞，特别是因为接受去甲肾上腺素治疗的患者没有出现明显的缺血不良反应。研究中的大多数患者在血管收缩治疗结束后 1 个月内接受了肝移植，因此无法评估肾功能改善对腹水清除和生存的作用。

在另一项比较去甲肾上腺素与特利加压素治疗 1 型 HRS 疗效的头对头研究中，20 名接受 0.5～3mg/h 去甲肾上腺素连续输注的患者与 20 名接受 0.5～2mg/4～6h 特利加压素大剂量给药的患者进行比较[54]。在反应率方面没有显著差异（去甲肾上腺素组 10 例，特利加压素组 8 例）。反应与血浆肾素活性显著和同样的降低有关。2 组中的缺血不良反应的发生率相似。

3. 米多君和奥曲肽

米多君（midodrine）是一种 α 受体激动药，通过收缩外周血管改善全身血压。传统上，它被用于治疗体位性低血压。奥曲肽是一种长效的生长抑素类似物，它能拮抗各种内脏血管扩张药的作用，理论上可以降低内脏血管扩张的程度。米多君或奥曲肽单用对 HRS 患者并不起太大作用。然而，一些研究表明当米多君合用奥曲肽，并联合白蛋白使血浆扩容，可显著降低血清肌酐值[55-57]。1 型 HRS 患者的全身和肾脏血流动力学及尿钠排泄均得到改善，但仍低于正常水平。不同研究使用的剂量不同。总的来说，米多君的起始剂量为 2.5～7.5mg，每天 3 次，调整其剂量使平均动脉压至少达到 90mmHg。同样地，奥曲肽可在初次给药 25μg 后，皮下给予 100μg，每日 3 次，或静脉滴注 25μg/h。最近的一项小规模、开放标签、随机研究表明，米多君和奥曲肽的联合治疗，明显不如连续的特利加压素治疗有效[58]。

总之，在治疗 1 型 HRS 的患者时，支持米多君和奥曲肽联合治疗的数据比支持特利加压素或去甲肾上腺素治疗的数据要少得多，而且现有的数据表明它的疗效不如特利加压素。尽管如此，由于特利加压素不可用，而去甲肾上腺素的使用需要进行重症监护治疗病房水平的监测，这种联合治疗在北美非常流行。随着这些治疗方法可用性的改变，临床治疗可能会从米多君和奥曲肽联合治疗转向其他方法的使用。

（四）经颈静脉肝内门体分流术

由于在肝硬化中，窦性门静脉高压是引起肾功能不全的血流动力学变化的起始因素，因此通过经颈静脉肝内门体分流术（TIPS）降低窦性门静脉压力具有生理意义。此外，TIPS 使很大一部分的内脏血容量返回到体循环中，从而抑制各种血管活性神经激素，导致肾灌注更充分。

到目前为止，还没有对照研究来评估 TIPS 治疗 HRS 的疗效。已发表的 8 项研究[56, 59-65] 中，大多数集中于 1 型 HRS 患者，而 2 项研究评估了 1 型和 2 型 HRS 患者的混合人群[59, 65]，其中一项研究仅包括 2 型 HRS 患者[60]。在所有报道的研究中，TIPS 治疗改善了肾功能，这与有效抑制内源性血管活性系统相关，并可长达 6 个月[65]。据报道，腹水也明显减少。TIPS 治疗似乎比传统的治疗方法更能提高生存率，一项研究报道 18 个月的生存率为 35%[65]。这可能与这样一个因素有关：TIPS 支架只能植入肝功能相对保留的患者，因此这些患者很可能即使没有 TIPS 治疗也能合理存活。由于 TIPS 治疗后患者具有严重肝功能失代偿的风险，因此在急性肝功能失代偿的情况下，必须谨慎选择患者，并考虑将肝移植作为补救措施。

血管收缩药联合 TIPS 治疗

血管收缩药和 TIPS 的联合治疗有效地纠正了 HRS 病理生理学的不同方面，即门静脉高压的消除和全身动脉血管扩张程度的降低。因此，联合治疗可能对改善 HRS 患者的肾功能有附加作用。对 14 例 1 型 HRS 患者给予米多君、奥曲肽和白蛋白治疗[56]。在那些对药物治疗有反应并且肾功能得到改善的患者中，选择适合 TIPS 手术的患者，装入 TIPS 支架，这些患者在 12 个月内肾功能恢复正常，并最终消除腹水。总生存率为 50%，存活时间最长的患者为 30 个月。在另一项研究中，11 名 2 型 HRS 患者接受特利加压素和白蛋白联合治疗，将中心静脉压维持在 10cmH$_2$O[50]。11 例患者中有 9 例采用 TIPS 和特利加压素联合治疗，患者血清肌酐明显下降。TIPS 术后联合用药，1 个月后血清肌酐降至 1.4 ± 0.3mg/dl。与预期一样，TIPS 改善了所有患者 24h 尿量，从而降低了术后利尿需求。所有患者的腹水也显著减少，并最终在 TIPS 术后第 2 周消失[46, 56]。

（五）体外白蛋白透析

体外白蛋白透析是一种使用含无细胞白蛋白的透析液去除白蛋白结合物质的方法，去除物质包括胆红素、胆汁酸、芳香氨基酸、中链脂肪酸和细胞因子[66]。其中一个治疗系统是分子吸附循环系统（molecular adsorbent recycling system，MARS）。使用 MARS 治疗 HRS 的基本原理是吸附某些细胞因子和胆汁酸，而这些分子是血管活性物质，它们可能有助于血管扩张和导致有效动脉血容量的减少，成为 HRS 发病机制的核心环节。在一项对 8 名急性肝衰竭患者的研究中，其中 5 名患者出现了 HRS，使用 MARS 治疗可改善临床和生化参数[67]。然而，作为肾功能标志物的血清肌酐，可以通过 MARS 去除。一项研究评估肾功能，用菊粉清除率作为 GFR 的指标，同时测量血清肌酐[68]。如预期的一样，在 MARS 治疗后，血清肌酐降低，但菊粉清除率或 GFR 保持较低和不变。停止 MARS 治疗导致血清肌酐迅速恢复到治疗前的水平。因此，MARS 对血清肌酐的降低看似有效，但其实是人为的，实际上并不对肾功能有任何改善。根据最新研究结果，MARS 并不建议用于治疗 1 型 HRS 的肝硬化。

（六）肾脏替代疗法

肾替代疗法或透析的目的是当肾脏的功能水平不足以维持生命时，"替代"部分肾功能，包括清除尿毒症毒素、溶质和减少细胞外容量。在降低死亡率或发病率方面，透析在治疗 HRS 时是无效的。血液透析引起的全身性低血压往往进一步损害患者的不稳定的血流动力学。然而，对于因毒素或脓毒症所致的可逆性肝损伤患者，透析可能在关键时期对患者起到支持作用。在等待肝移植的患者中，透析可以作为一种桥接疗法挽救生命[69]。连续性肾替代疗法，无论是连续性静脉血液滤过（CVVH）还是连续性静脉血液透析滤过（CVVHDF），由于该方法诱导更为缓慢的溶质去除，因此在理论上不太可能恶化低血压或引起肝性脑病[70]。谨慎地维持循环血容量和心脏充盈压是选择合适患者成功透析的关键。

（七）肝移植

肝移植是 HRS 的最终治疗方法。它能纠正肝功能紊乱，消除门静脉高压。主要限制因素是供者器官的难以获得。终末期肝病器官分配评分系统模型（model for end-stage liver disease，MELD）给予肝硬化肾衰竭患者更高的优先权[71]。随后，自 2002 年在美国出现 MELD 以来，肝移植患者中移植前肾衰竭的比例增加了。

随着时间的推移，肝移植可以消除门静脉高压。然而，高动力循环的要素，包括心脏指数升高、门静脉系统侧支循环形成和肝血流，可能会持续数月[72]。许多移植后的 HRS 患者肾功能得到改善与血浆中血管活性因子水平的降低有关。然而，恢复往往是不完整的[73, 74]。美国最近的一项大型单中心报道称，在肝移植后的前 90~180d 内，肾功能有所改善，此后缓慢下降[75]。总之，这些观察结果支持临床 HRS 与潜在的肾脏结构损伤相关，甚至在成功的肝移植后，这些损伤可能存在长期后遗症。肝移植后决定这些损害可恢复程度的因素（肾小管再生和修复）尚不清楚。因此，可以预见的是：移植前肾功能不全的出现预示着肝移植术后预后更糟，重症监护治疗病房住院时间更长，透析治疗更多，生存率降低（图 13-8）[76]。

因为并不是所有的 HRS 患者在移植后都能恢复肾功能，所以应尽可能早期确定那些在肝移植后表现不佳的患者，并为他们提供肝 - 肾联合移植（simultaneous liver-kidney transplant，SLKT）。自从实施肝移植供者器官分配的 MELD 评分系统以来，

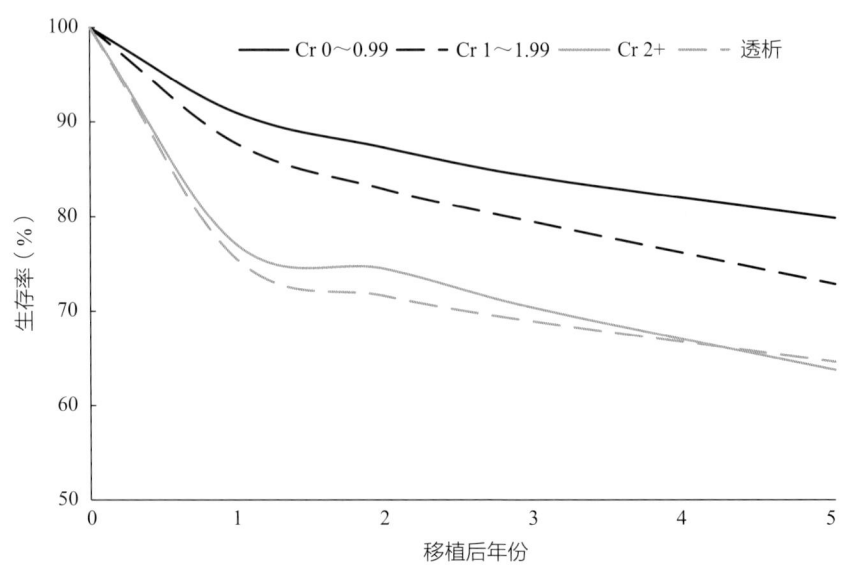

▲ 图 13-8　肝移植时肾功能与移植后生存率的关系
Cr. 肌酐；经 Wiley 许可转载，引自参考文献 [76]

接受 SLKT 的患者数量显著增加，尽管供者肾脏的短缺仍然很关键，但 SLKT 的患者优先于只接受肾移植的患者得到供肝者的肾脏。对于 SLKT 的另一种方法是等待和观察法，首先进行肝移植，如果肾功能不能恢复，再进行肾移植 [77, 78]。

如何最好地选择 SLKT 候选人一直是一个值得争论的问题。首先，尽管有既定的指南，但通常很难将慢性肾病的发生肾脏结构变化的患者与处于 HRS 可逆阶段的患者分开。第二，肝移植后哪些患者会恢复肾功能可能无法可靠预测，因为 ATN 的自然过程包括恢复。第三，目前还没有关于肾损害患者 SLKT 与单独肝移植结果的高质量数据（随机试验）的比较。负责制定美国器官分配规则的组织器官采购和移植网络 / 器官共享联合网络（Organ Procurement and Transplantation Network/United Network of Organ Sharing，OPTN/UNOS）正在通过一项关于全国范围内 SLKT 标准的提案，该标准需要满足患者移植的质量要求 [79]。这些标准基于肾功能低下的程度和持续时间，不包括影像学、组织学和其他实验室数据。UNOS 的提案包括一项条款，即在肝移植后 1 年内，向肾移植患者授予等待名单优先权（"安全网"）。本章编写时的标准总结在表 13-4 中，但将来可能会有所改变。

表 13-4　器官采购和移植网络制定的符合肝 - 肾联合移植治疗资格的标准

种类	标准
慢性肾脏疾病	必须满足 肾小球滤过率（GFR）≤ 60ml/min 持续 90d 以上 以及以下至少一项 • 作为终末期肾病患者开始定期透析 • 最新 GFR ≤ 30ml/min
持续的急性肾损伤	必须至少满足以下条件之一 • 连续透析 6 周以上 • GFR ≤ 25ml/min，连续 6 周以上 • 以上任意组合的时间≥连续 6 周
代谢性疾病	必须至少满足以下条件之一 • 高草酸尿 • 因子 H 或 I 突变的非典型溶血尿毒症综合征 • 家族性非神经系统性淀粉样变性 • 甲基丙二酸尿症

六、预后

肝硬化和 AKI 患者的短期预后取决于疾病的严重程度和病因。MELD 评分可以准确预测短期死亡率。得分包含血清肌酐，这与死亡率相关，特别是血清肌酐为 0.8～3mg/dl [80]。

在符合 AKI 标准的患者中，在那些血清肌酐峰值不超过 1.5mg/dl 的患者中 90d 死亡率为 16%。如果患者血清肌酐从基线增加 3 倍或需要肾脏替代治疗，其 90d 死亡率上升到 31% [81]，由于各种原因或肾毒素，HRS 的死亡率比 AKI 高很多 [81]。肾衰竭的发展也是长期生存的一个强有力的预测因素。与 8 年生存率为 80% 的晚期肝硬化患者相比，HRS 的存在将中位生存期降低到 40 个月（图 13-9）[82]。如果患者已出现 1 型 HRS，中位生存期为 1.0～2.7 个月 [83, 84]。

七、预防

晚期肝硬化患者出现相关肾功能不全由于缺乏有效治疗往往预后不良。临床医师需重视可能发生肾衰竭的种种迹象，以改善这些患者的整体预后。表 13-5 总结了预防肝硬化患者肾损伤的一些建议。我们不能过分强调及时纠正任何临床或实验室异常以预防肾衰竭的发生的必要性（表 13-5）。

表 13-5　预防功能性肾衰竭

条件	措施
利尿药的使用	• 频繁地监测电解质和血清肌酐 • 当电解质异常或血清肌酐升高时，准备停止利尿药的使用
低血压	• 当出现难治性腹水时，考虑停止使用非选择性 β 受体阻滞药
胃肠道失血	• 及时补充血管内血容量 • 使用抗生素预防感染
细菌感染	• 当血清胆红素水平> 4mg/dl（68μmol/L），血肌酐水平> 1mg/dl（88μmol/L），使用白蛋白 20～40mg/d 治疗
伴有肝肾功能不全的低蛋白腹水（< 15g/L）[86]	• 患者在血清胆红素> 3mg/dl、Child-Pugh 评分> 10、血清钠< 130mmol/L、血清肌酐> 1.2mg/dl 的情况下，长期诺氟沙星 400mg/d 可降低感染风险
肾毒性药物的使用	• 不能使用非甾体抗炎药

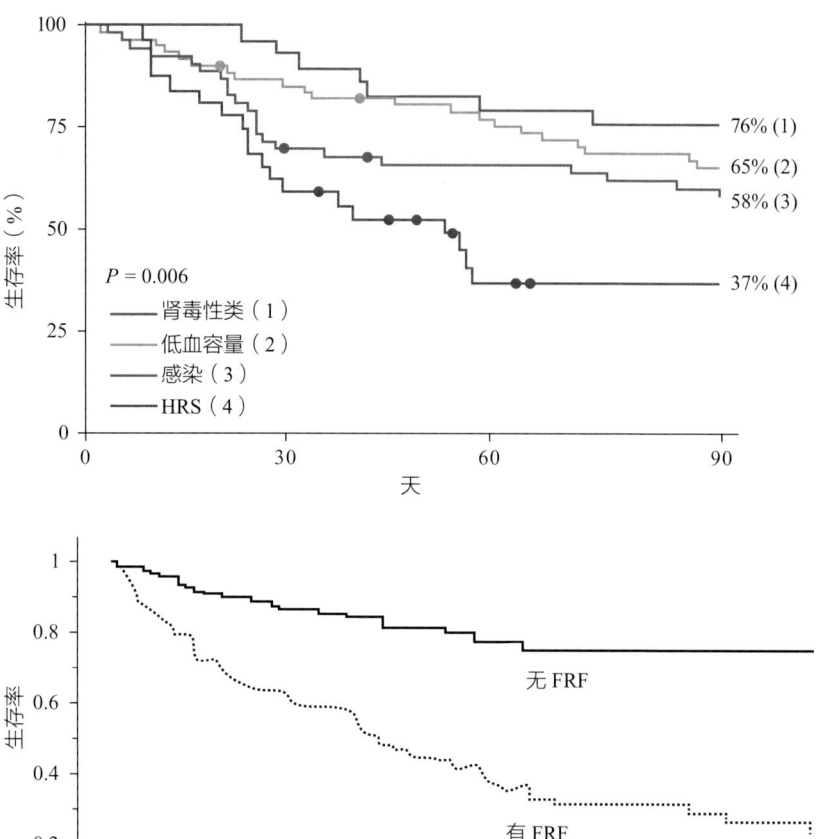

▲图 13-9　短期和长期生存率：急性肾损伤（AKI）和肝硬化（左）患者，功能性肾衰竭（FRF）和肝硬化（右）患者

经 Elsevier 许可转载，引自参考文献 [81，82]

　　必须警惕地避免低血压和任何可能使患者易出现低血压的情况。这些措施包括避免血容量耗竭（因过度饮酒或胃肠道液体流失）和心输出量过度增加。最近有数据表明，难治性腹水患者非选择性使用 β 受体阻滞药可能导致 AKI；肝硬化患者可能有一个 β 受体阻滞药使用的机会窗口，难治性腹水和（或）肾功能不全的发展可能标志着窗口关闭 [85]。

　　肠道细菌的生长是出现细菌感染和无菌炎症的危险因素。抗生素预防已被证明能提高生存率 [86]，并应在有指征时使用。

　　最后，应该避免肾毒性药物的使用。非甾体抗炎药对肝硬化患者的有害已被充分证实 [87]，但未得到重视，尤其是非胃肠病学家 [88]。这是肝病教育推广工作的潜在目标。

第 14 章　肝病的肺部表现

Pulmonary Manifestations of Liver Disease

Michael B. Fallon　Anil Seetharam　著

雷　宇　译

要　点

- 肝病与独立于固有心肺疾病以外的特殊肺血管异常相关，其中肝硬化最常见。
- 15%～30% 的肝硬化患者出现肝肺综合征（hepatopulmonary syndrome，HPS），这是由于肺微血管扩张导致气体交换受损所致。HPS 的发生会增加肝硬化患者的死亡率。目前，肝移植是唯一确定的治疗 HPS 的方法。然而，当出现严重 HPS 时，肝移植的结果可能会受到不利影响。
- 当血管收缩和血管重塑增加肺血管阻力并升高平均肺动脉压时，会导致门肺动脉高压（portopulmonary hypertension，POPH）。在 4%～8% 的肝硬化患者中会发生 POPH，当其达到中度或重度后，肝移植后死亡率升高。药物治疗可以改善血压，但肝移植是否能有效改善 POPH 尚不清楚。
- 筛查 HPS 和 POPH 在肝硬化中很重要，因为这些疾病的存在会影响生存率和肝移植候选资格。
- 呼吸困难在慢性肝病患者中很常见，估计 50%～70% 接受肝移植评估的肝硬化患者抱怨呼吸急促。慢性肝病患者出现呼吸困难需要广泛的鉴别诊断。有许多重要的原因需要考虑。最常见的原因是独立于肝病的固有心肺疾病（即慢性阻塞性肺病、间质性肺病和充血性心力衰竭）。此外，肝硬化的一些并发症可能会导致症状，如患者的失健状态、肌萎缩、腹水和（或）胸腔积液（见第 15 章）。最后，某些肝病可能与特定的肺异常有关，如 α_1- 抗胰蛋白酶缺乏的全肺泡肺气肿（见第 31 章）及原发性胆汁性胆管炎相关的纤维化肺泡炎、肺出血和肉芽肿（见第 21 章）。
- 然而，在一部分患者中，2 种肝病所致的不同肺血管并发症，肝肺综合征（HPS）和门肺动脉高压（POPH），被认为是肺功能不全的重要原因。本章将回顾这些疾病的流行病学、临床特征和治疗。

一、肝肺综合征

（一）定义

肝肺综合征的特征是晚期肝病、门静脉高压或先天性门静脉系统分流时肺血管扩张（intrapulmonary vascular dilations，IPVD）引起的动脉氧合异常三联征。异常氧合的定义是指在没有其他肺功能异常的情况下，在静息状态下呼吸室内空气，肺泡动脉氧气梯度上升（≥ 15mmHg 或 64 岁以上 ≥ 20mmHg）[2]。

（二）流行病学、危险因素和相关疾病

50% 以上的肝硬化患者接受原位肝移植（orthotopic liver transplantation，OLT）评估时出现肺内血管扩张。此外，15%～30% 的肺内分流患者的氧合功能受损，导致了 HPS 的诊断[3]。先前对 HPS 定义强调，为了确定诊断，必须排除原有的心肺疾病。然而，最近的数据支持这样一种观点，即

在其他心肺异常的情况下也可能会发生 HPS[4, 5]。

通常，无论肝病的潜在病因是什么，肝硬化和门静脉高压患者都可能诊断出 HPS。然而，在没有肝硬化的门静脉高压患者（肝前性门静脉高压、结节性再生增生、先天性肝纤维化和肝静脉流出道梗阻[6-9]）和没有门静脉高压的肝功能不全（急性和慢性肝炎[10-12]）的患者中，都有出现 HPS 的病例。

这些发现提示晚期肝病并非发生 HPS 所必需的。尽管最近一项前瞻性多中心研究没有发现在接受 OLT 评估的患者中，HPS 与肝病严重程度之间的相关，但关于 HPS 在晚期肝硬化患者中是更常见或更严重的观点仍存在争议[13]。

（三）发病机制

HPS 中最重要的变化是毛细血管前和毛细血管后肺血管系统的扩张[14]，这导致静脉血通过肺部时氧合受损[15, 16]。

人类研究表明，肺组织一氧化氮（NO）的产生增加，这可能有助于肺内血管扩张。肝移植术后，随着 HPS 的恢复，肝硬化 HPS 患者呼出的 NO

水平升高[17-19]。然而，NO 产生的增加并不是 HPS 独有的，抑制 NO 产生或作用并不能有效地改善 HPS[20-24]。

在动物模型中，通过增加肺血管的表达和内皮一氧化氮合酶（eNOS）的活性，增加肺组织 NO 的产生似乎是 HPS 发展的中心事件[24-27]。肝脏内皮素 –1（endothelin-1，ET-1）的产生和释放增强及剪应力介导的肺内皮细胞内皮素 B（endothelin B，ET_B）受体表达增加似乎是导致 eNOS 增加的主要因素[28-30]。这些事件导致 ET-1 通过 ETB 受体激活 eNOS，随后巨噬细胞在血管内聚集，产生诱导型一氧化氮合酶（iNOS）[24, 26, 27]和血红素氧合酶 1（HO-1）[26, 31]，导致 NO 和一氧化碳浓度增加，引起血管扩张。此外，最近的一项研究表明，通过微血管 p-Akt 和 p-ERK 信号诱导的血管生成，这是实验性 HPS 发生的重要因素，并与通过血管内单核细胞的血管生成途径［如血管内皮细胞生长因子 A（VEGF-A）］的激活有关[32, 33]。图 14-1 总结了目前对实验性 HPS 肺微血管扩张机制的理解。然而，类似的机制在人类疾病中是否有效还不得而知。

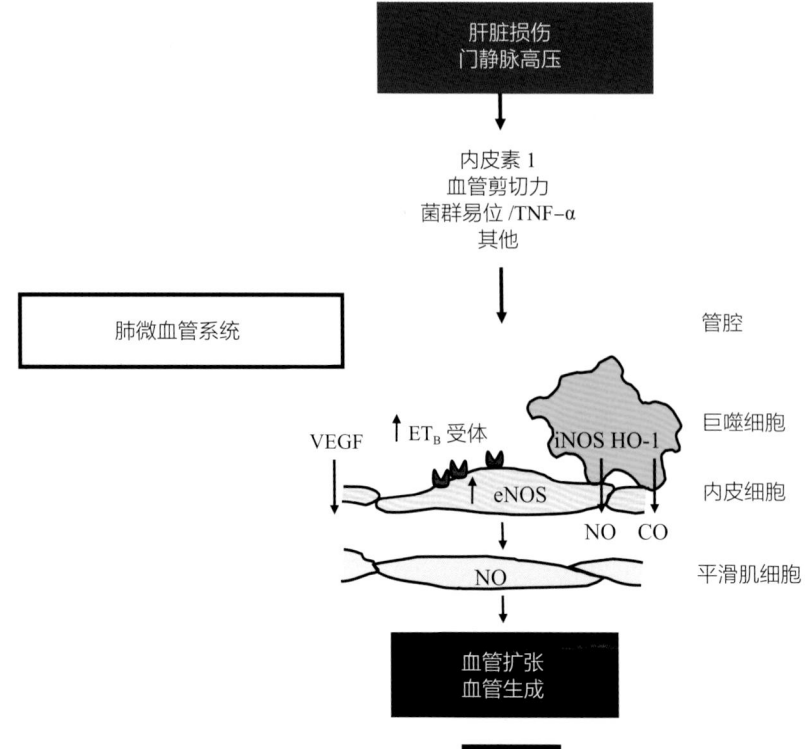

◀ 图 14-1　根据实验模型的发现提出的肝肺综合征（HPS）的机制

肝损伤和（或）门静脉高压触发细胞因子和血管活性介质的产生，从而增加血管剪切应力。肺微血管扩张是由肝内皮素 –1 的产生和释放以及内皮一氧化氮合酶（eNOS）衍生的 NO 通过增加内皮细胞内皮素 B（ET_B）受体数量而引起的。巨噬细胞聚集在微血管中，通过诱导型一氧化氮合酶（iNOS）产生 NO 和通过血红素氧化酶 1（HO-1）产生 CO，这也有助于血管扩张。血管生成途径如血管内皮生长因子 A 的激活也通过激活血管内单核细胞促进血管生成；TNF-α. 肿瘤坏死因子

（四）临床特征

HPS 的诊断可能被忽视或延迟，因为许多 HPS 患者是无症状的，或呼吸系统症状可能归因于固有的肺病，因此，要明确诊断需要高的疑似指数。在有症状的患者中，呼吸困难的隐匿发作是最常见的症状[1]。高达 25% 的 HPS 患者出现呼吸困难（仰卧位向直立位移动时呼吸困难恶化）和直立性缺氧（患者从仰卧位向直立位移动时 PaO_2 下降超过 5% 或超过 4mmHg）。这主要是由于肺基底部血管扩张和直立时通过这些区域的"分流"增多，导致低氧血症[34, 35]。蜘蛛痣、杵状指、发绀也常见于 HPS 患者，其出现可能支持临床疑似 HPS 的诊断[35, 36]。最常见的胸片结果是正常的，但可能显示下叶间质改变，这可能与间质性肺病混淆[37]。肺功能测试通常显示肺活量和肺容量保持良好，然而肺 CO 扩散能力（diffusing capacity for lung carbon monoxide, DLCO）通常显著降低。在没有并发 HPS 的肝硬化患者中，DLCO 通常也会降低，但目前还没有确定其降低值对 HPS 诊断的意义[38]。

（五）肝肺综合征的评价

对呼吸困难患者和（或）出现杵状指或发绀的患者进行 HPS 诊断是合适的。在考虑进行肝移植的患者中，无论是否存在症状，筛选都很重要，因为 HPS 的存在可能影响移植的候选顺序和优先性。图 14-2 总结了一种诊断 HPS 的方法。

HPS 的诊断是通过以下方法确定的：①存在动脉气体交换异常；②肺内血管扩张的记录。动脉血气测量检测到的气体交换异常，其定义为 $AaPO_2$（> 15～20mmHg）变宽、伴或不伴低氧血症（PaO_2 < 70mmHg）[3]。在端坐位获取动脉血气可能会增加对低氧血症的检测，因为低氧血症主要是由于肺下区的血管扩张。脉搏血氧测定法是一种间接测量血氧饱和度（SpO_2）的无创筛查方法，是一种有效的动脉低氧血症和 HPS 筛查方法[39]。然而，初步数据表明，脉搏血氧饱和度筛查，如果不是以标准化的方式进行，可能不是一种有效的筛查方式[40]。从临床角度来看，血氧饱和度的测量可以指导动脉血气和超声心动图的后续使用。

二维经胸超声造影是检测肺内血管扩张最敏感、最常用的筛查技术（图 14-3）。在正常的经胸超声心动图中，通过静脉注射激发的生理盐水，产生超声上可见的微泡。这个微泡在几秒钟内就充满了右心室，在没有从右向左分流的情况下，气泡会被肺吸收。如果存在心内分流，造影药在 3 次心动周期（早期分流）内进入左心室。如果存在肺内分流，以 HPS 为特征，微泡在右心室进入左心室至少会出现 3 次心动周期（延迟分流）。

用放射性核素锝标记的大颗粒白蛋白粒子做肺灌注扫描（^{99m}Tc-MAA 扫描）是检测肺内血管扩张的另一种方法（图 14-4）。在这项试验中，静脉注射直径为 50～100μm 的大颗粒白蛋白粒子。正常情况下，所有的颗粒都被滞留在肺微血管系统中。在 HPS 患者中，一些颗粒通过扩张的肺毛细血管逸出，滞留在体循环的动脉血管床上。使用标准化方法对肺和脑进行定量成像，可以计算分流的比例[41]。^{99m}Tc-MAA 扫描比超声心动图有一个显著的优势：阳性扫描（分流分数 > 6%）对 HPS 的诊断具有特异性，这即使是在同时存在肺固有疾病的情况下也同样适用[41]。这对于确定肺内血管扩张或潜在肺分流在气体交换异常起相对的主要作用是有价值的。然而，^{99m}Tc-MAA 扫描作为肺内血管扩张的筛选试验，对成人的敏感性比超声心动图差。

肺血管造影和高分辨率胸部计算机断层扫描（CT）是检测肺内血管扩张的其他方法，与对比超声心动图相比，其侵入性更强，敏感性更低[42]。

（六）预后与自然史

HPS 的自然史特征尚未被完全定义，但现有数据表明，大多数患者随着时间的推移逐渐出现肺内血管扩张和气体交换障碍，自发改善是罕见的[43, 44]。与无 HPS 的肝硬化患者相比，并发有 HPS 患者的死亡率明显更高，生活质量明显更低[13]。肝移植在逆转 HPS 方面的成功及目前在美国已实施的对严重低氧血症相关的 HPS 患者提高肝移植优先权的政策，可能会改善这种疾病的预后[45]。

（七）治疗

病例报道和小规模研究表明，一些药物，包

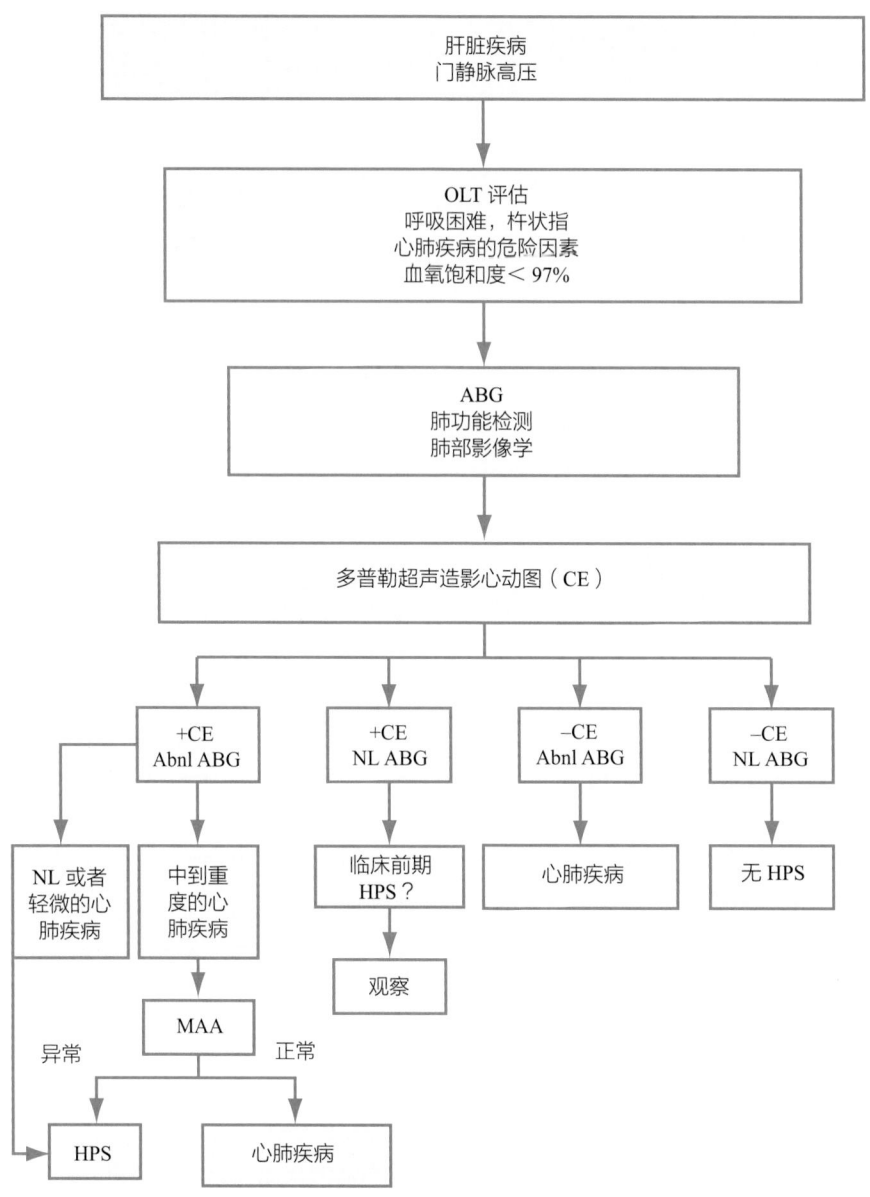

▲ 图 14-2　肝肺综合征（HPS）诊断方法（详见正文）

ABG. 动脉血气；Abnl. 异常；OLT. 原位肝移植；NL. 正常；MAA.99mTc 标记的大颗粒白蛋白扫描

括阿司匹林[46]、大蒜[47, 48]、诺氟沙星[49]和吸入硝基 -1- 精氨酸甲酯（1-NAME）[50]可能改善 HPS。在 HPS 中使用己酮可可碱的小型试验研究得出了与疗效和耐受性相矛盾的结果[51]。在 HPS 发病机制中，鉴于酪氨酸激酶激活和随后的 VEGF-A 介导的血管生成的作用，一项评价酪氨酸激酶抑制药索拉非尼疗效的临床二期研究正在进行中[52]。在静息或运动性低氧血症患者中，补充氧疗法是合适的，尽管还没有研究评估其是否有临床益处。在少数病例中有尝试经颈静脉肝内门体分流术（TIPS）门静脉减压。然而，因为缺乏令人信服的持续改善的证据，TIPS 应被视为实验性治疗。在 85% 以上的病例报道中，根据术后气体交换的显著改善情况显示，OLT 是唯一经证实的 HPS 治疗方法[53, 54]。然而，术后低氧血症是常见的，移植后消退的时间长短各不相同，可能超过 1 年。此外，移植后，与无 HPS 的受试者相比，HPS 患者的死亡率增加，特别是伴随有严重低氧血症时[55, 56]。目前，基于随着 HPS

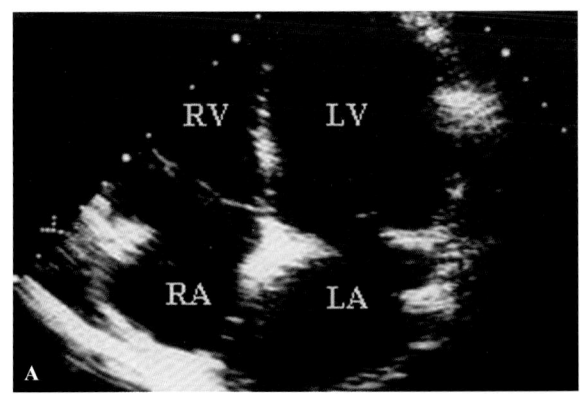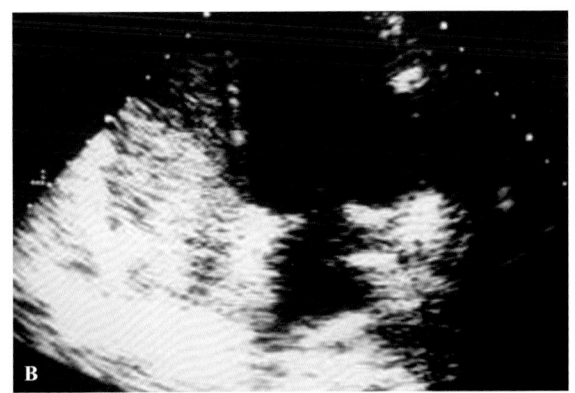
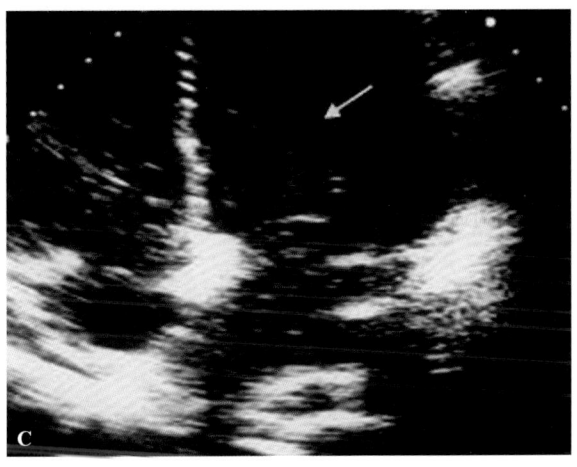

▲ 图 14-3　超声心动图检查肺内血管扩张，胸骨旁心脏四室视图

A. 给药前的心脏；B. 将激发过的盐水注入前静脉后立即进行检查，给药后立即进行四室检查，证明右心房和右心室内存在回声微泡；C. 肝肺综合征患者肺内血管扩张导致左心房（箭）和心室出现 3 个心动周期的回声微泡。心内分流导致微泡从右到左立即通过，无 3 个周期延迟，该项技术可排除有无分流；LA. 左心房；LV. 左心室；RA. 右心房；RV. 右心室

严重性的增加，死亡率增加和 OLT 后生存率的降低，PaO_2 < 60mmHg 的 HPS 患者有资格获得更高的 OLT 优先权（终末期肝病模型例外）。因此，在出现严重低氧血症之前，筛选 HPS 并考虑肝移植是合适的。

二、门肺动脉高压

（一）定义

门肺动脉高压（POPH）定义为平均肺动脉压（mPAP）> 25 mmHg 和门静脉高压背景下肺毛细血管楔压 < 15mmHg[57]。经肺压力梯度升高（MPAP- 肺毛细血管楔压 > 10mmHg）和（或）肺血管阻力 > 3 Wood 单位 [240dyne/（s·cm^5）] 是该综合征定义的附加标准 [58]。

（二）流行病学、危险因素和相关疾病

在 17 901 次尸检中，0.7% 的肝硬化患者出现与肺动脉高压相关的病理变化，而无慢性肝病患者中的肺动脉高压的发生率为 0.1%[59]。随后对 507 名接受右心导管插入术的患者进行的一项前瞻性研究显示，POPH 的患病率为 2%[60]。最近，对肝移植候选者的回顾性研究发现 POPH 的患病率为 3.5%～16%[61-64]。尽管诊断时血流动力学较好，与特发性肺动脉高压患者相比，POPH 的患者生存率更低而全因住院率明显升高 [65]。迄今为止，POPH 仅被描述为伴或不伴肝硬化的门静脉高压。虽然 POPH 没有明确的临床预测因子，但最近的一项多中心研究发现，女性患者和自身免疫性肝炎患者并发 POPH 的风险增加，肝病病因为丙型肝炎时其发

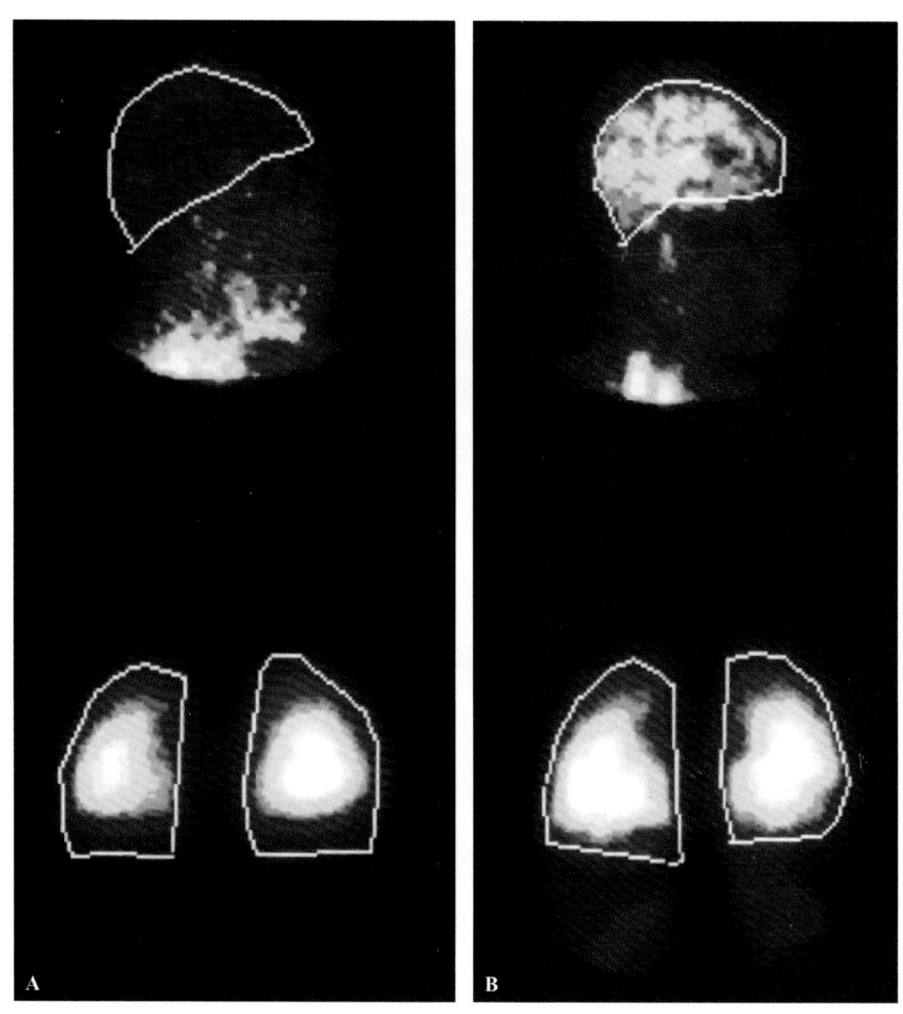

▲ 图 14-4　锝标记的大颗粒白蛋白（⁹⁹ᵐTc-MAA）扫描

A. 无肝肺综合征的患者正常的 ⁹⁹ᵐTc-MAA 扫描，目标区域围绕肺（下方）和大脑（上方）。在没有肺内血管扩张的情况下，静脉注射的标记白蛋白很少通过肺部，大脑的信号强度很低。分流是通过比较肺和脑的相对信号强度来量化的；B. 肝肺综合征的 ⁹⁹ᵐTc-MAA 扫描显示，由于标记白蛋白通过扩张的肺微血管，脑摄取显著

经 Elsevier 许可转载，引自参考文献 [4]

病风险降低 [66]。一般来说，门静脉高压的诊断先于 POPH 的诊断数年，关于门静脉高压的严重程度与 POPH 的风险或严重程度之间关系的数据仍存在争议 [64]。大型自发性门体分流与中重度 POPH 显著相关，且对治疗缺乏反应 [67]。另外，肺内血管扩张（如 HPS）在 POPH 中是常见的，并且可能与生存率降低相关 [68]。

（三）病理与发病机制

门肺动脉高压（POPH）的组织学特征与原发性肺动脉高压相似，包括平滑肌肥大和增生、内膜同心圆性纤维化、丛状动脉病变和坏死性血管炎 [14, 57, 69-71]。目前对 POPH 的基本机制还不完全了解，有前景的动物模型仍处于研究阶段 [72]。门静脉压力升高对肺动脉高压的发生至关重要 [60]。高动力循环状态引起血管剪切应力增加及门体分流，导致血管活性物质的产生或代谢发生改变，被认为是导致 POPH 血管变化的原因 [16]。内皮和循环因子（内皮素 -1、前列环素和血栓素）及调节雌激素信号转导和细胞生长调节的基因多态性与 POPH 的风险相关。此外，最近的一项研究显示血清素转运体多态性与 POPH 之间没有关联 [73, 74]。一种假说认为，血管内皮损伤或功能障碍可能是导致血管增殖和炎症的一个关键早期事件，从而导致 POPH 的发生

（图 14-5）。此外，HPS 可能与 POPH 共存，这表明这 2 个独立的并发症可能共享潜在的致病机制。一个新的假设是，肺内皮对肝病和门静脉高压的改变（与 POPH 的功能障碍和损伤相比，HPS 有过度的 NO 产生和血管生成途径激活）的反应对于确定 HPS 或 POPH 是否发展很重要。

（四）临床特征

许多 POPH 患者无症状[75]。运动时呼吸困难是最常见的症状，随着严重程度的增加，逐渐出现疲劳、休息时呼吸困难、周围水肿、晕厥和胸痛[76]。体格检查显示颈静脉扩张，第二心音中可闻及一个响亮的肺成分及由三尖瓣反流引起的收缩期杂音。下肢水肿较常见。心电图异常与原发性肺动脉高压相似，包括右心房扩大、右心室肥大、电轴右偏和（或）右束支传导阻滞。影像学检查结果通常变化很细微，但在晚期病例中，由于右心室突出，可能会出现明显的主肺动脉或心脏肥大。气体交换异常通常较轻，比 HPS 比较轻。在更严重的疾病中，可以看到 $AaPO_2$ 增加，伴有轻度低氧血症和低碳血症[16, 77]。

（五）门肺动脉高压的评价

POPH 患者通常无症状，各种临床特征的诊断价值较低[78]。因此，对 POPH 的诊断需要较高的疑是指标（图 14-6）。必须排除肺压力升高和（或）右心衰竭的其他原因，包括左心室功能不全、血容量过载和慢性阻塞性肺病。总的来说，在未接受肝移植评估的患者中，排除其他心肺疾病后出现的可疑症状和体征使筛选 POPH 变得合理。在所有接受肝移植评估的患者中，无论症状或体征如何，筛选都是必要的，因为 POPH 的存在可能影响移植候选[79]。

经胸多普勒超声心动图是最佳的无创筛选检查。如果与静脉注射造影药相结合，则可以同时完成对 PHS 和 POPII 的筛查。肺动脉高压的出现是由肺动脉收缩压升高（由测量三尖瓣反流的速度得出）、肺动脉瓣功能不全、右心房扩大和（或）右心室肥大或扩张引起的[80]。预估收缩肺动脉压 > 40~50mmHg 提示使用右心导管直接测量肺压力的必要性。MPAP > 25mmHg、肺毛细血管楔压 < 15mmHg 可确诊肺动脉高压。经肺梯度升高

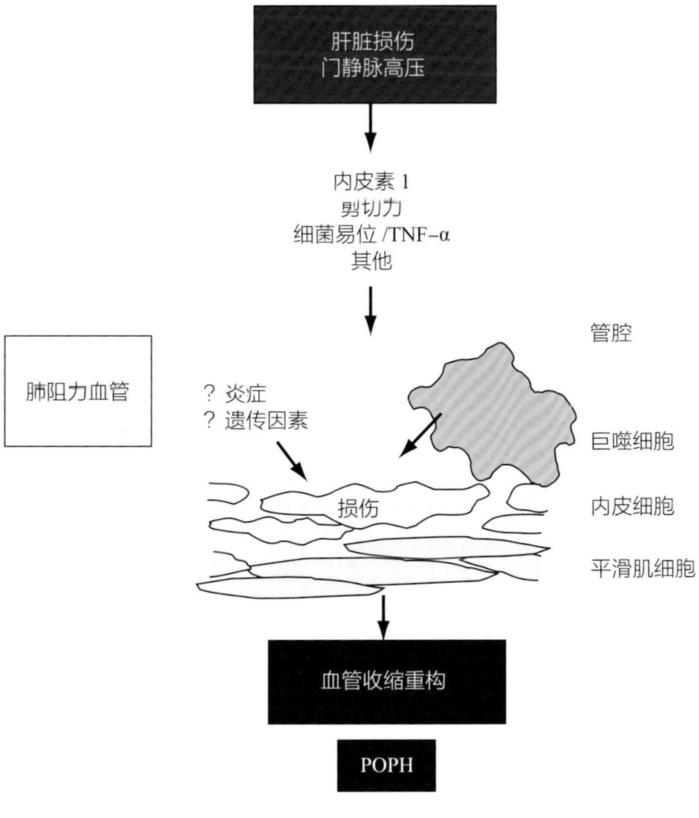

▲ **图 14-5　门肺动脉高压（POPH）的发病机制**

肝损伤和（或）门静脉高压会触发细胞因子和血管活性介质的产生，从而增加肝肺综合征的血管剪切力。相比之下，在 POPH 的背景下，包括炎症和遗传因素在内的可变因素可能引发内皮损伤，导致平滑肌增生和血管重构。这些事件导致肺动脉高压；TNF-α. 肿瘤坏死因子 α

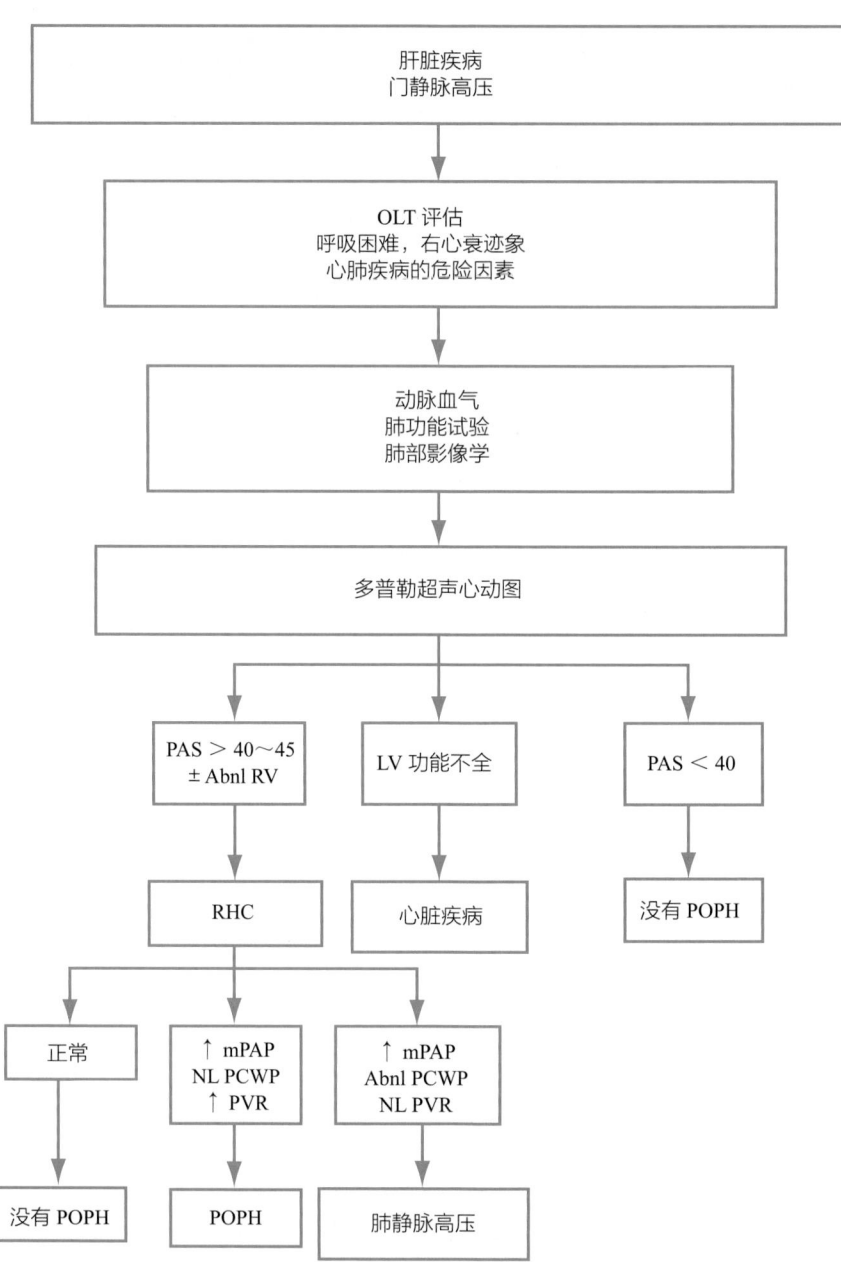

▲ 图 14-6　门肺动脉高压（POPH）的诊断方法（详见正文）

Abnl. 异常；LV. 左心室；mPAP. 平均肺动脉压；NL. 正常；OLT. 原位肝移植；PAS. 估计肺动脉收缩压；PCWP. 肺毛细血管楔压；PVR. 肺血管阻力；RHC. 右心导管；RV. 右心室中心线

（MPAP– 肺毛细血管楔压 > 10mmHg）和肺血管阻力［> 240dyne/（s・cm⁵）］是用于区分肺动脉高压和肺静脉高压的其他测量方法，这可能是由伴随有肝硬化的循环高动力状态或血容量过载所致。

对于那些确诊为 POPH 的患者，可以使用多种血管舒张药［最常见的是 NO 和（或）依前列醇］进行血管舒张药反应，以预测对长期血管舒张药治疗的有效性[16]。然而，血管扩张药试验在 POPH 治疗中的作用还没有研究。

（六）预后与自然史

肺动脉高压的主要并发症是进行性右心室功能障碍和肺心病的发展。根据右心压升高程度和心输出量下降程度进行评估，肺动脉高压患者的生存率与右心功能不全的严重程度相关[81]。先前的研究表明,与原发性肺动脉高压相比,POPH 患者的生存率相似,甚至更长,可能与高动力循环状态有关[16]。最近的研究挑战了这一概念,发现尽管心脏指数较高,体循环和肺血管阻力较低,但 POPH 患者的死亡率高于原发性肺动脉高压患者[65]。到目前为止,还没有研究表明药物治疗 POPH 能提高患者的生存率。尽管与无 POPH 的潜在受者相比,POPH 者的死亡风险更高,但轻度肺动脉高压(< 35mmHg)的 POPH 患者的肝移植似乎与无肺动脉高压患者具有相似的结果[82]。利用来自器官共享联合网络(UNOS)的数据,肺血管阻力(PVR)和肝病严重程度(MELD)与 POPH 患者等待名单上患者的死亡率增加相关[83]。mMPAP 越高,尤其是那些 PVR 值越高或心输出量越低的患者,围术期死亡率越高[84]。

(七)治疗

POPH 的药物治疗主要基于原发性肺动脉高压的治疗经验。然而,由于抗凝药和钙通道阻滞药可能分别增加出血风险和升高门静脉压力,因此不推荐使用。应考虑使用 β 受体肾上腺素能阻滞药预防静脉曲张出血,同时需考虑到其潜在的心脏抑制作用[85]。应考虑 β 受体阻滞药治疗的风险 – 效益比,以及预防出血的二级替代方法(即连续套扎治疗)。无论是作为单一治疗还是联合用药,许多药物治疗已成功地应用于 POPH。包括内皮素受体拮抗药(波生坦)、磷酸二酯酶 V 抑制药(西地那非)、前列环素类似物(依前列醇、曲前列环素、伊洛前列素)、血管升压素类似物(特利加压素)和酪氨酸激酶抑制药(伊马替尼)[86–89]。大多数治疗干预措施在病例报道和回顾性分析中都有描述。目前还没有进行对照试验,也不清楚药物治疗对生存率的影响。美国食品药品监督管理局(FDA)建议中重度肝功能不全患者避免使用任何内皮受体拮抗药。

OLT 治疗 POPH 的安全性和有效性存在争议。目前还没有设计良好的前瞻性研究来指导决策,而且 OLT 对 POPH 的自然发展史的影响还没能很好地界定。回顾性研究和病例报道证实,中重度肺动脉高压(mPAP > 35mmHg),特别是存在右心室功能不全的情况下,与围术期死亡率升高相关,是移植的禁忌证[84]。轻度 POPH(mPAP < 35mmHg)通常被认为是不是 OLT 的禁忌证,但需要对患者进行单独评估,以将风险降至最低。最近的几项回顾性研究表明,如果药物治疗将 mPAP 降低到 < 35mmHg,死亡和活体供肝移植对中重度 POPH 患者可能是可行和有益的[90–92]。有的指南建议及一些 UNOS 地区规定,药物治疗后 mPAP < 35mmHg 的患者为 MELD 的例外点[93]。但是,使用这种策略的结果是否有益尚不清楚[94, 95]。

三、总结和结论

肝肺综合征和门肺动脉高压是肝病和(或)门静脉高压的独特肺血管并发症,可能出现显著的发病率,并影响生存和肝移植候选。在接受肝移植评估的肝硬化患者中,约有 20% 的患者出现了 HPS,约 6% 的患者出现了 POPH。肺微血管扩张是导致 HPS 低氧血症和症状的重要原因。在 POPH 中则发生肺阻力血管收缩和血管重塑,可能导致右心功能不全。HPS 和 POPH 的肺血管异常的发病机制尚处于研究阶段,类似的机制可能在各种综合征中起到作用。目前还没有有效的药物治疗 HPS,但肝移植可以逆转大多数患者的 HPS。相比之下,对于 POPH 患者的治疗,可选用对症的药物治疗,但对许多患者肝移植目前是禁忌或有争议的。肝移植在有严重 HPS 和 POPH 的患者中会增加死亡率,这更突出了在接受肝移植评估的患者中筛查这些疾病的重要性。

拓 展 阅 读

Arguedas M, Abrams GA, Krowka MJ, Fallon MB. Prospective evaluation of outcomes and predictors of mortality in patients with hepatopulmonary syndrome undergoing liver transplantation. *Hepatology* 2003;37:192–7.

The first prospective study that demonstrates that the outcome after liver transplantation in HPS is influenced by the severity of hypoxemia and intrapulmonary vasodilatation.

Fallon MB, Krowka MJ, Brown RS, et al.; Pulmonary Vascular Complications of Liver Disease Study Group. Impact of hepatopulmonary syndrome on quality of life and survival in liver transplant candidates. *Gastroenterology* 2008;135(4):1168–75.

Multicenter prospective study of a large group of liver transplant candidates demonstrating reduced quality of life and survival in patients with HPS.

Krowka MJ, Wiesner RH, Heimbach JK. Pulmonary contraindications, indications and MELD exceptions for liver transplantation: a contemporary view and look forward. *J Hepatol* 2013;59(2):367–74.

Recent expert review discussing issues surround MELD exception in the setting of pulmonary vascular complications in end-stage liver disease/portal hypertension.

Krowka MJ, Fallon MB, Kawut SM, et al.; International Liver Transplant Society. Practice guidelines: diagnosis and management of hepatopulmonary syndrome and portopulmonary hypertension. *Transplantation* 2016;100(7):1440–52.

Recent clinical guidelines on diagnosis and management of HPS and POPH by the International Liver Transplant Society, outlining epridemiology, diagnostics, and current therapies.

Khaderi S, Khan R, Safdar Z, et al. Long-term follow-up of portopulmonary hypertension patients after liver transplantation. *Liver Transpl* 2014;20(6):724–7.

Retrospective analysis describing outcomes over 5 years in liver transplantation for POPH.

Goldberg DS, Krok K, Batra S, et al. Impact of the hepatopulmonary syndrome MELD exception policy on outcomes of patients after liver transplantation: an analysis of the UNOS database. *Gastroenterology* 2014;146(5):1256–65.

Large, retrospective cohort study using data submitted to the United Network for Organ Sharing in a study pre- and posttransplantation outcomesof patients with HPS.

第 15 章　腹水和自发性细菌性腹膜炎
Ascites and Spontaneous Bacterial Peritonitis

Vicente Arroyo　Javier Fernández　著

雷　宇　译

要　点

- 腹水最常见的原因是肝硬化，其次是恶性肿瘤、肺结核、心力衰竭和其他原因。仔细的病史采集、体格检查、腹水检查和影像学检查通常能对腹水的病因和并发症（如自发性细菌性腹膜炎）做出明确的诊断。
- 腹水患者的治疗取决于液体形成的原因。
- 肝硬化患者因肝内门静脉高压、内脏血管扩张和肾脏的水钠潴留而形成腹水。
- 大多数肝硬化和腹水患者的体格检查发现肝病体征，包括蜘蛛痣、肝掌和腹壁静脉曲张。
- 腹腔穿刺术是检测腹水形成原因和潜在感染原因的关键。这是一个简单的床边手术。在包裹性积液的情况下需要介入放射科医师的帮助。虽然大多数患者有凝血障碍，但穿刺后出血是罕见的。尽管凝血试验异常，肝硬化患者有异常的凝血、抗凝血功能失衡，但总体凝血功能正常。通常不鼓励预防性输血液制品。
- 腹水引流治疗的分析。肝硬化患者血清 – 腹水白蛋白梯度超过 1.1g/dl 时应接受 2g/d 的限钠饮食教育和使用利尿药。腹水中性粒细胞计数升高的患者［（自发性细菌性腹膜炎（spontaneous bacterial peritonitis，SBP）］应进行全血培养，并立即开始静脉注射抗生素。抗生素选择策略应适合感染部位和当地流行病学。感染的检测和治疗的延迟会降低生存率。
- 肝硬化患者自发性感染高风险的特殊亚组预防性使用抗生素可获益。
- 每天早晨联合饮食一次服用螺内酯加或不加呋塞米，可控制 90% 以上的患者的体液。不需要限制液体。抗利尿药患者的治疗方案包括每 2~3 周进行一次治疗性腹腔穿刺、经颈静脉肝内门体分流术（TIPS）及很少进行的腹膜 – 静脉分流。目前正在研究自动低流量泵系统在难治性腹水患者中的疗效。肝移植是肝衰竭的最终解决方案，但器官很难获得。

腹水是内科和胃肠科常见的诊断和治疗难题。在肝硬化患者中，腹水与显著的发病率和死亡率有关。在出现"失代偿"（腹水、黄疸、肝性脑病或胃肠道出血）之前的肝硬化患者中，大约 50% 在 10 年内出现腹水[1]。一旦出现腹水，预计 2 年内的死亡率约为 50%[2]。

"腹水（ascites）"一词来源于希腊语（askos），指的是袋子或麻袋。这个词是名词、单数，用来指腹腔内病理性积液的情况。腹水的形容词 ascitic，与单词 fluid 连用，形容液体本身。所以，恰当的术语是"ascitic fluid"，而不是"ascites fluid"。

一、诊断与鉴别诊断

腹水最常见的情况是肝硬化患者或有发展为肝硬化危险因素的患者（如酗酒或慢性丙型肝炎或乙型肝炎）。当患者出现黄疸或肌肉减轻，或以其他方式恶化时，逐渐发生腹部肿胀。在这种情况下，从患者的病史中可以做出疑似诊断，并且很容易通过体格检查时移动性浊音阳性及腹部穿刺来确认。腹部膨隆和腹部两侧膨隆导致侧腹叩诊浊音。如果侧腹浊音界大于正常值（即患者仰卧时腹部侧面的气液水平高于正常值），则应检查移动性浊音。如果没有侧腹浊音，就没有理由检查移动性浊音。移动性浊音阳性提示有至少 1500ml 的液体存在[3]。如果没有侧腹浊音，患者出现大量腹水的可能性小于 10%[3]。液波震颤和"水坑征"对少量腹水患者的帮助不大[3]。

肥厚的腹壁、肠胀气和卵巢肿块可能与腹水混淆。肥胖的腹部可能会使整个腹部叩诊呈弥漫性的浊音，可能需要诊断性腹穿（如腹水存在可能性大时）或腹部超声来解决这个问题。超声波或计算机断层扫描可以检测到腹部只有 100ml 的液体。腹部胀气叩诊时应明显可闻及鼓音。卵巢肿块的特点是引起腹部中央浊音而两侧鼓音。

虽然肝硬化是大多数患者腹水形成的原因，但约 15% 的患者有肝病以外的原因（表 15-1）[4]。大约 5% 的腹水患者有 2 种腹水形成原因（即"混合性"腹水）。通常这些患者有肝硬化以及以下情况之一：肝细胞癌、腹膜肿瘤或腹膜结核（表 15-1）。结核是可以治愈的，但可能致命，如果临床症状不典型，就不能假定患者腹水形成的原因只有肝病。如果腹水中淋巴细胞计数异常高，或肝硬化患者持续出现不明原因发热，则可能合并腹膜结核。此外，并非所有肝病和腹水患者都有肝硬化。严重酒精性肝炎时会有规律出现的腹水。腹水伴肝性脑病是急性肝衰竭的表现。然而，由于急性肝衰竭本身非常少见，而急性肝衰竭患者中有腹水的患者总数更少。表 15-1 中详细的分类中有 1% 的腹水发生在亚急性肝衰竭患者，有 1% 的患者腹水发生在肝硬化基础的活动性急性肝炎中。

表 15-1 腹水的原因

原　因	比例（%）
肝硬化	91
亚急性肝衰竭	1
心力衰竭	3
恶性疾病	2.5
结核	＜1
胰腺疾病	＜1
肾脏疾病（"透析腹水"）	＜1
衣原体病	＜1
肾病综合征	＜1
其他原因	约 5%

基于 901 例主要在肝病科 / 内科住院的患者的分析[4]

在肝病科医师 / 普通内科医师看来癌症是一种罕见的腹水形成的原因。不幸的是，大多数与恶性肿瘤相关的腹水（卵巢癌和淋巴瘤除外）患者仅存活数周[5]。医师治疗该类腹水患者的目标应该是快速做出诊断，并最大限度地延长患者的非住院时间。并非所有与恶性肿瘤相关的腹水都是由腹膜肿瘤引起的，腹水的特征和治疗方法因腹水形成的病理生理学不同而不同（如腹膜肿瘤或大面积肝转移或恶性淋巴管梗阻所致的乳糜性腹水）[5]。

过去，心力衰竭是腹水的常见原因。心衰治疗的改善和心脏病患病率的降低导致其作为腹水形成的原因下降至约 3%。目前，腹水在心脏疾病中是一种不常见的并发症[6]。

在美国，结核性腹膜炎主要是移民和潜在肝硬化患者的疾病，通常由酒精引起。超过 50% 的结核性腹膜炎患者有潜在的肝硬化（即混合性腹水）。

胰腺炎腹水是急性重症胰腺炎的并发症，或是慢性胰腺炎伴有胰管破裂或假性囊肿漏液时的并发症。这种类型的腹水患者也可能有潜在的肝硬化。胰腺腹水可并发细菌感染。这种组合经常被误诊，并可能致命。

肾性腹水是在接受血液透析的患者中发展的液体超载形式，其成因还不太清除[7]。经过仔细的评估，发现其中许多患者有潜在的慢性肝病或腹膜疾病。

在性活跃的年轻女性，出现发热和中性粒细胞性腹水时，衣原体腹膜炎应该放在鉴别诊断的第一位。衣原体引起 Fitz–Hugh–Curtis 综合征（Fitz–Hugh–Curtis syndrome）[8]。这种衣原体对多西环素敏感。

虽然肾病综合征是儿童腹水形成的常见原因，但在成人中很少见，在表 15-1 所报告的病例中比例小于 1%。

表 15-1 中未描述的其他可引起腹水的疾病包括：门诊的腹膜透析、Budd–Chiari 综合征（Budd–Chiari syndrome）、静脉闭塞性疾病、甲状腺功能减退、良性卵巢疾病（Meigs 综合征）、结缔组织疾病、蛋白丢失性肠病引起的严重低蛋白血症、淋巴漏（乳糜性腹水）和 Whipple 病。与腹膜透析相关的医源性腹水通常由肾脏科医师管理。虽然 Budd–Chiari 综合征经常（但不总是）并发腹水，但肝静脉血栓形成本身是非常罕见的，导致腹水病例少于 0.1%。黏液水肿患者的腹水似乎是心源性腹水，与这些患者发生的轻微心力衰竭有关[9]。甲状腺功能不全的治疗可使腹水消退。近年来，大多数由卵巢疾病引起的腹水涉及腹膜癌[5]。Meigs 综合征（由良性卵巢肿瘤引起的腹水和胸腔积液）是一种罕见的腹水形成原因。浆膜炎和腹水可能是系统性红斑狼疮的并发症[10]。

二、肝病腹水形成的机制

简单地说，腹水出现在严重的慢性或亚急性肝病，其原因是门静脉高压、低有效血容量、压力感受器激活和神经体液介导的肾灌注异常，并导致钠潴留。临床上最突出的问题是血管内和血管外容量超载。由于门静脉高压，液体溢出的部位是腹腔。

目前公认的关于肝硬化腹水和肾衰竭发病机制的假说是基于外周动脉血管扩张假说和 Schrier 等于 1988 年提出的腹水形成的正向理论[11]。外周动脉舒张假说认为，肝硬化时肾脏水钠潴留的主要事件是门静脉高压后局部血管扩张药（即一氧化氮）大量释放引起的内脏动脉舒张。在肝硬化的初始阶段，通过形成超动力循环（高血浆容量、高心脏指数和

心率加快）进行补偿。随着肝硬化的进展和内脏动脉血管扩张的增加，这种代偿机制不足以维持循环稳态。动脉压降低，导致压力感受器的刺激，交感神经系统（sympathetic nervous system，SNA）和肾素 - 血管紧张素 - 醛固酮系统（renin–angiotensin–aldosterone system，RAS）的稳态激活，抗利尿激素（antidiuretic hormone，ADH 或血管升压素）的产生及肾脏水钠潴留。腹水形成的正向理论来源于外周动脉血管扩张假说，认为内脏循环中的动脉血管扩张同时损害体循环（导致水钠潴留）及内脏微循环（其中毛细血管压力和渗透性的正向增加是由于高压下大量的血液流入内脏毛细血管导致液体渗漏进入腹腔），从而诱导腹水的形成。

最近，外周动脉舒张假说被重新审视。首先，几项研究表明，在肝硬化和腹水的早期阶段，心功能增加（高动力循环，心输出量增加），但随着疾病的进展，心功能下降，出现肝肾综合征后心功能通常回到正常范围。因此，肝硬化患者循环功能障碍的进展、RAS 和 SNA 的刺激、ADH 的产生和肾功能的损害都是由内脏动脉血管扩张和最初的心功能损害引起的。第二，外周动脉舒张假说没有考虑到晚期肝硬化患者经常发生多器官衰竭（慢加急性肝衰竭），这是一种以全身炎症和短期死亡率高为特征的综合征。根据这一新的假设，全身炎症也可能导致晚期肝硬化的主要临床表现。由于肠道细菌和细菌产物的易位（病原相关分子模式）导致先天免疫系统持续激活，引起固有模式识别受体持续激活，随后出现慢性炎症。促炎性细胞因子和氧化应激加重循环功能障碍（通过增强动脉血管舒张和心功能不全），损害肾脏和其他器官，从而使其功能恶化[12]。

肝内门静脉高压在腹水形成中起着重要作用。肝前性门静脉高压（如门静脉血栓形成）患者很少出现腹水[13]。液体可能从肝脏或肠道表面形成。然而，这些数据支持肝脏是腹水形成的部位。肝窦缺少基底膜，因此比肠道更具渗透性。淋巴回流与压力呈线性关系。门静脉高压时肝内存在较大的静水压梯度，导致血管内液体通过肝窦进入 Disse 间隙，并以淋巴渗出的形式从肝脏表面流出[14, 15]。

三、腹水患者的评估

（一）病史

大多数腹水是由肝硬化引起的。过去，在美国，大多数肝硬化都是由酒精引起的。现在，许多患者由慢性丙型肝炎或在肥胖基础上过度饮酒引起。多重因素可能在导致肝硬化的过程中起协同作用。酒精性肝病的患者间歇性减少酒精摄入，可能会经历湿 / 干循环以保持体液。腹水的周期可以通过多年的正常钠平衡来分界，并且趋向于与饮酒量平行。相反，患有非酒精性肝病腹水的患者往往出现体液持续性过多，这可能是由于非酒精性肝病腹水形成已到疾病晚期及除肝移植外缺乏有效的治疗。乙肝再活化形成的肝硬化是例外。这些患者对抗病毒（非干扰素）也有显著的反应。在接受非干扰素的直接抗病毒治疗的丙型肝炎肝硬化患者中也可以观察到类似的反应。

当患者有很长的稳定期肝硬化病史，然后出现腹水时，应警惕肝细胞癌的可能性。

对腹水患者采集病史时，还需问询除酒精以外的肝病危险因素［如静脉药瘾者、同性恋（乙型肝炎危险因素）、输血、针灸、文身和国籍］。目前肥胖很流行，无论是否有其他危险因素，非酒精性脂肪性肝病（NAFLD）也有助于肝硬化的发展。询问患者的体重最高值、糖尿病和超重 / 肥胖的年数可能是导致肝硬化的一个原因，而肝硬化可能被认为是隐源性的[16]。

有癌症病史并出现腹水的患者应怀疑有恶性肿瘤相关腹水。乳腺癌、结肠癌和胰腺癌常伴有腹水[5]。恶性腹水患者常有腹痛，而肝硬化腹水通常不伴腹痛，合并细菌性腹膜炎时除外。

心源性腹水患者通常有心力衰竭或肺病病史。有腹水的酗酒者可能患有酒精性心肌病和肝病。血清前 –BNP 有助于区分肝硬化腹水和心力衰竭引起的腹水[17]（见腹水分析的鉴别诊断部分）。

结核性腹膜炎通常表现为发热和腹痛，患者最近从流行地区移民或为美国本土患有肝硬化的患者。超过 50% 的结核性腹膜炎患者有潜在的肝硬化，其成为腹水形成的第二个原因。

在长期糖尿病背景下出现腹水和全身水肿的患者应怀疑肾病性腹水。有不耐寒、嗜睡、肠动力改变、皮肤变化等症状的患者出现腹水，应立即进行甲状腺功能测试。结缔组织疾病中的浆膜炎可能并发腹水[10]。

（二）体格检查

本章开头部分讨论了检测腹水的体检细节。液波震颤在腹水检测中没有太大价值[3]。对于许多肝病科医师而言，简单的超声检查可以非常迅速地判断有无腹水的存在，特别是在腹壁很厚的肥胖患者，体格检查是很难判断的。肝掌或血管蜘蛛痣的出现提示很可能有肝硬化。腹壁侧支静脉曲张提示门静脉高压。患者腹部两侧和背部出现大静脉提示下腔静脉被纤维状腔静脉网阻塞或恶性肿瘤阻塞。肚脐中的硬结，被称为 Sister Mary Joseph 结节，提示腹膜肿瘤可能性大——通常原发灶源于胃。当寻求腹水是否起源于心脏疾病时，应检查患者的颈静脉是否怒张。一些心源性腹水患者的前额静脉会隆起，从房间的另一侧都可以看到。有些患者没有明显的颈静脉扩张。当肝病患者有周围水肿时，通常是下肢和手臂的远心端。心衰或肾病综合征患者可能出现腿和手臂水肿（如全身性水肿）。

腹水可使用以下系统进行定量。

- 1+：仔细的体检可以发现腹水。
- 2+：易于检测，但体积少。
- 3+：明显的腹水但腹部张力不高。
- 4+：张力性腹水。

这个系统对慢性腹水和腹壁肌肉松弛的患者比较有效。然而，急性腹水和肌肉组织良好的患者，如亚急性肝衰竭患者，腹部可能紧张，但没有大量液体。

（三）腹腔穿刺术

过去，许多医师在评估腹水患者时避免诊断性穿刺，部分原因是担心穿刺并发症。然而，考虑到此手术的安全性和腹水感染的频率，腹腔穿刺应该在以下情况下进行：①评估"新发"腹水；②因腹水入院时应多次腹腔穿刺；③如果患者出现任何提示感染的症状或体征，则在门诊或住院期间再次腹穿[18, 19]。

1. 进针部位及进针方式的选择

左下腹腹壁较薄，液池较大[20]。选髂前上棘内侧3cm处进针3cm，左侧优于右侧，以避开阑尾切除术后留下的瘢痕，或避开充气的盲肠，这在服用乳果糖的患者中很常见。

外科瘢痕是选择腹壁穿刺点的一个重要问题。在腹壁瘢痕附近插入针头可能进入肠道，因为肠道可能附着在腹壁的浆膜面[18]。针头必须在离瘢痕几厘米远的地方。

如果只有少量液体存在，需要在介入放射科医师的影像引导下穿刺。

1.5英寸标准金属针用于诊断和治疗抽水（分别为22号和16~18号针）。如果腹壁较厚，则需要脊柱针（即3.5英寸的针）。裸钢针比塑料套管更为可取，因为鞘层有可能被切断进入腹腔，而且塑料套有扭结的倾向。在抽水过程中，除非钢针在皮下漂移，钢针可以留在腹部数分钟而不会引起伤害。大口径针头可以加快引流速度，但如果不小心进入血管或肠道，则可能留下较大的创口。现在可以使用一次性的多孔针。

2. 穿刺技术

皮肤用碘或氯己定酒精溶液消毒。在治疗性穿刺术中，皮肤和皮下组织应使用局部浸润麻醉。窗帘、白大衣、帽子和口罩可以选择性消毒，但在抽取液体时应使用无菌手套。戴手套的无菌纸包装可用作放置注射器、针头等的无菌场地。如果不使用无菌手套，则可能因存在于皮肤的污染物，而使腹水培养阳性率升高。

针应以5mm的增量缓慢进入腹壁。如果一次快速插入，血管和肠道可能会被针头刺穿。直到针头中心有液体可见时，才开始抽吸连接到针头上的注射器。如果在针插入过程中有持续的抽吸，一旦针进入腹腔，肠或大网膜可能会被吸引到针的末端，呈现"干抽"。因此，针应插入约5mm，注射器应在针静止时回抽几秒钟，然后向前，然后再回抽等，直到进入腹膜并吸入液体。一旦液体流出，针的位置应固定，以确保腹水稳定地流出。

3. 适应证

腹腔穿刺可能是诊断腹水病因最快速、最经济的方法，也是检测腹水感染的唯一方法。鉴于腹水患者入院时腹水感染的患病率较高，监测腹水可在住院时发现意外感染。并非所有腹水感染的患者都有症状，在无症状早期发现感染可能降低死亡率[21]。因此，提倡对所有新发腹水的住院患者和门诊患者及所有腹水住院患者（即每次住院时抽水）抽取腹水。对于出现感染症状或体征的门诊患者和住院患者应重复进行穿刺。提示感染的症状、体征和实验室异常包括低血压、腹痛或压痛、麻痹性肠梗阻、发热、脑病、肾衰竭、酸中毒和外周白细胞增多。

4. 禁忌证

腹水患者穿刺并发症的前瞻性研究证明了其安全性[18, 19, 22]。并发症包括一项研究中0.9%需要输血的腹壁血肿和0.9%的小血肿[18]。其中2项研究[18, 19]未报道严重并发症或死亡；第三项研究报道出血率为1%，2名患者经共计515次穿刺后死亡[22]。

大多数接受穿刺的患者有明显的凝血障碍。在一个系列研究中，国际标准化比率（international normalized ratio，INR）高达8.7，血小板计数低至19 000/mm³，但没有患者有出血并发症，也没有患者在穿刺前后接受过血制品输注[19]。没有研究显示出血与INR相关[18, 19, 22]，也没有前瞻性研究提供需要预防性输血的证据[18, 19, 22]。

穿刺的禁忌证很少。凝血障碍常被视为潜在的禁忌证。凝血障碍作为穿刺的禁忌证是指当有临床上明显的原发性纤溶或弥散性血管内凝血时，这些情况每1000次穿刺发生不到1次。没有一个明确的凝血参数阈值来规定超过此值就不应进行穿刺。即使是凝血酶原时间严重延长的患者，在多次穿刺后，其腹水红细胞计数也很少。肝硬化腹水但无临床明显凝血障碍的患者，除非针头进入血管，否则不会过度出血[18, 19, 22]。

有一种常见的误解认为INR与出血风险相关。它在预测肝硬化患者的死亡方面很有效，但不能很好地预测出血风险。肝脏制造大部分促凝血药和大部分抗凝血药。INR只能衡量促凝血剂缺乏[23]。当肝脏功能不佳时，通常会出现促凝血和抗凝血的平衡不足，因此整体凝血正常[23]。

一些医师的策略是在肝硬化和凝血功能障碍的患者穿刺前常规给予预防性血液制品［新鲜冰冻血

浆和（或）血小板］，但此操作没有研究数据支持。

（四）腹水分析的鉴别诊断

1. 腹水检查

一些医师在腹水检查时会要求做他们能想到的每一项检查。这种做法花费大且令人困惑。腹水检查也需要一定的步骤。对最初的样本进行筛选测试，并根据筛选测试的结果进行更多的检测（通常需要再次穿刺）。在肝硬化的情况下，大多数腹水标本成分并不复杂。在这种情况下，通常不需要进一步的测试。常规检测、可选检测、特殊检测和无用检测如框 15-1 所示。

框 15-1　腹水患者的腹水的实验室检测

常规检测
- 细胞计数
- 总蛋白
- 白蛋白
- 用血液培养瓶培养

可选检测
- 葡萄糖
- 乳酸脱氢酶
- 淀粉酶，胆红素，pH 值
- 革兰染色

特殊检测
- 结核菌涂片与培养
- 脱落细胞
- 三酰甘油

无用检测
- 乳酸
- 胆固醇
- 纤维蛋白

---

2. 细胞计数

细胞计数是唯一最有帮助的腹水检查。如果只能获得一滴腹水，都应将其送至细胞计数。该液体应置于抗凝管［即乙二胺四乙酸（EDTA）］中，以防止凝结。由于对疑似腹水感染是否开始经验性抗生素治疗取决于腹水中的中性粒细胞绝对计数，因此在腹水感染患者早期治疗中，细胞计数比培养更为重要。

肝硬化时单纯性腹水的平均白细胞总数为（281 ± 25）/mm^3，上限为 500/mm$^{3[24]}$。然而，在肝硬化腹水患者利尿过程中，细胞从腹腔流出的速度

比液体慢，并且已证明平均腹水白细胞计数增加到 > 1000/mm$^{3[25]}$。作者遇到了几个病例，在利尿结束时，腹水白细胞计数 > 3000/mm^3。然而，患者被诊断为与利尿相关的腹水白细胞计数升高，必须满足 3 个条件：①利尿前的腹水白细胞计数必须是正常的；②腹水细胞必须以淋巴细胞为主；③不能有不明原因的临床症状或体征（如发热或腹痛）。

肝硬化单纯性腹水中多形核细胞（PMN）的平均百分比为 27% ± 2%，PMN 绝对计数的上限通常为 250/mm$^{3[21]}$。幸运的是，PMN 的寿命短（仅数小时），导致利尿期间 PMN 绝对计数相对稳定[24]。因此，250/mm^3 这个"界点"在利尿结束时也适用。

白细胞酯酶条或试纸条被认为是快速诊断腹水感染的有用工具。然而，早期的研究使用了经尿液校准的试纸条，其 PMN 阳性阈值非常高，因此在检测自发性细菌性腹膜炎（spontaneous bacterial peritonitis，SBP）时灵敏度较低。最近开发了一种专门用于腹水的试纸条，在检测 250/mm^3 的 PMN 计数时灵敏度可以达到 100%[25]。使用这种试纸条，医师可以尽早地为患者开具挽救生命的抗生素。实验室对于腹水细胞计数的报告往往较迟，到腹水细菌培养报告阳性结果之前，医师可能不会继续检查细胞计数，到那时患者可能已经明显恶化了。

炎症是引起腹水白细胞计数升高的最常见原因。SBP 是最常见的腹水感染形式。在 SBP 中，白细胞总数和 PMN 绝对数都会增加，PMN 占白细胞总数的 50% 以上，通常超过 70%。此外，在结核性腹膜炎和腹膜肿瘤中，白细胞总数通常升高，但以淋巴细胞为主[5]。乳糜性腹水的白细胞计数可能因淋巴管破裂时淋巴细胞的渗漏而增加。

大多数血性腹水是肝硬化患者穿刺引起的轻微外伤的结果。如果穿刺是外伤性的，外周血中的白细胞与红细胞一起进入腹腔，腹水中的白细胞计数通常会因此而增加。由于血液中白细胞的分化以中性粒细胞为主，腹水中细胞分类可能会因血液混入而改变。要纠正这种情况，只需每 250 个红细胞减去一个 PMN[24]。如果血液样本中校正的 PMN 计数 ≥ 250/mm^3，则患者有感染。

3.血清腹水白蛋白梯度

以往用腹水总蛋白浓度将腹水分为渗出液（＞2.5g/dl）和漏出液（＜2.5g/dl）。然而，这种分类是根据胸水分析推断出来的，在腹水中作用不大[4, 26, 27]。事实上，这些用于腹水的术语从未被仔细定义或验证过。同样，对乳酸脱氢酶（LDH）的分析，LDH 或蛋白质的血清：腹水比率在将腹水分为渗出液和渗出液中也未能起到很好的作用[28]。多个研究显示，血清 - 腹水白蛋白梯度（SAAG）（框 15-2）对于腹水分类上明显优于总蛋白浓度，并优于其他指标[4, 27, 28]。"梯度"基于渗透压 - 静水压平衡。如果门静脉床和腹水之间存在异常高的静水压梯度（即门静脉高压），腹水和血管内渗透压之间必须存在相当大的差异。每单位重量的白蛋白比其他蛋白质的渗透压更大。血清和腹水白蛋白浓度的差异与门静脉压力直接相关[27]。

框 15-2　腹水白蛋白浓度梯度对腹水的分型

低浓度（＜1.1g/dl）

- 腹膜肿瘤
- 结核性腹膜炎
- 胰源性腹水
- 胆源性腹水
- 肾性腹水
- 结缔组织病性腹水

高浓度（≥1.1g/dl）

- 肝硬化
- 酒精性肝病
- 心源性腹水
- 巨块的肝脏转移瘤
- 亚急性肝衰竭
- Budd-Chiari 综合征
- 门静脉血栓形成
- 肝小静脉闭塞
- 妊娠脂肪肝
- 黏液性水肿
- 混合性腹水

白蛋白梯度不能解释腹水形成的机制。它只是给医师一个门静脉压力较准确的间接指标。换句话说，SAAG 越高，门静脉压力越大。如果 SAAG ≥ 1.1g/dl，则患者门静脉高压的准确率 ＞ 95%[4, 26-28]。此外，如果血清白蛋白腹水总蛋白超过 1.1g/dl，因为腹水白蛋白不能大于腹水总蛋白，则患者有门静脉高压。

相反，如果 SAAG 小于 1.1g/dl，则患者没有门静脉高压。计算 SAAG 包括测量血清和腹水液样品的白蛋白浓度，然后简单地从血清值减去腹水值。这里容易迷惑，这是减法而不是比率。

如果 SAAG 是在正确的情况下获得并正确地计算的，准确率接近 100%。在报道的最大系列研究（涉及 901 对样本）中，准确率为 96.7%[4]。尽管有 SBP、利尿、治疗性穿刺、白蛋白输注（血清和腹水白蛋白浓度平行增加）和不同肝病病因的影响[27]，此测试仍是准确的。然而，在某些情况下，精确度会降低。样本应相对同时获得。血清和腹水白蛋白浓度随着时间的推移而变化，但这些值平行变化，所以差异是稳定的。另一种测试可能不准确的情况是不稳定（如低血压）患者。如果动脉压低，门静脉压和白蛋白梯度可能降低。

在低白蛋白浓度（例如＜1g/dl）时，白蛋白浓度的准确性是很重要的，因为许多腹水患者的血清白蛋白水平在 2～3g/dl 范围内，腹水白蛋白在 0～1g/dl 范围内。通常，实验室的白蛋白标准品必须稀释，以确保在低水平内分析成线性。用比浊法进行白蛋白免疫沉淀法的定量不适合检测腹水。如果白蛋白测定在低范围内不准确，就会出现误差。此外，如果肝硬化患者血清白蛋白低于 1.1g/dl（发生在 1% 的腹水患者），则梯度将非常低。在一些实验中，脂质干扰白蛋白测定，因此分析乳糜腹水时可能得到不准确的高白蛋白梯度。

高浓度的血清球蛋白（＞5g/dl）在肝硬化和腹水中偶尔可见，高浓度的血清球蛋白可导致腹水球蛋白浓度升高，并通过增加渗透压来缩小白蛋白梯度。只有 1% 的腹水标本出现高球蛋白导致梯度变小。修正高球蛋白的影响，使梯度的准确度从 97% 提高到 98%，并解释了一些其他令人困惑的情况。为了纠正 SAAG 在高血清球蛋白的设置，以未校正 SAAG 乘以［0.21+（0.208× 血清球蛋白）][29]。

"高白蛋白梯度"和"低白蛋白梯度"应取代腹水分类中的"渗出液"和"漏出液"两个术语[4, 26-28]。渗出液 / 漏出液分类系统的另一个问题是，对于有 2 种腹水形成原因（即混合性腹水）的患者是不起作用的。大多数的这类患者由于肝硬化和腹水形成的其他原因（如肺结核或腹膜肿瘤）而

患有门静脉高压 [4]。大约 5% 的腹水患者有混合性腹水（见表 15-1）[4]。肺结核或腹膜肿瘤的存在不会降低门静脉压力。混合性腹水的白蛋白梯度仍然很高，反映了潜在的门静脉高压。

有的医师认为高白蛋白梯度与肝硬化行肝活检的意义相当，低白蛋白梯度与腹膜肿瘤行腹膜活检的意义相当。然而，白蛋白梯度并不能提供组织学诊断，它只是一种间接测量门静脉压力的方法。肝硬化是高白蛋白梯度最常见原因，而腹膜肿瘤是低白蛋白梯度的最常见原因 [4]。然而，也有其他原因导致高梯度和低梯度（框 15-2）。在一些特定患者，白蛋白梯度只需在第一次穿刺时进行测量和计算。

4. 培养

腹水最常见的细菌感染是 SBP[30]。在中性粒细胞性腹水（即 PMN 计数 ≥ 250/mm³ 的腹水）中做细菌培养，细菌生长的灵敏度因所用培养方法的不同而有很大差异。在已经进行的研究中，较老的培养方法可以检测 42%～43% 的中性粒细胞性腹水样本中的细菌生长，而用血液培养瓶在床边接种腹水可以检测高达 90% 的细菌生长 [31, 32]。SBP 本质上是一种单菌感染，菌落数低，与菌血症非常相似。用血液培养的方法做腹水培养比用尿液或粪便培养的方法更好。事实上，多个前瞻性研究已经证明了血培养瓶法的优越性 [31, 32]。已证明，床边接种优于用装有腹水的血液培养瓶在实验室延迟接种 [33]。

5. 总蛋白

根据腹水总蛋白浓度进行腹水分类的渗出液 / 漏出液系统存在问题（见前文和框 15-3）。肝硬化腹水中的蛋白质浓度完全依赖于血清总蛋白浓度和门静脉压力 [27]。因此，血清蛋白较高的患者，其腹水蛋白也相对较高。几乎 20% 的肝硬化腹水样本的蛋白质含量 > 2.5g/dl[34]。在 10kg 的利尿过程中，腹水总蛋白从 1.4g/dl 升到 2.9g/dl，67% 的肝硬化腹水患者在利尿结束时蛋白达到 2.5g/dl [24]。腹水总蛋白浓度在 SBP 期间没有增加 [35]。事实上，蛋白最低的腹水患者最容易发生 SBP[36]。几乎 1/3 的恶性腹水患者由于肝转移癌或肝细胞癌引起的门静脉高压导致腹水形成，他们的体液总蛋白 < 2.5g/dl[5]。因此，心源性腹水属于渗出性腹水，而肝硬化腹水

属于漏出性腹水。一种将腹水分为心源性的和肝硬化引起的 2 组的分类方法并不是很有用。相比之下，白蛋白梯度将心源性腹水划入高白蛋白梯度类，类似于肝硬化腹水。心源性腹水的高 SAAG 可能是由于右心高压所致 [6]。

> **框 15-3　腹水分类渗出液 / 漏出液系统的问题**
> - 约 2/3 的肝硬化患者在利尿时总蛋白 ≥ 2.5g/dl
> - 约 20% 的肝硬化患者的腹水蛋白质 ≥ 2.5g/dl
> - 约 0% 的 SBP 样本，腹水总蛋白 ≥ 2.5g/dl
> - 大面积肝转移瘤和肝细胞癌中，腹水总蛋白 < 2.5g/dl
> - 100% 的心源性腹水样本中，腹水总蛋白 ≥ 2.5g/dl
> - 50% 的结核性腹膜炎患者有潜在的肝硬化，腹水总蛋白 < 2.5g/dl

腹水总蛋白、葡萄糖和乳酸脱氢酶的测定有助于区分 SBP 和肠穿孔引起的腹膜炎 [37]。中性粒细胞性腹水符合以下 3 项标准中 2 项，则患者可能有继发性腹膜炎，需要立即进行放射学评估，以确定是否有肠道穿孔：总蛋白 > 1g/dl，葡萄糖 < 50mg/dl，乳酸脱氢酶高于血清的上限 [37, 38]。最近的一项研究表明，这些标准和（或）多菌感染在检测继发性细菌性腹膜炎方面敏感性为 96%，5% 的患者有继发性细菌性腹膜炎 [38]。

6. 葡萄糖

腹水葡萄糖浓度与血清相似，除非白细胞或细菌在腹腔内消耗葡萄糖 [39]。然而，早期检测到的 SBP 腹水中的葡萄糖浓度与无菌液体相似 [35]。如果肠道穿孔进入腹水（如穿孔的消化性溃疡或结肠憩室），葡萄糖通常会 < 50mg/dl[37]。

7. 乳酸脱氢酶

肝硬化患者的 LDH 在腹水：血清（AF：S）中浓度比值为 0.40 ± 0.20，LDH 分子量太大，容易从血液进入体液。在 SBP 中，由于中性粒细胞释放 LDH，腹水 LDH 水平升高，平均比值为 0.85 ± 0.29[35]。只有在怀疑有继发性腹膜炎的情况下才能在腹水中测定乳酸脱氢酶。

8. 淀粉酶

肝硬化腹水淀粉酶浓度为（42 ± 44）U/L，淀粉酶 AF：S 比值为 0.44 ± 0.33。胰腺炎或肠穿孔患者的腹水淀粉酶浓度明显高于此水平（管腔淀

粉酶释放到腹水中）。胰源性腹水淀粉酶浓度为（2000 ± 1000）U/L，AF：S 比值为 5 ± 0.0[40]。

9. 革兰染色

腹水的革兰染色最有助于判断或排除肠道穿孔，在肠道穿孔中发现多种细菌。相比之下，仔细检查 50ml 腹水的离心沉淀物，在早期检测到的 SBP 中，细菌的敏感性仅为 10%。革兰染色法检测需要约 10 000/ml，SBP 中的细菌浓度中值仅为 1/ml[31]。

10. 结核检测

腹水对分枝杆菌的直接涂片很少呈阳性，这与 SBP 中革兰染色很少呈阳性的原因相同[41, 42]。在 Löwenstein–Jensen 培养基中培养的腹水约 20% 呈阳性，且在穿刺后培养数周才呈现阳性。结核杆菌的 DNA 探针也可用于体液和组织检测，比常规培养更快速，且显示出相似的敏感性[13]。腹腔镜检查结合腹膜活检组织学和培养，对结核性腹膜炎的敏感性接近 100%[41, 42]。结核性腹膜炎可能与培养阴性的 SBP 相似，但在 TB 中，腹水细胞以单核细胞为主。

腹水腺苷脱氨酶（ADA）是一种广泛应用的诊断试验，有助于结核性腹膜炎的诊断[44]。腹水中 ADA 值 > 35～40U/ml 高度提示结核。然而，在伴有肝硬化的情况下，ADA 的敏感性明显降低[45]。

11. 细胞学

据报道，细胞学在检测"恶性腹水"方面只有 58%～75% 的敏感度[46, 47]。然而，这些古老的研究并没有将细胞学与诸如尸检或腹腔镜等"金标准"诊断进行比较。根据一项关于导致腹水形成的肿瘤的位置和类型的金标准诊断的研究，我们现在知道只有大约 2/3 的恶性腹水患者患有腹膜肿瘤[5]。本质上，100% 的腹膜肿瘤患者的腹水中有活的恶性细胞脱落，因此在腹水细胞学中能检测到这些细胞[5]。其余 1/3 的恶性肿瘤相关腹水患者由大面积转移性肝癌、淋巴瘤引起的乳糜腹水，这些患者的细胞学呈阴性[5]。假阳性细胞学的百分比接近零[5, 46, 47]。肝细胞癌很少转移到腹膜，因此腹水细胞学检查在该肿瘤患者中几乎从未阳性[5, 47]。

DNA 细胞计数已经可以将渗出液细胞分析的灵敏度提高到 95%[48]。

恶性肿瘤相关腹水的 PMN 计数也可能升高（在

一个报道中占 16%），这可能是因为死亡的肿瘤细胞可能会吸引中性粒细胞进入体液[5]。通常，在结核性腹膜炎中，淋巴细胞占优势。

12. 三酰甘油

如果腹水呈乳白色，应测定三酰甘油水平。乳糜腹水的三酰甘油浓度大于 200mg/dl，通常大于 1000mg/dl[49]。

13. 胆红素

腹水胆红素水平 > 6mg/dl，高于血清胆红素水平，提示胆道或上消化道穿孔进入腹水[9, 37]。

14. 很少有用的检测

外科腹膜炎患者的腹水处于异常范围的两端，预计其 pH 最低。腹水中的大多数腹膜炎病例包括 95% 的 SBP 患者和 5% 的继发性腹膜炎患者[38]。最新的 2 个大规模的研究发现，腹水 pH 并没有帮助[50, 51]。另一项研究发现，在检测感染时，pH 仅有 40% 左右的敏感度，在 PMN 计数超过 2000/mm^3 之前，pH 保持正常（> 7.35）。

腹水中癌胚抗原（CEA）的测定被认为是检测恶性腹水的一种有用的方法[52]。在唯一报道的 CEA 的研究中，恶性腹水患者并未分为有或无腹膜肿瘤 2 个亚组。

（五）血清分析

确定白蛋白梯度需要测定血清白蛋白浓度。对于怀疑有 SBP 的患者，即使患者不发热（只有 67% 的 SBP 患者有发热），除了腹水培养，也应进行血液培养[32]。脓毒症患者可出现严重的外周低血糖。测定血清胆红素或三酰甘油浓度可能比其在腹水中的浓度更有价值。血清 α- 甲胎蛋白（AFP）浓度的测定（血清中总是高于腹水）对于是诊断肝细胞癌是有价值的，可作为已知肝硬化患者临床恶化的解释[4]。

血清 pro–BNP 是鉴别诊断肝硬化腹水和心源性腹水的一个非常有用的指标[17]。pro–BNP 在肝硬化腹水患者的中值为 166pg/ml，在心源性腹水患者的中值为 6100pg/ml，没有重叠[17]。既有肝硬化又有心力衰竭的患者该值在心力衰竭范围内。急诊室的酗酒和腹水患者做该项检测，可以帮助确定是否存在酒精性肝硬化或酒精性心肌病。

四、腹水并发症

（一）感染

腹水可以根据培养、PMN 计数、存在外科源性的感染和不存在外科源性的感染（框 15-4）分类为 4 类。在确定腹水感染的诊断之前，必须进行腹腔穿刺和腹水分析。不经穿刺而"临床诊断"腹腔感染是不够的。

框 15-4 腹水感染的分类 [a]

- *自发性感染: 自发性细菌性腹膜炎（SBP）*
- *继发性细菌感染*
  - *肠穿孔*
  - *无穿孔*
- *单微生物或多微生物的非中性粒细胞性菌血症*

a. 主要类别以斜体强调

---

1. 定义

自发性腹水感染称为 SBP（框 15-4）。无论腹水培养阳性或阴性，腹水绝对 PMN 计数升高（≥ 250/mm³），且没有需手术治疗的明显腹腔内感染灶，可做出此诊断 [30]。当 Harold Conn 在 1975 年创造了自发性细菌性腹膜炎这个术语时，他的目标是将这种形式的感染与外科性腹膜炎区别开来 [53]，尽管许多 SBP 患者有一个感染的焦点（如尿路感染或肺炎），但它们被归为 SBP，除非病灶需要手术治疗（如内脏破裂）[39, 40]。

单微生物非中性粒细胞性细菌性腹水（monomicrobial nonneutrocytic bacterascites，MNB）的诊断标准包括：腹水培养中单种微生物阳性，腹水 PMN 计数小于 250/mm³ 及无须手术治疗的明显腹腔内感染源 [54]。形容词"单种微生物"是用来区分这种形式的腹水感染和混合细菌性腹水。有细菌性腹水但无症状的患者不应使用抗生素，必须再做一次腹腔穿刺以排除 SBP。有感染临床症状的患者应该接受治疗 [54]。

培养阴性的中性粒细胞性腹水（culture-negative neutrocytic ascites，CNNA）在过去诊断为：①腹水培养无细菌生长；②腹水 PMN 计数 ≥ 250/mm³；③ PMN 计数升高没有其他解释（如腹腔出血、腹

膜肿瘤，肺结核或胰腺炎）[55]。这种腹水感染的形式现在被认为是 SBP 中的一种 [31, 32]。

继发性细菌性腹膜炎的诊断条件是：①腹水培养阳性（通常为多种病原菌）；② PMN 计数 ≥ 250/mm³；③有一个确定的手术治疗的腹腔内感染源（如肠穿孔、肾周脓肿）[37, 38]。区别继发性腹膜炎与 SBP 的重要性在于，继发性腹膜炎通常需要抗生素和手术治疗，而 SBP 往往只需要抗生素治疗。在 SBP 背景下进行剖腹手术或仅使用抗生素治疗继发性腹膜炎，如果不进行手术干预，常常会导致患者死亡 [38]。

多菌性腹膜炎的诊断要点是：①从腹水中培养出多种细菌；② PMN 计数 < 250/mm³ [56]。当出现以下情况时应怀疑该诊断：①因肠梗阻和（或）外伤而难以进行穿刺时；②穿刺针抽吸时有粪便和（或）空气吸入。多菌性腹膜炎可能是通过腹穿针意外导致肠道穿孔所致。

2. 类型

在实际情况下，腹水的自发性感染只发生在晚期肝病的情况下。非肝硬化引起的腹水自发性感染非常罕见，可作为病例报告报道 [57-59]。肝脏疾病通常是慢性的，如肝硬化，但可能是亚急性的，如亚急性肝衰竭或急性酒精性肝炎。腹水是发生 SBP 的先决条件，在感染时，临床上几乎总是可以检测到腹水。SBP 不太可能先于腹水出现。通常这种感染是在腹水量最大的时候发生的。尽管在抗生素出现之前，肾病腹水常合并 SBP，但目前利尿药和抗生素的联合使用使得 SBP 不再出现在这种情况下。

大约 50% 患者入院时已有 SBP，其余的在住院期间发展 [30]。

继发性细菌性腹膜炎可发生在任何类型的腹水中。除了有腹水外，发生感染的唯一先决条件是有外科感染源（如内脏破裂、肾周脓肿）[37, 38]。

3. 发病机制

1975 年，Harold Conn 在描述腹水患者的细菌性腹膜炎时使用了形容词"自发性"，以表示没有明确的感染源 [53]。在过去 40 年中，自发性腹水感染的发病机制和自然史变得更加清楚（图 15-1；框 15-4）。引起这些感染的大多数生物体的肠道特性表明肠道是它们的来源 [30]。肺炎球菌是唯一一种经常能被分离到的不存在于肠道的微生物。现有证

据表明，SBP 可能是由自发性菌血症导致的细菌在腹水定植引起的，也可能是由细菌淋巴液从肝包膜渗出引起的（图 15-1）。尽管细菌从肠道直接跨壁迁移到腹水被认为是腹水定植的一种途径，但只有在肠道黏膜丧失完整性后才能完成 [61]。如果生物体能够轻易地穿过肠壁直接进入液体，那么多菌感染将是一种规律，而不是少见的情况，自发性腹水感染的菌群将更能代表肠道菌群。虽然大肠埃希菌和肺炎克雷伯菌存在于肠道中，但它们的数量比厌氧菌和肠球菌少 2～4 个数量级。然而厌氧菌和肠球菌很少引起自发性腹水感染 [30]。SBP 的发生主要涉及 2 个方面：肠道细菌过度生长和细菌从肠腔向全身循环的转移。此外，晚期肝硬化患者的先天免疫系统也会发生改变，从而促进细菌易位，使菌血症持续，并降低机体从血液和腹水中清除细菌的能力。

啮齿动物的研究表明，在某些情况下，细菌可以从肠腔穿过黏膜"转移"到黏膜下淋巴管，并在肠系膜淋巴结中被检测到 [62]。促进细菌易位的环境包括肠道细菌过度生长、化疗导致的免疫缺陷、热烧伤、多发性创伤和失血性休克。肝硬化患者肠道菌群已发生改变和细菌过度生长，从而导致细菌

易位。

肝硬化时，肠黏膜的通透性异常，导致细菌从肠道向肠系膜淋巴结和外周血的易位增加（见图 15-1）。菌血症在严重肝病患者中很常见，超过 50% 的 SBP 患者在诊断腹膜感染时有菌血症记录 [30]。自发性菌血症的菌群与 SBP 相似 [30]。

补体是在肝脏合成的，晚期肝病患者通常有血清补体缺陷 [63]。中性粒细胞功能障碍和网状内皮系统功能障碍在肝硬化中也很常见 [64]。宿主感染防御的这些缺陷将导致频繁和持续的菌血症。

另一个肝硬化腹水的动物模型显示，随着肝硬化的进展，肠道菌群发生了改变，生长过度的有机体向肠系膜淋巴结的转移是常见的 [65-67]。一旦细菌进入腹部体液，细菌的毒力因子和宿主的免疫防御系统之间就会发生战斗。蛋白质浓度不随自发性感染的发展而变化 [35]。低蛋白浓度腹水（如 < 1～1.5g/dl）被证明特别容易发生 SBP [36]。腹水的调理素活性（内源性抗菌活性）与腹水的蛋白质浓度直接相关 [63]。腹水调理素活性不足的患者易患 SBP [68]。可检测到腹水调理素活性的患者不受 SBP 的影响，除非感染特别强的病原菌（如沙门菌）[59, 68]。

对肝硬化患者和实验性肝硬化大鼠的研究表

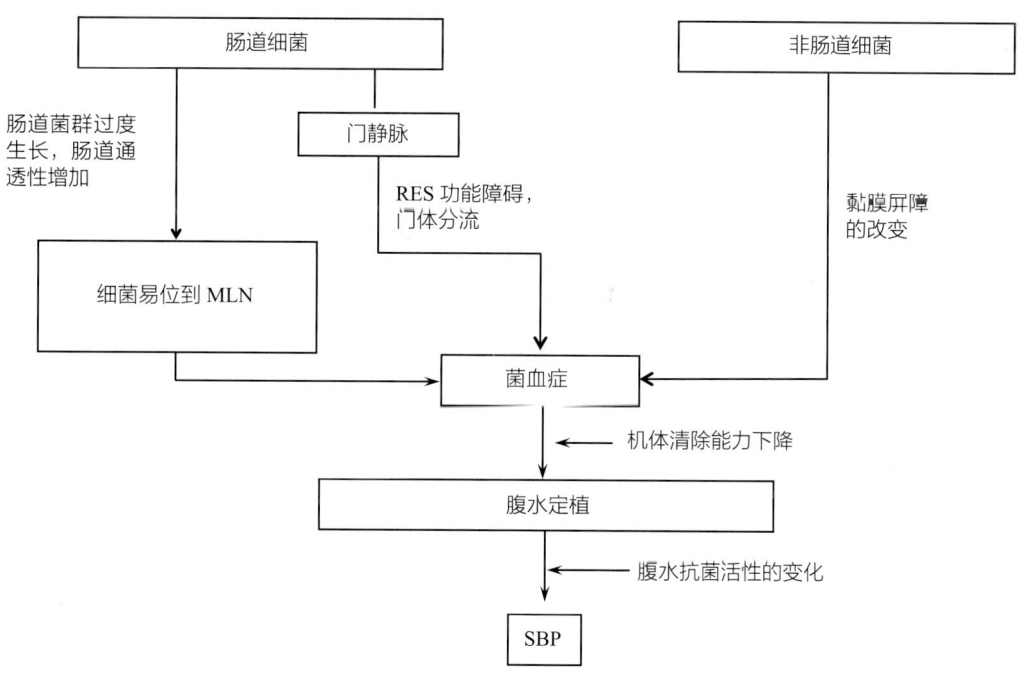

▲ 图 15-1　自发性细菌性腹膜炎（SBP）的发病机制
RES. 网状内皮系统；MLN. 肠系膜淋巴结
经牛津大学出版社许可转载，引自参考文献 [60]

明，细菌性腹水是常见的[54, 69]。大多数细菌性腹水（高达 62%）会在没有抗生素治疗的情况下消失。显然，宿主防御机制在大多数情况下都能消灭入侵细菌。细菌性腹水可能代表腹水感染的早期阶段，可能痊愈，也可能进展为 SBP。

许多培养阴性的 SBP 是用不敏感的培养方法诊断的，其中细菌数量不足，无法达到可检测的阈值[32, 33]。血培养瓶可以检测出培养液中的一个细菌，而传统的培养方法可能需要至少 100/ml。然而，即使使用了最佳的培养方法，相当一部分患者在其感染的腹水中没有细菌生长[55]。

继发性细菌性腹膜炎的发病机制较 SBP 简单。当肠道穿孔时，数以亿计的细菌涌入腹水。当有继发性腹膜炎而没有直接穿孔（如肾周脓肿或胆囊炎）时，细菌穿过发炎的组织表面进入腹水。

4. 症状和体征

尽管大多数 SBP 患者在诊断感染时都有症状，但感染的症状或体征可能非常细微（表 15-2）[30, 54]。精神状态的微小改变可能是感染的唯一临床证据，除非这种微小的改变促进腹腔穿刺，否则腹水感染的诊断和治疗可能会延迟。治疗延迟开始通常会导致致命的结果。在最近一项涉及感染性休克患者的研究中，每延迟 1h 开始抗生素治疗，生存率下降 8%[70]。表 15-2 列出了所有腹水感染类型的症状和体征。

表 15-2 腹水感染的症状和体征

症状 / 体征	SBP	继发性腹膜炎
发热	50～68	33
腹痛	49～72	67
腹部压痛	39～44	50
反跳痛	0～10	17
肠蠕动减少	12～28	83
精神状态改变	54～61	33

SBP. 自发性细菌性腹膜炎
数据引自参考文献 [37, 54-56]

5. 发病率

SBP 和尿路感染是肝硬化急性失代偿期住院患者最常见的细菌感染[71-73]。入院时，继发性细菌性腹膜炎仅发生在 0%～2% 的腹水患者中[21]。大约 5% 的患者最初出现 SBP 时会并发继发性腹膜炎，这种诊断通常是在尸检时做出的[37, 38]。

6. 菌群

绝大多数的 SBP 是由大肠埃希菌、非肠球菌性链球菌（主要是肺炎球菌）和肺炎克雷伯菌引起的（表 15-3）。自发性腹膜炎和非自发性腹膜炎最明显的区别是前者几乎总是单微生物的，后者通常是多微生物的。尽管旧的文献报道 6% 的 SBP 病例是由厌氧菌引起的，但这可能反映了一系列所谓的 SBP 病例中存在未被确认的继发性细菌性腹膜炎的情况[21]。在厌氧性"SBP"发作中，多菌感染的高发率进一步支持了这一论点，即继发性腹膜炎被误诊为 SBP。SBP 中厌氧菌感染占 1%[31, 32, 54]。厌氧性 SBP 的罕见可能是由于腹水中相对较高的 PO_2 和厌氧菌无法在肠黏膜中易位[62, 67]。真菌不会引起 SBP。腹水真菌感染仅发生在免疫抑制患者的播散性侵袭性念珠菌病，或继发性腹膜炎时肠道真菌释放到腹水中[37, 38]。

表 15-3 腹水感染的菌群

细菌	SBP	继发性腹膜炎
单种细菌（%）		
大肠埃希菌	37	20
肺炎克雷伯菌	17	7
肺炎球菌	12	0
草绿色链球菌	9	0
金黄色葡萄球菌	0	13
其他革兰阴性菌	10	7
其他革兰阳性菌	14	0
多种细菌（%）	1	100

数据引自参考文献 [37, 54-56]

革兰阴性菌不会在皮肤上定植，必须被视为病原体，而革兰阳性菌是常规的皮肤菌群，在没有 PMN 反应的情况下必需被视为污染物。表皮葡萄球菌不能解释为腹水中的病原体，除非有异物（如腹腔静脉分流术）存在。α- 溶血性链球菌也应被视为皮肤污染物，除非有 PMN 反应或同一细菌的菌血症。如果在进行穿刺时没有使用无菌技术，或者在接种前没有用碘消毒血培养瓶盖，将增加培养瓶中污染物的存在。

7. 危险因素

肝硬化患者由于其免疫防御系统的多重缺陷而异常容易感染细菌（见发病机制部分）。2 项前瞻性研究表明，47% 肝硬化患者在一次住院期间发生细菌感染（从无症状尿路感染到致命败血症），34% 患者在 1 年的随访期间发生细菌感染[71-73]。

胃肠道出血在时间上与自发性菌血症和 SBP 的发生有关，使用抗生素预防感染可提高生存率[74]。

8. 诊断

准确、及时地诊断腹水感染需要及时的腹穿和高度警惕。腹水患者的临床症状恶化应引起警觉，尤其是在发热或腹痛的情况下。如果腹水 PMN 升高，则在未经证实之前，应按 SBP 处理。

尽管腹膜肿瘤、腹腔出血、胰腺炎和结核可导致腹水 PMN 计数升高，但大多数中性粒细胞腹水是由感染引起的。在与感染相关的临床情况（如肝硬化患者出现发热）下，腹水中绝对 PMN 计数升高以中性粒细胞为主时应开始经验性的抗生素治疗。

一旦做出腹腔感染的疑似诊断，接着应考虑是否有可手术治疗的感染源。中性粒细胞性腹水患者应考虑继发性腹膜炎。令人惊讶的是，即使结肠自由穿孔进入腹腔，有的患者也不会发展成典型的外科急腹症[37]。腹膜征，如腹肌紧张，需要发炎的内脏和壁腹膜接触。当存在大量液体时，这种情况可能不会发生。因此，临床症状和体征往往不能将继发性腹膜炎患者与 SBP 患者区分开来[37, 38]。如果中性粒细胞腹水分析符合以下 3 个标准：总蛋白＞1g/dl，葡萄糖＜50mg/dl，或 LDH＞225mU/ml（或高于血清正常上限）[37, 38]，可怀疑肠道穿孔。基本上在内脏穿孔的环境中，所有的腹水都能培养出多种微生物。如果在单兰染色时能看见多种细菌和中性粒细胞，穿孔的可能性很高。腹水胆红素浓度大于 6mg/dl（大于血清水平）提示胆道或上消化道穿孔进入腹水[9]。

最初的腹水分析有助于确定患者是否可能出现

内脏破裂。这些患者需要紧急（几分钟内）的放射学评估（通常是 CT 扫描）来确认和定位破裂的部位[37, 38]。为确保最大限度的生存率，紧急干预是必需的。未经手术干预，而仅使用抗生素治疗内脏破裂往往是不成功的。

非穿孔性继发性腹膜炎患者往往没有能做出诊断的腹水分析。幸运的是，与穿孔性腹膜炎相比，在非穿孔性腹膜炎中诊断继发性腹膜炎的急迫性要小得多。因此，可能有足够的时间来评估腹水培养和 PMN 计数对治疗的反应。这些参数有助于区分继发性腹膜炎和自发性腹膜炎[37]。进行重复穿刺以评估疗效的最佳时间是在治疗 48h 后，到 48h，几乎所有接受过适当抗生素治疗的 SBP 患者的 PMN 计数都将低于预处理值，培养结果将为阴性[37]。在治疗未达 48h 之前（即 12 或 24h），即使在 SBP 中，PMN 计数也可能高于基线。此外，培养物在继发性腹膜炎中保持阳性，在 SBP 中迅速变成阴性[37, 38]。

9. 治疗

在与腹水感染相关的临床背景下，腹水 PMN 计数 ≥ 250/mm³ 的患者应接受经验性抗生素治疗[30]。单细菌菌血症患者是经验性抗生素治疗的"特例"。许多情况不经治疗就能解决[54]。有感染症状或体征的患者应接受治疗，而不考虑腹水中 PMN 的数量。无症状的单细菌菌血症患者应重复穿刺进行细胞计数和培养。如果在后续的腹水分析中，PMN 计数上升到 250/mm³ 以上，则应开始治疗。没有 PMN 反应或感染临床证据的患者不需要治疗[54]。

最初治疗 SBP 患者时医师并不知道培养的结果。因此，应给予经验性治疗。在开始抗生素治疗 48h 后重复穿刺有助于评估 PMN 计数对治疗的反应。PMN 计数的下降证实了对治疗的反应应至少维持 5d。一些作者建议继续治疗，直到通过反复穿刺（每 48 小时一次）证明 SBP 得到解决[75]。

疑似腹水感染的患者需要相对广谱的治疗，直到敏感性试验结果出来。第三代头孢菌素（TGC：头孢噻肟或头孢曲松）是治疗 SBP 的数据支持最多的药物[30, 76-78]。TGC 覆盖了过去 95% 的菌群，在以前的指南中被推荐为 SBP 的治疗选择。鉴于多药耐药细菌的流行率惊人地增加，TGC 现在被推荐用于社区获得性感染。目前，在耐药菌株中到高度流行地区的医院感染和医疗相关感染中，建议采用更广泛的涵盖多耐药菌株的抗菌药物（即碳青霉烯类 ± 糖肽）[79]。当得到可靠的药敏试验结果后，可以换用相对抗菌窄谱的药物。

许多传染病专家用 10～14d 疗程的抗生素来治疗威胁生命的感染。然而，没有数据支持 SBP 治疗的需要持续时间。86% 的腹水培养阳性患者在给予一剂头孢噻肟治疗后，腹水变得无菌[37]。一般来说，治疗开始后腹水 PMN 计数呈指数下降，因此使用适当抗生素治疗的 SBP 患者在 48h 后，PMN 计数始终小于预处理值[37]。一项涉及 100 名患者的随机对照试验表明，5d 的治疗与 10d 的 SBP 治疗同样有效[78]。

细菌感染会进一步增加血管扩张，并可能导致肾功能受损甚至死亡[80]。静脉注射白蛋白已经在一项随机试验中被证明有助于预防肾衰竭和提高生存率，可能是通过使这种与血管扩张有关的灌注不足得到重新灌注[80]。应在诊断 SBP 后 6～12h 内给药 1.5g/kg，72h 给药 1g/kg。本试验报道了史上最低的 SBP 住院死亡率：10%。

怀疑有继发性腹膜炎的患者需要比 SBP 患者更广泛的经验性抗生素覆盖范围，此外还需要进行紧急评估外科干预的必要性。头孢噻肟和氨苄西林联合甲硝唑治疗疑似继发性腹膜炎的初期经验疗效良好，同时进行影像学检查[37, 38]。

10. 预后

过去，尽管接受了治疗，但 48%～95% 的 SBP 患者在住院期间死亡[21, 53]。最近的一系列报道称死亡率较低[78, 80]，有些甚至低至 10% 的住院死亡率，这些都是早期发现感染及避免使用肾毒性抗生素后的效果。在早期的一系列研究中，尽管抗生素治疗，约有 50% 的 SBP 患者死于感染；现在，如果及时使用适当的抗生素，则 < 5% 的患者死于感染。然而，由于潜在肝病的严重性，即使现在许多患者的感染已经治愈，但仍死于肝和（或）肾衰竭、胃肠道出血等。白蛋白的使用有助于预防肝肾综合征和提高短期生存率[80]。由于 SBP 是终末期肝病的标志物，它本身就成了肝移植的指征[21, 30]。

过去，延误诊断至少在一定程度上是造成死亡率过高的原因。如果医师等到患者出现明确的感染症状和体征后才进行穿刺，那么在确诊时，感染很可能已非常严重。为了最大限度地提高生存率，在入院时进行腹穿，以便早期诊断和尽早治疗感染是非常重要的。

此外，如果病情恶化，出现疼痛、发热、精神状态改变、肾衰竭、酸中毒、外周白细胞增多或胃肠道出血，住院期间应反复腹穿。根据当地的抗生素耐药性流行病学模式，经验性地选择适当的抗生素，也是管理这些患者的关键[79]。

早期诊断和外科治疗可将继发性腹膜炎的住院死亡率降低到与 SBP 相同的范围内[37, 38]。在没有手术干预的情况下，继发性腹膜炎死亡率接近 100%。

11. 预防

所有 SBP 患者均报道复发。在较早的研究中，没有报道高的复发率，部分是因为很少有患者能在第一次发作后存活下来。1988 年报道的一项前瞻性研究表明，在 1 年内复发率为 69%[81]。腹水蛋白浓度 < 1.0g/dl 是复发的最佳预测因子。这种高的复发率促使了抗生素预防的研究。据报道，诺氟沙星 400mg/d 口服可成功预防 SBP 复发，基本无毒性或重叠感染（表 15-4）[82]。在美国，诺氟沙星已不再生产。环丙沙星（500mg/d）和甲氧苄啶/磺胺甲噁唑（160/800mg/d）是合理的二线选择[30, 83]。

在低蛋白腹水和肠出血的情况下，使用抗生素预防 SBP（和其他自发性细菌感染）也有报道[84-86]。诺氟沙星（或环丙沙星）在这 2 种情况下都有效，在后者头孢曲松静脉注射有效。关于哪些患者有肠出血一直存在着混淆。任何肝硬化（有腹水或无腹水）患者，出现大量出血（静脉曲张或非静脉曲张），都需要抗生素预防。头孢曲松推荐用于晚期肝硬化患者（至少有以下 2 种情况：腹水、脑病、黄疸和营养不良），其余患者口服诺氟沙星（400mg/12h）或环丙沙星（500mg/12h），以完成 7d 的抗生素总疗程[30, 85]。肠道缺血再灌注和细菌易位是导致细菌感染的高危因素。

诺氟沙星作为 SBP 的一级预防措施用于低蛋白腹水和肝肾功能不全患者（表 15-4）[86]。

最好只给高感染风险的患者使用这些抗生素，如果给抗生素的量更大，会导致产生耐药菌群，随

表 15-4 自发性细菌性腹膜炎的预防

高危组	药 物	疗 程
既往 SBP 史	诺氟沙星 400mg/d 或环丙沙星 500mg/d 或每天一次 trim-sulf DS	直到肝移植或死亡
上消化道出血	口服诺氟沙星 400mg/12h 或环丙沙星 500mg/12h 晚期肝硬化（至少有以下 2 个症状：腹水、黄疸、肝性脑病和营养不良） 静脉注射头孢曲松 1g/d	5～7d
一级预防 a	诺氟沙星 400mg/d 或环丙沙星 500mg/d	直到肝移植或死亡

a. 一级预防的条件必须符合下列标准：①肝硬化腹水总蛋白＜ 1.5g/dl。②晚期肝衰竭 Child-Pugh 评分≥ 9，胆红素≥ 3mg/dl，或肾功能受损，肌酐≥ 1.2mg/dl，或血尿素氮≥ 25mg/dl，或血清钠≤ 130mEq/L

trim-snlf DS. 甲氧苄啶 – 磺胺甲噁唑的双倍强度

数据引自参考文献 [81-85]

后有耐药菌群的感染以及真菌的重叠感染。

（二）张力性腹水

有些腹水患者直到腹水对膈肌施加压力使其无法再舒适地呼吸才会就诊。"张力"发生时的腹水量通常为 10L。然而，肌肉张力良好的年轻患者可能会在只有几升液体的情况下出现腹部紧张。液体的迅速积聚并不能给腹壁足够的时间来伸展，这些患者可能只有小体积的腹水量。

张力性腹水需要快速治疗——治疗性穿刺。张力性腹水可以排出，而不会对血流动力学产生不良影响[87]。"完全性穿刺"（即清除所有可移动液体）已被证明是安全的。在欧洲指南中建议：当腹穿抽液量大于 5L 时，使用白蛋白（8g/L 抽液量），以防止穿刺后循环功能障碍[88]。

（三）腹壁疝

腹壁疝（通常是脐疝或切口疝，偶尔是腹股沟疝）常见于腹水患者。不幸的是，关于这些疝的发表资料很少。在一项研究中，17% 的肝硬化和腹水患者在入院时发现有脐疝[89]。在疝修补手术时有腹水的患者中，73% 的患者会有疝复发，但在修补时没有腹水的患者中，只有 14% 会出现复发疝[90]。一般来说，肝硬化和腹水患者应避免手术，并佩戴束腹带。疝可以在肝移植期间或之后进行选择性修复。如果出现皮肤溃疡、结痂或黑色变色，应行半急诊手术。对于破裂或嵌顿，应进行紧急手术[89]。

破裂是腹疝最可怕的并发症。如果延迟手术修复，通常会出现致命的金黄色葡萄球菌性腹膜炎。

（四）胸腔积液

胸腔积液在肝硬化和腹水患者中很常见。它们通常是单边和右侧的，但有时可能是双边的。当有单侧左侧积液时，在鉴别诊断中应考虑结核、癌和胰腺炎。

当渗出液很多并且压缩了大部分右肺时，它被称为肝性胸腔积液[91]。这是由于右半横膈膜的小缺陷造成的。

肝性胸腔积液的主要症状是呼吸急促。胸腔积液感染（自发性细菌性脓胸）可由 SBP 和细菌通过膈肌传播或在没有腹部感染的情况下发生。通常，这种液体类似于腹水，但胸膜液中的总蛋白比腹水中的高（0.75～1.0g/dl），因为胸膜液承受的压力不同于门静脉床。

肝性胸腔积液的治疗通常比预期的困难[91]。一些作者推荐使用胸导管进行四环素硬化。然而，据报道，经插入胸导管抽吸会导致严重的体液和蛋白质消耗，并导致死亡[92]。一旦插入胸管，通常很难取出。直接手术修复膈肌缺损是不可能的，因为这些患者往往不能耐受手术。药物治疗（即限制钠和利尿药）可能是治疗肝性胸腔积液最安全和最有效的方法。当液体对药物治疗无反应时，可进行经颈静脉肝内门体分流术（TIPS）和肝移植[91]。

五、腹水治疗

腹水并不总是由肝病引起（见表 15-1）。并不是所有腹水患者都对常规的限盐和利尿药有反应。因此，准确诊断腹水的病因是非常重要的，这样才能对治疗进行适当的调整。SAAG 有助于治疗决策。低 SAAG 腹水患者（肾病综合征除外）通常对限盐和利尿药无反应，而高 SAAG 患者通常有反应。

（一）非门静脉高压相关（低白蛋白梯度）腹水

低白蛋白梯度腹水最常见的形式是腹膜肿瘤[5]。这些患者的周围性水肿对利尿药有反应，但腹水通常没有。腹膜肿瘤治疗的基础是治疗性穿刺[5]。腹膜肿瘤患者通常只存活几周，卵巢恶性肿瘤患者例外。他们可能对外科手术和化疗有很好的反应。

结核性腹膜炎可通过抗结核治疗治愈，除非患者同时患有肝硬化门静脉高压症，否则使用利尿药是没有意义的。胰腺腹水可能会自发消退，也可能需要内镜下支架植入或手术干预。多西环素治疗可治愈衣原体性腹膜炎[8]。"肾源性"腹水（透析腹水）可能对强力的透析有反应[7]。

（二）门静脉高压相关（高白蛋白梯度）腹水

门静脉高压相关腹水最常见的原因是肝硬化，通常由慢性丙型肝炎和（或）酗酒和（或）肥胖/非酒精性脂肪性肝炎（NASH）引起。治疗这种腹水最重要的步骤之一是说服患者停止饮酒，从而治疗潜在的肝病。有多种原因导致肝硬化的患者可以通过戒酒得到显著改善。巴氯芬已经在一项随机试验中被证明可以减少酒精性肝病患者的酒精渴求和减少酒精消耗，根据我们的经验，这种药物在这方面效果良好[93]。非干扰素抗病毒治疗对乙型或丙型肝炎肝硬化失代偿期也能更好地控制或减少腹水。

自身免疫性肝硬化、铁贮积症或肝豆状核变性患者应接受针对这些疾病的特殊治疗。这可能会改善他们的整体肝功能和腹水。然而，这些疾病似乎比酒精性肝病或慢性乙型肝炎更不可逆，当出现腹水时，与长期的药物治疗相比，患者可能更适合肝移植。

根据病史、体格检查和腹水分析，肝硬化腹水患者可能需要住院以完成诊断和肝病及腹水的治疗，尤其是在体液潴留"新发"的情况下。腹水的形成只是肝病失代偿的一部分。虽然腹水患者的门诊治疗可以成功，但大多数时候是失败的，需要一段时间的住院教育和治疗。一旦患者意识到饮食和利尿药是有效的，他或她往往更倾向于这种疗法。

（三）诱因的管理

在腹水患者的初步治疗中，确定腹水形成的诱因通常是有意义的。一般来说，腹水的聚集是由于不限制钠摄入或不服用利尿药。关于依从性的教育可能有助于防止因腹水住院。静脉曲张破裂出血后液体复苏引起的腹水可以在出血得到控制后解决，无须长期使用利尿药。

1. 饮食

在门静脉高压相关腹水中，体液丧失和体重变化与钠平衡有直接和可预测的关系。饮食中限制钠是必要的。因此，应由营养师对患者进行限盐饮食教育。在住院患者中，严格限制钠摄入（如每天 500mg 或 22mEq 钠）是可行的。然而，对于大多数门诊患者来说，这是不现实的，因为他们不会遵循含钠量少于 2g/d（88mEq/d）的饮食。然而，这样的饮食是首选的[30]，患者应该能够在家里遵循。在医院里使用这种饮食提供了一个调整利尿药使用方案的机会，它将与医院内外的盐摄入量相匹配。

2. 液体限制

对所有腹水患者限制液体是不适当的。没有证据表明液体限制会加速减重。限制钠摄入才是很重要的。尽管快速发展的低钠血症（如先前健康患者术后出现低钠血症）与高死亡率相关，但肝硬化腹水患者中常见的慢性低钠血症远没有那么严重。试图迅速纠正低钠血症本身可能更糟。肝硬化腹水患者限制体液的唯一指征是严重低钠血症。在腹水患者通常不需限制液体摄入，除非他们的血清钠低于 120mEq/L[30]。肝硬化患者通常在钠浓度低于 110mEq/L 或钠浓度下降很快时才会出现低钠血症症状。

3. 尿钠浓度

24h 尿钠测定对门静脉高压相关腹水患者有用。

尽管采集 24h 尿液是最佳选择，但在许多情况下，随机"点"尿钠：钾（Na：K）比率是令人满意的替代值。如果在随机抽样中尿钠大于钾，24h 尿钠排泄通常足以导致体重下降[30]。

如果体重下降不满意，这可能是由于尿排钠不够或未能适当限制钠摄入量或两者兼而有之。监测随机尿钠钾比和每日体重通常可以解释这个问题。在没有腹泻或高热的情况下，钠通过尿液排出是其排泄的最重要途径，如果体重稳定，膳食摄入量和尿排泄量应该相等（除去尿液以外的排泄约 10mEq/d）。如果饮食中摄入 88mEq 钠，而尿液以外排出 10mEq 钠，加上尿钠排泄 > 78mEq/d，体重应该是稳定的。随机尿钠大于尿钾与 24h 钠排泄量大于 78mEq 相关[30]。如果尿钠>钾，而体重仍在增加，则可能是因为患者摄入的盐超过了他（她）的排泄量。

4. 利尿药

螺内酯是治疗肝硬化腹水的主要利尿药。螺内酯半衰期在正常对照组为 24h，但在肝硬化患者的半衰期明显延长[30]。鉴于这种药半衰期长，没有理由每天多次给药。每日单剂量的螺内酯最为合适，可增强依从性，可以使用 100mg 的螺内酯片。一般来说，螺内酯和呋塞米一起使用，从 100mg/d 螺内酯和 40mg/d 呋塞米开始，然后根据需要同时增加 2 种药物。如果体重减轻不足，尿钠含量低，则增加利尿药用量，通常分别增加 100mg 和 40mg，最高剂量为 400mg/d 螺内酯和 160mg/d 呋塞米。螺内酯和呋塞米的比例可以调整，以纠正血清钾问题。结合限制钠饮食，螺内酯 / 呋塞米方案对 90% 以上的患者有效[30]。

静脉注射呋塞米可导致这些患者肾小球滤过率的急性降低，应避免在危重护理之外使用。如果需要快速减重，应进行治疗性穿刺。对于重度水肿的患者，每天的体重下降值是没有限制的，一旦水肿消退，0.5kg/24h 可能是一个合理的最大值[30]。如果患者出现脑病、严重低钠血症或血清肌酐 > 1.5mg/dl，通常需要停用利尿药，在情况改善后再小心地恢复利尿药使用。尽管调整了利尿药，但严重的高钾血症通常意味着有肾脏本身疾病（如糖尿病肾病）。许多出现利尿药治疗并发症的患者将被视为一线治疗失败，需要二线治疗。

前列腺素抑制药（如非甾体抗炎药）不应用于腹水患者，因为它们可以减少利尿，导致肾衰竭，甚至引起胃肠道出血。

腹水完全消退并不一定能成功。然而，利尿介导的腹水浓度会使腹水的调理素活性增加 10 倍，理论上，在尝试预防 SBP 方面可能有价值[30]。调理素的最大浓度出现在利尿结束时。为了尽量减少感染的风险和减少腹壁疝和肝性胸腔积液的风险，尝试尽量排空腹水是合理的。然而，必须权衡风险和收益。有些脱水的患者可能会出现肝性脑病、头晕、甚至可能跌倒。Sheila Sherlock 过去常说"湿而明智或干而疯狂（wet and wise or dry and demented）"来形容液体过多的患者与利尿药引起的脱水患者。

（四）难治性腹水

难治性腹水患者被定义为住院患者对限盐摄入和利尿药治疗无反应的液体超载。失败的表现是尽管使用了大剂量的利尿药或出现了利尿药的并发症，可体重下降轻微或没有下降。随机试验表明 < 10% 的肝硬化和腹水患者对标准药物治疗无效[94]。

二线治疗方案包括治疗性腹穿、TIPS 和肝移植。腹腔分流术目前不用于难治性腹水的治疗。

腹腔穿刺术是最古老的医疗方法之一。从公元前 20 年 Celsus 首次描述这项技术开始，到 20 世纪 40 年代末，治疗性穿刺术基本上是治疗腹水的唯一有效方法。这项耗时费力的手术很快就不适合作为腹水患者的首选治疗。20 世纪 80 年代，在随机试验证明其安全性后，治疗性穿刺又引起了人们的兴趣。然而，在这项研究中，发病率和死亡率没有差异[95]。治疗性腹穿应用于治疗张力性腹水和对利尿药治疗无效的腹水[30]。此外，治疗性穿刺缺乏利尿药可以使腹水中调理素保存的优势。

治疗性穿刺的一个实际问题是胶体的补充。在一项研究中，患者在治疗性腹穿术后随机接受白蛋白（10g/L 抽液量）与不接受白蛋白的比较[96]。无白蛋白治疗组比白蛋白治疗组在电解质、血浆肾素和血清肌酐的统计上显著增加（无症状的），但没有更多的临床发病率或更高的死亡率。这项研究的作者建议在治疗性腹穿术后常规输注白蛋白。然而，并非所有的医师都同意这一建议，因为白蛋白非常昂贵 [97]。< 5L 液体时不需要白蛋白输注，抽取较大体积液体后建议白蛋白输注（8g/L 抽液量）。

TIPS 由介入放射科医师操作。最好是选择每月做几例 TIPS 的放射科医师来完成，因为这项治疗在技术上具有挑战性。TIPS 可以将抗利尿腹水转化为利尿敏感腹水 [98]。TIPS 术后的主要问题是肝性脑病，25% 的患者会出现肝性脑病。终末期肝病（MELD）评分模型用于评估 TIPS 植入后 90d 内的死亡风险 [99]。

TIPS 用于符合框 15–5 中的详细标准的难治性腹水患者。尽管这些标准并不严格，但对于每个患者都必须仔细权衡 TIPS 的风险和获益，并让护理人员参与决策。独居的患者不应接受 TIPS 治疗。必须有家人监测患者的精神状态，并根据需要提供乳果糖，以避免麻烦的发生。

成功的 TIPS 手术可以防止将来需要治疗性腹穿。当患者腹水较少时，他们可以吃得更好，实际上会增加体重。TIPS 也许是过去 20 年来治疗腹水最重要的突破。大多数已发表的 TIPS 与穿刺的随机试验使用的是陈旧的裸支架。最新的 RCT 显示，在满足条件的顽固性腹水患者（Child–Pugh < 12、凝血酶原活动度 > 35%、血清胆红素 < 100μmol/L、血肌酐 < 250μmol/L，无肝性脑病复发），与治疗性腹穿相比，TIPS 提高了 1 年无移植生存率，提示 TIPS 应该是这些难治性腹水患者的一线治疗方法 [100]。

对于难治性腹水患者，如果是移植候选者，则应考虑原位肝移植。不幸的是，美国每年只有约 6000 例肝移植，但估计有 1000 万肝硬化患者。每 1000 名肝硬化患者中只有不到一个肝脏。在美国和世界范围内，肝移植只能帮助一小部分腹水患者。

20 世纪 70 年代中期，腹膜 – 腹腔分流术作为一种新的"生理学"治疗方法在腹水治疗中得到推广。目前，腹腔静脉分流术是为极少数未能通过利尿药治疗的患者保留的，这些患者不适合 TIPS 或移植，并且有太多腹穿的腹部瘢痕或太厚的腹壁 [94]。

（五）肝硬化腹水治疗总结

肝硬化腹水患者的主要治疗方法是限制钠摄入和使用利尿药。标准药物治疗对 90% 以上的患者有效。对于 10% 药物治疗无效的患者，应进行治疗性穿刺以治疗张力性腹水，并作为长期的二线治疗。许多对药物治疗不敏感的患者应考虑 TIPS 治疗（见框 15–5）。肝移植候选者和出现难治性腹水的患者应优先考虑移植。

框 15–5　经颈静脉肝内门体分流术的标准

- 年龄 < 65 岁
- Child–Pugh 评分 ≤ 12 分
- MELD 评分 < 18 分
- 无酒精性肝炎
- 心脏射血分数 ≥ 60%
- 无严重的自发性肝性脑病

MELD. 终末期肝病模型

六、肝硬化腹水患者的治疗方案

新发大量腹水患者和门诊管理失败的腹水患者需要入院接受进一步的评估和治疗。

（一）在哪里住院

如果患者是可能的肝移植候选者，进入移植中心是合适的。接受移植的患者通常 < 65 岁，不吸烟（或曾经吸烟者），没有持续的酒精或药物滥用（至少经过 6 个月的"洗脱期"），5 年内没有恶性肿瘤，没有严重的心肺疾病，遵守临床规定和药物治疗，还有一个忠诚的照顾者。非移植候选者应住进有肝病科医师或专攻肝病的消化科医师会诊的医院。这些患者很容易受到善意但缺乏经验的医师的不恰当治疗的伤害。

（二）病史采集和体格检查

仔细的病史采集和体格检查应该为有无肝硬化提供证据。不要忽略了询问体重。许多新诊断的肝硬化患者以非酒精性脂肪肝为肝硬化病因。大多数肝硬化和腹水患者会有肝掌、蜘蛛痣和（或）腹壁静脉曲张。

（三）最初的实验室检查和影像检查

应获得完整的血细胞计数包括血小板计数、综合代谢测定、INR、肝硬化病因血清学筛查、甲胎蛋白、随机尿 Na/K 和腹部超声检查。如果甲胎蛋白或超声提示恶性肿瘤，应进行三相的 CT 扫描。如果估计肌酐清除率 < 30ml/min，除非使用特殊方案，否则不应使用造影剂。

（四）腹腔穿刺

入院当天进行诊断性穿刺，并应安排表 15-2 中详述的检查。如果患者有张力性腹水，应抽取 4～5L 以缓解压力并防止渗漏。

（五）饮食

患者应接受营养师关于 2g/d 钠饮食的教育。除非血清钠低于 120mEq/L，否则不限制液体摄入。

（六）利尿药

一般来说，最初每日采用单用螺内酯（100mg）口服或联合呋塞米（40mg）的剂量。如果患者对这些初始剂量没有反应，可以将 2 种利尿药的剂量加倍。

（七）日常测试

体重、基础代谢指标和尿钠 / 钾水平应每日监测。利尿药应迅速增加尿钠。如果尿钠足够，患者体重应该可以减轻。如果没有，应该注意饮食控制钠盐摄入。

（八）维持液体

不应给大量的液体超载患者使用生理盐水。输注盐水会起到反作用，除非患者出现肠出血，否则不应使用。在有氮质血症时通常使用白蛋白而不是生理盐水。

（九）随访

大约 90% 的患者在这个方案中会减轻液体重量。如果体重没有下降，或者尽管使用最大剂量的利尿药，尿钠仍小于尿钾，应考虑二线治疗方案。患者出院后，应在 1～2 周内到诊所就诊，以防止因血容量减少或进一步液体超载而短期内再次入院。

第 16 章 肝性脑病

Hepatic Encephalopathy

Chathur Acharya　Jasmohan S. Bajaj　著

刘　毅　译

要 点

- 肝性脑病是门静脉高压症所致的神经认知异常症状，包括许多临床表现。
- 肝性脑病的分类基于病因、临床特征、发作频率及诱发因素。
- 隐性 / 轻微肝性脑病是肝性脑病的一种亚临床形式，临床医师应尽力早期做出诊断，以降低其发生率及死亡率。
- 肝性脑病确切的病理生理学机制仍在研究中，但这一病理过程的核心因素被认为是以下 2 个原因共同作用导致的脑水肿：病态肝脏代谢障碍所致的神经活性化学物质（主要是氨）失衡及由人类微生物可能产生的其他炎性神经化学物质。
- 指南建议对肝性脑病的处理从 4 个方面着手：①支持治疗；②评估和治疗引起肝性脑病的各种病因；③明确和处理诱发因素；④给予经验性治疗。
- 目前的治疗仅限于乳果糖和利福昔明 2 种主要药物，而指南仅建议对显性肝性脑病进行治疗。
- 对部分的隐性/轻度肝性脑病患者可视其耐受情况，予以为期 6 个月的乳果糖或利福昔明的试验性治疗。

一、疾病史

最初对肝性脑病的详细描述见于一系列 20 世纪中期的文献中，这些文献主要由 Adams 和 Foley 于 1949 年撰写，他们也是第一批描述终末期肝脏疾病相关的扑翼样震颤现象的医师。医学之父希波克拉底（公元前 460—前 370 年）在现代医师还没有发现该临床综合征的特征之前，就已经提及了这一黄疸相关的行为改变。对肝脏疾病和神经精神改变之间更明显联系的认识出现在 18 世纪的意大利，当时 Morgagni 描述了一个酒鬼的躁动和腹水，尸检发现其肝脏发生了形态学变化。这是第一例确诊的肝硬化病例。虽然后续有更多关于肝疾病相关的神经精神变化的报道，但是门体性肝性脑病这个

术语是由 Sherlock 及其同事在 1954 年提出的。他们不仅明确指出，这是一个肠源性物质相关的病理过程，还注意到高氨血症的作用[1]。Fazekas 等随后在 1957 年提出了现代术语"肝性脑病"，并将 Sherlock 等在数年前提出的诊断要点中必须包括门体分流予以了排除[2]。

1952 年，Gabuzda 等在 Sherlock 之前进行了第一项关于肝病和肝性脑病的重要的干预性研究[3]。他们将树脂用于治疗慢性肝病相关的腹水（将钠与氨进行交换），观察到患者神经学变化，从而证实了氨在肝性脑病发病机制中的作用。对于肝硬化患者肝性脑病病因的认识在 20 世纪末和 21 世纪初变得更加明确，有研究发现在没有急性肝衰竭的肝硬化患者出现了脑水肿[4, 5]。这是一个新的发现，因

为在此之前，普遍认为只有急性肝衰竭才与脑水肿有关。

Rikkers 等通过脑电图研究首次强调了亚临床肝性脑病（SHE），在该研究中发现肝硬化患者认知能力方面的神经生理和心理特征发生了变化，但其脑电图检查表现为正常[6]。SHE 的术语后来演变为隐性肝性脑病（CHE），包括轻微肝性脑病（MHE）和 1 级肝性脑病[7]。

初级预防是指预防显性肝性脑病（OHE）的首次发作，而 2 级预防是预防 OHE 的再次发作。为了避免显性肝性脑病和隐性肝性脑病的并发症，乳果糖被推荐作为初级预防用药，并且能够有效预防显性肝性脑病的发生及轻微 / 隐性肝性脑病向显性肝性脑病进展[8]。

二、流行病学和负担

用于肝性脑病住院患者治疗的医疗费用是巨大的。美国国立卫生研究院 2003 年的一次调查显示，患有肝性脑病的患者平均住院时间为 5.7d，每次住院费用约为 23 192 美元[9]。而最近意大利的数据估计，第一次新入院的每位患者每年的费用为 15 295 美元，再次入院的费用为 24 293 美元，尽管意大利的医疗保健费用明显低于美国的[10]。

尽管 MHE 发病先于 OHE，OHE 和 CHE 的流行病学是不同的。多项研究表明，肝硬化中 OHE 的发生率在 30%～ 40%[11]。在患者诊断肝硬化时情况更为复杂，发生率为 10%～14%[12, 13]，在失代偿期肝硬化患者中增加到 16%～21%[14, 15]。腹水、MHE、静脉曲张出血、感染、糖尿病和丙型肝炎的存在均与肝性脑病的发病风险有关，使得 OHE 的 5 年发病率为 5%～25%[16-19]。问题是，对于诊断为复发性肝性脑病的患者，一旦发生 OHE，即便给予最佳的乳果糖治疗，OHE 在 1 个月内的复发率仍高达 40%[20]。反映出来的是患者生存率降低，1 年生存率为 42%，3 年为 23%。经颈静脉肝内门体分流（TIPS）治疗会显著增加 OHE 的风险，达到 10%～50%[21, 22]。

另一方面，由于诊断模式的差异，MHE 的发生率存在差异，为 20%～80%[23-26]。迄今为止，还没有明确的数据显示干预后 MHE 的复发率。

三、命名

简单来说，正如最新的美国肝病研究协会和欧洲肝脏研究协会在 2014 年出版的指南中所界定的一样，肝性脑病的定义是由肝衰竭或门体高压所致的大脑功能障碍[27]。1998 年在维也纳召开的世界胃肠病学大会首次对肝性脑病相关综合征的定义进行了标准化。会议确立的第一个主要变化是废止了门 – 体静脉分流性肝性脑病一词，因为并不是所有的肝性脑病都出现门体静脉分流。第二个主要变化是肝性脑病的分类基于以下 4 个主要因素或方面。

(1) 根据基础疾病。
(2) 根据临床表现的严重程度。
(3) 根据时间进程。
(4) 根据存在的诱发因素。
下面将描述每一项代表含义。

（一）第一项

根据病因，肝性脑病可分为 A 型、B 型或 C 型（表 16–1）。

A 型很容易被记住，因为它与（A）急性肝衰竭有关。

B 型很容易被记住，因为它与（B）旁路或门体静脉分流有关，但没有潜在的肝病。

C 型是最常见的类型，与（C）慢性肝病或（C）肝硬化有关。C 型可进一步细分为各临床表型[28]。

2014 年 AASLD/EASL 实践指南小组委员会修改了旧的分类，删除了 C 型的子类型，并使其对所有分类更具包容性。

（二）第二项

肝性脑病按严重程度分为隐性型和显性型（CHE 和 OHE）。OHE 的严重程度是根据修订后的 West Haven Criteria（WHC）进行分度的，该标准本质上是一种无须任何特殊培训就可进行评估的临床量表。最初的量表是由 Conn 等于 1977 年开发[29]。随后，被修改为包括 MHE，但仍考量行为、意识、智力和神经肌肉功能方面的变化[7]。

表 16-1 肝性脑病分型

基于病因	基于 WHC 量表严重程度	基于 ISHEN 量表	基于时间进程	基于诱发因素
A 型	轻微肝性脑病 1 级	隐性肝性脑病	发作性	有诱因
B 型	2 级 3 级	显性肝性脑病	复发性	无诱因
C 型	4 级		持续性	

WHC.West Haven 标准；ISHEN.国际肝性脑病和氮代谢学会
引自参考文献 [27]

由于这是一个涉及肝性脑病早期阶段的主观量表 [30]，尽管临床上并不受欢迎，也存在争议，但由于它不需要任何特殊的设备和训练，目前仍是最常用的量表。表 16-2 更详细地描述了 WHC 标准。

在现在所说的肝硬化患者（超声）神经认知障碍疾病谱中，肝性脑病的临床表现包括从正常的精神状态到昏迷状态（图 16-1）。MHE 和 1 级肝性脑病属于 CHE 的范畴，其本身并不是通过临床症状来诊断的，而是通过认知上的细微变化来诊断的，这些变化可以通过专门的测试发现，具体方法将在本章后面详细介绍。量表中 2～4 级属于 OHE 的范畴，在临床上更容易区分。

表 16-2 West Haven 标准量表

ISHEN 分型	WHC 分级	描　述	可操作定义
CHE	轻微	• 临床上精神心理状态正常 • 心理和神经生理测试异常。没有固定的测试数值	• 心理测验和（或）神经生理测验结果异常如： 2 次或以上测试 PHES > 2SD ICT 异常 a CFF 值 39Hz 或以下
CHE	1 级	• 轻微的意识缺失 • 兴奋或焦虑 • 注意力持续时间缩短 • 基本加减法能力受损 • 睡眠节律改变	• 时间和地点定向正常 • 然而，看护人员发现其与平素情况相比发生认知行为改变
OHE	2 级	• 嗜睡或冷漠 • 时间定向障碍 • 明显的性格改变 • 不适当的行为 • 运动障碍和扑翼样震颤	• 地点定向正常 • 时间定向障碍（≥ 3 项），如 1 周中的某一天、1 个月中的某一天、月份、年份
OHE	3 级	• 嗜睡到半木僵状态 • 对刺激反应 • 意识错乱 • 空间定向障碍 • 行为异常	• 地点定向障碍（≥ 2 项），即国家、州 / 地区、城市或地点，加上上述症状
OHE	4 级	• 昏迷	• 对疼痛刺激无反应

a. 诱饵和目标被 ICT 捕获，要求测试者避免对诱饵做出反应，而要对目标做出反应。高的诱饵率表明抑制控制失败，这就提示 CHE
WHC.West Haven 标准；ISHEN.国际肝性脑病和氮代谢学会；CHE.隐性肝性脑病；OHE.显性肝性脑病；PHES.肝性脑病智力测试评分；ICT.抑制控制测试；CFF.临界闪变频率
引自参考文献 [27]

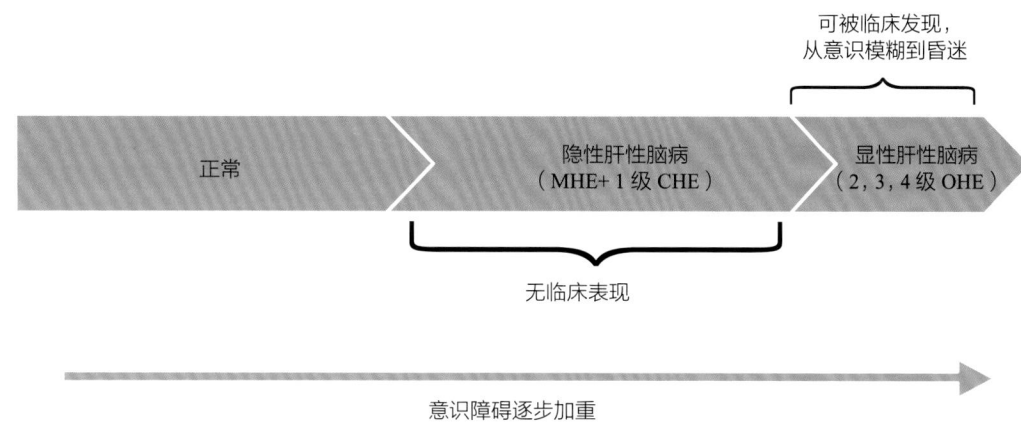

▲ 图 16-1 肝硬化患者神经认知功能损伤谱（SONIC）
经 John Wiley & Sons 许可转载，引自参考文献 [31]

（三）第三项

根据时间进程，OHE 被分为 3 类.

发作性肝性脑病的发生频率不高，每 6 个月不超过 1 次，每次发作的严重程度和持续时间各不相同（图 16-2）。

复发性肝性脑病是指 1 年内至少发生 2 次或 2 次以上的肝性脑病（图 16-3）。

持续性肝性脑病是一个进展性过程，表现为持续 2 个月以上的认知缺陷。每一次发作在本质上都是一个新的基线，通常没有明确的诱因（图 16-4）。

（四）第四项

显性肝性脑病的每一次发作可由任一已知的肝性脑病因素和病因引起，可分为触发发作性 OHE

或复发性 OHE（表 16-3）。OHE 也可以是自发的（如没有明显的诱发因素），这通常与持续性 OHE 有关。感染，特别是细菌感染、自发性细菌性腹膜炎，已被认为是急性肝性脑病的诱发因素[32]。在同一研究中，尿路感染在复发性 OHE 中更为常见。

由于 OHE 的不同分类分别代表不同的病理生理学，命名应该基于这 4 项综合考虑。

（五）举例

病例 1

一名 48 岁女性，因肥胖及非酒精性脂肪性肝炎肝硬化来门诊就诊，讨论其治疗计划，该患者最近经影像学及无创性检查诊断为肝硬化。肝生化指标检查高于正常水平。她是一名校车司机，陪伴着她来的另一半说她很正常。体检没有发现扑翼样震

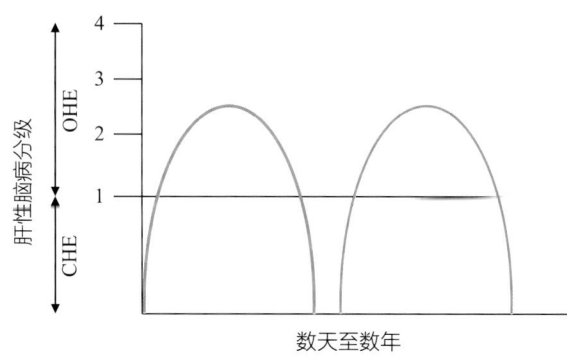

▲ 图 16-2 发作性肝性脑病，表现为在各次发作之间完全恢复正常
CHE. 隐性肝性脑病；OHE. 显性肝性脑病

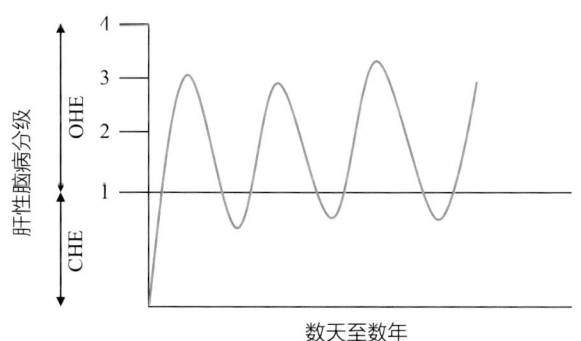

▲ 图 16-3 复发性肝性脑病，表现为有规律的发作，在发作之间可能存在持续性隐性或轻微肝性脑病
CHE. 隐性肝性脑病；OHE. 显性肝性脑病

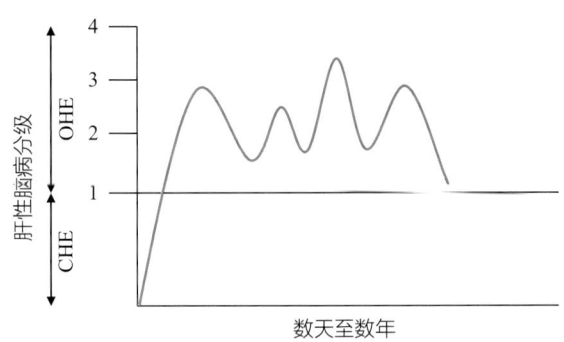

▲ 图 16-4　持续性肝性脑病，表现为显性肝性脑病持续状态，可持续数周至数月而不能恢复正常

CHE. 隐性肝性脑病；OHE. 显性肝性脑病

表 16-3　发作性和复发性显性肝性脑病（OHE）的诱发因素

发作性 OHE	复发性 OHE
1. 细菌感染	1. 电解质代谢失衡
2. 胃肠道出血	2. 细菌感染
3. 过度使用利尿药	3. 其他未知因素
4. 电解质代谢失衡	4. 便秘
5. 便秘	5. 过度使用利尿药
6. 其他未知因素	6. 胃肠道出血

各种病因以从最常见到最少见依次列出；引自参考文献 [27]

颤，时间、地点和人物定向力正常。鉴于其工作和潜在的神经认知障碍，她被转诊到大学的肝性脑病研究实验室，并接受了神经认知和心理测试。她被诊断为 MHE，在与其讨论后开始了乳果糖的试验性治疗。她将在诊所里接受严密的随访。

诊断 C 型轻微肝性脑病。

病例 2

一名 43 岁男性，患有慢性酒精性肝硬化，过去 5 年一直戒酒，现因神志不清而就诊。患者的妻子注意到患者最近几周身体有点不适。体检无腹水或扑翼样震颤，患者对时间、地点和人物的定向力正常。各项检查没有显示任何感染迹象，所有实验室检查均在正常范围内。患者由医院肝性脑病研究小组评估，发现其认知和心理测试受损。

诊断为 C 型 CHE（以前被列为 1 级肝性脑病）。

病例 3

一名 56 岁男性，患有慢性丙型肝炎肝硬化，因神志不清来院就诊。在过去 6 个月内，他曾有 2 次 OHE 发作，有类似的临床表现且均接受入院治疗［如意识模糊（对时间定向障碍）和扑翼样震颤］。患者正在服用乳果糖。本次入院生命体征正常，实验室检查显示头部 CT 扫描正常，肌酐和血尿素氮（BUN）升高。患者被诊断为肝性脑病，以利尿相关的肾损伤为诱发因素。

诊断 C 型 OHE，2 级，复发性，急性肾损伤诱发。

病例 4

一名 65 岁男性，患有慢性丙型肝炎肝硬化，因神志不清来急诊室。患者的病程中伴有难治性腹水和肝性脑病。在过去的 1 年里，他一直在接受利福昔明和乳果糖治疗，每天排便 3～4 次。因持续的意识模糊（6 个月），患者的妻子将其带来就诊。她向医师保证患者按时服药。患者否认有任何症状。生命体征均在正常范围内。他说话很慢，仅地点定向力正常。经检查，他有大量腹水和扑翼样震颤。实验室检查显示，肝生化指标结果与基线相差不大，血氨水平轻微升高。其余项目均正常。尿检和毒物学检查呈阴性。

诊断 C 型 OHE，2 级，持续性肝性脑病，无诱因。

病例 5

一名 53 岁女性，无已知肝病病史，在过去 6 个月多次入院。经检查，患者神志不清，无法交谈，扑翼样震颤阳性，无局灶性体征。头部 CT 正常。常规实验室检查没有发现感染或其他原因可以解释其反复发作的精神状态改变。患者最近的肝活检显示 F0 纤维化。除此之外，患者似乎没有腹水或水肿的表现。她接受了高分辨率腹部 CT 扫描，显示存在脾肾分流。她被转诊到介入放射学科以接受分流封堵治疗。

诊断 B 型 OHE，3 级，复发性肝性脑病，无诱因。

如这些例子所示，当前的系统使诊断过程更加相关和精简。临床上鼓励医师使用该系统，因为它评估了肝性脑病的病因，并概述了防止其复发的步骤。

四、发病机制

肝性脑病的发病机制尚无明确的主导因素。许多专家相信，肠道微生物源性的肠道毒素在这一过程中发挥了作用。在早期的研究中，氨被认为是影响肝硬化患者肝性脑病的主要毒素[3]，但由于血氨水平与临床表现之间缺乏明确的相关性，还必须考虑其他毒素或机制。一些研究已经将炎症因子、锰和硫醇作为可能影响肝性脑病的其他化学物质进行了研究[33, 34]。必须记住的是，虽然氨在肝硬化相关的 OHE 中起作用，但它在非肝硬化门静脉高压（NCPH）中的作用尚不清楚。在多种 NCPH 或门静脉分流的情况下，没有终末期肝病的证据，也没有发生 OHE[35]，因此，潜在肝病的存在似乎是必要的因素，尽管这些患者可能有 CHE。由于肝功能障碍，这些与肝性脑病有关的多种潜在的致病因子或毒素不能被充分代谢，导致其血浓度升高。其结果是脑细胞毒性水肿和神经系统的变化，这是由多项先进的脑成像研究所证明的，我们将在后面的章节中讨论。脑水肿转化为肝性脑病的确切机制尚不清楚，但被认为与影响神经元的渗透压有关。图 16-5 显示了几种不同的因素，它们之间相互作用导致肝性脑病。

（一）氨

氨作为肝性脑病的一种致病因子，已在多项研

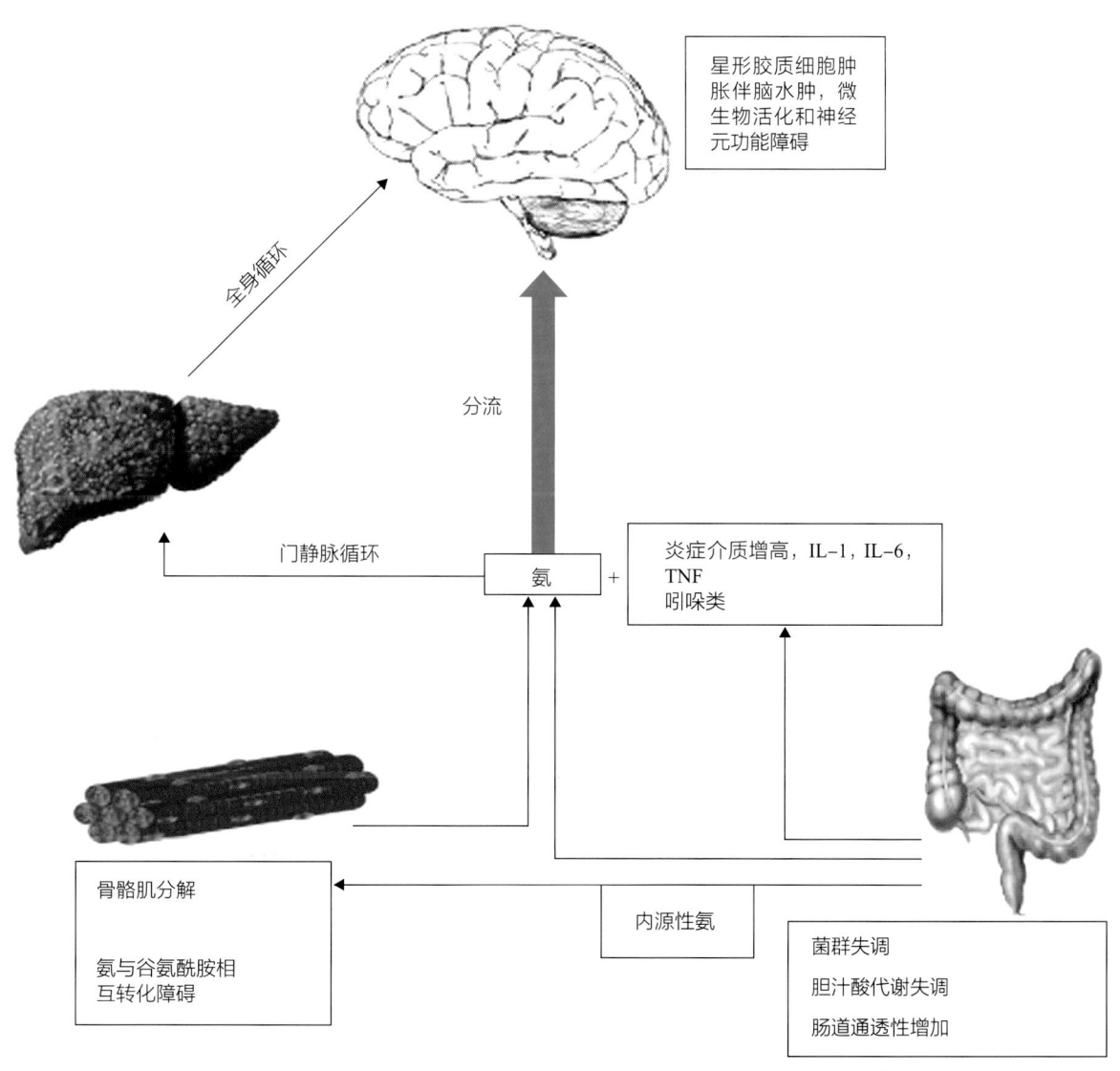

▲ 图 16-5 肝性脑病的病理生理学

究中被证实与人群肝性脑病直接相关，但却与个体发病无关。尽管氨水平升高，但对于肝性脑病的诊断、预后或分期并无真正的价值。然而，在 OHE 其水平应该升高，如果是正常的，对于 OHE 的诊断就必须提出质疑。氨被认为首先通过引起线粒体功能障碍和自由基的产生从而改变血脑屏障[36, 37]。一旦透过血脑屏障，氨影响大脑的机制主要是通过与谷氨酸结合形成谷氨酰胺（谷氨酰胺合成酶）所致，后者又引起星形胶质细胞的细胞毒性水肿[38-40]。目前对星形胶质细胞的研究最为深入，但神经元也被认为受到类似的影响，出现功能失调[4, 41]。

令人惊讶的是，尽管存在脑水肿，动物研究并未显示慢性肝性脑病的颅内压升高，而在急性肝衰竭患者存在脑充血[42]和颅内压升高，表现为癫痫发作。慢性肝性脑病广泛缺乏颅内压增加及由此导致的癫痫，对此给出的解释是，肝硬化患者先前已存在脑萎缩（特别是酒精性肝硬化患者），也可能由于细胞内肌醇的代偿性渗出从而使细胞内渗透压增高[43]。成功的肝移植治疗似乎可以逆转移植前脑水肿和相关神经系统变化[44, 45]。除了脑水肿引起的氧化应激外，NMDA 受体和自由基还可以调节与氨有关的神经毒性作用。

（二）系统性炎症与微生物组

越来越多的证据表明人微生物组参与了肝性脑病。不论病因为何，肝硬化都会导致微生态失衡，表现为肠道固有细菌（厚壁菌）与有害菌群（拟杆菌和放线菌）比例的变化[46]。肝硬化患者微生态失衡与系统性炎症有关[47]。目前对许多可能的机制已进行探索。初步提出的机制探索了小肠内细菌的过度生长，内毒素的产生进而导致肠道通透性增加[48, 49]。这些研究解释了肝硬化的内毒素血症及其相关并发症。另一个可能的机制是肝硬化相关的胆汁酸合成的减少，后者可调节人体肠道菌群[50, 51]。有研究者认为 OHE 和 CHE 在一定程度上受系统性炎症的调节。据报道，在肝性脑病情况开始时就出现了炎症标志物的升高[52, 53]，但随后的研究表明，微生态失衡可能是导致全身炎症的始动因素。

（三）γ-酸氨基丁酸（GABA）

有限的证据表明 γ-酸氨基丁酸这种神经化学物质参与了肝性脑病的发病过程。该理论最初的观察来自于动物模型[54]。人体的证据来自于欧洲的一项研究，在特定的患者 GABA 拮抗药氟马西尼可逆转肝性脑病，使其在一定程度上获益[55]。从那时起，少有研究探索将 GABA 作为肝性脑病的病因。然而，有证据表明，在 MHE 过程中，大脑的不同区域会受到 GABA 能通路的影响，这与学习和认知损害相关[56]。

（四）血浆氨基酸失衡

在 20 世纪 60 年代中期，芳香氨基酸，特别是色氨酸被认为参与了肝性脑病的发病机制。这一发现引起了人们探索其他氨基酸在肝性脑病中作用的兴趣[57]。由于观察到色氨酸、左旋多巴（L-3, 4-二羟基苯丙氨酸）以及其他与肝性脑病相关的芳香氨基酸水平的变化[58]，研究者提出了氨与芳香氨基酸协同作用的理论。当前主流的理论认为，在终末期肝病中（由于血脑屏障的改变）芳香氨基酸（苯丙氨酸、色氨酸和酪氨酸）和支链氨基酸（BCAA，如亮氨酸、异亮氨酸和缬氨酸）之间缺乏穿透血脑屏障的竞争，这导致后者在脑内积聚。然而，基于该假设进行的试验显示，输注 BCAA 并不能显著逆转肝性脑病，尽管最初的研究不是对照研究[59]。已进行口服 BCAA 研究，并被证明对肝性脑病有益[60]。然而，这些药物还没有被美国食品药品管理局（FDA）批准用于治疗。

五、诊断

对 OHE 的诊断是一种临床诊断，当临床高度怀疑时，必须进行鉴别诊断。终末期肝病可能出现由多种潜在的病因导致的意识状态改变（AMS），在将其界定为肝性脑病之前，应尽一切努力排除其他病因所致的意识状态改变。框 16-1 中列出了应该考虑的可能情况。

对无肝硬化病史的患者一旦怀疑有 OHE，临床医师就会利用临床症状、体征和影像学检查来诊

框 16-1　需要探寻的肝硬化患者意识改变的其他病因

- 酒精中毒、酒精戒断、Wernicke 脑病
- 电解质失衡 – 低钠血症[a]、高钙血症、低镁血症
- 药物 – 神经抑制药、苯二氮䓬、麻醉药、阿片类药物
- 糖尿病相关酮症酸中毒、高渗状态、低血糖
- 神经系统疾病 – 感染（脑膜炎、脑炎）、占位性病变、颅内出血、脑血管意外、非惊厥性癫痫
- 精神疾病
- 器官衰竭、急性肾损伤、尿毒症脑病
- 脓毒症[a]

a. 可单独导致脑病，也可诱发肝性脑病
数据引自参考文献 [27]

断肝硬化。肝性脑病的诊断始于详尽的临床神经学检查。

（一）神经学检查

扑翼样震颤是 OHE 中最常发现的体征。它被定义为不能保持姿势，经典的测试方法是让患者将手臂向前伸出，同时双手背屈。在 OHE 时可见到手腕不自主的快速屈伸运动或手掌拍打。扑翼样震颤反映了脊髓以上大脑中枢的变化（脑水肿），也可见于尿毒症脑病、心力衰竭引起的脑病、呼吸衰竭和严重低钾血症。牵拉舌头和背屈足部也可诱发震颤。

较低分级的 OHE，注意力、心理活动速度、视觉空间能力和工作记忆力都会受到影响[61]。随着肝性脑病病情的加重，患者的性格会发生变化，家庭成员会发现其易被激怒[62]。随着病情的进一步发展，患者运动功能和意识会发生更为明显的变化。可以观察到患者睡眠模式的变化，早期白天过度嗜睡比完全颠倒的睡眠模式更为常见[63, 64]。随着疾病进展，报道称可出现短暂的神经功能缺损[65]，更罕见的是癫痫发作[66]。肝脊髓病是慢性肝腔静脉分流的另一罕见的表现，其特点是严重的运动功能障碍（即截瘫伴有下肢痉挛和无力），与精神状态的变化不相称。已证明该现象可被肝移植逆转[67]。更罕见的是，在不到 4% 的病例中可见到有类似帕金森病的明显的锥体外系症状。这种罕见的表现应用传统的肝性脑病治疗通常难以治疗[68, 69]。

在较低分级别的 OHE，其他的神经学发现包括跖反射、反射亢进，甚至是短暂的去脑强直。在 4 级 OHE 时，可能出现所有的反射都消失。其他观察到的症状包括共济失调、眼球平稳跟随运动异常及轮替运动障碍（双手交替运动缓慢）。对于 CHE 没有明显的神经学特征。

（二）实验室检查

一般来说，唯一有助于肝性脑病诊断的生化测试是血氨水平，尽管通常不被推荐，因为 OHE 更多的是一种临床诊断。对于 CHE 而言，氨水平已被证实与其发病和治疗相关[70]，但它没有诊断价值。多数其他的实验室检查是为了评估肝性脑病的病因，对于寻找诊断 OHE 的其他解释的价值是有争议的。

表 16-4 列出了用于 OHE 和 CHE 测试的详细信息，下一节将对此进行讨论。

（三）显性肝性脑病的临床分级量表

1. West Haven 标准

最初由 Conn 在 1978 年提出的 West Haven 标准（WHC）或 Conn 评分仍是使用最广泛的量表。这是一个半定量的系统，将 OHE 分为 1~4 级，1 级代表轻微的意识缺失，4 级代表昏迷。这是一个部分主观量表，不同观察者之间存在高度的判断差异[30]，因此，对于较低级别的肝性脑病的诊断并不是最准确的，但是对于较高级别的 2~4 级肝性脑病是有效的。因此，该量表随后进行了修改，以更符合 West Haven 标准的不同等级标准，但仍然不是非常准确，采用了其他的替代分级标准。

2. 肝性脑病评分算法

由于 Conn 评分对较低分级肝性脑病诊断的存在明显不足，Hassanein 等引入了肝性脑病评分算法（HESA）[71]。由于其客观性，该算法具有不同观察者间判断差异性低的优点。很明显，该算法更加详细，并将临床指标与神经生理学测试相结合。在大型的临床试验中已被用于诊断 1 级或 2 级肝性脑病[72]。最近，将其应用于首发急性 OHE 诊断的有效性再次得以证实[73]。由于评估时间长，临床上不常应用。

3. 临床肝性脑病分期量表

为了改进 WHC 标准，Ortiz 等研发出临床肝

表 16-4　显性和隐性肝性脑病的检测

	特殊设备	技术人员	优　点	缺　点	所需时间
OHE 检测					
WHC	否	否	快速床旁检测	不同观察者之间存在高度的判断差异，特别是在早期阶段	< 5min
HESA	否	是	准确，不同观察者之间判断差异低	临床实践费时，需要专业知识	10～20min
MO-Log 试验	否	否	快速准确的床旁检测	需要患者合作，无意识患者不适用	约 10min
CHESS	否	否	准确详细，灵敏度高	对临床实践而言很费时间	约 20min
FOUR	否	是	测试时间短，灵敏度高	需要神经学评估方面的专业知识	约 10min
CHE 检测					
纸笔心理测试					
PHES	否	是	效果良好，可预测不良结局	由于缺乏规范化数据，不适合在美国使用	15～20min
RBANS	否	是	适用于美国	合并区域不受 CHE 影响但不完全适用于肝性脑病	30～35min
计算机心理测试					
ICT	是	否	敏感，容易获得。能预测驾驶能力障碍和 OHE	对患者脑功能要求较高，缺乏重复性	15～20min
CDR	是	否	敏感，预测移植后和 TIPS 术后认知功能障碍的改善	如听觉受损，则不适用。有效性尚未在美国验证	20～25min
CRT	是	否	易于实施和敏感，但未在美国验证	在美国不可用，也不适用于耳聋患者	20～25min
SCAN 试验	是	否	对神经心理异常敏感	在美国不可用	约 20min
EncephalApp-Stroop	否	否	费时短，易于实施。可以预测 OHE	不能用于色盲患者	约 5min
神经生理学测试					
CFF test	是	否	快速敏感的床边检测。可预测 OHE	设备，患者需要双眼视觉和脑功能良好	10～15min
EEG	是	是	可用于终末期肝性脑病。与 MELD 联合，可以预测 OHE	需要神经科支持，容易混淆	长时间
诱发电位	是	是	一般都很敏感。预测 OHE	证据不足，需患者配合，容易混淆	30～60min

CHE. 隐性肝性脑病；OHE. 显性肝性脑病；WHC.West Haven 标准；HESA. 肝性脑病评分算法；CHESS. 临床肝性脑病分期量表；MO-Log. 修正定向力指数；FOUR. 全面无反应性评分；PHES. 肝性脑病智力测试评分；RBANS. 重复性成套神经心理状态测验；ICT. 抑制控制测试；CDR. 认知药物研究；CRT. 连续反应时间；CFF. 临界闪烁频率测试；EEG. 脑电图；MELD. 终末期肝病模型；TIPS. 经颈内静脉肝内门体静脉分流

性脑病分期量表（CHESS），该量表结合了 WHC 和格拉斯哥昏迷量表（GCS），评分范围从 0（正常）～9（昏迷）[74]。同 HESA 一样，CHESS 对较低级别的肝性脑病诊断的有效性已在大规模的随机研究中得以证实[75, 76]。因其易于实施且评估快速，临床上更具优势。

4. 修正定向力指数（MO-Log）

定向力指数测试最初是针对创伤性脑损伤开发的，后来被修改为修正定向力指数（MO-Log）用以评估肝性脑病的严重程度[77]。它通过标准化定向能力问卷深入探讨定向障碍的程度，观察肝性脑病早期的认知变化[78]。虽然 MO-Log 对肝性脑病患者的死亡率和失代偿风险具有良好的预测价值，并且对认知变化的评估具有可重复性和敏感性，但在实践中它也有缺点，因为它仅使用定向力障碍来定义肝性脑病的心理状态改变。

5. 全面无反应性评分

全面无反应性评分（FOUR）已证实可用于从意识清醒到昏迷状态患者的意识水平的评估[79]。同样经修改后已被用于评估肝性脑病。全面无反应性评分有 4 个主要组成部分：视觉反射、运动反射、脑干反射和呼吸模式，并剔除了在终末期肝性脑病中不可能出现的所有语言反应。全面无反应性评分在预测肝性脑病患者死亡率方面有一定的应用价值，可以预测 2～4 级肝性脑病，可以区分经 Mouri 等验证的所有 OHE 分级[80]。

6. 格拉斯哥昏迷量表

长期以来，GCS 一直被用作对多种病因的精神状态变化进行分级的客观测试。将其用于 OHE 适用性的研究非常有限，但临床上已用于较高分级 OHE（3 级和 4 级）。对较低分级的肝性脑病无诊断价值[72]。

7. 简易认知功能测试

简易认知功能测试（MMSE）是另一种适用于肝性脑病的经典检查方法。它通常作为一种诊断工具，用于评估痴呆患者的神经认知损害程度[81]。它在住院患者肝性脑病中的应用十分有限[82]。

（四）隐性肝性脑病的临床测试

CHE 没有分级量表，因为它无法进行粗略评估。由于缺乏明显的临床症状，已经开发出专门的测试，分为心理测试和神经生理学测试。心理测试是在电脑上进行的，也可以用纸笔进行。表 16-4 列出了 CHE 的不同测试。

由于缺乏对 CHE 的认识，大多数肝病学家通常没有对其进行检测[83]，且由于其轻微的特性，临床上常被忽略，这也增加了诊断难度。即使希望对 CHE 进行测试，由于成本、可及性和缺乏标准化或规范的数据，其诊断模式使用也会受到限制[84]。CHE 的重要性在于它的预测性，在其对 OHE 及其相关并发症的预测作用，其对肝硬化患者生活质量的不良影响及在客观上对机动车驾驶技能的影响增加了发生交通事故的风险[85]。依据 Vilstrup 等提出的最新的肝性脑病指南，所有存在认知功能障碍的肝硬化患者（无论是患者本人还是患者的护理人员）都应进行筛查。筛查可以通过疾病影响概况（框 16-2）的 4 个问题来完成，甚至可以通过脑病应用程序（一种基于 iOS 或 Android 平板电脑的筛查工具）来完成。如果首次诊断测试为阴性，建议 6 个月内重复检测一次[86]。一项旨在评估 MHE 与 1 级肝性脑病差异的研究发现，与 MIIE 相比，1 级肝性脑病具有更高的细菌易位率、住院率和相关死亡率[87]。

框 16-2　生活质量调查问卷

SIP 的四个问题 – 4/4 诊断 CHE 的敏感性为 80%
1. 我是不是吃得比平时少了很多？
2. 我没有做任何日常的身体娱乐或活动？
3. 我在保持机体平衡吗？
4. 我是否对自己表现出易怒或不耐烦？

可以确定的是，许多可用的测试达不到具有广泛适用性的标准，推荐使用可以得出 CHE 或 MHE 诊断结论的测试。

1. 用于多中心的测试

指南要求至少有 2 项测试异常才能诊断 CHE（计算机化、纸笔或神经生理学测试），其中最好包括肝性脑病智力测试评分（PHES）。下面将介绍一些广泛使用的测试。

2. 肝性脑病智力测试评分

PHES 是目前最常推荐使用的测试[27]，因其重点关注肝性脑病早期丧失的功能，即认知运动能力和视觉运动协调能力。PHES 由 5 个测试组成：①数字连接测试 A（NCT A）；②数字连接测试 B（NCT B）；③轨迹描绘测试；④系列打点测试；⑤数字符号测试。要得出 CHE 阳性结果，受试者要么得高分（如≤ –6）或 5 项测试中有 2 项呈阳性。PHES 的缺点是必须对人员进行培训，使用仅限于德国、意大利、西班牙和墨西哥（由于其他国家缺乏规范化数据），并且缺乏多重偏差的可靠性再测试[88]。其优点是不需要专门的设备，如果使用得当，20～25min 即可完成，敏感性 96%，特异性 100%。

3. 连续反应时间

连续反应时间（CRT）是诊断 CHE 的可靠方法。它通过观察对听觉刺激的运动反应时间来检查认知的不同组成部分（即持续的大脑处理时间、反应时间和反应抑制）。因此，它需要专门的设备。该检测易于实施，但要求受试者有良好的视力和听力。和上面的测试一样，在美国 CRT 没有被验证和使用。由于它对预后没有预测价值，临床上并不常用[89]。

4. 抑制控制测试

抑制控制测试（ICT）开发之初是为了检测创伤性脑损伤和精神分裂症患者的反应抑制和注意力缺陷，但因为它可以测试工作记忆和反应抑制，已被应用于 CHE 的诊断。已有研究表明，它对 CHE 的敏感性和特异性高达 90%[90]，但要求受试者具有良好的功能状态。该方法最初在北美进行测试，因其较好的有效性，研究者通过使用目标精度和目标精度加权的诱饵对该方法进行了重新设计，以适应欧洲人群，进而提高了其对 CHE 检测的敏感性[91]。该测试还用于评估 CHE 患者的机动驾驶技能，并预测机动车辆事故和 OHE 的发生[92]。

5. 扫描测试

扫描测试是另一种已在欧洲得到验证的测试，但对北美人群的证据有限。它通过检测患者识别逐步复杂化数字的能力以测试其记忆、心理活动速度和准确性。它对 CHE 具有预测价值[93]。

6. Stroop/ 脑 App

该内容将在后面小节中描述（参见关于真实世界测试的小节）。

7. 脑电图

脑电图检查操作简单，但需要专门的设备。它最初是为检测癫痫发作时的大脑活动而开发的。它可以用于较高级别 OHE，可以看到一个经典的三相波。为了准确评估脑电图，可通过计算机光谱分析来消除观察者间的偏移[94]，这有助于在没有临床症状时预测 CHE[95]。将脑电图与终末期肝病评分（MELD）模型相结合，使得该测试对疾病具有预后价值。使用 EEG 检测 OHE 或 CHE 仅限于临床试验。它不需要患者的积极参与，不存在学习偏移[96]。

8. 临界闪烁频率测试

临界闪烁频率（CFF）测试不单是一种神经生理学测试，而且具有心理生理学方面的意义。CFF 评估视觉处理和识别。CFF 被定义为稳定的熔融光开始闪烁的频率（从 60Hz 开始向下移动）。39Hz 以下的 CFF 被认为是 CHE 的诊断标准[97]。研究表明，CFF 对诊断和预测 1 级和 2 级肝性脑病具有较高的敏感性[98]。该测试可以在床边使用，但需要特殊的设备，且受检者具有良好的双眼视力且无色盲。

9. 用于单中心或诊所的测试

根据指南，规模较小的研究中心可以使用上述任何一种检测方法，也可以使用研究人员或研究中心熟悉的、当地人口标准适用的其他经批准的检测方法。

10. 真实世界的测试

Stroop 测试 / 脑 App

Stroop 测试通过观察对彩色区域和彩色名称的心理运动速度（运动反应时间）来评估大脑的处理和反应时间。Bajaj 等将其应用于具有相同原理的智能手机应用中，并已被验证为一种有效的筛查试验和 CHE 的诊断试验[99, 100]。> 190s 对 CHE 的灵敏度为 80%。然而，该测试在非色盲的视力良好患者中的使用是有限的。

11. 生活质量调查问卷：疾病影响状态调查

疾病影响状态调查（SIP）可作为筛查和诊断工具。最初的 SIP 包含 136 组问题。最初 Groeneweg 等使用该问卷，通过回归模型得出结论，其中 5 组对 CHE 或 MHE 具有良好的预测价值[23]。Nabi 等研究了 4 个特定的 SIP 问题以及年龄和性别，发现该模型对 CHE 检测的敏感性较高，为 80%[101]。框 16-2 列出了较高价值的 SIP 问题。

12. 生活质量问卷：慢性肝病问卷

慢性肝病问卷（CLDQ）是专为评估肝硬化患者的生活质量而设计的。它对 6 个方面进行了测试[102]，并从最初到后续的研究中多次得到验证。2015 年来自日本的一项研究评价了该量表的敏感性，并依据另一常用的日本神经精神病学测试方法证实，该问卷的一个特定部分，即 CLDQ Worry（WO）对诊断 MHE 患者的预测能力最强[103]。

13. Emotiv 脑电图

脑电图已被用来检测 OHE，但由于已知的缺点而主要限于试验研究。Schiff 等使用 Emotiv 脑电图耳机或轻型脑电图仪作为传统设备的低成本替代品，将 PHES 与 Emotiv 脑电图和标准脑电图进行了比较[104]。研究者发现 Emotiv 脑电图与 MELD 评分有很好的相关性，肝性脑病可以通过轻型脑电图进行诊断和分级。

（五）脑成像

CT 扫描和磁共振成像（MRI）对 OHE 没有特别的诊断价值。如果患者有局灶性缺陷或癫痫发作，脑成像仅在评估非典型病例和寻找其他可能的诊断时有用。CT 扫描显示肝硬化患者有脑萎缩[105]。脑水肿是肝性脑病患者常见的 MRI 脑部表现[106]。

在临床上，脑成像主要用于排除脑 AMS 的其他病因（CT 扫描和必要时脑 MRI）。

在研究中，多种形式 MRI 被采用，包括结构 MRI、磁共振波谱（MRS）、弥散张量成像（DTI）和功能磁共振（fMRI）。正电子发射断层成像（PET）也被使用。

在脑 T_1 加权 MRI 上，大多数肝硬化患者表现为基底节的高信号[107]，在肝移植后表现为低信号。这种高信号可能与大脑中该区域的锰沉积有关。MHE 患者额叶颞叶皮质、尾状核、壳核、杏仁核、副中央小叶、前、中扣带回皮质、补充运动区的灰质体积减小及丘脑体积增大。MRS 是一项专门研究大脑代谢物的检查。肝性脑病 MRS 特征性三联征表现是在 OHE 和 MHE 细胞内胆碱和肌醇的耗竭

以及谷氨酰胺或谷氨酸的蓄积，这与肝性脑病患者的神经精神损害密切相关[108, 109]。DTI 是一种特殊的弥散成像技术，可以帮助评估不同区域的白质完整性。使用 DTI 技术表明，在急性肝性脑病期，大脑不同区域存在细胞毒性和间质水肿，从而导致轴索完整性受损。从病理生理学的角度来看，磁共振成像也显示，乳果糖治疗可使这些变化中的大多数逆转，这可能是因为 OHE 和 MHE 微生物组发生了变化。磁共振成像还显示，受影响最大的是额顶叶皮质和皮质下区域，这些变化可通过利福昔明治疗 MHE 而改变[110]。fMRI 是一种评估大脑功能的方法，是为评估肝性脑病发作后的脑功能及 CHE 在明确的临床康复后才发现的持续性认知缺陷而开发的。在 OHE 和 CHE 中，PET 研究也被广泛用于评估神经炎症，但目前仅用于科研目的。

六、隐性肝性脑病的治疗

目前的共识是，隐性肝性脑病（如果耐受）可以进行 6 个月的乳果糖试验性治疗。尽管不是指南建议的一部分，其他的选择是，还可以尝试利福昔明的试验性治疗，已有研究表明它和乳果糖同样有效。对 CHE 指南建议的治疗措施需基于个体化方案。

对于 CHE 的治疗已经开展了多项研究。由于大多数研究都是在单中心进行的，尚需要完成多中心研究，以获得更清楚的认识。表 16-5 列出了最近的相关研究。

七、显性肝性脑病的治疗

我们将更详细地讨论当前 OHE 的治疗，而 CHE 的治疗还在不断地发展中。图 16-6 显示如何处理 OHE 和 CHE 的流程图。在治疗肝硬化和 AMS 患者时，须采用目前肝性脑病指南推荐的四管齐下的方法。

对有意识改变患者的启动治疗。这包括基础支持措施，如开始静脉输液治疗脱水或急性肾损伤和纠正电解质代谢紊乱。4 级 OHE 可能需要重症监护治疗病房水平的护理，进行气道管理和通过鼻胃管

表 16-5 针对轻微和隐性肝性脑病治疗的重要研究列表

作者，年份	研究药物	评价指标	结 果
Horsmans 等，1997	乳果糖与安慰剂	心理测试	乳果糖优于安慰剂
Watanabe 等，1997	乳果糖与不干预	心理测试	乳果糖优于不干预
Dhiman 等，2000	乳果糖与不干预	心理测试	乳果糖优于不干预
Prasad 等，2007	乳果糖与不干预	心理测试和 HRQOL	乳果糖优于不干预
Bajaj 等，2008	益生菌酸奶与不干预	心理测试、HRQOL、炎症标志物	益生菌酸奶优于不干预
Sharma 等，2008	乳果糖、乳果糖 + 益生菌与益生菌	心理测试	乳果糖 + 益生菌优于乳果糖优于益生菌
Salerno 等，1994	乳糖醇与安慰剂	心理测试	乳糖醇优于安慰剂
Bajaj 等，2011	利福昔明与安慰剂	总驾驶错误，SIP，心理测试	利福昔明优于安慰剂
Sidhu 等，2011	利福昔明与安慰剂	心理测试和 SIP	利福昔明优于安慰剂
Sidhu 等，2016	利福昔明与乳果糖	心理测试和 SIP	利福昔明与乳果糖等效
Lunia 等，2014	益生菌（VLS#3）与安慰剂	心理和神经生理学测试（CFF）	VLS#3 优于安慰剂
Bajaj 等，2014	益生菌（乳酸菌 GG）与安慰剂	内毒素血症与微生态失调	乳酸菌 GG 优于安慰剂
Pratap 等，2015	益生菌（VLS#3）与乳果糖	心理测试	VLS#3 与乳果糖等效
Kircheis 等，1997	门冬氨酸鸟氨酸与安慰剂	心理测试，PSEI，WHC 分级	门冬氨酸鸟氨酸优于安慰剂
Alvares-da-Silva 等，2014	门冬氨酸鸟氨酸与安慰剂	心理和神经生理学测试（CFF），HRQOL，贝克焦虑、抑郁与 OHE 的预防	门冬氨酸鸟氨酸优于安慰剂
Mittal 等，2011	门冬氨酸鸟氨酸、乳果糖、不干预与益生菌（混合）	心理测试和 HRQOL	门冬氨酸鸟氨酸、乳果糖与益生菌等效，优于不干预
Poo 等，2006	门冬氨酸鸟氨酸与乳果糖	心理测试和 WHC 分级	门冬氨酸鸟氨酸优于乳果糖
Sharma 等，2014	门冬氨酸鸟氨酸、利福昔明、益生菌（混合）与安慰剂	心理和神经生理学测试（CFF）	门冬氨酸鸟氨酸、利福昔明与益生菌等效，优于安慰剂
Maharshi 等，2016	营养治疗与不干预	心理测试和 SIP	营养治疗优于不干预

VLS#3. 益生菌混合物；WHC.West Haven 标准；SIP. 疾病影响状态调查；CFF. 临界闪变频率；HRQOL. 健康相关生活质量

给予乳果糖。消化道出血可能也需要重症监护和预防性使用抗生素。对于脓毒症的处理应根据指南予以启动。

评价和治疗精神心理改变的其他可能的病因，包括关注所有其他类似的情况，并进行适当处理。

确定诱发因素并加以纠正。在早期，许多肝性脑病患者可以通过控制诱发病因（高达 80%～90%）逆转（框 16-3）[111]。如前所述，脓血症 / 细菌感

染是一主要诱因。当肝性脑病没有明显的诱因，脓毒症可成为默认的病因，尽管脓毒症单独诱发脓毒症相关性脑病，但却与肝性脑病不同[112]。如果自发性细菌性腹膜炎是诱发肝性脑病的最初的感染，则应采取预防措施。低钠血症可加重或加重脓毒症[113]。低钠血症加重肝硬化脑水肿，有研究表明纠正低钠血症可在纠正脑水肿的同时改善认知和生活质量[114]。

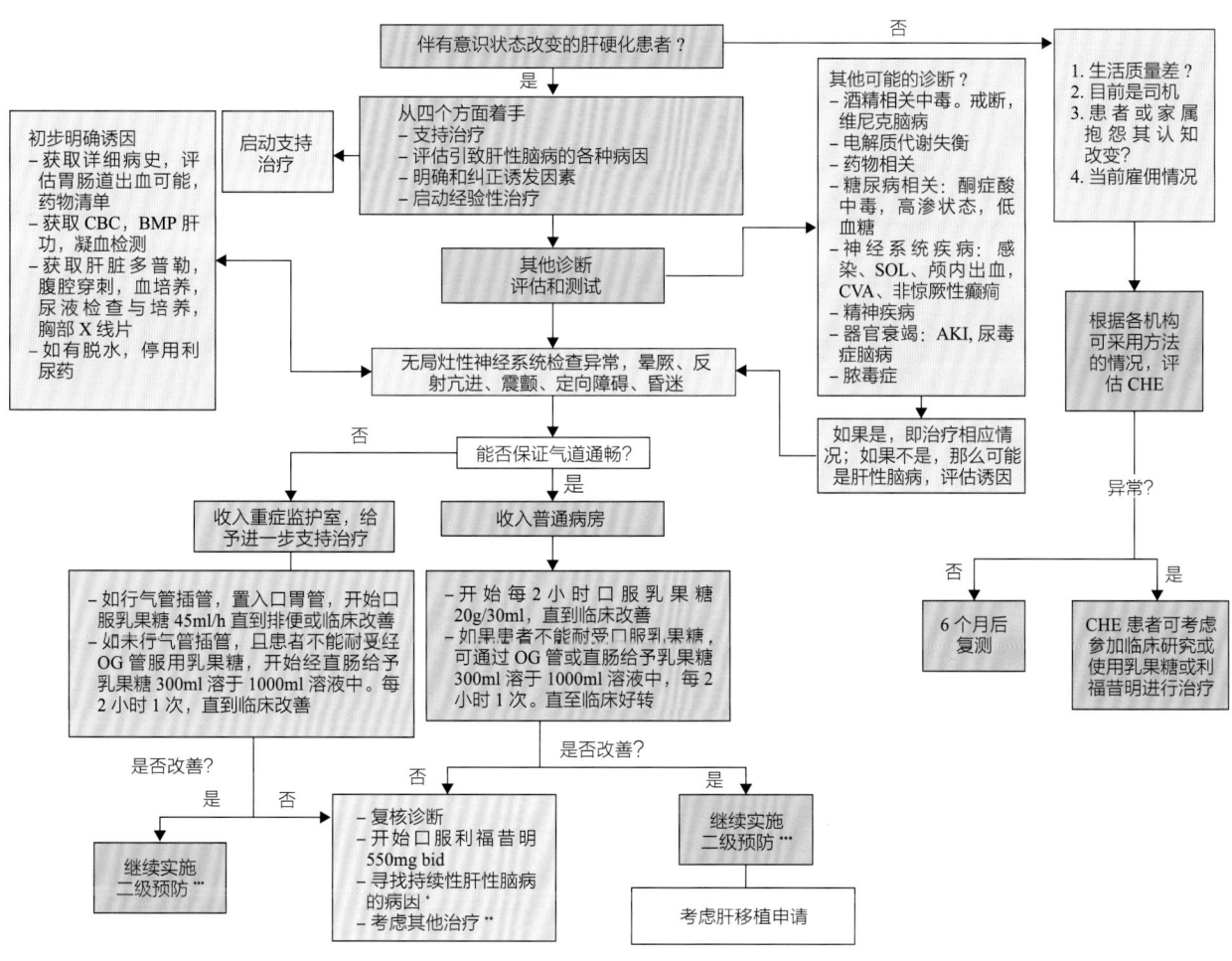

▲ 图 16-6　肝硬化患者意识状态改变的处理策略

SOL. 空间定向障碍；CVA. 脑血管意外；AKI. 急性肾损伤；GI. 胃肠道；CBC. 全血细胞计数；BMP. 基础代谢功能检查试验组合；OG. 口胃；
CHE. 隐性肝性脑病；*. 见框 16-3；**. 其他治疗如静脉输注白蛋白、门冬氨酸鸟氨酸、甘油苯基丁酸；***. 见框 16-4
经 John Wiley & Sons 许可转载，引自参考文献 [85]

开始肝性脑病的经验性治疗。根据作用机制，可以大致分为 4 种类型的治疗。

- 减少肠道氮负荷。
- 促进氮从身体排出。
- 纠正脑内神经递质。
- 其他治疗。

各种疗法的剂量和适应证列于框 16-4。关于 OHE 药物治疗的研究列于表 16-6。

有研究表明，在开始药物排氨治疗之前，限制饮食蛋白负荷对肝硬化患者可能是有益的。一项针对发作性 OHE 的大型随机试验研究了限制饮食蛋白的作用，但与正常的蛋白饮食相比，该试验并没有显示出任何限制蛋白的益处 [115]。事实上，限制蛋白质的摄入会导致瘦体重分解代谢增加，直接增加

体内氮负荷。国际肝性脑病和氮代谢学会（ISHEN）在 2013 年发表的一份声明中提到了这一问题，该声明一致认为，没有明确的证据表明限制饮食蛋白对预防肝性脑病有益 [116]。该学会建议，肝性脑病患者应该摄入与肝硬化患者一般建议摄入量相当的膳食蛋白［即 1.2~1.5g/（kg·d），35~40kcal/（kg·d）］。该学会还建议肝硬化患者应在白天少量、均匀地进餐，并在夜间吃一些复杂的碳水化合物零食，所有这些措施都是为降低蛋白质摄入量。如果动物蛋白耐受不良，推荐以植物蛋白为基础的饮食。

（一）减少肠道氮负荷

减少肠道产氨的药物仍然是主要的治疗手段，其前提是氨的排泄可使血氨和与肝性脑病病理生理

框 16–3	显性肝性脑病的诱因

- 低钠血症
- 脱水
- 应用利尿药
- 腹泻
- 重叠肝炎
- 镇静药
- 胃肠道出血
- 碱中毒
- 过度放腹水
- 便秘
- 新发肝细胞癌
- 氮质血症 / 肾损伤
- 外科手术
- 低钾血症
- 呕吐
- 过度蛋白质摄入
- TIPS
- 感染

引自参考文献 [27]

框 16–4	急性显性肝性脑病的药物治疗及预防

一线治疗
乳果糖或乳糖醇

- 急性肝性脑病 2/3 级：30~45ml，每 2~3 小时口服一次，每天至少排便 2~3 次，直至临床好转
- 急性肝性脑病 3/4 级：300ml，每 2~3 小时直肠给药一次，直至临床好转
- 预防或门诊患者：15~45ml 口服，每日 2~3 次，每日排便 3 次

二线治疗
利福昔明

- 复发性肝性脑病或不耐受乳果糖的显性肝性脑病一线治疗：加用，400~550mg，每日 2 次
- 门诊患者：400~550mg，每日 2 次

新霉素

- 急性肝性脑病：每 6 小时口服 1g，持续 6d
- 门诊患者：每日口服 1~2g

甲硝唑

- 门诊患者：250mg，每日口服 2 次

三线治疗
支链氨基酸

- 门诊患者：每日口服约 12g

门冬氨酸鸟氨酸

- 急性肝性脑病治疗，剂量不一

引自参考文献 [27]

学有关的其他代谢产物水平直接降低。

1. 不可吸收性双糖

乳果糖（β- 半乳糖苷果糖）和乳糖醇（β- 半乳糖苷山梨醇）是该类药物中已经研究的 2 种药物。其作用机制被认为是一种渗透性通便作用，同时降低肠腔内 pH（由于肠道细菌将药物分解为乳酸和乙酸），从而将氨转化为不易渗透吸收的铵。乳果糖也可能抑制肠道谷氨酰胺酶，降低小肠内源性氨的生成。已有研究发现，因为乳果糖更容易引起腹泻和肠胃胀气，乳糖醇比乳糖果糖耐受性更好[117]。乳果糖也被证实是 OHE 的一个诱发因素，因为过度使用可导致腹泻和体液容量丢失相关的脱水和肾脏损伤[118]。

乳果糖于 1977 年被美国 FDA 批准。当时大多数关于乳果糖和 OHE 治疗的研究都是在现行研究标准的规定出台之前进行的，因此，40 年后的今天仍有学者质疑将乳果糖作为一线治疗的有效性[117]。由于多年来基于伦理的考量（如在随机试验中不使用乳果糖，而使用安慰剂），北美或欧洲尚缺乏良好的随机对照试验。唯一一项开放性的安慰剂对照研究来自 Sharma 等，该研究中乳果糖被证明在预防复发性 OHE 方面优于安慰剂[119]。尽管存在诸多的缺点，但由于成本、可负担性和易用性，乳果糖仍然是显性肝性脑病首选的治疗方法[105]。

鉴于乳果糖主要作用机制是导泻效应，对其他泻药也进行了研究。一项小型 RCT 报道称，聚乙二醇（PEG）治疗急性 OHE 发作要优于乳果糖[73]。

2. 抗生素

利福昔明

利福昔明是一种广谱肠道特异性抗生素，属于利福霉素类抗生素，可阻断细菌 RNA 合成。由于不可吸收，利福昔明在肠道腔内可达到很高的浓度，尽管其抗菌谱广泛，但保留了肠道菌群[120]。研究表明，随着时间推移，肠道菌群对利福昔明表现出轻微的耐药性，但这通常不足以阻断其抗菌作用。

全球范围内都在开展利福昔明的研究，早期临床试验来自欧洲[121, 122]，但同样由于伦理背景的原因，所有研究都是比较研究，而不是安慰剂对照研究。尽管早期的证据来自欧洲，但大多数研究并没

表 16-6 治疗显性肝性脑病的重要研究列表

作者，年	研究药物	评价指标	结 果
急性 OHE 研究			
Simmons 等，1970	乳果糖与葡糖糖	WHC，大便，氨水平	对所有指标，乳果糖与葡萄糖等效
Rodgers 等，1973	乳果糖与山梨醇	WHC，EEG，氨水平	对所有指标，乳果糖与山梨醇等效
Uribe 等，1987	乳果糖 / 乳糖醇灌肠剂与安慰剂	WHC，死亡率	对所有指标，乳果糖优于安慰剂
Bucci 和 Palmieri，1993	利福昔明与乳果糖	神经系统体征，扑翼样震颤评分，EEG 和氨水平。采用 HRNB	对多数指标，利福昔明优于乳果糖
Massa 等，1993	利福昔明与乳果糖	神经系统体征、肝性脑病严重程度指数、脑电图。采用 HRNB	对所有指标，利福昔明优于乳果糖
Fera 等，1993	利福昔明与乳果糖	神经系统体征，扑翼样震颤评分，EEG，PSI 和氨水平。采用 HRNB	对所有指标，利福昔明优于乳果糖
Mas 等，2003	利福昔明与乳糖醇	神经系统体征，扑翼样震颤评分，EEG，SIP 和心理测试	对神经系统体征、扑翼样震颤评分，利福昔明与乳梨醇。对 PSE 指数、心理测试、EEG，利福昔明优于乳梨醇
Sharma 等，2013	利福昔明 + 乳果糖与乳果糖	神经系统状态、死亡率和住院时间	对所有指标，利福昔明 + 乳果糖与乳果糖
Rahimi 等，2014	乳果糖与 PEG	HESA 评分，临床指标	PEG 优于乳果糖
Sharma 等，2016	乳果糖 + 白蛋白与乳果糖	CTP，MELD，氨，临床指标，炎症标志物	对所有指标，乳果糖 + 白蛋白优于乳果糖
OHE 二级预防研究			
Festi 等，1993	利福昔明与乳果糖	神经系统体征，EEG 和氨水平。采用 HRNB	对所有指标，利福昔明与乳果糖等效
Sharma 等，2009	乳果糖与安慰剂	心理测试，CFF，氨水平，死亡率和再入院情况	对于 OHE 再入院，乳果糖优于安慰剂
Bass 等，2010	利福昔明与安慰剂，大部分患者基线时使用乳果糖	突破时间和肝性脑病首次再入院情况	对所有指标，利福昔明优于安慰剂
Agarwal 等，2012	乳果糖、益生菌与不干预	心理测试，CFF，死亡率和氨水平	乳果糖与益生菌等效，优于不干预
Dhiman 等，2014	益生菌（VLS#3）与安慰剂	CTP 和 MELD 评分，总因再入院情况，包括肝性脑病预防	对所有指标，益生菌优于安慰剂
Sanyal 等，2016	乳果糖 + 利福昔明与利福昔明	Conns 评分，MELD，临床指标	对所有指标，乳果糖 + 利福昔明优于利福昔明单药

OHE. 显性肝性脑病；WHC.West Haven 标准；EEG. 脑电图；CTP.Child Turcott Pugh 评分；PEG. 聚乙二醇；HRNB. Halstead-Reitan 神经心理成套测验；SIP. 疾病影响状态调查；CFF. 临界闪变频率；VLS#3. 益生菌混合物；MELD. 终末期肝病模型；PSE. 门体性脑病

Agrawal A, Sharma BC, Sharma P. Secondary prophylaxis of hepatic encephalopathy in cirrhosis: an open-label, randomized controlled trial of lactulose, probiotics, and no therapy. *Am J Gastroenterol* 2012;107(7):1043–50.

Bass NM, Mullen KD, Sanyal A, et al. Rifaximin treatment in hepatic encephalopathy. *N Engl J Med* 2010;362(12):1071–81. doi:10.1056/NEJMoa0907893.

Bucci L, Palmieri GC. Double-blind, double-dummy comparison between treatment with rifaximin and lactulose in patients with medium to severe degree hepatic encephalopathy. *Curr Med Res Opin* 1993;13(2):109–18.

Dhiman RK, Rana B, Agrawal S. Probiotic VSL#3 reduces liver disease severity and hospitalization in patients with cirrhosis: a randomized, controlled trial. *Gastroenterology* 2014;147(6):1327–37 e3.

Festi D, Mazzella G, Orsini M. Rifaximin in the treatment of chronic hepatic encephalopathy: results of a multicenter study of efficacy and safety. *Curr Ther Res* 1993;54(5):598–609.

有得到统计学上的支持，因此利福昔明在欧洲使用的比在北美少。有研究将利福昔明与乳果糖、乳糖醇[123]和新霉素进行了比较，结果显示 4 种药物具有等价性，但必须记住，上述证据来自于小样本研究[124, 125]。在 2 个 RCT（120 例患者）中，将利福昔明联合乳果糖与乳果糖单药进行了比较，发现在 OHE 治疗中，利福昔明联合乳果糖的疗效优于乳果糖单药治疗[126]。另一项大型 RCT（299 例患者）显示，在为期 6 个月的研究中，与乳果糖单药相比，利福昔明联合乳果糖可预防 OHE 发作（58%）[127]，这就解释了 FDA 目前推荐利福昔明联合乳果糖作为预防 OHE 复发的原因。新近来自一项 RCT（摘要形式）的证据表明，乳果糖联合利福昔明在预防 OHE 复发方面优于单独使用利福昔明。利福昔明还可改善 OHE 患者的健康相关生活质量（HRQOL）量表[128]。

3. 氨基糖苷类

新霉素和核糖霉素已被研究用于治疗急性 OHE 发作[29, 111]，并已获得 FDA 批准。其作用机制类似于利福昔明（即抗细菌），但也有一些证据表明，新霉素和核糖霉素可抑制肠道谷氨酰胺酶活性。然而，这些抗生素存在全身毒性问题，可被肠道吸收而可能导致潜在的耳毒性和肾毒性。

4. 其他抗生素

基于抗生素作用于肠道致病菌的原理，多种其他抗生素也进行了探索。在一项小样本试验中，将甲硝唑与新霉素进行比较，证实了其有效性[129]。然而，甲硝唑可被吸收，长期使用会引起周围神经病变和其他中枢神经系统毒性，因此不受临床欢迎。万古霉素是另一种用于肝性脑病治疗的口服抗生素，它不会被肠道吸收。研究将万古霉素与乳果糖进行比较[130]，证实万古霉素是有益的，提示可将其作为治疗肝性脑病的三线药物。然而，应用万古霉素可能导致耐药菌的出现，进一步限制了其使用。巴龙霉素是另一种已被研究的不可吸收性抗生素。在其他类抗生素中，大多数证据可用于巴龙霉素[131]。将其与利福昔明进行比较研究发现，巴龙霉素对肝性脑病有一定的改善，但总体上无统计学意义。

（二）机体排氮

虽然治疗的主要方法是减少肠道产生含氮产物，但通过控制现有氨水平或通过提高肝脏合成尿素和谷氨酰胺的能力以清除体内多余氮的方法已经进行了评估，还需要进一步的研究。

1. 门冬氨酸鸟氨酸

门冬氨酸鸟氨酸（LOLA）尚未被 FDA 或任何其他国家批准作为一种治疗方案，因此仍处于试验阶段。其作用机制是通过提高谷氨酰胺合成酶活性，促进肝内尿素生成和谷氨酰胺的合成。这可能促进骨骼肌中蛋白质的合成代谢[132]。有关 LOLA 的证据在口服和肠外 2 种形式中都很充分，研究证明它是有效的[133-135]。目前的共识是，如果患者对传统治疗没有反应，静脉注射 LOLA 可作为三线药物。在研究中发现的 LOLA 唯一缺点是停药后氨水平升高。必须提出的是 L- 鸟氨酸苯乙酸酯是一种具有双重作用机制的复合药物。它还在处于动物模型试验阶段。

2. 甘油苯丁酸酯

与门冬氨酸鸟氨酸一样，甘油苯丁酸酯（GPB）也被批准用于治疗尿素循环障碍患者。GPB 通过提供尿素循环的替代途径来促进氨的排泄，氨会以尿苯乙酰谷氨酰胺的形式排泄。在最初探索中发现，其治疗肝硬化肝性脑病可降低氨水平[136]，在 OHE 的预防方面也进行了评估，并证实在预防第二次发作后的复发性 OHE 方面是有用的。与其他试验一样，该试验是在基线使用乳果糖、利福昔明或两者同时使用的情况下进行，比较了在方案中加用 GPB 或安慰剂的情况[75]。

3. 苯甲酸钠

苯甲酸钠已被用于治疗尿素循环障碍患者，在这种疾病中，苯甲酸钠将氨固定成马尿酸盐排泄。因其潜在的理想的降氨效果，该药也被探索用于肝性脑病的治疗。有研究比较了苯甲酸钠和乳果糖在 OHE 治疗中的作用，并证实两者同样有效[137]。由于其口感不佳以及含钠量高，不适合于临床应用。

（三）纠正脑内神经递质失衡

基于 GABA 等神经递质在大脑内失衡理论和动

物模型证据，许多药物已被探索用以纠正这一失衡现象，但仍未被接受作为一种治疗形式。

1. 支链氨基酸

已有许多研究探索了口服和静脉用 BCAA 配方制剂。口服制剂显示出一定的效果[60]，但静脉制剂的有效性尚未得到验证[138, 139]。

2. 氟马西尼

在动物模型中，观察到内源性苯二氮䓬类物质在大脑中积累及随后使用拮抗药物可逆转肝性脑病，这些证据促成了氟马西尼在没有服用镇静药的患者中进行人体试验[140]。研究表明该药可有效改善 OHE 意识状态，支持其临床应用[141, 142]。然而，考虑到包括癫痫发作在内的严重副作用的发生及对逆转意识状态改变的作用极其轻微，该药尚未被批准临床使用。

3. 多巴胺受体激动药

鉴于终末期肝硬化患者存在锥体外系体征和帕金森样疾病表现及基底神经节的改变，有研究对采用多巴胺类药物的治疗也进行了探索。L- 多巴和溴隐亭等药物已在有锥体外系症状和体征的肝硬化患者中进行了试验，但这些患者没有肝性脑病症状或体征。虽然研究显示其对锥体外系体征有一定的改善，但该领域仍有待进一步研究[143-145]。

（四）其他药物

1. 益生菌

尚无益生菌治疗 OHE 有效的证据，但益生菌已被广泛研究用于治疗 CHE，并已被证实是有用的。这是基于服用益生菌后对 CHE 测试的逆转，这些测试结果在干预前进行的初步诊断时呈阳性。详情见表 16-5 和表 16-6。

2. 双糖酶抑制药

鉴于乳果糖的通便作用，而双糖酶抑制药可引起碳水化合物吸收不良，已有研究将其用于治疗肝性脑病。阿卡波糖已在临床试验中进行了探索，并显示出一定的疗效[146]。

3. 白蛋白

白蛋白对肝硬化的许多并发症都有作用，因此它与利福昔明一起被用于肝性脑病的治疗，但没有显示出任何显著的统计学差异[76]。最近一项研究表明，白蛋白加乳果糖治疗急性 OHE 优于单用乳果糖治疗[147]。

八、经肝内静脉门体静脉分流术后肝性脑病的治疗

TIPS 术后 OHE 在本质上通常很难治疗。建议的最佳方法是预防性措施（即在选择适合 TIPS 治疗的患者时要有选择性）。理想的 TIPS 适宜者应该是 MELD 评分不高、既往无 OHE 病史、酒精性肝硬化患者当前已经戒酒及无肌少症的患者。许多医师会在患者接受 TIPS 后启动乳果糖预防治疗，但没有证据表明标准药物治疗（乳果糖或利福昔明）比安慰剂更有效[148]，而且 AASLD/EASL 也不推荐使用。如果 OHE 治疗成为药物治疗的一个问题时，可以减小分流支架的直径[149]。TIPS 支架缩小的确切参数尚不清楚，医师会旨在将门静脉压力降低 50%，或者仅仅将其降低到 < 12mmHg，尽管降低到 < 12mmHg 并不一定会减少肝性脑病发作[150]。

九、持续性肝性脑病的治疗

持续性 OHE 通常是继发于某些潜在的未诊断的诱发因素。框 16-5 列出了持续 OHE 的可能原因。在处理持续性肝性脑病时，应进行排查未确诊的病毒性中枢神经系统感染、使用长效镇静药如地西泮，或使用长效阿片类药物这些因素。应该对既往 TIPS 手术史、肝脏影像或腹腔内 CT 血管造影进行彻底的检查，以寻找分流证据。处理选项如下。

框 16-5　在持续性显性肝性脑病中需要寻找的潜在病因

- 未诊断的中枢神经系统病理
- 长效镇静药的使用
- 经颈内静脉肝内门体静脉分流
- 严重的锌缺乏
- 未诊断的脓毒症
- 未诊断的肠梗阻
- 过量使用乳果糖所致脱水

（一）肝支持系统

相对于标准治疗，分子吸收再循环系统（MARS）是一种先进的系统，目前已应用于 3/4 级 OHE 治疗。迄今进行的随机对照试验显示，随机进入 MARS 组的患者，其心理状态改善更快[151]。MARS 费用昂贵，且只在有限的中心开展。MARS 仍处于试验阶段，但在治疗急性肝性脑病方面具有潜在的作用。

（二）肝移植

肝性脑病本身并不是肝移植的适应证，但肝移植可以治愈持续性 C 型 OHE，对于某些持续性衰竭的肝性脑病患者可以考虑肝移植。OHE 可使移植后病程复杂化，其发生率为 12%～84%，而移植后 OHE 会阻碍患者的康复，增加发病率和死亡率[152]。

然而，当前的指南建议不会优先考虑对治疗抵抗的 OHE 或持续性 OHE 进行肝移植，同样存在的毒品滥用者也不会被列入移植名单。多项研究观察了移植前后的脑功能变化，研究表明，移植前存在 OHE 患者在移植后仍存在持续性的神经认知异常[153]。一项研究表明，移植术后 1 个月（基于 MRI）脑静息活动恢复正常[154]，这与大多数发生在移植后第 1 个月的神经系统并发症有关。

照顾者负担

肝性脑病的另一个很少被讨论的方面是它给患者护理人员和家属带来的负担。Bajaj 等开展的一项研究表明，并发肝性脑病的肝硬化患者的家庭往往因经济状况和失业导致其社会经济地位低下，照顾者的负担也更高[155]。肝硬化相关的医疗费用是繁重的，因此必须为这些家庭提供足够的社会支持。

第 17 章 急性肝衰竭
Acute Liver Failure

Robert J. Fontana　Khurram Bari　**著**

刘　毅　**译**

要　点

- 急性肝衰竭（ALF）是一种临床综合征，定义为既往无肝病或肝硬化的患者在26周内急性起病，表现为凝血功能障碍（国际标准化比率≥1.5）和不同程度的肝性脑病。
- 急性肝衰竭的发病原因有很多，因地域分布和社会经济状况不同而不同。病毒性肝炎仍是世界范围内最常见的病因，而在美国和欧洲的许多地方，药物引起的ALF，尤其是对乙酰氨基酚的肝毒性，占据了主导地位。
- 引起ALF的病因具有重要的预后意义，并能指导特异性治疗方案的选择。
- 不论病因如何，ALF的临床表现都是相似的。根据严重程度的不同，可表现为凝血功能障碍、血流动力学不稳定、酸碱代谢紊乱、急性肾损伤、代谢紊乱、电解质失衡、感染和脓毒症及与脑水肿相关的肝性脑病。
- ALF的治疗需要多学科协作，包括移植肝病专家、移植外科医师、重症监护内科医师、肾病学家和神经外科医师。
- 自发生存率依据病因不同为20%～70%。随着肝移植作为一种治疗方案的出现，1年的整体生存率已提高到80%以上。
- 几种预后模型已被开发出来，试图用于预测哪些患者需要进行肝移植，哪些患者会存活下来。

一、概述

急性肝衰竭（ALF）是一种具有潜在破坏性的临床综合征，其特征是在无既往肝病的患者中，骤然发生的、严重的肝损伤（凝血功能障碍和脑病）。ALF的临床病程是可变的，但通常有较高发病率和死亡率。患者可能在发病后几天内出现脑水肿和多器官系统衰竭（MOSF）。ALF综合征可由多种不同的病因引起，包括过量摄入对乙酰氨基酚（APAP）（最常见）、特异性药物性肝损伤（DILI）、妊娠相关肝病和急性病毒性肝炎等。然而，有多达20%的病例，其确切的病因是不明确的[1]。

ALF的死亡率为30%～100%，并且与ALF潜在的病因和起病时脑病的分级密切相关[1]。因此，在过去的20年中，快速识别其病因、积极处理临床并发症及明智地实施急诊原位肝移植治疗，提高了患者的总体生存率[2-5]。然而，许多患者不适合肝移植，或者在等待肝移植就死亡。

二、定义

20世纪40年代对ALF的最初报道被认为与

急性病毒性肝炎的流行相关[6, 7]。1970 年，Trey 和 Davidson 将暴发性肝衰竭（FHF）定义为既往无肝病的患者在起病 8 周内发生肝性脑病[8]。1993 年，O'Grady 等提出了一个新的分类：超急性肝衰竭（黄疸出现的 7d 内发生脑病）、ALF（黄疸出现后 8～28d 内发生脑病）和亚急性肝衰竭（黄疸出现后 4～26 周发生脑病）[9]。提出这些概念上的差别是基于观察到症状持续时间较短的患者与亚急性肝衰竭患者相比，其药物治疗有更高的生存率。然而，后续的研究表明，临床表现和结局的差异在很大程度上是由于 ALF 的病因，而根据症状持续时间进一步分类并不能带来额外的预后价值[1]。

最广泛接受的 ALF 定义是有证据显示，既往无肝病的患者在起病 26 周内出现凝血功能障碍，即国际标准化比率（INR）> 1.5 及不同程度的神志改变（脑病）[10]。例外的情况包括 Wilson 病或慢性乙型肝炎病毒（HBV）感染患者重叠 D 型肝炎病毒（HDV）感染。相反，酒精性肝炎出现的肝衰竭被认为是慢加急性肝衰竭，因为这些患者大多有长期饮酒史和潜在的慢性肝病。

三、流行病学

ALF 患者的病因和人口统计数据因地域不同而存在很大差异，在过去 50 年中其主要病因也发生了显著变化。在美国，ALF 的年发病率估计为每年 2800 例，在所有与肝脏相关的死亡病例中，ALF 占 6%，在肝移植中占 5%[11, 12]。在早期病例队列中，ALF 最常由急性甲型肝炎病毒（HAV）或特发性 DILI 引起（氟烷）[7, 13]。20 世纪 70—80 年代初，HBV 成为主要病因[14]。虽然 APAP 自 20 世纪 50 年代开始在临床使用，但直到 20 世纪 80 年代才被广泛使用。一项 1983—1995 年来自匹兹堡的队列研究发现，19% 的 ALF 病例是由于 APAP 过量使用所致[15]。1998—2007 年，美国急性肝衰竭研究组（ALFSG）对 1033 例成年 ALF 患者的病因分析表明，APAP 过量占 46%，其次是病因不确定的 ALF（15%）和特异性 DILI（12%）[11]。在这一时期，在美国其他可明确的 ALF 病因包括 HBV（7%）、自身免疫性肝炎（AIH）（5%）、缺血性肝

炎（4%）和各种其他病因（5%）。在所有病因 ALF 中的女性占优势（67%～73%）。其原因尚不清楚[1]。

在英国，ALF 总体发病率低于美国，但 APAP 过量使用仍是主要病因（约 60%），其次是病因不明病例（17%）、特异性 DILI（11%）和 HBV（5%）[16]。自 1998 年通过限购 APAP 立法以来，APAP 过量使用相关的入院、等待肝移植和肝移植病例显著减少[17]。在法国一项对 808 名等待肝移植患者研究中，也报道了类似的混杂性病因[18]。相比之下，一项针对西班牙 ALF 患者的回顾性研究显示，仅有 2.5% 的病例报道 APAP 过量是其潜在的病因，而 HBV 和不确定病因的病例各占 ALF 的 30%[19]。ALF 的主要病因在亚洲和非洲也有所不同，在亚洲和非洲，APAP 过量使用很少见，病毒性肝炎却很流行（表 17-1）。戊型肝炎病毒是印度和孟加拉国（40%～70%）ALF 的主要病因，而在日本乙型肝炎病毒是主要病因[16]。来自印度一家三级医疗中心最近的一份报道显示，抗结核药物所致 ALF 的发病率高达 6%[20]。

四、发病机制

当肝细胞死亡超过再生，残存肝脏不能满足机体代谢需求时就会发生 ALF。ALF 的发病机制包括多种病因引起的直接肝损伤和免疫介导的肝损伤。免疫介导的肝损伤主要见于 HBV、特异性 DILI 和 AIH，而直接的细胞毒性是非乙型病毒性肝炎、缺血和代谢性疾病的主要机制。在严重的实质损伤后，肝细胞死亡一般遵循 2 种模式，即坏死或凋亡中的一种[23]。细胞凋亡的特点是细胞核和细胞膜固缩，而不破坏细胞膜或释放细胞内容物。这一过程是由 caspase 激活后，刺激细胞膜上的死亡受体或通过线粒体氧化应激介导的[24]。Fas 配体（FasL）/Fas 受体和肿瘤坏死因子 α（TNF-α）/TNF I 型受体凋亡通路都牵连其中。近年发现，应激激活蛋白激酶 c-Jun N-末端激酶（JNK）参与了 APAP 毒性的肝细胞损伤，这显示出凋亡和坏死的双重特征[23]。另一方面，肝细胞坏死与细胞三磷酸腺苷（ATP）的耗竭有关，最终导致细胞肿胀、细胞裂解及随后细胞内物质的释放，从而导致继发性炎症和进一步的

表 17-1　不同地域急性肝衰竭患者的病因和预后

特　征	美国 [5]	英国 [16, 21]	法国 [18]	印度 [20, 22]
ALF 病例数	2070	1237	808[a]	1223
平均年龄（岁）[b]	39	37	40	31
% 女性 [b]	69%	55%	58%	62%
病因（%）				
对乙酰氨基酚	46%	57%	22%	–
乙型肝炎	7%	5%	13%	6%
甲型肝炎	2%	2%	4%[c]	1%
戊型肝炎	< 1%	1%		30%
病因不明	12%	17%	27%	31%
药物性肝损害	11%	11%	14%	6%
其他 [d]	21%	7%	11%	26%
肝移植	22%	21%	73%§	无
短期预后 [b]				
总体（非肝移植 + 肝移植后）	72%	74%	74%	44%
非肝移植存活	51%	50%		44%

a. 只有 ALF 患者被列入等待肝移植名单
b. 不同病因 ALF 的数值各不相同
c. 非乙型病毒性肝炎
d. 其他病毒性肝炎、缺血、自身免疫性肝炎、妊娠相关肝病、肝豆状核变性、Budd-Chiari 综合征

肝细胞损伤。导致氧化应激的过程通常因为严重线粒体损伤导致坏死和抑制促凋亡 caspase 级联反应引起细胞死亡[24]。其他的可能影响肝细胞死亡的调节因子，包括诱导一氧化氮合成酶（细胞毒性）、干扰素 – γ（通过激活巨噬细胞）、白介素 12（Kupffer 细胞增生）和抗氧化药（谷胱甘肽）[24]。组织学上最常见的表现是融合性坏死，伴有细胞缺失和实质塌陷，呈带状或非带状分布。ALF 的其他损伤类型包括微泡性脂肪变性（即妊娠脂肪肝、线粒体毒素、某些药物）或恶性肿瘤浸润。

　　ALF 的后果包括全身炎症反应综合征（SIRS）的发生，这是由促炎细胞因子如 TNF-α、白介素 –1β（IL-1β）和白介素 6 的释放所介导。广泛的坏死和炎症使患者因补体缺乏，和（或）多形核细胞或 Kupffer 细胞功能受损而易继发感染[23]。血小板活化引起的微血栓形成和白细胞与内皮细胞的黏附性增加共同导致的微循环堵塞可能会加剧组织缺氧的发生[25]。由各种细胞因子（IL-4、IL-10、转化生长因子 β）介导的代偿性抗炎反应综合征共存于 ALF 患者中，以抑制 SIRS，但其作用通常不足以带来很多的益处，事实上还会引发脓毒症和晚期死亡。因此，ALF 是一种临床综合征，其原因是促炎细胞因子和抗炎细胞因子同时从肝脏进入全身系统性循环（图 17-1）。

　　脑水肿和颅内压升高（ICP）是 ALF 最严重的临床并发症，在 30% 的病例中发生。ALF 可导致脑血流量增加，脑代谢率降低，脑血管自身调节功能衰竭。虽然对介导这些变化的确切机制还知之甚少，但已经提出了一些分子途径的假设（图 17-2）。氨水平升高可导致多种兴奋性和抑制性神经递质改

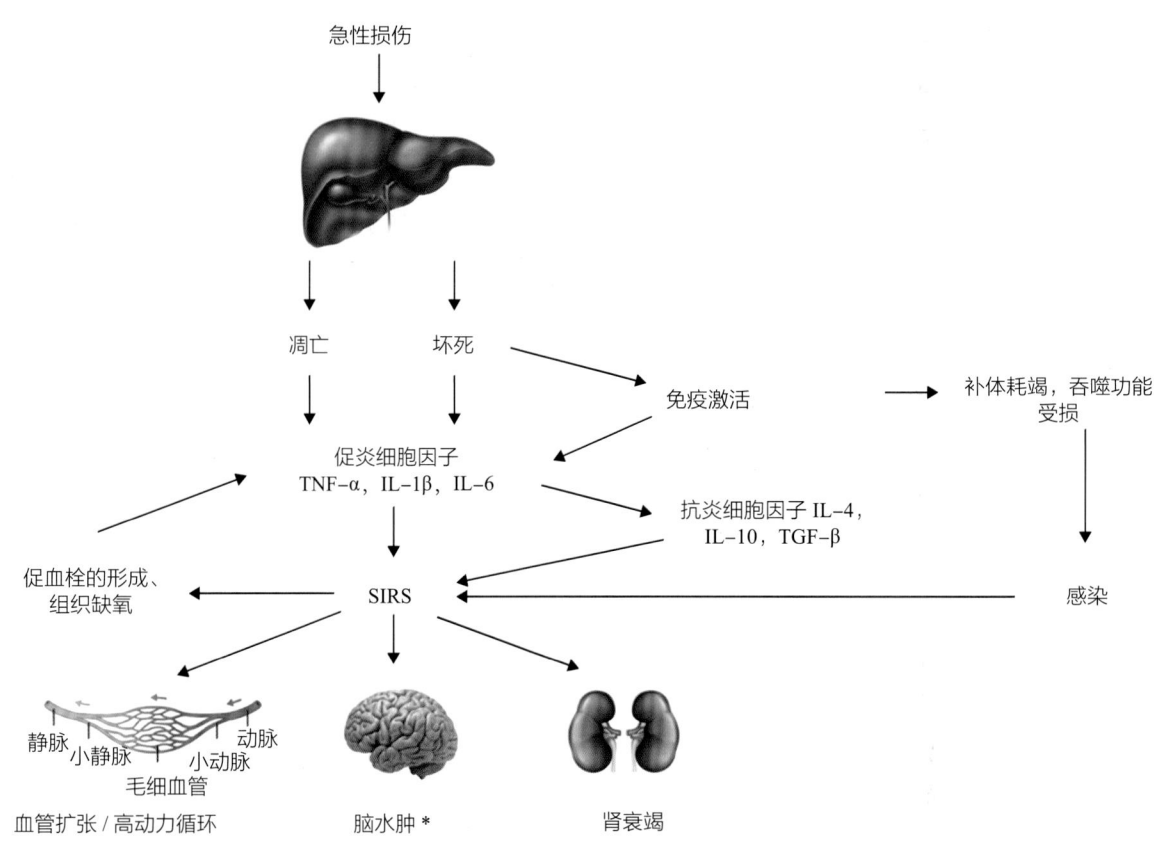

▲ 图 17-1　急性肝衰竭的病理生理机制

多种病因所致的急性损伤通过 2 条主要的途径引起肝细胞损伤和死亡：凋亡和坏死，这反过来又触发了促炎细胞因子和抗炎细胞因子的释放。肝细胞坏死还可导致免疫激活、补体耗竭和吞噬功能受损，从而诱发感染。这些途径共同作用可能引起全身炎症反应综合征（SIRS），导致微血栓的形成、组织缺氧和最终的多器官系统衰竭

*. 还涉及其他的病理生理机制

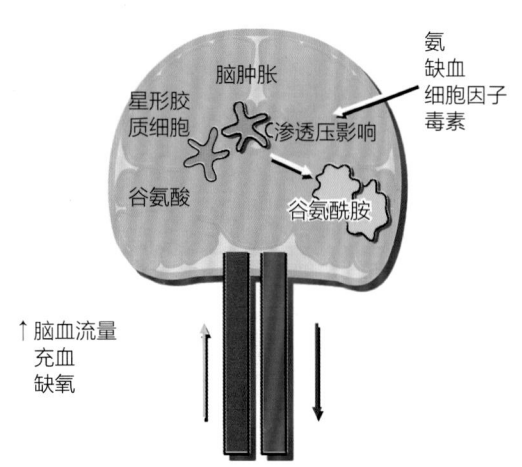

▲ 图 17-2　急性肝衰竭脑水肿的机制

过量的氨进入大脑，通过与谷氨酸结合转化为谷氨酰胺解毒，导致星形胶质细胞渗透效应改变及线粒体损伤。全身炎症反应、组织缺血和毒素积聚可导致血脑屏障的进一步破坏和自我调节功能的丧失。这使得脑血流量不适应平均动脉压的波动，导致颅内压升高和脑灌注压下降

变，抑制葡萄糖氧化，改变线粒体功能[26]。高水平循环系统中的氨和其他神经毒素通过星形胶质细胞将谷氨酸转化为谷氨酰胺来进行解毒，这会导致细胞肿胀。血脑屏障通透性增加是由炎症细胞因子、氨和其他神经毒素及 SIRS 导致的脑血流量增加引起的[27]。

五、病因和疾病特异性治疗

在发展中国家，ALF 年发病率最高，而病毒性肝炎是其主要病因（表 17-2）[16]。

（一）对乙酰氨基酚过量

APAP 是一种安全、有效的解热镇痛药，每天有数以百万计的患者在使用。1955 年，首次被用作

表 17-2　急性肝衰竭的病因和疾病特异性治疗

ALF 病因	治 疗	% 治疗后自发性生存
对乙酰氨基酚过量	N- 乙酰半胱氨酸（口服或静注）	约 75%
鹅膏菌中毒	血液透析，青霉素 [1g/（kg·d）静注] 和 N- 乙酰半胱氨酸	50%
自身免疫性	皮质类固醇 [1mg/（kg·d）]	约 50%
乙型肝炎	恩替卡韦或替诺福韦	< 25%
单纯疱疹病毒	阿昔洛韦 [30mg/（kg·d）静注]	< 25%
特质的 DILI	停用可疑药物	< 25%
妊娠相关	分娩	50%
Wilson 病	铜螯合	0%

药物治疗，而后在 1960 年被美国食品药品管理局（FDA）批准。通常情况下，APAP 在建议剂量下使用（14g/d）被认为是安全、有效的。APAP 见于数百种单一成分和复方制剂的非处方药（OTC）产品，在美国年销售超过 10 亿片。然而，剂量依赖的 APAP 过量在美国是 DILI 最常见的病因，每年报道约 6 万例，同时占成人 ALF 病例的近 50%[28]。作为自杀企图的故意过量使用 APAP 在这些病例中占大多数，但在过去 20 年中，非故意的 APAP 过量使用病例数显著增加。大多数非故意的 APAP 过量使用病例是由于摄入过量的 OTC 产品所导致的，这些产品中含有 APAP 和（或）处方麻醉性 APAP 镇痛药同类药物，而这些药物的服用时间通常长达数天。故意和非故意 APAP 过量使用患者的酒精滥用和精神并发症的发生率相似。虽然非故意用药过量的患者在临床表现上有更严重的脑病，但其非移植生存率与故意用药过量患者相似（两者均为 70%）[29]。

1. 肝毒性

在治疗剂量下，90% 的 APAP 在肝脏中转化为葡萄糖醛酸或硫酸盐代谢物[30]。剩余少量的 APAP 经肝脏细胞色素 P_{450} 混合功能氧化酶途径代谢为高毒性代谢物 N- 乙酰 -p- 对苯醌亚胺（NAPQI），进而通过与细胞内谷胱甘肽（GSH）结合解毒，形成无毒的 APAP-GSH 结合物[31]。过量的 APAP 会导致葡萄糖醛酸和硫酸盐代谢通路饱和，使更多的 APAP 进入氧化代谢。成人的 APAP 中毒剂量一般

大于 7～10g/d，儿童为 150mg/（kg·d）。当肝脏谷胱甘肽储备严重不足时，NAPQI 与肝细胞大分子上的半胱氨酸基团发生共价结合，形成 NAPQI- 半胱氨酸结合物[32]。NAPQI 与这些关键的细胞靶分子结合会导致线粒体功能障碍和细胞 ATP 缺失。肝细胞随后经历整体能量衰竭（细胞耗竭），导致钙稳态改变、线粒体功能障碍和 DNA 损伤，并最终导致细胞坏死[33]。

2. 临床表现

在 APAP 过量使用后的首个 24h 内，患者通常无症状，但可能出现恶心、呕吐和乏力不适。实验室检查通常是正常的，早期症状可能完全消失。肝毒性的临床和实验室证据通常出现在服药后 24～72h，表现为血清氨基转移酶 [天冬氨酸氨基转移酶（AST）、丙氨酸氨基转移酶（ALT）]、INR 和乳酸水平升高。最严重的代谢异常表现在过量用药的 48～96h 后，包括肝性脑病、凝血功能障碍、急性肾损伤[29]。

3. 特异性治疗

尽管数据有限，建议在单次 APAP 过量后的前 4h 内口服吐根糖浆催吐，并通过鼻胃冲洗去除药物碎片[31]。在急性摄入后 3～4h 内口服活性炭（1g/kg，最多 50g），可有效防止 APAP 的进一步吸收[35, 36]。无论 APAP 初始血清水平如何，如能在急性药物过量后 24h 内使用解毒剂 N- 乙酰半胱氨酸（NAC）可大大减轻其肝毒性[37]。事实上，在 APAP 过量后 8～10h 内接受 NAC 治疗患者，其肝毒性发生

率＜ 10%，但如果延迟 16h 或以上接受 NAC 治疗，肝毒性发生率将增加到 40%[37-39]。NAC 是一种谷胱甘肽前体，可与 NAPQI 结合，同时具有抗炎和抗氧化作用[40]。

越来越多的证据表明，延迟给予 NAC（72h 以上）也可能对 APAP 诱导 ALF 患者有利，可降低患者进展到 3 或 4 期脑病的概率[40, 41]。NAC 最常经口服给予负荷剂量，而后是维持剂量（稀释至 5% 的溶液，140mg/kg 口服或鼻胃管，而后 70mg/kg 口服，每 4 小时 1 次，共 17 次）[10]。同时使用止吐药物，如丙氯哌嗪或昂丹司琼，可提高患者耐受性。如果出现支气管痉挛，可通过停药、应用抗组胺药物和肾上腺素来有效治疗其过敏反应。

静脉注射 NAC 是孕妇的首选治疗方式，因其可达到较高的血清药物浓度而有利于胎儿[42]。静脉滴注 NAC 的负荷剂量为 150mg/kg，60min 以上，此后 4h 为 12.5mg/kg，而后为 6.25mg/（kg·h）[10]。静脉注射 NAC 的不良反应发生率报道高达 20%，包括恶心、潮红、皮疹、瘙痒、支气管痉挛、发热、低血压和过敏反应。

NAC 持续给药直至血清 APAP 水平无法检测，并且有明确的证据显示肝功能［脑病改善和凝血功能障碍缓解（INR ＜ 1.5）］、肝移植或死亡等情况得到改善[40-42]。需要强调的是，在这种情况下，治疗时间是由临床转归而定，而非一个任意的时间限制（72h）。

4. 临床转归

APAP 相关 ALF 的死亡最常发生于脑疝或 MOSF。既往数据显示，通过支持治疗，APAP 诱导 ALF 具有最佳的自发性生存率（65%）和最低的肝移植率（6%）[29]。最近的一项前瞻性研究比较了不同时期的 ALF 临床结局，结果显示 APAP 诱导 ALF 的自发性生存率有进一步提高，从 64% 提高到 75%[5]。从 ALF 临床综合征中存活下来的患者随后进入恢复期，一般在过量用药后 3 周结束，且在随访期间无慢性肝功能障碍证据。

（二）甲型肝炎

在儿童和青少年中大多数急性甲型肝炎感染是无黄疸和无症状的，随着年龄增长，临床症状也越发常见。在急性甲型肝炎病例中，ALF 发生率仅占 0.2%～0.4%，年龄超过 40 岁和既往有肝病病史的患者发生肝衰竭的风险更高[43]。接种疫苗使美国急性甲型肝炎的总发病率在 1999—2011 年从每 10 万人 6 例下降到 0.4 例[44]。HAV 相关 ALF 病例也出现类似的降低，历史数据显示，甲型肝炎占美国 ALF 病例的 4%，而据最近的一份报道，这一比例已下降到 1%[5]。目前尚无针对甲型肝炎病毒特异性的抗病毒治疗方法，建议日常接触者进行 HAV 疫苗接种和应用免疫球蛋白。非移植生存率据报道约为 55%[45]。

（三）乙型肝炎

乙肝病毒感染病例中有 0.1%～1.2% 发生 ALF，女性似乎比男性更常见。总的来说，HBV 相关 ALF 在亚洲和东欧国家更为常见，在西方国家较少见。在慢性 HBV 感染病例中，须将 HDV 重叠感染作为 ALF 的一个危险因素加以考量，这种情况占到所有 HBV 相关 ALF 的 5%[46]。在接受免疫抑制治疗或癌症化疗的乙肝表面抗原（HBsAg）阳性患者中，高达 20% 的 HBV 相关 ALF 病例是继发于病毒再激活。值得注意的是，与原发性 HBV 相关 ALF 相比，病毒再激活患者的非移植生存率较低（43% vs. 63%）[47]。急性 HBV 感染的肝损伤是由于宿主对 HBV 感染肝细胞产生过度强烈的免疫反应所致。慢性 HBV 患者在突然停用皮质类固醇或化疗后出现的 ALF 也可能与这种过度的免疫反应有关，这种情况通常会导致在发病前病毒复制激增。已对 HBV 产生免疫且乙型肝炎核心 IgG 抗体（抗 -HBc IgG）检测呈阳性患者，在接受基于利妥昔单抗的化疗和血液恶性肿瘤接受化疗时，也存在病毒再活化的风险[48]。

建议在开始化疗前使用口服核苷类似物，如恩替卡韦或替诺福韦，并在所有 HBsAg 阳性病例和接受利妥昔单抗治疗的抗 -HBc 阳性病例持续用药至完成免疫抑制或化疗后 6 个月。与 HBsAg 持续阳性患者相比，病毒清除更快的患者预后更好（死亡率分别为 53% 和 83%）[49]。此外，获得病毒清除的患者在肝移植后也有更好的转归。一项 80 例患者的随机试验表明，HBV 相关 ALF 患者接受拉米夫定治疗是患者存活的独立预测因子[50]。目前推荐使用基于肾功能调整剂量的恩替卡韦或替诺福韦治疗 HBV 相关 ALF 患者，以达到控制病毒复制的目的，尤其是对即将接受肝移植的患者[10, 51]。

（四）戊型肝炎

急性戊型肝炎病毒（HEV）感染的临床特征与急性 HAV 感染相似[52]。HEV 相关 ALF 在西方国家并不常见，最近一项研究发现，681 例连续接受检测的美国成人中只有 3 例检测出抗 –HEV IgM[53]。然而，在发展中国家（如印度、巴基斯坦、墨西哥、中亚、东南亚、俄罗斯和北非）及从上述地区返回的旅行者中，HEV 感染构成了散发病例和病毒性肝炎流行的主要病因。据报道，戊肝病毒感染在孕妇中有较高的死亡率[54]。目前尚无针对急性戊肝病毒的特异性抗病毒治疗，但干扰素和利巴韦林可能在慢性 HEV 患者治疗中有一定作用[55]。

（五）其他病毒

其他一些病毒感染可（罕见的）导致 ALF 发生，包括单纯疱疹病毒（HSV）1 型、2 型和 6 型、水痘带状疱疹病毒（VZV）、巨细胞病毒（CMV）、EB 病毒（EBV）、细小病毒 B19、人类疱疹病毒 6 型（HHV–6）、登革热病毒和黄热病毒。这些病毒通常在免疫功能受损或妊娠的情况下导致 ALF，但有报道称在免疫功能正常的个体也有发生[56]。尽管目前对这些病毒感染中的大多数没有特异性的抗病毒治疗，对疑似 HSV 肝炎患者应立即启用高剂量的阿昔洛韦治疗，因为这些患者血清 HSV DNA 水平通常较高[56]。

（六）自身免疫性肝炎

在美国，自身免疫性肝炎（AIH）占 ALF 病例的 7%。AIH 通常被认为是一种慢性肝病的病因，但高达 25% 的病例可以急性起病，其中一些表现为 ALF[5]。尽管缺乏广泛的研究，AIH 临床表现呈类似亚急性发病，表现为不同程度的氨基转移酶和胆红素水平增高。存在自身抗体、高丙种球蛋白血症及肝活检上出现相应的改变有助于确诊。然而，自身抗体并不存在于所有 AIH 病例中，并且由于广泛坏死和更常见的中央静脉炎，肝脏组织学改变可能

是非特异性的[57]。与 AIH 相关的药物包括呋喃妥因、米诺环素和抗 TNF 药物[58, 59]。应用糖皮质激素是否能阻止 AIH 患者需要接受肝移植治疗的效果尚不清楚，但对给予糖皮质激素治疗的患者有可能并发脓毒症的顾虑[60]。最近来自美国 ALFSG 的一项回顾性分析显示，在 AIH 或药物诱导的 AIH 病例相关 ALF 中，类固醇治疗并没有带来生存获益[61]。在进行移植评估时，对部分暴发性 AIH 患者可考虑给予糖皮质激素试疗（泼尼松或泼尼松龙 1mg/kg）。2 周内反应不佳的患者死亡率很高[62]。支持治疗的非移植生存率约为 50%[1]。

（七）特异性药物性肝损伤

特异性药物反应占 ALF 病例的 10%～20% 不等，这取决于地理位置[16]。与 APAP 肝毒性不同，其毒性作用呈剂量依赖并遵循明确的代谢途径，特异性药物性肝损伤（DILI）可能是由宿主代谢酶的特异的易感性和（或）异常的宿主免疫反应引起[63]。这些反应很少伴有临床和组织学证据的过敏（即皮疹、发热、嗜酸性粒细胞增多）。免疫过敏症状在以下药物更常见，如苯妥英钠、磺胺类药物、氟烷、氨苯砜、双氯芬酸、卡马西平和舒林酸[64]。代谢特异性反应无超敏特征，包括异烟肼、酮康唑、双硫仑和丙戊酸的肝毒性。许多草药和膳食补充剂都与严重的肝损伤和 ALF 有关，包括丛林叶、石蚕、紫草、金不欢、黑升麻、卡瓦胡椒及减肥产品 Herbalite® 和 OxyELITE Pro[65, 66]。与传统处方药相比，这些 OTC 产品所致 ALF 更为严重，肝移植率更高，自发性生存率更低[67]。

一般来说，DILI 患者病情进展呈亚急性经过，与 APAP 过量患者相比，其临床表现为血清氨基转移酶较低，胆红素水平较高。一项前瞻性、随机、安慰剂对照试验显示，并发早期脑病（1～2 期）的非 APAP 相关 ALF 患者，接受 NAC 72h 治疗的非移植生存率有显著改善[68]。因此，在 ALF 病程中早期使用 NAC 治疗可防止脑病进展到更深层次阶段及其相关并发症。NAC 还可在 MOSF 情况下发挥肾脏保护作用，改善全身血流动力学。总的来说，DILI 性 ALF 患者预后较差，自发性生存率低于 30%，而 APAP 诱导 ALF 自发性生存率为 75%[5]。

（八）妊娠相关急性肝衰竭

妊娠急性脂肪肝（AFLP）和 HELLP 综合征（溶血、肝酶升高和血小板减少）被认为代表了与近期妊娠相关的一系列类似疾病过程。AFLP 一般出现在妊娠晚期，但也可能发生在产后。AFLP 的发病率从每 7000 例到每 20 000 例生产出现 1 例不等，没有种族或地理差异。大多数女性患者为年轻（16—39 岁）初产妇，表现为先兆子痫（高血压、蛋白尿）。胎儿长链 3- 羟酰基辅酶 A 脱氢酶（LCHAD）缺陷可导致三酰甘油和游离脂肪酸处理障碍，导致母体肝细胞中长链脂肪酸累积，引起细胞功能障碍[69]。此外，这些患者会发生血管张力增高和血小板聚集增加。AFLP 患者表现为乏力、疲劳、厌食、头痛、右上腹疼痛、恶心、呕吐，偶尔伴有瘙痒。随着病情的进展，几乎所有患者都会出现黄疸。在症状出现后的 1~2 周内及黄疸发生后的几天内，患者可能发展为 ALF。

HELLP 综合征的发生率约为每 1000 名孕妇中有 1~2 例，约 20% 重度先兆子痫妇女会发生。这种风险在非洲裔美国人中最高，在白种人和中国人中显著高于印度人（相对风险为 2.2）。发病的平均产妇年龄为 25 岁（14—40 岁），初产妇占 52%~81%[70]。大多数 HELLP 综合征患者有腹痛、恶心、呕吐、乏力及先兆子痫症状。血清氨基转移酶和乳酸脱氢酶水平通常低于 500U/L。临床表现和实验室检查可以诊断 AFLP 或 HELLP 综合征，很少需要进行肝活检（金标准）。

在这 2 种情况下，胎儿死亡都是值得关注的，早期分娩是首选的治疗方法。肝实质坏死引起的腹腔内出血可能发生，可通过肝动脉栓塞治疗。在密切监测分娩后临床状况改善的同时，应考虑立即将患者列入肝移植名单。从历史数据看，产妇死亡率高达 50%，但如果早期分娩，死亡率可以降低到 15%。死胎发生率 42%~49%，早期分娩仅有很小的改善（36%）。患者在分娩后会缓慢好转，完全康复通常需要长达 1 个月的时间。在美国，不到 1% 的 ALF 病例与妊娠相关，75% 的非移植生存率是令人鼓舞的[5]。

（九）Wilson 病

大多数由 Wilson 病引起的 ALF（WD-ALF）患者在 0—40 岁发病，但较该年龄段年轻和年老的 ALF 都有报道。WD-ALF 占所有 ALF 病例的比例 < 1%[5]。其特征是 Coombs 试验阴性的溶血、黄疸、肾衰竭，通常见于前期未明确诊断的 Wilson 病。已明确的 Wilson 病患者如果停止治疗，也可能出现 WD-ALF。WD-ALF 的诊断至关重要，因为不进行肝移植几乎达到 100% 的死亡率[71]。多达 50% 的 ALF 患者没有 KF 环，而 50% 各种原因的 ALF 患者的血浆铜蓝蛋白水平较低。然而，WD-ALF 常伴有 Coombs 试验阴性溶血性贫血、严重高胆红素血症、氨基转移酶水平中度升高（< 500U/L）、高血清和尿铜浓度[71]。在正常至低血清碱性磷酸酶水平、碱性磷酸酶与总胆红素比值 < 4.0 或 AST 与 ALT 比值 > 2.0~3.0 的情况下，应高度怀疑 WD-ALF[72]。在 40%~60% 的 Wilson 病患者存在 *ATP-7B* 基因突变，针对该基因检测对诊断是有用的[73]。

铜螯合剂治疗可以开始，但早期明确诊断和及时进行肝移植是获得更好临床转归的关键。血浆置换已被用于等待肝移植的过渡性治疗，但没有带来任何生存受益。

（十）缺血

由于肝血流量减少引起的肝缺氧可导致暴发性肝衰竭发性肝衰竭，有时也可导致 ALF。在美国一项 1998—2013 年的队列中，缺血引起的 ALF 占所有病例的 6%，非移植存活超过 70%[5, 74]。低氧性肝损伤最常见的形式是低氧性肝病（休克肝），发生在全身低血压或因心律失常或血容量减少引起的低血流量状态。临床中，血清氨基转移酶水平迅速增加，有时超过 10 000U/L，然后迅速缓解。休克肝可伴有轻度凝血功能障碍，约 1% 危重患者会发生这种情况[75]。中暑是 ALF 的另一个罕见原因，由于迅速、广泛出现的器官损伤，预后较差[76]。肝缺血的治疗和预后在很大程度上取决于患者潜在的心肺疾病。

（十一）其他病因

毒鹅膏肝毒性见于盛产蘑菇的地区。其产生的 2 种耐热毒素，鬼笔毒素和 α- 鹅膏蕈碱，后者以一种剂量依赖性的方式破坏肝细胞信使核糖核酸合成引起肝毒性。其致死剂量低至 0.1～0.3mg/kg（50g 或 2～3 个中等大小的蘑菇）[77]。胃肠道症状通常在摄入后 12～24h 内开始，随后出现肝损伤的迹象，最终可能发展为 ALF、肝肾综合征、出血、抽搐和死亡。中毒后 24h 内开始胃肠去毒、NAC、静脉注射青霉素 G 治疗（表 17-2）。在美国，非移植生存率约为 50%[78]。

表现为 ALF 最常见的癌症是淋巴瘤、白血病、乳腺癌和黑色素瘤[79]。其他还包括小细胞肺癌和前列腺癌。由于不能将肝移植作为治疗方案，预后极差（3 周死亡率为 90%）[80]。

肝静脉血栓形成通常由潜在的先天性或获得性易栓症引起，是一种罕见的 ALF 病因（＜ 1%）。由显著的门静脉高压症引起的右上腹疼痛、肝大，迅速出现的腹水和腹腔内侧支循环是 Budd Chiari 综合征的标志性特征。多普勒超声或增强 CT 有助于诊断。治疗方案包括支架置入血管成形术或经颈静脉肝内门体静脉分流术联合抗凝治疗[81]。一旦患者临床情况稳定，就应该对潜在的高凝状态进行详细的检查。

（十二）不明原因的急性肝衰竭

尽管在分子诊断方面取得了进展，但在全球范围内不明原因的 ALF 仍占 ALF 病例的 10%～20%。在美国，病因不明的 ALF 占全部 ALF 病例的比例从 2000 年的 14% 下降到 2013 年的 10%。尽管如此，自发性恢复率仍然很低，只有 30%[5]。到目前为止，不明原因 ALF 患者隐性 HEV、HSV、HBV 和细小病毒感染的研究结果大多为阴性[53]。

六、急性肝衰竭的治疗方法

ALF 的早期临床特征是非特异性的，包括腹痛、疲劳和乏力不适，可能导致临床对该综合征的识别明显延迟。因此，对该综合征特征性症候群的高度怀疑和识别是及时诊断的关键。

（一）起始的诊断评估

疑似 ALF 的所有患者都应详细记录处方和非处方药物使用、非法药物使用、旅行、病患接触、接触传染性和环境因素及医学和精神疾病的共患病史。如果患者在发病时有脑病，家庭成员和密切接触者可以帮助填写详细信息。快速确定 ALF 的病因对于指导进一步的处理决策是至关重要的，因为一些特定病因有特异治疗方法，可能提高患者的生存率（表 17-2）。有肝硬化病史或检查时有明显的皮肤红斑（如蜘蛛痣、肝掌）提示潜在的慢性肝病，这样的患者会有不同的疾病进程和预后。值得注意的是，黄疸可能直到病程的后期才会出现，特别是在小泡性脂肪性损伤和 APAP 过量的情况下。

初始的诊断测试应该要广泛，但也应以患者的临床病史和表现为指导（表 17-3）。推荐使用 Rumack 列线图对所有单时间点过量使用 APAP 的患者进行初步评估[37]。虽然 APAP 可迅速从胃肠道吸收，但建议在初诊后 4h 重复测定血清 APAP 水平，以更好地确定肝损伤的风险和 NAC 治疗的持续时间。值得注意的是，过量服用数天后患者血清 APAP 水平可能较低或无法检测，当有临床怀疑 APAP 过量时，NAC 治疗不应延迟。血清 APAP- 蛋白结合物是一种共价结合物，其半衰期比母体化合物长得多，可作为一种有用的诊断工具，但还没有商业化的检测试剂盒[82]。对于疑似病毒性肝炎病例，乙型肝炎病毒核心 IgM 抗体是一项必要的检测，因为在暴发性 HBV 病例中，HBsAg 呈阴性者可高达 55%，而在某些病例中，PCR 检测 HBV DNA 也可呈阴性。血清氨基转移酶水平为＞ 2000U/L 的患者最常出现在 APAP 过量、病毒性肝炎或缺血。

因为存在取样误差的可能和出血并发症的风险，肝活检通常不推荐用于预测 ALF 患者的预后。然而，当怀疑可能会排除肝移植（恶性肿瘤）或明确诊断后指向特定的治疗（如 AIH、HSV）时，活检可能是有用的。

表 17-3　推荐用于急性肝衰竭的实验室和诊断评估

明确病因的诊断测试

怀疑过量	血清对乙酰氨基酚水平、尿毒学检查
病毒性肝炎	抗 -HAV IgM、HBsAg、抗 -HBc、HBV DNA、抗 -HCV、HCV-RNA、抗 -HEV IgM
非嗜肝病毒	HSV DNA、EBV-DNA、CMV-DNA
Wilson 病	血浆铜蓝蛋白、24h 尿铜、基因检测、裂隙灯检查
自身免疫性肝炎	ANA、抗 -Sm 抗体、免疫球蛋白定量检测、肝活检
血管病	多普勒肝脏超声检查
缺血	多普勒二维心脏回声、心电图、容量状态
妊娠相关	妊娠试验、血小板计数、结合珠蛋白、LDH、Coombs 试验
肿瘤	病史、影像学检查、肝活检

肝损伤严重程度评估 a

肝生化指标	血清 AST、ALT、胆红素（总胆红素和直接胆红素）、碱性磷酸酶
肝合成功能	INR、V 因子、纤维蛋白原
代谢功能损害	血糖、血清电解质、钙、镁、磷、动脉血气、动脉血氨、乳酸水平
感染	胸片、血尿培养、腹膜积液培养（如有腹水）
神经功能状态	床边神经学检查、格拉斯哥昏迷评分、头部 CT 扫描（如果＞ HE2 级）、ICP 监测（如果 HE 4 级）

a. 尽早每 8～12 小时获取一次，此后每天获取一次
ALT. 丙氨酸氨基转移酶；ANA. 抗核抗体；AST. 天冬氨酸氨基转移酶；CMV. 巨细胞病毒；EBV.EB 病毒；HAV. 甲型肝炎病毒；HCV. 丙型肝炎病毒；HE. 肝性脑病；HSV. 单纯疱疹病毒；INR. 国际标准化比率；LDH. 乳酸脱氢酶；Sm. 平滑肌

（二）疾病严重程度评估

多项血液检测可提供有关肝合成功能的有用信息，并可进行连续检查以提供预后信息（表 17-3）。国际标准化比值（INR）显示了肝脏合成凝血因子的能力，根据定义，在 ALF 时会增高。V 因子活性是所有肝合成的凝血因子中半衰期最短的，Bernuau 等于 1986 年首次将其作为预后指标[83]。动脉血乳酸和氨水平升高也被认为是 ALF 预后不良的因素[84, 85]。肝性脑病分级越高，恢复概率越低（表 17-4）。

表 17-4　急性肝衰竭脑病分级

昏迷分级	临床特征
1	行为改变或精神活动，而意识水平变化极小
2	明显的定向障碍，嗜睡，扑翼样震颤阳性，不适当的行为
3	明显的意识模糊，语无伦次，大部分时间睡觉，但能被声音刺激唤醒
4	昏迷，对疼痛刺激无反应，去皮质或去脑姿势

（三）对症支持治疗

所有意识状态发生改变和（或）有凝血功能障碍证据（凝血酶原时间延长 ≥ 4～6s；INR ≥ 1.5）的患者均需立即住院治疗。对症支持治疗的目的是为肝脏的恢复提供最佳的环境，并在进行肝移植评估的同时预防和治疗 ALF 的并发症。ALF 从起病到死亡可迅速进展。因此，早期转入或直接收入重症监护治疗病房（ICU），以便更仔细的监测是必要的。所有自发性存活可能性较低的患者，如 INR ＞ 2.0 或发展为 2 级或以上脑病的患者，都应转入移植中心[86]。在初步评估 ALF 的病因和严重程度后（表 17-3），建议频繁地监测肝肾功能（每 8～12h）和酸碱平衡状态，每小时监测血糖。发生并发症时需要 ICU 医师与肝病科医师、移植外科医师和肾病科医师共同评估和处理。

（四）营养

由于其高分解代谢状态、糖异生功能受损和胰岛素水平升高，ALF 患者发生低血糖的风险极高。因此，分别用 10% 和 50% 葡萄糖溶液持续静脉输注预防和治疗低血糖，但由于高血糖可能增加感染风险，需密切监测血糖水平[86]。在可能的情况下，应尽可能给予 20～25kcal/（kg·d）的肠内营养和 1.0～1.5g/（kg·d）的蛋白质，高热量饲喂可以避

免过量的自由水和低渗透压。在有肠内营养特定禁忌证的患者应考虑给予专门的中心静脉导管给药的肠外营养。

（五）肝性脑病和脑水肿

1. 发病率和发病机制

根据定义，每位 ALF 患者都有一定程度的肝性脑病（表 17-4）。表现为 1 级或 2 级肝性脑病患者的自发性生存率为 52%，而表现为晚期肝性脑病患者（3 级或 4 级）的生存率明显降低，为 33%[1]。与慢性肝病引起的肝性脑病不同，ALF 相关肝性脑病与脑水肿和 ICP 升高有关。高达 80% 的 4 级肝性脑病患者存在脑水肿。ALF 会导致肝脏将氨转化为谷氨酰胺的能力显著降低，从而使大量氨进入系统循环。肾衰竭和骨骼肌功能受损进一步加重了全身氨的蓄积[87]。血脑屏障的破坏使毒素更自由地进入脑实质。同时也存在大脑自身调节功能的丧失，使大脑更容易受到外周血压变化的影响，从而影响脑灌注（图 17-2）[87]。过量的氨穿透血脑屏障，通过星形胶质细胞内的谷氨酸脱氢酶将其转化为谷氨酰胺以解毒。由于谷氨酰胺的渗透作用或氨自身的线粒体毒性，星形胶质细胞发生肿胀，导致脑水肿。动脉氨和氨分压（pNH_3）都是颅内高压的独立预测因子。此外，在这种情况下，MOSF 的严重程度是颅内高压的独立预测因子[88]。颅内压升高会影响脑灌注压力（CPP），即平均动脉压（MAP）与 ICP（CPP=MAP-ICP）之间的差值，可导致缺血性脑损伤或脑干疝出，由此导致的死亡占 ALF 死亡率的 50% 以上。

2. 监测

1 级脑病患者可能出现轻微定向障碍而无反射亢进，应收入 ICU 监护，并给予专业护理。随着脑病进展到 2～3 级，建议进行头部计算机断层扫描（CT），以排除其他导致神经功能恶化的病因，尤其是颅内出血[86]。在早期脑病中应避免使用镇静药，因其代谢不良可能使神经学评估进一步复杂化。然而，严重躁动的患者可能需要异丙酚或咪达唑仑。将床头抬高到与水平夹角 30° 以上有助于改善静脉回流以防止脑水肿。

乳果糖尚未被证实可以提高 ALF 的生存率，因此不推荐使用。随着肝性脑病进展到 Ⅲ 期和 Ⅳ 期，脑水肿的风险显著增加。一些无创性策略被用来监测和检测脑水肿。脑电图监测显示，一些晚期脑病患者的皮质活动减慢[89]。体征如库欣三联征（全身高血压、心动过缓、呼吸不规律）、瞳孔异常和去脑强直通常发生在晚期脑水肿时，无助于早期治疗决策的制定。动脉氨水平超过 200μg/dl 与脑疝和死亡强烈相关[85]。脑成像结果对脑水肿的早期发现和进展是不敏感的。

因为在移植手术中 ICP 的波动是常见的，通过导管转换器直接测量 ICP 可考虑用于脑水肿高风险的患者或拟行肝移植的患者。ICP 监测可以更快速地识别 ICP 的波动，并且可能更快速地进行治疗。然而，与未接受 ICP 监测的 Ⅲ / Ⅳ 期肝性脑病患者相比，接受 ICP 监测患者的死亡率优势尚未确定[90]。颅内出血的发生率高达 5%，但死亡率很低[90]。在监测 5d 后，感染的风险增加。ICP 监测仪可置于硬膜下、硬膜外或实质内（图 17-3），硬膜外路径的创伤最小，并发症发生率较低[90, 91]。图 17-4 显示了 ALF 患者 ICP 监测仪显示的波形图。近年来，利用超声技术测定视神经鞘直径已被用于间接估计 ICP，具有较高的准确性[92]。

3. 3/4 级脑病的治疗

格拉斯哥昏迷量表（3～15 分）是 ICU 常用的终末期脑病的评估量表。建议对 3 级肝性脑病患者行气管插管和机械通气以保护气道。给予异丙酚镇静，这可以减少脑血流量。避免增加 ICP 的因素，包括高碳酸血症、颈静脉压迫、液体负荷过多、发热、缺氧、咳嗽、癫痫和气管内吸痰。维持血流动力学稳定和血容量平衡在 ALF 的治疗中至关重要。需放置动脉导管、导尿管和中心静脉导管，通常还需要植入肺动脉导管。

4. 治疗颅内高压

颅内高压（ICH）是指 ICP 值达到 20～25mmhg 或 CPP ＜ 50～60mmHg 持续 5min 以上。直接 ICP 监测被认为是测量这些参数的金标准。过度通气患者的二氧化碳分压为 28～30mmHg，可增加颅内血管张力，改善 ICP 的轻度升高。难以被过度通气纠正的 ICP 需要特殊的治疗干预。治疗的目的是将 CPP 维持在 ＞ 50mmHg，ICP 保持在 ＜ 20mmHg[86]。

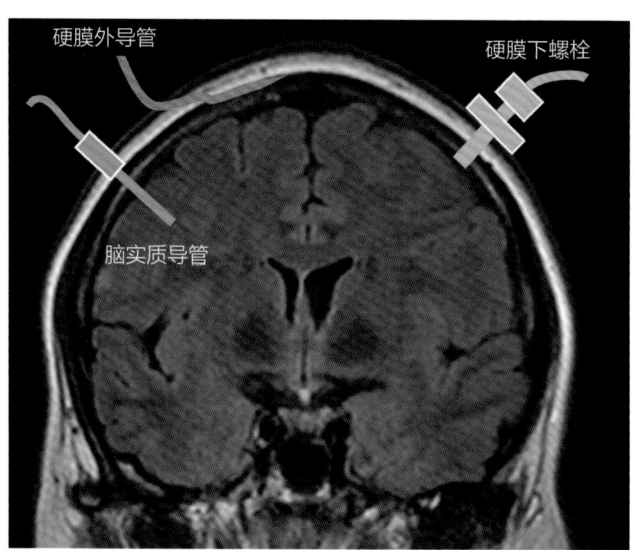

▲ 图 17-3　评估急性肝衰竭患者颅内压的监测技术

硬膜下螺栓是最常用的装置，其次是脑实质和硬膜外传感器

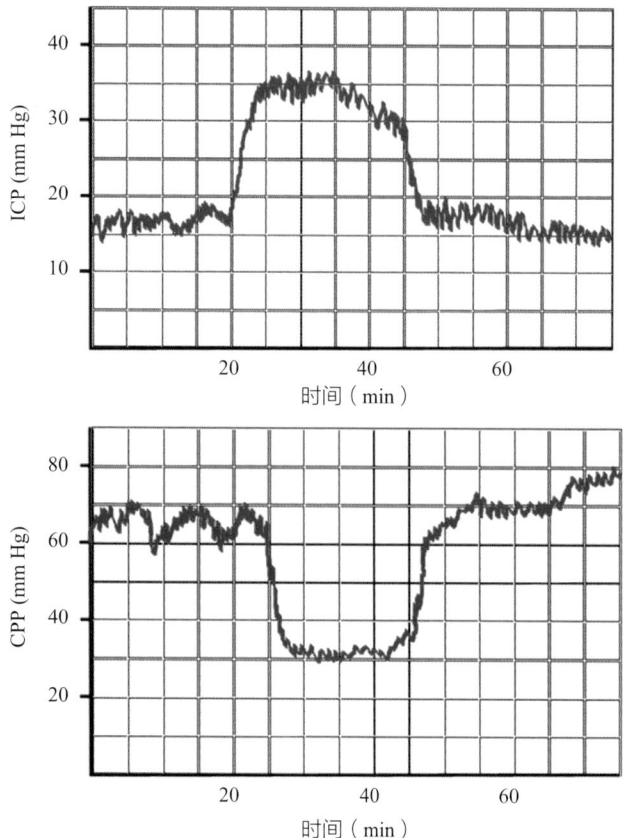

▲ 图 17-4　颅内压监测示踪

一例急性肝衰竭患者，在第 20min 时颅内压（ICP）升高导致脑灌注压（CPP）降低，并在弹丸式静脉注射甘露醇后恢复正常

5. 甘露醇和高渗盐水

对于持续 5～10min 以上的 ICP 升高（尽管过度通气）的一线治疗通常是静脉注射甘露醇。甘露醇的初始剂量为 0.5～1.0 g/kg，持续 5min，然后根据需要每 2～6h 增加一次剂量，以保持 ICP 在目标参数范围内[93]。血清渗透压通常每 2～6h 监测一次，当血清渗透压＞ 320mOsm/L 时暂停甘露醇输注，以降低发生脱水和急性肾衰竭的风险。然而，在急性肾损伤（AKI）时使用甘露醇时应谨慎，因其可能会导致肺水肿加重和容量负荷过重。

ALF 患者脑水肿的二线治疗是输注高渗盐水（3%），目标血清钠浓度为 145～155mEq/L[94]。与甘露醇相比，高渗盐水的优点包括较少的低血容量发生率和脑水肿反弹。高渗盐水可作为弹丸式给药，通常用 23.4% 的 NaCl，用于急性下降或不同浓度的维持输注，以维持血清钠浓度为 145～155mEq/L[10]。高渗盐水的潜在问题包括高氯性阴离子间隙正常代谢性酸中毒，尤其是肾衰竭和循环容量超负荷的患者。高渗盐水对于脑水肿高风险（氨＞ 150mmol/L，AKI，3/4 级脑病，需要使用血管升压素）患者是一种有效的预防措施[10]。

6. 戊巴比妥

当严重 ICH 对一线措施没有反应时，还可以考虑使用巴比妥类药物。戊巴比妥给予负荷剂量 3～5mg/kg，然后每小时 1～3mg/kg，或者硫喷妥钠负荷剂量 5～10mg/kg，然后每小时 3～5 mg/kg，可有效降低脑代谢率，引起血管收缩，降低 ICP[95]。然而，巴比妥注射通常存在显著的不良反应，包括低血压、肠梗阻和肺炎。为了维持足够的 CPP，可能需要血管升压素。此外，巴比妥类药物的血清半衰期很长，临床神经学检查，包括脑死亡的检查，通常会被掩盖数天。建议 ALF 患者每 12～24h 监测血清戊巴比妥水平，以维持 20～35mg/L 的治疗（但无毒）水平。

7. 低温治疗

对于 ALF 患者的中度低温治疗（核心温度

33～34℃）被认为可通过减少脑血流量和氧气的利用及降低谷氨酸转化为谷氨酰胺以改善脑水肿。使用冰毯进行低温治疗已被用作 ALF 患者肝移植的过渡手段，但尚未被证明能提高生存率[96-98]。

8. 癫痫发作的治疗

癫痫发作增加 ICP，任何临床或亚临床癫痫活动均应给予苯妥英钠治疗（负荷剂量为 20mg/kg，在肾衰竭时调整剂量，然后维持剂量）[10]。短效苯二氮䓬类药物应用于苯妥英钠难治性病例。苯妥英钠预防癫痫发作的价值尚不清楚。先前的研究表明，预防性服用苯妥英钠患者的脑水肿（尸检）发生率低于未经治疗患者，但没有带来生存受益[89]。

（六）感染

ALF 患者由于存在多种免疫功能缺陷，极易感染。据报道，发病率高达 90%，但病原学培养阳性感染率为 35%[99, 100]。先前的研究显示，有关病原学种类、累及的器官系统和在 ALF 病程中感染发生时间的数据是相互矛盾的[99, 101]。在最近一项 1551 例 ALF 患者的报道中，革兰阳性菌占血流感染的 35%，革兰阴性菌占 17%，真菌占 9%[100]。亚急性 ALF 的感染风险更大，并且随着入住 ICU 时间的延长而增加。入院时肝性脑病的分级（＞2 级）或 SIRS 评分＞1 是菌血症的独立预测因子（优势比分别为 1.6 和 2.7）[99]。肺部和血液感染最常见，其次是尿路感染。真菌感染发生在疾病的后期，特别是在使用抗生素或肾功能不全的情况下，念珠菌感染约占 20%，通常采用氟康唑治疗。

由于严重感染可通过触发 SIRS 使 MOSF 进一步复杂化，并且阻碍肝移植实施，建议每日行尿、痰、血培养及胸透和腹水穿刺检查。发生血液感染会增加患者 21d 死亡率[100]。对于任何疑似感染、不明原因的白细胞增多或精神状态恶化和（或）发热，应启动覆盖革兰阳性球菌和革兰阴性杆菌的广谱抗生素治疗[10]。先前的报告显示预防性使用抗生素降低了感染率，但在最近的研究中并非如此[100, 102]。ALF 患者接受全身类固醇治疗同样存在机会性感染的风险[103]。

（七）急性肾损伤

超过 70% 的 ALF 患者会发生 AKI，30% 的患者需要肾脏替代治疗（RRT）[104]。具有较高 INR、较高昏迷程度、低血压需要血管升压素支持，APAP 作为其潜在病因的 ALF 患者更容易发生 AKI，需要 RRT[104]。AKI 对短期和长期结局都有负面影响。其原因是多因素的，与药物直接的肾毒性（即 APAP、非甾体类抗炎药物）、容量衰竭、继发于疾病本身的低血压、脓毒症和弥散性血管内凝血等相关。肝肾综合征也可能导致肾素水平升高和肾血流量减少[105]。

给予明智的静脉液体以排除肾前性高氮血症。肾脏替代疗法适用于酸中毒、体液负荷过多或需要甘露醇治疗的脑水肿。连续性静脉血液滤过优于血液透析，以尽量减少循环血压和脑压波动[106]。目前还不清楚是否应该使用肝素或柠檬酸盐抗凝。

（八）血流动力学异常

ALF 患者出现高动力循环状态，特征为内脏血管舒张、全身和肺血管阻力低、心输出量增加、代谢率增加和全身低血压。外周氧转运和利用异常通常会导致乳酸酸中毒[107]。

纠正低血容量，以达到足够的心血管充盈压力。30% 以上的患者需要血管升压药来维持收缩压＞90mmHg、MAP≥65mmHg，或在正常血容量的情况下脑灌注压力为 50～80 mmHg[5]。尽管多巴胺可能对外周氧转运更有益，但通常推荐的血管升压药是去甲肾上腺素[86]。过度使用去甲肾上腺素可能会加重大脑充血。评估血管升压素前药特利加压素应用的一些小型研究的结果相互矛盾[108, 109]。相对性肾上腺功能不全常发生在 ALF 患者，并可能导致心血管衰竭。对经过容量复苏和应用去甲肾上腺素后，仍存在持续性低血压的 ALF 患者应考虑给予氢化可的松（200～300mg/d）试疗[86]。

（九）凝血功能障碍

多种因素导致与 ALF 相关的凝血功能障碍，包括肝脏合成促凝因子和抗凝因子降低及低级别的弥散性血管内凝血。凝血功能障碍随肝脏合成的因子 2、5、7 和 10 的降低发生，通过凝血酶原时间 / INR 测定。凝血酶原时间 / INR 是目前 ALF 最敏感的肝功能检测之一，可以反映患者的预后和疾病进程[5, 41]。根据血栓弹性成像检测，尽管 INR 升高，大部分 ALF 患者维持正常止血功能，自发性出血率低于 10%[110]。这种效应可能的机制包括随着肝损伤程度的加重，凝血强度增加，Ⅷ因子水平增加，促凝和抗凝蛋白水平相应下降[110]。

在 ALF 患者中还存在血小板数量和质量上的功能障碍。血小板计数在疾病过程中逐渐下降，在起病第 5 天达到最低点约 100 000/μl[111]。SIRS 患者血小板计数显著下降，与死亡或肝移植存在更大的相关性。入院后第 1～7 天血小板的减少与肝性脑病的程度及对血管升压药和肾脏替代治疗的需求成正比[111]。

建议所有 ALF 患者肠外补充维生素 K（皮下或静脉注射 10mg，持续 3d），以纠正因长期黄疸引起的维生素 K 缺乏症。尽管 ALF 患者凝血酶原时间 / INR 显著延长，但自发性出血的倾向较低，因此新鲜冰冻血浆（FFP）仅用于活动性出血或在需要进行侵入性操作时[10]。预防性应用 FFP 可能导致容量

负荷过载，加重脑水肿，阻碍患者的预后评估。最近，美国 ALFSG 报道了输血率下降的趋势，可能有助于改善患者的预后[5]。血栓弹性成像等新指标能更准确地评估整体的凝血功能异常和出血风险，应在可行的情况下予以考虑[110]。重组Ⅶ因子只能在特定条件下谨慎使用，如在侵入性操作前使用（表 17-5）[112]。

七、肝移植的作用

（一）流行病学方面的考虑

重症监护医学的进步使得 ALF 患者的自发生存率从 20% 提高到 50%[5]。然而，即便是给予最大限度的支持治疗，原位肝移植仍然是改善预后不良患者生存的唯一治疗方式。随着肝移植的出现，总生存率进一步提高到约 70%[5]。在美国对 2070 名 ALF 患者进行的最大规模研究中，778 名患者（37%）列入了肝移植，461 名患者（占肝移植名单中的 60%，占总队列的 22%）接受了肝移植，135 名患者（占肝移植名单的 17%，占总队列的 7%）在等待移植过程中死亡。另外 420 名患者（33% 未列入

表 17-5　应用活化的重组Ⅶ因子

目　的 [a]	为减少 FFP 输注后仍持续性低凝状态 ALF 患者围术期的出血风险，如需植入紧急 ICP 监测装置或其他有创手术或出血风险高的有创性操作
作用机制	组织因子释放区局部血凝块形成。在组织因子存在情况下，rFⅦa 激活Ⅸ为Ⅸa，Ⅸa 激活Ⅹ为Ⅹa，从而激活凝血酶原（FⅡ）为凝血酶（FⅡa）。通常增强血凝块形成作用的时间为 2～8h，半衰期为 2h
禁忌证	Budd–Chiari 综合征，已知或疑似恶性肿瘤，VTE 病史，妊娠，对维生素 K 或小鼠、牛或仓鼠蛋白过敏
用　法	INR > 1.5 患者先输入 2～3U 的 FFP 在 rFⅦa 输入前，纤维蛋白原 < 100mg/dl 的患者应立即给予冷沉淀 剂量：在有创性操作前（ICP 监测装置放置术）即刻在 2～5min 内弹丸式静注 80μg/kg rFⅦa，为操作过程提供长达 4h 的窗口期 由于半衰期很短，注射后无须等待确认 INR 改善
实验室检测	注射前：CBC+ 血小板，PT，aPTT，Ⅴ因子，纤维蛋白原，D– 二聚体 注射后 1h（60min）：CBC + 血小板，PT，aPTT，Ⅴ因子 注射后 4h（240min）：CBC + 血小板，PT，aPTT，Ⅴ因子 注射后 8h（480min）：CBC + 血小板，PT，aPTT，Ⅴ因子

a. 该适应证尚未被 FDA 批准[113]
ALF. 急性肝衰竭；aPTT. 活化部分凝血活酶时间；CBC. 全血细胞计数；FFP. 新鲜冷冻血浆；INR. 国际标准化比率；PT. 凝血酶原时间；VTE. 静脉血栓栓塞

肝移植名单，占总队列的 20%）在未列入肝移植名单的情况下死亡[5]。考虑到该综合征病情进展迅速，须迅速确定是否适合肝移植治疗。患有需要呼吸机或血液透析支持的肝性脑病或 INR > 2.0 的 ALF 患者可被列为器官共享联合网络（UNOS）状态 1A（加急）[114]。虽然有 30% 的 ALF 患者接受肝移植，但在美国全年的移植病例中，ALF 仅占 5%，在欧洲约占 11%[115]。

（二）移植清单和在等待器官供给时的管理

多种预后评分系统已被提出，以确定出非移植生存率较低的患者。应尽早确定肝移植候选人并制定方案（框 17-1）。在美国和英国，尽管大多数 ALF 患者在进入肝移植清单的 48h 内接受了肝移植[4]，但积极的支持治疗和 ICP 优化管理、液体和电解质状态和感染的控制，是通向移植手术、确保患者良好临床转归的关键。进行肝移植的最终决定是在移植物可获得时做出的。在美国 617 名等待肝移植的 ALF 患者队列中，117 例（19%）在没有接受肝移植的情况下存活，108 例（18%）在等待名单中死亡，392 人接受了肝移植[116]。脑水肿和感染是导致患者死亡或者从等待移植名单中移出的 2 个主要原因。

框 17-1　肝移植候选评估
• 预后 / 适宜性的内和外科评估
• 社会心理评估（药物滥用、依从性）
• 血型 ×2
• HIV
• 肝脏影像学
• 诊断性血清学、量化金标准测试
• 胸部 X 线、心电图和二维超声心动图

HIV. 人类免疫缺陷病毒

除了全器官死亡供体肝移植外，还可以根据实际情况采用多种其他类型的肝移植：活体供体肝移植（LDLT）、ABO 血型不合移植和辅助性肝移植。除了胆道并发症和小肝综合征发生率较高外[117]，LDLT 还存在独特的伦理问题，包括评估不完整的风险和强迫供者的可能性。因此，LDLT 仅占美国 ALF 肝移植总数的 2% 就不足为奇了。

（三）ABO 血型不合的肝移植

虽然 ABO 血型相同的移植物更可取，但对于 ALF 来说，ABO 血型匹配的移植物（如 O 型移植物，A 型受体）在 OLT 后的 1 年生存率相当。另外，ABO 血型不合的移植物（如 A 型移植物，B 型受体）的预后较差（1 年移植物存活约 30%）。加拿大的一个研究小组报道了总体 5 年移植物生存率为 54%～60%，5 年患者生存率为 61%～77%，但研究病例的数量较少[118]。目前，在 ABO 血型不合的移植中，一般有 60% 的移植存活，这可能与强化治疗有关（使用四联免疫抑制、血浆置换、脾切除、甲泼尼松龙或前列腺素 E_1）。因此，使用 ABO 相同或 ABO 相匹配的移植物仍是首选。

（四）预后模型

对于预后指标较差的 ALF 患者，肝移植已成为最可行的治疗方案。然而，要早期发现有重大死亡风险的患者仍具有挑战性。患者年龄、ALF 病因、入院时脑病分级、肝移植时机均会影响生存率。

1. 病因学

ALF 的病因是预测转归的重要因素之一[1]。在过去，ALF 的死亡率接近 100%。然而，随着流行病学转向对预后有利的病因（如 APAP）、ICU 治疗的改善及肝移植的选择性使用，总体死亡率目前为 30%～40%。由 APAP 过量、肝缺血所致 ALF 的死亡率最低，与妊娠相关的 ALF 死亡率为 30%～50%[5]。此外，特异性 DILI、AIH 和不明原因 ALF 的死亡率约为 70%[5]。

2. King's College 标准

应用最广泛的预后系统是 King's College 医院标准（KCC），该标准由近 600 名患者的回顾性队列研究得出（表 17-6）[119]。KCC 结合了 ALF 的病因学（APAP vs. non-APAP）和疾病临床指标。当应用于英国的 ALF 患者时，这些标准对 APAP- 诱导 ALF 死亡的阳性预测值为 84%，对其他所有病因死亡的阳性预测值为 82%，阴性预测值分别为 86% 和 82%。一项 meta 分析研究发现，应用 KCC 汇总的敏感性和特异性分别为 69% 和 92%[120]。然而，该标准的敏感性较低，且可能无法识别出一些

表 17-6　国王大学标准与美国 ALFSG 模型的比较

	国王大学标准	美国 ALFSG 模型
APAP 诱导肝衰竭	动脉 pH < 7.3（足够的体液复苏后）与脑病分级无关 或 • 3 或 4 级脑病和 • 凝血酶原时间 > 100s 和 • 血清肌酐 > 3.4mg/dl（301mmol/L）	21d 自然生存率 =2.67–0.95(HE[a])+1.56(病因学[a])–(1.25（应用血管升压素[a])–0.70（ln 胆红素）–1.35（ln INR）
非 APAP 诱导肝衰竭	PT > 100s，不考虑昏迷分级 或 满足以下情况任意 3 种，不考虑昏迷分级 • 药物中毒，病因不明的 ALF • 年龄 < 10 岁或 > 40 岁 • 黄疸至昏迷间隔 > 7d • PT > 50s（INR > 3.5） • 血清胆红素 > 17.5mg/dl	同上
灵敏度	69%	37%
特异性	92%	95%

a. 对 1/2 级 HE 插入 0，对 3/4 级 HE 插入 1；对 APAP、妊娠、缺血或 HAV 插入 1；对其他病因插入 0 未使用血管升压素插入 0；对于使用血管升压素插入 1

ALFSG. 急性肝衰竭研究组；INR. 国际标准化比率

预后较差的患者。在 APAP 病例中，加上动脉血乳酸入院时 > 3.5mmol/L 或液体复苏后 > 3.0mmol/L 可提高敏感性和特异性[84]。

3. 急性肝衰竭研究组模型

最近，ALFSG 提出了一个预测模型，包括昏迷分级、病因（有利 vs. 不利）、使用血管升压素、血清胆红素和 INR，该模型源于一个 1974 例 ALF 患者的队列[121]。报道的预测非移植生存的准确性为 66.3%，敏感性为 37%，特异性为 95.3%。外部验证正在进行中，该模型可以作为电子应用程序下载到手机上，以便使用（参见 http://www.utsouthwestern.edu/labs/acute-liver/）。

4. 多器官功能衰竭

肝移植时多器官功能衰竭的严重程度也是预测移植后存活的一个指标。在非 APAP 诱导肝损伤中，肾功能减损与自发性生存降低有关。在对 UNOS 数据（1988—2003）的一项多元分析中，明确了预测移植后生存的 4 个危险因素：移植前生命支持的使用、受体年龄 > 50 岁、受体体重指数 ≥ 30kg/m² 和血清肌酐 > 2mg/dl。如果一个患者具有所有这些危险因素，5 年移植后生存率仅为 44%～47%，而如果这些特征都不存在，其 5 年移植后生存率为 82%～83%[122]。

5. 其他的预后模型

法国 Clichy 标准提示，30 岁以下的急性 HBV 患者血清 V 因子水平 < 20% 或任何 3～4 级肝性脑病患者血清 V 因子水平 < 30% 均可作为死亡预测指标[123]。终末期肝病模型（MELD）评分在预测 APAP 诱导 ALF 和非 APAP 诱导 ALF 转归的特异性和敏感性均 < 75%[124]。一项 meta 分析比较 KCC 和 MELD 评分提示，KCC 能更准确地预测 APAP 诱导 ALF 的死亡率，而 MELD 评分在预测非 APAP 诱导 ALF 的死亡率方面更具优势[125]。急性生理和慢性健康评估（APACHE）评分系统在预测非肝移植的患者存活方面也是无效的[126]。

八、长期预后

（一）肝移植受者

ALF 肝移植受者 1 年生存率约为 80%[21]，明显低于接受移植的肝硬化患者（约92%）。术后困扰 ALF 患者特有的问题包括 ICP 升高和可能持续数天的脑水肿。在肝移植术后死亡的 ALF 中，多达 13% 的患者死于脑死亡[122]。保护性策略，如持续性 ICP 监测，可能有助于患者度过这一危险时期[127]。与存活者相比，死亡的移植受者往往年龄更大（45 岁 vs. 38 岁），黄疸发展的速度更慢（6d vs. 12d），3 或 4 级肝性脑病（60% vs. 30%）发生率更低[128]。虽然肾功能往往有显著改善，但患者可能需要在肝移植后数周内进行肾脏替代治疗，尤其是对 APAP 诱导的 ALF。由于肝动脉血栓形成或原发性无功能，多达 10% 的 ALF 患者可能需要早期再移植[21]。

其他影响移植物长期存活的因素包括疾病复发[129]。接受肝移植的 APAP 诱导 ALF 患者的长期生存率（中位 5 年和 9 年）与行移植的慢性肝病患者相似[130]。在因 APAP 过量而接受肝移植的患者中，只有不到 5% 的患者报告存在另一种药物过量。据报道，接受肝移植的 ALF 患者的总体 10 年生存率为 48%[21]。

（二）自发性生存者

对于未进行肝移植的患者，与其他病因（75%）相比，APAP 诱导 ALF 的早期自发生存率（90%）更高[178]。长期生存率（5～10 年）可高达 72%[21]。根据 ALF 的病因，自发存活者的长期功能转归各不相同。与其他组相比，APAP 自发生存者报告的一般健康评分明显较低，精神和身体健康受损持续的时间更久，由于健康情况不良、疼痛、抑郁和焦虑导致活动受限[131]。与其他患者相比，APAP 患者的就业率、结婚率、拥有私人保险的比率及 Karnofsky 评分均较低[128]。虽然 ALF 各亚组之间医学并存病的患病率相似，但与其他组相比，持续的精神疾病、酗酒和故意服药过量 / 自杀在 APAP 自发生存者中更为常见[128]。这些差异很可能是由于 APAP 相关的 ALF 患者在基线时有较高的精神疾病发生率和药物滥用。正如预期，与 APAP 自发存活者相比，肝移植受者发生慢性精神问题和自杀企图的可能性更小[128]。

九、临床研究的方法

目前的研究方法旨在提供暂时的肝功能替代和解毒，同时等待自发性恢复（体外设备）和增强肝脏再生的治疗（干细胞和生长因子）。

体外治疗

应用体外肝脏支持（ECLS）系统的基本原理在于支持衰竭肝脏的解毒和合成功能。这些系统可大致分为人工肝或生物人工肝。人工肝疗法在不使用生物（细胞）材料的情况下提供解毒支持。生物人工肝支持系统利用细胞材料，在理论上不仅提供解毒功能，还可承担衰竭肝脏的一些合成功能。体外治疗未能显示出对 ALF 患者有任何明确的死亡受益（表 17–7）。

1. 人工肝

分子吸收再循环系统（molecular absorbent recirculation system，MARS）于 20 世纪 90 年代引入，1999 年首次应用于临床[140]。MARS 是一个双回路系统，允许清除白蛋白结合的毒素。血液循环回路是一个高通量透析器，可使患者的血液通过白蛋白不可透过的膜，允许小到中等分子量的毒素分子流出。次级回路是由外源性人白蛋白透析液组成的低通量透析膜，通过吸附柱提供解毒。一项研究 MARS 的 Meta 分析未能显示其对 ALF 有显著的生存受益[133]。普罗米修斯白蛋白透析系统使用一种可透过白蛋白和白蛋白结合蛋白的膜，在次级回路利用患者自身的白蛋白进行解毒[141]。最近 Larsen 及其同事在一项前瞻性随机研究中发现高容量血浆置换对 ALF 患者的有生存获益[135]。

2. 生物人工肝

人肝细胞体外培养能力差，并且培养时生物功能下降，限制了其在 ECLS 中的应用。HepatAssist（Arbios，formerly Circe，Waltham，MA，USA）是第一个被测试的基于猪肝细胞的辅助装置，但在一个大型随机对照试验中没有观察到患者生存率的提高[138]。使用 ELAD（Vital Therapies，San Diego，CA，USA）治疗 ALF 的小队列研究显示，对 ALF 有一定的疗效，但需要进行大规模的随机试验进一步验证[136]。

表 17-7 急性肝衰竭患者体外肝支持装置的研究比较

研 究	研究类型	干预患者	装 置	生存获益
非生物人工肝				
Schmidt 等，2003[132]	前瞻性对照	13	MARS	否
Khuroo 等，2004[133]	Meta 分析	16	MARS	否
Saliba 等，2013[134]	随机对照	53	MARS	否
Larsen 等，2016[135]	随机对照	92	血浆置换	是
生物人工肝				
Ellis 等，1996[136]	前瞻性对照	12	ELAD（人 C3A 细胞）	否
Millis 等，2002[137]	前瞻性队列	5	ELAD（改良）（人 C3A 细胞）	5/5 肝移植受者 4/5 在 30d 存活
Demetriou 等，2004[138]	随机对照	85	HepatAssist（冷冻的猪肝细胞）	否
Sauer 等，2003[139]	I 期	8	MELS（猪肝细胞）	所有 8 例肝移植受者存活

MARS. 分子吸附再循环系统；ELAD. 体外肝辅助装置；MELS. 模块化体外肝支持系统

3. 基于干细胞的疗法

骨髓来源的人骨髓间充质干细胞（BM-MSC）具有向肝细胞分化的潜能。此外，BM-MSC 可能通过支持常驻肝细胞功能促进血管重构、巨噬细胞基质重构和免疫调节来促进肝脏再生。骨髓来源的干细胞可能通过旁分泌机制和促进血管生成而发挥有益的作用[142]。Fernandez-Ruiz 等证实，骨髓干细胞遗传工程学修饰增强了其肝保护特性，构成了一种值得考虑的 ALF 治疗方法[143]。Zhu 等证实，在小鼠模型中，如在损伤后早期全身输注骨髓源性干细胞，肝脏损伤显著减轻[144]。移植的干细胞在注射 24h 后可在受损的肝脏中检测到，而在健康的、未受损的肝脏中则没有发现，这表明肝脏损伤诱导了肝脏中 MSC 的募集，特别是在门静脉周围区域[144]。该疗法还需要人体研究以证明其安全性和有效性。

4. 增强肝脏再生

粒细胞集落刺激因子（G-CSF）可激活骨髓来源的干细胞，并已被证明可提高 ALF 小鼠模型的生存率[145]。人体研究数据还局限于一群小样本慢加急性肝衰竭患者，G-CSF 的应用使这些患者的短期生存率有了显著提高[146]。

十、总结

ALF 是一种罕见但可能致命的疾病，以凝血功能障碍、肝性脑病和 MOSF 为特征。对 ALF 的早期识别需要高度的警惕和彻底的评估。尽管 ICU 支持治疗有所改善，但 ALF 患者在医疗上仍面临挑战，死亡率也很高。建议有经验的多学科团队参与治疗，并将患者转移到专业中心，以最大限度地延长其生存期。脑水肿、颅内高压和感染仍然是患者死亡的主要原因。肝移植仍然是没有自发性恢复患者的首选治疗方法，而且肝移植的应用显著提高了总体生存率。床边预后生存模型还需要改进，以助于患者个体化诊疗方案的决策。

第 18 章 慢加急性肝衰竭

Acute–on–Chronic Liver Failure

Florence Wong 著

凌 宁 译

要 点

- 慢加急性肝衰竭（ACLF）是近年来在肝硬化患者中常见的症候群，其特征是患者临床状态急剧恶化，伴有多器官衰竭和高短期病死率。
- ACLF 没有统一的诊断标准，不同地区的学术团体根据该地区占主导地位的肝硬化病因制定了相应的诊断标准。
- ACLF 通常急性起病。在发达国家，它通常继发于活动性酒精中毒后的细菌感染，而在发展中国家，感染的肝炎病毒再活化是更常见的起因。
- ACLF 的发病机制与肠道细菌易位引起的低水平炎症突然暴发有关。
- 过度炎症可引起循环衰竭和组织损伤，从而易使患者出现靶器官的损伤。
- 一旦发生 ACLF，重要的是去除或治疗病因，治疗器官衰竭，并提供足够的营养支持。
- 最好是在能提供密切监测的重症监护治疗病房（ICU）对患者进行管理。
- 体外肝支持系统治疗 ACLF 存在争议，需要更多的证据才能作为治疗标准被接受。
- 肝移植是 ACLF 的最终治疗方法，但目前肝移植受者的选择标准、候诊优先次序及将患者从候诊名单中移除的标准界定不清。
- ACLF 患者的预后取决于其病情严重程度和治疗效果。
- 目前预测 ACLF 患者的预后已有多种评分模式。简单地计算衰竭器官的个数也有类似的预测价值。

一、概述

慢性肝病患者发展至肝硬化是疾病进展过程中一个重要的里程碑。肝硬化形成后，将有长达 10～15 年的阶段患者无自觉症状，也没有并发症，这就是所谓的肝硬化"代偿期"。尽管患者自我感觉良好，但由于慢性肝病的病因持续存在，可能存在潜在的肝硬化进展过程，导致了进一步的肝实质细胞坏死和纤维组织沉积，直至肝硬化失代偿阶段，并出现如曲张静脉出血、腹水、肝性脑病等并发症。据估计，这种从代偿阶段到失代偿阶段每年的转变速率为 6%～9%[1]。代偿性肝硬化患者通常比较稳定，平均 1 年生存率超过 90%[2]。一旦失代偿发生，如果肝硬化的根本病因没有得到纠正，患者的临床病程会恶化得更快，中位生存期为 2 年。这是因为失代偿状态的特征是整体肝功能逐渐下降，并进一步出现并发症，如细菌感染、最常见的腹膜炎、肾功能障碍或低钠血症。患者可能死于并发症或也可能从这些并发症中恢复（图 18-1），除非接受肝移植，否则那些恢复患者的生存时间通常

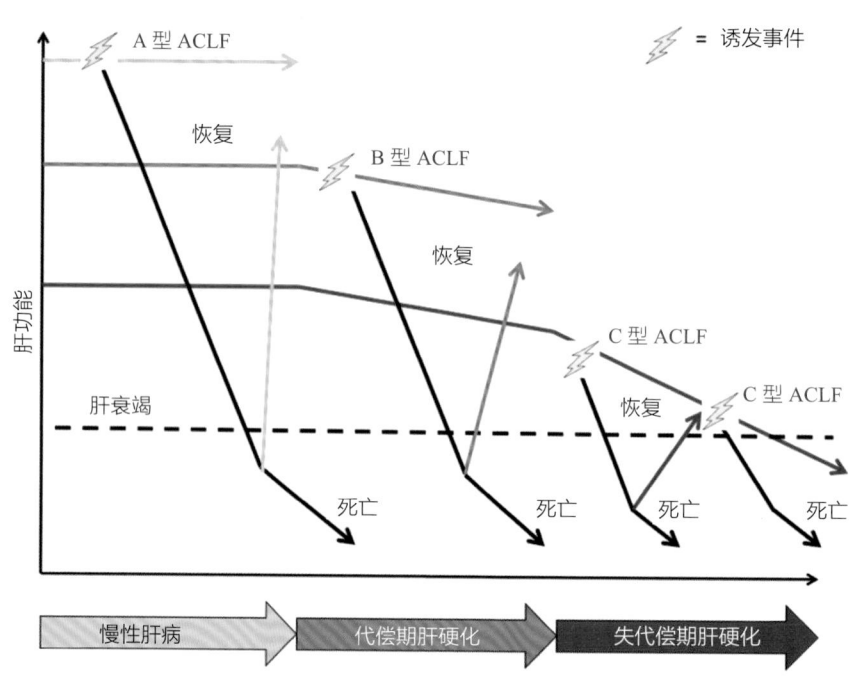

▲ 图 18-1　慢加急性肝衰竭（ACLF）的概念

A 型发生于无肝硬化的慢性肝病患者；B 型发生于代偿性肝硬化患者；C 型发生于失代偿性肝硬化患者。ACLF 通常由某种诱因导致急性起病，然后患者病情急转直下，治疗结果可能是恢复，或者是死亡

还是会缩短[1]。

二、慢加急性肝衰竭概念

　　"慢加急性肝衰竭"（ACLF）是指失代偿性肝硬化患者经常出现的，与器官衰竭和高短期死亡率有关的肝功能恶化状态。因此，该综合征描述的是在失代偿性肝硬化阶段，通常是由某些急性事件诱发，患者肝功能迅速恶化至肝衰竭的过程，而不是失代偿性肝硬化患者常见的肝功能逐渐下降。ACLF 曾被认为不会发生在稳定的代偿性肝硬化患者中。我们现在知道，在代偿性肝硬化患者中仍可以因某些事件突然导致肝功能迅速恶化（图 18-1）。事实上，ACLF 也可以发生在没有肝硬化的慢性肝病患者中[3]。

　　ACLF 概念的要点是肝功能迅速恶化、肝衰竭、肝外多器官衰竭，高短期死亡率。ACLF 的概念是必要的，因为患者通常不会死于肝细胞群的逐渐破坏；相反，他们死于临床状态的急性恶化，ACLF 症候群恰当地描述了此过程。Jalan 等将发生在无肝硬化慢性肝病、代偿期肝硬化和失代偿性肝硬化患

者的 ACLF 分别称为 A 型、B 型和 C 型[4]。

三、慢加急性肝衰竭定义

　　虽然 ACLF 的概念很容易理解，但是世界各地对 ACLF 的定义不尽相同。这是因为肝脏疾病流行病学的区域差异导致了不同的定义，这些定义旨在描述在特定地区观察到的疾病模式。

（一）亚太肝病研究协会定义

　　亚太肝病研究协会（APASL）ACLF 定义最早是在 2004 年的一次会议上根据专家共识提出[5]。2014 年已更新定义和诊断标准[6]。该定义的主要特点有以下几点。

- 患者可能患有慢性肝病，但单纯脂肪肝或代偿性肝硬化除外。
- 患者以前没有肝功能失代偿表现。
- 直接肝损伤导致肝衰竭。损伤原因可以是过量饮酒、乙型肝炎病毒的再激活、任何急性嗜肝病毒感染、药物性肝损伤（DILI）或自身免疫性肝炎。

- 伴有黄疸（血清胆红素＞ 5 mg/dl）、国际标准化比值（INR）升高（＞ 1.5）或凝血酶原活性＜ 40%。
- 4 周内出现腹水和（或）肝性脑病。

失代偿性肝硬化患者的临床状态出现急性恶化，被认为是急性失代偿，而不是 ACLF。

（二）美国肝病研究协会和欧洲肝病研究协会定义

许多美国和欧洲的肝病中心的经验认为，ACLF 与失代偿性肝硬化患者的多器官衰竭相关的急性肝功能恶化有关，而不是稳定的伴或不伴有肝硬化患者遭遇急性肝损伤所致。因此，APASL 对 ACLF 的定义并不适合美国和欧洲患者。2010 年 AASLD/EASL 关于 ICU 肝硬化患者管理的单一专题研讨会[7]指出，这些危重患者的死亡率高达 53%，而 ACLF 是造成这一高死亡率的重要原因。为了强调这一点，学术协会需要定义 ACLF 与这些患者相关。因此，AASLD 和 EASL 共同提出了 ACLF[8]的定义，包括以下几个特点。

- 肝硬化的急性恶化，通常是由包括脓毒症在内的肝或肝外损伤引起的突发事件导致。
- 3 个月内的高死亡率。
- 死亡原因通常是多器官衰竭。

（三）欧洲肝脏 – 慢性肝衰竭研究协会定义

欧洲肝脏 – 慢性肝衰竭研究协会（EASL–CLIF）成立于 2009 年，对所有因急性病情恶化入院的肝硬化患者进行多中心观察性研究，前瞻性地收集数据，然后对临床数据和院内诊疗过程进行分析，以制定 ACLF 各个方面的诊断标准。一旦确诊，ACLF 的其他特征，如患病率、并发症、发生预测因素和死亡率可以推导出来。这项 CANONIC 研究包括来自 8 个国家 29 个肝脏中心的 1343 名患者，协会修改了 ACLF 的定义[9]，现已更名为 ACLF 的 EASL–CLIF 定义。

- 肝硬化急性失代偿，伴有腹水、肝性脑病、消化道出血和（或）细菌感染。
- 肝或肝外器官衰竭的存在。对于单器官衰竭，可能是肾衰竭，或存在肾功能障碍或脑功能障碍的情况下出现的非肾器官衰竭。对于多器官衰竭，必须是 2 个或多个器官同时衰竭。
- 短期（28d）高死亡率。

表 18-1A 描述了定义各个器官衰竭的慢性肝病 – 序贯器官衰竭评估（CLIF-SOFA）评分系统。0～4 分表示每个器官功能障碍的程度。总分为每个患者的 ACLF 严重程度。随后的 CLIF 联合器官衰竭（CLIF-C-OF）评分给出了一个稍微简化的计算分数的版本（表 18-1B）[10]，而不影响患者的 ACLF 分级。

无 ACLF：无器官衰竭或不累及肾脏的单器官衰竭，血清肌酐＜ 1.5mg/dl，无脑病；不累及肾脏的脑衰竭，血清肌酐＜ 1.5mg/dl。

1 级 ACLF：单肾、单肝、凝血、循环、呼吸衰竭，血清肌酐≥ 1.5～2mg/dl 和（或）Ⅰ、Ⅱ度肝性脑病，或单脑衰竭，血清肌酐≥ 1.5～2mg/dl。

2 级 ACLF：2 个器官衰竭。
3 级 ACLF：≥ 3 个器官衰竭。

（四）北美终末期肝病研究协会定义

因 CANONIC 的研究只包括欧洲肝硬化患者，其人口统计学特征可能与北美患者不同，北美于 2012 年成立终末期肝脏疾病研究协会（NACSELD）进行类似的观察研究，以确认急性病情恶化的肝硬化患者是否会出现类似的临床过程。由于细菌感染是肝硬化住院患者最常见的并发症，因此研究最初只包括因细菌感染入院或发展为院内细菌感染的肝硬化患者。每个器官系统的细菌感染类型都有明确的定义，并对患者的临床过程进行前瞻性随访，特别是在器官衰竭、转入 ICU 和死亡率方面。NASCELD 根据存在 2 个或 2 个以上器官衰竭[11]来定义 ACLF，包括以下几个方面。

- 脑衰竭：按 West Haven 标准[12]分级为Ⅲ度或Ⅳ度肝性脑病。
- 肾衰竭：启动肾脏替代治疗。
- 循环衰竭：感染性休克的存在和需要使用升压药。
- 呼吸衰竭：需要机械通气。

表 18-1A　EASL-CLIF 协会 CLIF-SOFA 评分

器官（参数和单位）	0	1	2	3	4
肝脏（胆红素 mg/dl）	＜1.2	≥1.2，＜2.0	≥2.0，＜6.0	≥6.0，＜12.0	≥12.0
肾脏（血肌酐 mg/dl）	＜1.2	≥1.2，＜2.0	≥2.0，＜3.5 或开始肾脏替代治疗	≥3.5，＜5.0	≥5.0
大脑（脑病分级[a]）	0	I	II	III	IV
凝血（INR）	＜1.1	≥1.1~1.25	≥1.25~1.5	≥1.5，＜2.5	≥2.5 或血小板≤20×10⁹/L
循环（平均动脉压 mmHg）	≥70	＜70	给予多巴胺治疗≤5μg/（kg·min），或使用多巴酚丁胺或特利加压素	给予多巴胺＞5μg/（kg·min），或肾上腺素≤0.1μg/（kg·min）或去甲肾上腺素≤0.1μg/（kg·min）	给予多巴胺＞15μg/（kg·min），或肾上腺素＞0.1μg/（kg·min）或去甲肾上腺素＞0.1μg/（kg·min）
肺 PaO₂/FiO₂ 或	＞400	＞300，≤400	＞200，≤300	＞100，≤200	≤100
SpO₂/FiO₂	＞512	＞357，≤512	＞214，≤357	＞89，＜214	＜89

表 18-1B　CLIF-SOFA 评分简表

器官（参数和单位）	1	2	3
肝脏（胆红素 mg/dl）	＜6.0	≥6.0，＜12.0	≥12.0
肾脏（血肌酐 mg/dl）	＜2.0	2.0~3.5（不含 3.5）	≥3.5 或肾脏替代治疗
大脑（脑病分级[a]）	0	I~II	III~IV
凝血（INR）	＜2.0	2.0~2.5（不含 2.5）	≥2.5
循环（平均动脉压 mmHg）	≥70	＜70	需要升压药
肺 PaO₂/FiO₂ 或	＞300	＞200，≤300	≤200
SpO₂/FiO₂	＞357	＞214，≤357	＜214

FiO₂. 吸入氧的浓度；INR. 国际标准化比值；PaO₂. 动脉氧分压；SpO₂. 脉搏氧饱和度
a. 肝性脑病根据 West Haven 标准分度
粗体字意味着器官衰竭

　　在初始的感染患者队列建立完成后，该研究扩展到包括所有入院的伴有或不伴有细菌感染的肝硬化患者，以验证在肝硬化未感染人群中的 ACLP 定义。

　　由此可见，全球不同地区[13] 对 ACLF 的定义仍然存在差异。这使得很难比较来自世界不同地区的研究结果，并妨碍了治疗试验的设计，减缓了有效治疗策略的发展。目前正在努力建立跨区域的联盟来研究不同病因、诱发事件和定义的患者，以便对 ACLF 做出统一的定义。但是，所有人都认为 ACLF 是一种不同于急性肝衰竭的独特综合征，28d 死亡率高，主要死因是器官衰竭和脓毒症，这些患者需要早期评估是否需要肝移植，以提高生存率[14]。

四、流行病学

ACLF 统一定义的缺乏，阻碍了通过流行病学研究对 ACLF 的患病率、自然史和死亡率进行评估。最近一项来自韩国的大型回顾性研究比较了相同人群 ACLF 的 APASL 和 EASL-CLIF 定义[15]。在 1470 例患者中，有 1352 例肝硬化伴有或不伴有失代偿。使用的 ACLF 定义标准不同，患者入组时的特征、ACLF 的发生率和死亡率存在显著差异。其他使用不同定义的研究提供了关于 ACLF 流行病学的额外数据[11, 16-18]。

（一）ACLF 患病率

在韩国回顾性研究[15]中，149 名（9.5%）患者在入院时或住院期间发展至 APASL 定义的 ACLF，274 名患者（18.6%）符合 EASL-CLIF 定义的 ACLF，只有 74 名患者（5.0%）同时满足 APASL 和 EASL-CLIF 的 ACLF 定义。这些数字似乎明显低于其他研究中描述的 ACLF 患病率。如 EASL-CLIF 的 CANONIC 研究报告 ACLF 的患病率为 30.9%[9]，NACSELD 研究报告在肝硬化失代偿的感染患者中 ACLF 的患病率为 24%[11]。其他使用 ACLF 的 EASL-CLIF 定义的较小研究显示 ACLF 患病率为 24%~34%[16-18]。

（二）患者特点

对韩国研究中的患者亚群分析发现，通过 APASL 定义（APASL 组）识别的 ACLF 患者更年轻、更有可能的失代偿表现是腹水，而通过 EASL-CLIF 定义（EASL-CLIF 组）确定的 ACLF 患者更常见的失代偿表现是消化道出血和肝性脑病。虽然过量饮酒是 2 个 ACLF 亚组的主要诱因，但在 APASL 组更为常见。APASL 组 ACLF 的另一重要诱因是中毒性肝炎，而 EASL-CLIF 组细菌感染是第二诱因。APASL 组和 EASL-CLIF 组的 Child-Turcotte-Pugh（CTP）评分和终末期肝病模型（MELD）评分显示肝功能障碍的严重程度相似，但 EASL-CLIF 组更可能发生多种肝外器官衰竭，尤其是肾和脑衰竭，而 APASL 组更有可能只发生肝衰竭。本研究结果清楚地表明，ACLF 的不同定义识别不同的肝硬化患者人群。

在另一项来自中国[19]的回顾性研究中，对 1329 例急性肝功能恶化住院患者进行了评估。其中，根据 EASL-CLIF 诊断标准诊断为 ACLF 的 405 例（30%）。以病毒性肝炎或中毒性肝炎为诱因的 ACLF 患者，可能更年轻，更容易出现腹水，这与亚太其他地区的患者一致；而由肝外损伤（如细菌感染或消化道出血）诱发的 ACLF 患者，与欧洲和北美的患者相似，更有可能发生肝外多器官衰竭。作者认为，可能并不是 ACLF 的定义识别了不同的 ACLF 患者人群。相反，ACLF 有 2 个不同的亚组：肝衰竭组和非肝多器官衰竭组。如果这一点能在未来的研究中得到证实，将极大地有助于确立 ACLF 的一致定义。

五、病理生理学

众所周知，肝硬化与全身炎症的发生有关，如白细胞计数及 C 反应蛋白增加各种炎性细胞因子和氧化应激的存在[20, 21]。炎症的程度似乎与肝功能障碍和失代偿的严重程度平行。炎症是对有害刺激的生理反应，通过激活免疫系统的各种成分来控制和中和有害刺激，并随后重新启动修复过程来恢复组织的完整性[22]。

（一）炎症反应

炎症反应可由内源性或外源性刺激引起。内源性刺激通常是细胞坏死或细胞基质破坏的产物。细胞坏死可能与组织损伤或程序性细胞死亡有关，是组织常规新陈代谢的一部分。组织碎片通常被巨噬细胞上的传感器识别，进而引发炎症。这些内源性炎症诱因被称为损伤相关分子模式（DAMP）。炎症的外源性刺激可能与感染性因素或非感染性化合物（如过敏原或毒素）有关。由于大约 30% 的肝硬化患者存在细菌感染，因此这里的重点将放在炎症反应的感染原因上。炎症的细菌诱导剂有 2 种类型：一类是病原体相关分子模式（PAMP），为病原体内保守的小分子基序；另一类是细菌产生的毒性因子（如外毒素）[22, 23]。PAMP 通常由宿主先天免疫系统通过模式识别受体（PRR）来识别。Toll 样受体

（TLR）、核苷酸结合寡聚域（NOD）样受体（NLR）和位于免疫细胞不同部位的细胞 DNA 传感器均是 PRR。PRR 表面识别 PAMP 可以激活各种炎症通路，最终导致如核因子 κB（NF-κB）、激活蛋白 1、干扰素调节因子等各种转录因子的激活。这些转录因子反过来可以诱导多种基因编码抗菌效应因子、细胞因子和趋化因子，从而介导炎症和先天免疫反应。宿主细胞可以通过胞质 PRR 识别入侵细菌 PAMP。如革兰阴性细菌细胞壁产物脂多糖（LPS）被细胞炎性细胞凋亡蛋白酶识别，可以触发程序性细胞死亡，而程序性细胞死亡又会释放 PAMP，导致进一步的炎症[24]。

（二）细菌易位是肝硬化炎症的主要诱因

肝硬化炎症发生的基础是细菌易位（BT），即活菌和各种细菌产物通过解剖学上完整的肠道屏障，从肠腔进入肠系膜淋巴结（MLN），再从肠系膜淋巴结进入其他肠外器官和部位[25]。适度 BT 是一种生理现象。然而，过量的 BT 则是病变。在肝硬化患者中，通过培养在剖腹手术或肝移植手术期间收获的 MLN，已证实有 BT 增加。这与肠道细菌过度生长、肠黏膜结构异常、肠黏膜免疫功能下降有关，而这些均是肝硬化常见的特征。内源性细菌和细菌产物主要通过细胞内途径上皮内层细胞到达 MLN，进而通过淋巴系统到达体循环。当肠道上皮细胞受损时，细菌和细菌产物可以通过细胞间途径直接进入血液[26]（图 18-2）。肝硬化中经常发生一些增加 BT 的事件，如胆汁酸减少、使用质子泵抑制药改变胃 pH、减弱肠蠕动和频繁使用抗生素。BT 的程度随着肝功能障碍程度的加重而增加。据观察，在 CTP B 级患者中发生 BT 的比例为 8.1%，而在 CTP C 级患者中发生 BT 的比例为 31%[27]。

一旦发生易位，多余的细菌和细菌产物可以通过刺激负责编码炎性细胞因子的基因促进局部炎症反应，这些细胞因子包括如肿瘤坏死因子 α（TNF-α）、白介素、干扰素 γ 和一氧化氮等[28]。当细菌和细菌产物进入体循环时，炎症反应就变成全身性的炎症反应。事实上，在肝硬化[29]动物模型和肝硬化[30]患者的细胞中，LPS 等细菌产物已被证明可诱导炎性细胞因子的大量产生。许多由肠道免疫细胞产生的炎症细胞因子可以破坏上皮细胞的紧密连接并进一步促进 BT。正常免疫监测通常会清除易位的细菌和细菌产物，肝硬化中此功能相对受损，存在持续肠道炎症，从而破坏微生物 – 宿主稳态[31]。

（三）肝硬化炎症的其他原因

炎症状态也可以发生在与感染无关的急性肝炎过程中。这些无菌性炎症的原因包括药物性肝损伤、非酒精性脂肪性肝炎和酒精性脂肪性肝炎。组织损伤后，DAMP 被释放出来，刺激免疫系统，导致免疫细胞最终定位到损伤部位并产生促炎细胞因子[32]。有研究表明，在西方国家，大多数肝脏损伤是由无菌性炎症引起的。

（四）无菌性炎症与细菌易位的相互作用

由于 BT 几乎存在于所有肝硬化患者中，很难将无菌性炎症和 BT 作为 2 个单独的病理生理过程分离。事实上，这 2 个过程紧密地交织在一起，促进进一步的炎症。如在酒精性肝硬化患者中，酒精的肠道发酵可以产生高浓度的代谢产物，如乙醛，它已被证明可以通过松解肠道上皮细胞之间的紧密连接来增加细胞旁 BT[33]。这与酒精引起的肝细胞损伤和肝脏炎症同时发生。即使在健康的志愿者中，急性酒精摄入也会增加 BT，这可以从他们血清中检出细菌 DNA 和内毒素得到证明[34]。酒精性肝硬化往往伴随着营养不良，进一步增加了免疫功能损害的风险。然而，营养过剩也并不一定有益，因为高脂肪饮食已被证明与肠道屏障完整性和碱性磷酸酶活性的降低有关。碱性磷酸酶是肠道中负责分解 LPS 的酶。因此，据报道，在肥胖或糖尿病患者中，血清 LPS 水平明显高于正常体重者[35]。

（五）持续炎症的后果

过度炎症可导致组织损伤，这一过程被称为免疫病理。这是因为免疫系统中的细胞，如中性粒细胞、单核细胞和各种活化的 T 细胞，在炎症过程中被吸引、聚集，可造成细胞直接凋亡和坏死，导致组织损伤。

这反过来释放更多的 DAMP，炎症过程就变

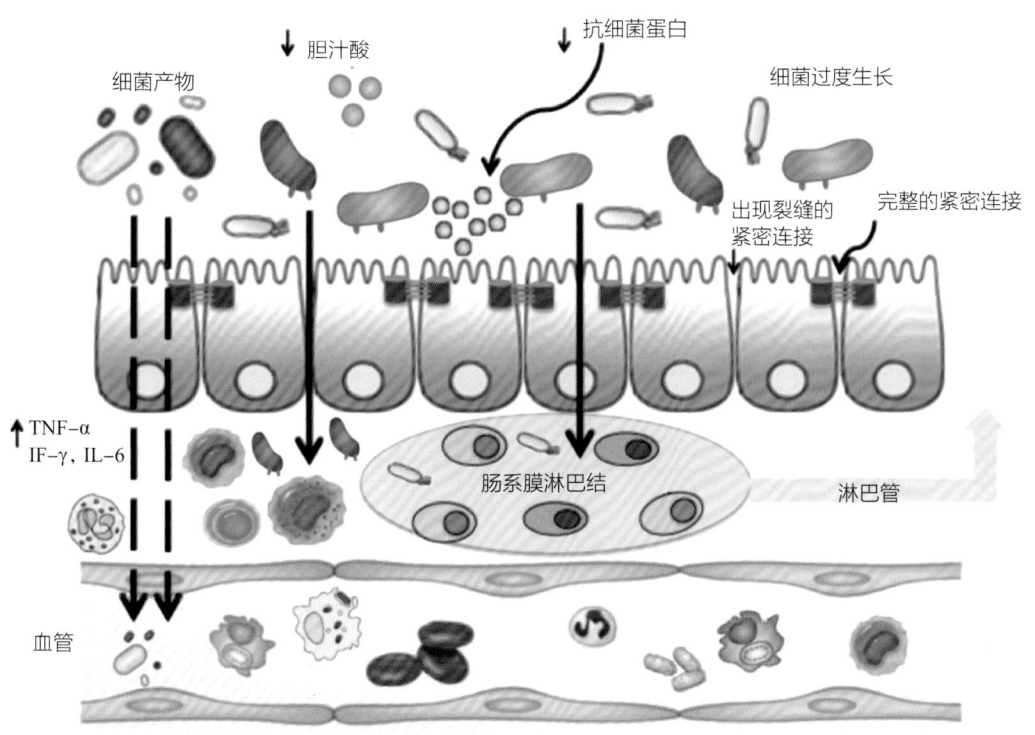

▲ 图 18-2 细菌易位过程

IF-γ. 干扰素 γ；IL-6. 白细胞介素 6；TNF-α. 肿瘤坏死因子 α

成了一个持续的恶性循环。持续刺激外周单核细胞也可诱导耐受，最终导致免疫衰竭。也就是说，晚期肝硬化患者在出现有害刺激时，可能无法产生足够的先天性非特异性免疫和后天性非特异性免疫反应[36]。在晚期肝硬化中，炎性级联反应的重要细胞因子之一 TNF α 产生受损就是很好的例子，这在 ACLF 患者尤其明显[37]。这种免疫缺陷原型的特点是抗炎细胞因子和白细胞抑制抗原水平增加和免疫细胞功能的恶化。此外，作为免疫刺激标志的抗原呈递细胞上的 HLA-DR 表达也减少，最终导致抗体的产生减少。这种相对的免疫缺陷使晚期肝硬化患者在急性感染发生时无法产生足够的免疫反应，从而对患者克服感染的能力产生负面影响，降低了生存的机会[38]。

（六）肝硬化失代偿和慢加急性肝衰竭全身炎症假说

解释肝硬化失代偿发生的现行假说是内脏和全身动脉血管进行性舒张，导致高动力循环，并激活各种代偿性血管收缩系统，随后导致靶器官低灌注[39]。

因此，如果器官灌注变得更差，肝硬化患者易于出现器官衰竭。内脏和全身动脉血管舒张一直被认为是由于内皮一氧化氮合酶活性过表达引起过量一氧化氮的产生[40]，而这是内脏和全身血管内皮剪切应力增加的结果。在肝硬化动物模型中，抗肿瘤坏死因子抗体能够减弱高动力循环，提示炎症参与了肝硬化血流动力学改变[41]。肝硬化患者使用诺氟沙星选择性肠内净化可以部分逆转高动力循环，降低内毒素水平。这进一步说明了肝硬化的 BT、炎症和血管变化之间的联系[42]。因此，有人认为炎症与肝硬化失代偿的发展密切相关。随着肝硬化进程的推进，炎症在肝硬化并发症的发生中扮演着越来越重要的角色（图 18-3）。

全身炎症假说假设 ACLF 是放大了肝硬化和肝功能失代偿患者已经存在的全身性炎症过程的结果，加重了全身性循环功能障碍，导致器官灌注不足。炎症介质对器官微循环和细胞生理稳态的直接有害影响叠加最终导致（多）器官衰竭[43]。

EASL-CLIF 协会最近通过对 522 例肝硬化失代偿住院患者队列进行评价，并与 40 例的健康对

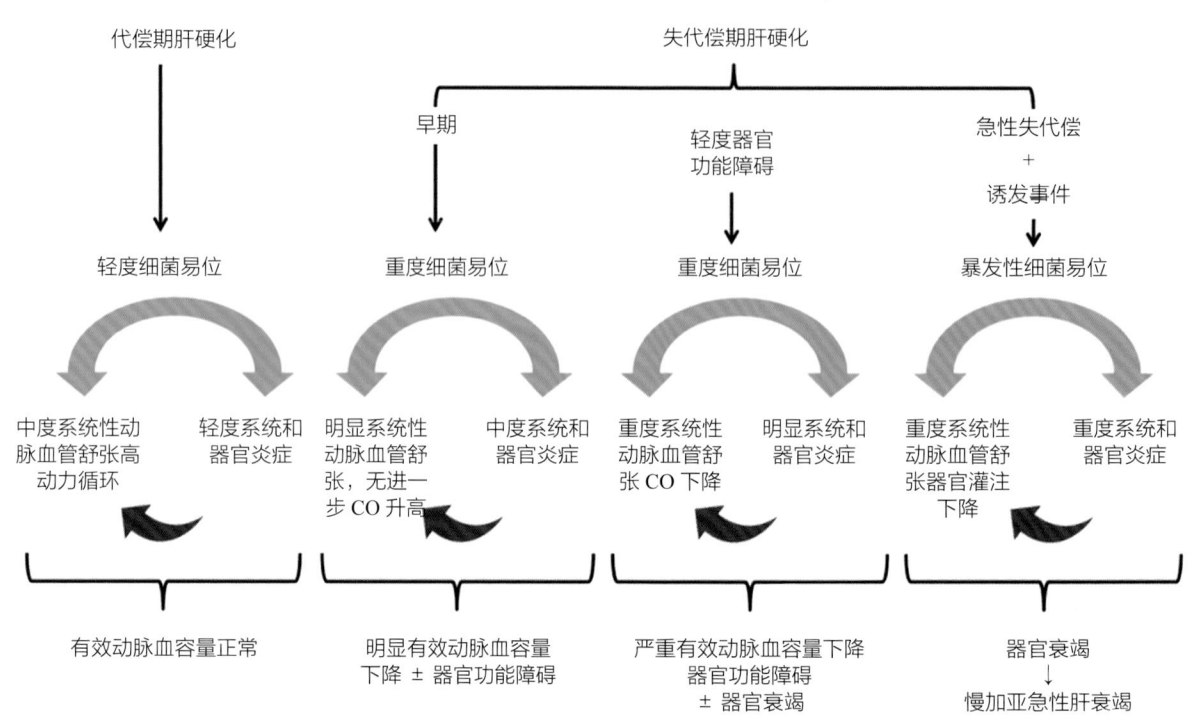

▲ 图 18-3　肝硬化自然史中细菌易位、炎症、血流动力学异常与器官衰竭的关系

照组进行比较，对全身炎症假说进行了验证[44]。通过测量 29 种细胞因子和循环白蛋白（一种全身氧化应激的标志物）的氧化还原状态来评估全身炎症，而通过测量血管收缩系统激活的各种激素标志物来评估循环功能障碍。作者报道说，与对照组相比，肝硬化急性失代偿患者表现出高水平的细胞因子、各种血管收缩系统的激活及存在氧化应激的证据。与那些没有进展为 ACLF 的患者相比，那些继续发展为器官衰竭和 ACLF 的患者拥有更高水平的前述标记物。最有趣的发现是，全身性炎症的严重程度与 ACLF 的发生频率和严重程度密切相关，这支持了全身性炎症有助于 ACLF 发展的观点。此外，全身炎症的过程与 ACLF 的过程也密切相关。有趣的是，ACLF 与全身炎症的关联比 ACLF 与循环功能障碍的关联更强。因此，对炎症标志物监测可能有助于预测肝硬化急性肝功能失代偿患者 ALCF 的进展。

六、ACLF 发展的诱发因素

显然，并非所有肝硬化急性肝功能失代偿患者都会发展为 ACLF，但为什么有些患者会自发发展为 ACLF，而另一些患者需要有诱发事件存在的机制尚不清楚。这使得许多研究者开始寻找导致某些患者更易发生 ACLF 的诱因。以下是一些已被认识的诱发因素。

（一）遗传学

患者之间的遗传差异已被确定对许多疾病的不同表现有影响，同样的道理，遗传差异也会影响不同个体的免疫功能。如先天免疫传感器（如TLR）的表达存在遗传变异，TLR 表达多态性不良的患者被报道更易发生感染[45]。事实上，TLR_4 多态性患者与革兰阴性菌感染和炎症的发生率增加有关[46]。NOD_2 是模式识别受体，当出现细菌的肽聚糖时，可刺激免疫功能。NOD_2 基因表达的差异可导致黏膜免疫反应的失调，进而导致肠道内或固有层的细菌群发生数量或质量的改变，从而导致该部位的炎症反应[47]。因此，具有 NOD_2 多态性的患者可能有更强烈的基础炎症[48]。此外，NOD_2 可调节接触细菌产物后的 TLR 反应，进一步损害具有遗传多态性患者的免疫功能,该遗传多态性可改变这 2 种受体的功能[49]。最近,CANONIC 的研究人员发现,存在防止 ACLF 发展的 2 种炎症相关的基因,白介素 -1β 和白介素 1 受体拮抗药[50]。在 28d 较高死亡率的 ACLF 患者中,这些保护基因表达水平较低。

(二)年龄

EASL-CLIF 协会报道,发展为 ACLF 的肝硬化患者往往比没有 ACLF 的患者要更年轻[9]。然而,在全球其他地区的研究中,年龄并没有被确定为诱发 ACLF 的因素。年龄可能促进年轻患者 ACLF 发生的原因是,这些人往往具有更强的免疫反应系统,当合适的诱发因素出现时,炎症反应更强。在老年患者中,免疫功能衰退可导致先天和后天免疫反应减弱。然而,某些促炎反应不受年龄的影响,甚至可能上调炎症过程[51]。也就是说,老年人群有持续的低水平炎症。老年人炎症和免疫衰退之间的关系最终将决定其发展为 ACLF 的倾向性。

(三)生活方式因素

某些生活方式紊乱,如慢性酒精中毒和肥胖,除了前面提到的引起肠道屏障功能变化外,还与肠道微生物群的变化有关,从而使这些患者更容易发展为 ACLF。尽管肝功能受损的严重程度相似,酒精性肝硬化患者的肠杆菌科和盐单胞菌科的细菌含量显著高于其他肝硬化病因的患者,而毛螺菌科、疣微菌科和梭状芽孢杆菌ⅩⅣ的含量低于其他肝硬化病因的患者[31]。同样,非酒精性脂肪性肝炎肝硬化患者与无脂肪性肝炎的肝硬化患者相比,卟啉单胞菌科、类细菌科细菌含量较高而韦荣球菌科细菌含量较低[52]。在一项肝硬化患者队列中,肠道下段粪便类细菌科细菌和梭状芽孢杆菌ⅩⅣ的存在,是预测 90d 内住院的独立预测因子[53]。某些药物的长期使用也可能促进胃肠道菌群的定植,增加 BT。如长期使用质子泵抑制药已被证明会增加代偿性肝硬化患者粪便中链球菌科细菌的含量,这与微生物代谢产物水平的变化有关,表明微生物功能可能发生变化[54]。肝硬化合并感染是 ACLF 的常见诱因,与因其他疾病入院的患者相比,入院前使用质子泵

抑制药的比例要高得多[55]。最近的一项 Meta 分析证实,在肝硬化患者中使用质子泵抑制药使患者发生自发性细菌性腹膜炎(SBP)等感染的概率比不使用患者高 2.8 倍[56]。

(四)门静脉高压的严重程度

门静脉高压和腹水已被证实为促进肝硬化肠道通透性增加的独立因素[57]。这将促进 BT 和任何细菌或细菌产物通过门静脉分流,绕过肝脏的网状内皮系统到达肝脏,从而为肝硬化炎症提供持续刺激。使用非选择性 β 受体阻滞药或经颈静脉肝内门体分流术(TIPS)降低门静脉压力与肠道通透性,减少炎症,改善 ACLF 患者的生存期[58]。

七、ACLF 的诱因

在大多数情况下,ACLF 是由急性诱因引起的,有使肝硬化和肝功能失代偿患者的慢性炎症暴发的因素。这种炎症暴发将使已经存在的循环功能障碍恶化,导致器官灌注不足。炎症介质对器官微循环和细胞生理的有害影响最终导致器官衰竭。然而,在高达 43% 的 ACLF 患者中,发生 ACLF 之前没有发现急性诱因存在[9, 19]。这可能与各种内源性炎症诱因的存在有关,这些诱因可能是坏死细胞或细胞基质的分解产物[32]。这些被宿主的免疫系统识别为 DAMP,警告宿主的免疫系统有潜在的严重组织损伤,从而在没有任何触发因素的情况下引发炎症反应。此外,ACLF 的诱发因素因患者所处的地区而异。这可能与世界不同地区肝硬化的病因不同有关,也可能与不同大洲不同学术团体对 ACLF 的定义不同有关[6, 8]。在中国等亚洲国家,大多数 ACLF 病例与肝炎病毒的活化有关,而在欧洲和北美,多与细菌感染或酒精摄入有关。有趣的是,过量饮酒也是印度次大陆 ACLF 患者的一个主要诱因。表 18-2 列出了世界各国 ACLF 的研究中影响 ACLF 发生的各种因素。

(一)病毒性肝炎

在乙型肝炎流行的国家,乙型肝炎急性加重是 ACLF 的常见诱因。当 ACLF 采用 APASL 诊断

表 18-2　世界各地慢加急性肝衰竭的诱发因素

	CANONIC 研究 [9]	Shi 等 [19]	Shalimar 等 [59]
纳入患者数量	303	405	1049
研究所在地区或国家	欧洲	中国	印度
诱发因素			
肝炎恶化 a	—	145（35.8%）	224（21.4%）
细菌感染	98（32.6%）	113（27.9%）	174（16.6%）
持续饮酒（≤ 3 个月）	69（24.5%）	25（6.1%）	374（35.7%）
消化道出血	40（13.2%）	40（9.8%）	88（8.4%）
其他	25（8.6%）	9（2%）	85（8.1%）
不确定	126（43.6%）	80（20.4%）	104（9.9%）
超过一个诱发因素	39（13.5%）	36（8.9%）	—

a. 肝炎恶化包括乙肝激活或急性戊肝
其他. 包括手术、TIPS 支架置入、急性酒精性肝炎、药物性肝损伤及自身免疫性肝炎恶化
TIPS. 经颈静脉肝内门体分流术

标准 [6] 时尤其如此，而该诊断对象仅包括稳定的慢性肝病或代偿性肝硬化患者 [19, 59]。当将 EASL-CLIF 诊断标准应用于 890 例因急性肝功能失代偿而入院的乙肝肝硬化患者时，乙肝感染加重不再是 ACLF 最常见的病因 [17]。其他 ACLF 的病毒诱发因素包括慢性肝病基础上罹患甲型肝炎或戊型肝炎 [19]。甲型肝炎作为 ACLF 的诱发因素，在甲型肝炎流行的国家并不常见，因为土著居民在很小的时候就接触过甲型肝炎，因此这些国家的成人对甲型肝炎感染具有免疫力。但甲型肝炎感染仍然是未接种疫苗的人群在非流行地区 ACLF 的潜在诱发因素。因此，在非流行地区的慢性肝病患者应接种甲型肝炎疫苗。在流行地区，戊型肝炎感染多发生在成人时期，而不是儿童时期。目前还没有预防戊型肝炎感染的疫苗。因此，人群对戊型肝炎感染的免疫力不如甲型肝炎（18% vs. 98%）[60, 61]。慢性肝病患者感染戊型肝炎可导致严重的肝功能失代偿，导致发病率和死亡率明显升高 [62, 63]。

病毒性肝炎作为 ACLF 诱因的患者往往比其他 ACLF 诱因的患者更年轻，他们的潜在肝病往往是代偿性肝硬化，而不是失代偿性肝硬化，肝衰竭和凝血功能衰竭比肝外器官衰竭更常见。

（二）细菌感染

多达 1/3 的肝硬化住院患者在入院时或入院后都有感染 [64]。当它发生时，过度的炎症和随后的细胞因子风暴往往会压倒相对低下的肝硬化患者的免疫防御能力，因此肝硬化感染的发生总是与高发病率和高死亡率相关 [65]。在代偿性肝硬化患者中，感染可加速肝功能失代偿，并出现腹水、肝性脑病或消化道出血等并发症。在失代偿性肝硬化患者中，感染可导致失代偿状态进一步恶化，导致肾衰竭等并发症发生。大约 24% 的合并感染的肝硬化患者发生 ACLF [18]。发生 ACLF 的概率与肝功能障碍的严重程度和并发症的存在有关，因为免疫紊乱及晚期肝硬化中性粒细胞缺乏增加了感染的易感性 [66, 67]，加上明显的炎症反应，这些患者更容易出现组织损伤。尽管所有感染均可触发 ACLF，最常见的感染诱因仍是 SBP。清除感染并不能阻止 ACLF 的发生，已经观察到从 SBP 和其他感染中恢复的患者出现了肾衰竭和心力衰竭 [68, 69]。多个部位或多种病原体混合感染、医源性感染和院内感染也是 ACLF 发生风险增加相关因素 [18]。

其他可能造成感染易感性增加，导致 ACLF 发生的因素包括长期使用质子泵抑制药和抗生素[55, 70]。也曾认为增加 SBP 发生风险的原因是长期使用非选择性 β 受体阻滞药[71]，但最近的 Meta 分析表明，非选择性 β 受体阻滞药实际上可以通过减少细菌易位来降低肝硬化感染的可能性[72]。

（三）酒精中毒

酒精中毒或酗酒可导致酒精性肝炎和 ACLF 的发生。事实上，在西方国家，酗酒是 ACLF 最常见的诱发因素。有趣的是，在印度次大陆的一项研究中，酒精中毒正在成为 ACLF 的一个重要诱因[59]。这可能与饮酒在印度越来越普遍有关，而该类饮酒患者的平均年龄均较低。肥胖和（或）糖尿病的存在往往增加了 ACLF 的严重程度[73]。在 CANONIC 研究[9]中，潜在酒精性肝硬化和 ACLF 患者的比例明显高于长期大量饮酒患者的比例，提示酒精性肝硬化患者 ACLF 的发生还与细菌感染等其他因素有关。事实上，据报道，在住院的酒精性肝炎患者中，至少有 25% 发生细菌感染，其中 SBP 是最常见的感染类型[74]。这是由于酒精对肠道黏膜屏障完整性和肠道微生物群的影响，有利于 BT 的增加。确实，有报道称在没有明显感染的酒精性肝硬化患者中，LPS 的水平有所增加[75]。而且，酒精本身是一种肝性毒素，其代谢导致活性氧的产生，诱导肝细胞凋亡。通过这些过程释放 PAMP 和 DAMP 后，炎症级联增长可导致 ACLF 的发生。值得注意的是，酒精性肝硬化患者即使戒酒，其 ACLF 的患病率仍明显高于非酒精性肝硬化患者。

（四）药物性肝损伤

药物性肝损伤（DILI）是急性肝衰竭的一个重要原因，在潜在肝硬化患者中，这可能会诱发 ACLF。尽管任何药物都可能导致 DILI，但抗生素是最常与特异质 DILI 相关的一类药物。最近，其他种类的药物，如发达国家的各种草药和保健品[76]及发展中国家的抗结核药物[59]，也有许多造成了 DILI 的病例报道。由于肝脏是药物生物转化的器官，肝功能障碍的存在可能导致药物代谢改变药物的清除、排泄减少，从而增加 DILI 及 ACLF 发生

的可能性。女性和 MELD 高评分被认为是肝硬化患者发生 DILI 的易感因素。

（五）其他诱因

1. 消化道出血

消化道出血是门静脉高压的并发症，常发生于肝硬化晚期。目前还不清楚急性消化道出血本身是否会引发 ACLF，CANONIC 研究报道在有或无 ACLF[9]的两组患者中，急性消化道出血病例数量相同，印度的另一项研究的结论也是如此[77]。急性消化道出血可能导致肝脏缺氧损伤，而这可能改变肝内免疫细胞的状态，使患者抵御感染的能力降低。事实上，在常规使用预防性抗生素之前，肝硬化并发消化道出血的患者约 30% 会发生细菌感染[78]，很可能是细菌感染和肝脏缺血使这些患者易于发生 ACLF。

2. 手术

晚期肝硬化患者的大手术偶尔会诱发 ACLF[79]。肝硬化患者本身存在一个肝动脉缓冲反应[80]，也就是说，在有肝硬化存在时，肝动脉供血增加，以补偿门静脉流入的减少。因此，任何可能增加肝动脉血流量的需求，如手术，都可能削弱肝脏血供，导致肝硬化患者发生肝低氧血症。麻醉药物在麻醉诱导过程中可使肝血流量减少 30%～50%。腹部手术中间歇正压通气和气腹均可导致肝血流量进一步减少。腹部脏器牵拉可引起内脏反射性血管舒张，导致肝血流量减少。所有这些因素的总和足以诱导肝硬化手术患者的 ACLF。

3. 其他

成功的 TIPS 使得大量内脏血流量未到达肝脏实质即通过支架分流，从而使肝脏相对缺血。这可能会加速 ACLF，尤其是肝脏储备功能有问题的患者。在 CANONIC 研究中发现，偶有大量穿刺抽液后出现循环功能障碍而引发 ACLF[9]。接受射频消融术或经动脉化疗栓塞等治疗的肝细胞癌患者可出现病情恶化并发展为 ACLF。据报道，多达 15% 的这类患者存在这种情况[81]。结合肝功能异常的各种指标，如低白蛋白、高胆红素、低血钠血症及存在门静脉血栓、高 AFP 和高 ALT 水平的模型可以预测化疗栓塞术后 ACLF 的发生[81]。

（六）无任何诱发因素的慢加急性肝衰竭

在 20%～40% 的 ACLF 患者中 [9, 19]，似乎没有明显的诱发因素。在这些患者中，先前存在的炎症恶化可能是 ACLF 发生的原因。事实上，与对照组相比，因肝功能失代偿而住院的肝硬化患者普遍存在炎性细胞因子水平增加和循环功能障碍 [44]，随着 ACLF 的发展，这些炎性因子水平变得更高，这支持了炎症本身就能诱发 ACLF 的观点 [82]。肝硬化肠腔内微生物群失调，微生物多样性减少被认为是这些患者发生 ACLF 的机制。革兰阴性肠杆菌和革兰阳性链球菌均有增加 [83]。越来越多的证据证明此过程有某些细菌种属存在和炎症细胞因子产生 [52]。肠道细菌产物的易位增加和 PRR 对某些细菌基序的识别会触发促炎症反应。进而引起中性粒细胞和巨噬细胞产生活性氧、各种蛋白酶和生长因子，破坏组织后再修复。任何对无菌细胞损伤或死亡的炎症反应都可能足以诱导 ACLF[84]。

八、器官衰竭

（一）肾衰竭

在 EASL–CLIF 协会的 CANONIC 研究中，肾衰竭定义为血清肌酐 ≥ 2.0mg/dl，在欧洲 ACLF 患者中占 55.8%[9]，印度患者中占 32%[60]，中国患者中占 22.5%[19]。按 NACSELD 组标准定义肾衰竭，肝硬化伴感染的 ACLF 患者合并肾衰竭发生率为 15.1%[11]。值得注意的是，当 ACLF 由肝内事件（如病毒性肝炎暴发）触发时，肾衰竭是一种罕见的并发症，在所有患者中占 5%。ACLF 引起肾衰竭的诱因可能与感染、低血容量、肝肾综合征（HRS）或肾实质损害有关。国际腹水俱乐部（IAC）定义的急性肾损伤（AKI）[85] 常发生于肝硬化，估计占急性肝功能失代偿患者的 20%[86]。与急性失代偿者相比，ACLF 患者的 AKI 更有可能存在肾实质损害，更容易进展至持续时间更长、程度更严重的肾衰竭阶段 [87]。这种差异的产生原因可能是因 ACLF 患者发生肾衰竭的机制更多样。此外，炎症的存在也在 ACLF 患者肾衰竭的发生中发挥重要作用，尤其是

酒精性肝硬化患者 [88]。使用戊妥昔芬这样的抗炎药可以阻止酒精性肝硬化患者的 HRS 的发展，这一事实支持了这一观点 [89]。已有研究认为炎症介质可导致肾微循环内血流迟缓，直接造成肾小管损伤，从而导致肾衰竭 [90]。因此，伴有 ACLF 的 AKI 患者更有可能需要肾脏替代治疗，而且 AKI 的治愈率较低，死亡率较高 [89]。在发生 AKI 的肝硬化感染患者中，即使是从 AKI 中恢复，30d 死亡率也明显高于没有发生 AKI 的患者 [91]。因此，肾衰竭对肝硬化 ACLF 患者的预后具有重要意义。

（二）脑衰竭

按 West Haven Criteria 标准的 Ⅲ～Ⅳ 度的肝性脑病 [12] 和 4 周内出现肝衰竭的标准，脑衰竭在 ACLF 患者中发病率为 24%[9, 19, 59]，在肝硬化伴感染患者中发病率增加到 55.7%[11]。肝性脑病的病理生理学基础是星形胶质细胞肿胀，是在氨水平升高的情况下，由谷氨酸产生的过量谷氨酰胺积累引起的。观察到感染的存在持续增加肝硬化肝性脑病的发生率 [11, 92, 93]，提示炎症在肝性脑病的发病机制中起着一定的作用。有研究认为，在感染过程中，小胶质细胞（大脑中驻留的巨噬细胞）可能释放促炎细胞因子，进一步增加星形胶质细胞肿胀，加重高氨血症引起的神经精神障碍 [94]。其他促炎状态如胰岛素抵抗和 2 型糖尿病 [95] 与肝硬化中肝性脑病患病率的增加有关 [96]，也支持这一论点。在失代偿性肝硬化中很常见的低钠血症，增加了星形胶质细胞肿胀的严重程度。而且，氨还能抑制脑能量代谢。所有这些因素的最终结果是星形胶质细胞与神经元相互作用的功能失调，临床上表现为肝性脑病 [97]。最近发现谷氨酰胺酶基因变异与肝性脑病患病率的增加有关 [98, 99]，这进一步增加了肝硬化肝性脑病发病机制的复杂性。

与无肝性脑病相比，肝硬化伴肝性脑病的预后较差。ACLF 背景下肝硬化合并肝性脑病亚组的预后最差 [100]。在最近的一项包括 1576 名肝硬化住院患者的前瞻性研究中，住院率和 30d 死亡率与肝硬化伴严重肝性脑病和 ACLF 显著相关，而与肝外器官衰竭、MELD 评分显示的肝功能异常严重程度、高白细胞计数提示的炎症证据或全身性炎症综合征

的存在无关[101]。

（三）肝衰竭

尽管世界不同地区的不同团体对 ACLF 有不同的定义，但在所有报道肝衰竭的主要研究中，肝衰竭被定义为血清胆红素 ≥ 12mg/dl。在中国的研究中，肝衰竭发生率高达 76%[19]，印度的研究中为 68%[59]，而在欧洲的 CANONIC 研究中仅为 43.6%[9]。世界不同地区肝衰竭发病率差异如此之大，原因在于，亚洲国家对 ACLF 的诊断均采用 APASL 指南标准，仅将肝衰竭病因为肝脏本身疾病的纳入其中。在中国一项对由肝外原因导致的 ACLF 研究中发现，肝衰竭的发生率降至 52.8%。NACSELD 组的 ACLF 诊断标准只计算肝外衰竭器官，因此没有报道肝衰竭的发生率[11]。

肝脏通常在免疫监视中扮演重要角色，以对抗各种微生物或危险信号，这些物质或通过肝动脉从体循环到达肝脏，或通过门静脉从肠道到达肝脏。随着肝硬化中 BT 的增加，各种细菌、PAMP 和 DAMP 大量到达肝窦。肝脏从稳态模式转变为炎症状态，各种细胞类型被激活，介导免疫防御[102]。虽然某些诱发因素，如乙型肝炎病毒或 DILI，可直接损伤肝细胞，但随后的炎症反应却是压倒性的，会造成肝脏进一步损害。而且，中性粒细胞释放活性氧，导致肝脏氧化应激，进一步增加肝损伤风险。在由感染诱发的 ACLF 患者中，导致肝细胞损伤的进一步机制包括与胆红素转运蛋白下调有关的脓毒症诱导的胆汁淤积[103]，形成肝内胆管胆栓，继之出现胆道上皮细胞炎症、损伤和纤维化，导致继发性硬化性胆管炎[104]。明显的全身炎症反应和肝功能迅速恶化与门静脉压力显著升高有关[105]。有观点提出肝脏炎症与肝一氧化氮合酶的持续降低有关。这与 ACLF 期间交感神经张力的升高有关，与门静脉压力显著升高，进一步影响肝脏灌注有关[106]。

（四）循环衰竭

ACLF 肝硬化患者具有心输出量增加、全身血管阻力降低的高动力循环，血流动力学与失代偿性肝硬化患者相似，但远比代偿性肝硬化患者超常[107]。ACLF 循环功能障碍的机制是内脏和全身

动脉血管扩张，这是因为存在过多的血管舒张因子，类似于失代偿期肝硬化的情况。然而，ACLF 期间，各种炎性细胞因子包括 TNF-α 的水平增加，进一步增加血管扩张程度[108]。ACLF 时肾上腺功能相对不全[109, 110]，随着血清皮质醇水平降低，血管舒张增加，因为皮质醇通常对一氧化氮有抑制作用[111]，同时增强了血管系统对各种血管收缩系统的反应。皮质醇还具有强大的抗炎作用，减少细胞因子的产生。因此，ACLF 时皮质醇的相对缺乏会使患者更易发生循环衰竭。过量的一氧化氮也会对心肌功能产生负性肌力作用[112]，尤其是对潜在的肝硬化心肌病患者。因此，心脏输出量不足以应对急性损伤。所有这些机制都有可能使 ACLF 患者在有足够血管容量的情况下无法维持足够的灌注压，需要血管升压素支持，并随后发展为乳酸酸中毒。在各种研究中，大约 15% 的 ACLF 患者出现循环衰竭[9, 11, 19, 59]。

（五）呼吸衰竭

由于多种原因，肝硬化合并 ACLF 患者可发生呼吸衰竭。肺炎占肝硬化所有感染的 10%～48%[11, 113]，是这些患者中 ACLF 的常见诱因之一[114]。它可能与肝性脑病等意识障碍时发生的误吸有关[115]。腹水导致腹内压升高、消化道出血的内镜检查、过度使用质子泵抑制药，以及与之相关的细菌易位[54]增加，都增加了肺炎发生的可能性。菌血症也经常出现在这些患者中，30% 的患者存在肾衰竭并发肺炎[68, 116]。因此，伴有 ACLF 和肺炎的肝硬化患者除呼吸衰竭外，常伴有感染性休克。肝硬化的其他并发症也可能导致这些患者的呼吸衰竭，包括存在肝性胸腔积液、门肺高压和肝肺综合征。EASL-CLIF 协会呼吸衰竭定义是动脉氧分压（PaO$_2$）/ 吸气氧分数（FiO$_2$）小于 200 或更低，或脉搏血氧饱和度 / 吸气氧分数（FiO$_2$）小于 200 或更低（见表 18-1B），但 NACSELD 的定义只简单看是否需要通气支持。据报道，根据所采用的不同诊断标准，呼吸衰竭的发生率为 10%～14%[9, 11, 19, 59]。

（六）血液系统衰竭

凝血功能障碍多被认为是肝衰竭的一部分，不

是单独的器官衰竭[117]。然而，EASL–CLIF 协会明确将 INR ≥ 2.5 定义为凝血功能衰竭[9]。肝硬化患者同时存在凝血因子和抗凝血因子的变化，存在出血增加和血栓形成的风险[118]。ACLF 的发生可能会引起促凝因子和抗凝因子之间微妙平衡的不稳定[119]。血小板减少和血小板功能障碍是原发性止血缺陷的主要因素。由于 ACLF 中明显的肝功能障碍可导致继发性止血缺陷，如血浆促凝因子水平下降（除Ⅷ因子外），进一步增加了患者的出血风险[120]。ACLF 的凝血功能随着感染的出现而加重，这是由于存在肝素样物质，它随着感染的消退而消失[121]。然而，ACLF 出血风险的增加被凝血倾向的增加所抵消。ACLF 中观察到的全身炎症可激活内皮细胞，内皮细胞负责合成因子Ⅷ及其载体蛋白 von Willebrand 因子及维持这些因子的水平。然而，仅维持因子Ⅷ和 von Willebrand 因子水平不足以维持正常凝血。相反，von Willebrand 因子将作为血小板黏附的锚，导致血小板衍生的微粒水平升高，从而触发 ACLF 的促凝过程。

在急性肝衰竭动物模型中，已证实纤维蛋白沉积在受损肝脏内，激活局部凝血，导致消耗性凝血[122]。肝损伤还可激活正常情况下通常处于静止状态的肝内组织因子，从而引发进一步的促凝过程[123]。同样的机制也可能发生在合并 ACLF 的肝硬化患者身上。总的来说，除了脓毒症存在时，促凝活性高于抗凝活性。没有必要对 INR 进行预防性校正，因为将 INR 值从 4 降低到 2 的临床价值值得质疑。凝血障碍的发生率为 27.7%[9]～31.5%[59]。

表 18-3 显示了世界各地研究中各种器官衰竭的发生率。该表强调了世界不同地区的不同定义如何影响器官衰竭的发生率。

九、诊断

由于世界不同地区的学术团体和工作组对 ACLF 的诊断标准存在差异，部分是因为各地区肝硬化的病因不尽相同，因此 ACLF 的定义尚未达成共识。但是，已达成一致的是 ACLF 症候群应包括下列几个特征。

- 必须有潜在的慢性肝病，其严重程度、是

否存在肝硬化取决于使用的诊断标准。
- 一定有急性损伤。可以是严格的肝内因素（APASL 诊断标准）或肝内和肝外均可（所有其他诊断标准）。
- 必须有器官衰竭。
- 该症候群应提供诸如短期（28d）和中期（90d）死亡率等预后信息。

一些研究对 ACLF 的诊断使用了不同诊断标准，这进一步增加了问题的复杂性。如印度最近的一项研究[59]使用了 ACLF 的 APASL 定义，作为其诊断标准的一部分，该定义明确指出，肝衰竭是根据黄疸出现（血清胆红素 > 5mg/dl）和 INR 升高（> 1.5 或凝血酶原活性 < 40%）诊断的。然而在同一项研究中，作者根据 EASL–CLIF 对器官衰竭的定义，将肝衰竭定义为血清胆红素 ≥ 12mg/dl，凝血衰竭定义为 INR 为 > 2.5。目前，各个学会对自己的 ACLF 诊断标准均持肯定态度。除非有一个包括世界各地患者的全球数据库，否则可能无法相互验证这些相互对立的诊断标准[124]。因此，在对 ACLF 的文献进行评估时，需要特别关注诊断 ACLF 所用的定义，才能准确地解释结果。

十、管理

ACLF 的管理目标包括关注诱发因素、控制诱发事件、控制炎症反应及为器官衰竭提供特异性治疗。一旦发生 ACLF，ICU 是管理这些患者最合适的场所。在合适的患者中紧急评估肝移植可以挽救其生命。最近大量酒精摄入是 ACLF 的常见诱因，这一状况会使肝移植成为这些患者的最终治疗方案的评估更加复杂。

（一）控制诱发事件

由于大多数导致 ACLF 发生的易感因素是无法改变的，预防失代偿期肝硬化患者的诱发事件可以减少 ACLF 的发生。在病毒性肝炎患者中，长期用核酸类似物抑制乙型肝炎病毒可以防止感染的乙型肝炎病毒的再活化或丁型肝炎的重叠感染。所有失代偿性肝硬化患者常规接种甲型和乙型肝炎疫苗可预防急性病毒性肝炎的发生。尚未戒酒的肝硬化患

表 18-3　世界各地不同器官衰竭的发生率

	CANONIC 研究 [9]	NACSELD 研究 [11]a	Shi 等 [18]	Shalimar 等 [59]
纳入患者数量	303	507	405	382b
研究所在地区或国家	欧洲	北美	中国	印度
器官衰竭（定义 / 占比 %）				
肾脏	血肌酐 ≥ 2mg/dl 55.8%	需要肾脏替代治疗 15.1%	血肌酐 ≥ 2 mg/dl 22.5%	血肌酐 ≥ 2 mg/dl 32%
肝脏	胆红素 ≥ 12mg/dl 43.6%	—	胆红素 ≥ 12 mg/dl 总体：76.4% 慢加急性肝衰竭的肝内因素：95.0% 慢加急性肝衰竭的肝外因素：52.8%	胆红素 ≥ 12 mg/dl 68%
大脑	Ⅲ / Ⅳ级脑病 24.1%	Ⅲ / Ⅳ级脑病 55.7%	Ⅲ / Ⅳ级脑病 13.0%	Ⅲ / Ⅳ级脑病 22.6%
呼吸	$PaO_2/FiO_2 \leqslant 200$ 或 $SpO_2/FiO_2 < 214$ 9.2%	需要机械通气 15.8%	$PaO_2/FiO_2 \leqslant 200$ 或 $SpO_2/FiO_2 < 214$ 9.6%	$PaO_2/FiO_2 \leqslant 200$ 或 $SpO_2/FiO_2 < 214$ 14.5%
循环	需要升压药 11.2%	需要升压药 17.6%	需要升压药 11.2%	需要升压药 15.0%
凝血	INR ≥ 2.5 71.1%	—	INR ≥ 2.5 71.1%	INR ≥ 2.5 31.5%

a. 研究仅在入院时存在感染的肝硬化患者中进行。

b. 1049 例患者中只有 381 例有足够的数据来评估器官衰竭。

FiO_2. 吸入氧的浓度；PaO_2. 动脉血氧分压；SpO_2. 脉搏血氧饱和度；INR. 国际标准化比值

者应被建议戒酒，或者接受支持治疗，包括减少会导致 ACLF 的酗酒程度。由于细菌感染是一种常见的诱发事件，因此在某些情况下必须预防感染，包括对出现胃肠道出血的肝硬化患者常规使用预防性抗生素，或预防性使用抗生素作为 SBP 的一级或二级预防 [125]。白蛋白在大量穿刺抽液治疗中的应用已被证明可以预防循环功能障碍和肾衰竭的发生 [126]。给予伴有 SBP 的肝硬化患者及有基础肝肾功能障碍的患者白蛋白治疗，也可以预防急性或 1 型 HRS 的发生 [127]。

（二）综合措施

1. 进入重症监护治疗病房

很长一段时间以来，人们一直不愿意让肝硬化患者进入 ICU 治疗，因为其死亡率很高，所有的治疗最终可能都是徒劳的。然而，随着各种预测工具的发展如 MELD 和 CLIF-SOFA 分数预测生存率及肝移植作为合适的 ACLF 患者最终治疗手段的可及性，人们对需要密切监护或加强治疗的肝硬化伴并发症患者进入 ICU 的态度发生了变化 [128]。有研究建议所有肝硬化患者都应进行至少 72h 的 ICU 治疗观察 [129]，而任何有 3 种或 3 种以上非凝血功能衰竭的器官障碍，且对特定治疗没有反应的患者，都应撤销生命维持治疗 [129]。

2. 营养

蛋白质 - 能量营养不良是晚期肝硬化患者常见的并发症。严重营养不良可预测肝硬化并发症的发生和肝移植前后患者的生存率 [130]。厌食症、消化不良、吸收不良和能量消耗增加均可导致患者的营养不良 [131]。近年来，随着肥胖在世界范围内的迅速蔓延，越来越多的 ACLF 患者其实存在非酒精性脂肪性肝炎这一肝硬化的潜在病因，这类人群具有相对良好的营养状况。然而，肥胖是 ACLF 的危险因素之一 [132]，当肥胖发生时，这些患者的营养储备不足以支持患者度过急性发作期和康复期。因此，鼓励早期肠内喂养，特别是给予专用营养配方。每千克体重 1.5～2.0g 蛋白质和每千克体重 39kcal 蛋白质的组合已被证明可以改善肝性脑病和总体生存率[133, 134]。对于可以口服的患者，晚上加餐已被证明对改善营养状况很有用[133, 135]。在 ACLF 肝硬化患者中使用肠外营养的经验有限，应谨慎使用。

（三）细菌感染的治疗

在大约 1/3 的患者中，细菌感染是 ACLF 的诱因[65]。因此，肝硬化住院患者使用抗生素的门槛应较低。Mookerjee 及其同事认为，没有相应病理组织学特征的酒精性肝硬化患者存在全身性炎症反应综合征（SIRS）时，更有可能发生细菌感染[136]。因此，建议对具有 SIRS[14] 特征的患者进行经验性抗生素治疗，尤其是这些特征与隐匿性感染的特征难以区分时。抗生素的选择应以当地细菌耐药情况为指导。大约 15% 的社区获得性感染和 20%～40% 的医院感染是由多重耐药微生物引起的[137]。因此，最初应使用广谱抗生素，一旦获得药敏报告就进行调整。医源性或院内感染的患者，或出现感染性休克的患者尤其应当如此，因为不适当的初始抗生素可能将死亡率提高 10 倍[138]。严重脓毒症或感染性休克患者推荐哌拉西林 / 他唑巴坦或美罗培南 / 头孢他啶联合用药[139]。如果使用了适当的抗生素，患者在 48h 后没有好转，应考虑添加抗真菌药物。建议肝硬化危重症患者应用棘白菌素类作为一线抗真菌治疗[140]。一旦患者有好转的迹象，就应该减少抗生素的使用，以避免产生耐药性。

（四）处理其他诱发事件

1. 乙肝病毒感染

在印度的一个研究中心，因乙肝病毒重新激活导致 ACLF 的患者接受替诺福韦治疗，在 2 周内乙肝病毒 DNA 迅速减少了 2 个 log 以上。其 3 个月生存率（57%）显著高于未接受肝移植的未治疗患者（15%）[141]。其他抗病毒药物，如恩替卡韦、替比夫定或拉米夫定，也可有效治疗乙肝病毒激活。在

一项评估核苷（酸）类似物在乙肝病毒再激活患者中的作用的 Meta 分析中，接受治疗的患者 3 个月死亡率显著低于未接受治疗的患者，分别为 45% 和 73%（$P < 0.01$）[142]。此外，接受治疗的患者（1.8%）的病毒再活化率明显低于未接受治疗的患者（18%）。

2. 酒精性肝炎

糖皮质激素已被推荐用于重度酒精性肝炎患者的治疗，尤其是对 MDF 评分 ≥ 32 或 MELD 评分 ≥ 21 的患者[143]。这是因为糖皮质激素可以抑制促炎细胞因子（如 TNF-α）的水平，以及增加抗炎细胞因子（如白介素 10）的水平[144]。对严重酒精性肝炎使用糖皮质激素，各种研究的结果有矛盾。整体上似乎没有明确的证据表明糖皮质激素对酒精性肝炎是有效的，但 DMF ≥ 32 或伴肝性脑病的患者亚群除外。然而，在最近的随机对照试验中，泼尼松的使用降低了 28d 死亡率，但没有统计学意义[145]。90d 或 1 年的生存率并没有提高。酒精性肝炎使用糖皮质激素必须与感染风险相平衡，特别是在血清细菌 DNA 水平高的患者中[146]。这种风险与 MELD 评分或白细胞计数无关，在泼尼松治疗完成后尤其高，并与 90d 死亡率增加有关。因此，在决定是否使用糖皮质激素治疗之前，必须对每位酒精性肝炎患者使用的潜在益处和可能面临的风险进行权衡。

3. 自身免疫性肝炎

约 20% 自身免疫性肝炎患者伴有肝衰竭[147]。接受皮质类固醇治疗的患者与未接受治疗的患者（11%）相比，有较高但不显著的感染率（26%）。治疗组的死亡率为 17%，未治疗组为 22%（$P=0.99$）。因此，皮质激素在重症急性自身免疫性肝炎中的应用仍存在争议[148]。目前的建议是，出现肝衰竭的自身免疫性肝炎患者应在持续监测感染的同时，考虑谨慎地使用皮质类固醇。如果严重急性自身免疫性肝炎患者对皮质类固醇反应不佳，或出现临床恶化或脑病，应评估考虑肝移植。

（五）治疗单个器官衰竭

1. 肾衰竭

AKI 常见于 ACLF 患者[90, 91]。其病因可能与血容量不足引起的肾前性原因（如过度利尿）有

关，也可能与肾实质损伤（如急性肾小管坏死）有关，或者在排除了所有其他 AKI 病因后，考虑因 HRS 引起。AKI 的病因不同，治疗方法也不同，因此正确诊断是非常重要的。近年来生物标志物的应用有助于区分 AKI 的各种病因[149]。扩容是治疗肝硬化肾衰竭的第一步，最好使用胶体溶液。白蛋白是肝硬化肾衰竭患者复苏中最常用的治疗溶液[150]。白蛋白不仅具有胶体扩容的特性，其抗氧化和清除特性也有助于减轻失代偿性肝硬化患者的炎症程度[151]。肾前性肾衰竭，而没有器质性肾病或 HRS 的患者，将对血容量的改变做出反应，使肾功能改善和血清肌酐降低。对扩容治疗无反应的肾衰竭患者应通过尿管型、尿蛋白和腹部超声排除器质性肾病。HRS 是一种排除性诊断，当其他肾衰竭的原因被除外时才考虑。血管收缩药，无论是特利加压素还是去甲肾上腺素，联合白蛋白，是治疗急性 HRS 的主要方法[152]。单独使用白蛋白不能有效治疗急性 HRS，但有证据表明白蛋白联合血管收缩药的疗效是剂量依赖性的[153]。在一项随机对照试验中，米多君、奥曲肽和白蛋白的联合用药在逆转 HRS 方面不如特利加压素联合白蛋白[154]，因此不建议使用。然而，在特利加压素还没有上市的国家，可以先短疗程联合应用米多君、奥曲肽和白蛋白，如果使用 3d 血清肌酐没有明显下降，应换成去甲肾上腺素和白蛋白联用[155]。治疗应尽早开始，因为较低的治疗前血清肌酐值是血管收缩治疗反应的一致预测因子[156]。最近的一项 Meta 分析证实，联用特利加压素和白蛋白在逆转 HRS 方面明显比单独使用白蛋白或安慰剂更有效（相对风险：2.54，95%CI 1.51～4.26）[157]。去甲肾上腺素在逆转急性 HRS 方面也很有效，但试验规模小且非盲法研究[157]。使用特利加压素与生存益处相关（相对风险：0.79，95%CI 0.63～1.01），但不良事件风险也显著增加[157]。肾脏替代治疗或透析只适用于对血管收缩药物治疗没有反应的患者及有可能进行肝移植的患者，因为单纯透析治疗对 HRS 是无效的。肝移植术后肾脏恢复的可能性取决于术前透析的时间长短，每多透析一天，肾功能不能恢复的风险就增加 3.9%～6%[158, 159]。图 18-4 概述了 ACLF 患者肾衰竭的处理流程。

2. 脑衰竭

脑衰竭或肝性脑病是一种临床诊断，没有特异性脑电图或脑成像改变。符合 West Haven 标准的Ⅲ度肝性脑病患者应转移到 ICU 密切监测并插管保护气道，因为这些患者发生支气管吸入性并继发肺炎和呼吸衰竭的风险较大[8]。乳果糖应作为灌肠药使用，直到意识水平改善。当患者意识恢复可以口服时，口服乳果糖以维持每天 3～4 次软便为宜。注意不要给予过量的乳果糖，因为会导致脱水和肾衰竭。Ⅲ/Ⅳ度肝性脑病患者并不能从利福昔明的使用中获益。然而，一旦患者从Ⅲ/Ⅳ度肝性脑病恢复，可以在乳果糖基础上加用利福昔明，以防止肝性脑病复发[160]。由于脑水肿或颅内压增高并不是 ACLF 脑衰竭的机制，颅内压监测和甘露醇给药均无作用。

3. 循环衰竭

肝硬化伴循环衰竭的患者需要监测血容量、血流动力学和组织氧合状态，而这最好在 ICU 环境中进行。常规插入静脉和动脉导管。由于晚期肝硬化患者存在高动力循环，全身动脉血压较低，复苏的目的是将平均动脉压恢复到至少 60mmHg[161]。理想情况下，液体复苏应使用胶体（如白蛋白）进行，因为它有扩容、抗氧化和稳定内皮细胞特性。在动脉有效血容量低的患者中，用 4% 或 5% 的白蛋白替代液体是有益的。由于担心其潜在的肾毒性，应避免使用羟乙基淀粉溶液[162]。应注意不要复苏过度，因为容量过多会导致肺水肿。对于失血过多的患者，应给予输注红细胞，使血红蛋白水平维持在 9g/dl 以内[163]。过量输血会增加门静脉压力，增加门静脉高压出血的风险。

对液体复苏治疗无反应的循环衰竭患者，应给予缩血管药物治疗。由于去甲肾上腺素可耐受的副作用，是首选的血管收缩药。输注剂量以保持平均动脉压至少 60mmHg 为宜。为了在维持血流动力学稳定的同时减少去甲肾上腺素的剂量，血管升压素或特利加压素已被建议作为二线选择与去甲肾上腺素联用[164]。血清乳酸已作为组织氧合的间接指标。然而，在肝硬化循环衰竭患者中，血清乳酸水平往往较高，并且由于清除率降低，恢复正常趋于缓慢[165]。因此，解释这些患者的血清乳酸水平时应谨慎。

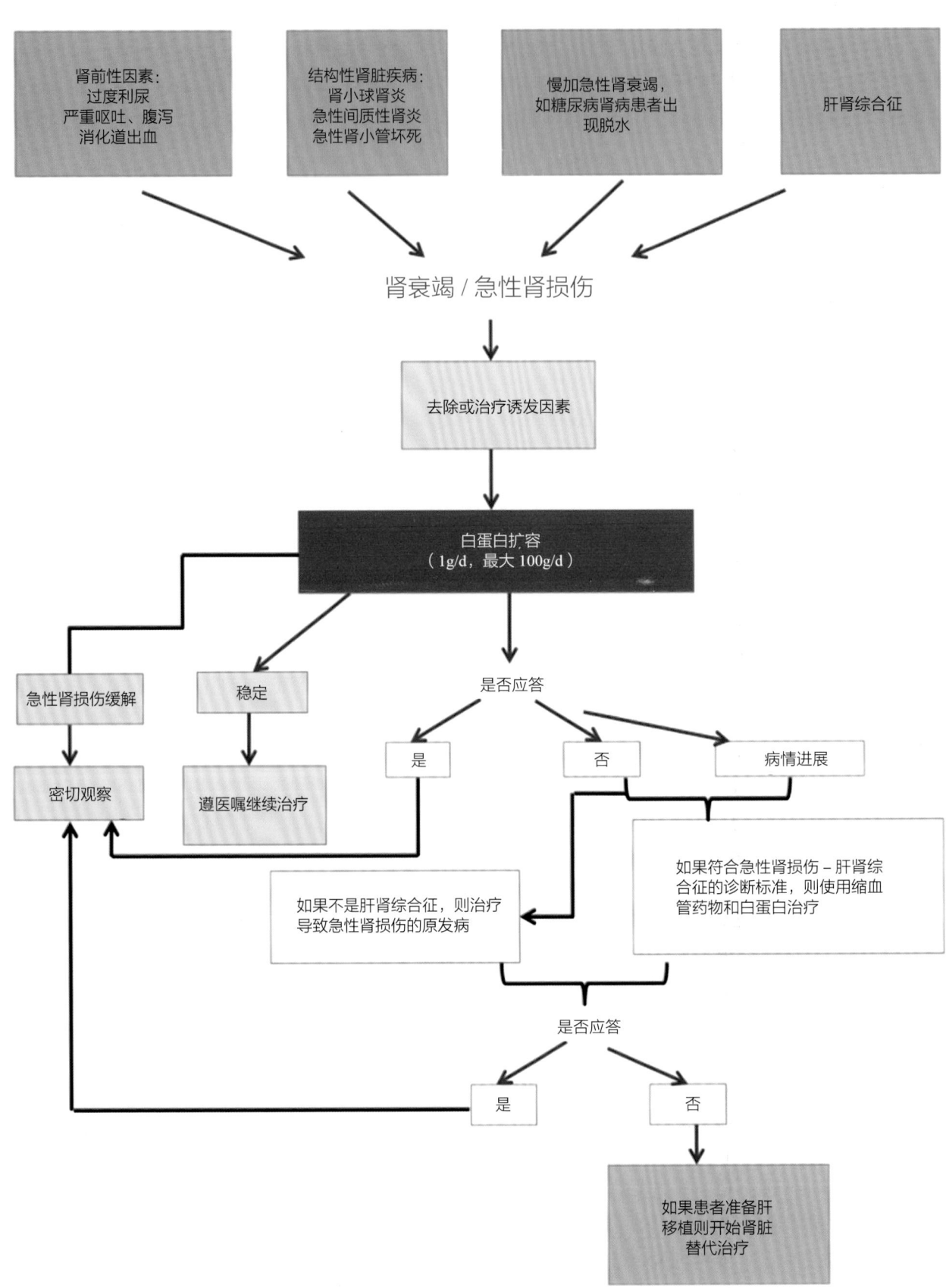

▲ 18-4　提示慢加急性肝衰竭合并肾衰竭的治疗流程

4. 呼吸衰竭

ACLF 患者呼吸衰竭应采用气管插管和机械通气治疗。但对于 ACLF 和呼吸系统受损患者应何时接受插管和机械通气，尚无指导原则。然而，与非肝硬化患者相比，肝硬化呼吸衰竭患者的情况往往更糟[166]。因此，肝硬化患者应考虑尽早给予通气支持。Ⅲ / Ⅳ度肝性脑病患者也应插管进行气道保护。一旦决定插管，应尽可能使用短效镇静药而非苯二氮䓬类药物。因为苯二氮䓬类药物在肝脏中代谢，在 ACLF 患者中其镇静作用延长，即使停用镇静药也不能恢复意识，从而延迟拔管。

5. 血液系统衰竭

ACLF 的肝硬化患者同时具有促凝血和抗凝血倾向[167]，两者的平衡是一个动态过程。虽然 ACLF 患者的 INR 通常升高，但除了静脉曲张出血外，即使存在明显的血小板减少，自发性出血并不常见。ACLF 中 INR 的延长只反映了凝血因子的减少，并没有考虑抗凝因子的减少，如在晚期肝硬化中经常观察到的抗凝因子蛋白 C 的低水平，它实际上可能导致高凝状态。因此，没有必要预先使用凝血因子来抵消 INR 的延长。在需要有创性手术的患者中，通常通过输血制品将 INR 降低至 2.0，并将血小板计数提高到 $\geq 50 \times 10^9$/L，但目前尚无具体的指南推荐这些措施[168]。内毒素血症可引起败血症患者血管内凝血加速或纤溶增高[169]。一旦确诊，患者可以用抗纤溶药物，如氨甲环酸或 ε - 氨基己酸[170]。

（六）体外肝支持系统

1. 人工肝支持系统

这是一个没有细胞成分参与的人工肝支持系统。该系统将解毒血液而不提供肝脏的合成功能。目前可用的 2 种系统是血浆交换和体外白蛋白透析。

血浆置换可以消除包括细胞因子、DAMP、PAMP 在内的多种毒素，以抑制与 ACLF 相关的过度炎症反应，从而减轻组织损伤的程度，提供有利于肝脏再生的环境[171]。在一项回顾性研究中，包括 158 例乙型肝炎急性加重期患者和 ACLF 患者，被分配给血浆置换（n=38）的患者每周接受 2 次治疗，直到病情稳定，同时继续使用恩替卡韦 0.5mg/d 和标准治疗[172]。接受血浆置换的患者生存率为 37%，而仅接受恩替卡韦和标准治疗的对照组（n=120）患者生存率为 18%（P=0.001）。在多因素分析中，唯一与生存改善相关的因素是血浆置换的使用，而不是病毒学应答的改善。

白蛋白透析的使用也基于清除血液中过多毒素和炎症细胞因子的原则。最著名的两个系统为分子吸附再循环系统（MARS）和成分血浆分离吸附系统（普罗米修斯体系），使用不同的技术方法来去除水溶性颗粒，而这些颗粒可能是血浆中的毒素和炎症细胞因子。这些粒子沿着浓度梯度扩散，通过一层膜被吸附到白蛋白上，白蛋白在二级回路中被透析，使用不同的吸附剂将这些粒子从白蛋白中去除。经过透析的白蛋白在这个二级回路中循环，以便进一步清除毒素。MARS 采用的是一种对白蛋白不渗透的膜，其分子量最大为 70kDa，透析液流速为 200ml/min。普罗米修斯体系使用的膜孔径较大，分子量最大为 250kDa，透析液流速较高，为 300ml/min[173]。因此，普罗米修斯系统的效率更高，但据报道，MARS 系统的并发症和凝血障碍更少[174]。

MARS 于 1999 年首次应用于临床。2013 年报道了在 ACLF 患者中使用 MARS 的最重要的随机对照试验。RELIEF 试验（肝功能不全合并脑病和（或）肾衰竭的再代偿试验）是一个前瞻性的随机对照试验，对比经 MARS 与标准治疗[175]28d 的 ACLF 患者的生存期，而 ACLF 的定义是血清胆红素升高 > 5mg/dl 及伴以下任何一项：未经肾脏替代治疗的肝肾综合征；至少 2 级肝性脑病；或快速进展性高胆红素血症，定义为血清胆红素较入院时增加 50% 以上，或较随机化时增加 > 20mg/dl。MARS 组患者接受最多 10 次 6～8h 的白蛋白透析。虽然血清胆红素和肌酐水平有显著改善，从而改善了 HRS，但即使调整了干扰因素，MARS 组和对照组的 28d 生存率仍没有差异。血清胆红素和肌酐水平的降低可能是这些分子被 MARS 系统清除而非真正的肝肾功能改善，因有研究表明，当使用另一种测量肾功能的方法时，肾功能并没有发生变化[176]。

一项类似的随机对照研究，包括 145 名 ACLF 患者，采用普罗米修斯白蛋白透析系统，也没有对这些患者的生存产生影响[177]。CTP 评分恶化至≥ 10，血清胆红素升高至≥ 5mg/dl，并持续 72h 的严重恶化的慢性肝病患者，给予每次 4h 的普罗米修斯白蛋白透析 11 次。试验组血清胆红素明显下降，而对照组则没有，这也与透析过程中去除胆红素分子有关，并不是由于肝功能的改善。两组患者 30d 或 90d 生存率无差异。不良预后的预测因子包括高 SOFA 评分、出血、女性、存在 SBP、血清肌酐中度升高及合并酒精和病毒性肝病。

2. 生物人工肝

这个系统将肝细胞整合到透析回路中，提供肝细胞特有的功能，如蛋白质合成和尿素生成。人肝细胞在体外培养再生能力有限，不易获得。大多数系统要么使用人类肝母细胞瘤细胞系，要么使用猪肝细胞。大多数研究都是在急性肝衰竭患者中进行的，其中许多患者可能是 ACLF，而且结果是相互矛盾的。事实上，美国食品药品管理局还没有批准这些系统中的任何一种，这表明这些设备尚不适合临床使用。在评估所有体外肝支持系统（生物和非生物）对 371 例 ACLF 患者生存影响的最新 Meta 分析中，这些系统的使用与死亡率降低有关，相对风险为 0.80[178]。而且，在 ACLF 患者等待肝移植的阶段，使用这些系统的疗效优于标准治疗。然而，在另一项 Meta 分析中没有观察到明显的生存获益[179]。因此，体外肝支持系统在 ACLF 治疗中的应用有待进一步研究。

（七）肝移植

肝移植是 ACLF 的最终治疗方法。在高 MELD 评分的患者中有许多应接受肝移植治疗。然而，许多 ACLF 患者有肝移植的禁忌证，如未控制的细菌感染、酗酒和多器官衰竭。目前，ACLF 患者肝移植的选择标准、候补患者的优先顺序、因临床病情恶化从候补名单中剔除的标准均没有被很好地定义。理想情况下，ACLF 患者应尽早进行肝移植评估，以避免患者在等待肝移植期间死亡，同时减少与术前住院时间过长有关的术后早期死亡。ACLF 是一个动态过程，应经常对患者进行评估，以确定其是否适合肝移植。在 CANONIC 的研究中，研究人员发现 ACLF 第 3 天到第 7 天的分级是能准确预测这些患者的短期和中期预后的[10]，因此建议使用

ACLF 第 3 天至第 7 天的分级来确定包括肝移植的治疗策略。在 ACLF 2 级或 3 级患者中，在 ACLF 诊断后 28d 内进行肝移植，肝移植患者 6 个月生存率为 81%，而接受保守治疗的患者 6 个月生存率为 10%[180]。

在美国，MELD 评分用于确定肝移植的优先级。然而，MELD 评分可能并不完全适合 ACLF 患者，因为它只包含肾衰竭和肝衰竭的参数。根据 NACSELD 的经验，MELD 评分无法在肝硬化合并 ACLF 的患者中区分出哪些患者将接受肝移植，哪些患者因病太重而从肝移植等待名单中被剔除及哪些患者会在等待期间死亡[181]。MELD 和 ACLF 评分的结合可能对选择 ACLF 患者进行肝移植更有意义。必须权衡 ACLF 患者肝移植的潜在受益与公平使用有限资源的原则。目前，对于 ACLF 患者何时病情严重到无法接受肝移植，还没有以证据为基础的指南可以给医师提供建议。有意见认为，需要 3 种器官支持（肾脏替代治疗、机械通气、血管升压素循环支持）的患者不应考虑肝移植[182]，因为即使肝移植成功，他们也可能没有生活质量。

最近有文献表明，对于 ACLF 患者，活体供肝移植可以提供与死亡供肝移植一样好的结果。大多数研究都来源于亚洲[183, 184]，在那里 ACLF 的诱发因素可能与病毒有关。在 MELD 评分≥ 30 的 ACLF 患者中，活体供肝移植的效果似乎比无 ACLF 患者略差[186]。在韩国的一项研究中，327 名接受活体肝移植的乙肝再活化 ACLF 患者 MELD 评分较高（≥ 30），患者生存率较低（P=0.063），移植物生存率明显低于无 ACLF 患者（P=0.035）。MELD 评分为 30～34 分的患者中，ALCF 对患者和移植物存活的负面影响最为显著。在乙型肝炎不是 ACLF 常见病因的西方国家，是否也会呈现同样的结果尚不清楚。然而，不应阻止 ACLF 患者接受活体肝移植，因为如果在 MELD 评分达到无法接受的高水平之前及时进行移植，结局将是有利的。

十一、预后

根据定义，ACLF 与较低的短期生存率相关。ACLF 的严重程度与短期预后有关，而这又与全身

炎症反应的程度密切相关。因此，反映 ACLF 严重程度的器官衰竭数量及炎症标志物已被用来预测这些患者的预后。如果能够识别死亡风险最高的患者并及时采取干预措施，就能最大限度地改善患者的预后。EASL-CLIF 协会的 SOFA 评分，或其简化的 CLIF-C-OF 评分，旨在将患者按疾病严重程度分为不同类别。当用衰竭器官的数量来诊断 ACLF 时，它被证明可以准确预测这些患者的 28d 死亡率（图 18-5A）。随后的一个数学模型将 CLIF-C-OF 评分、患者的年龄和白细胞计数的对数转换结合起来，得出一个 ACLF 预后评分（CLIF-C-ACLF 评分）[10]，其值为 0～100，被认为是一个更好的 ACLF 患者死亡率的评价指标。在预测 28d 和 90d 死亡率方面，这一方法已经被证明优于 MELD、MELD-Na 或 CTP 评分（图 18-6）。这个 CLIF-C-ACLF 评分虽然计算起来很麻烦，但是可以在 EASL-CLIF 网站输入所需的参数来计算。相比之下，NACSELD 在他们对感染诱发的 ACLF 患者的研究中，简单地计算衰竭器官的数量，也得出了这些患者 30d 死亡率惊人相似的预测（图 18-5B）[11]。

ACLF 是一个动态过程。一些患者经治疗得到改善，另一些病情波动，即使接受治疗仍然恶化。在一组发生肾衰竭的肝硬化感染患者队列中，发生进行性肾衰竭的患者 30d 死亡率为 80%，而经治疗肾功能恢复的患者 30d 死亡率为 15%[91]。因此，无论诊断时所做的 ACLF 评分如何，都不能准确反映患者的最终结果。有人提出，和初始评分相比，诊断后 7d 的 ACLF 评分在预测生存率方面更为准确[180]，因为接受治疗后病情改善的患者肯定会比没有改善或恶化的患者情况好。

由于全身炎症错综复杂地参与肝硬化 ACLF 的发病过程，许多研究者也在探索寻找一种生物标志物的可能性，该标志物可以预测哪些患者可能通过强化治疗或肝移植存活[185-187]。已评估的生物标志物包括多种炎症因子[187, 188]、氧化因子[189]、免疫功能障碍标志物[66]、肠道微生物群变化标志物[83]、肝细胞死亡标志物[189]。因为细胞因子通常参与中性粒细胞的趋化和迁移，细胞因子谱的改变表明中性粒细胞或单核细胞功能受损，这可能是 ACLF 预后不良的标志[188]。其他的生物标志物，如中性粒细胞明胶酶相关的脂质转运蛋白，一种在中性粒细胞成熟过程中产生的蛋白，已经被发现可以提高 ACLF 患者 MELD 评分的预后能力[186]。到目前为止，这些没有被证实为 ACLF 预后的决定性指标，因此不推荐常规临床使用。

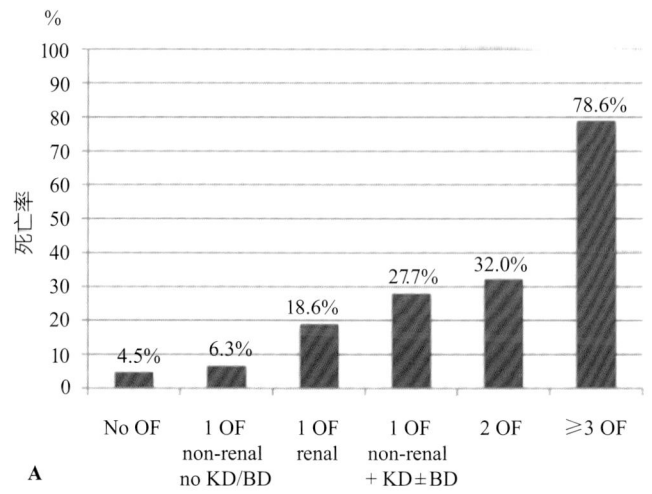

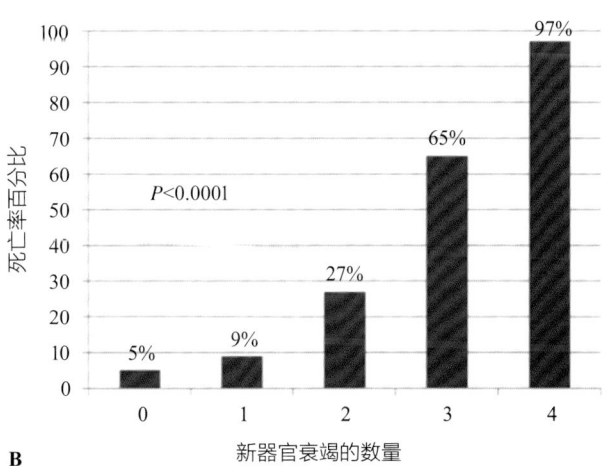

▲ 图 18-5 慢加急性肝衰竭患者的短期死亡率与器官衰竭数量和（或）衰竭类型有关

A. 28d 死亡率；B. 90d 死亡率。No OF. 无器官衰竭；1 OF non-renal no KD/BD. 1 个器官衰竭（非肾脏，无肾功能 / 脑功能异常）；1 OF renal. 1 个器官衰竭（肾脏）；1 OF non-renal + KD ± BD. 1 个器官衰竭［非肾脏，有肾功能和（或）脑功能异常］；2 OF. 2 个器官衰竭；≥ 3 OF. ≥ 3 个器官衰竭；KD. 肾脏功能障碍；BD. 脑功能障碍。A 数据来自参考文献 [9]；B 数据来自参考文献 [11]

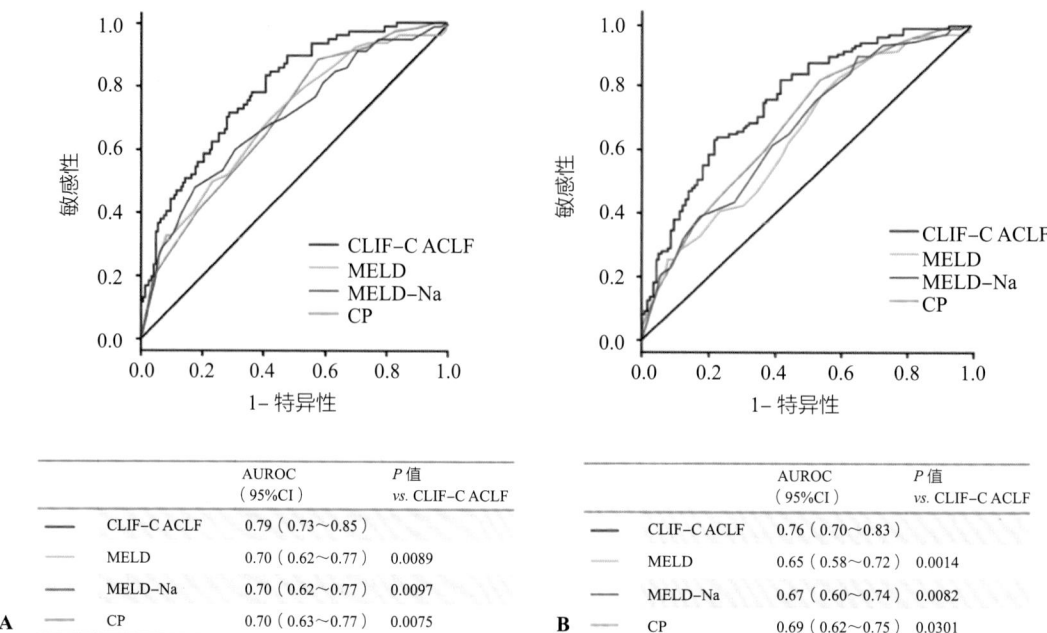

		AUROC （95%CI）	P 值 vs. CLIF-C ACLF
——	CLIF-C ACLF	0.79（0.73～0.85）	
——	MELD	0.70（0.62～0.77）	0.0089
——	MELD-Na	0.70（0.62～0.77）	0.0097
——	CP	0.70（0.63～0.77）	0.0075

A

		AUROC （95%CI）	P 值 vs. CLIF-C ACLF
——	CLIF-C ACLF	0.76（0.70～0.83）	
——	MELD	0.65（0.58～0.72）	0.0014
——	MELD-Na	0.67（0.60～0.74）	0.0082
——	CP	0.69（0.62～0.75）	0.0301

B

▲ 图 18-6　使用慢性肝衰竭研究协会（CLIF-C）的急加慢性肝衰竭（ACLF）评分、终末期肝病模型（MELD）评分、终末期肝病血钠（MELD-Na）评分、Child-Pugh 评分（CP）等模式，比较曲线下面积（AUROC）以预测（A）28d 和（B）90d 死亡率

经 Elsevier 许可转载，引自参考文献自 [10]

十二、结论

　　ACLF 是肝硬化中一个新定义的症候群，与短期内高死亡率有关。如何诊断这种疾病仍存在分歧，对于哪个学术协会或组织的诊断标准更优也存在争议。我们还需要制定措施防止 ACLF 进展，这意味着改善肝硬化失代偿期患者的标准治疗，减少发生并发症的可能性，尤其是细菌感染。目前正在进行深入的研究，以进一步了解炎症在 ACLF 发病机制中的作用，但目前还没有 ACLF 动物模型可用，因此旨在纠正这些病理生理过程的治疗策略尚无法研发。一旦发生 ACLF，我们需要有可靠的方法，能够准确地将患者区分为需要紧急肝移植的患者、只需要强化治疗就能康复的患者及治疗无效的患者。

第 19 章　营养不良与肝病

Malnutrition and Liver Disease

Craig McClain　Irina Kirpich　Laura Smart **著**

凌　宁　**译**

要　点

- 几乎所有晚期肝病患者都有一些营养不良的表现。在一个与退伍军人健康管理局（VA）合作的大样本研究中发现，每位患者都有不同程度的营养不良。晚期肝病通常的营养不良表现是肌肉量丢失或肌少症。
- 肝病中营养不良的主要原因包括厌食、恶心呕吐、腹泻、吸收不良、食物缺乏、激素和细胞因子的影响及肝病的并发症。应尽可能纠正这些原因。
- 所有患者均应进行初步评估，采用主观评估、人体测量及生化检测等简单方法。
- 一般来说，应给予均衡的口服饮食（液体潴留患者限制钠摄入量为每天 2g）。蛋白质摄入通常建议每天 1.2～1.5g/kg。肠内营养制剂用于不能通过正常食物摄入满足需要的患者。支链氨基酸可以用于对其他治疗无反应的肝性脑病患者。腹水患者的能量摄入可通过公式计算。住院的非肥胖者每日热量目标为 35～40kcal/kg。
- 口服是最佳的，但如果住院患者没有达到热量 / 氮的目标，应在 48h 内启动管饲。少量、多次进食是最理想的。住院患者和门诊患者可用夜宵防止夜间饥饿。肝性脑病患者不应该限制蛋白质摄入。
- 过多的碳水化合物（通常以糖和果糖的形式）可引起脂肪肝。过量的脂肪，尤其是饱和脂肪，可以导致非酒精性脂肪肝病（NAFLD），多余的 ω-6 不饱和脂肪是酒精性肝病发生 / 进展的一个危险因素。过多的碳水化合物和饱和脂肪或 ω-6 脂肪同时存在，会导致脂肪肝进展。
- 营养补充剂可以改善营养状况，已证实在某些情况下可以改善肝功能，降低与肝脏相关的并发症，并降低死亡率。

一、概述

肝脏是人体最大的器官，也可能是代谢最复杂的器官。肝脏在蛋白质、碳水化合物、脂肪及微量元素代谢中起着至关重要的作用。肝病，特别是晚期肝病，经常发生营养状况的改变。这可能是多种因素造成的，包括营养过剩、营养不良或代谢改变。肝脏疾病引起的营养不良并没有明确的定义，但通常表现为营养不良引起的营养失衡。如由于厌食导致蛋白质 / 能量摄入不足，大量摄入酒精中的纯热量，摄入含糖的果糖饮料，或摄入高脂肪饮食。广泛认可的肝病营养不良表现型是骨骼肌丢失（肌少症），伴或不伴有脂肪量减少。本章回顾了如何评估肝病的营养不良、营养不良的原因、营养不良的患病率及其对结局的影响，以及肝病的营养治疗。

二、营养不良的评估

营养不良在肝病患者中很常见，尤其是那些晚期肝病患者。事实上，据报道，在重症酒精性肝炎住院患者中，营养不良的比例高达 100%[1]。然而，目前还没有诊断的金标准或被临床广泛接受的肝脏疾病营养评估策略。此外，肝脏基础疾病本身会影响许多营养不良的标准检测。本节讨论目前可在临床实践中使用的营养不良生物标志物（框 19-1）[2-7]。

框 19-1　营养不良评估方法

- 人体测量
- 生物学参数
- 肌酐身高指数
- 肌肉力量
- 生物电阻抗
- 排气量体积描记
- 影像学（DEXA、MRI、CT 等）
- 主观全面评价
- 能量 / 蛋白质平衡
- 代谢组学

（一）人体测量

体重指数（BMI）和体重变化是评价营养状况的常用方法。然而，水肿和（或）肝硬化腹水的液体潴留导致体重下降程度往往被低估而 BMI 被高估，限制了以上测试方法的使用。肱三头肌皮肤褶皱（TSF）是用皮褶卡尺测量肱三头肌皮肤褶皱的宽度，在尺骨鹰嘴突和肩胛骨肩峰突之间进行测量。上臂围（MAC）是在同一中点使用非伸缩卷尺测量。上臂肌围（MAMC）由 TSF 和 MAC 计算得出。TSF 反映体脂情况，MAMC 反映肌肉质量。这些测量通常用于大型流行病学研究，应由具有相关技术经验的人员进行。结果可能受到液体潴留程度的影响[2, 3, 8]。

（二）生物学参数（内脏蛋白）

长期以来，内脏蛋白水平一直被用作判断门诊和住院患者预后、损伤严重程度和营养状况的指标。内脏蛋白最常用的是白蛋白（半衰期 18～21d）、前白蛋白（半衰期 2d）和视黄醇结合蛋白（半衰期为 12h）[8]。临床医师也使用内脏蛋白水平来评估营养支持的疗效[9]。内脏蛋白，尤其是血清白蛋白，似乎是发病率和死亡率的有效预测因子[9]。然而，25 年前已发现，伴有血管通透性改变的急性炎症会导致这些蛋白的血清浓度降低[9, 10]。这些蛋白质是在肝脏中产生的，肝脏损伤会导致其水平下降。此外，能量摄入明显减少但没有炎症或肝病的患者，如神经性厌食症者，内脏蛋白水平往往正常。因此，内脏蛋白可以作为预后指标，特别是在重症监护治疗病房（ICU），但它们不是营养状况或营养补充效果评价的良好指标，尤其是在有基础肝病的患者中[9]。

（三）肌酐身高指数

肌酐身高指数（CHI）已在多项研究中用于评估肝硬化患者的肌肉质量。CHI 基于以下假设：肌酸主要存在于骨骼肌和平滑肌中，每千克肌肉中肌酸的浓度是恒定的，肌酸以恒定的速率不可逆地转化为肌酐，肌酐又以恒定的速率经肾排泄。Pirlich 和他的同事们记录了肌酐评估的肌肉细胞质量和全身钾含量评估的身体细胞质量之间的强相关性[11]。他们发现肝功能障碍不会改变尿肌酐，但肾功能障碍会改变尿肌酐。CHI 比值是患者 24h 尿肌酐排泄量与同性别和同身高的正常个体预期排泄量的比值。CHI 的解释标准如下：CHI ＞ 80% 表示蛋白状态正常；60% ＜ CHI ＜ 80% 提示轻度蛋白缺失；40% ＜ CHI ＜ 60% 提示中度蛋白缺失；CHI ＜ 40% 表示严重蛋白缺失[12, 13]。埃及最近的一项研究表明，CHI 与肝硬化患者营养不良的其他无创性指标[如主观整体评估和人体测量（如 TSF 厚度）] 具有良好的相关性。这项研究也证实了更严重的营养不良有更严重的肝硬化[13]。使用 CHI 作为肝硬化营养不良标志的主要问题是患者可能存在潜在的肾功能不全和需要精确的 24h 尿标本，这在目前的临床环境中往往难以获得。

（四）肌肉力量评估

用握力计测量握力可快速、轻松进行，价格低廉且无创。肝硬化中常见的肌肉分解增加、肌肉蛋白合成减少和缺乏运动都是导致肌肉萎缩和肌肉力量下降的因素。握力与肝病营养不良的其他指标相关，它是功能状态的一个重要指标，通过营养补充可以改善[2,3,14]。这种测量对监测患者的病情进展特别有用。

（五）生物电阻抗

生物电阻抗（BIA）利用这样一个事实，即人体各组织都具有特定的电导率，其与该组织的水和电解质含量直接相关[2-4]。BIA 涉及向身体引入小电流，当电流在体液中传播时，它遇到不同的细胞类型（如脂肪、肌肉）。每一种都有一种特定的能力，当电流向出口点移动时，它会产生轻微的反作用力。利用数学建模和流体阻力理论来估计导电路径，以确定人体总含水量、去脂体重（FFM）和体细胞质量。早期的 BIA 技术在肝病患者，尤其是水肿/腹水患者中并不十分有用。然而，使用直接分段多频 BIA 等新技术对非酒精性脂肪性肝炎（NASH）肥胖者、移植后患者、营养不良的无腹水肝硬化等的评估越来越有用。事实上，在一项针对 41 名肝硬化患者的研究中，Pirlich 等发现，BIA 与评估营养不良的全身钾含量之间存在很强的相关性[15]。他们的结论是，即使是有大量腹水的患者，BIA 也能提供可靠的体细胞质量估计，而且它优于其他床旁技术，如人体测量或尿肌酐检测。

（六）排气量体积描记

空气置换容积描记是利用身体的质量和体积计算身体的密度来评估身体的组成。这一概念与水下称重非常相似，只是患者不必浸入水中。相反，患者只需要一个小房间（BodPOD；美国伊利诺伊州 COSMED 公司）进行检测。这种技术是可重复的，需要最小的依从性、时间和技术[2,3]。它是理想的系列或连续的测量，但需要在肝病中进一步验证。

（七）影像学

多种影像学方法可用于评估肝硬化患者的肌肉质量和身体成分[16-18]。由于成本和（或）辐射暴露，这些技术在临床试验中经常使用，但在临床实践中使用的程度有限。然而，随着新方法和软件的出现，这种情况正在迅速改变。单横截面计算机断层扫描（CT）切片（最常见于 L_3）已被证实为评估健康受试者全身骨骼肌和脂肪质量的准确方法，并已在多个患者群体中使用[18]。使用 L_3 CT 片，用多元回归方程专用软件预测骨骼肌的质量广泛应用于临床。肝硬化患者常因多种原因进行 CT 扫描，包括肝癌监测，因此 CT 扫描也常用于回顾性分析。CT 上腰肌厚度最近被用来预测肌肉质量，也被证明能预测肝硬化患者的死亡率[16]。超声正迅速成为测量骨骼肌质量/厚度或评估肌肉脂肪浸润的床旁工具[17]。然而，这种床旁技术还需要在肝硬化中进行测试/验证。双能 X 线骨密度仪（DEXA）检测可以提供全身及局部的瘦肉组织和脂肪的精确信息[17]。它对门诊患者有更大作用，但不适用于急症住院患者。快速发展的软件/技术使用于营养评估的影像学检查（特别是薄层 CT）在临床上得到更广泛的应用。

（八）主观全面评价

主观全面评估（SGA）是一个简单的床旁营养状况评估工具[19]。SGA 包括有关体重减轻、日常饮食摄入量、功能状况、胃肠道症状及体格检查中营养不良的证据（肌肉或脂肪量减少或水肿）等病史[20]。利用这些信息，患者被分为：①营养良好；②中度营养不良；③严重营养不良（图 19-1）。SGA 是一种简单、快速、无创、廉价、验证良好的测试，并可在床旁进行[20]，因此在临床上得到广泛应用。更多的新版本已被设计用于特殊人群或更快速地检测随时间变化的营养状态[21]。

（九）能量/蛋白质平衡

能量摄入/平衡和氮平衡的评估对于判断患者的营养状况及确定是否达到了能量和蛋白质的目标是很有价值的。能量计算可以在医院由营养师进行，以决定患者是否需要管饲。如果患者是门诊患者，饮食日记可以由患者自己或护理人员保存。同样，可以通过患者 24h 饮食回顾法或食物频率问卷来评估他们的饮食。这些评估成本较低，不需要复杂的设备，然而，往往需要一个经验丰富的营养师才能获得准确和有用的结果。

在大多数临床中，能量消耗是通过使用哈里斯 - 本尼迪克特方程（Harris-Benedict equation）等

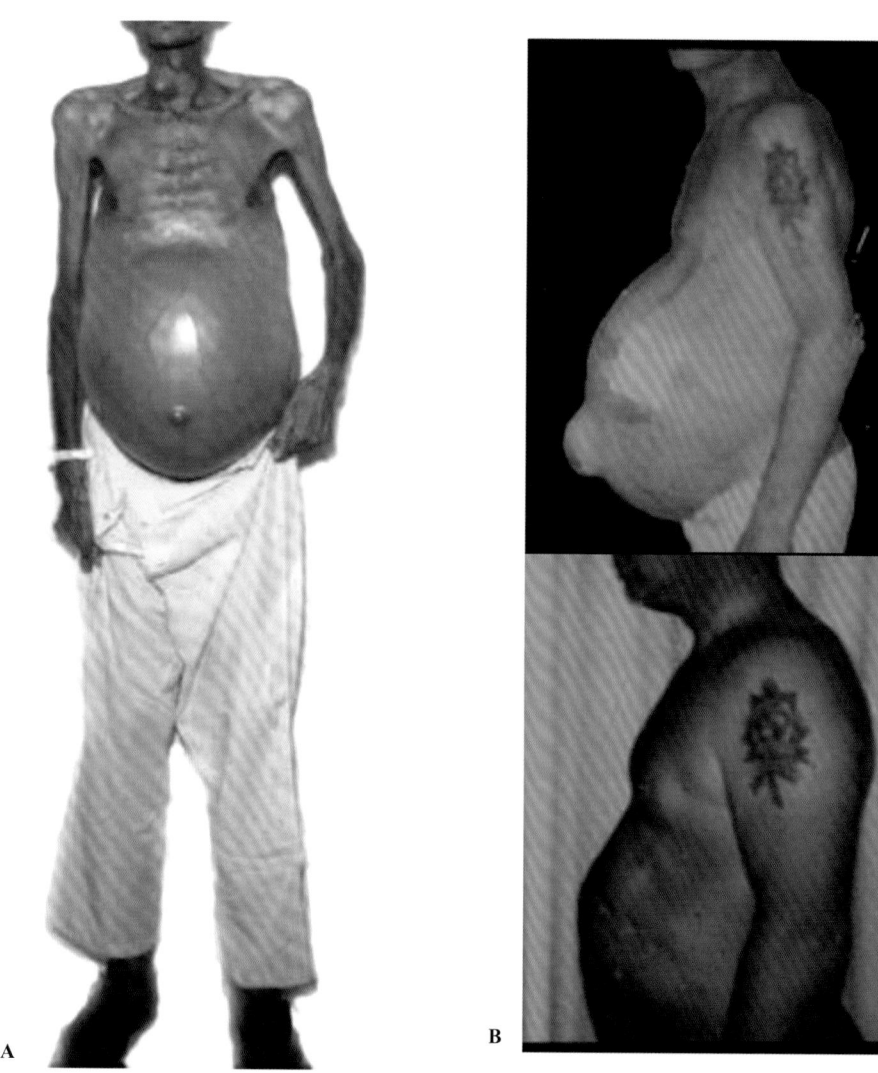

▲ 图 19-1　2 例主观全面评估为严重营养不良的患者
A. 患者有严重的骨骼肌减少症和腹水；B. 患者原本肥胖，但肌肉量减少，并因酗酒而出现严重腹水。但 2 年的戒酒和高蛋白饮食完全逆转营养不良

公式来估算（预测能量消耗）的，并根据机体应激的严重程度做出适当的调整。但此方程在肥胖、营养不良或体内总水分增加的患者中的有效性尚不清楚。能量消耗也可以使用带有 O_2 和 CO_2 传感器的移动推车直接测量，并使用间接量热法的原理。然而，只有少数医院才会这样做，通常是在 ICU 中。氮平衡可以作为一个衡量是否提供了足够的蛋白质/营养以防止肌肉蛋白质分解的指标。目标是保持中性或正氮平衡。互联网计算器上广泛使用的临床公式将饮食中的蛋白质摄入量与尿中尿素氮的损失与不敏感损失之和进行比较。该方法已用于临床试验，但由于需要精确采集 24h 的尿液，因此并没有

在临床中得到广泛应用。如后所述，大多数蛋白质需求都是估计的。

（十）代谢组学

代谢组学有许多定义，其中一个简单的定义是，"对所有代谢物进行全面和定量的分析。"这些代谢物可以是内源性的，也可是其他多种来源，包括饮食、微生物、环境、药物等。代谢组学为识别营养不良患者（生物标志物）和识别导致营养不良的代谢途径提供了很大的机会。它包括"指纹分析"来区分不同组、非目标分析及目标分析（如氨基酸或脂肪酸）。现已经被用来

评估饮食的代谢效应，并试图开始研究宿主与饮食、环境和微生物群之间复杂的相互作用[22, 23]。代谢组学在儿童和成人中都进行了相应研究，以确定与营养不良相关的代谢物，而这些代谢物也可预测死亡率[24, 25]。代谢组学已被用来描述肝脏疾病（如NASH）的代谢缺陷，并确定可预测治疗反应的代谢物，如抗氧化疗法[26-28]。胆碱等特定营养素与非酒精性脂肪肝（NAFLD）有关。此外，肠道细菌代谢的胆碱三甲胺（血清中检测到的三甲胺氧化物）会增加心血管疾病的风险，这种途径也可能加强非酒精性脂肪肝和心脏疾病之间的代谢联系[29]。

三、营养不良的原因

营养不良的主要原因列于框19-2。

框19-2　营养不良的主要原因

- 厌食症 / 味觉和嗅觉改变
- 恶心、呕吐、胃排空延迟
- 腹泻 / 吸收不良 / 细菌过度生长
- 食物缺乏 / 质量差 / 不好吃的饮食（钠、蛋白质）
- 激素和细胞因子的影响
- 肝病并发症（肝性脑病、腹水）
- 禁食诊疗 / 进食中断

（一）厌食症 / 改变味觉和嗅觉

厌食是肝硬化的主要症状之一。退伍军人健康管理局（VA）合作研究表明，60%以上的酒精性肝炎患者（多数为肝硬化）存在厌食症，而且肝病越严重，厌食症也越严重[1, 30-33]。在VA的研究中，尽管专家们知道营养是研究结果的主要变量，患者也接受了营养师和肝病医师的专业指导，但实际上约67%的住院患者并没有摄入推荐的2500kcal/d[31]。在对来自印度东部的200名肝病患者的门诊研究中，100%的酒精性肝硬化患者抱怨自己有厌食症[34]。随着年龄的增长，厌食症也更为常见，高达20%~30%的老年人患有厌食症，许多患有肝病的营养不良患者年龄更大。此外，随着肝硬化和衰老，嗅觉和味觉的损伤会影响食欲。锌等营养物质水平的降低可能与某些肝硬化患者的厌食

症、嗅觉丧失或味觉障碍有关。

（二）恶心、呕吐、胃排空延迟

恶心、呕吐和腹胀是肝硬化和晚期肝病患者经常出现的重要症状。在VA酒精性肝炎的研究中，近50%的受试者有恶心症状[1]。同样，在一组不适合移植的肝硬化患者中，58%出现恶心[35]。一些腹痛、恶心和呕吐可能与自主神经功能障碍和肝硬化常见的胃轻瘫有关。这些症状可能导致了慢性肝病的营养不良。

（三）腹泻 / 吸收不良 / 细菌过度生长

腹泻是晚期肝病患者的常见临床症状，在与VA合作的研究中，半数肝硬化患者报告有腹泻[1]。大多数情况下，这是医源性的——继发于在治疗和预防肝性脑病中使用的肠道局部作用的双糖（如乳果糖）。门静脉高压性结肠炎和低白蛋白血症引起的广泛性结肠水肿也造成晚期肝病患者的粪便浓度降低和粪便排出量增加。长期吸收不良可抑制黏膜修复，导致便溏和营养不良。在肝病患者中也会出现必需营养膳食成分的吸收不良。随着肝病的进展和肝脏合成功能的进一步下降，会出现低白蛋白血症，容易导致小肠肠壁水肿，成为营养吸收的机械障碍。此外，门静脉高压程度越高，就越容易发生门静脉分流，造成营养物质绕过肝脏。再加上肝功能障碍和分解代谢增加，形成了一个恶性循环，内环境营养失衡。在没有进展性纤维化的肝病早期也可以看到营养吸收受损。

胆汁淤积性肝病，如原发性胆道胆管炎（PBC）和原发性硬化性胆道炎（PSC），往往会减少整个胆汁盐池的大小，导致脂肪吸收不良（和脂溶性维生素的丢失）。小肠细菌过度生长（SIBO）在肝硬化患者中经常被报道[36]，并可能与基础肝病程度相关[37]。肝硬化发生SIBO的相关因素包括肠动力的改变（如口-盲肠转运时间延迟）和肾上腺素的作用增强[38]。评估肝病患者肠道菌群变化的临床相关性的研究表明，这些变化具有广泛的重要影响。包括肠道细菌易位增加容易引起自发性细菌性腹膜炎的发生[39]及消化不良容易导致轻微肝性脑病的发生[40]。从营养学角度看，SIBO易引起恶心，再加上腹水引起的厌

食症和胃压迫，会对失代偿期肝硬化患者的营养摄入产生有害影响。

（四）食物缺乏 / 质量差 / 不好吃的饮食（钠、蛋白质）

患有酒精或 NASH 肝硬化的患者通常饮食不均衡，可能通过酒精饮料或含糖汽水摄入大量纯热量。低钠饮食可能不好吃，某些营养补充剂也有是否合口味的问题，部分原因在于某些氨基酸成分的味道。不幸的是，一些肝硬化患者仍然被错误地推荐低蛋白饮食。这些累积效应会导致能量消耗和（或）食品质量的整体下降，更重要的是可能会降低必需蛋白质的消耗。最近对 630 名等待肝移植的患者进行的一项研究表明，只有 24% 的患者达到了每天 1.2g/kg 的蛋白水平 [41]。此外，低蛋白摄入（每天 < 0.8g/kg）与肝病的严重程度相关，是营养状况和死亡率的独立预测因子。

（五）激素和细胞因子的影响

合成代谢激素水平的改变可能在肝脏疾病中的肌少症和营养不良中发挥作用。男性肝硬化患者的睾酮水平普遍下降，并且随着肝病严重程度的进展而下降 [42]。睾酮对肌肉等非生殖组织的合成代谢作用已被充分证实，它会导致肌肉质量的剂量反应性增加。最近一项为期 12 个月的双盲、安慰剂对照试验，对 101 名肝硬化和低血清睾酮水平的男性进行了肌内十一酸睾酮的研究，证明这种合成代谢激素对瘦肌肉质量的有益作用 [43]。脂肪质量下降，糖化血红蛋白改善，部分生活质量指标有轻微改善。肝硬化患者的其他重要合成代谢激素也有减少，如可调节多种生长激素的胰岛素样生长因子 1（IGF-1），肝脏可大量产生此因子。不仅慢性肝病患者中 IGF-1 的水平较低，而且随着肝病的严重程度和肌少症的加重，IGF-1 的水平还有下降趋势 [44]。此外，在轻度肝病如 NAFLD 中其水平也较低 [45]。炎症似乎也会导致 IGF-1 的降低，在肝病中，白细胞介素 6（IL-6）（促炎细胞因子）与 IGF-1 负相关。低 IGF-1 水平已被证明是失代偿性肝病患者预后不良的先兆 [46]。促炎细胞因子（在慢性肝病中经常升高）可以通过增加蛋白质降解和减少蛋白质合成来介导

肌肉消耗 [47]。促炎细胞因子也调节促进骨骼肌丢失的 iRNA [48]。儿茶酚胺和交感神经过度活动可能在慢性肝病的肌少症中发挥作用 [47]。部分肝病患者表现为高代谢，可能是由于促炎细胞因子 / 交感神经活性增加所致 [47, 49-51]。

（六）肝病并发症（肝性脑病、腹水）

有肝病并发症如腹水或肝性脑病的患者，更常出现肌少症和营养不良。肝性脑病患者，即使是那些程度轻微的，也可能会烦躁和饮食不当。一些营养师和医师仍然建议脑病患者低蛋白饮食。腹水患者可能有腹胀、厌食和恶心。而且这类患者能量消耗会增加，但给予穿刺术后有所改善 [52]。

（七）禁食诊疗 / 进食中断

肝硬化患者不仅在住院前营养不良的风险很高，入院后这种风险也会升高。这些患者会因需要空腹进行内镜检查或放射学检查而中断进食。在医院（尤其是 ICU），患者往往不能达到进食目标。最近的一项关于在重症成年患者中放任进食不足与标准肠道进食的研究凸显了这一不幸的事实 [53]。在一项营养支持的临床试验中，标准组仅达到每日所需热量的 71%，但可能比大多数患者实际接受的营养支持要好。在接受管饲的肝病患者中，无法达到营养目标很可能是由于在其管饲频繁中断的情况下未调整肠内营养的给予速度。另一种方法是根据容积给予肠内营养，确保患者每天获得所需的热量 / 蛋白质。

四、营养不良的患病率及其对预后的影响

（一）营养不良概况

营养支持可能是第一个经仔细研究的肝硬化治疗方式。事实上，"营养性肝硬化"和"肝硬化"这两个术语在 20 世纪上半叶经常互换使用。Patek 等 [54] 发现营养饮食（约 3500cal 热量和 140g 蛋白质）改善了肝硬化患者 1 年和 5 年的预后时，人们对肝硬化营养治疗产生了兴趣。研究对象一般为低收入的

酒精化肝硬化患者。

对肝病患者的营养状况进行的最广泛的纵向研究可能是酒精性肝病（ALD）患者（通常是肝硬化合并酒精性肝炎）。最详细的初始报道来自 VA 研究项目中对酒精性肝炎患者的 2 项大型研究[30-33]。第一项研究表明，几乎所有酒精性肝炎患者都有一定程度的营养不良（表 19-1）。根据临床和生化指标将患者分为轻度、中度和重度酒精性肝炎组。患者的平均酒精摄入量是 228g/d（约 50% 的能量摄入来自酒精）。因此，虽然能量的摄入量还算足够，但蛋白质和重要微量营养素的摄入量往往不足。肝病的严重程度与营养不良的严重程度相关。在 VA 对酒精性肝炎的随访研究中也观察到类似的数据[1]。在这 2 项 VA 的研究中，患者都被给予 2500kcal 的均衡医院饮食（由营养师密切监测），并被鼓励食用这种饮食。然而，严重厌食症很常见，并与肝病的严重程度相关。在第二项研究中，治疗组患者还接受了含有高支链氨基酸（BCAA）的肠内营养支持及合成代谢类固醇氧甲氢龙（80mg/d）。使用合成代谢类固醇是因为酒精性肝炎 / 肝硬化患者的合成代谢激素水平通常较低[42, 44-46]。即使主动口服进食量不够，患者也不接受管饲。住院 1 个月的自愿口服食物摄取量与 6 个月死亡率呈逐步相关。因此，每天摄入 < 1000kcal 的患者 6 个月死亡率为 > 80%，而每天摄入 3000kcal 的患者几乎没有死亡发生（图 19-2）。此外，营养不良程度与脑病、腹水、肝肾综合征等严重并发症的发生及死亡率相关（图 19-3）[30]。在 VA 的研究中，无肝病的慢性饮酒对照组人群也经常出现一定程度的蛋白质 - 能量营养不良。这与其他几项研究形成鲜明对比，在这些研究中，没有潜在肝病的酗酒者很少表现出蛋白质能量营养不良[8, 55]。

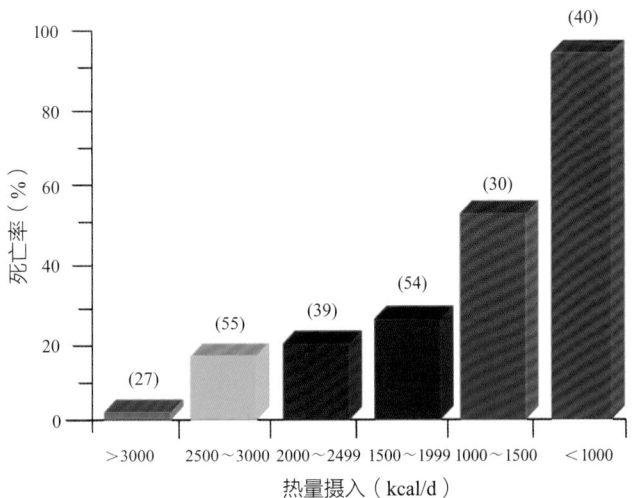

▲ 图 19-2　VA 合作研究数据表明，住院 1 个月以上患者的主动热量摄入与 6 个月死亡率呈剂量 - 效应关系

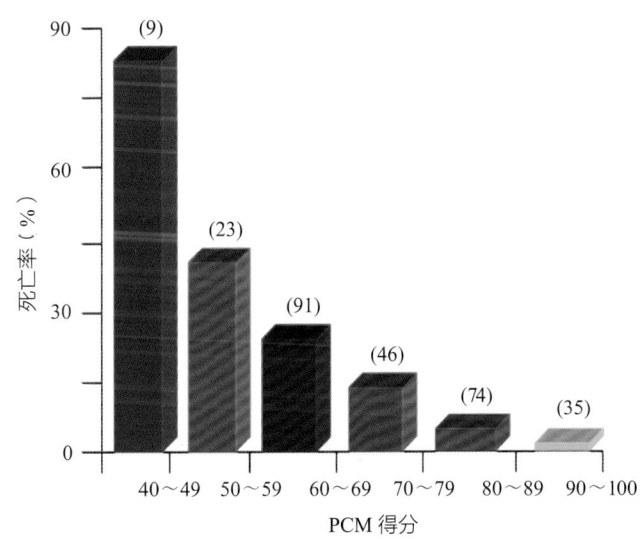

▲ 图 19-3　蛋白质 / 热量营养不良评分说明蛋白质 / 热量营养不良与死亡率呈分级反应相关（满分为 100 分）

研究人员试图通过鼻饲管给予肠内营养制剂来解决食物摄入不足这一重要问题。Kearns 等[56] 研究显示，因 ALD 住院并通过饲管给予肠内营养补

表 19-1　酒精性肝炎的营养状况。每位患者有都营养不良

最初的实验室指标	肝病严重程度		
	轻	中	重
淋巴细胞（1000～4000/mm³）	2067±148	1598±90	1366±83
白蛋白（3.5～5.1g/dl）	3.7±0.1	2.7±0.1	2.3±0.1
肌酐高度指数（占标准值的百分比）	75.7±2.84	62.9±3.3	64.0±4.65

充的患者，其血清胆红素水平和肝功能显著改善，这与通过安替比林清除评估的结果一致。与仅提供营养饮食的患者相比，管饲患者的能量和蛋白质摄入量有所提高，从而证明了管饲对许多厌食症患者的重要性。来自西班牙的一项多中心随机研究显示，酒精性肝炎患者接受肠内营养与皮质类固醇的短期总死亡率（1 个月生存率 – 主要终点）相似[57]。此外，那些接受肠内营养（富含 BCAA）的患者具有更好的长期预后，感染死亡人数更少。这些患者的肠内营养也通过管饲提供。在最近一项针对严重肝病患者的积极肠内营养的多中心试验中，经活检证实的严重酒精性肝炎患者接受强化肠内营养加甲泼尼龙或接受常规营养加甲泼尼龙治疗[58]。在强化肠内营养组中，通过饲管给予肠内营养 14d。主要终点是 6 个月生存率。虽然作者在标题中总结强化肠内营养无效，但与对照组（52.1%）相比，肠内组的 6 个月死亡率在数值上更低（44.4%），且结论的证据力度不够。更重要的是，每天摄入 < 21.5kcal/kg 和 < 77.6g 蛋白质的患者生存率明显更低。该研究再次强调了在重症肝病的住院患者中实现营养目标的重要性及实现这些目标的难度，即使在管饲患者中也是如此[58]。总之，大多数肝硬化患者存在一定程度的营养不良，营养不良与肝病的严重程度相关。营养支持能明显改善肝硬化患者的营养状况，在某些情况下还能改善肝功能和其他预后指标。

这些先前提到的研究通常评估急性住院患者中具有活动性炎症反应（肝炎）的患者。评估没有酒精性肝炎或其他炎症的稳定性肝硬化患者的营养状况也非常重要。其中一项研究评估了在腹水诊所随访的患有稳定性肝硬化的患者，他们没有积极饮酒，没有酒精性肝炎，胆红素水平 < 3mg/dl。这些患者的营养不良指标与酒精性肝炎患者相似（如 CHI 为正常值的 71%）[8]。因此，似乎一旦发展为晚期肝硬化，往往均可观察到营养不良，而与有无急性炎症无关。肝病营养不良的重要影响因素是酒精而不是肝脏病理改变。几项主要研究比较了患有 ALD 或非酒精性（特别是病毒）诱发的肝病患者[59-63]。这些来自不同国家的报告呈现出一致的结果，即临床上营养不良主要发生在酒精和非酒精

相关的肝硬化中（尽管有时酒精导致的营养不良更严重）。如 Sarin 等[59]的研究表明，蛋白质 – 能量营养不良在酒精性和非酒精性肝病中同样严重，2 种疾病的膳食摄入量同样下降。意大利的 Caregaro 等[60]发现在酒精性肝硬化和病毒性肝硬化中，蛋白质 – 能量营养不良的发生率、特征和严重程度是相当的。重要的是，营养不良与肝脏疾病的严重程度相关。Peng 和他的同事对 268 例多病因肝硬化患者的营养状况进行了高度全面和技术复杂的横断面评估[50]。通过中子活化分析计算总蛋白、双能 X 射线吸收测定法（DEXA）计算体脂和骨密度、间接热量法计算静息能量消耗、握力计计算握力和压力传感器计算呼吸肌强度。还评估了膳食摄入的能量和蛋白质。51% 的患者出现明显的蛋白质缺乏。这种情况在男性（63%）比女性（28%）更为普遍。这种性别差异与疾病的严重程度或起源无关。随着疾病严重程度的增加，蛋白质缺失的发生率显著增加。营养不良通常与高代谢的存在无关（尽管一部分受试者高代谢），在这项特殊研究中，营养不良与能量和蛋白质摄入量减少无关[50]。因此，对不同病因的多项研究表明，肝病的严重程度对肝硬化营养不良和肌肉缺失的发展至关重要。

（二）主要营养素缺乏的营养不良

1. 蛋白质

三大供能营养物质是蛋白质、脂肪和碳水化合物。蛋白质与其他 2 种的不同之处在于它含有氮（占重量的 16%）。蛋白质由氨基酸组成，氨基酸可分为必需、非必需或条件必需氨基酸。氨基酸分解代谢产生氮，主要通过与尿素结合而被清除。碳主链通过 Krebs 循环被氧化为 CO_2。身体细胞质量（BCM– 富含蛋白质的细胞）约占健康男性体重的 50%（女性略低），骨骼肌占健康成人体内 BCM 的 80% 左右。肌肉和肝脏之间存在密切的相互作用，这对于肝病中可能发生的营养不良和肌肉质量损失至关重要。

肌少症是肝硬化患者营养不良最明显的临床表现之一。事实上，晚期肝硬化的患者经常会出现肌肉萎缩，这已被证明会影响多种结果变量，如生活质量和纤维化甚至是生存率[64-69]。肥胖症患者也

可能患有肌少症，称为"肌肉减少型肥胖症"。在肌肉减少型肥胖症中，不仅肌肉萎缩，异位脂肪也会渗入肌肉。据推测，蛋白质合成受损和肌肉分解增加在肝病的肌少症中起作用。多种因素似乎可以介导这种肌少症，过去 10 年来 Dasarathy 的小组和其他研究人员已经详细描述了肌少症的代谢途径[70-75]。高氨血症是肝硬化的一个常见特征。骨骼肌的血氨增高增强了肌肉自噬，无论肌肉质量如何，它都会损害肌肉功能[75]。它还诱导肌肉生长抑制素的上调。肌肉生长抑制素是转化生长因子 β（TGF-β）超家族的成员，它通过损害 mTOR 信号转导抑制蛋白质合成。据报道，在肝硬化中肌肉和血浆中的肌肉生长抑制素水平显著增加。其他因素，如合成代谢激素（如睾酮或生长激素）减少和内毒素血症伴促炎性细胞因子增加，也被认为在肝硬化的肌少症和肝 – 肌轴的改变中发挥作用。

在各种类型的肝脏疾病，特别是失代偿性肝病，包括肝性脑病中观察到血浆氨基酸水平失衡，芳香族氨基酸（AAA：苯丙氨酸、酪氨酸和色氨酸）增加，支链氨基酸（BCAA：异亮氨酸、亮氨酸和缬氨酸）减少。肝硬化是一种分解代谢状态，肝糖原储备常常减少。因此，糖异生通常依赖于肌肉的蛋白水解并使用氨基酸作为非碳水化合物的燃料来源。BCAA 的肌肉分解代谢增加与血浆水平降低有关，但不一定与肌肉浓度有关。另外，AAA 在肝脏中代谢，随着肝功能障碍，血浆浓度经常升高。改变的 BCAA/AAA 比值被认为在肝性脑病中起作用，这一概念由 Fischer 及其同事在 40 多年前推广[76]。肝脏疾病导致的 AAA 水平增加同时 BCAA 的分解增加，会造成 BCAA/AAA 比值下降，这被认为是 AAA 流入大脑引起肝性脑病的原因。AAA 水平升高被认为可能导致神经递质合成的失衡和假神经递质（如八角胺）的积累。更大的问题与亮氨酸对肌肉代谢的影响有关。最近对稳定的酒精性肝硬化患者进行的研究表明，单一口服富含亮氨酸的 BCAA 溶液，可显著改善 mTOR 信号和自噬标记[77]。经选择的 BCAA 补充剂的其他潜在益处包括：BCAA 可作为脑、肌肉和心脏的能量来源；在分解代谢过程中更好地调节肌肉氨基酸外排；改善骨骼肌氨代谢；增加大脑去甲肾上腺素合成；低胰岛素血症；

刺激肝细胞生长因子；改善中性粒细胞功能等等。

肌少症患者的主要治疗策略应该是充足的营养和基础的补充营养支持。几项研究表明，肝硬化患者摄入的蛋白质不足。如 VA 的合作研究表明，每天需要 85g 或更多的蛋白质来维持氮平衡，但酒精性肝炎患者（包括住院和门诊患者）的摄入量都低于此水平[1]。重要的是，以非蛋白质热量的形式提供多余能量并没有对营养不良产生积极影响。

肝硬化患者具有"合成代谢抵抗"，这种反应也可发生在老年人或应激 / 脓毒症的 ICU 患者中。肝硬化患者往往年龄较大，经常有感染或其他炎症情况，因此，合成代谢抵抗的原因有多种。富含 BCAA 的膳食，尤其是亮氨酸，可以作为蛋白质合成的触发因素。如前所述，亮氨酸是 mTOR 信号转导途径的重要激活剂。然而，在已经摄入足够的亮氨酸饮食的受试者中，提供额外的亮氨酸并不会进一步增加肌肉蛋白的合成。每天数次摄入 20～35g 优质蛋白质的刺激可能是诱导健康个体蛋白质合成的最佳方式。同理是否适用于肝硬化患者尚不清楚。重要的是，肥胖患者和老年患者的蛋白质摄入量可能都需要增加。

2. 脂肪

无论脂肪肝的病因是酒精性还是非酒精性，膳食脂肪都是脂肪肝发生和进展的重要辅助因素。膳食脂肪主要有 3 种主要类型：饱和脂肪酸、单不饱和脂肪酸和多不饱和脂肪酸。饱和脂肪和不饱和脂肪之间的区别在于脂肪酸碳键的结构。饱和脂肪酸（SFA）不含双键，单不饱和脂肪酸（MUFA）含有一个双键，多不饱和脂肪酸（PUFA）含有 ω–3 多不饱和脂肪酸［如 α 亚麻酸（ALA，18：3 ω–3）］、二十碳五烯酸［EPA，（20：5 ω–3）］、二十二碳六烯酸［DHA，（22：6 ω–3）］和 ω–6 多不饱和脂肪酸［如亚油酸（18：2 ω–6）］等多种。饮食中的脂肪酸按碳链长度分为短链、中链和长链脂肪酸。文献中有证据表明不同类型的膳食脂肪在 NAFLD 和 ALD 发病机制中的作用不同。一般认为，膳食饱和脂肪可促进 NAFLD 的发生[78]并预防 ALD，而膳食不饱和脂肪对 NAFLD 有益却加重 ALD。但是，重要的是要认识到不同的 SFA（如中长链 SFA）或 PUFA（如 ω–3 与 ω–6 PUFA）可能发挥不同的代谢效应。NAFLD 的大鼠模型已经表明，中链 SFA 剂量依赖性地减少肝脏脂肪积累和损伤[79]，而富含猪油的饮食［38%～43% 长链 SFA（棕榈酸和硬脂酸）、47%～50%MUFA（主要是油酸）和 6%～10% 的 PUFA（主要是亚油酸）］促进肝损伤[80]。肝细胞凋亡、内质网应激和线粒体功能障碍被认为是导致 SFA 脂毒性的机制[78, 80]。

3. ω-6 多不饱和脂肪酸与非酒精性脂肪肝和酒精性肝病

根据流行病学证据，膳食摄入饱和脂肪与较低的死亡率相关，而膳食摄入不饱和脂肪（USF）与酒精性肝硬化的死亡率较高相关[81]。膳食饱和脂肪（主要富含中链脂肪酸）的保护作用和膳食 USF［主要富含 ω-6 PUFA、亚油脂肪酸（ω-6 PUFA、亚油酸 18：2ω-6）］对酒精引起的肝损伤的破坏性影响在众多实验动物研究中已被证明[82-88]。此外，已经发现，膳食亚油酸对于实验性酒精性肝损伤的发展具有重要作用，ALD 的严重程度与饮食中亚油酸的含量有关[89]。鉴于亚油酸是西方饮食中主要的不饱和脂肪酸[90]，而 20 世纪亚油酸消耗量急剧增加[91]，因此这是一个重要的公共卫生问题。在致病机制层面，与 ALD 中饱和脂肪的保护作用相比，USF（富含亚油酸）有害作用被认为是以下多个因素的结果，包括：肝脏脂质稳态改变[82, 84, 92-94]、肝脂质诱导的过氧化和氧化应激[84, 95]、肠道微生物群的变化、肠屏障完整性受损、血内毒素水平升高及继发的肝脏巨噬细胞活化和肝脏促炎细胞因子增加[83, 96]等。值得注意的是，即使在没有乙醇的情况下，富含 USF 的饮食也会导致肠道屏障完整性的破坏，具体来说，与高饱和脂肪饮食相比，肠道紧密连接蛋白下调。乙醇进一步抑制了接受 USF 的动物中紧密连接蛋白的表达，同时伴有内毒素血症的显著增加[83]。

尽管亚油酸在 ALD 中的有害作用已被证实，但其在 NAFLD 中的作用尚不清楚。NAFLD 患者膳食的 ω-6 脂肪酸摄入量显著升高，ω-6/ω-3 比值亦增加[97]。亚油酸摄入量从 1% 增加到 8% 会导致小鼠的饮食诱导性肥胖[98]。此外，肥胖青少年的 NAFLD 与氧化亚油酸代谢物（OXLAM）水平升高有关[99]。OXLAM，特别是 9- 羟基十八碳二烯酸和 13- 羟基亚油酸（分别为 9-HODE 和 13-HODE），在成人 NASH 患者中升高[100]，血浆 OXLAM 水平降低与肝脏组织学改善相关[101]。在酒精性肝硬化患者中也观察到血浆 OXLAM 升高，特别是 9-HODE 和 13-HODE。值得注意的是，ALD 患者血浆 HODE 含量比健康受试者高 46 倍以上，比 NAFLD 患者高 4 倍以上[102]。此外，在 ALD 的实验动物模型[103, 104]中也注意到 9-HODE 和 13-HODE 水平的增加与肝脏脂肪变性、氧化应激和肝细胞损伤同步出现。基于 NAFLD 和 ALD 的临床和临床前研究的这些观察结果，出现了一个新的概念，即生物活性 OXLAM 主要通过 12/15- 脂氧合酶（12/15-LOX）的作用从亚油酸中酶促形成，或非酶促地通过自由基介导的氧化对氧化应激做出反应，可能有助于 NAFLD 和 ALD 发病。最近的一项研究表明，减少饮食中的 ω-6/ω-3 脂肪酸比例和 12/15-LOX 缺乏可以预防小鼠慢性高脂饮食诱导的脂肪性肝炎，同样支持这一概念[105]。

4. ω-3 多不饱和脂肪酸与非酒精性脂肪肝和酒精性肝病

西式饮食富含 ω-6PUFA，ω-3PUFA 相对不足，导致 ω-6/ω-3 饮食摄入量比例约为 10～20：1。而 ω-6 PUFA（主要是亚油酸、花生四烯酸及其代谢产物）被认为是促进炎症的，ω-3 PUFA（如 ALA，18：3ω-3）、二十碳五烯酸（EPA，20：5ω-3）和二十二碳六烯酸（DHA，22：6ω-3）被认为有助于消除炎症（图 19-4）。在 NAFLD 患者中发现 PUFA ω-6/ω-3 比值升高[97, 106]，而 ω-3 PUFA 膳食补充能改善人和动物肝脏脂肪变性[107-110]。ω-3 PUFA 的保护作用可能部分归因于某些类花生酸（内源性大麻素）的抑制及新型生物活性介质（如某些缓解因子和保护因子）的形成[98, 111]。

尽管 ω-6 PUFA 亚油酸在 ALD 中的有害影响已经确立，但 ω-3 PUFA 的作用，如 ALA（18：3ω-3）、二十碳五烯酸 [EPA，（20：5ω-3）] 和二十二碳六烯酸 [DHA，（22：6ω-3）] 在 ALD 中的研究较少。早期研究显示，含有鱼油的饮食（特别是鲱鱼油，作为 ω-3 PUFA 的来源）增强了肝脏脂质过氧化，并促进了暴露于乙醇的大鼠的严重肝损伤和炎症[112, 113]，而最近的研究表明，摄入鱼

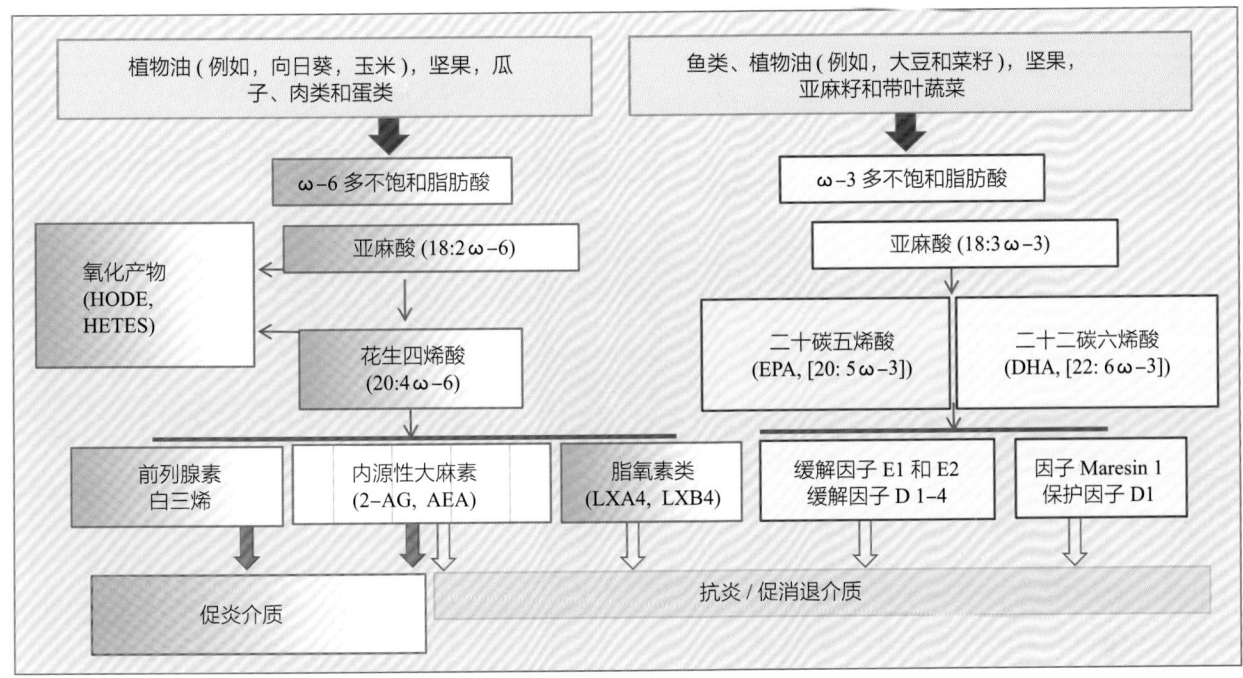

▲ 图 19-4　ω-6 和 ω-3 多不饱和脂肪酸的代谢途径

油，特别是金枪鱼鱼油（占总能量的 30%）是有益的，其减少了小鼠单剂量乙醇施用引起的肝脂肪积累[114]。这些不一致的发现可能归因于鱼油来源或鱼油的性质，由于含有大量高度不稳定的 ω-3 PUFA，鱼油很容易氧化。实际上，有人提出摄入氧化鱼油中存在的脂质过氧化产物可能会对健康产生负面影响[115]。ω-3 PUFA 在 ALD 中的有益作用在一项研究中得到证实，该研究表明富含亚麻籽油（ω-3 PUFA ALA 的来源）的饮食，可预防小鼠由慢性乙醇暴露引起的肝脏脂肪变性[116]。另一项研究报告表明，大鼠喂养的饮食中补充生理相关浓度的 ω-6 PUFA 花生四烯酸（AA，20：4 ω-6）和 ω-3 PUFA DHA（AA：DHA=1：1），最有可能通过减少氧化/硝化应激，避免乙醇诱导的脂肪肝和线粒体功能障碍[117]。值得注意的是，最近的研究表明，内源性升高的 ω-3 PUFA 减轻了高脂肪饮食和乙醇诱导的小鼠肝损伤[118, 119]。这些研究使用转基因 fat-1 小鼠，它可以从 ω-6 PUFA 内源性地产生 ω-3 PUFA，表现出内源性的 ω-3 PUFA 高含量及平衡组织的 ω-6/ω-3 PUFA 比率。与野生型幼鼠相比，fat-1 小鼠可减少高脂肪或乙醇诱导的肝损伤（通过血浆 ALT 水平下降记录）及减少肝脂肪变

性和炎症。尽管越来越多的证据支持 ω-3 PUFA 在 ALD 和 NAFLD 中的有益作用，但仍需要进一步的随机临床试验和实验研究来证实。

总之，有确凿的实验证据表明，过量的膳食脂肪及不同类型的膳食脂肪在各种肝病包括 NAFLD/ALD 发病机制中具有不同作用。事实上，最近一项人类的研究表明，单次口服饱和脂肪会损害胰岛素抵抗，改变肝脏代谢，增加肝脏脂质储存[120]。鉴于没有美国食品药品管理局（FDA）批准的 NAFLD 或 ALD 治疗方法，膳食脂肪可能是一个重要的预防/治疗靶点。

5. 碳水化合物

与过量脂肪摄入类似，人类和实验动物碳水化合物摄入量的增加也与脂肪肝的发生发展有关。当摄入过量时，所有碳水化合物都会引起肥胖和脂肪肝，其中果糖受到特别关注。美国果糖消费量的增加与肥胖和 NAFLD 的患病率增加是平行的。果糖主要作为添加糖食用，如蔗糖和高果糖玉米糖浆（HFCS），分别占截至 2007 年摄入总添加糖量的 45% 和 41%[121]。过去 30 年的时间趋势数据表明，作为饮食中添加糖的主要来源，含糖饮料（SSB）的消费量增加与美国肥胖流行相似，特别是在儿

童和青少年中^[122]。HFCS 是 SSB 中的主要甜味剂^[121, 122]。因此，SSB 已成为膳食果糖的主要来源。最近的研究表明，添加糖约占成人总热量摄入的 13%，占儿童和青少年的 16%^[123, 124]。

膳食果糖摄入量与代谢综合征风险因素增加之间已建立起机制联系。事实上，高果糖摄入可以诱导一系列代谢变化，包括 NAFLD，不仅在动物中，在人类中也是如此^[125-128]。最近的研究表明，NAFLD 患者的果糖摄入量明显高于没有肝脏脂肪变性的患者或健康对照组^[129, 130]。此外，与健康儿童相比，NAFLD 儿童对膳食果糖的有害影响更敏感^[131]。此外，果糖摄入增加与成人 NAFLD 患者的纤维化严重程度的加重有关^[132, 133]。总的来说，膳食果糖可能是 NAFLD 发病进展的重要危险因素。临床试验已经在肥胖和超重患者及年轻人和青少年中建立了膳食果糖摄入量与代谢综合征危险因素增加之间的重要联系^[134-136]。

果糖诱导 NAFLD 的机制是多样的。果糖吸收饱和度相当低^[137, 138]。健康成人的吸收能力约为 25g^[139]。因此，过量摄入果糖很容易超过吸收能力，导致果糖吸收不良。未吸收的果糖进入远端肠道，可能导致肠道菌群失调和肠道屏障功能障碍^[125, 140]。因此，膳食果糖可能通过至少 2 种方式导致 NAFLD 的发生。首先是其独特的代谢途径有助于加速新生脂肪生成^[141]。果糖被果糖激酶快速代谢。果糖中果糖 –1– 磷酸的形成绕过了糖酵解中主要限速酶磷酸果糖激酶，因此促进脂肪的快速从头生成。其次，未吸收的果糖进入远端肠道，导致肠道细菌生态失调和肠道屏障功能障碍。高果糖摄入引起的肠道通透性增加可导致内毒素血症和 Kupffer 细胞活化。进而增加炎性细胞因子的分泌，引起胰岛素抵抗和脂肪肝^[125, 140, 142]。

如前所述，包括葡萄糖在内的任何形式的过量碳水化合物，都可能导致实验性 NAFLD。有趣的是，如果在小鼠中将葡萄糖转化为果糖的途径阻断，NAFLD 会减弱。因此，内源性果糖的产生可能在 NAFLD 中也很重要^[143]。

（三）微量元素营养不良

表 19-2 列出了一些与酒精性肝炎相关的微量营养素缺乏。

表 19-2　酒精性肝炎微量营养素的缺乏

维生素缺乏	可能的临床表现
维生素 A	夜盲、皮肤干燥
维生素 D	骨病、免疫及消化道屏障功能改变
维生素 E	更易遭受肝脏损伤和氧化应激
叶酸 / 维生素 B_{12}	贫血、易患 ALD、蛋氨酸代谢改变
烟酸	糙皮病、神经系统改变、幻觉
硫胺素	神经系统疾病、Wernike 脑病
锌	皮损、神经性厌食、伤口愈合困难、性功能减退、免疫功能改变、夜视受损、精神功能受损、腹泻、易遭受肝脏损伤
镁	肌肉痉挛、糖耐受
硒	肌病、心肌病、氧化应激
铜	贫血、中性粒细胞减少、神经病变

1. 维生素

（1）维生素 A：维生素 A 在从视觉功能到基因转录的多种代谢途径中发挥着关键作用。维生素 A（视黄醇）代谢为 11– 顺式 – 视黄醛和全反式视黄酸，前者维持正常视力（对夜视至关重要），后者调节基因转录^[144]。肝脏是维生素 A 的主要储存场所（＞90%），大部分存在于星状细胞中。维生素 A 由肝脏分泌，与视黄醇结合蛋白（RBP）结合。在肝脏疾病中，可出现维生素 A 摄入不足、吸收不良（特别是胆汁淤积性肝病）、代谢改变（部分与缺锌有关）和肝脏储存不良（部分与星状细胞活化有关）等情况^[144]。大多数研究表明，超过 60% 的肝硬化患者血清维生素 A 水平较低，而一项研究中有 40% 患者的暗适应能力受损，而患者却并未意识到^[144, 145]。肌肉注射棕榈酸视黄醇水溶液可以改善 1 个月后重新测试的夜间视力，进一步证明了这种营养素缺乏造成的功能障碍。重要的是，由于 RBP（维生素 A 的载体蛋白）是在肝脏中产生的，其血清浓度在肝病中通常较低，并且在摄入维生素 A 后不会同步增加。这种低 RBP 水平可能会增加补充维生素 A 后发生维生素 A 肝毒性的风险。因此，肝

脏疾病 / 损伤患者的补充治疗必须谨慎进行，并且需要监测药物毒性。

(2) 维生素 D：维生素 D 的主要功能是调节肠道钙吸收。维生素 D 可以从食物中获得，并在紫外线照射下在皮肤中产生。维生素 D 在肝脏中经 25- 羟基化，产生 25- 羟基维生素 D 肽。然后它在肾脏中羟基化，生成最具生物活性的维生素 D 代谢物，1, 25- 二羟基维生素 D[146]。在终末期肝病中经常观察到维生素 D 缺乏。最近的一项研究中，接受肝脏移植评估的肝硬化患者中 81% 缺乏维生素 D，这影响了骨骼健康。肝硬化患者在肝移植前后骨质疏松的风险都很高。此外，维生素 D 在肝脏疾病中除了骨骼健康外，还可能具有从先天免疫系统激活到肠道屏障功能调节的多种作用。

(3) 维生素 E：维生素 E 是一种脂溶性抗氧化剂，可以防止自由基的扩散。膳食维生素 E 在肠道腔内溶解成混合胶束，被小肠吸收，包装成乳糜微粒。乳糜微粒被水解，残体被肝脏吸收。维生素 E 水平在 NASH 和 ALD 患者中都很低。

在 NASH 患者中发现氧化应激现象，并且认为其在肝细胞损伤 / 纤维化的发展中起重要作用。维生素 E 可以通过灭活自由基和抑制脂质过氧化来抑制肝脏炎症，它还介导细胞信号转导并调节基因表达，而不受其抗氧化特性的影响。通过这些机制，它间接导致细胞增殖的抑制、血小板黏附和聚集、单核细胞 内皮粘连和细胞因子释放[147]。一些研究评估了维生素 E 对 NAFLD 或 NASH 的治疗效果。维生素 E（800U/d）明显改善实验室指标（ALT，AST）和肝脏组织学，减少 NASH 患者的脂肪变性、炎症和肝细胞气球样变。然而，未观察到肝纤维化的显著改善[148, 149]。

(4) 维生素 B_{12} 和叶酸：维生素 B_{12} 或甲钴胺是一种水溶性维生素。肝脏在维生素 B_{12} 的储存和运输中起重要作用。维生素 B_{12} 水平升高常见于急性肝炎、肝硬化和 HCC 患者。这是由于储存的甲钴胺通过肝细胞降解释放，以及病变肝脏对甲钴胺的摄取减少所致[150]。

叶酸也是一种水溶性维生素，是细胞再生过程中 DNA 甲基化和复制的重要因子。它储存在肝脏中。慢性酗酒者往往由于饮食中叶酸摄入减少、肠道吸收不良、肝脏吸收和储存减少及尿中叶酸排泄增加而导致叶酸缺乏[151]。在一项研究中，叶酸水平与慢性乙型肝炎病毒感染者的肝损伤程度及 HCC 发展呈负相关[152]。

(5) 烟酸：烟酸是参与碳水化合物、脂肪酸和蛋白质合成和代谢的必需营养素。烟酸缺乏导致糙皮病，其特征为光敏色素沉着性皮炎、腹泻和痴呆，并可导致死亡。在美国，由于饮食不良，在酗酒者中可出现糙皮病，在减肥手术后或神经性厌食症的患者中也有报道[153]。烟酸常作为治疗血脂异常的药物，因为它可以降低总胆固醇和低密度脂蛋白胆固醇，降低三酰甘油，并增加高密度脂蛋白胆固醇。烟酸也可能对 NAFLD 患者有益。然而，据报道，缓释烟酸制剂会引起急性肝炎，因此必须谨慎使用[154]。

(6) 硫胺素：硫胺素（也称为维生素 B_1）是一种水溶性维生素，参与神经传导的启动，是氨基酸和碳水化合物代谢酶的重要辅酶。硫胺素在空肠和回肠中被吸收，与白蛋白结合，通过门静脉循环运输到肝脏。长期酗酒或肝硬化患者被发现存在硫胺素缺乏。由于饮食摄入不足及乙醇对胃肠道摄取硫胺素的直接影响，硫胺素缺乏在酒精性肝硬化患者中尤为普遍[155]。硫胺素缺乏可引起周围神经病变、心脏病（脚气病）或以眼球震颤、眼肌麻痹、共济失调及紊乱为特征的神经功能障碍（Wernicke 脑病）。Korsakoff 综合征也可能由硫胺素缺乏症发展而来，其是一种慢性神经系统病症，通常由 Wernicke 脑病引起，其特征是短期记忆受损，伴有严重的正常认知功能紊乱。Wernicke 脑病是一种急性疾病，需要紧急治疗，通常使用静脉注射硫胺素以防止死亡和长期神经并发症（Korsakoff 综合征）。

2. 矿物质

(1) 锌：锌是细胞正常生长、发育和分化所必需的微量元素，在 DNA 合成、RNA 转录、细胞分裂和活化等过程中发挥作用。它是许多蛋白质 / 酶的关键组分，如锌依赖性转录因子。在肝脏疾病，特别是 ALD 中经常观察到锌缺乏或锌代谢异常，其原因可能是饮食摄入减少、吸收障碍、尿液排泄增加及某些锌转运蛋白的异常活化[156]。缺锌的表现多种多样，包括眼睛、鼻子和嘴巴周围隆起的结痂性皮肤改变（图 19-5）、伤口愈合或肝脏再生受损、精神状态改变或免疫功能改变[156]。重要的是，氧化应激可能造成锌从关键的锌指蛋白释放，并导致 DNA 结合活性的丧失。具体来说，氧化应激造成某些氨基酸（即半胱氨酸残基）的改变，这些氨基酸将锌离子固定在锌指蛋白中，如肝细胞核因子 4（HNF4）就是一种对肝脏发育和脂质代谢至关重要的锌指转录因子。

已经证明锌补充剂可以通过多种途径阻断或减弱实验性肝损伤。锌可以稳定紧密连接，减少有毒细菌分子（如内毒素）向血液中的转运，降低血液中代谢毒素（如氨）的含量，减少促炎细胞因子的产生，减少氧化应激，减弱凋亡细胞死亡[157, 158]。用于治疗肝病的锌剂量通常是 50mg 的元素锌随餐服用，以减少恶心等可能的不良反应。每天摄入超过 50mg 的元素锌会导致剂量相关的不良反应，如铜吸收减少导致的铜缺乏。

(2) 镁：镁是人体中最丰富的细胞内二价阳离子。镁是 300 多种酶促反应的辅助因子，并调控大多数重要的细胞功能。镁在碳水化合物代谢和胰岛素抵抗中发挥重要作用[159]。缺镁会导致肌肉痉挛，这是肝硬化患者的常见症状。镁补充剂已被证明可以减少肌肉痉挛，经常使用的剂量是 400mg 氧化镁。

(3) 硒：Burk 及其同事最近的一项研究表明，肝硬化可通过影响硒代蛋氨酸代谢而导致部分肝硬化患者功能性硒缺乏，并且硒缺乏的发生率随肝硬化严重程度而增加[160]。由于这些患者的硒缺乏程度一般较轻，补硒可能会产生不良反应，目前对于

肝硬化患者未能提出有关硒补充的肯定意见。重要的是要注意硒的有效形式是硒酸盐，补充硒代蛋氨酸并不能提供益处。此外，流行病学研究最近报道，与对照组相比，HCC 患者的循环硒和硒蛋白 P 浓度较低[161]。这些研究强调，需要更好地了解硒缺乏对包括 HCC 等在内的进展性肝病的影响及补硒的最佳生物活性和有效的硒补充形式和剂量。

(4) 铜：过量的肝铜可导致肝毒性和纤维化，这在某些肝脏疾病中已经得到了很好的证明，如 Wilson 病和 PBC 等胆汁淤积性肝病[162]。铜毒性通过多种机制产生，氧化应激是主要途径。铜也是肝脏中许多生物过程的必需微量元素，包括正常的线粒体呼吸、铁和脂质代谢、自由基解毒和结缔组织交联。美国人的饮食中含铜很少[162]。过量的果糖摄入似乎会增加边缘铜的影响。在小鼠和大鼠（主要是雄性动物）中，过量果糖摄入导致的边缘铜摄入增加引起实验性 NAFLD 和肝铁储备增加。此外，NASH 患者肝铜减少[163]。这种果糖 – 铜相互作用可能导致 NASH 的新表型，即血清铜蓝蛋白适度降低和血清铁蛋白增加。

五、营养：肠 – 微生物 – 肝轴

（一）营养和肠道微生物群

胃肠道微生物群由数万亿个生物体组成[164]，它们具有多种多样的代谢功能[165]，包括产生大量代谢物，这些代谢物既是微生物的营养来源，也是微生物群与宿主之间的重要信使[166]。通常，共生

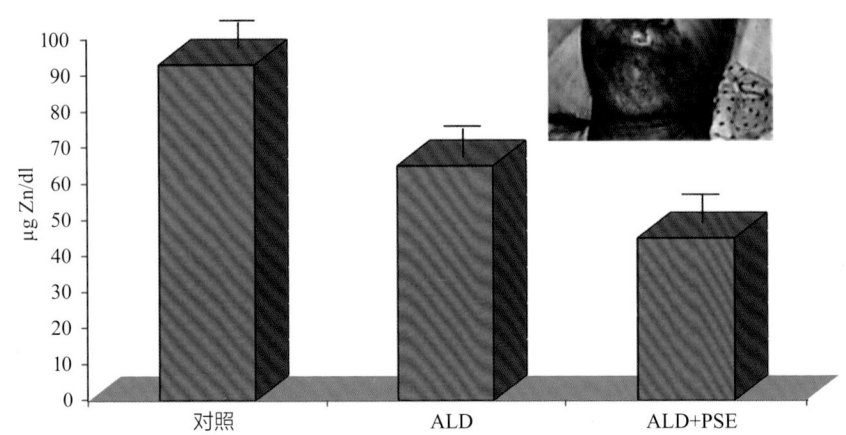

◀ 图 19-5 一项大型酒精性肝病（ALD）的队列研究显示，与对照组相比，代偿期的酒精性肝病患者有血清锌离子水平的下降。失代偿及肝性脑病患者血清锌离子浓度最低。右上角图片展示的是一位酒精性肝病及反复呕吐的患者，严重锌缺乏出现的经典皮肤硬结改变（肢端皮炎）

微生物及其宿主从一种相互共生的关系中获益，微生物群的代谢活动增进了人类的健康。然而，肠道微生物群的定性和定量改变，即所谓的"生态失调"，可能对宿主健康产生有害影响。在过去的 10 年中，肠道微生物群越来越被认为是多种肝病（包括 NAFLD 和 ALD）发病机制中的一个关键因素。

前面讨论的饮食成分在肠道微生物群的形成中扮演着重要角色，而微生物群组成可能会随着饮食（如植物性或动物性饮食）的变化而迅速发生改变[167-174]。越来越多的证据表明，高脂肪饮食和特定类型的饮食脂肪实质上可以调节肠道微生物群。如在含有玉米油和猪油的高脂肪饲料（72% 的能量来自脂肪）喂养的动物中，双歧杆菌和直肠 / 梭状芽孢杆菌种群水平显著降低[175]。含有棕榈油（约 44% 饱和棕榈酸和约 37% 单不饱和油酸）的高脂肪饮食（45% 的能量来自脂肪）降低了小鼠的微生物多样性，增加了小鼠的厚壁菌与拟杆菌的比例[170]。在老年小鼠中，喂食富含 ω–6 PUFA 的高脂饮食促进细菌过度生长，并消灭来自拟杆菌和厚壁菌门的微生物类群，这些改变可以通过补充鱼油（富含长链 ω–3 PUFA，如 DHA 和 EPA）而恢复[176]。

不同肠道细菌的代谢作用和活性有很大差异。肠道细菌可以生物合成多种分子，包括多种维生素 [如 B_1（硫胺素）、B_2（核黄素）、B_3（烟酸）、B_7（生物素）、B_5（泛酸）、B_9（叶酸）和维生素 B_{12}]，在宿主健康和疾病中发挥重要作用。如双歧杆菌和乳酸杆菌可以合成维生素 B_9[177]。肠道微生物还可以生物合成氨基酸、胆汁酸、短链和长链脂肪酸，所有这些都可能影响宿主代谢和生理过程。微生物转化膳食成分并产生生物活性化合物（如必需脂肪酸衍生代谢物、色氨酸和酪氨酸衍生物等[178]），可能对肠道和免疫稳态、能量代谢及肝性脑病等神经行为的过程产生重要影响。重要的是，宿主营养不良，特别是微量营养素供应不足，可能影响微生物群的发育、组成和代谢[179]。

（二）肠道微生物群、代谢组学和非酒精性脂肪肝 / 酒精性肝病

肠道微生物群的失调与人类和啮齿动物的肝脏脂肪积累和 NAFLD 的所有阶段有关。使用无菌动物模型进行的临床前实验研究的数据表明，缺乏肠道微生物群的小鼠对饮食诱导的肥胖、肝脂肪变性和胰岛素抵抗具有抗性[180, 181]。此外，从 NAFLD 供体小鼠移植的肠道微生物群在野生型受体中也复制了这种 NAFLD 表型[182]，进一步证明了微生物群和 NAFLD 发展之间的因果关系。肠道细菌对 NAFLD 发病机制的贡献是多因素的，可能通过调节能量稳态发生[183]、调节胆碱[184] 和胆汁酸代谢[185] 和（或）产生细菌来源毒素的能力，如脂多糖（LPS）[186]。在喂食高脂饮食的小鼠中，厚壁菌门属相对丰度与肝脏三酰甘油水平正相关，与 miR–666 和 miR–21 的肝脏表达负相关[187]。产生酒精的大肠埃希菌数量增加与 NASH 患者血液中酒精含量升高（已知它在肠道紧密连接、肝脏氧化应激和肝脏炎症中发挥重要作用）有关，提示了 NASH 的一种新发病机制[188]。喂食蛋氨酸 / 胆碱缺乏饲料的小鼠出现了与肠道微生物群组成变化相关的 NASH 表型，特别是由于 NLRP3 和 NLRP6 炎性小体缺乏而导致卟啉单胞菌科（主要在拟青霉属中）的增加[189]。与 NLRP3 和 NLRP6 炎性小体丢失相关的生态失调导致 LPS 和细菌 DNA 流入肝脏增加，这些细菌产物刺激 Toll 样受体（分别为 TLR4 和 TLR9），导致肝肿瘤坏死因子 α（TNF–α）表达增强，从而推动 NASH 进展。肠道微生物群也可能通过刺激肝 Kupffer 细胞中 TLR9 依赖的促纤维化途径促成肝纤维化[190]。在人类中，拟杆菌属丰度的增加与 NASH 独立相关，而瘤胃球菌丰度的增加与人类纤维化独立相关[191]。

最近的几项临床和实验研究表明，饮酒与肠道微生物群落的改变有关，微生物宏基因组和代谢组的变化可能导致肠道 – 肝脏轴异常，导致血液中内毒素增加，从而加剧酒精引起的肝脏炎症损伤[86, 192-198]。肠道微生物群的改变，特别是数量较少的拟杆菌和较高水平的变形杆菌，与酗酒者的内毒素血症有关[193]。通过口服补充益生菌，恢复酒精介导的肠道微生物群改变，可改善接受酒精戒断治疗的轻度酒精性肝损伤患者的肝损伤[199]。饮食因素（特别是不同类型的膳食脂肪）可以调节乙醇介导的肠道微生物群的变化。给小鼠喂食乙醇和添加饱和长链脂肪酸（LCFA）的食物，如棕榈酸和硬脂酸，没有发生肠道屏障破坏和肝损伤，并且维持肠道的生物多样性。相比之下，喂食乙醇和不饱和脂肪饮食（富含油酸和亚油酸）的小鼠出现了微生物菌群失调，其特征是厚壁菌属比例减少、拟杆菌增加和乳酸杆菌数量减少[86]。最近的研究表明，乙醇和不饱和脂肪饮食（富含亚油酸）而不是乙醇和饱和脂肪饮食（富含中链脂肪酸）导致拟杆菌和厚壁菌的丰度下降、革兰阴性变形菌和革兰阳性放线菌属增加，这些事件与肠屏障破坏、内毒素血症、肝脏脂肪变性及肝脏和胆道炎症及损伤有关[96, 195]。乙醇和不饱和脂肪饮食诱导的微生物失调与粪便代谢物的显著变化相关，特别是辛酸（具有一些抗菌特性）和丁酸（作为肠上皮细胞的能量来源，是一种有效的组蛋白去乙酰化酶抑制药）的低水平。长期使用乙醇还会导致氨基酸（如亮氨酸、异亮氨酸、缬氨酸）的减少及类固醇、脂质和胆汁酸代谢的改变[96, 200]。乙醇摄入也改变了饱和 LCFA 对微生物合成的影响，饱和 LCFA 对乳酸杆菌的生长至关重要，而乳酸菌是已知有益于维持肠道屏障完整性的细菌[86]。

肠道微生物群不仅与 ALD 有关，而且与个体对 ALD 的易感性有关，这一证据来自最近的一项研究[201]，该研究显示了严重酒精性肝炎患者和无酒精性肝炎者肠道微生物群组成的差异，后者特点是有大量的双歧杆菌、链球菌和肠杆菌及减少的奇异菌属。作者证明，接种了严重酒精性肝炎患者肠道微生物群的小鼠在酒精诱导下出现了更严重的肝损伤[201]。另一项研究表明，从"抗控制"小鼠转移的粪便微生物群可以保护受体小鼠免受酒精诱导的拟杆菌属减少的影响，并防止酒精诱导的肝脏脂肪变性和损伤[202]。

总之，令人信服的证据表明，营养可以塑造微生物群落，而新出现的证据显示，肠道微生物群在许多类型的肝脏疾病中发挥作用，不仅包括 NAFLD 和 ALD，还包括从 PBC 和 PSC 到丙型肝炎的许多其他肝病[203, 204]。关键的问题是，改变营养是否能对微生物群产生积极影响，并预防 / 改善人类的肝病。

六、营养建议

（一）住院患者 / 重症监护治疗病房患者

最近的研究表明，与低营养不良风险的患者相比，营养不良高风险的患者更有可能从早期肠内营养中获益，这可以通过感染和其他并发症的减少，甚至死亡率的降低来证明[205, 206]。肝病患者（尤其是肝硬化患者）住院期间营养不良的风险很高。多个专业协会已经制定了与肝病患者的营养评估和营养支持相关的指南。2016 年，重症监护医学协会（SCCM）与美国肠外和肠内营养学会（ASPEN）的最新研究建议，所有预计自主摄入量不足的 ICU 患者都应进行营养风险筛查[207]。建议所有住院的肝病患者而不仅仅是 ICU 的患者，都要接受营养不良的监测，因为他们的基线风险更高。应使用 SGA、人体测量学或生物电阻抗等简单测量方法进行初步评估。需要明确的方法来实现肝病患者适当的营养支持[207-213]（框 19-3）。

框 19-3　肝病患者营养推荐

- 早期评估电解质紊乱
- 早期营养评估和定期随访
- 总热量：1.2～1.4× 静息能量消耗或 35～40kcal/（kg·d）
- 蛋白质：1.2～1.5g/（kg·d）（住院期间上限）
- 脂肪：非蛋白能量的 30%～40%
- 个体化的摄入水及电解质，维持肾功能和利尿剂敏感度
- 微量元素的补充（避免过量补充铁、铜及维生素 A）
- 补充每日所需的肠内营养（除非情况不允许）
- 肥胖患者低热量、高蛋白饮食
- 营养师的营养教育，包括给予夜间加餐的营养指导

重要的是快速评估电解质紊乱，因为这些可能危及生命。肝硬化电解质失衡通常包括钠和（或）钾浓度异常。钠是细胞外体液中的主要电解质。低钠血症是肝病的常见并发症[214]。这通常发生在正常或增加量的钠被总水量的更大增加所抵消的情况下，即稀释性低钠血症。水和钠的增加表现为水肿或腹水。许多因素导致钠浓度的改变，其中最重要的 2 个因素是自由水清除受损和使用利尿药。在失代偿性肝病患者中，治疗低钠血症的主要方法是限制液体摄入。钠限制饮食（即 2g/d 当量）应该是腹

水和水肿患者管理的标准。只有当发生严重的低钠血症时（即 < 125mEq/L），才需要限制液体。高钠血症在肝脏疾病中的发生率较低，通常是由于利尿药或乳果糖治疗等药物干预所致。

低钾血症在肝病中也很常见[214]。与钠不同，钾主要是细胞内电解质。低钾血症可因营养不良、呕吐、腹泻或使用利尿药而发生。各种代谢因素（如胰岛素水平增加和呼吸性碱中毒）可以将钾从细胞外液转移到细胞内，从而降低血清钾浓度。低钾血症可产生一系列从肌肉无力到心律失常的后果。高血钾症在肝病中较少见，通常发生在伴有肾衰竭或使用保钾利尿药时。重要的是，患者在使用保钾利尿药时不要使用含钾盐替代品。对于经常饮酒的患者，首先要纠正电解质紊乱，在出现戒断症状时进行治疗和控制。这将有助于控制电解质紊乱，并降低管饲或肠外营养通道被患者拔掉的风险。当患者出院回家时，重新审视含钾盐替代品和保钾利尿药（如螺内酯）之间的潜在毒性相互作用。这个理念应该通过患者教育和营养教育手册加以推广强化。

对于能够通过口服途径摄入预计能量需求的患者，鼓励使用口服营养补充剂，包括夜间加餐。通常建议蛋白质摄入量为每天 1.2～1.5g/kg。对于住院的非肥胖患者，建议每天摄入 35～40kcal/kg 的热量[213]。监测食物的摄入量非常重要，因为营养不良的高风险可能被低估。在口服摄入不足的患者中，早期肠内营养支持尤为重要，因为它能减少并发症和住院时间，并对患者的预后产生积极影响。对于无法维持口服营养摄入的患者，应在住院后 24～48h 内开始肠内营养支持。尽量在 48～72h 内提供 > 80% 的估计或计算的目标能量和蛋白质，以实现肠内营养的临床益处[207]。在有腹水的患者中可使用浓缩能量配方。当患者开始接受肠内营养支持时，应每天监测耐受性。应尽量减少需要禁食的检查和治疗。在最近的 ASPEN/SCCM 指南中，监测胃残余量并没有被证明对测定喂养耐受性有用[207]。

考虑到成本、肠内营养和肠内营养的风险及肠道屏障功能的维持，肠内营养比肠外营养更受青睐。而且在某些情况下，肠外营养的并发症之一就是造成肝病。如果不能进行肠内营养，则可以使用肠外营养，但必须有这个概念，即一旦小肠功能好

转，需尽快恢复肠内营养。肠外营养可以从标准氨基酸配方开始，直至氮的需求得到满足。如果患者出现肝性脑病，则必须给予乳果糖、新霉素或利福昔明的标准治疗。如果患者仍然不能耐受满足氮需求所需的氨基酸量，那么标准氨基酸可以用专门为肝病设计的富含 BCAA 溶液替代[215, 216]。需要肠外营养或 BCAA 配方是备用的选择，主要目标始终是积极的肠内支持。

患有严重肝病的肥胖患者面临着特殊的营养挑战。这些患者易于出现热量利用方面的问题，使得他们更容易丧失瘦体重。他们也面临更大的胰岛素抵抗和脂质代谢改变的风险。目前的指南建议使用低热量、高蛋白营养疗法，以保持瘦体重，动员脂肪储存，并尽量减少这些肝病肥胖患者的过度进食并发症的风险[207]。BMI 为 30～50kg/m² 的患者的能量目标较低，通常通过间接热量法测量的需要量为 65%～70%，或者为按实际体重每天 11～14kcal/kg。然而，蛋白质的需求量很高，通常预计为按实际体重每天 2.0～2.5g/kg[207]。

（二）门诊患者

肝病患者需要营养评估和营养支持计划，不仅是住院患者的需求，也是长期门诊治疗的一部分。一些研究支持通过营养支持改善肝硬化患者门诊结果。Hirsch 等[217]证明，门诊患者在饮食中添加肠内营养支持产品（1000kcal，34g 蛋白质）后，蛋白质摄入量显著提高，住院次数明显减少。这些研究人员随后对门诊酒精性肝硬化患者进行肠内补充，也观察到其营养状况和免疫功能的改善[218]。来自日本的包括注册营养师的多学科团队进行的一项门诊研究，分析肝硬化患者的营养评估和治疗是否会提高他们的生存率。第一组患者未接受饮食咨询，第二组接受营养评估和营养咨询。每组包括 100 多名肝硬化患者。营养干预组每 1～3 个月接受营养师对身体成分的监测和营养摄入建议。建议患者夜间加餐并酌情服用 BCAA 补充剂。在研究结束时（约 5 年）接受饮食咨询 / 干预的受试者的死亡率明显降低。轻度疾病患者（Child-Pugh A 级）获益最大[219]。

晚期肝病患者饮食管理的一个重要组成部分是

尽量减少不进食的时间，因为这些患者会迅速进入"饥饿模式"，葡萄糖氧化减少，蛋白质和脂肪分解增加[220]。Owen 及其同事在 30 多年前很好地证实，肝硬化患者可以在一夜之间发展成一种"饥饿"代谢状态，而健康人需要 2～3d 的禁食才能进入类似的代谢状态。为了防止这种饥饿，最好将饮食分为三餐（第一次在清晨），如果可能的话，三次加餐，加上一个重要的睡前加餐。早吃早餐改善了亚临床（轻微）肝性脑病患者的认知功能[221]，睡前加餐可改善体内蛋白质储存/肌肉质量。Plank 等观察到夜间加餐对肌肉质量的改善，这些结论是令人信服的。随机分配 103 名肝硬化患者，在白天或睡前服用 2 次肠内营养制剂（710kcal，含 26g 蛋白质）或 2 罐糖尿病饮食（500kcal，含 30g 蛋白质），共 12 个月[222]。结果显示，在 12 个月的时间里，添加营养丰富的夜间加餐可以帮助肝硬化患者增加肌肉量，而在接受日间加餐的肝硬化患者中没有看到类似的改善。能量和蛋白质摄入量在 2 组中都显著增加，且数量相似，因此，在夜间组中观察到的氮保留率的改善不能通过蛋白质摄入增加来解释。这种益处不仅在严重肝病的病例中存在，在代偿性儿童肝硬化的病例中也观察到。不仅肌肉质量和氮保留率有改善，而且与日间加餐相比，接受夜间加餐的受试者生活质量也有显著改善。这项重要研究和一些短期或小规模试验的结果类似。因此，夜间加餐对于帮助保持肌肉质量和生活质量至关重要。

不幸的是，对于患有肝性脑病的晚期肝病患者，长期以来一直存在蛋白质限制的传统。这一传统没有坚实的科学依据，多项研究驳斥了这一做法。Cordoba 等在一项前瞻性随机研究中，治疗了 30 例肝硬化患者，这些患者伴明显肝性脑病，采用低蛋白肠内配方［每 3 天增加一次蛋白质（0g，然后 12g，24g 和 48g）］或从第 1 天开始的正常蛋白质配方［1.2g/（kg·d）］。2 种配方每天提供 30kcal/kg。2 种配方的肝性脑病发生率相似[223]。在另一项研究中，Gheorghe 等治疗 153 例有明显肝性脑病的肝硬化患者，每天摄入 30kcal/kg，摄入蛋白质 1.2g/（kg·d）从早上 8 点到晚上 10 点分为 5 次"进餐"。大多数患者的肝性脑病均有改善，其中程度最严重的肝性脑病患者病情缓解最明显[224]。必要时，应采用乳果糖

和利福昔明治疗肝性脑病。如果已经进行了最大程度的药物治疗并评估了诱因，肝性脑病仍持续存在，那么蛋白质摄入量可以降低至最大耐受量，并且可以给予富含 BCAA 的配方补充剂以满足氮需求。

在肝病中观察到 BCAA 与 AAA 的比值异常，正常为 3.5～4，肝病时常低于 2.5，肝性脑病时可低于 0.8～1.2，为纠正此异常比值而开发了富含 BACC 的膳食补充剂。由于富含 BCAA 的配方的成本高，以及其在治疗肝性脑病中作用有限，在美国这些配方通常不被认为是经济有效的。仅适用于少数慢性稳定的肝性脑病且需要多次入院的患者。在这些患者中，肠内配方成本被更少的住院费用所抵消。一项来自意大利针对晚期肝硬化的 BCAA 大型随机试验报告指出，补充 BCAA 减轻了肝病的进展并改善了营养指标[215]。但是，患者依从性很差，这类产品在美国的使用仍然有限。另一方面，BCAA 的使用在亚洲变得越来越普遍，新数据可能会影响未来的推荐[215, 216]。

过量的碳水化合物（通常以含糖软饮料和果糖的形式）会导致脂肪肝。多余的脂肪，尤其是饱和脂肪，可导致 NAFLD。过量的 ω-6 不饱和脂肪似乎是 ALD 发生/进展的危险因素，也可能在 NAFLD 中发挥作用。过量的碳水化合物和饱和脂肪或 ω-6 脂肪的组合似乎会导致更严重的脂肪性肝病。因此，有代谢综合征/超重风险或患有 NAFLD 的门诊患者应避免加糖软饮料和过量碳水化合物及过量脂肪，尤其是饱和脂肪。事实上，最近令人兴奋的研究表明，用 30% 蛋白质饮食（富含动物或植物蛋白）重新分配主要营养素的热量组成，可显著降低不依赖于体重的肝脏脂肪，并改善胰岛素抵抗[225]。

最后，缺乏运动会导致肌肉减少。所有能参加运动的患者都应推荐适度运动。运动可以帮助保持肌肉质量和功能，以及改善生活质量和缓解疲劳[226-228]。

（三）移植

肝移植患者常伴有营养不良，30%～80% 的肝移植受者有营养不良的迹象[229, 230]。术前营养不良可导致移植术后不良结局。一项对 68 例接受肝移植的肝硬化患者前瞻性研究发现，严重营养不良者

术后生存率较低[231]。其他研究发现，营养不良的肝移植受者在手术中需要更多的血液制品，术后住院时间延长，感染风险更高[232, 233]。另一项针对肝移植患者的小型研究发现，营养状况与移植住院期间的感染发生次数独立相关，营养不良是 ICU 住院时间和住院总天数的唯一独立危险因素[230]。相反，一些研究未能证明营养不良与移植后结果之间存在相关性。然而，在这些研究中，手术风险、供体风险指数和免疫抑制治疗可能在患者预后中发挥了重要作用，并可能削弱了受者营养状况的影响[234, 235]。

肌少症或伴有肌肉功能减退的肌肉萎缩，可能是慢性肝病营养不良患者最重要的特征[236]。这种情况发生在 10%～70% 的肝硬化患者中，取决于性别和肝病的严重程度[237]。肥胖患者常出现肌少症，但难以检测。腹部 CT 标准化标志处量化的肌肉区域已被用于估计全身肌肉。在一项 163 例肝移植受者的研究中，CT 上腰肌面积的减少与移植后死亡率的增加有关[238]。在其他研究中，肝移植前患者的肌肉减少与更多的术后并发症、更长的住院时间相关，并且是肝移植后死亡的预测因子[238, 239]。肝移植术后新发现的肌肉减少症也与死亡率增加有关。

对于慢性肝病患者来说，营养过剩或肥胖也是一个问题，特别是考虑到肝移植时。对 18 172 名移植患者的分析显示，病态肥胖患者（BMI > 40kg/m^2）的原发性无功能及 1 年和 2 年死亡率均显著升高。BMI > 35kg/m^2 的患者 5 年死亡率也显著升高，主要由于心血管事件[240]。一项类似的研究纠正了腹水患者的 BMI，发现不同 BMI 类别的生存率没有差异[241]。在另一项研究中，极端 BMI（< 18.5 或 ≥ 40kg/m^2）的患者死亡率较高[242]，并且在进一步调查发现，BMI 低（< 18.5kg/m^2）的肝移植受者有更高的 1 年移植物失活率和死亡率[243]。

营养状况在肝移植后有望得到改善，因为肝硬化患者营养不良引起的许多代谢异常可通过正常的、有功能的肝脏得到纠正。随着患者术后病情的改善，饮食摄入量有望恢复正常，但也有可能发生变化。肝移植后应在 12～24h 内开始营养摄入。如果患者不能耐受口服摄入，应通过鼻饲管给予营养补充剂，这比全肠外营养更好。因为术后即刻存在

明显的高代谢，并且可能持续到术后 6 个月，营养应包括基础消耗能量的 120%～130% 与 1.2～1.5g/kg 蛋白质[244]。应继续给予营养补充剂直至患者能够保持足够的口服摄入量。

肝移植后营养不良通常持续存在，表现为体重逐渐增加和持续骨骼肌缺乏。一项对 70 例接受肝移植的患者进行的回顾性研究发现，44% 的患者在移植后 1 年仍有一定程度的营养不良，营养不良的存在与移植前较差的营养状况有关[245]。肝移植后体重逐渐增加是常见的，并通常以脂肪量而不是瘦体重增加为特征。在一些研究中，移植 1～4 年后评估患者发现肥胖率为 21%～31%，且随着时间的推移而增加[245, 246]。尽管体重增加，患者的肌肉减少症却很难改善。部分原因是抗排斥治疗对蛋白质（mTOR 抑制）的影响。在一项对 53 名患者的研究中，66% 患者移植前患有肌少症，术后 6% 肌少症逆转，而 70% 术前无肌少症的患者在移植术后却出现了肌少症[247]。这种体重和脂肪量的增加可导致代谢综合征，这也是肝移植后患者长期发病率和死亡率日益增加的原因之一。为了确保患者在肝移植前后有足够的营养支持，有必要让医师和营养师进行多学科合作，同时患者及其家属参与其中。

（四）肝细胞癌

HCC 是最常见的肝癌，也是全球第二大癌症死亡原因[248]。它与多种肝脏疾病有关，包括肝硬化、慢性乙型肝炎和丙型肝炎病毒感染及黄曲霉毒素的暴露。肥胖、2 型糖尿病、吸烟和酗酒也被认为是发生 HCC 的危险因素[249-253]。在受 HCC 影响或高风险的患者中，饮食改变正成为化学预防和潜在治疗计划的一个重要方面。已评估膳食脂肪、乳制品、鱼类、咖啡、茶及其他膳食成分的消费量与 HCC 发生风险的关联。

肝脏是脂肪代谢的中心器官。食物中的脂质在小肠中被乳化和吸收，然后转运到肝脏，在那里它们可以对肝细胞产生直接影响，并可能促进肿瘤的发展。西方饮食的特点通常是脂肪比例较高，但膳食脂肪含有不同比例的饱和与不饱和（单不饱和和多不饱和）脂肪，这些脂肪在化学上是不同的。不

同的脂肪亚型可能参与不同类别的类花生烷酸的产生，后者影响细胞增殖、免疫应答、肿瘤细胞侵袭和转移[254]。因此，我们评估了膳食脂肪摄入与HCC 发生风险的关系。HCC 风险较低与较高的单不饱和脂肪摄入量有关，但与多不饱和脂肪或饱和脂肪摄入量无关[255]。较高的单不饱和脂肪（如橄榄油、坚果、鱼类和贝类、瘦肉）是传统地中海饮食的特征，这被认为对许多疾病过程有益。

乳制品是大多数西方饮食的重要组成部分，并且与较低的结直肠癌风险相关[256]。在一项欧洲的大型研究中，观察到乳制品、牛奶和奶酪（而不是酸奶）与 HCC 风险呈显著正相关。来自乳制品的钙、维生素 D、脂肪和蛋白质与 HCC 风险增加有关，但来自非乳制品的相同营养素与 HCC 风险呈负相关或无相关[257]。这可能是由于乳制品增加了IGF-1 的循环水平，实验研究表明 IGF-1 可以促进肝癌的发生[258]。

还有研究探索了水果和蔬菜与 HCC 风险的关系。对 19 项研究的 Meta 分析发现，多吃蔬菜，而不是水果，与较低的 HCC 风险有关。蔬菜摄入量每天增加 100g，HCC 的风险降低 8%[259]。在欧洲的一项试验中发现了类似的蔬菜而非水果有益的结果[260]。蔬菜的积极结果可能是由于其许多成分的抗氧化作用。多酚是广泛分布于植物性食品中的代谢物，具有抗氧化、抗炎和抗癌的特性。黄烷醇是多酚的一个亚类，与 HCC 风险呈负相关[261]。

多项研究评估了咖啡与 HCC 之间的关系。在包括 Meta 分析在内的重复研究中发现了咖啡摄入量与 HCC 的负相关性。不同的研究使用了不同的咖啡摄入量，但似乎任何摄入量都有利于降低 HCC 的风险，且具有剂量依赖性，即随着咖啡摄入量的增加，HCC 风险降低。对茶进行的研究较少，但已发现类似的有益效果，且同样具有剂量依赖效应，尽管风险降低较少。没有令人信服的证据表明脱咖啡因咖啡和肝癌有关。咖啡的有益作用被认为主要是由于它的抗氧化特性。已有研究表明，咖啡与肝硬化呈负相关，并有助于预防糖尿病（HCC 的 2 种已知危险因素），因此咖啡的益处可能是通过影响其他疾病过程而间接产生的[262-264]。

ω-3 脂肪酸被认为具有抗癌和抗炎作用，可以预防 HCC[265]。鱼富含 ω-3 脂肪酸，鱼类摄入量（≥ 20g/d）与 HCC 风险降低相关。在欧洲的一项研究中，总肉类或红肉 / 加工肉类或家禽的摄入量与 HCC 风险无关[266]。

HCC 患者接受多种治疗，包括肝切除、肝移植、射频消融（RFA）或微波消融、经动脉化疗栓塞（TACE）或放射治疗。接受肝切除术的患者术后并发症发生率仍然很高。欧洲肠外和肠内营养学会（ESPEN）建议在术后 12～24h 内开始肠内营养，因为这可以最大限度地减少围术期感染并发症。原发性肝癌部分肝切除的患者术后早期肠内营养，可减少分解代谢、减轻应激反应，加速康复，与肝移植患者相似[267]。据报道，BCAA 肠内配方对多种不同 HCC 治疗方案的患者有益。在最近的一项研究中，接受 TACE 和 RFA 后接受 BCAA 的患者无事件生存率显著提高，并发症发生率和肝内肿瘤复发率显著降低[268]。

如在肝移植部分中所讨论的，肌少症在 HCC 患者中也非常普遍，并且是一个强大的、独立的死亡风险因素[269]。虽然已经对 HCC 患者的许多饮食方面进行了评估，然而，关于维生素、硒、益生菌和益生元的研究结果尚无定论。越来越多的证据表明，饮食可能在 HCC 的发展中起重要作用，并可能在高危人群中具有化学预防作用。目前，鱼类、单不饱和脂肪、蔬菜和咖啡 / 茶似乎有利于降低 HCC 风险，而乳制品可能会增加风险，而水果、饱和脂肪和多不饱和脂肪则没有影响。进一步的研究将有助于阐明饮食在 HCC 预防和治疗中的作用。

七、结论

营养不良是晚期肝病，尤其是 ALD 的继发表现。在肝脏疾病中没有标准的营养不良定义，但它通常代表一种营养失衡状态，在晚期肝病因营养不良（蛋白质 / 热量摄入不足）导致肌肉减少症，或由于摄入过量热量［脂肪和（或）碳水化合物］的营养过剩导致 NAFLD 和肌肉减少性肥胖。所有患者均应接受 SGA、生物电阻抗或人体测量等简单方法的初步评估。每个患者均应该有一个营养计划，并进行后续营养评估监测。住院患者应密切监测，看他们是否达到热量 / 蛋白质的目标，并在口服摄入量不足时接受管饲。无论是住院患者还是门诊患者，夜间加餐对于预防夜间饥饿和肌肉分解都至关重要。要认识到消除多余碳水化合物的重要性，特别是以含糖汽水形式的碳水化合物。同样，了解不同类型的膳食脂肪和过量膳食脂肪如何影响肝病也很重要。最后，营养可以严重影响疾病结局，营养补充可以改善营养状况，可能改善肝功能、肝病相关并发症的风险和死亡率。

第四篇

胆汁淤积性疾病
Cholestatic Disorders

Schiff's Diseases of the Liver
（12th Edition）

SCHIFF 肝脏病学
（原书第 12 版）

第 20 章　原发性硬化性胆管炎
Primary Sclerosing Cholangitis

John M. Vierling　**著**

田秋菊　邹采仑　单　姗　贾继东　**译**

要　点

- 原发性硬化性胆管炎是一种少见的病因不明的进行性胆汁淤积性疾病，其特点是胆管周围慢性炎症导致纤维性胆管狭窄、进行性胆管减少和胆汁性肝硬化，并有导致肝衰竭和肝细胞癌的风险。

- 所有年龄、人种或种族均可患病，男女比例为 1.5∶1。目前所诊断出的患者多为无症状的中年男性。

- 不同地区的患病率不同，但有增加趋势。

- PSC 的发病机制仍不明确，目前认为与多种因素相关。

- 典型 PSC 的诊断标准包括碱性磷酸酶升高，肝内 / 外胆管狭窄伴扩张的影像学表现，并需除外继发性硬化性胆管炎。诊断典型 PSC 或对肝纤维化分期并不需要肝活检。瞬时弹性成像和磁共振弹性成像在 PSC 纤维化分期中的作用均已被证实。

- 5%～10% 的患者胆道影像学检查正常，小胆管型 PSC 的诊断需要肝活检确定。只有少数小胆管型 PSC 患者可进展为典型 PSC，因此，它并不是经典型 PSC 的早期组织学阶段。

- PSC 与炎性肠病（inflammatory bowel disease，IBD）尤其是溃疡性结肠炎密切相关，其次是克罗恩结肠炎。50% 的 PSC 患者在诊断时即伴有 IBD，随着时间的推移，合并 IBD 的比例可高达 80%。

- PSC 与多种自身免疫性疾病相关，包括合并 1 型自身免疫性肝炎的重叠综合征，这在儿童中更常见。

- PSC 是一种癌前疾病，其发生胆管细胞癌、胆囊腺癌的风险增加，合并 IBD 的患者更易发生结直肠癌。

- 目前尚无药物可以延缓、缓解或治愈 PSC。小剂量熊去氧胆酸对本病无效，而高剂量可能引起严重不良反应。碱性磷酸酶自发恢复正常或中等剂量熊去氧胆酸治疗后恢复正常，均可提高无肝移植患者的生存率。

- 目前正在进行 PSC 治疗新方法的 Ⅱ 期随机对照临床试验，医师应鼓励患者参与。

- 慢性胆汁淤积的并发症包括瘙痒、脂溶性维生素缺乏、脂肪泻、骨量减少和高胆固醇血症。

- PSC 特异性的并发症包括显性胆管狭窄、胆石症、胆总管结石、细菌性胆管炎和结肠炎回肠造口术后吻合口周围静脉曲张。

- 原位肝移植适用于进展期 PSC、肝细胞癌及高度选择的肝门胆管细胞癌病例。患者和移植肝的生存率均较好，但少数肝移植术后 PSC 可复发。

一、概述

原发性硬化性胆管炎（primary sclerosing cholangitis，PSC）是一种慢性、进展性、胆汁淤积性疾病，病因不明，以胆管周围慢性炎症和纤维化为特征，在 90%～95% 的 PSC 患者胆管造影中可见肝内和（或）肝外胆管的弥漫性、局灶性特征性狭窄改变（图 20-1）[1-5]。纤维性闭塞性胆管炎、进行性胆汁淤积、狭窄或胆总管结石引起的不同程度的梗阻，均可导致汇管区胆汁淤积性肝纤维化，最终导致胆汁性肝硬化，并有发展为门静脉高压、肝衰竭和肝细胞癌（hepatocellular carcinoma，HCC）的风险。

PSC 是一种少见病，所有年龄、人种和种族均可患病，以男性为主[6]。本病与自身免疫相关基因等位基因、HLA 易感耐药等位基因相关，自身抗体阳性，且通常与免疫性或自身免疫性疾病相关，故将其归为自身免疫性肝病（表 20-1）[1-3]。本病多见于男性且对免疫抑制药应答欠佳[7]。大约 80% 的 PSC 患者伴发炎性肠病（inflammatory bowel disease，IBD），以溃疡性结肠炎为主，其次是克罗恩病合并结肠炎或回肠结肠炎[1-5]。

PSC 有 3 种不同亚型（表 20-1）[1-5]。尚无 PSC 诊断性生物标志物，典型 PSC 的诊断需结合胆汁淤积性生化指标和磁共振胰胆管成像（magnetic resonance cholangiopancreatography，MRCP）、经内镜逆行胰胆管成像（endoscopic retrograde cholangiopancreatography，ERCP）或经皮经肝穿刺胆管造影（percutaneous transhepatic cholangiography，PTC）的典型胆管造影结果。有胆汁淤积或慢性肝病的临床症状/体征及合并 IBD 可能支持本病的诊断，但缺乏这些表现也不能排除本病。实际上，诊断为 PSC 者通常为无症状的中年男性。对于经典型 PSC 无须肝活检即可诊断，然而对于小胆管 PSC 或 PSC 重叠自身免疫性肝炎（PSC-AIH）时，确诊需要进行组织学检查[8]。

PSC 需要与多种原因引起的继发性硬化性胆管

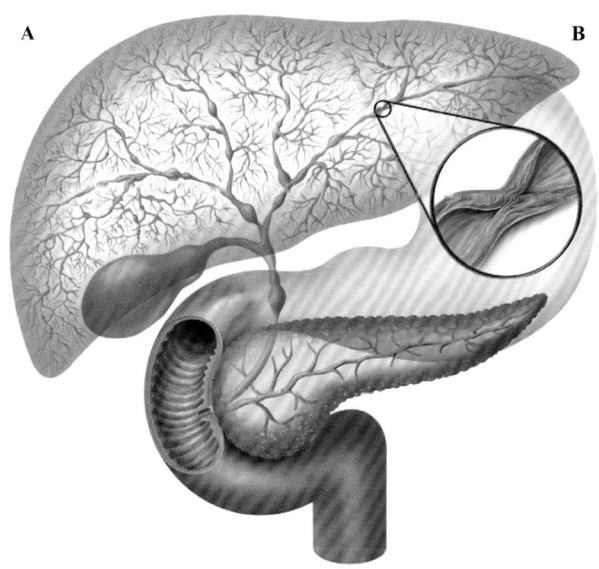

▲ 图 20-1　典型 PSC 以及其与肝动脉、胆管的关系
A. 典型 PSC 的肝脏、胆道、胰腺、胰管解剖。图示肝内外胆管的特征性狭窄及狭窄近端的节段性扩张。这些特征导致胆管造影中的串珠状改变。断面图显示狭窄段中致密纤维组织聚集环绕胆管导致管腔狭窄；B. 胆道的每一分支均伴有口径相似的肝动脉分支，肝动脉的毛细血管围绕着每根胆管，基底膜周围有柱状胆管周围毛细血管丛，为胆管细胞提供营养和含氧血液

表 20-1　与原发性硬化性胆管炎相关的疾病

疾病范畴	特定疾病
炎性肠病	• 溃疡性结肠炎 • 克罗恩结肠炎（伴或不伴小肠受累）
自身免疫或免疫介导性疾病	• 乳糜泻 • AIH（PSC-AIH 重叠综合征） • 类风湿关节炎 • 原发性系统性硬化症 • 干燥综合征 • 硬化性涎腺炎 • 快速进展型肾小球肾炎 • 系统性红斑狼疮 • 自身免疫性溶血性贫血 • 1 型糖尿病
纤维性系统性疾病	• 炎性假瘤 • 纵隔纤维化 • 腹膜后纤维化 • 阴茎纤维性海绵体炎 • Riedel 甲状腺炎

炎（SSC）相鉴别，包括药物性肝损伤（DILI），其生化和胆管造影的表现与 PSC 相似（表 20-2）[9, 10]。IgG4 相关的硬化性胆管炎（IgG4-SC）是最重要的鉴别诊断，因其对免疫抑制治疗有效[11]。回顾性研究表明，10% 的典型 PSC 患者 IgG4 水平升高[11]。

在 IBD 患者中，PSC 应被认为是癌前疾病[12]，因为患者发生胆管癌（CCA）、胆囊腺癌和结直肠癌（CRC）的风险增加。其中最可怕的恶性肿瘤是 CCA，其发生率为 7%～14%。在 PSC 患者中，所有的胆囊息肉均应警惕是否为腺癌。PSC 是 CRC 的独立危险因素，其发生 CRC 的风险比单纯溃疡性结肠炎患者高 4 倍。

PSC 特有的并发症包括显著胆管狭窄、胆石症、胆总管结石、细菌性胆管炎及炎症性肠病结肠切除回肠造口术后吻合口周围静脉曲张[1-5]。PSC 患者也容易发生慢性胆汁淤积的并发症，包括瘙痒、脂溶性维生素缺乏、脂肪泻、骨量减少性疾病和高胆固醇血症[13]。

目前尚无任何药物可以延缓或治愈 PSC[1-5]。低剂量熊去氧胆酸（UDCA）治疗本病无效，高剂量熊去氧胆酸可以引起严重不良事件[14-16]。但是，一项长期研究显示，碱性磷酸酶（ALP）自发恢复正常或经中等剂量熊去氧胆酸治疗后恢复正常，均可提高无肝移植患者的生存率[17]。因此，一部分典型 PSC 患者可能受益于 UDCA 治疗。目前正在进行治疗本病的新药 II 期随机对照临床试验。在缺乏可靠的药物治疗的情况下，大多数 PSC 患者最终进展为失代偿性肝硬化，需进行原位肝移植（OLT）[1-5]。事实上，PSC 是成人胆汁淤积性肝病中 OLT 的主要指征。OLT 术后患者和移植物的生存率都很好，尽管在少数的移植肝中 PSC 会复发[18]。

二、流行病学和危险因素

（一）概述

直到 1977 年引入 ERCP 和改进诊断标准后，才有 PSC 流行率的可靠数据。然而，诊断性生物标志物的缺乏、临床前期和生化前期时间长短的不确定性及诊断前即有无症状进展的潜在倾向，均影响了我们对 PSC 流行病学的了解。在美国，PSC 未被包括在国际疾病分类（ICD）第 9 版或第 10 版中。这些因素可能使得 PSC 在普通人群中的发病率和患病率被低估。相反，转诊至学术医疗中心，尤其是肝移植中心的转诊偏倚，很可能高估了 PSC 及其并

表 20-2 原发性硬化性胆管炎的亚型

亚 型	诊断标准与胆管成像	组织学	评 价
典型 PSC	肝脏生化指标提示胆汁淤积[a]；MRCP 或 ERCP 可见肝内外胆管的特征性表现；经皮肝穿（视情况而做）；除外继发性硬化性胆管炎的病因	汇管区慢性淋巴细胞浸润，以胆管周围为主（非特异性，非诊断性）；汇管区中等直径的胆管表现为纤维性闭塞性胆管炎（诊断性，不常见）	瞬时弹性成像可证实 PSC 患者纤维化分期；显性狭窄处可内镜下扩张；结直肠癌、胆囊腺癌和胆管癌风险增加；肝细胞癌风险增加（仅在肝硬化患者中）
小胆管型 PSC	肝脏生化指标提示胆汁淤积[a]；MRCP/ERCP 肝内外胆管受累的特征不具诊断性；必须有经皮肝穿；除外继发性硬化性胆管炎的病因	汇管区慢性淋巴细胞浸润，以胆管周围为主（非特异性，非诊断性）；中等直径的胆管无纤维性闭塞性胆管炎的表现	可进展为典型 PSC；病情进展缓慢或不进展者，无肝移植生存时间较长；胆管细胞癌的风险较低
与 AIH 重叠	肝脏生化指标提示肝细胞型和胆汁淤积型损伤[b]；MRCP/ERCP 可见肝内外胆管的典型表现；除外继发性硬化性胆管炎的病因	汇管区慢性淋巴细胞浸润，界面性肝炎；小叶间胆管不同程度的改变	激素和（或）硫唑嘌呤治疗；较典型 PSC 的预后好，较典型 AIH 的预后差

a. 肝胆源性 ALP 的升高倍数超过氨基转移酶的升高倍数，病程 ≥ 6 个月可诊断慢性
b. 肝胆源性 ALP 升高，氨基转移酶的升高倍数大于 ALP 的升高倍数
PSC. 原发性硬化性胆管炎；AIH. 自身免疫性肝炎；MRCP. 磁共振胰胆管成像；ERCP. 经内镜逆行胰胆管成像

发症的发生率[19, 20]。同样，由于 PSC 与 IBD 有很强的相关性，医疗转诊至 IBD 学术中心的转诊偏倚也可能导致过高估计 PSC 患病率。

与其他自身免疫性疾病不同，PSC 主要累及男性，男女比例约为 1.5：1[1-5]。做出诊断时的中位年龄为 41 岁，但可累及从儿童到老年人的整个年龄范围。发病率随地区而异，在阿拉斯加原住民中为 0，在日本为 0.95/10 万人（不包括 IgG4-SC），在北欧和北美为 1.5/10 万 / 年（6～16.2/10 万 / ——译者注：原文中数据如此，似乎有误）[6]。其患病率为 0～16.2/10 万人。地理纬度与患病率直接相关，因此，北欧的患病率高于南欧或亚洲。来自北欧的纵向研究表明，发病率和患病率正在上升[19, 20]。所谓的发病率或患病率的增加可能是真实的增加，但也应该考虑其他因素，如地埋聚集效应、对本病知晓增加和诊断性 MRCP 和 ERCP 可及性增加，而导致检测出的 PSC 病例增多。

人群研究已经确定吸烟和喝咖啡是影响 PSC 发病的环境因素。PSC 患者以非吸烟者为主[21, 22]。咖啡似乎对本病有预防作用，还可能延缓肝硬化的进程[22, 24]。

（二）炎性肠病患者中 PSC 患病率

在美国一个大型三级诊疗中心，IBD 患者中 PSC 的患病率为 4.6%[25]。如果以 ERCP 检测 PSC，溃疡性结肠炎患者中 PSC 的患病率为 2.3%～4.6%，克罗恩病患者中 PSC 的患病率为 1.2%～3.6%。正如所料，PSC 只发生在克罗恩病合并结肠炎的患者中。在瑞士 IBD 队列研究中（总计 2744 例，其中溃疡性结肠炎 1188 例，克罗恩病 1556 例），溃疡性结肠炎患者中 PSC 患病率为 4.04%，明显高于克罗恩病中 PSC 患病率（0.58%）[26]。对大型队列 IBD 患者进行系统性 MRCP 筛查，发现其中 8.1% 的患者有 PSC 的表现，其中 65% 的患者肝脏生化指标正常，提示处于疾病的临床前阶段（见自然史部分）[27]。

（三）与炎性肠病相关的流行病学

PSC 患者约 80% 伴有溃疡性结肠炎，约 10% 伴有克罗恩病及约 5% 伴有无法分类的 IBD。在做

出 PSC 诊断时，约 50% 合并 IBD，但在 ≥ 10 年后，约 80% 可合并 IBD[9]。PSC 患者 IBD 的患病率在北纬地区高于南纬地区[6]。在北欧的 PSC 患者中，IBD 的患病率为 62%～83%，在南欧该患病率为 47%～54%。PSC 中 IBD 的患病率在南欧和印度中相似（50%），但在东亚要低得多，如在新加坡和日本仅为 20%～37%。导致这些地区差异的原因尚不清楚。进一步对 PSC 合并 IBD 患者进行遗传标志物和环境危险因素研究，有望阐明人种、种族、微生物和地理区域的作用。

在瑞士 IBD 队列研究中，发生 PSC 的独立危险因素包括男性［比值比（OR）2.771，P=0.022］、全结肠炎（OR 2.855，P=0.11）、做出诊断时为不吸烟者（OR 9.253，P=0.03）和有既往阑尾切除术中（OR 4.114，P=0.019）[26]。在男性中，18 岁之前或目前仍在饮用咖啡具有保护作用（分别为 OR 0.58，$P < 0.001$ 和 OR 0.52，P=0.006）[22, 26]。患有 PSC 的女性更少使用激素避孕（51% vs. 85%，$P < 0.001$）。多胎生育也明显延迟了发病时间，这与雌激素替代的保护作用一致[22]。

（四）与炎性肠病不相关的流行病学

与合并 IBD 的 PSC 患者相比，不合并 IBD 的 PSC 患者可表现为女性患者增加，导致男女比例几乎相等[28]，或诊断时年龄更大[28]，或预后更好[29]。IBD 可先于 PSC 的生化和胆管造影证据出现，或者 IBD 和 PSC 同时存在，或者 IBD 在 PSC 诊断后 ≥ 10 年才出现，因此不合并 IBD 的 PSC 是否真正与合并 IBD 的 PSC 不同，尚存在争议[1-5]。

（五）小胆管型 PSC 的流行病学

"小胆管型 PSC" 一词取代了不精确且有争议的 "胆管周炎" 一词，后者曾被用来描述有胆汁淤积性生化异常、但胆管造影无狭窄的 IBD 患者的肝脏组织病理学改变[30]。在做出 PSC 诊断时，5%～10% 的成人可表现为小胆管型 PSC[31]。IBD 发生率在小胆管型 PSC 患者与经典型 PSC 患者中相似，然而与溃疡性结肠炎相比，小胆管型 PSC 与克罗恩病结肠炎的关系更为密切。对小胆管型 PSC 的纵向研究表明，只有少部分患者（0%～22.9%）进

展为经典的大胆管型 PSC，而大多数患者维持疾病稳定状态 [32, 33]。只有在随访期间出现典型 PSC 的患者可发展为 CCA。因此，小胆管 PSC 并不是典型 PSC 的组织病理学前期改变。

（六）IgG4-SC 的流行病学

在已诊断为 PSC 的患者中，大约 10%（在北欧裔患者中该比例为 7%～23%）的患者出现血清 IgG4 水平升高，提示 IgG4-SC[11]。因为 IgG4 相关自身免疫性胰腺炎（IgG4-AIP）的主要胆管造影表现是孤立性硬化性胆管炎，胆管成像特点酷似 PSC。所以，IgG4-SC 是 SSC 病因中最重要的鉴别诊断（表 20-3）。IgG4-SC 不应与 IgG4 相关的 AIP 混淆，后者通常与 IBD- 腹膜后纤维化和血清阴性涎腺炎相关。IgG4-SC 可能是偶见于 PSC 的胰管受累的真正原因。

（七）PSC 及相关自身免疫性疾病的流行病学

肝外自身免疫性疾病与伴或不伴 IBD 的 PSC 相关（表 20-1）。不合并 PSC 的 IBD 患者与自身免疫性疾病也存在着类似的相关性，然而在 PSC 合并溃疡性结肠炎患者中的自身免疫性疾病患病率（24%）远高于仅患溃疡性结肠炎者（8.3%）。在临床上，最重要的关联是乳糜泻和导致甲状腺功能减退的自身免疫性甲状腺炎。甲状腺功能减退引起的疲劳可被误认为慢性胆汁淤积的表现，而乳糜泻引起的体重减轻和营养不良可被误认为是胆汁淤积引起的脂肪泻和吸收不良。全基因组关联研究（GWAS）已经发现了其共同的遗传易感性，为解释 PSC 与其他自身免疫性和免疫介导的炎症性疾病的共存现象提供了基础 [34]。

三、发病机制

PSC 的病因和发病机制尚不明确，但很多相关研究正在开展中 [35]。目前的证据（图 20-2）认为它由多种复杂因素的相互作用引起，包括自身免疫和其他遗传易感性、环境暴露、肠道菌群失调、肠道抗原激发的效应 T 细胞在肝脏浸润、胆管细胞基因表达的改变和衰老、胆道周围缺血、保护胆管细胞

表 20-3 原发性硬化性胆管炎的鉴别：继发性硬化性胆管炎及其病因

疾病范畴	疾病
IgG4 相关	IgG4 相关性胆管炎和（或）IgG4 相关自身免疫性胰腺炎
肿瘤	浸润胆管固有层的胆管癌、肝细胞癌、肝淋巴瘤、转移癌
免疫缺陷	先天性：严重联合免疫缺陷病（SCID）、X 连锁丙种球蛋白缺乏症、高 IgM 综合征（最常见于 X 连锁）、异常丙种球蛋白血症
	获得性：获得性免疫缺陷综合征（AIDS）、选择性 IgA 缺乏、血管免疫母细胞性淋巴结病
机会性感染	隐孢子虫病、微孢子虫病、巨细胞病毒感染
非机会性感染	复发性化脓性胆管炎、肝吸虫（华支睾吸虫、肝片吸虫）、真菌感染
机械性梗阻	胆总管结石、术后狭窄
缺血性疾病	OLT 后肝动脉血栓形成、肝动脉外伤、严重外伤（如大面积烧伤）、阵发性睡眠性血红蛋白尿
浸润性疾病	组织细胞增生症 X、嗜酸细胞增多综合征、结节病、系统性肥大细胞增多症
中毒性	动脉内氟脲苷、导管内甲醛或高渗盐水治疗棘球蚴囊肿
先天性 / 遗传性	Caroli 病、胆总管囊肿、囊性纤维化
同种免疫性	HSCT 后慢性 GVHD、慢性肝移植排斥反应

IgG. 免疫球蛋白 G；OLT. 原位肝移植；GVHD. 移植物抗宿主病；HSCT. 人体干细胞治疗

免受胆汁毒性的胆道碳酸氢盐保护伞的丢失、胆汁渗漏至胆道周围间隙的炎症反应及由于胆管减少、多发局灶性狭窄和显性狭窄引起的进行性胆道梗阻。

（一）遗传性与遗传学

PSC 是一种复杂的、可遗传的基因病，在一级亲属（0.7%）和兄弟姐妹（1.5%）中患病率较高。在瑞典，PSC 患者的兄弟姐妹发生 PSC 的风险比（HR）为 11.1，这与其他复杂遗传性自身免疫性或免疫介导性疾病中报道的患病率 10 倍增加相似 [36]。

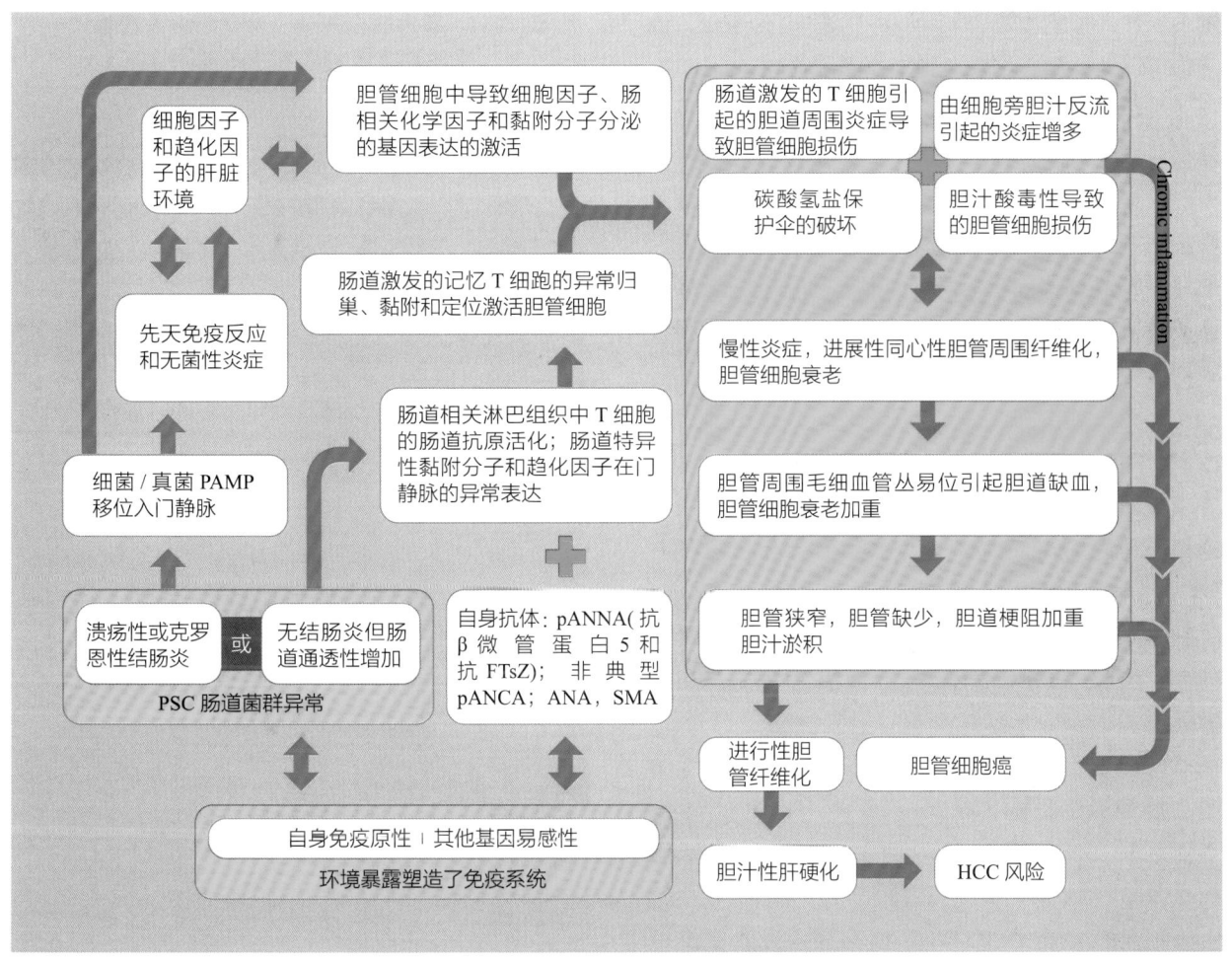

▲ 图 20-2　原发性硬化性胆管炎病因与发病机制的假说

在该模型中，宿主的免疫系统环境、遗传易感性、肠道微生态和肠道通透性的改变形成的复杂相互作用引发了 3 个事件。首先，微生物病原相关分子模式（PAMP；如脂多糖、硫辛酸、蛋白胨多糖等）易位至门静脉血流，激活肝脏固有免疫反应，引发无菌性炎症，产生促炎细胞因子和多种趋化因子。其次，肠道特异性 T 细胞和（或）微生物抗原的激活发生在肠道相关淋巴组织中，伴有肠道特异性黏附分子和趋化因子在门静脉的异常表达。最后，细菌分子模拟导致对人类中性粒细胞核自身抗原 β - 微管蛋白 5 产生自身抗体（pANNA）。PAMP、促炎细胞因子和趋化因子也可直接激活胆管细胞，分泌细胞因子、肠道特异性趋化因子和黏附分子，这些都是肠道来源的效应 T 细胞归巢至胆管周围空间所必需的。由肠道激发的 T 细胞引起的胆管周围炎症直接损伤胆管细胞并使胆管周围持续炎症。此外，碳酸氢盐保护伞的破坏使胆管细胞暴露于胆汁酸的毒性，而有毒胆汁酸的胞旁反流入汇管区使得非特异性胆管周围炎症加重。这些事件促进胆管周围炎症的慢性化，胆管细胞的衰老及单个胆管受影响节段邻近基底膜的纤维形成。胆管的同心纤维化层取代了胆管周围毛细血管丛，导致进行性、局灶性胆管缺血和胆管细胞衰老加重。纤维性闭塞性胆管炎引起的局灶性胆管狭窄伴进行性胆管减少，加重了胆道梗阻和胆汁淤积。汇管区边缘进行性胆管纤维化最终导致胆汁性肝硬化和肝细胞癌。慢性炎症、胆管细胞衰老加重和胆汁淤积是胆管细胞癌的危险因素

在所有复杂遗传疾病中，疾病是否发生，均是在暴露于不断变化环境中，易感基因表达和抵抗基因表达动态平衡的结果。

最近的一项针对 PSC（PSC 4796 例，19 955 例对照）患者的 GWAS 研究，发现了与经典的自身免疫性疾病相关的 4 个单核苷酸多态性（SNP）（其中一个是有保护作用），并检测了 PSC 和 IBD 之间共同的遗传危险因素，这可能在这 2 种疾病的并发症中起作用（表 20-4）[34]。不出所料的是，PSC 与溃疡性结肠炎的遗传相关性显著大于 PSC 与克罗恩病的遗传相关性。然而，根据 PSC 和 IBD 之间遗传相关性预测的 PSC 和溃疡性结肠炎共患率要低于观察到的共患率。一项既往最大型的 GWAS 研究，在 285 例挪威 PSC 患者中发现 HLA B 位点附近最强

的关联，并鉴定出编码 glycan 6 的非 HLA SNP，该产物可以刺激胆管细胞产生促炎因子[37]。

岩藻糖基转移酶 2（*FUT2*）突变与 PSC 和克罗恩病相关（图 20-2）[38]。*FUT2* 突变可阻止含岩藻糖的抗原分泌及上皮细胞的岩藻糖基化。胆管细胞膜上的岩藻糖基聚糖可以维持多糖蛋白质复合物 – 胆道碳酸氢盐保护伞，以保护肝脏免受有毒疏水胆盐的侵害，因此非分泌型 FUT2 的患者可能对胆管细胞损伤易感性更高。

（二）HLA 及非 HLA 易感性关联

易感性与 3 种扩展的 HLA 单倍型易感性相关，它们都含有 *HLA–DRB1* 等位基因：① *B8-MICA*008–TNFA*2–DRB3*0101–DRB1*0301–DQA1*0501 DQB1*0201*；② *DRB3*0101–DRB1*1301–DQA1*0103–DQB1*0603*；③ *MICA*008–DRB5*0101–DRB1*1501–DQA1*0102–DQB1*0602*。纯合性 *MICA*008* 的易感性最强，编码 NK 细胞和 γ/δ T 细胞上细胞毒性受体 NKG2D 的配体[35]。由于 *TNF2* 等位基因 –308A 与自身免疫有关，含有 *TNFA*2* 等位基因的 HLA 单倍型应当引起重视，然而，G308A 位点的替代只在 *DRB3*0101* 单倍型的患者中显示出对 PSC 的易感性。HLA 易感性的关联研究提示，CD4 和 CD8 T 细胞的适应性免疫应答在发病机制中起主要作用。GWAS 鉴定出了能够修饰 CD4 抗原特异性调节性 T 细胞（Treg）功能的 SNP，这些细胞在 PSC 患者肝脏和血液中明显降低，并表现出体外抑制功能缺陷。*IL2RA* 等位基因的纯合性也与 Treg 缺陷显著相关，这可能是 PSC 的免疫调节失败的遗传学基础[39]。

非 –HLA 易感性因素包括细胞毒性 T 淋巴细胞相关抗原（CTLA），它能下调 T 细胞活化的共刺激 B7 配体（CD85，CD86）的 T 细胞受体，降低基质金属蛋白酶（MMP）表达和功能的趋化因子受体 5（CCR5–Δ32）。在 mdr2 敲除（mdr2−/−，Abcb4）小鼠的胆管细胞，紧密连接处胆汁酸渗漏的毒性作用可导致 PSC 样的胆道周围纤维化[40]。而 PSC 患者 Mdr3（鼠 Mdr2 的人同源体）、Abcb4 和胆盐转运泵（BSEP）Abcb11 的单倍型正常[41]。

表 20-4 最大的 GWAS（全基因组关联研究）中发现的与 PSC 相关的基因位点

单核苷酸多态性	染色体位点	风险等位基因	基 因
rs3748816	chr1: 2526746	A	*MMEL1*
rs6720394	chr2: 111989372	G	*BCL2L11*
rs7426056	chr2: 204612058	A	*CD28*
rs3749171	chr2: 241569692	T	*GPR35*
rs3197999	chr3: 49721532	A	*MST1*
rs13140464	chr4: 123499745	G	*IL2–IL21*
rs56258221	chr6: 91030441	C	*BACH2*
rs4147359	chr10: 6108439	A	*IL2RA*
rs7937682	chr11: 111579939	C	*SIK2*
rs11168249	chr12: 48208368	C	*HDAC7*
rs3184504	chr12: 111884608	T	*SH2B3*
rs1452787	chr18: 53207207	A	*TCF4*
rs1788097	chr18: 67543688	T	*CD226*
rs60652743	chr19: 47205707	A	*PRKD2*
rs2836883	chr21: 40466744	G	*PSMG1*
rs72837826	chr2: 111933001	T	*BCL2L11*
rs80060485	chr3: 71153890	A	*FOXP1*
rs663743	chr11: 64107735	G	*CCDC88B*
rs725613	chr16: 11169683	T	*CLEC16A*
rs1893592	chr21: 43855067	A	*UBASH3A*

（三）HLA 和非 HLA 基因与抗性

3 个 HLA 单倍型会带来抗性：① *DRB4*–DRB1*0401–DQA1*0301–DQB1*0302*；② *DRB4*–DRB1*0701–DQA1*0201–DQB1*0303*；③ *MICA*002*。1 个 *MICA*002* 等位基因或其卫星等位基因 *MICA9* 也会产生抗性。*MICA* 等位基因与易感性和抗性的强烈关系表明，先天免疫 NK 细胞、γ/δT 细胞和表达 NKG2D 受体的适应性免疫 CD8 细胞毒性 T 淋巴细胞在 PSC 中扮演免疫发病角色。

在非 HLA 基因中，不管是否合并 IBD，对疾病抵抗的基因 *ICAM–1*（CD54）–E469E 在 PSC 患者中的出现频率显著降低[42]。纯合子性和扩展的 *G241-E469/G241-E469* 单倍体都具有保护作用，这可能是由于它破坏了跨内皮细胞迁移和细胞毒细胞与靶细胞相互作用所必需的白细胞黏附作用。

（四）肠道微生态的作用

无论在生理还是病理状态下，肠道微生态都发挥着至关重要的作用。PSC 患者的微生态与不合并 PSC 的溃疡性结肠炎患者或健康对照组中的微生态存在明显差异[43]。具体来说，PSC 患者的细菌多样性明显减少，微生物成分也大不相同。而且无论是否合并 IBD，所有 PSC 患者的菌群失调情况都是相似的。具体来说，12 个微生物属中有 11 个属的细菌数量减少，但与对照组或溃疡性结肠炎患者相比，韦荣球菌属（厌氧，革兰阴性球菌）的细菌数量显著增加。值得注意的是，韦荣球菌属与其他慢性炎性疾病和纤维化性疾病有关。回盲肠活检也证实了微生物多样性的减少，与对照组或溃疡性结肠炎患者相比，未培养的梭状芽孢杆菌 II 的丰度显著降低[44]。非分泌型 FUT2 的患者肠道菌群也发生改变，双歧杆菌、变形杆菌和放线菌数量减少，厚壁菌门数量增多[38]。56 例终末期患者中有 9 例（16%）肝门胆管中含有幽门螺杆菌 DNA，提示十二指肠反流可将幽门螺杆菌送入胆道远端[45]。对微生态的进一步研究无疑将有助于更全面地了解 PSC 中肠道和肝脏的相互作用，并可能提供新的治疗策略[46]。

（五）自身抗体

PSC 患者存在多种非特异性自身抗体，其中抗核抗体（ANA）占 7%～77%，抗平滑肌抗体（SMA）占 13%～20%，抗线粒体抗体（AMA）占 0%～9%。近年来非典型的核周性中性粒细胞胞质抗体（pANCA）已成为研究热点。不管是否合并 IBD，65%～88% 的 PSC 患者中可检测到这些自身抗体[47]。PSC 中的 pANCA 与中性粒细胞核膜抗原发生反应，因此，对它们更准确的描述应该是外周抗中性粒细胞核自身抗体（pANNA）[48]。pANNA 针对的自身抗原是骨髓特异性核膜蛋白小管蛋白 –β 亚型 5[49]。pANNA 还与细菌拟似物 FTsZ 产生明显

的相互作用，而 FTsZ 是一种参与细菌分裂的高度保守蛋白[49]。这些证据均表明，自身免疫、肠道微生态、人类蛋白的细菌拟似物和 IBD 均存在致病性。

（六）胆管细胞、病原体相关的分子模式和固有免疫的作用

在正常情况下胆管细胞也同时表达 TLR4 和 TLR9，但存在胆管细胞特异性自身抗体时可以刺激两者均进一步明显升高[50]。门静脉中的脂多糖（LPS，内毒素）和细菌配体 CpG DNA 分别刺激 TLR4 和 TLR9，并分泌大量的促炎细胞因子如肿瘤坏死因子 α（TNF–α）、白介素 –1β（IL–1β）、白介素 –6、干扰素 –γ（IFN–γ）、转化生长因子 β（TGF–β）和粒细胞 – 巨噬细胞集落刺激因子（GM–CSF）。胆管细胞上也有促炎细胞因子如 IL–1β、IL–6、TNF–α、IFN–γ 的受体。因此，胆管细胞及固有和适应性免疫的白细胞创造了一个由细胞因子和趋化因子组成的自我维持的胆道周围环境，它们可激活门静脉内皮细胞，促进肠道激发的 T 细胞经内皮细胞迁移进入胆道周围空间。PSC 中胆管细胞趋化因子的分泌决定了胆道周围炎症浸润的成分，胆管细胞中肠相关趋化因子和黏附分子的表达协助了与肠道激发的 T 细胞的异常相互作用[35]。胆管细胞和白细胞将促纤维化的 TGF–β 和其他促纤维化的细胞因子分泌到胆道周围空间，是 PSC 特征性同心圆性纤维化的最可能原因。

（七）肠道激发的 T 细胞的作用，黏附分子、趋化因子和细胞因子的异常表达

对 IBD 肠外表现的研究表明，眼睛、皮肤和滑膜组织炎症是由肠道激发的淋巴细胞不恰当的迁移到这些组织所致[51]。但这种类似的病因机制似乎不太可能在 PSC 中发生，因为 PSC 可能发生在没有任何肠道炎症的情况下，可能在 IBD 开始前的几年前，甚至可能在溃疡性结肠炎行全结肠切除术后才发生。

肠道 T 细胞的激活可特征性地表达 $\alpha_4\beta_7$ 整合素和 $\alpha_4\beta_1$ 整合素及趋化因子受体 CCR9 和 CCR10[52, 53]。在正常情况下，肠道激发的 T 细胞只与肠道内皮细胞相互作用，并只表达肠道地址素 – 黏膜地址

素细胞黏附分子（MADCAM-1）和趋化因子配体 CCL25，它们分别与肠道激发的 T 细胞整合素 $\alpha_4\beta_7$ 及趋化因子受体 CCR9 结合。然而，在 PSC 中，由于门静脉血流中微生物产生的胺和膳食中的胺与肝内皮细胞上的血管黏附蛋白 -1（VAP-1）的生理性相互作用，导致门静脉内皮细胞异常表达 MADCAM-1 和 CCL25。VAP-1 是 VAP-1 受体（VAP-1R）的黏附分子，作为胺氧化酶激活内皮细胞产生过氧化氢，进而激活 NF-κB。在促炎细胞因子环境中，这些事件可导致门静脉内皮细胞异常表达 MADCAM-1 和 CCL25。如上所述，由病原体相关分子模式（PAMP）、细胞因子或自身抗体激活的 PSC 胆管细胞也分泌 CCL25 趋化因子，该趋化因子是将肠道激发的 T 细胞招募到胆道周围空间所必需的。

肠道激发的 T 细胞在胆管周围的定位和存活，也参与了胆管细胞额外的黏附分子和趋化因子的表达[54]，特别是 CCL28（肠道激发 T 细胞趋化因子受体 CCR10 配体）和血管细胞黏附分子 -1（VCAM-1，$\alpha_4\beta_1$ 整合素受体的配体）。LPS 和促炎细胞因子 IL1β 诱导胆管细胞 CCL28 分泌，促进表达 $\alpha_4\beta_1$ 的 T 细胞和胆管细胞上 VCAM-1 的相互作用。TNF-α 和 IFN-γ 均不诱导胆管细胞分泌 CCL28，只有包含 PAMP 和促炎细胞因子的胆管细胞环境能够协助肠道激发的 T 细胞穿越内皮细胞迁移并被招募到胆道周围。在 PSC 和 IBD 患者的肠道和肝脏配对活检中，均可检测到具有共同克隆起源的记忆细胞[55]。这表明这 2 种疾病都是由共同的肠道抗原引起的。肠道激发的 T 细胞不引起胆管细胞的细胞溶解，说明胆管细胞 HLA 分子并不表达所必需的抗原肽[56]。

（八）疾病进展的发病机制

众所周知，肝动脉或小动脉的直接损伤可导致继发性缺血性硬化性胆管炎（表 20-3）。目前已知胆道周围同心圆性纤维化导致胆管基底膜的胆道周围毛细血管丛进行性易位（见组织病理学部分）。胆道周围毛细血管丛的易位逐渐产生微循环屏障，阻碍 O_2 和营养物质的扩散，破坏肝胆循环[57]。这可能导致 PSC 活检中胆管细胞衰老和胆管上皮的萎缩性改变。

碳酸氢盐保护伞的破坏会使胆管细胞暴露在疏水胆汁酸的毒性之下[58]。由于胆道内多发狭窄或远端明显狭窄导致胆道内压力增高，胆汁向胆道周围反流会加重固有炎症，增加促炎细胞因子的浓度[59]。进行性狭窄性纤维化和炎症会增加胆管细胞衰老的机会，而胆道周围毛细血管丛的进一步易位会加重胆管细胞衰老。

纤维性闭塞性胆管炎所致的胆管减少，再加上多灶性狭窄和（或）明显狭窄所致的部分性胆道梗阻，将不可避免地加重胆汁淤积，并日益激发机械性胆道梗阻的病理过程。因此，PSC 的这一阶段即使没有免疫致病机制的继续参与，仍能不断进展，因为机械性胆道梗阻的程度已足以使疾病持续进展（见自然史部分）。

（九）胆管细胞癌的发病机制

CCA 的发展似乎涉及多种因素，但其致癌的确切机制仍未明确[12]。胆道慢性炎症和胆道周围的白细胞、细胞因子和趋化因子环境，无疑是其危险因素。诱导型一氧化氮合酶（iNOS）可促进胆管细胞基因突变的积累，导致 DNA 氧化损伤和 DNA 修复不足[60]。在 PSC 所致的 CCA 中，93% 的病例有抑癌基因 p53 过度表达，并伴有 p16、EGFR 和 Her2/neu 基因的表观遗传学异常[61]。PSC 的胆管细胞衰老（图 20-2）是由 N-ras 致癌基因激活所引起的[62]。胆管细胞衰老导致固有性和适应性免疫细胞上的细胞毒性受体所识别的 NKG2D 配体表达增加，以有利于清除衰老的胆管细胞。NKG2D 多态性可能会减少具有癌前潜能的衰老胆管细胞的免疫清除，从而增加 CCA 的风险[61]。

四、PSC 的临床特征

（一）分型

PSC 有 3 种不同的亚型（表 20-2）[1-5]。典型 PSC 主要累及肝内和肝外胆管。约 20% 的 PSC 患者仅累及肝内胆管。PSC 累及胆囊管或胆囊的比例可达 15%[63]，不过目前尚不清楚这些患者是否患有 IgG4-SC。在诊断时 5%～10% 的患者表现为小胆管型 PSC。PSC-AIH 重叠综合征可出现在 5%～10% 的成人 PSC 患者中，在儿童该比例更高[8]。PSC-AIH 重叠综合征最常发生于已诊断为 PSC 的成人。在少数情况下，因胆汁淤积伴肝细胞损伤生化改变而就诊的患者，胆管造影、生化和组织学特征同时符合 PSC 和 AIH。相反，成年 AIH 患者中约有 10% 的患者后来可出现硬化性胆管炎的生化和胆管造影证据，此时需排除所有 SSC 的原因和 DILI 后，方可诊断为重叠综合征[8]。AIH 患儿较成人更常出现或后期出现硬化性胆管炎的胆管造影特征[64, 65]。

（二）健康相关的生活质量

PSC 患者的健康相关生活质量（HRQOL）明显低于健康对照组[66, 67]。此外，肝病的生活质量可以准确预测患者的 HRQOL，说明 PSC 患者肝脏相关症状对 HRQOL 的影响较大[67]。降低精神性 HRQOL 的因素包括瘙痒、IBD 和肝病的症状、抑郁和社交孤立。近 75% 的人担忧疾病进展和预期寿命缩短。身体 HRQOL 的降低主要是由肝病症状，尤其是由失代偿性肝硬化和 IBD 相关的症状所致。

（三）自然史

PSC 是一种进行性疾病，然而，长期观察研究表明疾病进展速度差异较大，少数可伴有自发的生化缓解或 UDCA 治疗后引起的生化缓解[1-5, 17, 68]。图 20-3 阐明了 PSC 临床分期的重要概念，首先由免疫机制启动，随后由于胆管减少和胆道狭窄导致胆道梗阻程度逐渐增加。临床医师经常会遇到既有免疫机制又有胆道梗阻机制参与的 PSC 患者，这为药物和内镜治疗以延迟疾病进展提供了机会。失代偿期肝硬化患者以胆道梗阻的发病机制为主，OLT 为首选治疗方案[68]。

目前 PSC 最常在前来评估胆汁淤积性生化异常的无症状患者中做出的诊断[1-5]。需要注意的是，即使在无症状患者中，PSC 也可能在被诊断前已经存在多年，并且可能已经进展到晚期。在诊断时和随访期间，患者的表型可能因发病机制中的免疫机制、梗阻机制与纤维化阶段之间的平衡而有很大差异[68]。PSC 的临床病理特征是表型和进展速度方面存在广泛差异，提示不同的疾病阶段需要不同的治疗策略。

对 PSC 患者的平均死亡时间或 OLT 的估计，最初主要来自于三级医院和移植中心的经验。然而，最近基于社区人群的生存估计对最初的估计提出了质疑。最初估计到死亡或 OLT 的平均时间为 9～18 年。而荷兰的一项基于 800 万居民的人群分析显示，从诊断到肝脏相关死亡或 OLT 的平均生存时间为 21.3 年[19, 20]。值得注意的是，在移植中心接受治疗的 PSC 患者其中位生存期估计值仅为 13.2 年，证实了最初的转诊偏倚。

（四）临床阶段

PSC 包括 4 个连续性的临床、生化和组织学阶段（图 20-3）。

- 临床前阶段的特点是没有体征或症状，肝脏生化指标正常。在因腹部影像学显示胆道异常而就诊的患者中，也可见典型的胆道狭窄和（或）异常的组织学改变。
- 生化异常的临床阶段以胆汁淤积为特征，最初表现为在没有体征或症状的情况下，出现孤立性 ALP 和 GGT 或 5′核苷酸酶升高。随后可出现氨基转移酶和血清胆红素的水平升高。大约 45% 的新诊断出的患者处于此阶段[1-5]。MRCP 或 ERCP 可在 90%～95% 的患者发现典型的、广泛分布的肝内和（或）肝外胆管狭窄。在胆管造影正常的患者中，5%～10% 肝活检可检测到小胆管病变。
- 有症状的临床阶段的特点是慢性胆汁淤积和（或）出现慢性肝病的体征和症状。症状包括腹痛（20%）、瘙痒（10%）和疲劳（6%）[69]。少数患者可出现复发性细菌性胆囊炎，表现为发热、寒战，伴或不伴有黄疸。
- 失代偿期发生在肝硬化患者中，其特征是乏力逐渐加重，有胆汁淤积症状和体征及门静脉高压的并发症，发生肝衰竭和 HCC 风险增加。第 4 阶段的患者需要 OLT 才能存活。

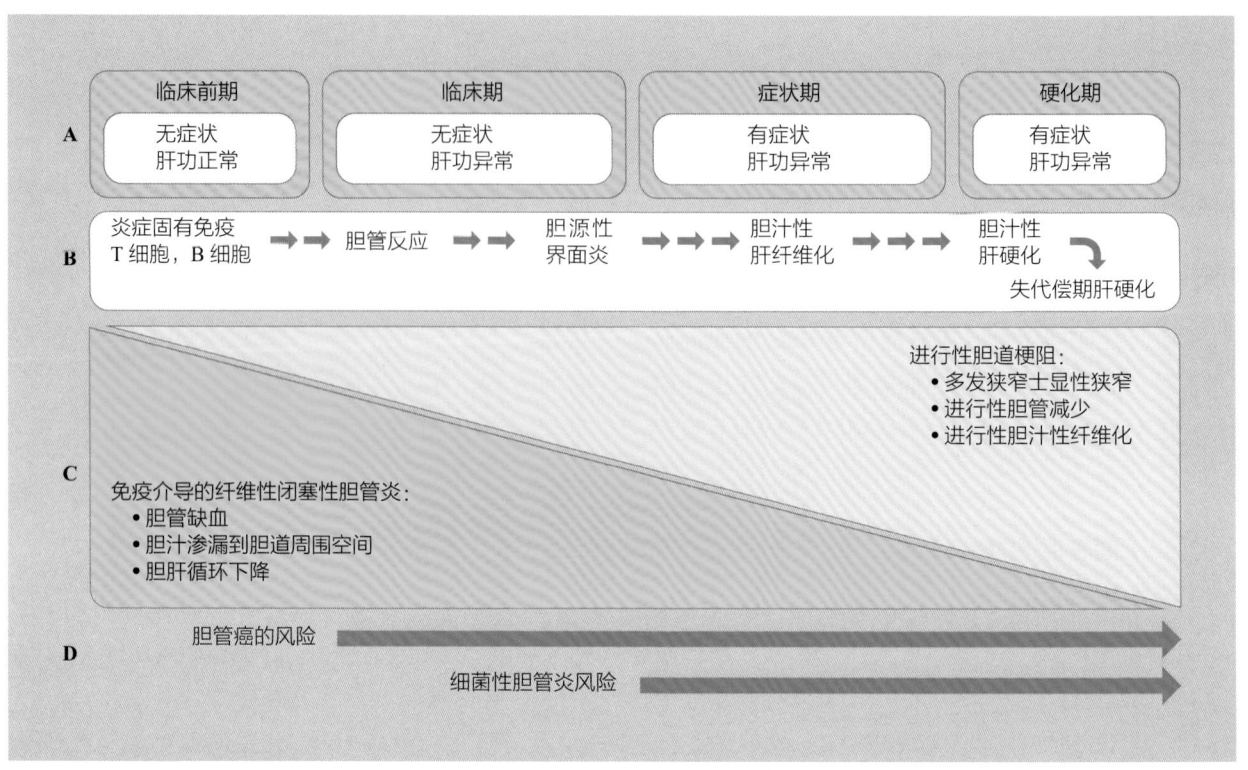

▲ 图 20-3　原发性硬化性胆管炎的自然病史和分期及胆管癌和细菌性胆管炎的风险

PSC 在主要由免疫介导的致病机制与由胆管减少、多灶性狭窄引起的进行性胆道梗阻致病机制之间的动态平衡下，经历了一系列的发展阶段

需注意的是，在第 2~4 阶段的任何时候均可发生 CCA，进展期纤维化并不是先决条件。

1. 小胆管型 PSC

小胆管型 PSC 的远期预后优于典型 PSC，因为只有少数会进展为典型大胆管型 PSC[1-5]。由于大多数小胆管型 PSC 患者并不进展为典型 PSC，因此不应将其视为典型 PSC 的早期阶段。一项对 83 例斯堪的纳维亚 PSC 患者（81% 合并 IBD）的研究中，很好地描述了小胆管型 PSC 的自然史[32]。此研究中患者诊断时处于第 2 期（无症状期，生化检测异常），中位随访时间为 13 年。在 68 例重复胆管造影的患者中，19 例（28%）在中位时间 7.4 年后进展为典型的大胆管型 PSC。与大胆管型 PSC 患者相比较，小胆管型 PSC 患者的无移植生存期更长（分别为 10 年和 13 年）。19 例进展为大胆管型 PSC 的患者中，4 例死亡，5 例行 OLT，其余 10 例病情稳定。因此，在进展为大胆管型 PSC 的患者中，死亡率和 OLT 明显高于非进展性小胆管型 PSC 患者（分别为 47% 和 16%，P < 0.004）。所有小胆管型 PSC

患者均未发生 CCA，但是 CCA 确实在一名进展到典型 PSC 的患者身上发生了。其他报道也证实小胆管型 PSC 患者预后良好，不发展为 CCA，很少进展为大胆管型 PSC[33]。未来生物标志物的发展可能有助于识别有进展风险的个体。

2. 炎性肠病

约 80% 的 PSC 合并溃疡性结肠炎，约 10% 的 PSC 合并克罗恩病，约 5% 合并无法分类的 IBD[1-5]。结肠炎是各种类型 IBD 的共同特点。与 PSC 相关的溃疡性结肠炎与不伴有 PSC 的溃疡性结肠炎，在某些表型特征的出现频率方面存在差异，然而这些特征对 PSC 并无特异性[70]。因此，认为 PSC 与一种特殊类型的溃疡性结肠炎相关还为时过早[71]。与单纯溃疡性结肠炎患者相比，PSC 患者溃疡性结肠炎的特点是全结肠炎发生率更高（87% vs. 54%），直肠未受累率更高（52% vs. 6%），反流性回肠炎的发生率更高（51% vs. 7%）[70]。约 50% 的患者同时诊断为结肠炎和 PSC。约 30% 的患者 PSC 的诊断早于 IBD 的发生。在这类患者中，结肠镜检查和从盲肠到肛门的常规监测活检可能显示显微镜下结肠炎，提示临床前 IBD[72]。在结肠镜检查和常规监测活检正常的 PSC 患者中，如果随后出现排便习惯的改变，应重复结肠镜检查以检测 IBD 的存在。

（五）诊断标准

图 20-4 为典型和小胆管型 PSC 的诊断提供了诊断策略。图 20-5 显示了 MRCP 和 ERCP 呈现的 PSC 胆管造影表现。还展示了应用先进 MRCP 增强

技术计算各个肝内外胆管的直径，并自动识别胆管狭窄和扩张（Perspectum Diagnostics，Ltd，牛津，英国）[73]。

虽然在过去诊断性 ERCP 是 PSC 诊断的金标准，现在 MRCP 是首选，因为它不存在与 ERCP 相关的胰腺炎和细菌性胆管炎的并发症[1-5]。目前诊断性 ERCP 主要用于那些 MRCP 显示可疑或无阳性胆管造影特征的患者。在这类患者中，ERCP 期间逆行造影剂注射产生的胆道压力增加，可能通过扩张其上下更有弹性的节段而显示出微小的狭窄。尚无任

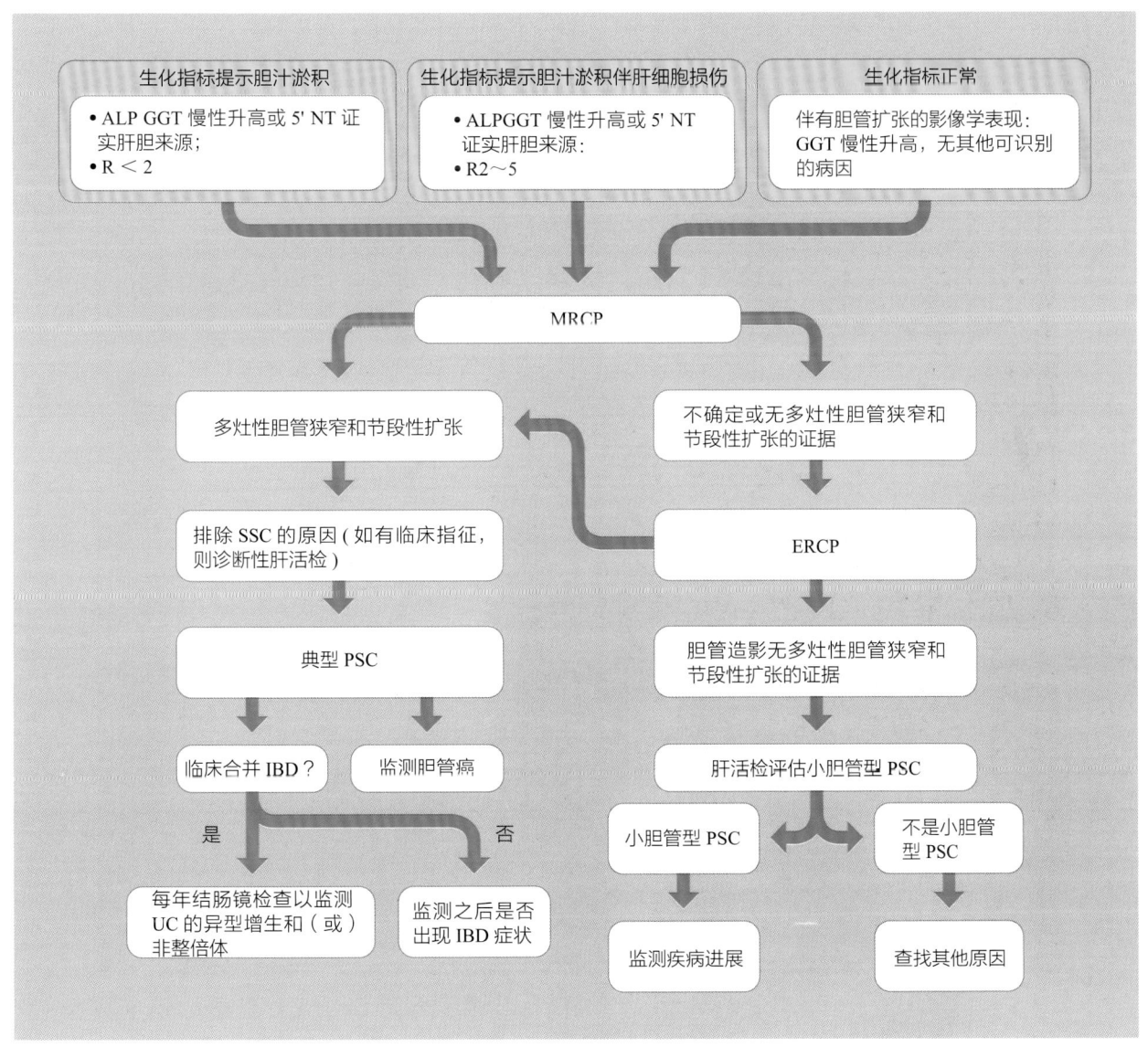

▲ 图 20-4　PSC 的诊断策略

R= ALT/ULN ÷ ALP/ULN；MRCP. 磁共振胰胆管成像；ERCP. 经内镜逆行胰胆管成像；GGT. γ- 谷氨酰转移酶；5′NT. 5′ 核苷酸酶；SSC. 继发性硬化性胆管炎；PSC. 原发性硬化性胆管炎；IBD. 炎性肠病；UC. 溃疡性结肠炎

何标准化的方法可以用来解读 MRCP 或 ERCP 结果。计算机自动绘制单个胆管的口径图可能是一种解决方案（图 20-5）。

在进行治疗性球囊扩张、支架植入或内镜下括约肌切开术时，ERCP 的并发症发生率可高达 14%。

1. 典型 PSC

在缺乏诊断性生物标志物的情况下，PSC 的诊断依据是存在慢性胆汁淤积性肝脏生化指标，结合典型的肝内和（或）肝外胆管造影异常，并排除 SSC 病因（表 20-2 和表 20-3，图 20-4 和图 20-5）。

典型 PSC 的诊断不需要肝活检。然而，活检仍然有助于确定 PSC 的组织学分期（表 20-5）、纤维化分期和是否存在伴随疾病（见组织病理学部分）。纤维化分期可以通过磁共振弹性成像（MRE）或瞬态弹性成像进行无创测定。两者的准确性在 PSC 患者中均得到了验证[74, 75]。

2. 小胆管型 PSC

当胆管造影正常或不典型时，应进行肝活检（图 20-4）。小胆管型 PSC 是在生化表现为胆汁淤积但胆管造影正常的情况下，通过组织学检查得到的诊断（见组织病理学部分）。此外，肝活检也可发现伴随疾病，特别是胆汁淤积性药物性肝损伤[10]。

3. PSC–AIH 重叠综合征

如果 PSC 患者出现 ALT/AST 升高，伴 ANA 和 SMA 阳性，则应行肝活检以明确 AIH 的组织学特征[8]。遗憾的是，对于 PSC–AIH 重叠综合征尚无经过验证的诊断标准。由于国际自身免疫性肝炎小组（IAIHG）修订诊断评分尚未在重叠综合征中得到验证，故并不推荐该评分[76]。IAIHG 专家共识小组建议，临床医师在考虑同时治疗这 2 种疾病之

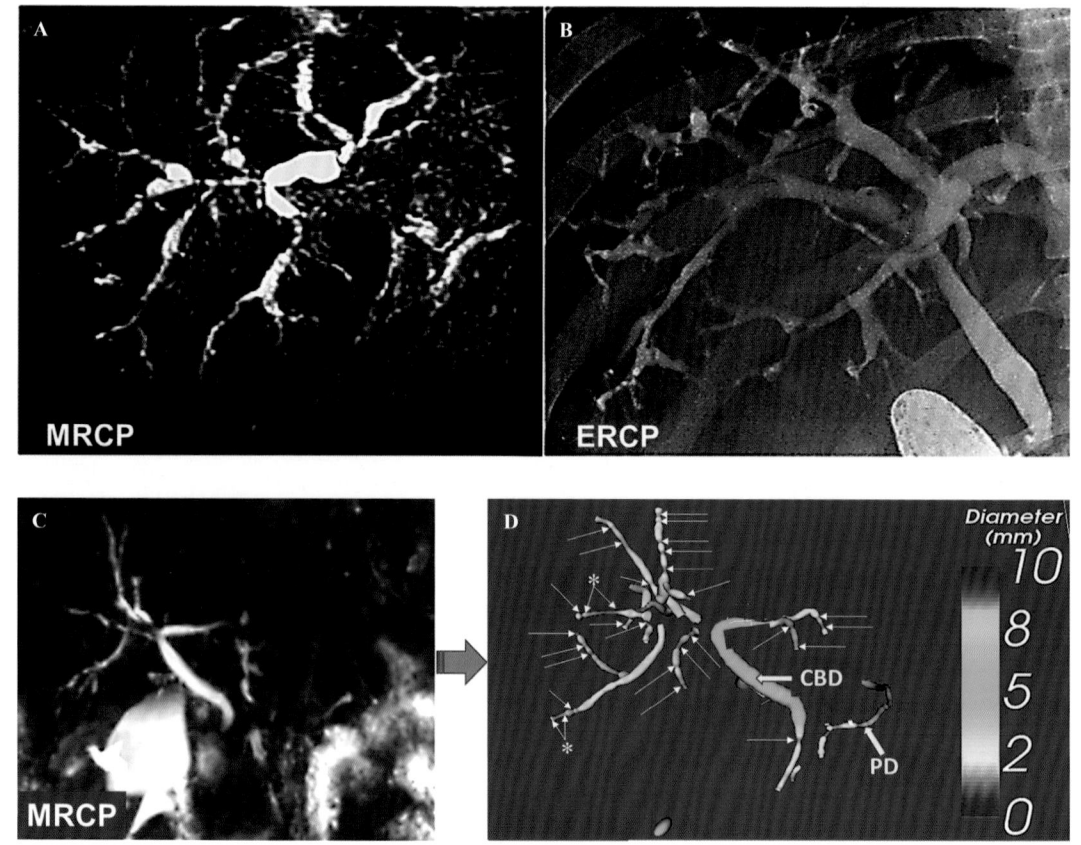

▲ 图 20-5　PSC 的诊断性胆管造影

A. 磁共振胰胆管成像（MRCP）；B. 经内镜逆行胰胆管成像（ERCP），可见典型 PSC 的诊断性胆管造影特征；C. MRCP 的软件分析；D. 软件分析结果显示单个肝内外胆管内径变化的热图。箭示局灶狭窄（红色口径）

*. 表示长段狭窄；CSD. 胆总管；PD. 胰管（图 C 和图 D 由 Dr R. Banerjee, Perspectum Diagnostics, Ltd, Oxford, UK 提供）

表 20-5　原发性硬化性胆管炎的组织学分期

命　名	特　征
1 期　汇管区期	局限于汇管区的慢性炎症，汇管区水肿和胆管增生
2 期　汇管区周围期	慢性汇管区炎症、界面炎和汇管区周围纤维化伴或不伴胆管增生
3 期　间隔期	纤维间隔从胆管反应处沿汇管区边缘放射进入肝小叶，伴或不伴有到汇管区或中央静脉的桥接
4 期　肝硬化期	胆汁性肝硬化，通常中央静脉保留

前，先治疗 PSC-AIH 之中的主要疾病，并观察其疗效[76]。

（六）儿童与青少年的原发性硬化性胆管炎

对于成人胃肠病医师和肝病医师来说，了解儿科 PSC 的独有特征非常重要[77]，因为这些患者的诊治可能要过渡到成年期。在美国，儿童 PSC（译者注：原文为 PSA 可能有误）的发病率和患病率分别是 0.2/10 万人和 1.5/10 万人，70%～80% 的 PSC 儿童合并 IBD[78]。1995—2016 年，6 个中心共报道了 328 例儿童 PSC 病例[64, 79-83]。

儿童 PSC 的诊断标准与成人相同，但检测方法不同。儿童和青少年中 ALP 的生理性升高使得 ALP 的诊断价值受损。事实上，高达 47% 的儿童 PSC 患者 ALP 正常，检测和监测胆汁淤积应首选 GGT。在年龄较小的儿童中，影像学上有硬化性胆管炎者，常伴有 AIH 的特征[77]。而 AIH 患者随后也可能会出现为硬化性胆管炎的特征。这些儿童的肝活检可有界面性肝炎、自身抗体［ANA和（或）SMA］阳性、IgG 升高[77]。自身免疫性硬化性胆管炎（ASC）一词已被提出用于描述这一临床疾病，25%～40% 患有 "PSC" 的儿童中可出现 ASC[77, 80]。

一项迄今最大的单中心队列研究报道了 120 名儿童 PSC 的自然史[83]。在该队列中，诊断时的中位年龄为 14 岁，24% 组织学表现为小胆管型 PSC，27% 有 ASC，47% 有进展性纤维化（F3）或肝硬化。

在小胆管型 PSC 的患者中，50% 患者诊断时已表现为进展期纤维化，38% 患有 ASC。PSC 和 ASC 患者的生化异常程度和纤维化分期相似。81% 的患者有 IBD，7% 有溃疡性结肠炎，26% 有克罗恩病，4% 有不明原因结肠炎。IBD 在 PSC 患者中明显多于 ASC 患者（85% vs. 68%，$P=0.03$）。那些在 PSC 之前即有 IBD 的患儿，临床病程较缓慢。PSC 和 ASC 患者的肝脏相关结局相似。10 年无肝移植生存率为 89%。

（七）IgG4 相关性硬化性胆管炎和鉴别诊断

PSC 的重要鉴别诊断包括 SSC 的病因（表 20-3）和胆汁淤积性 DILI[10]。IgG4-SC 是最重要的鉴别诊断[11]。在对储存血清的回顾性分析中，大约 10% 的 PSC 患者 IgG4 水平升高。这些患者究竟是属于经典型 PSC 的亚型，还是属于 IgG4-SC 仍有争议。最近的一项多因素分析发现，IgG4 水平升高与既往胰腺炎、肝内外胆管狭窄和黄疸独立相关[84]。

对于 IgG4-SC，尚无经过验证的诊断性生物标志物或诊断标准共识[11]。因此，临床医师应该在病理学医师和放射科医师的帮助下，寻找 PSC 与 IgG4-SC 的区别特征（表 20-6）。最常用的标准是 HISORt（H= 组织病理学；I= 影像学；S= 血清学检测，包括血清 IgG4；O= 其他受累器官；Rt= 治疗应答），尽管它们最初仅用于诊断 IgG4-AIP。影像学检查显示较长的狭窄及组织学上表现为胆管周围纤维化且不伴胆管细胞改变，支持 IgG4-SC 的诊断[85]。最初，IgG4-SC 的主要诊断标准是血清 IgG4 水平升高[86]。随后的研究表明，胆管或肝脏的活检中分泌 IgG4 的 B 细胞数量的增加，是独立的诊断标志物[87]。此外，IgG4+ B 细胞受体克隆可以将 IgG4-SC 与 PSC、胆道或胰腺恶性肿瘤区分开来[88]。采用定量 PCR 测定血中 IgG4 与 IgG 比值，诊断效果优于血清 IgG4（敏感性 94% vs. 86%，特异性 99% vs. 73%）[88]。如 IgG4-SC 治疗有效，该比值会改善。IgG4-SC 诊断试验的更新和应用，可能会在以前诊断为 PSC 的人群中发现更多的 IgG4-SC 病例。这些患者应使用免疫抑制药物治疗，如皮质类固醇或利妥昔单抗[89]。

表 20-6　PSC 与 IgG4 相关性硬化性胆管炎的比较

	特　征	IgG4-SC	PSC
临床	男女比例	7∶1	1.5∶1
	发病年龄	＞ 50 岁（变异较大）	＜ 40 岁（变异较大）
实验室	pANNA	≤ 10%	≤ 65%
	血清 IgG4 ＞ 140mg/dl	65 %～80%	9 %～18%
	血清 IgG4 ＞ 560mg/dl	鉴别 PSC 特异性 100%	NA
	血清 IgG1/IgG4 比值	＞ 0.24 时鉴别 PSC 特异性 95%（IgG4 140～280mg/dl）	NA
组织学	IgG4/IgG 阳性浆细胞比值	＞ 40%	＜ 40% 伴血清 IgG4 升高
	IgG4[+] 浆细胞定量	IgG4[+] 浆细胞每高倍镜视野＞ 10 个	IgG4[+] 浆细胞每高倍镜视野 0～9 个
	汇管区损伤	无胆管周围同心圆性纤维化；3 个典型损伤中满足 2 个：淋巴浆细胞浸润、席纹状纤维化[a] 或闭塞性静脉炎	胆管周围同心圆性纤维化；可能有淋巴浆细胞浸润，但无席纹状纤维化或闭塞性静脉炎
影像学	胆管造影	长段狭窄伴狭窄近端扩张，肝内或肝门胆管和胆总管狭窄	串珠状改变；狭窄、扩张表现，狭窄段较短
	腹部 CT 或 MRI	肝外器官受累，尤其是胰腺受累，可见于 92% 的病例	＜ 5% 的患者出现胰腺异常
治疗	激素治疗	67% 的患者在治疗 4 周后可出现生化和胆管造影的改善	不应答（PSC-AIH 重叠综合征除外）

a. 席纹状纤维化是由梭形细胞（成纤维细胞或肌成纤维细胞）从中心区域轮辐状放射，在淋巴浆细胞浸润中形成螺旋样外观；pANNA. 抗中性粒细胞核抗原的核周染色；IgG. 免疫球蛋白 G；NA. 不适用；CT. 计算机断层扫描；PSC. 原发性硬化性胆管炎

（八）体格检查

体格检查结果与 PSC 患者疾病的进展阶段相关（图 20-3）。在肝脏生化学提示胆汁淤积的无症状患者中，体格检查一般正常。PSC 患者在有症状阶段到失代偿阶段，最常见的表现是肝脾大和黄疸。发热、恶寒和胆红素升高提示细菌性胆管炎。慢性胆汁淤积患者的皮肤可表现为色素沉着、因瘙痒导致的皮肤抓痕及胆汁淤积致高脂血症所引起的黄色瘤。肝硬化患者经常出现躯干和上肢的蜘蛛痣。在失代偿期肝硬化患者中，体检结果可见腹水、水肿、腹壁静脉曲张、肌肉萎缩（肌肉减少症）和肝性脑病导致的精神异常。

（九）实验室检查

经典型和小胆管型 PSC（图 20-4）的肝脏生化学异常主要表现为 ALP、GGT 或 5′NT 升高等胆汁淤积性改变。胆汁淤积定义为 R ＜ 2（ALT/ALT ULN ÷ ALP/ALP ULN）（ULN：正常上限）。PSC 自然史的第 2～4 阶段（图 20-3）ALP 通常高达 1.5～5 倍正常值上限。GGT 或 5′NT 与 ALP 的同步升高提示疾病起源于肝胆管。或者可以通过测量肝胆管、肠道和骨骼起源 ALP 的同工酶，以评估不同来源对于总酶活力的贡献。部分患者，如 PSC-AIH 重叠综合征患者，可表现为胆汁淤积伴有肝细胞损伤型的生化异常，R 值为 2～5。在胆管成像符合经典型 PSC 中，有高达 5% 的患者可表现为 ALP 正常，GGT 孤立升高。处于生长发育期的儿童和青

少年，ALP 有生理性升高，故需要用 GGT 来判断是否存在胆汁淤积。

（十）组织学

经典型 PSC 的进展表现为 4 个序贯的组织病理学阶段，这有助于对参加诊断性或治疗性临床试验的患者进行分层（表 20-5）。值得注意的是，PSC 中的术语"分期"不同于病毒性和非病毒性肝炎患者的纤维化"分期"。PSC 中的汇管区炎症浸润包括中性粒细胞、较多的 CD4+ 和较少的 CD8+ T 细胞、巨噬细胞及 NK 和 γδT 细胞[35]。肝硬化前期患者胆管周围很少有 CD8+ CTL 浸润，强烈提示胆管细胞并不是 PSC 发病机制中的主要靶细胞。

图 20-6 显示了小胆管型和经典型 PSC 的组织病理学变化谱。小胆管型 PSC 的病变特征不具有特异性，因为经典型 PSC 患者也可能表现为相同的小

胆管病变。PSC 活检的免疫组织化学研究表明，同心纤维化层逐渐将胆管基底膜与其胆管周围毛细血管丛分开，导致胆管细胞的相对动脉缺血和胆管微循环受损[57]。

经皮肝活检的深度有限，导致很少能够取到较大直径的胆管，而纤维性闭塞性胆管炎主要累及较大直径胆管，从而导致胆管残留瘢痕和扩张[90]。此外，这种较大直径的胆管更常出现"洋葱皮"样纤维化的典型病变。因此，病理学报告通常只说组织病理学改变符合 PSC，但不说确诊为 PSC。

（十一）相关恶性肿瘤的鉴别和管理

临床医师应将 PSC 视为癌前疾病，因其有发展为 CCA 和胆囊腺癌的风险[12]。PSC 还可增加溃疡性结肠炎患者发生结直肠癌（CRC）的风险，比单独的溃疡性结肠炎患者高出 4 倍[91]。PSC 进展为肝

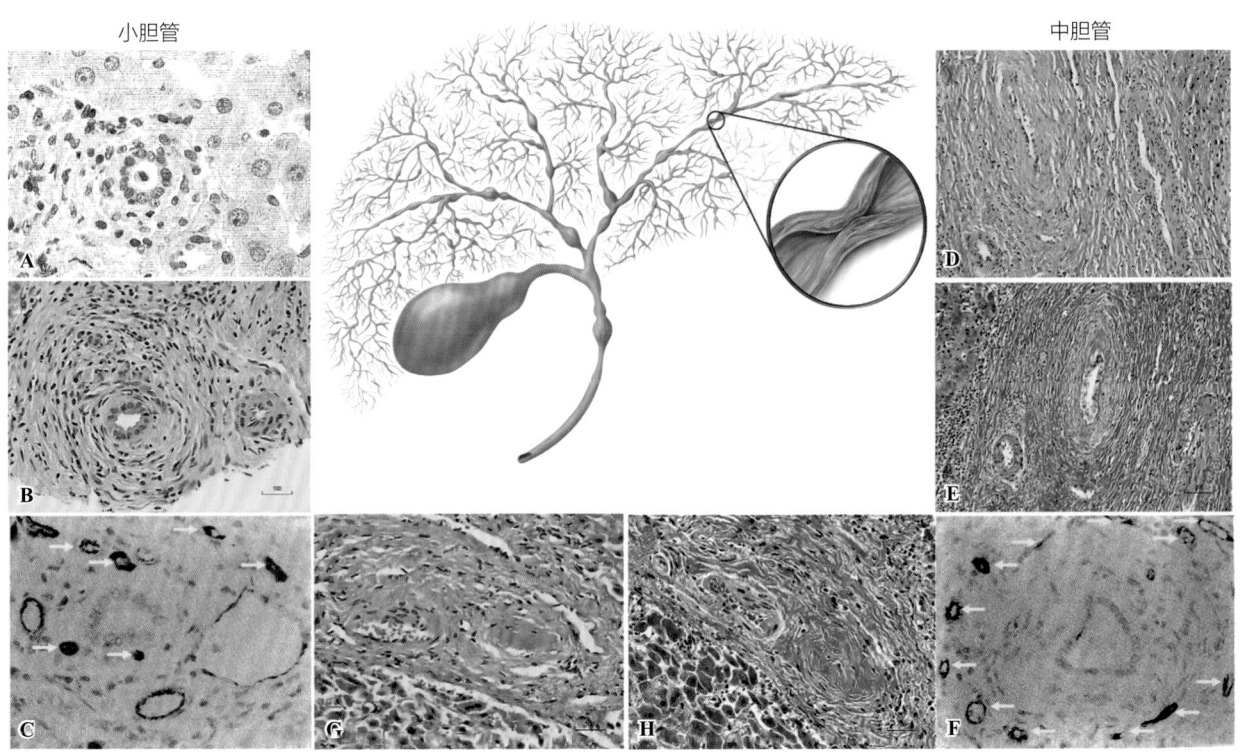

▲ 图 20-6　PSC 的组织病理表现：小胆管病变
A. 非特异性，门静脉和胆管周围淋巴细胞浸润；B. 门静脉和胆管周围炎症伴轻度纤维化；C. 内皮细胞的免疫组化染色显示胆管周围毛细血管丛（箭）的易位，远离小叶间胆管的基底膜中胆管病变；D. 汇管区伴有胆管周围炎症和洋葱皮样同心圆纤维化，可伴随肝动脉的易位；E. 结缔组织染色显示同心圆样胆道周围纤维化和含有衰老胆管细胞的受损的胆管上皮；F. 内皮细胞的免疫组织化学染色显示中等直径小叶间胆管基底膜的胆管周围毛细血管丛（箭）的易位；H. 小叶间胆管的纤维闭塞；G. 相同病变的结缔组织染色显示闭塞的小叶间胆管的纤维化残余
显微照片 A、B、D、E、G 和 H 由 Dr S. Dhingra，Department of Pathology，Baylor College of Medicine 提供；C 和 F 经 Elsevier 许可转载，引自参考文献 [57]

硬化时，有 HCC 的风险[92]。在瑞典的队列中，604 名 PSC 患者随访时间中位数为 5.7 年，CCA、HCC 或胆囊癌发生率为 13.3%（RR=161，相对于整个瑞典人群的整体风险）[93]。

（十二）胆管癌

因预后不良，CCA 是 PSC 最严重的并发症[12]。CCA 有 3 种类型：①胆管周围浸润型；②团块型；③胆管内型。临床上，CCA 可分为肝内或肝外型。CCA 早期阶段并无有效的生物学标志物或影像学检测方法。因此，当 PSC 患者诊断为 CCA 时，通常已是疾病晚期。当 CCA 浸润 PSC 患者的胆管固有层时，会产生致密的胆管周围纤维间质。因此，CCA 的胆管造影可能导致其被误诊为经典型 PSC。CCA 也可能表现为肝内肿块。在 PSC 患者中，60%～70% 的 CCA 发生在肝门、肝左 / 右管的分叉处或附近[94-96]。胆管内的 CCA 较罕见。

基于人群的研究资料表明，PSC 的长期 CCA 发病率为每年 0.6%～1.5%[93, 97]，10 年和 20 年后 CCA 的累计风险分别为 6%～11% 和 20%[20, 93, 98]。在诊断 PSC 后 1～2 年内，高达 50% 患者可诊断为 CCA[97, 99]。这说明胆管周围浸润型 CCA 可能在生化上表现为胆汁淤积，胆管造影上也类似于经典型 PSC，因而导致了 PSC 的误诊。此外，在诊断后 1～2 年内发病率增加也可能是由于更严重的胆汁淤积、胆道梗阻或细菌性胆管炎患者的转诊偏倚。因此：①临床医师在初步诊断 PSC 后的 1～2 年内应该高度警惕 CCA；②严重程度和进展期纤维化都不是发展为 CCA 的先决条件；③ CCA 在 PSC 进展中并非不可避免。

PSC 中与 CCA 相关的危险因素包括诊断时年龄较大、饮酒、吸烟，PSC 诊断前活动性 IBD 持续时间及 CRC 病史[94]。初步的遗传分析表明，遗传标志物可作为潜在的生物标志物[94]。目前尚无临床可用的风险分层和遗传生物标志物。因此，对于任何 PSC 患者，均应警惕 CCA。

1. 胆管癌的生物标志物

CA-19-9 在 CCA 监测和诊断中的作用存在争议[12, 94]。首先，由于 Lewis 抗原分泌和表达的遗传差异，健康人群中 CA-19-9 存在很大差异[100]。实际上，在缺乏 Lewis 血型抗原的 7% 正常人中检测不到 CA-19-9。其次，对包括 1264 例患者和 2039 例对照的系统评价和 Meta 分析显示，CA-19-9 对 CCA 的诊断效用敏感性不足 72%（95%CI 70%～75%），特异性为 84%（95%CI 82%～85%）[101]。虽然诊断比值比（15.10，95%CI 10.70～21.32）和受试者工作特征曲线下面积（0.83）支持将 CA-19-9 作为 CCA 的生物标志物，但亚组分析显示其在欧洲患者中敏感性低。第三，由于良性狭窄导致的部分胆道梗阻恶化和细菌性胆管炎的发作，可导致 CA-19-9 的短暂升高和降低，使得在 PSC 中解释更为复杂。对于 CA-19-9 升高的每个患者均进行 MRCP 或 ERCP 的成本较高。由于尚无经过验证的使用 CA-19-9 进行 CCA 监测的方案，美国肝病学会（AASLD）和欧洲肝病学会（EASL）实践指南，均未推荐使用 CA-19-9[2, 4]。但美国胃肠病学会（ACG）建议每 6～12 个月进行超声或磁共振成像（MRI）和 CA-19-9 筛查[5]。

2. 胆管癌的影像学检查

超声可以检测较大的 CCA 病变，但 CT 或 MRI 的横断面成像更准确。CT 平扫 CCA 肿块通常表现为均匀的低衰减，静脉注射造影后逐渐中心强化。MRI 上肿块病变在 T_1 加权图像上呈低信号，在 T_2 加权图像上呈高信号。超声、CT 和 MRI 的总体预测值分别为 48%、38% 和 40%[102]。MRCP 可以检测胆管浸润的 CCA 伴有胆管周围组织增厚及胆管狭窄伴近端扩张。用于检测 CCA 动态增强的(^{18}F)-氟 - 脱氧 -d- 葡萄糖正电子发射断层扫描（FDG-PET）的作用尚未在实践中得到证实[12, 94]。与 HCC 不同，CCA 通常不侵犯门静脉或其分支形成瘤栓。不论在 MRCP 上是否有可见的管腔内息肉状肿块，胆管内 CCA 通常伴胆管的扩张。ACG 建议每 6～12 个月监测超声或 MRI 检查[5]。由于灵敏度和特异性较低，AASLD 和 EASL 指南均未推荐影像学监测[2, 4]。

3. 细胞学、荧光原位杂交和更新的诊断技术

ERCP 细胞刷和黏膜活检可以通过细胞学和（或）染色体检查以检测 CCA[12, 94]。然而，即使采用数字成像分析，也很少观察到细胞学的恶性表现。诊断 CCA 最常用方法是，通过 ERCP 引导对狭窄处刷检，进行细胞学检查和荧光原位杂交

（FISH）分析染色体多倍体（图 20-7）。但是细胞学分析和 FISH 均具有较低的阳性和阴性预测值：在细胞学分析中分别为 50% 和 83%，在 FISH 中分别为 86% 和 88%[102]。细胞学标本的 FISH 分析比单独的细胞学检查更准确，应常规使用。较新的技术提高了可疑显性狭窄患者 CCA 诊断的阳性和阴性预测值。ERCP 引导的单人操作经口胆道镜检查（SOPC）可以将阳性和阴性预测值分别提高到 100% 和 95%[104]。对基于 ERCP 的 CCA 诊断方法进行系统评价和 Meta 分析发现，SOPC 是 PSC 中最准确的技术，敏感性为 65%（95%CI 35%～87%），特异性为 97%（95%CI 87%～99%）[105]。另一种有前景的技术是基于探针的共聚焦激光内镜显微镜，其阳性和阴性预测值可分别达到 82% 和 100%[106]。

4. 监测和管理建议

上述资料支持目前对 CCA 监测的建议[12, 94]。应根据其临床稳定性，每 3～6 个月对 ALP、总胆红素和直接胆红素及 CA-19-9 的变化进行动态评估，以便及时发现 CCA。应考虑每年行 MRI 和 MRCP 检查。有突发病情变化和（或）ALP、总胆红素、直接胆红素或 CA-19-9 水平升高时，需要进一步检测。在没有细菌性胆管炎的情况下，CA-19-9 水平 > 100ng/ml 应该考虑 CCA 的可能[94]。应行 MRCP 以识别显性或不规则的狭窄。若条件允许，应行 ERCP 引导的 SOPC，并且应使用 FISH 分析活检中 CCA 的细胞学证据[12, 94]。对于显性狭窄应扩张治疗。如果没有 CCA 的证据，应每 3 个月监测临床、生化和 CA-19-9 指标。对于确定的孤立性肝门部 CCA，仍有可能作为潜在 OLT 指征。所有不符合 OLT 条件的 CCA 患者应与肿瘤科医师共同治疗。

（十三）胆囊腺癌

胆囊黏膜的所有息肉或肿块都应被视为 PSC 的潜在癌前病变[12, 94, 107]。在瑞典的一项针对 286 名 PSC 患者的前瞻性研究中，6% 发生了胆囊肿块，56% 发展为腺癌[108]。在一个胆囊切除术队列中，57% 的胆囊肿块是腺癌，33% 是未异型增生的非恶性肿块[107]。应每年进行胆囊超声检查以检测息肉[2, 4, 5]。AASLD 和 EASL 实践指南[2, 4]建议，对所有的息肉或肿块进行根治性胆囊切除术，以防止局部转移（生存期仅 20 个月）、区域转移（生存期仅 5 个月）和远处转移（生存期仅 5 个月）[12]。

（十四）合并有炎性肠病的原发性硬化性胆管炎患者中的结直肠癌

一项大型 Meta 分析显示，PSC 是溃疡性结肠炎患者发生 CRC 的独立危险因素[109]。与单独溃疡性结肠炎的患者相比，PSC 合并溃疡性结肠炎患者发生异型增生和 CRC 的风险显著增加（OR 4.79，

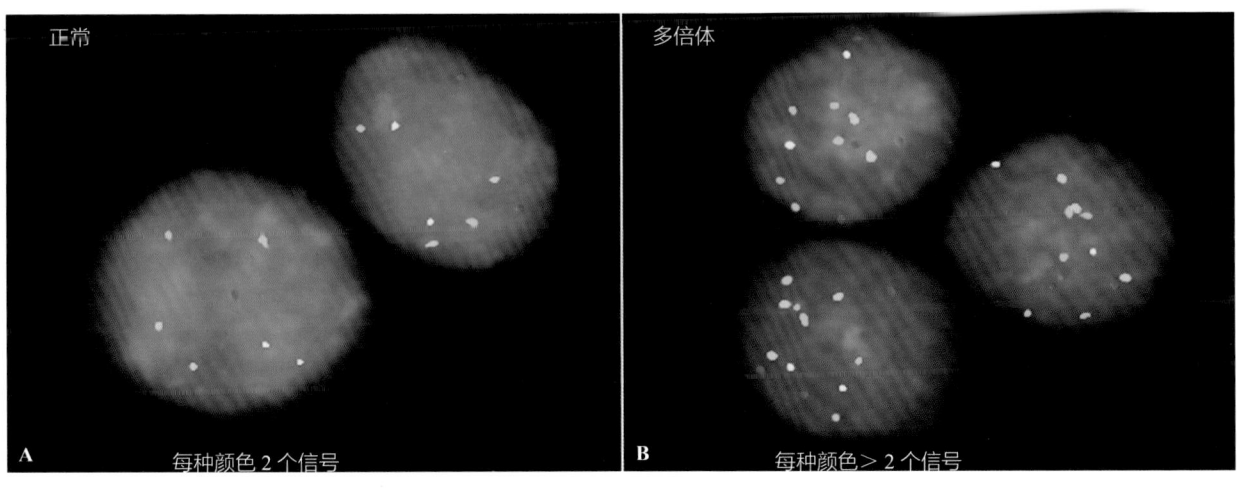

▲ 图 20-7　荧光原位杂交（FISH）检测胆管癌的多倍体

正常二倍体（A）和恶性多倍体（B）胆管细胞，正常胆管细胞在 3 号染色体（红色）、7 号染色体（绿色）、17 号染色体（蓝色）和基因座 9p21（金色）的二倍体型。除了 9p21（金色）外，恶性胆管细胞表现为多倍体，通常部分缺失

经 Elsevier 许可转载，引自参考文献 [103]

95%CI 3.58～6.41）。此外，他们更早发展为结肠癌，并且可能在溃疡性结肠炎存在较短时间内即可发生。在 76% 的合并溃疡性结肠炎的 PSC 患者中，CRC 最常发生于近端结肠[110]。对于合并 PSC 和溃疡性结肠炎的患者，AASLD、EASL 和 ACG 实践指南均建议，无论是否为溃疡性结肠炎或克罗恩病，都应每年行结肠镜检查，从盲肠到肛门进行多个四象限的活检，以检测所有 PSC 和 IBD 患者的染色体非整倍性和异型增生[2, 4, 5]。

（十五）肝细胞癌

HCC 仅出现在 4 期胆汁性肝硬化的 PSC 患者，但 PSC 肝硬化患者的 HCC 发病率较低[92, 111]。通常每 6 个月监测腹部超声和甲胎蛋白。对于超声检查发现的可疑病变，应行腹部平扫或增强的 CT 或 MRI。如果增强 CT 或 MRI 见 HCC 的特征性改变（动脉期增强、洗脱和包膜的存在），即便没有活检，也可诊断 HCC[112]。

（十六）胰腺腺癌

在一个瑞典的 604 例 PSC 队列中，胰腺癌的相对风险是健康对照组的 14 倍[93]。但是 PSC 中胰腺癌的发病率远低于 CCA、胆囊腺癌。因尚无经过验证的诊断性生物标志物或用于检测胰腺癌的方案，故没有基于证据的监测建议。

（十七）进展和预后的评估

对 1970—1990 年期间报道的队列，采用多因素回归分析建立了用于判断有或无肝硬化 PSC 患者预后的生存模型。在 5 个发表的模型中，最常用者是修订的 Mayo 风险评分，其中包括年龄、AST、总胆红素、白蛋白及食管胃底静脉曲张破裂出血史[113]。经过计算，它可以在建模组及验证组准确预测最长 4 年的生存率。在长期研究中，Mayo 风险评分和 Child-Turcotte-Pugh（CTP）分类的效能相似[113]。

也有其他方法来评估疾病进展的风险。肝脏硬度瞬时弹性成像检测表明，F0～F1 纤维化患者的进展缓慢，但≥ F2 的患者进展加速[114]。F4（肝硬化）患者从代偿期进展到失代偿期的中位时间为 3.6 年。增强的肝纤维化（ELF）评分（基于金属蛋白酶组织抑制药 –1、透明质酸和Ⅲ型胶原蛋白的 N– 末端前肽的血清生物标志物）可以区分 PSC 的预后（AUROC 0.81）[115]。ELF 评分与无 OLT 生存率和瞬时弹性成像显著相关，但与 Mayo 风险评分无关。

ALP 是 PSC 的临床生物学标志物，ALP 的降低对于预后具有重要意义[116]。基线（T0）和随访 1 年（T1）时的 ALP 水平，与 PSC 相关死亡或 OLT 联合终点显著相关。在 366 名拥有 T0 和 T1 数据的患者中，307 名（84%）经 UDCA 经验性治疗后，66 例达到终点（18%，7%PSC 相关死亡和 11%OLT）。ALP 升高至 2.5 ULN 时，终点事件的危险比逐渐上升。1.3 ULN 的阈值是无不良终点事件患者的最佳预测值，且这一水平可区分患者的预后是否良好[116]。器官共享网络（UNOS）终末期肝病模型（MELD）评分可预测 90d 的生存率（见第 41 章）。

五、内科管理

（一）原发性硬化性胆管炎特异性并发症的处理

PSC 的特异性并发症包括显性胆管狭窄、胆石症、胆总管结石、细菌性胆管炎、因溃疡性结肠炎行全结肠切除及回肠造口术后吻合口周围静脉曲张。第 12 章和第 36 章讨论了所有病因的肝硬化并发症的管理，包括门静脉高压伴腹水、食管胃底静脉曲张出血、肝性脑病、凝血异常和 HCC。

1. 显性胆管狭窄

显性狭窄定义为在胆总管中直径＜ 1.5mm 或肝左 / 右管＜ 1.0mm 的狭窄。随着 PSC 的进展，多达 60% 的患者可出现此并发症[117, 118]。它们通常可导致胆汁淤积，伴有 ALP、GGT、总胆红素和直接胆红素升高，瘙痒或细菌性胆管炎的风险也增加。MRCP 可用于识别显性狭窄，以明确是否需要内镜治疗。由于 CCA 显性狭窄的严重性，因此对患者的管理应包括 CCA 的诊断评估和狭窄段的内镜扩张。ERCP 引导的 SOPC 细胞学和 FISH 是可选择的诊断方法，其准确性较高[104]。如果没有 ERCP 引导的 SOPC，应使用胆道黏膜刷进行细胞学和 FISH 检查，内镜下球囊扩张以减轻梗阻。对于扩张后放置胆道支架的安全性和必要性的意见目前尚不统一：一些研究显示使用短期支架可改善预后[119]，另一些研究显示并发症风险增加但没有明显益处[120]。一项研究比较了球囊扩张术与支架置入术的预后，发现其疗效和发生细菌性胆管炎的风险相似（18% vs. 15%）[120]。一项研究报道了 96 例接受低剂量 UDCA 治疗的患者反复球囊扩张的预后[121]，并发症包括胰腺炎（2.2%）、细菌性胆管炎（1.4%）和穿孔（0.2%）。在长达 20 年的时间里，没有患者死亡，22 名患者接受了 OLT。对于显性狭窄的患者禁忌外科手术干预，这是由于复发性细菌性胆管炎的风险增加，并且手术可能会影响之后的 OLT。

行 ERCP 或 PTC 的 PSC 患者应预防性抗生素治疗，因为 PSC 患者细菌性胆管炎发生率高于无 PSC 患者（4% vs. 0.2%，$P < 0.0002$）[122]。由于氟喹诺酮类药物的广谱性和经胆汁排泄，故可作为首选抗菌药物，应在 ERCP 前 24～48h 开始使用并且持续使用 3～5d[5]。

2. 胆结石和胆总管结石

大约 33% 的 PSC 患者有胆囊结石或胆总管结石[108, 123]。慢性胆汁淤积是胆固醇结石的危险因素，管腔内胆汁淤滞、细菌性胆管炎和胆汁性肝硬化是胆红素钙结石的危险因素。胆总管结石可导致 PSC 狭窄发生急性阻塞，伴有肝脏生化检查、黄疸和细菌性胆管炎的突然恶化，并有发生脓毒症的风险。在这种情况下，紧急 MRCP 可以识别阻塞部位和管腔内结石的存在，然后应该进行治疗性 ERCP，以扩张狭窄并取出或冲洗阻塞的结石。近端狭窄可能需要治疗性 PTC。

3. 细菌性胆管炎

细菌性胆管炎是由肠道细菌引起的，它可以逆行定植于胆道[124]。PSC 狭窄导致的轻度胆道梗阻伴有胆汁淤积是其危险因素。胆总管结石引起的阻塞是 PSC 的另一个危险因素[123]。典型症状包括右上腹部疼痛、畏寒和发热。是否出现黄疸取决于阻塞程度及是否伴有脓毒症。症状可表现为突然发生，开始症状轻微，在数小时到数天内发展加重。

由于存在脓毒症和肝脓肿的风险，细菌性胆管炎是一种急症。患者应住院接受血培养和静脉注射抗生素治疗。抗生素的选择应根据肠道病原体进行调整，并充分考虑先前使用的抗生素及社区和医院中耐药细菌的频率[125, 126]。如果行 ERCP 狭窄扩张，应该取胆汁进行细菌和真菌培养[125]。细菌性胆管炎有可能反复发作，严重病例可获得 OLT 的 MELD 分值特殊优先权[127]。患者应自备抗生素，以便在未来出现典型症状时使用。

4. 吻合口周围静脉曲张

采用回肠造口术进行直肠结肠切除术治疗难治性 IBD 术后，约 31% 发生门静脉高压引起的吻合口周围静脉曲张破裂出血[128]。使用硬化剂注射治疗或回肠造口术的外科修复术，均很难控制吻合口周围静脉曲张的出血。严重的出血可能导致缺血性肝病，伴或不伴有急性肾损伤。必须控制门静脉高压症以控制出血并防止再出血。使用经颈静脉肝内门体分流术（TIPS）效果最好。TIPS 存在禁忌时，可行手术分流。应首选结肠切除术与远端吻合术。

（二）慢性胆汁淤积并发症的处理

胆汁淤积的并发症在所有病因导致的慢性胆汁淤积中均会出现[13]。包括：①瘙痒，瘙痒通常与胆管阻塞有关，这是由于显性狭窄、胆总管结石或细菌性胆管炎发作所致；②由胆汁酸浓度不足以形成乳糜微粒引起的脂溶性维生素 A、D、E 或 K 的缺乏；③骨量减少性代谢性骨病，最常见的是骨质疏松症，维生素 D 缺乏引起的骨软化症较少见；④胆汁酸浓度降低、共存的慢性胰腺炎引起的胰脂肪酶缺乏及相关自身免疫疾病和炎性腹泻所致的脂肪泻伴吸收不良和营养不良。第 21 章讨论了每种并发症的治疗方法。

（三）原发性硬化性胆管炎的内科管理

尚无随机对照试验证实任何药物可以延缓或阻止 PSC 的进展[1-5]。是否应给予经验性治疗仍然存在争议，这通常基于医师或患者的偏好和专家意见。PSC 随机对照试验中的混杂因素包括：入组时疾病分期不同及显性狭窄、胆总管结石和细菌性胆管炎的不可预测性。根据 PSC 自然史进展和致病机制（图 20-3），针对初始免疫发病机制的治疗可使疾病早期患者受益，但进行性胆道梗阻和胆汁性肝硬化的患者受益较少。

（四）免疫抑制药物

Cochrane 系统评价数据库对皮质类固醇激素治疗的分析显示，基于符合纳入标准的 2 项试验不足以支持或反驳其在 PSC 中的应用[129]。其他药物如硫唑嘌呤、甲氨蝶呤、环孢素、吗替麦考酚酯、他克莫司，抗 TNF-α 药物如抗 TNF 单克隆抗体依那西普和己酮可可碱，或抗纤维化药物如秋水仙碱、D- 青霉胺或吡非尼酮，均未得到安全性或有效性的证实。因此，AASLD、EASL 或 ACG 实践指南[2, 4, 5]均未推荐免疫抑制治疗。

1. IgG4-SC

PSC 的临床试验中无意中纳入的 IgG4-SC 或 PSC-AIH 重叠的患者对皮质类固醇治疗应答良好（表 20-6），这可以解释为何接受皮质类固醇治疗的 PSC 患者部分有受益[129-131]。

2. PSC-AIH 重叠综合征

标准剂量的皮质类固醇和（或）硫唑嘌呤，对于控制 PSC-AIH 重叠综合征的肝脏炎症方面是安全有效的[8]。

（五）熊去氧胆酸

UDCA 治疗 PSC 的预后已经在 Cochrane 数据库系统评价[131]。8 项随机试验（均存在较大偏倚）评估了 592 名患者使用 UDCA、安慰剂或无干预的情况，结果发现 UDCA 没有显著降低死亡、OLT、胆管造影或组织学恶化、胃食管静脉曲张、腹水或肝性脑病的风险。然而，UDCA 能显著改善血清胆红素、ALP、GGT 和 AST，但不改善白蛋白水平。总体而言，UDCA 安全且耐受性良好。Cochrane 数据库得出的结论是，没有足够的证据支持或反驳 UDCA 在 PSC 中的作用，应该进行额外的随机临床试验。

几项具体研究的结果，对于临床医师是否考虑经验性使用 UDCA 治疗 PSC 有所帮助。一项随机安慰剂对照试验，共纳入 105 名成人，UDCA 剂量为 10～15mg/（kg·d）[14]。UDCA 治疗 2 年显著改善了血清生化指标，但没有改善症状或肝脏组织学。该试验因在基线时或试验期间未能识别并扩张显性狭窄而受到批评。一项无对照的研究表明，接受 UDCA 750mg/d（译者注：原文为 750mg/kg/ 天有误）及每年 ERCP 检查以发现并治疗显性狭窄，对于患者的生存可能有潜在益处[121]。

随后的研究使用较高剂量的 UDCA 以最大限度地富集胆汁酸中亲水性 UDCA 结合物的浓度，从而最大限度地降低疏水性胆汁酸对肝细胞和胆管细胞的毒性。在伴或不伴有 IBD 的患者中，每天 22～25mg/kg 的剂量可以实现肝胆汁中 UDCA 的最大富集[132, 133]。在已接受结肠切除及回直肠吻合术的患者，也可达到类似的 UDCA 肝胆汁富集程度[133]。因此，20～25mg/（kg·d）的一项随机对照试验表明，在 2 年内，组织学纤维化和胆管造影显著改善，可能与胆汁中 UDCA 达到最大富集有关[134]。

在 PSC 患者中进行的大剂量 UDCA 治疗的随机安慰剂对照试验中，219 名斯堪的纳维亚患者 17～23mg/（kg·d）UDCA 治疗，治疗 5 年（1996—2001）[135]。然而遗憾的是，该研究入组人数远远低于检测到无肝移植生存率在 UDCA 和安慰剂组之间统计学差异所需的 346 名患者。进一步分析表明，UDCA 治疗组生存率有增加的趋势（与安慰剂相比，死亡或 OLT 减少 36%）。与之前的研究相比，其生化改善低于预期，因此其 5 年治疗过程中的患者依从性被质疑。

其他开放、无对照的随机对照试验也评估了大剂量 UDCA 治疗 PSC 的作用。一项开放的研究显示 30 名接受 25～30mg/（kg·d）UDCA 治疗的 PSC 患者，其 Mayo 风险评分和生化检查均有所改善，未见疾病进展[136]。另一项对 30 名患者进行的开放式、UDCA 治疗剂量的探索研究发现，低剂量或中剂量［10～20mg/（kg·d）］的预期生存率有所提高，但使用高剂量 UDCA［30mg/（kg·d）］的患者生存率显著增加[137]。然而，一项多中心、随机、安慰剂对照试验比较了 150 例 PSC 患者使用大剂量 UDCA［28～30mg/（kg·d）］与安慰剂治疗 5 年的效果，尽管接受 UDCA 治疗的患者生化检查有所改善，但因其达到了 OLT 或食管静脉曲张复合临床终点而终止试验[15]。因此，对于 PSC 患者每天 28～30mg/kg 的 UDCA 是有害的。由于每天 22～25mg/kg 的剂量即可实现肝胆汁中 UDCA 最大程度富集[132]，因此在 PSC 中将 UCDA 剂量限制在 ≤ 25mg/（kg·d）是合理的。

有 5 项研究证实，ALP 下降是 PSC 生存的预后因素[17, 116, 138-140]。一项纳入了 198 例（UDCA97 例，安慰剂组 101 例）受试者的研究，对 2009—2010 年 17～23mg/（kg·d）的 UDCA 剂量进行了为期 5 年的安全性和有效性分析[17]。在该研究中，UDCA 或安慰剂治疗的患者基线特征相似：男性（71% vs. 69%），IBD（80% vs. 85%），入组年龄（44 岁 vs. 43 岁），入组时 PSC 发病时间（6 年 vs. 6 年），入组时无症状（45% vs. 51%），入组时平均 ALP（600 U/L vs. 660U/L）。重要的是，随机试验后继续使用 UDCA 的组间相似（55% vs. 48%）、中位随访（10 年 vs. 11 年）也是如此。在 UDCA 组中，32 名患者在随机研究期间和整个随访期间接受了 UDCA。在安慰剂组中，53 名患者在随访期间使用 UDCA。

虽然随机分配到 UDCA 或安慰剂组的患者的生存率没有差异，但在 UDCA "应答者" 的 10 年累积存活概率显著增加，应答的定义为试验 1 年时

ALP 降至正常或从基线下降 ≥ 40%（图 20-8）。原始治疗组或治疗组中的应答者，比 ALP 无显著降低的 "无应答者" 存活时间更长（P=0.0001）。无论开始时分配在 UDCA 组还是安慰剂组中，ALP 恢复正常的患者无终点生存率最高（图 20-8）。

最新的 AASLD 实践指南不建议使用 UDCA[2]。相比之下，EASL 临床实践指南认可 UDCA 在降低某些患者的 ALP（长期生存的替代指标）中的作用，但该数据不足以支持推荐UDCA 的常规使用[4]。ACG 实践指南指出，临床医师经常使用 UDCA 治疗 PSC[5]。

由于大多数临床医师为 PSC 患者开具 UDCA，现有研究可提供哪些指导？图 20-9 显示了遵循严格纳入和排除标准的 PSC 患者中 UDCA 的治疗策略。由于正在进行新疗法的 II 期临床试验，因此应告知所有患者可以选择参加这些研究。在患者选择方面，由于缺乏数据和自然病程预后较好，不应使用 UDCA 治疗小胆管型 PSC[31]。在经典型 PSC 的患者中，肝硬化前期患者是最佳候选者，其次是代偿期肝硬化，MELD 评分为 6～14。晚期肝硬化患者（CTP

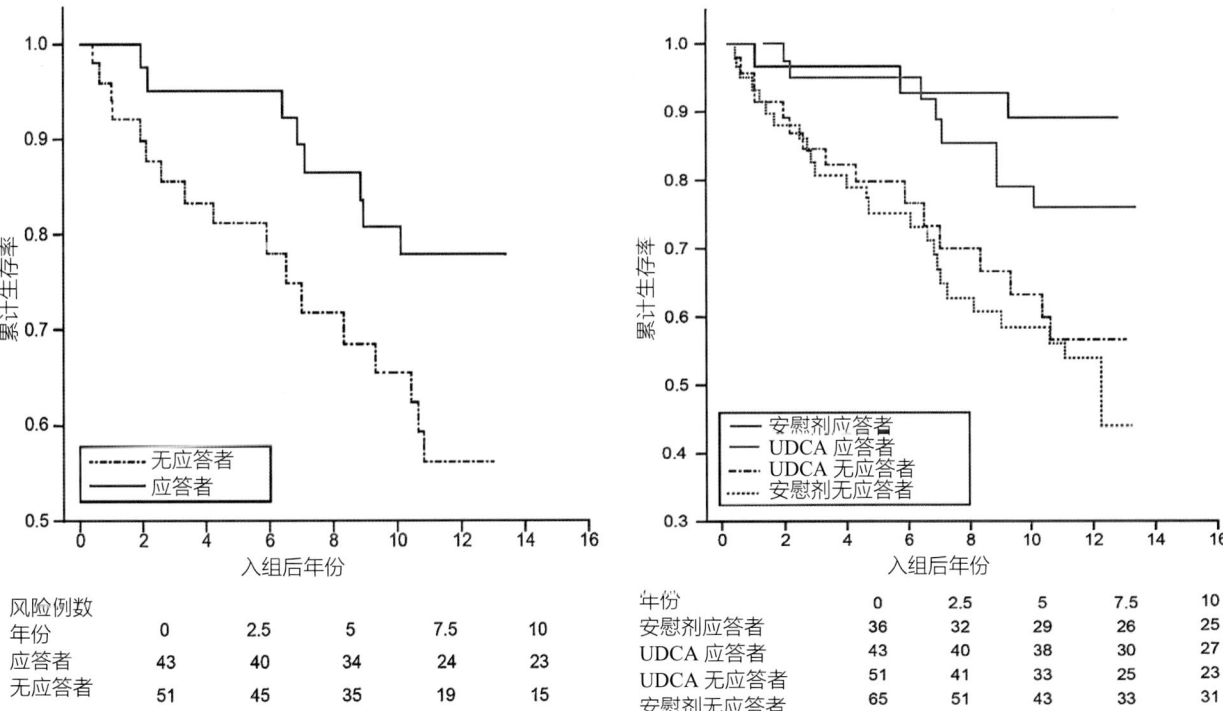

风险例数					
年份	0	2.5	5	7.5	10
应答者	43	40	34	24	23
无应答者	51	45	35	19	15

年份	0	2.5	5	7.5	10
安慰剂应答者	36	32	29	26	25
UDCA 应答者	43	40	38	30	27
UDCA 无应答者	51	41	33	25	23
安慰剂无应答者	65	51	43	33	31

▲ 图 20-8　在 PSC 患者中，熊去氧胆酸（UDCA）17 ～ 23mg/（kg·d）治疗的随机、安慰剂对照试验中的累计生存率。应答定义为碱性磷酸酶（ALP）复常或较基线下降≥ 40%
经 Elsevier 许可转载，引自参考文献 [17]

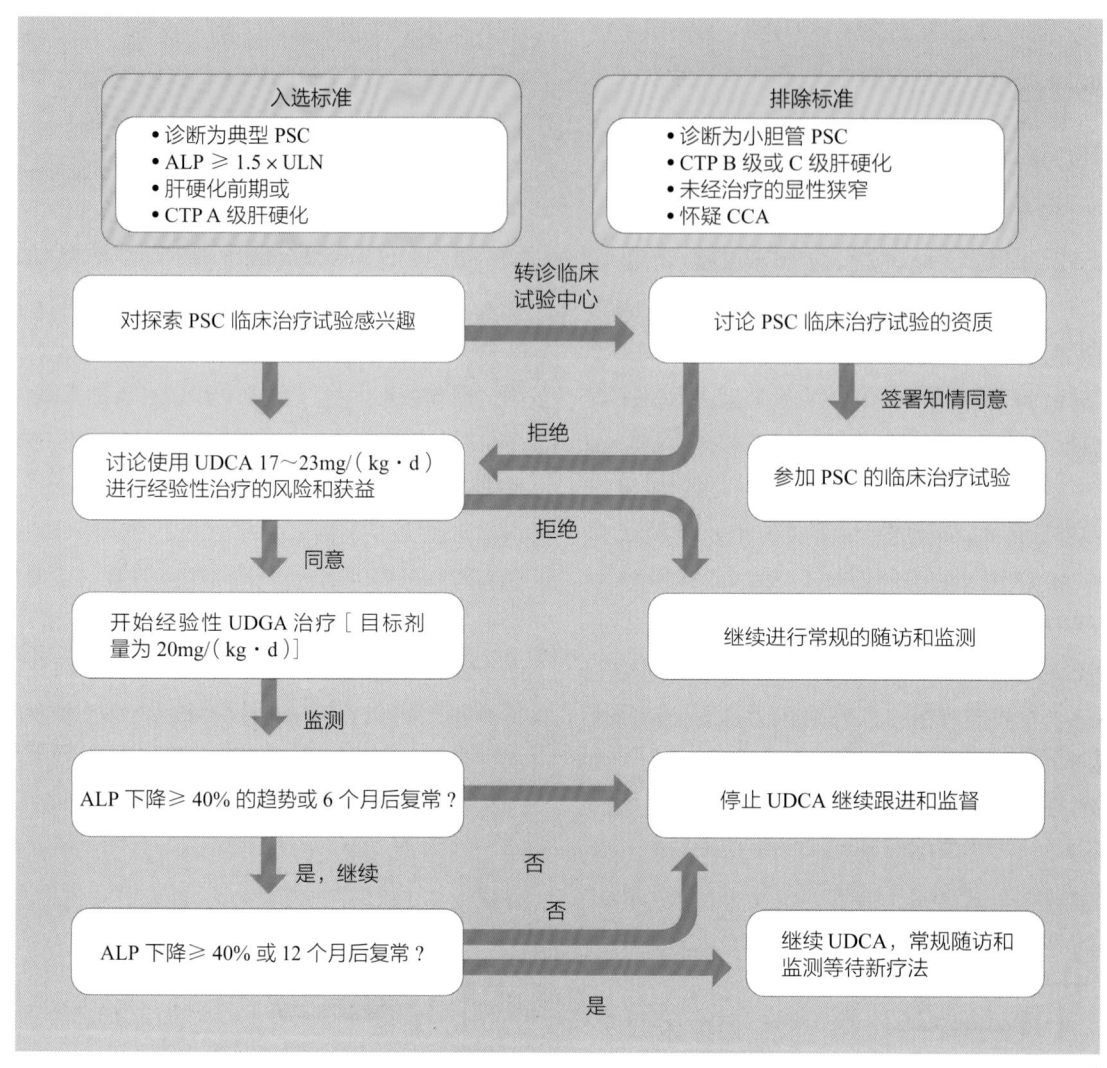

▲ 图 20-9 经验性 UDCA 治疗 PSC 患者的策略

在经验性治疗中必须注意纳入和排除标准。所有寻求 PSC 临床治疗试验信息的患者都应该转诊到临床试验中心以讨论能否入组。考虑到随机、安慰剂对照试验中使用的 UDCA 剂量范围［17～23mg/（kg·d）］，每天 20mg/kg 的 UDCA 目标剂量是合理的[135]。值得注意的是，每天 22～25mg/kg 的剂量可以达到胆汁中 UDCA 的最佳浓度[132]。虽然在 UDCA 的随机、安慰剂对照试验中，ALP 从基线下降 ≥ 40% 与生存率增加有关，但较新的分析表明，将 ALP 降低至 1.3×ULN 可能是更合适的目标[116]

B 级和 C 级）不适宜继续 UDCA 治疗，应对其进行 OLT 评估。由于每天 17～25mg/kg UDCA 剂量是安全的，并且禁忌每天 ≥ 28mg/kg 的剂量，合适的目标剂量应该为每天 20mg/kg。治疗 1 年后，UDCA 应答可以定义为 ALP 复常或较基线降低 ≥ 40%。在无应答者，可停用 UDCA 治疗。然而，也有研究表明 UDCA 可以显著提高等待 OLT 患者的生存率，即使在无应答者中也可以继续使用 UDCA[141]。

1. 熊去氧胆酸预防结直肠癌

在合并溃疡性结肠炎的 PSC 患者中，UDCA 能否预防 CRC 仍有争议[142]。对 8 项研究的 Meta 分析发现，UDCA 对腺瘤或 CRC 的发生没有影响[143]。然而，另外 7 项研究的系统评价和 Meta 分析显示，UDCA 显著降低了 PSC 合并 IBD 患者发生进展期 CRC 的风险[144]。EASL 临床实践指南建议对有 CRC 家族史、CRC 既往史或长期患广泛性结肠炎的高危患者，预防性使用 UDCA[4]。

2. 熊去氧胆酸预防胆管癌

一些研究评估了 UDCA 降低 CCA 发生风险的作用。在一项随机试验的长期随访中，7 名接受 UDCA 治疗的患者发生 CCA，5 名接受安慰剂治疗的患者发生 CCA[17]。然而，在试验的随机阶段后，

2 组中的大多数患者接受了 UDCA 治疗。在美国一项大剂量 UDCA 随机安慰剂对照试验中，UDCA 和安慰剂组的 CCA 发生率也相似[15]。由于提前终止试验限制了观察时间。相比之下，一项长达 11 年对 255 名等待 OLT 的 PSC 患者的研究表明，未接受 UDCA 治疗是发生肝胆恶性肿瘤的独立危险因素[141]。

六、研究性治疗

多项观察新药的临床试验，因统计学把握度不足而无法得到肯定的结论，因此仍应被认为是研究性治疗方法[7]。多项针对 PSC 发病机制的新型疗法的 II 期随机对照临床试验正在进行当中（表 20-7）。有关 simtuzumab 作为抗纤维化治疗试验结果阴性，因此开发计划终止。为了满足 PSC 患者对新疗法的需求，临床医师应鼓励患者考虑参加临床试验。表 20-7 还列举了 IBD 中也可能与 PSC 治疗相关的研究药物。2 种与整合素 α_4/β_7 结合的人单克隆抗体，有可能阻止肠道激发的 T 细胞迁移到肝脏中（参见发病机制部分）。维多利珠单抗治疗 PSC 效果的初步报道被撤回[145]，而另一项研究引起了肝毒性担忧[146]。鉴于临床进展阶段的多样性以及并发 IBD 和相关自身免疫疾病的影响，任何单一疗法都不可能对所有 PSC 患者有效。联合疗法或表型特异性疗法似乎更有可能有效。

七、手术疗法

（一）肝胆手术

除采用胆囊切除术来治疗胆囊炎或胆囊息肉以外，PSC 患者应避免肝胆外科手术。合并显性狭窄患者禁忌切除远端肝总管或胆总管，因为这可能导致患者不再适合 OLT。无进展期纤维化或肝硬化的患者，可能是 CCA 肝切除术的候选者[147]。

（二）原位肝移植

对于 PSC 所致失代偿期肝硬化患者或高度选择的肝门 CCA 患者，OLT 是能实现长期存活的唯一选择。既往结肠切除术（不论是否行回肠袋肛门吻合术）并不影响行 OLT 手术[148]。符合 UNOS 标准的伴有 HCC 的 PSC 患者，可有获得 MELD- 钠评分例外优先权[149]。区域审查委员会也可以批准复发性细菌性胆管炎的特殊分值优先权[150]。在一个队列中，23% 的切除下来的病肝表现为 IgG4+ 浆细胞胆管周围浸润，22% 的血清 IgG4 水平升高[151]，提示 PSC 是误诊[152]。OLT 前"PSC"持续时间较短，表明 IgG4-SC 进展更快。

在 PSC 患者的 OLT 术中，切除肝外胆道并行 Roux-en-Y 胆总管空肠吻合术，而不是采取胆管 - 胆管吻合术，有利于消除残余受体胆管的狭窄或新发 CCA 的风险。然而，对 910 例 PSC 患者的 Meta 分析，比较了胆管 - 胆管与 Roux-en-Y 胆管空肠吻合术后的预后，发现在胆管狭窄、吻合口胆漏、移植物存活、PSC 复发、CCA 发生率或长期预后方面并无差异[153]。然而，Roux-en-Y 组细菌性胆管炎的发生率更高。

OLT 在 PSC 中成功率高，在大型移植中心中，其 1 年、5 年和 10 年生存率分别为 90%，85% 和 79%[18]。在美国，PSC 患者比没有 PSC 的患者更倾向于接受活体供者 OLT[154]，部分原因在于错误地认为 MELD 评分对 PSC 患者有歧视[155]。一般而言，因为 OLT 术后生存率显著降低，并发胆囊腺癌或 CCA 是 OLT 的禁忌证[156]。然而，选择性的肝门部 CCA 患者仍然有资格接受特定的 OLT 方案（见下文）。

接受同种异体移植中 PSC 的患者，有 10%～37% 在 3～9 年后复发[18]。有严格的诊断标准用于区分复发性 PSC 与类似 PSC 的疾病，如手术相关的缺血性胆管狭窄、胆管炎、胆汁淤积性 DILI 或慢性胆管阻塞。诊断标准包括：① OLT 术前确诊为 PSC；② OLT 3 个月后胆管造影显示肝内和（或）肝外狭窄、扩张和不规则；③组织学显示纤维性胆管炎和（或）纤维闭塞性胆管炎，伴或不伴有胆管缺失、汇管区纤维化或胆汁性肝硬化[18]。复发性 PSC 患者移植肝 10 年累计失功率仅为 0%～12%[157]。

与预期一致，因任何原因再次行 OLT 的 PSC 患者的预后不如初次 OLT[158]。然而，再次移植后有 PSC 复发者，其患者和移植肝的 5 年生存率均与初次 OLT 相似，并且优于因其他原因行再次移植者的

表 20-7　原发性硬化性胆管炎和炎性肠病的临床治疗试验

研究药物和 clinical trials.gov 标识符	作用机制	研究阶段和设计	主要终点 / 研究结束日期
BTT1023 NCT02239211	人类完整单克隆抗体，靶向血管黏附蛋白 -1（肠道来源的效应 T 细胞的关键黏附分子）	Ⅱ期 单臂、两阶段、多中心 n=41	通过 ALP 水平的降低来测定 PSC 患者中抗 VAP-1 抗体 BTT1023 的活性 评估 BTT1023 在 PSC 患者中的安全性和耐受性 2017 年 3 月
Cenicriviroc NCT02653625	趋化因子受体 CCR2 和 CCR5 的双重抑制药，以减少白细胞跨内皮迁移到汇管区	Ⅱ期 单臂、开放式、多中心 n=25	血清 ALP 从基线到第 24 周的变化百分比 2017 年 6 月
口服万古霉素 NCT 01802073	糖肽抗生素，抑制细菌细胞壁合成，促进肠道微生物群在治疗后的变化	Ⅲ期 单臂、开放式 n=40	PSC 患者 ALT、GGT、影像学研究和（或）肝活检在治疗 3 个月内的改善 2017 年 6 月
NGM282 NCT02704364	人类 FGF19 激素的类似物，能够减少肝细胞合成胆汁酸	Ⅱ期 随机、双盲、安慰剂对照、多中心 n=60	确定从基线到第 12 周的 ALP 水平变化的平均值和百分比 2017 年 6 月
粪便微生物移植 NCT02424175	直接将与 PSC 相关的异常微生物群改变为更正常的菌群	Ⅰ / Ⅱ期 开放式、单臂试点研究	移植前后微生物群的变化 微生物群移植前后肝脏生化指标的比较
		n=10	成功定义为 ALP、总胆红素、ALT 或 AST 改善 > 50% 2017 年 6 月
口服万古霉素 NCT02464020	糖肽抗生素，抑制细菌细胞壁合成，改变肠道微生物群	Ⅳ期 非随机、开放式 n=8	评估口服万古霉素前后的粪便胆汁酸成分 2017 年 12 月
Curcumin NCT02978339	可能是发病机制的免疫成分的代谢酶抑制药	Ⅰ / Ⅱ期 开放式、单臂试点研究 n=15	受试者中血清 ALP 降低 40% 的比例 血清 ALP 降低至 < 1.5×ULN 的受试者比例 2018 年 6 月
口服羟甲香豆素 NCT02780752	透明质酸合成抑制药可减少胆管周围和汇管区纤维化	Ⅰ / Ⅱ期 开放式、单臂试点研究 n=10	确定发生 AE 的参与者的数量作为安全性和耐受性的衡量标准 通过 MRCP 评估确定胆管树解剖结构改善的人数 确定透明质酸血清和羟甲香豆素药物水平 确定 GGT < 1.5×ULN 的参与者人数和 ALP < 1.5×ULN 的参与者人数 2018 年 6 月
奥贝胆酸（OCA） NCT021777136	FXR 激动药，可改善胆汁淤积，预防纤维化和减轻炎症	Ⅱ期 随机、双盲、安慰剂对照 n=77	评估 OCA 对 PSC 患者 ALP 的影响 评估 OCA 对 PSC 患者安全性的影响 2019 年 6 月
GS-9674 NCT02943460	非皮质类固醇 FXR 激动药可改善胆汁淤积，预防纤维化和减少炎症	Ⅱ期 随机，双盲，安慰剂对照，多中心 n=50	需要紧急处理的 AE，紧急处理严重 AE，紧急处理异常化验指标的发生率 2019 年 8 月

（续表）

研究药物和 clinical trials.gov 标识符	作用机制	研究阶段和设计	主要终点 / 研究结束日期
丝裂霉素 C NCT01688024	烷化剂引起 DNA 的交联和 DNA 合成的抑制	Ⅱ期 随机、双盲、安慰剂对照 $n=130$	治疗效果对 PSC 的 Mayo 自然史模型确定的疾病预后的影响 2019 年 9 月
炎性肠病的研究药物，有可能使 PSC 受益			
Ozanimod NCT02435992	鞘氨醇 1 磷酸受体调节剂，用于防止活化的 T 细胞从淋巴结循环到汇管区定位	Ⅲ期 随机、双盲、安慰剂对照 $n=900$	在溃疡性结肠炎患者的第 10 周和第 52 周通过 Mayo 评分评估临床缓解 2018 年 9 月
Etrolizumab NCT02118584	针对整合素 $\alpha_4\beta_7$ 和 $\alpha_E\beta_7$ 的 β_7 亚基的人源化单克隆抗体，能够阻止肠道致敏的 T 细胞迁移到汇管区	Ⅲ期 单臂、开放式 $n=1850$	溃疡性结肠炎患者的长期疗效 不良事件的发生率 2019 年 11 月
Vedolizumab NCT02743806	结合整合素 $\alpha_4\beta_7$ 的人源化单克隆抗体，能够阻止肠道致敏 T 细胞迁移到汇管区	Ⅳ期 单臂、开放式 $n=700$	溃疡性结肠炎和克罗恩病患者发生的 AE 和严重 AE 的百分比 2020 年 12 月

VAP–1. 血管黏附蛋白 –1；ALP. 碱性磷酸酶；ALT. 丙氨酸氨基转移酶；GGT.γ– 谷氨酰转移酶；AST. 天冬氨酸转移酶；PSC. 原发性硬化性胆管炎；ULN. 正常上限；AE. 不良事件；MRCP. 磁共振胰胆管成像

生存率。因此，对于复发性 PSC 引起移植肝失功的患者，应考虑再次移植。

PSC 的复发具有多种危险因素[18]。在美国，活体捐献者和尸体捐献者 OLT 的复发性 PSC 的风险没有差异[154]。多因素分析确定了活体捐献和尸体捐献 OLT 术后 PSC 复发的重要因素：OLT 时 MELD 评分较高、术后胆道并发症、CCA 和供体年龄较高[154]。与 PSC 复发无关的因素包括：一级亲属的活体捐献、急性细胞性排斥反应和巨细胞病毒（CMV）感染。

有 2 个因素可以预防 PSC 复发：①在 OLT 前行结肠切除术治疗晚期结肠炎或结肠异型增生；② OLT 时没有活动性溃疡性结肠炎。这些因素具有临床意义。首先，临床医师应该在 OLT 之前控制活动性 IBD。其次，对于任何患有代偿期肝病和难以控制的 IBD 的 PSC 患者，或活检中发现异型增生和（或）非整倍性证据者，应考虑在 OLT 前行结肠切除术。第三，对于不适合外科结肠切除手术的失代偿期肝病 PSC 患者，应考虑在 OLT 同时行结肠切除术。第四，如果 IBD 是难治性的，应在 OLT 后 6 个月进行结肠切除术。最后，复发性 PSC 的危险因素表明，应避免采用扩大供体标准的器官捐赠或心脏死亡后的器官捐赠。

提供 OLT 术后管理的临床医师应积极主动地识别因 PSC 或 AIH 而行 OLT 患者的 IBD 复发或新发 IBD。一项队列研究显示，IBD 的 10 年累计复发率为 75%，而 IBD 的新发率为 32%[159]。在另一个队列中，IBD 在 3.75 年内复发率为 75%，10 年后复发率为 87%[160]。导致 IBD 复发显著统计学因素包括在 OLT 时有活动性症状和使用他克莫司作为免疫抑制药[159]。经验性应用 5– 氨基水杨酸，可使复发风险降低 79%。OLT 后发生致死性 IBD 的唯一危险因素是供体和受体之间的 CMV 不匹配（译者注：即一个 CMV 阳性，一个 CMV 阴性）。复发性结肠炎患者，应每年进行 CRC 检查。

（三）胆管癌的原位肝移植

在慢性肝病中，PSC 与 CCA 相关，但 CCA 也可单独发生[161]。因 CCA 行 OLT 者的预后比因其他疾病而行 OLT 者的预后差。在美国于 1987—2005 年 280 名因 CCA 接受 OLT 的队列中，患者的 1 年和 5 年生存率分别为 74% 和 38%[162]。1 年和 5 年的移植肝生存率分别仅为 69% 和 36%。对中位随访时间为 3 年的 OLT 受者进行多因素分析，确定了 7 个预测复发性 CCA 的因素：①诊断为 PSC；②病肝有多灶性肿瘤；③神经周围浸润；④浸润性增长；⑤未进行辅助或新辅助治疗；⑥肝门位置；⑦淋巴管血管侵犯[104]。

对 CCA 的 OLT 仅在高度选择的仅有孤立性肝门 CCA 的患者中取得了长期疗效，并且这些患者已经采用了梅奥诊所开发的 OLT 术前新辅助治疗方案[163]。无法切除的肝门 CCA 且无转移证据的患者，可接受外照射和近距离放射的序贯治疗，然后进行化疗和开腹探查以确定分期并排除转移。开腹探查可在完成放射治疗后或在 OLT 之前进行[164]。CCA 的诊断应基于细胞刷或细针抽吸细胞学检查。如果细胞学检查结果为阴性，可根据狭窄的恶性外观，并结合 CA-19-9 水平 > 100ng/ml 和（或）FISH 检测胆管细胞多倍体，做出 CCA 的诊断。排除标准包括：OLT 的禁忌证，放射状边缘 > 3cm（纵向边缘不是禁忌证），血管包裹，成像时肝门增强不明确，肝门狭窄长度超出 OLT 适应证，肿瘤起源于第二（节段）分支或近端分支胆管，肝内转移，区域淋巴结受累或其他肝外疾病的证据，既往腹部照射无法进行再行照射，先前尝试切除肿块或事先进行经腹腔活检。

使用该方案，OLT 的 5 年生存率显著高于常规切除组（82% vs. 21%），并且复发率显著降低（12% vs. 27%）[165]。采用该方案后，OLT 治疗 CCA 后中位生存从 3.3 年增加至 7.8 年[166]。完成该方案的患者有资格获得 UNOS MELD 特殊分值优先权[163]。

新辅助治疗方案的成功，部分是因 OLT 之前患有生物学上的侵袭性更强 CCA 的患者退出了。对预测患者退出的因素的多中心分析发现，CA-19-9 水平 ≥ 500ng/ml、肿块 > 3cm，刷检或活检时为恶性，初始 MELD 评分 ≥ 20[167]。OLT 后 CCA 复发的预测因素包括，CA-19-9 升高、病肝仍有残余肿瘤（译者注：术前经新辅助治疗和放射治疗，肝移植时病肝仍有肿瘤组织）和门静脉包绕[167]。仅仅基于多倍体或 CA-19-9 升高 > 100ng/ml 作为纳入条件，引起了人们的关注，即可能由于包括了一些本来就没有 CCA 的患者，才导致 OLT 效果如此好。虽然这可以解释为什么病肝中没有残留 CCA 的患者具有更高的生存率和更少的复发，但是这些患者的 CCA 也可能在 OLT 之前通过放化疗被有效消除了。

八、未来的治疗方案

PSC 的逐期进展主要取决于免疫介导的致病机制与由胆管缺如和多灶性狭窄引起的进行性胆道梗阻之间的动态变化（参见图 20-3）。因此，未来治疗策略应力求对不同阶段 PSC 有效，以防止失代偿期胆汁性肝硬化。图 20-10 总结了基于 PSC 进展阶段和双重致病机制之间平衡的未来治疗方案。

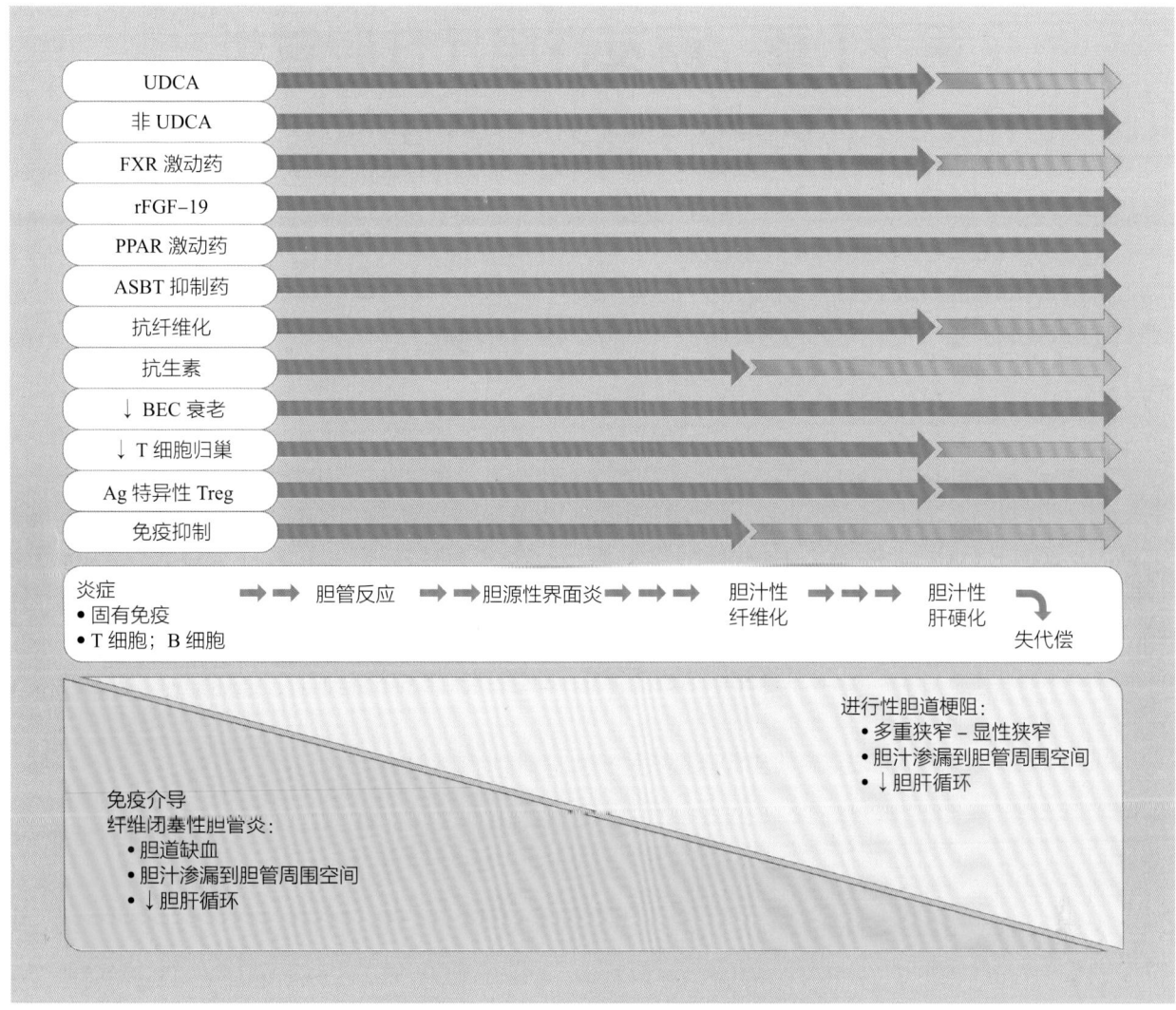

▲ 图 20-10 原发性硬化性胆管炎的未来治疗策略

针对不同疾病阶段中免疫介导和胆管梗阻 2 种致病机制的治疗策略。UDCA. 熊去氧胆酸；非 UDCA. 非 - 熊去氧胆酸；FXR. 法尼醇 C 核受体；PPAR. 过氧化物酶体增殖物激活受体（3 种同种型：α、β/δ、γ）；ASBT 抑制药. 顶端钠依赖性胆汁酸转运蛋白抑制药；BEC. 胆管上皮细胞；Ag. 抗原

第 21 章　原发性胆汁性胆管炎
Primary Biliary Cholangitis

Cynthia Levy　Andres F. Carrion　Marlyn J. Mayo　**著**

陈　莎　贾继东　**译**

要　点

- 原发性胆汁性胆管炎是一种呈全球性分布的少见病，主要见于中年女性。
- 大部分患者在确诊时处于无症状期，但随着疾病进展逐渐出现瘙痒、乏力、相关综合征的症状或终末期肝病的症状。
- 典型的实验室检查结果包括碱性磷酸酶（ALP）升高、天冬氨酸氨基转移酶（AST）和谷丙转氨酶（ALT）轻度升高、总胆固醇升高及抗线粒体抗体阳性。
- PBC 的特征性病理表现包括肝内胆管的破坏和消失、慢性汇管区炎症、胆汁淤积、进行性肝纤维化、肝硬化及门静脉高压。
- 约 50% 患者合并自身免疫性综合征，最常见的有干燥综合征、甲状腺疾病、关节炎、硬皮病或 CREST 综合征（皮肤钙质沉着症、雷诺现象、食管运动障碍、指硬皮病及毛细血管扩张症）。
- 初始治疗可采用熊去氧胆酸，应监测其生化应答情况。对于应答欠佳者可考虑辅助治疗，对于终末期患者可考虑肝移植。

一、概述

原发性胆汁性胆管炎（primary biliary cholangitis，PBC），原名原发性胆汁性肝硬化，是一种少见的慢性自身免疫性肝病，以小叶间胆管及间隔胆管细胞炎症为特点[1]。应多个国际患者支持团体的请求，多个医学杂志发表立场文件建议更改为原发性胆汁性胆管炎[2]。鉴于不到 1/3 的患者在诊断时患有肝硬化[3]，"原发性胆汁性胆管炎"这一诊断名称能更好地反映本病目前的自然史，亦能消除"肝硬化"这一名称给患者带来的困扰。自本教科书上一版以来，最显著的进展是美国食品药品管理局（FDA）批准奥贝胆酸（obeticholic acid，OCA）作为 PBC 患者的二线治疗药物。目前，许多其他潜在的治疗方法正在研究中。

二、流行病学

PBC 呈全球性分布，可发生于各个种族和民族。不同国家和地区的发病率和患病率具有一定的差异。据流行病学研究报道，本病的年发病率为 3.3/100 万～58/100 万，年患病率为 19/100 万～402/100 万[3]。北美和欧洲国家报道的患病率通常较高，有学者提出即使在这些区域内部，其患病率也有南北不同梯度。2000 年，在美国进行的一项基于人群的调查研究发现，在美国白人中约有 4.7 万例 PBC 流行病例，其中每年有 3500 例新发病例[4]。

芬兰、冰岛和荷兰的研究表明，PBC 的发病率和患病率都在上升。尽管这种升高可能与疾病诊断技术改善、血清学检测手段提高及临床医师诊断意识增强有关，但我们考虑发病率可能确实在增加 [3, 5, 6]。迄今为止规模最大的基于人群的研究显示，尽管 PBC 患者的登记方式、诊断方法、治疗方案和死亡率均保持稳定，但从 2000 年到 2008 年 PBC 在荷兰的发病率和患病率均有所上升，这表明该病的发病率确实有所上升。这与最近一项研究结果相反，该研究显示 PBC 在伦巴第的发病率下降 [7]，这可能与研究方法的局限性有关。

PBC 的地理分布不均匀。在英国、瑞典、爱沙尼亚、希腊和美国的特定地区均报道了病例聚集现象 [8-13]。如在美国，研究者在被挥发性芳烃和三氯乙烯污染的纽约 Superfund 有毒垃圾场附近发现了 PBC 病例聚集现象，提示环境毒物可能在 PBC 发病机制中起一定作用。然而，这一现象并未在所有流行病学研究中被发现，且在荷兰的上述研究中亦未得到证实。

PBC 以女性患者多见，国际研究报道女性与男性的比例为（9~10）：1 [4]。一些使用管理数据库进行病例调查的研究显示，女性与男性的比例要低得多，最低至 1.6：1。这可能反映了男性患者对治疗应答更差、预后欠佳，需要更频繁的住院治疗。这也得到了英国一项横断面研究的证实，该研究使用 UK-PBC 队列，发现男性、较年轻时确诊 PBC 是 UDCA 治疗应答欠佳的强预测因子。此外，该研究报道了 PBC 死亡证明中女性与男性比例较低 [7, 14]。

尽管 PBC 在青少年中偶有报道，但一般认为该病不会累及儿童。大部分患者在 40—60 岁之间被确诊，高达 40% 的患者确诊时大于 65 岁，其临床特征与年轻患者相似。10% 的患者是男性，尚无疾病进程的性别差异的描述 [5]。

三、发病机制

尽管我们在过去 60 年中取得了显著进展，但是 PBC 的病理生理学机制尚未完全阐明（图 21-1）。该疾病的主要特征表明它是一种以对线粒体抗原免疫耐受丧失及免疫介导的中、小胆管破坏为特点的自身免疫性疾病（与原发性硬化性胆管炎相反，后者主要累及较大胆管）。

（一）危险因素

PBC 发病受遗传背景和环境因素共同影响。2 项大型流行病学调查表明，罹患 PBC 最强的危险因素是有 PBC 或其他自身免疫性疾病家族史。一级亲属中 PBC 的患病率约为 4% [15, 16]，同卵双胞胎中 PBC 的患病一致率约为 66%，远高于其他自身免疫性疾病的一致率 [17]。

PBC 表现为多基因遗传，它不遵循孟德尔遗传模式。北美和欧洲的全基因组关联研究（genome-wide association studies，GWAS）均发现，HLA 基因 *DQB1* 和白细胞介素 12（IL12）促炎通路中的基因与 PBC 显著相关，强调了免疫调节在 PBC 发病机制中的重要性 [18-20]。总共发现 27 个非 HLA 基因位

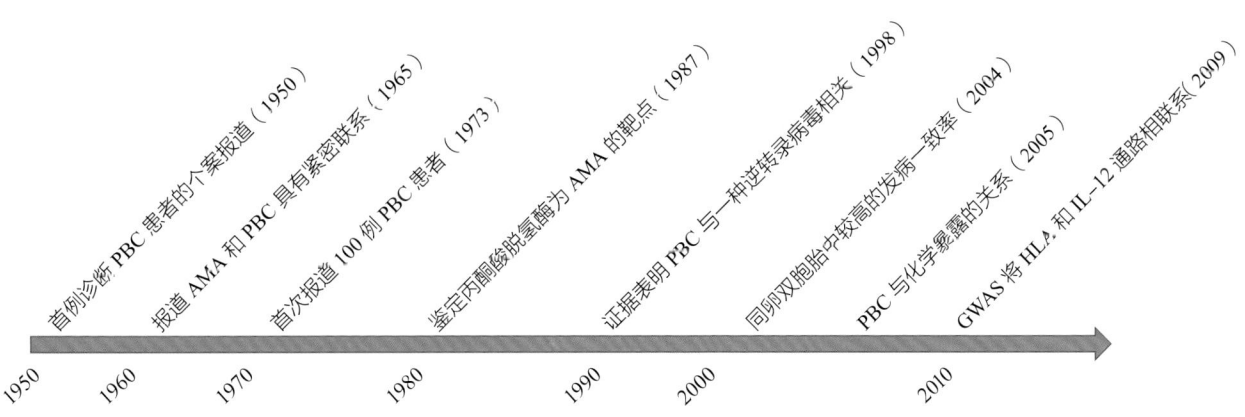

▲ 图 21-1　原发性胆汁性胆管炎病理生理 60 年的探索历程

PBC. 原发性胆汁性胆管炎；AMA. 抗线粒体抗体；GWAS. 全基因组关联研究

点与 PBC 相关，然而其中大多数位点并不具有疾病特异性，也可见于其他自身免疫性疾病。遗憾的是，目前仅能解释约 15% 的 PBC 遗传性。除了遗传因素外，环境因素也与 PBC 的发病有关。在暴露于香烟、染发剂、激素替代疗法、原子弹爆炸和 Superfund 有毒垃圾场的人群中，PBC 的发病率有所上升 [8, 21-23]。在 PBC 患者中也发现了暴露于病原微生物的证据，如大肠埃希菌的粗糙突变体 [24, 25] 和人 β 逆转录病毒 [26]，但它们在发病机制中的作用还不确定。

（二）丧失对线粒体抗原的免疫耐受

遗传因素和环境因素如何相互作用导致疾病的发生是一个值得我们思索和探讨的话题。本病的发生与特异性主要组织相容性复合体密切相关，意味着免疫系统中抗原递呈在发病中至关重要。此外，PBC 的血清学标志性抗体，即针对二氢硫辛酰胺乙酰转移酶（也被称为丙酮酸脱氢酶复合物的 E₂ 组分或 PDC-E₂）的自身抗体，表明对线粒体抗原的免疫耐受丧失是一个关键因素。事实上，抗线粒体抗体（AMA）在疾病早期即可出现，通常出现在肝酶升高之前数年。环境毒素可能会使天然 PDC 具有免疫原性，从而导致自身抗体的出现。通过实验改变 PDC-E₂ 的内酯酰基部分，产生一种化合物可模拟毒性暴露（暴露于卤化毒物），该化合物对 PBC 血清有强烈反应 [27]，当被注射到动物体内时会诱导产生 AMA 抗体和轻度胆管炎 [28]。PDC 在不同物种间高度保守。因此，感染具有轻微不同 PDC 的微生物，也可能导致免疫系统错误地将人类 PDC 识别为外来物，这一过程称为分子模拟。

（三）抗线粒体抗体与胆管炎的关系

理解对线粒体抗原的耐受性丧失与胆管炎症和胆管破坏之间的关系，具有一定的挑战性。AMA 的滴度与疾病严重程度无关。有些患者 AMA 阴性，但仍具有相同的组织学和临床疾病，即所谓的 AMA 阴性 PBC。可以诱导动物模型产生 AMA，但没有一个动物模型会发展成慢性进行性胆管炎，进而发展成肝硬化。也有证据表明，AMA 实际上可能是胆管损伤的结果而非原因。凋亡中的胆管细胞是独特的，它们不将谷胱甘肽添加到 PDC-E₂ 的赖

氨酸酯酰基结构域中 [29]。因此，它们可能将未修饰的 PDC-E₂ 暴露于免疫系统。研究表明 PBC 患者的胆管（和唾液导管）的表面表达异常的 PDC-E₂[30]，即使在疾病的早期阶段也是如此。研究发现 41% 由其他病因引起的急性肝功能衰竭患者的血清中也出现 AMA[31]，这也表明这些抗体是机体对肝损伤免疫反应的产物。

（四）进行性非化脓性胆管炎

随着这一过程的开始，组织学开始进展。胆管逐渐被慢性混合淋巴细胞包围浸润，同时发生凋亡和坏死 [32]。这些 T 细胞都是 CD4 和 CD8 阳性细胞，有些能针对 PDC-E₂ 产生免疫反应。有时可见胆管周围淋巴细胞浸润并形成肉芽肿，称为"旺炽性胆管病变"。随着时间的推移，受损的胆管逐渐消失。肝脏徒劳地试图将肝细胞和祖细胞转化为新生导管（胆管增生），肝细胞出现胆汁淤积性损伤征象。最终汇管区逐渐出现纤维化，扩展并桥接到邻近汇管区，最终导致胆汁性肝硬化。

四、临床表现

（一）无症状阶段

目前大多数 PBC 患者在确诊时无症状（60%），体格检查也没有特异性的阳性体征。这代表了疾病发展的一个重要变化，在过去几十年，该病通常在具有明显症状的晚期患者中被诊断出来。有趣的是，即使在当今时代，诊断时处于无症状期患者的比例在全世界不同国家和地区之间似乎仍具有显著差异。如在西方国家和日本，无症状患者约占新确诊 PBC 患者的 85%，而在印度、立陶宛、中国香港和新加坡仅占 20%～47%[33]。在无症状患者中，诊断 PBC 的主要线索是常规肝生化指标的异常，尤其是碱性磷酸酶（ALP）和 γ- 谷氨酰转移酶（GGT）升高，相对少见胆红素水平升高。

（二）有症状阶段

乏力和瘙痒是 PBC 患者最常见的症状，但由于其具有主观性，很难评估这些症状出现的实际频

率。合并肝外自身免疫性疾病的症状在 PBC 患者中相对常见。PBC 引起的代偿及失代偿性肝硬化的症状和体征与其他病因所致肝病晚期的症状和体征相似。

1. 乏力

据报道，高达 81% 的 PBC 患者在诊断时有乏力的表现，通常导致白天睡眠过度及生活质量严重受损[33]。该症状的确切机制尚不清楚，其严重程度与胆汁淤积程度、肝细胞功能障碍或 PBC 的组织学分期似乎没有相关性[34]。与无乏力症状的 PBC 患者及年龄和性别相匹配的健康对照相比，有乏力症状的 PBC 患者出现自主神经功能障碍的比例更高[35]。一些研究表明，PBC 患者出现乏力可能继发于或至少部分继发于线粒体功能障碍，继而导致运动后过度酸中毒导致肌肉疲劳性增加[36]。此外，中枢神经系统（CNS）功能和结构变化可能有助于我们更好地理解 PBC 患者乏力的机制。如有研究证实 PBC 患者的中枢激活、皮质抑制和兴奋电路出现异常，进而导致与乏力相关的中枢神经系统出现功能障碍[37]。磁共振研究发现，苍白球的结构变化与 PBC 患者的乏力严重程度相关[38]。此外，深部白质高信号（通常位于额叶）与自主神经系统功能障碍及无肝性脑病 PBC 患者认知障碍的客观指标相关[39]。PBC 患者认知功能障碍和乏力之间，这 2 种症状和白天过度睡眠之间，似乎具有很强的相关性[40, 41]。

重要的是，应积极寻找并排除导致乏力的各种可治疗的潜在原因。大约 20% 的 PBC 患者存在甲状腺功能减退，并且当未经治疗或治疗不当时，可能加重乏力。与一般人群相比，不宁腿综合征在 PBC 患者中更为常见（分别为 5%～10% 和 29%），且有数据表明，该综合征的严重程度与睡眠质量差及白天睡眠过度和乏力呈正相关[42]。此外，还应排除其他导致慢性乏力的非肝脏原因，如抑郁、贫血、肾上腺功能减退和睡眠呼吸暂停。

2. 瘙痒

据报道，对确诊 PBC 患者随访 10 年后，高达 80% 的患者出现瘙痒，但在初次诊断时仅 19% 的患者具有瘙痒症状[43]。未经治疗的无瘙痒症状 PBC 患者，每年发生瘙痒的风险为 27%。然而，每年高达 23% 的患者也可能出现瘙痒症状的改善或消失[44]。PBC 患者的瘙痒呈全身性和间歇性，但在某些患者中，它可能持续存在并且影响正常活动。瘙痒通常四肢特别是脚底和手掌更为严重，并且可因为遇热或接触羊毛而加重。有报道显示瘙痒严重程度有昼夜差异，在傍晚或夜间症状通常更重。更重要的是，一些未确诊 PBC 的女性可能在怀孕期间最初出现瘙痒或瘙痒显著恶化，因此可能导致误诊为妊娠期肝内胆汁淤积。PBC 瘙痒与妊娠期肝内胆汁淤积导致瘙痒的一个重要区别是，妊娠期肝内胆汁淤积患者在分娩后瘙痒得到缓解，而 PBC 患者在分娩后仍有持续瘙痒[45]。与乏力类似，瘙痒的严重程度与 PBC 的组织学进展无关，并且某些患者在疾病晚期时瘙痒症状反而会得到改善。

PBC 患者瘙痒的病理生理学机制尚未完全阐明，但目前提出了几个假设。最初的理论之一建立在血浆中引起瘙痒的胆汁酸水平升高及其在皮肤中聚积的基础之上。然而但有研究发现某些 PBC 患者尽管有此类胆汁酸水平升高，但没有瘙痒。此外，胆汁酸水平与瘙痒严重程度之间缺乏相关性，且 PBC 晚期患者瘙痒症状通常反而得到改善也使这理论受到争议。其他假设认为，引起瘙痒的其他物质如内源性阿片类物质(蛋氨酸和亮氨酸 – 脑啡肽)、血清素和内皮素水平的升高是导致 PBC 患者瘙痒的原因。

然而，最近通过探索感觉信号传递的研究为瘙痒的发病机制提供了新的见解。先前的理论认为，瘙痒感知的产生是由亚阈值疼痛信号经疼痛神经纤维传输的，但在皮肤中发现了另一个对瘙痒敏感、对机械力不敏感的无髓鞘神经末梢 C- 伤害感受器亚群后，这一理论发生了根本变化。感觉信号通过这些 C- 纤维传递到背根神经节、脊髓背角，然后交叉到对侧，通过脊髓丘脑束投射到丘脑腹内侧核，最后到达初级感觉皮质、辅助运动区、前扣带皮层和下顶叶[46]。

瞬时受体电位香草酸亚型 1（TRPV1）是一种辣椒素受体，在瘙痒和疼痛的感觉传导中起重要作用，可被几种外源性和内源性分子激活。其中一种内源性分子是溶血磷脂酸（LPA），是一种经自身趋化素（溶血磷脂酶 D）催化从溶血磷脂酰胆碱合成的生物活性信号磷脂[46]。皮内注射 LPA 可导致小鼠出现剂量依赖性搔抓行为，并可引起人类瘙痒[47]。与无瘙痒症状的胆汁淤积患者及健康对照者相比，有瘙痒症状的胆汁淤积患者的自身趋化素活性显著升高，且与胆汁淤积患者的瘙痒严重程度相关（而血清胆汁酸盐、组胺或内源性阿片类药物的水平与瘙痒程度无明显相关）[48]。而且，对瘙痒治疗干预（即胆汁酸螯合剂或利福平）的应答与血清自身趋化素活性降低相关，这些均支持自身趋化素/溶血磷脂酸在胆汁淤积性瘙痒的发病机制中起重要作用[49]。

胆汁酸和胆汁酸盐在胆汁淤积性瘙痒症发病机制中的确切作用尚不完全清楚。但最近的动物实验研究结果提供了有关这些分子的特定信号转导通路的重要信息。胆汁酸通过激活细胞核受体和细胞膜受体如法尼醇 X 受体（FXR）和 TGR5 受体从而调节多种细胞类型的功能，后者可在背根神经节和脊髓的神经元中表达。动物实验表明，胆汁酸可激活 TGR5 和 Mas 相关基因 G 蛋白偶联受体（Mrgpr），致敏感觉神经上的瞬时受体电位通道蛋白 1（TRPA1），从而刺激在脊髓中传递痒感的神经肽的释放[50, 51]。

其他最近描述的参与调节胆汁淤积性瘙痒症的途径包括：特殊的瘙痒神经递质胃泌素释放肽（GRP）、瘙痒特异性神经肽 B 型利钠肽及 Toll 样受体 3 和 7（TLR3 和 TLR7）[52-55]。

（三）其他症状

文献报道高达 17% 的 PBC 患者曾出现局限于右上腹的疼痛或不适，但通常会自行消退。重点应积极查明和排除疼痛的其他原因，特别是糜烂性胃和十二指肠病变，甚至消化性溃疡[56]。黄疸通常是疾病晚期的标志，因此在诊断时很少发生（3%）[43]。高达 40% 的 PBC 患者可能出现肝外疾病相关的症状，如干燥综合征或 Sjögren 综合征（口干和眼干）、桥本甲状腺炎、Graves 病、CREST 综合征（皮肤钙质沉着症、雷诺现象、食管运动障碍、指硬皮病及毛细血管扩张症）和类风湿关节炎[57]。表 21-1 总结了与 PBC 相关的肝外自身免疫性疾病的频率。

表 21-1　原发性胆管炎患者肝外自身免疫性疾病的发生率[21, 58-60]

自身免疫性疾病	发生率
Sicca 综合征或 Sjögren 综合征[a]	高达 77%
自身免疫性甲状腺疾病（桥本甲状腺炎和 Graves 病）	9%~24%
CREST 综合征	6%
乳糜泻	5%~6.9%
类风湿关节炎	3%~10%

a . 据报道，高达 77% 的 PBC 患者合并 Sicca 综合征，2.2%~14.5% 的患者合并 Sjögren 综合征

（四）体格检查发现

PBC 早期患者体格检查通常没有明显或特殊的阳性体征。随着疾病的进展，皮肤的病变通常变得明显，包括黑色素沉积过多引起的全身色素沉着、蜘蛛痣、黄疸和瘙痒引起的抓痕。高胆固醇血症是 PBC 的一个常见表现，可能导致吞噬脂质的巨噬细胞在特定的皮肤区域聚集，临床表现为黄色瘤（位于上、下眼睑的淡黄色扁平斑块，最常见于内眦附近）和黄色瘤病（位于腱鞘、骨突起、四肢及背部、胸部的周围神经的皮肤上的不规则黄色斑块或结节）。黄色瘤是晚期 PBC 的一个典型表现，但仅表现于 5%~10% 的患者，而且除了影响美观外，它们很少引起明显的功能障碍。相比之下，黄色瘤病在 PBC 中不常见，但当累及手或足时可能影响正常功能，从而影响生活质量[61]。

大约 70% 的 PBC 患者（包括无症状患者）出现肝大，并且随着疾病进展变得更加常见。目前尚未确定 PBC 患者中脾大的发生率，特别是在无症状患者和疾病早期病例中，但在疾病晚期脾大是继发于门静脉高压的特征性表现[62]。

五、诊断

符合以下 3 个条件中的 2 个即可诊断 PBC：①具有慢性胆汁淤积的生化证据，如不明原因的血清 ALP 升高（排除药物引起的胆汁淤积或胆道梗阻）；② AMA 或 PBC 特异性抗核抗体（ANA）阳性；

③非化脓性破坏性胆管炎的组织学表现[63, 64]。

血清 ALP 升高是胆汁淤积的标志性生化表现。胆汁淤积的初步评估应包括详细的病史，包括近期或目前使用的可能导致 ALP 升高的药物的情况（胆汁淤积型药物性肝损伤）。排除肝内外胆道梗阻所致的胆汁淤积也至关重要，因此建议将超声检查作为初始检查的一部分，在某些情况下亦可考虑磁共振胰胆管成像。GGT 升高在 PBC 中很常见，若 GGT 正常应考虑肝外原因（即骨、胎盘或肠）导致的 ALP 升高。可以选择性地进行其他检查，如通过 ALP 同工酶或 5′- 核苷酸酶亚类来鉴别 ALP 升高是肝脏来源还是肝外来源。天冬氨酸氨基转移酶（AST）和谷丙转氨酶（ALT）的轻度升高在 PBC 中很常见，但大于正常上限 3～5 倍的升高并不常见，此时应及时评估是否合并自身免疫性肝炎或其他疾病。胆红素水平通常保持在正常范围内，特别是在 PBC 的早期阶段。与其他慢性肝病相似，PBC 的晚期阶段以进行性肝功能障碍和高胆红素血症为特点。

PBC 是一种免疫介导的疾病，自身抗体的检测在诊断中起有关键作用。AMA 是 PBC 的标志性自身抗体，它针对位于线粒体内膜的各种蛋白质。最初采用间接免疫荧光发现了 AMA 的典型免疫学反应形态类型，对应于富含线粒体的啮齿类动物肾脏、胃或肝脏中组织的细胞质染色。随后，发现了线粒体的主要免疫表位，如发病机制部分中所述，并鉴定为 2- 氧酸脱氢酶复合体（2-OADC）的成员 PDC-E$_2$。AMA 针对的其他自身抗原还包括 2- 氧戊二酸脱氢酶复合体（OGDC-E$_2$）、支链 2- 酮酸脱氢酶复合体 E$_2$ 亚单位（BCOADC-E$_2$）及 E$_3$ 结合蛋白（E$_3$BP）[65]。这些抗原的一种主要共同组分是硫辛酸，它是一种附着在 Lypoil 结构域赖氨酸残基上的重要辅因子，该结构域代表这些多酶复合体 E$_2$ 亚单位内催化功能区的活性位点。硫辛酸在 T 细胞（CD4 和 CD8 细胞）和 B 细胞（AMA）表位的抗原识别中起着关键作用[66]。

AMA 有 9 个亚型（M$_1$～M$_9$），其中 4 个亚型与 PBC 相关：M$_2$、M$_4$、M$_8$ 和 M$_9$。M$_2$ 亚型被认为是 PBC 最具特异性的 AMA，然而，一项 Meta 分析结果显示，与总 AMA 相比，AMA-M$_2$ 具有较低的特异性（分别为 97.8% 和 94.8%）和相似的敏感性（分别为 84.5% 和 84.3%）[67]。AMA-M$_2$ 可以通过常规的酶联免疫吸附试验（ELISA），采用从富含 PDC-E$_2$ 的牛组织中分离出的抗原来检测抗 M$_2$ IgG 抗体；也可通过增强的（MIT3）ELISA，采用含有 3 个主要 AMA 靶抗原（PDC-E$_2$ 的 E$_2$ 亚单位、BCOADC-E$_2$ 和 2-OADC）的重组蛋白来检测 AMA-M$_2$[68]。

AMA 滴度至少为 1∶40 被认为对 PBC 的诊断具有重要意义，但滴度的高低与疾病的严重程度无关[69]。

除 AMA 外，30%～50% 的 PBC 患者血清中可检测到 ANA，但其在发病机制中的意义尚不清楚。PBC 特异性 ANA 亚类的间接免疫荧光模式包括：靶抗原为核孔膜糖蛋白 210（gp210）的核膜型自身抗体、靶抗原为核体蛋白 100kDa（sp100）的多核点型自身抗体及核孔糖蛋白 62（p62）。抗 gp210 抗体仅在 20%～40% 的 PBC 患者中检测到，这取决于疾病的分期（后期敏感性增加），但其具有高度的特异性。根据疾病活动情况和组织学分期，这些抗体的血清滴度可能从阴性转变为阳性，反之亦然。在 10%～30% 的 PBC 患者中可见到另一种 ANA 亚型，即靶抗原为着丝粒蛋白（抗着丝粒）的自身抗体，通常见于 CREST 综合征患者。抗 gp210、抗 sp100 和抗着丝粒抗体均与 PBC 患者的不良预后相关[68]。具体而言，抗 gp210 阳性的 PBC 患者具有更严重的组织学特征，包括界面性肝炎、小叶炎症和胆管反应，且出现不良结局如进展至终末期肝病和需要肝移植的风险更高。与抗 gp210 相似，抗着丝粒抗体与本疾病更突出的组织学特征相关，也与门静脉高压和肝细胞癌临床并发症的发生有关[70]。抗 sp100 抗体阳性的预后价值尚不清楚，是否与疾病进展更快相关尚存争议[70, 71]。

最近使用高密度人重组蛋白微阵列在 PBC 患者中鉴定出的其他自身抗原包括：kelch 样核蛋白 12（KLHL12）和线粒体己糖激酶 1（HK1）。针对 KLHL12 和 HK1 的自身抗体的敏感性分别为 40% 和 96.1%，特异性分别为 45% 和 96.9%[72]。抗 -KLHL12 或抗 -HK1 的敏感性均高于抗 gp210 及抗 sp100，但仍不够高。联合检测这 2 种自身抗体及 AMA 和 PBC 特异性 ANA 亚类，可显著提高所有 PBC 患者(95%）和 AMA 阴性 PBC 患者(75%)的敏感性 [72]。

5%～10% 的 PBC 患者可能无法检测到 AMA（AMA 阴性 PBC），此时必须通过肝组织病理活检来确诊。在这种情况下，检测 PBC 特异性自身抗体［如抗 gp210、抗 sp100 和（或）抗 p62］可能有助于本病的诊断 [70]。对于 AMA 阴性 PBC 患者，尤其是男性患者，获得肝内胆管详细影像学资料（如磁共振胰胆管成像）以排除硬化性胆管炎至关重要。

PBC 患者的其他生化异常包括：以具免疫反应性和高度冷沉淀性 IgM 选择性升高为特点的高丙种球蛋白血症及以高密度脂蛋白（HDL）显著升高、低密度和极低密度脂蛋白（LDL 和 VLDL）仅轻度升高为特点的高胆固醇血症 [73]。重要的是，即使显著高胆固醇血症伴 LDL 显著升高，也并未增加 PBC 患者动脉粥样硬化和心血管疾病的风险，这可能与循环脂蛋白 X 升高有关，后者通过阻止 LDL 氧化来降低其所致动脉粥样硬化的能力 [74, 75]。

肝活检

如果进行肝活检，必须保证技术过关以尽可能取得足够大的组织学标本。应使用大口径针头进行活检。经显微镜评估，一个令人满意的肝穿标本应至少包括 10 个汇管区，以尽量减少由于病变分布不均造成的假阴性结果。在组织学上，PBC 早期的特点是免疫介导的小间隔和小叶间胆管的损伤。早期胆管损伤的特征性组织学表现包括胆管细胞增大、基底膜破裂、边界不对称及其导致的胆管管腔不规则。胆管细胞也变得更具嗜酸性，炎症浸润细胞主要由淋巴细胞和浆细胞组成，偶有嗜酸性细胞和组织细胞。肉芽肿可能存在，通常局限于肝腺泡 1 带 [76]。这些组织学改变即所谓的"旺炽性胆管病变"，这是 PBC 特异性的病理学表现，但仅存在于约 36%～55% 的 PBC 患者中，其发生率与疾病分期呈负相关（早期 53%，晚期 21%）[77, 78]。

持续性损伤的特点是存在明显的淋巴细胞聚集和胆管增生。后者的组织学特点表现为胆管扭曲和卷曲，这是针对损伤反应的结果，而不是胆管增生或现有胆管的分支形成的。胆管消失进一步证实

了该病的组织学进展，它将导致门静脉及周围区域发生胆汁淤积。此外，可能出现明显的羽毛状变性（胞质疏松呈网状）、肝细胞肿胀、淤胆（常伴有 Mallory–Denk 小体）及不同程度的碎屑样坏死和纤维化，这表明疾病正在进展，肝小叶的正常结构被破坏，最终形成再生结节 [79]。门静脉周围肝细胞内的铜沉积也是慢性胆汁淤积的一个常见特征，可以通过罗丹宁或红氨酸染色来显示。图 21-2 描述了 PBC 的不同组织学分期。

在过去的几十年中提出并使用了几种病理分期方法。其中 Ludwig 病理分期经受住了时间的考验，但最近提出了一种新的分期方法（Nakanuma 分期）。表 21-2 和表 21-3 总结了这些病理分期方法 [80, 81]。

六、治疗

UDCA 是治疗 PBC 的主要药物，推荐剂量为 13～15mg/（kg·d）。UDCA 是一种亲水性胆汁酸，当服用以上述剂量时，胆汁池中 UDCA 的百分比从大约 2% 增加到大约 40%。UDCA 是一种耐受性很好的药物，且不良反应很少。由于亲水性胆酸比疏水性胆酸产生的黏性胆汁更少，而且不能进入脂质双层膜，因此 UDCA 可促进胆汁流动、减少胆汁淤积引起的肝细胞和胆管上皮细胞损伤。由于胆汁酸的细胞毒性降低，免疫介导的损伤相应减少，其证据包括黏附分子（LFA–Ⅰ、LFA–Ⅱ和 ICAM–Ⅰ）和肝脏中 HLA Ⅰ 和 Ⅱ 类分子的表达减少，T 细胞反应性减低及细胞因子产生减少。多项安慰剂对照研究表明，UDCA 治疗可降低 ALP、GGT、AST、ALT 和胆红素等生化指标 [82-85]。生化指标可在治疗开始后 1～2 周内观察到下降，并将在接下来的 3～6 个月内持续降低。经过 12 个月治疗后，将不再有显著的进一步生化改善。UDCA 对长期临床结局的影响一直存在争议，因为几乎所有随机对照试验包括一项随访 12 年的研究时间都不够长，无法直接证明在无肝移植生存率方面的显著差异 [86-89]。然而，多项大型临床试验及其开放延长期研究的数据表明，UDCA 提高了患者生存率（与历史对照组相比）和预期生存率（基于预后模型）[90, 91]。服用 UDCA 的患者进展至肝硬化较慢。在 183 例接受 UDCA 治

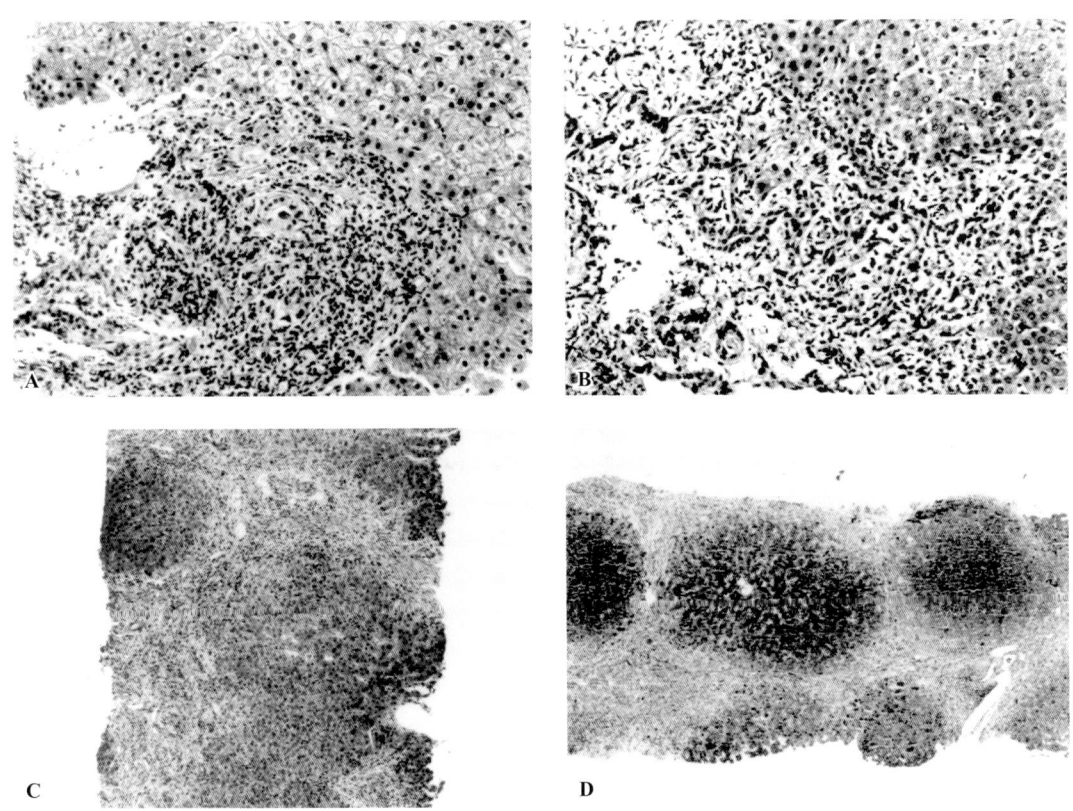

▲ 图 21-2　原发性胆汁性胆管炎的肝组织学异常

A. 1 期，受损的胆管被慢性炎症细胞包围；B. 2 期，胆小管异常增生和汇管区慢性炎症；C. 3 期，汇管区纤维化；D. 4 期，肝硬化

表 21-2　原发性胆汁性胆管炎的 Ludwig 病理分期 [80]

Ludwig 分期	组织学特征
I	局限于汇管区的炎症和胆管的非化脓性破坏，受损胆管周围偶发上皮样非干酪性肉芽肿（"旺炽性胆管病变"）
II	胆管增生，炎性超过界板进入肝实质
III	纤维间隔形成，桥接纤维化
IV	肝硬化与再生结节形成

疗的患者中，随访 10 年后 1 期、2 期和 3 期患者肝硬化的发生率分别为 17%、27% 和 76%[90]。在疾病早期开始用药时，UDCA 带来的益处最大。在 1 期或 2 期即开始服用 UDCA 的患者的生存率与普通人群相似，但在 3 期或 4 期才开始服用 UDCA 的患者的死亡率仍有所增加[92]。自 UDCA 广泛使用以来，PBC 的肝移植率下降了[93]。领先时间偏倚和早期诊断似乎不能解释 UDCA 的所有益处。

（一）监测治疗应答

经 UDCA 治疗 1 年后，许多患者的所有肝脏检查将恢复正常。这些患者的长期预后良好，与健康对照组无显著差异。即使是生化检查未复常但接近正常的患者，也可能获得与健康同龄人一样的寿命。已有数项回顾性研究建立了预后公式，可以识别预后良好和预后不良的患者，但每一项都是在一个单独的队列中推导出的（表 21-4）。一大批国际研究人员，包括大多数已发表本中心预后评分的单位，将他们的队列组合成一个大型测试组和验证组，以提出统一的预测 PBC 患者长期（10 年）生存率的最佳预后模型。他们利用 4000 多例患者的数据，提出了 PBC GLOBE 评分。除了年龄、胆红素、白蛋白和血小板计数外，ALP 是该评分的重要组成部分（globalpbc.com 上有在线计算器）。GLOBE 评分 > 0.3 可预测生存率下降。相反，GLOBE 评分不超过 0.3 与正常生存率相关[94]。

表 21-3　原发性胆汁性胆管炎的组织学分级和分期系统 [81]

PBC 的炎症坏死程度的分级		
分　级	慢性胆管炎活动度（chronic cholangitis activity，CA）	肝实质炎症活动度（hepatic activity，HA）
0（无活动）	CA0：无胆管炎，可能存在轻度胆管上皮损伤	HA0：无界面性肝炎和无或很轻微的小叶内炎症
1（轻度活动）	CA1：1 处慢性胆管炎	HA1：在 1 个汇管区出现累及 ≥ 10 个连续肝细胞的界面性肝炎，轻 - 中度小叶内炎症
2（中度等活动）	CA2：≥ 2 处慢性胆管炎	HA2：≥ 2 个汇管区出现累及 ≥ 10 个连续肝细胞的界面性肝炎，轻 - 中度小叶内炎症
3（重度活动）	CA3：≥ 1 处慢性非化脓性破坏性胆管炎	HA3：≥ 1/2 汇管区出现累及 ≥ 20 个连续肝细胞的界面性肝炎，中度小叶内炎症或桥接坏死或大片坏死

PBC 分期			
得　分	纤维化	胆管消失	地衣红阳性颗粒的沉积
0	无纤维化或纤维化局限于汇管区	无消失	无
1	汇管区周围纤维化或形成不完全纤维间隔	< 1/3 消失	极少量阳性肝细胞，< 1/3 汇管区
2	伴有小叶结构紊乱的桥接纤维化	1/3～2/3 消失	少量阳性肝细胞，1/3～2/3 汇管区
3	肝硬化再生结节形成和广泛纤维化	> 2/3 消失	大量阳性肝细胞，> 2/3 汇管区

分期分数的解释		
分　期	积　分	
	3 个标准（纤维化、胆管消失和地衣红阳性颗粒沉积）	2 个标准（纤维化和胆管消失）
1 期（无进展）	0	0
2 期（轻度进展）	1～3	1～2
3 期（中度进展）	4～6	3～4
4 期（重度进展）	7～9	5～6

（二）辅助治疗

以经 UDCA 治疗 1 年后的生化应答作为评估预后的标准，可以识别出除 UDCA 外还需要其他治疗的患者。2016 年，美国和欧盟批准了奥贝胆酸（obeticholic acid，OCA）作为第一个 PBC 患者 UDCA 的辅助治疗药物。OCA 是一种胆汁酸衍生物 6- 乙基鹅去氧胆酸，是 FXR 的强效激动药（图 21-3A）。刺激 FXR 可增加胆汁酸向胆汁中的排泄，降低胆汁酸在回肠的吸收，并减少新胆汁酸的合成。OCA 还具有抗炎和抗纤维化的特性。研究表明，对于 UDCA 单药应答欠佳的患者，加用

OCA 可以使 ALP 额外改善 24%[103, 104]。对于不耐受 UDCA 的患者，OCA 单药治疗也可显著降低 ALP[104]。起始剂量为 5mg/d，如果患者血清 ALP 尚未恢复正常且对药物耐受良好，则 3 个月后药物剂量应增至 10mg/d。其不良反应包括瘙痒或胃肠道紊乱。关于 UDCA+OCA 治疗对长期临床结局影响的研究仍在进行中。

此外，在撰写本章的同时，用于对 UDCA 应答不佳患者的辅助治疗的其他药物正在研究中。包括非诺贝特和苯扎贝特在内的贝特类药物似乎能降低 ALP，但也可能导致严重的肝炎。在一项对 20 名美国患者的初步研究中，给 UDCA 无应答患者加用

表 21-4　发性胆管炎的预后评分

名　称	变　量	转　归
PBC GLOBE 评分 [94]	年龄、胆红素、ALP、白蛋白、血小板	3 年、5 年、10 年生存率良好 / 对 UDCA 的应答欠佳
巴塞罗那标准 [95]	UDCA 治疗 1 年后 ALP 下降 40% 或恢复正常	无移植存活良好 / 对 UDCA 的应答欠佳
巴黎 I 标准 [96]	ALP < 3×ULN、AST < 2×ULN 和胆红素< 1mg/dl	无肝移植生存率良好 / 对 UDCA 的应答欠佳
巴黎 II 标准 [97]	UDCA 治疗 1 年后 ALP < 1.5×ULN、AST < 1.5×ULN、胆红素< 1mg/dl	无肝移植生存率、HCC 腹水、静脉曲张出血、肝性脑病
多伦多标准 [98]	ALP < 1.67×ULN 和胆红素正常	无肝移植生存率良好 / 对 UDCA 的应答欠佳
UK-PBC 评分 [99]	UDCA 治疗 1 年后的胆红素、ALP、白蛋白、血小板、ALT 或 AST	3 年、5 年、10 年生存率良好 / 对 UDCA 的应答欠佳
鹿特丹标准 [100]	UDCA 治疗 1 年后的胆红素、ALP、白蛋白、血小板正常	无肝移植生存率良好 / 对 UDCA 的应答欠佳
梅奥风险评分 [101]	年龄、胆红素、白蛋白、凝血酶原时间、水肿、利尿药	1 年、2 年、3 年、4 年、5 年、6 年、7 年生存率
(UK/M)ELD 评分 [102]	胆红素、INR、肌酐、钠	决定肝移植优先权的 3 个月

ALP. 碱性磷酸酶；UDCA. 熊去氧胆酸；ULN. 正常上限；AST. 天冬氨酸氨基转移酶；HCC. 肝细胞癌；ALT. 谷丙转氨酶；MELD. 终末期肝病模型；INR. 国际标准化比率

非诺贝特可使 ALP 降低 50%[105]，其他国家也报道了使用苯扎贝特的类似结果 [106]。成纤维细胞生长因子 19 的衍生物和过氧化物酶体增殖物激活受体 δ（PPAR-δ）的选择性激动药带来一定希望，但仍需要进一步研究 [107]。

失代偿性肝硬化或预估生存率低（MELD 评分 > 15）的患者应考虑肝移植，因为目前尚无有效药物可挽救这些需要移植的患者。

（三）PBC 症状和伴发症的治疗

PBC 疾病的严重程度与症状（如瘙痒和疲劳）之间的相关性较差。这些症状并不能因 UDCA 或 OCA 的治疗而改善，因此需要单独治疗。PBC 的其他伴发症，如骨质疏松、吸收不良及所合并的干燥综合征等，也需要监测和治疗（图 21-3B）。

1. 乏力

如前所述，尽管没有特异性，但乏力是 PBC 最常见的症状 [108]。对于 PBC 患者而言，虽然肌肉从运动性酸中毒中恢复的时间可能比正常人长，但常规运动实际上是有益而不是有害的 [109]。在随机对照试验中，不管是 5-HT$_3$ 受体拮抗药昂丹司琼 [110]，还是抗氧化药 [111]，抑或抗抑郁药氟伏沙明 [112] 均未

能改善乏力的症状。莫达非尼是一种用于治疗发作性睡病的神经兴奋药，在小型开放扩展研究中，莫达非尼 100～200mg/d 能改善 PBC 患者的乏力症状 [113, 114]。然而，成瘾性和慢性头痛的风险限制了它的使用。咖啡含有咖啡因，是另一种不良反应较小的神经兴奋药。虽然咖啡用于治疗 PBC 患者的乏力并未经过严格测试，但它无须处方易获取，具有抗纤维化作用，且在其他慢性肝病中与延缓肝硬化的进展有关 [115]。

2. 瘙痒

尽管针对胆汁酸肠肝循环或瘙痒神经传递的各种疗法在对照试验中显示出一定的疗效（图 21-3A），但我们对 PBC 患者瘙痒的确切机制仍缺乏了解，这阻碍了有效疗法的发现。

胆汁酸结合树脂用于临床已经很久且安全性良好，是治疗的一线用药，每天服用 1～4 次，瘙痒通常会在 4～11d 内开始好转。胆汁酸结合树脂可能会降低其他药物的吸收，因此必须注意不要在服用前 1h 或之后 4h 内服用其他药物。目前正在研究与回肠胆汁酸转运体、顶端钠依赖性胆汁酸转运体结合的药物及阻止胆汁酸从肠道再摄取的药物，用于治疗 PBC 患者的瘙痒症。

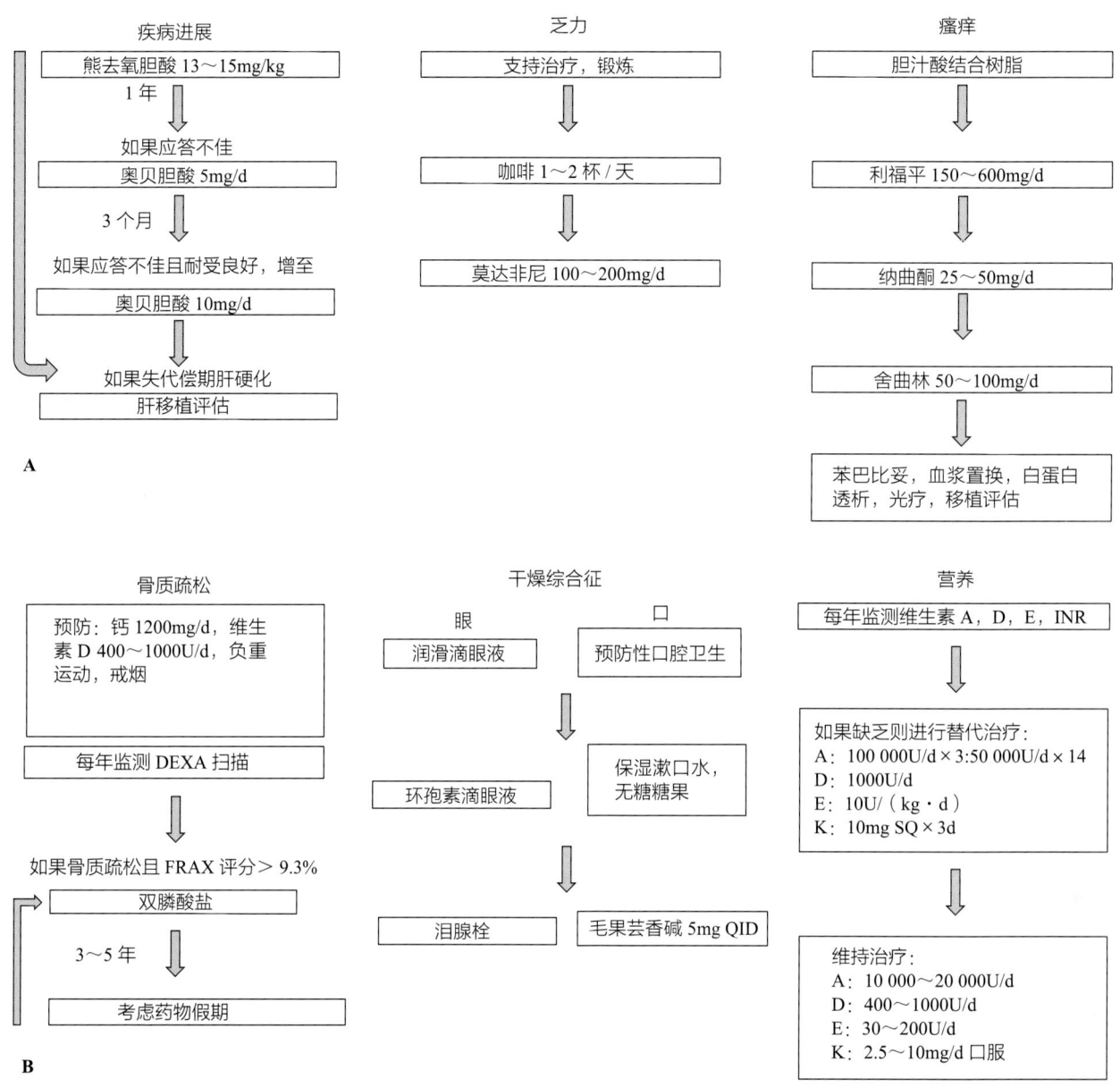

▲ 图 21-3　原发性胆汁性胆管炎的治疗方法

A.PBC 疾病进展、疲劳和瘙痒的治疗；B. 对于常见的 PBC 相关骨质疏松症、干燥综合征和营养缺乏症的监测和治疗建议；DEXA. 双能 X 线吸收测定法；FRAX. 骨折风险评估工具

利福平 150～300mg/ 次，一天 2 次，可用于对胆汁酸结合树脂无效或不耐受患者的二线治疗[116, 117]。其机制尚不清楚，可能是通过增强混合功能氧化酶系统，导致胆汁酸代谢率和排泄率增加和（或）竞争性摄取肝脏胆汁酸。后者也可能导致一些患者血清胆红素水平的增加，并且也有罕见的严重肝脏毒性病例报道。利福平还可以激活孕烷 X 受体（PXR），导致自分泌运动因子水平降低。平均起效时间约为 2d。

阿片受体阻滞药，如纳曲酮、纳美芬和纳洛酮，是治疗 PBC 患者皮肤瘙痒的另一种有效选择[118]。然而，PBC 患者可能具有高水平的内源性循环阿片类物质，因此在开始治疗时容易出现类阿片戒断症状，包括恶心、高血压、苍白、腹痛和厌食。这些症状可能持续 2～3d。

5- 羟色胺再摄取抑制药可能是另一种抑制 PBC 中瘙痒感觉神经传递的方法，但是到目前为止，仅有一项研究观察了 75～100mg 舍曲林的效果[119]。

昂丹司琼作为一种 5-HT3 受体阻滞药，在一项双盲随机对照试验中并未显示出任何益处或危害。

在病例报道中有效、但未经随机对照试验研究的其他选择包括：血浆置换、分子吸附再循环系统（MARS）、光疗和鼻胆管引流。在轻度瘙痒患者中使用抗组胺药的成功案例可能是由于其镇静作用，因为没有证据表明 PBC 的瘙痒是由组胺介导的。

3. 骨质疏松

骨吸收增加和骨形成减少加速了 PBC 患者的骨质流失。因此，指南推荐在基线时进行 DEXA 扫描，并根据初始检查结果采取不同间隔来复查。建议每日补钙 1200mg 进行一级预防，同时进行负重运动。据报道，补钙后心肌梗死和中风的发生率略有增加，相对危险度为 1.2[120]，但这低于 PBC 患者骨折的相对危险度 2.0[121]。

在 PBC 患者中，很少进行过治疗骨质疏松症的随机试验。因此，目前的指南是从绝经后骨质疏松症的研究中推断出来的。尽管补充雌激素会减少胆红素在毛细胆管内的转运，但在 PBC 患者中却有很好的耐受性[122]。建议 PBC 患者常规监测骨密度[123]，以便在出现骨质疏松时尽早开始治疗。阿仑膦酸盐和伊班膦酸盐可增加 PBC 患者的骨密度[124-126]。双膦酸盐的潜在不良反应，如静脉曲张出血或股骨骨折，尚未在 PBC 患者中报道，但研究的患者数量太少可能以至于无法检测到这些不良事件。因此，谨慎的做法是，经过几年双膦酸盐治疗后停用一段时间（图 21-3B）。在一项小规模初步研究中，选择性雌激素受体调节药雷洛昔芬也能增加 PBC 患者的骨密度[127]。氟化钠疗效较差，并且由于可导致胃炎而不能很好地耐受[128]。

4. 吸收不良

由于肠内胆汁酸浓度降低，包括 PBC 在内的胆汁淤积性疾病患者发生脂肪和脂溶性维生素吸收不良的风险增加。脂肪泻仅见于非常晚期的终末期 PBC。然而，脂溶性维生素缺乏可在疾病早期出现。维生素 A 和 D 通常是最早出现缺乏的维生素，因为相关症状不会很快被发现，故应每年对晚期胆汁淤积患者进行监测。除了维生素 A 吸收不良外，当肝星状细胞在肝脏炎症的情况下被激活时，体内的维生素 A 储存也会消失。饮食摄入不足和阴暗气候也会导致维生素 D 缺乏。由于高脂血症，维生素 E 水平可能会误认为升高。维生素 E 与血清总脂质比值 $< 0.8mg/g$，即被认为存在维生素 E 缺乏。图 21-3B 给出了替代脂溶性维生素的治疗程序。

5. 干燥综合征

高达 77% 的 PBC 患者合并干燥综合征，因此眼干和口干是常见的主诉[60]。Sjögren 综合征的发病率较低，据报道为 2.2%～14.5%[21, 58, 59]。涎腺导管细胞异常表达线粒体抗原 PDC-E$_2$，提示在 PBC 患者中，免疫介导的导管上皮细胞破坏过程不仅局限于肝脏。然而，UDCA 对干燥症状无效。当唾液的自然清洁作用减弱时，良好的口腔卫生对于帮助对抗龋齿很重要。如果局部用药效果不佳，那么可以使用毛果芸香碱米增加唾液分泌。对于干眼症，可使用含有羧甲基纤维素的润滑滴眼液作为一线治疗。如果无效，那么可能需要应用环孢素滴剂、羟丙基纤维素添加物或请眼科医生行泪小管栓塞术。

6. 高脂血症

由于回顾性研究未能发现 PBC 患者的高脂血症与心血管事件关联[129, 130]，因此对 PBC 患者高胆固醇血症并不都推荐治疗。然而，那些存在不良脂蛋白谱、有明显的个人或家庭心脏病史或疼痛性黄色瘤的患者，可能是很好的治疗对象。经 UDCA 治疗后总胆固醇通常会有所下降。实际上羟甲基戊二酰辅酶 A（HMG-CoA）还原酶抑制药具有良好的耐受性和有效性[131, 132]。有症状的难治性高脂血症，可能需要通过血液净化技术去除 LDL[133]。

七、PBC 的自然史

与其他慢性肝病相似，如果缺乏有效的治疗阻止引起进行性纤维化的有害炎症过程，PBC 的临床病程迁延，其特点是较长的临床前期和无症状期，随后出现与疾病本身相关的症状、进行性肝功能异常和肝硬化并发症。

（一）PBC 的临床分期

PBC 的临床前期表现为 AMA 阳性，但生化指标正常且无临床症状。肝生化指标（主要是 ALP 和 GGT）的升高通常在无症状期出现。症状期可进一步分为早期和晚期。症状期的早期虽然出现 PBC 的临床症状（如瘙痒或乏力），但组织学上没有明显的肝纤维化。症状期的晚期表现为肝硬化和肝功能失代偿的并发症。

PBC 很少在临床前期被确诊，但疾病的进展似乎与是否存在临床症状无关。一项对临床前期确诊但未经治疗的 PBC 患者的纵向研究显示，从临床前期到出现 ALP 持续升高的中位时间为 5.6 年，76% 的患者在随访中位时间 17.8 年后出现瘙痒和（或）乏力症状。UDCA 被批准前的旧研究数据显示 PBC 的自然史漫长，在不经药物治疗的情况下，从首次检测到 AMA 到死亡的平均时间为 20～22 年[134]。

目前，由于本病意识的提高、血液检测（包括肝生化检测）在健康成人常规评估和其他疾病初始诊断中的广泛应用及特殊检测（如 AMA）的普及，大多数 PBC 患者在无症状期即被诊断出来[43]。目前尚无可靠的方法来预测哪些无症状 PBC 患者最终会出现症状。然而，来自纵向研究的数据表明，尽管近 1/3 的患者在十多年内仍无症状，大多数无症状患者在诊断 PBC 后 2～4 年内出现症状[135, 136]。重要的是，鉴于在做出诊断时有症状与无症状 PBC 患者中位生存率的相似[43]，在诊断 PBC 时是否有症状并不能预测其预后。然而，一项研究发现，乏力作为 PBC 最常见的症状，与总体死亡率、特别是心血管原因造成的总体死亡率的增加独立相关[137]。在无症状期诊断为 PBC 的患者，可能在组织学上处于早期阶段，因此，此类患者适宜启动可以阻止疾病进展的药物治疗。

肝硬化和肝功能失代偿［即腹水、食管胃底静脉曲张破裂出血和（或）肝性脑病］的临床表现与其他慢性肝病所致肝硬化相似。然而，在 PBC 患者中，由于结节性再生性增生引起非肝硬化门静脉高压，在没有肝硬化的情况下也会发生食管胃底静脉曲张[138]。PBC 患者发生非肝硬化门静脉高压的确切比例尚不清楚，但仅见于少数。严重肝功能不全的特点是高胆红素血症和合成功能下降，并与高死亡率相关。矛盾的是，在这个阶段，瘙痒可能反而会改善，乏力通常是不变的，并且一些患者可能会出现渐进性加重。

既往研究表明，与其他慢性肝病（如慢性丙型肝炎）患者相比，PBC 患者中的肝细胞癌（HCC）发病率较低，然而，最近的数据表明其总体发病率相当[139-142]。据报道，男性和肝硬化被认为是 HCC 的危险因素[143, 144]。最近发表的一项大型跨国研究表明，不论疾病的基线分期如何，对 UDCA 无生化应答是预测 PBC 患者未来出现 HCC 的一个独立且重要的危险因素[142]。

（二）PBC 的组织学分期

虽然 PBC 的临床分期和组织学分期之间存在一定的相关性，但有相当一部分无症状的患者可能已有肝硬化。与显著症状相关的 PBC 变异包括：快速胆管消失和 PBC 重叠自身免疫性肝炎（AIH）。PBC 的组织学分级可分为 4 期：①以淋巴细胞性胆管炎和轻度汇管区炎性浸润（偶伴有肉芽肿）为特征的早期改变，尚未发生纤维化；②胆管增生、界面性肝炎和汇管区周围纤维化；③胆管增生或胆管消失，界面性肝炎和桥接性纤维化；④胆管消失，炎症燃尽且已发展为肝硬化[145]。PBC 患者的组织学进展速度差异很大，并且那些对 UDCA 生化应答良好的患者进展显著减慢。然而，在未接受药物治疗的 PBC 患者中，进展到广泛纤维化的中位时间为 2 年，平均每 1.5 年进展一个组织学分期，对最初只有界面性肝炎的患者随访 4 年后，50% 将发生肝硬化[146]。

（三）与 PBC 相关的死亡率

未接受药物治疗的 PBC 患者，即使处于组织病理学早期，其生存率也低于普通人群[4]。一项基于人群的大型队列研究发现，最初诊断时有症状和无症状 PBC 患者的病死率相似，这表明在诊断时没有症状并不能预测生存率增加[147]。无症状患者的 10 年生存率为 50%～70%。来自卡尔加里、伦巴第和丹麦的人群研究表明，男性的 PBC 相关全因死亡率比女性更高，这与普通人群中男性死亡率较高无关[7, 148]。

（四）经 UDCA 和 OCA 治疗的 PBC 患者的自然史

近 20 年前，UDCA 被批准用于治疗 PBC，此后它被广泛应用于临床实践。大量数据表明 UDCA 能改善患者的重要结局，包括延缓组织学进展、减少慢性肝病并发症（如食管胃底静脉曲张）、减少肝移植需求及改善无肝移植生存率[83, 87, 149-151]。

正如在治疗部分所述，与 UDCA 联合使用或作为单药治疗（受试者分别为 92.6% 和 7.4%），使用 OCA 12 个月后血生化指标显著降低[104]。目前还没有数据评估 OCA 的长期预后及其对 PBC 自然史的影响，但是 Meta 分析结果表明，ALP 和胆红素水平是准确预测 PBC 患者病死率和肝移植需求等结局的有效和重要的替代指标[152]。在最近的学术会议上，介绍了基于 UK-PBC 和 PBC GLOBE 模型所预测的 OCA 长期疗效数据（有关 UK-PBC 和 PBC GLOBE 评分的详细信息，请参见关于 PBC 预后变量和模型的章节）。来自Ⅲ期临床试验数据分析表明，根据 UK-PBC 风险评分预测结果，既往对 UDCA 应答不佳者联合使用 OCA 12 个月可降低 5 年、10 年和 15 年后发生终末期肝病的风险。同样，根据 PBC GLOBE 评分预测，OCA 与 UDCA 联用或单药治疗可改善患者无肝移植的生存率。

（五）AMA 阴性 PBC 的自然史

通常认为 AMA 阴性 PBC 的自然史与 AMA 阳性 PBC 的自然史相似，包括组织学进展、对 UDCA 治疗应答和临床结局[153-155]。然而，最近一项纳入了 96 例 AMA 阴性 PBC 患者的回顾性研究挑战了这一观点。该研究表明，与 AMA 阳性 PBC 患者相比，AMA 阴性 PBC 患者的无肝脏相关并发症的生存率降低，而肝移植需求和病死率增加[156]。目前尚无 OCA 治疗 AMA 阴性 PBC 相关结果的具体信息。

（六）PBC 预后变量和模型

PBC 进展缓慢，因而对开展临床试验提出了严峻挑战，特别是不利于对重要临床结局（如死亡和肝移植）的评估。因此，大量研究探索了便于临床应用的临床结局替代生化指标和预后模型作为风险分层工具。

血清 ALP 和胆红素水平被广泛用于 PBC 患者特别是药物治疗患者的监测中，也为未治疗的患者提供了有用的预后信息[152]。已经提出和验证了数个包含 1 个或这 2 个生化指标但具有不同界值，且含有其他变量的临床标准，包括巴塞罗那、巴黎Ⅰ、巴黎Ⅱ、鹿特丹、多伦多、梅奥、PBC GLOBE 和 UK-PBC（表 21-4）。血清胆红素被认为是 PBC 中最强的独立预测因子，因此它也是这些预后模型中权重最大的加权变量[152]。

梅奥自然史模型是预测 PBC 患者生存率最有效的数学模型，它利用容易获得的生化指标和临床表现，且无须肝活检[101]。模型中的变量包括年龄、胆红素、白蛋白、凝血酶原时间、周围水肿的存在及利尿药的使用情况。该模型的更新版本提供了 3～24 个月短期生存率的估计值（可在线访问：http://www.mayoclinic.org）。梅奥评分＞4.1 被作为提倡开始筛查和监测食管胃底静脉曲张和肝细胞癌的阈值[64]。

PBC GLOBE 评分（可在线获取：www.globalpbc.com/globe）是最近提出的一个无创性预后模型，它使用年龄、胆红素、白蛋白、ALP 和血小板来预测经 UDCA 治疗的 PBC 患者的预后。该评分可准确地将患者分为死亡率和肝移植需求低风险和高风险 2 类。如前面治疗部分所述，PBC GLOBE 评分＞0.30 的患者被认为对 UDCA 治疗无应答，生存率显著低于相匹配的普通对照人群，其 5 年、10 年和 15 年无肝移植生存率分别为 79.7%、57.4% 和 42.5%。与之相反，评分≤0.30 则表明对 UDCA 应答良好，其预期寿命与相匹配的普通对照人群相似[94]。与之前提到的其他根据 UDCA 治疗应答来决定预后的标准相比，PBC GLOBE 评分能更好地预测不良结局[157-159]。

最近由 UK-PBC 团队提出并验证的另一个预后评分系统包括基线白蛋白水平和血小板及经 UDCA 治疗 12 个月后的胆红素、氨基转移酶和 ALP 水平（可在线获取：www.ukpbc.com）。通过结合疾病分期和对治疗应答的指标，该评分系统能准确、个体化评估接受及未接受 UDCA 治疗患者发生终末期肝病的绝对风险[99]。与 PBC GLOBE 评分一样，UK-PBC 评分系统有助于识别出那些有可能通过使用二线药物如 OCA 来降低风险从而获得最大益处的患者。

（七）疾病进展的指标

几个变量与 PBC 因疾病进展导致的不良结局事件相关（图 21-4）。病理纤维化分期是 PBC 生存率的独立预测因子。与其他慢性肝病相似，失代偿性肝硬化的临床表现与预后不良和无肝移植生存率降低有关 [145]。高胆红素血症，特别是结合胆红素升高，是预测临床结局最有用的单一指标，尽管通常仅在 PBC 晚期才变得明显 [152]。

瞬时弹性成像测定肝硬度作为评估和纵向随访除 PBC 以外的几种慢性肝病患者的辅助工具，已广泛应用于临床实践。一项前瞻性研究通过比较 PBC 患者的瞬时弹性成像和病理学，发现弹性成像预测晚期纤维化和肝硬化的准确性很高，其受试者工作曲线下面积（AUROC）分别为 0.86 和 0.89[160]。值得指出的是，不同病因所致慢性肝病的肝硬度诊断界值各不相同，PBC 应使用以下界值：F3 期为 10.7kPa，F4 期为 16.9kPa。瞬时弹性成像还可以为 PBC 患者提供重要的预后信息。具体地说，随着时间的推移，肝脏硬度值每年增加 > 2.1kPa 与不良结局（如肝功能失代偿、肝细胞癌、死亡或需要肝移植）风险增加独立相关 [160]。

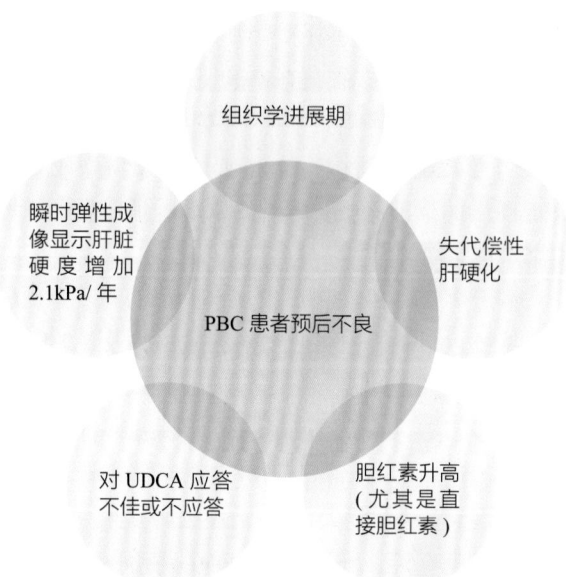

▲ 图 21-4 原发性胆汁性胆管炎（PBC）患者预后不良的相关临床指标
UDCA. 熊去氧胆酸

八、PBC 肝移植

尽管在过去几十年中，PBC 的发病率和患病率稳步上升，但在美国和欧洲每年因本病进行肝移植的绝对数量却一直在下降，这与 UDCA 的使用增加呈大致平行关系 [93, 161]。与其他慢性肝病相似，肝移植仍是 PBC 终末期肝病的唯一有效的最终治疗方法。在美国和许多其他国家，肝移植的器官分配主要基于独立于病因的预后评分系统 MELD 评分。疾病特异性预后模型已由若干团队开发和验证，包括前面提到的梅奥 PBC 模型。对于梅奥风险评分大于 7.8 或 MELD 评分大于 12 的患者，应考虑进行肝移植 [63, 162]。血清胆红素水平升高是 PBC 晚期的典型表现，提示预后不良。因此当血清胆红素水平增加超过 6mg/dl 时，应考虑转诊进行肝移植评估 [63]。

数据显示，与其他慢性肝病（包括第二常见的慢性胆汁淤积性肝病 PSC）导致的肝硬化相比，肝移植等待名单中 PBC 患者的病死率更高 [163, 164]，其可能原因尚不清楚。

PBC 肝移植后的结局很好，5 年患者和移植物生存率分别为 78% 和 85%，10 年患者和移植物生存率分别为 67% 和 61%[165, 166]。活体供肝肝移植与尸体供肝肝移植在 PBC 中的结局相当 [167]。由于 PBC 相关症状及肝性脑病、食管胃底静脉曲张破裂出血等慢性肝病并发症的得到改善，PBC 患者肝移植后的生活质量迅速提高。

肝移植后瘙痒通常会迅速显著改善，然而，乏力可能仅在最高 56% 的肝移植受体中得到改善，一份报道甚至显示，男性 PBC 患者在肝移植后乏力症状可能会恶化 [168, 169]。代谢性骨病，特别是骨质疏松症，通常在肝移植后的最初 3～6 个月内恶化，但骨密度在移植后 12～18 个月恢复到基线水平，此后有所改善。肝移植后骨密度加速下降的病因是多方面的：使用大剂量皮质类固醇和其他免疫抑制药（如钙调神经磷酸酶抑制药）、体力活动少和营养不良。据报道，PBC 肝移植受者的骨折发生率为 15%～27%，大多数发生在移植后的第 1 年 [170]。

肝移植术后 PBC 的复发率此前被低估，最近使用定期活检的报道显示 10 年复发率为 21%～37%，15 年时复发率高达 43%[171, 172]。疾病复发的中位时间为 3~5.5 年。复发性 PBC 的诊断在临床实践中可能存在重要挑战。如肝移植后血清 AMA 滴度可能仍然升高，但不一定表明疾病复发，ALP 在肝移植受者中的升高通常是多因素的。因此，肝移植术后复发性 PBC 诊断的金标准是肝活检，以该疾病的特征性组织学表现来除外其他病因。区分复发性 PBC 与其他胆管损伤相关的组织学证据（如急性或慢性移植排斥反应、缺血、感染和药物性肝损伤）非常重要。肝移植后 PBC 复发的危险因素尚不清楚，但一些研究表明，可能与 HLA 不匹配、钙调神经磷酸酶抑制药的选择（与环孢素相比，他克莫司与复发性 PBC 出现更早、发生率更高相关）及其他免疫抑制药（如糖皮质激素、硫唑嘌呤、吗替麦考酚酯）的使用有关，但尚缺乏确凿的证据[173-176]。虽然有几例复发性 PBC 患者再次移植的报道，但复发性疾病导致的移植物丧失功能很少见[177]。

一项回顾性研究的最新数据表明，预防性使用 UDCA 可降低肝移植后 PBC 复发的风险[178]，但在广泛推荐这种干预措施之前，尚需通过前瞻性研究加以证实。目前尚无关于 OCA 在预防肝移植后复发性 PBC 中的作用的数据。

九、变异综合征

PBC 的临床表现有时与其他自身免疫性肝病重叠，尤其是 AIH，这可能是疾病诊断的一个挑战。即使是最典型的特征，如 PBC 中的 AMA 或 AIH 中的界面性肝炎，也不是特异性的诊断。高达

5%~10% 的 AIH 患者可有 AMA 阳性[179]。暴发性 AIH 患者常自身抗体呈阴性，未发现界面性肝炎，而只是坏死。在一项研究中，对 35 例典型 AIH 患者的肝活检组织进行 CK7 免疫组化评价，以寻找胆管损伤和胆管反应的证据，结果发现几乎在所有患者中均阳性。胆管损伤与界面性肝炎和小叶中心坏死相关，因此炎症程度高的患者最可能发生胆管损伤，意味着这是一个旁观者效应[180]。因此，没有一个单独的检测能够确诊自身免疫性肝病。

自身免疫性肝病的诊断需要结合临床、生化、组织学和影像学做出临床判断。大多数患者可明确诊断为 PBC 或 AIH，但大约 10% 的患者似乎同时患有这 2 种疾病（图 21-5）。一些患者最初可能只有 种疾病的特征，但后来出现另一种疾病的特征。PBC 和 PSC 不重叠，但 8%~17% 的成人和 20%~50% 儿童 PSC 患者中同时存在 AIH[181, 182]。这些就是自身免疫性肝病的变异综合征，也称为重叠综合征。尚不清楚为什么有些患者会出现重叠综合征而另一些患者不出现，但 HLA 多态性似乎赋予了患者遗传易感性。大多数变异性自身免疫性肝病患者携带与重叠疾病已知危险因素有关的 HLA 抗原（图 21-5）[183, 184]。

当患者出现 2 种疾病的混合临床表现、对初始治疗生化应答欠佳或突然出现更符合其他自身免疫性疾病特征时，应考虑重叠的可能性。在考虑原诊断是否正确及患者是否遵从药物治疗方案后，应考虑患者是否患有重叠综合征。

PBC-AIH 重叠的诊断需要 2 种疾病的明确证

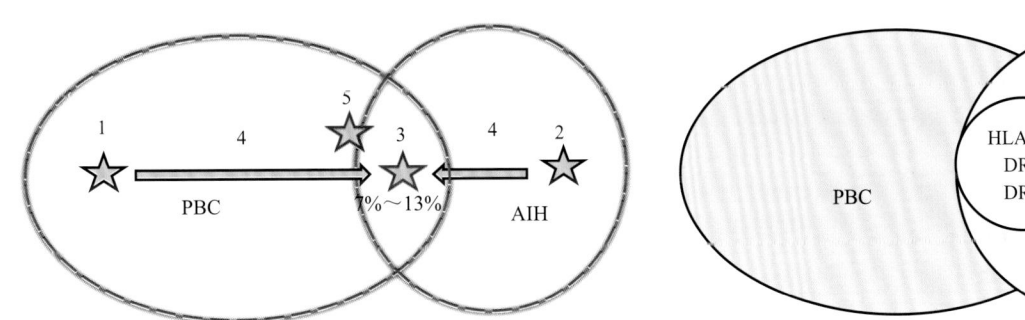

▲ 图 21-5　原发性胆汁性胆管炎 / 自身免疫性肝炎（PBC-AIH）重叠综合征的常见临床和遗传学表现

星星代表举例的患者。患者可能具有 PBC 的典型特征（1）、自身免疫性肝炎（AIH）（2）或 2 种疾病（3）；此外，患者也可能以 PBC 或 AIH 的特征开始，然后逐渐表现出另一种疾病的特征（箭，4）；也有一些 PBC 患者具有一些 AIH 患者的自身免疫特征，但不符合诊断重叠综合征的巴黎标准（5）；PBC-AIH 重叠综合征患者通常携带与重叠疾病相关的 HLA 单倍型
PBC. 原发性胆汁性胆管炎；AIH. 自身免疫性疾病

据。然而，对于这些证据的具体内容尚未达成共识。20 世纪 90 年代末，国际 AIH 研究小组提出了一个评分系统，以便将临床试验入组条件标准化[185]，该评分随后被简化并验证以便于临床应用，称为简化标准[186]。该标准能区分 AIH 与其他肝脏疾病，尤其是病毒性肝炎，后者在评分系统中占很大权重。然而，该标准的建立和验证是为了区分 AIH 和 PBC，而不是诊断两者的重叠，国际 AIH 研究小组甚至发表声明称该标准不应被用于此目的[187]。

PBC-AIH 重叠综合征巴黎标准是 1998 年提出的专家共识定义，已逐渐获得认可（框 21-1）[188]。对于 AIH 部分的诊断，在肝活检中需要有中至重度界面性肝炎。此外，ALT 应至少为正常上限的 5 倍和（或）IgG 至少是正常上限的 2 倍或抗平滑肌抗体阳性。对于 PBC 部分的诊断，须具备以下 3 个标准中的 2 个：① AMA 阳性；②组织学确诊；③ ALP 高于正常上限的 2 倍或 GGT 高于正常上限的 5 倍。遗憾的是，诊断 PBC-AIH 重叠的标准没有金标准可供比较，但在随后的研究中得到了认可，被作为区分可能有不同预后和不同治疗应答的患者的方法。

根据巴黎标准的定义，PBC-AIH 重叠综合征患者的预后明显比单纯 PBC 患者的预后更差。这在 122 例 PBC-AIH 重叠患者和经典 PBC 患者的比较中得到了证实。在基线时，两组在年龄、乏力和瘙痒症状、血清 ALP 水平、是否存在肝硬化和脾大等

方面均相似，然而，PBC-AIH 重叠组患者的 5 年无事件生存率明显较低。重叠患者发生了更多的不良事件，包括肝病相关死亡、肝移植以及肝硬化并发症（如静脉曲张出血和腹水）[189]。

PBC-AIH 重叠综合征的治疗包括每日 13～15mg/kg 的 UDCA 治疗 PBC 及糖皮质激素联合硫唑嘌呤治疗 AIH。使用这种方案，大约 47% 的患者将获得完全缓解。根据最近一次学术会议上提供的数据，环孢素被建议用于其余 53% 患者的二线治疗。高 GGT 和红细胞沉降率（ESR）是预测对类固醇和硫唑嘌呤无应答的因子。

有 2 种情况应与 PBC-AIH 重叠综合征明确区分。一种情况是具有自身免疫特征的 PBC。一些 PBC 患者可能只有 1 个或 2 个 AIH 特征，但实际上没有真正的重叠，如 PBC 患者肝活检有轻微的界面肝炎或氨基转移酶水平在 200U/L 上下，这些患者可以作为单纯 PBC 进行管理。随着 UDCA 的治疗，这些自身免疫特征通常会而消失，且患者预后良好。另一种情况是 PBC 患者对 UDCA 无应答或不完全应答，这是指经 UDCA 治疗 1 年但 ALP（而非氨基转移酶）仍然升高的 PBC 患者。这些无应答或应答不完全者预后较差且需要辅助治疗（前面讨论过），但不需要免疫抑制治疗。

十、结论

我们对 PBC 理解更加深入。尽管几种有关遗传关联的发现尚未应用于临床，但风险分层的概念正日益普及。理解替代性指标的预后意义使我们能够进行个体化治疗，并识别出有可能从更密切的监测和辅助治疗中受益的患者。OCA 是最近被批准用于 PBC 二线治疗的药物，可显著降低近半数患者的血清 ALP，并相应地提高无肝移植生存率。几种针对难治性 PBC 的新分子目前正在研究中。

尽管 PBC 的发病率和患病率均在上升，但肝移植率却一直在下降，这可能反映出了使用 UDCA 的长期获益。少数 PBC 患者仍需要肝移植，移植后 5 年、10 年和 15 年的生存率很高。至移植后第 10 年，近 40% 的患者出现 PBC 复发，但最近的资料表明移植后使用 UDCA 可减少复发。

框 21-1　诊断原发性胆汁性胆管炎/自身免疫性肝炎（PBC-AIH）重叠综合征的巴黎标准[188]

AIH 部分
- 中度至重度界面性肝炎（必需）
- 以下 3 项中的任意 1 项：
  - IgG ≥ 2×ULN
  - 平滑肌抗体 > 1 : 20
  - ALT > 5×ULN

PBC 部分
- 以下 3 项中的任意 2 项：
  - AMA 阳性
  - 相应的组织学表现
  - ALP > 2×ULN 或 GGT > 5×ULN

AIH. 自身免疫性肝炎；ULN. 正常上限；ALT. 谷丙转氨酶；PBC. 原发性胆汁性胆管炎；AMA. 抗线粒体抗体；ALP. 碱性磷酸酶；GGT.γ- 谷氨酰转移酶

第 22 章　自身免疫性肝炎

Autoimmune Hepatitis

Gideon M. Hirschfield　Gwilym J. Webb **著**

王倩怡　贾继东 **译**

要　点

- 自身免疫性肝炎是一种以免疫介导的肝细胞损伤为主要特征的慢性肝脏疾病，病因尚不明确。
- 该病多见于女性，可发生在任何年龄。
- 一些基础研究和临床观察性研究表明 T 细胞在该病的发病过程中发挥作用。
- 目前已明确该病的发生与 HLA 等位基因相关，与非 HLA 相关遗传因素的关联性尚未完全确定。
- 该病可出现多种自身抗体阳性，这些自身抗体对诊断、预后和临床分型有重要意义。
- 常合并其他自身免疫性疾病。
- 该病可能会与原发性硬化性胆管炎或原发性胆汁性胆管炎有一些重叠特征。
- 该病患者临床表现多变，起病时常无症状或仅有轻度非特异性症状，伴有血清氨基转移酶水平或 IgG 水平升高。
- 病理学上典型特征是汇管区淋巴 – 浆细胞浸润，并向汇管区周边肝实质细胞攻击，形成界面性肝炎。
- 该病起病的急缓和肝脏损害的严重程度差异较大：30% 的患者在起病时已存在肝硬化，而 20% 肝功能正常。
- 自身免疫性肝炎对糖皮质激素治疗应答良好，特别是联用硫唑嘌呤，但多数患者需要终身治疗。
- 少数患者最终需要接受肝脏移植治疗，肝移植后该疾病可能会复发。

一、概述

自身免疫性肝炎（autoimmune hepatits，AIH）是一种对糖皮质激素治疗应答良好，但易复发、临床表现多样的肝脏疾病。该病比较少见，病因不明，以免疫介导的肝细胞损伤为主要特征[1]。由于自身免疫耐受机制受损，自身抗体与自身抗原发生免疫反应导致疾病的发生。目前研究揭示，免疫调节缺陷、环境诱发因素、遗传易感性等是该病可能的发病机制。组织学上主要表现为汇管区及汇管区周围炎症细胞浸润。炎症细胞主要包括 T、B 淋巴细胞和成熟的浆细胞。该病可逐渐出现进展性肝细胞破坏、纤维化，最终进展为肝硬化。然而，疾病发展速度和起病时疾病所处分期有明显个体差异。该病对糖皮质激素和针对 T 淋巴细胞的免疫抑制治疗应答良好，而对治疗应答好的患者预后相对较好，但部分患者最终可能进展为终末期肝病而需要接受肝移植治疗。许多患者在长期的免疫抑制治疗过程中会出现不良反应。

二、发病机制

现在较为公认的自身免疫性肝炎的发病机制是一种或多种环境或感染诱发因素在易感个体中触发

了异常免疫反应（图 22-1）。然而，除了罕见的单基因遗传疾病或个体药物 / 毒物暴露，尚未发现明确的单一致病因素。

目前认为该病是多种致病因素共同作用的结果。诱发自身免疫反应的确切机制尚未明确。与自身免疫性肝炎相关的自身抗体，也常会在病毒性肝炎或其他炎性肝损伤期间一过性出现于血清中，这提示病毒感染可能导致通常受到保护的抗原被暴露，或通过分子模拟诱导产生自体交叉反应。肝肾微粒体 1 型抗体（抗 LKM-1）与包括丙型肝炎病毒和巨细胞病毒在内的病毒肽序列的交叉反应，为分子模拟学说提供了证据[2]。

（一）聚焦 T 细胞

多项研究结果支持 CD4 阳性 T 细胞（也称为辅助 T 细胞）在自身免疫性肝炎的发病机制中起核心作用（图 22-2）。在自身免疫性肝炎中有大量 CD4$^+$ T 细胞浸润，自身免疫性肝炎患者的血清中 CD4$^+$T 细胞及其特异性克隆产生的细胞因子水平也明显增加。这在 2 型自身免疫性肝炎中尤为明显，在该亚型中已鉴定出对细胞色素 P$_{450}$2D6 的肽序列特异的 CD4$^+$T 细胞克隆[3]。在活动性自身免疫性肝炎中，肝细胞表面被诱导表达组织相容性复合体（MHC）Ⅱ类分子，后者将抗原递呈给 CD4$^+$T 细胞，

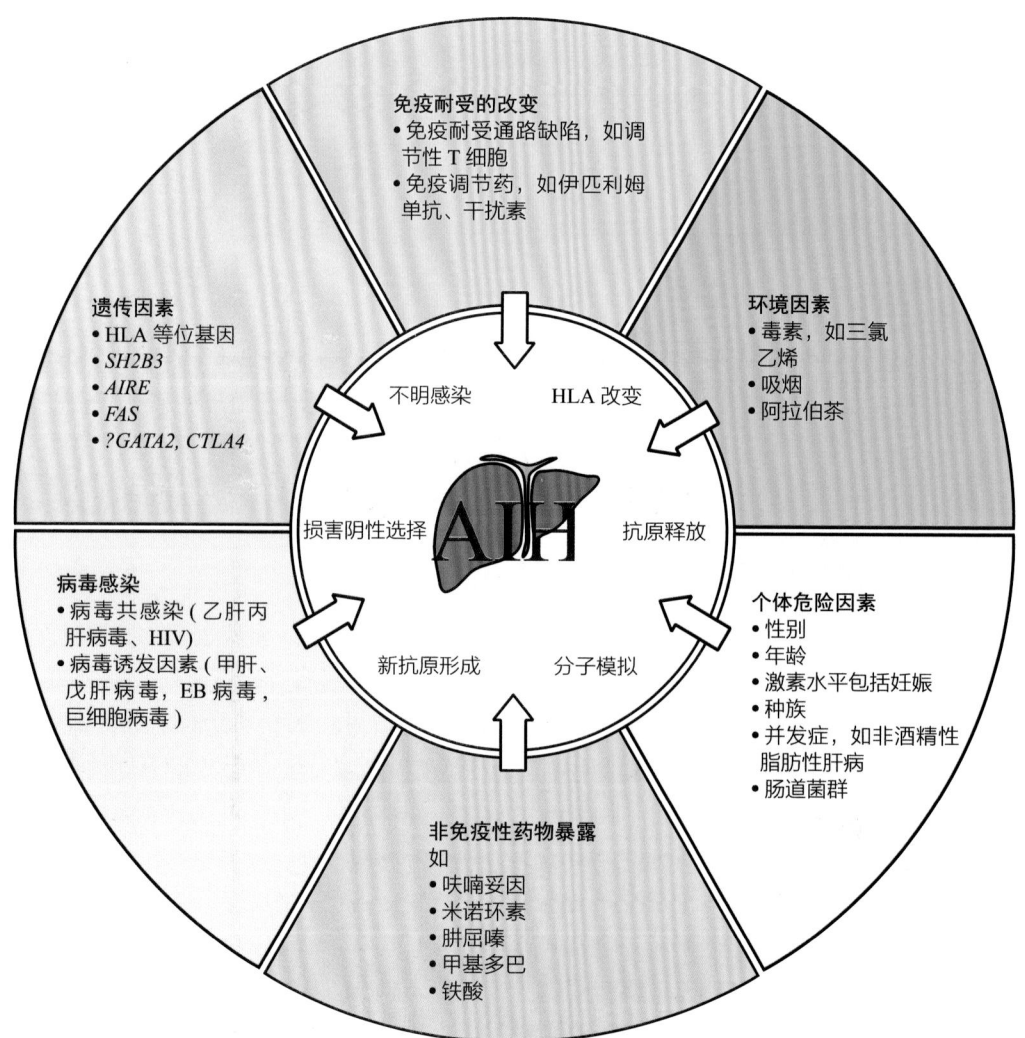

▲ 图 22-1　自身免疫性肝炎（AIH）发病的可能病因

目前自身免疫性肝炎的病因并未完全明确，但推测可能与一些潜在因素有关。HIV. 人类免疫缺陷病毒；*SH2B3*. 也称为 Lnk；*AIRE*. 自身免疫调节药；*FAS*.Fas 受体，又称 CD95 或凋亡抗原 -1；*CTLA4*. 细胞毒性 T 淋巴细胞相关蛋白 4

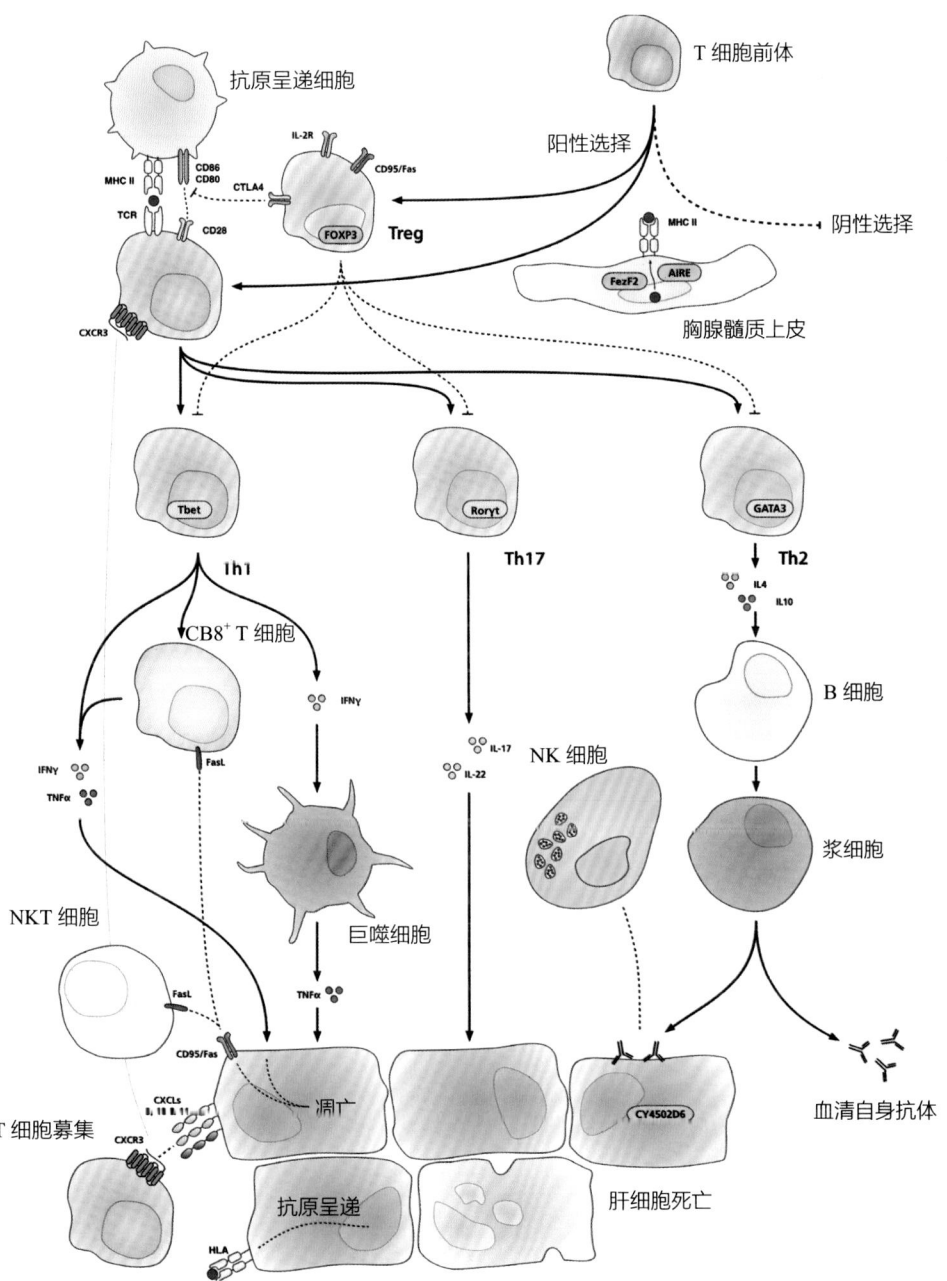

▲ 图 22-2　T 细胞在自身免疫性肝炎的发病机制中起核心作用

T 细胞前体同时受到阳性选择和阴性选择的影响，主要是在胸腺中。它们是针对胸腺上皮呈现的抗原而选择的；其中一些抗原被限制在特定的组织中，主要组织相容性复合体Ⅱ（MHCⅡ）对这些抗原的呈递是由自身免疫调节因子和 FezF₂ 蛋白介导的。调节性 T 细胞（Treg）抑制所有 T 细胞谱系活性，并与自身免疫性肝炎的发病机制有关。外周抗原呈递细胞（APC）主要是树突状细胞，但也包括巨噬细胞、单核细胞、B 细胞，在炎症情况下，还有肝细胞。APC 向 T 细胞呈递外源性抗原和自身抗原。那些具有抗原特异性 T 细胞受体（TCR）的 T 细胞被激活，并可能分化为效应细胞。有效的激活需要 CD28 受体通过其配体 CD86 和 CD80 的共同刺激连接。效应 T 细胞主要由 3 个谱系组成，每个谱系都与自身免疫性肝炎的发病机制有关。在自身免疫性肝炎中，T 细胞可能通过 C-X-C 趋化因子受体基序 3（CXCR3）及其配体 C-X-C 趋化因子 CXCL9、CXCL10 和 CXCL11 的相互作用迁移到炎症组织，所有这些都是通过损伤肝细胞表达的。1 型辅助性 T 细胞（Th1）的特征是表达转录因子 T-bet，并分泌肿瘤坏死因子 α（TNF-α）和干扰素-γ（IFN-γ），可诱导肝细胞坏死及活化 CD8⁺ T 细胞和巨噬细胞。巨噬细胞可以通过 TNF-α 直接诱导坏死，活化的 CD8⁺ T 细胞也可以直接诱导坏死，CD8⁺ T 细胞也产生干扰素-γ；CD8⁺ T 细胞和 NKT 细胞均可通过 CD95/Fas-Fas 配体系统诱导肝细胞凋亡。自身免疫性肝炎也表达 CD95 死亡受体。以转录因子 RorγT 表达为特征的 17 型辅助性 T 细胞（Th17）分泌促炎症性白细胞介素 IL-17 和 IL-22，可能导致肝细胞死亡。2 型辅助性 T 细胞（Th₂）以转录因子 GATA3 为特征，分泌 IL-4 和 IL-10，以及支持 B 细胞活化和成熟的其他机制。B 细胞经历亲和成熟，可能成熟为浆细胞，并分泌针对肝细胞靶点如 CY4502D6 的抗原特异性抗体。它们的结合可能激活细胞毒性和吞噬机制，包括自然杀伤细胞和实验室试验中分泌的抗体目前鉴定出的最强的遗传关联证据是编码 MHC Ⅱ类分子的 HLA-D 复合物。自身免疫性肝炎患者外周血的细胞因子变化包括 CD4⁺T 细胞产生的几种细胞因子的上调，几种影响 CD4⁺T 细胞的单基因综合征也可产生自身免疫性肝炎。此外，肿瘤患者经免疫调控点抑制药治疗及 HIV 治疗过程中的免疫重建阶段等，均可激活 CD4⁺T 细胞[4]。相反，对 T 细胞活性具有选择性抑制的免疫抑制药，如麦考酚酸，对自身免疫性肝炎治疗有效。

（二）免疫调节缺陷

多项临床研究表明，T 细胞调节缺陷与自身免疫性肝炎的发病相关。在患有 1 型自身免疫性多腺体综合征的患者中存在抗原呈递异常，即将原本只局限于非造血细胞的抗原呈递到发育中的 T 细胞。这是由于自身免疫调节基因 AIRE 突变所引起的。这导致了自身反应效应 T 细胞不能被删除，以及自身特异性调节性 T 细胞阳性选择失败。约 20% 自身免疫性肝炎患者会表现出各种自身免疫现象[5]。在小鼠中，破坏参与抗原呈递的其他基因也可能导致类似于人类自身免疫性肝炎特征的综合征。调节性 T 细胞一项重要功能是通过拮抗性分子 CTLA4 介导的，其作用是减少效应 T 细胞共刺激。应用能够阻断这一机制的药物，如伊匹单抗可以促进机体对恶性肿瘤的免疫反应，但可能会导致自身免疫反应的发生，少数会发展为自身免疫性肝炎。少数发生 CTLA4 基因突变的患者，可患有多系统自身免疫综合征，包括自身免疫性肝炎[6]。据报道，1 例自身免疫性肝炎患者存在 GATA2 基因错义突变，这可导致抗原呈递细胞多种缺陷、易发生感染、循环中调节性 T 细胞绝对缺乏[7]。最后，促进死亡的 Fas 或其配体 FasL 的突变可能引起自身免疫性淋巴增殖综合征，其中某些病例伴有活化 T 细胞凋亡异常和自身免疫性肝炎。尽管如此，尚未检测到初治患者体内效应 T 细胞或调节性 T 细胞一致性功能缺陷。

（三）环境诱发因素

许多化合物可以诱发在临床和病理学上与自身免疫性肝炎非常相似的过程，如甲基多巴、呋喃妥因、双氯芬酸、二烯酸，米诺环素等（框 22-1）[8-10]。值得注意的是，药物诱导的自身免疫性肝炎与药物性肝损伤最大的区别是，前者的肝脏损伤在停药后仍然会持续存在。有学者提出，这些药物的活性代谢物与细胞蛋白质如 CYP450 的成分结合，产生新的抗原，从而会加重炎症反应[11]。少数自身免疫性肝炎病例与工业溶剂三氯乙烯相关，这已被来自自身免疫性肝炎小鼠模型的研究证实[12]。如上所述，存在于不同病毒的同源物可能与 CYP2D6 有交叉反应性[2]。尽管如此，除病例报道外，尚未发现特定病毒感染与自身免疫性肝炎发病之间的固定关系。

（四）遗传易感性

患有肝外自身免疫性疾病或有自身免疫性疾病家族史者，更易患自身免疫性肝炎。尽管报道很少，但同卵双胞胎中自身免疫性肝炎的发生频率显著高于异卵双胞胎（例如，参考文献 [13] 主张发病机制中的遗传成分）。

与许多其他自身免疫性疾病一样，自身免疫性肝炎与特异性 HLA-D 等位基因相关[14]。某些等位基因可增加疾病易感性，并影响疾病的严重性。如在欧洲白人中，携带 DRB1*03:01 和 DRB1*04:01 会增加疾病易感性，前者与疾病程度重有关，而后者与发病较晚有关[15]。然而，自身免疫性肝炎与 HLA 关联在不同种族人群之间亦有所不同，如日本人群中与 HLA-DR4 有关，拉丁美洲人群中与

框 22-1 与自身免疫性肝炎样综合征相关的药物

- 呋喃妥因
- 米诺环素
- 肼苯达嗪
- 甲基多巴
- α- 和 β- 干扰素
- 英夫利昔单抗、阿达木单抗和依那西普（TNF-α 轴阻断药）
- 伊普利姆单抗（CTLA4 阻断药）和彭布罗利珠单抗（PD1 阻断药）
- 非甾体类抗炎药
- 阿拉伯茶和黑升麻
- 大柴胡汤

注：在"药物性肝损伤"的一般术语下，许多其他药物和草药可能导致不同于自身免疫性肝炎的可变肝损伤

DRB1*13:01 和 *DQB1*06* 有关[16, 17]。

　　HLA 等位基因如何影响自身免疫性肝炎的易感性目前尚不清楚。一种理论认为，在携带 *DRB1*0301*、*DRB3*0101* 和 *DRB1*0401* 等位基因的白人中，其 HLA Ⅱ类分子结合沟中有对抗原识别至关重要的共同易感性决定因子[18]。可以借鉴来自其他疾病的研究：在原发性胆汁性胆管炎中，与疾病发病风险相关的 *HLA-DRB1*08:01* 编码的 T 细胞表现出对特定的丙酮酸脱氢酶 E_2 亚基肽的高亲和力，在临床尚可检测出特异性抗线粒体抗体（AMA）[19]。在阿巴卡韦超敏综合征中，特定 HLA-D 等位基因的抗原结合库被阿巴卡韦改变，使其表达不同的肽结合库，包括自身肽[20]。

　　最近，全基因组研究发现欧洲人的 1 型自身免疫性肝炎的发病与基因位点 *SH2B3* 或 *Lnk* 有关，以上基因位点已被证实与多种自身免疫性疾病相关，包括原发性硬化性胆管炎和原发性胆汁性胆管炎[21]。在功能上，SH2B3 是 T 细胞活化、肿瘤坏死因子和 Janus 激酶信号转导的负向调节因子，并且是正常造血所必需的。

　　许多其他基因的相关研究也在探讨与自身免疫性肝炎的关联，尽管除 HLA 外尚没有一项在全基因组分析中得到证实。其中较为有趣但未经证实的观察结果是，*CTLA4* 的突变可能与 1 型自身免疫性肝炎的发生相关[22]。值得注意的是，到目前为止，对 2 型自身免疫性肝炎遗传风险的评估非常少。

三、组织病理学

　　肝穿刺活检和组织病理学检查对于自身免疫性肝炎的诊断意义重大。自身免疫性肝炎的病理学表现有一些特征，但并不是本病特有的，一些其他病因的肝脏疾病也可以有类似的表现，故需进行仔细鉴别（图 22-3 至图 22-6）。

　　自身免疫性肝炎的典型特征是肝脏内淋巴浆细胞浸润，呈混合性单核细胞的异常聚集[23, 24]。包括 $CD8^+$ 细胞毒性 T 细胞、$CD4^+$ 辅助性 T 细胞、B 淋巴细胞、成熟的浆细胞和嗜酸性粒细胞。其中浆细胞的出现对于本病诊断和鉴别诊断最有意义。炎症浸润多以汇管区为中心，常不伴有汇管区结构的破

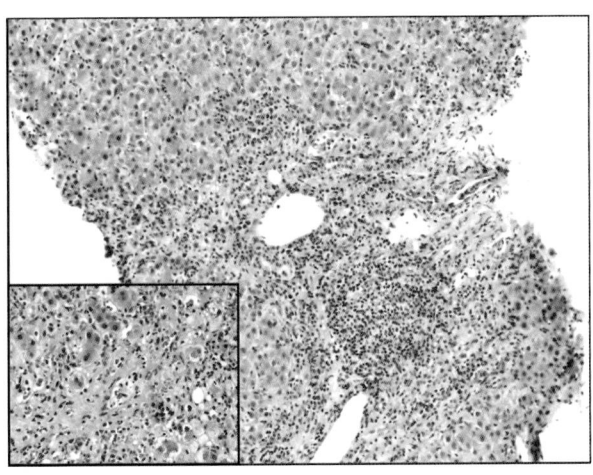

▲ 图 22-3　自身免疫性肝炎的典型病理改变

本例来自一位 56 岁女性患者，患有急性起病的自身免疫性肝炎，病理表现为界面性和小叶性肝炎混合浆细胞、淋巴细胞、嗜酸性粒细胞炎症细胞浸润，伴有气球样变和 2 级纤维化（HE 染色）

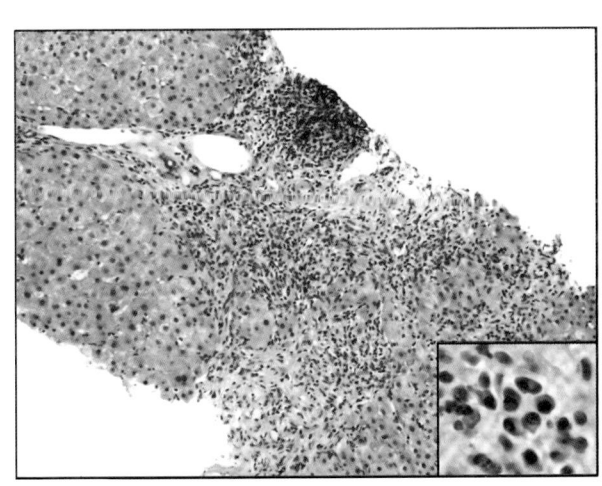

▲ 图 22-4　自身免疫性肝炎的典型病理表现

本例来自一位无症状的 64 岁老年男性患者，病理表现为明显的界面性肝炎和小叶内炎症，大量浆细胞浸润，伴有桥接纤维化和早期再生结节形成（HE 染色）

坏，少数患者（10%）可伴有轻度胆管炎症，多不伴明显胆管损伤。在部分患者汇管区与周围肝实质之间的界板受到侵犯，称之为界面性肝炎。界面性肝炎可与气球样变和玫瑰花结相伴发。在一些特别严重病例，可能会出现明显的肝细胞融合坏死。另一个被认为很有提示意义但并非十分特异性的病理特征是淋巴细胞穿入现象[25]，然而非肝脏病理医师对该特征的诊断较为困难。

　　急性起病的自身免疫性肝炎患者病理学特点与隐匿起病者存在差异。以暴发性肝衰竭起病者组织

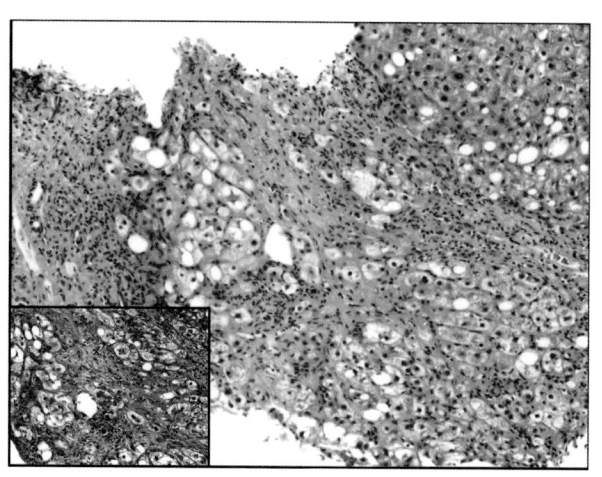

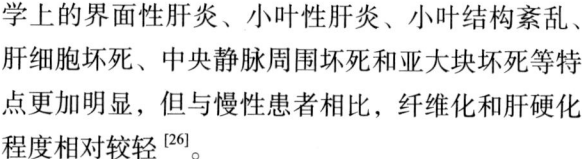

▲ 图 22-5　自身免疫性肝炎的典型病理表现

本例来自一位自身免疫性肝炎合并非酒精性脂肪性肝炎、糖尿病的 53 岁老年女性患者，病理表现为明显的淋巴浆细胞浸润伴桥接纤维化、再生结节、气球样变、肝细胞脂变和窦周、小叶中心纤维化（HE 染色，Masson 染色）

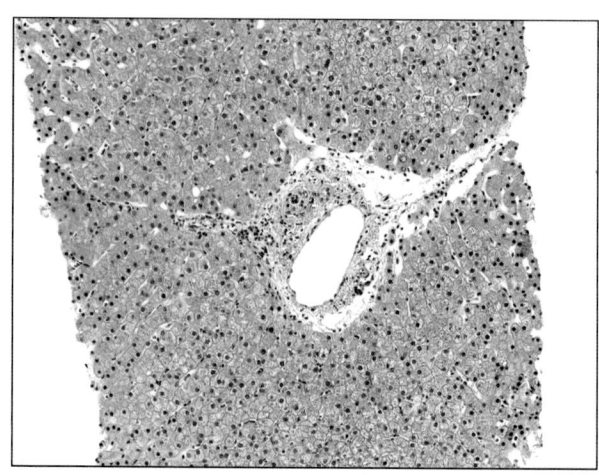

▲ 图 22-6　免疫抑制治疗后纤维化消退

图 22-3 的患者经 3 年免疫抑制治疗后获得了临床缓解，肝穿提示肝组织活检未见异常

学上的界面性肝炎、小叶性肝炎、小叶结构紊乱、肝细胞坏死、中央静脉周围坏死和亚大块坏死等特点更加明显，但与慢性患者相比，纤维化和肝硬化程度相对较轻[26]。

除了上述肝细胞炎症性改变外，30% 的患者在诊断时组织学上还可以表现为各种程度的肝纤维化，包括桥接纤维化和明确的肝硬化。肝细胞脂肪变并不是自身免疫性肝炎的典型特征，但常会合并

存在。如果有明显的胆汁淤积、铁或铜沉积或明显的肝细胞脂肪变，则需要考虑其他病因。自身免疫性肝炎也可以与其他自身免疫性肝病重叠存在。

四、自身抗体及其分类

自身抗体可以用作疾病的诊断和分型的依据，并可判断预后（表 22-1）。并不是所有实验室都能

表 22-1　与自身免疫性肝炎相关的主要自身抗体和抗原

自身抗体	靶抗原	注　解
抗核抗体（ANA）	包括组蛋白、着丝粒、DNA 和染色质的可变核抗原	支持 1 型自身免疫性肝炎的诊断，尤其是高滴度时。原发性胆汁性胆管炎相关 ANA 表现出独特的染色模式
抗平滑肌抗体（SMA）	包括肌动蛋白在内的平滑肌成分	支持 1 型自身免疫性肝炎的诊断
丝状肌动蛋白抗体（F-actin）	平滑肌和细胞骨架的丝状肌动蛋白成分	支持 1 型自身免疫性肝炎的诊断，比抗平滑肌抗体特异性更强
抗肝肾微粒体抗体 -1 型（LKM-1）	细胞色素 P_{450} 2D6	支持 2 型自身免疫性肝炎的诊断
可溶性肝抗原 / 肝胰抗原抗体（SLA/LP）	肝、胰腺细胞质可溶性抗原	自身免疫性肝炎的特异性抗体，提示预后不佳
肝细胞胞浆抗体 -1 型（LC-1）	甲酸转移酶环脱氨酶	提示预后不佳
抗线粒体抗体（AMA）	丙酮酸脱氢酶复合物	与原发性胆汁性胆管炎更相关，可见于少数自身免疫性肝炎
核周抗中性粒细胞胞浆抗体（pANCA）	中性粒细胞内的层粘连蛋白	可见于少数自身免疫性肝炎和少数原发性硬化性胆管炎
抗肝肾微粒体抗体 -3 型（LKM-3）	葡萄糖醛酸基转移酶	支持 2 型自身免疫性肝炎的诊断

检测全部自身抗体。更重要的是，在急性严重疾病初期自身抗体可能检测不出，也可能在进行免疫抑制治疗后消失，约有 20% 的患者自身抗体始终为阴性[27]。另一方面，一些自身抗体也可能会出现在其他肝脏疾病中，如丙肝病毒感染。有趣的是，与许多其他慢性自身免疫性疾病如原发性胆汁性胆管炎、1 型糖尿病、类风湿关节炎等不同，自身免疫性肝炎的自身抗体在发病之前并不能检测出来[28]。在临床实验室所能检测出的自身免疫性肝炎相关自身抗体多数是 IgG 亚型，主要由非特异性 IgG 多克隆扩增组成。

通常在啮齿动物肝脏、肾脏和胃组合切片上通过间接免疫荧光法来筛选自身抗体，也可同时配有专门针对抗核抗体（ANA）的切片（图 22-7）。可以通过免疫印迹或酶联免疫吸附测定（ELISA）方法确认特异性抗体。可溶性肝抗原和肝胰腺抗原曾被分别单独描述，但此后发现两者针对的靶抗原相同，故标示为 SLA/LP。

在 1 型自身免疫性肝炎中，主要的循环自身抗体是 ANA、抗平滑肌抗体（SMA）和抗 F 肌动蛋白抗体（F-actin 抗体），但这些抗体都不具有疾病特异性。其中抗 F-actin 抗体对 1 型自身免疫性肝炎的诊断更敏感[29]。可以将抗 F-actin 抗体阳性等同于评分系统中的 SMA 阳性。ANA 抗体又可细分为针对多种可提取核抗原的抗体，包括抗 -gp210 和抗 -sp100，而这两者阳性更提示原发性胆汁性胆管炎的诊断及与其他几种自身免疫综合征相关的亚型。在少数患有典型的 1 型自身免疫性肝炎的患者中可检测到 AMA，在没有其他特征提示原发性胆汁性胆管炎的情况下，AMA 似乎不会影响本病的临床进程[30]。

2 型自身免疫性肝炎相对较少见，多发生于年轻患者，且常伴随其他多器官自身免疫综合征。抗肝肾微粒体抗体 1 型（LKM-1）和抗可溶性肝细胞胞浆抗体 -1 是 2 型自身免疫性肝炎的标志性自身抗体。LKM-1 抗体所针对的靶抗原是细胞色素 P_{450} 酶 CYP2D6，该抗体也可见于约 5% 的慢性丙型病毒性肝炎和 25% 氟烷诱导的肝炎患者中。LC-1 抗体的靶抗原甲氨基转移酶环脱氨酶（FTCD）是一种肝脏特异性的代谢酶，LC-1 抗体常与 LKM-1

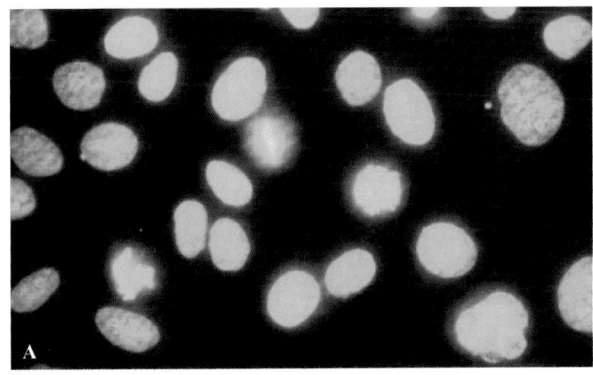
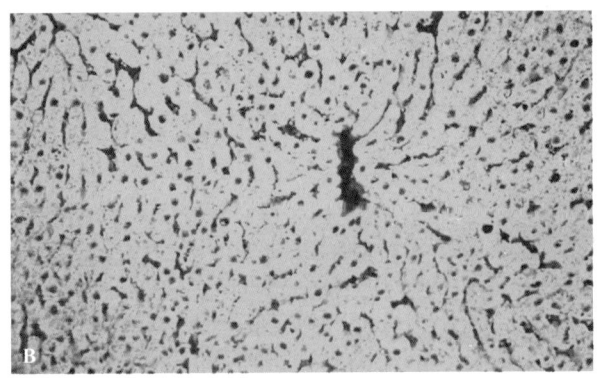
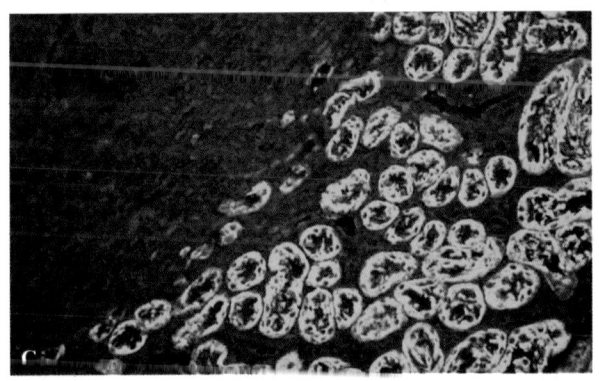
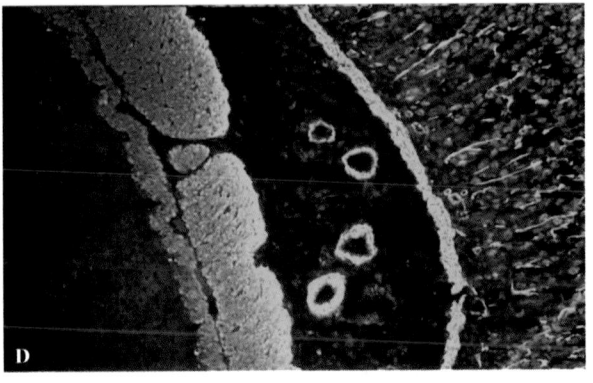

▲ 图 22-7　自身免疫性肝炎中的选择性自身抗体
自身免疫性肝炎自身抗体的筛选通常采用间接免疫荧光法。A.HEp-2 细胞上染色的抗核抗体；B. 啮齿动物肝脏制备的肝肾微粒体抗体 1 型；C. 啮齿动物肾脏制备的肝肾微粒体抗体 1 型（注意优先染色较大的肾小管）；D. 啮齿动物胃制备的抗平滑肌抗体

抗体同时存在，但也可是唯一的循环自身抗体[31]。LKM-3 抗体在 2 型自身免疫性肝炎中很少见。

五、临床表现

（一）人口学和流行病学

自身免疫性肝炎相对少见，其发病率约为每年 1/10 万，患病率约为 10/10 万[13, 32, 33]。自身免疫性肝炎可无明显临床表现，故其患病率有可能被低估。"燃尽的"（burnt-out）自身免疫性肝炎和非酒精性脂肪性肝病都是隐源性肝硬化的可能病因。英国和美国约 4% 的肝脏移植是因为自身免疫性肝炎，而在欧洲肝移植注册系统中占将近 10%[34-36]。

该疾病在各年龄均有报道。男性患者发病早于女性，且发病早者其疾病进展可能更快。总体来说，发病年龄高峰在 30—50 岁，2 型自身免疫性肝炎更多见于儿童。

与其他自身免疫性疾病相似，自身免疫性肝炎多见于女性，男女临床过程相似，根据自身抗体谱可以分为 2 个亚型：1 型和 2 型。研究表明虽然男性接受免疫抑制治疗后复发率更高，但女性需要肝移植的比例更高。来自北欧的数据提示，在起病时有 30% 的患者已有肝硬化[32, 37]。

自身免疫性肝炎的发病率有地域差异，以北欧最高，且 2 型自身免疫性肝炎多见，而北美 2 型自身免疫性肝炎并不常见。此外，在北美土著中的发病率高于在北美居住的白人。非白人、非日裔患者的疾病进展可能更快，非洲裔美国患者更易表现为肝硬化[13, 38]。

（二）临床症状

自身免疫性肝炎的临床症状多样，多数为非特异性，其鉴别诊断范围较广（表 22-2）[13, 39, 40]。常见的症状包括全身乏力、感觉不适、右上腹不适、食欲减退、体重减轻、瘙痒和多发关节痛，由此可见该病与病毒性肝炎表现现有相似性[39]。临床症状的出现可能与生化指标异常有关，但似乎与预后无关。体格检查可有右上腹压痛。

常见于其他肝病的症状也可见于本病急性严重

表 22-2　自身免疫性肝炎的鉴别诊断

疾　病	注　解
药物性肝损伤	与自身免疫性肝炎不易鉴别，但需避免可能引起疾病的潜在药物
病毒性肝炎 • 甲型病毒性肝炎 • 乙型病毒性肝炎（或合并丁型病毒性肝炎） • 丙型病毒性肝炎 • 戊型病毒性肝炎 • EB 病毒肝炎 • 巨细胞病毒肝炎	病毒性肝炎，特别是丙型病毒性肝炎，可诱导产生自身抗体。干扰素治疗病毒性肝炎可能引起 AIH 样综合征
代谢性疾病 • 非酒精性脂肪性肝病 • Wilson 病 • α₁- 抗胰蛋白酶缺乏症 • 血色病	普通人群中脂肪肝发病率较高，脂肪肝的出现不能排除可能同时合并自身免疫性肝炎
其他自身免疫性疾病 • 原发性胆汁性胆管炎 • 原发性硬化性胆管炎 • 肉芽肿性肝炎 • 巨细胞性肝炎	抗线粒体抗体的存在提示原发性胆汁性肝硬化，尤其是同时合并有胆汁淤积表现；胆道成像异常可能提示原发性硬化性胆管炎。两者通常引起血清碱性磷酸酶的升高
中毒性肝损伤 • 酒精 • 对乙酰氨基酚	
妊娠相关肝脏疾病 • 妊娠期肝内胆汁淤积 • 妊娠期急性脂肪肝 • HELLP 综合征	这些疾病出现在妊娠期比自身免疫性肝炎更常见。而且如果出现自身免疫性肝炎，更典型的是发生在产后

病例或慢性化病例。在急性严重病例，患者可出现黄疸、肝性脑病和门静脉高压，可见蜘蛛痣、毛细血管扩张、腹水征象、外周水肿和静脉曲张。值得注意的是，约有 1/3 的成人患者和 50% 的儿童患者可表现为肝硬化[41]。此外，也可见到其他合并的自身免疫性疾病的相关表现（表 22-3）。

1. 1 型和 2 型自身免疫性肝炎

20 世纪 80 年代后期的最初研究根据自身抗体谱将自身免疫性肝炎分为 1 型和 2 型。这种分类基于实验室检查而不是临床特征，但 2 型自身免疫性肝炎似乎进展更快，尤其是在起病早的更年轻患者中，不过在成人两者相似[42]。表 22-4 概括了 1 型和 2 型的区别。以 SLA/LP 阳性为标志的 3 型自身免疫性肝炎目前被认为是另一种亚型，其预后更差，不过这种分型目前还存在争议[43]。

2.伴随特征

合并肝外自身免疫性疾病的自身免疫性肝炎患者的比例尚不清楚，来自大样本病例分析显示约 40% 的病例会合并其他自身免疫性疾病（表 22-3）[44, 45]。

六、诊断

自身免疫性肝炎的诊断通常基于实验室检查异常并结合病理学特点，还需排除其他病因导致的肝损害。暴露于潜在病原体和患者或自身免疫家族史可能有助于诊断。简化评分标准被推荐用于自身免疫性肝炎的诊断，对权衡可疑病例的诊断可能性很有帮助（表 22-5）[46]。有助于诊断的另一特征是用国际自身免疫性肝炎小组（IAIHG）的标准时，本病对糖皮质激素治疗应答良好，但是大多数病例在

表 22-3　与自身免疫性肝炎相关的肝外免疫性疾病

疾 病	发生率
甲状腺炎	10%
1 型糖尿病	5%～10%
炎症性肠病	2%～5%
类风湿关节炎	2%～5%
银屑病	2%
干燥综合征	2%
系统性红斑狼疮	1%
麦角性肠病	1%
多发性硬化	1%
1 种或 1 种以上肝外自身免疫性疾病	40%

表 22-5　自身免疫性肝炎诊断的简化评分标准

变量	标准	分值
ANA 或 SMA	≥1：40	1 分
以下一项或多项： 　ANA 或 SMA 　LKM 　SLA	 ≥1：80 ≥1：40 阳性	2 分
IgG	>正常值上限 >1.1 倍正常值上限	1 分 2 分
肝脏组织学	符合 AIH 典型 AIH 表现	1 分 2 分
病毒性肝炎证据	无	2 分
	AIH 可能 确诊 AIH	≥6 分 ≥7 分

ANA. 抗核抗体；SMA. 抗平滑肌抗体；LKM. 抗肝肾微粒体抗体
出现自身抗体最多得 2 分
经 John Wiley & Sons 许可转载，引自参考文献 [46]

表 22-4　1 型和 2 型自身免疫性肝炎

	1 型	2 型
比例	90%	10%
地理分布	世界范围内均有分布	主要分布在北欧
性别比（女：男）	3：1	9：1
发病的中位年龄	40—60 岁	10—20 岁
临床表现	多样	多急性起病，肝硬化常见
自身抗体	ANA、抗 SMA、F-actin	LKM
HLA	*HLA-DRB1*03:01、DRB1*04:01*	*HLA-DRB1*03:01、DRB1*07:01*
预后	较好	易进展，易出现肝硬化
治疗	绝大多数经糖皮质激素治疗后生化指标复常	部分需二线免疫抑制药治疗或无应答
停药后复发	70%	非常普遍

注：2 型自身免疫性肝炎在北欧比北美更常见，可能与自身免疫性多内分泌病 - 念珠菌病 - 外胚层营养不良综合征有关；ANA. 抗核抗体；F-actin. 丝状肌动蛋白抗体；SMA. 抗平滑肌抗体

停用免疫抑制治疗后会复发。该疾病的鉴别诊断范围较广，见表 22-2。

七、治疗

（一）药物治疗

几个国际主要肝病学会均发表了自身免疫性肝炎诊疗指南[41, 47]。治疗的目标是同时达到生化学应答（血清氨基转移酶和 IgG 水平复常）和组织学缓解。表 22-6 和图 22-8 总结了治疗方案。有关自身免疫性肝炎的随机对照研究相对较少，多数推荐意见来源于专家意见和病例报道。

由于伦理等因素不宜再重复的早期研究表明，因为糖皮质激素在急性起病的自身免疫性肝炎中疗效显著，故糖皮质激素已成为本病治疗的基石[48]。虽然给药方法不尽相同，但大多数中心使用泼尼松或其代谢产物泼尼松龙作为主要疗法。通常剂量范围为 20mg/d～1mg/kg，在儿科病例中，宜采用根据体重计算的较高剂量[41, 47]。在暴发性病例中，一些人主张静脉注射甲泼尼龙。大多病例生化指标应答迅速，而组织学应答较慢[49]。

用于初始治疗泼尼松（龙）的主要替代品是布地奈德。这种合成的糖皮质激素经口服给药后具有肝脏首过效应。该药对自身免疫性肝炎的诱导缓解治疗效果与泼尼松（龙）相似，但不良反应更少，故更适用于需减少糖皮质激素不良反应的非暴发性、非肝硬化的患者[50]。

从长远来看，为减少糖皮质激素长期治疗的累

表 22-6　自身免疫性肝炎的治疗药物

药　物	注　释	不良反应	剂　量
皮质类固醇类			
泼尼松龙或泼尼松	新发自身免疫性肝炎的标准疗法	体重增加、情绪不稳定、肾上腺抑制、糖尿病、骨质疏松症、白内障、易受感染、痤疮、皮肤改变（条纹和变薄）	通常建议初始剂量至少 20mg/d，有些指南推荐 1mg/（kg·d）（特别是儿童患者），然后逐渐减量直至停用糖皮质激素，过渡为硫唑嘌呤单药治疗。有些医师倾向于小剂量初始治疗缓慢减量，而有些倾向于较大剂量初始治疗较快速减量
布地奈德	不适用于肝硬化患者	很少	初始剂量 9mg/d，逐渐减量直至停药
抗代谢药物			
硫唑嘌呤	代谢具有个体差异，主要与别嘌醇相互作用	感染、恶性肿瘤（特别是皮肤）、恶心、上消化道不适、胰腺炎、骨髓抑制、皮疹	1～2mg/（kg·d）
6- 巯基嘌呤	适用于某些无法耐受硫唑嘌呤的患者	同硫唑嘌呤	高达 1mg/（kg·d）
吗替麦考酚酯	据报道对部分硫唑嘌呤或 6- 巯基嘌呤无反应的患者或糖皮质激素初治无应答的患者	感染、恶性肿瘤（特别是皮肤）、腹泻、致畸、骨髓抑制	500～3000mg/d
钙调磷酸酶抑制药			
他克莫司环孢素	对部分儿童患者有效	肾病、神经病变、震颤；对于他克莫司还有牙龈肿胀	根据血药浓度调整
生物制剂			
英夫利昔单抗利妥昔单抗	只有少数病例报道	抑制体液免疫，潜在的乙肝病毒再激活	

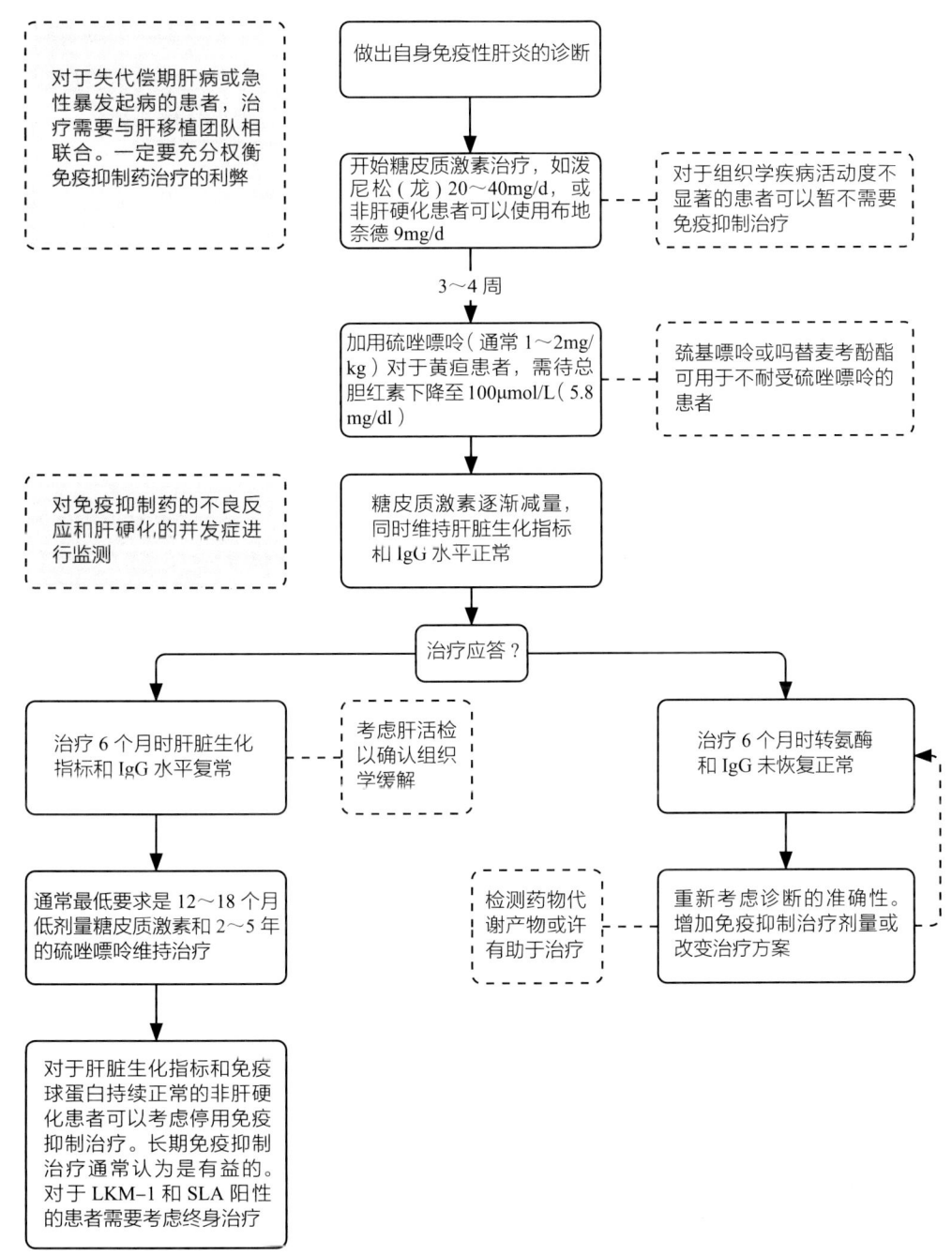

▲ 图 22-8　经典的治疗流程
自身免疫性肝炎的治疗方法。治疗方案的调整及应答情况通常取决于病程及患者意愿

积不良反应，联合用药可减少激素用量的药物。其中最主要的是嘌呤类似物抗代谢物硫唑嘌呤。硫唑嘌呤单药在自身免疫性肝炎的初始治疗中效果不及糖皮质激素，因此推荐糖皮质激素诱导治疗[51]。一部分患者可能需要联合低剂量的糖皮质激素治疗才能持续缓解，但在大多数患者采用硫唑嘌呤单药治疗即可维持缓解。

在晚期或暴发性疾病中，在胆红素小于 ≤ 100μmol/L（≤ 5.8mg/dl）前，通常不建议使用硫唑嘌呤或 6- 巯基嘌呤。这 2 种药物的严重但不常见的不良反应是骨髓抑制。硫唑嘌呤和 6-巯基嘌呤的代谢部分取决于硫基嘌呤甲基转移酶（TPMT）的活性。TPMT 活性有明显的个体差异，但不是嘌呤类似物毒性的唯一决定因素。因此，关于在开始治疗前是否检测 TPMT 水平，尚存在争议，但是治疗后一定要密切监测血常规、及时调整药物剂量和及时停药 [41, 47, 52]。治疗中检测血清嘌呤类似物代谢物的水平，对于调整剂量和了解患者依从性有帮助。

表 22-6 总结了硫唑嘌呤和其他主要药物在自身免疫性肝炎治疗中的不良反应。在一项大型系列研究中，大约 10% 的患者不耐受硫唑嘌呤 [45]。部分不耐受硫唑嘌呤的人或许可以耐受 6- 巯基嘌呤。对于无法耐受硫唑嘌呤的患者，麦考酚酸或可以成为一种有效的替代疗法。有学者建议把麦考酚酸作为一线治疗药物，但在临床上并没有推广 [53]。

钙调磷酸酶抑制药他克莫司和环孢素在硫唑嘌呤耐药患者和儿童患者中被证实有效。有报道显示，采用抗 B 细胞药物利妥昔单抗和抗肿瘤坏死因子 α 药物英夫利昔单抗治疗自身免疫性肝炎可成功达到缓解 [54]。重要的是，成功治疗自身免疫性肝炎不仅可以预防疾病进展并降低死亡率，还可以在某些情况下减轻纤维化和肝硬化（见图 22-6）[55]。因此，有学者认为，所有肝活检显示有任何程度炎症活动的患者都应考虑进行免疫抑制治疗。

（二）肝脏移植

失代偿期肝病或暴发性肝衰竭患者需考虑肝脏移植。需要与肝移植团队进行术前讨论，对免疫抑制治疗与移植的风险 – 效益比进行个体化评估。只有少数自身免疫性肝炎患者需要肝移植（一项来自英国的大型系列研究数据显示为 2%）[45]。

择期肝移植最常用于失代偿终末期肝病 / 门静脉高压患者。然而，首次发病即表现为失代偿慢性肝病伴活动性炎症者，可能对免疫抑制应答良好。急性起病的重症患者也可能对糖皮质激素应答，但开始治疗 1 周内生化指标无改善者，则提示预后不佳。暴发性肝衰竭伴肝性脑病的患者需要紧急肝移植，此种情况常伴有潜在感染，使得应用糖皮质激素有较大风险。

自身免疫性肝炎患者肝移植治疗预后良好，5 年生存率超过 80%[35]。移植后第 1 年感染发生率较高，需要密切监测。等待肝移植的患者应该减少免疫抑制药的剂量。值得注意的是，尽管急性排异的

发生率相似，移植后免疫抑制药的剂量可能需高于其他病因患者。

肝移植后自身免疫性肝炎可能会复发，文献报道的复发率差异很大，可高达 50%。当供肝有活动性炎症及移植前受者免疫球蛋白升高时，易出现疾病复发 [56]。术后复发的诊断需要基于生化指标和（或）免疫球蛋白异常，并结合肝脏组织学检查，自身抗体通常在移植后持续存在，因此对术后复发的诊断意义不大。在其他病因行肝移植的患者中，移植术后可能会出现类似于自身免疫性肝炎的综合征，称为"新发自身免疫性肝炎"，有人认为它是一种免疫排异反应。

（三）一般注意事项

自身免疫性肝炎患者的长期管理包括维持最小有效剂量免疫抑制治疗、对可能出现的不良反应的治疗及对慢性肝病的治疗。

对于肝硬化患者，需像其他病因慢性肝病一样，对食管胃底静脉曲张和肝细胞癌进行定期监测。一项大型队列研究结果显示，自身免疫性肝炎肝硬化患者肝细胞癌的年发生率约为 1%[57]。肝硬化本身和糖皮质激素治疗均会增加骨质疏松症的风险，因此推荐定期监测骨密度，并建议长期服用糖皮质激素的患者同时加用钙剂、维生素 D 和（或）双膦酸盐等预防骨质疏松。

关于长期免疫抑制治疗是否会增加实体肿瘤的发生风险，尚存在争议。然而，皮肤恶性肿瘤发生率的增加是明确的，因此建议避免阳光照射、应用防晒霜和定期进行皮肤检查。

接受抗代谢物免疫抑制药如硫唑嘌呤、麦考酚酸等治疗的患者，对全身性病毒感染（如巨细胞病毒和水痘 – 带状疱疹病毒）的易感性增加，因此可考虑进行相关疫苗的预防接种。同样，需考虑进行病毒性肝炎疫苗的相关免疫接种。免疫抑制患者应该避免接种活疫苗如黄热病疫苗。

妊娠

妊娠期间可能会新发自身免疫性肝炎。然而，妊娠期间肝损伤的新表现通常代表另一种过程。更典型的是，10%～20% 原本确诊并控制良好的自身免疫性肝炎患者在产后免疫重建过程中可能会表现

为肝脏炎症复发[58]。服用麦考酚酸和甲氨蝶呤等药物的患者需要注意避孕，男性患者服用甲氨蝶呤期间也需要避孕。

伴门静脉高压症的进展期肝病合并妊娠是一项特殊的挑战，需要与产科专家保持密切联系。需要认真治疗食管胃底静脉曲张并筛查脾动脉瘤。既往有糖皮质激素治疗史的患者更容易出现妊娠期糖尿病。尽管如此，来自一项大规模病例研究数据显示自身免疫性肝炎患者大多数可以成功度过妊娠期。值得注意的是，临床专家认为在受孕、妊娠和母乳喂养期间，使用硫唑嘌呤和巯基嘌呤是安全的[58]。

八、预后

自身免疫性肝炎通常预后良好，几项队列研究结果显示，包括代偿期肝硬化在内的自身免疫性肝炎患者，其生存率与普通人群相似[59]。然而，一项英国队列研究显示，自身免疫性肝炎患者的生存率略低于普通人群[45]。尽管具有肝硬化的临床表现并不影响对糖皮质激素治疗的应答，但会影响预后。据报道，2 型自身免疫性肝炎和 SLA/LP 阳性者预后较差。

对于经治疗后获得长期缓解的患者何时停药，一直是该病治疗中的一个临床问题。停药后复发较为常见，一项针对 1 型自身免疫性肝炎的研究显示，停药后 10 年内复发率为 80%[60]。对于生化指标或组织学未获得持续缓解的患者，停药后基本都会复发。而复发可能会使疾病进展。因此，建议仅对生化指标、组织学均复常且无肝硬化的患者，可以尝试停药[41]。

九、变异综合征

（一）重叠综合征

在少数病例中，成人自身免疫性肝炎可能与原发性胆汁性胆管炎或原发性硬化性胆管炎并存（图 22-9），这些情况可称为"交叉综合征"或"重叠综合征"，目前尚无确切定义，诊断需要基于组织病理学专家的意见[54]。通常，重叠综合征对免疫抑制治疗应答不理想，且随着病程的进展，不同自身免疫性肝病之间可能会相互转化。

所有拟诊自身免疫性肝病的儿童，都应评估是

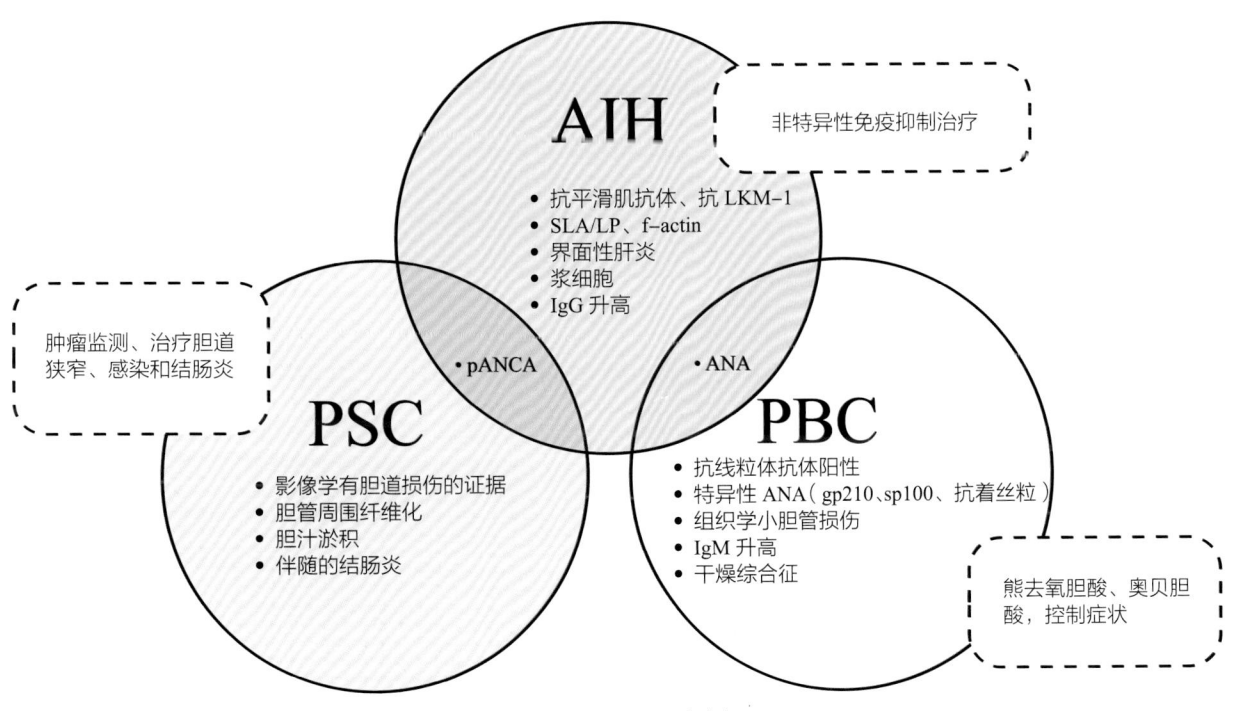

▲ 图 22-9　重叠综合征

文氏图展示了自身免疫性肝炎（AIH）与其变异综合征 [原发性胆汁性胆管炎（PBC）、原发性硬化性胆管炎（PSC）] 的临床、实验室特征以及相互交叉的特征；LKM-1. 肝肾微粒体 1 型抗体；SLA/LP. 可溶性肝抗原 / 肝胰腺；ANA. 抗核抗体

否合并自身免疫性硬化性胆管炎，以了解是否存在 AIH-PSC 重叠综合征（但是需要更多的长期随访数据来确定这是否是真正的重叠，而不是以炎症为主要表现的原发性硬化性胆管炎的一种表型）。对于具有自身免疫性肝炎临床和血清学特征的成人患者，如果同时伴皮肤瘙痒、慢性溃疡性结肠炎、组织学提示胆管异常或具有胆汁淤积的生化学表现（碱性磷酸酶或 γ- 谷氨酰转肽酶升高）、对皮质类固醇治疗的应答差、胆管造影异常等，需考虑有无合并自身免疫性胆管炎的可能。对于已确诊原发性硬化性胆管炎的患者，如伴有血清 IgG 水平升高、ANA 或 SMA 阳性、组织学有中度至重度界面性肝炎表现，也应怀疑重叠综合征[61]。

在儿童自身免疫性肝炎患者中，如进行相应的胆道影像检查，合并自身免疫性硬化性胆管则很常见（高达 50%）。在成人患者中，如果进行胆管造影，10% 的自身免疫性肝炎患者会合并胆道疾病。抗线粒体抗体阴性的原发性胆汁性胆管炎可能被误诊为自身免疫性肝炎，治疗应答不佳的原发性胆汁性胆管炎也可能伴有自身免疫性肝炎的特征，而被考虑为重叠综合征。只有少数患者具有足够证据而被诊断为真正的对糖皮质激素治疗应答良好的重叠综合征。部分患者在确诊为原发性胆汁性胆管炎后多年表现出典型的自身免疫性肝炎的特征，从而最终被诊断为明确的重叠综合征。

（二）老年患者和非活动性患者

自身免疫性肝炎可以累及任何年龄。老年患者的临床症状通常较轻，较少暴发性起病，故诊断易被延误[62]。老年患者对免疫抑制治疗的应答良好，复发率较低[63]。

部分老年患者可能表现为"燃尽的"自身免疫性肝炎，表现为组织学上有不同程度的纤维化，不伴有或仅有轻微的炎症，但血清学检查具有自身免疫性肝炎的证据。队列研究结果显示，组织学上炎症活动度较轻的患者可能无法通过免疫抑制治疗获益，因此对于这部分患者，尤其是老年患者，通常仅给予密切观察随访[41]。

（三）药物相关的肝损伤

自身免疫性肝炎样的药物性肝损害的诊断，需要通过详细的询问病史来确定药物与疾病之间潜在的因果关系（框 22-1）。通常药物诱导的自身免疫性肝炎的治疗与经典自身免疫性肝炎治疗方案相同，但可在停用可疑药物、取得生化缓解后，将免疫抑制药的缓慢减量甚至停药。长期随访观察显示，药物性肝损伤患者停药后不易复发，而复发则提示可能为经典的自身免疫性肝炎而需要长期免疫抑制治疗[41]。

十、总结

自身免疫性肝炎是一种少见的肝脏疾病，该病以免疫介导的肝细胞损伤和出现多种针对肝脏特异性抗原的自身抗体为特征。临床表现多样，诊断需要基于血清学、生化学和组织病理学进行综合分析，并排除其他病因导致的肝炎。该病的病因和发病机制尚不明确，CD4$^+$ T 细胞可能起到关键作用。几种单基因遗传综合征揭示了小部分发病机制。大多数病例对免疫抑制治疗应答良好，多数患者预后较好，仅少数患者需要行肝移植。由于缺乏正式的临床试验，治疗的最佳剂量和持续时间尚不确定，治疗指南的应用需要个体化。然而，标准疗法的不良反应发生率较高，使得不含糖皮质激素的免疫抑制治疗方案成为未来治疗领域研究的重要目标。

第五篇

病毒性肝炎
Viral Hepatitis

Schiff's Diseases of the Liver
（12th Edition）

SCHIFF 肝脏病学
（原书第 12 版）

第 23 章 甲型肝炎和戊型肝炎

Hepatitis A and E

Kenneth E. Sherman　Shyam Kottilil　著

胡　鹏　译

要　点

- 甲型和戊型肝炎在全球均有发生，是临床和亚临床急性肝炎感染的主要原因。
- 戊型肝炎通常是自限性的，但感染后可能导致免疫抑制人群的慢性感染。
- 部分妊娠期间感染的戊型肝炎可能导致高死亡率。
- 诊断甲型和戊型肝炎需要血清学和病毒学检查。
- 甲型肝炎和戊型肝炎可以用疫苗预防。

一、历史回顾

Krugman 等的早期流行病学研究表明，临床表现明显的病毒性肝炎有 2 种不同的传播模式，这表明存在独特的病原体[1]。在 20 世纪 50 年代末和 60 年代初，多项研究描述了"传染性肝炎"和"血清性肝炎"。澳大利亚抗原的发现使人们认识到血清性肝炎是由一种特定的病原体引起的，因此它被重新分类为乙型肝炎，而传染性肝炎被重新命名为甲型肝炎[2]。直到 1973 年，甲型肝炎病毒才被发现和鉴定[3]。所有其他假定的肝炎病毒最初被描述为非甲型非乙型肝炎。戊型肝炎病毒在 20 世纪 80 年代才被描述为一种独特的病原体[4, 5]，并在 20 世纪 90 年代初被 Purcell 等鉴定[6]。甲型肝炎和戊型肝炎都是通过粪 – 口途径传播的，且在急性期有相似的临床表现。因此，尽管它们是具有独特的病毒学和流行病学模式的不同的病毒体，但本章将它们放在一起描述。

二、甲型肝炎

（一）病毒学

甲型肝炎病毒是小核糖核酸病毒科中一种小型二十面体 RNA 病毒。在这个家族中的病毒可以有效地感染啮齿动物、土拨鼠、蝙蝠和其他物种。然而，甲型肝炎病毒感染仅限于人类和灵长类宿主。尽管序列变异表明了进化上的分歧，但在黑猩猩、旧世界猴和新世界猴中也曾有过自发性感染甲型肝炎的报道[7]。2014 年，国际病毒分类委员会（ICTV）将甲型肝炎病毒（HAV）更名为甲肝病毒，但是目前的大多数文献仍沿用其旧称。HAV 的进化起源尚不清楚，但对全球分布的哺乳动物中的肝病毒属进行序列分析比较，表明该病毒起源于啮齿动物，并进化为目前的感染人类形式[8]（图 23–1）。

从结构上看，HAV 为一条长度约 7500 个碱基的正单链 RNA，编码结构蛋白和非结构蛋白。HAV 有一个唯一的开放阅读框，编码被称为 VP1-4 结构蛋白。同时，HAV 还有一些被命名为 2B–2C

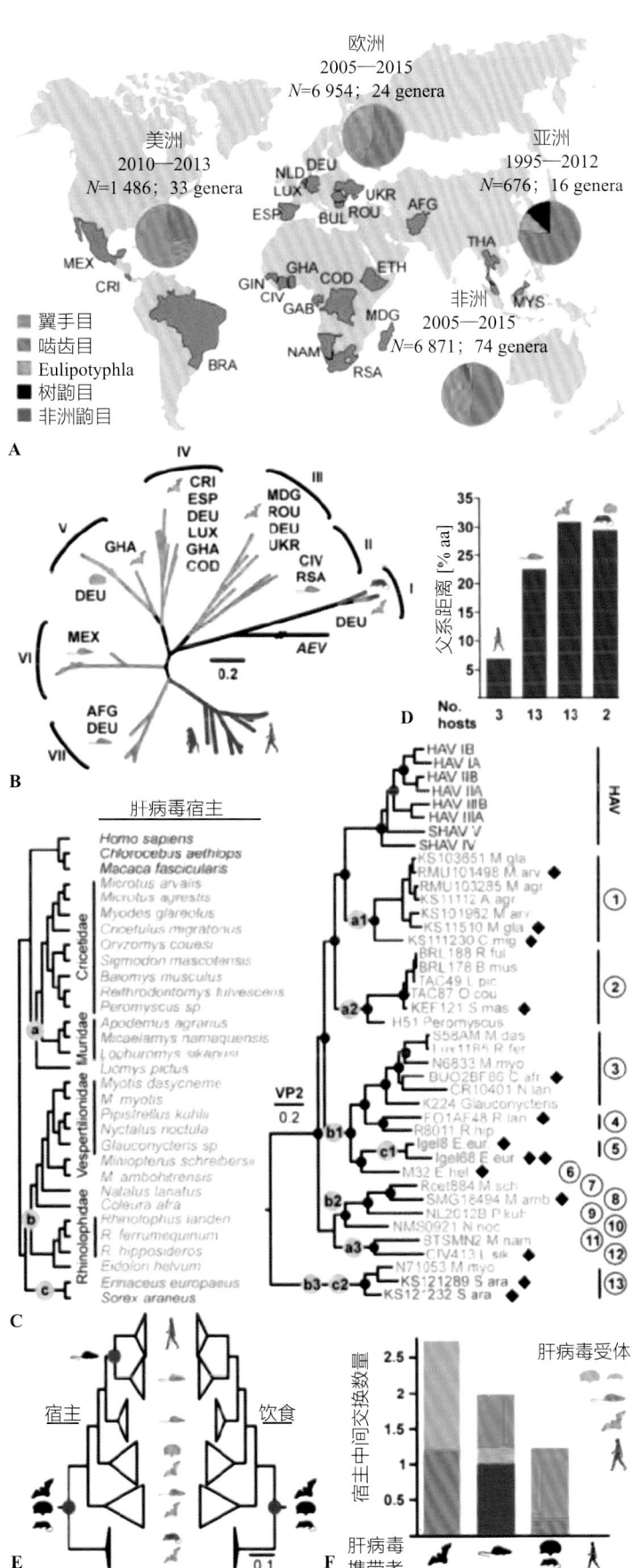

◀图 23-1　肝病毒属的进化关系[8]

A. 采集的宿主属、标本和采集日期；B. 肝病毒属 VP2 进化（MrBayes，GTR+G+I 核苷酸替代模型）；C. 肝病毒属宿主（左）和（B）中肝病毒属种系发生（右）的进化分枝图，圈出的数字，预测病毒种类；菱形，病毒全基因组特征；节点处的圆，后验概率＞ 0.9；D. 按宿主序排列的肝病毒亲缘距离；aa. 氨基酸；E. 利用 1 万次重复取样后得到的 VP2 系统发育树（MrBayes，氨基酸替代模型：WAG）对祖先性状重构（简约法），左侧是根据宿主顺序，右侧是主要的食虫类动物；F. 由每个肝病毒宿主顺序产生和接收的（E）中显示的来自 ASR 的宿主开关的平均数量

AFG. 阿富汗；BRA. 巴西；BUL. 保加利亚；CIV. 科特迪瓦；CRI. 哥斯达黎加；DEU. 德国；COD. 刚果（金）；ESP. 西班牙；ETH. 埃塞俄比亚；GAB. 加蓬；GIN. 几内亚；MYS. 马来西亚；THA. 泰国；GHA. 加纳；MDG. 马达加斯加；NAM. 纳米比亚；MEX. 墨西哥；NLD. 荷兰；ROU. 罗马尼亚；LUX. 卢森堡；UKR. 乌克兰；RSA. 南非（经 Proc Natl Acad Sci USA 许可转载，引自参考文献 [8]）

和 3A—3D 的非结构基因。其 5′ 和 3′ 末端均存在非编码序列。5′ 端代表一个内部核糖体进入位点（IRES）[9]。IRES 序列的变异被认为是与疾病严重程度相关的一个可能的毒性因素[10]。虽然大部分主序列是保守的，基因型变异仍然存在，并且可识别出 7 种不同的基因型。其中 4 种主要发生在人类身上，其余的发生在非人类的灵长类动物身上。基因型和亚型存在地理分布差异，其中基因型 1A 主要分布在北美和南美，基因型 3 主要分布在欧洲。在东南亚和日本已分离到多个基因型和亚型[11]，疾病表现与 1 型和 3 型分离株相似。

甲型肝炎病毒主要通过粪 – 口途径感染宿主。它具有耐热和耐酸性[12]。新鲜农产品常常被认为是疫情暴发的源头，对蔬菜表面进行清洗不能去除病毒[13]。在粪便中，该病毒是无包膜的颗粒，但在宿主体内，病毒携带宿主来源的膜性包膜[14]。嗜肝性使其在小核糖核酸科中独树一帜。一般来说，病毒的生命周期需要摄入受病毒污染的食物或水，接着病毒进入门静脉循环，然后进入肝脏，这是病毒复制的主要场所。虽然有实验证据表明，HAV 可以感染培养的肠源性细胞，但几乎没有证据表明，病毒在肠道中发生了明显的复制[15]。利用显示定向极性的人肝细胞进行的研究表明，病毒侵入可能发生在基底外侧表面，这与通过门静脉循环进入肝血窦相一致。HAVcr–1 是 20 年前被发现的一种特殊的受体，是一种由 451 个氨基酸组成的多肽糖蛋白，为黏蛋白样细胞表面受体家族的成员[16, 17]。该受体存在于除肝脏以外的许多器官中，而共同受体的存在是假定的。去唾液酸糖蛋白受体（ASGPR）在调节病毒进入肝肠循环与 IgA 分子联合发挥重要作用[18]。人们普遍认为，病毒的排出是通过胆小管进入小肠，从而导致粪便中病毒的高滴度。然而，Snooks 和他的同事提出，大多数新病毒（90%）通过肝细胞的基底外侧表面转运回到血液中，然后需要重新摄取膜结合病毒并运输到胆汁[19]。

HAV 的复制发生在细胞质中，并通过负链中间体进行。感染后的动力学研究显示，在组织培养系统中快速产生负链 RNA，随后产生大量的正链 RNA 病毒链[20, 21]。该过程通过非结构蛋白介导，包括甲型肝炎蛋白酶（3C）和病毒聚合酶（3D），后者形成复制复合物，利用病毒粒子释放的正链模板介导复制过程（图 23–2）。成熟病毒粒子的组装发生在内质网上。在培养细胞中，成熟的病毒粒子可以在感染后的 2～4d 内被检测到，并在大约 8d 内达到生产高峰[22]。

在组织培养系统中，HAV 通常在低水平复制，不会产生细胞病变。早期报道表明，非洲绿猴的肾细胞中可进行 HAV 复制[24]。虽然研究人员在实验室中主要使用来自非人类灵长类动物的细胞系进行 HAV 复制，但几种非灵长类动物细胞系，包括来自

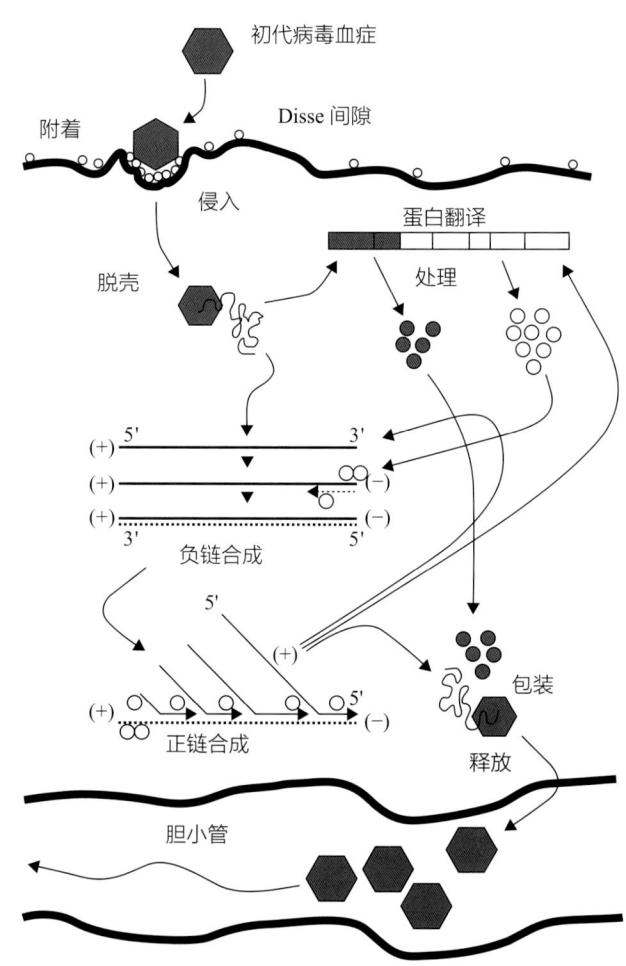

▲ 图 23-2　甲型肝炎病毒（HAV）复制周期

上图为 HAV 生命周期的各个步骤的示意图，从连接到一个特定的受体和肝细胞的渗透到释放新合成的病毒颗粒。病毒脱壳后释放到细胞质中的正链病毒 RNA 首先作为蛋白质翻译的模板，产生必要的病毒酶将进入的病毒粒子 RNA 复制到负链中间物。这个负链 RNA 分子反过来又作为合成新的正链 RNA 的模板。新合成的正链分子要么被回收用于额外的蛋白质翻译和 RNA 复制（虚线），要么被包裹在病毒蛋白中，作为病毒从细胞输出到胆小管[23]。经 Wolters Kluwer 许可转载，引自参考文献 [22]

豚鼠、海豚和猪的细胞，也能被有效感染[25]。

（二）流行病学

甲型肝炎病毒感染表现为急性肝炎。大多数病例与非免疫人群的食源性疾病暴发有关，最常见的是 5—14 岁儿童[26]。在过去的 20 年里，美国甲型肝炎的发病率有所下降，2001—2007 年，这一比率从每年 4/10 万下降至每年 1.2/10 万，2007 年美国有 3579 例新发的有症状感染者[27]。但是，因为无症状病例通常不被报道，所以发病率可能被低估了。最近的数据估计，实际病例数已从 2001 年的 9.3 万例下降到 2007 年的 3.2 万例[28,29]。来自 CDC 2011—2014 NHANES（国家健康与营养检查调查）的图 23-3 提供了美国因感染或免疫接种而导致的甲型肝炎抗体流行情况的估计。

在美国，与急性甲型肝炎相关的主要危险因素是与甲型肝炎感染者的密切接触、国际旅行、男性同性恋、与日托员工接触及少数使用注射药物者[26]（框 23-1）。

急性甲型肝炎可导致急性重型肝炎，通常需要住院治疗[31]。因此，急性暴发性甲型肝炎造成了经济负担。每年轻度感染给社会造成的总成本，包括 721 440 个工作日的医疗成本和生产力损失，估计为 626 万美元（95% CI 605 万～647 万美元）[32]。

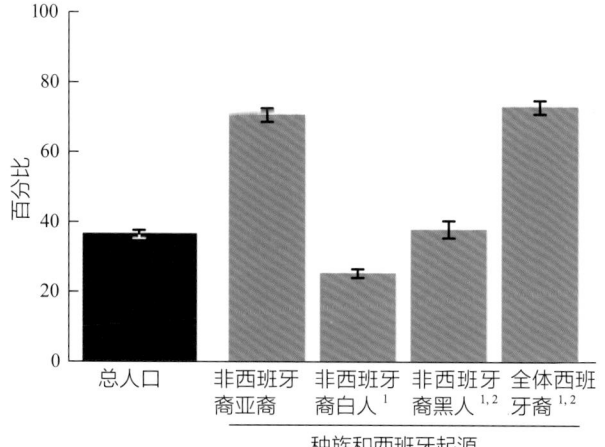

1. 与非西班牙裔亚裔有显著差异（$P < 0.05$）
2. 与非西班牙裔白人有显著差异（$P < 0.05$）
3. 与非西班牙裔黑人有显著差异（$P < 0.05$）

▲ 图 23-3　2011—2014 年，按种族和西班牙裔划分的 18 岁及以上成人中甲型肝炎病毒抗体的流行率
引自参考文献 [30]

框 23-1　HAV 感染高危人群

- 前往地方性疾病高发地区但未接种疫苗的旅行者
- 被感染患者的家人或其看护者
- 来自甲型肝炎常见国家的最近被收养者的家庭成员或看护者
- 男同性恋者
- 急性甲型肝炎感染者的性伴侣
- 艾滋病毒检测呈阳性者
- 有凝血因子障碍，如血友病患者
- 注射毒品使用者
- 慢性肝病患者

随着时间的推移，与甲型肝炎相关的费用已显著下降，这主要是由于加强甲型肝炎疫苗接种政策后急性感染发生率降低[33]。

（三）传播方式

甲型肝炎可以是食源性、血源性或性传播疾病。全世界的主要传播方式仍然是粪－口传播。通过食用受污染的食品和水及与受感染者的人际接触而发生。罕见的血液传播已被报道，要么通过输血，要么在注射毒品的人群（PWID）中群体性暴发[34,35]。几项研究已证实体液中存在 HAV RNA，表明通过交换无症状者的分泌物或排泄物可能传播病毒[36-44]（图 23-4）。

全球甲型肝炎的传播表现为 3 种不同的流行模式[45]。最常见的模式出现在发展中国家，其原因是卫生条件差和社会经济地位低下。在这些地区，甲型肝炎的患病率很高，绝大多数 5 岁以下的学龄前儿童的甲型肝炎抗体呈阳性，这与早期接触和较轻微的临床过程相一致。有趣的是，血清效价也与社会经济地位有关，来自弱势群体社会经济背景的儿童患病率（95%）高于来自较高社会经济背景的儿童患病率（56%）[46]。在南太平洋等发病率较低的地区观察到一种不同的模式，这可能反映了甲型肝炎进入封闭社区，有时是在孤立地区。这些社区经历了一波又一波的甲型肝炎流行，这使得随后的年青一代在下一波甲型肝炎流行前没有免疫力、没有被暴露、没有保护作用。第 3 种传播模式见于美国等发达国家，在这些国家，儿童和年轻人中甲型肝炎抗体的血清效价很低。在这些国家，急性甲型肝炎的暴发是由食物传播引起的，正如最近在美国大

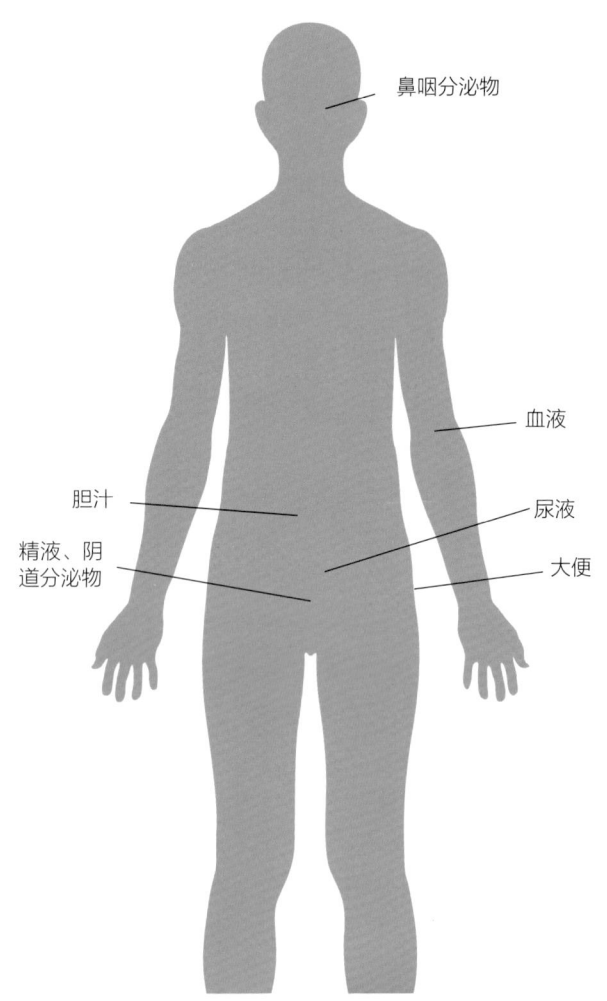

▲ 图 23-4　HAV 检测和分泌物及排泄物的感染性

西洋中部地区所见，甲型肝炎暴发与从埃及进口的含有冷冻草莓的受污染的冰沙有关 [47]。

（四）免疫发病机制

甲型肝炎病毒进入人体最常见的进入方式是通过粪 - 口传播进入上消化道。甲型肝炎病毒通过门静脉循环进入肝脏，主要感染肝细胞。HAV 只在肝细胞的细胞质内复制，电镜下在整个受感染的肝细胞中都可以看到细小的颗粒状结构。产生的病毒颗粒通过胆道进入粪便排泄。

对人类不同阶段的临床甲型肝炎感染的全面的免疫学研究还很缺乏。相反，利用黑猩猩模型对清除 HAV 和肝损伤的免疫机制进行了研究 [48]。这些研究已经描述了在防御 HAV 感染中起重要作用的先天性和适应性免疫反应。在感染 HAV 的黑猩猩中，没有观察到明显诱导的肝内 Ⅰ 型干扰素（IFN）

反应。最近的研究表明，HAV 蛋白酶 3C^{pro} 切割作为 NF-κB 激活和 Ⅰ 型干扰素产生的连接适配器的 NEMO，可能限制在肝脏中的干扰素信号诱导。HAV 也可能导致浆细胞样树突状细胞（pDC）的成熟不足和（或）募集减少，而 pDC 是 Ⅰ 型干扰素分泌的主要来源。动物研究表明，在 HAV 复制高峰期间，pDC 向肝脏的迁移较低或消失 [49]。

适应性免疫反应在控制病毒复制和清除感染中起着重要作用 [48]。感染 4 周后，在外周血中检测到体液免疫和细胞免疫反应。抗 HAV 抗体被动转移已被证明可预防甲肝病毒感染，这表明抗体在调节 HAV 感染的自然史中发挥了重要作用 [50]。对 HAV 衣壳蛋白的窄而保守的表位同样也产生了中和抗体 [51]。已在血液和肝脏中检测到 HAV 特异性细胞毒性 T 淋巴细胞，与感染的黄疸期相一致，其在甲型肝炎病毒血症中下降，提示其与免疫控制存在时间上的相关性 [52]。最近的研究表明，HAV Ⅱ 类肽特异性 CD4$^+$ T 淋巴细胞而非 CD8$^+$ T 淋巴细胞的扩增，与控制黑猩猩体内的 HAV 复制有关 [53]。这些 CD4$^+$ T 淋巴细胞的频数随着 HAV 病毒血症和粪便排出的抑制而下降。这些数据表明 CD4$^+$ T 淋巴细胞应答可能是 HAV 感染保护性免疫的关键组成部分。这一新的发现还强调了 CD4$^+$ T 淋巴细胞分泌的非溶细胞性的细胞因子（如 IL-2、IL-21 和 IFN-γ）在控制 HAV 感染中的作用。需要对感染了 HAV 的患者进行更全面的纵向的免疫研究，以描述免疫系统的不同组成部分与 HAV 之间的复杂相互作用。

细胞毒性 T 淋巴细胞的出现也与甲型肝炎病毒血症的下降和 ALT 升高有关，提示急性肝炎的肝损伤是免疫介导的，而不是由 HAV 直接引起细胞病变所致。最近的一项研究也表明，血液中的调节性 T 细胞与肝损伤的严重程度（ALT 水平升高）之间存在关联 [54]。在这一研究中，细胞毒性 T 细胞的频数与调节性 T 细胞活性无关，这使得 CD8$^+$ T 细胞是细胞毒性的唯一介质的观点受到质疑。因此，免疫介导肝损伤的确切介质仍需要进一步研究。

（五）临床特征

在大多数感染者中，HAV 引起急性肝炎。图

23-5 显示了急性甲型肝炎感染的典型血清学特征，HAV 感染后有 2～4 周的潜伏期，之后出现急性肝炎症状。早期症状通常包括疲劳、虚弱、厌食、恶心、呕吐和腹痛，但很少出现发热、头痛、肌痛和频繁腹泻的症状。在大多数患者中，尿液颜色加深发生在症状出现前 1～2 周。多数病例症状持续 1～2 周，常随胆汁淤积性黄疸、皮肤和黏膜黄染、右上腹疼痛和轻度肝大。脾大和淋巴结肿大较罕见，约 15% 的患者可出现。急性甲型肝炎是一种最常见的自限性疾病，50% 以上的患者在 2 个月内后恢复，通常在 6 个月内达到完全治愈。甲型肝炎不会引起慢性感染或导致高死亡率，但是在一些长期暴露于病毒的人群，由于不能形成保护性免疫，可能导致一个长期的复发性的临床过程。

急性甲型肝炎的最严重的并发症是可能发展为致命的急性肝衰竭。急性甲型肝炎可引起急性重型肝炎，一般需要住院治疗并导致失业[31, 32]。

几十年来，急性甲型肝炎的典型临床表现并未发生变化。最常见的表现是胆汁淤积性黄疸（73%），相关死亡率为 0.8%。男性比女性更容易受到影响，但原因尚不清楚。与急性戊型肝炎不同，有症状的胆汁淤积性黄疸孕妇的死亡率并没有增加。

甲型肝炎感染的临床表现可分为 5 种类型。

(1) 无黄疸的无症状疾病。

(2) 有症状，自限性，黄疸病程少于 8 周。

(3) 胆汁淤积性黄疸持续超过 10 周。

(4) 急性复发性肝炎，在 10 周内有 2 次或更多次。

(5) 急性肝衰竭。

有症状的疾病似乎与感染的年龄有关。一般说来，年龄较小的儿童（小于 5 岁）通常无症状，而年龄较大的儿童，青少年和成人更容易出现黄疸病。有一种罕见但重要的临床类型，其表现为长期的胆汁淤积性黄疸，则要考虑其他原因（如胰腺癌）[56]。大约 10% 的患者有复发或再现。尽管 HAV 是一种良性的自限性疾病，但这些患者仍具有很高的感染力，并且粪便中有病毒脱落。

急性甲型肝炎感染的鉴别诊断包括急性肝炎、肝毒性损伤和自身免疫性肝炎。急性 HAV 的诊断通常是通过抗 HAV IgM 抗体来确定的。患有潜在的慢性乙型或丙型肝炎感染的患者可能同时有 HAV 双重感染，这可能导致急性肝衰竭。

（六）急性肝衰竭

甲型肝炎引起的急性肝衰竭（ALF）是一种已知的，可能致命但罕见的并发症，主要在老年患者中观察到。ALF 的总死亡率约为 0.3%，49 岁以上的患者为 1.8%。急性 HAV 感染患者的 ALF 通常发生在疾病的第 1 周，并且大部分在第 1 个月内。在流行率较高的发展中国家中，HAV 是导致 ALF 的主要原因，约占所有患者的 10%。

发生 ALF 的危险因素包括年龄较大（≥ 75 岁）和潜在的肝脏疾病（慢性乙型或丙型肝炎）[57]。美国的研究发现，长时间的恶心，呕吐和凝血酶原时间 > 3s 与 ALF 有关[58]。在过去的 20 年中，与 HAV 相关的 ALF 发生率显著下降，这可能归因于对病毒性肝炎（包括乙型和丙型肝炎）的更好控制。当患者发生急性 HAV 感染时，这些并发感染会增加肝炎患者肝失代偿的风险[59, 60]。

（七）诊断方法

急性甲型肝炎的诊断依赖于近期感染的血清学证据，其特征是存在针对 HAV 的 IgM 抗体。早期的检测是基于放射免疫测定方法的，但目前已被化学发光免疫测定所取代，该化学发光免疫测定可以在医院检测也可以在相应的检测公司检测。尽管常用的检测方法之间存在高度的一致性，但仍有近 10% 产生了不一致的结果[61]。急性感染后，即使在

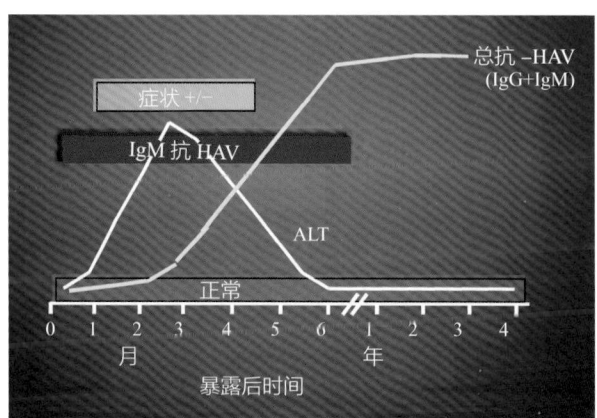

▲ 图 23-5　急性甲型肝炎病毒（HAV）感染的血清学特征
ALT. 谷丙转氨酶；IgG、IgM. 免疫球蛋白 G 和 M
经 Wiley 许可转载，引自参考文献 [55]

有症状的患者中，也有一个病毒血症窗口，在此期间可以观察到假阴性抗体结果[62]。在某些情况下，可能需要每周重新检测 HAV IgM 抗体。一般在急性暴露后 15～45d 可检测到抗 HAV IgM，并且在急性感染后可能持续长达 6 个月。在某些临床实验室中可同时检测 IgM/IgG（总抗 HAV 抗体）。抗 HAV IgM 假阳性已在其他疾病中出现，包括在类风湿因子阳性、嗜异性抗体阳性、其他自身免疫性疾病或肾衰竭的患者中。在甲型肝炎疫苗免疫或加强免疫后，也可以观察到 HAV IgM 抗体阳性[63, 64]。抗 HAV IgG 的测定也是可用的。通常在急性感染或接种疫苗后终身保持阳性。但是，抗体应答的持久性在包括 HIV 在内的免疫抑制人群中可能受到限制。在接种疫苗后进行的一项长期随访研究中，最初对疫苗产生反应的 15% 的 HIV 阳性患者在接种疫苗 7～10 年后并没有检测到相关的抗体[65]。

甲型肝炎的病毒血症窗口期相对较短，并且据报道，除了免疫抑制人群，最早可在感染后第 3 天至 3 周甚至更短的时间内检测到 HAV RNA。可以通过巢式聚合酶链反应（PCR）方法或实时荧光定量 PCR 技术检测病毒。此外，还可以在粪便、唾液和尿液中检测到 HAV RNA，但病毒载量没有血清中高[66]。值得注意的是，血清 HAV RNA 检测在个别患者的急性甲型肝炎感染的诊断中几乎没有作用，如免疫抑制患者可能表现出持续的 HAV RNA 病毒血症。然而，HAV RNA 的分子特征仍是流行病学研究中的重要工具。VP1/2a 连接可变区的扩增和测序可用于鉴定急性病例之间的系统发育联系[67]。

（八）治疗

迄今为止，尚无可用于治疗急性甲型肝炎的药物疗法。对确诊患者主要是支持对症治疗。尽管死亡率很低，但是监测暴发性肝衰竭的发生仍然很重要。在美国对急性肝衰竭的调查中，只有 3% 归因于甲型肝炎感染[68]。急性肝衰竭需要在肝移植中心进行评估和管理。专注于急性肝衰竭治疗管理的研究已经包含了急性甲型肝炎患者。在一项针对人类 C 型凝集素的化合物 ALF-5755 的研究中，共有 57 位急性肝衰竭的受试者入选，10 名受试者患有急性

甲型肝炎。该药物似乎在与乙型肝炎和自身免疫性肝炎有关的肝衰竭病例中具有一定活性，但不幸的是，对甲型肝炎则无作用[69]。同样，关于使用 N-乙酰半胱氨酸（NAC）治疗甲型肝炎相关性肝衰竭的数据也很有限，尽管该药物可用于其他病因引起的急性肝衰竭[70]，但对于甲型肝炎相关的肝衰竭患者并没有很好的效果。

干扰素作为 HAV 复制的抑制剂，在细胞培养系统中是有效的[71]。只有很少的病例报道描述了干扰素在治疗急性甲型肝炎患者中的应用。尽管急性肝衰竭患者可以存活，但尚不清楚这是否归因于干扰素的使用[72]。此外，直接作用的抗病毒药也用于治疗 HAV 感染。关键目标可能是针对与多蛋白加工有关的蛋白酶的药物。Morris 等报道说 3C 蛋白酶的抑制剂导致病毒产量降低 25 倍[73]。Blaum 及其同事评估了许多六核苷酸类药物结合和抑制 3C 蛋白酶功能的能力，并发现了有活性的证据[74]。JAK2 抑制剂 AZD1480 已显示抑制 Huh7 细胞中的 HAV 复制，这代表了另一个潜在的抗病毒靶点[75]。其他可能的方法包括 RNA 干扰或沉默。然而，靶向药物的正式开发受到难以及时识别治疗对象以影响疾病结果的限制。抗病毒药物在暴露后的预防中可能具有潜在作用，但是尚未对此进行广泛研究。

（九）预防

基于疫苗的预防是甲型肝炎管理的主要手段，现在已在美国和其他地区普遍提供给儿童接种。在未接种疫苗和未接触 HAV 风险的个体中，疫苗是接触后预防和管理的关键。在美国，有 2 种市售和 FDA 批准的甲型肝炎疫苗及一种 HAV-H6BV 组合疫苗（表 23-1）。

自 1995 年以来，首个已获批准的甲型肝炎疫苗 Havrix® 是从 MRC-5 人二倍体细胞的组织培养物中生长的 HM 175 病毒株生产的，感染细胞的细胞裂解液通过超滤和凝胶渗透色谱纯化，然后进行福尔马林灭活步骤。1ml 标准成人剂量的抗原活性由 1440 个 ELISA 单位的甲型肝炎抗原组成，吸附在 0.5mg 氢氧化铝上。小儿剂量（0.5ml）含有成人剂量 50% 的抗原。Vaqta® 甲型肝炎疫苗也源自在 MRC-5 细胞中生长的完整病毒，但是该菌株不同

表 23-1　美国甲型肝炎疫苗接种情况

Havrix® 的许可剂量和时间表 [a]				
年　龄	剂量（ELISA 单位）[b]	体积（ml）	注射次数	接种程序（月）[c]
12 个月—18 岁	720	0.5	2	0、6～12
≥ 19 岁	1440	1.0	2	0、6～12

a. 甲型肝炎疫苗，灭活，葛兰素史克
b. 酶联免疫吸附测定单位
c. 0 个月代表初次接种的时间，随后的数字表示初始接种后的月份

Vaqta® 的许可剂量和时间表 [a]				
年　龄	剂量（单位）[b]	体积（ml）	注射次数	接种程序（月）[c]
12 个月—18 岁	25	0.5	2	0、6～18
≥ 19 岁	50	1.0	2	0、6～18

a. 甲型肝炎疫苗，灭活，默克公司
b. 单位
c. 0 个月代表初次接种的时间，随后的数字表示初始接种后的月份

Twinrix® 的许可剂量和时间表（不推荐用于暴露后预防）[a]				
年　龄	剂量（ELISA 单位）[b]	体积（ml）	注射次数	接种程序
≥ 18 岁	720	1.0	3	0、1、6 个月
≥ 18 岁	720	1.0	4	0、7、21～30d + 12 个月 [c]

a. 甲型肝炎和乙型肝炎联合疫苗，灭活，葛兰素史克
b. 酶联免疫吸附测定单位
c. 这种 4 剂免疫程序要求患者在 21d 内接受 3 剂免疫注射，此程序用于临时通知的可能暴露，并要求在第 12 个月时完成第 4 剂免疫
数据来源于参考文献 [76]

于 Havrix® 制剂中使用的菌株。类似地，被福尔马林灭活，吸附到铝基载体上。儿科和成人注射悬浮液的体积与用于 Havrix® 疫苗的体积相同。抗甲型肝炎的第 3 种疫苗是 Twinrix®，它与重组产生的乙型肝炎表面抗原共同配制。甲型肝炎抗原的浓度为 720 个 ELISA 单位，并且以与疫苗相同的方式产生。其他类似的疫苗制剂也可在美国以外获得。单抗原甲型肝炎疫苗通常以 2 次剂量间隔 6 个月或更长时间给药，而联合 HAV-HBV 疫苗通常需要 3 剂治疗方案。减毒的甲型肝炎活疫苗也已开发并在中国使用。该疫苗由甲型肝炎病毒的 H2 和 L-A-1 株制成。原始病毒通过细胞培养的多次传代而减毒，并在人二倍体胚胎肺成纤维细胞中产生 [77]。

在全球范围内进行的多项研究表明，这些疫苗制剂在成人和大于 12 个月的儿童中产生抗体应答。

Cochrane 分析评估了 11 项临床试验以确定疗效和保护功效，其中 9 项为随机试验，包括近 750 000 名个体 [78]。在暴露于疾病之前，灭活和活甲型肝炎疫苗均显示出显著的预防甲型肝炎作用。在一项随机试验中，Havrix® 和 Vaqta® 制剂的免疫原性相同 [79]。接种疫苗后的保护时间未知。人们认为，抗体滴度低至 20mU/ml 仍可以起到保护作用 [80]。大多数患者抗体水平维持在该临界值以上至少 5 年 [81]。然而，对暴露或初次暴露后加强疫苗接种则可能使免疫力持续一生 [82]。

在免疫抑制的人群中，包括艾滋病病毒感染者和免疫抑制药物人群，疫苗反应率较低，几何平均滴度较低。一项研究表明，这类患者的混合人群的保护率为 76.5%，在艾滋病、炎症性肠病或器官移植的患者中反应率最低 [83]。在对 238 名受 HIV 感

染的患者的研究中，只有 49.6% 的人对甲型肝炎具有保护性免疫力。在 Logistic 回归分析中，HIV 的可检测性和女性与不良反应相关，但 CD4 计数或 CD4 最低值不相关[84]。这一发现与早期的研究不同，早期的研究表明 CD4 计数是疫苗反应的关键预测因子[85]。

特殊的疫苗接种情况包括给以前未接种过疫苗又将前往甲肝流行地区的人进行接种。研究表明，单一剂量的 2 种灭活疫苗制剂均可在暴露期 2 周之前为 90% 的人群提供保护性免疫。之前 CDC 指南建议免疫球蛋白应用于可能在不到 2 周的时间内前往高风险地区的未接种疫苗的人群。但是，第 1 剂疫苗的保护作用是如此之高，以至于目前的建议表明，出发前任何时间的单剂接种可能都是有效的[76]。老年人、患有慢性肝病或其他免疫受损者应在单独的注射部位同时接受疫苗和免疫球蛋白，剂量为 0.02ml/kg。

如果在假定的暴露后 2 周内施用，暴露后预防也有效。一项将暴露后使用甲型肝炎疫苗与免疫球蛋白进行比较的随机试验表明，尽管疫苗的临床感染率略高于免疫球蛋白，但两者在多数情况下同样有效[50]。

三、戊型肝炎

（一）病毒学

戊型肝炎病毒是一种含有正链 RNA 的小型二十面体 RNA 病毒。它被归入肝炎病毒科家族。该病毒基因组长约 7200 个碱基，有三个开放阅读框（ORF），5′ 和 3′ 非编码区。ORF1 编码的多聚蛋白经翻译后切割成多种非结构蛋白。这些包括甲基转移酶、蛋白酶、解旋酶和 RNA 依赖性 RNA 聚合酶。ORF2 编码结构衣壳蛋白，已发现针对该区域的中和抗体。ORF3 的确切作用仍有待充分阐明，其产生的磷蛋白似乎对细胞信号转导有影响，从而促进肝细胞存活，为新病毒体的产生保留了宿主细胞[86]。一项研究表明 ORF3 蛋白可与经 hepsin 蛋白酶（一种与多种细胞功能有关的蛋白酶）发生相互作用[87]。磷蛋白可能还具有免疫调节活性。ORF3

蛋白可以抑制 NF-κB 信号转导[88]，并且可以增强干扰素的诱导[89]。

病毒复制周期发生在肝细胞的细胞质中。病毒与表面受体 Grp78 的结合促进了病毒进入肝细胞[90]。结合后，病毒脱壳，遗传物质转运到核糖体。由 ORF1 产生的功能蛋白允许新的聚合酶形成负链中间体，这些中间体成为新正链 HEV 的模板。关于病毒包装和释放知之甚少。据推测，该病毒主要转运到胆小管中，然后从胆管进入肠道并排泄到粪便中。病毒血症阶段可能持续数天至数周，而粪便中的病毒脱落时间略长。

（二）流行病学

过去认为戊型肝炎病毒（HEV）和甲型肝炎类似，主要通过粪 – 口途径传播，是一种自限性急性肝炎。但是，最近的数据表明 HEV 感染已出现慢性持续感染和人畜共患传播，这与甲型肝炎病毒不同。早在 20 世纪 50 年代，印度就爆发了大规模的急性戊型肝炎病毒感染[91]，与受污染的水有关，随后在包括北美大陆在内的世界其他地区也均有报道[92]。在许多前往流行地区的美国旅行者中也曾报道过戊型肝炎病毒感染[93]。HEV 有 5 种基因型：基因型 1 和 2 除了人类以外没有其他宿主，而基因型 3 可以感染鹿、猪、啮齿动物、鹅和贝类[94]。基因型 1 和 2 感染在墨西哥、非洲和南亚流行，主要通过污染的水传播[95]。基因型 3 感染于 1997 年在美国首次被发现，此后在日本，北美和欧洲引起了偶发的人畜共患病[96]。最近，在东亚，有基因型 4 的零星病例[95,96]（表 23-2）。

全世界每年有 300 万人感染戊型肝炎，导致约 7 万人死亡。这些感染大多数发生在戊型肝炎流行的国家，主要是由于饮用了受污染的水。最近在北美和欧洲报道了与基因型 3 相关的人畜共患病感染。戊型肝炎病毒在非流行地区的主要传播方式是通过食用生猪肉或鹿肉。美国首例人畜共患病病例就是与猪有过密切接触。目前认为，人畜共患传播是戊型肝炎病毒在西方国家传播的主要方式。HEV 的人与人水平传播和垂直传播也已有文献报道，但不是 HEV 的主要传播方式。大多数流行地区的抗 HEV 抗体流行率很高，令人惊讶的是美国 HEV 抗体的血清流行率为 21%[97]。（图 23-6）是来自美国 NHANES Ⅲ（1988—1994 年）和 2009—2010 年全国健康与营养检查调查（NHANES）的数据，展示了估算的 HEV 抗体免疫球蛋白 G（IgG）的流行率。流行率的差异可能与年龄–队列效应和所用检测方法的不同有关，主要包括亚临床感染、动物接触或由于交叉反应引起的假阳性[99-103]。那些与动物密切接触的人，如猪的屠宰者、兽医和猪饲养员，似乎

具有很高的 HEV 抗体流行率[100, 102, 104-106]。

（三）免疫发病机制

HEV 感染导致肝脏损伤与宿主介导的免疫反应相关（图 23-7）。HEV 抗体滴度的升高、血液中病毒载量的下降与黄疸的发生、ALT 的峰值出现相一致可以印证这一观点[107]。

宿主的免疫反应决定着 HEV 感染者的预后。最近来自印度的研究表明，相较于自然痊愈的患者，发展为 ALF 的患者中抗 HEV IgM 和 IgG 抗体及促炎细胞因子（IFN-γ、肿瘤坏死因子、IL2、

表 23-2　戊型肝炎病毒基因型的地理分布[55]

基因型	地理分布
基因型 1	整个亚洲 北美
基因型 2	墨西哥 中非和西非（如乍得、尼日利亚）
基因型 3（见于人、猪、鹿、啮齿类动物、猫鼬和贝类生物）	北美 南美 欧洲（如英国、法国、荷兰、西班牙、奥地利、希腊、意大利） 日本 澳大利亚 新西兰
基因型 4	东亚和东南亚（如中国、中国台湾、日本、越南）
基因型 5	可感染禽类的（似乎为一特别种类）
其他	欧洲，阿根廷

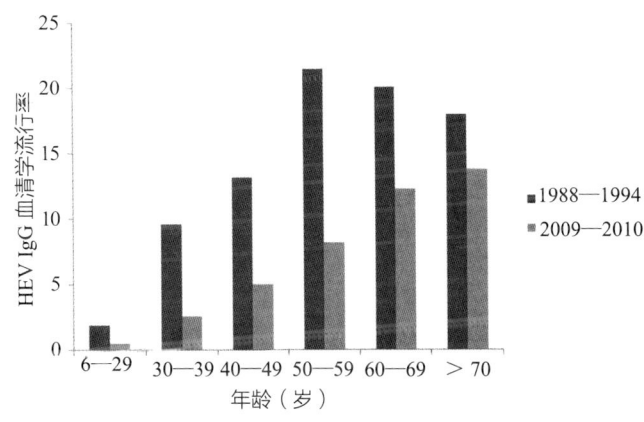

▲ 图 23-6　按年龄分组的 HEV IgG 估计流行率，国家健康与营养调查（NHANES）Ⅲ（1988—1994 年）和 NHANES（2009—2010 年）

数据引自参考文献 [98]，并据此绘制图片

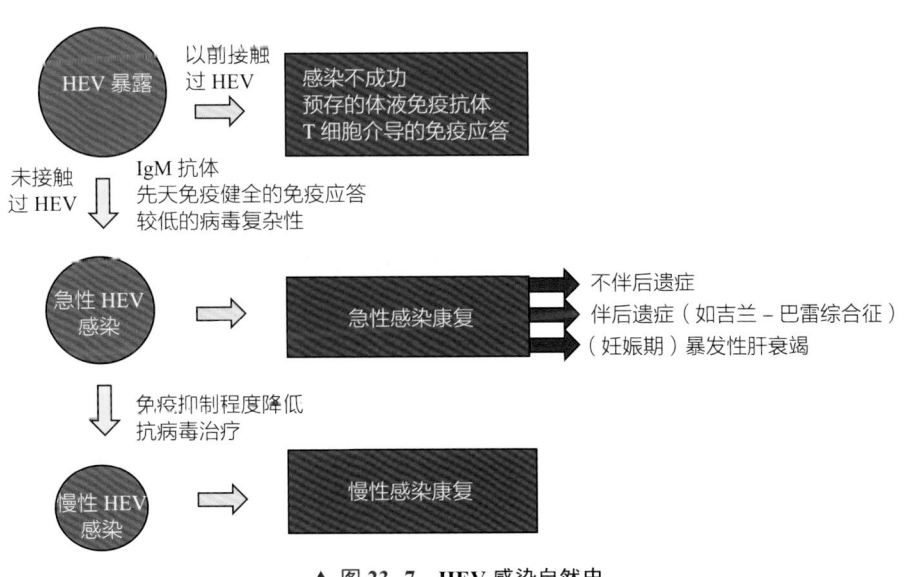

▲ 图 23-7　HEV 感染自然史

IL10）水平更高[108]。这些结果提示，适时，适量的免疫反应有利于 HEV 感染的恢复，而持续炎症反应可迅速导致进行性肝损伤并引起 ALF。目前还不清楚为什么这种情况在孕妇和某些地理区域更常见。最近的一项研究表明，单核 / 巨噬细胞功能缺陷是 HEV 感染患者发展 ALF 的原因之一。该研究检测了不同组 HEV 感染患者的单核细胞功能，发现与无 ALF 患者相比，有 ALF 的 HEV 患者中，TLR（Toll 样受体）的下游信号在启动单核 / 巨噬细胞方面是无效的[109]。对小范围暴发的病例进行了单核苷酸多态性（SNP）分析，研究发现 TNF（103-CC）和 IFN-γ（874-TT）的单核苷酸多态性与更严重的 HEV 感染相关[110]。

HEV 感染免疫发病机制的研究，特别是免疫系统与疾病进展的研究，均发生 ALF 的患者都有着更高水平的 IFN-γ 应答[111, 112]。一些研究人员推测肝脏中有自然杀伤(NK)细胞和(或)NKT 细胞的激活，也有些人不这样认为[112]。ALF 患者 T 细胞对 HEV ORF2 刺激的外周血单核细胞的应答能力低下[111]。Prabhu 等比较了死于 HEV 引起的 ALF 的患者的淋巴结和死于其他原因（如门静脉高压）的患者的淋巴结，发现与 ALF 和 HEV 相关的 CD8+T 细胞的浸润增加，表明细胞免疫在介导加速的肝脏损伤中发挥了作用[112]。

感染 HEV 的孕妇出现 ALF 的免疫介导性损伤机制尚不完全清楚。Prusty 等比较了感染与未感染 HEV 的孕妇的 NF-κB 的 p50 和 p65 亚基的 DNA 结合能力，发现感染 HEV 的孕妇的 NF-κB 的 p65 亚基没有 DNA 结合能力[113]。另一项研究扩展了这一现象，发现在体外转染 HEV 开放阅读框 2（ORF2）的细胞系中，p65 亚基在细胞质中被捕获（因此无法迁移到细胞核）[114]。综上所述，p65 的胞质捕获可能是 HEV 免疫逃逸的机制[113, 114]。

大多数研究表明，中和抗体在戊肝病毒感染清除后随时间下降。这提示在戊肝病毒流行地区，自然感染可能对戊肝病毒再感染没有保护作用。然而，世界各地的研究结果迥异，这可能是由于检测方法和标准化不同[115-123]。在康复者体内 HEV 抗体的持久保护性作用仍需要进一步的研究。

开发疫苗对预防戊肝病毒感染具有重要意义。

在中国进行的一项大型关于重组疫苗 HEV239 的安慰剂对照、随机Ⅲ期临床试验[124]。这项研究的数据表明，在 79.2% 的个体中，接种疫苗可以预防新感染的发生。在尼泊尔进行的另一项使用杆状病毒感染的昆虫载体中表达的 HEV ORF2 编码衣壳蛋白为疫苗的试验显示，与接受安慰剂者相比，88.5% 接种疫苗的个体对 HEV 再感染具有保护作用[125]。这些结果使我们看到了开发一种对 HEV 和（或）有疾病抑制能力的保护性免疫疫苗的希望。

（四）临床特征

1. 急性戊型肝炎

急性 HEV 最常见的临床表现是自限性黄疸及发热，少数患者出现急性肝衰竭。HEV 感染的总死亡率为 1%～4%，在孕妇和免疫缺陷宿主中最高。图 23-8 描绘了急性戊肝病毒感染后的典型血清学特征。

急性戊型肝炎的临床特征与其他病毒性肝炎的临床特征难以区分。潜伏期为 2～8 周。感染后 6 周内开始出现症状，包括乏力、食欲不振、恶心和呕吐。所有患者的 ALT 水平均显著升高，均有胆汁淤积所致的高胆红素血症。大多数患者的症状和病毒血症会自行消失。很少有患者出现腹痛、腹泻、关节痛和皮疹[126]。

2. 急性肝衰竭

与甲肝病毒感染不同，年龄不是 HEV 感染者发展为 ALF 的预测因子。与严重 ALF 的发生及死亡关系最为密切是妊娠。基因型与 ALF 的发生也有一定的关系，其中基因型 1 最易发生 ALF，而基因型 2、3 和 4 与 ALF 的发生无关[127]。孕妇的病死率为 15%～25%，明显高于其他人群[128-130]。人们对妊娠相关的死亡率增加的根本原因了解甚少。一些因素，如激素、免疫紊乱、遗传变异和环境被认为是造成孕妇高死亡率的潜在原因[131]。另一个有趣的假说是病态妊娠相关的毒素释放，这在重症患者中很常见。此外，与 HEV 相关的死亡率存在地理差异。如最近的研究表明，在印度，HEV 是住院孕妇发生 ALF 的常见病因[132]。然而，在尼罗河三角洲，HEV 的血清阳性率高达 83.4%，没有与 HEV

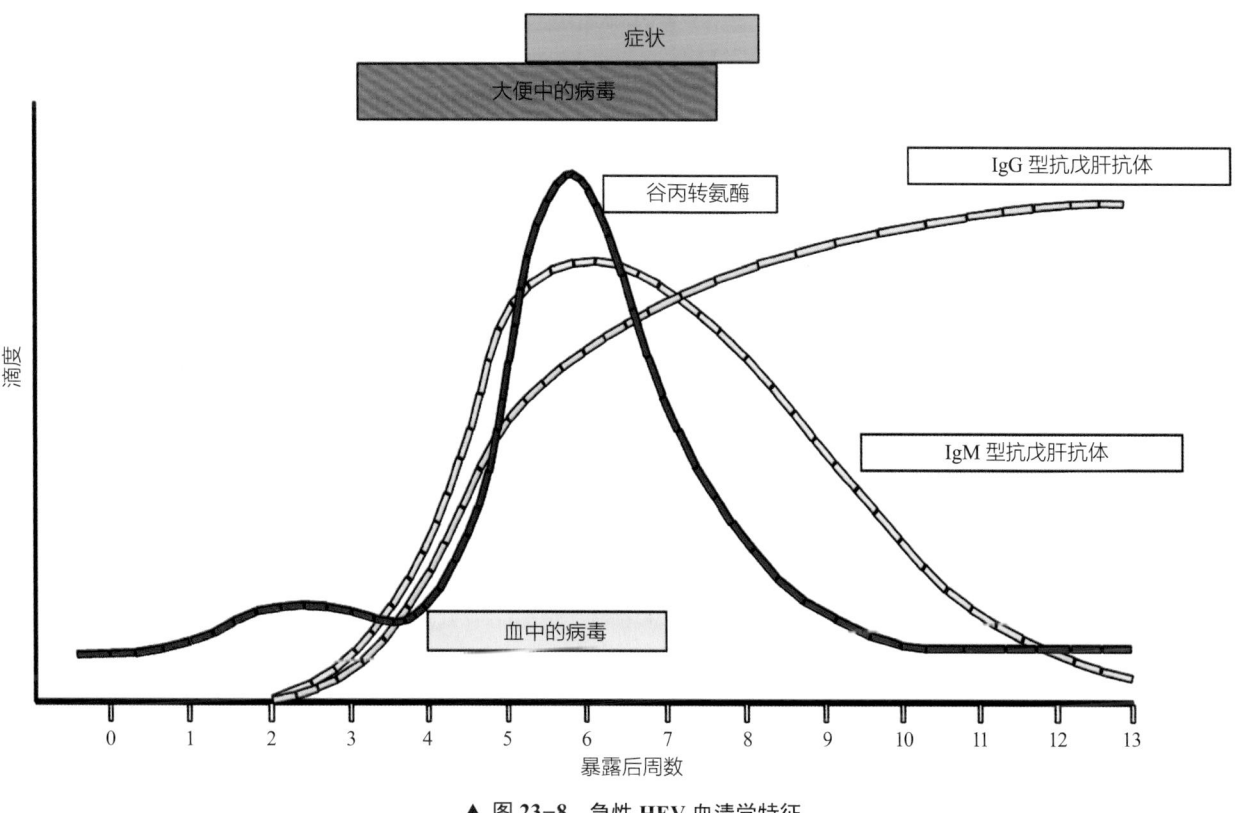

▲ 图 23-8　急性 HEV 血清学特征

相关的死亡率[133]，这一现象有待探讨。目前，主要的假说涉及病毒株的毒力差异和（或）宿主免疫对区域间疾病结局的影响。

3. 慢性戊型肝炎

慢性戊型肝炎通常在诊断为急性戊型肝炎感染后，病毒 RNA 持续阳性至少 3～6 个月。慢性感染只发生在感染基因型 3 的免疫缺陷者。感染途径被认为是食用（污染的）猪肉或鹿肉。大约 1/3 的慢性感染患者有症状。图 23-9 描绘了与慢性 HEV 感染相关的典型血清学特征。

慢性戊型肝炎最常见的症状包括疲劳、腹泻和关节痛。腹痛和黄疸是慢性戊型肝炎少见的临床表现。2/3 的感染者发展为持续慢性感染，而其余的病毒血症则会自发消退。诊断时的 ALT 水平高低与慢性化有关。已有 HEV 进展导致肝硬化、肝衰竭和死亡的报道[176]。与其他类型的肝炎感染一样，血浆 HEV RNA 水平与疾病进展之间没有相关性[134]。

HEV 感染还能引起一些肝外表现，其潜在机制尚未完全阐明，最常见的肝外表现是神经系统症状，双侧锥体征、小脑共济失调、脑炎、周围神经病变和肌病均有报道。这些情况下，在脑脊液中能够检测到 HEV RNA[135]。大部分神经症状随着 HEV 病毒血症的清除而消失。肾脏并发症包括膜增生性肾小球肾炎、IgA 肾病和冷球蛋白血症，见于免疫缺陷者[136]。这些临床症状会随 HEV 清除而消失。在 HEV 感染者中也有风湿病表现，如关节痛、肌痛、皮疹和冷球蛋白血症[137]。

4. 免疫缺陷者合并戊型肝炎

最近的一项研究报道了 14 例近期行器官移植的 HEV 感染者，其中 8 例发展为慢性 HEV 感染[138]。后续也有些研究报道了免疫缺陷者的慢性 HEV 感染，发生率为 1%～2%[139]。总的来说，60% 暴露于 HEV 的免疫缺陷宿主发展为慢性感染，并迅速发展为肝硬化[140]。有趣的是，最近的一项研究报道了戊肝病毒 RNA 在移植肝中持续存在及隐匿性 HEV 感染的供肝者可以将病毒传播给受者[141]。与甲型肝炎相似，戊肝病毒感染也被证明会增加隐性慢性丙型肝炎患者的肝脏疾病的发生。

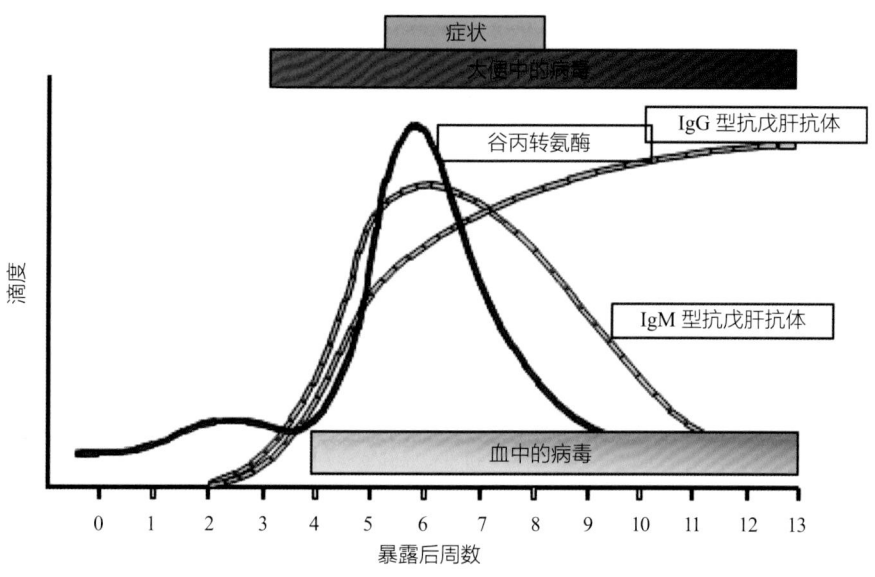

▲ 图 23-9　慢性戊肝病毒感染的典型血清学特征

慢性戊型肝炎还与血液恶性肿瘤、非霍奇金淋巴瘤和急性淋巴细胞白血病有关[142]。最近有报道在接受化疗和（或）干细胞移植的患者中出现 HEV 复发，表现为 HEV RNA 和 ALT 水平升高[143]。最近，研究人员发现，在 HIV 感染者中，尤其是 CD4 细胞计数低于 200/mm³ 者，HEV RNA 可持续存在[144-146]。

（五）诊断方法

戊肝病毒的诊断方法还没有很好的标准化，各种商业化的检测具有不同的敏感性、特异性和重复性。检测手段包括 HEV 血清学抗体（IgM 或 IgG）检测、ELISPOT 试验（特定 HEV 表位介导的 T 细胞免疫反应）、基于巢式 PCR 和实时荧光定量 PCR 的 HEV RNA 病毒学检测。通过比较血液和粪便样本病毒的系统发生关系进行病毒基因分型检测。此外，还有 HEV 准种复杂度测定。

1. 血清学实验

文献中介绍了一些商业化的 HEV IgG 和 IgM 抗体检测，大多数是基于酶免疫分析（EIA）方法。评估发现不同的实现方法的检测能力千差万别。Wenzel 等在一项纳入德国西部人群（男女比例相当）的研究中，对 3 种不同的 HEV IgG 抗体检测方法进行了评估，发现血清学阳性检出率在

23%～54%。作者认为造成这一结果的主要原是检测方法的灵敏度原因，而非是假阳性[147]。Bendall 等比较了 2 种商业化的 HEV IgG 抗体检测，结果显示检出率存在显著差异。与世界卫生组织抗 HEV 参考血清进行比较，发现其中一项检测由于敏感性降低而严重低估了真实患病率[148]。ELISPOT 检测有潜力鉴别假阴性体液血清学检测，并通过评估对特定的细胞毒性 T 淋巴细胞表位的反应来确认应答[149, 150]。

2. 病毒学实验

目前尚无 FDA 批准的 HEV 的病毒学检测试剂盒。HEV RNA 可通过巢式 PCR 和实时荧光定量 PCR 技术检测[151, 152]。一些引物可以检测泛基因型 HEV RNA。"home brew" 测定法的灵敏度可以低至相当于 10 个基因组的水平（图 23-10）。目前已经制定了世卫组织标准，但尚未广泛使用。这些试验可用于血清和粪便分离物的检测。

3. 诊断流程

由于现有检测方法的准确性和可重复性不太确切，因此我们提出了可能改善检测特性的诊断标准（框 23-2）。然而，目前实验室诊断依然依赖于单一的测试，这些测试要么是未经批准的商业试剂盒测试，要么是内部专有的测试方法。

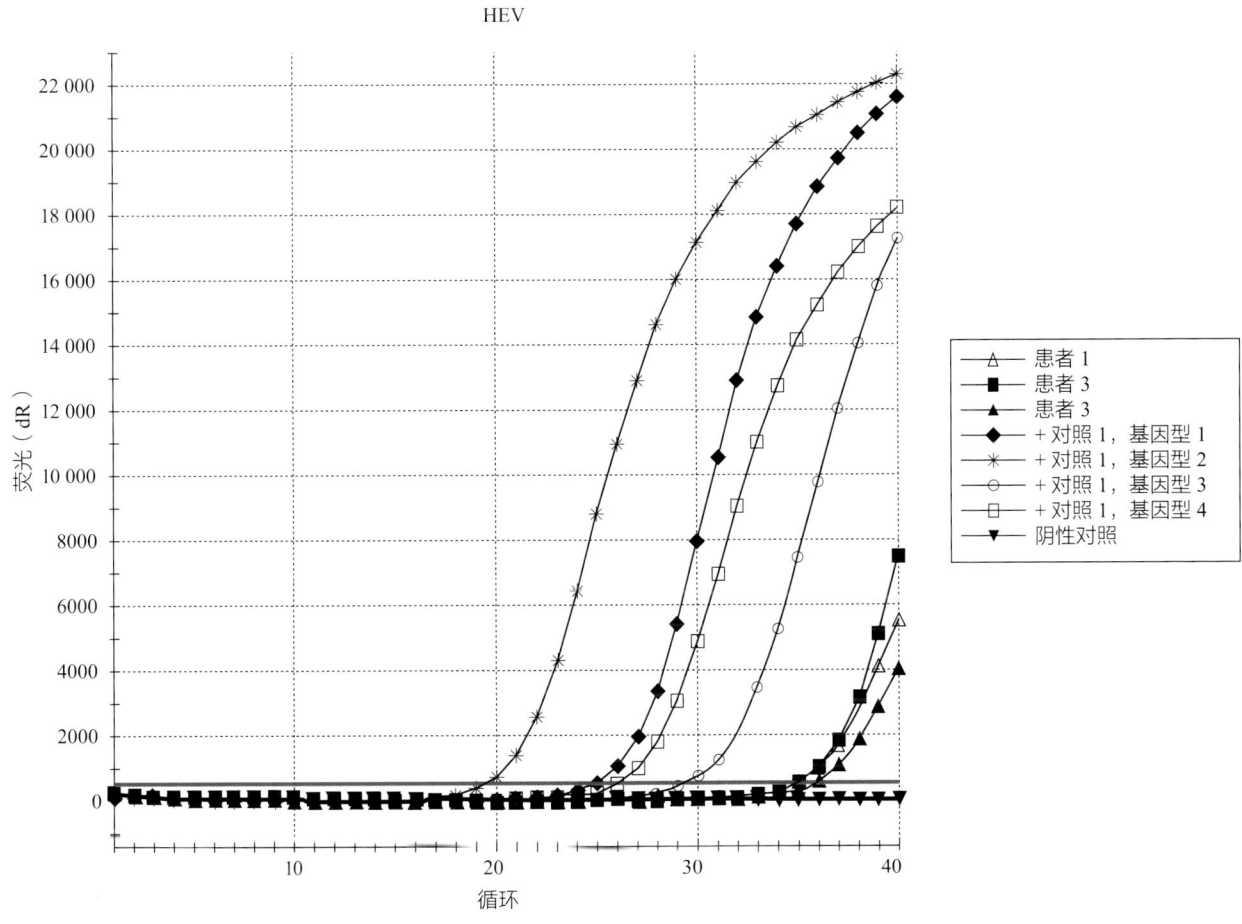

HEV

▲ 图 23-10　实时荧光定量 PCR 检测 HEV 的泛基因型（基因型 1 ～ 4）

框 23-2　推荐的戊肝病毒诊断检测标准

急性戊型肝炎

- ALT ＞ 2 倍基线值 + 使用 2 种不同的方法检测到 HEV IgM 反应
- 或 ALT ＞ 2 倍基线值 + HEV IgM 反应 + 粪便或血液中检测到 HEV RNA（LOD 10 拷贝 /ml）
- 或 ALT ＞ 2 倍基线值 + HEV IgG 相隔 2 周的效价＞ 5 倍
- 或 ALT ＞ 2 倍基线值 + HEV IgM 反应 + ELISPOT 检测到 HEV IFN-γ（＞ 50 HEV 特异性点位 /10⁶ 个细胞）

慢性戊型肝炎

- 在粪便或血液中两次检测到 HEV RNA，间隔超过 6 个月

LOD. 检出限

（六）治疗

慢性 HEV 感染的发现要求重新评估戊型肝炎治疗干预的潜在需求和作用。因为肝损伤在肝纤维化过程中可能是渐进性的，除非明确肝损伤与 HEV 慢性感染有关，戊型肝炎往往被认为是一种自限性疾病。急性戊型肝炎的治疗主要是支持性治疗，特别是发展为急性肝衰竭的患者。2 项病例报道表明，使用皮质类固醇治疗 HEV 感染导致的急性肝衰竭，患者可以不进行肝移植 [153, 154]。然而，我们无法确定皮质类固醇是否确实能改变急性疾病的结局。Aherfi 等报道了一个小样本病例，在 4 例急性暴发性戊型肝炎病例中，有 2 例成功移植，而另外 2 例却死于感染性并发症 [155]。

针对免疫抑制的慢性戊肝患者，主要有 2 种治疗方式。在可能的情况下，一部分患者免疫抑制作用的逆转或减弱与自发清除有关。Kamar 等报道了一个最大样本量的病例报道，发现在 56 名实体器官移植患者中有 18 名清除了 HEV 病毒血症并减少了免疫抑制药的使用 [156]。接受免疫抑制药治疗的癌症患者的治疗周期表明，治疗的间隔可能导致许多受感染患者的病毒清除，但关于这种情况的研究数据很少。使用利巴韦林、聚乙二醇化干扰素 -α 或这些药物的组合已实现了对慢性戊肝的治疗。大多数基于病例的数据和研究都集中在利巴韦林的使用上。一项回顾性、多中心的器官移植受者病例研究报道了利巴韦林的使用。由于这不是一个随机试验，所以使用了不同剂量和不同作用时间的利巴韦林。在以 600mg/d 的中位剂量进行 3 个月的中位时间利巴韦林治疗后，在 90% 以上的患者中观察到了 HEV RNA 从血清中清除。然而，停药导致了一部分患者复发，在接受治疗的 59 名患者中，病毒的持续应答率接近 80%[157]。在患有慢性 HEV 感染的儿童肾移植患者中也有类似的发现[158]。在美国的一项移植后 HEV 研究中，1997—2010 年，有 4.1% 的患者血清转化为 HEV IgM 阳性。然而，很大一部分接受了聚乙二醇化干扰素 -α 和利巴韦林治疗的丙肝患者，在治疗期间似乎阻止了慢性 HEV 的发展。作者认为，目前针对 HCV 的直接抗病毒治疗对 HEV 可能没有类似的疗效，我们可能会看到更多的移植后 HEV 的出现[159]。1 名 HIV/HCV 共感染患者的病例报道显示，以 1200mg/d 的剂量使用利巴韦林治疗 12 周，在治疗后 1.5 个月清除了 HEV[160]。

（七）预防

可以通过避免病毒暴露或通过疫苗接种来预防 HEV 感染。避免接触需要采取与所关注地理区域的流行病学传播相关的特定措施。全世界最普遍的传播途径是通过粪便污染的水和食品传播。在世界上许多地区，小心谨慎使用经过煮沸或化学方法处理过的水和冰是避免感染的必要条件。在以 HEV 基因型 3 感染为主的西方国家，大多数是通过受污染的食品特别是猪肉进行传播的。避免使用冷烟熏肝产品（如菲加奶酪、意大利芝士）是必要的。一项研究建议将受 HEV 污染的食物加热至 71℃至少 20min，以使 HEV 失活[161]。

2 种不同的疫苗产品已经在既往未暴露于 HEV 的受试者中进行了广泛的测试和评估，以确定预防 HEV 感染的有效性。葛兰素史克（GlaxoSmithKline Biologicals）开发了首个进入大规模人体试验的疫苗产品。该疫苗是使用杆状病毒生产的，该杆状病毒含有在培养的弗氏链球菌细胞中生长的 HEV 衣壳抗原的截短序列。这个重组蛋白被吸附在氢氧化铝上。在尼泊尔对这种疫苗进行了研究，2000 名血清反应阴性或低滴度血清反应阳性者被随机分配接受疫苗或安慰剂。使用了 3 剂疫苗接种过程。第 1 剂接种后的有效性为 89.9%。队列随访的中位时间为 804d，总体的有效率为 95.5%（95% CI 85.6%～98.6%）。疫苗组中注射部位的疼痛是唯一值得注意的不良反应[125]。不幸的是，该疫苗未被提交监管审批和分发。随后，在细菌细胞（大肠埃希菌）中生产了第 2 种疫苗产品（Hecolin，厦门 Innovax 生物技术公司，中国），使用来自 HEV 基因型 1 的 HEV 开放阅读框 2 衣壳蛋白制成。一项针对超过 11 000 名受试者的疫苗功效的临床试验显示，3 剂疫苗预防 HEV 的有效率为 100%[162]。从最初的研究开始的为期 4.5 年的长期疗效随访研究显示，该疫苗的总体保护效果为 86.8%（95% CI 71%～95%）[163]。在本出版物发行时，该疫苗在美国或欧洲尚不可用。尚不知道这种疫苗在 HEV 基因型 3 感染为主的地区的保护作用。目前正在评估预防猪戊肝感染的疫苗[164]。

第 24 章　乙型肝炎和丁型肝炎

Hepatitis B and D

Marc G. Ghany　　Naveen Gara　**著**

胡　鹏　**译**

要　点

- 据估计，全世界有 2.5 亿乙型肝炎病毒携带者，美国有 130 万乙型肝炎病毒携带者。乙型肝炎病毒感染的流行与主要传播方式和感染年龄有关。
- 急性乙型肝炎病毒感染可表现为亚临床型肝炎、黄疸型肝炎或急性肝衰竭。慢性 HBV 感染可表现为非活动携带状态、慢性肝炎、肝硬化或肝细胞癌。
- 乙肝疫苗已被证明可预防乙型肝炎病毒感染及与乙型肝炎病毒相关的肝细胞癌。
- 慢性乙型肝炎抗病毒治疗的目的是抑制乙型肝炎病毒的复制，诱导肝脏疾病的缓解，防止肝硬化和肝细胞癌的发展。
- 推荐的慢性乙型肝炎的一线治疗包括聚乙二醇干扰素、恩替卡韦、替诺福韦和丙酚替诺福韦。
- 丁型肝炎病毒生活周期依赖于乙型肝炎病毒。在慢性乙型肝炎病毒感染者中，丁型肝炎病毒既可与乙型肝炎病毒同时感染，也可与乙型肝炎病毒重叠感染。干扰素 α 是治疗慢性丁型肝炎唯一有效的药物。

一、乙型肝炎

（一）流行病学

1. 概述

慢性乙型肝炎病毒（HBV）感染的公共卫生负担令人震惊，超过 20 亿人 .（约世界人口的 1/3）曾感染过 HBV，超过 2.4 亿人是慢性感染[1]。每年大约有 60 万人死于慢性 HBV 感染，主要是由于肝硬化和肝细胞癌（HCC）等并发症，使其成为全球第十大死亡原因[2, 3]。此外，尽管有有效的乙型肝炎（HBV）疫苗可用，但每年仍有 450 万以上的新发感染者。

2. 流行

乙型肝炎表面抗原（HBsAg）是慢性乙型肝炎

的血清学标志。据报道，全世界 HBsAg 阳性的患病率为 3.61%；但是，由于感染方式不同及人类迁徙，地域差异很大。总体而言，全球慢性 HBV 感染率有所下降，特别是在中撒哈拉以南非洲、热带和中美洲、东南亚和中欧等地区。

传统上，高患病率地区被定义为 HBsAg 阳性患病率 ≥ 8%，低患病率定义为 < 2%，介于两者之间为中等患病率[4]。随着可获得的全球数据的增多，世界卫生组织（WHO）建议将中等患病率类别扩展为高中（5%～7%）或低中（2%～4%）患病率，以提供更多的粒度和更多的信息来准确反映地域差异。撒哈拉以南西非洲地区的慢性 HBV 感染率最高（≥ 8%），中国、东南亚和撒哈拉以南非洲其余地区被认为是中度流行地区（5%～7%），约占世界人口的 50%[4]。地中海地区、印度、中东、澳

大利亚和日本代表了中低患病率的地区（2%～4%）。北美和西欧的慢性 HBV 感染率最低（＜2%）（图 24-1）。

自 1999 年以来，美国的慢性 HBV 感染率一直相对稳定。美国国家健康与营养调查（NHANES）的最新流行率调查结果显示：2007—2012 年，6 岁及以上人口中慢性 HBV 感染的总体患病率为 0.3%，大约为 847 000 人[5]。在美国，慢性 HBV 感染的流行与种族、民族和出生国密切相关。在亚洲种族中患病率最高，其次是黑人和非西班牙裔白人，在西班牙裔人群中患病率最低[5]。但是，当前的调查可能无法解释 80 万～90 万不是在美国出生但现在居住在美国的慢性 HBV 感染者[6]。如果将这些人包括在内，估计美国慢性 HBV 感染的患病率将增加到近 200 万人。

3. 乙型肝炎病毒的传播途径

HBV 的主要传播方式是通过接触血液和体液。血液和血清中病毒滴度最高；精液、阴道液和唾液的中等；尿液、粪便和母乳中含量最低[7-9]。围产期、经皮和性传播占全世界急性和慢性 HBV 感染病例的大多数[10, 11]。

（1）通过输血或血液制品传播：在采用筛查之前，通过输血传播乙肝病毒的风险高达 50%[12]。20 世纪 70 年代采用 HBsAg 筛查和 1986 年采用抗 -HBc 筛查（检测可能具有传染性的 HBsAg 阴性、抗 -HBc 阳性的患者），几乎消除了 HBV 通过输血的传播。引入抗 -HBc 筛查后，据估计，从捐献给美国红十字会的血液中感染 HBV 的风险为 1/28 万～1/35.7 万[13]。

最近，引入了核酸检测，可以鉴定出 HBV DNA 阳性但尚未检测到 HBsAg 的献血者。该方法采用了将 6～16 个献血者的标本混样核酸筛选的方法，进一步将估计的经输血感染 HBV 的风险降低为 1:765 000～1:1 006 000[14]。美国红十字会的初步数据显示，HBV DNA 阳性但其他标志物阴性的样本数量很少，在 HBV DNA 测试阳性的 370 万例受试者中有 9 例（410 540 例受试者中有 1 例），但从接种疫苗的供者中检测出 6 例，这些人已经发展为亚临床感染并已经恢复[15]。这些个体是否具有传染性尚不清楚。对 2009—2011 年筛选的大约 1280 万捐赠者的随访研究证实了最初的发现，确定输血传播 HBV 的风险进一步降低，这可能部分归

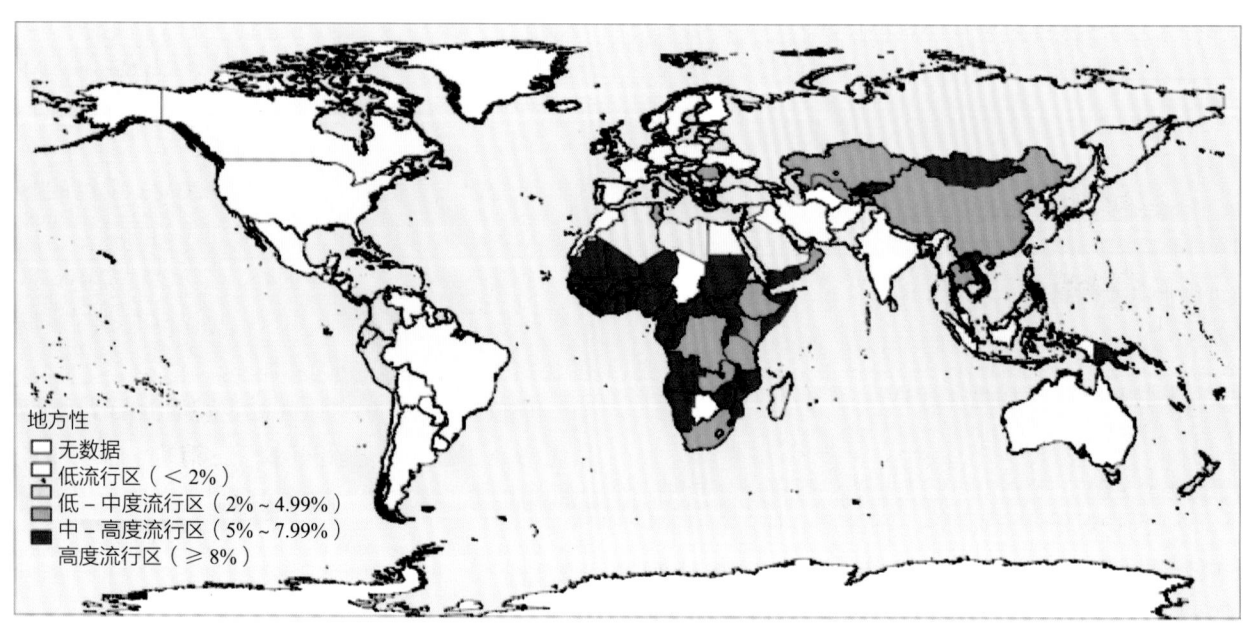

▲ 图 24-1 全球慢性乙型肝炎病毒感染率

乙型肝炎遍布世界各地，但患病率因地理位置而异。HBsAg 流行率≥ 8% 的高流行地区包括撒哈拉以南非洲西部的国家；HBsAg 流行率为 5%～7% 的高中度流行区包括中国、东南亚和撒哈拉以南非洲其余地区；低中度患病率（定义为 HBsAg 患病率为 2%～4%）包括地中海地区、印度、中东、澳大利亚和日本；HBsAg 流行率≤ 2% 的低流行地区包括北美和西欧。在大多数地区，特别是在撒哈拉以南非洲中部、热带和中美洲、东南亚和中欧，慢性乙型肝炎病毒感染的流行率有所下降

经 Elsevier 许可转载，引自参考文献 [1]

因于疫苗保护的作用[14]。值得注意的是，约 1% 的抗 –HBc 阳性献血者是隐匿性乙型肝炎感染，表现为 HBsAg 阴性而 HBV DNA 阳性。此类捐赠者通过输血传播 HBV 感染的概率尚不清楚。

(2) 乙型肝炎病毒的垂直传播：垂直传播，更准确地说是围产期传播或母婴传播，是指 HBV 在出生前或出生后从母亲传染给婴儿。围产期传播是高流行地区最有效、最重要的 HBV 传播方式[16, 17]。乙肝 e 抗原（HBeAg）阳性母亲如果分娩时 HBV DNA 水平高（> 7.3log$_{10}$U/ml），70%～90% 新生儿可感染 HBV[16]。

母婴传播通常发生在分娩期间婴儿接触到母体血液时，宫内传播不常见[18]。出生时的被动 – 主动免疫，包括乙肝免疫球蛋白和乙肝疫苗接种，使围产期传播率从 > 90% 显著降低到 < 10%[10]。然而，该策略的失败率为 10%～15%，HBV DNA 水平高（> 7.3log$_{10}$U/ml）的 HBeAg 阳性妇女主动 – 被动免疫失败率最高[19-22]。一项中国 869 对母婴的回顾性研究数据指出有 27 名（3.1%）婴儿被确定为主动 – 被动免疫失败。所有阻断失败的婴儿均为 HBeAg 阳性母亲所生，HBV DNA 水平 ≥ 6 log$_{10}$ 拷贝 /ml。母亲产前 HBV DNA 水平可预测主动 – 被动免疫是否失败。病毒载量小于 6 log$_{10}$ 拷贝 /ml 时，主动 – 被动免疫失败率为 0%；病毒载量为 6～6.99 log$_{10}$ 拷贝 /ml 时，其失败率为 6.7%；病毒载量 7～7.99log$_{10}$ 拷贝 /ml 时，其失败率为 6.7%；而病毒载量 ≥ 8 log$_{10}$ 拷贝 /ml 时可达 7.6%。其他研究表明，一旦 HBV DNA 水平低于 6.3 log$_{10}$ 拷贝 /ml，传播率可忽略不计。基因 C 型 HBV 感染与 HBeAg 血清学转化延迟有关。因此，感染基因 C 型 HBV 的妇女在生育期更容易维持高水平的病毒血症，从而增加围产期传播的风险[23]。

(3) 水平传播：水平传播是指 HBV 在人与人之间的传播，通常在同一年龄段。在撒哈拉以南非洲，水平传播是儿童主要的传播途径[24]。这可能通过接触擦伤、黏膜破裂或家人间接触血液而发生。因此，对于 HBV 感染者建议采取预防传播的措施。这些措施包括开放伤口和划痕的包扎、用洗涤剂或漂白剂清洗溢出的血液及不共享牙刷或剃须刀等个人卫生用品。

(4) 性传播：性传播是美国和西欧及其他 HBV 感染率低的地区主要传播途径[25]。性传播的风险与终身性伴侣的数量、有偿性行为的发生及性传播疾病史直接相关[11]。2006—2011 年，一项涉及 7 个州的基于人群的急性乙型肝炎监测研究报道了 2200 例急性乙型肝炎。在这项调查中，性传播（异性恋和与男性同性恋）占急性乙型肝炎病例的 1/4。

为防止 HBV 通过性接触传播，HBV 感染者的稳定性伴侣应接种疫苗[10]。建议采取安全保护措施，防止传染给未接种疫苗的人，包括临时性伴侣[26]。

(5) 经皮传播：经皮注射吸毒是一种重要的传播途径。在 21 个国家中，注射吸毒者 HBsAg 的全球流行率估计为 5%～10%[27]。据估计，全世界有 120 万注射吸毒者（范围：30 万～270 万）HBsAg 阳性[27]。在美国，HBV 传播的主要方式是药物注射，占急性病例的 30%。获得 HBV 感染的风险随着药物使用年限、注射频率和药物制备设备的共享而增加[28, 29]。建议对所有高危患者（包括注射吸毒者）接种疫苗。

(6) 院内传播：在医疗保健环境的医疗、外科和牙科手术过程中，乙肝病毒可能发生在患者之间传播，或通过受污染的器械及意外针刺从患者传播到医护人员，很少由于安全手套撕裂、缝合事故或通过使用受污染的多用途小瓶而从医护人员传播到患者[30]。意外针刺后感染 HBV 的风险与接触血液的程度和源患者的 HBeAg 状态有关。如果源患者 HBeAg 阳性，发生临床肝炎的风险为 22%～31%，如果源患者为 HBeAg 阴性，则为 1%～6%[11]。因此，强烈建议医护人员接受乙肝疫苗接种。

(7) 器官移植传播：有相关肾脏和肝脏等实体器官移植后发生 HBV 传播的报道[31]。疾病控制和预防中心（CDC）建议在捐献前对所有器官捐献者进行高危行为筛查和 HBsAg 检测[32]。为防止传播，HBsAg 阳性者不应捐献器官。器官捐献前抗 –HBc 筛查存在不确定性，抗 –HBc 阳性捐赠者的真实感染性存在不确定性，假阳性结果可导致捐赠者流失。能分离出抗 –HBc 的捐赠者进行肾移植后，HBV 传播风险较低（0%～2%）[32, 33]，但在肝移植中，根据受体 HBV 血清学状态，其风险为 0%～78%[31, 34]。如果使用抗 –HBc 阳性供者的器官，则应对受者进行抗病毒治疗以防止 HBV 感染 [26]。现有数据表明非肝移植患者应接受 6～12 个月的治疗，而肝移植的患者建议终身治疗 [26]。

（二）临床表现

1. 急性乙型肝炎

急性乙型肝炎的临床表现约 70% 的病例无症状，约 30% 的病例有症状。有症状的患者可表现为从轻微的非特异性症状到急性重型肝炎，后者可致肝脏失代偿和死亡（＜ 1% 的病例）（图 24-2）。有症状的急性乙型肝炎在新生儿和幼儿中很少见，相反，大约 1/3 的成人是有症状性感染。急性感染的过程可分为 4 个阶段：①潜伏期，出现症状之前的潜伏期较长，为 1 个月～6 个月；②黄疸前期或前驱期，特征是发热、疲劳、厌食、恶心、呕吐、腹痛、黄疸、肌痛和关节痛等症状，在此期间，血清谷丙转氨酶（ALT）和 HBV DNA 水平升高，HBsAg 通常在临床和实验室特征变得明显之前就

可以检测到，这个阶段可能持续几天到 1 周；③黄疸期，出现黄疸症状，在这一阶段，HBV DNA 水平逐渐下降，然后随着 HBsAg 的清除而从血清中消失，即使在黄疸消退后，疲劳等症状也可能持续几个月，HBeAg 在疾病高峰早期被清除，抗 –HBe 出现在 HBeAg 清除后不久，抗 –HBe 的出现和 HBeAg 的清除预示着恢复的开始 [35]；④恢复期，是疾病最后一个阶段，其特点是症状和炎症缓解，IgG 类抗 –HBc 和抗 –HBs 逐渐出现。

急性乙型肝炎可表现为肝外症状，通常是免疫介导的结果。5%～15% 的急性乙型肝炎病例可能伴随血清病样综合征，表现为低热、皮疹、关节炎和血管神经性水肿。皮疹是典型的荨麻疹，也有可能是黄斑丘疹。关节炎通常累及大关节，如肘关节、腕关节、膝关节和踝关节。这些症状被认为是由抗原 – 抗体复合物引起的，通常随着肝炎的发作而减轻。据报道，结节性多关节炎发生在多达 1/3 的急性乙型肝炎病例中 [36]，症状包括关节痛、发热、腹痛、肾病、神经炎和皮疹。被认为是由中等大小血管壁内膜中的抗原 – 抗体复合物引起的。丘疹性肢端皮炎（Gianotti 综合征）在 6 岁以下的急性乙型肝炎患儿中有报道，其特征是面部、手臂和腿部红斑丘疹，伴有躯干和淋巴结病变。病程通常是良性的，随着肝炎的发作而改善。据报道，急性乙型肝炎可伴随原发性混合冷球蛋白血症、膜脂蛋白血症和膜性肾小球肾炎发生。

2. 病理

急性乙型肝炎的病理特点是急性炎症反应涉及整个肝脏。肝细胞损伤在肝终末小静脉附近最为突出。急性病毒性肝炎的典型组织学特征包括气球样变性（肝细胞肿胀，细胞核增大，常为多核，胞质染色淡）、大量凋亡小体和小叶紊乱。小叶紊乱是细胞肿胀、细胞收缩、凋亡小体形成和细胞丢失共同作用的结果。炎症细胞主要是淋巴细胞和 Kupffer 细胞，存在于肝小叶和肝门区。胆汁淤积可能存在，也可能不存在。胆管增生可能会出现，但不是主要特征。急性乙型肝炎的组织学改变在发病后可持续数周。

3. 结局

急性乙型肝炎的转归很大程度上与暴露时年

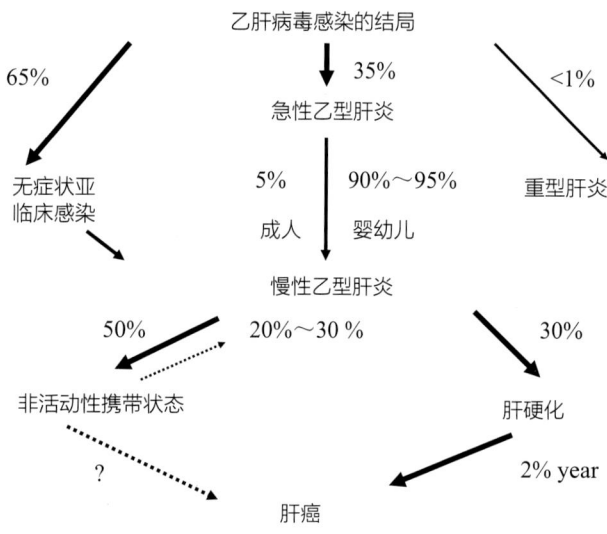

▲ 图 24-2 急性和慢性 HBV 感染结局

大多数急性乙型肝炎无症状，1/3 出现黄疸，1% 出现重型肝炎。急性乙型肝炎的预后与暴露时年龄密切相关。绝大多数成年人感染乙肝后可以恢复（＜ 5% 进展为慢性肝炎），而进展为慢性肝炎是儿童的常见结局（90%～95%）。慢性肝炎的结局取决于病毒和宿主免疫反应之间的互相作用。约 20% 患者持续表现为慢性肝炎，50% 转变为非活动性携带者状态，30% 的进展为肝硬化。20%～30% 的非活动携带者发生肝炎再活动。所有慢性乙型肝炎患者都有发生肝癌的风险，HBV DNA 水平较高患者肝硬化风险最高

龄、个体免疫状态、HDV（hepatitis D virus，HDV）共感染有关，与 HBV 病毒株关系较小。在 95% 的免疫功能正常的成人中，急性乙型肝炎恢复后没有后遗症，但在婴儿期感染者中，只有 5% 的人治愈。急性肝衰竭是急性乙型肝炎的一种危及生命的并发症。急性肝衰竭是指肝性脑病（通常在 8 周内）迅速发展，肝脏合成功能严重受损。受感染肝细胞广泛破坏引起严重的损伤，这解释了肝衰竭的迅速发生及为什么一些乙型肝炎相关的急性肝衰竭患者找不到 HBV 复制的证据[37]。这种情况发生在不到 1% 的急性乙型肝炎病例，但与高死亡率有关。不需要肝移植的急性暴发性乙型肝炎患者的生存率仅为 20% 左右。HDV 共感染者出现乙型肝炎相关的急性肝衰竭风险更高。有病例报道乙型肝炎相关的急性肝衰竭与 HBV 前 C 区变异相关，可致 HBeAg 合成缺陷[38,39]。

4. 慢性乙型肝炎

大多数慢性乙肝病毒感染者无症状，并且没有意识到这个疾病。出现的症状往往是轻微和非特异性的，如疲劳和右上腹腹痛。一旦出现肝硬化，症状变得明显。慢性肝炎的常见症状包括疲劳、虚弱、恶心和右上腹疼痛。如果肝病更严重，可能会出现黄疸、深色尿、瘙痒和腹胀。

5. 病理

肝活检观察到的损伤类型并不是慢性乙型肝炎特有的。慢性肝炎的特征是炎症，主要位于门静脉区，伴有界面性肝炎（炎症扩展到门静脉区周围肝细胞的限制板之外）。肝小叶不明显，纤维化可能存在，也可能不存在。主要的炎症细胞类型是淋巴细胞，偶尔有浆细胞，很少有嗜酸性粒细胞。炎症和纤维化的程度从轻度到重度不等，取决于疾病的阶段，炎症在免疫耐受期和非活动期是最轻的，免疫激活期较明显。肝纤维化可以从轻度门静脉扩张到桥接纤维化和肝硬化。慢性肝炎的一个特征是磨玻璃样肝细胞的存在，这些细胞胞质中有大量保留的 HBsAg。磨玻璃样细胞不是乙型肝炎的病理学特征，在药物诱导的内质网肥大等其他情况下也可见到磨玻璃样细胞。HBeAg 血清转化后自发性抑制病毒复制或者使用核苷（酸）类似物抑制病毒复制都可显著改善肝脏炎症和纤维化。

6. 慢性乙型肝炎病程

血清中 HBsAg 持续时间超过 6 个月通常表明 HBV 感染慢性化。慢性乙型肝炎病毒感染的过程取决于宿主免疫反应、病毒和环境因素之间复杂的相互作用。慢性 HBV 感染的过程可以在连续的阶段中观察到（图 24-3），但要认识到这是一种普遍现象，并非所有慢性 HBV 感染的个体都会经历每个阶段。此外，每个阶段的持续时间在每个人之间可以有很大的变化，并且过程是动态的，因为一个人可以在 2 个阶段之间来回过渡。感染的阶段由 3 个临床指标确定：HBeAg 状态、血清 ALT 和 HBV DNA 水平。确定慢性感染的阶段对于指导患者的预后及治疗方案建议都是有用的。然而值得注意的是并非所有的患者都能被确切地划分为其中的某个阶段，有可能处于 2 个阶段之间，被称为"灰区"。"灰区"阶段的自然史并不清楚，通常需要肝组织活检帮助准确分期。

"第一"阶段又被称为免疫耐受期，具有病毒高复制，但是肝脏损伤轻的特点。该阶段只在出生或年幼时获得感染者中观察到。定义免疫耐受期的实验室指标是血清中 HBeAg 阳性、非常高的 HBV DNA 水平（通常 $> 10^8$ U/ml）和正常或轻度升高的血清 ALT 水平。肝组织学显示没有或较轻的肝损伤和肝纤维化。免疫耐受期一般持续 20~30 年。在一项小样本回顾性研究中，免疫耐受期过渡到另一期的平均年龄是 31 岁，中位随访时间为 37 个月[40]。在这项研究中，2/3 的人向非活动性慢性 HBV 感染期的过渡，而 1/3 的人向免疫活动性慢性 HBV 感染期的过渡[40]。由于没有明显的炎症反应，疾病进展为肝硬化的风险被认为是低的。这一点得到了组织学研究结果的支持。在一项相隔 5 年的配对肝活检研究中，免疫耐受期的患者纤维化进展罕见，没有患者出现桥接纤维化或肝硬化[41]。然而"免疫耐受"这一概念受到了质疑，最近有研究认为这一阶段宿主的免疫反应并没有表现出"耐受性模式"，与处于免疫活动期的免疫反应没有区别。事实上，HBV 特异性 T 细胞的频数与其他阶段相比，该阶段的患者似乎更高。简单地说，这个阶段可以被视为高复制、非炎症的慢性感染阶段。这种缺乏炎症反应的潜在机制尚不清楚。

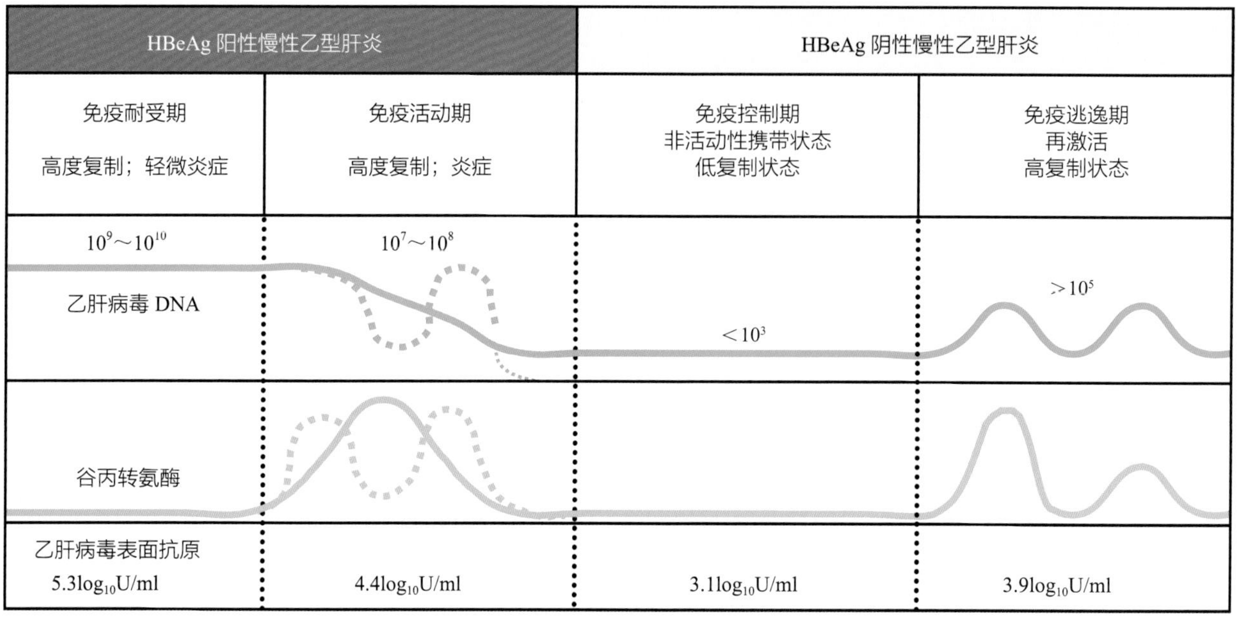

HBeAg 阳性慢性乙型肝炎		HBeAg 阴性慢性乙型肝炎	
免疫耐受期 高度复制；轻微炎症	免疫活动期 高度复制；炎症	免疫控制期 非活动性携带状态 低复制状态	免疫逃逸期 再激活 高复制状态
$10^9 \sim 10^{10}$ 乙肝病毒 DNA	$10^7 \sim 10^8$	$< 10^3$	$> 10^5$
谷丙转氨酶			
乙肝病毒表面抗原 $5.3 \log_{10}$U/ml	$4.4 \log_{10}$U/ml	$3.1 \log_{10}$U/ml	$3.9 \log_{10}$U/ml

▲ 图 24-3　慢性 HBV 感染自然史

慢性乙型肝炎病程可根据 HBeAg 状态、HBV DNA 和 ALT 水平确定。初始阶段称为免疫耐受期。这一阶段的特点是 HBeAg 阳性、高 HBV DNA 水平（$> 10^7$U/ml）、氨基转移酶水平持续正常和很高的 HBsAg 水平（$> 5\log_{10}$U/ml）。这一阶段通常出现在婴儿期或幼儿期（垂直传播）获得感染者，可持续长达 20～40 年。免疫耐受期之后是免疫清除期或免疫活动期。这一阶段的特征是 HBeAg 阳性、ALT 升高（> 2 倍于 ULN）、高 HBV DNA 水平（$> 10^6$U/ml）和高 HBsAg 水平（$4.4 \log_{10}$U/ml）。下一个阶段是非活动性 HBsAg 携带状态。这一阶段标志着从高病毒复制水平向低复制水平的转变，HBV DNA 水平通常 $< 10^3$U/ml。这一转变的特点是 HBeAg 清除、抗 –HBe 的发展和 ALT 恢复到正常。与高复制期患者相比，HBsAg 水平降低 1～2logs（平均 $3.1 \log_{10}$U/ml）。HBeAg 血清转化的患者中，部分患者保持中等水平的 HBV 复制（HBV DNA > 2000U/ml）和活动性肝病（血清 ALT 升高和肝活检慢性炎症），被称为 HBeAg 阴性慢性肝炎。这一阶段定义为 HBeAg 阴性及 ALT 和 HBV DNA 水平（$10^5 \sim 10^6$U/ml）升高。HBeAg 血清转化后病毒复制增加被认为与免疫逃逸突变的出现有关。HBsAg 水平介于非活动性携带和 HBeAg 阳性免疫活动期之间。成人感染 HBV 无免疫耐受期，大多数成人经历了与 ALT 升高相关的病毒高复制期（免疫清除期、免疫活性期），随后是病毒低复制期和感染消退期

大约 1/3 的人处于免疫耐受期，大多数人成年后发展为慢性乙型肝炎，转化到免疫清除期。该阶段的特点是病毒复制率高，但与免疫耐受阶段相比，肝脏炎症是一个显著的特征。这个阶段的定义是血清中 HBeAg 阳性、高 HBV DNA 水平但没有免疫耐受期（通常大于 10^6U/ml）那么高、血清 ALT 水平升高。肝活检通常会表现为一定程度的炎症和纤维化。升高的血清 ALT 和 HBV DNA 水平与疾病的进展密切相关，处于免疫清除期这一阶段的患者发生肝硬化和肝癌的风险增加[46, 47]。

大多数慢性 HBV 感染者最终会转化为非活动期。转化到这个阶段与 HBeAg 清除和 HBeAg 抗体生成（称为 HBeAg 血清学转化）及病毒复制明显下降有关。虽然血清中仍可检测到 HBV DNA，但通常低于 10^3U/ml，血清 ALT 恢复到正常水平。非活动期患者的肝活检显示轻度肝脏炎症，伴有不同

程度的纤维化。一项纳入 116 名非活动期患者研究中，58 人接受了肝活检，其中 8 名（14%）检测到显著的纤维化（Knodell 纤维化分期 > 2）[48]。但是，其他研究通常认为是轻度纤维化而不伴肝硬化[49]，而非活动期患者的成对肝活检研究报道显示轻微纤维化进展[50]。因此，与处于活动期的患者相比，处于非活动携带状态的患者进展为肝硬化和肝癌的风险更低。

在慢性 HBV 感染的非活动期，有一部分人可能在血清 HBeAg 阴性的情况下发展为活动性肝炎，这就是 HBeAg 阴性的慢性乙肝。这种非典型的慢性乙肝病毒感染是由于病毒基因出现变异，这些变异由于乙型肝炎病毒核心基因启动子区的突变或终止密码子的引入而不能产生 HBeAg 所致。据估计，处于感染非活动期的人有 14%～24% 的风险发展成 HBeAg 阴性的慢性 HBV 感染，而且发病率似乎在

上升。血清 HBV DNA 水平较高（＞ 10^5 U/ml），但不如 HBeAg 阳性的免疫活性期高，血清 ALT 有一定程度升高。肝活检通常显示炎症和不同程度的纤维化。可能因为感染持续时间较长和既往有肝损伤史，HBeAg 阴性的慢性 HBV 感染者肝硬化和 HCC 的风险增加。

一些处于慢性乙型肝炎病毒感染非活动期的个体可能会回复到 HBeAg 阳性的慢性乙型肝炎。这种风险估计为 15%～20%。这一现象反映出了慢性乙型肝炎病毒感染的动态变化特征，并强调了所有慢性乙型肝炎患者，即使是处于非活动期的患者，都需要长期随访监测的重要性。

最终在数月或数十年的慢性 HBV 感染后，HBsAg 清除伴随或不伴随 HBsAb 的产生。在成人期感染 HBV 者，发生 HBsAg 血清转化率为 1%～2%，围产期获感染者为 0.5%～1%。HBsAg 清除后，可间歇性地检测到极低水平的 HBV DNA。获得 HBsAg 血清学转化的患者被认为是达到了慢性乙肝的治愈，他们的预后很好。但是，一些获得 HBsAg 清除的患者仍有发展为肝癌的危险，特别是已经存在肝硬化的或在年龄较大（＞ 50 岁）时才获得 HBsAg 清除的患者，这也可部分解释为什么老年慢乙肝患者肝纤维化更严重。

7. 隐匿性 HBV 感染

少数人可能会在没有 HBsAg 的情况下检测到 HBV DNA。这种情况在临床上被称为隐匿性 HBV 感染。隐匿性 HBV 感染很可能是由于 HBsAg 基因突变，使用单克隆抗体不能检测到 HBsAg，免疫球蛋白结合的 HBV 免疫复合物持续存在，HBsAg 分泌受阻或病毒干扰［如与丙型肝炎病毒（HCV）共感染］[51]。隐匿的 HBV 感染可能与肝纤维化的进展和肝细胞癌的发展有关[52]，并可能加速其他肝病患者的疾病进展，尤其是慢性 HCV 感染。据报道，隐匿性乙型肝炎病毒感染可能在免疫功能低下患者或接受化疗的患者中重新激活并引起急性肝炎。从公共卫生的角度来看，隐匿性乙型肝炎病毒感染者可能通过输血、器官移植（包括原位肝移植）或血液透析传播乙型肝炎病毒，因此在输血前检测核酸进行供者筛查，对高危器官移植受者进行预防，需考虑采取特异性感染控制方案，以降低传播风险。

8. 肝硬化和肝细胞癌的风险

肝硬化和肝癌是慢性乙型肝炎病毒感染的主要疾病负担。在全球范围内，HBV 是肝硬化和肝癌死亡的主要原因，慢性乙型肝炎占肝硬化死亡病例的近 1/3，占肝癌死亡病例的 50%[53]。

(1) 肝硬化：据估计，高达 30%～40% 的未经治疗的慢性 HBV 感染者在其一生中会发展为肝硬化（图 24-2）。处于免疫活动期（HBeAg 阳性或 HBeAg 阴性）的人发生肝硬化的风险增加。据报道，这种风险年发生率为 2%～7%[54-58]。肝硬化的 5 年累计风险为 8%～20%[58]。相比之下，慢性乙型肝炎病毒非活动期的肝硬化风险每年＜ 1%。一项基于人群的前瞻性队列研究对台湾 3582 名未经治疗的患者进行了分析，结果显示 HBV DNA 水平是发展为肝硬化的最强预测因子。HBV DNA 水平＜ 300 拷贝 /ml（60U/ml）的人群中肝硬化的累计发病率为 4.5%，HBV DNA 水平＞ 10^6 拷贝 /ml（20 万 U/ml）的人群中累计发病率增加到 36.2%[47]。此外，HBV DNA 水平持续升高的人患肝硬化的风险最高。但是值得注意的是，本研究中纳入的大多数人是 HBeAg 阴性的慢性乙型肝炎患者，并假定为围产期获得性感染。这些数据是否适用于成人获得性感染或处于免疫耐受期的感染者不得而知。其他报道的肝硬化发生的危险因素包括高龄、ALT 水平升高、糖尿病、复发性肝炎和大量饮酒。据报道，HBV 与 HDV 和 HIV 共同感染会增加肝硬化的风险。一些研究表明，在亚洲患者中，基因 C 型 HBV 与较高的肝硬化发病率有关。

(2) 肝细胞癌：肝细胞癌是世界第五常见的癌症，是世界第二大癌症死亡原因。慢性 HBV 感染是肝细胞癌的最危险因素之一，占全球肝癌死亡人数的 50%。在中国台湾进行的一项里程碑式的研究证实了乙肝病毒与肝细胞癌之间的联系。该研究前瞻性地随访了 22 707 名男性政府雇员 8.9 年，其中 3454 名为 HBsAg 阳性患者。HBsAg 阳性携带者肝细胞癌的发生率明显高于非携带者，相对危险度为 223[59]。亚洲和西方的肝细胞癌发病率不同。这并不奇怪，因为大多数亚洲患者在出生或童年时感染，而大多数西方患者在成年后感染。根据几项研究，亚洲人肝细胞癌的每年总发病率在非活动携带者中为 0.2/100 人，在无肝硬化的慢性肝炎患者中为 0.6/100 人，在肝硬化患者中为 3.7/100 人。相反，在西方患者中，肝细胞癌的每年总发病率在非活动携带者中为 0.02/100 人，在无肝硬化的慢性肝炎患者中为 0.3/100 人，在肝硬化患者中为 2.2/100 人[60]。亚洲人非活动携带者 5 年累计肝癌发生率为 0.1%，无肝硬化的慢性肝炎患者为 1%，肝硬化患者为 10%。西方患者中肝细胞癌的 5 年累计发病率在非活动性携带者中为 0.1%，在无肝硬化的慢性肝炎患者中为 1%，在合并肝硬化患者中为 10%。

病毒载量或宿主、病毒和环境因素与肝细胞癌风险增加有关（框 24-1）。最重要的因素是年龄> 40 岁、男性、肝硬化、肝细胞癌家族史、持续高 HBV DNA 水平、伴随 HDV 或 HCV 感染、大量饮酒。潜在的肝硬化可能是肝癌发生的最重要因素。在慢性 HBV 感染患者中，活跃的病毒复制是肝细胞癌的一个很强的危险因素。在一项前瞻性研究中首次得到证实，该研究通过对 11 893 名无 HCC 的 30—65 岁的男性随了 9 年时间，旨在评估 HBsAg 和 HBeAg 对肝癌的作用。在随访 92 359 人年中，新诊断肝癌 111 例。HBsAg 和 HBeAg 均

阳性的男性肝癌发病率为 1169 例 /10 万人年，仅 HBsAg 阳性者为 324 例 /10 万人年，HBsAg 和 HBeAg 均阴性者为 39 例 /10 万人年[61]。在校正了肝细胞癌的其他危险因素后，与 HBsAg 和 HBeAg 均阴性的患者相比，单纯 HBsAg 阳性的男性和 HBsAg、HBeAg 均阳性的男性发生，肝细胞癌的相对危险度分别为 9.6 和 60.2。随后的一项来自中国台湾的社区研究也证实，高 HBV DNA 是肝细胞癌的最强危险因素。在这项研究中，对 3653 名 30—65 岁的慢性 HBV 感染者进行了平均 11.4 年的随访，以评估肝细胞癌的发病率。在研究开始时，HCC 的发病率随着血清 HBV DNA 水平的增加而增加，当 HBV DNA 水平低于 300 拷贝 /ml（60U/ml）时，HCC 的发病率为 108/10 万人年；当 HBV DNA 水平为 100 万拷贝 /ml 或更高（20 万 U/ml）时，HCC 的年发病率为 1152/10 万。相应的肝癌累积发病率分别为 1.3% 和 14.9%。

因为 CHB 与肝癌有很强的相关性，当前肝脏协会指南建议对慢性 HBV 感染者和所有肝硬化患者进行 HCC 筛查。对于 40 岁以上的亚洲男性、50 岁以上的亚洲女性、所有肝硬化患者、非洲和北美黑人男性和女性及有肝细胞癌家族史的患者，建议每 6～12 个月进行一次超声监测。然而，对于肝细胞癌的低风险患者，肝细胞癌的监测是昂贵的，而且可能不具有成本效益。因此，基于肝硬化、年龄、性别、病毒载量和肝硬度测量等危险因素的一些模型已经开发出来，以预测未经治疗和治疗的亚洲和高加索患者的肝细胞癌风险（表 24-1）。这些预测模型有助于指导肝癌的监测和确定抗病毒治疗的必要性。一般来说，这些风险评分的阴性预测值大于 95%，排除了未来 3～10 年肝细胞癌的发生，这些风险评估在亚洲人中的预测优于白种人，这可能是由于慢性 HBV 感染自然史的差异所致，在肝硬化患者中的表现优于非肝硬化患者[62]。模型的性能受到肝硬化诊断准确性的限制。还需要能够准确预测接受治疗患者中肝细胞癌风险的其他模型来对这些患者进行风险分层筛查。

框 24-1　肝细胞癌危险因素

宿主相关的危险因素
- 年龄> 40 岁
- 男性
- 存在肝硬化
- 肝细胞癌家族史
- 种族（亚裔和黑人>高加索人种）
- 基因
- 糖尿病
- 肥胖

病毒相关的因素
- 病毒载量
- 病毒基因型（C > B）
- 病毒变异（C 区启动子、前 S 区缺失）
- 共感染丁肝病毒
- 共感染丙肝病毒
- 共感染艾滋病毒

环境相关的危险因素
- 过量饮酒
- 黄曲霉素
- 吸烟

表 24-1　预测亚洲人和白种人肝癌发展的模型

	IPM[a]	CU-HCC[b]	GAG-HCC[c]	REACH-B[d]	LSM-HCC[e]	mREACH-B[f]	PAGE
患者数量	994	1005	820	3584	1035	1308	1325
人口组成	亚裔（韩国）	华人（中国香港）	亚裔（中国香港）	亚裔（中国台湾）	亚裔（中国香港）	亚裔（韩国）	高加索人（欧洲）
平均年龄		48	41	46	46	50	52
HBeAg 阴性		57		85	75	60	84
抗病毒治疗		是	否	否	是	是	是
评分要素	年龄、性别、血小板，肝硬化、白蛋白、饮酒史	年龄、白蛋白、胆红素、肝硬化、乙肝病毒 DNA	年龄、性别、C 区启动子变异、肝硬化、乙肝病毒 DNA	年龄、性别、氨基转移酶、乙肝病毒 HBeAg 状态，乙肝病毒 DNA	年龄、白蛋白、肝硬度测定	年龄、性别、氨基转移酶、乙肝病毒 HBeAg 状态、肝硬度测定	年龄、性别、血小板
阴性预测值		10 年 97%	10 年 99%	10 年 98%	5 年 99.4%	10 年 96.8%	10 年 100%

a. 个人预测模型

b. 中文大学 – 肝细胞癌

c.. 以年龄、性别、乙肝病毒 DNA、C 区启动子变异、肝硬化为指导的肝癌预测

d. 慢性乙型肝炎肝细胞癌的风险评估

e. 肝硬度测定 – 肝细胞癌

f. 修正的慢性乙型肝炎肝细胞癌的风险评估

（三）诊断

乙型肝炎病毒感染是急性和慢性肝炎的重要病因。因此，不管是否存在 HBV 感染的危险因素任何患者出现急性或慢性肝炎表现都应该检测乙肝病毒。在有 HBV 感染高风险的人群中也应进行检测（表 24-2）。急性和慢性乙型肝炎的诊断不能通过临床表现来确定，需要对病毒抗原或宿主产生的抗体进行特定的血清学检测。HBV 的血清学标志物包括 2 种病毒抗原（HBsAg 和 HBeAg）和 3 种宿主产生的抗体——抗 HBsAg 抗体（抗 -HBs）、抗 HBeAg 抗体（抗 -HBe）、抗 HBcAg 抗体（抗 -HBc），抗体有 IgM 和 IgG2 种亚型。虽然慢性 HBV 感染可以通过 HBsAg 和 HBcAg 肝活检标本的免疫组化染色来确定，但鉴于血清学试验的广泛应用，这几乎是不需要的。

1. 乙肝病毒血清学

（1）乙肝表面抗原和表面抗体：乙型肝炎表面抗原是病毒的包膜蛋白，是暴露于乙型肝炎病毒后出现在血清中的第 1 种病毒抗原（图 24-4A）。

HBsAg 检测可作为急性或慢性 HBV 感染的诊断指标。在急性 HBV 感染者中，HBsAg 可在初次接触后 2~10 周、症状和肝损伤实验室证据（血清 ALT 和 AST 升高）出现前检测到。在最终从急性 HBV 感染中恢复的人中，HBsAg 在 4~6 个月时从血清中消失。HBsAg 持续超过 6 个月通常表明进展为慢性乙型肝炎（图 24-4B）。从急性感染中恢复的特点是产生抗 HBsAg 抗体，这种抗体通常会持续终生，表明对病毒的长时间的免疫控制。在急性乙型肝炎病毒感染恢复期间，可能有几周到几个月的时间，血清中 HBsAg 和抗 -HBs 都检测不到。这个时期被称为"窗口期"，代表抗 HBs 出现之前 HBsAg 的清除（图 24-4A）。在这个"窗口期"，抗 -HBs IgM 可能是 HBV 感染唯一可检测的血清学标志物。抗 -HBs 通常在慢性感染患者的血清中检测不到，但是，在 5%~24% 的慢性感染患者中，抗 -HBs 可与 HBsAg 被同时检测到[64]。在这种情况下，抗 -HBs 被认为是异质型的，而不是针对共同的"a"决定簇或循环血清型。另一种解释是，由于表面基因突变，抗 -HBs 不能中和也不能结合 HBsAg[65]。

表 24-2　关于检测 HBV 的人员的建议

高危人群	用于初筛的实验室检查
出生于乙肝病毒流行率超过 2% 的地区者	HBsAg
出生地美国且出生时未接种疫苗，父母出生于乙肝病毒流行率超过 8% 的地区者	HBsAg
静脉药瘾者	HBsAg、抗 -HBc 或抗 -HBs
男同性恋	HBsAg、抗 -HBc 或抗 -HBs
开始免疫抑制治疗之前	HBsAg、抗 -HBc 和抗 -HBs
原因不明的 ALT/AST 升高者	HBsAg
献血（浆）者、器官（组织）捐献者、捐精者	HBsAg、抗 -HBc 和 HBV DNA
透析患者	HBsAg、抗 -HBc 和抗 -HBs
所有孕妇	HBsAg
HBsAg 阳性母亲所生婴幼儿	HBsAg 和抗 -HBs（完成疫苗注射后 1～2 个月）
HBsAg 阳性者的家族密切接触者，共用针头者或性伴侣	HBsAg、抗 -HBc 或抗 -HBs
性侵案的加害者或针刺伤的源病人	HBsAg
HIV 阳性者	HBsAg、抗 -HBc 和（或）抗 -HBs

ALT. 谷丙转氨酶；AST. 谷草转氨酶
改编自参考文献 [63]

自 20 世纪 80 年代[66] 以来，HBsAg 滴度的测量一直在研究机构中被报道，但直到最近，检测才具有一定的临床意义。随着强效抗病毒药物的出现和人们对确定治疗的替代终点的兴趣的恢复，定量 HBsAg 的临床应用正在重新评估。目前 HBsAg 定量检测的动态范围很窄（0.05～52 000U/ml），因此超过 50% 的样品需要稀释和重新测试。在美国 HBsAg 的定量检测还没有商业化。

HBeAg 阳性患者（3.9～5.3 $\log_{10}$U/ml）HBsAg 水平高于 HBeAg 阴性者（0.9～4.4 $\log_{10}$U/ml）。HBsAg 水平在慢性感染的不同阶段之间有一个梯度变化，在免疫耐受期检测到最高水平（4.5～5.3 $\log_{10}$U/ml），在非活动携带者中检测到最低水平（0.9～4 $\log_{10}$U/ml）（图 24-3）[67]。HBV 基因 A 型感染者的 HBsAg 水平高于其他基因型感染者[68-70]。评估 HBsAg 水平对定义慢性 HBV 感染的不同阶段可能是一个有用的辅助手段，特别是对于非活动的携带者和处于灰区的患者。如在 HBV 基因为 B～D 型的 HBeAg 阴性者中，低 HBV DNA 水平（< 2000U/ml）和 HBsAg 水平 < 1000U/ml 在正确

识别非活动携带者的诊断准确率为 88%～94%[71, 72]。HBsAg 水平并不能预测 HBsAg 血清学转化或自发性 HBsAg 清除[73, 74]。一些研究表明，HBsAg 水平可能与肝病的分期和临床结局有关，但在校正 HBeAg 状态和 HBV DNA 水平后，这些相关性消失了[75]。HBsAg 水平可用于监测 HBeAg 阳性和阴性患者接受聚乙二醇干扰素的治疗反应。治疗第 12 周后，HBsAg 水平没有下降，且未能使 HBV DNA 下降 > 2 logU/ml 以上，这预示着对聚乙二醇干扰素治疗无应答[76-78]。

(2) 乙肝 e 抗原和 e 抗体：HBeAg 是由 HBV 前核心蛋白加工而成的分泌蛋白，在病毒生命周期中的作用尚不清楚。它在乙肝急性感染的建立过程中必不可少，并且被视为一种免疫诱饵。在 HBV 的急性感染期，通常可在血清中出现 HBsAg 后不久检测到 HBeAg（图 24-4A）。急性 HBV 感染的恢复与血清中 HBeAg 的清除有关，此后不久便会出现针对 HBeAg 的抗体。这个过程，称为 HBeAg 血清学转化，通常发生在 HBsAg 血清学转化之前。在急性乙肝恢复后，HBeAb 通常会持续数年。然而，

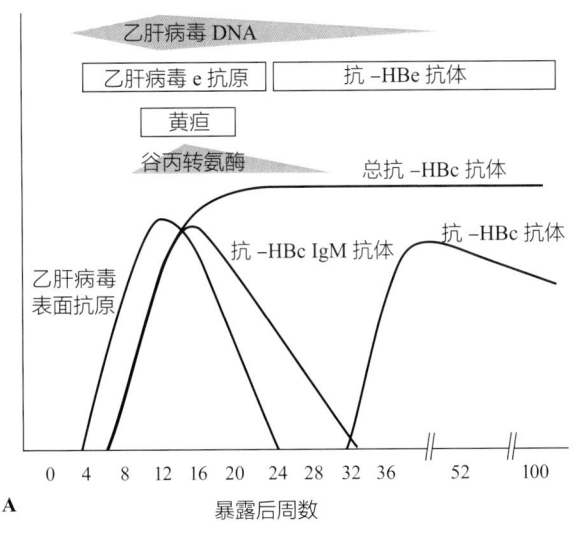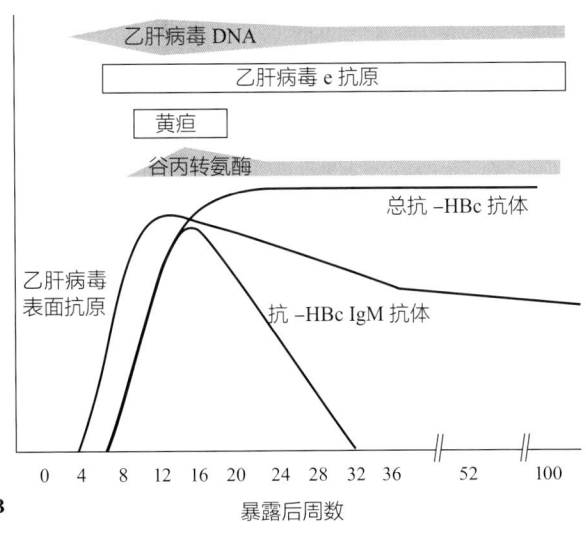

图 24-4　HBV 感染的血清学特征

A. 急性 HBV 感染的血清学特征。HBsAg 是乙型肝炎感染的血清学标志。乙肝病毒暴露后，HBsAg 是最早出现在血中的血清学标志物之一。它最早可出现在暴露后 1~2 周，最晚可出现在暴露后 11~12 周，但通常在肝炎发病前 4~6 周可检测到。肝炎的恢复与 4~6 个月后 HBsAg 清除，产生抗 HBs 相关，并通常持续终身，这表明抗 -HBs 对该病毒具有长期免疫控制。HBcAg 是一种不被分泌的细胞内抗原，因此不能在血清中检测到。肝炎发作 1~2 周的血清中通常可以检测到抗 HBc，最初是 IgM，持续 4~6 个月后将被 IgG 替换。抗 -HBc IgG 持续终身，并表示过去曾接触过 HBV。HBeAg 是由 HBV 前核心蛋白加工而成的分泌蛋白，它通常出现在血清同时含有 HBsAg 的情况下。从急性感染到恢复期，HBeAg 消失和抗 -HBe 的产生通常发生在 HBsAg 发生抗 -HBs 血清转化之前。抗 -HBe 通常在随后的几年中持续存在；B. 急性 HBV 感染演变为慢性感染血清学特征。HBsAg 持续超过 6 个月通常表明已发展为慢性乙型肝炎。抗 -HBs 可能会产生，但是血清中检测不到，在这些患者中，HBeAg 血清转化可能会延迟数年至数十年

对于慢性 HBV 感染者，HBeAg 血清转化可能会延迟数年至数十年（图 24-4B）。HBeAg 的持续存在与高水平的病毒载量和高感染性相关。因此，与HBeAg 阴性患者相比，HBeAg 阳性患者的传播率更高。HBeAg 血清转化是 HBeAg 阳性患者的一个治疗终点。

（3）乙肝核心抗原和抗体：乙肝核心抗原是一种细胞内抗原，不会分泌到细胞外，因此无法在血清中检测到。但是，可以通过肝活检在标本中的细胞核或细胞质检测到。细胞核中 HBcAg 与高水平病毒复制密切相关，而细胞质中 HBcAg 与高水平病毒复制关系不大。在肝炎发作的 1~2 周内通常会在血清中检测到抗 HBc，属于 IgM 并且很可能是HBsAg 下降、HBsAb 未出现的急性恢复过程中的唯一血清标志物（图 24-4A）。检测到 HBc IgM 抗体通常被视为急性乙型肝炎病毒感染的征象，但其也可能存在于病毒再激活的慢性携带者或慢性乙型肝炎急性发作的患者。这样的情况有时会导致急性乙型肝炎无法确诊。这些问题通常可以通过临床表现（是否有慢性肝炎的临床表现）或肝活检（肝脏

组织学是否有慢性肝炎的特征）来解决。抗 -HBc IgM 持续 4~6 个月，之后被 IgG 取代。抗 -HBc IgG 表明过去曾感染过乙肝病毒并持续终身（图 24-4B）。

有时 HBV 感染者血清学中仅存在 HBcAg 抗体。这种情况的发生频率具有不确定性，取决于基础人群中 HBV 感染的流行情况[79, 80]。在非流行地区的人群很少观察到这种情况，据报道献血者中发生率为 0.4%~1.7%。相比之下，来自流行地区的人群更常见，发生率为 10%~20%。单独的抗 -HBc 阳性在不同的人群中可能有不同的临床解释：①可能是慢性乙型肝炎康复者，其 HBsAg 水平已降至检测下限，抗 -HBs 还没有出现或已经丢失；②可能是急性乙型肝炎康复者多年后抗 -HBs 水平降至检测限以下；③可能是急性乙肝感染的窗口期，HBsAg 已经下降且抗 -HBs 还检测不到，在这种情况下，抗 HBc 主要为 IgM；④可能是假阳性结果。

单独的抗 -HBc 阳性的临床重要性还不确定。在单独的抗 -HBc 阳性的人群血清中有 20% 可检测到 HBV DNA。因此，据报道在抗 -HBc 阳性

血液和器官捐献者中发生 HBV 传播差异很大，为 0.4%～78%[31, 81, 82]。风险最高的是移植抗 –HBc 阳性的肝脏[83]。也有报道称单独抗 –HBc 阳性受试者接受化疗或大剂量免疫抑制治疗，接着进行骨髓或同种异体干细胞移植，HBV 可再激活[84, 85]。这些患者应预防性接受抗病毒治疗，以防止 HBV 再激活。根据推荐所有抗 –HBc 阳性的患者均需要检测血清学标志物和 HBV DNA 以排除急性乙肝，在低流行地区的人群应考虑接种疫苗。

2. 乙肝病毒 DNA

有很多方法可以检测血清中的 HBV DNA，如杂交、信号放大、核酸检测。HBV DNA 检测使用聚合酶链反应（PCR）方法是优于其他方法的，主要是因为其具有更高的灵敏度和更广的动态范围，可用于大多数临床情况。监测 HBV DNA 水平对于乙肝患者的管理至关重要。有必要监测急性和慢性感染所有阶段未经治疗的患者，确定治疗的必要性，监测抗病毒治疗的疗效，诊断乙肝病毒再激活及极少数情况下 HBsAg 可能检测不到时诊断 HBV 的暴发。基于 PCR 的灵敏检测，可以在 HBsAg 出现前 2～4 周的血清中检测到 HBV DNA。在慢性感染的不同阶段，HBV DNA 水平可能会大幅波动。急性乙肝的恢复期通常与 HBV DNA 清除有关，但是也可能通过 PCR 的方法间歇性监测到低水平的 HBV DNA。HBV DNA 水平与肝脏炎症活动的相关性不强，如在免疫耐受期 HBV DNA 高复制但肝脏炎症程度轻。相比之下，HBeAg 阴性的慢性乙型肝炎患者 HBV DNA 水平为 10^5～10^6U/ml，

疾病活动的可能性大。然而，高水平 HBV DNA（＞$4\log_{10}$ 拷贝/ml）与肝病进展为肝硬化和肝细胞癌风险增加密切相关[46, 47, 86]。

(1) 诊断：检测指标的选择取决于 HBV 检测的临床目的。为了筛选慢性 HBV 感染者并对免疫指标进行评估，进行 HBsAg、抗 –HBc 和抗 –HBs 检测。为了诊断急性 HBV 感染，推荐检测 HBsAg、抗 –HBc IgM 和 HBV DNA。对于评估慢性 HBV 感染的不同阶段，检测 HBeAg、抗 –HBe、HBV DNA 和血清 ALT 是必要的。详细的 HBV 感染的血清学特征见表 24-3。

(2) 肝活检的作用：肝活检在慢性乙型肝炎治疗中的作用随着无创性纤维化检查的应用而下降。传统上，使用肝活检对肝脏疾病的严重程度分级（评估炎症坏死的程度）及分期（评估纤维化程度，了解患者处于感染的自然病史不同阶段），并排除其他肝病。尽管肝活检不再是慢性乙型肝炎治疗中常规推荐项目，但在某些临床情况下，肝活检可以提供有价值的信息，如在没有明确的治疗指征时帮助评估患者是否开始抗病毒治疗，进一步明确在影像学上检测到的可疑病变，并可评估无创检测中存在差异的结果。

如果进行肝活检，可能会获得重要的信息。HBV 血清学检查阴性时，HBsAg 和 HBcAg 的免疫组织化学染色可在确定肝细胞癌或急性肝衰竭病因中起诊断作用[87]。HBcAg 染色的分布，无论是核染色还是细胞质染色，可能会提供有关疾病活动的信息。另外，可以观察到需要加强肝细胞癌筛查的

表 24-3　HBV 血清学特征的解释

HBsAg	抗 HBc IgM	抗 HBc IgG	抗 HBs	HBeAg	抗 HBe	HBV DNA	诊　断
+	+	–	–	+	–	+++	急性乙肝
+	–	+	–	+	–	+++	HBeAg 阳性慢性乙肝 a, b
+	–	+	–	–	+/–	++	HBeAg 阴性慢性乙肝
+	–	+	–	–	+	+/–	非活动携带者
–	–	–	–	–	+/–	+	隐性感染
+	+/–	+	–	+/–	+/–	++/+	乙肝活跃
–	–	+	+/–	–	+	–	感染恢复期
–	–	–	+	–	–	–	疫苗注射后

a. 慢性乙肝免疫活跃期：HBeAg（+），高 ALT ＞ 2× ULN，高 HBV DNA

b. 慢性乙肝免疫耐受期：HBeAg（+），ALT 正常，高 HBV DNA

癌前病变，如大型肝细胞发育不良[88]。

（四）乙肝病毒的基因分型

根据病毒分离株 8% 的序列差异，HBV 有 10 种不同基因型，以字母 A～J 表示[89]。HBV 不同基因型按地域分布（表 24-4）[90-93]。基因 A 型在撒哈拉以南、西非、北欧和美国很普遍，有不同的亚型，A_1 和 A_3 主要在非洲而 A_2 主要在北欧和美国。基因 B 型和 C 型主要存在于中亚和东南亚，具有不同的亚型分布。基因 D 型主要在非洲、地中海南部国家和印度。基因 E 型一般限于西非。鲜为人知的基因 F～J 型具有非常有限的地理分布，例如基因 I 型仅在老挝和越南报道过，基因 J 型来自日本琉球群岛（表 24-4）。HBV 基因型已显示出对临床结局的影响，如 HBeAg 血清转化率、前核心和核心启动子区域的突变模式及对干扰素的治疗应答[94]。

在讲班图语的撒哈拉以南非洲人中 HBV 基因 A_1 型与其他基因型相比有更高的肝细胞癌发生率并且发病年龄更小[95]。HBV 基因 A 型也与干扰素/聚乙二醇干扰素治疗期间更高的 HBeAg 清除和血清学转化率相关。在一项使用聚乙二醇干扰素 α-2b 的研究中，HBeAg 清除发生在 47% 基因 A 型患者，44% 基因 B 型患者，28% 基因 C 型患者和 25% 基因型 D 中[96]。据报道，在干扰素治疗期间 HBsAg 清除在基因 A 型患者的发生率更高，为 14%，基因 B 型为 9%，基因 C 型为 3%，基因 D 型为 2%[97]。与 C 型相比，B 型有更高的 HBeAg 血清学转化，疾病进展速率更慢，肝癌发生率更低，HBeAg 血清转化的年龄更早，大约提前 10 年[98-100]。与基因 C 型相比，基因 B 型预示着较低水平的早期 HBeAg 阳性向 HBeAg 阴性血清转化率。相反，据报道，与基因 B 型相比，基因 C 型与更差的结局相关，它具有更高的发展为肝硬化和肝细胞癌的风险[101-103]。正如前面讨论的，因为发生 HBeAg 血清转化的年龄较晚，这与更长时间的高载量病毒复制有关。HBV 基因 D 型与成年早期的 HBeAg 血清转化相关，但具有这种基因型的患者容易发生前 C 区突变，这与更高的病毒复制和 HBeAg 阴性慢性乙型肝炎相关。这种类型慢性乙肝患者与基因 A 型患者相比更快进展为肝硬化，更高比例发生肝细胞癌。关于其他基因型临床结局的信息很有限。

尽管存在这些关联，但通常不需要检测 HBV 患者的基因型。有一种情况例外，就是当考虑使用干扰素治疗时，基因 A 型具有更高的 HBeAg 和 HBsAg 清除率。乙肝病毒基因型不影响对核苷酸类似物治疗的反应[105,106]。

表 24-4　HBV 基因型的地理分布及其临床意义

基因型	地理分布	临床意义
A	美国、北欧、印度、非洲	对干扰素应答更佳
B	中国、印尼、越南、中国台湾	与基因 C 型相比，有较低疾病活动度；较年轻出现 HBeAg 血清转化；有较低的肝细胞癌发生率和对干扰素更好的应答
C	东亚、韩国、中国、中国台湾、日本、波利尼西亚	与基因 B 型相比，疾病更重，临床结局更差
D	地中海地区、中东、印度	与基因 A、B、D 和 F 相比，需要更长的时间出现 HBeAg 血清转化；与基因 A、B 和 D 型相比，有更高的 HBeAg 血清转化率
E	尼日利亚、西非	未知
F	阿拉斯加、波利尼西亚、中南美洲	未知
G	北美、法国、德国	未知
H	中美洲	未知
I	越南、老挝	未知
J	日本琉球群岛	未知

（五）病毒变异体

HBV 由于其复制水平高且病毒聚合酶保真度低而具有较高的突变率。因此，在每个复制周期中不断产生突变。具有病毒复制优势的变异体最终将被选择并成为优势株。天然存在的病毒变异体在全部的 4 个开放阅读框都有描述。自然发生和与治疗有关的变异可能在肝脏疾病的发病机制、隐匿性乙肝发展和抗病毒药的治疗中发挥作用。

1. 前 C 区和 C 区突变

前 C 区和 C 区启动子的序列突变已有充分描述。前 C 区突变是单个核苷酸的改变（G1896A），产生了一个翻译终止密码子。C 区启动子突变通常为双突变：A1762T 和 G1764A，可以抑制病毒转录。前 C 区突变在 1858 位碱基为 T（而非 C）的基因型中更为常见（基因型 B、D 和 E）。这是由于 1858 位碱基可以直接与 HBV 前基因组 RNA 茎环结构中的 1896 位碱基配对，对病毒衣壳化至关重要。T–G 碱基对本质上是不稳定的，然而 G1896A 突变可稳定茎 – 环结构，因为引入了更稳定的 T-A 碱基对。前 C 区和 C 区启动子双突变均可终止 HBeAg 的产生，并且能部分恢复抗 HBe 阳性患者病毒复制能力。最初认为前 C 区和 C 区启动子突变与暴发性肝衰竭的发生有关[39, 107, 108]，但这在其他研究中没有得到证实[109]，并且这些变异在非活动性 HBsAg 携带者和肝脏轻微病变的患者中也可见到[110-112]。这些突变是怎么准确地影响急性、慢性乙肝的临床结局尚不清楚。可能还有其他因素，如 HBV 基因型、HBV 基因组其他区域的突变和宿主的免疫反应。2 种突变都与更严重的肝病和肝细胞癌相关[102, 113, 114]。没有令人信服的证据表明前 C 区或 C 区启动子突变影响对干扰素或核苷类似物的疗效反应[115, 116]。虽然突变不会影响核苷类似物抑制病毒复制的能力，但最近的一项研究报道前 C 区或 C 区启动子突变的患者长期接受替诺福韦治疗 HBsAg 转阴率更低[117]。

2. s 基因突变

前 S 和 S 区的突变基因已被报道。这些突变影响重要的 B 细胞和 T 细胞表位肽引起免疫逃逸突变。重要的 B 细胞表位肽负责病毒中和的一个 "a" 决定簇区域，该区域跨越了该病毒小 s 蛋白的 124～149 氨基酸位点。在该区域的突变导致抗 HBs 结合的改变，并且已经在肝移植后预防性使用乙肝免疫球蛋白免疫后仍复发的肝炎患者中或乙肝携带母亲所生新生儿接种乙肝疫苗及接受或未接受免疫球蛋白治疗仍感染乙肝病毒的病例中进行描述[118-123]。在 HBsAg 的 "a" 决定簇中最常见的突变涉及第 145 位密码子的甘氨酸被精氨酸（G145R）取代。关于疫苗逃逸突变可能会传播或降低乙肝疫苗的功效还没有证实。

由于 HBV 基因结构紧凑，表面抗原基因与聚合酶基因完全重叠。因此聚合酶基因的突变可能会导致表面基因的突变，反之亦然。聚合酶区有 2 个重要的突变，可以导致 S 基因出现有临床和生物学意义的耐药突变位点。第一个是 rtV173L 突变，这是一种代偿性突变，它的出现是为了适应原发性 rtM204V/I 耐药突变引起的复制能力下降。rtV173L 突变会导致重叠的 s 基因中的 sE164D 突变，其可以抑制抗 –HBs 和 HBsAg 的结合并可能介导免疫逃逸的发生[124]。另一个聚合酶突变是与阿德福韦相关的 rt181T 耐药突变，它在重叠的 s 基因 sT172* 处编码一个终止密码子。这种突变已被证实可导致病毒分泌减少和细胞内的表面蛋白的滞留[125]。

3. x 基因突变

x 基因的单位点突变和 3′ 区域的缺失已经被描述。x 基因的突变 / 缺失与肝细胞癌的相关性已经被报道。一项研究报道，相较于非肿瘤组织，x 基因中 3′ 区的缺失在肿瘤组织中更为常见，这表明了突变的 X 蛋白在 HBV 相关的肝细胞癌中发挥了作用。

4. 聚合酶基因的突变

保守区内催化位点酪氨酸 – 蛋氨酸 – 天冬氨酸 – 天冬氨酸（YMDD），或此位点的上下游的聚合酶基因突变都已被很好地描述。这些突变都与核苷（酸）类似物耐药有关。它们可能是预先存在的、被选择或新产生的。HBV 聚合酶中导致对抗病毒药物耐药的突变称为原发性突变。原发性的耐药突变常和病毒的适应性下降有关。长期抗病毒药物的使用可能会产生其他突变以恢复病毒的适应度。这些突变被称为继发性或代偿性突变。一系列重要的原发性和继发性突变被列在表 24-5。

原发性拉米夫定耐药相关突变包括在 HBV 聚合酶逆转录酶区（rtM204V 或 rtM204I）催化位点 YMDD 基序中的 204 位的甲硫氨酸被缬氨酸或异亮氨酸取代。通过这些突变，拉米夫定的敏感性减少了大约 1000 倍。替比夫定相关的原发性耐药突变是 HBV 聚合酶 YMDD 基序中的 rtM204I 突变。M204V 突变和替比夫定耐药无关。与拉米夫定治疗相关的 2 个最常见的继发性突变是 V173L 和 L180M。和阿德福韦相关的耐药突变包括在 181 位的丙氨酸被苏氨酸或缬氨酸替代（rtA181T/V）和 236 位的天冬氨酸被苏氨酸替代（rtN236T）。这些突变使阿德福韦的敏感性降低了 5～10 倍，其足以导致病毒学突破。有 2 个位点突变才能使恩替卡韦耐药。第 1 个突变是拉米夫定的原发性耐药位点——rtM204V 或 rtM204I。这些突变可以降低恩替卡韦的抗病毒敏感性约 10 倍，但其不足以引起耐药。还需要第 2 个突变的发生，rtT184A/C/F/G/I/L/M/S、rtS202C/G/I 或 rt M250I/L/V。这些突变可致恩替卡韦敏感性降低 10 倍，但仍不能单独导致其耐药。然而，这些位点联合突变使恩替卡韦的敏感性降低 100 倍以上，并导致对恩替卡韦的抗病毒耐药。

从临床的角度出发，不建议对初治患者在治疗前行耐药检测，因为这些突变通常出现的频率很低并不影响核苷（酸）类似物的治疗效果。但对已出现耐药的经治患者进行挽救疗法前行耐药检测则是推荐的。

（六）治疗

1. 治疗指征

大多数与慢性乙型肝炎相关的发病率和死亡率可归因于肝硬化和 HCC 的发展。因此治疗的目标是预防肝硬化和肝细胞癌的发生，并最终阻止肝病相关的死亡。对于这些高并发症风险的个体，治疗指征是明确的。晚期纤维化患者的并发症风险最高，并明显受益于病毒抑制，这已在一项随机临床试验中得到了证实[126]。因此，不需考虑 HBV DNA 和血清 ALT 水平，所有合并肝硬化的慢性乙型肝炎患者均应接受抗病毒治疗[127]。此外，HBV DNA 和 ALT 水平的升高与不良临床结局的发展密切相关，免疫活动期（HBeAg 阳性或 HBeAg 阴性）慢性乙型肝炎患者也推荐抗病毒治疗。目前不建议对非活动携带者和免疫耐受期患者进行抗病毒治疗，尽管后者的 HBV DNA 水平明显升高，因为仍处于此期的患者的预后通常良好。目前正在对处于免疫耐受期的患者进行前瞻性研究，以探讨抗病毒治疗在 HBsAg 清除和预防肝癌发展中的作用。

因为干扰素已知的治疗毒性和核苷类似物需长期治疗的需要，决定开始治疗时需仔细考虑治疗的益处和风险。治疗的好处是有可能持续抑制病毒和预防慢性乙型肝炎病毒感染导致的临床转归，但这必须与治疗相关的不良反应和耐药出现的可能性相平衡。对于不明确符合治疗标准的患者，在决定治疗时应考虑的其他因素包括患者的年龄（年龄＞ 40 岁）、病程、肝细胞癌家族史、肝外表现、治疗偏好和治疗禁忌证。

表 24-5　HBV 聚合酶耐药突变

	结构域 A	结构域 B	结构域 C	结构域 D	结构域 E
拉米夫定	rt80V/I	rtI169T、rtV173L、rtL180M、rtA181T、rtT184S	rtM204V/I		
替比夫定			rtM204I		
阿德福韦		rt181T/V		rt236T	
替诺福韦		rtA194T*			
恩替卡韦		rtI169T、T184A/C/F/G/I/L/M/S	rtM204V/Irt202G/C/I		M250I/L/V

2. 停止治疗

关于治疗的讨论还应包括预期的治疗时间和停止治疗的标准。因为聚乙二醇干扰素是在有限的时间内使用的，所以这与核苷类似物的使用最为密切。开始使用核苷类似物治疗的患者应意识到大多数病例需要长期治疗。因为通常需要几十年才能达临床终点，故治疗的终点是替代终点。对于 HBeAg 阳性患者在发生 HBeAg 血清学转化后，可考虑在巩固治疗 1 年后停止治疗。应充分告知患者，这可能不是一个持久的终点，治疗可能需要重新进行。有小样本的回顾性研究报道了 HBeAg 阴性的慢性乙型肝炎患者在获得了长期病毒抑制（＞ 2 年）后，成功实现了停药[128]。然而复发率很高，因此，停药与否因人而异，并且患者应该充分了解停止治疗后发生急性重型肝炎和肝失代偿的风险。考虑到停药后反弹、肝失代偿和死亡的风险，接受长期核苷（酸）类似物治疗的肝硬化患者即使在 HBeAg 血清转化后也不应该停止治疗。对于 HBeAg 阳性和 HBeAg 阴性的患者，理想治疗终点是 HBsAg 的消失，但目前的治疗方案很难能达到这一点。必须认识到，因为肝细胞核内的共价闭合环状 DNA（cccDNA）持续存在和 HBV DNA 整合到宿主基因组中，目前慢性乙型肝炎的"治愈"是不可能的。

3. 推荐的一线用药

FDA 批准用于治疗慢性乙型肝炎的药物有 2 种干扰素 α-2a 制剂（聚乙二醇和标准制剂）和 6 种口服核苷类似物（拉米夫定、阿德福韦、恩替卡韦、替比夫定、替诺福韦和替诺福韦艾拉酚胺，替诺福韦的前药）。然而，只有 4 种药物（聚乙二醇干扰素 α、恩替卡韦、替诺福韦和替诺福韦艾拉酚胺）因其疗效和良好的耐药性被认为是一线药物[127]。HBeAg 阳性和 HBeAg 阴性慢性乙型肝炎患者 1 年的疗效总结见表 24-6 和表 24-7。

(1) 干扰素：聚乙二醇（PEG）分子结合干扰素 -α 通过减缓吸收率和肾脏清除率来延长其在循环中的半衰期。这也可以降低它的免疫原性。因此，在大多数临床情况下，聚乙二醇干扰素已经取代了标准干扰素。在对 HBeAg 阳性和 HBeAg 阴性的慢性乙型肝炎患者进行的研究中，证实了聚乙二醇干扰素 α-2a 的安全性和有效性。

① HBeAg 阳性慢性乙型肝炎：HBeAg 阳性慢性乙型肝炎的关键性研究涉及 814 名亚洲背景的患者（87%）[129]。患者随机分为 3 个治疗组：单独聚乙二醇干扰素 α-2a（每周皮下注射 180μg）、聚乙二醇干扰素 α-2a（每周皮下注射 180μg）联合拉米夫定 100mg/d、单用拉米夫定 100mg/d，共治疗 48

表 24-6　核苷类似物治疗 HBeAg 阳性慢性乙型肝炎患者 48 ～ 52 周后的疗效

	HBeAg 血清转化（%）	HBV DNA 不可检出（%）	HBsAg 消失（%）	ALT 复常（%）	组织学改善（%）
聚乙二醇化干扰素[129]	32[a]	25[b]	3[a]	41	49[a]
拉米夫定[130, 131]	20	40	0	62	56[c]
阿德福韦[132]	12	21	0	48	53
恩替卡韦[133, 134]	21	64	2[d]	66	72
替比夫定[135]	23	60	＜ 1	77	65
替诺福韦[136]	21	76	3	68	74
丙酚替诺福韦	10	64[e]	1	72	
未治疗	4	23	0	24	25

a. 停止治疗后 24 周评估
b. HBV DNA ＜ 400 拷贝 /ml（约＜ 80U/ml），在 52% 的患者中实现 HBV DNA ＜ 20 000U/ml 约 4000 拷贝 /ml）
c. 治疗 3 年时评估
d. 治疗 2 年时评估
e. HBV DNA ＜ 29U/ml

表 24-7　核苷类似物治疗 HBeAg 阴性慢性乙型肝炎 48 ～ 52 周后的疗效

	HBeAg 血清转化（%）	HBsAg 消失（%）	ALT 复常（%）	组织学改善（%）
聚乙二醇化干扰素 [137]	63[a]	4[b]	59	48[a]
拉米夫定 [137, 138]	73[c]	0	73	60
阿德福韦 [139]	51	0	72	48
恩替卡韦 [140]	90	0.33	78	70
替比夫定 [135]	88	< 1	74	67
替诺福韦 [136]	93	0	76	72
丙酚替诺福韦	94[d]	0	83	
未治疗	20	< 1	29	33

a. HBV DNA < 400 拷贝 /ml（约< 80U/ml）；在 81% 的患者中实现 HBV DNA < 20 000U/ml（约 4000 拷贝 /ml）

b. 治疗 24 周后评估

c. HBV DNA < 400 拷贝 /ml（约< 80U/ml），在 85% 的患者中实现 HBV DNA < 20 000U/ml（约 4000 拷贝 /ml）

d. HBV DNA < 29U/ml

周。主要观察指标为治疗结束 24 周后 HBeAg 血清学转化率和血清 HBV DNA < 100 000 拷贝 /ml（20 000U/ml）的比例。2 种聚乙二醇干扰素 α-2a 组 HBeAg 血清转化率分别为 32% 和 27%，而拉米夫定组为 19%。2 种聚乙二醇干扰素组的 HBV DNA 持续抑制率分别为 32% 和 34%，而拉米夫定单药组为 22%。与聚乙二醇干扰素单药 4.5 拷贝 /ml 和拉米夫定单药 5.8 拷贝 /ml 相比，联合治疗在治疗结束时 HBV DNA 下降更大，为 7.2 log 拷贝 /ml，但这并没有导致 HBeAg 血清转化率更高。含聚乙二醇干扰素的治疗组在停药 24 周后有 3% 的患者观察到 HBsAg 消失，而接受拉米夫定单药治疗的患者未观察到 HBsAg 消失。

在一项评估不同剂量和持续时间的聚乙二醇干扰素 α-2a 随机研究中，在 HBeAg 阳性的亚洲患者中，聚乙二醇干扰素 α-2a 180μg/ 周给药 48 周被证明是最佳剂量和持续时间[141]。患者随机接受聚乙二醇干扰素 α-2a 90μg/ 周或 180μg/ 周治疗 24 周或 48 周。以治疗 6 个月后 HBeAg 血清转化率作为疗效指标，观察到转化率最高发生在 180μg 剂量治疗 48 周组（36.2% vs. 其他组 14.1%～25.8%）。

在聚乙二醇干扰素 α-2a 的发展规划中，对更高剂量的聚乙二醇干扰素进行了评估，每周超过 180μg 剂量的组没有显示出更大疗效[142]。在上述项

研究中，194 例 HBeAg 阳性的慢性 HBV 感染患者随机接受聚乙二醇干扰素 α-2a 90、180 或 270μg 每周皮下注射或标准干扰素 α-2a 450 万 U，每周 3 次，持续 24 周。值得注意的是，3 种聚乙二醇干扰素剂量的 HBeAg 血清转化率（分别为 37%、33% 和 27%）没有差异，但聚乙二醇干扰素 α-2a 的血清学转化率高于标准干扰素的 25%。

聚乙二醇干扰素 α-2b 在 HBeAg 阳性的慢性乙型肝炎患者中也被证实是有效的，但是在美国，聚乙二醇干扰素的这种配方并没有被批准用于慢性乙型肝炎。在一项研究中，307 例 HBeAg 阳性的慢性乙型肝炎患者随机接受聚乙二醇干扰素 α-2b 100μg/ 周联合拉米夫定 100mg/d 或聚乙二醇干扰素 α-2b 单一治疗 52 周[96]。第 32 周～第 52 周，2 组患者的聚乙二醇干扰素剂量均降至 50μg/ 周。主要终点——治疗结束 26 周后 HBeAg 转阴率——在 2 组之间相当，联合治疗组为 35%，单一治疗组为 36%[96]。治疗结束时，联合治疗组的 HBeAg 转阴率（44%）高于单一治疗组（29%），但联合治疗组的 HBeAg 反弹率较高。治疗 26 周后，两组 HBeAg 血清学转化率相同，为 29%。

在另一项研究中，100 名中国患者随机接受聚乙二醇干扰素 α-2b 1.5μg/kg 32 周联合拉米夫定 100mg/d 治疗 52 周（开始服用拉米夫定前 8 周注射

聚乙二醇干扰素 α–2b，总治疗时间为 60 周）或拉米夫定 100mg/d 单药治疗 52 周。联合治疗组（36%）与单一治疗组（14%）相比，24 周后 HBeAg 血清转化率和 HBV DNA < 500 000 拷贝 /ml（100 000U/ml）的比例高于单一治疗组[143]。

综上所述，聚乙二醇干扰素 α–2a 治疗 HBeAg 阳性和 HBeAg 阴性慢性乙型肝炎的最佳剂量和持续时间为每周 180μg，持续 48 周。这与 HBeAg 血清转化率为 32% 相关，显著高于拉米夫定单药治疗（14%～19%）。

② HBeAg 阴性慢性乙型肝炎：在 HBeAg 阴性的患者中也评估了聚乙二醇干扰素 α–2a 的疗效。在一项多国研究中，552 名患者随机接受聚乙二醇干扰素 α–2a 单药治疗（180μg/ 周），或联合拉米夫定（100mg/d）或拉米夫定（100mg/d）单药治疗 48 周。治疗主要终点是治疗 24 周后 ALT 复常和 HBV DNA < 20 000 拷贝 /ml（约 4000U/ml）的患者比例，与拉米夫定单药治疗（23%）相比，聚乙二醇干扰素 α–2a 单药治疗（36%）和聚乙二醇干扰素 α–2a 联合拉米夫定治疗（38%）的比例显著升高[137]。总的来说，治疗 24 周后，2 个聚乙二醇干扰素 α–2a 组的 ALT 复常率和 HBV DNA 抑制率（分别为 59%～60% 和 43%～44%）明显高于拉米夫定组（分别为 44% 和 29%）。聚乙二醇干扰素单药组和联合治疗组 HBsAg 转阴率分别为 4% 和 3%，而拉米夫定组无 HBsAg 清除。

③聚乙二醇干扰素治疗的不良反应：聚乙二醇干扰素 α–2a 与许多不良反应有关，这些不良反应往往限制了其耐受性。在慢性乙型肝炎患者进行的临床研究中，约 5% 的患者不得不停止治疗，约 40% 的患者因毒性或不良反应而需要进行剂量调整。聚乙二醇干扰素 α–2a 最常见的不良反应包括流感样症状，如疲劳、发热、肌痛、头痛、僵硬、恶心、腹泻、体重减轻和脱发。精神分裂症不良事件也很常见，程度可从轻度症状如易怒和焦虑到更严重的程度，如抑郁症，精神病和自杀倾向 / 尝试。严重的抑郁症甚至可能发生在既往没有精神病史的患者身上。聚乙二醇干扰素的其他严重不良反应包括骨髓抑制和细胞减少、细菌感染风险增加、甲状腺炎和缺血性疾病等自身免疫性疾病发展。

④聚乙二醇干扰素疗效的预测：在基线或治疗时评估的几种宿主和病毒学因素对聚乙二醇干扰素的治疗有较好的反应。众所周知，当患者 ALT 升高及 HBV DNA 水平降低，提示其对 HBV 感染肝细胞的免疫反应增强。与低 ALT、高 HBV DNA 的患者相比，ALT 升高和低 HBV DNA 水平的患者对干扰素的反应更好。最近，HBV 基因型被认为是治疗结果的重要预测指标。2 个纳入了 721 例接受聚乙二醇干扰素 α–2a 或 α–2b 治疗的 HBeAg 阳性患者的大型多国试验的联合分析，为治疗反应的预测指标提供了更可靠的数据。治疗前高 ALT（> 2 倍 ULN）、低水平的 HBV DNA（< 2 × 10⁸ U/ml）、HBV 基因 A 型、女性、老年人和既往无干扰素治疗与持续应答密切相关（定义为治疗结束 6 个月后 HBeAg 转阴和 HBV DNA < 2000U/ml）[144]。这些数据有助于选择最有可能对聚乙二醇干扰素 α 产生应答的优势人群。为了说明这一点，在 HBV 基因 A 型的患者中，ALT 水平 ≥ 2 倍 ULN、HBV DNA < 10⁹ U/ml 者的应答率 > 50%，而在 HBV 基因 D 型的患者中，ALT 水平 < 2 倍 ULN，HBV DNA > 10⁹ U/ml 的应答率 < 7%。

除基线特征以外，动态观察治疗过程中 HBsAg 和 HBV DNA 水平的变化对于评估聚乙二醇干扰素 α–2a/2b 的治疗反应也有预测价值。一般来说，开始治疗后，预测因子的阴性预测值大于阳性预测值。举个例子，所有病毒基因型中，HBeAg 阳性的患者，在治疗的第 12 周或 24 周时若出现低水平的 HBsAg（≤ 1500U/ml），则聚乙二醇干扰素 α–2a/2b 应答的概率 > 50%。反之，若在治疗过程中没有出现 HBsAg 水平的下降，则有 97% 以上的把握预测对聚乙二醇干扰素 α–2a/2b 的治疗无应答，这是来自 3 个临床试验中心的汇总[69]。这项观察催生了一个早期停药的规则，能阻止那些对聚乙二醇干扰素 α–2a/2b 应答可能性低的患者继续用药。遗憾的是，停药原则仍然难以实施，因为得根据基因型视情况而定。对于乙肝病毒基因 A 和 D 型的患者，推荐的停药情况是：在第 12 周的治疗中，HBsAg 水平无下降（预测无应答的准确性为 97%～100%）。如果 HBsAg 绝对值 ≥ 20 000U/ml，那么对于基因 B 和 C 型的预测精确性则会更高（预测无应答的准确性为 92%～98%）[69]。治疗 24 周时，HBsAg 水平 > 20 000U/ml，可预测聚乙二醇干扰素对所有病毒基因型无应答，准确性为 96%～100%，但仍然不符合早期停药规则。

对于 HBeAg 阴性的患者，他们的应答预测因子尚不明确，在大型的Ⅲ期聚乙二醇干扰素 α-2a/2b 试验中，治疗过程出现 ALT 水平骤升（> 300U/ml），可预测维持应答（ALT 复常）及停止治疗 6 个月后组织学改善[137]。在 HBeAg 阴性的患者，治疗时（不是治疗前）的 HBsAg 水平也能预测是否应答。在一项回顾性分析中发现，接受聚乙二醇干扰素 α-2a 治疗的 HBeAg 阴性的患者（主要是 HBV 基因 D 型），在启动治疗 12 周内只在对干扰素应答的患者中出现明显的 HBsAg 水平下降的情况，应答表现为 HBV DNA 水平 < 10 000 拷贝 /ml（约 2000U/ml）及停止治疗 24 周内 ALT 水平正常[145]。然而，在预测应答反应时，单独的 HBsAg 下降水平有限。HBsAg 和 HBV DNA 均下降则可以优化预测。因此，在治疗 12 周时，HBsAg 水平无下降，同时 HBV DNA 水平下降值小于 2 logU/ml，则可以 100% 预测无应答。

编码干扰素 λ 的 IL28B 基因的一些上游单核苷酸多态性，包括 rs12979860CC 基因型和 rs8099917TT 基因型等，均与丙肝患者的高干扰素治疗应答率有关。因此，我们也研究了单核苷酸多态性在接受干扰素治疗的慢性乙肝患者的作用。与丙肝患者不同的是，IL28B 单核苷酸多态性的作用及 HBeAg 阳性和阴性慢性乙肝患者对干扰素的反应均不明确。在一项包含白人和亚洲人的多中心研究中，纳入了 205 个患者，研究发现 rs12980275 的 AA 基因型及 rs12979860 的 CC 基因型（有益的单核苷酸多态性）都分别是 HBeAg 血清转化的独立预测因子[146]。然而，后续的 2 项研究表明，在接受干扰素治疗的 HBeAg 阳性患者中，IL28B 单核苷酸多态性与 HBeAg 血清转化并无联系[147,148]。相似地，在一项纳入了 101 个 HBeAg 阴性的欧洲患者（多数是白种人且 92% 是基因型 D）的小型研究中，以标准的干扰素或聚乙二醇干扰素 α-2a 治疗，治疗中位数为 23 个月，发现 rs12979860 的 CC 基因型患者比非 CC 基因型患者有更高的治疗

终点率及更高的持续病毒学应答率，持续病毒应答即 HBV DNA < 2000U/ml，应答率分别为 69% 和 45%[149]。然而，在另一项主要是白人的研究（81% 为基因 D 型）检测了 rs12980275、rs12979860 及 rs8099917 的单核苷酸多态性与干扰素应答之间的关联，发现它们与为期 48 周的干扰素治疗没有相关性，应答表现为 HBV DNA < 10 000 拷贝 /ml（约 2000U/ml），同时结束治疗 24 周后 ALT 水平仍然正常[150]。上述的无关联也在亚洲人群有研究报道。现有的各研究样本量小及 HBV 基因型对治疗应答有强烈影响，因而无法得出任何有关 HBeAg 阳性和阴性患者接受聚乙二醇干扰素治疗产生应答时 IL28B 单核苷酸多态性所产生的作用的结论。目前来说，在接受干扰素治疗前，并不推荐常规进行 IL28B 单核苷酸多态性检测。

⑤聚乙二醇干扰素治疗应答的持久性和长期结果：接受干扰素 / 聚乙二醇干扰素治疗停药 24 周后，大约 1/3 的患者出现 HBeAg 血清转化。后续的随访研究证实了患者对干扰素 / 聚乙二醇干扰素的应答持久性和长期结果。总的来说，研究表明了，80%～90% 的患者 HBeAg 血清转化及病毒控制是持久的。然而，低水平的病毒血症仍然能通过 PCR 检出，但这些发现似乎并不引起重大的临床后果。重要的是，与无应答者和未经治疗的患者相比，接受治疗的患者能持续获得较高的 HBeAg 血清转化率和 HBsAg 消失及较低比率的临床（不良）后果。在一项回顾性研究中发现，165 名接受标准干扰素治疗（中位治疗周期为 16 周，范围 1～90 周）HBeAg 阳性患者中，54 名在治疗 12 周内获得了 HBeAg 血清转化。在随访中发现，87% 的患者能维持应答，52% 应答者的中位随访时间 8.8 年（范围 0.3～24 年）可获得 HBsAg 消失，而无应答者仅 9%[151]。这项研究同时也证明了，相比无应答者，应答患者生存率更高和肝癌风险更低。另一项长期的随访研究表明，患者接受标准干扰素治疗后，在平均随访的 4.2～6.6 年里，应答患者与无应答患者及未治疗患者相比，获得了更高的生存率、更低的临床并发症概率和肝病相关的死亡率。接受聚乙二醇干扰素治疗的患者也有相关的随访研究[152,153]。

在一项Ⅲ期随访试验纳入 172 名 HBeAg 阳性

患者，2/3 的患者随访平均周期 3 年（范围 1.6～5.0 年）。81% 的患者 HBeAg 持续消失，30% 的应答者 HBsAg 消失[104]。上述概率在基因 A 型患者中明显高于在其他基因型患者。在另一项关于 HBeAg 阴性患者分别接受聚乙二醇干扰素和拉米夫定治疗的研究中，在结束治疗后最长随访 3 年的周期里，前者的 HBsAg 消失率明显高于后者，分别是 8.7% 和 0%[154]。总之，这些研究表明了大多数患者对干扰素 / 聚乙二醇干扰素的应答能长期维持，而且与无应答者和未治疗者相比，应答者 HBsAg 消失率更高，临床（不良）后果的比率更低。

与 HBeAg 阳性患者相比，HBeAg 阴性患者常常在结束标准干扰素治疗后观察到复发，且仅有 15%～30% 能长期维持对 HBV DNA 的抑制。相似的结果也在 HBeAg 阴性患者接受长效干扰素治疗中发现。超过 50% 的患者在结束聚乙二醇干扰素治疗后的 24 周内复发，当把 20 000 拷贝 /ml（4000U/ml）作为 HBV DNA 应答的截断值时，42% 的患者能维持应答，而如果把 400 拷贝 /ml（80U/ml）作为截断值时，仅有 19% 维持应答[137]。

(2) 口服核苷（酸）类似物：6 种核苷（酸）类似物被批准用于慢性乙型肝炎治疗（拉米夫定、阿德福韦酯、恩替卡韦、替比夫定和替诺福韦艾拉酚胺），但是基于效力、有效性和低耐药性考虑，仅有 3 种是推荐的一线用药，分别是恩替卡韦、富马酸替诺福韦二吡呋酯和替诺福韦艾拉酚胺。

① 恩替卡韦：恩替卡韦是环戊基鸟苷核苷类似物。恩替卡韦通过与天然底物脱氧鸟苷三磷酸竞争，在功能上抑制了 HBV 逆转录酶的所有 3 种活性：碱基启动、前基因组信使 RNA 负链的逆转录及 HBV DNA 正链的合成。恩替卡韦在 2005 年获得批准，是基于 2 项研究的结果，这些研究表明恩替卡韦在 HBeAg 阳性和阴性患者中比拉米夫定更安全、更有效[133, 140]。

a. HBeAg 阳性的慢性乙型肝炎：在一个大型随机对照试验中，715 名 HBeAg 阳性的慢性乙型肝炎患者被分配接受至少 52 周的恩替卡韦 0.5mg/d 或拉米夫定 100mg/d 治疗[133]。主要的疗效终点是组织学的改善，即在 48 周时，Knodell 坏死性炎症得分下降至少 2 分且无纤维化的进展。接受恩替卡韦治

疗的患者 72% 达成了疗效终点，而接受拉米夫定治疗的患者为仅为 62%。检测不到 HBV DNA 的比率［< 300 拷贝 /ml（约 60U/ml）］= 和 ALT 48 周正常率在恩替卡韦组均高于拉米夫定组，分别为 67% 和 68%、36% 和 60%。恩替卡韦组的 HBeAg 血清转化率为 21%，而拉米夫定组为 18%。治疗 52 周时，恩替卡韦组无耐药发生。延长治疗 1 年以上，可获得额外的病毒学、生化和组织学改善。在 5 年的随访中，90% 的患者能维持病毒学抑制。此外，HBeAg 消失在延长治疗后持续发生，据报道在 5 年后为 47%。长期用药（5 年）的耐药率 < 1%。然而，0.5mg 剂量的真实耐药率并不明确，因为在 1 年期的治疗以后，剂量会增加为 1mg/d[155]。

b. HBeAg 阴性慢性乙型肝炎：在一个双盲的Ⅲ期试验中，648 名患者被随机分配接受 52 周的恩替卡韦 0.5mg/d 或者拉米夫定 100mg/d 治疗[140]。主要的疗效终点为组织学的改善、在 48 周时 Knodell 坏死性炎症得分下降至少 2 分且无纤维化的进展，在恩替卡韦组的比率为 70%，而拉米夫定组仅有 61%。恩替卡韦组的 HBV DNA 抑制率和 ALT 复常率分别为 90% 和 72%，而拉米夫定组为 72% 和 78%。治疗 48 周时，恩替卡韦组无耐药发生。

② 替诺福韦：富马酸替诺福韦是一种与磷酸腺苷类似的无环核苷酸磷酸二酯。替诺福韦需要 2 个细胞内磷酸化步骤才能激活，而核苷类似物需要 3 个细胞内磷酸化步骤才能激活。这种更快速的激活可能使替诺福韦优于其他核苷（酸）类似物。替诺福韦二磷酸通过与天然底物 5′三磷酸脱氧腺苷竞争，作为 HBV 逆转录酶的链终止子来抑制 HBV 复制。替诺福韦的安全性和有效性在 HBeAg 阳性和阴性患者中均得到了证实[136]。

a. HBeAg 阳性慢性乙型肝炎：在一项双盲Ⅲ期试验中，266 名患者以 2∶1 的比例随机分配接受 48 周的替诺福韦 300mg/d 或阿德福韦 10mg/d 治疗[136]。疗效终点为 HBV DNA 被抑制到< 60U/ml，替诺福韦组有 66% 达到疗效终点，而阿德福韦组仅有 12%。两组的 HBeAg 血清转化比率相近，分别是 21% 和 18%。替诺福韦组的 HBsAg 消失率为 3%，但阿德福韦组无。替诺福韦组的 ALT 复常率为 68%，相较而言，阿德福韦组仅为 54%。

b. HBeAg 阴性慢性乙型肝炎：在一个 Ⅲ 期双盲试验中，375 名患者被以 2：1 的比例随机分配接受替诺福韦 300mg/d，或者阿德福韦 10mg/d，持续 48 周。主要的有效终点仍然是 HBV DNA 水平被抑制 < 60U/ml，替诺福韦组 71% 的患者达到疗效终点，而阿德福韦组为 49%。替诺福韦组的 ALT 复常率与阿德福韦组相似，分别为 76% 和 77%。两组都没有出现 HBsAg 消失。

虽然这些试验对象大多数是初治患者，但是对于曾经用过其他抗病毒药物，包括阿德福韦和恩替卡韦的患者，替诺福韦同样有效[156-159]。然而，一些被证实有阿德福韦耐药突变的患者可能采用替诺福韦并不能获得理想的病毒应答。

③ 替诺福韦艾拉酚胺：替诺福韦艾拉酚胺是替诺福韦的一种新型前药，它在血浆中比替诺福韦具有更大的稳定性，允许以更低的剂量更有效地传递到肝细胞。2016 年 11 月该药获得美国 FDA 批准。在 HBeAg 阳性和 HBeAg 阴性的慢性乙型肝炎患者中，替诺福韦艾拉酚胺被证明疗效不低于替诺福韦，并且与替诺福韦相比，其骨骼和肾脏毒性更小。

a. HBeAg 阳性慢性乙型肝炎：在一项研究中，纳入的 873 名 HBeAg 阳性的患者，以 2：1 的比率随机分配接受替诺福韦艾拉酚胺 25mg/d 或替诺福韦 300mg/d 抗病毒治疗[160]。主要的疗效终点是 48 周时 HBV DNA 水平 < 29U/ml 的患者比例。该疗效终点在两组的比例相似，分别为 64% 和 67%。而 ALT 复常率在两组分别为 72% 和 67%，HBeAg 血清转化的比例也相近，分别为 10% 和 8%。

b. HBeAg 阴性慢性乙型肝炎：在另一项研究中，425 名 HBeAg 阴性慢乙肝患者被随机以 2：1 的比例分别接受替诺福韦艾拉酚胺 25mg/d 或替诺福韦 300mg/d 抗病毒治疗[161]。主要的疗效终点是治疗 48 周 HBV DNA < 29U/ml 的患者比例。两组无明显差别，替诺福韦艾拉酚胺组为 94%，替诺福韦组为 93%。ALT 复常率在替诺福韦艾拉酚胺组是 83%，而替诺福韦组是 75%。

2 个研究都包含了初治患者和经治患者，经治者曾接受过核苷类似物治疗。这些资料表明，替诺福韦艾拉酚胺对慢性乙肝的疗效与替诺福韦相似。

4. 其他批准的药品

除了上述一线用药（长效干扰素、恩替卡韦、替诺福韦和替诺福韦艾拉酚胺），另有 4 种药物也被批准用于慢性乙肝：标准干扰素 α-2b、拉米夫定、阿德福韦和替比夫定。

(1) 标准干扰素：干扰素 α 对于 HBeAg 阴性和阳性慢性乙肝患者的有效性在随机对照研究和 meta 分析中已经得到证实[162-165]。标准干扰素以 500 万 U/d 或 1000 万 U 每周 3 次，持续 12~24 周，可使 HBeAg 阴性患者中 33% 的 HBeAg 消失和 37% 的 HBV DNA 抑制[162]。HBeAg 阴性患者中，60%~70% 患者达到 HBV DNA 抑制（低于 20 000U/ml）。然而，超过 50% 患者发生复发，仅 10%~20% 维持长久的应答。由于长效干扰素给药方法更方便，标准干扰素大范围被长效干扰素取代。

(2) 拉米夫定：拉米夫定为 2′，3′- 二脱氧，3′- 噻吩替丁的阴性对映体，最初用于治疗 HIV 感染，但被证实具有抗 HBV 聚合酶的活性。是第一个被批准用于治疗慢性乙型肝炎的口服抗病毒药。拉米夫定的批准开启了治疗慢性乙型肝炎的安全、耐受良好、高效的时代。一项 Ⅲ 期临床试验的资料显示，拉米夫定 100mg/d 可有效地抑制 HBV DNA（治疗 48 周后，HBV DNA 水平下降 > 4 log）。治疗 1 年，HBeAg 阳性患者的 HBV DNA 抑制率为 40%~44%，而 HBeAg 阴性患者为 60%~70%，HBeAg 阳性患者的 ALT 复常率为 41%~75%，阴性患者为 60%~79%[130, 138, 166]。在 HBeAg 阳性患者中，48 周时 HBeAg 血清转化率为 16%~21%，但到了第 4 年则增加到 47%[167]。HBeAg 阳性患者 HBsAg 消失率较低，治疗 48 周时仅为 0%~2%[130, 166]，而 HBeAg 阴性患者为 0%[138]。但是 HBV DNA 抑制的患者组织学持续得到改善，失代偿期肝病发生率低，肝病相关死亡率较低[131]。然而，长期用药的病毒耐药率却很高，5 年期 > 65%，这是拉米夫定治疗的致命弱点[168]。抗病毒药物耐药的发生与临床无应答相关。最常见导致抗病毒药物耐药的突变是在 HBV 聚合酶的 YMDD 基序的 rtM204V/I（甲硫氨酸代替缬氨酸或异亮氨酸）或在 YMDD 基序上游的 rtL180M（亮氨酸代替蛋氨酸）。

在西方国家，低耐药率的药物已经代替了拉米夫定，但由于其成本较低，在亚洲国家仍有一定的使用频率。拉米夫定在仅需要短期使用（＜1 年）的临床情况中仍然发挥作用，如在妊娠晚期的后 3 个月里使用拉米夫定以阻断母婴传播 HBV 及在化疗期预防 HBV 再激活。然而，在西方国家，短期适应证的首选用药仍然是恩替卡韦和替诺福韦。

(3) 阿德福韦：阿德福韦酯是阿德福韦的前药，是第 2 种被批准用于治疗乙型肝炎的核苷酸类似物。它通过抑制 HBV 逆转录酶和 DNA 聚合酶，起到链终止剂的作用。阿德福韦酯获得批准是基于对 HBeAg 阳性和阴性的慢性乙型肝炎患者进行的 2 项安慰剂对照试验的结果。用于慢性乙型肝炎的批准剂量是口服 10mg/d，曾经评估过更高剂量的 30mg/d，因为其高概率的肾毒性，所以未能通过。用批准剂量治疗 1 年后，阿德福韦对于 HBeAg 阳性和阴性患者 HBV DNA 抑制、ALT 复常和组织学的改善的疗效均优于安慰剂。HBeAg 阳性患者的 HBV DNA 抑制率为 21%，ALT 复常率为 48%，组织学改善率为 53%。HBeAg 血清转化率为 12%[132]。在 HBeAg 阴性患者中，HBV DNA 抑制率为 51%，ALT 复常率为 72%，组织学改善率为 64%[139]。延长治疗 1 年与 HBeAg 消失有关，但也会导致病毒耐药率增加（rtN236T 和 rtA181V），而且 5 年后的 HBeAg 阳性率仍有 30%，这导致了临床应答不佳[169]。长期使用阿德福韦与肾小管功能障碍的发生相关，并且平均使用 7 年的时间里累计发生率可达 15%[170]。因此，长期使用尽管只有轻度甚至无耐药发生，但阿德福韦逐渐退出最佳用药梯队，尤其在出现了其他有效的口服药后。

(4) 替比夫定：替比夫定是胸腺嘧啶的阴性对映体，结构上与拉米夫定有关。它在 2006 年用于治疗慢性乙型肝炎，对于 HBeAg 阳性和阴性患者的临床和组织学反应优于拉米夫定[135]。1 年期的治疗中，HBeAg 阳性患者在替比夫定组 HBV DNA 抑制率为 60%，明显高于拉米夫定组的 40%，并且组织学改善率也相对较高，两组分别为 65% 和 56%。然而，两组均有相当的 1 年期 ALT 复常率，分别为 77% 和 75%，而 HBeAg 血清转化率也相当，分别为 23% 和 22%。在 HBeAg 阴性患者中，治疗 1

年实现 HBV DNA 抑制的比例稍高于拉米夫定（分别为 88% 和 71%）。两组的 ALT 复常率分别为 74% 和 79%，组织学改善率分别为 67% 和 66%，均无明显差异。虽然在 1 年治疗期里，HBeAg 阳性患者在治疗中，替比夫定比拉米夫定耐药率低些，两组分别为 5% 和 11%，但 2 年后替比夫定的耐药率却猛增至 22%[171]。替比夫定耐药是由于病毒聚合酶基因 M204I 突变，而不是 M204V 突变。高耐药率、替比夫定耐药突变与拉米夫定和恩替卡韦交叉耐药的事实限制了其在慢性乙型肝炎长期治疗中的临床应用。替比夫定可能在短期的临床应用中发挥作用，如在妊娠晚期预防母婴传播。

5. 核苷（酸）类似物的不良反应

核苷（酸）类似物通常具有良好的耐受性。最常见的不良反应是头痛、疲劳、头晕和恶心。核苷酸（酸）类似物治疗的患者有乳酸酸中毒和重度肝大伴脂肪变性的报道[172]。这导致药物标签中出现黑框警告。与长期服用恩替卡韦有关的特殊问题是肺腺瘤、脑神经胶质瘤和肝癌的发生率增加，但仅在啮齿动物中报道，尚未在人类中报道。与长期服用替诺福韦有关的具体问题是近端肾小管功能障碍（类似于 Fanconi 样综合征，表现为低磷血症、骨折、肾小管酸中毒，在严重情况下还包括肾衰竭）和骨矿物质密度降低。降低剂量、停止替诺福韦或改用其他药物如恩替卡韦可以使肾小管功能障碍逆转，而不会丧失病毒学或生化反应[170]。

6. 对核苷（酸）类似物反应的预测因子

与干扰素相比，在治疗过程中对核苷（酸）类似物反应的一般预测因素尚不明确或在临床上不相关。这是因为它们是病毒复制的有效抑制药，特别是推荐的一线药物恩替卡韦、替诺福韦和替诺福韦艾拉酚胺。已显示治疗前的 ALT 水平对 HBeAg 消失有影响。在多个 III 期临床试验中对 400 多个接受拉米夫定治疗的患者进行了回顾性分析，HBeAg 消失的可能性随着治疗前 ALT 水平的升高而线性增加，其中 ALT ＞ 5 倍 ULN 的患者中最高发生率达 56%[173]。恩替卡韦也报道了类似的趋势[174]。

7. 核苷（酸）类似物持续病毒学应答

推荐的一线核苷（酸）类似物恩替卡韦、替诺福韦和替诺福韦艾拉酚胺高效、低耐药可长期控制病毒血症。恩替卡韦和替诺福韦均能维持治疗中病毒抑制。参加恩替卡韦Ⅲ期试验长期随访研究的一部分 HBeAg 阳性患者（146/354），剂量从 0.5mg/d 增加至 1mg/d。在 5 年时，有 94%（88/94）的患者维持或达到 HBV DNA 抑制 < 60U/ml。随着使用时间的延长，HBeAg 血清转化率增加到 47%，1.2%（2/145）的 HBsAg 消失[155]。同样，在一项对替诺福韦Ⅲ期试验的患者的长期随访研究中，有 489/641 名患者继续使用替诺福韦治疗 5 年。但数据仅限于依从性良好的患者，97% 的 HBeAg 阳性患者和 99% 的 HBeAg 阴性患者维持 HBV DNA < 80U/ml[175]。总的来说，这些数据表明长期口服核苷（酸）类似物在维持病毒学抑制方面非常有效。替诺福韦艾拉酚胺尚无长期数据，但预计与替诺福韦类似。

8. 核苷（酸）类似物的抗病毒耐药性

核苷（酸）类似物的耐药性发生是抗病毒治疗失败的主要原因。这是第一代和第二代核苷类似物（拉米夫定和替比夫定）和第一代核苷酸类似物阿德福韦的一个实质性问题。连续治疗 5 年后，对拉米夫定耐药的累计发生率接近 80%[176]，使用阿德福韦的患者在 5 年时累计耐药发生率估计占 HBeAg 阴性患者的 29%[169]，据报道，使用替比夫定治疗 2 年时，在 HBeAg 阳性患者中累计耐药发生率为 22%，尽管比拉米夫定低，但仍然足够高以限制其长期疗效[171]。但是，对于目前的一线药物恩替卡韦和替诺福韦，耐药性不是重要的问题，使用这些药物可以长期维持病毒抑制作用。在治疗 8 年后，尚无对替诺福韦耐药的报道[177]，以前未接受治疗的患者对恩替卡韦的耐药性极低（治疗 5 年后为 1%）[178]。然而，在接受恩替卡韦治疗之前曾接受拉米夫定治疗的患者中，情况有所不同，其中在 5 年时观察到 50% 的患者出现耐药[179]。

各种宿主、病毒和药物因素共同造成了耐药的发生。产生耐药性的关键因素是：病毒株的适应性、病毒聚合酶的保真度、对药物耐药性的效力和遗传障碍及患者的依从性。导致产生抗病毒耐药性但不那么重要的其他因素包括赋予抗病毒药抗性的预存的病毒多态性、患者的免疫状态、既往的治疗

状态、宿主的药物遗传学和抗病毒药的结构。HBV 复制的几个特征促进了抗病毒耐药突变体的发展。每天 $10^{12} \sim 10^{13}$ 个病毒粒子的高复制率，加上缺乏 HBV 逆转录酶的校对能力，导致较高的自发突变率（10^{-5} 个置换 / 碱基 / 周期）。结果，每天可能产生所有可能的单碱基改变，并且在治疗之前可能存在抗病毒突变。

另一个重要因素是抗病毒药的效力。效价低的药物不会对病毒造成很大的突变压力，因此耐药性的概率较低（如阿德福韦）。类似地，具有高效力的药物将完全抑制病毒复制，并且几乎不会产生耐药性，因为诱变复制是依赖性的。相反，作用于单个靶标的中度效价的药物将导致选择突变和发生耐药的可能性最高。鉴于核苷（酸）类似物通常需要治疗数年，因此依从性在实现和维持病毒学抑制中起着关键作用[180]。在不能坚持每天所需药物剂量的患者中更容易出现耐药性。对于抗药性屏障较低的药物（拉米夫定、替比夫定和阿德福韦），缓慢清除病毒会增加产生抗药性的风险，因为抗病毒耐药突变体是在治疗过程中选择并积累的，其在抗病毒药的存在下具有复制优势。因此，用替比夫定治疗的患者在 24 周时达到不可检测的病毒水平，在 2 年时发生耐药的风险为 6%，而对于病毒水平 > 10^4 拷贝 /ml 的患者，风险为 60%[171]。

临床上可以通过将病毒水平从治疗时的最低值增加到 ≥ 1 logU/ml 以上来识别抗病毒耐药性的发生，并且可能与 ALT 升高有关。在大多数患者中，抗病毒抗药性并不总是良性的，并且与大部分患者的初始病毒学、生化和组织学反应丧失有关。特别是在肝硬化患者中，已有肝炎发作的报道，并且可能发生肝失代偿和死亡。考虑到推荐的一线药物的高药效和低耐药率，对于初次接受治疗的患者，不建议在开始治疗前常规检测耐药性突变。但是，在先前接受拉米夫定治疗的患者中考虑使用恩替卡韦，最好检查是否有耐药性突变，因为这些患者中有 50% 以上会由于交叉耐药突变而最终对恩替卡韦产生耐药性。

如果观察到病毒学突破，则第一步是确认患者依从性不佳并重新测试 HBV DNA 水平。如果发现了抗病毒耐药性，则应使用与先前药物或耐药突变

没有交叉耐药性的抗病毒药尽快开始挽救治疗。这对于防止多药耐药株发展很重要。如果在出现代偿性突变并增加病毒复制之前，HBV DNA 水平低时启动挽救治疗，通常会更有效。表 24-8 提供了管理每种抗病毒药耐药性和耐药性突变的策略。通常，挽救疗法的选择应基于病毒学突破时检测到的突变和已知的抗病毒药突变模式。

对于拉米夫定和替比夫定耐药的管理，改用替诺福韦有效。该建议得到 Meta 分析和系统评价的支持，得出的结论是，改用替诺福韦单药治疗与联合替诺福韦和恩曲他滨治疗的疗效相同。值得注意的是，恩曲他滨是与拉米夫定同类的核苷类似物，具有抗 HBV 活性。未批准用于治疗慢性 HBV 感染。但是，恩曲他滨和替诺福韦的固定剂量组合已被用于非正式批准的抗病毒耐药患者的治疗。鉴于最近的数据，表明单独使用替诺福韦治疗耐药患者有效，恩曲他滨在慢性 HBV 感染治疗中的作用有限（如果有的话）。最近对 280 名拉米夫定耐药患者的研究证明了这一点，这些患者随机接受替诺福韦或替诺福韦 + 恩曲他滨治疗。接受替诺福韦治疗的患者中有 83.0% 的患者 HBV DNA（＜ 69U/ml）完全抑制长达 5 年，而接受替诺福韦和恩曲他滨联合治疗的患者为 82.7%[159]。不推荐使用恩替卡韦治疗拉米夫定或替比夫定耐药，因为随后的恩替卡韦耐药率很高。

为了控制阿德福韦耐药，可以改用替诺福韦或恩替卡韦。一些专家倾向于使用恩替卡韦而不是替诺福韦来控制阿德福韦耐药性，因为替诺福韦和阿德福韦属于同一类抗病毒药物，并且由于一些研究

报道了替诺福韦在用阿德福韦治疗过的患者中疗效较低[181]。然而，最近的一项随机研究比较了替诺福韦或替诺福韦 + 恩替卡韦在 102 例阿德福韦耐药的患者中的作用，至少在短期内 2 种方式疗效相似[182]。与阿德福韦治疗后病毒抑制不完全的患者相比，替诺福韦单药治疗与替诺福韦 + 恩曲他滨联合治疗同样有效。在对阿德福韦反应不完全的 105 位患者中，随机分配到替诺福韦或替诺福韦 + 恩曲他滨治疗的患者有 81% 实现了完全的病毒抑制[156]。这项研究还证明恩曲他滨与替诺福韦联用对控制阿德福韦的部分应答或耐药性没有作用。

对恩替卡韦产生抗病毒耐药性的患者，推荐使用替诺福韦单药治疗。在一项随机试验中，替诺福韦被证明与替诺福韦 + 恩曲他滨对恩替卡韦耐药的治疗效果相同。90 例患者随机分配给替诺福韦或替诺福韦 + 恩曲他滨组中，治疗 48 周后，接受替诺福韦的患者中有 71% 实现病毒抑制（＜ 15U/ml），而接受替诺福韦和恩曲他滨的患者为 73%[183]。

9. 联合治疗

联合治疗对传染病的控制更为有效。在慢性乙型肝炎中，它可能实现协同效应或叠加效应，从而导致更强效的病毒抑制，还可阻止抗病毒药耐药性的产生。尽管使用聚乙二醇干扰素与第一代核苷类似物联合治疗的研究确实证明了在抑制病毒和降低抗病毒药耐药性发生率方面的附加效应，但非治疗反应与聚乙二醇干扰素单独治疗相似，表明联合治疗无益处。

最近，用更有效的核苷酸类似物一起或与聚乙二醇干扰素一起进行了组合治疗的研究。在一项研究中，379 例先前未经治疗的 HBeAg 阳性和 HBeAg 阴性的慢性乙型肝炎患者对恩替卡韦联合替诺福韦治疗与恩替卡韦单药治疗进行了比较，目标是将 HBV DNA 抑制在 50U/ml 以下。治疗 96 周后，接受联合治疗的患者和接受恩替卡韦单药治疗的患者中，实现病毒抑制的受试者比例没有显著差异（分别为 83% 和 76%）。在二级分析中，与接受恩替卡韦单药治疗相比，基线 HBV DNA ≥ 10^8U/ml 的 HBeAg 阳性患者接受联合治疗的 HBV DNA 抑制达到＜ 50U/ml 的比例明显更高。基线 HBV DNA（两种治疗方案＜ 10^8U/ml）的患者均未观察到差异[184]。

表 24-8 抗病毒耐药性管理

抗病毒药物	推荐治疗方案
拉米夫定	转换为替诺福韦
替比夫定	转换为替诺福韦
阿德福韦	转换为恩替卡韦或替诺福韦 [a]
恩替卡韦	转换为替诺福韦
替诺福韦	目前未检测到耐药

a. 对于高病毒载量患者优先考虑恩替卡韦；对于有拉米夫定耐药史患者，应优先考虑替诺福韦

这些数据表明，尽管该研究没有进行特定分析的功能，但 HBeAg 阳性慢性 HBV 感染和高病毒载量的患者可能会受益于核苷类似物联合治疗。

在先前未经治疗的 HBeAg 阳性和阴性的慢性乙型肝炎患者中，将患者分入 4 个治疗组：①聚乙二醇干扰素＋替诺福韦联合治疗 48 周，随后接受替诺福韦治疗 32 周；②聚乙二醇干扰素＋替诺福韦联合治疗 16 周，随后接受替诺福韦治疗 32 周；③替诺福韦单药治疗 120 周；④聚乙二醇干扰素单药治疗 48 周。该研究的主要目标是观察第 72 周时血清 HBsAg 消失的患者比例。与接受聚乙二醇干扰素＋替诺福韦治疗 16 周，随后接受替诺福韦治疗 32 周（2.8%）的患者相比，接受聚乙二醇干扰素和替诺福韦治疗 48 周的患者 HBsAg 消失率更高（9.1%），也比单独接受 2 种药物治疗的患者（聚乙二醇干扰素为 2.8%，替诺福韦为 0%）高。这些结果表明，与聚乙二醇干扰素单药治疗相比，HBsAg 消失有适度增加，且获益主要是在 HBV 基因 A 型的患者中观察到的。

当前，没有足够的数据推荐使用联合治疗，仅在非常特殊的情况下使用，如基线病毒水平非常高（＞10^8U/ml）的受试者或在由于反应不佳而导致一线药物治疗失败或出现多药耐药的患者。

10. 特殊人群的治疗

(1) 儿童：大多数患有慢性 HBV 感染的儿童处于感染的免疫耐受阶段（HBV DNA 水平高，ALT 水平正常），不需要治疗。对于少数处于免疫活动期的儿童，干扰素和核苷（酸）类似物均已批准使用。但是，只有在认真讨论了治疗的益处和风险后，才能做出开始治疗的决定。在美国，已批准 1 岁及以上的儿童每周 3 次 300 万～1600 万 U 干扰素 α-2b 治疗，持续 16～24 周。聚乙二醇干扰素 α-2a 未获批准用于慢性乙型肝炎儿童，可能是由于其更方便的给药时间，已获准用于 5 岁以上的慢性丙型肝炎儿童。研究表明，儿童干扰素的疗效优于不治疗，可与成人媲美。在接受干扰素治疗的儿童中，HBeAg 血清转化率为 20%～58%，而在未经治疗的儿童中，HBeAg 血清转化率则为 8%～17%。亚洲儿童中的 HBeAg 血清转化率较低（约 17%）。

在美国，拉米夫定和恩替卡韦被批准用于 2 岁及以上的儿童，替诺福韦被批准用于 12 岁及以上的儿童。由于耐药率较低，对于 2—12 岁的儿童，恩替卡韦优于拉米夫定。在一项随机双盲安慰剂对照试验中，对 180 名 2—18 岁（不含 18 岁）HBeAg 阳性慢性乙型肝炎未经治疗的儿童进行了为期 48 周的恩替卡韦治疗的评估[185]。在第 48 周时达到 HBeAg 血清转化的儿童在第 96 周时继续进行盲法治疗，然后停止研究治疗。那些在 48 周时无 HBeAg 血清转化的患者转用开放标签恩替卡韦。主要终点是 HBeAg 血清转化，以及第 48 周时 HBV DNA ＜ 50U/ml。与安慰剂治疗的儿童（3.3%）相比，恩替卡韦治疗的儿童达到主要终点（24.2%），这表明恩替卡韦比安慰剂治疗的儿童疗效更高[185]。在 48 周时，有 49% 的儿童实现了病毒抑制到＜ 50U/ml，在 96 周时增加到 64%。据报道，对恩替卡韦的耐药性在 48 周时为 0.6%，在 96 周时为 2.6%。与安慰剂相比，恩替卡韦耐受性良好，没有观察到不良事件或生长变化的差异。

在一项随机双盲安慰剂对照试验中，对 106 名 12 至 18 岁以下的慢性乙型肝炎青少年进行了替诺福韦治疗 72 周的试验，其中大多数人以前接受过治疗（85%）[186]。主要终点是 72 周时抑制 HBV DNA ＜ 400 拷贝 /ml（＜ 80U/ml）。接受替诺福韦治疗组 89%（46/52）实现了病毒抑制［＜ 400 拷贝 /ml（＜ 80U/ml）］，接受安慰剂治疗组为 0%（0/54）[186]。到第 72 周为止，对替诺福韦没有产生耐药。

(2) 肝移植后：尽管有有效的抗病毒治疗方法，慢性乙型肝炎的肝移植是伴失代偿性肝病患者的唯一选择。移植后的初始移植物和患者预后较差，移植物再感染的发生率高，移植物生存率和患者 2 年生存率＜ 50%[187]。但是，乙肝免疫球蛋白和后来的核苷（酸）类似物的引入极大地改善了患者的预后，1 年总生存率超过 85%，5 年超过 75%。目前，乙肝免疫球蛋白和核苷（酸）类似物的组合被认为是预防移植物再感染的标准治疗方法。对 6 项研究的 Meta 分析表明，与仅使用乙型肝炎免疫球蛋白相比，移植后联合使用乙型肝炎免疫球蛋白和拉米夫定可减少与 HBV 相关的死亡和全因死亡率[188]。另一项系统评价显示，与单独使用乙型肝炎免疫球蛋白或拉米夫定相比，乙肝免疫球蛋白与拉米夫定的结合降低了肝移植后的 HBV 复发，并且与单独使用乙肝免疫球蛋白相比，乙肝免疫球蛋白与拉米夫定的结合降低了死亡率[189]。但是，预防移植物再感染的最佳方法尚未明确定义，并且在移植前后均存在很大的中心到中心的差异。由于核苷（酸）类似物的可用性和成本昂贵，许多研究集中在移植后乙型肝炎免疫球蛋白的限制使用。对于移植前 HBV DNA 水平低的患者，已证明将核苷类似物与短期乙肝免疫球蛋白联合使用是成功的。评估的另一种方法是核苷（酸）类似物与低剂量乙型肝炎免疫球蛋白的组合。对于没有可检测到 HBV DNA 的患者，单独的核苷类似物或不含乙型肝炎免疫球蛋白的核苷类似物组合在维持移植后抑制 HBV DNA 方面是有效的，但一些研究报道了 HBsAg 阳性率很高，这一发现的意义尚不清楚。最后，对于长期接受乙型肝炎免疫球蛋白治疗的患者，尝试转换为核苷类似物治疗，未发生 HBV 复发。不幸的是，许多研究招募了相对较少的患者，没有对照，并且随访有限。在缺乏大型随机试验的情况下，移植后的治疗往往受当地移植中心经验的驱动。理想情况下，应在移植前开始使用核苷（酸）类似物，并在移植后长期使用。

就核苷（酸）类似物的选择而言，优先选择恩替卡韦和替诺福韦，因为它们的效力高且抗病毒耐药率较低。对于肾病患者，恩替卡韦优于替诺福韦是首选药物，因为它与肾毒性无关。据报道，使用恩替卡韦治疗失代偿期肝病患者会发生乳酸性酸中毒，但目前尚不清楚真正的发病率。重要的是要注意，所有核苷（酸）类似物都有黑框警告，提示存在乳酸性酸中毒的风险。

（3）移植物再感染的管理：肝移植后乙肝复发的治疗选择取决于先前的抗病毒治疗和是否有耐药突变体。如果患者从未接受过核苷酸类似物和仅用乙肝免疫球蛋白作为预防，则可采用恩替卡韦或替诺福韦单药治疗。接受核苷酸类似物单药或合并乙肝免疫球蛋白作为预防用药的患者，应确定其抗病毒耐药性突变谱，以指导治疗。总的来说，建议联合使用恩替卡韦和替诺福韦。

（4）妊娠：在妊娠期治疗乙型肝炎时，有 2 个问题需要单独考虑：母亲的健康和防止传染给婴儿。可能患有慢性乙型肝炎的育龄妇女应与没有生育能力的患者进行同样的治疗评估。如果有治疗的指征，但近期有备孕计划，轻度肝病的妇女可能会推迟到妊娠后治疗。对于患有晚期疾病（如肝硬化）的妇女，可以使用聚乙二醇干扰素或核苷类似物。在这种情况下，因为聚乙二醇干扰素给药期限为 48 周，所以可能比核苷酸类似物更建议使用。如果患者倾向核苷酸类似物，应告知抗病毒治疗对胎儿的潜在风险，特别是在妊娠早期。替诺福韦比恩替卡韦更受青睐，因为它是妊娠 B 类药，而且在妊娠期恩特卡韦的安全性尚不清楚。妊娠中心关于妊娠期间（任何妊娠期）抗病毒药物的体内安全性研究报道称，接受拉米夫定治疗的妇女中有 3.1%（3864 例活产中有 118 例）有出生缺陷，接受替诺福韦治疗有 2.4%（1092 例活产中有 26 例）有出生缺陷，这些比率与正常妊娠中观察到的相似。

如果妇女在接受抗病毒治疗期间妊娠，则应立即告知其医师并咨询继续治疗的风险和益处。包括讨论出生缺陷的风险，停药复发的风险及其对母亲和胎儿的影响及乙肝病毒传染给婴儿的风险。在没有晚期肝病的孕妇中可以停止抗病毒治疗，但应密切监测其停药复发。接受干扰素或恩替卡韦治疗的女性应改用替诺福韦。对于肝硬化患者，肝炎暴发和失代偿的风险可能超过危害胎儿的风险，因此在整个妊娠期间应继续治疗。

第二个考虑因素是防止传染给婴儿，母婴传播是新感染的主要来源，特别是在流行地区。在没有预防措施的情况下，从高病毒载量 HBVDNA > 10^7U/ml 的母亲到婴儿的传播风险为 70%～90%。HBeAg 阳性母亲和病毒载量大于 10^7 拷贝 /ml 的母亲的围产期传播风险增加[190]。出生时的被动 - 主动免疫（分娩时乙型肝炎免疫球蛋白和出生后 24h 内进行 HBV 疫苗接种）与围产期传播率显著降低（约 95%）有关，这也是 HBsAg 阳性母亲的标准治疗方法[10]。此策略的失败率为 10%～15%，主动 - 被动免疫失败大多数发生在 HBV DNA 高（> 7.3 $\log_{10}$U/ml）的 HBeAg 阳性妇女中。在一项研究中，检查了由孕妇分娩前病毒载量引起的免疫预防失败原因的研究，对于 HBV DNA 水平 < 10^6 拷贝 /ml，主动 - 被动免疫失败率是 0%；对

于 10^6~$10^{6.99}$ 拷贝 /ml 的 HBV DNA 水平，其主动 - 被动免疫失败率是 3.2%；HBV DNA 水平为 10^7~$10^{7.99}$ 拷贝 /ml 失败率是 6.7%；HBV DNA 水平 > 10^8 拷贝 /ml 失败率为 7.6%。

已观察到围产期传播风险与孕产妇分娩前病毒载量有关，促使一些研究调查了核苷类似物合并免疫预防措施与单用免疫预防措施在妊娠中期的安全性和有效性。这些研究表明，与仅采取免疫预防措施相比，该策略可能会进一步降低围产期传播速度。在一项研究中，在妊娠 20~32 周时联合使用替比夫定和主动 - 被动预防措施可使 HBeAg 阳性和 HBV DNA 水平 > 10^7 拷贝 /ml 的妇女的围产期传播率从 8% 降低至 0%（ $P=0.002$ ）[191]。另一项研究报道，使用替比夫定在妊娠结束后治疗新生儿平均 15 周，并对新生儿进行主动 - 被动免疫，使垂直传播率降低至 0%，而仅接受免疫治疗的新生儿为 8.6%[192]。另一项研究评估了在妊娠 30~32 周至分娩后 4 周之间使用替诺福韦联合主动 - 被动与单用主动 - 被动免疫治疗 HBeAg 阳性慢性乙型肝炎和高病毒载量(> 200 000U/ml) 孕产妇的效果。在产后第 28 周，替诺福韦组的母婴传播率明显低于对照组，在意向性治疗中分别为 5%(97 例中 5 例) 和 18%（ 100 例中 18 例)， $P=0.007$ ，在原治疗方案中分别为 0%（ 和 7%（ 88 例中 6 例)， $P=0.01$[193]。经替诺福韦治疗和未接受治疗的母婴安全性相似，出生缺陷率分别为 2%（ 95 例中 2 例) 和 1%（ 88 例中 1 例)， $P=1.00$ 。

然而，应该指出的是，预防垂直传播不是开始进行 HBV 治疗的标准指征，而预防性使用乙肝免疫球蛋白和 HBV 疫苗接种被认为是预防母婴传播的标准治疗方法[194]。这主要是由于担心母亲长期服药的安全性及母亲停用抗病毒药后肝炎重新激活[195]。在替诺福韦试验中，与对照组相比，替诺福韦停药后母亲的 ALT 升高的频率更高（分别为 45% 和 30%)[193]。美国肝病研究协会（ AASLD ）建议采用抗病毒治疗来降低 HBsAg 阳性、HBV DNA 水平 > 200 000U/ml 的孕妇围产期 HBV 传播的风险。这条保守建议可能会导致对孕妇的过度治疗，因为研究表明，一旦 HBV DNA 水平低于 $6.3\log_{10}$U/ml，传播率就可以忽略不计。如果建议使用核苷酸类似物，则根据拉米夫定的临床经验及替比夫定和替诺福韦的妊娠 B 级评估，仅拉米夫定、替比夫定和替诺福韦是在孕妇中研究过的抗病毒药。治疗应在妊娠晚期开始，最好在分娩前 8~12 周开始，以便有足够的时间使病毒水平下降。分娩后应继续治疗约 4 周。停用抗病毒治疗后，应密切监测疾病活动情况。

(5) 计划接受癌症化疗或免疫抑制治疗的患者：慢性 HBV 感染或既往感染的患者在化学疗法或免疫抑制疗法期间或之后有重新激活 HBV 感染的风险。复发可以发生在多种临床环境中，如在接受针对血液系统恶性肿瘤的化疗的患者、接受骨髓或干细胞移植的患者、针对实体瘤化疗的患者、实体器官移植后的患者、胃肠道肿瘤的患者及具有多种免疫抑制方案的风湿病或皮肤病患者，包括抗 CD20 抗体、TNF 抑制药、蒽环类抗生素和大剂量皮质类固醇。在临床上，再激活可能表现为血清氨基转移酶水平无症状升高至肝衰竭或死亡。实验室证据表明肝炎发作之前，可以通过抗病毒治疗或预防性抗病毒治疗来预防 HBV 的再激活。对 550 例接受了免疫抑制治疗且未进行预防性抗病毒的 HBsAg 阳性患者的系统评价的研究强调了这点。37% 的受试者经历了再激活，1/3 的受试者出现了肝炎发作，13% 的患者出现肝衰竭，6% 的患者死亡。预防性使用拉米夫定可将急性重型肝炎的发生率降低 79%~100%，并且没有失代偿或死亡的案例。除了对肝脏的不利影响外，HBV 的再激活还可能导致基础疾病的治疗中断，从而导致发病率和死亡率增加。

HBV 再激活的危险因素包括宿主和病毒特征、潜在肝病的严重程度及免疫抑制药的类型。筛查和鉴定有乙肝病毒再激活风险的人是预防的关键。CDC、欧洲肝病研究协会和亚太肝病研究协会都建议在开始免疫抑制治疗之前进行普遍 HBV 筛查，而 AASLD、美国临床肿瘤学会等协会、美国国家综合癌症网络建议对具有 HBV 感染高风险的患者进行筛查[26, 196, 197]。尽管有针对性的方法可能比通用筛查更具成本效益，但这种方法可能会导致无法识别长期感染或先前接触过的受试者，并且可能难以实现医疗保健专业人员的依从性。

慢性乙型肝炎患者或已康复患者的治疗应基于个体的再激活风险（表 24-9）。社会指南建议高危再激活患者应接受预防性治疗以防止再激活[198]。如果 HBV DNA 水平开始升高，处于中等风险的再激活患者可以选择预防性抗病毒治疗。如果 HBV DNA 水平升高，可以监测处于 HBV 再激活低风险的患者是否再激活，并开始抗病毒治疗。理想情况下，应在开始免疫抑制治疗之前就开始预防性治疗，并且在完成免疫抑制治疗后至少持续抗病毒治疗 6 个月，如果同时使用了 B 细胞消耗药物，则应持续 12 个月。抗病毒治疗的选择取决于患者的 HBV 状况，计划的免疫抑制治疗时间（短期或长期）及患者先前的治疗状况。恩替卡韦或替诺福韦优于其他抗病毒药物，因为它们具有很高的抗耐药性。拉米夫定适合免疫抑制治疗之前检测不到 HBV DNA 且预计需要 < 12 个月的预防性治疗的患者。

11. 预防慢性乙型肝炎并发症的疗效观察

(1) 预防肝硬化：已显示抗病毒治疗可预防慢性乙肝患者发生肝硬化，或许可逆转肝硬化。在 88% 的患者中，包括在肝活检有肝硬化的患者中，以纤维化评分为准，纤维化改善了 1 分以上。这项研究

包括 69 例长期接受恩替卡韦治疗的患者（2 次肝活检之间的中位时间为 6 年，范围为 3～7 年）[199]。同样，在一项对 348 名接受替诺福韦连续治疗 5 年并保持病毒抑制状态的患者的研究中，发现 87% 的肝脏组织学有所改善。在研究开始时，有 71% 的患者发现纤维化消退，而 96 名肝硬化患者 5 年后有 74% 出现肝硬化逆转。这些数据提供了强有力的证据，证明维持病毒抑制与纤维化的改善和肝硬化的逆转有关。

(2) 肝细胞癌的预防

① 干扰素 / 聚乙二醇干扰素：有关干扰素在预防 HCC 中的作用的大多数数据都来自使用标准干扰素进行的研究。关于干扰素治疗是否可以阻止肝癌的发展，这些数据有些争议。通常，在用干扰素治疗的 HBeAg 阳性慢性 HBV 感染患者中，肝硬化患者、高病毒载量患者和对治疗有反应的患者（即实现 HBeAg 血清转化）的 HCC 发生率较低。干扰素对病毒载量低且对治疗无反应的患者疗效尚不确定。在一项研究中，有 101 名亚洲男性参与了一项有或没有泼尼松引发的干扰素随机安慰剂对照试验，随访长达 11.5 年。进入研究后 3.5～8.2

表 24-9　推荐乙肝病毒再活化的处理

风险水平	HBsAg（+）	HBsAg（-）/ 抗 -HBc（+）	推荐意见
高风险（乙肝病毒再激活概率 > 10%）	导致 B 细胞耗竭药物（利妥昔单抗、奥法木单抗）；蒽环霉素衍生物化疗（阿霉素、表柔比星）；大剂量免疫抑制治疗（强的松 > 20mg/d，≥ 4 周）；移植后免疫抑制治疗	导致 B 细胞耗竭药物（利妥昔单抗、奥法木单抗）；蒽环霉素衍生物化疗（阿霉素、表柔比星）	抗病毒预防。停止免疫抑制治疗后至少应继续治疗 6 个月，使用 B 细胞耗竭药物至少应继续治疗 12 个月
中等风险（乙肝病毒再激活概率 1%～10%）	肿瘤坏死因子 α 抑制药（如依那西普、阿达木单抗、赛妥珠单抗、英夫利昔单抗）；细胞因子或整合素抑制药（如阿巴西普、优特克单抗、那他珠单抗、维多珠单抗）；酪氨酸激酶抑制药（如伊马替尼、尼罗替尼）；低剂量免疫抑制治疗（强的松 < 10mg/d，≥ 4 周）	肿瘤坏死因子 α 抑制药（如依那西普、阿达木单抗、赛妥珠单抗、英夫利昔单抗）；细胞因子或整合素抑制药（如阿巴西普、优特克单抗、那他珠单抗、维多珠单抗）；酪氨酸激酶抑制药（如伊马替尼、尼罗替尼）；中剂量（强的松 10～20mg/d）或大剂量免疫抑药治疗（强的松 > 20mg/d，≥ 4 周）；蒽环霉素衍生物化疗（阿霉素、表柔比星）	预防性或抢先治疗应在停止免疫抑制治疗后至少持续 6 个月
低风险（乙肝病毒再激活概率 < 10%）	免疫抑制药治疗（如硫唑嘌呤、6- 巯基嘌呤、甲氨蝶呤）；关节内皮质类固醇治疗；每日任何剂量的口服皮质类固醇 ≤ 1 周	免疫抑制药剂治疗（如硫唑嘌呤、6- 巯基嘌呤、甲氨蝶呤）；关节内皮质类固醇治疗；每日任何剂量的口服皮质类固醇 ≤ 1 周；低剂量（强的松或同等皮质类固醇 < 10mg，≥ 4 周）	无须预防治疗

年，67 例接受治疗的患者中有 1 例（1.5%）和 34
例未治疗的患者中有 4 例（12%）被检测出肝癌
（ *P* = 0.043）[200]。在另一项研究中，评估了 233 名接
受干扰素治疗与对照组 233 名未经治疗患者的 HCC
发生率。与未治疗的肝硬化患者相比，已有肝硬化
的治疗患者在 15 年随访结束时的 HCC 累计发生率
显著降低（19.7% vs. 58.9%，*P*=0.0086），但在无肝
硬化的患者之间无显著差异（2.3% vs. 2.1%）[201]。
另一项对 313 例日本患者的回顾性研究中监测了
HCC 的发展，其中 94 例接受了干扰素治疗。在 10
年的随访中，与未治疗患者（30.8%）相比，接受
治疗患者（17%）的 HCC 累计率显著降低。

HBeAg 阴性患者的数据通常显示干扰素对预防
HCC 的发展无益处。大多数已报道的研究包括来
自地中海地区的 HBV 基因 D 型的白种人患者。在
一项较大的研究中，观察到 209 例接受干扰素治疗
的患者和 195 例未经治疗的患者的平均病程为 6 年
（1～13.5 年）。HCC 的发生率在接受治疗的患者中
为 8.1%，在未经治疗的患者中为 7.7%。

专家对于已有研究进行了几次 meta 分析，但
分析结果存在分歧。3 种 meta 分析显示，干扰素
对预防 HCC 具有有益作用，尤其是对于有反应者
和肝硬化患者[202-204]，但其他研究则无益处[205, 206]。
小样本量、患者特征、治疗方案和随访期间的差异
可能是造成分析结果不同的原因。另外，大多数研
究并未控制治疗和未治疗患者之间肝癌发生相关的
因素。

② 核苷类似物：对于核苷酸类似物，大多数
研究都是回顾性的，通常省略了有关筛查方法和如
何确定 HCC 诊断的详细信息。此外，研究的人群
是异质的，大多数研究使用的是第一代核苷酸类似
物，这些类似物与高耐药率和抗病毒功效的丧失
相关。认识到这些局限性，大多数研究确实表明
核苷酸类似物可降低 HCC 的风险，但不能完全预
防。最佳设计的一项研究是对 651 名 HBeAg 阳性
慢性乙型肝炎伴晚期纤维化或肝硬化的患者进行拉
米夫定与安慰剂的随机对照研究，目的是改善慢性
乙型肝炎的预后。不幸的是，由于治疗组和未治疗
组之间的终点数显著减少（分别为 7.8% 和 17.7%；
P=0.001），该研究在计划的 60 个月中的第 32 个月

后提前终止[126]。在研究终止时，拉米夫定与安慰剂
相比可降低 51%HCC 发生（HCC 发生率分别为 3.9%
和 7.4%），具有临界统计学意义（危险比 =0.49，
P=0.047）。但是，当排除在开始研究的第 1 年内发
展起来的肝癌（拉米夫定中的 3 个和安慰剂组中的
2 个）时，危险比不再显著（0.47，*P*=0.052）[126]。
自从该试验以来，没有进行进一步的安慰剂对照试
验来评估核苷酸类似物预防肝癌的功效。

自从具有里程碑意义的研究报道以来，已经
进行了许多队列研究、几次 meta 分析和系统评价。
总体而言，研究表明，核苷（酸）类似物可预防
HCC，风险降低 2～5 倍。与干扰素研究相似，肝
硬化患者的获益似乎更大。治疗效果的差异可能与
药物的效力、耐药和肝癌风险的基线差异有关。

一项 Meta 分析汇总了 6 项研究的同类数据，
结果显示，与未接受治疗的患者（3585 例）相比，
拉米夫定治疗（3306 例患者）将 HCC 的风险降低
了 51%（每 100 人年 3.3 与 9.7 例，*P* < 0.0001）[207]。
在同一分析中，来自 49 项研究的汇总数据（拉米
夫定 23 项，阿德福韦 16 项，恩替卡韦、替诺福韦
或替比夫定 10 项研究）包括接受治疗的 10 025 例
患者，在进行中位数为 3 年的随访后，报道其 HCC
发生率为每 100 人年 1.3 例。但是，另一项 meta 分
析和 8 项随机对照试验、8 项前瞻性队列研究和 19
项病例对照研究的系统评价中，对 3433 例抗病毒
治疗患者和 4625 例对照组患者进行的研究表明，
在队列研究中抗病毒治疗会增加 HCC 的风险（风
险比为 1.43，95%CI 1.06～1.95），而病例对照研究
的干预组中 HCC 的风险有所降低（风险比为 0.69，
95%CI 0.54～0.88）。在另一项系统回顾实验中，对
21 项研究进行了检查，其中包括 3881 名接受治疗
的患者和 534 名未经治疗的肝硬化患者[208]。在 46
（32～108）个月的观察期内，接受与未接受治疗的
患者相比，被诊断为 HCC 的患病率较低（分别为
2.8% 和 6.4%，*P*-0.003）。然而，由于老一代药物
（拉米夫定和阿德福韦）的抗病毒耐药性增高，病
毒学抑制丧失与肝癌的风险增加有关。

用新一代恩替卡韦和替诺福韦进行的研究表
明，在接受治疗的患者中肝癌的发生率较低。在
一项使用倾向性评分匹配消除与肝癌发生相关的

危险因素的基线差异的著名研究中，472 例恩替卡韦治疗的患者中肝癌的 5 年累计发生率显著降低，而 1143 例未经治疗的对照组中则为 13.7%（风险比 0.37，95%CI 0.15～0.91，P=0.030）[209]。然而，尽管使用恩替卡韦和替诺福韦治疗，仍会发生肝癌。在一项对 1666 名接受恩替卡韦或替诺福韦治疗的成年白种人患者的回顾性队列研究中，肝癌的 1 年、3 年和 5 年累计发生率分别为 1.3%、3.4% 和 8.7%[208]。

根据现有证据，我们可以得出以下结论：核苷（酸）类似物对病毒复制的抑制作用可降低但不能阻止肝癌的发展，特别是在肝硬化患者中。因为无肝硬化患者发生肝癌的风险较小，治疗获益也较少。因此，所有接受治疗的肝硬化患者都需要继续监测肝癌的发展。

（3）预防肝脏相关死亡率：先前讨论过的拉米夫定治疗慢性乙型肝炎和晚期纤维化或肝硬化患者的随机安慰剂对照研究表明，这些临床结局是可以通过抑制病毒复制来进行预防的[126]。自从这项研究以来，没有进行任何进一步的无对照的前瞻性研究来证明抗病毒治疗可减少这些临床结局的发生。一项回顾性队列研究对 5374 例连续 5 年接受恩替卡韦（2000 例）或拉米夫定（3374 例）治疗的慢性乙型肝炎成人患者进行了长达 5 年的随访，发现 302 例患者（5.6%）死亡，169 例（3.1%）患者进行了肝移植，525 例（9.8%）发生了肝癌[210]。与拉米夫定相比，恩替卡韦治疗的死亡或移植风险显著降低（风险比为 0.49），其中包括肝硬化患者，但发生肝癌的风险与拉米夫定相似（风险比 1.08）。另一项回顾 - 前瞻性队列研究将 1446 例连续使用恩替卡韦治疗至少 12 个月的患者与 424 例未经治疗的历史对照进行了肝失代偿、肝癌和肝相关死亡率的比较[211]。总的来说，使用恩替卡韦治疗的患者和未治疗的患者的肝事件没有差异。然而，在肝硬化患者中，与未治疗的患者相比，维持病毒抑制的恩替卡韦治疗患者的所有临床结局的发生率均明显降低。

这些数据支持使用对耐药性具有高屏障的有效核苷（酸）化物类似物，以预防肝硬化、代偿性肝病及与 HBV 相关的肝死亡，并且治疗目标应为持续的病毒抑制。然而，尽管与未治疗的人相比，接受治疗的人发生肝癌风险通常较低，但并不能完全避免。因此，建议在治疗期间对患者进行持续监测。

（4）预防和免疫预防：有一种安全有效的疫苗可以预防易感人群的感染，并防止感染和慢性肝病的传播。此外，针对 HBV 的疫苗接种可以预防 HDV 感染，并预防与 HBV 感染相关的肝癌发生。可以通过被动或主动免疫或两者结合来预防 HBV 感染。

① 被动免疫：乙肝免疫球蛋白由含有高滴度抗 HBs 的血浆制备。在美国，经放射免疫测定，乙型肝炎免疫球蛋白的抗体滴度可超过 100 000U/ml。乙型肝炎免疫球蛋白与乙型肝炎疫苗一起用于暴露后预防，以防止 HBV 从 HBsAg 阳性的母亲传播给孩子，或单独应用以防止肝移植后 HBV 感染的复发。

② 主动免疫：有多种酵母衍生的重组乙型肝炎疫苗可用，但在美国仅获批准使用 2 种（Recombivax HB 和 Engerix-B）。1982 年在美国获得许可使用的血浆衍生疫苗不再可用。乙型肝炎疫苗是许多国家常规免疫计划的一部分，在减少世界流行地区的 HBV 感染率方面非常有效。在 20 世纪 90 年代，世界卫生组织建议为儿童接种疫苗。截至 2015 年，已有 185 个国家在国家免疫规划中加入了 HBV 疫苗。3 剂乙肝疫苗的全球覆盖率约为 83%。此外，有 96 个国家 / 地区在出生后的 24h 内向新生儿注射了 1 剂乙肝疫苗，全球覆盖率达到 39%[212]。

推荐的给药时间表是在 0、1、6 月龄时分 3 剂肌肉注射乙型肝炎疫苗。按此时间表给药，可在 90% 以上的成人及 95% 以上的儿童和青少年中引起抗体应答（抗 HBs 滴度高于 10mU/ml）[213, 214]。替代给药方案包括 0、1、4 月龄，0、2 和 4 月龄给药方案，此外还有 4 剂给药方案，分别在 0、1、2 和 12 月龄给药。增加第 1 次和第 2 次 HBV 疫苗接种之间的时间间隔对免疫原性或最终抗体滴度几乎没有影响。第 3 剂往往给予最佳保护。第 2 和第 3 剂之间的间隔时间越长，抗 HBs 的最终效价越高[215]。如果一家制造商的产品与另一家制造商的产品一起使用，则其免疫反应与标准疫苗接种过程相当。血液透析患者通常需要更高剂量或更大数量的疫苗接种才能获得足够的免疫反应[216, 217]。据报道，与 HIV 阴性者相比，HIV 阳性者的应答率较低，应答率为 33%～56%，与 CD4 计数有关[218]。在一项研究中，将乙肝疫苗的剂量增加 1 倍，应答率可从 34% 提高到 47%，但这一策略仅对 CD4 计数＞300/mm^3 的患者有效[219]。这可能也适用于免疫缺陷的个体，但目前尚未得到证实。

美国和其他国家的临床试验表明，乙肝疫苗在预防易感人群乙肝病毒感染方面的有效性为 80%～95%[214, 220-222]。如果引起保护性抗体反应，那么疫苗是 100% 有效的。与无反应相关的因素有遗传易感性、免疫抑制、某些慢性疾病（年龄＞30 岁）、艾滋病病毒感染、肥胖、酗酒、吸烟和男性[223]。研究表明，即使是未能对疫苗产生充分免疫反应的患者（抗 HBs 滴度小于 10mU/ml），也可能受到保护不被感染。同样，丢失可检测抗体的个体可能会由于持久的免疫记忆而受到保护。该疫苗似乎可以提供长期保护。使用血浆衍生疫苗的研究表明，经过 9 年的随访，有 13%～60% 的患者可能会丢失抗体[224-226]。在中国台湾和阿拉斯加的儿童中进行的长期随访研究表明，在 15 年前接种血浆衍生疫苗的儿童中，有 17%～50% 的儿童其抗 -HBs 水平降至 10mU/ml 以下（＞10mU/ml 被视为保护水平）[227, 228]。令人惊讶的是，中国台湾有 33% 的儿童检测到抗 -HBc，但是只有一名儿童发现了 HBsAg（慢性感染的标志物）。在阿拉斯加研究中，1578 名阿拉斯加本地人里，第 3 次给药后 6 个月测得的抗 -HBs 几何平均浓度在 15 年中从 822mU/ml 降至 27mU/ml[229]。观察到 16 个无症状突破和 8 个可能的突破。15 岁时与抗 -HBs 滴度较高相关的因素包括较高的初始血清抗 -HBs 水平、男性和较大年龄的疫苗接种[229]。

乙肝疫苗在预防 HBV 传播、预防慢性 HBV 感染、预防肝癌的发生和发展等方面效果显著。如自 1984 年中国台湾实行通用 HBV 疫苗接种以来的第 1 个 10 年中，6 岁儿童的慢性 HBV 感染率从 10.5% 下降到 1.7%，肝癌的年发病率从 0.7/100 000 降低至 0.36/100 000[230-232]。30 年后，对于 5—29 岁的个体，慢性肝病的发病率下降了 90% 以上，肝癌的发生率下降了 80% 以上。这些降低幅度高于先前报道的 6—19 岁儿童 / 青少年肝癌发生率降低幅度（70%）[233]。这些发现也被其他乙肝流行地区的研究所证实[234]。

疫苗接种后，HBsAg 基因的免疫决定簇 "a" 决定簇区域出现 "逃逸突变" 的变异病毒已在全世界范围内报道[235]。这引起了人们的担忧，即广泛引入乙型肝炎疫苗接种将导致野生型病毒被社区中接种疫苗的个体易感的变异株替代。中国台湾疫苗接种计划的一份报道描述了 10 年内疫苗逃逸变种的患病率从 8% 增加到 28%[235]。但是，这一发现尚未在其他研究中得到证实，并且迄今为止，尚未证明疫苗逃逸突变体的出现对任何国家的免疫计划具有负面影响[236-238]。此外，接种了商业性乙型肝炎疫苗的黑猩猩在受到变种病毒的感染性菌株攻击后可以免受感染[239]。

乙肝疫苗接种最常见的不良反应是疼痛和发热。然而，在安慰剂对照试验中，这些不良反应的发生频率不比安慰剂组高[122, 214, 220, 222]。在世界范围内，给药已超过 10 亿剂，很少发生严重的不良事件[240]。据报道，血浆衍生疫苗与吉兰 - 巴雷综合征和脱髓鞘疾病之间可能存在关联[241]。但是，2 项大型研究都未能证实乙型肝炎疫苗与多发性硬化之间也存在着关联[242, 243]。此外，乙肝病毒的地理流行率和多发性硬化症的发生率也有很大差异。并且，对美国上市后研究的分析表明，乙肝疫苗接种后多发性硬化症没有增加；病毒性肝炎预防委员会和 WHO 也对法国的数据重新分析得出结论，乙肝疫苗接种与多发性硬化症之间没有关联[244]。

乙肝疫苗被推荐用于预防围产期乙肝病毒感染，为 HBsAg 阳性母亲所生的婴儿接种，并作为所有学龄前儿童普遍接种疫苗的一部分[226]。框 24-2 中列出了应该接种乙肝疫苗的 HBV 感染高风险个体。表 24-10 概述了在暴露于病毒后使用乙型肝炎疫苗的建议。

孕妇或哺乳期妇女不宜接种疫苗。不建议对儿童或青少年进行常规疫苗接种后再进行疫苗接种检测。仅建议对那些后续管理依赖于其免疫状况的人员进行免疫检测，如 HBsAg 阳性母亲所生的婴儿、透析患者和医护人员及 HIV 感染患者[226]。不建议对接种疫苗的人加强剂量，也不建议进行常规血清学检查来确定免疫状态，除非有人暴露于该病毒。应考虑对疫苗初级阶段无反应者的重新接种，因为 15%～25% 的人在增加一剂疫苗后可产生足够的抗体，而 30%～50% 的人在接种 3 剂后会产生足够的抗体 [224]。对于血液透析患者，疫苗诱导的免疫力可能会减弱，如果抗 HBs 水平降至 10mU/ml 以下，则患者应每年接受抗体水平检测并接受增强剂量 [226]。

框 24-2   应推荐注射乙肝疫苗的人群

高危人群

- 性伴侣有乙肝病毒感染者
- 没有长期固定性伴侣的性活跃者
- 需要进行性传播疾病评估和治疗者
- 男同性恋者
- 共用针头、注射器或其他药物注射设施者
- 与乙肝感染者有密切接触者
- 可能暴露于血液或体液的卫生工作者或公安人员
- 为发育障碍人士而设的设施的职员及其居民
- 监狱人员
- 性侵或性虐待受害者
- 到访乙肝病毒高流行区的旅行者
- 患有慢性肝病、肾病、艾滋病或糖尿病者
- 任何想免受乙肝感染者

引自参考文献 [245]

---

(5) 暴露前后的预防

乙型肝炎和针刺损伤：针刺伤害是医护人员感染 HBV 的重要途径。HBV 感染的风险主要与工作环境中血液接触的程度及来源的 HBeAg 状态有关。在通过针刺伤引起的医院内 HBV 传播的研究中，如果来源为 HBsAg 且 HBeAg 阳性，则临床肝炎的风险为 22%～31%，血清学证据表明 HBV 感染的风险为 37%～62%。相比之下，来自 HBsAg 阳性且 HBeAg 阴性个体的受污染针头感染的临床肝炎风险为 1%～6%，乙肝病毒血清转化的风险为 23%～37%[247]。尽管经皮暴露是传播 HBV 的有效方式，但由于医护人员使用乙型肝炎疫苗的增加，其在院内感染中占比相对较小。

暴露预防是减少针刺伤害引起 HBV 传播的主要策略。应当对医护人员进行有关血源性感染的风险和预防教育，包括使用个人防护设备和预防乙肝病毒的疫苗。要求医护人员采用 1987 年制定的通用预防措施法规 [248]。尽管有这些建议，针刺伤仍有发生。

美国公共卫生服务局概述了有关暴露后管理的具体建议 [249]。任何遭受针刺伤害的未接种疫苗的人都应接种乙肝疫苗。表 24-11 显示了根据来源的 HBsAg 状态和被感染者的疫苗接种情况提出的暴露

表 24-10   乙型肝炎暴露后免疫预防建议

暴露源	推荐意见	
偶尔暴露于 HBsAg 阳性者	未进行过免疫接种人群	曾进行过免疫接种人群
经皮（如咬伤或针刺伤）或黏膜暴露于 HBsAg 阳性血液或含血液的体液	注射系列乙肝疫苗和免疫球蛋白	进行乙肝疫苗强化免疫
与 HBsAg 阳性者有性接触或共用针头	注射系列乙肝疫苗和免疫球蛋白	进行乙肝疫苗强化免疫
HBsAg 阳性罪犯的性侵犯 / 性虐待的受害者	注射系列乙肝疫苗和免疫球蛋白	进行乙肝疫苗强化免疫
偶尔暴露于 HBsAg 状态不明者		注射乙肝疫苗
HBsAg 状态不明的罪犯的性侵犯 / 性虐待的受害者	注射系列乙肝疫苗	无须治疗
经皮（例咬伤或针刺伤）或黏膜暴露于 HBsAg 状态不明血液或含血液的体液	注射系列乙肝疫苗	无须治疗
与 HBsAg 状态不明者有性接触或共用针头	注射系列乙肝疫苗	无须治疗

一旦出现适应证，免疫预防接种应尽快开始，最好在 24h 以内进行
引自参考文献 [246]

管理建议。乙肝免疫球蛋白和乙肝疫苗可以同时给药。目前不建议在暴露后管理中使用抗病毒药物。应向暴露者提供咨询服务。

二、丁型肝炎

丁型肝炎病毒是丁型肝炎的病原体。它是一种有缺陷的病毒,在其生命周期中需要HBV包膜蛋白。因此,只有在HBsAg阳性个体存在的情况下才能发现HDV。

(一)流行病学

HDV感染在世界范围内流行。据估计,全世界5%的乙肝携带者同时感染了HDV,相当于约1500万人[230]。然而,由于来自世界许多地区的报道不足及缺乏对HBV携带者进行HDV的系统筛查,因此无法准确了解全球真正的流行情况。HDV在地中海地区、中东、中亚和北亚、西非和中非及亚马孙盆地中最为流行。在北美、北欧、日本和韩国患病率较低。

有趣的是,尽管HDV需要HBV的辅助功能,但其地理分布并未完全反映HBV的分布。如远东这样的乙肝病毒流行区,HDV流行率却相对较低。产生这种不一致的原因,可能包括不同的传播途径、不同HDV基因型的毒力及感染易感性的遗传差异。

在过去的30年中,HDV的流行率在世界某些地区(如地中海、土耳其和中国台湾)有所下降,但在其他地区(如非洲和亚马孙河流域)却保持稳定。流行率下降归因于广泛使用乙型肝炎疫苗、更多地使用屏障保护来预防性传播疾病及社会经济状况的改善。最近的报道表明,由于来自流行地区的移民及注射吸毒者之间的持续传播,在地中海地区,HDV的流行似乎已趋于平稳,并可能再次上升。

(二)传播途径

HDV的传播途径与HBV相似,需要强调的是,在缺乏HBsAg的情况下HDV不能传播。通过接触血液和其他体液,肠胃外途径可以有效地传播HDV。传播的主要方式是注射毒品和性传播,但据报道在流行地区发生了家族内传播。围产期传播不是一种常见的传播方式,这可以解释在某些亚洲国家中为何HDV感染率较低。

(三)基因型

HDV的全球流行率和HDV基因型分布如(图24-5)[251-257]所示。HDV至少有8个基因型,具有不同的地理分布。HDV基因1型在全球分布,是欧洲和北美的主要基因型。HDV基因2型在远东地区如日本;中国台湾和俄罗斯的雅库特地区发

表24-11 医护人员接触HBV后的暴露后免疫预防的建议

发生暴露的医务人员免疫接种和抗体状态	暴露源种类和处理		
	HBsAg 阳性	HBsAg 阴性	未知状态 / 不可能检测
未接种	注射免疫球蛋白[a]1次并且开始系列乙肝疫苗接种	开始系列乙肝疫苗接种	开始系列乙肝疫苗接种
以前曾接种过			
已知有应答	无须处理	无须处理	无须处理
已知无应答	注射免疫球蛋白1次并且开始系列乙肝疫苗接种或注射2次免疫球蛋白	无须处理	无须处理
抗体应答未知	对暴露者检测乙肝表面抗体。若抗体滴度>1×10^7U/ml,则无须处理;若滴度不足,则注射免疫球蛋白1次和乙肝疫苗	无须处理	对暴露者检测乙肝表面抗体。若抗体滴度>1×10^7U/ml,则无须处理;若滴度不足,则注射乙肝疫苗

a. 乙肝免疫球蛋白的剂量为肌肉注射 0.06ml/kg 体重

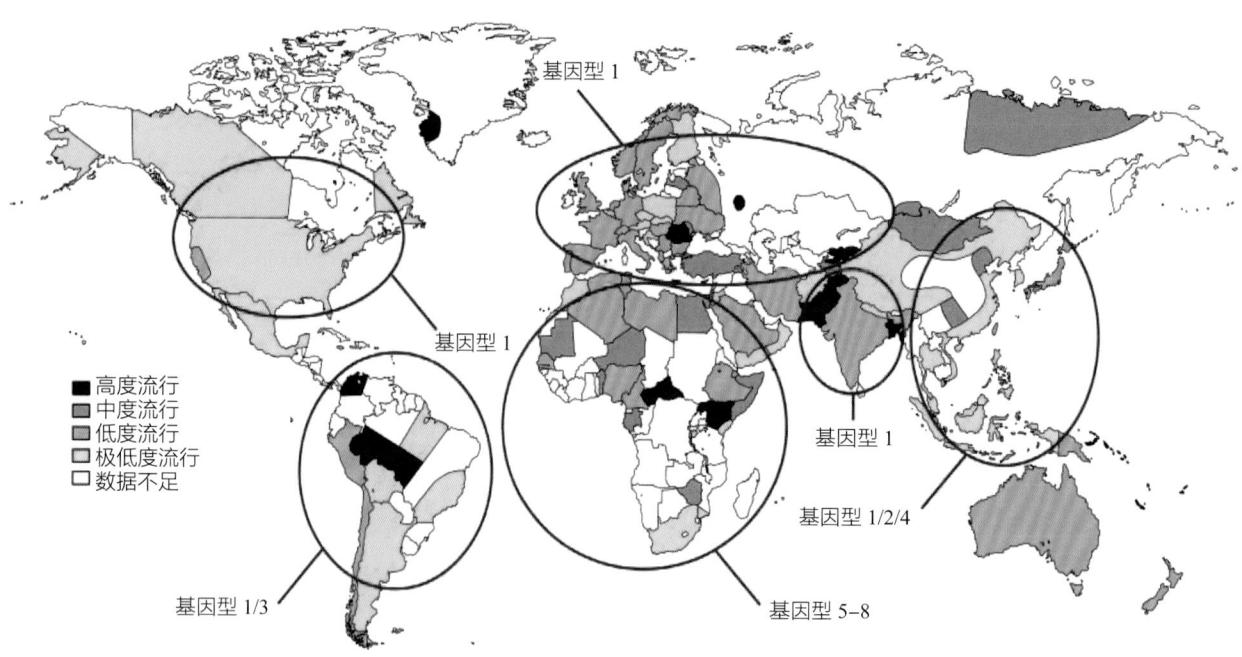

▲ 图 24-5　全球慢性丁型肝炎病毒感染率

报道了 8 种 HDV 基因型：HDV 基因 1 型在世界范围内发现；而基因 2 型在日本、中国台湾和俄罗斯雅库特地区发现；基因 3 型是亚马孙河流域最具多样性的基因型；而基因 4 型则在中国台湾和日本发现；HDV 基因 5～8 型在非洲血统的个体中发现

经 Elsevier 许可转载，引自参考文献 [258]

现。HDV 基因 3 型在南美和亚马孙盆地周边地区发现。HDV 基因 4 型在中国台湾和日本发现。基因 5～8 型在非洲发现。

（四）临床过程

急性丁型肝炎有 2 种形式：同时感染 HBV（共感染）或继慢性乙型肝炎携带者后再感染（重叠感染）。根据临床表现和肝组织学，HDV 的急性表现与乙型肝炎是不可区分的。共同感染的临床过程取决于急性期的优势病毒。HDV 合并感染通常表现为严重肝炎伴黄疸。有时会出现 2 次肝炎，第 1 次是因为 HBV 复制高峰，第 2 次是因为 HDV 复制高峰。重叠感染通常导致慢性乙肝病毒携带者的急性发作，并可能导致肝脏失代偿。这可能是慢性携带者的第一临床表现。慢性丁型肝炎的临床特点与其他慢性病毒性肝炎无明显区别。诊断的线索可能是高 ALT 水平和低 HBV DNA 水平，因为 HDV 抑制了 HBV 复制。由于向肝硬化的进展更为迅速，慢性丁型肝炎患者常常表现出肝硬化的迹象，如脾大、球蛋白升高及自身免疫的特征，如抗核抗体和类风湿因子。

（五）HDV 血清学

急性 HDV 共感染和重叠感染的血清学过程不同（图 24-6 和图 24-7）。HDV 血清学解释见表 24-12。

1. HDV 共感染

在共感染过程中，通常先检测 HBV 标志物，然后检测 HDV 血清学标志物。急性丁肝共感染的诊断依赖于抗 HDV IgM、HBsAg 和抗 –HBc IgM 的检测。

2. HDV 重叠感染

急性丁肝重叠感染发生在慢性乙型肝炎的环境中。急性丁肝重叠感染的诊断是通过检测抗 –HDV 和 HBsAg 及缺乏抗 –HBc IgM 来确定的。

（六）临床诊断

在下列临床情况下，应考虑检测丁型肝炎。

● 急性乙肝患者有 HDV 的其他危险因素，包括注射吸毒史。

● 慢性乙型肝炎患者发生不明原因急性肝炎。

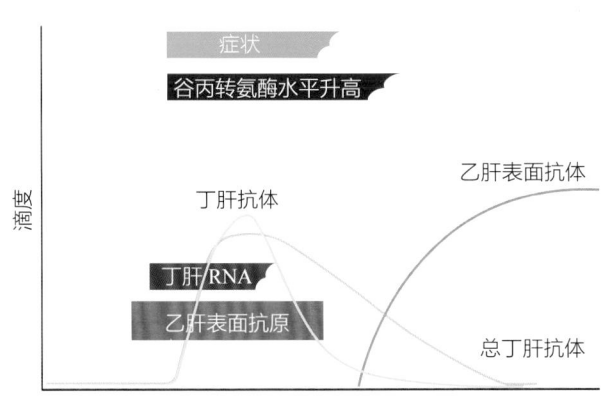

▲ 图 24-6　HDV/HBV 共感染的血清学特征

HBV 的血清学标志物通常先被检测出来，然后是 HDV 的血清学标志物。抗 HBc IgM 的存在是 HDV 共感染的重要发现，也是区分 HDV 共感染与重叠感染的标志物。在共感染的早期，除非肝炎是严重的，否则不能检测到丁型肝炎抗原（HDAg），但在 1～2 周内，检测到丁型肝炎（抗 HDV）IgM 抗体。抗 HDV IgG 通常在发病后延迟数周，在某些情况下仅在恢复期短暂出现。急性丁型肝炎共感染时抗体反应迟钝，诊断困难。建议对抗 HDV IgM 进行重复检测，以确认 HDV 共感染。HDV RNA 可在共感染早期检测到

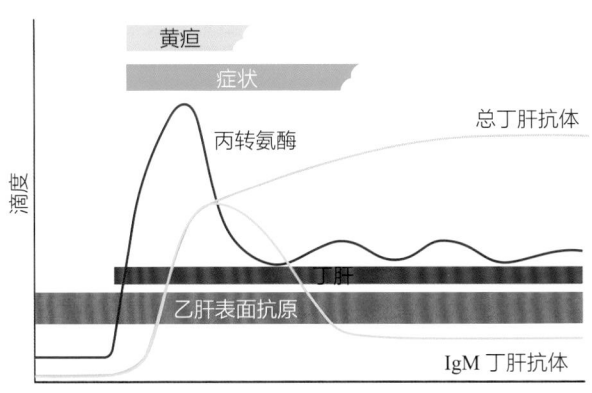

▲ 图 24-7　HDV/HBV 重叠感染的血清学特征

急性丁型肝炎重叠感染发生在慢性乙型肝炎的背景下，HDAg 和 HDV RNA 可在感染早期检测到。与 HDV 合并感染相比，抗 HDV IgM 和 IgG 均在急性丁型肝炎重叠感染的症状早期出现。抗 HBc IgM 通常不存在或水平低。急性丁型肝炎重叠感染的诊断是通过检测抗 HDV、HBsAg 和缺乏抗 HBc IgM 来确定的

表 24-12　HDV 血清学解释

血清标志物	急性丁肝共感染	急性丁肝重叠感染	慢性丁肝感染
HBsAg	阳性	阳性	阳性
抗 HBc IgM	阳性	阴性	阴性
HDAg	早期、短期存在	早期、一过性	不能检出
HDV RNA	早期、一过性	早期、持续	可检出
总抗 HDV	晚期、低滴度	滴度快速增加	高滴度
抗 HDV IgM	一过性	滴度快速增加	不同滴度（通常为高滴度）

● 来自流行地区的慢性乙型肝炎患者，特别是那些患有严重或持久性肝炎的患者。

有许多检查可用于丁型肝炎的诊断。抗 -HDV 抗体 - 总（IgM 和 IgG）和抗 -HDV IgM 是美国唯一可用于诊断丁型肝炎的商业检测方法。其他未经批准的试验包括 HDAg、HDV RNA 和 HDAg 免疫组化。由于抗 -HDV 抗体的发展在 HDV 患者中是普遍存在的，诊断的首要检查应该是总抗 -HDV。慢性感染应通过血清中 HDV RNA 的逆转录聚合酶链反应（RT-PCR）检测或肝活检 HDAg 的免疫组化染色（如有）进行确认。抗 HDAg 总抗体阴性并不一定排除急性 HBV/HDV 共感染的诊断。慢性丁型肝炎患者肝活检不一定检测到 HDAg，尤其是在感染后期。

（七）自然史

HDV 和 HBV 共感染的结果通常取决于 HBV 感染的过程[259]。在成人中，急性 HBV 感染通常是自限性的，因此 HDV 的共感染是自发痊愈的。慢性丁型肝炎的演变是罕见的，只发生在大约 2% 的

病例。相比之下，慢性 HBV 携带者的 HDV 重叠感染导致超过 90% 的病例出现慢性化，因为 HBsAg 已经被证实支持 HDV 的生命周期。能抑制 HDV 复制的 HDV 重叠感染者与慢性 HBV 感染者有相似的自然史。

慢性丁型肝炎的自然史从无症状携带者状态到重型肝炎变化很大。一般来说，HDV 感染比 HBV 单一感染更容易发展为肝硬化（高 3 倍）。最近的一份报道估计进展为肝硬化和 HCC 的年发病率分别为 4% 和 2.8%。然而，一旦肝硬化发展，病情往往会稳定下来。尽管如此，一份平均随访 6.6 年的 200 例代偿性肝硬化患者的报道显示，与单纯慢性 HBV 感染患者相比，慢性 HDV 感染患者发生肝失代偿的风险增加了 2.2 倍，发生 HCC 的风险增加了 3.2 倍[260]。肝失代偿的预测因子是女性、酗酒和持续性 HDV 复制，持续性 HDV 复制是肝相关死亡率的唯一预测因子。

HDV 重叠感染与 HBV 相似，可分为不同阶段。急性期 HDV 复制活跃，抑制 HBV 复制，升高 ALT 水平。在慢性期，HDV 复制下降，导致 HBV 复制增加，ALT 水平适度升高。在晚期，进展到肝硬化，无论哪种病毒都可能占主导地位。一旦肝硬化发展，病情可能会稳定下来，但患者肝失代偿和 HCC 发生的风险会增加。

与 HBV 基因型一样，HDV 基因型也被证明会影响感染的结果。与 HDV 基因 2 型的患者相比，基因 1 型的患者有更低的缓解率和更多的不良结局。基因 3 型与严重肝炎伴黄疸（拉布雷亚热）的暴发有关，导致亚马孙盆地急性重型肝炎和死亡。基因 4 型的患者一般病情较轻。基因 5～8 型对 HDV 感染结局的作用研究甚少。HBV 基因型是否影响 HDV 感染的预后尚不清楚。

（八）治疗

治疗丁型肝炎的目的是消除 HDV 和 HBV 或维持两者的长期抑制，以防止肝硬化、失代偿性肝病和慢性 HDV 感染死亡。不幸的是，目前还没有有效的治疗方法。

目前唯一被批准用于治疗慢性丁型肝炎的药物是干扰素 α。标准干扰素的最有效剂量和持续时间尚不清楚。专家建议每周使用 3 次，每次使用 900 万 U，或一年内使用 500 万 U/d。只有少数接受干扰素 α 治疗的患者达到 HDV 感染清除。对 5 个比较干扰素与非治疗的试验（包括总共 169 名参与者）的 Meta 分析得出结论：干扰素在少数患者中有效抑制病毒复制和改善肝脏疾病活动，但这种改善在大多数患者中很少持续[261]。聚乙二醇干扰素 α 治疗慢性丁型肝炎似乎比标准干扰素更有效，但数据有限。少数发表的关于聚乙二醇干扰素 α-2b 治疗 48～72 周的研究报道显示，在治疗 6 个月后，17%～43% 的患者出现了持续的病毒抑制。长期反应率数据未获得。有传闻称，延长使用干扰素/聚乙二醇干扰素治疗可以清除 HDV 和 HBsAg，但许多患者由于不良反应需要减少剂量或停止治疗，因此这对大多数患者来说不是一种实用的方法。

用聚乙二醇干扰素单药治疗或联合阿德福韦，或阿德福韦单药治疗评估 HDV 患者[262]。在 2 个聚乙二醇干扰素组中，25% 的患者观察到 HDV 复制的抑制，但接受阿德福韦单药治疗的患者没有观察到 HDV 复制的抑制。这些数据表明，与单独的聚乙二醇干扰素相比，聚乙二醇干扰素与核苷酸类似物结合没有优势，单独的核苷酸治疗无效。肝移植联合应用乙肝免疫球蛋白是失代偿性肝病患者的一种选择。肝移植治疗慢性 HDV 感染的疗效优于慢性 HBV 感染，可同时治疗 2 种感染。使用乙肝免疫球蛋白和口服核苷类似物后，移植物再感染率 < 10%。

目前正在评估几种治疗丁型肝炎的新药物，其中一种是大 HDAg 的特异性前酰化抑制药，这是病毒组装和分泌的必要步骤。在 14 例 HDV 患者中，以 2 种剂量（100mg/d 和 200mg/d）对法尼基转移酶抑制药洛那法尼进行评估[263]。200mg 剂量的洛那法尼，每天 2 次，持续 28d，导致血清 HDV RNA 平均下降 1.54logU/ml。另一种是 HBV 入胞抑制剂 myrcludex B，可以阻断 HBV/HDV 受体的钠离子 – 牛磺胆酸共转运蛋白（NTCP）。myrcludex B 给药 24 个个体，或作为单一疗法（皮下注射 2mg/d）或与聚乙二醇干扰素 α-2a 联合使用，并与聚乙二醇干扰素 α-2a 比较 24 周[264]。在接受 myrcludex B

治疗的患者中，与 2/7 接受聚乙二醇干扰素 α-2a 治疗的患者相比，2/7 接受单一治疗和 5/7 接受联合治疗的患者 HDV RNA 呈阴性（每组中有 1 名患者在基线时 HDV RNA 呈阴性，他们被排除在分析之外）。myrcludex B 单药治疗或与聚乙二醇干扰素联合治疗均具有良好的耐受性。在一项针对慢性丁型肝炎患者的小型研究中，一种能够结合 HBsAg 的核酸聚合物（REP 2139-CA）被单独评估 15 周，然后与聚乙二醇干扰素联合评估 15 周，之后聚乙二醇干扰素持续总共 48 周。所有受试者（$n=12$）在 REP 2139-CA 单药治疗期间的血清 HBsAg 下降范围为 1～5$\log_{10}$U。HDV RNA 水平也下降，通常与 HBsAg 水平的下降平行。12 例患者中有 5 例清除了 HDV RNA。REP 2139-CA 治疗通常安全且耐受性良好。其他新的方法，包括使用反义寡核苷酸，正在开发中。

第 25 章　丙型肝炎

Hepatitis C

Michael W. Fried　Jama M. Darling　Stanley M. Lemon　著

张大志　译

要　点

- 全球丙型肝炎病毒感染率约为 3%，是导致患者发病和死亡的一个主要原因。
- 慢性丙型肝炎的诊断依靠血清学和病毒学分析。
- 丙型肝炎病毒是单链 RNA 病毒，含有一个编码多蛋白病毒前体的开放阅读框。
- 靶向作用于丙型肝炎病毒复制所需酶的药物能够很大程度地抑制病毒复制，为丙型肝炎治疗提供了合理的依据。
- 不同种类的直接抗病毒药物联合应用几乎可以用于治疗所有慢性丙型肝炎患者。

一、一项改变肝病临床的发现

随着敏感的甲型肝炎病毒和乙型肝炎病毒感染的血清学检测方法的出现，大多数输血后肝炎不再由这两种病毒引起[1]。这导致了一种叫作"非甲、非乙"型肝炎的出现，现在被称为"丙型肝炎"，由此引发了对这种新的、未曾被识别的肝炎病毒的探索。在丙型肝炎病毒（HCV）发现前的几年里，"非甲、非乙"型肝炎被认为是导致肝硬化和肝细胞癌的原因之一[2, 3]。早期突破性实验表明黑猩猩（pan troglodytes）对 HCV 具有易感性[4]，使对 HCV 的研究成为可能，研究表明 HCV 可被脂类溶剂破坏并能通过 50～80nm 的过滤器，因此推断 HCV 很可能是一种小的包膜病毒[5]。反应型病毒由 Michael Houghton 领导的研究小组发现，他们筛选了来自黑猩猩的噬菌体 cDNA 表达文库，以检测对"非甲、非乙"型肝炎患者的血清抗体的反应性[6]。单分子克隆表达抗原——克隆 5-1-1，仅能被确诊的"非甲、非乙"型肝炎患者的血清抗体所识别[7]，

为未来丙型肝炎的所有工作奠定了基础。HCV 的发现是现代肝病学中最重要的发现，引发了大量对丙型肝炎病毒学、流行病学和治疗学的研究，因此现在几乎所有丙型肝炎患者都能治愈。

二、病毒结构与基因组结构

HCV 属于黄病毒科丙型肝炎病毒属，它是一种包膜的嗜肝单股 - 正链 RNA 病毒，其基因组长度约 9.6kb。病毒颗粒呈球形，大小具有高度异质性，直径 40～100nm，具有表面突起（图 25–1）[8]。病毒颗粒包含 3 种不同的结构蛋白——核心蛋白、包膜糖蛋白 E_1 和 E_2 及少量的主要蛋白酶非结构蛋白 NS3[9]。宿主编码的载脂蛋白 E（ApoE）和 ApoB 与病毒感染密切相关，能部分遮挡病毒颗粒表面的包膜糖蛋白 E_1 和 E_2[9, 10]。

RNA 基因组包含两端的非翻译区（UTR）和一个编码 327kDa 多聚蛋白的开放阅读框，该多聚蛋白可被细胞和病毒编码的蛋白酶加工成 10 个成熟

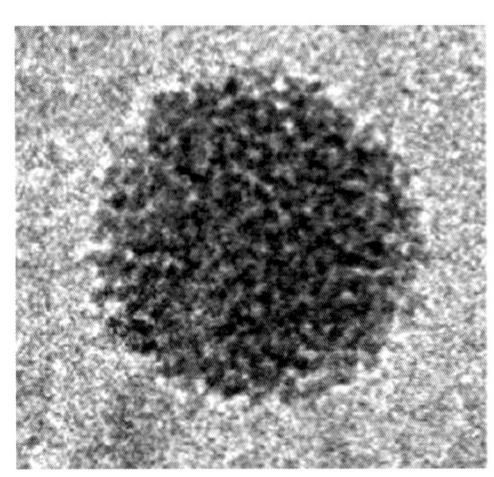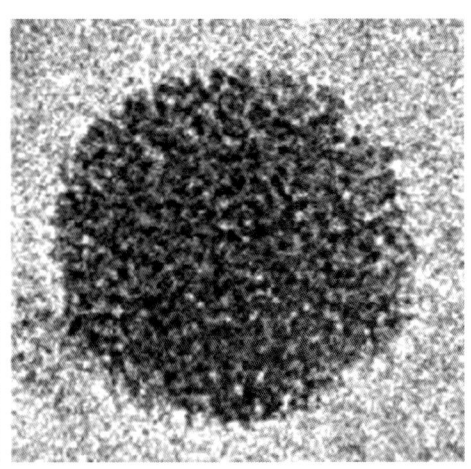

◀ 图 25-1 丙型肝炎
病毒的冷冻电镜图像
经许可转载，引自参考
文献 [8]

的病毒蛋白。病毒 RNA 缺乏细胞 mRNA 典型的 5′ 甲基化帽结构，并在 5′ 端的 UTR 内含有高度保守的内部核糖体进入位点（IRES），该位点可引导 5′ 甲基化帽非依赖性翻译的启动。HCV 有 6～7 个基因型，各个基因型的核苷酸序列的碱基序列有约 30% 的不同 [11, 12]。HCV 基因型分布呈现地区性，1 型在美国、日本和西欧占比最多。3 型常见于欧洲、印度和巴基斯坦，而 4 型在埃及最普遍，6 型在中国最为常见。

（一）非翻译 RNA 片段

5′ 和 3′ 端的 UTR 序列高度保守，并采用保守的二级和三级 RNA 折叠，这些折叠可以招募翻译多聚蛋白和 RNA 复制所需的细胞和病毒因子。长度为 342 核苷酸的 5′ 端 UTR 由 4 个不同的结构域组成，命名为茎环 Ⅰ～Ⅳ [13]。大多数 5′ 端由 125 个核苷酸构成结构域 Ⅰ 和 Ⅱ，这 2 个结构域对于 RNA 的复制是必不可少的 [14]。这个区域内有 2 个结合细胞 microRNA miR-122 的位点，这种相互作用可以稳定基因组抵抗细胞质 5′ 核糖核酸外切酶外显子酶 XRN1 介导的衰变和促进新的 RNA 的合成 [15-17]。日前尚不清楚 miR-122 是如何刺激病毒 RNA 合成的，寡核苷酸药物可将其作为靶点，封闭内源性 miR-122 从而抑制丙型肝炎病毒的复制 [18]。在 5′ UTR 的下游，第 45～342 个核苷酸（结构域 Ⅱ – Ⅳ）形成了控制病毒蛋白质翻译的 IRES。其折叠的 RNA 结构与 40S 核糖体亚基有很高的亲和力，并指导病毒 RNA 上 48S 核糖体复合体的组装，这

种组装是非依赖 5′ 甲基化帽性的，直接将病毒起始密码子 AUG 定位于核糖体 P 位点，在这里不需要经核糖体扫描就可启动蛋白翻译 [19]。IRES 结合真核起始因子 eIF-3，但翻译的启动不需要其他典型的细胞翻译起始因子。

3′ 端的 UTR 包含 200～235 核苷酸，包括 3 个不同的结构域——可变区、一个多聚 U/UC 区和一个绝对保守的由 98 个核苷酸组成的"3′ X 区" [20]。3′ X 区折叠形成茎环结构，参与 RNA-RNA 和 RNA- 蛋白质相互作用，是病毒 RNA 有效复制所必需的 [21, 22]。开放阅读框的 5′ 和 3′ 端有保守的 RNA 结构，其中一些也是病毒复制所必需的 [23]。5′ UTR 和 3′ UTR 与宿主细胞 RNA 结合蛋白相互作用，其中一种是介导基因组循环的多聚（C）结合蛋白 2（PCBP2）[24]。

（二）HCV 编码蛋白

大量的丙型肝炎病毒多聚蛋白经蛋白酶加工生成 3 种不同的功能性成熟蛋白：存在于病毒颗粒的结构蛋白（核心蛋白、E1 和 E2 蛋白）；参与病毒组装和出胞的蛋白（p7 和 NS2）；大分子复合物中组装形成的"复制酶"（NS3、NS4A、NS4B、NS5A 和 NS5B），它负责合成新的病毒 RNA（图 25-2）。由于 HCV 只编码这 10 种成熟蛋白，因此大多数蛋白在病毒生命周期中可能具有多重（甚至很多）的重要作用，就像一把瑞士军刀 [25]。直接作用于 NS3 和 NS5A 的抗病毒药物（DAA）可抑制复制周期中的多个步骤 [26]，可能是其良好治疗效果的原因。

1. 病毒结构蛋白

多聚蛋白的 N 端被宿主细胞信号肽酶进行蛋白水解作用，产生一系列结构蛋白。这些蛋白包括一种约为 23kDa 的核心前体蛋白，该蛋白被另一种膜内蛋白酶信号肽酶进一步加工，进而生成一种约为 21kDa 的核心前体蛋白。核心蛋白是病毒的重要组成部分，在病毒感染的细胞内与病毒 RNA 相互作用，并可装饰充当病毒组装脚手架的脂滴[28]。核心蛋白与宿主细胞蛋白具有广泛的相互作用，可能影响细胞信号转导通路、转录、凋亡、脂质代谢、免疫调节、氧化应激、细胞周期调控和癌变。许多假定的相互作用的生物学相关性是不确定的，因为大多数都仅在蛋白质过度表达的研究中发现的。

两种包膜糖蛋白 E₁ 和 E₂ 由多聚蛋白经细胞信号肽加工后生成，存在病毒的表面。它们在病毒感染早期附着宿主细胞和包括病毒入胞的膜融合中发挥作用，同时也是中和抗病毒抗体的主要靶点。E₂ 糖蛋白在病毒入胞过程中起主要作用，它结合肝细胞表面的 HCV 共受体清道夫受体 B1（SR-B1）和四肽蛋白 CD81[29, 30]。当外显子区高度糖基化时，E₁ 和 E₂ 蛋白的 C 端包含有内质网定位信号；约 50%E₁ 和 E₂ 蛋白聚集在病毒内并且包含 N- 连接聚糖[31]。糖蛋白以非共价二聚体的形式嵌入病毒的包膜中[32]。它们与核心蛋白相互作用，也与 NS2 相互作用（稍后将详细介绍）。目前已经开发了 E₁ 和 E₂ 蛋白的结构模式[33, 34]。

2. 参与病毒组装与释放的非结构蛋白

多聚蛋白中包膜蛋白的下游是 p7 和 NS2（图 25-2）。p7 是一种病毒蛋白，是一种嵌于包膜的离子通道，它可防止胞内小泡的酸化[35]。这是病毒在黑猩猩中具有传染性的关键[36]，它在病毒的组装和释放的过程中起着重要的作用，这种作用通过

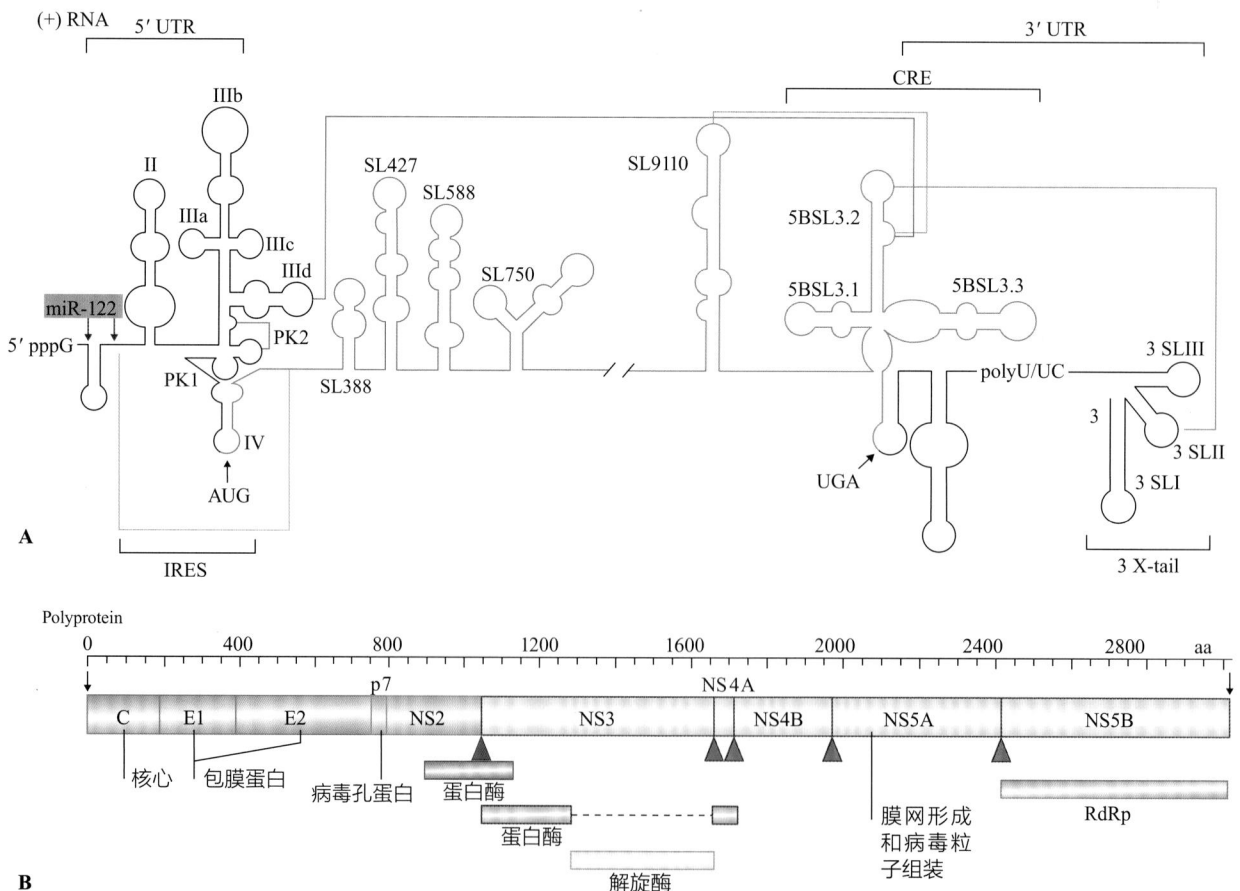

▲ 图 25-2 HCV RNA 结构和编码蛋白
A. 丙型肝炎病毒 RNA 基因组表现为局部 RNA 二级结构、RNA-RNA 广泛相互作用、翻译启动子（AUG）和终止子（UGA）及 miR-122 结合位点。B. 多蛋白图谱；UTR. 非翻译 RNA；CRE. 顺式复制元件；经许可转载，引自参考文献 [23]

保护新生病毒颗粒免受酸性环境的破坏[35, 37]。

NS2在病毒复制中扮演双重角色,既有助于多聚蛋白的加工也促进病毒颗粒的组装。它是一种膜结合蛋白,其N端由信号肽裂解多聚蛋白形成,它的C端由位于NS2的C端结构域和NS3的N端结构域的自催化蛋白酶加工(图25-2)。NS2-3蛋白酶是一种独特的酶,由2个分子形成一个二聚体复合体,每1个分子都各自有1个由二聚体的2个成员的残基形成的复合活性位点[38]。因此,多聚蛋白的表达必须是2个拷贝,并能够相互作用,以便能在NS2-3连接以外进行加工。虽然NS2不是病毒RNA合成和基因组扩增所必需的[39],但它在病毒组装中起着至关重要的作用[40]。在粒子组装的早期阶段,NS2扮演脚手架,将包膜蛋白与NS5A和其他非结构蛋白连接起来,它在病毒组装的后期赋予和(或)增强病毒传染性[41]。

3. 合成RNA所需要的非结构蛋白

在培养的肝癌细胞中,跨越NS3-5B的多聚蛋白片段(图25-2)对于基因组的复制是必要的,也是足够的[39]。这些蛋白质中,每一种都与胞内膜有关并且是膜结合病毒RNA复制酶复合物(被称为膜状网)的组成部分。NS3由2个不同的独立折叠结构域组成:N端丝氨酸蛋白酶和C端螺旋体[42]。蛋白酶包含蛋白质的前180个氨基酸。在NS2-NS3连接处被NS2-3自身蛋白酶裂解后,NS4A的一条肽链插入到NS3的N端序列,从而稳定其结构和蛋白水解活性。由此产生的糜蛋白酶样NS3/4A丝氨酸蛋白酶[43]是HCV表达的主要蛋白酶。它负责切断NS3-4A连接处和多聚蛋白中其他下游位点,从而产生余下的非结构蛋白:NS4A、NS4B、NS5A和NS5B(图25-2)。它还能降解某些细胞蛋白,最著名的是线粒体抗病毒信号蛋白(MAVS,又称IPS-1、Cardif或VISA)[44]和干扰素β TIR结构域衔接蛋白(TRIF,又称TICAM-1)[45],两者都是参与诱导合成干扰素的信号衔接蛋白[46]。NS3的C端有2/3是超家族-2解旋酶,具有NTPase、RNA移位酶和解链酶活性[47]。它是病毒复制不可缺的。

如前所述,NS4A是NS3丝氨酸蛋白酶辅助因子。它是一种膜结合蛋白,介导膜与NS3的结合[48]。NS4B是一种完整的膜蛋白,其表达导致细胞膜的重塑[49],它具有GTP酶活性,并结合早期内体Rab5蛋白[50, 51]。目前还不清楚NS4B在复制周期中的确切作用。几种靶向NS4B的抗病毒化合物正在研究中的[52]。

因为没有哺乳动物同源物的存在,NS5A蛋白是独一无二的。NS5A蛋白在病毒的生命周期中具有多种关键作用,但是目前对它知之甚少,即使经过几十年的研究也没有完全明确的结构。它是磷蛋白,其磷酸化状态可调节基因组复制和病毒组装的各个方面[53, 54]。该分子由3个不同的结构域组成,这些结构域被相对无序的蛋白质片段分开。N端结构域(结构域Ⅰ)包含病毒复制所必需的Zn^{2+}结合序列[55]。高分辨率X线晶体模型[56, 57]显示该结构域以二聚体的形式存在,与膜结合复制酶复合物中的脂双层分子有关。NS5A的中间的结构域Ⅱ被认为可以对抗天然免疫应答,C端结构域Ⅲ不太保守,被认为是相对非结构化的,可能在病毒组装中起一定作用[58]。

在病毒复制的早期阶段,NS5A与细胞激酶、磷脂酰肌醇4-激酶Ⅲα(PI4K Ⅲα)相互作用并激活,PI4K Ⅲα是一种重要的宿主因子,它能促进膜状网形成所需的膜改变[59]。靶向NS5A的DAA能够阻断这种活动,从而抑制复制酶复合物的形成[26, 60]。在复制的后期,因为NS5A与NS2相互作用,并被招募到由核心蛋白修饰的细胞质脂滴,故在具有感染性病毒颗粒的组装中起着至关重要的作用[41, 61]。NS5A蛋白的结构域Ⅲ在病毒组装过程中尤为重要,因为该结构域内丝氨酸残基的磷酸化可能与此有关,该磷酸化可能是由细胞角蛋白激酶完成的[62, 63]。由于NS5A在病毒生命周期中具有这2种不同的活性,靶向该蛋白的抗病毒药物既能阻断新的复制复合物的形成,也能抑制感染性病毒颗粒的组装[26, 64]。

NS5B是一种依赖于RNA的RNA聚合酶(RdRp),是高分子复制酶复合物的催化核心。NS5B通过C端疏水尾锚定在细胞膜上,通过不依赖引物的分子构象改变的方式催化新基因组的合成[65]。就像所有病毒RdRp一样,这种酶缺乏校对的能力。它有一定的错误率,极易发生G:U/U:G错配，并且容易发生转换和颠换，这些导致抗病毒药物耐药性的演变[66]。在没有 DAA 的情况下丙型肝炎病毒 RNA 合成本来就容易出错，再加上选择性免疫压力，产生广泛的序列多样性和准种异质性[67]。

三、HCV 的复制

（一）HCV 复制的细胞培养模型

从 HCV 的患者分离的 HCV 在细胞培养中复制效率非常低，阻碍了病毒生命周期的实现。然而，在早期的研究中，从 RNA 的复制中学到了很多，编码核心 NS2 的 HCV 基因组的分子克隆片段被选择性标记取代（RNA 编码，如核苷三磷酸），然后由外源小核糖核酸病毒控制元件启动下游非结构蛋白（NS3–5B）的翻译[39]。这类 RNA 能在来自人类肝癌的 Huh7 细胞中自动复制，并获得提高复制效率的适应性突变。

2005 年，利用重组 DNA 技术，从一例罕见的日本暴发性丙型肝炎患者［命名为 JFH-1（"日本急性重型肝炎 1"）］体内分离出的一种不寻常的发生了转化的基因 2a 型病毒[68.69]。JFH-1 病毒在 Huh7 细胞中经历了完整的病毒生命周期，产生能够感染黑猩猩并能复制的新病毒[70]。JFH-1 病毒已被广泛地用于研究 HCV 复制机制的相关研究中。另一种细胞培养系由 H77S.3 提供，H77S.3 是一种基因 1a 型病毒，含有多种细胞培养适应性突变（H77S.3）[71, 72]。在细胞培养中由相关突变体 H77S.2 产生的病毒在黑猩猩中具有传染性，与 JFH-1 病毒不同，可导致与慢性肝炎相关的持续性感染[73]。有趣的是，H77S.2 中的每种在持续感染期间细胞培养 – 适应性突变恢复为野生型序列，表明在培养的细胞和肝脏内复制的序列要求之间存在有趣的二分法。除了高度细胞培养 – 适应的病毒的发展之外，源自诱导多能干细胞的原代人肝细胞和肝细胞样细胞已经为支持 HCV 复制的有用细胞培养系的开发提供了替代方案[74, 75]。然而，患者源病毒的细胞培养分离仍然是一项技术挑战。

（二）病毒进入宿主细胞

病毒复制的第一步是进入肝细胞[76]。这是一个复杂的过程，由病毒与细胞表面的糖胺聚糖的相互作用和低密度脂蛋白受体（LDLR）与病毒粒子表面的载脂蛋白的结合启动（图 25-3）。接下来是更特异性的受体相互作用，导致网格蛋白介导的内吞作用和病毒 RNA 向细胞质有条理的、逐步传递的过程，包括 E₂ 包膜糖蛋白与清道夫受体 B1(SR–B1)的结合[30]，其次是与细胞表面标志物 CD81 结合[29]。病毒入胞后，与包括表皮生长因子受体（EGFR）[77]的酪氨酸受体激酶结合，导致病毒向紧密连接的运动，该过程依赖于肌动蛋白，在这里闭合蛋白 –1[78]和闭锁蛋白[79]在病毒的进入过程中起关键作用。其他证据支持胆固醇转运蛋白 NPC1L1 在 HCV 进入细胞过程中的作用[80]。这些过程都是抗病毒潜在靶点。

（三）病毒蛋白和 RNA 的合成

病毒进入宿主细胞后，在 pH 介导下脱壳[81]，位于 5′ UTR 内的 IRES 启动不依赖于帽的多聚蛋白翻译[19]。与生命周期中的其他所有后续过程一样，这一过程发生在细胞质内。新生的多聚蛋白由细胞和病毒的蛋白酶共同加工产生前面描述的非结构蛋白和结构蛋白（图 25-4）。非结构蛋白 NS3～NS5B 形成膜状网中的 RNA 复制酶复合物。这个复合体指导病毒的互补负链 RNA 拷贝基因组的合成，产生中间体双链 RNA（dsRNA），反过来双链 RNA 也是新正链 RNA 后代的模板（图 25-4）[23]。膜状网的膜对洗涤剂具有抵抗性，并富含胆固醇和鞘脂。它们包括由内质网膜外翻形成的单层和双层膜囊泡（DMV）[82]。DMV 被认为是最有可能的病毒 RNA 合成位点。膜状网的膜为复制酶复合物的组装提供支架，并且隔离复制中间体与天然免疫病原体相关分子模式（PAMP）受体[83]。NS5A 可激活细胞激酶 PI4K Ⅲ α，其过表达可以诱导产生类似的细胞膜，从而调节 DMV 的完整性[84]。重要的是，靶向 NS5A 的 DAA 阻断了膜状网的膜的形成，从而阻止病毒 RNA 的复制[26, 60]。

除了 microRNA miR-122[17]，包括亲环蛋白

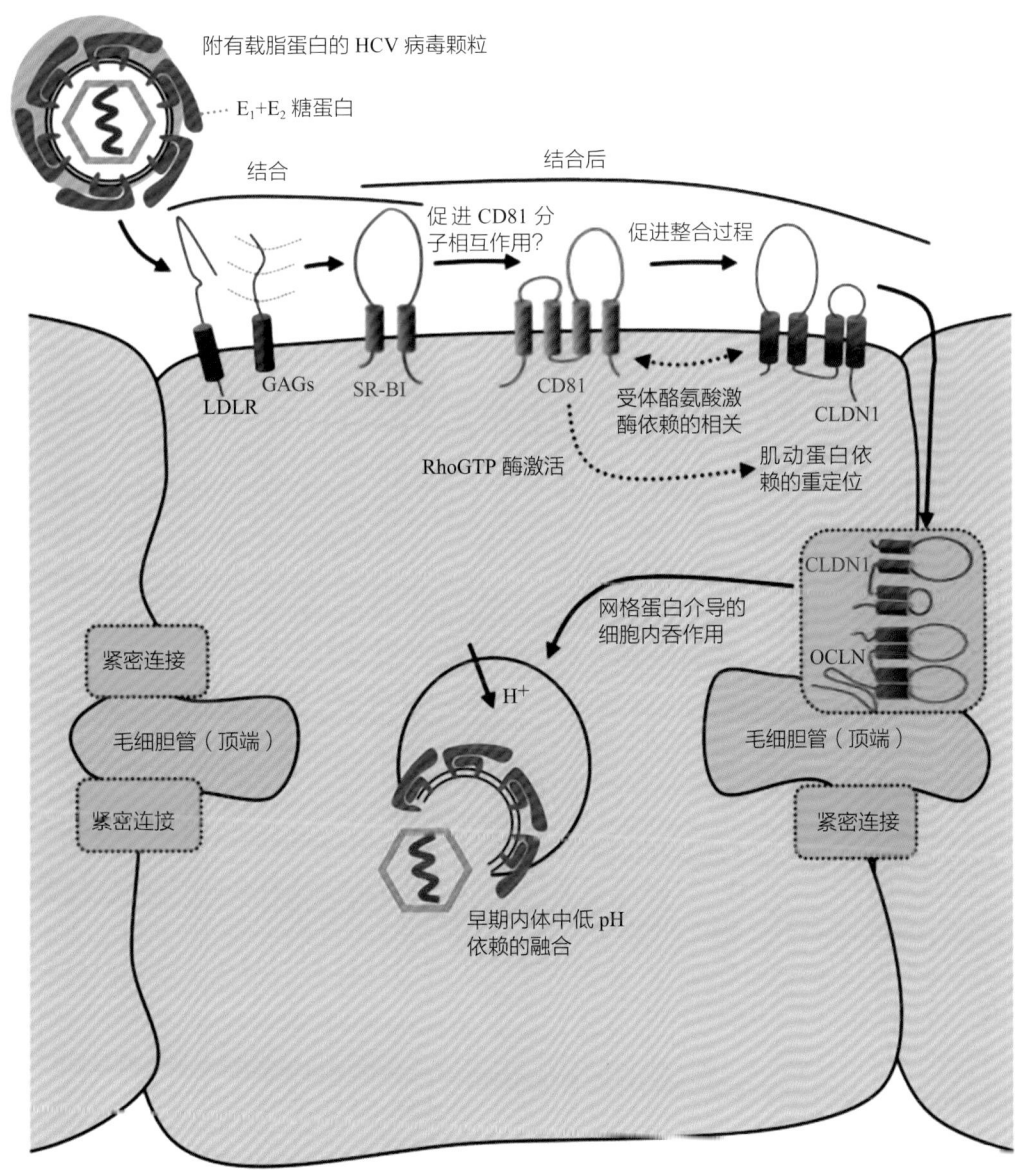

▲ 图 25-3 病毒进入细胞

GAGs. 黏多糖；SR-B1. 清道夫受体 B1；CLDN. 紧密连接蛋白 1；OCLN. 密封蛋白；LDLR. 低密度脂蛋白受体；CD81. CD81 分子
经 Elsevier 许可转载，引自参考文献 [76]

A 和 VAP-A/B 在内的几种宿主蛋白都能直接促进 RNA 合成[23, 85]。这些必需的宿主因子可能位于膜网内。它们也是抗病毒干预的潜在靶点。

新合成的正链 RNA 病毒基因和结构蛋白（核心、E_1 和 E_2）在 NS2 和 NS5A 促进下，开始与脂滴组装形成病毒颗粒（图 25-4）。膜包膜发生在内质网中，并由病毒蛋白与 HRS 和内体蛋白分选转运装置（ESCRT）介导[86]。接下来是成熟病毒颗粒的分泌过程，该过程会抢夺极低密度脂蛋白（VLDL）分泌过程中的某些成分[87]，导致病毒与宿主载脂蛋

白的结合和密度非常低的成熟感染性病毒颗粒。分泌过程涉及多种宿主细胞成分[88]，病毒小离子通道蛋白 p7 可以促进该过程[35]。

脂质过氧化抑制 HCV

HCV 复制周期的一个有趣而独特的特征是受脂质过氧化作用的调节，脂质过氧化是典型的慢性炎症性肝病的氧化组织损伤的最终产物。在培养细胞中，可通过添加多不饱和脂肪酸诱导产生脂质过氧化，抑制 H77S.3 病毒和其他基因型病毒的复制，而这种复制的抑制可以通过脂溶性抗氧化剂如

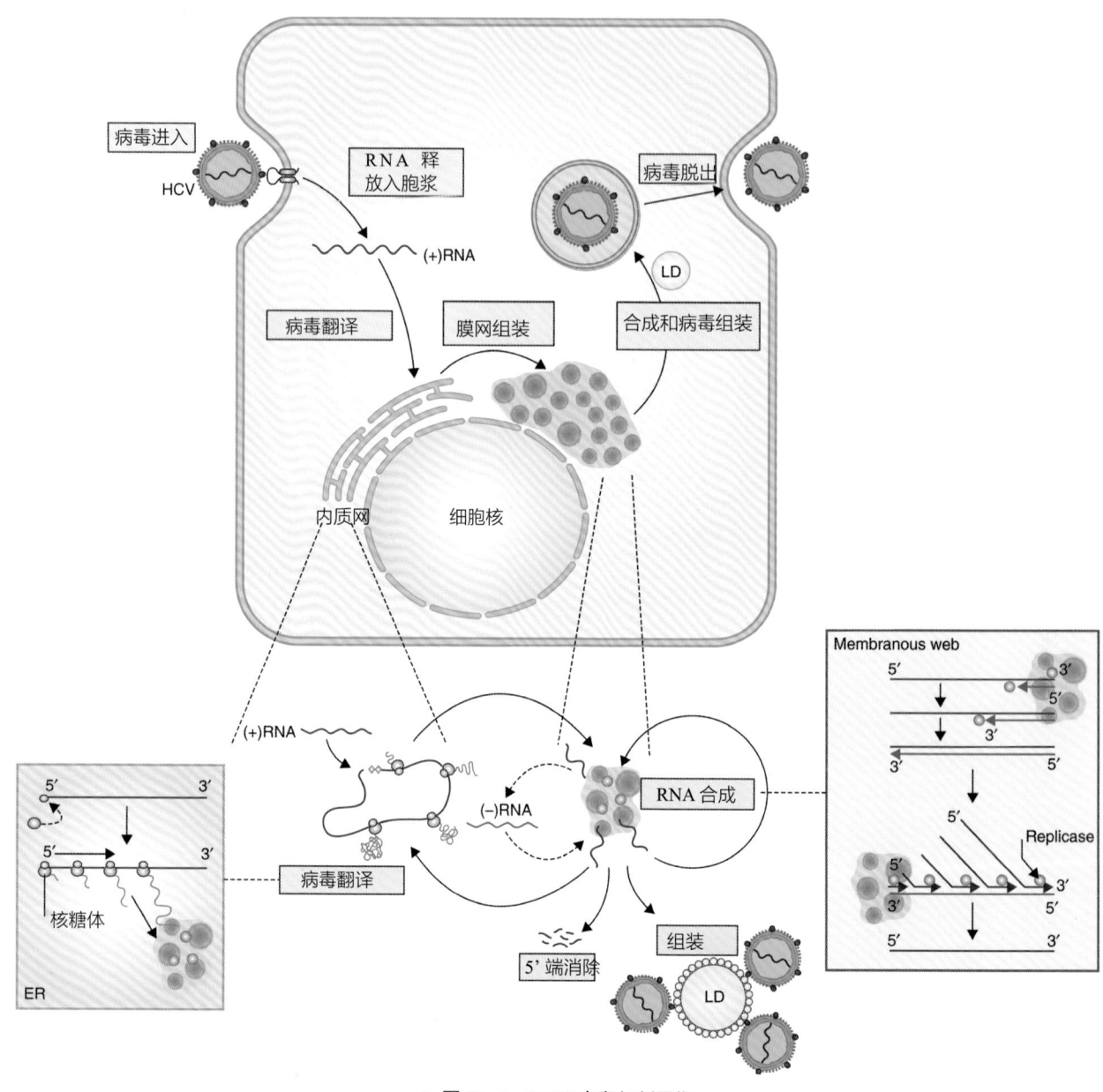

▲ 图 25-4　HCV 病毒复制周期

LD. 脂滴；经许可转载，引自参考文献 [23]

维生素 E 逆转[89]。这种调节特征是 HCV 独有的，并且在其他正链 RNA 病毒（包括 HAV）中没有发现，这表明 HAV 已经进化出一种在应激组织中减弱复制的机制以便促进长期病毒持续存在。NS4A 和 NS5B 跨膜区的突变可给予 HCV 病毒对脂质过氧化的抗性，代表病毒株为特殊的 HCV 的 JFH-1 病毒株，这可能是其在细胞培养中强烈复制的原因[89]。因为病毒的复制可以诱导氧化应激，HCV 对脂质过氧化的敏感性导致在细胞培养中扩增患者来源的病毒时会遇到困难[90]。SEC14L2 是一种可能

对抗脂质过氧化抑制效应的维生素 E 转运体，已被确认为一种宿主蛋白，可使多种基因型病毒在培养细胞中复制[91]。

四、对 HCV 的天然免疫反应

早期使用重组 I 型干扰素（IFN）治疗慢性丙型肝炎引发了对肝脏的天然免疫系统是如何感知 HCV 感染及病毒是如何进化到对抗宿主早期的固有抗病毒应答问题的高度兴趣。大量研究证明 HCV

在 3 个层面干扰干扰素应答：①维 A 酸诱导基因蛋白 I（RIG-I），Toll 样受体 3（TLR3）和 PAMP 受体分别识别细胞质内和细胞外的 dsRNA 后诱导 IFN 的合成[45, 92]；②Ⅰ型 IFN 与其受体结合后诱导的 IFN 信号通过 Jak-STAT 通路信号转导[93]；③IFN 刺激基因（ISG），如 PKR 产生的效应[94]。HCV 的这些属性前文已经详细叙述过[46]，因为 DAA 已经大量取代干扰素在丙型肝炎治疗中的应用，在此仅简要总结。更多细节读者还可以阅读本教材以前的版本。

（一）HCV 感染的先天免疫感知

IFN 调节因子 3（IRF-3）是一种高度调节的转录因子，以潜在的、无活性的形式在细胞质中持续表达，并在 IFN 合成诱导中起关键作用[95]。HCV 的复制产生可被感知的 dsRNA，激活导致 IRF-3 磷酸化的信号转导，并被转运到细胞核，在细胞核内可激活Ⅰ型 IFN-α/β 合成的启动子。IRF3 通过几种不同的天然免疫传感器启动的信号转导途径激活。更重要的是，RIG-Ⅰ是 DExD 解旋酶家族成员，感知细胞质中的 HCV RNA[96]，早期内体中表达的 TLR3 感知 HCV dsRNA[97]。2 种感受器均能激活 IRF3，诱导Ⅰ型 IFN 合成，从而抑制 HCV 复制[98, 99]。第 3 种可能的重要感受器是 TLR7，它通过相关的 IRF、IRF-7 发出信号[100]。TLR2 可通过与特异性 HCV 蛋白（核心蛋白或者 NS3）结合感知炎症信号[101]。

1. HCV 的 RIG-I 信号与干扰素应答

通过 RIG-I 识别 HCV RNA 导致与 MAVS（重组人线粒体抗病毒信号蛋白）相关的线粒体表面信号转导复合物的组装。这激活 IKK 复合物的下游非经典激酶，引起 IRF-3 的磷酸化[102]及 NF-κB 的激活，再共同促进 IFN-β 转录[103]。该途径被 NS3/4A 介导的 MAVS 裂解有效阻断[45, 92]。在细胞培养物中，NS3/4A 介导的 RIG-I 信号转导关闭可以通过靶向 NS3/4A 的 DAA 逆转，但仅在浓度超过药物的有效抗病毒浓度（EC 50）时逆转[104]。有良好的临床证据表明，HCV 通过靶向 MAVS 进行 NS/4A 裂解而在功能上破坏 RIG-I 信号转导，因为免疫印迹显示 MAVS 在许多患者的肝活体组织检查中被裂

解[105]。因此，MAVS 的 NS3/4A 裂解可能有助于 HCV 发病机制，但它不是病毒持久性的特定原因或单一原因。HAV 从未引起肝脏慢性感染，它表达降解 MAVS 的蛋白酶（3ABC）[106]。

2. TLR 信号

TLR3 在早期核内小体内表达，它感知内吞的细胞外 dsRNA 分子，从而通过其衔接蛋白 TRIF 发出信号[107-109]。与 RIG-I 不同，TLR3 能够感知邻近细胞中产生的 HCV RNA，这些细胞通过巨噬细胞清除受体 1（MSR1）的作用被内吞[110]。TLR3 活化导致 IRF-3 磷酸化并随后激活 IFN-β 启动子，从而诱导 IFN 的合成。TLR3 和 TRIF 均在人原代肝细胞中表达，当用多聚肌苷酸（dsRNA 替代物[99]）刺激这些细胞时，导致强烈的 IFN 反应。这可被 NS3/4A 蛋白酶的表达阻断，该蛋白酶靶向降解 TRIF[44, 45]。NS3/4A 介导的 TRIF 切割对 HCV 复制的功能影响已在细胞培养中得到证实，但 NS3/4A 的 TRIF 裂解尚未在患者来源的样本中得到证实。

其他种类的 TLR 也可能有参与。TLR7 是浆细胞样树突状细胞（pDC）中的关键传感器，是专门产生 IFN 的细胞，被募集到病毒感染部位，并在有效的抗病毒宿主反应中发挥核心作用[25]。当 TLR7 感染病毒 RNA 时，pDC 被激活，TLR7 与 TLR3 一样，在神经节细胞分泌过程中表达。自噬在该过程中扮演重要角色[44]。TLR7 信号通过第 3 个衔接蛋白——骨髓分化反应基因 88（MyD88），直接激活 pDC 中高表达的 IRF-7。HCV 在 pDC 中不复制，但人 pDC 与 HCV 感染的 Huh7 细胞的共培养导致了 IFN-α 的大量分泌，而 pDC 对纯化的病毒的暴露没有反应[100]。HCV RNA 的复制似乎通过其在外泌体的分泌从感染的 Huh7 细胞转移到 pDC[111]。

（二）HCV 感染患者肝内干扰素应答

活化的 IRF-3 诱导Ⅰ型干扰素（IFN-α/β）的合成，并且还控制Ⅲ型干扰素（IFN-λ）的转录。分泌型干扰素结合 IFN-α/β 受体（IFNAR），导致自分泌 / 旁分泌激活 Janus 激酶、信号转导和激活因子（Jak-STAT）通路。这导致许多抗病毒干扰素刺激基因（ISG）的表达[112]。IFN-λ 结合由 IL10R2 和 IFNnR1 亚基组成的不同的异二聚体受体，利用

下游类似的 Jak-STAT 信号转导途径激活 ISG 转录 [113]。虽然它诱导了类似的 ISG 复合物，但是在不同的细胞类型有不同的动力学。IFN-λ 受体特别表达于上皮细胞来源的细胞，包括肝细胞，并产生和 ISG 相关的延长的应答 [114]。重要的是，在 HCV 原代肝细胞培养通过感染诱导产生大量 IFN-λ 和非常少的 IFN-α/β [115]。

虽然 HCV 能够破坏多种 IFN 信号转导途径，但在许多感染患者中观察到肝内 IFN 刺激的转录反应。这些转录反应可能是由新感染的肝细胞在表达足够的 NS3/4A 关闭信号之前通过 RIG-I 或 TLR3 感知病毒 RNA 产生 [98]，也可能由未感染的肝细胞通过 TLR3 介导的信号感知细胞外环境中的 dsRNA 产生 [110]，或通过 TLR7 感知组织浸润的 pDC 产生 [111]。在将 DAA 引入临床实践之前，干扰素的研究表明，聚乙二醇化干扰素（pegIFN）治疗反应差与治疗前肝内 ISG 高转录水平密切相关 [116]。相比之下，对 pegIFN 进行快速抗病毒反应的患者在治疗前肝脏中几乎没有 ISG 表达，但在治疗时表现出令人印象深刻的 ISG 上调。

全基因组关联研究（GWAS）鉴定了 IFN-λ3（也称为 IL28B）基因座附近的多态性 [117]，其与急性 HCV 感染的持续性和消退性相关，并且基于干扰素疗法的结果显著更差 [118]。这种不利的遗传多态性在非洲裔美国人中比在欧洲人后裔中更常见，这在一定程度上解释了干扰素治疗反应的种族差异。随后的研究表明，与多态性相关的关键因素是先前未识别的编码 IFN 样分子的基因的表达，称为 IFN-λ4 [119]。只有携带 *IFNL4-ΔG* 等位基因（rs368234815）的个体在遗传上能够表达 IFN-λ4，这是一种神秘的弱分泌蛋白并诱导抗病毒的 ISG，但却会影响 HCV 感染的消退 [120]。已经发现 *IFNL4* 基因中的第二个多态性削弱 IFN-λ4 诱导 ISG 表达的能力，然而，矛盾的是，它与改善的治疗结果相关 [121]。这些发现尚未得到充分解释。

虽然 IFN-λ4 多态性在确定对干扰素治疗的反应中具有重要意义，但它们对 DAA 治疗的反应影响相对较小。当使用 NS3/A 蛋白酶抑制药西咪匹韦与 pegIFN/ 利巴韦林联合治疗时，最初描述的不利 IFN-λ3 等位基因（与 IFN-λ4 表达的潜力密切

相关）纯合的患者持续病毒学应答率低于有利等位基因纯合的患者 [122]。然而，IFN-λ 多态性对保留 IFN 的全 DAA 治疗的结果没有明显的影响。

五、小分子抗病毒药：作用机制

（一）直接作用与靶向宿主的抗病毒药物

从广义上讲，丙型肝炎的小分子抗病毒药物分为 2 类：靶向药物和直接靶向 HCV 基因组编码蛋白质的抗病毒药物。宿主靶向抗病毒药物仍在研究中，已被批准用于临床的 DAA 主要有 4 种，包括靶向 NS5B 聚合酶的核苷酸类似物、NS5B 聚合酶的变构抑制药、靶向 NS3/4A 蛋白酶活性位点的 DAA 和针对 NS5A 蛋白的药物。

因为 HCV 的高度复制易发生病毒 RNA 合成错误，关于 DAA 的首要问题是其选择性抗病毒的能力 [123]。每种 DAA 耐药遗传屏障不同，核苷酸聚合酶抑制药索非布韦的耐药遗传屏障特别高。这与以下事实有关：耐索非布韦的 HCV 突变体的复制能力存在严重缺陷 [124]。然而，所有 DAA 都易发生耐药，需要 2 种或以上的 DAA 联合用药。在未治疗的患者体内存在的 HCV 准种群中，DAA 耐药的变异病毒存在的频率很低 [125]，但在抗病毒时受到阳性选择而变得占优势。第二个关于 DAA 普遍存在的问题是缺乏泛基因型覆盖。这反映在不同病毒基因型之间的 HCV 蛋白质的氨基酸序列显著不同。新药的泛基因型覆盖力更好。

宿主靶向抗病毒药物代表一种可避免发生耐药性并实现泛基因型覆盖的替代方法。这种治疗策略最好的例子是亲环蛋白的非免疫抑制药 [126]，或结合并封闭 miR-122 来稳定寡核苷酸 [18]，这两者都是病毒 RNA 复制的重要宿主因子。宿主靶向抗病毒药物的主要缺点是可能产生不良反应，因为它们针对的是具有潜在的重要生理功能的宿主蛋白或调节性 RNA。目前这类药物都没有获得监管部门批准。

所有目前临床使用的 HCV 抗病毒药物都是阻断新病毒 RNA 合成。复制复合物（即膜状网）的寿命有限，并且在没有新病毒 RNA 合成的情况下，病毒蛋白质合成减少，复制复合物逐渐降解

（图 25-4）。与人类免疫缺陷病毒（HIV）不同，HIV 将其基因组整合到宿主细胞 DNA 中，而 HCV 基因组不会在感染细胞内存档。随着 RNA 合成的破坏和复制复合物的降解，病毒基因组也将从感染细胞中清除。该过程由 ISG 表达和可溶性细胞因子应答所导致。HCV 最终结果是治愈，而对于 HIV 或乙型肝炎治愈仍然是难以实现的。

尽管所有 DAA 最终通都过阻断病毒 RNA 合成起作用，但是不同类别的药物的作用机制还是具有细微的区别，一些化合物阻断病毒多聚蛋白的加工（蛋白酶抑制药）、一些化合物抑制新复制复合物的形成（NS5A 抑制药）或新病毒的组装（NS5A 和 NS3/4A 抑制约）。

（二）NS5B 聚合酶抑制药

几种 HCV 蛋白具有明确的酶活性，包括 NS2（顺式作用蛋白酶）、NS3/4A（丝氨酸蛋白酶 – 解旋酶）、NS4B（GTP 酶）和 NS5B（RNA 依赖性 RNA 聚合酶）（图 25-2）。酶一直是开发小分子抗病毒药的优选靶点，因为它通常可以在体外高度受控制的条件下表达酶活性，并在原子分辨率水平上定义活性位点的分子结构。这允许化合物库筛选的简化及结构引导的药物设计。已证明 NS3/4A 蛋白酶和 NS5B 聚合酶都是 HCV 的特别富有成效的抗病毒靶点。NS5B 聚合酶的 2′ 修饰的核苷酸抑制药具有最直接的作用机制，如尿苷类似物索非布韦。索非布韦是一种前药，在被摄入肝细胞后，被细胞激酶进一步磷酸化为单磷酸、二磷酸和三磷酸的形式。作为三磷酸衍生物，它与内源核苷酸竞争性掺入到新生的病毒 RNA 中，导致复制链的终止和防止功能性、完整长度 HCV 基因组的合成[127]。在细胞培养中，索非布韦几乎能立即对病毒 RNA 合成产生抑制作用，与其在临床中的强效抗病毒作用相关[26]。

NS5B 聚合酶的变构非核苷酸抑制药（NNI）衍生自各种各样的化学骨架，包括苯并咪唑、吲哚、苯并噻二嗪和噻吩 2- 羧酸等[128]。它们结合到聚合酶表面的 4 个离散位点之一，该位点与活性位点的距离可变。如噻吩 2- 羧酸抑制药与距离活性位点约 35 个氨基酸的拇指结构域的碱基结合[129]，而苯并噻二嗪和苯并咪唑与同一结构域内的其他位点结合[130]。与核苷酸类似物相反，变构抑制药抑制 RNA 合成的起始，而不是新生 RNA 链的延伸[131]。它们可通过阻止启动 RNA 合成所需的聚合酶构象重排来起作用[128, 132]。NNI 通常不如核苷酸类似物有效，并且发生耐药的屏障低很多。

（三）NS3/4A 蛋白酶抑制药

HCV 多聚蛋白的加工是受高度调节的并且紧密协调的蛋白水解事件序列，其对于病毒的复制是必需的。NS3/4A 在该过程中起重要作用，并且与细胞蛋白酶在结构上不同。早期研究表明，蛋白酶易受到代表 C 末端 NS3 序列的短肽序列的抑制[133]。在 NS3/4A 连接处分裂之前，所涉及的 NS3 残基与蛋白酶的活性位点结合[42]。尽管蛋白酶的底物结合裂缝通常宽且浅，模拟该肽序列结构的化合物具有显著的抑制活性。拟肽化合物分为 2 个常规类别：一是线性肽模拟物，它是第一个获得监管部门批准的化合物；二是残基侧链之间存在连接的大环化合物。虽然通常假设的是蛋白酶抑制药通过阻止多聚蛋白的加工来抑制病毒的复制，但是在成熟病毒蛋白显著减少之前，在细胞培养中可以证明病毒 RNA 合成强烈抑制[26, 134]。除了在多聚蛋白的加工中作用外，NS3/4A 是病毒复制复合物的组成部分。NS3 也参与病毒组装，还可能存在于成熟病毒颗粒中[9]。因此，这并不奇怪，靶向 NS3/4A 的抑制药在临床可达到的药物浓度下直接阻断病毒 RNA 合成，并且还抑制接下来的病毒组装过程中[134]。因此，NS3/4A 抑制药有效地靶向病毒生命周期中的多个过程，多聚蛋白裂解的阻断可能是最不重要的。它们还阻断 NS3/4A 介导的 MAVS 和 TRIF 的裂解，但目前没有数据表明内源性 IFN 应答的恢复能显著促进抗病毒的作用。与许多小分子抗病毒药物一样，蛋白酶抑制药通常具有相对较低的耐药性，在单药治疗期间耐药病毒可能迅速出现[135]。

（四）NS5A 抑制药

与靶向特定病毒酶活性的 NS5B 和 NS3/4A 抑制药完全不同，NS5A 抑制药被认为是抑制 HCV 复制扩增的高通量、基于细胞筛选的抑制药。这些药物选择性耐药主要定位于 NS5A 的结构域 I，并且通常表现出与二聚体或二聚体样结构相关的低皮摩尔效力，表明它们与二聚体 NS5A 有相互作用[136]。在 NS5A 抑制药达卡他韦治疗的患者中运用效应动力学的多尺度建模，表明其双重作用模式，既抑制病毒 RNA 的合成，又阻断病毒 RNA 组装和（或）抑制病毒从肝脏的释放[137]。这在细胞培养研究中得到证实，在该研究中，NS5A 抑制药被证明可以阻止新 RNA 复制复合物的形成，同样，也可以阻断胞内新病毒的组装[26, 60]。因此，NS5A 抑制药不直接抑制病毒 RNA 的合成，而间接通过抑制膜状网的形成来抑制病毒 RNA 合成。因此抑制 RNA 合成是缓慢的，并且反映出先前存在的复制复合物的衰变。病毒组装的抑制作用是直接而深远的，导致新病毒的有效减少。所有 NS5A 抑制药发挥作用的机制都相似。

六、HCV 与宿主免疫细胞的相互作用

HCV- 宿主相互作用在感染时立即开始，即 HCV 与固有免疫系统相互作用并且修饰细胞抗病毒成分。这些相互作用可能影响获得性免疫的形成，这对于 HCV 清除至关重要。经典树突细胞（cDC）是高度专一的抗原呈递细胞，通过主要组织相容性复合物（MHC）I 类或 II 类分子介导的抗原呈递激活初次和再次免疫应答。HCV 感染中 cDC 的成熟和功能分化随着白细胞介素 12（IL12）的减少和 IL10 产生的增加而改变[138, 139]。此外，从 HCV 感染的患者获得的 cDC 可能表现出增殖和刺激活性均受损[139-141]。尽管如此，慢性 HCV 感染患者的 cDC 功能似乎并没有全面受损。在感染早期的关键时刻 cDC 功能的受损可能导致 T 细胞准备的受损，导致细胞因子应答的延迟。

自然杀伤（NK）细胞是固有免疫系统的组成部分，并提供抵抗病毒感染的第一防线，因为它们不需要准备即启动细胞毒活性并产生 IFN-γ。正常肝脏有一群独特的驻留淋巴细胞，其中高达 65% 是 NK 细胞、γ/δ T 细胞或 NK 样 T 细胞，而它们在外周血的比例不到 20%[142]。NK 细胞在 HCV 感染控制中的作用尚不明确，它们可能在病毒清除中

发挥一定的作用。遗传因素通过人类白细胞抗原（HLA）和 KIR 受体决定 NK 细胞的效应。HLA-C1 和 KIR2DL3 的纯合度导致低接种量下 HCV 感染的自发清除率更高[143]。这种 KIR/HLA 传递较低的抑制信号，这种信号更容易通过病毒刺激激活 NK 细胞。这一点可由 NK 细胞脱颗粒和体外 IFN-γ 的释放加速得到证明[144]。有趣的是，HCV 感染的肝脏的炎症环境可能会改变 NK 细胞的应答，从分泌 IFN-γ 向细胞毒性作用转变，由此导致持续的肝损伤[144, 145]。这种极化的 NK 细胞表型与 ALT 水平相关，表明病毒诱导的效应 NK 细胞在肝脏坏死性炎症中的作用[144, 145]。在体外培养时，HCV E2 蛋白与人 NK 细胞上的 CD81 结合并直接抑制 NK 细胞功能，但是，当 E2 蛋白作为感染性病毒的一部分时，这种抑制作用就不存在了[146, 147]。NK 细胞能有效地激活 cDC，反过来，cDC 也可激活 NK 细胞。在慢性 HCV 感染中，从患者分离的 NK 细胞由于抑制性受体 CD94/NKG2a、TGF-β 和 IL10 的过表达，使其活化 cDC 的能力受损，而这使得适应性免疫应答减弱[148]。

七、抗 HCV 的适应性免疫应答

开发疫苗和抗 HCV 的新型免疫疗法的关键在于仔细研究那些成功清除病毒的人的细胞免疫应答。对人类的大多数研究是回顾性的或在出现急性感染或针刺伤的患者个体中进行的。尽管目前还没有 HCV 感染的小动物模型，普通的穴居黑猩猩是可靠的 HCV 感染复制模型，并且提供以受控的、前瞻性的方式仔细剖析对抗 HCV 的免疫应答组分的机会。

（一）CD4+T 细胞应答

当 CD4+T 细胞的受体与肽和 MHC II 类分子的复合物结合时，CD4+T 细胞被特异性激活。CD4+T 细胞激活的特征是与重组病毒蛋白或重叠肽孵育后产生特异性增殖和（或）细胞因子。不同细胞因子的产生能加强特定类型的 T 辅助（Th）诱导的免疫应答。CD4+T 细胞对于成功抗 HCV 免疫应答是绝对必要的。HCV 特异性 T 细胞在急性感染患

者外周血和肝脏的出现与病毒载量的下降同时发生[149]。在急性感染中抗 HCV 抗原的活跃和多的特异性 CD4+T 细胞增殖反应与 HCV 病毒的成功清除相关[150-152]，并且这种反应必须维持否则将发生病毒复发[153-155]。这种增殖反应伴随 IFN-γ 和 IL2 的分泌[156, 157]。这种多特异性 CD4+T 细胞反应的进化最初针对有限数量的优势表位，一旦病毒血症得到更好的控制，就会扩散到其他靶点[158]。

在感染的恢复期，HCV 特异性 CD4+T 记忆细胞在没有病毒的情况下也能维持，在体外抗原刺激下扩增并且调节适当的效应功能[159-161]。当评估来自恢复期的患者和慢性感染患者外周血的 HCV 特异性 CD4+T 细胞的细胞因子产生时，应答反应主要是 Th1 型[159, 161, 162]，并且恢复期患者反应应答频率是慢性感染患者的 10 倍，范围是慢性感染患者的 4 倍[161]。HCV 特异性 T 细胞应答的强度与慢性 HCV 感染的病毒载量呈负相关[159, 161]。病毒特异性 CD4+T 细胞的丢失可能依赖于更易于检测核心抗原特异性细胞的表位[163, 164]。

由于对外周血的 HCV 特异性 CD4+T 细胞应答的功能测定通常较弱或不存在，因此 MHC Ⅱ分子 / 肽四聚体可用于直接分析感染恢复期患者的循环 HCV 记忆细胞的表型。使用Ⅱ类四聚体在慢性感染患者外周血中未检测到 HCV 特异性 CD4+T 细胞。对大多数 HCV 特异性 CD4+T 细胞发现它具有中枢记忆表型[165]。当暴露于抗原时，这些细胞可迅速增殖并产生 IL-2[166] 并且对于记忆细胞毒性 T 淋巴细胞（CTL）的扩增至关重要[167-169]。从对感染恢复期患者的 HCV 特异性 CD8+T 细胞的Ⅰ类四聚体分析[170] 中可以看出，Ⅱ类四聚体阳性群体是多克隆的，可利用多个 T 细胞受体（TCR）Vβ链[165]。使用这种检测方法，HCV 特异性 CD4+ 记忆 T 细胞在外周血中的频率比 CD8+ 特异性 T 细胞低 10～100 倍。

（二）CD8+T 细胞应答

CD8+T 细胞识别 MHC Ⅰ类分子呈递到感染细胞表面的病毒肽段。肽 /MHC 复合物对 CD8+T 细胞的活化可导致细胞溶解和非细胞溶解的病毒控制和清除。暴露后 5～9 周出现 HCV 特异性 T 细

胞[154, 171]。如图 25-5 所示，在急性 HCV 感染的第 1 周，多特异性（靶向多种病毒蛋白）和多克隆（使用多种 T 细胞受体）CD8+T 细胞应答与病毒的成功清除相关[154, 155, 171, 173]。在急性感染中，特定表位的 HCV 特异性 CTL 的频率超过 3%～4%。如果这强大的 CD4+ 或 CD8+T 细胞反应延迟、短暂或过于集中都会导致病毒的持续存在。在急性感染早

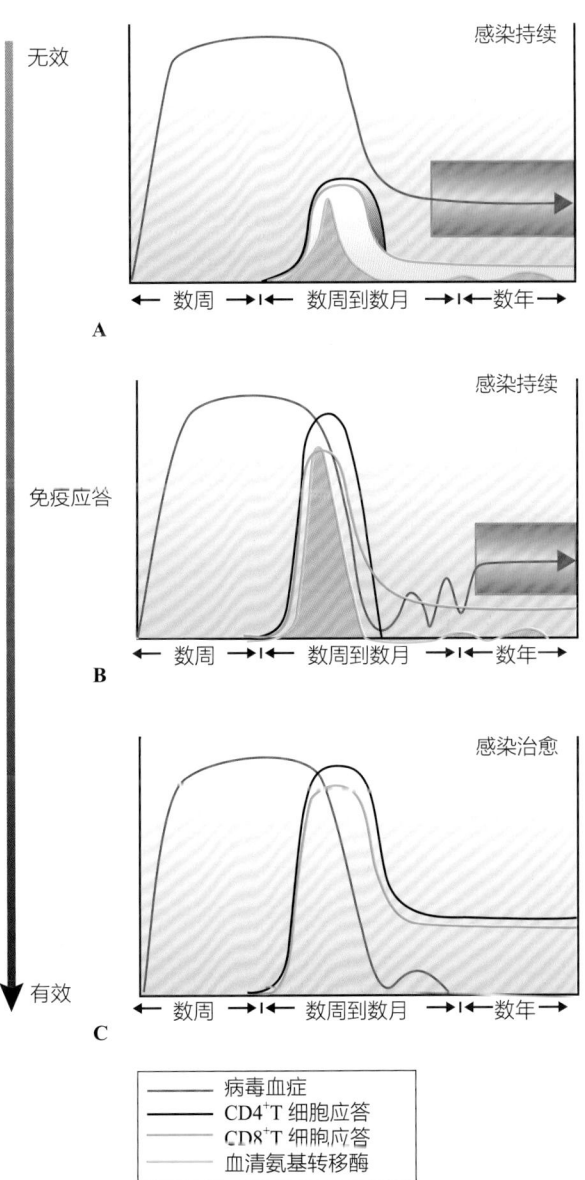

▲ 图 25-5 急性 HCV 感染中病毒和 T 细胞动力学与血清氨基转移酶的关系

根据 T 细胞应答的强度和持续性分为 3 种可能的模式，包括 A. 由于缺乏 T 细胞应答导致的病毒持续存在；B. 由于缺乏 T 细胞应答的持续性导致病毒持续性存在；C. 强大而持续的 T 细胞应答导致病毒清除

经 Nature 许可转载，引自参考文献 [1 / 2]

期 ALT 水平升高，HCV 特异性 CD8⁺T 细胞增殖和细胞毒功能受损并且 IFN-γ 的产生受限。在其他病毒感染中也可见到 CTL 的这种"抑制表型"，并且与高抗原暴露和程序性死亡受体 1（PD-1）水平升高一致[174-176]。有趣的是，在那些感染清除的患者中，当 HCV 特异性 CD4⁺T 细胞反应发展并且病毒血症停止时，这种功能失常就会消失[154, 156]。在急性感染期间，在没有生化性肝病的情况下可以看到肝脏中广泛靶向的 CTL 反应，与 HBV 感染中所见相似，这可能是继发于非溶解效应功能[155, 177]。IFN-γ 介导的对 HCV RNA 抑制作用比细胞毒性作用高 100～1000 倍[178]。

一旦 HCV 感染建立，HCV 特异性 CD8⁺T 细胞仍可在外周血中通过四聚体分析检测到[179-182]。在持续性感染中，尽管一些应答可能可以减缓感染，但 HCV 特异性 CTL 的频率较低且识别的表位较少[183]。与感染已经缓解患者的 CTL 相比，慢性感染患者的 HCV 特异性 CD8⁺T 细胞功能受损，如后面所述[182]。虽然大多数病毒特异性 CTL 集中在肝脏[179]，但它们并不是始终与疾病严重程度相关[184, 185]。促炎细胞因子与肝纤维化的严重程度相关[186, 187]，提示肝细胞损伤的抗原特异性和独立机制。重要的是，在那些感染缓解的患者中，HCV 特异性记忆 T 细胞在 HCV 暴露后几十年后仍能从血液和肝脏中恢复[188, 189]，并提供一些避免再次感染的保护作用。

（三）B 细胞应答

抗体在 HCV 保护或清除中的作用难以明确。B 细胞缺陷（无丙种球蛋白血症）的患者的 HCV 感染的消退说明抗体对于成功的 HCV 免疫应答并不是必需的[190, 191]。人类和黑猩猩 HCV 感染的缓解似乎表现出抗体反应，这种反应是较弱的（较低的滴度），靶向蛋白质较少，并且可能很快丢失[171, 192]。抗体的中和在 HCV 感染中出现较晚（8～20 周），随着时间的推移滴度增加，广度和交叉反应性加强[193]。它们通常是特异性分离的，在患者与患者之间是难以识别的[194]。同样，中和抗体会产生免疫选择压力，特别是在 E₂ 高变区，从而导致准种的发展[194, 195]。在一个 HCV 感染的黑猩猩队列研究中，病毒的清除与抗 -E₁ 或抗 -E₂ 抗体无关[196]。一组关于受 HCV 污染的丙种球蛋白感染的爱尔兰女性的研究报道了类似的发现[197]。非特异性免疫球蛋白（IgG）和分泌 IgG 的 B 细胞在慢性 HCV 感染患者中是增多的[198]。有人认为 HCV 可能以 B 细胞受体非依赖性的方式激活 B 细胞，从而促进 B 细胞向 Ig 分泌细胞的转化[198]。在慢性 HCV 感染患者的肝脏，骨髓和外周血中观察到 B 细胞的克隆扩增，并且与混合性冷球蛋白血症和非霍奇金淋巴瘤相关[198, 199]。

（四）病毒持续存在的策略

HCV 感染的显著特征是经皮暴露后病毒的快速传播，经常在免疫应答可检测到的前几周达到最大滴度[154]。HCV 逃避 CD8⁺T 细胞反应或破坏早期固有免疫应答可导致感染慢性化。下面讨论了 HCV 逃避 T 细胞应答的几种可能的策略。

（五）T 细胞

来自慢性 HCV 感染患者的 HCV 特异性 T 细胞功能受损或表现为"无反应性"。随着时间的推移，这些病毒特异性的细胞逐渐受到一定程度的抑制，可检测到仅少量的 IFN-γ 分泌[154, 173, 182, 200]。这在慢性 HCV 病毒感染不是一种普遍的现象[180]。即使在病毒清除后，HCV 特异性 CD8⁺T 细胞也可能受损，这使得它们在病毒感染持续中的作用不太明确[180]。这些功能受损的 HCV 特异性 CD8⁺T 细胞与削弱的抗 HCV 抗原 CD4⁺T 细胞应答相关[182]。在小鼠和人类免疫系统中，在慢性病毒感染中持续有效的 CTL 应答依赖于病毒特异性 CD4⁺T 细胞，反复抗原暴露下它的增殖减少[201, 202]。功能失调的 HCV 特异性 T 细胞在慢性抗原刺激后表达 PD-1[203]。一般来说，在慢性 HCV 感染时经历慢性抗原刺激的 T 细胞随着时间的推移逐渐失去功能，最后仅存在 IFN-γ 分泌功能[204]。PD-1 配体在肝脏中高度表达，其与表达 PD-1 的 T 细胞的相互作用导致细胞凋亡[205]。慢性 HCV 感染中，与 HCV 蛋白直接相互作用可能导致 CD8⁺T 细胞效应功能受损。细胞外（非病毒相关）核心蛋白可与 T 细胞上的补体受体 gC1qR 结合[206]，并抑制 T 细胞增殖和 IFN-γ 的分泌[207]。在慢性 HCV 感染中，细胞免疫应答在控制病毒血症中发挥作用，但无法持续存在来清除病毒。CD8+T 细胞功能的恢复依赖于有功能的 CD4 辅助 T 细胞和适当的抗原浓度。

（六）突变逃逸

HCV 具有高繁殖率并且通过 RNA 依赖性 RNA 聚合酶进行复制，该复制方式缺乏校对机制。因为病毒的复制过程容易出错及宿主抗病毒的能力各不相同，每个受感染个体的病毒都有自己的特征，它们一起构成准种[208]。HCV 病毒产生大量能逃避宿主免疫系统的微小病毒。T 细胞和 B 细胞（前面讨论过）对病毒都有免疫选择压力。基于全长 HCV 测序的研究，普遍存在的 HLA 单倍体背景下在群体水平上选择 HCV 逃逸突变体。当 HCV 传播给具有不同 HLA 类型的人时，它会恢复原始序列，这间接证明 HLA 限制性选择压力的存在[209, 210]。目标 MHC Ⅰ类限制性表位的突变首次在人类研究的黑猩猩模型中被发现，该研究的特征是急性感染或单一来源暴发很快出现[209, 211-213]。CD8+T 细胞介导的选择压力的最高水平发生在急性感染期间，并且随着感染的慢性化压力逐渐降低[211, 214]。重要的是，急性感染期间 CD4+T 细胞的辅助的缺失导致 CD8+T 细胞逃逸突变体和病毒的持续存在[215]。病毒表位可能由于氨基酸被替换而丢失，从而导致蛋白酶体破坏[209]，改变与 MHC 分子的结合[209, 216]，CD8+[211, 216]、CD4+T 细胞无法正常识别病毒[217]。虽然突变逃逸可发生在Ⅱ类限制性表位，与Ⅰ类限制性位点相比很少见[218]。肽配体的改变也可以下调 T 细胞对野生型病毒的应答或减少新 T 细胞的产生[216]。TCR 的多样性可以影响逃逸突变，因为识别表位的一个或几个 TCR 不太能够限制逃逸突变的出现[219]。由于有些病毒复制适应度高，HCV 感染中一些更成功的 T 细胞应答是针对那些不"允许"序列改变的表位[220]。虽然没有一种机制能够完全解释 HCV 是如何逃避适应性免疫应答，但在感染的关键时期缺乏 CD4+ 辅助 T 细胞可能会严重影响病毒逃逸突变和 T 细胞无反应性。

（七）调节性 T 细胞

来自慢性感染患者肝脏的 HCV 特异性 CD8+T 细胞的亚群能产生免疫抑制细胞因子 IL10[221]。这是第一次报道具有调节抗病毒 T 细胞作用的 MHC Ⅰ类限制性 T 细胞。优先产生 IL-10 的 HCV 特异性 T 细胞可以在肝脏扩增，并在体外抑制 HCV 特异性 T 细胞的 IFN-γ 的产生和增殖[222]。在慢性 HCV 感染中，IL-10 水平升高，这可能减轻肝脏中的坏死性炎症[223, 224]。在 HCV 感染患者中发现，除了肝内调节性 CD8+T 细胞外，还存在具有免疫调节功能的 CD4+T 细胞。

免疫调节性 CD4+CD25+T 细胞（Treg）通过细胞 - 细胞相互作用来抑制 T 细胞，并且与自身耐受的发展有关[225]。在体外实验中，利用未成熟 DC 的反复刺激可以诱导 Treg 的形成[226]。与健康对照或恢复的患者相比，慢性 HCV 感染患者外周血中 Treg 的频率增加，这些细胞可以直接抑制 HCV 特异性 CD8+T 细胞 IFN-γ 的分泌减少，从而使它们效率降低[161, 227, 228]。在体外实验中，CD25+T 细胞的消耗会增加 HCV 特异性 T 细胞的应答，但是抑制作用延伸到其他抗病毒 T 细胞，如 EB 病毒（EBV）[227, 229]。同样，Treg 的抑制作用在 HCV 病毒清除的患者和持续感染的患者之间是没有差异[230]。这意味着 Treg 可能是慢性炎症刺激（如 HCV）中细胞免疫应答的普遍制动器。

（八）抗 HCV 的保护性免疫的相关因素

与存在抗表面抗原的中和抗体（nAb）的乙型肝炎不同，在 HCV 感染时，抗体在病毒的清除和（或）保护中的作用难以得到证明。黑猩猩急性 HCV 感染的成功缓解与强大的 HCV 特异性 CD8+T 细胞应答相关，而不是强度较弱且短暂的抗多种 HCV 抗原的抗体应答[171]。人类队列研究认为交叉反应性 nAb 的作用可能存在，特别可能存在于那些原发感染病毒被清除后再次暴露仍成功清除的患者[231]。在 20 年前感染 HCV 病毒后得到恢复的患者的外周血中发现了 HCV 特异性记忆 T 细胞，其中 42% 的患者没有可检测到的抗体反应[188]。此外，从 IICV 感染数年并得到恢复的黑猩猩和人类的肝脏中克隆出 HCV 特异性 CTL[189]。这些 HCV 特异性记忆 T 细胞可以保护已经恢复的黑猩猩免受同源、异源和交叉基因型 HCV 的再次感染[232-234]。与原发感染相比，先前已经恢复的 HCV 感染黑猩猩再次感染 HCV 病毒时，病程进展缓慢，且病毒滴度和 ALT 水平较低，能更快速地清除病毒血症，表明黑猩猩体内已经存在一定程度的抗 HCV 保护性免疫力（但不能清除）[232, 234, 235]。如果黑猩猩反复多次感染 HCV，可能会失去这种免疫保护[236]，类似于多次输血的患者[237]。对先前有过 HCV 暴露史并且成功清除感染的（HCV 抗体阳性和 RNA 阴性）注射吸毒者进行前瞻性 HCV 病毒血症检查发现，这些患者发生持续性 HCV 感染的可能性比首次感染者低 12 倍[238]。另一项关于注射吸毒者的纵向研究表明，原发性 HCV 感染的清除与随后病毒血症的缩短和较低水平及其他 HCV 表位导致的新 T 细胞产生和交叉反应性 nAb 的出现有关，导致 HCV 再次暴露时病毒的清除率为 83%[239]。总之，这些数据表明存在 HCV 特异性记忆免疫反应，并为防止再感染提供一些保护作用。

为了剖析抗 HCV 的记忆性免疫应答的基本组分，用同源病毒株再次感染已经康复的黑猩猩。第 2 次 HCV 感染后病毒血症的持续时间和病毒载量峰值减少，与功能性记忆辅助细胞和细胞毒性 T 细胞的快速而强烈的扩增有关[189, 232]。在抗 HCV 抗体滴度增加之前第 2 次感染就被快速控制[189]，证实体液成分不是维持抗 HCV 应答必需的。CD8+T 细胞应答落后于 HCV 特异性 CD4+T 细胞应答，功能活跃的 CD8+T 细胞与效应记忆细胞的表型转变相关[232]。在第 3 次感染之前，CD8+T 细胞的抗体耗竭大大延长了病毒血症的病程，并且直到记忆性 CD8+T 细胞恢复后，感染才终止[189]。为了进一步阐明保护性抗 HCV 免疫系统的基本成分，在同源病毒再次感染之前，另外 2 只恢复的黑猩猩的 CD4+T 细胞被耗竭[215]。尽管在肝脏中检测到强烈的抗 HCV 特异性 CD8+T 细胞应答，但 HCV RNA 以低水平持续存在 > 300d，表明在没有 CD4+T 细胞支持的情况下，单独的 CD8+ 记忆 T 细胞不足以清除 HCV。这些实验表明 CD8+T 细胞对于病毒清除是必需的，并且它们的成功依靠 CD4+T 细胞的辅助。

（九）疫苗策略

关于口服 DAA 的 HCV 感染治疗的最新进展使治愈率变高，但由于成本、筛查的限制性及再感染风险对 HCV 感染的全球负担产生十分微小的影响。因此，预防慢性 HCV 感染的有效疫苗应该仍然是遏制 HCV 全球流行的战略之一。如前所述，HCV 的自发清除导致长期的记忆 T 细胞，其在再次 HCV 暴露时控制感染并快速清除 HCV。同样，交叉反应性 nAb 可能在控制人类急性 HCV 暴露中起重要作用。缩小抗 HCV 的直接先天性免疫应答与延迟的适应性反应之间的差距，可能对成功设计疫苗提供强大的帮助。

目前已经研究了 3 种类型的 HCV 疫苗。第 1 种预防初始感染（消除性免疫），第 2 种预防感染者的病毒持续存在（在自发清除的背景水平下提高清除率），第 3 种是增加慢性感染者的持续病毒学应答率（治疗性疫苗）。大部分 HCV 感染的发病率与慢性病有关，防止感染持续存在而不是消除免疫的预防性疫苗是合理的方法，并将在下文进一步讨论。HCV 感染的口服疗法非常有效，使对治疗性疫苗的需求没那么迫切。不幸的是，目前没有具有免疫活性的 HCV 感染的小动物模型，大多数 HCV 疫苗的研究都采用的是黑猩猩模型，但在美国或欧洲已不再允许。在健康志愿者和高风险群体中进行 HCV 疫苗试验对疫苗的向前发展起到了重要作用。

由于高度遗传多样性和从疫苗诱导的免疫反应中逃逸的可能性，从 HCV 中选择正确的靶抗原是困难的。可以通过靶向包膜区诱导交叉中和抗体[240]，但包膜区存在很大变异。尽管数据相互矛盾，但抗表面糖蛋白的抗体已被证明可以"控制"病毒血症[241-243]。最全面的预防性疫苗研究使用了油 / 水佐剂 HCV 包膜 gpE1/gpE2 疫苗，旨在诱导产生中和抗体和 T 细胞应答[244, 245]。另一种成功的方法是使用 DNA 质粒诱导抗 –E1E2 免疫应答，该疫苗可以改善感染并快速清除 HCV 病毒，这种效应与高浓度的抗包膜抗体滴度相关[246]。因为 HCV 特异性 T 细胞应答在病毒清除中的重要性，T 细胞疫苗一直是预防性和治疗性疫苗的主要关注点。T 细胞疫苗还能够靶向病毒更保守的区域，包括 NS 蛋白。已经使用不同的方法产生抗 HCV 抗原的 T 细胞应答，包括使用病毒样颗粒和有缺陷或减毒的病毒载体，这些载体有或没有启动免疫系统的 DNA 质粒 [247, 248]。

最近已经发表了预防性 HCV 疫苗的评估报道，该研究纳入 12 只黑猩猩（参考文献 [249] 中有综述）。预防性疫苗目的是诱导中和抗体、刺激 HCV 特异性 T 细胞或同时包括两者。预防性疫苗在诱导类似于天然感染的应答方面已经取得成功。在接种疫苗的动物中，病毒载量的峰值滴度较低，病毒控制得更快，这些都与再次受到感染的动物相似。在发表的评估预防性 HCV 疫苗的研究结果显示，未接种疫苗的动物的慢性率为 61.9%，而接种动物为 28.3%，再次感染动物为 16.7%[249]。其中一项黑猩猩研究采用加强注射编码 NS 蛋白的人腺病毒 6（Ad6）和编码 NS 蛋白的质粒 DNA。这种疫苗接种诱导剧烈的 T 细胞应答，并且在 HCV 感染时，4/5 黑猩猩清除病毒血症 [248]。该研究为利用表达 NS 蛋白的突变 Ad6 载体的人体试验提供额外的提升策略 [250, 251]。利用这种组合诱导的广泛交叉反应的功

能性 HCV 特异性 T 细胞应答，在注射疫苗 1 年后仍然存在。使用这种预防性疫苗的纳入 HCV 未感染的注射吸毒者的临床试验正在美国进行。

八、丙型肝炎感染的流行病学

据估计，全球有 2%～3% 的人口感染了丙型肝炎，相当于 1.3 亿～1.7 亿人 [252-256]（图 25-6）。然而，世界许多地区的流行率数据是不完整的，因此真实流行率可能被低估。根据 WHO 的报告，全球不同区域的 HCV 感染率各不相同 [252, 257, 258]。HCV 感染率最高的是非洲（5.3%），其次是东地中海地区（4.6%）、西太平洋地区（3.9%）、东南亚（2.2%）和欧洲（1%）[252]。在这些地区内，丙型肝炎的流行率也是不同的，反映了促进 HCV 传播的当地的独特情况或实践的不同（后面将进一步讨论）。因此，西班牙、意大利和希腊等南欧国家的 HCV 感染率为 2.5%～3.5%，而在英国和斯堪的纳维亚等北欧地区的患病率＜ 1%[252, 253]。HCV 流行率最高之一

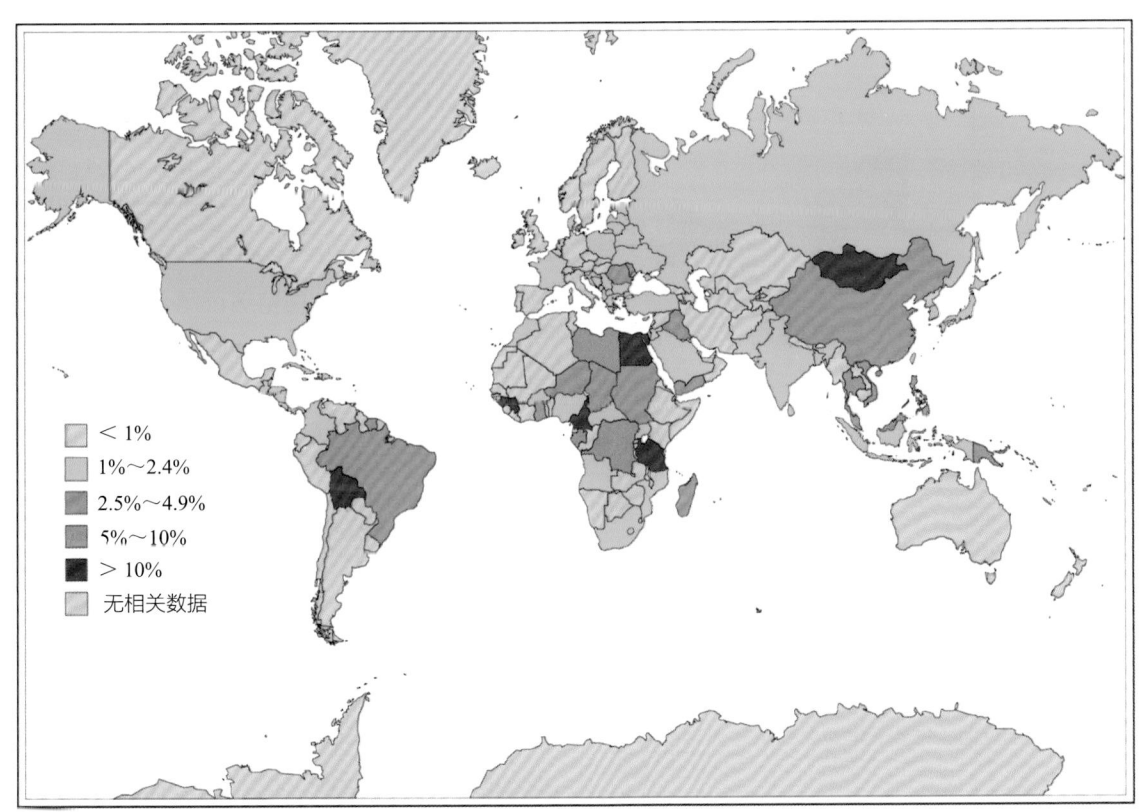

▲ 图 25-6　全球丙型肝炎感染流行病学；资料来源：世卫组织

的国家是埃及，估计其流行率为 11%～14%。

在美国慢性丙型肝炎是肝病最常见的原因，每年导致超过 15 000 人死亡，与 HCV 感染相关的发病率和死亡率将在未来几十年继续增加[253, 259, 260]。根据美国的死亡证明数据，2007 年 HCV 感染导致的死亡率超过了 HIV 感染，45 岁以上者受到的影响更大[261]。医学研究所的一份报道认为，目前美国的病毒性肝炎监测系统并不是最优的，并提供改善州和联邦监测计划的专业的建议，以便准确及时地反映美国的病毒性肝炎的负担[262]。尽管存在这些局限性，CDC 和第 3 次全国健康与营养调查部门（NHANES Ⅲ）提供了关于美国丙型肝炎发病率和流行率的重要流行病学数据，并为预测未来该疾病的负担提供依据[254, 263-265]。对美国 HCV 感染的趋势进行模型分析表明，在 20 世纪 60 年代早期，HCV 感染并不常见（每 10 万人中有 45 例感染病例），在 20 世纪 80 年代末达到感染顶峰（每 100 000 人有 80～200 例感染病例），在此期间，估计每年有 20 万～50 万新感染病例[258, 264]。到 20 世纪 90 年代初，可能是由于静脉注射药物的使用急剧下降，报道的新 HCV 感染率下降 85%[266, 267]。不幸的是，美国 HCV 感染的年发病率最近从 2011 年的 16 500 例增加到 2014 年的 30 500 例。虽然这个水平远低于 20 世纪 80 年代，但这种趋势可能与 30 岁以下使用注射药物个体的 HCV 感染有关[268]（图 25-7）。

利用 2003—2010 年 NHANES 研究参与者的血清样本，抗 HCV 抗体（抗 -HCV）的流行率为 1.3%（95%CI 1.2%～1.5%），相当于约 360 万（95%CI 300 万～420 万）的美国人在过去或现在有 HCV 感染[255, 265, 269]。自 2006 年以来，美国的患病率一直保持稳定。1.0% 的参与者（270 万人，95%CI 220 万～320 万）中发现了以可检测到 HCV RNA 为特征的慢性感染。实际的美国 HCV 感染流行率可能被低估，因为缺乏自理能力的人及被监禁或无家可归的人并未包括在调查对象内，而这群人的 HCV 感染率十分高[255, 265]。据估计，在美国排除的人群中有 100 万的 HCV 抗体阳性人群[270]。

美国 HCV 感染的流行也表现出明显的性别、种族和社会经济差异。年龄调整后的患病率估计表明，大多数 HCV 感染者出生于 1945—1964 年，现在大致相当于 40—59 岁的群体。受感染的人大多数是男性、非西班牙裔黑人、高中教育水平或无家可归者，并且家庭收入低于贫困水平的 2 倍[269]。

九、丙型肝炎感染的危险因素

几种丙型肝炎传播的主要风险因素包括静脉注射毒品、输未经筛查捐献者的血及不安全注射操作中的医源性暴露[258]。这些重要的危险因素在不同国家和不同发达程度的地区可能会有所不同。其他风险因素如肛交传播、围产期暴露和医疗保健职业暴露很少发生。

（一）静脉注射毒品

在发达国家，丙型肝炎最常见的危险因素是静脉注射毒品[253, 258, 263, 271, 272]。一项涉及全球的系统评价发现，全世界约有 1000 万静脉注射吸毒者 HCV 抗体阳性，中国、美国和俄罗斯分别为 160 万、150 万和 130 万[273]。根据 NHANES 研究发现，20—59 岁曾注射过非法药物的患者中抗 -HCV 的阳性率为 48%，据估计，高达 80% 的感染是由于既往使用过注射药物[265]。据报道在长期注射毒品的人

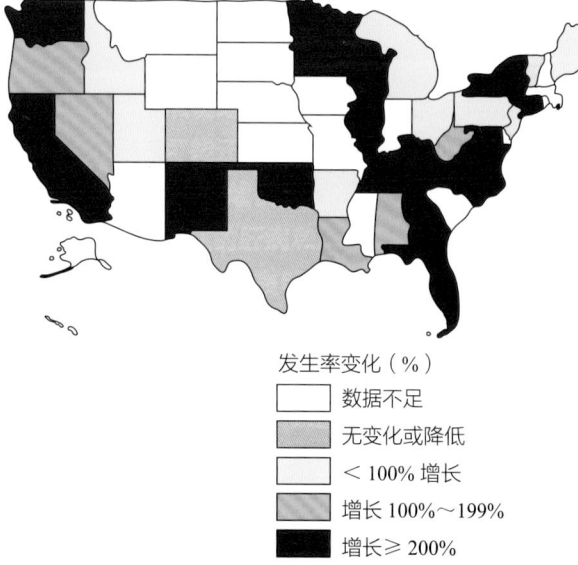

发生率变化（%）
- □ 数据不足
- ▨ 无变化或降低
- □ < 100% 增长
- ▨ 增长 100%～199%
- ■ 增长 ≥ 200%

▲ 图 25-7　报告给 CDC 的关于年轻人的急性丙型肝炎发病率的热图
2006 年与 2012 年美国的发病率的变化均以州为单位
经许可转载，引自参考文献 [268]

中，丙型肝炎的患病率高达 94%。在注射静脉毒品不到 1 年的人群中，抗 HCV 的阳性率为 65%，表明静脉注射毒品是一种高效的 HCV 传播方式[274]。尽管共用注射器最容易导致 HCV 的传播，但共用其他药物制备设备也可能导致感染，据估计约 37% 的 HCV 感染是由该原因导致的[275]。在美国，84% 的急性 HCV 感染与静脉注射毒品有关，表现为自 2006 年以来出现了一个 30 岁以下的新感染人群。这群注射毒品成瘾者可能是高加索人、非城市人，男女比例相似，并且在注射海洛因之前有过处方药阿片类药物使用史。更换针头，使用阿片类药物进行治疗，如美沙酮或丁丙诺啡，可以减少静脉注射引起的 HCV 的传播[276, 277]。

除使用非法药物，大麻及酗酒均与 HCV 高感染率有关[265, 278]。特别对鼻内可卡因的风险性进行了讨论[279-282]。一项系统评价发现，无注射毒品史的人中 HCV 感染率为 2.3%～35.3%，这表明除了经皮传播外，还可能存在其他传播途径[283]。然而，这项研究中采用的方法和纳入的病例不一致，无法确切地对这一有争议的问题下结论，因此无注射毒品史人群的危险因素仍未明确。

（二）不安全的注射治疗方法

在发展中国家，注射治疗方法十分不安全，注射器或针头在没有消毒的情况下重复使用，导致丙型肝炎，同样也是血源性感染的主要危险因素[257, 258, 284]。据世界卫生组织估计，在低收入国家国家，30% 或每年 200 万～400 万的丙型肝炎是由于不安全注射行为引起。也许，由于不安全的注射行为而导致的悲惨后果是来自埃及的全国性根除血吸虫病运动，这是最令人难以置信的故事[285, 286]。在有效的口服疗法出现前，20 世纪 50—80 年代，数百万埃及人在 30 年内静脉注射酒石酸锑钾。酒石酸锑钾静脉注射次数与埃及 HCV 感染率直接相关，并很快超过血吸虫病，成为该国肝病的主要原因。此外，由丙型肝炎引起的晚期肝病导致肝细胞癌的发病率增加。类似地，在赤道非洲，锥虫病的肠外治疗也与 HCV 的传播有关[287]。在亚洲某些地区，涉及刺破皮肤的民间疗法已被证明与 HCV 高感染率有关[288]。认识到这一问题的严重性，WHO 已经实施了促进安全注射法的方案。

在发达国家，医疗过程中无菌技术的失败很少见。然而，在拉斯维加斯内镜检查中心发生了一次 HCV 感染暴发，10 名患者在重复使用多剂量麻醉药小瓶后被感染[289]，也有许多其他相似的患者与患者间传播的病例报道，强调了保持持续的警惕性并严格遵守感染控制措施的重要性[290]。同样，通过分流、自我注射和替代麻醉阿片类药物等方式的供者对患者的传播也是 HCV 院内暴发的原因。在发达国家，"干预" HCV 传播风险高于操作本身[291]。

（三）输血

约 10% 接受输血的患者发生肝炎，随后血清学检测表明至少 85% 的病例是丙型肝炎[258, 265]。在 1992 年之前接受输血的患者被认为有丙型肝炎感染的风险，是未接受输血的个体的 2.6 倍，并且老年患者更有可能因输血而感染 HCV[265]。总的来说，据估计，10% 左右的慢性丙型肝炎病例有输血史。

随着改善血液供应安全性的措施被相继实施，输血后丙型肝炎的发病率显著降低。安全措施包括使用志愿者捐献者的血液、筛选捐赠者非 A/ 非 B 型肝炎的替代标志物（如血清 ALT 和乙型肝炎感染标志物）、HIV 检测及引发血源性感染风险的病史询问[258]。然而，输血相关性肝炎的发病率一直持续到 1990 年，直到抗 HCV 抗体检测在美国实施[258]。后来并发了更敏感和特异的抗体检测方法，并在丙型肝炎中得以运用，到 1999 年，核酸检测纳入到筛查项目中，这确保了国家血液供应的安全性[292]。

在适当的供体筛查操作规范出现之前，那些需要多次输血的患者面临巨大的丙型肝炎感染风险。地中海贫血患者中抗 -HCV 阳性率为 4.4%～85%。在来自北美的地中海贫血注册库中，35% 的登记者有丙型肝炎感染[293]。同样，在患有镰状细胞病的患者中，HCV 感染率估计为 10%～20%，并且与接受输血的次数有关[294, 295]。

在 20 世纪 80 年代中期之前接受浓缩因子治疗的血友病患者中发现了许多丙型肝炎病例。凝血因子浓缩物通常来自数千个供体的混合血浆，这导致大量血友病患者感染 HIV 和 HCV。据估计，在此期间，80% 的血友病患者感染了丙型肝炎[296, 297]。病毒灭活，如暴露于溶剂洗涤剂、纳滤和热处理能大大降低 HCV 感染风险，而后来重组凝血因子的使用几乎消除了血友病患者通过血液感染的风险[296]。然而，丙型肝炎和晚期肝病仍然是血友病患者发病和死亡的主要原因[297-299]。一项来自意大利的研究分析了 1990—2007 年血友病患者的死亡人数，其中与丙型肝炎相关并发症的死亡人数约占总死亡人数的 13%[300]。并且随着艾滋病病毒感染的有效治疗方法的出现，导致血友病患者死亡的主要原因已经发生转变。2000—2007 年，血友病患者大多死于 HCV 感染相关并发症而不是艾滋病，这凸显了抗病毒治疗对血友病患者的重要性[300]。在治疗 HCV 时，血友病伴丙型肝炎的患者与非血友病丙型肝炎患者的治疗反应相似[301-305]。

（四）性传播

丙型肝炎很少通过性传播途径传播，若发生则通常与特定的辅助因子有关。早期的流行病学研究表明，性伴侣数量增加的个体（＞ 10）与抗 -HCV 抗体阳性率增加有关[265]。虽然从精液和阴道分泌物等生物标本中分离出 HCV 病毒 RNA 序列，但通过这些分泌物的直接传播方式并未得到证实[306, 307]。异性性伴侣间传播的病例已有报道，对 HCV 进行进化分析表明可能存在性传播途径[308, 309]。一项已发表的全面综述评估了 80 项与丙型肝炎性传播有关的研究得出结论，性传播非常罕见，通常只在特殊情况下发生[310]。一项纳入 500 名 HCV 阳性、HIV 阴性受试者及存在长期异性性伴侣的横断面研究发现，HCV 的总体传播风险为 4%。20 对夫妇中有 9 对夫妻的 HCV 病毒具有一致的基因型，只有 3 个病毒分离株在进化上相似。按最大风险计算，每 190 000 次性接触中有一次可导致 HCV 的传播，与之前的研究数据相似，证明这不是一个有效的传播途径[311]。在几个通过性传播的案例中，不能完全排除其他常见的传播方式。先前存在性传播疾病，如 2 型单纯疱疹和滴虫，确实会增加异性性伴侣间 HCV 的传播风险[310]。

另一方面，HIV 感染的存在会增加异性性接触和男 - 男性接触者（MSM）HCV 性传播的概率[310, 312, 313]。最近报道的来自欧洲的 MSM 急性 HCV 感染病例报道表明 HCV 发病率正在增加[312]。男 - 男性接触者中 HCV 的感染率和传播率的增加可能与 HIV 感染、直肠黏膜损伤及其他因素（如伴随高危性行为）有关[310, 313, 314]。

（五）围产期传播

在回顾性和前瞻性研究中，已经对 HCV 感染的母亲与患有肝炎的新生儿间的传播进行了全面的研究[315, 316]。HCV RNA 阳性母亲的围产期传播率估计为 4%～10%[317]。当母亲 HCV 与 HIV 共感染时，围产期传播率将大幅上升，为 6%～23%。围产期传播风险的增加与母体高水平的 HCV RNA 有关，这可能是 HIV 阳性母亲垂直传播率增加的机制，但是已报道的研究间存在分歧[316, 317]。HCV 基因型与不同的 HCV 垂直传播率无关。

羊膜穿刺术和胎儿头皮电极侵入性监测等产科手术与新生儿被传播风险增加有关，因为数据有限，没有这些手术的具体建议[315, 316]。没有随机试验评估阴道分娩方式与剖宫产分娩方式对新生儿 HCV 感染的影响[318]。然而，大多数观察性研究显示仅感染 HCV 的妇女的围产期传播率在不同分娩方式间没有差异。欧洲儿科丙型肝炎网络共招募了 1474 名感染 HCV 的妇女，其中 35% 也感染了艾滋病毒[319, 320]。在 HIV 阴性母亲中，不同分娩方式或母乳喂养对 HCV 的传播没有影响。然而，在合并感染 HIV 的母亲中，剖宫产使围产期传播减少了 60%，而母乳喂养则将 HCV 传播给孩子的可能性增加了 4 倍。

CDC 最近提出的建议[317]，确定对于未感染艾滋病毒的慢性丙型肝炎妇女，不需要改变常规分娩和母乳喂养方式。然而，对于与 HCV 和 HIV 共感染的母亲，可能需要行剖宫产并禁止母乳喂养（可采用安全的婴儿配方奶粉），以减少新生儿被传播的风险。

（六）医疗服务者的职业接触

医疗保健机构中丙型肝炎的流行率与美国一般人群中的流行率相似，表明职业暴露并不是传播的主要危险因素[321, 322]。约 2% 医务人员丙型肝炎是因为被 HCV 感染患者使用过的针刺伤。曾经报道过因为血溅暴露而感染 HCV 的罕见病例。大量接种与较高的 HCV 传播风险相关，并且与实心仪器相比，空心针更容易传播 HCV。同样，与 $< 10^4$ 拷贝 /ml 的水平相比，$> 10^6$ 拷贝 /ml 的更高水平的病毒血症的传播风险增高 11 倍[322]。被丙型肝炎患者使用的针刺伤的医护人员不用太过于担心，因为感染的可能性较低。暴露后预防没有作用[323]。暴露后立即检测肝酶和抗 HCV 抗体，并在 1、3 和 6 个月后进行随访[324, 325]。暴露后 4 周和 8 周时使用灵敏的 PCR 方法检测被针刺伤者体内的 HCV RNA，若不存在 HCV RNA，则被感染的可能性进一步下降[324-326]。应该随访急性感染的患者，以确定在考虑抗病毒治疗之前是否发生自发清除（参见急性丙型肝炎部分）。

（七）丙型肝炎感染的诊断和检测

Harvey Alter 及其同事在 1989 年首次报道抗 HCV 抗体检测的临床验证[327]。所有患有输血后慢性非甲、非乙型肝炎的患者血清在输血后 22 周转化为抗 HCV 阳性。在慢性非甲、非乙型肝炎患者中，88% 的患者血清中检测到抗 -HCV 抗体，采用血液病原体的替代标志物筛查时，仅约 50% 的患者的血清 ALT 升高并检测到抗 -HBc 抗体。许多血清流行病学研究证实，抗 HCV 是丙型肝炎和血液制品是否感染的重要诊断标志[254, 328, 329]。

抗 HCV 抗体阳性是过去或现在感染丙型肝炎的标志物。来自 HCV NS4 非结构区的单个融合多肽，被命名为 C-100，构成了第一代抗 HCV 抗体 ELISA 的基础，并于 1990 年获得许可[329, 330]。仅依赖于一种靶抗原会产生假阴性和假阳性结果。随后的几代检测方法测定来自 HCV 基因组其他区域的抗原，包括 NS3 和 NS5，从而提高了抗 HCV 抗体测定的灵敏度和特异性[331]。此外，这些改进将暴露与检测抗 HCV 血清转化的持续时间缩短至不到 3 周[332]。因此，采用酶免疫测定（EIA）检测抗 HCV 抗体仍然是诊断丙型肝炎最好的方法，目前该检测的特异性 $> 99\%$[330]。

严重免疫抑制患者、低丙种球蛋白血症患者和血液透析患者可能发生抗 -HCV 抗体检测假阴

性，但十分罕见[259]。当患者出现不明原因的氨基转移酶异常且抗 -HCV 阴性时，应进行 HCV RNA 的核酸检测（NAT）。尽管具有极好的特异性，但也可能出现假阳性 EIA 结果，特别是在 HCV 感染流行率低的人群中，如志愿献血者。信号截止率 > 4.0 与感染丙型肝炎高度相关，虽然 NAT 对于诊断病毒血症很重要，但不常规推荐额外的血清学检测[330]。重组免疫印迹试验（RIBA）用于评估患者血清对多种 HCV 抗原的反应，以前的用于区分过去的 HCV 感染（RIBA 阳性）与假阳性 EIA 试验（RIBA 阴性）。RIBA 未确诊的患者应在 1 个月后进行另一次血清学检测，也可以再行 NAT 检测患者血清 HCV RNA。美国已不再使用检测 HCV 的 RIBA。表 25-1 描述了丙型肝炎试验的结果解释。

为了鼓励在传统临床环境之外筛查 HCV，在美国和欧洲可以进行快速抗体检测（OraQuick）。该试纸条可以对指尖针刺血液、血浆、血清、静脉血或口腔液进行检测，30min 内即可得到结果。试纸条的灵敏度为 99.7%～99.9%（95%CI 99%～100%），特异性为 99.9%（95%CI 99.5%～100%），相当于实验室的 EIA 检测。因为食物，吸烟和口腔卫生等的影响，口腔样本的检测性能略低（98.1%）[333]。个人也可以使用家庭医疗公司的非处方抗体检测试剂盒，采用指尖血液样本进行检测。通过远程医疗支持热线可以提供测试前和测试后的咨询。

使用高灵敏度的 NAT 检测丙型肝炎对于确认慢性感染中持续性病毒血症和评估抗病毒治疗的应答效果至关重要。定性检测仅能检测血浆或血清中是否存在 HCV RNA，而定量测定则提供每单位体积

表 25-1　丙型肝炎实验室检测的结果解释

HCV 抗体	HCV RNA	解　释	其他可能的解释
阴性	阴性	未感染	—
阳性	阳性	HCV 存在	—
阳性	阴性	感染缓解	假阳性率 < 1%
			正在治疗
阴性	阳性	存在感染（免疫功能低下）	感染早期
			假阳性

血浆中病毒的量。HCV RNA 检测结果具有差异性，敏感性和特异性差异很大，可能导致假阳性和假阴性结果[334]。也需要小心处理临床标本，避免 HCV RNA 的降解。世界卫生组织制定了 HCV RNA 测定的指南和标准，将 U/ml 作为唯一公认的测量单位，将内部标准或外部验证方法纳入商业化验，并确定可接受的灵敏度范围和结果的可重复性[335]。这些措施使得用于诊断和治疗的商业检测结果更加可靠，并且极大地改进了慢性丙型肝炎患者的管理。

HCV 核酸分析依赖于检测信号的扩增或目标核酸的扩增[335]。信号放大的分支 DNA 方法（bDNA）定量检测 HCV RNA 的下限为 615U/ml[335, 336]。这种敏感度水平通常不足以用来检测清除病毒的抗病毒治疗的应答效应。因此，最常用的商业定性和定量测定依赖于靶序列的扩增，通过转录介导的扩增（TMA）或逆转录聚合酶链反应（RT-PCR），这提高了检测的灵敏度和增宽检测的动态范围[335]。定性 TMA 检测（Versant, Siemens）的 HCV RNA 检测下限是 10U/ ml。另外一种定性检测方法 RT-PCR 的检测下限为 50U/ml（Amplicor v2.0 和 Cobas v2.0, Roche）。这些检测方法中的任何一种都可以用来确定未治疗的丙型肝炎患者血液中是否存在 HCV RNA。早期用于检测病毒核酸的定量测定方法比定性测定方法的灵敏度低，并且有时需要联合 2 种类

型测定的方法来确定持续的病毒学应答。目前，技术的进步已经不再需要多种方法联合使用来检测 HCV 感染，但是高病毒水平或某些基因型的精确定量仍然存在一些局限性[337, 338]。动态定量范围定义了测量的下限和上限，这对确定用何种抗病毒药物治疗及治疗的持续时间十分重要。更宽的动检测态范围能对治疗之前的病毒血症患者的最高水平 HCV RNA 进行更好地定量。实时 RT-PCR 方法（Cobas TaqMan, Roche 和 Abbott）的检测范围更宽，其上限为 10^7U/ml[335]。更重要的是，定量检测方法定义了 HCV RNA 测量的最低水平。定量检测的下限（LLQ）是指 HCV RNA 的最低水平，通过该方法得到的结果具有可靠性/可重复性。检测下限（LLD）是检测中检测到任何病毒核酸存在的最低水平，尽管低于可以指定数值的阈值。同样的检测方法应该具有类似的 LLQ 和 LLD 阈值。实时 RT-PCR 检测方法具有最佳 LLQ（范围在 12～43U/ml）和 LLD（12～15U/ml）。关于 LLQ 与 LLD 在 DAA 时代的相关性一直存在争议，它们对治疗效应的临床意义需要进一步研究[339]。

丙型肝炎病毒是一种异质性病毒，至少存在 6 种主要基因型和多种亚型，并且具有不同的地理分布[340]（图 25-8）。基因 1 型是世界上最常见的基因型，在美国 HCV 感染患者中约占 75%[342]。其

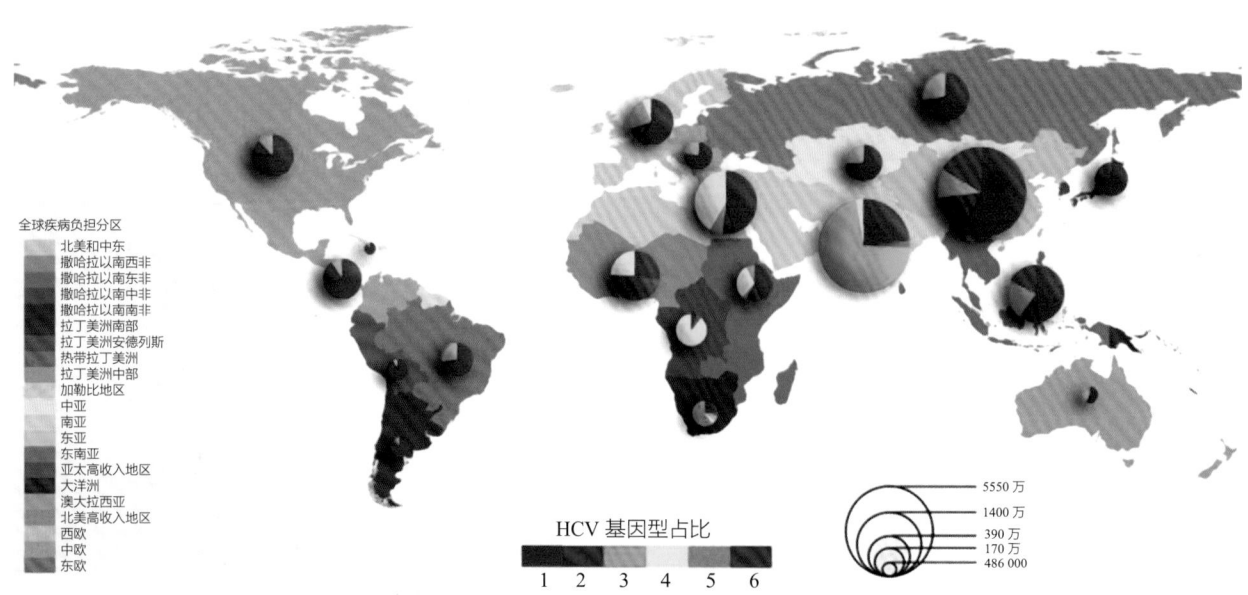

▲ 图 25-8　丙型肝炎病毒基因型的地理分布
经许可转载，引自参考文献 [341]

他常见的基因型是基因 2 型（14%）或基因 3 型（8%）[342]。最近，已经明确在欧洲的注射吸毒者中基因 3a 型的患病率很高，基因 3 型也是巴基斯坦 HCV 感染的重要部分。基因 4 型在中东最常见，特别是在埃及。基因 5 型和 6 型分别在南非和东南亚最为流行[340]。

HCV 基因型为聚乙二醇干扰素、利巴韦林和联合 DAA 治疗的持续时间及治疗预后建议提供基础。HCV 基因分型的金标准是 HCV 基因组区域的直接测序，如 NS5B 或核心 /E$_1$[336, 343]。尽管直接测序被认为是明确亚型最准确的方法，但这种方法需要大量劳动力和高度专业的技术知识，这使得它不适用于临床。几种商业化的基因分型测定都是检测 HCV 基因组高度保守的 5′UTR。线性探针反向杂交测定（Versant HCV LiPA，Bayer）是使用最广泛的 HCV 基因分型方法。来自 5′UTR 的 PCR 扩增产物与含有基因特异性探针的膜杂交，根据杂交条带的模式即可确定 HCV 的基因型[343]。在早期，该检测方法无法可靠地区分基因 1 型与基因 6 型，也不能准确地区分最常见亚型。第二代 LiPA 测定法添加了 HCV 核心区的序列以改善区分不同的基因型和亚型。TRUGENE 5′NC（Visible Genetics，Inc）基因分型是基于测序的针对 5′UTR 的检测方法，结果与 LiPA 及其他针对 5′UTR 区域的检测方法具有相关性[343]。准确的亚型分析（1a 对 1b）对于 DAA 尤为重要，因为蛋白酶抑制药和 NS5A 抑制药的耐药病毒变体在基因 1a 型中发生率比 1b 型高。

由于大多数慢性丙型肝炎患者无临床症状，慢性丙型肝炎的诊断与管理都依靠前文所述的血清检测方法和核酸检测法、HCV 感染的危险因素或慢性肝病的其他证据[344]。在美国，大约 70% 的 HCV 感染患者出生于 1945—1965 年，只有不到 50% 的人被确诊[345, 346]。由于该群体的患病率较高，CDC 和美国预防服务工作组推荐，在不确定是否存在危险因素的情况下，在这个出生队列中进行 1 次 HCV 检测[347, 348]。在美国的出生队列中进行筛查具有成本效益，该筛查旨在增加基于风险因素的筛查，而不是取代它[349]。因此，医疗服务提供者应定期询问患者是否存在丙型肝炎的风险因素并相应地进行检测。美国的流行病学研究表明，大多数丙型肝炎的患者（约 85%）至少有 3 个特征中的 1 个：血清 ALT 活性异常、静脉注射吸毒史和输血史。以具有这些危险因素的人及 1945—1965 年出生的人为目标，将识别出美国大多数 HCV 感染病例[265]（框 25-1）。

框 25-1　丙型肝炎病毒感染检测建议

- 无论风险，对 1945—1965 年间出生的所有人进行一次性检测
- 高风险行为
  - 注射药物使用（当前、之前或一次）
  - 鼻内可卡因使用
- 高风险暴露
  - 1992 年前接受输血或器官移植者
  - 1987 年前凝血因子浓缩物的接受者
  - 长期血液透析患者
  - 暴露于 HCV 阳性血液的针刺、尖锐或飞溅物的人员
  - HCV 阳性母亲所生的孩子
- 其他人群
  - 丙氨酸氨基转移酶持续升高的人或原因不明的肝病
  - HCV 感染者的性伴侣
  - 监禁（当前或以往）
  - 艾滋病毒感染者
  - 实体器官捐赠者（生前或死后）

当患者确诊患有 HCV 感染时，医疗保健提供者应该对患者降低 HCV 传播风险的措施给出建议[259]。感染丙型肝炎的人应避免共用牙刷或剃须设备，并保持出血伤口被覆盖以防止接触他人血液。感染 HCV 的患者不应捐献血液或精液。允许 HCV 阳性捐赠者进行有限的实体器官捐献[350]。患者应该放心，性传播的风险很低，不需要改变一夫一妻关系中的性行为[259]。在诊断丙型肝炎时，还建议进行简短的酒精筛查和干预。

十、HCV 感染的自然史

（一）急性丙型肝炎

大多数人的 HCV 急性感染是无症状的，因此只有少数人就医。血清中的 HCV RNA 是感染的第一个证据，通常在暴露后 7～21d 可检测到[351]。HCV 接种物的滴度与血清中能检测到病毒的时间呈负相关[352]。即使在暴露后 20～150d（平均 50d）

也可使用第三代检测方法检测到 HCV 特异性抗体[328, 353]。如果根据临床指标高度怀疑急性 HCV 感染，即使在血清中未检测到抗 HCV 抗体也要检测 HCV RNA。在暴露后 4～12 周血清氨基转移酶水平上升，可以是轻度升高，最高可 > 1000。不到 20% 的患者会发生黄疸，这一临床症状可能与较高的自发清除率有关[354, 355]。急性 HCV 感染的临床症状与其他病毒性肝炎相似，包括不适、疲劳、肌痛、恶心和右上腹疼痛。这种临床症状可持续数天到 12 周，尤其是伴有急性黄疸的患者[356]。除非存在其他慢性肝病，否则急性重型肝炎在急性丙型肝炎中很少见。在急性感染期间，HCV RNA 水平波动幅度很大，范围从非常高到不可检测。在治疗急性丙型肝炎成功后，抗 HCV 抗体水平明显下降[357]。一项研究发现，在自发清除病毒的 HCV 感染患者中，42% 的患者在暴露后 20 年后仍检测不到抗 HCV 抗体，但是 HCV 特异性记忆 T 细胞可在外周血中恢复[188]。

尽管 HCV 感染后可能自发清除，但是对于任何嗜肝病毒的感染，发生慢性化的风险最高。病毒逃避免疫识别并建立立足点的机制在 HCV 免疫应答部分详细介绍。在献血者、接受输血者和注射吸毒者的早期队列研究中，HCV 感染慢性化率为 76%～86%，但是慢性化率在选定人群可能较低[358-360]。接受 HCV 感染的血液制品的儿童中，55%～71% 的病例中发展为慢性感染[361, 362]。同样，在爱尔兰和德国，注射 HCV 污染的抗恒河猴 D 免疫球蛋白的年轻女性中，约有 55% 发展为慢性感染[363, 364]。与男性相比，女性注射药物的自发清除率更高[365]。因此，在发生 HCV 感染时，性别和年龄是决定感染慢性化和病毒清除的重要因素。

宿主、病毒和环境因素均与 HCV 病毒感染的清除或慢性化有关。IL28B 基因附近的选定多态性基因片段编码 IFN-λ3，与病毒自发清除和干扰素治疗诱导的病毒清除密切相关[118, 366, 367]。在一项研究中，rs12979860 处存在 CC 单倍型时的自发清除率约为 55%，而 TT 单倍型的自发清除率仅为 16%～20%[367]。自发性 HCV 清除率在不同种族间具有显著差异[368]，可能原因是不同人群中 IL28B 多态性的等位基因频率不同。有利于病毒清除的

等位基因的频率在东亚最高，欧洲居中，非洲最低[118, 367]。这可能是在美国一项纳入注射吸毒者的大型研究中自发清除率差异的部分原因，即高加索人群中自发清除率为 36.4%，非洲裔美国人自发清除率为 9.3%[360]。

IL28B 基因型、临床表现和病毒清除间的关联通过被基因 1b 型 HCV 污染的抗 D 免疫球蛋白的德国女性进一步完善[369]。CC 基因型女性的自发清除率为 64.2%，与黄疸无明显相关性。有趣的是，在 CT 基因型的患者中，50% 的黄疸患者自发清除感染，而没有黄疸的患者自发清除率 < 20%。无论临床表现如何，TT 基因型组的清除率都很低[369]。该研究表明，在急性感染中黄疸和病毒清除之间的关系因 IL28B 基因型的不同而不同。在急性 HCV 感染中，具有 CC 基因型的患者中更强烈的先天免疫应答可以使病毒清除而不发生与细胞介导损伤相关的黄疸。低水平的 IFN-γ 诱导蛋白 10（IP-10）结合 C 等位基因的运输与自发性 HCV 清除的发生高度相关[370]。IL28B 多态性位于相邻的 IFN-λ4 基因内。IFN-λ4 表达的不同也与 HCV 病毒的清除相关。具体而言，那些产生功能完整的 IFN-λ4 的患者无法清除 HCV，其中 > 90% 的患者发生慢性 HCV 感染[121]。与病毒自发清除相关的其他免疫因素包括携带 I 类 HLA B57 等位基因及 II 类等位基因 HLA DRB1 和 DQB1[371, 372]。当注射吸毒者在发生预期的 HCV 病毒血症时，那些曾经接触过 HCV 并且成功清除感染这（HCV 抗体阳性和 RNA 阴性）比第一次感染的患者发生持续性 HCV 感染的可能性低 12 倍[238]。这在一项纳入注射吸毒者的纵向研究中得到进一步证实，在首次 HCV 感染清除后，当再次感染时 HCV 自发清除率为 83%[239]。

病毒共感染和饮酒也可以影响病毒的自发清除。在美国退伍军人进行的一项大型研究中，酒精和合并 HIV 感染对初次感染后 HCV 自发性清除产生负性影响，而合并 HBV 感染却与 HCV 清除率呈正相关[373]。同样，在中国，无论临床表现如何，合并慢性 HBV 感染和 HBV DNA > 2000U/ml 的注射吸毒者，HCV 的自发清除率为 67%[374]。合并 HIV 感染的患者自发清除急性 HCV 感染的可能性较小，因为这群人中大多数都有酗酒[355, 360, 373]。接

种范围的大小、获得感染的方式和病毒的基因型并非始终与病毒清除有关，在 MSM 中 HCV 自发清除的比例较高，这意味着通过直肠黏膜感染 HCV 与肠外途径感染 HCV 之间的免疫应答可能存在差异[375]。

（二）慢性丙型肝炎

大多数慢性 HCV 感染的患者都没有临床症状[376]。最常见的症状是疲劳，但缺乏特异性，成功的治疗可以改善疲劳的症状[376-378]。其他症状包括肌痛、关节痛、恶心、厌食和精神集中能力下降，甚至是组织学上轻微的病理改变[376, 377]。许多症状与病毒直接引起或病毒相关因素引起的慢性 HCV 感染的肝外表现有关（参见肝外表现部分）。多项研究发现，诊断慢性丙型肝炎者的生活质量较低，而这与病情严重程度是无关的[379-382]。一旦发展为肝硬化，患者可能会出现更多明显的症状，包括疲劳加重、液体潴留、脑病引起的意识错乱或胃肠道出血[376]。

慢性 HCV 感染患者的血清氨基转移酶长期处于波动中，多达 1/3 的患者的 ALT 一直处于正常水平[383]。大多数患者 ALT 的水平是正常上限的 1.5～3倍，仅少数上升＞10 倍。不幸的是，氨基转移酶水平并不能作为肝脏组织学的准确替代指标[384-386]。ALT 持续正常的患者肝活检可能有炎症和纤维化，但是比较轻微且进展较慢[356]。显著升高的 ALT（＞10 倍）与活检时的碎片状坏死相关，AST/ALT＞1 可能与组织学肝硬化表现相关[384, 387, 388]。同样，在慢性 HCV 感染期间，病毒载量在 1 log 间的波动的都是比较常见的，但病毒载量与免疫活性宿主中的疾病严重程度无关。因此，肝活体组织检查仍然是衡量慢性 HCV 疾病活动度最准确的方法，但是非侵入性替代方法的纤维化分期不是必需的（参见组织学部分）。

慢性 HCV 感染患者的疾病进展是不同的，发生严重并发症（包括肝硬化或 HCC）的只有一部分患者。调整了 HCV 感染自然史研究的研究人群和持续时间。时间超过 20 年的研究很少，并且大多数是横断面研究。不幸的是，丙型肝炎的发病通常是无症状的，并且其病程长，这使得研究其自然史

变得十分困难。同样的，多种宿主因素和环境因素均会影响 HCV 进展（稍后讨论）。

根据群体评估，20 年发展为肝硬化的概率为 4%～24%。感染 HCV 的健康献血者在 20 年内发生肝硬化的比例约 4%（95%CI 1%～7%），而输血后感染队列同期肝硬化发生率为 24%（95%CI 11%～37%）。类似的，社区群体的 20 年肝硬化率为 7%（4%～10%），而肝病门诊的患者肝硬化发生率为 22%（18%～26%）[389, 390]。一项纳入 111 项研究的系统评价对 HCV 自然史的研究进行了评估，预计 HCV 感染 20 年后肝硬化患病率为 16%[391]。尽管横断面分析可以估计慢性 HCV 感染中纤维化的进展，但成对的活组织检查研究才是评估纤维化进展的最准确方法。在 5 项配对活检研究中，平均随访时间为 2.2～6.5 年，在此期间 27%～41% 的患者进展了至少一个纤维化分期[392-396]。这些数据支持定期进行几种形式的重复纤维化分期以准确评估慢性 HCV 感染。

肝硬化的进展通常在临床上没有症状，但体检和实验室检查有助于疾病阶段的诊断[397]。体格检查中可能出现蜘蛛痣、肝掌和脾大，血液检查显示白蛋白减少、胆红素升高或由门静脉高压症引起的血小板减少[398]。与慢性乙型肝炎不同，只有伴有肝纤维化或肝硬化的慢性 HCV 感染的患者患 HCC 的风险增加。在慢性 HCV 感染的情况下每年发生 HCC 的风险是约 3%（1%～7%）[399-401]。年龄较大、男性、非裔美国人、肥胖及脂肪变性和糖尿病是 HCV 感染相关肝硬化患者发生 HCC 的独立危险因素[402-407]。应该对所有伴有晚期纤维化或肝硬化的 HCV 感染患者行腹部影像学检查来筛查 HCC[408]。甲胎蛋白（AFP）可辅助诊断 HCC，但是在慢性 HCV 感染时的用 AFP 筛查 HCC 准确性较差。美国的一项大型队列研究纳入伴有晚期纤维化或肝硬化的慢性 HCV 感染患者，在没有发生 HCC 的情况下，基线 AFP 水平＞20ng/ml 约占 16.6%[409]。肝硬化患者、女性和非裔美国人的 AFP 水平较高[409]。血清 AFP 水平与血清 ALT、AST 水平和肝活检肝脏炎症程度密切相关，表明在没有肝损伤的情况下 AFP 生成增多，可能是由于肝细胞更新增加所致。此外，该研究中 1/3 发展为 HCC 的患者的 AFP 水

平 > 20ng/ml。

一旦慢性 HCV 感染的患者发生肝硬化，其每年发生失代偿肝病的风险约为 4%。最常见的失代偿包括出现腹水，其次是静脉曲张出血和脑病[410]。一项研究纳入 384 名伴有代偿性肝硬化的 HCV 感染患者，并对其进行随访。在这一队列中，HCV 感染相关的代偿性肝硬化的 3 年、5 年和 10 年生存率分别为 96%，91% 和 79%。不幸的是，一旦进展到失代偿，未行肝脏移植的 5 年生存率下降到 50% 左右[410, 411]（图 25-9A 和 B）。这些数据可能会被使用 DAA 治愈 HCV 感染的失代偿期肝硬化患者的纵向研究改变。尽管如此，肝硬化患者在首次出现肝硬化并发症（腹水、静脉曲张出血或肝性脑病）或出现肝功能障碍（Child–Pugh 评分 > 7 或终末期肝病模型 > 10）时，应转诊至移植中心[412]。目前，HCV 感染相关肝硬化是美国肝移植的主要原因。除非患者在移植前已经治愈，移植物中发生 HCV 感染复发是普遍的，移植的长期结果与其他病因相似[413]。大多数伴肝硬化或 HCC 的 HCV 感染患者接受肝移植后 HCV 感染复发时伤害最小，但

高达 30% 的患者会出现疾病进展，导致肝移植 5 年后发生肝硬化[414]。此外，< 5% 的患者会出现与胆汁淤积和侵袭性纤维化相关的严重 HCV 感染复发（在组织学部分中有描述）。肝移植后 HCV 感染的复发和疾病进展的危险因素将在这卷中的其他部分详细讨论。

死亡证明数据表明，自 1995 年以来，HCV 相关死亡率大幅增加，特别是 45 岁及以上人群，增幅最为显著的是男性和非西班牙裔黑人[415]。它现已成为过早死亡的重要原因（2013 年每 10 万人中有 5 人死亡），超过艾滋病和美国其他呈报的传染病[261]。如前所述，很少有研究自然史超过 20 年，建模是评估 HCV 感染长期影响的最佳方法。2010 年发表的 HCV 感染多队列自然史模型预测研究表明，美国慢性丙型肝炎相关肝硬化患者的比例将在 2020 年达到 100 万，到 2030 年比例将达到感染者的 45%[260]（图 25-10）。在未来 10 年肝功能的失代偿和 HCC 将继续增加，60 岁以上的人群受影响最大。HCV 相关 HCC 预计在 2019 年将达到峰值，约为 14 000 例。作者指出，抗病毒治疗可以从人群的

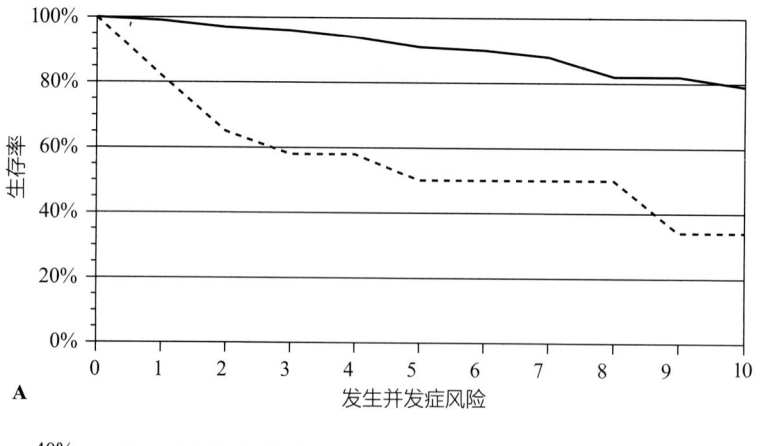

A

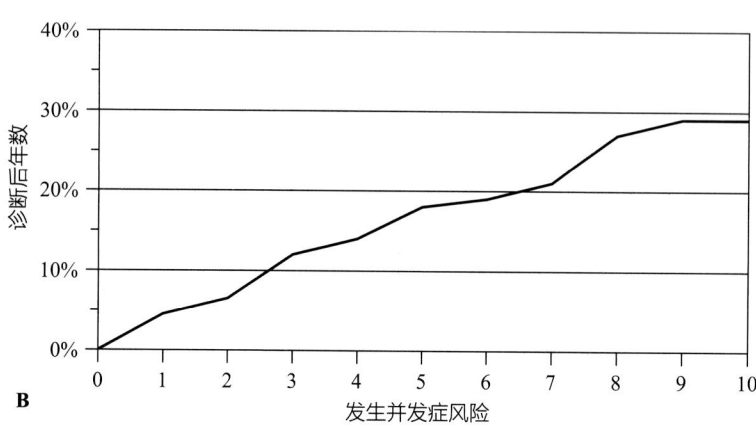

B

◀ 图 25-9　丙型肝炎伴肝硬化患者的生存率和失代偿风险

A. 伴肝硬化的慢性丙型肝炎患者的生存率：实线——代偿性肝硬化；虚线——失代偿性肝硬化；B. 由 HCV 感染导致的稳定性肝硬化患者发生失代偿性肝病的风险

经许可转载，引自参考文献 [410]

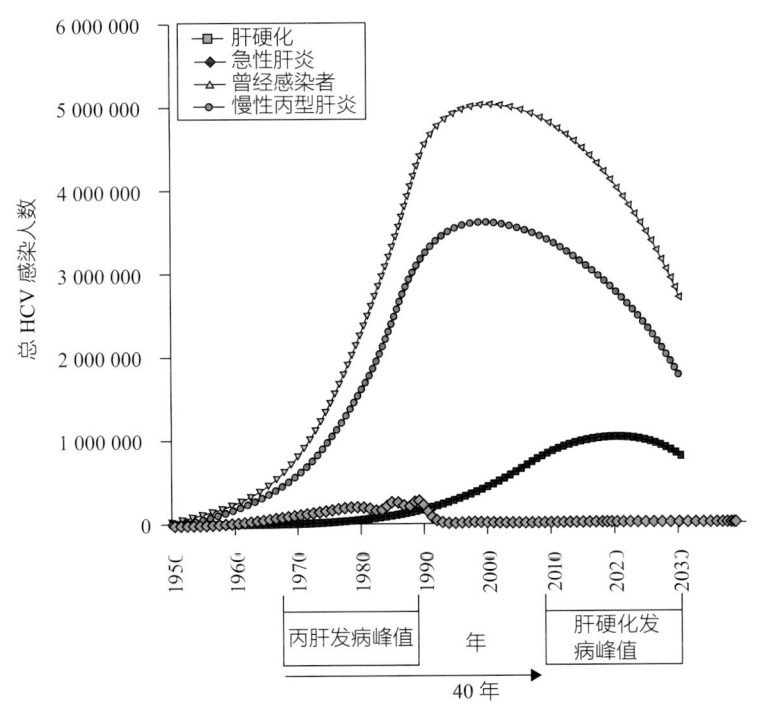

◀图 25-10　估计每年慢性丙型肝炎和肝硬化患者的流行病例

丙型肝炎的流行率高峰是在 2001 年，而肝硬化的患病率预计在 2010—2030 年达到最高

经许可转载，引自参考文献 [260]

角度改变疾病终点，这加强了对 HCV 的诊断和治疗更积极的必要性[261]。事实上，成功的抗病毒治疗对 HCV 的自然史影响很大，特别是对于晚期纤维化和肝硬化患者的全因死亡率和肝病相关的死亡率下降，HCC 和肝移植的病毒清除率下降[416, 417]。

（三）与疾病进展相关的因素

宿主、病毒和环境因素与纤维化和肝硬化的进展有关。在 40 岁之后感染 HCV 与肝损伤的加速进展相关[389, 418]。此外，感染的时间和年龄的增长是肝硬化的危险因素，可能是与老年人肝脏的再生能力的和免疫力下降有关[419]。纤维化的进展不是线性的，一些模型表明纤维化进展的风险随着年龄的增长而增加[420]。与女性相比，男性发生肝硬化和 HCC 的可能性高 2.5 倍[418]。由于这种风险与饮酒和脂指数（BMI）无关，因此雌激素可能对纤维化进展有一定的保护作用[421, 422]。有趣的是，与高加索人相比，非裔美国人发生 HCC 的风险高 3 倍[423]，而其他研究发现非裔美国人组织学进展速度较慢，ALT 水平较低[424, 425]。造成这种差异的原因尚不清楚。一些研究发现肝活检的炎症程度与纤维化进展的速度之间存在关联[426, 427]。肝活体组织

检查发现有中度到重度肝脏炎症的患者的纤维化的进展可能会加速[419]。

无论 HFE 基因型如何，慢性 HCV 感染肝活检的常见发现是铁沉积（见组织学部分）[428]。铁储存和 HFE 突变都与纤维化有关，更具体地说，与发生严重纤维化的风险相关[429–432]。对于那些没有 HFE 突变的患者，铁沉积通常是轻微的，并且可以通过升高的血清铁蛋白水平来反映[433]。包括来自小型纵向研究的观察结果[435]表明，肝脏铁增多也可能导致 HCV 感染中炎症活动和纤维化的进展[433, 434]。慢性 HCV 感染患者在静脉切开术后，组织学活动指数（HAI）改善和氨基转移酶水平降低[436, 437]。肝脏铁可能通过产生氧自由基导致肝损伤。

如组织学部分所述，脂肪变性是慢性 HCV 感染患者肝活检的常见发现，其中大多数患者仅有轻度脂肪变性（< 30%）[438]。从病因学角度和临床意义来看，这一特征都十分重要。基因 3 型的 HCV 感染患者具有病毒相关的脂肪变性，其与 HCV 滴度相关，并且在成功的抗病毒治疗后得到缓解[439]。基因 1 型 HCV 感染患者的脂肪变性与代谢综合征有关。肥胖、糖尿病和胰岛素抵抗（及酗酒）都与慢性 HCV 感染患者的肝脂肪变性有关。有趣的是，

在美国的一项大型研究中，基因 1 型 HCV 感染的非洲裔患者的肝脏脂肪变性的流行率低于高加索人[440]。

肝脏脂肪变性和重叠脂肪性肝炎是慢性 HCV 感染纤维化进展的重要危险因素[398, 441-443]。代谢性脂肪变性可能是肝脏坏死性炎症活动度增加和慢性 HCV 感染纤维化加速的常见辅助因子[398]，并使患者 HCC 的风险增加 2.8 倍[406, 444]。尽管成功的抗病毒治疗可改善病毒介导的脂肪变性，但病毒清除后的代谢性脂肪变性可能持续存在，需要进行纵向研究以更好地理解慢性 HCV 感染的自然病史。在慢性 HCV 感染的情况下，肥胖也是发生 HCC 的代谢性危险因素。在一项对 1431 名 HCV 患者进行长达 10 年随访的研究中发现，发生 HCC 危险程度与 BMI 成正相关，肥胖患者（危险比 3.10）发生 HCC 的风险高于超重患者（风险比 1.86）[403]。同样，即使没有糖尿病，胰岛素抵抗与基因 1 型 HCV 感染的脂肪变性有关[445]。糖尿病和胰岛素抵抗与基因 1 型感染中纤维化的进展密切相关。一个研究团队发现，与无糖尿病的胰岛素抵抗患者（30%）相比，糖尿病患者纤维化进展的可能性是前者的 2 倍（60%）[446]。在以人口为基础的研究中，除去其他因素，糖尿病患 HCC 的风险增加 2~3 倍[407]，这已在慢性 HCV 感染患者中得到证实[405]。

病毒因素也可能改变疾病进展的速度。在 2 个大型回顾性队列研究中发现，HCV 基因 3 型与纤维化加速和 HCC 的发生风险增加有关[447, 448]。但是病毒载量和准种与结果并不一致，与其他病毒或寄生虫共感染也可能影响慢性 HCV 感染的病程（表 25-2）。乙型肝炎病毒与丙型肝炎病毒的双重感染可能导致进展为肝硬化的速度加快，但通常其中 1 种病毒占主导地位[449, 450]。HCV 和血吸虫共感染在埃及很常见，与单纯 HCV 感染相比，其侵袭性更强[451]。在高效抗逆转录病毒治疗（HAART）的时代，终末期肝病已成为 HIV 感染患者的发病和死亡的重要原因，其中慢性 HCV 感染是大多数患者的致病因素[452]。慢性 HCV 感染与 HIV 共感染可能使 HCV RNA 的水平显著升高，并使发生晚期纤维化或肝硬化的风险增加 2~5 倍[453-455]。在一项研究中，HCV、HIV 合并感染患者发生肝硬化中位时间为 26 年（95%CI 22~34 年），而匹配队列的

HCV 单一感染患者发生肝硬化时间为 38 年（95%CI 32~47 年）[456]。衡量艾滋病严重程度的指标也可以用来识别 HCV 进展高风险的患者，如 CD4$^+$T 细胞数目的减少及 HIV 的病毒载量[457-459]。大多数关于 HIV 感染加速纤维化的数据是在 HAART 前收集的。多项研究表明，在 HCV、HIV 合并感染的情况下，HAART 有益于延缓肝病进展，包括降低肝脏相关死亡率[456, 460, 461]。

大量饮酒（＞ 50g/d）与慢性 HCV 患者纤维化的加速和肝硬化的发生有关。在一项纳入超过 15 000 名慢性 HCV 感染患者的 Meta 分析发现，有大量饮酒的慢性 HCV 感染患者肝硬化进展的合并相对风险为 2.33（95%CI 1.67~3.26）[462]。在这项研究中，大量饮酒被定义为 210~560g/ 周或饮用与酒等同的饮料 2.3~5.6 次 /d。有趣的是，HCV 感染和酒精摄入量在 50g/d 时对肝脏的促纤维化作用是两者相加，但当饮酒＞ 125g/d，两者对肝脏纤维化的影响是协同的[463]。轻度或中度酒精摄入对 HCV 感染相关纤维化的影响存在争议性。在一项纳入 800 名接受肝活检的 HCV 感染患者的研究中，将酒精摄入量分为无、轻度、中度或重度。只有那些饮酒＞ 50g/d 与纤维化相关，而较少的饮酒量与纤维化无关[464]。由于缺乏确切的结论将轻度或中度酒精摄入与加速的 HCV 感染纤维化联系起来，因此建议 HCV 患者戒酒或男性每天限制酒精摄入量 2 杯，女性每天限制饮酒 1 杯[327]。除饮酒外，其他外部因素也可能在慢性 HCV 纤维化的进展中起作用。每日使用大麻与肝脏瘢痕的快速形成有关[465, 466]，而日常饮用咖啡可能会降低纤维化进展的风险[467, 468]（表 25-2）。

表 25-2 与慢性丙型肝炎病毒感染疾病进展增加有关的因素

宿主因素	病毒因素	环境因素
• 感染时年纪较大	• 合并 HBV 感染	• 酒精摄入＞ 50g/d
• 感染持续时间	• 合并 HIV 感染	• 经常使用大麻
• 男性	• 基因 3 型	
• 肥胖		
• 肝脏脂肪变性		
• 胰岛素抵抗		
• 肝内铁过量		

（四）肝外表现

尽管慢性 HCV 感染通常被认为是一种肝脏疾病，但有证据表明，这是一种具有多种肝外表现的全身性疾病[469, 470]。可能的相关因素很多，但基于病因学和流行病学数据可证明这些因素与 HCV 感染密切相关（框 25-2）。对于病毒直接介导的肝外并发症，丙肝治疗是缓解症状的首选治疗方法。此外，HCV 感染患者成功接受治疗后的死亡率和生活质量评分表明，丙肝病毒感染确实是一个全身性感染，所有患者都应该考虑接受治疗，因为治疗的益处远远超出了治疗肝脏本身参见丙型肝炎治疗部分）[471,472]。B 淋巴细胞增殖性疾病，包括混合性冷球蛋白血症和非霍奇金淋巴瘤（NHL），是研究 HCV 感染肝外表现的最佳疾病。在慢性 HCV 感染患者中发现的冷球蛋白主要是 Ⅱ 型或 Ⅲ 型混合冷球蛋白。这种形式的冷沉淀的关键组分是单克隆或多克隆 IgM 类风湿因子（RF）和靶向 HCV 病毒抗原的多克隆 IgG[174]。虽然在多达 50% 的慢性 HCV 感染患者中可以检测到冷球蛋白[475]，但只有 5%~10% 的患者表现出与中小血管炎相关的症状。混合性冷球蛋白血症的临床表现是三联征：无力、关节炎和紫癜，通常累及下肢[476]。周围神经症状较常见，也可出现雷诺现象、干燥综合征和膜增生性肾小球肾炎（MPGN）。所有慢性 HCV 感染患者都应该询问是否具有混合性冷球蛋白血症的症状，如果存在，则行冷沉淀比容、类风湿因子检测和尿液分析。

来自慢性 HCV 感染患者肝脏、外周血和骨髓的 B 细胞上的免疫球蛋白重链抗原识别区域的测序表明，B 细胞的寡克隆扩增，特别是在肝脏中，与混合型冷球蛋白血症高度相关[477]。B 细胞的克隆很可能在肝脏中开始扩增并随血液循环到达其他部位。由于混合冷球蛋白血症是由病毒直接介导的，除非多器官受累，否则需要进行常规的抗 HCV 病毒治疗。混合冷球蛋白血症也可与 bcl-2 的重排相关，并且 8%~10% 可能分化成 NHL 中 Frank B 细胞[478]。有趣的是，病毒成功清除后，携带这种突变的 B 细胞会退化[479]。宿主和病毒因素持续激活 B 细胞可能诱导突变，最终导致与 HCV 病毒感染无关的淋巴组织增生性疾病。

框 25-2　肝外表现与慢性 HCV 感染有关

- 免疫相关的肝外表现
- 混合性冷球蛋白血症
- 冷球蛋白血管炎
- B 细胞非霍奇金淋巴瘤
- Sicca 综合征
- 关节痛 / 肌痛
- 自身抗体产生（如冷球蛋白、类风湿因子和抗核蛋白、抗心磷脂、抗甲状腺和抗平滑肌抗体）
- 结节性多动脉炎
- 单克隆丙球蛋白病
- 免疫性血小板减少症
- 炎症相关肝外表现
- 2 型糖尿病
- 胰岛素抵抗
- 肾小球肾炎
- 肾功能不全
- 疲劳
- 认知障碍
- 情绪低落
- 生活质量受损
- 关节炎 / 纤维肌痛
- 心血管疾病（如中风、缺血性心脏病）

经许可转载，引自参考文献 [473]

即使没有显著的混合性冷球蛋白血症的临床表现，HCV 感染也与 B 细胞 NHL[480-482] 及原发性肝淋巴瘤的发生有关[483]。一项纳入 48 项研究的 Meta 分析发现，HCV 感染患者的 NHL 患病率为 15%，而一般人群中 NHL 患病率约为 1.5%[480]。对于低恶性程度的恶性淋巴瘤，通常需要进行抗病毒治疗。另一种 HCV 相关淋巴组织增生性疾病单克隆丙种球蛋白病，通常是 MGUS（单克隆丙种球蛋白病的意义不明），最常见于 60 岁以上的基因 2 型 HCV 患者[484, 485]。

有几种与 HCV 感染相关的皮肤病，包括白细胞破碎性血管炎，这是迄今为止混合性球蛋白血症最常见的表现（图 25-11A）。迟发性皮肤卟啉病（PCT）是一种与肝脏尿卟啉原脱羧酶活性水平降低相关的皮肤病（图 25-11B）。临床特征是光敏性、皮肤脆性和出血的水疱或大疱。散发的 PCT 与慢性 HCV 感染之间存在密切关联[480]。PCT 能被 HCV 感染"触发"，但这似乎并不是病毒的直接结

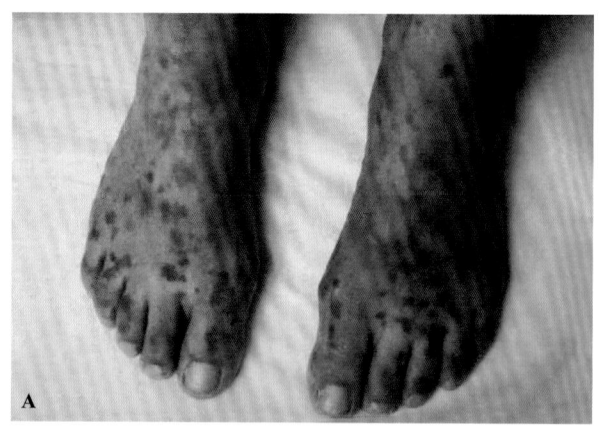

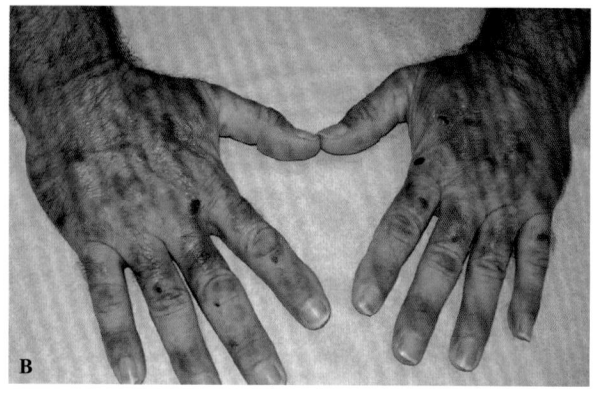

▲ 图 25-11　白细胞破碎性血管炎在冷球蛋白血症（A）和卟啉症（B）中的临床表现

果。铁超载在 PCT 的发病机制中也起重要作用，并且需要检测 PCT 患者的铁水平。同样，静脉切开术应该在抗病毒治疗之前进行，因为许多症状可以在铁水平下降后得到改善，并且利巴韦林诱导的溶血会使疾病加重 [486]。活检中发现扁平苔藓是一种以 CD4+T 细胞为主的皮肤黏膜病。高达 27% 的口腔扁平苔藓患者为 HCV 阳性，并且从黏膜中可分离出 HCV RNA，证明了 HCV 感染与皮肤病具有一定的联系 [487, 488]。坏死性松解性肢端红斑导致手背和足的瘙痒及银屑病样皮肤病变。在一个队列中 30 名坏死性肢端红斑患者全部发现了 HCV 抗体 [489]。一些报道证实抗病毒治疗及缺锌的治疗可以改善皮肤症状 [490]。

多种自身免疫疾病与慢性 HCV 感染有关，包括 Sjögren 综合征、免疫性血小板减少症和炎症性关节病 [470, 491]。建议对这些疾病患者进行 HCV 筛查。应检查慢性 HCV 感染者的甲状腺功能，约 13% 的 HCV 感染患者伴有甲状腺功能减退症，自身抗体检出率为 17%～21% [492]。疲劳、抑郁和神经认知变化是慢性 HCV 感染的常见主诉。通过评分系统验证得到，肝硬化患者的疲劳程度更严重，并随着 HCV 治疗成功而改善 [493]。慢性 HCV 感染患者患抑郁症的可能性是未感染者的 2 倍 [470]。与已经清除 HCV 感染的患者相比，那些组织学表现为轻度 HCV 感染的患者也会出现认知障碍，特别是注意力无法集中和记忆速度降低 [494]。这与抑郁症或药物滥用史无关。慢性 HCV 中经常出现较低的生活质量评分，这与疾病严重程度无关，但幸运的是，治疗成功的患者生活质量得到了改善 [380, 495]。

在慢性 HCV 感染患者中 2 型糖尿病的患病率很高 [496, 497]。虽然可能与老年、肥胖、晚期纤维化和家族史等危险因素作用有关 [497]，但这种关联在某种程度上难以与病毒一致。没有糖尿病的胰岛素抵抗与纤维化进展和高 HCV RNA 有关 [498, 499]。最能说明糖尿病与病毒具有相关性的证据是，随着抗病毒治疗的成功，糖尿病发展的风险降低 [500, 501]。一项大型队列研究表明，与未治疗的对照组相比，HCV 感染组的糖尿病患者和非糖尿病患者治成功疗后，终末期肾病、急性冠状动脉综合征和缺血性卒中的发生率降低 [502]。因此，HCV 感染患者的抗病毒治疗可以降低糖尿病、肾和循环系统疾病的发病率。

十一、组织学

虽然肝活体组织检查不再是我们判断纤维化分期的唯一方式，但它仍然可用于诊断和排除其他肝脏疾病及评估可能影响疾病进展的脂肪变性或铁沉积。

在慢性 HCV 感染的所有组织学特征中，最显著的特征是大量淋巴细胞聚集、脂肪变性和胆管损伤。虽然这些特征在慢性乙型肝炎或自身免疫性肝炎中均可见，但在慢性 HCV 感染患者的活体组织检查中更常见 [438]。大约 60% 的慢性 HCV 感染患者的肝活检组织中可见淋巴滤泡 [438]。

约 55%（40%～70%）的 HCV 感染患者肝脏分期活检提示脂肪变性 [428]。它通常是大泡型并且可分为轻至中度（< 30%），受影响的肝细胞的百

分比随不同的脂肪变性分级而不同。HCV 中脂肪变性的分布可能呈带状，腺泡 1 区或 3 区、全小叶或局灶性脂肪含量增加[428]。在多变量分析中，基因 3 型 HCV 感染和高 BMI 与脂肪变性的程度相关[442, 503, 504]。抗病毒治疗成功后，与基因 3 型 HCV 感染相关的病毒性脂肪变性减少[444, 504]，可能与 HCV 核心蛋白有关[505]。约 5% 的 HCV 感染患者肝活检显示伴有脂肪性肝炎[428]，并且与酒精性和非酒精性疾病中更具侵袭性的纤维化有关[441, 506]。在本教科书的其他部分将进一步讨论脂肪性肝炎的组织学特征，包括 3 区损伤、肝细胞气球样变、Mallory 体和腓肠肌纤维化。

约 25%HCV 感染患者肝活检发现有胆管损伤，包括胆管上皮细胞的肿胀、空泡化和核不规则化[438]。通常以淋巴细胞为主，但有时浆细胞或中性粒细胞也会浸润导管。与原发性胆汁性胆管炎相反，原发性胆汁性胆管炎可导致胆管发育不良，但在慢性 HCV 感染时胆管不会被破坏。

针对慢性 IICV 提出了多个分期系统，其定义和评分略微不同，但原则是相同的。通常，肝活体组织检查的分级反映了肝脏炎症活动度。分期则侧重于评估纤维化，范围为无纤维化至肝硬化。一旦发生肝硬化，就必须使用 MELD 或 Child–Pugh 等临床量表来评估疾病状态。肝活检仍然是确定无肝硬化肝脏纤维化分期的金标准，但它是有创的，且存在取样误差，费用昂贵。纤维化的无创检测应用广泛，包括直接生物标志物、瞬时弹性成像和两者结合，在两者结果一致时能够确认 95% 的 F3 或 F4 纤维化[507]。

Metavir 评分是目前临床使用最广泛的分级和分期方法[508]。这是最简单的，但是分期的准确性很大程度上依赖于足够的标本和病理医师丰富的阅片经验[509]。小于 2cm 组织的活检可能会导致纤维化评分被低估[510, 511]。Ishak 纤维化评分量表将肝硬化分为不完全肝硬化和明确的肝硬化，这在临床中很实用[512]。

大多数肝脏炎症评估系统将炎症分为门静脉、汇管区（界面性肝炎）、小叶和局灶性炎症。还对肝细胞坏死或融合坏死进行了评估[428]。Knodell 组织学活动指数 HAI[513] 和 Ishak 改良的 HAI[512] 是最常用的临床半定量评估炎症和纤维化的方法。大多数患者仅有轻度炎症改变，中度或重度的炎症改变与纤维化的进展有关[426, 427]。通常治疗对炎症活动（分级）的影响最大，成功的抗病毒治疗与纤维化评分（分期）的改善相关。配对肝活体组织检查的大型研究发现，成功清除病毒的患者中，88% 的患者纤维化趋于稳定 / 改善，64% 的患者肝硬化消退[514]。

无论 HFE 基因型如何，铁染色增强是慢性 HCV 感染的常见表现，约 40% 的患者肝活体组织检查中可见这一表现[428, 434]。肝脏铁沉积也可能导致 HCV 感染中的坏死性炎症变化（更高级别）和进行性纤维化[433, 434]。肝硬化也常常可见到铁染色。慢性 HCV 感染患者，尤其是男性患者，采用静脉切开术可以改善 HAI[436, 437]。除铁染色外，一些病理学家对肝活体组织检查的标本定期进行过碘酸希夫反应（PAS/D）染色。大多数有 PAS/D 染色小球的患者未发现异常的 α_1- 抗胰蛋白酶[515]。在慢性 HCV 感染的情况下，即便是杂合子 α_1- 抗胰蛋白酶缺乏症（PI * Z）的患者也可能发展为进行性肝损伤[516, 517]。

纤维化淤胆性肝炎（FCH）是一种侵袭性很强的肝炎，见于肝移植后两型肝炎复发的少数患者。虽然不常见，但它的发病率和死亡率很高并且组织学表现与慢性 HCV 感染的组织学特征不同。FCH 的组织学特征包括明显的胆汁淤积、肝细胞膨胀和细胞周围纤维化[518]。重要的是要认识到 FCH 的早期特征，因为这可能是在移植物功能失调之前进行干预的唯一时间。HCV 复发的首个表现是胆汁淤积，很快发生纤维化（几周内），之后两者继续恶化[519]。早期纤维化由细微的细胞周围带组成，并逐渐延伸直到形成经典的可辨别的纤维化。FCH 通常在晚期纤维化中很明显，但胆汁淤积和早期窦状纤维化的微妙改变很容易被忽视。已经提出一种新的肝窦纤维化评分系统和胆汁淤积评分系统来辅助诊断[519]。

使用常规免疫组织化学和原位杂交的方法难以确定慢性丙型肝炎中受感染肝细胞的比例和分布。Liang 及其同事使用带荧光的双光子显微镜和半导体量子点荧光探针观察到来自患者肝脏样本的核心蛋白和 NS3 蛋白及 dsRNA[520]。有趣的是，在 HCV

RNA 水平为 10^5 U/ml 或更高的患者中，受感染的肝细胞有 7%～20%。感染的细胞聚集成簇，这表明病毒可以在细胞间传播。病毒复制的产物双链 RNA 在细胞簇中心的细胞内更加丰富，在外周的细胞含量较少，与近期感染时的外周细胞一致。

十二、丙型肝炎的治疗

自 1989 年发现丙型肝类病毒以来，在建立慢性丙型肝炎的有效治疗方面取得了快速进展。最初，普通干扰素治疗的持续病毒学应答（SVR）率为 5%～10%（大约 1991 年），普通干扰素与利巴韦林联合使用时可达 40%（约 1998 年）。干扰素修饰（聚乙二醇化）以改善其药代动力学并允许每周 1 次的皮下注射进一步增加 SVR 的发生率（大约 2001 年）。当聚乙二醇干扰素、利巴韦林与 DAA（三联疗法）联合使用时，基因 1 型感染患者的 SVR 率再次增加至 70% 以上（大约 2011 年）。自 2014 年以来，基于干扰素的疗法基本上被全口服 DAA 取代，口服药物联用是目前几乎所有基因型丙型肝炎患者的标准治疗方案。值得注意的是，几乎所有慢性丙型肝炎患者亚型的 SVR 率均超过 95%（图 25-12）。

（一）基于干扰素的 HCV 治疗的历史观点

1986 年，在发现丙型肝炎病毒前几年，美国国立卫生研究院的 Hoofnagle 及其同事发表了第一份成功治疗非甲非乙型肝炎的报道[521]。10 名患者接受重组人干扰素 –α 治疗，剂量为 50 万～500 万 U，持续 4～12 个月。大多数患者在治疗期间血清氨基转移酶迅速下降，而在长期治疗患者中则明显恢复正常。在一些患者中，肝脏组织学表现也发生改善。一项非干预的队列研究表明使用干扰素可以让非甲型、非乙型肝炎患者得到临床缓解，为进行更全面的干扰素治疗慢性丙型肝炎的研究提供了理论依据。

Davis 及其同事[522] 发表了一项大型的安慰剂对照试验，该试验将患者随机分为用干扰素 α–2b 100 万或 300 万 U 治疗组或安慰剂治疗组，每周用药 3 次，治疗 6 个月。在用 300 万 U 治疗的患者中，46% ALT 恢复正常，而用较低剂量治疗的患者仅有 28%。在肝活体组织检查标本中也观察到门静脉和小叶炎症的显著减少。然而，51% 的有初始生化反应的患者在停止治疗后出现复发。这项具有里程碑意义的研究证实，慢性丙型肝炎患者可以从干扰素治疗中获益，但在开发新的治疗方法之前，复发风险高仍然是一个挑战。

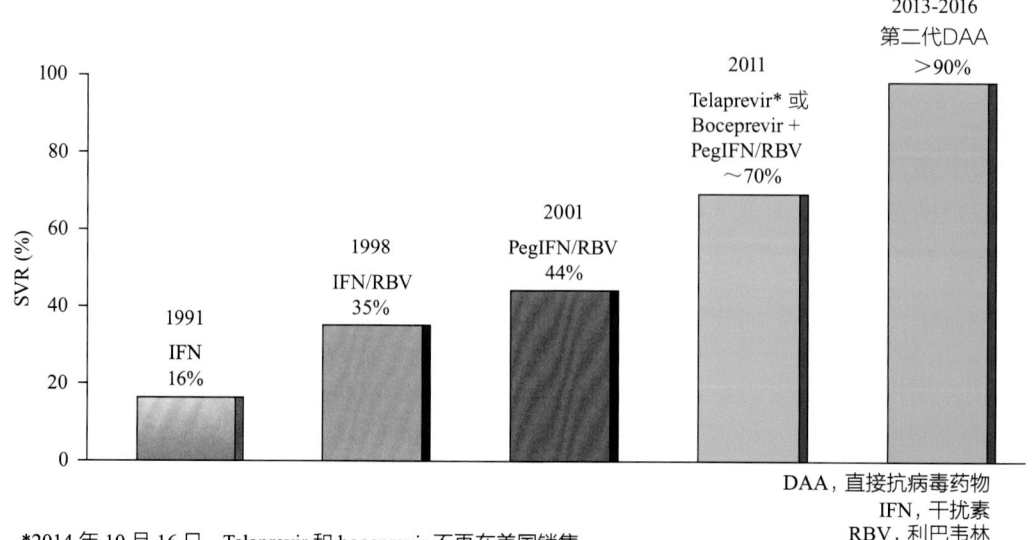

*2014 年 10 月 16 日，Telaprevir 和 boceprevir 不再在美国销售

▲ 图 25-12　丙型肝炎病毒治疗的持续病毒学应答（SVR）的演变
IFN. 干扰素；RBV. 利巴韦林；peg IFN. 长效 IFN；DAA. 直接抗病毒药物

在干扰素 α-2b 治疗非甲非乙型肝炎的另一项早期对照试验中，抗 -HCV 抗体阳性患者[523]用干扰素 α-2b 300 万 U 治疗 6 个月，然后随机分为停止治疗，或在相同或更低剂量下再继续治疗 12 个月。在使用较高剂量的干扰素治疗 18 个月的患者中，22% 在停止治疗后血清 ALT 维持正常，而治疗持续时间较短的患者仅维持约 10%。与此时代的大多数研究一样，该方案是在常规 HCV RNA 检测可用之前启动的，这不是一个预期的终点。对可获得冰冻血清的一小部分患者进行回顾性分析得出某些患者可以 HCV RNA 转阴。同样，这项研究为一些课题提供了见解，这些课题将成为优化干扰素治疗方案的重要尝试，干扰素治疗持续时间越长，应答率越高，复发的可能性越小，并且证明可以清除血清中的 HCV RNA。

随后的一系列干扰素研究进一步证实了这种药物在治疗丙型肝炎中的重要性。到 1999 年，一项 Meta 分析报道已经进行了超过 70 项干扰素治疗慢性丙型肝炎的随机对照试验[524]。重要的是，后来的研究已经开始测量血清中的 HCV RNA，其持续阴性将成为抗病毒治疗的终期结果。总的来说，这些试验表明，约 17% 的干扰素治疗患者在停止治疗后至少 6 个月内 HCV RNA 仍然阴性，定义为 SVR。此外，基因 1 型患者的 SVR 率低于非基因 1 型[524]。

（二）利巴韦林联合治疗之路

丙型肝炎治疗的一个重大进步是认识到利巴韦林是一种不太知名的药物，具有抗广谱 RNA 和 DNA 病毒（包括黄病毒科）的抗病毒活性，当与干扰素 α-2b 联合使用时，可显著提高 SVR 率[525]。利巴韦林是最初用于治疗新生儿呼吸道合胞病毒的鸟苷核苷类似物[526]。自从利巴韦林治疗丙型肝炎的临床效用得到了认可，已经提出了几种假定的作用机制。Feld 和 Hoofnagle[527]及 Chung 等[528]在评述中详细阐述了这些理论和支持性证据。

- 当利巴韦林三磷酸通过病毒 RNA 聚合酶结合到病毒 RNA 中时，利巴韦林可以通过充当链终止剂而直接抑制 HCV 复制。然而，需要高浓度的利巴韦林（临床未能达到）来证明这种活性[529]。

- 利巴韦林可以作为肌苷 - 磷酸脱氢酶（IMPDH）的抑制剂。以这种方式耗尽鸟苷三磷酸从而阻止病毒 RNA 合成。有趣的是，这一概念已经在聚乙二醇干扰素和利巴韦林联合霉酚酸酯（一种 IMPDH 抑制剂，用作移植免疫抑制药）治疗的患者中进行了临床试验。没有观察到霉酚酸酯对病毒抑制的累加效应[530]。

- 利巴韦林可能增加天然突变的速率，导致 HCV RNA 缺陷，降低 HCV RNA 复制的能力。这与用利巴韦林降低丙型肝炎患者的突变频率的研究结果自相矛盾[527, 528]。

- 利巴韦林可能通过改变不同类型的 $CD4^+T$ 细胞反应之间的平衡而具有免疫调节活性，可能有利于持续的病毒学清除[527, 528]。

- 利巴韦林可以增强干扰素 - 信号转导基因的调节。

无论作用机制如何，利巴韦林都已被证实是干扰素联合治疗的关键组分，并且有趣的是，对于某些全口服 DAA 方案的 SVR 优化仍然是重要的，这将在后面讨论。

（三）利巴韦林单药治疗可改善 ALT，但对 HCV RNA 的影响可忽略不计

利巴韦林的可用性催生了一系列评估利巴韦林作为治疗慢性丙型肝炎的单一药物的研究。在 2 项仅用利巴韦林 1200mg/d 治疗 12 个月的患者中，35%～40% 的患者血清氨基转移酶降至正常或接近正常。在治疗结束时肝活体组织检查中也发现了坏死性炎症的活动度得到了改善[531, 532]。然而，这些结果很少持续，并且一旦停用利巴韦林，大多数患者的血清 ALT 恢复到基线值。尽管有其他临床改善措施，但 HCV RNA 水平保持不变，随后的研究表明，当使用高精度 HCV RNA 检测时，利巴韦林可使 HCV RNA 降低 0.5 log[533]。这些研究表明利巴韦林单药治疗慢性丙型肝炎没有作用。

（四）利巴韦林与干扰素组合可显著改善抗病毒反应

利巴韦林单一疗法试验的结果基本为阴性，但

出乎意料的是，与单用干扰素相比，将利巴韦林与干扰素联合使用可以显著改善预后。Brillanti 及其同事在 1994 年进行的一项小型试点研究中首次报道了利巴韦林可以改善预后[525]。之前未对干扰素产生应答的患者被随机分配到用干扰素联合利巴韦林或单用干扰素组治疗。值得注意的是，联合干扰素和利巴韦林治疗的患者在治疗中断后 9 个月时检测不到 HCV RNA，而干扰素治疗组则没有此表现[525]。

1998 年发表的 2 项开创性研究证实了这一初步报道，并建立了联合治疗作为所有慢性丙型肝炎患者的治疗标准[534]。McHutchison 及其同事[534] 将 900 多名患者随机分配到单用干扰素 α-2b 或干扰素 α-2b 联合利巴韦林（1000~1200mg/d）治疗 24 或 48 周。联合治疗组 24 和 48 周的 SVR 率分别为 31% 和 38%，而干扰素治疗组仅为 6% 和 13%。即使接受联合治疗，基因 1 型患者的 SVR 率也显著降低：24 周为 16%，48 周为 28%。无论治疗时间长短，基因 2 型或 3 型的患者中 SVR 率近 70%[534]。在另一项研究中，干扰素和利巴韦林治疗 48 周的患者的 SVR 率为 43%[535]。

（五）用聚乙二醇化修饰干扰素改善了药代动力学

最初用于治疗慢性丙型肝炎的普通重组干扰素 α 的半衰期较短，为 6h，每周需要多次给药[536, 537]。将干扰素用无活性的聚乙二醇（PEG）修饰改善了药代动力学参数，使得给药可以延长至每周 1 次。FDA 于 2001 年批准聚乙二醇干扰素 α-2b，于 2002 年批准聚乙二醇干扰素 α-2a，两者与利巴韦林联合使用已成为 HCV 的治疗标准十多年，直至引入 DAA。

（六）聚乙二醇干扰素与利巴韦林联合可提高持续病毒学应答率

聚乙二醇干扰素 α-2b 和聚乙二醇干扰素 α-2a 的临床试验分别于 2001 年和 2002 年报道[538, 539]。曼斯等[539] 将超过 1500 名患者随机分入每周 1 次皮下注射不同剂量聚乙二醇干扰素 α-2b 组和每周 3 次给予标准干扰素 α-2b 治疗组，治疗 48 周。所有患者均联用 1000~1200mg/d 利巴韦林。总体而言，SVR 为 47%~54%，表明较高剂量的聚乙二醇干扰素更有效。在基因 1 型患者中，高剂量聚乙二醇干扰素的 SVR 率为 42%，而低剂量聚乙二醇干扰素为 34%，普通干扰素组为 33%。正如预期的那样，基因 2 型或 3 型患者应答更好，SVR 率高达 82%。几种预处理特征与 SVR 相关，包括非基因 1 型、较低的基线病毒载量、较轻的体重、较小的年龄和不存在肝硬化。利巴韦林剂量（mg/kg）是决定治疗结果的重要因素。因此，对于所有剂量组和基因型，每天接受利巴韦林大于 10.6mg/kg 的患者具有更高的 SVR 率[539]。

Fried 和同事[538] 比较了 3 种治疗方案的疗效：单用聚乙二醇干扰素 α-2a 或与利巴韦林 1000~1200mg/d 联用或普通干扰素和利巴韦林联合使用。聚乙二醇干扰素 α-2a 联合利巴韦林治疗组的总体 SVR 最佳，为 56%，而普通干扰素联合利巴韦林治疗组为 44%，单用聚乙二醇干扰素仅为 29%。基因 1 型患者的 SVR 率分别为 46%、36% 和 21%，而在聚乙二醇干扰素 α-2a 联合利巴韦林治疗的患者中，基因 2 型或 3 型的患者 SVR 率为 76%。非基因 1 型、年龄小于 40 岁、体重 75kg 或更低 3 种因素与病毒学应答独立相关[538]。

随后的Ⅲ期研究通过不同的利巴韦林给药剂量和治疗持续时间，对基因 1 型、2 型和 3 型的患者进行比较[540]。结果证实，基因 1 型患者需要更高剂量的利巴韦林（1000~1200mg/d），持续 48 周。一旦治疗停止，那些治疗 24 周或仅用 800mg/d 利巴韦林治疗的患者复发的机会更高。相比之下，基因 2 型或 3 型的患者无论用药持续时间长短或利巴韦林给药剂量如何，应答均同样良好，这表明只用 800mg/d 的利巴韦林治疗 24 周就足够了[540]。

（七）精炼治疗方案以优化反应

上述试验确定了聚乙二醇干扰素联合利巴韦林治疗慢性丙型肝炎的疗效。随后对这些数据的分析和额外的研究试图进一步完善治疗方法，以最大限度地提高应答率，同时最大限度地减少药物暴露引起的不良反应。以干扰素为基础的 HCV 治疗方案的重要发现总结如下。

- 在干扰素治疗期间患者清除 HCV RNA 的速度对随后的治疗结果具有重要意义[541]。在治疗的前 12 周内未能实现 HCV RNA 显著降低的患者最终达到 SVR 的可能性极小，并且建议在治疗 12 周时停止无效治疗[542]。相反，在第 4 周治疗中检测不到 HCV RNA 的患者获得 SVR 率最高（超过 90%），并且在一些基因 1 型患者中可使用该信息将治疗持续时间缩短至 24 周[543-545]。该信息还提供了聚乙二醇干扰素联合利巴韦林治疗时加入 DAA 缩短治疗时间及全口服 DAA 方案的理论依据。

（八）干扰素联合利巴韦林的不良反应

尽管已证实有效，但经皮下注射的聚乙二醇干扰素联合利巴韦林治疗的不良反应限制了其广泛使用。聚乙二醇干扰素具有许多全身性不良反应，如流感样症状（低热、肌痛、关节痛），这在联合抗病毒治疗的前几周最常见，通常可用解热镇痛药治疗。失眠、头痛和胃肠道症状（恶心、呕吐、腹泻）也很常见，可能需要对症治疗。使用聚乙二醇干扰素制剂时，注射部位发生的反应通常是轻微的。聚乙二醇干扰素还诱导骨髓抑制，导致中性粒细胞减少和血小板减少。接受聚乙二醇干扰素治疗的患者中，高达 26% 的患者可能出现新发抑郁症，这是最常见的停药原因[546]。许多患者在治疗期间需要抗抑郁药来控制抑郁症和其他神经精神症状。聚乙二醇干扰素不太常见的不良反应包括甲状腺功能障碍（约 10%）、眼部异常（棉毛斑、视网膜出血和视网膜静脉血栓形成）和间质性肺炎[547]，这可能危及生命，需要立即停止用药。利巴韦林对聚乙二醇干扰素联合治疗的成功至关重要，并且在全口服 DAA 方案中也起着重要作用，这将在后面讨论。联用聚乙二醇干扰素时，利巴韦林给药的临界阈值约为 11mg/（kg·d），给药剂量低于该水平与基因 1 型患者的应答率低相关，而利巴韦林给药剂量为 13~15mg/kg 时，似乎是最佳疗效与较高剂量下发生溶血性贫血之间的最佳平衡[539]。

利巴韦林通过核苷（平衡硝基苄基硫代肌苷敏感）转运蛋白高度浓缩在红细胞中，在几乎全部患者中诱导血管外溶血[548]。溶血的机制与红细胞 ATP 储备的消耗和红细胞膜的氧化损伤的易感性增加有关[549]。聚乙二醇干扰素通过骨髓抑制也可导致贫血。联合治疗期间血红蛋白平均降低 2.5g/dl，但降低范围很广，高达 25% 的患者可能发生严重贫血（血红蛋白 < 10g/dl）[538, 539, 550]。有趣的是，标准剂量利巴韦林治疗时也可能发生严重贫血，这可能是给药充分的药效标志物，并且与更高的 SVR 相关[551]。在联合抗病毒治疗时，严重的贫血会导致疲劳、全身乏力和生活质量下降。

利巴韦林在治疗的第 4 周至第 6 周达到稳定的血清浓度，这与贫血的进程相一致。因此，在治疗的前几周定期监测贫血相关指标对于早期识别严重贫血非常重要。利巴韦林减量是其诱导的贫血治疗的基础。促红细胞生成素 α 可有效减轻利巴韦林诱导的溶血，改善严重贫血患者的生活质量[552, 553]。虽然促红细胞生成素 α 对严重贫血有辅助治疗作用，但这些药物目前还未经监管机构批准可用于治疗利巴韦林诱导的贫血。此外，因为红细胞生成因子可能会诱导红细胞再生障碍性贫血，所以其使用受到限制，并且当促红细胞生成素 α 导致血红蛋白值增加超过 12g/dl 时，会有血栓形成的风险[554]。

采用聚乙二醇干扰素和利巴韦林治疗的患者的 GWAS 已经鉴定出肌苷三磷酸酶基因的突变体，其可保护患者不发生利巴韦林诱导的溶血[555, 556]。具有 2 种与肌苷三磷酸酶缺乏相关的基因多态性的患者发生贫血的概率较低，贫血相关利巴韦林剂量减少率也较低。

（九）*IL28B* 基因型可预测干扰素治疗的治疗效果

干扰素治疗在治疗效果方面的一个令人困惑的方面存在种族和民族的差异，这是环境或病毒因素无法解释的。非洲裔美国人对干扰素治疗的 SVR 率最低（非洲裔美国人为 28%，而白种人为 52%），而东亚人采用该治疗方案的治愈率最高[546, 557]。

Ge 及其同事在 IDEAL 研究中，从聚乙二醇干扰素和利巴韦林治疗 1100 多名患者的 GWAS 中确定了最重要的预处理宿主因子[118, 558]。研究人员在

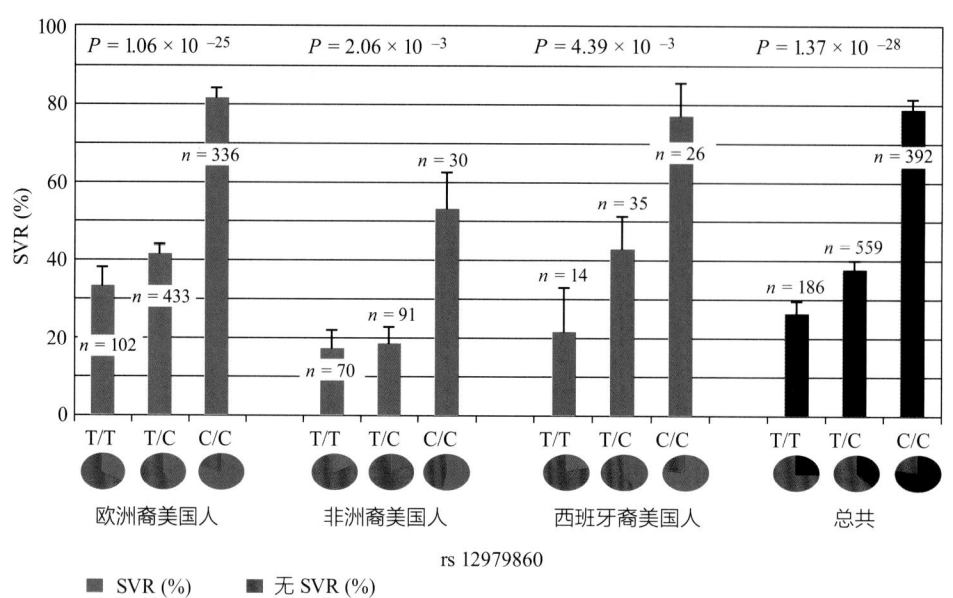

▲ 图 25-13　*IL28B* 基因型与持续病毒学应答（SVR）的可能性；CC 基因型最有利治疗效果

经许可转载，引自参考文献 [118]

编码 IFN-λ 3 的 *IL28B* 基因上游 19kb、3kb 染色体上鉴定出单核苷酸多态性（rs12979860），其与 SVR 密切相关。具有有利 CC 基因型的患者 SVR 的可能性是 TT 或 CT 基因型患者的 2 倍（图 25-13）。具有 CC 等位基因的欧洲裔美国人的 SVR 约为 80%，而基因型 CT 或 TT 的患者，SVR 率分别约为 40% 和 35%。当和已知的与治疗反应相关的其他预处理因素（如基线病毒载量、肝纤维化程度和种族）进行比较时，*IL28B* 基因型的影响仍然是最大的。

有趣的是，在非洲裔美国患者中发现了相似的相关性，然而，与欧洲裔美国人相比，非洲裔美国人的 SVR 绝对率仍然较低，即使是那些具有有利 CC 基因型的人。本研究中进一步分析表明，C 等位基因的频率在不同的种族群体中存在差异。非洲裔美国人最不可能拥有 C 等位基因，而东亚人出现 C 等位基因的频率最高。因此，*IL28B* 基因型似乎在干扰素治疗应答的种族差异中占很大比例（约为 50%），尽管其他因素仍有待阐明 [118]。

如前所述，*IL28B* 基因型和治疗效果相关的机制仍然只是推测 [559, 560]。一些研究评估了 *IL28B* 与肝组织和外周血单核细胞中干扰素信号基因表达之间的关系 [561, 562]。有趣的是，研究显示 ISG 的肝内表达与 *IL28B* 基因型相关，其中具有有利应答 *IL28B* 基因型的患者的 ISG 基线表达较低，这可能影响抗病毒治疗的治疗效果。*IL28B* mRNA 在肝组织中的表达与 *IL28B* 基因型无关。相反，另一项评估肝内 ISG 表达的研究指出，*IL28B* 多态性和肝内 ISG 的表达可能是抗病毒治疗效果的独立预测因子 [563]。Darling 及其同事最近的一项研究提出 *IL28B* 与 ISG 之间关系的其他见解 [564]，证明血清干扰素 -γ 诱导蛋白（IP-10）是评估干扰素治疗反应性的标志，可显著增强 *IL28B* 基因型的可预测性，特别是对于非 CC 基因型的患者。该研究中的 IP-10 水平也可能与 *IL28B* 基因型无关 [564]。

最近，O'Brien 的团队描述了另一种新型变体 [119] IFN-λ 4，在前面已经讨论过，它与慢性丙型肝炎患者的自发清除和治疗反应有关 [565]。对该蛋白质的进一步研究表明，IFN-λ 4 诱导 STAT1 和 STAT2 磷酸化并在肝癌细胞中产生抗病毒应答 [119]。

一项商用的 *IL28B* 基因分型试验的结果有助于预测干扰素治疗的应答效果。然而，*IL28B* 基因分型在临床中的重要性随着三联疗法的出现而减少，其中聚乙二醇干扰素和利巴韦林加入 DAA 的疗法在很大程度上克服了不利 *IL28B* 基因型的负面影响 [566]。同样，*IL28B* 基因分型对高效的口服 DAA 治疗效果的预测价值可忽略不计，*IL28B* 和 IFN-λ 4 多态性与 NS5A 耐药相关多态性相关，这可能会影响治疗的效果 [567, 568]（见后文）。

（十）直接抗病毒药物改变丙型肝炎患者的治疗

2 项相隔数年的研究表明 DAA 可有效治愈丙型肝炎。2003 年发表的研究表明大环 NS3 蛋白酶抑制药——BILN-2061，对基因 1 型患者的 HCV RNA 病毒具有显著的抑制作用，具有里程碑意义。每天口服 2 次 BILN-2061，共治疗 48h 后，大多数患者的 HCV RNA 水平低于检测下限[569]。在停止治疗后 1 周内，病毒载量逐渐恢复到治疗前的水平。然而，动物毒理学研究证明在给药超过 4 周时存在心脏毒性，所以停止了该化合物的开发。然而，已经证实，NS3 蛋白酶抑制药可能是慢性丙型肝炎的有效抑制剂。

该研究的报道引起大量针对 HCV 复制的不同方面的多类药物的开发。已经在研究中合成并在人体测试了数十种 DAA，取得了不同程度的成功。一些药物现在已经在临床常规使用，而许多其他药物由于功效或安全性问题而无法投入临床应用。最早的新型 DAA 研究将单一的 DAA 与聚乙二醇干扰素和利巴韦林联用，形成"三联疗法"，与单用聚乙二醇干扰素和利巴韦林治疗相比，获得 SVR 的概率更高。这些研究报道是研究 DAA 安全性和有效性的基础，然后在此基础上开始研究多类 DAA 的联合治疗，创建了第一个用于治疗丙型肝炎的全口服治疗方案。

一项 2012 年开展的影响深远的研究中，Lok 和他的同事为联合治疗提供了第一个直接证据，即 2 类 DAA 的联合治疗，不加入干扰素，能完全治愈丙型肝炎[570]。在一项小型 Ⅱa 期研究中，用蛋白酶抑制药阿那匹韦和 NS5A 抑制药达卡他韦治疗 24 周，36%（4/11）的患者实现 SVR。这些结果使研究人员和监管机构迅速采取全口服治疗方案，为慢性丙型肝炎患者提供近乎普遍的治疗方案。

（十一）蛋白酶抑制药三联疗法

2011 年，首批蛋白酶抑制药特拉匹韦和波普瑞韦被批准与聚乙二醇干扰素和利巴韦林联合使用。这种三联方案在 Ⅲ 期临床试验证明是非常有效的，HCV 基因 1 型感染的患者接受三联治疗的 SVR 率为 65%～70%。显著高于接受聚乙二醇干扰素和利巴韦林治疗的对照组受试者[558, 571-573]。在广泛的患者群体中，包括未接受治疗的患者、曾经接受过治疗的肝硬化患者和肝移植后的患者，三联治疗方案均表现出有利的作用。以干扰素为基础的治疗的种族差异在一定程度上，得到了削减，在使用三联疗法的非洲裔美国人患者中，SVR 增加超过 50%。

除改善 SVR 外，大多数患者可以将疗程缩短到 24 周，这最大限度地减少了早期治疗方案相关重大不良事件的发生和复杂的 8h 给药方案。与三联治疗方案相关的大多数不良事件可归因于聚乙二醇干扰素和利巴韦林的常见的不良反应[550]。然而，一些不良事件因为添加蛋白酶抑制药而加剧，并且还报道了这一新的治疗方案特有的突发事件。据报道，接受该治疗方案时可能会出现更严重的贫血症，特拉匹韦联合波普瑞韦的三联治疗方案通常需要减少利巴韦林的剂量，并使用红细胞生成素 α 进行辅助治疗，甚至可能需要输血[574]。使用特拉匹韦三联治疗方案时可能会出现皮肤反应，如个别的瘙痒或更严重的表现（即弥漫性皮疹，包括 Stevens-Johnson 综合征和 DRESS），多达 7% 的患者因皮肤的症状而停用特拉匹韦。在三联疗法推出后不到 3 年，特拉匹韦联合波普瑞韦被毒性较小的具有更广泛的抗病毒活性的 DAA 取代。

1. 三联疗法为全口服治疗方案铺平了道路

2013 年 11 月，2 种三联疗法在 1d 之内被批准。NS3 蛋白酶抑制药西咪匹韦每日 1 次，与聚乙二醇干扰素和利巴韦林联合使用，在基因 1 型患者中 SVR 率达到约 80%，与波普瑞韦和特拉匹韦相比，西咪匹韦安全性更高[122, 575]。一个重要的发现，常见的天然突变体 Q80K 对西咪匹韦具有耐药性，并且在基因 1a 型患者中 SVR 降低（没有 Q80K 的 SVR 率为 84%，有 Q80K 的 SVR 率为 58%）。

索非布韦是一种每日 1 次服用的核苷类似物，已经证明对所有 HCV 基因型均有效，不易发生耐药，并且相当安全。当与聚乙二醇干扰素和利巴韦林联合使用时，基因 1～4 型的患者报道的 SVR 率约为 90%[576, 577]。

这些药物的同时批准为每日口服 1 次 2 种不同类别 DAA 的联合治疗成为可能。在一个使用西咪匹韦和索非布韦治疗初治和经治的基因 1 型 HCV 感染患者（有或没有肝硬化）的小型Ⅱb期研究中[578]，SVR 率为 92%～94%，报道的不良事件很少。西咪匹韦联合索非布韦成为第一个全口服治疗慢性丙型肝炎的方案，甚至在监管机构批准之前就已经成为处方药物。随后的Ⅲ期临床试验（OPTIMIST-1 和 OPTIMIST-2）及常规临床实践经验证实该方案在基因 1 型患者中的有效性和安全性[579, 580]。从这时开始，全口服方案已经成为慢性丙型肝炎患者的首选治疗方法，几年后真正的泛基因型 DAA 时代才来临。

2. 直接抗病毒药物治疗方案的一般原则

多种 DAA 方案用于治疗慢性丙型肝炎几乎可以完全治愈，其他方案也可能在未来 1～3 年内获得批准。最近的一项系统回顾总结了目前获得许可的全口服 DAA 药物的Ⅲ期临床试验报道的 SVR 率（图 25-14）。与聚乙二醇干扰素和利巴韦林治疗相比，使用 DAA 进行抗病毒治疗的绝对禁忌证很少，

这证明其具有显著的安全性和疗效。妊娠或考虑妊娠的患者应推迟抗病毒治疗或延迟妊娠直到 HCV 治愈后，以减少母婴传播的风险。此外，对患有严重并发症或预期寿命缩短的患者，HCV 感染的治愈对患者的生存无明显益处。这些情况应单独评估。

现有证据表明，各种方案的选择、治疗的持续时间和是否加入利巴韦林取决于几个因素：① HCV 基因型 1a vs. 1b vs. 非基因 1 型；②聚乙二醇干扰素 / 利巴韦林经治 vs. 含 DAA 治疗方案的经治；③肝硬化的存在和肝病的严重程度 [Child-Pugh A 级（CP-A）vs. CP-B 或 CPC]；④药物间的相互作用；⑤肾功能；⑥基线耐药性相关突变体（RAV）的存在。

为具有这些特征的 HCV 感染患者选择最佳治疗方案的细微差别在本章不作详述。此外，慢性丙型肝炎新临床试验和新药开发导致治疗建议的动态改变速度是前所未有的和动态的。因此，读者应该

研究代号	治疗方案	治疗时间	肝硬化状态	治疗史	患者数	效应量（95%CI）
C-EDGE	GZP/EBV	12 w	伴或不伴	初治	1153	92 (86, 96)
PEARL-III	PTV/r+ OBV+ DAV+ RBV	12 w	不伴	经治	12 w	97 (94, 100)
	PTV/r+ OBV+ DAV+ PLAC	12 w	不伴	经治	12 w	90 (87, 94)
SAPPHIRE-I	PTV/r+ OBV+ DAV+ RBV	12 w	不伴	经治	12 w	96 (93, 99)
OPTIMIST-I	SOF+ SIM	8 w	不伴	Both	12 w	97 (87, 100)
	SOF+ SIM	12 w	不伴	Both	12 w	97 (93, 100)
ION-1	LDV/SOF	12 w	伴或不伴	初治	12 w	99 (96, 100)
	LDV/SOF+ RBV	12 w	伴或不伴	初治	12 w	100 (97, 100)
	LDV/SOF	24 w	伴或不伴	初治	12 w	100 (97, 100)
	LDV/SOF+ RBV	24 w	伴或不伴	初治	12 w	100 (97, 100)
ION-2	LDV/SOF	12 w	伴或不伴	经治	12 w	95 (88, 99)
	LDV/SOF+ RBV	12 w	伴或不伴	经治	12 w	95 (89, 99)
	LDV/SOF	24 w	伴或不伴	经治	12 w	99 (94, 100)
	LDV/SOF+ RBV	24 w	伴或不伴	经治	12 w	99 (94, 100)
ION-3	LDV/SOF	8 w	不伴	初治	12 w	93 (88, 97)
	LDV/SOF+ RBV	8 w	不伴	初治	12 w	92 (87, 96)
	LDV/SOF	12 w	不伴	初治	12 w	95 (90, 98)
ASTRAL-I	VEL/SOF	12 w	伴或不伴	Both	12 w	98 (95, 99)
	VEL/SOF	12 w	伴	Both	12 w	100 (93, 100)
	VEL/SOF	12 w	不伴	Both	12 w	97 (94, 99)
	VEL/SOF	12 w	伴或不伴	初治	12 w	97 (92, 99)
	VEL/SOF	12 w	伴或不伴	经治	12 w	100 (95, 100)

A

▲ 图 25-14　A. 基因 1a 型中所有口服直接作用抗病毒（DAA）方案的持续病毒学应答（SVR）率

GZP/EBV. 格佐匹韦 / 艾尔巴韦；SOF+ SIM. 索非布韦 + 西咪匹韦；LDV/SOF. 雷地帕韦 / 索非布韦；VEL/SOF . 维帕他韦 / 索非布韦；LDV/SOF+ RBV. 雷地帕韦 / 索非布韦 + 利巴韦林；PTV/r+ OBV+ DAV+ RBV. 帕利瑞韦 / 利托那韦 + 奥比他韦 + 达沙布韦 + 利巴韦林；PTV/r+ OBV+ DAV+ PLAC. 帕利瑞韦 / 利托那韦 + 奥比他韦 + 达沙布韦 + 安慰剂；Both. 包括两种情况（经治或初治）

研究代号	治疗方案	治疗时间	肝硬化状态	治疗史	患者数	效应量（95%CI）
C-EDGE	GZP/EBV	12 w	伴或不伴	初治	12 w	99 (95, 100)
PEARL-I	PTV/r+ OBV+ RBV	24 w	伴	初治	12 w	98 (89, 100)
	PTV/r+ OBV+ RBV	24 w	伴	经治	12 w	96 (87, 99)
	PTV/r+ OBV+ RBV	24 w	不伴	初治	12 w	95 (84, 99)
	PTV/r+ OBV+ RBV	24 w	不伴	经治	12 w	90 (76, 97)
PEARL-II	PTV/r+ OBV+ DAV+ RBV	12 w	不伴	初治	12 w	97 (93, 100)
	PTV/r+ OBV+ DAV+ PLAC	12 w	不伴	经治	12 w	100 (96, 100)
PEARL-III	PTV/r+ OBV+ DAV+ RBV	12 w	不伴	初治	12 w	99 (99, 100)
	PTV/r+ OBV+ DAV+ PLAC	12 w	不伴	初治	12 w	99 (98, 100)
SAPPHIRE-I	PTV/r+ OBV+ DAV+ RBV	12 w	不伴	初治	12 w	98 (96, 100)
	PTV/r+ OBV+ DAV+ RBV	12 w	不伴	经治	12 w	97 (94, 100)
OPTIMIST-I	SIM/SOF	8 w	不伴	Both		92 (79, 98)
	SIM/SOF	12 w	不伴	Both	12 w	79 (72, 87)
ION-1	LDV/SOF	12 w	伴或不伴	初治	12 w	100 (94, 100)
	LDV/SOF+ RBV	12 w	伴或不伴	初治	12 w	100 (94, 100)
	LDV/SOF	24 w	伴或不伴	初治	12 w	97 (90, 97)
	LDV/SOF+ RBV	24 w	伴或不伴	初治	12 w	100 (95, 100)
ION-2	LDV/SOF	12 w	伴或不伴	经治	12 w	87 (66, 97)
	LDV/SOF+ RBV	12 w	伴或不伴	经治	12 w	100 (85, 100)
	LDV/SOF	24 w	伴或不伴	经治	12 w	100 (86, 100)
	LDV/SOF+ RBV	24 w	伴或不伴	经治	12 w	100 (85, 100)
ION-3	LDV/SOF	8 w	不伴	初治	12 w	98 (88, 100)
	LDV/SOF+ RBV	8 w	不伴	初治	12 w	95 (84, 99)
	LDV/SOF	12 w	不伴	初治		98 (88, 100)
ASTRAL-I	VEL/SOF	12 w	伴或不伴	Both	12 w	99 (95, 100)
	VEL/SOF	12 w	伴	Both	12 w	96 (79, 100)
	VEL/SOF	12 w	不伴	Both	12 w	100 (96, 100)
	VEL/SOF	12 w	伴或不伴	初治	12 w	100 (95, 100)
	VEL/SOF	12 w	伴或不伴	经治	12 w	97 (84, 100)

B

50　75　100

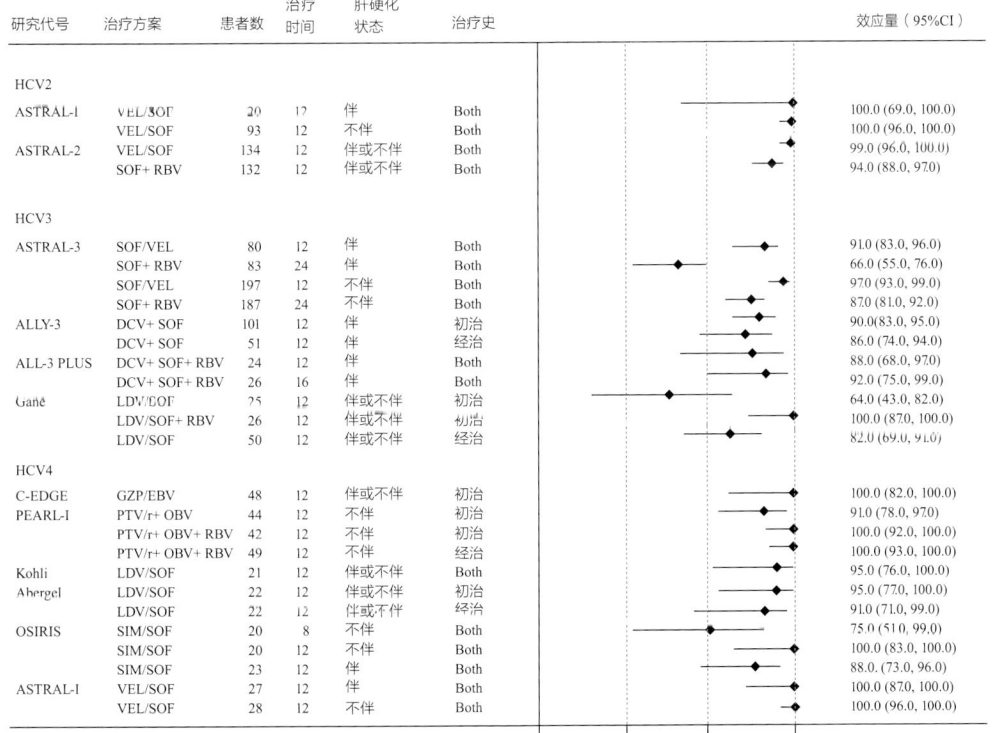

研究代号	治疗方案	患者数	治疗时间	肝硬化状态	治疗史	效应量（95%CI）
HCV2						
ASTRAL-1	VEL/SOF	20	12	伴	Both	100.0 (69.0, 100.0)
	VEL/SOF	93	12	不伴	Both	100.0 (96.0, 100.0)
ASTRAL-2	VEL/SOF	134	12	伴或不伴	Both	99.0 (96.0, 100.0)
	SOF+ RBV	132	12	伴或不伴	Both	94.0 (88.0, 97.0)
HCV3						
ASTRAL-3	SOF/VEL	80	12	伴	Both	91.0 (83.0, 96.0)
	SOF+ RBV	83	24	伴	Both	66.0 (55.0, 76.0)
	SOF/VEL	197	12	不伴	Both	97.0 (93.0, 99.0)
	SOF+ RBV	187	24	不伴	Both	87.0 (81.0, 92.0)
ALLY-3	DCV+ SOF	101	12	伴	初治	90.0 (83.0, 95.0)
	DCV+ SOF	51	12	伴	经治	86.0 (74.0, 94.0)
ALL-3 PLUS	DCV+ SOF+ RBV	24	12	伴	Both	88.0 (68.0, 97.0)
	DCV+ SOF+ RBV	26	16	伴	Both	92.0 (75.0, 99.0)
Gane	LDV/SOF	25	12	伴或不伴	初治	64.0 (43.0, 82.0)
	LDV/SOF+ RBV	26	12	伴或不伴	初治	100.0 (87.0, 100.0)
	LDV/SOF	50	12	伴或不伴	经治	82.0 (69.0, 91.0)
HCV4						
C-EDGE	GZP/EBV	48	12	伴或不伴	初治	100.0 (82.0, 100.0)
PEARL-I	PTV/r+ OBV	44	12	不伴	初治	91.0 (78.0, 97.0)
	PTV/r+ OBV+ RBV	42	12	不伴	初治	100.0 (92.0, 100.0)
	PTV/r+ OBV+ RBV	49	12	不伴	经治	100.0 (93.0, 100.0)
Kohli	LDV/SOF	21	12	伴或不伴	Both	95.0 (76.0, 100.0)
Abergel	LDV/SOF	22	12	伴或不伴	初治	95.0 (77.0, 100.0)
	LDV/SOF	22	12	伴或不伴	经治	91.0 (71.0, 100.0)
OSIRIS	SIM/SOF	20	8	不伴	Both	75.0 (51.0, 99.0)
	SIM/SOF	20	12	不伴	Both	100.0 (83.0, 100.0)
	SIM/SOF	23	12	伴	Both	88.0 (73.0, 96.0)
ASTRAL-I	VEL/SOF	27	12	伴	Both	100.0 (87.0, 100.0)
	VEL/SOF	28	12	不伴	Both	100.0 (96.0, 100.0)

C

▲ 图 25-14　B. 基因 1b 型中所有口服 DAA 方案的 SVR 率。C. 基因 2 型、3 型和 4 型中所有口服 DAA 方案的 SVR 率
GZP/EBV. 格佐匹韦 / 艾尔巴韦；SOF+ RBV. 索非布韦 + 利巴韦林；SOF+ SIM. 索非布韦 + 西咪匹韦；SIM/SOF. 西咪匹韦 / 索非布韦；LDV/SOF. 雷地帕韦 / 索非布韦；VEL/SOF. 维帕他韦 / 索非布韦；LDV/SOF+ RBV. 雷地帕韦 / 索非布韦 + 利巴韦林；PTV/r+ OBV+ DAV+ RBV. 帕利瑞韦 / 利托那韦 + 奥比他韦 + 达沙布韦 + 利巴韦林；PTV/r+ OBV+ DAV+ PLAC. 帕利瑞韦 / 利托那韦 + 奥比他韦 + 达沙布韦 + 安慰剂；SOF+ RBV. 索非布韦 + 利巴韦林；DCV+SOF. 达卡他韦 + 索非布韦；SOF/VEL. 索非布韦 / 维帕他韦；DCV+SOF+RBV. 达卡他韦 + 索非布韦 + 利巴韦林；PTV/r+ OBV. 帕利瑞韦 / 利托那韦 + 奥比他韦；PTV/r+ OBV+RBV. 帕利瑞韦 / 利托那韦 + 奥比他韦 + 利巴韦林；Both. 包括两种情况（经治或初治）
经许可转载，引自参考文献 [581]

回顾目前治疗丙型肝炎的建议。丙型肝炎的治疗建议可在 hcvguidelines.org 找到，该网站是由美国肝病研究协会（AASLD）和美国传染病学会（IDSA）不断更新并共同管理。下文将提供 DAA 在治疗慢性丙型肝类中出现的显著成就和关键的治疗原则的证据。

（十二）批准的 DAA 药物的 III 期临床试验总结

1. 索非布韦 / 雷地帕韦

索非布韦 400mg 和雷地帕韦 90mg，是一种固定组合剂量的片剂，于 2015 年获得美国 FDA 批准，并迅速成为美国最常用的 DAA 方案。多项 III 期临床试验研究已经产生大量的证据，证明了在广泛的丙型肝炎患者群体中的安全性和有效性，并给出以下治疗建议。

- 初治患者被随机分配到 4 种治疗方案组（ION-1）：雷地帕韦 + 索非布韦 ± 利巴韦林，治疗 12 或 24 周 [582]。在随机分配的 865 名患者中，16% 患有肝硬化，2/3 的患者为基因 1a 型。结果令人震惊，4 个治疗组的 SVR 率为 97% ～ 99%。同样，肝硬化患者的 SVR 率为 97% ～ 100%。似乎没有其他因素如年龄、种族、HCV 亚型（1a vs.1b）、HCV RNA 水平或 *IL28B* CC 状态的影响。仅有 3 名患者出现病毒学失败（1 例治疗期间未发生病毒学应答，2 例在 12 周随访期间复发）。有趣的是，这 3 名患者中有 2 例在治疗前具有 NS5A 耐药突变，在治疗失败时所有 3 名患者都具有耐药突变（L31MorY93H）。其中没有患者具有与索非布韦耐药相关的 S282 变异 [582]。

- 类似的研究设计（ION-2）招募了 440 名患者，这些患者之前接受过聚乙二醇干扰素和利巴韦林的治疗，使用或未使用蛋白酶抑制药 [583]。同样，使用雷地帕韦 / 索非布韦治疗，使用或不使用利巴韦林治疗，患者 12 周的 SVR 率为 94%，24 周的 SVR 率为 99%。肝硬化患者的 SVR 总体发生率为 92%，而无肝硬化患者的发生率为 98%。雷地帕韦 / 索非布韦联合或者

不联合利巴韦林治疗 12 周的肝硬化患者的 SVR 率分别为 86% 和 82%。多变量分析发现肝硬化的存在是与治疗失败相关的唯一因素。仅在用或不用利巴韦林治疗 12 周的患者中发生复发。这些患者中有 50% 以上在治疗前检测到 NS5A 耐药突变，治疗结束时所有患者都发生 NS5A 耐药突变 [583]。因此，尽管 SVR 率整体而言很高，经治的肝硬化患者治疗 12 周 SVR 率不理想，尽管使用多种 DAA 药物治疗仍发生复发。

- ION-3 研究调查了雷地帕韦 / 索非布韦联合或者不联合利巴韦林治疗 8 周，雷地帕韦 / 索非布韦治疗 12 周的无肝硬化的初治患者（*n*=647）[584]。雷地帕韦 / 索非布韦联合或不联合利巴韦林治疗 8 周，SVR 率分别为 93% 和 95%，并且在 12 周的治疗组中为 95%。8 周的治疗组的治疗效果被认为不比标准的 12 周治疗方案差，虽然复发率在数值上更高，但治疗时间更短。事后分析表明，无肝硬化的初治且 HCV RNA 水平低于 600 万 U 的患者不会因为 8 周的治疗方案而处于不利地位。真实世界研究，如 HCV-TARGET 和德国 HCV 登记，确认了这些选定人群中 8 周治疗的充分性 [585]，但是退伍军人管理局进行的一项大型回顾性研究表明，这个治疗方案非洲裔美国人的 SVR 率较低，持续时间较短 [586]。

2. 索非布韦 / 维帕他韦

维帕他韦是一种 NS5A 抑制药，与索非布韦联合形成具有泛基因型活性片剂，每日固定剂量服用 1 次。在一系列 III 期临床试验中这种药物的安全性和有效性得到证明。

ASTRAL-1 随机将基因 1 型、2 型、4 型、5 型和 6 型患者分配至索非布韦 / 维帕他韦组或安慰剂组治疗 12 周 [587]。该研究包括聚乙二醇干扰素 / 利巴韦林联合或不联合蛋白酶抑制药经治的患者（28%）和肝硬化患者（18%）。总体而言，SVR 率为 99%，所有基因型的 SVR 率相似。值得注意的

是，在所有肝硬化患者中，SVR 率为 99%。完成治疗后仅 2 例患者复发，两者均有 NS5A 耐药突变的证据。

3. 帕利瑞韦 / 利托那韦 / 奥比他韦加达沙布韦

另一种批准的方案包括三类 DAA：帕利瑞韦（用利托那韦加强的 NS3 蛋白酶抑制药以优化其药代动力学）、奥比他韦（NS5A 抑制药）和非核苷 NS5B 抑制药达沙布韦（PrOD）。当治疗基因型 1a 的患者时联合利巴韦林。以下Ⅲ期研究表明，肝硬化和非肝硬化患者的 SVR 率很高。

- SAPPHIRE-1[588] 初治基因 1 型、无肝硬化患者，采用 PrOD 和利巴韦林 12 周，开始治疗时 n=473，12 周治疗结束时 n=158。大约 2/3 的患者是基因 1a 型。整体 SVR 率为 96%。基因 1a 型和 1b 型中的 SVR 率分别为 95% 和 98%。一名患者在治疗第 12 周时表现出病毒学突破，而 7 名患者在停止治疗后不久复发。病毒学失败时病毒的测序证明 HCV 基因组有一个或多个区域中的耐药突变体。整体安全性良好，因不良反应而停止治疗的患者少于 1%。在联合利巴韦林的方案中，约 6% 的患者血红蛋白降低至 8 ～ 10g/dl，并且 6% 的患者由于不良事件而改变利巴韦林的使用。胆红素升高是因为已知的胆红素转运蛋白 OATP1B1 和 OATP1B3 的抑制，在 3% 的患者中发生利巴韦林相关溶血反应。

- 代偿期的 CP-A 肝硬化的患者是单项研究（TURQUOISE-Ⅱ）的重点，该研究纳入了初治和经治患者[589]。共有 380 名患者被随机分配到接受 12 周或 24 周的 PrOD+ 利巴韦林治疗组。12 周治疗组患者总体 SVR 率为 92%，24 周治疗组 SVR 率为 96%。对于基因 1b 型的患者，治疗时间对其 SVR 没有影响，并且 SVR 率一致较高（12 周和 24 周治疗方案分别为 99% 和 100%）。然而，对于基因 1a 型患者，治疗持续时间长的 SVR 更高，24 周治疗组的 SVR 率为 94%，12 周治疗组为 89%。差异主要是由那些对先前干扰素治疗没有反应

的患者（无反应者）引起的，他们治疗 24 周后 SVR 数值上得到改善。

- 同时发表的另外两项Ⅲ期研究[590] 旨在评估利巴韦林对初治的无肝硬化的基因 1a 型和 1b 型患者的治疗效果的差异。在 PEARL-Ⅲ中，基因 1a 型患者被随机分配到 PrOD+ 利巴韦林 / 安慰剂组，疗程为 12 周，而 PEARL-Ⅳ的研究设计仅限于基因 1b 型患者。利巴韦林显著提高基因 1a 型患者的 SVR 率（联合利巴韦林组为 97%，而不联合利巴韦林组为 90%），但对基因 1b 型患者的 SVR 没有显著影响（联合利巴韦林组为 100%，而不联合利巴韦林组为 99%）。由利巴韦林引起的不良反应包括头痛、疲劳、失眠和贫血的发生率增加，在 4% ～ 9% 的利巴韦林治疗患者会发生血红蛋白 < 10g/dl。

4. 艾尔巴韦 / 格佐匹韦

艾尔巴韦（NS5A 抑制药）和格佐匹韦（NS3 蛋白酶抑制药）的固定剂量组合已经在Ⅲ期试验中被证实有效。C-EDGE 计划包括 5 项研究，包括基因为 1 型、4 型和 6 型的初治或经治的患者及包括肝硬化、慢性肾病和合并 HIV 感染在内的特殊人群。

- 在初治的研究中，316 名患者接受了艾尔巴韦 / 格佐匹韦治疗 12 周。SVR 率达到 95%。基因 1b 型的 SVR 率（99%）高于基因 1a 型（92%）。肝硬化对 SVR 没有影响，肝硬化患者的 SVR 率为 97%，无肝硬化患者的 SVR 率为 94%。13 例患者发生病毒学失败，并与基线 NS5A 多态性相关，这对随后的研究和该方案的使用建议有一定的影响（参见基线 NS5A 抗性部分）。

- C-EDGE 经治研究中，研究的是治疗持续时间和利巴韦林对先前接受聚乙二醇干扰素和利巴韦林治疗的患者的影响[591]。患者随机接受艾尔巴韦 / 格佐匹韦治疗，疗程为 12 或 16 周，联合或不联合利巴韦林。仅接受艾尔巴韦 / 格佐匹韦治疗 12 周的患者的 SVR 率为 92.4%，而加用利巴韦林的

患者 SVR 率为 94.2%。不联合利巴韦林治疗 16 周的患者的 SVR 率为 92.4%，而联合利巴韦林的患者的 SVR 率为 98.1%。肝硬化患者的 SVR 率为 94%，无肝硬化患者的 SVR 率为 97%。大约 5% 的患者出现病毒学失败，最常见的是复发，其在基因 1a 型比 1b 型更易发生复发（6.8% vs. 0%）。联合利巴韦林治疗 16 周组的患者未发生病毒学失败[591]。

5. 达卡他韦 / 索非布韦

Ⅱ 期研究首次评估了索非布韦 / 达卡他韦（一种 NS5A 抑制药）联合或不联合利巴韦林治疗初治或经治的基因 1 型患者的疗效[592]。在 126 名初治患者中，98% 达到了 SVR。该研究还表明，第一代蛋白酶抑制药治疗失败的患者可以使用其他类别的全口服 DAA 组合进行有效治疗，并且实现 98% 的 SVR 率。利巴韦林对 SVR 没有影响[592]。一项法国队列研究纳入了超过 700 名患者，接受达卡他韦 / 索非布韦治疗基因 1 型患者，加用或不加用利巴韦林[593]。单用达卡他韦 / 索非布韦治疗 12 周或联用利巴韦林治疗 24 周的患者 SVR 率为 92%～99%。在没有肝硬化的患者中，无论治疗持续时间或是否加用利巴韦林，SVR 率均为 97%。相比之下，治疗 24 周的肝硬化患者的 SVR 率显著高于 95%，而疗程短的患者 SVR 为 88%[593]。该组合已广泛用于基因 3 型的患者。

6. 西咪匹韦 / 索非布韦

- OPTIMIST-1 的 Ⅲ 期研究，随机分配初治和经治无肝硬化的患者至西咪匹韦 / 索非布韦（n=310）治疗 12 周组或 8 周组。在治疗 12 周的患者中，SVR 率为 97%，而在短疗程患者中仅为 83%[580]。
- 在 OPTIMIST-2 研究中，103 名患有代偿性肝硬化（初治或经治）的患者接受了西咪匹韦 / 索非布韦治疗 12 周[594]。总体而言，SVR 率为 83%，初治患者 SVR 率为 88%，而经治患者为 79%。

（十三）基因 2 型患者的治疗

批准用于治疗 HCV 基因 2 型的第一种全口服方案是索非布韦联合利巴韦林。2 项研究评估了对于存在聚乙二醇干扰素使用禁忌（治疗 12 周，POSITRON）或先前未接受基于干扰素的治疗（12 或 16 周治疗，FUSION）的患者，给予不同持续时间的索非布韦和利巴韦林治疗[595]。基因 2 型初治患者的 SVR 率为 93%。在经治患者中，治疗 12 周的 SVR 率为 86%，治疗 16 周的为 94%。基因型 2 型肝硬化患者总体 SVR 率较低，但受益于治疗时间的延长（12 周或 16 周 SVR 率分别为 60% 和 78%）。

因此，在批准包括索非布韦和维帕他韦在内的泛基因药物使用之前，索非布韦联合利巴韦林仍然是治疗基因 2 型患者的首要选择。2 项研究证实该治疗方案的近乎一致的反应。

- Feld 及其同事报道，基因 2 型患者使用索非布韦和维帕他韦治疗 12 周的 SVR 率达到了 100%（ASTRAL-1）[587]。
- ASTRAL-2 将患者随机分为索非布韦 / 维帕他韦组或索非布韦联合利巴韦林组治疗 12 周。该研究包括初治和经治的肝硬化患者。使用索非布韦 / 维帕他韦治疗的患者 SVR 率为 99%，显著高于使用索非布韦联合利巴韦林治疗的患者（94%）[596]。使用索非布韦 / 利巴韦林治疗后复发的患者有 6 例（5%），索非布韦 / 维帕他韦组没有病毒学失败的患者。在所有患者中实现 SVR 表明索非布韦 / 维帕他韦是作为基因 2 型患者的最佳疗法。

（十四）基因 3 型患者的治疗

在干扰素治疗期间，与基因 1 型相比，基因 3 型治疗效果更好。聚乙二醇干扰素和利巴韦林的治疗失败主要是由于一旦停止治疗后复发率更高。具有讽刺意味的是，基因 3 型患者，特别是干扰素经治的肝硬化患者，在使用针对其他基因型非常有效的 DAA 方案时，变得相对难以治愈。幸运的是，最近新药的发展提高了大多数基因 3 型的患者的 SVR 率。

1. 索非布韦和利巴韦林

- 如上所述，POSITRON 和 FUSION 研究包

括初治、经治的 HCV 基因 3 型的肝硬化患者。这些研究表明，全口服索非布韦和利巴韦林的组合可以治愈基因 3 型 HCV 感染的患者，尽管基因 3 型的治愈比例显著低于其他基因型患者。在使用索非布韦和利巴韦林治疗 12 周后，POSITRON 治疗初治的基因 3 型患者的总体 SVR 率为 61%。在没有肝硬化的情况下，SVR 率为 68%，但在肝硬化患者中 SVR 急剧下降至 21%[595]。

- 在 FUSION 中，对于 HCV 基因 3 型的经治患者，使用索非布韦和利巴韦林治疗 12 或 16 周的总体 SVR 率分别为 30% 和 62%。肝硬化的存在显著降低了 SVR 的发生率，治疗 12 周，肝硬化患者 SVR 率为 19%，而无肝硬化患者为 37%。将治疗延长至 16 周分别使肝硬化和非肝硬化人群的 SVR 率提高至 61% 和 63%[595]。

- 基因 3 型患者的应答率不佳促使研究人员评估索非布韦和利巴韦林与聚乙二醇干扰素的多药联合。在 VALENCE 研究中进行三联治疗 12 周，有肝硬化或无肝硬化患者的 SVR 率为 83%，提示聚乙二醇干扰素可以增强治疗效果，能够耐受该药物的人群可考虑采用[597]。

这些方案下文的描述中将很大程度上被全口服 DAA 所取代。

2. 索非布韦 / 达卡他韦

索非布韦 / 达卡他韦是下一个批准的方案，与早期方案相比，基因 3 型患者的 SVR 有显著提高。事实上，达卡他韦获得了良好的评价，主要是因为它对基因 3 型患者的治疗有影响，这被认为是一个重要的未满足的需求。

- ALLY-3 研究了索非布韦和达卡他韦治疗初治或经治患者（包括肝硬化患者）12 周的治疗效果[598]。在初治或经治患者中，SVR 率分别为 90% 和 86%。肝硬化患者的 SVR 率显著降低，其中 63% 达到 SVR，而没有肝硬化的患者为 96%。

一项后续研究 ALLY-3+ 旨在探索在基因 3 型和晚期纤维化患者的达卡他韦和索非布韦治疗中加入利巴韦林，并延长疗程对疗效的影响[599]。总体而言，86% 的肝硬化患者达到 SVR，其中 12 周组 SVR 率为 83%，16 周组 SVR 率为 89%。因此，加用利巴韦林和延长疗程似乎可以改善难治愈患者的 SVR。

3. 索非布韦 / 维帕他韦

- ASTRAL-3 与 ASTRAL-2 具有相同的研究设计，除了仅招募基因 3 型的患者和有效对照 SOF/RBV，给药 24 周[596]。该研究包括聚乙二醇干扰素和利巴韦林经治的患者（26%）和一般状况良好的代偿性肝硬化患者（29%）。该研究的结果显示 SVR 的发生率显著提高，但也强调了目前的挑战，即以最佳方法治疗基因 3 型患者。采用 SOF/VEL 治疗的患者的总体 SVR 为 95%，而使用 SOF/RBV 治疗的患者为 80%。既往经治和是否存在肝硬化 2 个因素会影响基因 3 型患者的治疗效果。无肝硬化患者的 SVR 率达到 98%，而肝硬化患者为 90%。同样，在干扰素经治患者中，无肝硬化患者的 SVR 率为 91%，肝硬化患者为 89%。迄今为止，该方案在难以治愈的人群中实现了最高的 SVR 率，虽然低于其他基因型，但目前是基因型 3 患者的推荐方案，无论是否有肝硬化或既往经治。

（十五）治疗基因 4 型的患者

4 种 DAA 方案主要用于治疗基因 4 型的患者：PrOD 联合或不联合利巴韦林、索非布韦 / 雷地帕韦、索非布韦 / 维帕他韦和艾尔巴韦 / 格佐匹韦，但是已发表的临床试验数据表明对其疗效不如其他基因型[587, 600]。然而，所有方案的 SVR 率与基因 1 型的药物研究报道相似，基因 4 型的治疗建议通常与基因 1 型患者的治疗建议相同（参见 HCVguidelines.org）。

（十六）治疗基因 5 型的患者

目前推荐 2 种方案用于治疗基因 5 型或 6 型的患者。基因 5 型或 6 型的患者用索非布韦 / 雷地帕

韦或索非布韦 / 维帕他韦治疗 12 周，已证实 SVR 率高（95%～100%）。肝硬化的存在并未影响治疗效果，虽然很少有这些相对不常见的基因型患者被纳入临床试验[587]。

（十七）正在调查的新方案

2 项具有泛基因型活性的新 DAA 方案已完成Ⅲ期临床试验，正在等待监管机构的批准。预计这些方案将进一步增强慢性丙型肝炎患者的治疗效果。

格来瑞韦（NS3/4 蛋白酶抑制药）和哌仑他韦（NS5A 抑制药）是泛基因型并且保留了最常见的 RAV 的活性，最近完成了Ⅲ期评估。Endurance-1 研究将 700 例没有肝硬化的基因 1 型患者随机分配至格来瑞韦 / 哌仑他韦治疗 8 周组或 12 周组[679]。值得注意的是，治疗 8 周、12 周 SVR 率分别为 99% 和 99.7%。招募了少量合并 HIV 感染的患者并且均获得了 SVR。Endurance-2 研究纳入没有肝硬化的基因 2 型患者，其中 99% 用格来瑞韦 / 哌仑他韦治疗 12 周后达到 SVR。同样，在合并慢性肾脏病 4/5 期的基因 1～6 型患者中，98% 在使用该方案治疗 12 周后达到 SVR[680]。基因 3 型患者的 SVR 率在经治无肝硬化的患者中为 91%，在初治有肝硬化患者中为 98%[681]。

索非布韦 / 维帕他韦与 NS3/4 蛋白酶抑制药伏西瑞韦联用，并在Ⅲ期临床试验中对患者进行了评估。在一项研究中，比较索非布韦 / 维帕他韦 / 伏西瑞韦与索非布韦 / 维帕他韦治疗基因 1～6 型的患者分别 8 周、12 周，包括肝硬化患者和既往接受治疗的患者，SVR 率分别为 95% 和 98%。索非布韦 / 维帕他韦 / 伏西瑞韦的治疗效果在难治愈的基因 3 型肝硬化患者群体中进行了测试。治疗 8 周后，SVR 率为 96%，与索非布韦 / 维帕他韦治疗 12 周相当[678]。

（十八）基线耐药相关变异的影响

由于丙型肝炎病毒复制率高和 HCV RNA 依赖性聚合酶的低保真度，慢性丙型肝炎患者个体内的病毒数量不均，从而形成了一种环境，在这种环境中出现了对 DAA 产生耐药的突变[601]。敏感测序技术可以从所有类型的 DAA（包括蛋白酶抑制药、NS5A 抑制药和 NS5B 抑制药）中检测出与抗病毒治疗抗性（RAV）相关的 HCV 突变体。基线 RAV 的发生率与所用测定方法的灵敏度（群体测序与深度测序）有关，但在暴露于任何抗病毒制剂之前，大约 10% 的患者可检测到可严重影响治疗结果的 NS5ARAV。

根据耐药病毒突变对特定 DAA 的敏感性不同，RAV 影响治疗结果的潜力也不同。这可以在体外用商业上可行的方法测量，并确定血清中是否有关键的 NS3/4 和 NS5a RAV 的存在。有效浓度 50（EC_{50}）是描述药物浓度的标准化量度，该浓度下可产生最大病毒抑制效果的 50%。对于 DAA，将相同药物的野生型病毒 EC_{50} 与病毒突变体 EC_{50} 对比，提供了判断该药物治疗耐药突变体的可能功效依据。表 25-3 提供了 NS5A 抑制药中各种 DAA 的 RAV 的临床重要程度及其不同 EC_{50} 的比较。如果认为野生型病毒对 DAA 的易感性为 1.0，那么血清中的 Y93H 突变体将 EC_{50} 增加 1000～10 000 倍（相对于野生型病毒），Y93H 突变体对于雷地帕韦、奥比他韦、达卡他韦、艾尔巴韦和维帕他韦这些药物具有耐药性。相比之下，针对 Y93H 突变体的哌仑他韦的 EC_{50} 仍与该野生型病毒的 EC_{50} 相似（＜ 10 倍变化）。这些信息构成了绝对依赖不同类别 DAA 联合治疗的基础，通过延长疗程或联合利巴韦林来优化某些人群的初始治疗过程，当患者在初始 DAA 治疗失败时选择其他治疗策略。但是，临床有效性必须在临床研究中得到证实，然后才能提出具体的建议。

（十九）基线 NS5A 耐药性

在对 2000 多名基因 1 型患者进行综合研究中，使用索非布韦 / 雷地帕韦治疗方案，在无基线 RAV 的患者中 SVR 率为 97%，在 RAV 患者中为 93%[602]。还进行了 RAV 对肝硬化患者的影响详细研究[603]。基线 RAV 的影响在基因 1a 型的肝硬化中最明显，其中在没有 RAV 的患者中 SVR 率为 98%，在具有 RAV 的患者中仅为 85%。NS5a 的 4 个 RAV 位置 28、30、31 和 93 造成 EC_{50} 最大的变化，并且最有可能影响治疗效果。因此，在有任何这些区域的高水平突变体的肝硬化患者中，SVR 率为 67%，而当这些突变体不存在时为 92%[601, 604]。有趣的是，通过在 12 周或 24 周的治疗方案中联合利巴

表 25-3　用于临床耐药相关变体（RAV）的 EC_{50} 比较

改变倍数	1a				1b	
	M28T	Q30R	L31M/V	Y93H/N	L31V	Y93H/N
雷地帕韦	20×	> 100×	> 100×/ > 100×	> 1000×/ > 10 000		> 100×/—
奥比他韦	> 1000×	> 100×	< 3× > 100×	> 10 000×/ > 10 000×	< 10×	20×/50×
达卡他韦	> 100×	> 1000×	> 100×/ > 1000×	> 1000×/ > 10 000×	< 10×	20×/50×
艾尔巴韦	20×	> 100×	> 10× > 100×	> 1000×/ > 1000×	< 10×	> 100×/—
维帕他韦	< 10×	< 3×	20×/50×	> 100×/ > 1000×	< 3×	< 3×/—
奥达拉韦	30×	20×	< 10×	> 100×/ > 100×	< 3×	< 3×/ < 3×
哌仑他韦	< 3×	< 3×	< 3×	< 10×/ < 10×	< 3×	< 3×/ < 3×
Ruzasvir	< 10×	< 10×	< 10×	< 10×	< 10×	< 10×

韦林，可以大大减轻 RAV 对 SVR 的影响。

在 C-EDGE 研究中，给予经治患者艾尔巴韦 / 格佐匹韦 ± 利巴韦林治疗 12 周或 16 周，发现 NS5A RAV 有类似影响[591]。总体而言，SVR 率介于 92%（不含利巴韦林 12 周）和 98%（利巴韦林 16 周）之间。14% 的患者存在基线 RAV。没有 NS5A RAV 的患者的 SVR 率为 99%，而基线 RAV 患者的 SVR 仅为 68%。亚组分析表明，在不联合利巴韦林的情况下治疗 16 周，有 RAV 的基因 1a 型患者的 SVR 率仅为 50%，而治疗 16 周且联合利巴韦林的患者为 100%。因此，通过延长疗程并将利巴韦林与艾尔巴韦 / 格佐匹韦方案联合，可以减轻基线 RAV 的存在。当考虑使用艾尔巴韦 / 格佐匹韦治疗并且建议使用市售方案进行耐药性测试时，基线 RAV 存在与否十分重要。

上述讨论集中于研究 RAV 对基因 1a 型患者的影响，另外 RAV 也显著影响基因 3 型患者的治疗结果。在使用索非布韦 / 维帕他韦治疗的患者中，16% 的患者存在基线 NS5A RAV[596]。有 RAV 的患者 SVR 率为 88%，而没有基线 NS5A RAV 的患者为 97%。

（二十）对于先前治疗失败的患者治疗的选择

1. 聚乙二醇干扰素和利巴韦林经治失败

先前使用聚乙二醇干扰素和利巴韦林未能达到 SVR 的患者是用 DAA 方案再治疗的理想候选者。在没有肝硬化的患者中，推荐的治疗方案与之前未治疗的方案相似。然而，之前用聚乙二醇干扰素和利巴韦林治疗的患者中存在肝硬化可能会降低对 DAA 药物的 SVR，并且为了实现治疗效果最大化，需要对某些 DAA 方案进行修改。因此，索非布韦 / 雷地帕韦治疗的基因 1a 型和肝硬化经治患者于 12 周治疗方案中加入利巴韦林（AASLD/IDSA 治疗建议）可能会提高治疗效果。同样，聚乙二醇干扰素和利巴韦林经治的基因 3 型和肝硬化患者的治愈被认为是最具挑战性。通过将利巴韦林加入索非布韦 / 维帕他韦 12 周或使用达卡他韦和索非布韦加利巴韦林并延长疗程至 24 周来强化提高这些患者的治疗效果。

2. DAA 经治

显而易见的是，用 DAA 治疗失败的情况很少见，当前在用的几代 DAA 治疗的患者中约有 5% 或更少的患者治疗失败。然而，随着更多患者接受 DAA 治疗，将明显出现更多病毒学失败，临床医师需要做出理性选择后再治疗。

DAA 治疗最常见的病毒学失败模式是复发，其中 HCV RNA 在治疗结束时仍然检测不到，但一旦 DAA 治疗中断，就会反弹至治疗前水平。少数患者（＜1%）可能表现出病毒学突破，从而患者仍在进行抗病毒治疗时，先前检测不到的 HCV RNA 再次检测到。2 种情况的共同点是出现 RAV 影响后续治疗的选择和疗效。用蛋白酶抑制药治疗后出现的突变体，如 R155K，在治疗后 1~2 年后可能变得不那么显著，而在治疗期间出现的 NS5A 抑制药突变体，如 Y93H，通常更适合存活并且一直可在血清中可检测到[605]。

（二十一）蛋白酶抑制药治疗失败

先前已经用第一代蛋白酶抑制药（如特拉匹韦、波普瑞韦、帕利瑞韦或西咪匹韦）的治疗方案的患者可以用不包括蛋白酶抑制药类的其他 DAA 联合治疗方案成功治疗。因此，联合核苷类似物和 NS5a 抑制药的方案，如索非布韦 / 雷地帕韦、索非布韦 / 维帕他韦、索非布韦加达卡他韦，已证实 SVR 率为 94%~100%[587, 606]。对于接受索非布韦 / 雷地帕韦治疗的患者，肝硬化的存在与较低的 SVR 相关，可通过将疗程延长至 24 周或在原方案联合利巴韦林治疗 12 周来提升 SVR。

具有高遗传屏障的第二代蛋白酶抑制药可对常见 NS3/4 耐药突变体保持活性，也可用于治疗早期蛋白酶抑制药方案失败的患者[607]。因此，格佐匹韦 / 艾尔巴韦加利巴韦林可用于治疗第一代蛋白酶抑制药三联疗法失败的患者，在 96% 的患者中实现了 SVR[608]。另外 2 种含有下一代蛋白酶抑制药的格来瑞韦 / 哌仑他韦和伏西瑞韦 / 索非布韦 / 维帕他韦的研究方案也显示出对经治失败的患者有显著活性[609, 610]。

（二十二）NS5A 治疗失败

对于使用含有 NS5A 抑制药的方案未能达到 SVR 的患者，使用目前已批准的治疗方案进行再治疗的选择有限。雷地帕韦、奥比他韦、达卡他韦、艾尔巴韦和维帕他韦的 RAV 通常相似，并且 EC_{50} 相对于野生型病毒增加几个对数倍，表明这些药物在具有耐药性病毒的经治患者中不会非常有效。

研究表明，格来瑞韦 / 哌仑他韦和索非布韦 / 维帕他韦 / 伏西瑞韦的治疗方案在以前接受 NS5A 治疗的患者中非常有效。索非布韦 / 维帕他韦 / 伏西瑞韦的组合也用于Ⅲ期随机 POLARIS-4 研究，以治疗 300 多名先前经包括 NS5A 抑制药在内的方案治疗失败的患者[610]。在接受 3 药联合治疗的患者中，其中有 97% 达到 SVR，肝硬化患者 SVR 率为 96%。相比之下，单独使用索非布韦 / 维帕他韦联合治疗的患者 SVR 率只有 90%，其中肝硬化患者的 SVR 率为 86%。同样，以前使用 DAA 治疗的患者的剂量研究报道发现，当用格来瑞韦 / 哌仑他韦 ± 利巴韦林治疗时，SVR 率为 86%~100%[609]。在一项随访研究中，患者仅接受格来瑞韦 / 哌仑他韦治疗 12 周或 16 周，分别有 89% 和 91% 的患者获得 SVR[611]。同时接受 DAA 治疗的 NS3 和 NS5A RAV 患者的 SVR 率最低，为 79%，而仅有 NS3 RAV 的患者 SVR 率为 100%，NS5A RAV 为 88%。

（二十三）DAA 的安全性

所有商业化方案的Ⅲ期临床试验一致证明 DAA 方案安全性及耐受性良好。与 DAA 治疗相关的不良反应，如约 10% 患者发生头痛和疲劳，通常比较轻微并且很少因此限制治疗持续时间。无肝硬化患者和代偿期肝硬化的患者（CP-A）由于不良事件而导致停药的比例通常为 1% 或更低。包括利巴韦林在内的方案由于不良事件导致治疗中断的比例略高，并且由于贫血发生率较高而导致剂量减少，在治疗期间必须对其进行监测。这些治疗方案的总体安全性得到了常规临床实践中几个使用 DAA 的纵向观察队列的支持，其中所有接受治疗的患者（包括晚期肝病患者）的停药率均低于 1.5%[612]。

采用 DAA 治疗方案的临床医师应熟悉与各种 DAA 方案相关的注意事项和禁忌，这会对某些人群治疗方案的选择有影响，并在治疗期间需要进行监测。目前使用批准的蛋白酶抑制药（帕利瑞韦、格佐匹韦和西咪匹韦）方案治疗的患者中约 1%ALT 增加。产品说明书表明在治疗期间应监测 ALT 水平。此外，因为蛋白酶抑制药有可能具有肝毒性和导致肝功能失代偿，因此肝功能分级 CP-B 或

CP-C 患者禁忌使用该类药物。蛋白酶抑制药的药代动力学随着肝脏损害而改变，失代偿性肝病患者的暴露从 1.6 倍增加为 12 倍，这可能会导致临床上重大的安全问题。NS5A 或 NS5B 抑制药的应用不因肝脏失代偿而受到不利影响，它们是失代偿性肝病及晚期肝硬化患者首选。

在开始治疗丙型肝炎之前，必须评估 DAA 与用于治疗并发症的药物之间的药物相互作用。这些药物相互作用可能会增加或降低 DAA 浓度，从而导致疗效降低或毒性风险增加，和（或）影响用于治疗并发症的药物的药代动力学。可以基于 DAA 的代谢途径及其与 CYP540 酶及 p- 糖蛋白转运蛋白的相互作用来预测药物相互作用的可能性。临床医师应查询各种在线资料，以获取有关药物与 DAA 相互作用的最新信息。请注意，在出现心动过速和

猝死症状后，含索非布韦的方案与胺碘酮的共同给药是绝对禁止的。最近在心肌细胞和动物模型中进行的体外电生理学研究证实了药物相互作用的几种机制[613, 614]。

（二十四）乙型肝炎病毒再激活

乙型肝炎的再激活，定义为 HBsAg 阳性患者的基线 HBV DNA 高于 1 log，或先前血清中 HBsAg 阴性变为阳性，在使用 DAA 治疗丙型肝炎时有报道，但再激活发生的频率和严重程度仍然存在争议。HBV 再激活可能发生在 HBsAg 阳性的患者中，表明正在进行的慢性乙型肝炎病毒感染，但也有几例发生在仅抗 –HBc 阳性的患者，而抗 –HBc 阳性提示 HBV 感染已经缓解[615, 616]（图 25-15）。临床表现程度不一，可仅为 HBV DNA 短暂增加，

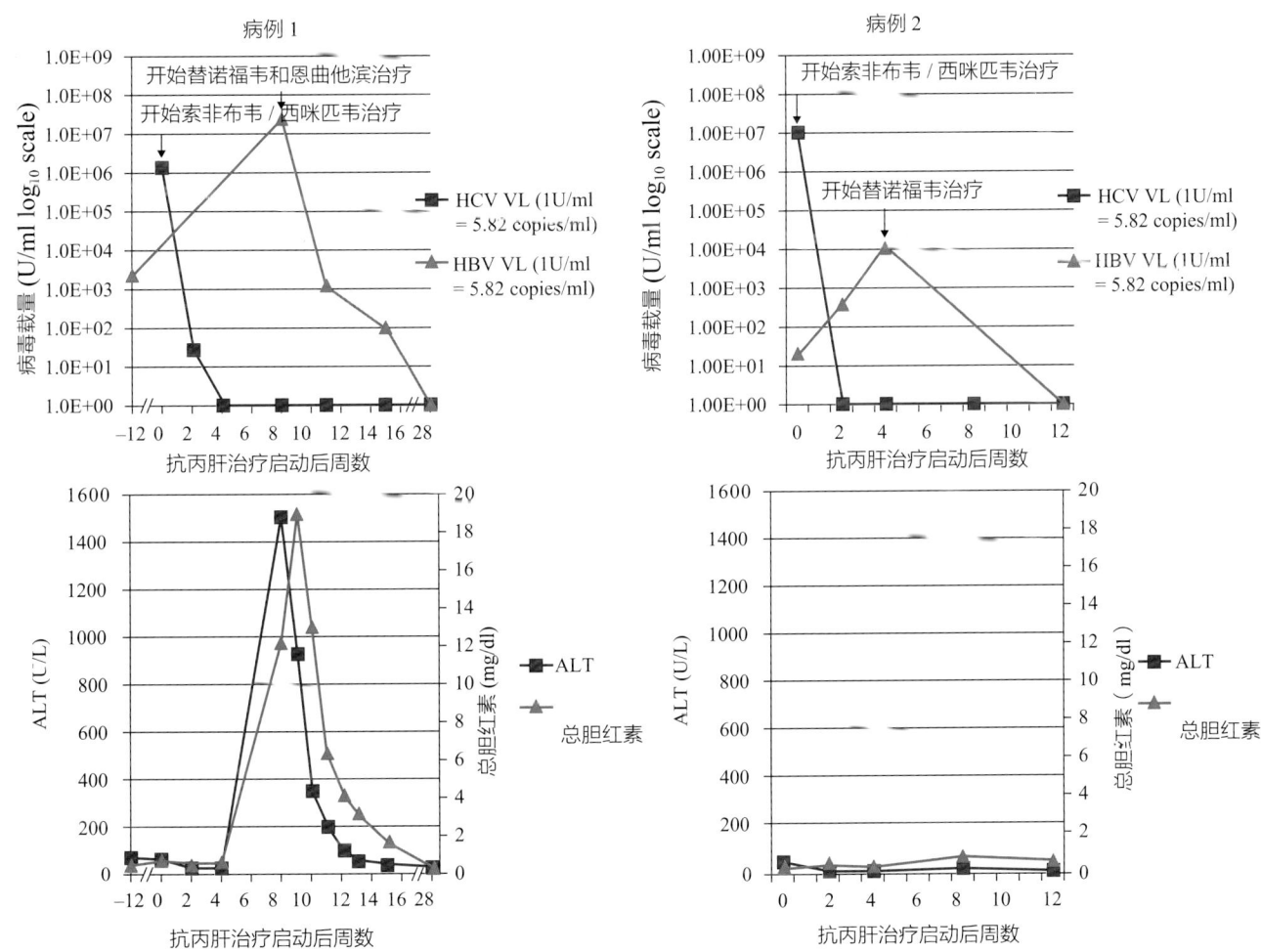

▲ 图 25-15　报道的 HBV 再激活病例与丙型肝炎 DAA 的相关性

VL. 病毒载量；ALT. 丙氨酸氨基转移酶

经许可转载，引自参考文献 [615]

也可为重症肝炎和急性肝衰竭。在对自愿提交给 FDA 上市后监测安全性数据库的病例进行的审查中发现，重新激活通常发生在 DAA 开始后 4～8 周内，导致 2 例死亡、1 例移植、6 例住院治疗、10 例患者停用 DAA[617]。在一项来自中国的前瞻性研究中，10 例 HBsAg 阳性患者中有 3 例发生乙型肝炎病毒再激活，但没有一例患者是仅有抗 -HBc 阳性（HBsAg 阴性）[618]。本研究中的一名患者出现黄疸型肝炎，另一名患者出现肝衰竭。

DAA 疗法促进乙型肝炎复发的机制仍然不清楚，但有几个证据表明可能是固有免疫的改变、HCV 感染上调干扰素信号转导基因和促炎细胞因子引起。HCV 核心蛋白已被证明可抑制 HBV 增强子 1 和 2 基因的转录[619]。基于血清中 HCV RNA 的水平，当 HCV 是主要病毒时，HBV/HCV 合并感染患者的 HBsAg 定量水平较低[620]。因此，这些影响可能不足以控制 HCV 感染，但确实可以抑制 HBV 复制。通过有效的 DAA 治疗从肝脏快速清除 HCV，这种平衡受到干扰，导致乙型肝炎的再激活。

建议所有患者在开始 DAA 治疗前检测是否存在 HBsAg 和抗 -HBc。对乙肝具有易感性的患者应根据常规疫苗预防策略接种疫苗，但不要干扰 HCV 治疗。那些尚未接受乙型肝炎抗病毒治疗的 HCV 和 HBV 合并感染者（HBsAg 阳性）应在 DAA 治疗期间定期检测 HBV DNA 和 ALT，以监测乙型肝炎的再激活。仅抗 -HBc 抗体阳性（已缓解的 HBV 感染）再激活概率非常低，并且缺乏监测这些患者的具体建议。但是，任何在 DAA 治疗期间，出现不明原因的肝脏疾病活动的患者都应进行乙型肝炎再激活评估。

（二十五）肝细胞癌复发

与 DAA 治疗有关的另一种出乎意料的不良事件是更迅速和更严重的 HCC 复发。在一项回顾性分析中，58 例既往 HCC 病史的患者在 DAA 治疗开始前似乎已得到充分治疗，近 28% 患者在 DAA 治疗开始后 6 个月的中位随访期内有发生 HCC 复发[621]。来自法国的 3 个回顾性队列研究得出了相互矛盾的数据，这些队列纳入 DAA 治疗和未治疗的 HCC 患者[622]。在 DAA 治疗的人群中，HCC 复

发的风险增加不明显。即便如此 HCC 复发与 DAA 治疗的机制仍然只是推测，但是推测在快速病毒学应答和治疗性 DAA 治疗后使免疫监视发生改变从而促进 HCC 的快速复发。欧洲监管机构授权的前瞻性研究正在计划中，以试图回答这个有趣的问题。在过渡期，应当对具有高风险的 HCC 患者进行持续性检测。

（二十六）利巴韦林和直接抗病毒药物

利巴韦林在以干扰素为基础的治疗中的价值是不容置疑的，但是利巴韦林普遍存在不良反应，特别是溶血，导致治疗过程中反复尝试从 DAA 方案中完全去除利巴韦林。尽管如此，许多随机试验比较了不联合利巴韦林和联合利巴韦林的 DAA 药物的功效，已经证明利巴韦林对难治愈的人群有治疗效果[623]。因此，推荐将利巴韦林加入到索非布韦 / 雷地帕韦方案中，用于经治的肝硬化和基因 1a 型患者、失代偿期肝硬化患者和肝移植后的患者（见 hcvguidelines.org）。同样，对于基因 1a 型患者（如果存在基线 NS5A RAV）和蛋白酶抑制药经治的基因 1b 型患者推荐使用利巴韦林。利巴韦林显著增加使用索非布韦 / 维帕他韦治疗 12 周的失代偿肝硬化患者的 SVR，其中加用利巴韦林的总体 SVR 率为 94%，不加利巴韦林为 83%[624]。表 25-4 总结了目前将利巴韦林纳入常规 DAA 治疗方案的建议。

通过比较联合与不联合利巴韦林的 DAA 方案，利巴韦林治疗不良事件逐渐增多，如疲劳、头痛、恶心和贫血，但是在没有聚乙二醇干扰素的情况下，这些不良事件发生频率明显减少。与利巴韦林相关的不良事件可以得到有效的管理，剂量减少似乎不会影响疗效，很少导致治疗中止。在 DAA 治疗期间，利巴韦林可减少复发并减轻基线或治疗诱发的 RAV 的机制仍然是推测性的，但可能与病毒突变有关，利巴韦林被纳入于病毒 RNA，随着时间的推移导致病毒适应性降低和多样性变少[623]。

（二十七）特殊人群丙型肝炎的治疗

1. 急性丙型肝炎

临床上很少发现急性丙型肝炎，因为大多数感染是无症状的。20%～50% 的急性丙型肝炎患者会

表 25-4　将利巴韦林加入 DAA 方案的建议

基因型		索非布韦 / 雷地帕韦	PrOD	艾尔巴韦 / 格佐匹韦	索非布韦 / 维帕他韦
1a	初治	否	是	是，如果 NS5a RAV	否
	经治	是，如果肝硬化	是	是，如果 PI 经治	否
	失代偿	是	n/a	n/a	是
	移植后	是	n/a	n/a	n/a
1b	初治	否	否	n/a	否
	经治	是，如果肝硬化	否	n/a	否
	失代偿	是	n/a	n/a	是
	移植后	是	n/a	n/a	是
2	初治	n/a	n/a	n/a	否
	经治	n/a	n/a	n/a	否
	失代偿	n/a	n/a	n/a	是
	移植后	n/a	n/a	n/a	n/a
3	初治	n/a	n/a	n/a	是，如果肝硬化和存在 Y93H
	经治	n/a	n/a	n/a	是，如果肝硬化或存在 Y93H
	失代偿	n/a	n/a	n/a	n/a
	移植后	n/a	n/a	n/a	n/a
4	初治	否	n/a（是，无达沙布韦）	否	否
	经治	是，如果肝硬化	n/a	是	否
	失代偿	是	n/a	n/a	是
	移植后	是	n/a	n/a	n/a

PrOD. 帕利瑞韦 / 利托那韦 / 奥比他韦加达沙布韦；RAV. 耐药相关变种；PI. 蛋白酶抑制药
引自 Jane Giang, PharmD

在没有治疗的情况下自发清除 [625, 626]。自发清除与女性、高胆红素血症和有利的 IL28B-CC 基因型有关。因此，应首先对患者进行连续定量 HCV RNA 测定，以确定是否可能发生自发清除。在出现症状前的 12 周内，持续检测不到 HCV RNA 前，病毒血症持续高水平并且没有病毒的成对数倍下降，表明该患者不太可能自发消退。

许多研究都评估了普通干扰素或聚乙二醇干扰素单药治疗时间为 4~24 周的急性 HCV 感染患者 [625, 627-629]。干扰素治疗急性期患者的 SVR 率通常＞80%。尽管在治疗急性 HCV 感染中加入利巴韦林的相对益处仍然不清楚，联合利巴韦林治疗急性 HCV 感染具有一致较高的 SVR 率 [630]。在急性期早期采用干扰素治疗的患者的治愈率显著高于慢性 HCV 感染患者，表明一旦排除自发清除，在前 12~16 周内治疗急性 HCV 感染是最理想的。

然而，因为 DAA 疗法现在可用于治疗 HCV 感染，急性丙型肝炎治疗模型正在发生变化。因为与已建立的慢性感染相比，在 HCV 感染的急性期内治疗的时间似乎对 SVR 没有影响，治疗的紧迫性降低。因此，急性 HCV 感染患者如果在症状出现后的前 12~16 周内未发生自发清除，需要临床医师确定治疗的最佳时机。虽然研究持续时间较短，目前推荐表明，治疗慢性丙型肝炎的相同 DAA 方案可用于急性丙型肝炎（见 hcvguidelines.org）。在一项开放性研究中，20 例急性 HCV 感染患者，多数患者的症状包括高胆红素血症，使用雷地帕韦 / 索非布韦治疗 6 周后缓解[631]，该治疗方案的耐受性良好，所有患者都完成了短期治疗。患者 100% 实现了 SVR。

2. 代偿性和失代偿肝硬化的治疗

因为治疗方案、预期结果和不良事件在不同人群中会有所不同，在开始 DAA 治疗之前必须区分是否有代偿性或失代偿性肝硬化的存在。一般状况良好的代偿期肝硬化患者，通常在保证药物良好疗效的情况下使用全口服 DAA 治疗时能获得与非肝硬化人群相似的 SVR 率。一般状况良好的代偿期肝硬化的患者中治疗方案的优化，可在原方案的基础上添加利巴韦林和（或）延长治疗持续时间超过 12 周以提高 SVR。根据临床试验结果，治疗方案的选择和修改是通过对每个个体的一般情况制订的。

对失代偿期肝硬化患者的治疗存在特殊的挑战。作为潜在肝移植候选患者应在专业中心进行评估和管理。对于肝功能严重受损（CP-B 或 CP-C）的患者，由于清除率降低可能与肝毒性和肝功能失代偿相关，因此禁止使用含蛋白酶抑制药的治疗方案。失代偿期肝硬化患者的治疗方案的选择目前仅限于联合核苷类似物和 NS5a 抑制剂。

SOLAR 研究使用索非布韦 / 雷地帕韦加利巴韦林治疗 CP-B 和 CP-C 失代偿期肝硬化患者 12 或 24 周[632, 633]。在 CP-B 肝硬化中，接受 24 周治疗的患者的 SVR 率为 87%～96%。ASTRAL-4 研究将失代偿肝硬化患者随机分配到 3 种治疗方案中：索非布韦 / 维帕他韦治疗 12 周、索非布韦 / 维帕他韦加利巴韦林治疗 12 周，或索非布韦 / 维帕他韦治疗 24 周[624]，总体 SVR 率分别为 83%、94% 和 86%。对于基因 1 型的患者，在添加利巴韦林或延长疗程至 24 周比治疗 12 周的患者的 SVR 更高。利巴韦林对基因 3 型和失代偿期肝硬化患者的影响最为明显。索非布韦 / 维帕他韦治疗 12 周或 24 周的 SVR 率为 50%。SVR 在利巴韦林治疗 12 周组中最高，为 85%。必须指出的是，基因 3 型患者的样本量非

常小（在所有 3 个治疗组中总共 39 名患者），但是，利巴韦林的影响是明显的。约 17% 患者出现严重不良反应，9 例患者在停止抗病毒治疗后不久死亡。这些事件归因于失代偿期肝硬化患者潜在的肝病的自然进展，而不是 HCV 治疗的直接影响。

在失代偿期肝硬化患者中治愈丙型肝炎感染的影响仍有待完全阐明。上述研究中患者的短期随访显示 Child-Pugh 和 MELD 评分有所改善。一些小型研究提出，一些患者可能改善至从移植候名单中除名。对 NHANES 和联合器官共享网络（UNOS）数据库的分析表明，肝移植等候名单中丙型肝炎患者的比例开始下降，但不能明确归是否因于抗病毒治疗还是其他因素的影响[634]。HCV 治疗是否可以消除移植的需要（慢性乙型肝炎和核苷类似物已经被清楚证明）或只是延迟肝移植，这将通过正在进行的长期随访研究来回答。因此，肝移植等候名单中失代偿肝硬化患者治疗方案的选择必须考虑到改善 MELD 评分，已治愈的 HCV 感染的受者要避免接受 HCV 感染者捐献的器官，这两者都可能使他们在竞争接受肝移植时处于劣势。

3. 肝移植术后患者的治疗

移植物的 HCV 再感染在因为丙型肝炎接受移植的患者中普遍存在。同种异体移植物的 HCV 感染增加死亡风险并降低移植后移植物存活的可能性[635]。以干扰素为基础的治疗方案在移植后丙型肝炎治疗中取得了一定的成功，与之相比，多种药物治疗对肝移植术后复发的 HCV 感染有很好的治疗效果。

一项前瞻性试验 SOLAR-1，其中包括 229 名移植后患者，大多数是基因 1 型，患有不同程度的肝病，患者随机分为 2 组，分别使用雷地帕韦 / 索非布韦加利巴韦林治疗 12 周或 24 周[632]。在没有肝硬化的移植后复发患者中，疗程长或短的 SVR 率分别为 96% 和 98%。对于肝硬化患者，SVR 与 Child-Pugh 分级直接相关：CP-A 患者无论疗程长短，SVR 率最高为 96%，少数 CP-C 的患者治疗 12 周或 24 周时 SVR 率分别为 60% 和 75%。CP-B 肝硬化患者肝移植后 SVR 率为 85% 和 88%。值得注意的是，另外 6 名患有 FCH 的患者接受了雷地帕韦 / 索非布韦的治疗也实现了 SVR，表明这种方案应该

考虑应用到肝移植后丙型肝炎的破坏性表现中。

在 ALLY-1 研究中，索非布韦和达卡他韦的联合治疗在肝移植后 HCV 复发的患者中也显示出显著的活性[636]。53 例移植后 F0～F3 期 HCV 感染患者接受索非布韦加达卡他韦和利巴韦林治疗 12 周，94% 患者达到 SVR。其他病例报道表明，该联合治疗方案可以治疗纤维化胆汁淤积性肝炎。

其他方案，如索非布韦和西咪匹韦和 PrOD，已经证明在肝移植后有效，并且这些方案与至少一个或所有钙神经磷酸酶抑制药存在显著的药物 – 药物相互作用，故需要仔细的治疗药物监测，使得它们不太适合肝移植后患者的常规治疗。

4. 注射吸毒者的 HCV 治疗

阿片类药物的流行加速美国注射毒品的年轻人出现丙型肝炎感染的复发，目前注射吸毒者中 HCV 感染的流行仍然是一个全球性的健康问题[637]。由于对复杂的干扰素治疗方案的依从性和不良反应的担心，以前不建议治疗注射吸毒者中的丙型肝炎。然而，简单的全口服治疗方案已经聚焦于这些易受感染的人群，为这些人群的治疗提供了许多益处，并且已被证明是有效和安全的。在这个人群中治疗丙型肝炎可以预防发生肝脏并发症，并降低其社交网络中感染者向其他人传播 HCV 的比率。成功的治疗还将防止有生育潜力的年轻妇女的围产期传播。

然而，在治疗注射吸毒者方面存在一些挑战。在美国，医疗服务的获得往往受到地理因素的限制，特别是那些治疗丙型肝炎的医疗服务，提供给农村社区的很少。社会壁垒，如缺乏健康保险及通常合并精神疾病，可能进一步限制对这群人的治疗和使治疗复杂化。有使用的违禁药物记录已经成为支付丙型肝类药物的要求。关于注射吸毒者再感染的担忧也减少了对注射吸毒者的治疗热情。在 2000—2009 年期间注射吸毒者达到 SVR 的 448 人中，发生了 7 次再感染［随访 1.7 次 /（100 人·年）］，再感染率最高的是在一个存在持续高危行为的小亚组中［再感染 5.7 次 /（100 人·年）］。

Dore 及其同事证实这一人群的成功治疗，他们将 301 例未接受过治疗的阿片替代疗法（OST）患者随机分为艾尔巴韦 / 格佐匹韦治疗 12 周组或安慰剂治疗延迟疗程组，随后在 COSTAR 方案中进行积极治疗[638]。不排除在研究期间继续使用药物的患者，并且 47% 的患者在治疗的第 1 天药物筛选阳性，通常持续整个治疗阶段。初始治疗组的 SVR 率为 92%，延迟治疗组为 91%。艾尔巴韦 / 格佐匹韦治疗耐受性良好，不到 1% 的患者因不良反应而停止治疗。此外，正在进行的药物使用不会影响安全性或疗效。在治疗后随访的前 24 周内，再感染率为每年每 100 人有 4.6 人次再感染。目前正在对所有参与者进行长期随访。对雷地帕韦 / 索非布韦或索非布韦 / 维帕他韦的 Ⅲ 期研究进行的其他回顾性分析纳入了约 120 名接受 OST 治疗的患者[639, 640]。OST 治疗与非 OST 相比，治疗效果、SVR 或 DAA 的安全性无显著差异。

因此，一些研究表明，注射吸毒者可以治疗成功，包括 AASLD、EASL 和 WHO 在内的多项国际指南建议对注射吸毒者进行 HCV 感染治疗[637]。含有美沙酮或丁丙诺啡等药物的 OST 不是 DAA 治疗的禁忌证。对注射毒品患者治疗方案的选择需要个体化。

5. 与人类免疫缺陷病毒共感染

存在 HIV 共感染的慢性丙型肝炎患者是治疗丙型肝炎的特殊挑战。与丙型肝炎感染的患者相比，患有 HIV 共感染的丙型肝炎的自然病程似乎被缩短，患者进展为肝硬化的速度更快。由于 HAART 的出现，使更多艾滋病患者存活，但也增加了感染艾滋病合并丙肝感染的人数，因此在过去 30 年中，HCC 的发病率增加了 4 倍[641, 642]。此外，患有慢性丙型肝炎的 HIV 患者可能因抗逆转录病毒治疗（ART）而具有更高的肝毒性发生率，这使得对 HIV 感染的治疗复杂化[643]。因此，预防并发症并改善治疗效果必须根除 HCV 病毒。

聚乙二醇干扰素和利巴韦林已被用于治疗 HIV/HCV 共感染的患者，并取得了一定的成功，对于基因 1 型患者，SVR 率约 30%[644-647]。增加第一代蛋白酶抑制药，如特拉匹韦或波普瑞韦，以创建三联疗法，大大提高 SVR 率至 60%[648, 649]。通过联合聚乙二醇干扰素、利巴韦林和其他 DAA 如西咪匹韦和达卡他韦[650]，可以进一步提高 SVR。

DAA 显著提高了 HCV/HIV 合并感染患者的

SVR 率，其水平与 HCV 单一感染患者相当。实际上，AASLD/IDSA 指南表明，HCV/HIV 共感染患者应该以与没有 HIV 感染的患者类似的方式进行治疗，除了要考虑下面讨论的药物 - 药物相互作用的因素。多种 DAA 方案已被用于治疗共感染患者。对 HCV/HIV 共感染患者使用 PrOD + RBV 治疗 12 周或 24 周，包括那些长效干扰素经治患者和肝硬化患者[651]，治疗 12 周和 24 周的 SVR 率分别为94% 和 97%。最近 TURQUOISE-1 初步报道了Ⅲ期研究结果，该研究纳入 228 例 HCV/HIV 共感染患者接受稳定的 ART。基因 1 型和 4 型患者的 SVR率分别为 97% 和 96%，但是有几例患者在报道时仍在接受治疗[652]。

ALLY-2 研究纳入了 200 多名未接受治疗或经治的基因 1~4 型患者，其中 14% 患有肝硬化，接受达卡他韦和索非布韦治疗 12 周或 8 周。治疗 12周患者的 SVR 率为 97%，而治疗 8 周患者的 SVR率为 76%。在Ⅲ期研究中，评估了 218 名 HCV/HIV 共感染患者接受艾尔巴韦 / 格佐匹韦治疗 12 周的疗效。总体 SVR 为 96%，其中 36 例肝硬化患者的 SVR 为 100%[653]。

在一项大型Ⅲ期试验中，用各种抗逆转录病毒药物治疗 335 名 HCV/HIV 共感染患者，接受了为期 12 周的雷地帕韦 / 索非布韦治疗。总体 SVR 率为 96%，基因 1a 或 1b 型（96%）、基因 4 型（100%）、HCV 未经治疗或肝硬化的患者的 SVR 相似[654]。有趣的是，与其他患者相比，黑人患者的 SVR 率显著降低（90% vs. 99%），而黑人种族是多变量分析中唯一与 SVR 降低相关的因素。ASTRAL-5 研究采用索非布韦 / 维帕他韦治疗 106 名 HCV/HIV 共感染患者（基因 1~4 型）12 周，SVR 率为 95%，其中肝硬化患者 SVR 率为 100%[655]。

用 DAA 治疗 HCV/HIV 共感染患者需要彻底了解 DAA 和抗逆转录病毒疗法之间的药物相互作用。药物相互作用（DDI）可以增强 HIV 和 HCV 治疗方案的毒性或影响药代动力学而降低疗效。DAA在不同程度上可以是细胞色素 P_{450} 酶的底物、诱导剂或抑制剂，最值得注意的是 CYP3A4，并且还可以与药物转运蛋白如 p- 糖蛋白相互作用。当确定存在潜在的药物 - 药物相互作用时，临床医师可以

与患者的 HIV 专家协商，考虑更换抗逆转录病毒疗法，或选择药物相互作用风险较低的 DAA 方案。索非布韦是经肾脏代谢的，与 CYP450 酶没有相互作用，尽管它确实可作为 p- 糖蛋白的底物，而且似乎与大多数抗逆转录病毒药物发生 - 相互作用的可能性最小。相反，如哌仑他韦与利托那韦配伍，由于对 CYP 酶具有较强的抑制作用，因此具有强烈的药物相互作用。

利巴韦林仍可用于某些 DAA 方案和某些特殊患者，如失代偿期肝硬化或存在基线耐药相关多态性的患者。利巴韦林与二脱苷相互作用，导致线粒体毒性和乳酸酸中毒的风险增加。在用叠氮胸苷（AZT）和利巴韦林治疗的患者中也观察到贫血发生增加[656]。有关 DAA 和 HIV 抗逆转录病毒药物之间相互作用的综合指南，请访问 hcvguidelines.org。

6. 肾病、透析和肾移植中的丙型肝炎

对于血液透析患者，常规推荐进行丙型肝炎检测。在美国，约 15% 的血液透析患者伴有丙型肝炎病毒感染，世界各地的患病率各不相同，英国和西班牙的患病率分别为 2.6% 和 22.9%[259]。尽管大多数血液透析患者具有 HCV 感染的独立危险因素，如输血或静脉注射药物，但据报道，可统计的新发丙型肝炎的比例可追溯到透析过程中消毒不充分或预防措施失效[259, 657]。血液透析机和透析膜本身不被认为是 HCV 感染的来源，并且通常患者并非在专用机器上透析。

与未感染的患者相比，丙型肝炎感染的透析患者的死亡率更高。最近的一项 Meta 分析估计，HCV阳性透析患者全因死亡率的相对风险为 1.32[658]。同样，对接受肾移植的患者的研究表明，在长期随访期间，HCV 阳性接受者与 HCV 阴性接受者的移植物生存率的观察结果不同[659, 660]。对 UNOS 器官采购和移植数据库的分析表明，HCV 阳性肾移植接受者的移植物生存率和患者生存率显著降低[661]。

已经使用基于干扰素的疗法来治疗患有慢性肾病的 HCV 感染患者，结果喜忧参半。聚乙二醇干扰素降低剂量可以用于血液透析患者。在血液透析时使用利巴韦林需要极其谨慎，因为这种药物如果没有透析，会发生很严重的溶血性贫血。尽管研究中已经使用每周给药的低剂量的利巴韦林，以改善

SVR 并使不良反应发生率最小化，但当肾小球滤过率（GFR）低于 50ml/min 时，禁用利巴韦林[662]。一项 Meta 分析研究表明，血液透析患者使用聚乙二醇干扰素和利巴韦林 SVR 的发生率为 60%，但是 18% 的患者通常由于与利巴韦林治疗相关的贫血而停止治疗[658]。

在大多数基于干扰素治疗的小型临床试验中已经有肾移植物功能障碍和排斥反应的报道，因此对于肾移植患者不常规推荐使用聚乙二醇干扰素和利巴韦林来治疗慢性丙型肝炎[658]。值得注意的是那些进展为 FCH（纤维淤胆性肝炎）的患者，这是一种快速进展、致命性的肝损伤，在几种类型的实体器官移植中均有报道[663]。基于干扰素的治疗即使没有实现 SVR，但可以改善由 FCH 导致的肝损伤[259, 664]。

全口服 DAA 方案为晚期肾脏疾病和肾移植后患者提供了安全和高效的治疗。索非布韦通过肾脏代谢，由于担心潜在毒性代谢物在体内积累，GFR 小于 30ml/min 的 HCV 感染患者不推荐使用。然而，对使用索非布韦的血液透析患者的药代动力学研究显示无任何实质性积累，也没有出现不良事件[665]，其他小样本研究也表明使用基于索非布韦的治疗方案治疗 4 期和 5 期慢性肾病患者的 SVR 很高[666, 667]。

艾尔巴韦 / 格佐匹韦不通过肾脏清除，特别适用于治疗慢性肾病患者，包括血液透析患者。C-SURFER 研究将 224 名基因 1 型患者随机分配，其中大多数患者接受血液透析，并服用艾尔巴韦 / 格佐匹韦治疗 12 周或安慰剂进行积极治疗[668]。该研究纳入聚乙二醇干扰素和利巴韦林经治的患者，但是很少有肝硬化患者入组。没有患者因不良反应而停止治疗，即使有不良反应通常也是轻微的。排除非病毒学失败的患者，直接治疗组 99% 的患者实现了 SVR。有趣的是，与非透析人群的 III 期研究相比，在约 15% 的患者中检测到的基线 NS5A 多态性的存在对结果没有影响。

在一项小型 II 期研究中，PrOD 方案也被用于治疗 20 例肝硬化和晚期慢性肾病的初治基因 1 型患者，其 SVR 率为 90%。用利巴韦林 200mg/d 治疗基因 1a 型患者，治疗经常中断和（或）需要促红细胞生成素治疗贫血。

几种 DAA 在治疗肾移植后患者方面非常有效[669]。在迄今为止规模最大的一项研究中，114 名肾移植接受者被随机分配到雷地帕韦 / 索非布韦治疗 12 周组或 24 周组[670]。该研究纳入经治的患者，约 15% 患有一般状况良好的代偿性肝硬化，大多数患者为基因 1b 型（74%）。值得注意的是，100% 的患者实现 SVR。11% 的患者发生严重不良反应，但结果只有 1 例患者提前终止治疗[670]。在整个治疗和随访期间未发现移植物排斥或严重肾功能障碍。

4 期或 5 期肾病患者的治疗应与患者的肾病专家合作，特别需要考虑患者是否接受肾移植。讽刺的是，在肾移植前成功治疗 HCV 感染可能会影响移植受者接受丙型肝炎阳性器官，从而使其在肾移植个人候选名单上处于不利地位[671]。鉴于肾移植后 HCV 治疗的结果，在移植前或移植后接受治疗的决定必须个体化，并考虑肝脏疾病的严重程度及特定的 UNOS 区域内器官的等待时间。

（二十八）在达到持续的病毒学应答后对患者的管理

回顾性研究证明，干扰素治疗方案的成功与晚期纤维化患者肝功能失代偿、肝移植或肝细胞癌的发生风险降低有关。在一项国际多中心研究中，用干扰素治疗方案治疗 530 名伴有 3 期或 4 期纤维化的患者，中位随访时间为 8.4 年，以评估 SVR 对治疗结果的影响[416]。研究证实，实现 SVR 与肝脏相关死亡率降低、HCC 发生率降低和肝脏失代偿减少密切相关。值得注意的是，与无应答患者相比，实现 SVR 的患者的全因死亡率显著降低。随后对包括 30 000 多名患者在内的 31 项研究进行 Meta 分析的结果也支持这一点，即 SVR 显著降低有肝硬化或无肝硬化患者的全因死亡率，对 HIV 共感染患者的影响最大[471]。根除 HCV 可降低全因死亡率的机制仍然是不确定的。HCV 感染与许多肝外疾病有关，包括糖尿病、心血管疾病和自身免疫性疾病，治疗 HCV 感染可改善或预防这些伴发疾病的并发症[672]。

自从 HCV RNA 可测定以来，病毒学终点一直是临床试验的焦点，并且仍然是定义成功治疗的标准。最近，注意力转向了评估患者报告的结果以评估 SVR 对生活质量相关指标的影响。在 DAA 治疗之前、期间和之后使用多种经过验证的自我管理调查问卷，结果证明，大多数患者的生活质量都有显著改善。大多数可用的生活质量数据都来自基于索非布韦治疗的研究。因此，轻度或晚期肝纤维化的患者在使用索非布韦 / 雷地帕韦治疗后较少发生疲劳，工作效率较高，且生活质量较高[495]。

很显然，几乎所有接受过 DAA 治疗的患者都能实现 SVR，临床医师必须随访这些患者，以确保最佳的长期疗效[673, 674]。在 DAA 治疗结束后 12 周确认 SVR 是判断治疗是否成功的关键决定因素，因为超过这个时间点的复发非常罕见。根据采用 DAA 治疗的患者的长期随访研究估计，随访 1 年后，晚期复发率（非再感染率）低于 0.5%[675]。因此，通常建议治疗后每 1 年复查 HCV RNA。患有早期纤维化（0～2）的丙型肝炎患者在没有其他伴发疾病的情况下，超过此时间范围不需要再进行特定的随访。

晚期纤维化（3 期）或肝硬化（4 期）患者需要在 SVR 后持续监测 HCC 相关指标。晚期纤维化患者在实现 SVR 后发生 HCC 的并不少见。来自日本的研究首次报道了实现 SVR 后发生的 HCC，而美国退伍军人管理局的一项大型研究报道，实现 SVR 后 HCC 的年发病率约为 1.4%[676]。尽管在 HCV 治疗后纤维化确实可以显著改善，但是当纤维化的无创检查结果提示纤维化程度减轻时仍然没有足够的数据建议停止常规 HCC 监测。

与 HCC 监测相反，一旦达到 SVR，患者可不再持续监测食管静脉曲张。一些研究表明，在实现 SVR 时若内镜检查没有发现食管静脉曲张，患者随后发生静脉曲张的风险可忽略不计。在 218 例接受内镜监测的肝硬化患者中，所有实现 SVR 的患者在随访的 11 年均未发生食管静脉曲张，而未实现 SVR 的患者中有 39% 发生了食管静脉曲张[677]。因此，在不存在导致门静脉高压症进展的其他肝病的情况下，实现 SVR 后内镜检查提示阴性即可以停止对食管静脉曲张的监测。1 级静脉曲张患者可能需要持续随访，随访时间间隔不确定[674]。

所有患有慢性丙型肝炎的患者都应该通过最大限度地减少饮酒或戒酒、维持理想体重和控制代谢综合征的危险因素来维持肝脏的健康，这些因素可能导致肝脏疾病进一步发展成为非酒精性脂肪性肝炎。

第六篇

酒精性和药物诱导性肝病
Alcohol- and Drug-induced Liver Disease

Schiff's Diseases of the Liver
(12th Edition)
SCHIFF 肝脏病学
（原书第 12 版）

第 26 章　酒精性肝病
Alcoholic Liver Disease

Mack C. Mitchell　Gyongyi Szabo　**著**

尚大宝　谢　青　**译**

要　点

- 虽然绝大多数重度饮酒者（每天超过 40g）会患上脂肪肝，但只有 15%～30% 的人会发生酒精性肝炎，10%～20% 会进展为肝硬化。
- 罹患酒精性肝病的风险随着每天酒精摄入量的增加而增加，女性阈值为 20～25g/d，男性为 40g/d。
- 酒精性肝病的其他危险因素包括女性、肥胖、慢性丙型肝炎感染、遗传血色素沉着病和 PNPLA3 的 I148M 基因型。与氧化应激和脂质转运有关的基因可能会增加酒精性肝病的风险。
- 酒精通过影响多种代谢途径增加了肝脏中三酰甘油的合成和储存。无炎症的脂肪肝随着戒酒而改善，总体预后良好。
- 肝内促炎细胞因子包括 IL1β 和 TNF-α，重度饮酒会增加促炎细胞因子产生。先天免疫反应的激活也促进纤维化，最终导致肝硬化。
- 酒精性肝炎是一种全身性炎症状态，伴随肝脏炎症和凋亡、坏死引起的细胞死亡。最严重的症状是黄疸、发热、心动过速和白细胞增多，30d 死亡率高达 50%。急性肾损伤常伴有严重的酒精性肝炎，并导致发病率和死亡率增加。
- 酒精性肝炎的治疗主要在于抗炎药物的使用。第 1 个月的死亡率较低，使用糖皮质激素的患者与标准的支持性药物治疗的患者 90d 和 180d 的生存率相似。
- 建议肠内营养支持作额外的支持性治疗，以提高酒精性肝炎患者的生存率。
- 由于戒酒是酒精性肝病患者长期预后的最重要因素，因此应积极治疗潜在的酒精滥用。
- 肝移植适用于那些对饮酒有深刻认识、愿意遵守移植后治疗方案和移植后戒酒的患者。这些患者的预后与其他接受移植的晚期肝病患者相同。

过量饮用酒精饮料与肝损伤和肝硬化的发生直接相关。在美国和大多数发达国家，饮酒是肝硬化最重要的风险因素[1, 2]。全球疾病负担研究（global burden of disease study）估计，2010 年全球所有死亡病例中 0.9% 与酒精引起的肝硬化有关[3]。这 493 300 例死亡约占所有死于肝硬化人数的 48%，但不包括另外 80 600 例酒精引起的肝癌死亡。根据这些估计，WHO 在《酒精与健康全球状况报告（WHO，2014 年）》中建议减少酒精饮料的消费。虽然这一策略的有效性在 21 世纪仍未得到证实，但 1920—1933 年美国禁酒令提供的自然实验显示肝硬化死亡率明显下降[4, 5]。

一、酒精性肝病的疾病谱及临床特征

酒精引起的肝病以一种隐匿的方式开始，在早期损伤阶段几乎没有任何症状或体征。酒精性肝病（alcoholic liver disease，ALD）患者有 3 种相互重叠且可能相关的症状：脂肪变性、炎症（脂肪性肝炎）和纤维化 / 肝硬化。ALD 的大部分特征与大多数其他肝病相似，并取决于疾病的阶段。虽然酒精引起的脂肪变性可以在相对较短的时间内发生[6, 7]，但酒精性脂肪性肝炎和纤维化 / 肝硬化通常需要更长时间的大量饮酒，并在多年后逐渐发生[8]。

几乎 90% 的酗酒者和 ALD 患者都存在脂肪变性[9-12]。酒精引起的早期脂肪肝患者通常是无症状的。当症状出现时，通常是非特异性的：腹部不适、恶心或厌食症。早期研究表明，在人类[7] 和动物（包括非人类灵长类动物）大量饮酒后 48 h 内发生脂肪变性[13-15]。三酰甘油、磷脂和胆固醇酯在肝细胞内积聚[15]。脂肪堆积主要为大泡状，最初出现在肝小叶 3 区（小叶中心或小静脉周围区）。在某些情况下，较小的脂肪滴主要出现在没有相关炎症的 3 区。这种模式被称为酒精泡沫性变性，可能与胆汁淤积有关[16]。大多数脂肪肝患者是无症状的，部分患者由于脂肪浸润引起的肝大导致了右上腹不适。与酒精相关的单纯性脂肪变性具有良好的预后，并且戒酒后似乎是可逆的[17]，但是据报道，每周饮用超过 400g 酒精的人群中，无酒精性肝炎或静脉周围纤维化的单纯性脂肪肝可从脂肪肝进展为肝硬化[18]。进展的危险因素包括在初始活检中发现混合的大 / 小泡脂肪变性和线粒体肥大。

随着持续大量饮酒，多达 1/3 的脂肪变性患者将发展为酒精性肝炎（alcoholic hepatitis，AH），这是一种更为严重的损伤类型，其特征是肝细胞肿胀和凋亡、中性粒细胞浸润、Mallory Denk 体和胆汁淤积[9, 10, 18-20]（图 26-1）。酒精引起的这种肝脏炎症性损伤比单纯的脂肪浸润更为严重，也更容易发生进展[8, 21]。表 26-1 比较了酒精性肝病从脂肪肝到肝硬化不同阶段的组织学表现（表 26-1）。AH 也可能表现为一种惰性状态，只有当患者出现肝酶升高，肝活体组织检查证实其组织学特征时，才会被确诊[22]。不幸的是，尽管一些人明显发展为无症

状或轻微症状的 AH，但缺乏对无症状酒精性肝炎个体数量的良好人群估计。在常规的筛查中，基于 AST 和 ALT 升高，这些个体被认为患有 AH，但他们通常不寻求医疗帮助，因此未被诊断。突然出现的黄疸、由胆红素尿引起的深色尿、厌食症、腹痛及偶尔出现的全身炎症反应综合征（SIRS，如发热、不适）等非特异性症状时更容易被诊断。其他特征包括腹痛、肝大、厌食症、恶心和呕吐[23, 24]（框 26-1）。

是否所有 AH 都可能发展成肝硬化，与酒精相关的肝硬化是否可以在没有 AH 的情况下发生，仍然是一个有争议的话题。一些研究人员发现，在没有 AH 的情况下，小静脉周围纤维化是肝硬化的前驱病变[25]。高达 6%～20% 的长期大量饮酒者发展为肝硬化[26-29]，相对较小比例的酗酒者发展为晚期肝病，这表明除了饮酒以外的其他因素也会增加患 AH 和肝硬化的风险。

相对于 AH，大多数与 ALD 相关的症状没有特异性，但蜘蛛痣、男性乳房发育症、颞部消瘦、Dupuytren 挛缩和腮腺肿大提示晚期疾病[30, 31]。有争议的是，由于其他原因引起的肝硬化患者可能会出现同样的症状，但在 ALD 患者中似乎更为常见[31]。然而，没有一个特异的症状能够排除其他原因导致的肝病。晚期 ALD 的其他非特异性征象包括腹水、脐周静脉曲张、周围水肿、意识模糊和扑翼样震颤，所有这些都表明存在门静脉高压[32]。

过量饮酒除了会损害肝脏外，还会损害其他器官。慢性胰腺炎、酒精性心肌病、周围神经病变、小脑退行性变等酒精中毒的后果可能同时存在于酒精性肝病患者。酒精引起的肌肉损伤被认为是由于线粒体损伤和蛋白合成受损导致[33, 34]。自噬在酒精相关肌肉损伤中也有重要作用[33]。酒精的直接损害和肝硬化营养不良的后果都有助于晚期 ALD 患者肌少症的发生[33]。在这些患者中，肌萎缩症的常见后果就是虚弱，并可能导致肝移植后恢复迟缓、跌倒和再次入院[35]。

ALD 的肝脏是增大、正常还是缩小，在很大程度上取决于脂肪积累的程度。在 ALD 的早期阶段，脂肪堆积比晚期肝硬化患者多得多。肝硬化患者脂肪相对缺乏可能与晚期疾病患者的纤维化或戒

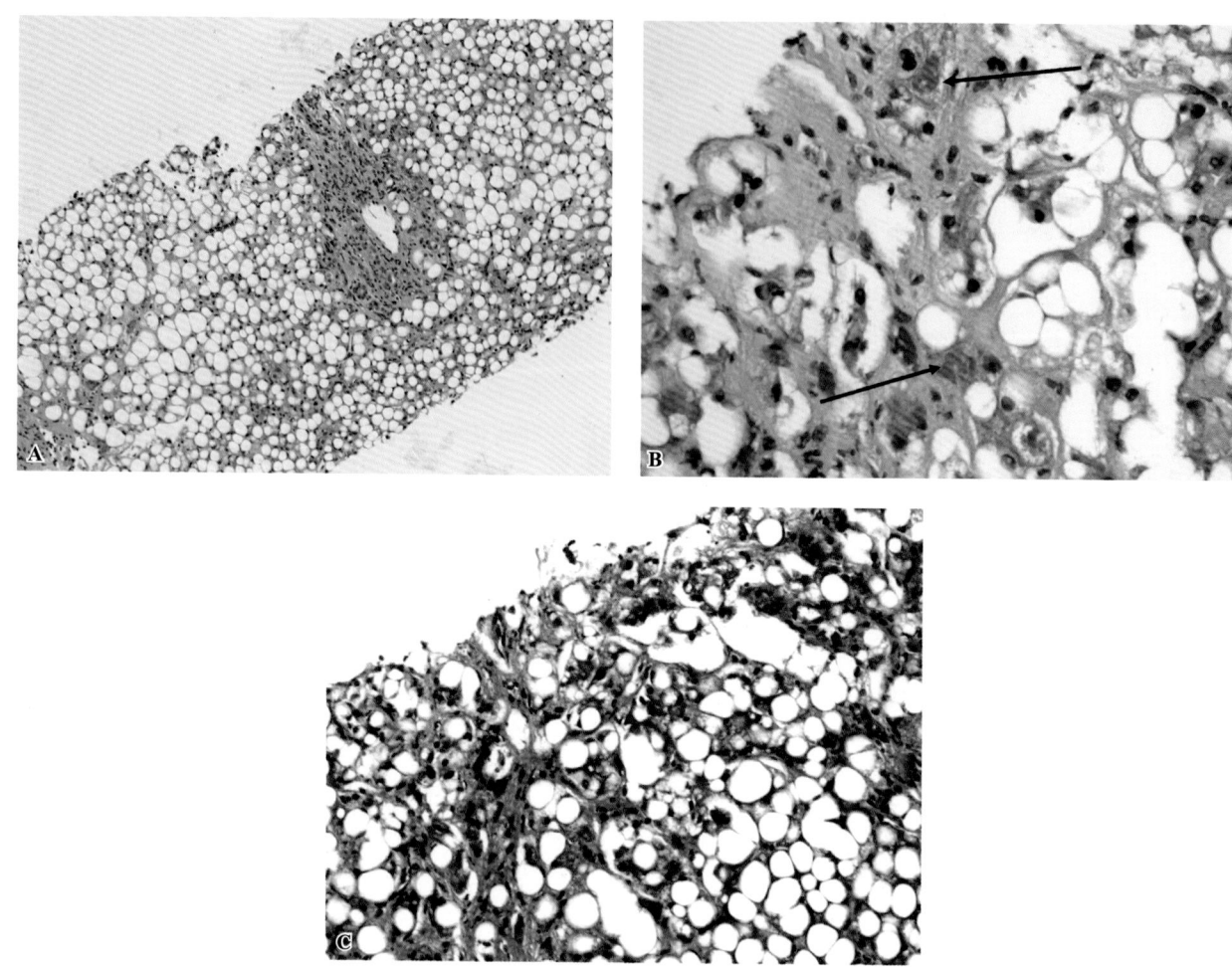

▲ 图 26-1 酒精性肝炎的组织学显微照片

A. × 200 时拍摄的照片，显示严重的脂肪变性；B. × 400 时拍摄的照片，显示 Mallory Denk 小体；C. × 400 时拍摄的照片，三色染色显示细胞周围纤维化（显微照片由 Dr Lan Peng 提供）

表 26-1　酒精性肝病的组织学特征

	肝脂肪变	酒精性肝炎	肝硬化	肝硬化 - 酒精性肝炎
伴有 PMN 的肝细胞气球样变	73%	97%	76%	35%
Mallory 小体	0%	76%	19%	95%
巨型线粒体	100%	32%	8%	13%
硬化透明坏死	4%	68%	3%	44%
纤维化	31%	54%	100%	100%
脂肪变（中度至重度）	69%	82%	27%	43%
小静脉周围纤维化	4.9%	19%	—	—

PMN. 多形核细胞

框 26-1　酒精性肝病的症状和体征

症状

- 上腹部疼痛，尤其是右上腹部
- 恶心伴或不伴呕吐
- 厌食
- 不适
- 疲倦
- 尿色暗
- 发热
- 意识模糊、定向障碍

体征

- 肝大，通常轻度
- 黄疸
- 发热
- 心动过速
- 呼吸急促
- 腹水
- 水肿
- 脐周静脉曲张
- 腮腺和泪腺肿大
- 扑翼样震颤
- 蜘蛛痣
- 男性乳房发育

酒过程有关。通过体格检查确定肝脏大小可能比较困难，尤其是对于腹水患者，因此超声是评估肝脏大小和轮廓的首选方法[36]。

如本章后面所述，非酒精性脂肪肝（NAFLD）是最常与 ALD 混淆的疾病之一。2 种类型的脂肪肝都有单纯性脂肪变性、脂肪性肝炎、纤维化和肝硬化的阶段。然而，非酒精性脂肪性肝炎（NASH）患者通常缺乏 AH 中所见的全身性炎症特征。由于脂肪肝的病因分类存在本质问题，NASH 的诊断要求患者戒酒或仅少量饮酒[37]。即使肝活体组织检查也不能在所有情况下可靠地区分 ALD 和 NAFLD。硬化性玻璃样坏死（一种周围静脉纤维化）和 3 区的 Mallory Denk 小体有关的部分阻塞性病变，这在 NAFLD 中未见过的，所以是 ALD 的组织学特征之一，而糖基化核和单核细胞小叶浸润是 NAFLD 中常见的病变[38, 39]。

酒精摄入量的评估对诊断 ALD 至关重要，所以临床医师应该收集一份详细的病史，包括酒精摄入的数量和频率的估计。为了研究的目的，时间线和跟踪研究提供了一个可靠的估计最近和终身饮酒量的方法[40]。通过与亲密的家庭成员或其他同事的访谈来证实自我报告的酒精摄入量是诊断的关键。

酒精使用障碍的定义与筛选

第 5 版《精神障碍诊断与统计手册（DSM-5）》将酒精依赖和酒精滥用的诊断合并为酒精使用障碍（alcohol use disorders，AUD），并将其分为轻度、中度和重度。新分类只需要 11 个标准中的 2 个，就可以根据符合标准的数量来确定诊断 AUD 的严重程度（框 26-2，http://pubs.niaaa.nih.gov/publications/dsmfactsheet/dsmfact.htm）[41]。这种简化的分类使 AUD 的诊断更容易建立，并有助于患者的管理。渴求酒精的概念是 DSM-5 的一个重要补充，而 DSM-4 中并未包含这一内容[41]。同样，与饮酒有关的法律问题也不再是 DSM-5 诊断标准的一部分。

美国预防服务特别工作组建议在初级保健实践中对酒精滥用进行筛查，以减少其总体危害[42]。许多问卷已被确认为酒精问题的筛选工具[43-48]。大多数都是使用 DSM-4 标准进行验证的，但这些问卷的结构也允许使用它们来建立基于 DSM-5 诊断标准的诊断。美国肝病研究协会（AASLD）建议对所有疑似肝病患者进行筛查[49]。如本章后面所述，戒酒是成功治疗 ALD 的重要组成部分，因此需要进行筛查以确定患者是否患有 AUD，以便采取适当的措施来限制未来的饮酒和进一步的损害。

二、酒精性肝病的诊断与评估

仅有极少数 ALD 的临床特征具有足够的特异性可以做出明确的诊断。因此，需要仔细评估实验室检测、影像学特征，偶尔需要肝活体组织检查来确定是否有 ALD。许多其他肝脏疾病有相似的临床特征，或可以与 ALD 共存，因此对很多疑似 ALD 的诊断检测旨在排除共存问题，如慢性乙型肝炎、丙型肝炎、血色沉着病、少见的 Wilson 病和 α_1- 抗胰蛋白酶缺乏症。其他脂肪肝疾病也可能伪装成 ALD。这些疾病包括 NAFLD、脂质储存障碍疾病和药物性肝损伤（DILI，由胺碘酮、心舒宁或对乙酰氨基酚引起）。鉴别酒精性脂肪肝和非酒精性脂肪肝可能是困难的，尤其是对于那些酗酒的肥胖患者。使用由 BMI、MCV、AST/ALT 比值和性别计

框 26-2　酒精使用障碍：DSM-Ⅳ与 DSM-5 的比较

DSM-Ⅳ			DSM-5	
在过去的一年里，你有：			在过去的一年里，你有：	
任何一个 ＝酗酒	发现喝酒（或因喝酒而生病）经常妨碍你照顾家庭？造成了工作上或学校的麻烦？	1	你是否曾经喝得比你预想的要多，或者喝酒时间更久？	这些症状中有至少 2 个，表明有酒精使用障碍（AUD） AUD 的严重程度定义为：轻度，出现 2～3 个症状；中度，出现 4～5 个症状；重度，出现 6 个或 6 个以上症状
	不止一次在饮酒时或饮酒后陷入增加受伤概率的情况（如开车、游泳、使用机器、在危险区域行走或发生性关系）？	2	不止一次想要戒酒，或试图戒酒，但都失败了？	
	不止一次因为喝酒而被捕、被警察拘留，或者有其他法律问题？ ** 这并不包括在 DSM-5 中 **	3	花了很多时间喝酒？或者是生病了，或者从其他后遗症中恢复？	
	即使喝酒会给你的家人或朋友带来麻烦但仍继续喝酒	4	因为很想再喝一杯，而想不起来其他任何事？ ** 这是 DSM-5 的新内容 **	
任何累计 3 个＝酒精依赖	为了达到你想要的效果，你比以前喝了更多的酒吗？或者发现你平时喝的酒的效果比以前更差了？	5	发现喝酒（或因喝酒而生病）经常妨碍你照顾家庭？造成了工作上或学校的麻烦？	
	当酒精的作用逐渐消失时，你出现戒断症状，如睡眠困难、颤抖、不安、恶心、出汗、心跳加速或癫痫发作？或者感觉到不存在的东西？	6	即使喝酒会给你的家人或朋友带来麻烦但仍继续喝酒？	
	你是否曾经喝得比你想喝的更加多，或喝得比你想喝的更久	7	为了喝酒，放弃或减少对你来说重要或有趣的，或给你带来快乐活动？	
	不止一次想要戒酒。或者尝试过，但失败了	8	不止一次在饮酒时或饮酒后陷入增加受伤概率的情况（如开车、游泳、使用机器、在危险区域行走或发生性关系）？	
	花了很多时间喝酒？或者是生病了，或者从其他后遗症中恢复？	9	即使喝酒让你感到沮丧或焦虑，或造成健康问题，仍继续喝酒？或者喝酒后有记忆丧失？	
	为了喝酒，放弃或减少对你来说重要或有趣的，或给你带来快乐活动？	10	为了达到你想要的效果，你比以前喝了更多的酒吗？或者发现你平时喝的酒的效果比以前更差了？	
	即使喝酒让你感到沮丧或焦虑，或造成健康问题，仍继续喝酒？或者喝酒后有记忆丧失？	11	当酒精的作用逐渐消失时，你出现戒断症状，如睡眠困难、颤抖、不安、恶心、出汗、心跳加速或癫痫发作？或者感觉到不存在的东西？	

引自 http://pubs.niaaa.nih.gov/publications/dsmfactsheet/dsmfact.htm

算的酒精 / 非酒精指数可以帮助区分两者，在某些情况下活检可能有帮助 [50]。

（一）酒精性肝病的实验室特征

根据肝损伤的不同阶段，血清天冬氨酸转氨酶（AST）和丙氨酸氨基转移酶（ALT）可能升高（框 26-3）。值得注意的是，酒精性肝炎患者的碱性磷酸酶通常升高，可能反映了肝内胆汁淤积。其他实验室检测异常如 γ- 谷氨酰转肽酶（GGT）和碳水化合物缺乏的转铁蛋白（CDT）的升高与酗酒有关，无论是否存在严重的 ALD [51-56]。酒精性肝炎协会提出了急性 AH 的有效定义，包括 AST 和 ALT ＜ 400，AST & ALT ＞ 1.5 [57]。较高的值应考虑其他诊断。细胞角蛋白 18（CK18）被认为是 ALD 患者肝损伤的敏感标志物 [58-60]。CK18 的 M30 片段是由凋亡蛋白酶催化 CK18 裂解生成的 [58-61]。

框 26-3　酒精性肝病实验室异常

血清酶

- AST > ALT 且比值为 1.5
- AST < 400U，ALT < 200U
- 碱性磷酸酶不同程度升高
- γ- 谷氨酰转肽酶不同程度升高，取决于最近的饮酒量

血清蛋白

- 血清白蛋白正常，直到肝损伤明显
- 碳水化合物缺乏的转铁蛋白升高，取决于最近的饮酒量
- 包括 M30 和 M65 组分的细胞角蛋白 18 升高
- 血清免疫球蛋白 A（IgA）升高
- 血清免疫球蛋白 G（IgG）轻度升高

血液异常

- 轻度贫血
- 平均红细胞体积（MCV）升高
- 由于酒精的骨髓毒性或门静脉高压，血小板可能减少
- 无明显感染的酒精性肝炎患者白细胞计数升高

代谢和电解质异常

- 高三酰甘油血症
- 高尿酸血症
- 低钾血症
- 低镁血症
- 低磷血症
- 低血清锌

ALD 患者 M30 片段的升高提示凋亡蛋白酶可能在 ALD 的发病机制中发挥作用。同样，M65 片段也由于坏死细胞死亡而增加。在临床上，虽然已经研究了很多分子片段，但没有任何生物标志物被证实可用于诊断 ALD 或判断损伤的严重程度。

代谢异常包括尿酸升高、高三酰甘油血症和电解质异常（如低钾血症和低钠血症）在 ALD 患者中经常发生。晚期 ALD 患者常伴有低度溶血，极有可能与脾大和门静脉高压有关，而平均红细胞体积（MCV）升高与溶血和大量酒精摄入的直接影响有关[51, 53, 55]。许多不同类型的肝病患者有轻度至中度高球蛋白血症，主要与多克隆 IgG 增加有关，但 ALD 患者的血清 IgA 也升高[62, 63]。这一观察值得注意，因为 ALD 是唯一一种血清 IgA 水平升高的肝病。尽管血清 IgA 升高的机制尚不清楚，但我们很容易推测，这种升高与肠黏膜通透性的增加有间接关系，正如本章后面讨论的那样。对这一现象的进一步研究可能为 ALD 的发病机制和潜在价值提供线索。

结合实验室检测结果通常有助于确定 ALD 的纤维化程度。表 26-2 显示了最常用的方法。这些

表 26-2　酒精性肝病纤维化检查

	Fibrotest	Fibrometer A	Hepascore	FIB 4	APRI
年龄		×	×	×	
性别			×		
α₂- 巨球蛋白	×	×	×		
胆红素	×				
结合珠蛋白	×				
透明质酸		×	×		
载脂蛋白 A₁	×				
GGT	×		×		
AST				×	×
ALT	×			×	
血小板				×	×
INR		×			

经 Elsvier 许可转载，引自参考文献 [57]

检测提供了与 ALD 纤维化程度相关的重要预后信息[64-67]。

（二）酒精性肝病的影像学

B 超、CT 和磁共振影像学检查都能显示肝脏表面存在大量的脂肪，并为门静脉高压提供证据，如腹水或门体静脉的侧支、肝脏表面轮廓的变化和象征着肝硬化的肝尾状叶扩大。影像学特征通常有助于评估和管理治疗 ALD 患者，但不能提供专门用于诊断 ALD 的信息。脂肪浸润在 ALD 早期很常见，但是由 ALD 引起的肝硬化患者只有很少的脂肪变性。ALD 影像学检查的一个重要作用是发现肝细胞癌（HCC），其通常伴随着 ALD 的肝硬化发展。另一个用途是排除可能发生在慢性胰腺炎和胆道狭窄患者的胆道梗阻，或那些包括胆结石在内的不相关的胰胆管疾病。

虽然脂肪浸润的程度并不能预测预后，但纤维化的程度是决定 ALD 患者生存的最重要因素之一。新技术如瞬态弹性成像（TE）和磁共振弹性成像（MRE）在纤维化定量和是否存在肝硬化诊断中带来成功的希望。脂肪可以通过 TE（使用控制衰减参数）和 MRE 来定量[68, 69]。另外，修改 MRE 测序的新技术可能提供炎症指标。这项工作已经在非酒精性脂肪性肝炎（NASH）患者中率先开展，同样的技术也可以很容易地用于 ALD 患者。无论是临床还是科研，这些无创性检测可以大大减少将来对肝活体组织检查的需求。

（三）酒精性肝病的肝活体组织检查

尽管肝活体组织检查提供了有用的信息，如确诊 ALD 或判断损伤程度（如脂肪变性、酒精性肝炎、肝硬化），但对于存疑的 ALD 患者，并不总是需要有效的治疗。一个专家小组就急性酒精性肝炎（AAH）的诊断标准达成一致，该标准即可用于临床诊断，也可用于将患者纳入临床试验（框 26-4）。疾病诊断不需要肝活体组织检查，除了那些诊断不明确的患者，在使用了无创性诊断实验室、影像检查、仔细的病史和体格检查后，仍不完全符合诊断标准或存在有力证据表明可能存在其他诊断时[57]，在需要进行肝活体组织检查，但如果凝血参数不正常，可能需要通过经颈静脉途径进行肝活体组织检查。

脂肪变性、AH 和纤维化 / 肝硬化的 ALD 在组织学特征中有相当多的类似之处。ALD 的组织学特征包括大泡性脂肪变性、小叶性肝炎、肝细胞气球样变性、Mallory-Denk 小体、凋亡小体、窦周（网状）纤维化、最终肝硬化[39]。所有这些特征在 NAFLD 中也可见。因此，区分 NAFLD 和 ALD 往往具有挑战性。如表 26-3 所示，ALD 具有硬化性玻璃样坏死、广泛中性粒细胞浸润、泡沫变性、中央静脉硬化和胆汁淤积等特征，而糖基化核、胆管增生和突出的小叶单核细胞浸润在 NAFLD 中可能性更大。认识到这 2 个疾病在组织学上有相当多的类似，更强调了临床特征和详细病史在解释疾病表现和分类特殊疾病诊断中的重要性。

框 26-4　急性酒精性肝炎诊断标准

入选标准
- 前 8 周内有黄疸
- 饮酒 6 个月或以上，且＞ 40g/d（女性）或＞ 60g/d（男性），在出现黄疸前禁酒＜ 60d
- 天冬氨酸氨基转移酶＞ 50U/L，天冬氨酸氨基转移酶 / 丙氨酸氨基转移酶＞ 1.5，两者均＜ 400U/L
- 血清胆红素（总胆红素）＞ 3.0mg/dl
- 有混杂因素的患者肝活体组织检查证实

根据严重程度分级
- Maddrey 判别函数（MDF）≥ 32，假设凝血酶原时间为 12s
- 终末期肝病模型评分（MELD）＞ 20
- 病情轻的患者可能适用于早期或机制研究

排除标准
- 患有非常严重疾病的患者（MDF＞ 60 或 MELD＞ 30）可能需要从研究中排除
- 不可控的感染
- 多器官衰竭
- 不可控的上消化道出血
- 存在肾损伤且血清肌酐＞ 2.5mg/dl
- 其他潜在的肝病包括乙肝病毒感染、自身免疫性肝病、肝豆状核变性、疑似药物性肝损伤
- 肝癌或除皮肤癌外的恶性肿瘤
- 妊娠
- 其他可能因治疗而加重的潜在疾病（如丙型肝炎、血色素沉着病、潜伏结核病）
- 不可控的药物成瘾

经 Springer 许可转载，引自参考文献 [39]

表 26-3　NAFLD 与 ALD 组织学特征的异同

在 ALD 和 NAFLD 中均存在	ALD	NAFLD
3 区占优势	硬化性透明坏死	糖合核
小叶炎症	广泛的中性粒细胞浸润	主要是小叶单核细胞浸润
大泡脂肪变性（晚期可能不存在）	酒精泡沫样变性	胆管增生
门区炎症（可不存在）	静脉炎	部分患者主要门静脉周围病变
肝气球样变	静脉硬化	
Mallory-Denk 小体	胆汁淤积（毛细胆管或胆管）	
凋亡小体	胆管周围炎	
窦周纤维化	重度脂肪性肝炎伴大量 Mallory-Denk 小体	

数据引自参考文献 [39]

由巨噬细胞、多核巨细胞、组织细胞、淋巴细胞和细胞外脂滴组成的脂肪肉芽肿，被认为是在含有脂肪的肝细胞破裂并将脂肪释放到细胞外间隙时发生的 [70]。肝脏的泡沫变性仅在 ALD 中发生，其特征为微囊状脂肪变性，类似于暴露于线粒体毒素 [16, 71]。可能有相关的小管性胆汁淤积，患者可能出现黄疸，但可以通过禁酒来逆转。高达 90% 的 ALD 患者可出现在 NAFLD 中并不常见的巨型线粒体 [72-74]。一些研究者将这一发现与 AH 患者更好的预后联系起来 [74]。200 例 ALD 患者的尸检报告了 3 种不同的血管闭塞性损伤：静脉硬化、淋巴细胞性静脉炎和静脉闭塞性疾病 [75]。

AH 是 ALD 肝损伤最典型的表现形式。脂肪变性和纤维化可能存在于许多不同类型的肝病中，这些特征结合中性粒细胞浸润、Mallory-Denk 小体、肝内胆汁淤积（或胆红素沉着）和肝细胞气球样变性具有诊断价值 [9, 39, 74]。尽管中性粒细胞的浸润不是 AH 特有的，但中性粒细胞的浸润将 AH 与其他类型的慢性肝炎（如病毒性肝炎和自身免疫性肝炎）区分开来。中性粒细胞常常与 Mallory-Denk 小体有关，但这一发现的病理意义尚不清楚 [39]。大多数组织学上的 AH 患者都有活跃的多窦周纤维化，这一发现被认为预示着肝硬化的进展 [22, 76]。包括纤维化分期和胆红素沉积程度（胆汁淤积）在内的急性 AH 期各种组织学特征与预后不良有关 [74, 77]。对于

中性粒细胞浸润程度、脂肪变性程度或出现巨型线粒体在预后判断中的重要性仍未达成共识 [74, 77, 78]。

在 NAFLD 中未见的病变静脉周围纤维化，已被认为是 ALD 进展为肝硬化的主要前驱病变 [25]。它最常见于肌成纤维细胞增殖，并与小叶 3 区的窦周纤维化有关 [79]。当患者大量饮酒时，活跃的窦周纤维化在小叶内形成纤维性隔膜，并产生再生活性很小的微结节。终末小静脉的纤维闭塞可能极大地改变肝脏内微循环 [39]。随着纤维化变得越来越广泛，脂肪浸润程度降低。长时间禁酒期间纤维化的重塑、再生和消退可能导致结节大小的改变和纤维间隔的不完整而无再生结节 [80, 81]。在这种情况下，结节的大小可能是非常不规则的混合微结节性和大结节性肝硬化。纤维化和肝硬化的分子发病机制在第 10 章有详细讨论（图 26-2）。

三、酒精性肝病风险的流行病学估计

在一个确定的地理或时间范围内对健康结果如肝硬化的风险改变因素的研究被称为生态研究。人群中每个人的酒精消耗量可以由酒精饮料的销售量或对总消耗量的估计来确定。生态研究对于确定宏观趋势和在国家之间或时间上的比较很有用。估计人口中个人的饮酒量需要详细的调查数据。WHO 建立了一套有代表性的人口调查系统，以估计人群

中的人均饮酒量和终身戒酒者、前饮酒者和当前饮酒者的普遍率（www.who.int/gho/alcohol/en/）。

生态研究通常以一个国家为分析单位，并根据ICD-10 编码或人口死亡证明，提供一种方法来监测酒精饮料的消费量及与肝硬化或其他相关终末事件的关系。如果死亡证明中没有将酒精列为导致肝硬化的原因，这种类型的研究可能会出错。从医院记录和其他来源得到的饮酒相关的死亡病例数是酒精相关肝硬化病例数的 2 倍[82]。在许多研究中，酒精被认为是导致肝硬化的原因，但最近西方国家丙型肝炎相关肝硬化的队列研究使得对以上数据的解释更具有挑战性。然而，如图 26-3 所示，肝硬化

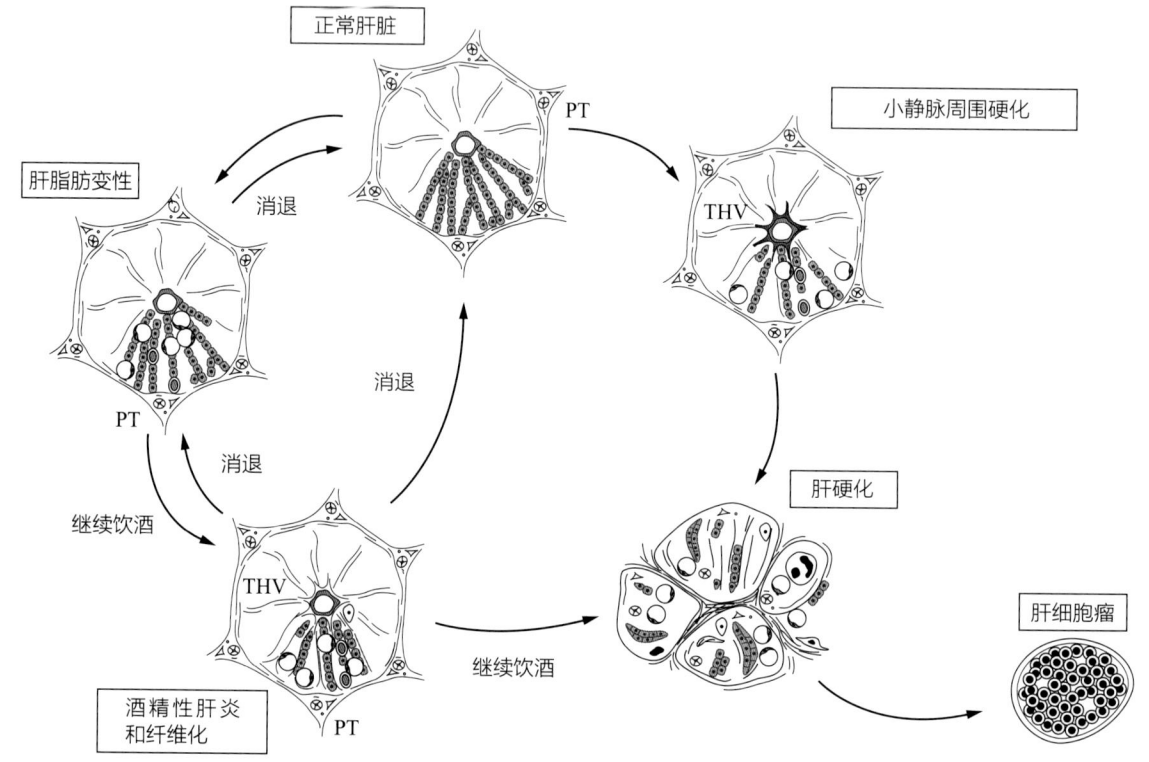

▲ 图 26-2　酒精性肝病各组织学阶段的进展和潜在的退化
PT. 门静脉分支；THV. 肝末梢静脉

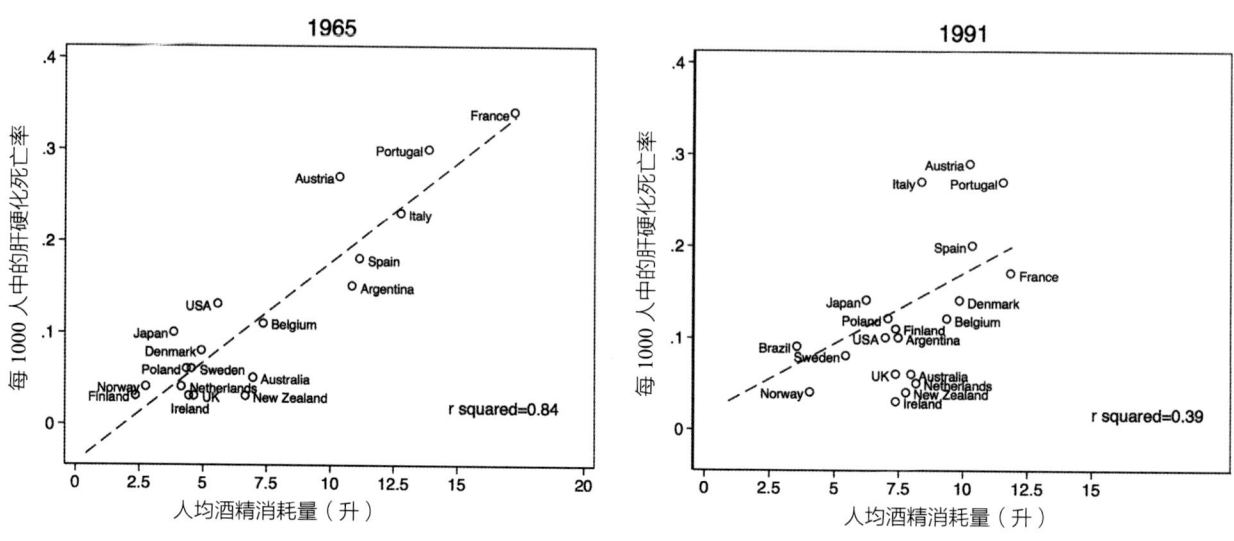

▲ 图 26-3　1965 年和 1991 年肝硬化死亡率与人均饮酒量的关系的生态学研究
经 Springer 许可转载，引自参考文献 [84]

死亡率与饮料酒精总人均消费量之间存在明显的关系[83]。酒精摄入量随时间的变化显示出其与肝硬化死亡率有很强的相关性[5]。

（一）脂肪肝

一项针对死于车祸的特定人群的病例 – 对照尸检研究显示，死亡时血液酒精浓度＞ 0.08% 的人群中，56% 有脂肪肝[85]。根据从家庭成员那里收集到的信息，他们中的大多数都是酗酒者。在因戒酒而住院的酒精使用障碍患者中也发现了类似的脂肪肝的流行[86, 87]。不幸的是，这些研究受到了几乎不可能消除的选择偏差的影响，因为对戒酒治疗而入院的患者的评估并不代表随机抽样。如第三次全国健康和营养检查调查（NHANES Ⅲ）等大型人群研究报道显示，超声判断的肝脏脂肪变性与高于平均水平的酒精摄入量之间存在显著的关联[88]。一项小型的队列研究（Dallas 心脏研究）并没有观察到饮酒与脂肪肝之间的显著关系[89]。然而，意大利北部的Dionysos 研究通过对受试者进行超声检查发现，非肥胖重度饮酒者（定义为摄入＞ 60g/d）与肥胖不饮酒者（BMI ＞ 30）、肥胖酗酒者相比，三者脂肪肝的概率分别是 46%、76%、95%（图 26-4）。Naveau 和他的同事在调整了年龄、性别、饮酒时间和饮酒量后，也观察到肥胖是重度饮酒者（＞ 50g/d）脂肪变性一个重要的危险因素（优势比为 2.5；1.0～6.6）[87]。

虽然大量饮酒肯定会增加肝脏脂肪变性的风

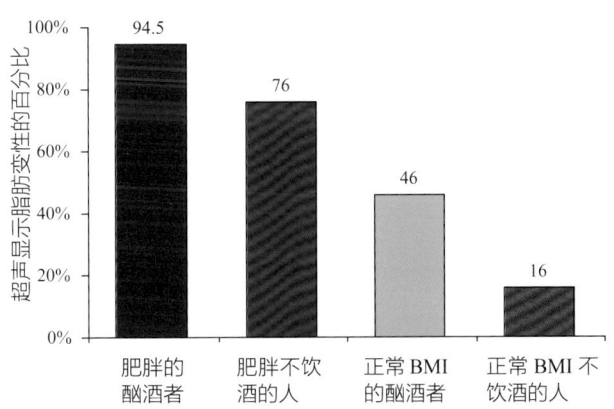

▲ 图 26-4　肥胖和酗酒都会导致肝脏脂肪变性
经 Elsevler 的许可转载，引自参考文献 [90]

险，但少量或适量饮酒（偶尔一天饮酒 1 次）实际上可能会降低脂肪变性的风险[88, 91-94]。每天低剂量的酒精可能改善代谢参数，包括在 NAFLD 发生中非常重要的胰岛素抵抗[95]。轻度至中度饮酒者具有较低的肝脏脂肪变性风险的观察是比较一致的，但很难与其他人口数据相一致，这些数据显示，女性摄入 12～20g/d 酒精（1～2 杯）开始增加肝硬化风险[96]。

（二）酒精性肝炎和肝硬化

Dionysos 研究的数据估计，在普通人群中，酒精性肝硬化的患病率为 0.43%，在饮酒超过 60g/d 的人群中，酒精性肝硬化的绝对风险为 9.8%（表 26-4）[26]。在哥本哈根的研究中，那些每周饮酒超过 35 杯（60g/d）的人也有 6% 的类似风险[27]。相比

表 26-4　酒精性肝病与饮酒量的关系

酒精摄入量（g/d）	n	非肝硬化的肝脏疾病（%）	肝硬化（%）	优势比	
				非肝硬化的肝脏疾病	肝硬化
0	2501	0（0）	1（0.04）	—	—
0.1～30	2666	13（0.5）	4（0.15）	—	—
31～60	745	14（1.8）	8（1.0）	7.5	10.9
61～90	276	14（4.7）	7（2.3）	20.2	25.0
92～120	132	5（3.5）	7（4.9）	15.1	52.9
＞ 120	122	11（7.8）	8（5.7）	35.8	62.3

数据引自参考文献 [26]

之下，中国 1270 名饮酒超过 40g/d 的饮酒人群的绝对风险为 14.6%[28]。中国的一些研究也表明，与西方研究男性的每日饮酒量阈值为 30～60g 相比，每日饮酒量 20g 的阈值是较低的[97, 98]（表 26-5）[96, 99]。

随着每日酒精摄入量的增加，ALD 的严重程度和肝硬化死亡的风险都会增加[96, 99]。不幸的是，重度饮酒者、急性 AH 或失代偿性肝硬化患者在可能低估真实风险的前瞻性人群研究中往往被忽视。尽管在人群中，饮酒与肝硬化风险之间存在明显的剂量反应关系，但与酗酒频率相比，疾病的总体发病率较低，这表明许多其他相关因素影响了 ALD 的风险。

大量饮酒的时间可能是一个重要因素。在 Dionysos 研究中，虽然大量饮酒通常从 30 岁开始，但 4550 名肝硬化和非肝硬化 ALD 的发病率都在增加[26]。其他研究表明，在检测到单纯脂肪肝后，持续的大量饮酒（＞ 400g 周）会导致肝硬化持续存在 10 年以上[18]。目前还不清楚长期大量饮酒对 ALD 是否总是必要的，因为有报道称，在那些报告饮酒时间少于 5 年的年轻人中仍有 AH 的发生。

四、酒精损伤肝脏的机制

酒精性肝损伤的机制几乎都是多因素的，涉及与 ALD 严重程度相关的累积事件的组合。虽然许多临床因素都与急性 AH 的发生有关，但引起急性 AH 发作的具体事件在其他情况稳定的 ALD 患者中的作用仍然是不明确的。在人类研究和 ALD 的动物模型中，已经确定了发病机制中的几个关键事件，包括以下几个（图 26-5）。

1. 酒精及其代谢物引起的脂肪变性。

2. 急性狂饮或慢性饮酒引起的肝细胞凋亡。

3. 与酒精有关的肠道通透性、微生物群和细菌产物潜在易位进入门静脉循环的改变。

4. 炎性小体和放大炎症信号的模式识别受体的激活。

5. 肝内固有免疫细胞（包括巨噬细胞和中性粒细胞）的招募、活化和表型改变。

6. 微小 RNA、细胞外囊泡、脾脏酪氨酸激酶（SyK）等新型信号通路的潜在作用。

（一）酒精代谢和氧化应激

酒精是由酒精脱氢酶（ADH）和微粒体细胞色素 P450 2E1 酶（CYP2E1）代谢生成乙醛，乙醛经醛脱氢酶（ALDH）氧化生成醋酸[101]。慢性过量饮酒会诱导细胞色素 P450 2E1（CYP2E1）以 NADPH 依赖的方式氧化酒精，从而产生活性氧（ROS）[102]。酒精诱导的 ROS 的产生、主要的胞内抗氧化剂——谷胱甘肽的减少与酒精对肝细胞和间充质细胞的作用有关。酒精增加 ROS 的产生可能是由于线粒体电子传递受损、酒精的过氧化物代谢物和抗氧化防御降低[103-105]。

与酒精相关的脂肪变性的发生与活性氧的产生及其他因素有关，包括膳食脂肪摄入、脂肪组织、脂肪酸转运体、肝脂质合成和细胞因子[101-105]。类固醇反应结合蛋白 -1c（SREBP-1c）的过度表达参与了 ALD 的脂肪变性[106-108]。酒精诱导的葡萄糖应答转录因子、碳水化合物应答元件结合蛋白（ChREBP）也会导致脂肪变性[109]。其他调节因子包括肝脏 X 受体（LXR）和法尼醇 X 受体（FXR）[110-112]。最近的研究表明，胆汁酸起源的激动剂 FXR 的活化可以抑制 ALD 动物模型中的

表 26-5 酒精性肝病的发生率

作 者	地 点	饮酒量	饮酒总人数	ALD 患者人数	ALD 的绝对风险
Bellentani 等 1997[26]	意大利	＞ 60g/d 酒精	530	52*	9.8%
Becker 等 2002[27]	丹麦	每周＞ 35 次	1652	98**	5.9%
Lu 等 2004[28]	中国	＞ 40g/d 酒精	273	40	14.6%
合计			2455	190	7.7%

经 Springer 许可转载，引自参考文献 [84]

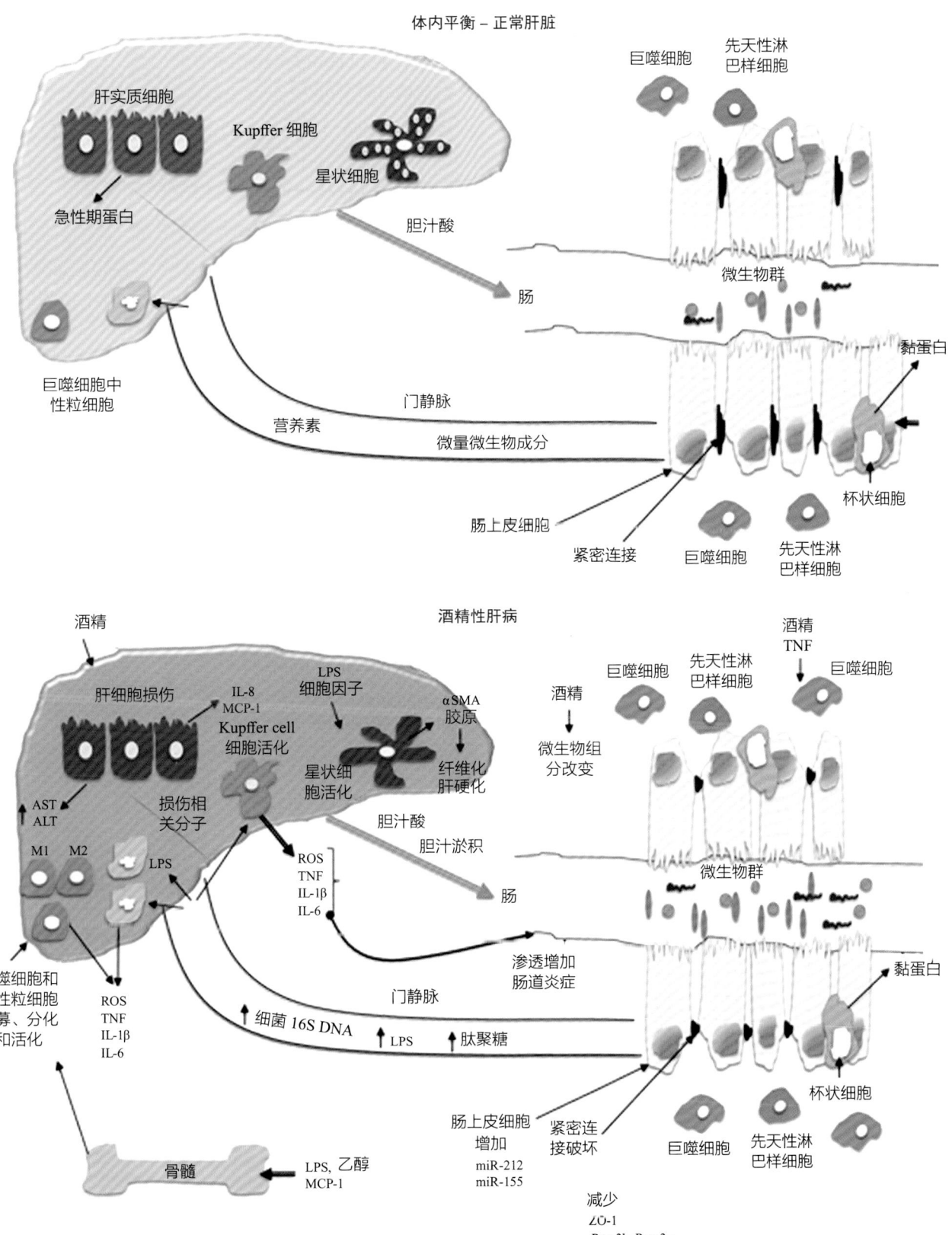

体内平衡 – 正常肝脏

酒精性肝病

▲ 图 26-5　ALD 的病理机制

经 Elsevier 许可转载，引自参考文献 [100]

CYP2E1、ROS 和 SREBP-1 激活，提示 ALD 动物模型可能存在调节[111-113]。过氧化物酶 α 受体（PPARα）的活化会被酒精所抑制，并下调调节的 PPARα 基因，进而调节 SREBP-1[107-108]。PPARα 的药理激活可以防止酒精诱发小鼠脂肪肝[114]。与酒精有关的低氧诱导因子 –1α（HIF-1α）可能在肝细胞中是另一个重要的因素，研究表明，肝细胞特异的 HIF-1α 敲除小鼠（KO）不会发生饮酒导致的脂肪变性和肝损伤[115]。近年来，关于酒精诱导脂肪变性中信号通路的复杂相互作用得到了进一步研究[116]。酒精诱导脂肪变性是一个动态过程，可以通过戒酒迅速缓解。虽然肝脏脂肪变性在 ALD 中的生物学意义尚不完全清楚，但越来越多的证据表明，酒精相关脂肪变性的肝细胞越来越容易受到其他损伤的死亡通路激活的影响[117]。

（二）与酒精有关的肠道通透性、肠道微生物群和细菌产物易位的变化

血液的门静脉循环不仅传递营养物质，而且还有来自肠道微生物的产物，包括细菌成分和代谢物。这些产物直接相互作用，调节肝实质细胞和免疫细胞的功能。在正常的体内平衡状态下，肠 – 肝轴维持了肠屏障的完整性，并且保护肝细胞排出源于肠道微生物产物毒素之间的平衡，以避免肝脏损伤和免疫细胞活化[100]。然而，大量饮酒，甚至狂饮，都会改变这种体内平衡[118]。酒精对肠道和微生物群有 4 个截然不同、相互关联的影响：肠道黏膜结构、肠道通透性、肠道微生物群丰度和肠道微生物群组成。

由于关键紧密连接蛋白、闭锁蛋白和闭锁小带 1（ZO1）的减少，慢性酒精摄入会损害肠上皮紧密连接[119]。其中一些影响是由酒精诱导的微小 RNA 212 增加介导的，而微小 RNA 212 的靶分子是 ZO1 和闭锁蛋白的 mRNA[120]。此外，酒精还会干扰关键的黏蛋白产物的产生，这些关键的黏蛋白产物通常会在腔内表面的肠上皮和肠微生物组之间形成保护屏障[121, 122]。最后，肠道中的免疫细胞可在捕获细菌成分和（或）完整的微生物以保护宿主不受细菌易位方面起着关键作用。越来越多的证据表明，慢性酒精摄入会改变肠道免疫细胞的组成和激活水平，导致促炎性细胞活化水平升高[123]。慢性酒精喂养的小鼠与对照组饮食喂养的小鼠相比，特别是在近端小肠中的炎症因子和炎症小体的表达增加，这种现象也见于大量饮酒的人群[122, 123]。

所有这些肠道上皮和相关黏膜炎症的变化都导致所谓的"肠漏"[100]。多项人类和动物研究表明，过量饮酒，无论是酗酒还是长期饮酒，都会导致血清中微生物源脂多糖（LPS）水平升高。LPS 可能是革兰阴性菌的一种成分，也可能是其他微生物产物[118, 123, 124]。

ALD 的动物模型表示酒精喂养相对正常饮食的小鼠盲肠增大，这表明长期摄入酒精会导致肠道微生物含量和容量增加[125]。这一观察结果在人类身上仍有待证实，尽管小鼠和人类的肠道菌群的组成都会因酒精摄入而改变。元基因组分析显示，在小鼠体内长期摄入酒精会降低肠道菌群的多样性，并且细菌门会随着时间的推移改变[118, 126]。与对照组小鼠相比，其主要肠道微生物是拟杆菌和厚壁门，酒精组喂养中增加了放线菌和变形菌，还有厚壁菌门相对拟杆菌门的比例[126, 127]。微生物的这些变化与肠道通透性和血清内毒素水平（LPS）的增加有关。最近的研究表明，肠道微生物群落的早期变化之一是 *Akkermansia* 的减少，无论是在小鼠模型还是在 ALD 患者中都是如此[128]。重要的是，将 ALD 患者的粪便移植到无菌小鼠体内会导致肝脏炎症，而健康人的粪便移植则没有这种效果。虽然这些研究为肠道菌群参与酒精性肝病提供了概念上的证据，但对于不同细菌所起的复杂作用及微生物组成的变化仍有待进一步了解。重要的是，在非酒精性脂肪性肝炎和其他形式的晚期肝病中，都报道了肝病与肠道微生物变化之间的关系[100, 129]。

（三）炎性信号放大过程中模式识别受体和炎性小体的激活

虽然在 ALD 中已经识别出许多炎症的触发因素，但其层次结构及单个信号分子的相对重要性和在整体中的作用仍有待阐明。临床疗效无法解答的问题在于，急性 AH 中炎症是否代表了炎症信号累计的结果，或者是否需要特定的触发事件。许多研究表明，内毒素和其他潜在的内脏来源的危险

信号分子会触发 ALD 的肝脏炎症[130]。在小鼠模型中，抗生素对肠道的去污作用减弱了 ALD 的程度，进一步支持了肠道来源的信号分子作用[131]。然而，单单 LPS 不足以解释 ALD 的肝脏炎症或损伤。事实上，还有许多其他情况，如 HIV 感染和有 LPS 增加但没有肝脂肪变性或损伤证据的炎症性肠病[100, 129]。这些观察结果指出了 ALD 中其他非内脏源性触发因素的重要性，如来自肝细胞和肝脏其他细胞的危险信号。

进化中保存下来的模式识别受体分子可以作为微生物和无菌危险信号的感受器[132]。这些受体包括 Toll 样受体（TLR）、nod 样受体（NLR）和细胞内解旋酶受体家族。TLR4 受体复合物在 ALD 中发挥重要作用，表现为在基因缺陷或完全敲除 TLR4 受体或其协调受体 MD2 和 CD14 的酒精喂养的小鼠中，一定程度上保护了小鼠免受酒精性肝损伤[133, 134]。LPS 与 TLR4 受体复合物的结合触发了 2 种下游信号转导通路：MyD88 通路的激活和干扰素调节因子 3（IRF3）通路的激活，这 2 种通路在 ALD 动物模型中已被广泛研究。MyD88 通路的激活导致 NFκB 活化、包括 MCP-1、TNF-α、IL1β 在内的促炎细胞因子基因的迅速诱导激活[132]。然而，与野生型

小鼠相比，缺乏 MyD88 表达的转基因小鼠并不能免除酒精性肝损伤、脂肪变性或炎症[133]。

动物模型研究表明，IRF3 通路可能是 ALD 发病机制的关键，因为 IRF3 缺失的小鼠与 TLR4 信号通路中不同组分敲除的小鼠相比，不会出现酒精诱导的肝脏病理损伤[117]。IRF3 的活化和磷酸化在转位到细胞核时诱导 I 型 IFN 的产生[135]。γ 干扰素（STING）的刺激物被证明可以将内质网（ER）应激与肝细胞内干扰素调节因子 3（IRF3）的磷酸化联系起来[136]。IRF3 通过其 BH3 结构域诱导 I 型 IFN 的产生，还可以与 bax 等凋亡蛋白相互作用，刺激肝细胞凋亡[136]。在急性狂饮或长期酒精接触后，STING–IRF 的凋亡级联反应在肝细胞中发生[136]。这种肝细胞损伤的结果是，细胞不仅释放作为肝细胞损伤标志物的氨基转移酶 AST 和 ΛLT，还释放 ATP 和尿酸等分子，这些分子是诱导和扩增 ALD 中免疫细胞活化和炎症的无菌危险信号[137, 138]。此外，炎性小体的 NLR 传感器可以检测到这些无菌危险信号，如 ATP 和尿酸，炎性小体是一个大的多蛋白复合物，被 NLRP3 活化后激活细胞凋亡蛋白酶 1（图 26-6）。体外 ATP 或尿酸的化学破坏阻止了酒精处理的肝细胞中上清液培养的巨

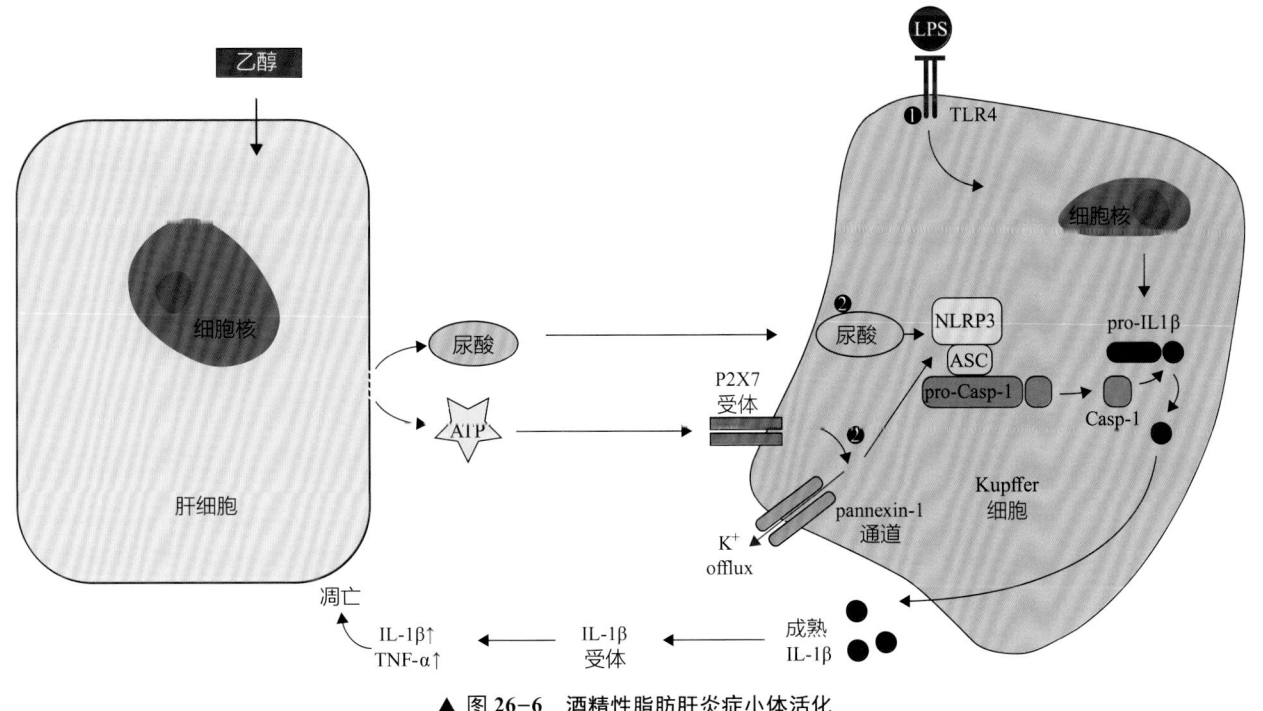

▲ 图 26-6　酒精性脂肪肝炎症小体活化
经 Elsevier 的许可转载，引自参考文献 [139]

噬细胞活化 [137, 138]，NLRP3 表达缺失的小鼠与野生型小鼠相比，慢性酒精喂养后肝脏损伤、脂肪变性和炎症均有所减轻 [137]。综上所述，这些发现提供了 ATP、尿酸和其他来自凋亡或坏死肝细胞的危险信号可能会放大酒精性肝损伤的炎症反应的证据。

细胞凋亡蛋白酶 1 是炎性小体的效应分子，将 pro-IL1、pro-IL18 和 pro-IL33 活化为 IL1β、IL18 和 IL33 形式 [140, 141]。越来越多的证据表明，IL1β 特别在 ALD 中发挥重要作用。急性 AH 患者血清 IL1β 增加 [142]，ALD 的动物模型已经证明了含有高生物活性的 IL1β 浓度 [137, 138, 143]。值得注意的是，IL1β 不像大多数其他细胞因子，其调节需要 2 种不同的信号：TLR 介导的促 IL1β 前体的上调和炎性小体第二信号的激活，其将 IL1β 前体催化成有生物活性的 IL1β [140, 141]。ALD 中的炎性小体激活在整合复杂的信号中发挥重要的一步，这些信号导致 IL1β 的合成，IL1β 又放大 ALD 和 AH 中低水平的促炎症活动。Tilg 等的一篇综述详细指出，IL1β 在肝脏中具有多种重要的生物活性作用，包括炎症放大、脂肪变性的发生、肝细胞对凋亡和其他损伤信号的致敏、促进肝纤维化 [144]。

早期研究表明，酒精代谢过程中产生的活性氧会对肝细胞造成损伤 [102-105, 145]。ROS 和可能其他因素诱导了暴露酒精的肝细胞凋亡通路 [146]。肝细胞损伤的其他机制包括酒精诱导的内质网应激 [147, 148]，也可导致肝细胞线粒体凋亡通路的诱导 [148]。

（四）肝内固有免疫细胞（包括巨噬细胞和中性粒细胞）的招募、活化和表型变化

作为最大的免疫器官，肝脏接收并传递来自内脏和全身循环的信号。在正常的稳态下，肝窦内的巨噬细胞——Kupffer 细胞保持静止表型。然而，慢性酒精暴露后，Kupffer 细胞对包括与 TLR 结合的 LPS 等促炎刺激更加敏感 [149, 150]（图 26-5）。这种高反应性可能与慢性酒精暴露后肝巨噬细胞 TLR 耐受的丧失有关 [151, 152]。除了肝脏中 Kupffer 细胞的活化，还有证据表明单核细胞和巨噬细胞从骨髓和外周循环中被招募到肝脏 [149]。在 ALD 早期，单核细胞趋化蛋白 1（MCP-1，又称 CCL2）的高循环水平可能有助于巨噬细胞的招募。这一假说得到了 MCP-1 缺乏的小鼠在慢性酒精喂养后发现巨噬细胞数量减少和肝内活化降低的结果的支持 [153]。这些招募的巨噬细胞获得促炎（MØ）表型并产生高水平的 TNF-α、MCP-1、IL1β [154]。其他研究发现，通过诱导 ALD 动物模型中 kruppel 样因子 4（KLF-4）的介导，会导致修复巨噬细胞（M2 型）增加 [155]。M2 型巨噬细胞通常发生在炎症消退的阶段，通过终止合成 IL10 和组织生长因子（TGF-β）和通过增加基质金属蛋白酶 12（MMP-12）介导的组织损伤修复来终止炎症 [156]。

（五）酒精性疾病的新通路

非编码 RNA，特别是微小 RNA（miRNA），是 ALD 损伤的潜在生物学标志物和介质。MicroRNA 是一种含有 22 个碱基的核苷酸序列，作用位点是与降解或干扰目标基因 mRNA 加工合成的有关特定的基因 [157]。MicroRNA 已被开发为疾病的生物标志物、发病机制的介体和潜在的治疗靶点 [157]。在几种不同的肝脏疾病中，MicroRNA 已经在包含细胞外囊泡和外泌体的血液循环中被识别出来，或者在血清中分离 [158, 159]。在 ALD 中，循环中的 miR-30a、miR-192 和 miR-122 的特定簇被发现与 AH 患者或 AH 动物模型相关 [159]。在 ALD 中，MicroRNA 也可介导炎症和巨噬细胞功能的调节。如 miR-155，一种炎症的中枢调节因子，在慢性酒精喂养的小鼠巨噬细胞和 Kupffer 细胞中升高。miR-155 的增加稳定 TNF-α 的 mRNA，导致 ALD 患者的 TNF-α 水平增加 [160]。miR-155 缺陷小鼠似乎可以部分免除酒精诱导的肝脂肪变性、炎症和纤维化 [161]（图 26-7）。除 miR-155 外，在长期酒精喂养小鼠的巨噬细胞中 miR-27a 也被诱导，使正常的巨噬细胞极化为一种 M2 型、致纤维化和具有修复功能的表型 [162]。

最后，一种在肝细胞中占主导地位的 miRNA——miR-122，在 ALD 小鼠和 ALD 人类的血清中显示升高 [158]。此外，在 ALD 中，巨噬细胞吞噬了包含在外泌体中的肝细胞来源的 miRNA-122，导致表型改变、巨噬细胞对 LPS 的高反应性，这是 ALD 中 Kupffer 细胞的一个主要特征 [163]。

脾脏酪氨酸激酶（SyK）是一种非受体酪氨

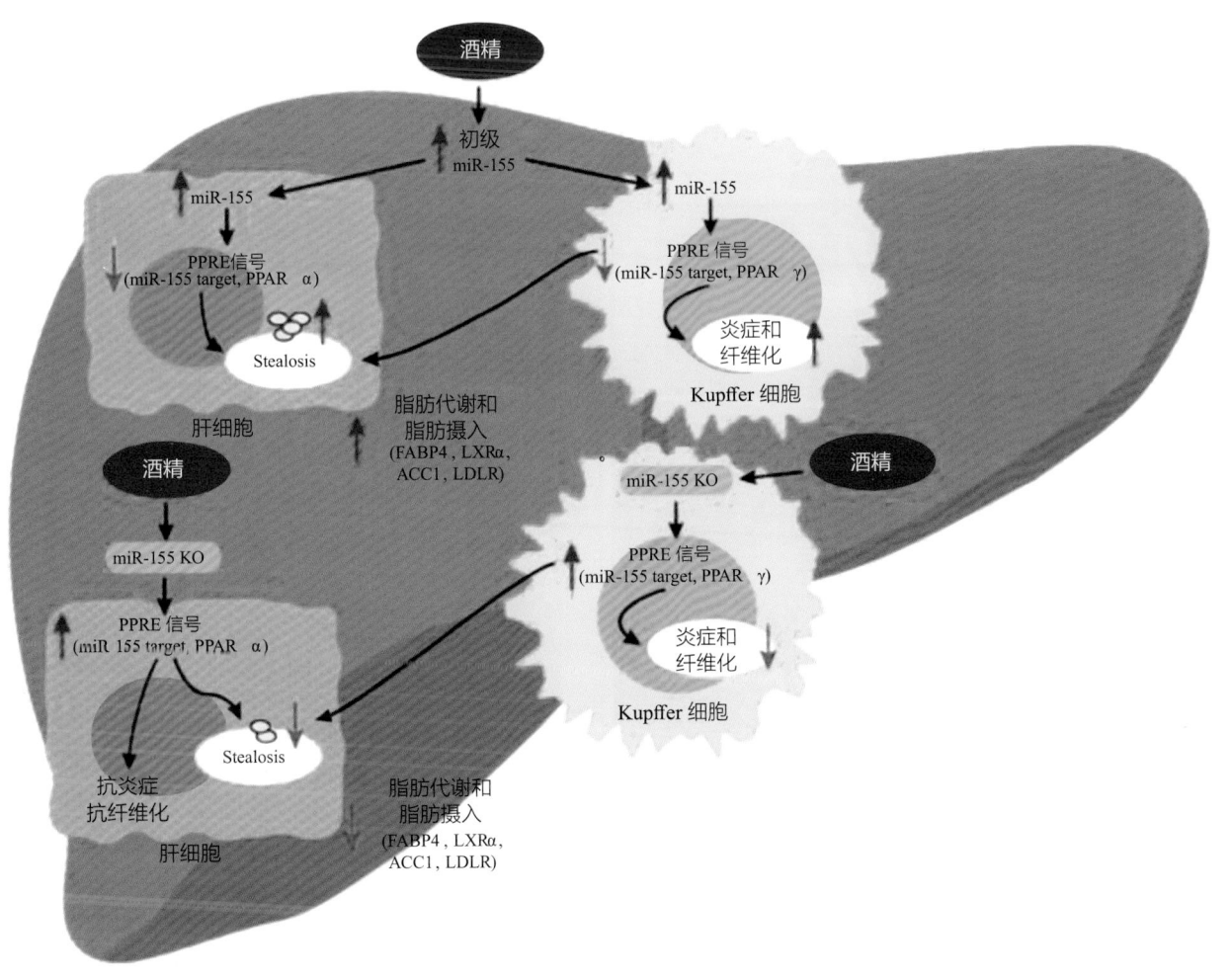

▲ 图 26-7　酒精性肝病中的 MicroRNA-155
经 Elsevier 许可转载，引自参考文献 [161]

酸激酶，在 ALD 中具有多种炎症相关信号通路的中枢调节作用[164]。研究发现，在酒精喂养的小鼠肝脏中，活化的 SyK 明显升高。在酒精喂养动物的肝脏与对照组相比，3 种疾病模型分别为磷酸化 SYK$^{Y525/526}$、磷酸化 ERK1/2 和磷酸化 p38 中，其下游靶基因均有较高的表达[165, 166]。与对照组相比，酒精无论是狂饮还是慢性接触，都会导致肝损伤和炎症，体内显著升高的 ALT、磷酸化 ERK1/2、NFκB 结合蛋白、TNF-α、MCP-1、IL1β 蛋白表达可以证明这点。体内实验中，使用有功能的 SyK 抑制药可以显著降低酒精诱导的肝脏损伤和炎症，表现为 ALT 下降，磷酸化 ERK1/2、磷酸化 38、NFκB 结合蛋白、TNF-α、MCP-1、E 选择素、IL1β 表达和肝损伤的显著减轻。此外，SyK 抑制药导致肝脏脂肪变性显著降低，UCP1 和 PRDM16 在

肝脏中的表达升高，提示 SyK 依赖性信号通路在不同程度上参与酒精脂肪变性，包括脂肪生成和脂质代谢。这些数据表明 SyK 在调节酒精性肝损伤不同阶段的肝脏炎症和脂肪变性方面具有新的功能作用[165, 166]（图 26-8）。

五、酒精性肝病的危险因素（框 26-5）

（一）饮酒方式和酒水类型

酗酒的流行及其相关伤害引起了人们对严重肝脏疾病潜在风险增加的担忧[167, 168]。特别是 1990—2000 年，英国肝硬化死亡率上升明显高于欧洲其他国家[167]。肝硬化死亡率的增加已被假定为与酗酒率的增加有关，尽管几乎没有直接的证据表明酗酒

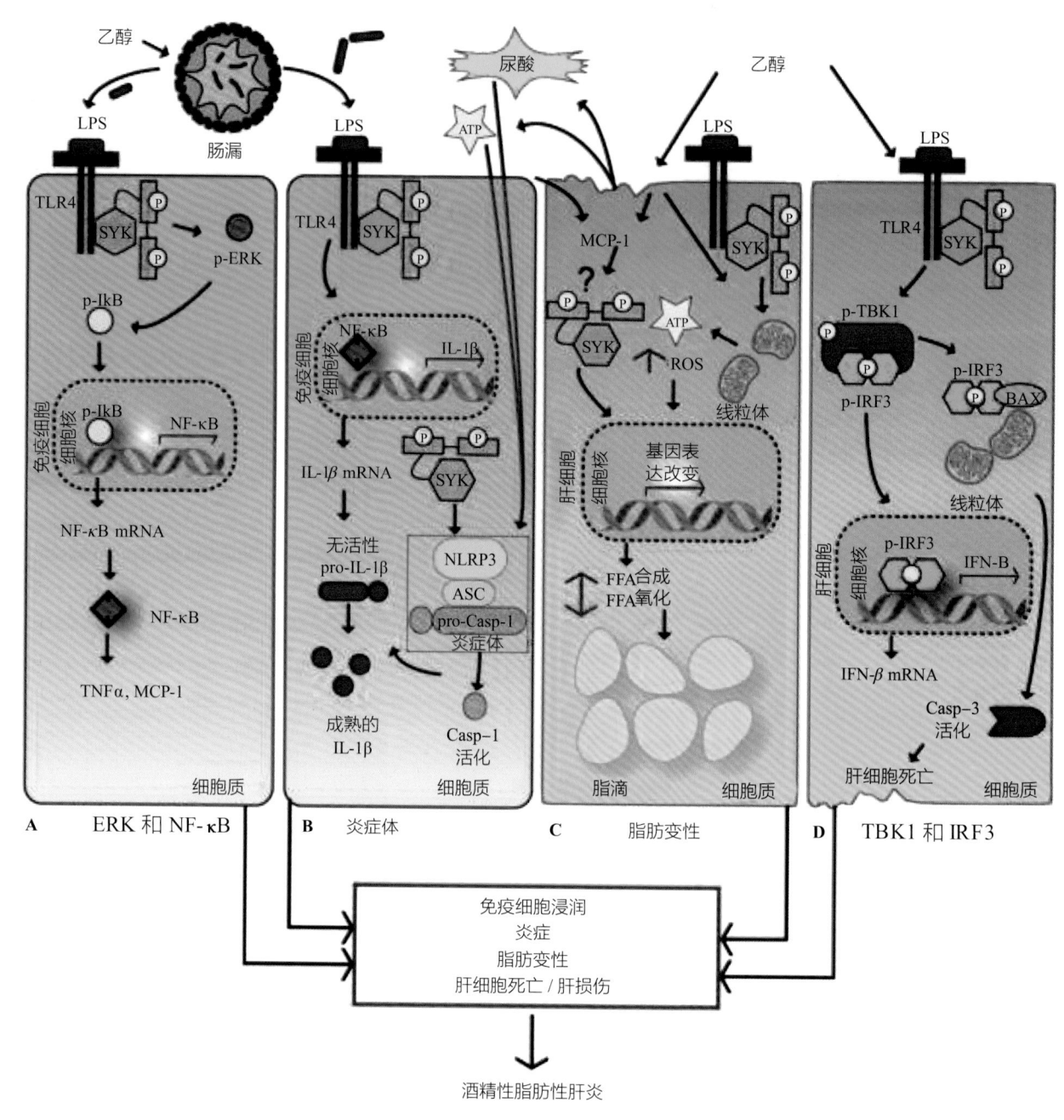

▲ 图 26-8　SyK 激酶在 ALD 中的作用

经 Wiley and Sons 许可转载，引自参考文献 [165]

比每天饮酒更容易致肝硬化[169, 170]。然而，AH 被观察到更经常出现在非日常的、间歇性的西班牙饮酒人群中[170]。有趣的是，小鼠的一种 AH 模型除了使用长期大量饮酒外，还使用了急性酗酒[171, 172]。这些发现表明，虽然肝硬化的死亡率可能与酗酒无关，但 AH 的发生可能与这种酗酒模式有关。

在丹麦，喝啤酒和烈酒比喝葡萄酒更容易患肝

硬化。值得注意的是，在丹麦，大多数葡萄酒是随餐饮用的，这一发现与 Dionsos 研究中观察到的在用餐时饮用酒精饮料的人患肝硬化的风险较低相一致[26]。然而，在以饮葡萄酒为主的法国，肝硬化的高发率表明，饮酒的模式（吃饭时饮酒 vs. 其他社交饮酒或豪饮）可能比所饮用的特定类型的饮料更为重要[173]。

框 26-5　增加酒精性肝病风险和严重程度的因素

- 每日酒精摄入量
- 酗酒时间
- 女性
- 慢性丙型肝炎病毒感染
- 遗传性色素沉着病
- 遗传因素
  - PNPLA3 的 I148M 变异
  - TM6SF2 的 E167 变异
  - 细胞色素 P_{450} 2E1 的等位基因 C2
  - 锰超氧化物歧化酶缬氨酸到丙氨酸的变异
  - CD14 内毒素结合受体启动子的 159 C > T
  - 细胞因子 IL10 的 167 C > A
  - TNF-α 启动子的 238 G > A

（二）性别

前瞻性研究、人群研究和病例对照研究均显示，女性比男性更容易发生与酒精有关的严重肝损伤[26, 28, 96, 99, 174, 175]。这些研究确定了女性每天摄入 12～40g 酒精的阈值，而男性为每天 24～80g。一项 Meta 分析证实了女性每日饮酒肝硬化死亡率的下限阈值[96]。如图 26-9 所示，肝硬化死亡率的危险比女性高于 12～24g/d 酒精，男性高于 24～36g/d 酒精。虽然一些研究表明，女性和男性酒精性肝硬化的死亡率相似，但女性住院的相对风险高于男性[4]。

许多潜在的机制已经被提出来解释女性增加的

风险，包括体重和（或）体质（肌肉 vs. 脂肪）的差异。女性与男性在酒精代谢方面的差异也可能与此有关。ADH 活动和肝对内毒素的炎症反应均受性激素影响[176-178]。与男性相比，女性的酒精安全饮用水平的公共健康推荐要低一些，这在一定程度上是由于低水平酒精摄入的女性患肝病的风险有所不同（美国饮食指南）。

（三）营养因素：蛋白质、维生素、矿物质

虽然晚期肝病患者在因失代偿性肝病就诊时可能出现营养不良，但对 ALD 患者的调查大多表明饮食中蛋白质摄入充足[179]。高脂肪饮食和吃猪肉都与女性增加酒精性肝硬化的风险有关[175, 180]。相反，有充分证据表明，低热量摄入是 AH 导致死亡的危险因素[181]。在酒精性肝病的疾病谱和临床特征的章节中提到，骨骼肌减少症是晚期 ALD 患者常见的表现。骨骼肌减少症是由酒精对骨骼肌的直接作用及高氨血症对骨骼肌代谢过程的影响引起的，部分原因是肌生成抑制素表达增加[33, 182, 183]（图 26-10）。肝硬化患者无法有效储存糖原，在长时间禁食期间有发生临界低血糖的危险[184]。营养支持对于防止在禁食期间导致的肌肉分解代谢至关重要[185]。

可能比普遍营养不良更重要的是，特定的营养缺乏会导致 ALD 的发生。包括硫胺素在内的 B 族

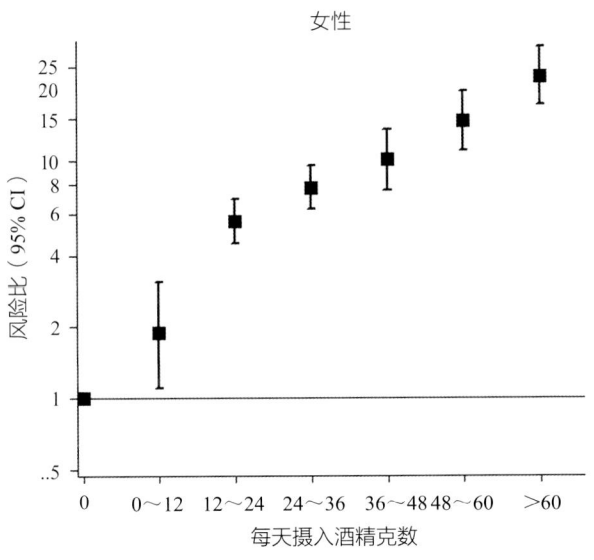

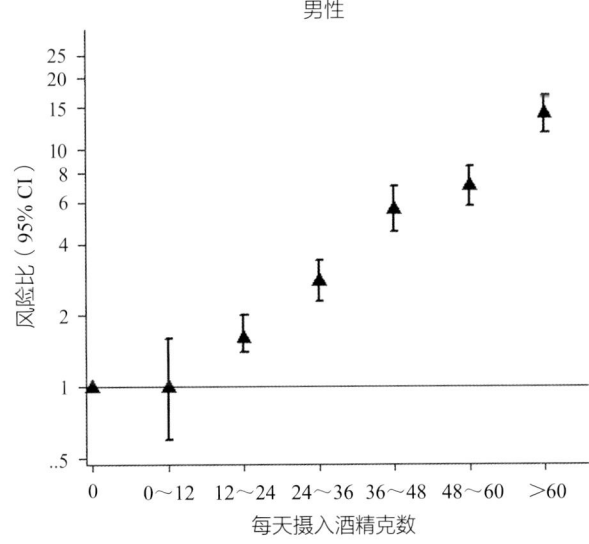

▲ **图 26-9　饮酒与肝硬化死亡率的性别剂量反应关系**
经 Springer 许可转载，引自参考文献 [84]

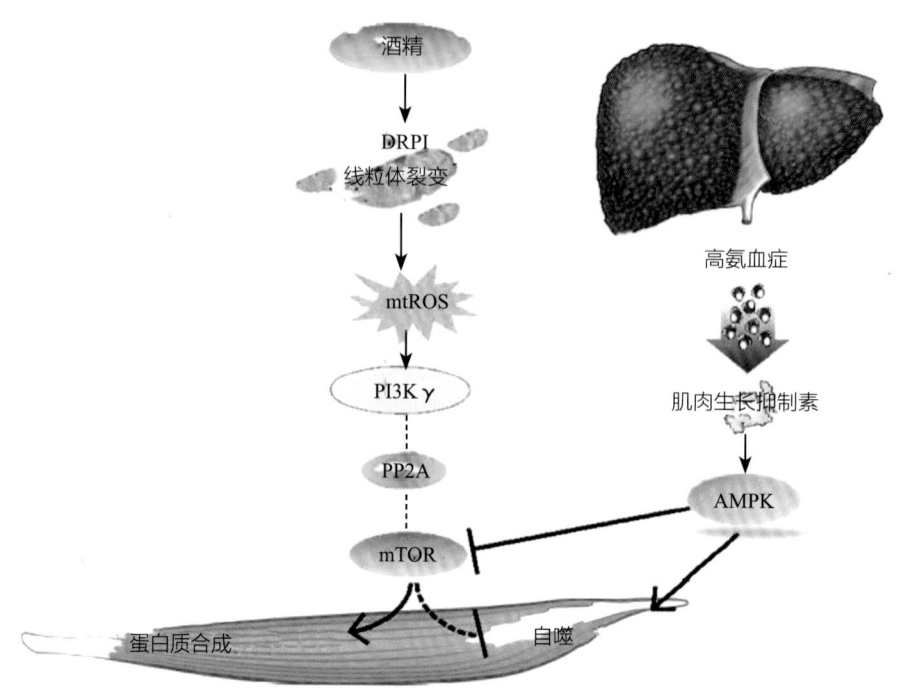

▲ 图 26-10　推测的导致肝病骨骼肌减少的分子通路示意图

酒精或其代谢物（主要是乙醛）通过肌肉生长抑制素或 ROS 介导的关键分子信号转导元件——雷帕霉素复合物 1（mTORC1）的机制靶点受损来激活多条通路。随之而来的蛋白质合成和自噬的减少导致肌肉减少和肌肉质量的丧失。关键调控蛋白（mTORC1、DRP1）在特定位点的去磷酸化干扰下游信号反应

AMPK. 腺苷酸激酶；DRP1. 动力相关蛋白 1（线粒体分裂调节蛋白）；PI3K γ. 磷酸肌醇 3 激酶 γ 同种型；PP2A. 蛋白磷酸酶 2a；ROS. 活性氧

经 Elsevier 许可转载，引自参考文献 [33]

维生素缺乏在 ALD 患者和无明显肝损伤的酗酒者中较为常见[179, 186]。核黄素（B₂）和维生素 B₁₂ 缺乏也与 ALD 风险增加有关[186]。锌是另一种微量营养素，是维持肠黏膜紧密连接完整性的金属蛋白的重要组成部分[187]。缺锌会增加肠黏膜的通透性，从而使细菌成分和其他病原体从肠腔转移到门静脉循环。缺锌似乎也与 ALD 风险的增加有关[188]。关于补充锌是否可能逆转这种通透性并改善 ALD 患者预后的研究目前正在进行中。

维生素缺乏通常与缺锌有关，而在 ALD 患者中，2 种微量营养素都有缺乏的报道[189]。然而，维生素 A 的高摄取量或补充可能会产生有害影响，因此很难提出最佳摄取量或维生素 A 水平的建议[189]。虽然 ALD 患者维生素 E 水平较低，但补充维生素 E 对治疗 AH 并无明显疗效[190, 191]。尽管微量营养素缺乏与 ALD 之间存在相关性，但目前还没有足够的证据表明任何一种微量营养素缺乏直接导致 ALD。

（四）肥胖对酒精性肝病的影响

从单纯性脂肪变性到脂肪肝再到肝硬化的整个系列的脂肪肝疾病都可以发生在从来没有喝过酒精饮料的肥胖人群中。非酒精性脂肪肝（NAFLD）在第 32 章中讨论。多项研究表明，在肥胖人群中各种 ALD 和肝硬化相关死亡率均有增加的风险[87, 192-194]。了解饮酒与肥胖及随后的脂肪肝之间的关系是复杂的。根据定义，NAFLD 是指在没有大量饮酒的情况下发生的脂肪肝疾病。确定肥胖或轻度至中度饮酒对肝脏损害的因果关系在临床上是困难的，根据流行病学，任何一种因素都可能造成肝硬化风险增加，在性别一节中提到，只要每天摄入 12～20g（1～2 杯饮料）酒精，肝硬化风险就会增加（图 26-9）[96]。全国人口调查中记录了酒精摄入量，BMI，由超声、肝酶异常判断的肝脂肪变性或肝相关死亡率，这些为支持肥胖与酒精在肝病风险中存在相加或协同关系提供了最佳证据[193, 195, 196]。

肝活体组织检查提供了关于肥胖和饮酒之间

的相互作用与纤维化风险。不幸的是，关于非酒精性脂肪性肝炎和纤维化在饮酒人群中是否更有可能发生的数据是相互矛盾的 [91, 197]。饮酒、肥胖和肝硬化之间的复杂关系仍然是一个值得关注的研究课题。轻度至中度饮酒可提高胰岛素敏感性，从而降低 NAFLD 进展的风险，而重度饮酒可能增加脂肪肝向纤维化和肝硬化的进展。研究发现，patatin 样磷脂酶 A3（PNPLA3）的单个核苷酸多态性与 NAFLD 和酒精性肝硬化均有关，这一发现提供了一个可能重要的两者间的共同途径 [198, 199]。

（五）酒精和铁过载

酒精性肝硬化患者肝脏铁超载较为常见 [200-204]。酒精性肝硬化患者的铁超载与死亡率之间也存在相关性，但丙型肝炎肝硬化患者的铁超载与死亡率之间没有相关性 [205]。这一观察结果显示了某种程度的特异性，但酒精和铁之间的关系是复杂的。C282Y 纯合子的患者，每天饮酒超过 40～60g，患肝硬化的风险是预期的 9 倍 [206]。不幸的是，这项研究没有病例对照，所以没有一个饮用这么多酒精的风险报告的对照组。在不同人群遗传性血色素沉着病中也进行了类似的观察 [207]。Corrao 和他的同事报道，饮食中摄入高铁与肝硬化风险增加有关，但没有观察到与酒精摄入之间的相互作用 [186]。

虽然有很好的证据表明，在遗传性血色素沉着病患者中，每天饮用 60g 以上的酒精会增加肝硬化的风险，但很少有证据表明，在 C282Y 或 H63D 杂合型患者中，类似水平的饮酒会增加肝硬化的风险 [206]。继发性铁超载常见于酒精性肝硬化患者，但其肝内铁沉积程度远低于遗传性血色素沉着病。虽然重度饮酒者继发性铁超载的机制尚不清楚，但中度饮酒者血清铁蛋白水平升高，但即使在重度饮酒者中其与肝脏铁浓度也没有很好的相关性 [204, 208]。经常饮酒者体内非转铁蛋白结合的铁含量会升高，而禁酒者体内的铁含量则不会升高 [209]。

（六）酒精和丙型肝炎

慢性丙型肝炎病毒感染可导致纤维化和肝硬化（见第 25 章）。每天饮酒超过 50～80g 是导致丙肝相关肝病进展为晚期纤维化或肝硬化的额外危险

因素 [210-217]。虽然研究时的平均每日饮酒量没有发现与肝硬化风险增加有关，但其终身饮酒量是有相关的 [213]。意大利的数据显示，慢性丙型肝炎患者肝硬化风险增加的阈值是每日 50g 酒精，而每日摄入较高的酒精会显著增加肝硬化风险，这表明酒精是一种协同效应，而非叠加效应 [217]。与男性相比，女性患 ALD 的风险更大，而男性丙肝患者大量饮酒时进展为肝硬化的风险则更大 [218]。在这项 Meta 分析中，每天饮用超过 30～80g 酒精的男性的综合相对风险为 2.33。男性和女性之间的差异可能与研究中大量饮酒的女性人数较少有关。

有趣的是，在肝活体组织检查中发现脂肪时，慢性丙肝向肝硬化进展的风险更大。2 型糖尿病和酒精都会导致脂肪肝，而且这 2 种情况似乎都会增加丙肝感染患者肝硬化的风险 [219]。与基因型 1 型和 2 型相比，基因型 3 型丙肝与更多的脂肪变性有关，而且似乎进展得更快（第 25 章）。这些数据表明，丙肝与脂肪变性在慢性丙肝向肝硬化进展过程中有协同作用。虽然一些使用配对肝活体组织检查的纵向研究显示，每天饮酒少于 40g 的人群中仍有纤维化进展，但大多数大型研究没有显示每天饮酒少于 30g 的轻度至中度饮酒者肝硬化风险会增加 [220-223]。然而，当前 AASLD 的建议是，慢性丙肝感染患者应戒酒（http://www.hcvguidelines.org）。与丙肝不同，慢性乙型肝炎的炎症发病机制与宿主对 HBV 的免疫应答密切相关（第 24 章）。目前几乎没有确凿的证据显示，饮酒影响乙型肝炎的进展。尽管亚洲酒精饮料的消费在增长，但广泛的疫苗接种减少了慢性乙型肝炎新病例的发生，这可能会让一个潜在的关联在未来变得更加困难。

（七）遗传因素

即使在酗酒者中，ALD 的患病率也很低，这表明个体因素，尤其是遗传特征，可能是造成这种风险的部分原因。早期研究报道，在酒精性肝硬化的患病一致率中，单卵双胞胎是异卵双胞胎的 3 倍 [224]。ALD 死亡率的种族和民族差异也表明遗传影响 [5]。在美国，西班牙裔白人的 ALD 死亡率最高，黑人和亚洲男性的 ALD 死亡率高于英国白人 [225]。虽然遗传特征并不能解释 ALD 的所有差异，但是遗

传风险因素和环境暴露之间的相互作用可以一定程度上解释为什么一些酗酒者不会发展成严重的肝损伤，而另一些饮用很少酒精却发展成终末肝病。

与 ALD 相关的单核苷酸多态性的新发现也可能有助于更好地理解其发病机制。虽然单个基因多态性不太可能是 ALD 遗传变异的主要原因，但几个基因的联合作用可能会产生显著影响[226]。许多研究基于与 ALD 发病机制相关的假说，研究了候选基因的影响。正如 Anstee 及其同事所讨论的，全基因组关联研究（GWAS）为识别那些对 ALD 发生有中度风险的基因提供了一种替代的方法[226]。尽管与个人基因相关的风险可能是中等的，但总遗传因素的组合或在大量饮酒的环境中可能导致 ALD 的发生。

1. 参与脂质代谢的基因

2008 年，达拉斯心脏研究使用 GWAS 识别编码 PNPLA3 的基因，也称为脂联素，其与 NAFLD 风险的增加密切相关[198]。此后不久，大量病例对照研究将 I148M 与 ALD 联系起来[227-234]。一项 Meta 分析估计 GG 基因型与 CC 基因型酒精性肝硬化的总优势比（OR）为 4.30（95%CI 1.25～5.69）[199]（表 26-6）。第二个，也是最近的一个 Meta 分析，

表 26-6　酒精性肝硬化患者与对照组在 GG 和 CC 基因型的优势比

发表人	优势比	95% 置信区间
Tian 等，2010	4.44	2.77～7.10
Seth 等，2010	5.27	1.55～17.96
Falleti 等，2011	6.95	4.03～11.99
Nguyen-Khac 等，2011	3.79	0.87～16.57
Nischalke 等，2011	8.38	3.73～18.84
Stickel 等，2011	3.60	1.95～6.64
Trepo 等，2011	2.18	1.26～3.78
Rosendahl 等，2012	5.74	3.40～9.66
Dutta 等，2013	4.31	1.66～11.15
Way 等，2013	2.71	1.53～4.79
合计	4.30	1.25～5.69

数据引自参考文献 [199]

估计 OR 值为 3.37[235]。随后 712 名欧洲酒精性肝硬化患者和 1426 名对照组的 GWAS 证实了 PNPLA3 中 I148M 的转换是酒精性肝硬化的重要危险因素[236]。C 等位基因在西班牙人中的较高频率也可以解释流行病学证据，即在西班牙裔白人中，ALD 的死亡率高于在非西班牙裔白人和黑人，他们中 ALD 发病率较低。综上所述，这些发现为 PNPLA3 在增加酒精性肝硬化风险方面的作用提供了强有力的证据，同时也说明了 GWAS 的强大功能，它能够识别出一种鲜为人知的酶，这种酶参与肝脏内的脂质处理，是常见疾病的主要风险等位基因。

尽管有充足的证据表明 PNPLA3 I148M 的替代增加了脂肪肝的风险，但其机制尚不明确。PNPLA3 的三酰甘油水解活性被 I148M 的取代后降低，但是敲除小鼠的 PNPLA3 基因不会导致肝脏脂肪堆积[237-239]。因此，I148M 取代后的功能变化可能与其水解活性无关。用蛋氨酸替代基因敲入的小鼠在普通食物喂养时肝脏脂肪含量正常，但在喂食高糖饮食时脂肪含量显著增加[240]。本研究观察到肝脂肪的增加伴随着脂滴上变异蛋白积累量的 40 倍增加。此外，PNPLA3 的表达是由 SREBP 1c 表达增加引起的[241]。在酒精喂养的小鼠中，饮酒增加了 SREBP 的表达[107]。因此，大量饮酒导致 PNPLA3 突变形式的表达增加，可能导致脂滴上蛋白的表达和积累显著增加。

PNPLA3 的其他序列变异，如 E434K 变异，可以降低 PNPLA3 的表达，降低 I148M 的影响及减少对脂肪肝发展的影响[242]。此外，野生型蛋白 148I 可以介导视黄醇的释放，导致基质金属肽酶 2（MMP2）、金属蛋白酶 1 和 2 的组织抑制（TIMP1 和 TIMP2）的表达降低，导致参与胞外基质重构的蛋白分子重构，从而减少纤维发生的刺激[243]。进一步了解 PNPLA3 在脂质积累和最终肝硬化过程中的多种潜在机制可能有助于确定干预治疗的靶点。

GWAS 还发现跨膜 6 超家族成员 2 基因（TM6SF2）和膜结合 O 酰基转移酶 7 基因（MBOAT7）对 NAFLD[244,245] 和 ALD[236] 均有促进作用。TM6SF2 的 E167K 变异与富含三酰甘油的脂蛋白和载脂蛋白 B 分泌减少有关，这导致了三酰甘油在肝细胞内积聚[246]。尽管这种变异会导致肝内三酰甘油的积累，

但它也会降低动脉粥样硬化性心脏病的风险[247]。TM6SF2 的变异 T 等位基因的矛盾之处在于，它增加了肝病进展的风险，而 C 等位基因增加了极低密度脂蛋白（VLDL）分泌和动脉粥样硬化性心血管疾病的风险[248]。MBOAT7 的功能尚不清楚，但它可能与肝脏炎症有关[236]。

2. 酒精代谢酶：ADH、ALDH、细胞色素 P$_{450}$ Ⅱ E1

酒精脱氢酶（ADH）是一类酶，分为 5 类，每一类酶的遗传多态性决定了代谢速率[249]。ADH 遗传多态性影响酒精和乙醛的消除率，并与喝酒的方式差异有关。东亚地区的 ADH3*1（一种能迅速将酒精代谢成乙醛的同工酶）和醛脱氢酶 ALDH2*2（一种催化失活的形式）的存在频率都很高[250, 251]。ALDH2*2 的纯合子导致中度程度的酒精耐受不良，通常只在极少量的酒精后引起脸红。

ADH2*2 基因型和 ADH3*1 基因型都具有较高的酒精代谢催化活性。虽然这些基因型在中国较为普遍，但在中国酒精性肝硬化患者中，ADH2*2 和 ADH3*1 的出现频率较低[252]，而 ADH2*1 的出现频率较高[253-255]。一份报道显示，携带 ADH2*2 基因型的欧洲人发生 AUD 的概率较低，因此患 ALD 的风险较低[256]，而其他报道则没有证实这一观察结果[257]。一项包括这些研究和其他研究的 Meta 分析指出，个体特别是在 ADH2*1、ADH3*2 或 ALDH2*1 的亚洲人中，发生 AUD 的风险增加[258]。然而，尽管 AUD 的风险增加，但在本分析中并没有发现 ALD 的相关风险增加。

细胞色素 P$_{450}$ 2E1 在酒精氧化成乙醛的过程中产生活性氧。对遗传多态性的小型研究往往会得出相互矛盾的结果。在一些研究中，Pst Ⅰ/Rsa Ⅰ多态性的 c2 等位基因频率在日本酒精性肝硬化男性中较高，而在白种人和中国人 ALD 中则不高[253, 255, 259, 260]。Meta 分析未能证实 c2 等位基因与 ALD 之间的关系，尽管与纯合子 c1c1 相比，纯合子 c2c2 ALD 的 OR 为 3.12[261]。由于 cyp2E1 是由饮用酒精诱导的，但是遗传多态性可能不如诱导程度或其他可能影响 ALD 发生的因素重要。

3. 与氧化应激有关的基因

有研究报道，锰超氧化物歧化酶（MnSOD）线粒体靶向区缬氨酸丙氨酸多态性与 ALD 风险增加有关[262, 263]，而其他研究未发现其相关性[264, 265]。这种多态性与欧洲 NAFLD 患者晚期纤维化的易感性增加有关[266]。

4. 与先天免疫系统和炎症有关的基因

几项小型研究发现 CD14 内毒素结合受体启动子区域（-159 C > T）存在单个核苷酸多态性（SNP），该多态性增加了可溶性受体和膜结合受体的水平，增加了晚期 ALD 的风险[267-269]。虽然这一发现为基因决定的 ALD 先天免疫应答差异的潜在参与提供了支持，但其他研究无法证实这一关联[265, 270]。8 项不同研究（包括 1083 名 ALD 患者）的 Meta 分析得出结论，与 CC 基因型患者相比，TT 或 TC 基因型患者肝硬化风险更高[271]。

同样，在一项研究中，降低抗炎细胞因子 IL10（-627 C > A）启动子区域的 SNP（-627 C > A）表达，ALD 的风险会增加[272]，但在其他研究中未得到证实[273]。后一项研究是阴性的，因为这种联系似乎与 AUD 有关，而不是与 ALD 有关。这些研究样本量太小，并不足以分离这些影响。

TNF-α 启动子区域的 -238 G > A 的多态性被证明与酒精性肝硬化和酒精性肝炎有关[274]。11 项研究的 Meta 分析发现 -238G > A SNP 与酒精性肝硬化的相关性 OR 为 1.47，但与其他类型的 ALD 无关[275]。先天免疫系统的每一个基因都可能导致 ALD 的整体风险增加。因此，基因组合可能以某种方式相互作用，从而可能增加酗酒者 ALD 的易感性。

六、酒精性肝病的治疗

任何阶段的 ALD 治疗的基础都是戒酒。在多变量分析中，AH 指标住院后戒酒 18 个月是长期生存最重要的决定因素[276]。尽管对于戒酒的重要性有广泛的共识，但是对于 ALD 患者的 AUD 药物治疗的有效性和安全性的研究还很缺乏。虽然单纯的脂肪变性在戒酒后是可以逆转的，但持续饮酒会增加从脂肪变性发展为肝硬化的风险。一旦患者发展为肝硬化和门静脉高压，治疗的重点是肝硬化的并发症。肝硬化多个并发症的治疗分别在第 12～16、

18、19、36、41 和 48 章中讨论。在酒精性肝硬化最严重的阶段，单靠戒酒可能无法充分改善病情，因此需要考虑肝移植。酒精性肝硬化的并发症仍然是美国肝移植的第二大原因。

对 ALD 特异治疗的大部分兴趣主要集中在 AH。在最严重的情况下，急性 AH 的 90d 死亡率超过 50%，比急性心肌梗死、中风和大多数癌症更危及生命。AH 的短期死亡率变化很大，但胆红素水平的升高、国际标准化比率（INR）的延长、肌酐水平升高、年龄和白细胞计数增加都可以以中等度的准确性来预测哪些患者在最大限度的支持治疗下死亡风险最大。

（一）预测酒精性肝炎的短期死亡率

1978 年，Maddrey 和同事报道，结合总胆红素和凝血酶原时间的数学公式是急性 AH 患者 30d 死亡率的独立预测因子[277]。Maddrey 判别函数（MDF）是一个连续的变量，最初用于确定纳入临床试验的患者人群，以研究糖皮质激素的疗效[277-279]。糖皮质激素的初始随机试验表明，糖皮质激素治疗显著降低了 MDF > 32 患者的死亡率。这个值现在经常用于区分重度急性 AH 或者轻度急性 AH 患者。梅奥诊所（Mayo Clinic）设计的终末期肝病模型（MELD）将血清肌酐、胆红素和 INR（凝血酶原时间的替代物）结合起来，可以有效地预测 AH 患者的短期死亡率。MELD 评分还可以预测 90d 的死亡率[280]。

ABIC（age，bilirubin，INR，creatinine）评分将年龄添加到 MELD 评分的组成部分中，并被证实为短期死亡率的准确预测指标，包含有 ABIC 评分和白细胞计数的 Glasgow 酒精性肝炎评分（GAHS）也被证实为准确的预测指标[76, 281]。一些研究发现，MELD 评分受试者工作曲线下面积（AUROC）与其他预测指标相比略有差异。有趣的是，所有的评分系统都使用胆红素和 INR（凝血酶原时间）作为最重要的权重变量。在没有消化道出血和感染的情况下，自发性脑病常被认为是急性 AH 预后不良最具预测性的临床因素[24]。然而，与腹水和脑病等任何临床特征相比，高血清胆红素和 INR 延长更能预测死亡率。这些患者中的大多数都有潜在的肝硬

化，正如在入院时常规进行肝活体组织检查的研究所显示的那样。大多数患者有系统性疾病，是营养缺乏、感染、急性肾损伤（AKI）和多器官功能障碍综合征的高危人群。

为了改善糖皮质激素应答预测 30d 死亡率，Louvet 和同事开发了 Lille 评分，该评分结合了使用泼尼松龙治疗第 1 周后获得的数据，以预测 AH 患者是否可能从继续使用泼尼松龙治疗中获益[282]。由于长期使用糖皮质激素会增加 AH 患者的感染风险，因此研究人员正在寻找一种方法，以确定是否继续使用糖皮质激素治疗不仅无效，而且会增加患者的感染风险[283]。将 Lille 模型与 MELD 评分相结合，为病情最严重的 AH 患者预测建模提供了更为动态的细化[284]。这种使用评分系统预测死亡率的方式，不仅为糖皮质激素的临床治疗提供了停药标准，而且为在这种具有挑战性的疾病中进行临床试验提供了策略（图 26-11）。

如本章前面所述，AH 通常伴有系统性炎症反应综合征（SIRS）的特征：心动过速、呼吸急促、发热和白细胞增多。虽然 SIRS 可能在没有感染的情况下发生，但这些发现也可能提示慢加急肝衰竭（ACLF）患者发生了感染[285-288]。SIRS 的出现增加了多器官衰竭（MOF）发生的风险，后者可以预测 AH 的高死亡率[23]。大量的基础研究和转化医学研究已经证明了 AH 患者体内高水平的促炎细胞因子，并将这些高水平的促炎细胞因子与死亡风险的增加联系起来。

除了以上提到的基本实验室参数和 SIRS 的临床特征外，还提出了包括 CK18 等在内的一些生物标志物来帮助预测急性 AH 患者的预后和风险分层。

（二）酒精性肝病的营养支持

营养不良在 ALD 中很常见，尤其常见于 AH，它会损害 AH 的恢复[181, 289-291]。重要的是，营养摄入是死亡率的主要决定因素，那些每天摄入量低于 21.5kcal/kg 的人生存率较低[181, 292]。营养不良还会导致肌肉减少和虚弱，从而进一步影响 ALD 患者的恢复[333, 34, 293]。因此，应鼓励所有 AH 患者尽早达到营养目标。肝硬化患者脂肪氧化和糖异生增多，但夜间空腹血糖利用和糖原分解减少[184]。在

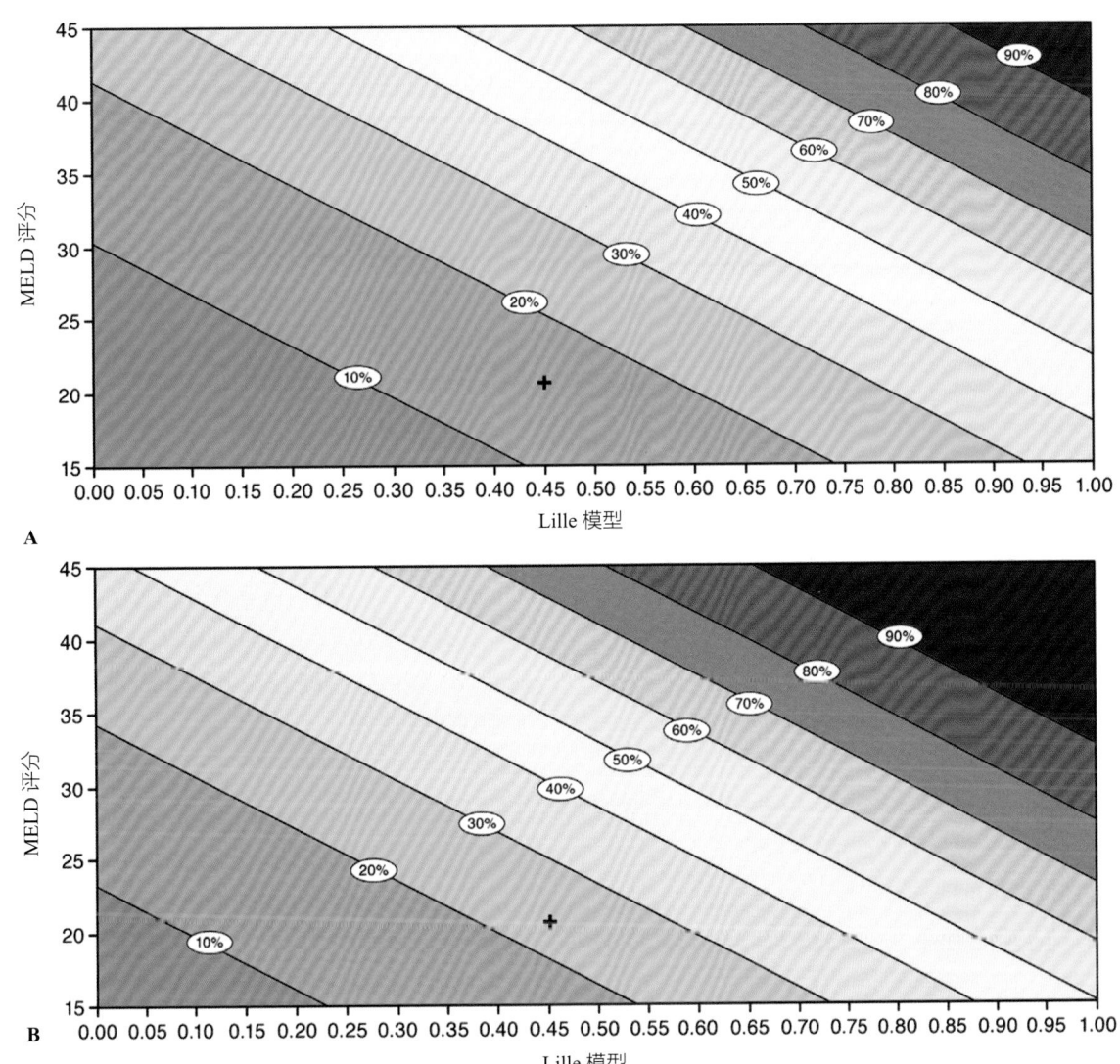

▲ 图 26-11　使用静态（MELD）和动态（Lille 模型）评分评估酒精性肝炎的严重程度和预后

根据 Lille 模型和 MELD 评分相结合的联合效应模型，记录的 2 个月（A）和 6 个月（B）的总体死亡率。假设患者 MELD 评分为 21，Lille 评分为 0.45，2 个月死亡率为 15.3%，6 个月死亡率为 23.7%

经 Elsevier 的许可转载，引自参考文献 [284]

肝硬化患者中，提供夜间饮食补充可提高体内总蛋白 [185]。正常到高的蛋白饮食是安全的，不会增加 AH 患者患脑病的风险，但还需要进一步研究锌和益生菌等特定微量营养素在 AH 治疗中的作用 [294, 295]。

AH 患者的治疗需要强制性禁酒和足够营养的支持性治疗（1.5g 蛋白质 / 千克体重和 30～40kcal/kg 体重）（框 26-6）。如果患者因厌食症或精神状态改变而不能进食，应考虑使用饲管进行肠内喂养。几项研究表明，向 AH 患者提供肠内营养补充剂改善了营养状况，降低了感染风险，但并没有改善生存率 [296-298]。虽然 Meta 分析并没有显示营养补充对所有患者的生存都有好处，但对一部分严重的蛋白质 – 热量营养不良和低热量摄入的患者可能会受益 [299]。是否应该使用鼻胃管提供肠内营养是一个有争议的问题，因为使用饲管会引起并发症 [292]。一般情况下，肠内营养支持优于肠外营养支持。在一些随机对照研究中，中度和重度的 AH 患者使用肠外营养改善了一些营养参数和血清胆红素，但并没有改善死亡率 [300-305]。总的来说，这些数据表明，营养支持对于 AH 患者的治疗至关重要，而且对于肝硬化患者，夜间进食或睡前加餐可以防止肌肉损

框 26-6　酒精性肝病的营养支持

- 尽可能鼓励自行饮食
- 肠内支持与膳食补充明显优于肠外支持
- 只有在绝对必要的情况下才应使用饲管
- 支持肠外营养使用的证据尚且缺乏
- 蛋白质 1.5g/kg 体重
- 总热量 30kcal/kg 体重（最低）
  - 50%～55% 是碳水化合物
  - 25%～30% 为脂肪，最好避免多不饱和脂肪
  - 20% 是蛋白质
- 提供 500～700kcal 的夜间零食，避免肝糖原消耗
- 每日补充 B 族复合维生素
- 硫胺素 100mg/d
- 锌 220mg/kg，除非患者肾功能不全
- 纠正镁缺乏
- 纠正低钾血症
- 谨慎纠正低钠血症
- 益生菌的使用尚未得到证实，但如果患者使用了广谱抗生素，则可能受益

失和营养不良。

（三）糖皮质激素治疗酒精性肝炎

早期的非随机试验表明泼尼松龙可能改善急性 AH 患者的生存和康复[306, 307]。从那时起，20 多个糖皮质激素随机对照试验（RCT）在 MDF > 32 的严重 AH 患者中进行[277-279, 308-312]。目前 AASLD 和欧洲肝脏研究协会（EASL）的指南主要基于这些研究的结果[49, 313]。在美国，一项甲泼尼龙与安慰剂对照的多中心试验报道显示，与最佳标准治疗相比，接受甲泼尼龙治疗的重度 AH 患者的 28d 死亡率显著降低[278]。法国随后的一项试验也报道了类似的结果[279, 312]。

两项独立的 Meta 分析（主要包括高质量的研究）得出结论，2/3 患者激素治疗有获益[308, 314]，而 1/3 没有获益[309]。2008 年，Cochrane 系统回顾 15 项试验得出结论，糖皮质激素并没有降低总死亡率，除非可能在 MDF > 32 组，这主要是由于偏倚的显著差异引起的[310]。低偏倚的试验显示出了获益，而高偏倚的试验确没有显示出益处。网络 Meta 分析既可以直接比较干预措施，也可以使用安慰剂等常用比较方法在试验中进行间接比较。它的潜在优势是可以对试验中没有直接比较的干预措施进行

比较。通过网络 Meta 分析，对近期 22 项涉及 2621 例重度 AH 患者的临床试验的治疗方法进行了比较[315]。基于中等质量的证据，糖皮质激素作为单一药物或联合己酮可可碱（PTX）或抗氧化剂 N-乙酰半胱氨酸（NAC）可以降低 AH 患者 28d 死亡率，但不能降低 90d 死亡率。这些总体一致的结果显示，在 AH 的住院期间和出院后的生存率有所提高，但不幸的是，这种益处没有持续下去，激素治疗组的死亡率往往在 60～90d 增加，与标准治疗组类似。

英国的一项大型随机试验（STOPAH）在 2011—2014 年间招募了 1103 名重度 AH 患者，结果发现糖皮质激素治疗的患者死亡率差异无统计学意义[283]。患者随机分为泼尼松龙 40mg/d、PTX 400mg 每天 3 次、泼尼松龙联合 PTX 组或安慰剂组。

所有接受泼尼松龙（包括联合 PTX）治疗的患者 OR 为 0.72（0.52～1.01），30d 死亡率差异几乎达到统计学意义（P=0.06）。本研究中安慰剂的 30d 死亡率低于其他研究[308, 315]，这对计算的效力分析产生了不利影响，这可能解释了为什么泼尼松龙的作用几乎没有达到改善短期死亡率的统计学意义。所有组 90d 死亡率为 30%，1 年死亡率为 56%。AKI 的发生无显著差异，但使用泼尼松龙治疗组的感染发生率（13%）高于未使用泼尼松龙治疗组（7%）（P=0.002）。

虽然许多研究支持糖皮质激素的使用，但使用的合适疗程尚未明确。这里提到的所有随机对照试验均采用 4 周的治疗，每天使用泼尼松龙 40mg 或等量的甲泼尼龙 32mg。如果使用糖皮质激素，根据 Lille 标准病情没有改善的患者应停止使用糖皮质激素[282]。感染风险的增加导致在确诊后 90d 和 1 年生存率没有变化[23, 315-319]。感染往往先于 AKI 和 MOF 的发生，后者死亡率较高[23, 320]。

Lille 模型中糖皮质激素使用的另一个问题是，一些患者对治疗没有应答。虽然 AH 患者对治疗没应答的具体原因仍在研究中，但其原因已逐步得到了解释。糖皮质激素与细胞质中的受体（GR）结合，这些受体转运到细胞核，并与反应基因启动子区域的糖皮质激素反应元件（GRE）结合，导致某些抗炎基因的表达。糖皮质激素也可以间接地抑制相关转录因子（如 NFκB）与随后的炎症基因负调节的

活动。这一过程需要招募共抑制因子分子，尤其是组蛋白去乙酰化酶（HDAC-6，-2）[321, 322]。

不幸的是，一些患者对糖皮质激素治疗有禁忌证，另一些患者通过各种分子机制产生糖皮质激素耐受[323, 324]。GR-B 是 GR 的一种选择性剪接形式，主要作为糖皮质激素作用的主要负抑制因子，在某些糖皮质激素耐受疾病状态下其水平升高[325, 326]。虽然我们对糖皮质激素作用机制及其耐受的理解在增加，但仍需要进一步研究来提高糖皮质激素疗效。

（四）抗肿瘤坏死因子疗法

TNF-α 浓度通常在重度 AH 患者中增加，可能导致 AH 患者肝损伤的发生[327-329]。英夫利昔单抗是 TNF-α 的抑制性抗体，与重度 AH 患者的病例对照相比，可以显著降低患者的死亡率[330]。2 项小型随机试验也表明，英夫利昔单抗或依那西普抗肿瘤坏死因子治疗可能对重度 AH 有效[331, 332]。依那西普（一种 p75 可溶性的 TNF 受体 -Fc 融合蛋白）的一项大规模的随机试验纳入了 MELD 评分 > 15 的患者，但 23% 接受治疗的患者由于感染、AKI 和胃肠道出血等不良事件需要提前停药[318]。虽然治疗组 28d 死亡率与标准治疗组相似，但依那西普治疗组 6 个月死亡率（58%）明显高于标准治疗组（28%）。一项大的 RCT 联合英夫利昔单抗（抗 TNF）和糖皮质激素，导致比标准治疗更高的感染率和死亡率[316]。多项研究表明，肝脏再生需要 TNF-α[333-335]。因此，抗 TNF 治疗可能会对重度 AH 患者的肝脏再生产生不利影响，导致接受抗 TNF 治疗的患者死亡率增加。这些试验的结果及对抗 TNF 治疗的潜在不良影响的担忧通常导致放弃这种方式治疗 AH。

（五）己酮可可碱

己酮可可碱（PTX）是一种相对较弱的非特异性磷酸二酯酶（PDE）抑制药，已被证明可以减轻动物肝脏疾病模型中的肝损伤和纤维化[336, 337]。细胞内环腺苷酸（cAMP）调节单核/巨噬细胞产生的 TNF 的诱导型脂多糖表达[338, 339]。PDE 抑制药增加 cAMP 水平，从而抑制体内外 TNF 的产生[338, 340-343]。将有效的 PDE 抑制药直接靶向肝脏可能是调节 AH

和 ALD 炎症反应的有效途径。

在一项小型探索性研究中，据报道 PTX 可以降低重度 AH（MDF > 32）患者的死亡率[344]。随后较大的 RCT 也得出了类似的结论[345, 346]。有趣的是，与接受其他治疗的患者相比，接受 PTX 治疗的患者肝肾综合征（HRS）发生率较低，这似乎与死亡率的降低有关[344]。然而，对所有试验的 2 项 Meta 分析得出结论，与 PTX 相关的短期死亡率没有差异[347, 348]。大型 STOPAH 试验包括单独使用 PTX 治疗的一组，但所有接受 PTX 治疗的患者 OR 为 1.07（0.77~1.49）[283]。STOPAH 研究和其他将 PTX 与糖皮质激素联合的研究均未显示出有任何附加效益[283, 311, 349]。使用包括 STOPAH 试验在内的网络 Meta 分析显示，单独使用 PTX 可以降低 28d 死亡率，但不能降低 90d 死亡率，但其证据的可靠性低于使用糖皮质激素的可靠性[315]。

（六）抗氧化疗法

抗氧化剂，包括维生素 E 及含有 NAC 的抗氧化剂鸡尾酒已经被用于治疗重度 AH，但是几乎没有证据表明有疾病改善[191, 350-352]。令人惊讶的是，在前 5d 静脉注射泼尼松龙和 NAC 的联合使用显著改善了 30d 的死亡率[319]。使用泼尼松龙 40mg/d+NAC 治疗的患者死亡率为 8%，而单独使用泼尼松龙治疗的患者死亡率为 24%[319]。虽然其机制尚不清楚，但联合使用泼尼松龙和 NAC 治疗的患者在 6 个月内感染人数（19% vs. 42%，P=0.001）和 HRS 发生率（12% vs. 25%，P=0.02）低于单独使用泼尼松龙治疗的患者。多变量分析显示，与单纯使用泼尼松龙相比，使用 NAC/ 泼尼松龙组的患者年龄更小，基线胆红素水平较低，且第 14 天胆红素水平降低，与预后更好相关。在网络 Meta 分析的 22 项研究中，糖皮质激素联合 NAC 治疗组改善效果最好[315]。这些重要的发现需要更多的研究来证实，特别是因为早期的糖皮质激素加含有 NAC 的抗氧化剂鸡尾酒的研究没有得出类似的结论[350]。

（七）S- 腺苷甲硫氨酸（SAMe）疗法

SAMe 是在甲硫氨酸转化为半胱氨酸的过程中的一种氨基酸中间体，它是谷胱甘肽合成的速率限制因子，谷胱甘肽是肝细胞内最重要的抗氧化剂之一。酒精性肝硬化患者体内的 SAMe 水平较低 [353-355]。虽然一项初步研究未能显示 AH 患者的生存率提高，但 RCT 显示 Child A 级肝硬化患者和 Child B 级肝硬化患者的生存率提高，但 Child C 级肝硬化患者的生存率没有提高 [356]。尽管有初步证据表明了 SAMe 的益处，但 Cochrane 综述并没有证实 ALD 患者任何亚群的生存率有改善 [357]。

（八）酒精性肝炎和酒精性肝硬化的肝移植治疗

自从肝移植被认为是终末期肝病的一种标准治疗方法以来，对于 ALD 的肝移植一直是一个有争议的话题。选择合适的候选人、管理等待移植和移植后的患者将在第 41 章讨论。虽然在肝移植早期，除非在高度被选的情况下，肝移植并没有被广泛接受，但在过去 5 年里，特别是在根据移植后长期禁酒的可能性选择患者时，舆论的天平已经转向支持移植。移植的结果，如移植后的生存率和移植的获益，与其他类型的肝病，尤其是与 HCV 相关的肝硬化的结果相当或更好 [358-360]。潜在的依从性差、自体损伤、缺乏社会支持和其他终末器官并发症是导致 ALD 患者不愿考虑移植的最常见原因 [359, 361]。许多移植中心自行制定了一项武断的规定，要求在考虑移植前戒酒 6 个月，而且所有这些规定都要求有酗酒史的患者愿意在移植后保持戒酒。大多数证据表明，禁酒时间越长，AUD 移植后复发率越低 [362]。

目前已发现的一个问题是移植后 ALD 患者的恶性肿瘤新生率较高 [363, 364]。与 AUD 移植后相比，恶性肿瘤和心血管疾病发生率的增加更令人担忧 [364]。然而，移植后再次饮酒患者的生存率明显低于禁酒者 [365, 366]。

由于许多 AH 患者对糖皮质激素没有应答，死亡率高，一些中心目前正在考虑选择一些社会支持较好、预计肝移植复发概率较低的患者行肝移植 [359, 367]。对于 MELD 评分＞ 26 的 AH 和复发概率较低的患者，应考虑选择可以挽救生命的肝移植 [49, 364, 367]。多项研究表明，AH 患者的肝移植结果与其他 MELD 评分相似的移植患者相似 [364, 367]。此外，移植后的复发似乎并不比没有酒精性肝炎的肝硬化患者更多。

七、酒精性肝病和酒精性肝炎的未来治疗策略

在西方国家，酒精性肝炎是慢加急性肝衰竭（ACLF）常见的诱因，许多 AH 的特征也出现在肝硬化合并细菌感染的患者中 [287, 288, 368, 369]。进一步了解炎症介质的作用及 ACLF 患者肝脏再生的关键作用，将有助于指导今后 AH 治疗的发展。因为 AH 先天免疫反应的复杂性和多种通路在发病机制中发挥作用，未来的治疗可能需要多管齐下的方法。许多酒精性肝损伤动物模型的新疗法针对 ALD 发病机制中的关键步骤：减轻肝细胞损伤、干扰炎症细胞和细胞因子激活途径、保护肠黏膜屏障、和（或）干扰内脏来源的病原体信号。显然，目前的治疗方法还有改进的空间，因为即使是糖皮质激素的最有效治疗结果也不能持续超过 30d[283]。疾病缺乏对类固醇的持续应答，可能反映出治疗不仅需要抑制炎症反应，而且需要预防感染和刺激再生。未来的临床试验将需要定义疾病活动和有意义的临床和生物学终点及考虑是否应对中度和重度酒精性肝炎进行不同的治疗。

基于我们目前对导致 ALD 的机制的理解，针对免疫细胞激活和肠黏膜完整性的治疗是有前途的（图 26-12）。白介素 -1 受体拮抗药——anakinra，是一种有效的抗炎药，与糖皮质激素治疗相比，其在关节炎患者中的感染率较低 [370]。在败血症和巨噬细胞活化综合征患者的治疗中已被证明是安全的，两者都与类似于 AH 的细胞因子相关 [371, 372]。Anakinra 目前正与 PTX 和硫酸锌联合用于重度 AH 患者的研究（www.clinicaltrials.gov）。现在还没有关于该方法疗效的结论性数据，目前针对重度 AH 的临床治疗包括抗炎和肠黏膜保护。与阻断促进炎症通路的概念相一致，一项新的临床试验正在进行，该试验使用 ASK-1 激酶的小分子抑制药 [373]。ASK-1 活化参与了巨噬细胞的活化和促炎细胞因子的产生 [373, 374]。

几项研究表明 AH 中肝再生受损 [375-377]。改善肝脏再生的策略已经被证明可以降低 ACLF 的

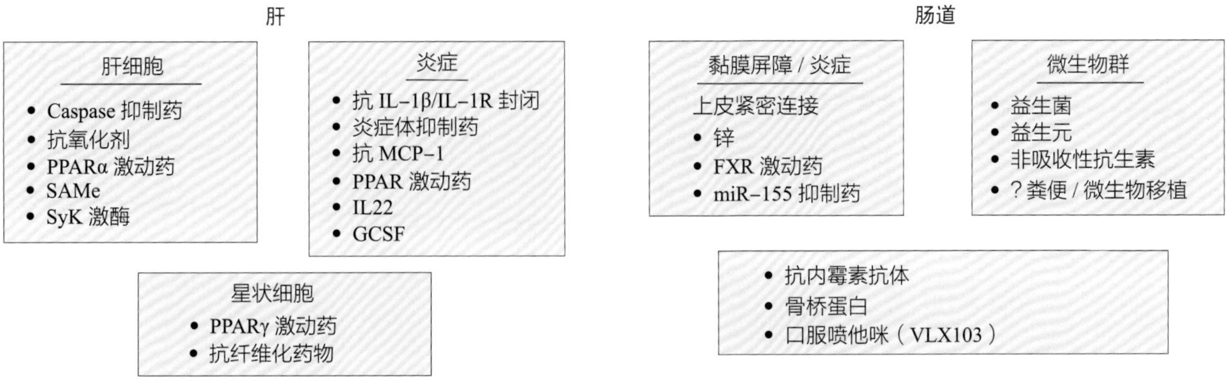

▲ 图 26-12 酒精性肝病和酒精性肝炎治疗靶点的演变

死亡率，并有望治疗 AH[378, 379]。一些使用粒细胞集落刺激因子的试验正在美国和印度进行（www.clinicaltrials.gov）。细胞因子 IL-22 也被认为是刺激 AH 患者肝脏再生的潜在途径[380]。

认识到即使是脂肪肝也可以随着酒精的持续摄入而发展为肝硬化，这就强调了研究早期 ALD 和重度 AH 的必要性。许多有效预防 NASH 进展的药物要么是在进行治疗 AH 的试验中，要么是正在考虑进行临床试验中。这些试验的更新可通过 www.clinicaltrials.gov 获得。已经证明对 NAFLD 患者安全的维生素 E 等药物应考虑长期治疗 ALD。PIVENS 治疗 NASH 的试验显示，使用维生素 E 治疗 96 周后，脂肪性肝炎评分有所改善，且与体重指数的变化无关[381]。轻度至中度 AH 患者服用维生素 E 治疗 3 个月不影响血清 AST、ALT 或胆红素水平，但透明质酸（纤维化的标志）显著降低。虽然维生素 E 对 ALD 患者的影响可能与 NAFLD 患者不同，但治疗时间可能是一个重要因素。奥贝胆酸也被证明可以改善 NASH[382]。目前正在进行试验，以评估奥贝胆酸在轻度至中度 ALD 中的疗效（www.clinicaltrials.gov）。

通过补充锌或益生菌改善肠道黏膜完整性是 ALD 和 AH 患者的另一种潜在的可行方法。益生菌在改变慢性饮酒导致的菌群失调患者体内的微生物群方面肯定有额外的获益。长期摄入酒精的早期阶段会发生酒精诱导肝细胞脂肪变性。许多信号转导机制调节肝细胞脂肪堆积，活化的 PPARα 显示会改善小鼠酒精诱发的肝脂肪变性[383]。在另一项研究中，PPAR γ 和 PPAR δ 受体激动药治疗改善肝内胰岛素抵抗[384]。

酒精诱导的代谢信号可诱导 ALD 的凋亡蛋白酶和细胞凋亡产生。由于炎性小体的激活，ALD 中的细胞凋亡蛋白酶 1 和细胞凋亡蛋白酶 3 均有所增加。内质网功能障碍和自噬也是慢性酒精作用的潜在靶点[384]。改善内质网功能的凋亡蛋白酶抑制药可能对 ALD 有益。凋亡信号激酶抑制药（ASK-1）可以激活巨噬细胞并增加炎性细胞因子的产生，并且目前正在进行临床试验（www.clinicaltrials.gov）。

如本章前面所述，酒精诱导的肝细胞损伤导致肝细胞释放代谢损伤信号（无菌危险信号），并激活 ALD 中的免疫细胞。具体来说，肝细胞接触酒精后释放的 ATP 和尿酸都是 NLRP3 炎症小体激活的触发器。在一项临床前研究中，别嘌醇可减轻慢性酒精喂养的小鼠的肝脏损伤、脂肪变性和炎症[142, 143]。在同一项研究中，使用丙磺舒与别嘌醇相比，通过其受体 P2X7 抑制 ATP 信号作用，可以促进肾分泌尿酸，对 ALD 的保护作用更强[138, 143]。这些临床前观察支持了破坏在炎症小体水平的炎症级联反应活化的假设，是 ALD 和 AH 潜在治疗方向。

在人类和小鼠肝脏中均发现 AH 过表达骨桥蛋白[385, 386]。骨桥蛋白在 ALD 中似乎介导肝星状细胞活化，尽管骨桥蛋白在 AH 中的复杂作用尚未完全了解[387]。体外肝支持在包括 AAH 在内的急性肝衰竭中应用越来越多[387]，进一步的临床试验应探讨体外透析是否有助于急性严重肝衰竭器官的恢复，还是只能为进一步的肝移植做准备。

八、结论

酗酒，通过直接作用或者作为其他潜在肝病（如慢性丙肝感染）的诱因，其仍然是导致包括肝硬化在内的晚期肝病发展的最常见原因之一。目前我们在识别 ALD 的危险因素方面已经取得了相当大的进展，包括可能导致个体发生 ALD 的遗传特征及预测 AH 的严重程度和预后。虽然酒精引起肝损伤的确切机制尚不清楚，但已发现许多导致肝损伤的通路。其中一些通路为 AH 和 ALD 药物治疗的发展提供了潜在的目标。虽然这些潜在的新疗法对 ALD 患者的治疗手段是一些受欢迎的补充，但戒酒仍将是 ALD 患者长期预后的关键。幸运的是，在理解为什么有些人不顾后果仍然饮酒方面，可能会为酒精使用障碍提供药理学和传统的认知行为治疗。

第 27 章　药物诱导的肝损害

Drug-induced Hepatotoxicity

Dominique Larrey　Jose Ursic-Bedoya　Lucy Meunier　著

谢　青　译

要　点

- 超过 1200 种药物导致药物性肝损伤（DILI），包括经典药物，但也包括草药、膳食补充剂、非法化合物、工业产品和化学品及赋形剂。
- 药物和其他异种生物制剂可以影响肝脏所有细胞，从而使它们所致疾病实际上可以与肝脏的整个疾病谱相类似。
- 根据肝毒性的机制、药物本身、治疗过程的细节及服用药物者的特异易感性，损伤的类型可能在其临床病理表现上有所不同。
- 急性肝炎是目前最常见的综合征。病程可能是良性的，也可能导致急性肝衰竭，后者是肝损伤最严重的表现，是药物相关死亡的主要原因。
- 药物肝损伤是急性肝衰竭最常见的原因，尤其是对乙酰氨基酚导致的毒性损伤。
- 大多数肝药物反应只发生在一小部分个体中，其发生方式与特异反应相对应，通常难以预测。
- 潜在的机制只有部分被发现，包括代谢、免疫和自身免疫反应及线粒体功能障碍。
- 随着前瞻性研究和国家及国际药物性肝损伤登记系统的发展，流行病学最近取得一些进展。
- 最近修订了不同类型肝损伤的定义，以便更好地识别出此类疾病。
- 在大多数病例中，药物引起的肝损伤没有任何特殊表现，因此诊断主要基于排除其他潜在原因。评估药物和其他制剂的因果关系的方法最近被重新引用，以便更好地进行诊断。
- 自身免疫性肝损伤和慢性肝损伤的鉴别诊断尤其困难。
- 未来的重要研究方向包括：用特定的标记物取代现有的因果关系评估方法及进一步阐明遗传和环境因素对个体易感性的作用。
- 应特别注意草药、膳食补充、养生产品和化学品的作用，它们日益成为肝损伤的原因，还应特别注意针对 DILI 的特殊诊断方法。

一、概述

药物性肝损伤（drug-induced liver injury，DILI）是药物停药的主要原因，往往也是药物未获上市批准的主要原因[1-11]。因此，DILI 对医师、卫生管理部门和制药公司提出了一个重要的挑战[1-11]。一项在肝脏和胃肠道科进行的前瞻性调查显示，9% 的入院与药物诱导的不良反应有关，肝脏毒性是主要问题[1]。尽管毒理学研究有所改进，但所有药物的肝毒性事件发生的总频率在过去 20 年没有实质性下降，在临床试验的安全性分析中，药物肝毒性的早期检测仍然非常困难[1-11]。动物种类的临床前研究显示出有限的阴性预测值。事实上，有许多药物导致了大量的人类肝损伤病例，而在动物模型中没有检测到相关信号。另一方面，对于许多药物来说，DILI 发生率为 1/10 万～1/1 万。因此，在临床试验中不大会观察到一个显著数量的 DILI 病例[6]。

欧洲卫生机构（EMA）和美国食品药品管理局已经将注意力集中在试图在早期检测出肝损伤的信号，以确定其类型，特别是其严重程度[3, 5, 8, 11-13]。检测困难程度可能与肝损伤的药物有关，也与肝损伤表达方式的多样性有关。事实上，肝脏中存在的所有细胞都可能受到药物的影响（框 27-1）[1-10]。根据肝毒性的机制、药物本身、治疗过程的细节（低或高剂量、治疗持续时间）及服用药物者的特质敏感性，病变的类型也可能在其临床病理表现上有所不同。这些因素说明药物肝毒性如何模拟广泛的"自然"（非医源性）肝病[1-11]。急性肝炎是目前最常见的综合征，估计占药物诱发事件的 90% 以上（表 27-1）[1-11]。此外，病程可能是良性的，也可能导致急性肝衰竭，这是肝损伤最严重的表现，是药物相关死亡的主要原因[13-17]。

除了众多被报道具有潜在肝毒性的"经典"药物[1-11]，还应考虑其他药物。这些包括在药物、草药和补充产品的配方中存在的，越来越多地被消费，而且往往没有被披露的辅料[18, 19-24]及养生产品和非法化合物[8, 25]、化学制品[26]。

二、肝毒性损伤的流行病学

（一）一般人群的流行病学

确定 DILI 的真实发病率是困难的。尽管越来越多的人认识到肝毒性，并且可以使用毒性较小的替代药物，但肝药物反应的绝对频率似乎并没有减少，这与处方数量和可用药物范围的增加是一致的[1]。大部分药物肝毒性以不可预测的方式发生[1-11]，当药物按推荐使用时发生肝毒性，这也符合特异质型肝损伤的定义[1-11]。其结果是，尽管最近有所改善，但大多数药物肝毒性的流行和发病率仍只是部分的了解[1-11, 26-29]。如果肝生化异常发生率高，临床试验可提供有关发生肝生化异常发展和 DILI 的可靠信息[13]。然而，这类试验通常包括有限数量的患者，它们没有足够的效能来检测罕见的肝脏损伤。因此，大多数数据是通过对药物警戒中心和（或）制药公司数据库的回顾性研究提供的，目的是确定哪些是最常发生肝毒性的药物及其肝损伤临

框 27-1 药物诱导肝毒性涉及的细胞类型及相关的病变特征

肝细胞
- 急性肝炎
- 慢性肝炎
- 急性和慢性胆汁淤积
- 肝硬化
- 大体脂肪变性
- 小泡性脂肪变性
- 磷脂沉积
- 脂肪性肝炎
- 肉芽肿性肝炎
- 肿瘤（腺瘤）

胆管细胞（胆管上皮细胞）
- 急性和慢性胆管炎
- 硬化性胆管炎
- 肿瘤（胆管癌）

内皮细胞
- 静脉闭塞疾病
- 肝窦扩张
- 紫癜性肝炎
- Budd-Chiari 综合征
- 再生结节性增生
- 肿瘤（血管肉瘤）

间质细胞
- 窦周纤维化

数据引自参考文献 [1-10]

表 27-1 药物性肝损伤：肝损伤类型的比例

损 伤	频 率
急性肝损伤	> 90%
慢性肝炎、肝硬化	1%～3%
急性 / 慢性胆管炎	1%～3%
血管性肝病	0.1%～1%
良性肿瘤（腺瘤）	< 0.1%
恶性肿瘤	非常少见

数据引自参考文献 [1-10]

床特征[1-13]。这些研究还试图通过比较自发性报告和已发表的在相应人群中服用某种药物后肝损伤例数来估计某一药物的肝毒性损伤患病率[1-8]。由于这一不完美的过程，很明显，许多事件仍然被低估或忽视，我们只发现了"冰山一角"[1]。回顾性研究表明，向三级转诊中心转诊的急性肝病病例可能有1.2%～6.6%是由DILI引起的。DILI在一般人群中的发病率估计为每10万人年1～3例(表27-2)[4,13]。在英国，基于通用临床研究数据库（GPRD）的药物肝毒性回顾性评估显示，每年每10万人中约有2.4人发生肝毒性。在瑞典进行的另一项研究也显示了类似的结果每年每10万人中有2.3例发生DILI[13]。

然而，在普通人群中进行的几项前瞻性研究显示，DILI发病率高出6～7倍（表27-2）[13,30,31]。事实上，一项在法国一个由81 000个居民组成的地区进行的3年多的研究表明，DILI发病率为14/10万人，与一些事件相对应，比相应的药物警戒中心收集的数据高出16倍[30]。最近一项以人口为基础的研究表明，在冰岛每10万居民中有19例DILI的发病率甚至更高[31]。

（二）肝衰竭的流行病学

关于药物引起的急性肝衰竭的流行病学研究也显示出类似的局限性。回顾性研究表明，药物可能导致10%～20%的急性肝炎合并肝衰竭[14-17,28,31]。急性肝衰竭研究组自1998年以来定期提供关于药物肝毒性引起肝衰竭的前瞻性数据[14,32,33]。

2002年的第一份报道显示对乙酰氨基酚过量服用是急性肝衰竭最常见的原因，占39%。推测在肝衰竭病例中，有13%是由特异质型肝损伤引起的，这与甲型和乙型病毒性肝炎合并引起的比例接

近，推测其占肝衰竭病例的12%[15]。一项对长达6年收集了662例患者的研究进一步证实了，对乙酰氨基酚在肝衰竭病因中占有较大比重[32]。最近的一份报道基于来自美国23个地点的1198名的患者报告，这些患者都具有肝移植的条件[33]。经专家复查，133例（11.1%）急性肝衰竭是由DILI引起的。研究对象多为女性（70.7%）[32]。这些数据有力地证明，在北美，药物已经取代病毒性肝炎成为急性肝衰竭最常见的原因（表27-3）。

在国际上也观察到类似的情况，2005—2007年在欧洲7个国家进行了一项研究，评估了非甾体类抗炎及镇痛药在急性肝衰竭导致肝移植疾病过程中的作用[17]。对乙酰氨基酚引起的肝衰竭占病例的30%以上[17]。在法国，对乙酰氨基酚引起的肝衰竭占符合肝移植条件的病例的36%，其他药物占7%，合并病毒性肝炎占9%（表27-3）[34]。有趣的是，由对乙酰氨基酚引起的病例中有50%与药物滥用有关，但通常没有服用过高的自杀剂量[34]。法国正在进行基于全国移植网络的前瞻性研究，进一步评估对乙酰氨基酚及其他药物、草药和补充产品的作用。

（三）药物性肝损伤注册研究

在过去15年中，通过药物诱导肝损伤网络（DILIN）[2]和最近的亚洲[35]、冰岛[13]、西班牙[27]、美国[27]的大型注册中心发布了DILI相关数据。

这些注册中心允许收集大量患者的数据，从而为损伤模式、肝衰竭风险和识别出最常见肝损伤风险的药物提供非常重要的参考信息[13,27,28]。西班牙和冰岛的文献表明，阿莫西林和克拉维酸的联合使用是欧洲DILI最常见的病因[13,27]。注册的另一

表27-2　一般人群药物性肝损伤发生率

国　家	研究类型	发生率
英国	回顾前瞻性	2.4/10万
瑞典	回顾前瞻性	2.3/10万
法国	前瞻性	14/10万
冰岛	前瞻性	19/10万

数据引自参考文献[13, 30, 31]

表27-3　药物性肝损伤在肝衰竭流行病学中的作用

	美　国	法　国
对乙酰氨基酚中毒	46%	36%
其他药物	11%	7%
甲型肝炎＋乙型肝炎	10%	9%
未知原因	14%	15%

数据引自参考文献[33, 34]

个优点是能够检测出在销售后导致罕见肝毒性的药物[13]。如在美国 DILIN，2003—2007 年上市的 3 种药物（度洛西汀、来氟米特、泰利霉素）在 2008 年检测出可引起肝损伤[4]。此外，登记处还允许国家之间进行比较。如膳食补充剂在引起肝损伤方面的作用在不同国家有显著差异[13]。冰岛和 DILIN 研究的报道显示，16% 和 9% 的病例是由膳食补充剂引起的，与之相反，西班牙和瑞典分别占 2% 和 5%[13]。

三、肝毒性损伤的机制

有多个机制可以导致药物引起的肝损伤。

（一）与治疗效果相关的毒性作用[6, 7]

在某些情况下，药物本身的治疗效果可能与肝毒性有关。如羟甲基谷胱甘肽辅酶 A 还原酶的抑制药可以抑制甲羟戊酸的合成。因为甲羟戊酸是合成胆固醇的前体，这些药物在治疗高胆固醇血症患者中很有用。然而，甲羟戊酸也是其他重要的类异戊二烯衍生物的前体，包括泛素和血红素（线粒体呼吸链的 2 个基本组成部分）及其他参与调节蛋白（如一些低分子量 G 蛋白）或结构蛋白（如核层蛋白）异戊二烯化的前体。抑制异戊二烯类生物合成似乎是洛伐他汀体外诱导细胞凋亡的机制。

（二）线粒体能量产生障碍[6, 36]

在某些情况下，肝脏损伤可能是由于药物引起的线粒体能量产生障碍引起[6, 7]。正常情况下，线粒体呼吸链中的电子转移伴随着线粒体基质中的质子进入线粒体膜间空间，从而在内膜上形成一个大的电化学梯度。当需要能量时，质子通过 ATP 合酶重新进入基质，而通过这种重新进入释放出来的能量被利用于 ADP 合成 ATP[6, 36]。

药物可通过多种机制损害线粒体能量的形成。

- 第一个机制是线粒体呼吸和 ATP 产生的解耦联。一些非甾体抗炎药（NSAID）有一个羧基[6]。
- 尼鲁米特或丁丙诺啡等药物可能会抑制呼吸链上电子的转移，从而减少最初质子的进入[6, 37]。这种抑制减少了质子通过

ATP 合酶重新进入基质，从而减少 ATP 的生成[6, 37]。

- 其他药物，如他克林，在肝线粒体 DNA 碱基间插入，破坏线粒体 DNA 合成[38]。这导致肝线粒体 DNA 的逐渐耗竭，而线粒体 DNA 是合成某些呼吸链多肽所必需的[23]。
- 最后，一些药物，如桦木酸或洛尼达明，可以直接触发线粒体通透性转变和细胞凋亡[6]。

（三）代谢活化

到目前为止，药物诱导肝炎最常见的机制是活性代谢物的形成，这一过程通常被称为"代谢活化"。事实上，许多导致肝炎的药物是通过细胞色素 P_{450} 和（或）其他酶转化为活性的、潜在的肝毒性代谢物（框 27-2）[6, 39]。这些活性代谢物的形成和肝毒性可视为 2 个排外系统的不良后果：在动物体内进化的以消除小的外来分子（"外来生物"）的细胞色素 P_{450} 系统及以消除外来微生物进化来的免疫系统[40, 41]。细胞色素 P_{450} 活性代谢物的形成可能导致直接毒性，而细胞色素 P_{450} 与免疫系统的结合可能导致肝细胞的免疫破坏[40, 41]。

1. 活性代谢产物的形成[6, 7, 39]

肝 P_{450} 系统的发展作为一种消除异种生物制剂的方法有一个重大缺陷。虽然一些异种物质被细胞色素 P_{450} 转化为稳定的代谢物，但还有许多异种生物被氧化为不稳定的化学活性中间体。这些分子"炸弹"可以攻击肝脏的成分（DNA、不饱和脂肪、蛋白质、谷胱甘肽），此外，还可以通过直接毒性或免疫反应导致癌症或肝细胞死亡[6]。

活性代谢产物主要通过细胞色素 P_{450} 介导的氧化反应形成[39]。然而，细胞色素 P_{450} 的还原形式（亚铁）也可能催化还原脱卤。几种卤代烷（如四氯化碳或氟烷）生成相应的自由基[6]。此外，NADPH-细胞色素 P_{450} 还原酶可将醌还原为半醌自由基。并可将硝基苯还原为硝基阴离子自由基。这些药物自由基可能反过来将分子氧还原成超氧阴离子自由基（$\cdot O_2$），导致其他活性氧（H_2O_2，$\cdot OH$）[6]。

因此，细胞色素 P_{450} 系统虽然明显适应于消除

框 27-2　药物转化为活性代谢物并引起肝脏损伤的例子

- 阿巴卡韦
- 安咪奈丁
- 阿米替林
- 阿莫地喹
- 苯恶洛芬
- 丁丙诺啡
- 卡马西平
- 氯霉素
- 氯仿
- 氯丙嗪
- 氯氮平
- 可卡因
- 香豆素
- 环磷酰胺
- 环丙孕酮
- 丹曲林
- 氨苯砜
- 双氯芬酸
- 二氟尼柳
- 双肼屈嗪
- Disulfram
- 依非韦伦
- 安氟醚
- 红霉素
- 氟他胺
- 氟乙烯醚
- 石蚕属植物
- 氟烷
- 三氯乙烯
- 丙咪嗪
- 吲哚美辛
- 异烟酰异丙肼
- 伊沙索宁
- 异氟烷
- 异烟肼
- 酮康唑
- 酮洛芬
- 甲巯基咪唑
- 甲氧沙林
- 甲硝唑
- α- 甲基多巴
- 萘普生
- 奈法唑酮
- 尼鲁米特
- 呋喃妥因
- 对乙酰氨基酚
- 苯基丁氮酮
- 苯妥英
- 普鲁卡因胺
- 丙氧芬
- 丙硫氧嘧啶
- 磺胺甲噁唑
- 磺胺类药
- 他莫昔芬
- 特比萘芬
- 噻奈普汀
- 替尼酸
- 噻氯匹定
- 甲苯磺丁脲
- 托卡朋
- 醋竹桃霉素
- 肼屈嗪
- 曲格列酮
- 丙戊酸
- 希美加群

数据引自参考文献 [6-9, 39-42]

长序列的脂溶性异种生物，但仍然具有形成潜在毒性代谢物的严重潜在后果 [6]。显然，如果没有各种保护机制的作用，也不会形成所谓的这种后果。

2. 自杀式灭活细胞色素 P_{450}

细胞色素的失活是系统中包含的细胞色素一种最初的保护机制，由一些反应中间体来灭活 P_{450}。如刚刚在细胞色素 P_{450} 疏水活性位点内形成的活性中间体可以直接攻击细胞色素 P_{450} 本身并将其破坏 [6, 39]。

3. 谷胱甘肽结合及其他保护机制 [6, 7]

γ- 谷胱甘肽是由谷氨酰半胱氨酸合酶及谷胱甘肽合成酶共同合成的。当谷胱甘肽消耗增加，其肝脏浓度开始下降时，肝脏可显著增加谷胱甘肽的合成 [6]。谷胱甘肽在肝细胞内具有多种保护功能。这些功能之一是作为亲电子代谢物的解毒分子。事实上，谷胱甘肽的 SH 基团与亲电子代谢物自发反应，阻止更重要的肝成分的烷基化 [6]。这种自发反应被几个细胞质和线粒体的谷胱甘肽 S- 转移酶大大加速。由此产生的谷胱甘肽偶联物通过一个管状多特异性有机阴离子转运体（cMOAT）从胆汁中排泄，现在通常称为 MRP2（多药耐药相关蛋白 2）[6]。

其他几种酶可以催化活性代谢物重新排列成稳定的代谢物。如微粒体、胞质和核环氧化物水解酶加速活化的环氧化合物水合成二醇 [6, 7]。超氧化物歧化酶、过氧化氢酶、谷胱甘肽过氧化物酶和谷胱甘肽还原酶协同作用，降低异种物质代谢过程中自由基形成超氧化物阴离子的毒性。维生素 E、维生素 C、谷胱甘肽和谷胱甘肽过氧化物酶限制脂质过氧化的起始和持续 [6, 7]。多个 DNA 修复系统修复一轮 DNA 复制之后发生损坏的 DNA，这可以导致体细胞突变 [6]。

由于这些保护机制，使用细胞色素 P_{450} 系统作为消除异种生物的手段变得可以接受，因为活性代谢物的形成和它们与肝脏成分的反应都可能受到部分限制。只有大剂量的这些外来物质和（或）一种特殊的外来生物的广泛代谢才可能导致直接毒性 [6, 40]。

4. 活性代谢物原位反应 [6, 40]

一些活性代谢物（如乙醛或酰基葡萄糖醛酸苷）与组织成分反应缓慢，因此可能离开其形成部位而在别处发生反应。然而，大多数活性代谢物非常不稳定，它们在形成它们的器官中发生原位反应 [6]。肝脏中丰富的细胞色素 P_{450} 及活性代谢物的原位反应，解释了这些代谢物在药物性肝炎中的作用。大多数细胞色素 P_{450} 的小叶中心位置决定了这些病变在中心周围分布 [40]。

（四）导致直接毒性的分子和细胞损伤（图 27-1）

药物代谢转化为自由基可引起脂质过氧化 [6, 7]。这一过程的第一步是脂质自由基的形成。

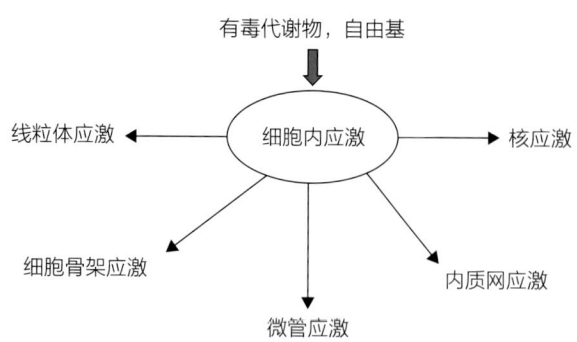

▲ 图 27-1　毒性反应代谢物和自由基诱导细胞内应激的靶点；数据引自参考文献 [6]；活性毒性代谢物和自由基可单独或联合诱导细胞内应激。根据这些分子病变的严重程度，对细胞内稳态有不同的影响

第二种分子病变主要是亲电子代谢物引起的。这些代谢产物共价结合于蛋白质的几个亲核成分（如 SH 组半胱氨酸残基或 ε-NH2 组赖氨酸残基）[6, 39]。这些亲电子代谢物也会与谷胱甘肽的 SH 基团发生反应，这是一种重要的保护机制，可以防止与更关键的细胞靶点发生反应。然而，当大量的活性代谢物形成时，大量的谷胱甘肽结合物的形成就会超过肝脏代偿合成谷胱甘肽能力 [6]。由此导致谷胱甘肽消耗及与蛋白质硫醇的直接共价结合和（或）蛋白质硫醇的直接氧化，都倾向于减少蛋白质硫醇。蛋白质硫醇的耗尽具有严重的毒理学后果 [39, 40]。

因此，活性代谢物的直接毒性可导致不同条件下的坏死、凋亡或 2 种类型的肝脏病变 [6, 41]。如石蚕属植物的活性代谢物的直接毒性主要是体内引发肝细胞坏死 [42]，但导致大鼠离体肝细胞凋亡。细胞凋亡，或"程序性细胞死亡"，是一个复杂的生理过程，负责"自然"细胞死亡，这在胚胎发生、组织萎缩、衰老细胞、胸腺选择、细胞介导的细胞毒性中都发挥作用 [6, 7]。通常，细胞凋亡的特征是钙依赖性转谷氨酰胺酶的激活，通过激活钙依赖性和（或）caspase 依赖性内核酶形成交联蛋白。这种反应导致核内 DNA 碎裂和典型的超微结构改变，包括细胞质的缩合、核膜下染色质的边缘或新月形缩合及形成包含最初未发生超微结构改变的细胞器的大细胞泡 [6, 7]。然后分别对细胞质和细胞核进行分割，形成凋亡体 [6, 7]。

根据分子和细胞病变及整体机制的作用，在几

个因素的影响下，临床结局可以多变：从有限和短暂的氨基转移酶升高到急性肝炎（图 27-2）。

药物性肝炎有不同的类型 [1, 5-7, 43]。

1. 与过量用药有关的中毒性肝炎 [1-10]

最主要的例子是大量服用对乙酰氨基酚，一般超过 10g，往往带有自杀的目的。肝损伤在 24~48h 内迅速发生，以急性肝炎为特征，常为暴发性病程。另一个非常少见的例子是过量服用阿米汀，也有自杀意图 [6]。

2. 特异质型肝损伤 [1-10]

这被认为是在治疗剂量内为已证实的适应证的使用后出现不可预测的肝损伤。特异质型肝损伤相对于一般人群是不常见的，通常少于 1/10 000。根据临床特点，特异质型肝损伤可分为以下 3 种类型。

(1) 特异质型代谢性肝炎 [1-10] 的特点是无过敏表现，对药物代谢酶的诱导或抑制有影响，在相同给药条件下，在相同剂量下的可重复性好。

(2) 特异质型免疫变应性肝炎的特点是常伴有过敏表现（皮疹、发热、寒战、关节痛、血小板减少、酸性粒细胞增多），对药物代谢酶的诱导或抑制作用非常有限，再次接触致敏药物后复发时间较短 [1-10]。引起这种损伤的药物有氟烷及其衍生物、倍他拉西坦抗生素、大环内酯、三环抗抑郁药、吩噻嗪、非甾体抗炎药和磺胺类药物 [1, 5-7]。

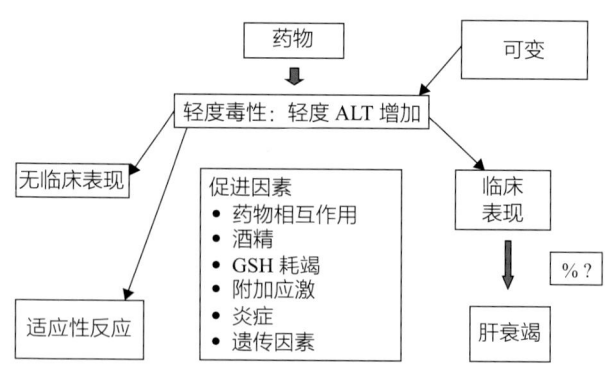

▲ 图 27-2　肝毒性的多作用机制
通常给药后，在治疗的 6 个月内氨基转移酶会有轻微到中度的增加。在大多数情况下是无症状的，没有任何临床表现，是一个偶然的发现，尽管继续给药，氨基转移酶也可恢复正常。这被认为是一种适应现象。在少数病例中，特别是在促进因素的影响下，会发生临床事件，随后可能根据药物、环境情况及肝损伤开始后药物的继续或停止而加重肝衰竭
ALT. 丙氨酸氨基转移酶；GST. 谷胱甘肽转移酶
数据引自参考文献 [6, 7]

(3) 特异质型自身免疫性肝炎 [1-10] 表现出与免疫变应性肝炎具有相同的特征，即发现血清自身抗体。一些自身抗体不表现出任何特异性，可能在药物诱导的肝损伤之外的各种情况下被观察到，如抗平滑肌、抗核、抗 DNA 抗体 [6, 44]。表 27-4 列出了一些能引起这类肝损伤的药物例子。这种类型的肝炎可能与自身免疫性肝炎混淆 [6, 44-51]。相比之下，一些自身抗体对特定药物引起的肝脏损伤具有特异性（表 27-4）[6, 44-49]。替宁酸诱导的肝损伤患者血清中存在抗 CYP2C9 抗体（所谓的"抗 lkm2"）[45, 46]，二肼嗪肝损伤中存在抗 CYP1A2 抗体 [47, 48]，药用石蚕属植物诱导的肝损伤存在的 6 型抗线粒体抗体（不同于原发性胆管炎的 2 型抗线粒体抗体）[49]、抗环氧化物水解酶抗体 [50]。这些特异性抗体的存在可以作为一种诊断工具，因为它们不存在于服用相应药物的患者而没有肝损伤的情况下 [44, 47, 48]。

交叉肝毒性是药物性肝损伤的另一特征，主要与免疫过敏性肝炎有关。具体例子见框 27-3。交叉肝毒性具有重要的临床意义。的确，当患者患有药物性肝炎时，不仅要避免使用引起肝炎的药物，还要避免使用同一类的其他药物，以防止肝损伤复发。卤化麻醉剂如氟烷、安氟醚、七氟醚、异氟醚、甲氧氟醚等都很好地说明了这一点 [1, 6, 7]。三环类抗抑郁药也能很好地说明交叉肝毒性，尤其是在阿米汀和氯米帕明 [9] 之间及在地西帕明和丙米嗪 [9] 之间。另一份病例报道概述了德西普拉明、三咪帕明和另一类抗精神病药氰美马嗪之间的交叉肝毒性 [52]。这 3 种药物具有相似的三环分子结构。肝毒性可能与一种常见毒性代谢物的形成有关，这种代谢物可能是反应性环氧化合物（图 27-3）[53]。此外，已经报道了三环化合物盐酸多塞平和四环抗抑郁药米安色林之间可能存在的交叉肝毒性 [53]。

在大多数情况下，交叉肝毒性发生与药物表现出免疫过敏机制有关。更少见的是，在没有过敏症状的药物之间，尤其是硫嘌呤家族化合物：阿扎硫嘌呤、6- 巯基嘌呤和 6- 硫鸟嘌呤 [6-8]。

四、肝损伤的最新定义

（一）急性药物性肝损伤

急性 DILI 占所有药物性肝损伤的 90% 以上 [1-10]。急性症状性药物性肝炎相对少见。此外，症状通常是非特异性的，如疲劳、恶心和发热。肝脏组织学是评价肝病尤其是 DILI 疾病的金标准 [3, 6]。由于许

表 27-4　血清自身抗体及药物性肝损伤情况

自身抗体	例　子
非特异性自身抗体	
抗平滑肌	呋喃妥因、米诺环素、氯氟酯、非诺夫酯、氯米酸、甲基多巴双氯芬酸、吲哚美辛
抗核	呋喃妥因、米诺环素、氯氟酸盐、非诺福酸盐、氯美他星、甲基多巴
抗 DNA	氯美辛
特异性自身抗体	
抗 CYP2C9	替尼酸 [45, 16]
抗 CYP1A2	双肼屈嗪 [47, 48]
抗线粒体 6 型	异烟肼 [49]
抗环氧化物水解酶	石蚕属植物（*teucrium chamedris*）[50]

框 27-3　药物间交叉肝毒性的主要例子

具有免疫过敏特征 [6-9]
- 氟烷及其衍生物：安氟烷、异氟烷、甲氧基氟烷、七氟烷
- 大环内酯类抗生素：金霉素 – 红霉素，红霉素衍生物之间
- β– 内酰胺类抗生素
- 磺胺类药物（包括抗菌和抗糖尿病磺胺类药物）
- 萘普生 – 非诺洛芬
- 氯贝丁酯 – 非诺贝特
- 吩噻嗪类 [9]
- 丙咪嗪抗抑郁药物 [9]
  - 安咪奈丁 – 氯丙咪嗪 [9]
  - 地西帕明 – 丙咪嗪
- 亚胺类抗抑郁药与其他具有三环结构的药物之间 [9]
  - 地西帕明 – 曲米帕明 – 氰美马嗪 [54]
- 三环类和四环类抗抑郁药
  - 度硫平 – 米安色林 [53]

无免疫过敏反应特点
- 巯嘌呤类药物：硫唑嘌呤 –6- 巯嘌呤 –6- 硫鸟嘌呤 [6-8]

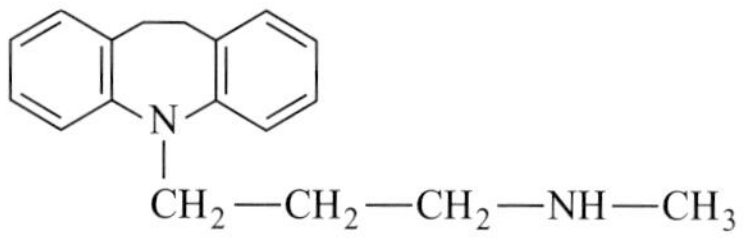

▲ 图 27-3　具有共同化学结构的三环药物间的交叉肝毒性；一名患者连续 3 次出现急性胆汁淤积性 / 混合性肝炎，最初使用第一种抗抑郁药地西帕明，然后使用另一种咪嗪抗抑郁药曲米帕明，最后使用吩噻嗪类抗精神病药氰美马嗪。这 3 种药物含有一个共同的三环，被认为是肝损伤的来源，可能通过代谢成为反应性环氧化合物。数据引自参考文献 [52]

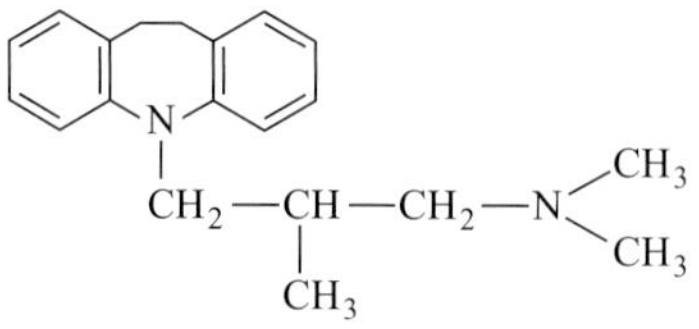

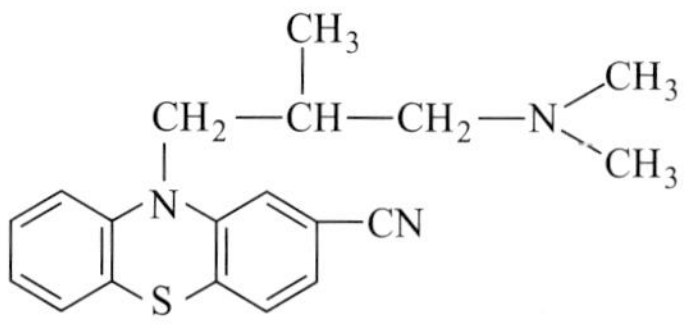

多原因，肝脏组织学并未广泛开展：中等程度的症状并不会导致医师做出诊断；由于担心肝活检的并发症或不良反应，患者主观上不情愿；当患者去就诊时，肝脏损伤已经有所改善。因此，很少情况下行肝活检。主要在以下情况行肝活检：①几种诊断之间存在疑问；②肝脏组织学可能提供线索，以了解特定药物（如维生素 A 的储存、推测维生素 A 中毒）[6] 的作用；③有慢性肝损伤时 [6]。

DILI 主要是在临床实践中对无症状患者进行全身血液检测时偶然观察到的，有时是在临床试验的预定随访中 [1-10]。25 年前，这使得 DILI 领域的国际肝脏专家从血液生化角度上定义肝损伤，即血清肝酶活性（ALT、AST、碱性磷酸酶）大于正常 3 倍的上限和结合胆红素浓度高于正常上限的 2 倍（2×ULN）[54]。这些升高可能代表轻度生化事件，伴有频繁的自发消退，或"适应"，但不代表临床上重要的肝损伤 [12]。脂肪肝伴有轻微的氨基转移酶增高（1～3×ULN）在临床试验和临床实践中是一个令人困扰的因素 [12]。因此，对 DILI 定义的标准过低可能导致不必要的调查，在某些情况下，可能导致不适当终止某些有用的治疗方法 [12]。这些言论最近促使专家们重新审视了生化标准、肝损伤类型（肝细胞、胆汁淤积或混合性）及 DILI 的严重性 [3, 12]。一个由国际肝病专家组成的专家组提出了以下的临床化学标准来定义 DILI [12]。

阈值的界定

● ≥ 5×ULN ALT。

● ≥ 2×ULN ALP，特别是伴随 5′ 核苷酸

酶或 γ-GT 升高，没有已知的骨骼病理导致 ALP 上升。

● ≥ 3×ULN ALT 同时血清总胆红素＞ 2×ULN。

● 当 ALT 水平不可用时，可以使用 AST 水平，虽然它不是肝脏损伤的特征性指标。AST 的使用需要检查没有其他来源引起其增加，如肌肉、红细胞。

肝损伤类型

同样的肝酶变化也通常被用来分类肝损伤的类型，如肝细胞损伤、胆汁淤积损伤或混合损伤。通常基于血清 ALT 与 ALP 的比值及其正常上限进行评估，进行肝损伤分类 [3, 12, 54]。R 值 =ALT（ULN）/ALP（ULN）。

● R ≥ 5 是肝细胞肝损伤型。

● R ≤ 2 是淤胆型肝损伤。

● R 值为 2 ～ 5 代表混合型肝损伤。

当药物服用前 ALT 或 ALP 升高时，建议以基线值代替 ULN [3, 12]。

只有在 ALT 水平不可用，且无已知肌肉病理时，才能使用 AST 水平代替 ALT 水平 [12]。

孤立的高胆红素血症不是 DILI，即使它与直接的高胆红素血症有关 [12]。

这些规则不适用于某些类型的 DILI，如慢性肝炎、肝硬化、再生结节增生和血管疾病 [6, 12]。

当缺少一个参数或没有同时进行评估时，可能很难甚至不可能对肝损伤的类型进行分类。

通过对 DILIN 网络中单药 DILI 患者进行前瞻

性分析,根据患者的初始的 R 值,发现 57% 肝细胞型、21% 混合型、22% 胆总管损伤型[3]。当血清胆红素浓度峰值纳入分析时,肝细胞型 45%、混合型 17%、胆汁淤积型 37%[3]。

肝损伤的严重程度

严重程度的评估依赖于存在临床症状是否明显(黄疸、脑病、凝血障碍引起的出血、腹水,除了非特异症状如疲劳、虚弱、厌食、恶心、呕吐、发热、寒战、腹痛、瘙痒、皮疹等)和一些生化检测,包括总胆红素和直接胆红素、凝血试验(INR、V因子,凝血酶原时间)和低白蛋白血症[3, 6, 7, 12, 14-17]。

单纯肝酶升高不足以反映肝损伤的严重程度[3, 12]。

20 世纪 Hyman J. Zimmerman 基于 DILI 广泛的临床经验,指出肝细胞肝损伤合并黄疸病情往往较重[13]。他观察到这种肝酶升高合并黄疸与 10% 的患者死亡有关[43]。美国 DILIN(13.4%)[3] 和欧洲几个大型的 DILI 注册研究证实了这一观察结果,死亡率为 9%~12%[12, 16]。根据这些观察,FDA 建立了 Hy's 法则,目前在临床试验中被用于预测严重肝毒性的风险[3, 5]。即 DILI 中出现 ALT 水平 ≥ 3×ULN 和血清总胆红素 ≥ 2×ULN,没有胆汁淤积,重要的是,排除了其他的可能原因(如胆石嵌顿在胆总管),死亡率可能在 10% 左右[3, 5]。

这个标准广泛描述了肝衰竭和肝移植适应证的标准[3, 14-17]。近期的定义已考虑到循证医学证据、目前肝衰竭的定义及 FDA 基于上市前 DILI 的评估对制药行业进行指导[12, 43]。

DILI 临床严重程度的分类涉及采集 DILI 发作期间每个生化参数的峰值[3, 12] 并考虑到可能伴随的肝损伤相关症状,如黄疸、肝性脑病、腹水、其他器官衰竭及包括血清胆红素水平和凝血试验改变(INR、凝血酶原时间、V因子)在内的生化检测。

此外,根据医疗单位一些指标参考范围的变异性,住院或正在延长住院时间或多或少也可被视为一种独特的标准[2, 12]。最近提出了 2 种严重程度分类[2, 12]。美国 DILIN 评分分为 5 级和纳入住院参数(表 27-5)[2]。

一个由肝脏专家组成的国际小组提出了一个 DILI 严重程度指数,分为 4 类和不需要住院(表 27-6)[12]。

表 27-5 根据美国药物诱导肝损伤网络(DILIN)总结出肝严重程度指数

评 分	分 级	定 义
1	轻度	ALT 和(或)ALP 升高,但总胆红素 < 2.5mg/dl 和 INR < 1.5
2	中度	ALT 和(或)ALP 及总胆红素中度升高 ≥ 2.5mg/dl 或 INR ≥ 1.5
3	中度至重度	ALT、ALP、总胆红素和(或)INR 水平升高,因 DILI 住院或长期住院
4	重度	ALT、和(或)ALP、总胆红素升高 ≥ 2.5mg/dl,至少下列标准之一:肝衰竭(INR > 1.5,腹水或脑病);其他与 DILI 事件有关的器官衰竭
5	死亡或肝移植	因 DILI 事件致患者死亡或肝移植

ALT. 丙氨酸氨基转移酶;ALP. 碱性磷酸酶;DILI. 药物性肝损伤;INR 国际标准化比率
数据引自参考文献 [2]

表 27-6 DILI 严重程度指数

分 级	描 述	严重程度
1	轻度	ALT ≥ 5 或 ALP ≥ 2 和总胆红素 < 2×ULN
2	中等	ALT ≥ 5 或 ALP ≥ 2 和总胆红素 ≥ 2×ULN,或肝炎症状
3	严重	ALT ≥ 5 或 ALP ≥ 2 和总胆红素 ≥ 2×ULN,或症状性肝炎和以下条件之一:INR ≥ 1.5;腹水和(或)脑病,病程 < 26 周,无肝硬化;其他器官衰竭被认为是 DILI 造成的
4	死亡或移植	因 DILI 引起的死亡或移植死亡或移植

ALP. 碱性磷酸酶;ALT. 丙氨酸氨基转移酶;DILI. 药物性肝损伤;INR. 国际标准化比率;ULN. 正常值的上限
数据引自参考文献 [12]

(二)其他类型的肝损伤

根据生物学和临床标准,这些特征并不明显。人们认识到,药物可以产生潜伏的慢性肝脏损伤,最终导致肝硬化[1, 6, 7, 12, 43, 55]。"慢性"一词最初适用于病程超过 3 个月的肝病,但未提及其基础病变[54]。

25 年来,慢性和其他药物引起的肝功能紊乱主要依靠组织学发现[1, 6-8, 43]。总的来说发生率是低的。不到 1% 的慢性肝炎和肝硬化病例是由药物引起的。然而，对于一些罕见的病变，药物是一个重要的原因。如雌激素和肝腺瘤的关系及硫嘌呤和抗肿瘤药物在肝血管疾病如结节状再生增生和肝硬化中的作用[6-8, 43]。

最近，通过一项前瞻性的长期随访研究，重新评估了急性特异质型 DILI 后的慢性化的定义。该研究旨在分析肝酶复常的时间，以确定最佳的慢性 DILI 的定义[55]。一项西班牙 DILI 注册研究共纳入了 298 例患者。在 92% 的患者中，DILI 在 1 年或更短的时间内消退，在 8% 的患者中，DILI 表现出慢性。因此，作者提出，慢性再定义为肝损伤持续 1 年以上[55]。

五、药物性肝损伤的病因分析

总的来说，对于绝大多数药物，一般没有特异性的标志物或检测来诊断这些药物引起的肝损伤[1-10]。近年来，针对这一问题，开发出了一些带有评分系统的方法，尤其是急性 DILI，一些国家的医师、卫生当局和一些药物公司[3, 12, 43-64]都在使用这些方法，但是没有一种是得到广泛认可的[3, 12, 65]。

DILI 主要是一种排除性诊断，它依赖于病史、临床表现、实验室数据和预后转归中的多种因素[1-12]。下面详述 DILI 诊断主要因素。

（一）时间顺序标准（框 27-4）[1, 3, 6, 7, 12, 54, 56]

第一个标准是可疑药物开始治疗到肝损伤出现之间的时间间隔；这一潜伏期到发病，就是所谓的"应激"，差别很大。当肝损伤发生在给药后的第 6 个月内时，它被认为是具有关联性的[1]。在以前接触过该化合物并已致敏的患者中，可能观察到持续时间很短（1 或 2d）。用药后肝损伤延迟 6~12 个月才出现，这种现象仍然有可能，但不常见。延迟 1 年以上是非常罕见的，它或者引起药物不太可能在急性肝炎中发挥作用的怀疑，但要注意，慢性肝病的不寻常形式（如肝腺瘤和前面提到的某些类型的血管损伤），其发病潜伏期可能长达数年。

第二个标准是在停药后肝功能异常的复常，即

所谓的"去应激"。当临床特征在几天内消失，氨基转移酶在 1 周内下降超过 50% 时，这是非常具有诊断意义的[1, 6]。通常，完全恢复是在几周内完成的。在某些情况下，肝酶在短期内没有下降，这并不排除药物的作用[1, 6]。

第三个标准是肝功能异常的复发，在意外再次给药后，即所谓的"再激发"。这是一个很好的诊断标准。然而，这种再刺激不应故意进行，因为它可能非常危险，尤其是在免疫过敏性肝炎的情况下。在这种情况下，单片药的再给药有时会引起急

> **框 27-4 急性药物性肝病诊断标准**
>
> **时间标准**
> - 用药刺激：从治疗开始到肝损伤开始的时间间隔通常为 1 周至 6 个月；
> - 停药：停用可疑药物后肝脏功能异常的恢复，当肝酶在 1 周内下降超过 50% 时，非常具有提示意义；
> - 再激发：意外再次给药后肝功能再次异常。这是一个强有力的阳性标准，也是药物作用的标志。然而，应避免故意再激发，因为它可能是危险的，特别是存在免疫过敏反应；
>
> **临床标准**
> **排除其他原因**
> - 考虑以前 / 潜在的肝脏或胆道疾病；
> - 酒精摄入量评估：女性每天定期摄入 > 2 次（或饮酒 > 14 次 /周），男性每天摄入 > 3 次 饮酒 > 21 次/周），酗酒；
> - 检测常见病毒性肝炎（HAV、HBV、HCV、HDV、HEV），在某些情况下，检测巨细胞病毒、EB 病毒、疱疹病毒；
> - 通过影像学（超声、磁共振、计算机断层扫描等）评估潜在的胆道梗阻；
> - 自身免疫性肝炎 / 胆管炎（通常难以与药物治疗区分）；
> - 肝脏缺血，尤其是老年人；
> - 儿童和年轻人 Wilson 病；
> - 结合病史，细菌感染（李斯特菌、弯曲杆菌、沙门菌）；
> - 是否使用其他药物、草药和接触潜在的有毒工业产品；
>
> **阳性的临床标准**
> - 年龄 > 50 岁；
> - 多药摄入；
> - 最近摄入一种已知的肝毒性物质；
> - 特异性血清自身抗体：抗 -M6、抗 LKM2、抗 CYP1A2、抗环氧酶；
> - 血液中药物分析：对乙酰氨基酚、维生素 A；
> - 肝活检：药物沉积（维生素 A）、微泡性脂肪变性、嗜酸性粒细胞浸润、小叶中央带状坏死、混合性病变、胆管损伤；
>
> 数据引自参考文献 [1-3、5-8、12、43、54-63]

性肝衰竭[1, 6]。一个很好的例子是服用氟烷及其衍生物中,在历史上,氟烷及其衍生物经常被用作麻醉剂化合物[1, 6]。通常,急性肝细胞肝损伤发生在首次暴露后 3 周左右[6]。在"再激发"情况下,复发时间短,病情更严重,甚至导致肝衰竭[6–8]。

(二)临床标准(表 27-4)[1, 6-8, 54, 56]

临床标准基于排除其他可能解释肝损伤的原因及存在倾向于药物病因学的特征。

1. 排除或否定标准

一些分析特征因肝损伤类型而不同。对于急性肝炎,重要的是要寻找肝炎病史或胆道疾病、酒精滥用或病毒性肝炎相关的流行病学情况(注射药物使用、输血、近期手术、在流行地区旅行)。应进行适当的血清学检测,以排除病毒性肝炎(甲型、乙型、丙型、丁型、戊型肝炎病毒)及在某些情况下感染巨细胞病毒、EB 病毒和疱疹病毒(如临床表现为传染性单核细胞增多症)。与心肺衰竭相关的肝缺血和缺血再灌注损伤的可能性应被排除,尤其是在老年人和心脏手术后。胆道梗阻应通过超声或其他适当检查(磁共振)排除。还应该排除自身免疫性肝炎或胆管炎及可能与急性肝炎相似的细菌感染,如弯曲杆菌、沙门菌和李斯特菌感染。最后,应考虑儿童和年轻人 Wilson 病。

2. 阳性标准

药物肝毒性临床阳性标准见表 27-4。特异性自身抗体(如抗线粒体 6 型、抗 LKM2 和抗 CYP1A2 抗体)在血清中的存在是一个潜在的重要诊断标记,尽管这些检测的诊断准确性还没有得到充分研究,也没有得到广泛应用[1, 6, 44–52]。另一种方法是检测肝损伤患者血清中含有代谢产物的蛋白加合物。这类例子很少;它们包括双氯芬酸[66]和最近的一种活性吡咯–蛋白加合物,该加合物可在土三七中药制剂引起的肝损伤患者中检测到[67]。这种制剂是错误的,用的是菊三七属而不是景天属[67]。

虽然过敏表现的存在不是完全特异性的,是涉及药物和免疫过敏机制活动的阳性体征,如一些抗惊厥药、磺胺类药物和蛋白酶抑制药的活性代谢物综合征[1]。最后,肝活检也可能有助于诊断,显示存在药物沉积(维生素 A)或提示药物反应的病变,

如微泡脂肪变性、致密嗜酸性浸润物、小叶中心区域坏死或肝炎和胆管病变[1, 6–8, 54]。

(三)诊断难点

在某些情况下,将肝损伤与致病物质的摄入联系起来可能尤其困难。这些主要的困难在框 27-5 内做了总结。

第一个困难是临床表现缺乏特异性,因此可能需要考虑许多原因。

第二个困难是由于需要收集足够的数据。获取信息是很重要的,尤其是在治疗结束(去除应激)后分析临床症状演变过程和肝功能。通常,用于评估药物因果关系的信息并不能完整收集。如疑似药物和其他摄入药物的确切摄入日期可能无法准确确定。只能部分收集到肝功能检查的数据。其他经典病因,尤其是常见的病毒检测或肝、胆道影像学检查,可能会被漏检。这种情况在药物长期上市后尤其常见。

应特别注意病毒性肝炎的筛查。对获取这些信息的重视程度可能因地理区域而异。如在乙型肝炎

框 27-5 药物性肝炎诊断的主要困难

- 缺乏特异的临床 / 生物学特征
- 数据收集不完整,无法对病例进行适当评估。尤其重要的是病毒学筛选,它不仅应该包括经典的甲肝、乙肝和丙肝三联体,而且还应该包括很少和不充分检测的 HEV
- 一种先前存在的慢性肝病或胆道疾病(越来越多地在基线发现非酒精性脂肪肝)
- 已知治疗过的疾病本身与肝脏异常(如细菌感染)有关
- 服用几种肝毒性药物(联合抗结核药、HIV/AIDS 患者)
- 摄入被认为安全的化合物(草药)
- 忽视化学品或工业化产品的接触
- 药物处方可能难以分析
  - 自我治疗越来越频繁
  - 保密资料(因使用非法化合物)
  - 在老年人中,或由于记忆障碍、阿尔茨海默病或沟通障碍,被遗忘的信息
- 越来越多的人使用通过互联网购买的药物或草药产品
- 患者现处于肝衰竭阶段,因脑病对其提问比较困难,可疑药物停用后的病程难以评估
- 肝损伤病程不典型的药物,治疗结束后出现较长时间的延迟。如阿莫西林克拉维酸(延迟 3～5 周),氟烷(延迟 3 周)
- 药物诱发的 DILI 与自身免疫表型相关联,难以确定药物在肝损伤中的实际作用

流行地区（亚洲、非洲）获得血清学至关重要，因为与可疑药物相比，这种病毒感染可能是引起肝损伤一个重要原因。另一个问题是 HEV 感染，这在很大程度上被低估了[68]。事实上，通常的病毒检测包括甲肝、乙肝和丙肝。HEV 筛查经常缺失。现在有相当多的证据表明，HEV 不仅会导致急性肝炎，还会导致肝衰竭[68-72]。最近的研究表明，在西方国家，HEV 发生的频率比以前认为的要高得多[68-71]。在一些南欧国家，献血者中抗 HEV 抗体的患病率达到 52%[70]。DILIN 研究数据库最近显示，在 3% 的急性肝损伤病例中，HEV 是一个显著的混杂因素，之前考虑可能与药物有关[71]。HEV 感染在 HIV 感染者中尤为常见[72]。

第三个困难与患者的职业有关，特别是与使用精神药物有关。事实上，在这个人群中，其他几种主要肝脏疾病的风险也在增加：更频繁地过量饮酒；进食过多而有肥胖或营养不良的风险；目前或过去频繁的静脉或鼻腔药物滥用或暴露于某些病毒感染的性行为，如肝炎病毒 C、B，或与 HBV 及 HDV 共同感染。此外，众所周知，HIV 感染或艾滋病更有可能需要使用精神药物[9]。因此，这些患者在开始治疗前，其既往肝病（急性和慢性酒精性肝病、非酒精性脂肪肝、慢性肝炎或肝硬化）的患病率较高[9]。因此，当治疗开始后出现肝损伤时，特别是当肝功能的基线水平未知时，这可能导致诊断困难[9]。

第四个困难是一些患者使用了几种潜在的肝毒性药物。这在接受多种抗逆转录病毒、抗结核或抗菌药物治疗的艾滋病毒感染者身上可以出现[9]。

另一个困难与草药或膳食补充物的使用有关，特别是因为这些化合物经常与平时用药同时服用时。人们是为了保健目的服用有些草药产品，并没有被认为是"真正的药物"，所以患者可能会认为这是没有风险的。在发生肝脏事件时，可能此类患者并没有意识到需要将此告知医师。

此外，越来越多的药物和许多草药和膳食补充剂通过互联网销售，这增加了滥用或接触假冒产品的风险[73]。有时，由于化合物的使用是非法的（如可卡因）或药物的使用方式是不适当的（如丁丙诺啡静脉注射而不是口服），所以这些信息是不公开的[25]。

由于与记忆功能障碍有关的疾病不能让患者正确描述所有治疗，如老年痴呆症患者，这些信息也可能遗失[1]。

另一个困难的原因是肝衰竭合并脑病的患者不能询问其既往药物的使用情况。在这种情况下，另一个困难是缺乏"再刺激"标准，因为患者可能需要紧急肝移植或死于肝衰竭[1, 6]。

（四）药物诱导的自身免疫性肝损伤

一个特别困难的情况是药物诱导的自身免疫性肝炎与特发性自身免疫性肝损伤的鉴别[74-76]。特发性自身免疫性肝炎被认为与环境诱因有关，与包括 HLA 分子在内的免疫系统的其他易感因素有关[77, 78]。从理论上讲，一种药物可能引发自身免疫性肝炎[12]。一些药物如肿瘤坏死因子 α 抑制药（抗 TNF）已被证实凸显或加重先前存在的自身免疫性肝炎[79、80]。因此，人们可能需要区分 3 种情况。

1. 急性 DILI 与自身免疫学特征相关，特别是或多或少与以下特异性血清自身抗体有关，如表 27-4 所示。患者停药后可出现自发性改善，血清中自身抗体可能随着时间的推移而下降，甚至消失，如氯米他星、贝特类、甲基多巴、呋喃妥因[1, 6-8]或更具体地由替尼利酸和二氢肼引起的病例[45-48]。

2. 用抗 TNF 和呋喃妥因诱导的 DILI 揭示了已经存在和潜在的自身免疫性肝损伤。在这种情况下，停药后肝损伤并没有恢复。当使用免疫抑制药通常能使肝损伤较快地恢复。给药几个月后，停止使用免疫抑制药可能不会引起肝损伤复发[74-76]。

3. 自身免疫性肝损伤和 DILI 是独立的，只有免疫抑制药治疗后才会得到缓解，停止治疗后复发的风险非常高[74-78]。

区别这 3 种情况并不容易。支持 DILI 参与其中的依据是：①不存在自身免疫的总体环境（没有与干燥综合征、自身免疫性甲状腺疾病、风湿性关节炎等疾病的相关性）；②并没有发现特发性自身免疫性肝炎中常见的血清高 γ 球蛋白或高 IgG；③肝脏组织学检查显示特发性自身免疫性肝炎（界面性肝炎）或肝脏纤维化提示先前存在的潜在慢性炎症，有时也有支持 DILI 的证据（酸性粒细胞浸润）

和无纤维化存在；④自发性恢复或可能在突然中止免疫抑制药治疗而不复发 [12, 74, 75, 78, 81-83]。

在调查结束时，综合所有标准，也考虑上述困难，根据以下分级表确定怀疑药物的因果关系：明确的，极有可能的，有很大可能的，可能的，不可能的，被排除的，当数据不充分时的无法评估的。

（五）评分系统和诊断量表

为了便于诊断，提出了几种评分系统和量表 [2, 3, 12, 57, 60-64]。所有这些都基于相同的时序和临床标准。

Roussel Uclaf 因果关系评估方法（RUCAM）被命名为一种评分系统，在最初的文献 [60, 61] 或国际医学科学组织理事会在后续研究中 [58, 64]，该评分系统在大样本人群再次应用于某种可疑肝损药物中得到了独立验证 [60, 61]。简化后的参数组如表 27-7 所示。急性肝损伤评分范围理论上从 -5～14。在此基础上，将诊断分类如下。

≤ 0，与药物无关。

1～2，不像。

3～5，可能。

6～8，很可能。

> 8，非常可能。

1997 年，一个西班牙小组提出了一种简化的临床诊断量表（CDS），用于诊断药物性肝损伤，他们认为它适用于日常临床实践 [62]。这些标准与 RUCAM（CIOMS）中使用的标准非常相似。它们按照以下不良反应评分进行分层。

> 17，确切的。

表 27-7　CIOMS/RUCAM 评分诊断量表

用药至开始出现肝损伤反应的时间	0～3
肝损伤反应过程	-2～+3
药物反应的危险因素	0～2
伴随药物	-3～0
非药物相关的原因	-3～+2
药物既往肝损伤的信息	0～2
再用药的反应	-3～+3

数据引自参考文献 [61]

14～17，很可能。

10～13，可能。

6～9，不大可能。

< 6，排除药物肝毒性。

为了评估 2 种评分系统之间的一致性，进行了 2 项研究。由英国团队进行的第一项研究显示，基于 135 例肝脏不良事件，CDS 系统与 RUCAM（CIOMS）密切相关 [63]。第二项研究在西班牙进行，收集了 215 例药物性肝损伤患者的数据，但并没有得出相同的结论 [57]。在 31% 的胆汁淤积病例、代谢异常和迟发性反应这几个方面存在差异 [57]。急性肝衰竭或死亡病例的数据分析也未能一致 [57]。肝损伤与免疫过敏的相关性最好 [57]。这个研究在向杂志社相关的编辑发文称，RUCAM（CIOMS）量表优于 CDS[58]。由于缺乏黄金标准，而且只有 2 项研究的结果不一致，因此很难得出明确的结论。至少可以指出，目前还没有数据显示与 RUCAM 相比，CDS 方法有更多的优点 [74]。

评分量表的不足

这些评分量表的局限性，尤其是关于 RUCAM（CIOMS）量表有一些最新报道 [84]。准确性与所收集数据的质量密切相关 [64]。在前瞻性 III 期临床试验中，RUCAM 量表表现较好，观察者间协作性也较好 [65]。最后，RUCAM 量表的预测是基于经典药物相关的肝损伤症状 [60, 61]。其计算方法不适用于不典型延迟时相的药物性肝损伤。这些药物的例子是在治疗结束几周后出现延迟性肝损伤的药物，如阿莫西林克拉维酸酯（3～5 周）[27, 85-87] 或具有中止可疑药物后的不典型症状，如使用吩噻嗪、安咪奈丁、阿米替林和阿加马林观察到的急性胆汁淤积性肝炎伴长时间的胆汁淤积 [43, 88-94]。此外，该方法强调了常见的适应反应，尽管药物继续使用，但仍能自发恢复 [95]。尽管有这些不足，RUCAM 量表在国际专家组织的指南中被推荐 [12]。然而，也并非普遍被采用，许多肝病学家不使用评分量表 [96]。其主要原因是，做评分量表非常耗时，对于某些元素进行评分时出现这些信息不完整，有时甚至令人困惑不知如何去评分 [96]。

这一观点促使美国 DILIN 小组开发了另一种评估 DILI 因果关系的途径，"专家意见法"是一种基于参考的、高度结构化的专家意见方法 [3, 96]。因果关系评价见表 27-8。该系统也存在一定的局限性。这通常需要大量有 DILI 经验的肝病专家，可能不太适合刚涉足这一领域的新手。概率的百分比被人为地降低了。45%～55% 的概率没有科学的验证。因此，评估员的经验及由于缺失数据（尤其是 HEV 测试）而造成的权重与系统结果的解读密切相关。难以区分肯定和高度可能。最后，评分表不包括"排除"等级。的确，在伴有进行性胰脏癌的黄疸和胆汁淤积性肝损伤的患者中，或者当存在具有典型病毒性肝炎血清学证据时，可以合理地排除伴随药物的作用。

对于这 2 种方法，RUCAM 量表和美国 DILIN 前瞻性研究因果关系等级评分，都存在的主要困难在于对因果关系类别"不可能"和"可能"及"可能"和"很有可能"之间的区分。

最近在一项纳入 250 例 DILI 患者的研究中，DILIN 研究组评估 2 种方法之间的相关性 [96]。在 187 名接受一种可疑药物治疗的患者中，有 50 例（27%）采用 DILIN 的结构性专家诊断程序，34 例（19%）采用 RUCAM 量表，2 种方法之间的相关性不高 [86]。重要的是，RUCAM 方法与 DILIN 结构性专家诊断程序，大大降低了因果可能性 [96]。

特别是在临床试验中，已经提出了一种新的工具来评估严重病例的相对分布，尤其是在比较研究药物和参照药物之间的药物临床试验中，符合 Hy's 法则标准的病例，以便于早期发现严重的肝毒性 [97]。该系统被称为"eDISH"，用于评估药物诱导的严重肝毒性，其基础是血清总胆红素和 ALT 水平变化绘图后呈现交叉图形 [97]。目前 FDA 高度推荐医药公司提交新药上市申请时完善此项评估。

经典药物因果关系评估方法在其他化合物如草本和膳食补剂诱导的肝损伤中的应用受到质疑 [98-100]。美国 DILIN 课题组开发并验证了一种新的方法 [99, 100]。这是一个关于怀疑使用草药或替代药物产品引起肝损伤的定性因果关系评估量表，称为中药和膳食补剂的因果评估工具"HDS-CAT" [99, 100]。提出这种方法是为了方便和规范地梳理复杂的因果关系。评估项目包括：所使用药物成分的多样性、所涉及的药物、可选择的诊断及关于产品或其部分成分的发表文献。

六、影响药物肝毒性的因素

准确地预测个体 DILI 的风险几乎是不可能的。然而，有 2 大组因素已被确认存在于发生肝毒性药物反应的风险。首先关注药物的特性：识别出肝毒性损伤中药物的排泄和代谢类型和潜在机制 [1]。第二类因素涉及个体易感性及摄入药物的成分和环境。因此，遗传和后天因素影响药物的肝毒性 [101-103]。

（一）遗传因素

30 年来，人们一直希望能开发出一种基因测试方法，让人们更容易检测出一个人对某种产品的易感性 [101, 104]。尽管有相当多的证据表明，在许多

表 27-8 美国药物诱导肝损伤网络（DILIN）前瞻性研究因果关系等级评分

因果评分	可能性（%）	描述
1= 确定的	＞95	肝损伤是药物或草药产品的典型损伤（包括明确的"特征"或肝损伤类型、发病时间、肝功能恢复过程）。因果关系的证据"不容置疑"
2= 极有可能	75～95	因果关系的证据是"清楚和令人信服的"，但不是十分肯定的
3= 很有可能	50～74	牵涉到药品"证据的优势"所支持上述的因果关系，但证据不是确定或高度可能的
4= 或许	25～49	因果关系没有"证据的优势"来支持，然而，我们不能排除这种可能性
5= 不太可能	＜25	根据现有信息，因果关系的证据是"不可能"的。
6= 不充分的数据	不适用于	药物暴露史、初始表现、替代诊断和（或）诊断评估的关键因素不完善，无法确定因果关系

数据引自参考文献 [2]

情况下对特殊 DILI 的易感性是由基因调节的，我们应该认识到，我们离实现这一目标还很远[101-104]。早期的方法是基于酶表型与 DILI 的相关性[101, 104]。众所周知的例子包括 N- 乙酰转移酶 2 型（NAT2）活力和异烟肼肝毒性损伤及药物细胞色素 P$_{450}$ 多态性与 DILI 的表型相关性研究[101-104]。基于表型方法的其他酶和解毒系统也使用了类似的通路，如检测 UGT 葡萄糖醛酸转移酶类和谷胱甘肽转移酶的多态性[102, 103]。

下一步是全基因组关联研究（GWAS）的发展，通过识别"候选基因"，更准确地接近 DILI 的遗传危险因素[103]。然而，临床应用仍极为有限[103]。一个新的研究步伐提示与少量单核苷酸多态性（SNP）的基因分型有关，这引领了大量的研究，因此提出了基因与 DILI 新的相关性[103]。正如最近所强调的，关键是能重复最初的发现[103]。2007 年，基于可靠标准，第　次发表了的人类疾病系统的 GWAS。DILI 与肝脏代谢酶多态性和人白细胞抗原（HLA）的主要关系见表 27-9。

细胞色素 P$_{450}$ 家族

(1) CYP2B6：CYP2B6 亚型可能在噻氯匹定[105]和依非韦伦[106]的肝毒性敏感性中发挥作用。CYP2B6*1H 和 1J 似乎与高于正常 CYP2B6 活力有关，因此突变可能增加的噻氯匹定肝毒性风险，除了 HLA 等位基因 33:03 的因素[103, 105]。

相比之下，CYP2B6*6 似乎降低酶的活性，导致更高浓度的依非韦伦，从而增加其 DILI 的风险[106]。

(2) CYP2C9：波生坦的肝毒性与 CYP2C9*2 突变有关[107]。相比之下，CY2C9 和双氯芬酸的可疑相关性还没有得到证实[102, 142]。

(3) CYP2C19：CYP2C19 的敏感性可能与 Atrium 的肝毒性有关，Atrium 是一种包含了非巴氨酯、苯巴氨酯和苯巴比妥的复方药物[108]。一项由少数既往有 Atrium 肝炎病史的患者组成的研究显示，这些患者均有部分或完全的 CYP2C19 缺陷。这种多态性在对照人群中的流行程度为白种人 3%～5%，亚洲人约 20%[108]。然而，这个例子需要更大样本的研究。曲格列酮的肝毒性也与 CYP2C19 多态性有关[109]。

(4) CYP2D6：CYP2D6 的特异性是一种常见的药物遗传多态性，在 6%～8% 的白种人中存在；它是一种常染色体隐性性状，与 CYP2D6 基因的大量突变有关[104]。这种基因缺陷涉及哌克昔林肝毒性[110]。毒性机制似乎涉及未代谢药物与线粒体的相互作用，而不是细胞色素 P$_{450}$ 形成活性代谢物[143]。CYP2D6 基因多态性似乎与阿米替林[93]、阿米庚酸[144]或美托洛尔[145]的肝毒性无关。

(5) CYP2E1：对异烟肼诱导的肝炎与 CYP2E1 关系的初步研究表明，常见"野生型"CYP2E1 等位基因纯合子的患者发生肝损伤的风险显著增加[111, 112]。大多数由异烟肼引起的肝衰竭患者都具有与其他抗 P$_{450}$ 抗体共同作用的由异烟肼修饰的 CYP2E1 抗体[111]。然而，最近的几项研究都未能证实这一点[103]。

(6) N- 乙酰转移酶（NAT2）：NAT2 被认为是代谢异烟肼的主要业型[103]。已进行了大量的研究来证实异烟肼肝损伤和 NAT2 多态性的关联性[103]。缓慢的乙酰化被证明具有增加异烟肼肝毒性的风险[103, 113-116]。

磺胺类药物[117, 118]和二肼嗪类药物[119]的肝毒性也与 NAT2 多态性有关。

(7) UDP- 葡萄糖醛酸转移酶：这是许多药物代谢的主要途径，可导致形成反应性酰基葡聚糖[6]。代谢缓慢的突变 UGTA16 与托卡朋肝毒性有关[120]。UGT2B7*2 突变，认为其介导高度活化的葡萄苷酸，这与双氯芬酸肝毒性的风险有关[121]。这种效应可能是由于双氯芬酸酰基葡醛酸苷的大量形成所致[121]。

(8) 谷胱甘肽 S- 转移酶（GST）：谷胱甘肽 S- 转移酶还通过谷胱甘肽偶联作用参与许多药物的解毒，并表现出抗氧化应激的保护作用[6, 7]。GST2 个亚型 GSTM1 和 GSTT1，可能会发生缺陷。

(9) GSTM1：谷胱甘肽 S- 转移酶 M1 缺失基因型似乎增加了特异性药物诱导的肝损伤的易感性[101, 103, 122-126]。这种关系在他克林[122]、抗结核药物[123]、曲格列酮[124]、阿莫西林克拉维酸[125]、卡马西平[126]等药物诱导的肝毒性损伤中都有发现。

(10) GSTT1：谷胱甘肽 S- 转移酶 T1 缺失基因型似乎也增加了特异质药物诱导的肝损伤的易感性[101, 103]。如特格列酮[124]，阿莫西林克拉维酸[125]，

表 27-9　与促进药物性肝损伤的可能相关的遗传因素

药　物	
细胞色素 P$_{450}$ 酶	
CYP2B6	噻氯匹定，依非韦伦[105, 106]
CYP2C9	波生坦[107]
CYP2C19	Atrium[108]、曲格列酮[109]
CYP2D6	哌克昔林[110]
CYP2E1	异烟肼[111, 112]
N- 乙酰氨基转移酶	
NAT2	异烟肼[113–116]、磺酰胺[117–119]、二肼嗪[120]
UDP- 葡萄糖醛酸基转移酶	
UGT1A6	托卡朋[120]
UGT2	双氯芬酸[121]
谷胱甘肽 S- 转移酶	
GSTM1	卡马西平[101, 120]、他克林[122]、抗结核药物[123]、曲格列酮[124]，阿莫西林克拉维酸[125]
GSTT1	曲格列酮[124]、阿莫西林克拉维酸[125]
ABC 转运蛋白	
ABCB1	奈韦拉平[127, 128]
ABCC2	双氯芬酸[121]
人类白细胞抗原	
I 类	
A*02:01	阿莫西林克拉维酸[129, 130]
A*33	硫普罗宁[131]
A*33:01	特比萘芬、非诺贝特、噻氯匹定[132]
A*33:03	噻氯匹定[133]
B*08	氯美辛[134]
B*18:01	阿莫西林克拉维酸[129, 130]
B*57:01	氟氯西林[135]
II 类	
HLA–DQB1*02:01	抗结核药物（异烟肼、利福平、吡嗪酰胺）[136]
HLA–DQA1*01:02	抗结核药物（异烟肼、利福平、吡嗪酰胺）[136]
DR1*07	阿莫西林 – 克拉维酸[137]
DRB1*15:01 DQB1*06:02	阿莫西林 – 克拉维酸[137]
DRB1*07:01–DQB1*03:03	氟氯西林[133]
DRB1*15	氟氯西林[137]
DRB1*01:02	奈韦拉平[138]
DRB1*07:01–DQA1*02:01	拉帕替尼[139]
DRB1*15:01–DQB1*06:02	罗美昔布[140]
DRB5*0101–DQA1*01:02	罗美昔布[140]
DRB1*07–DQA1*02	希美加群[103, 141]

可能还有其他药物诱导的肝毒性损伤[103, 124, 125]。

(11) ABC 转运蛋白：ABC 转运蛋白是 DILI 易感性的一个可能候选者，因为它们运输胆汁酸和许多药物[103]。此外，一些遗传性胆汁淤积性疾病与特异性胆碱受体突变有关，如 ABCB4（MDR3）和 ABCB11（BSEP）基因[103]。

编码 MDR1 的 ABCB1 基因与奈韦拉平诱导的 DILI 相关[127, 128]。

在许多葡萄糖醛酸结合物的胆汁排泄中发挥重要作用的 ABBC2（MPR2）基因多态性[103]，与双氯芬酸肝毒性的易感性有关[121]。

(12) 人类白细胞抗原：有大量的研究表明 HLA 基因型，包括Ⅰ类和Ⅱ类，对 DILI 敏感[101, 103, 135-146]。总的来说，这种与 HLA 基因型有关的 DILI 表现出免疫过敏特征[6-8, 129-131, 133-141, 146]。主要例子如表27-9 所示。

在大多数例子中，只有流行病学上的关联性，所以它在临床上不适用于个人。对于卢米昔布肝毒性而言，可预测的肝毒性风险与个体更为相关[140]。在临床试验中，超过 2.5% 的患者 ALT 水平特异质性升高超过正常上限 3 倍以上[140]。遗传学研究支持了这一观点，HLADRB1*1501–HLA–DRB1**0602–HLA–DRB5*0101 可能是肝毒性风险强烈预测因子[140]。有趣的是，存在 HLADQA1*0102 对肝损伤的风险有 99% 的阴性预测价值[140]。尽管这是一个非常有趣的发现，使它成为在有肝毒性风险和没有肝毒性的风险患者之间的一个有用的筛选工具，然而药物已经撤市。在开具非甾体类抗炎药之前检测 HLA 未必在临床实践中证明有相关性。

已经证明在 DILI 患者中开展大规模的、国际水平的 GWAS 合作研究是非常有成效的[132]。事实上，GWAS 的样本来自几个欧洲国家和美国的 862 名 DILI 患者[132]。将数据与 10 588 例人群进行匹配对照比较。分析表明，Ⅰ类 HLA A*33:01 基因型与特比萘芬、非诺贝特、噻氯匹定介导的 DILI 相关[132]。此外，研究还发现了非药物特异性的多态性。DILI 的表型分析表明，HLA A*33:01 基因型和淤胆型、混合型 DILI 关系密切，但和肝细胞型 DILI 并无明显相关性[132]。

（二）获得性因素

1. 年龄

年龄的增长可能会增加药物肝毒性的风险，这可能是由于药物使用量的增加，从而增加了由于每种药物和药物 - 药物相互作用而产生的额外风险。年龄似乎也会增加 DILI 的风险，如以下几种药物包括阿莫西林克拉维酸[147]、呋喃妥因[148]、氟氯西林[149]、异烟肼[150]、氟氯烷[1, 6, 13, 148]。

一旦发生黄疸，高龄与不良的临床结局有独立的联系[13, 151]。此外，胆汁淤积型 DILI 在老年个体中更为常见，而肝细胞型在年轻个体中更为常见[152-154]。最后，年龄并不是许多药物肝毒性促进因素[154]。

相比之下，儿童更容易受到丙戊酸和水杨酸类的毒性影响[1148]。特别是阿司匹林更容易在儿童中诱发微泡性脂肪变性和 Reye 综合征，而在成人中很少见[1, 6, 148]。

2. 性别

一些研究表明，女性更容易受到 DILI 的影响[4, 30, 151, 153]，而相应西班牙回顾性研究及冰岛 DILI 的注册数据并没有显示性别差异[151, 154]。然而，一些研究表明，女性发生双氯芬酸、异烟肼、呋喃妥因和大环内酯类肝毒性的风险可能增加[1, 148, 155]，而男性可能更倾向于发生咪唑硫嘌呤肝毒性损伤[1, 148]。

3. 营养状态

营养通过不同的方式对肝毒性损伤产生影响。如肥胖可促进氟氯烷、甲氨蝶呤和磺胺嘧啶的肝毒性[9, 156]，而空腹和营养不良可能是通过消耗肝细胞中储存的谷胱甘肽，促进对乙酰氨基酚的肝毒性[1, 148]。

4. 妊娠

妊娠也可能影响某些药物肝毒性的风险[1, 6, 148, 157]。如在通过静脉注射途径接受大剂量该药的孕妇中观察到大多数由四环素诱导的微泡性脂肪变性（其余的在使用雌激素的男性中观察到）[6, 148]。从实验上看，妊娠小鼠特别容易受到对乙酰氨基酚肝毒性的影响，这可能是因为与胎儿和胎盘的需求有关，肝谷胱甘肽水平降低了[157]。

5. 长期饮酒

慢性酒精滥用增强了对乙酰氨基酚的肝毒性，可能是通过复杂的机制，包括诱导关键酶，如细胞色素 P_{450}（CYP2E1），其参与对乙酰氨基酚代谢产生的毒性代谢物 N- 乙酰 – 苯醌亚胺，或长期饮酒消耗了谷胱甘肽而降低对这些代谢物的抗性 [1, 6, 148, 158, 159]。对于重度饮酒者，治疗剂量的对乙酰氨基酚（3～4g/d）可能是有毒性的 [158, 159]。

慢性酒精暴露也会增加甲氨蝶呤毒性 [1, 6, 148]，并可能增强安非他命的肝毒性，这可能是通过复杂的机制实现的，包括诱导关键酶，如细胞色素 P_{450} 及由于谷胱甘肽耗尽而降低对潜在毒性代谢物的抗性。

6. 药物间相互作用

同时服用多种药在老年人中很常见，但研究很少 [13, 160]，即使推测更多的药物暴露可能加大药物相互作用风险。

药物 – 药物相互作用通过不同的方式对药物肝毒性产生影响。如酶诱导导致另一种药物毒性代谢物的形成增加，利福平 – 异烟肼联合利福平促进异烟肼生物转化为毒性代谢物 [6, 7, 148]。苯巴比妥酶诱导可通过类似的机制诱导抗抑郁药物的肝毒性 [6, 7, 148]。

相反，酶的抑制也可能与此有关。这已经被醋竹桃霉素 – 雌激素相互作用证实。醋竹桃霉素通过阻断细胞色素 P_{450}（CYP3A4）而抑制雌激素代谢，产生雌激素过量引起的胆汁淤积效应 [6, 161, 162]。一些药物组合通过产生额外毒性代谢物（框 27-6）使肝脏暴露毒性产物的机会增多 [6, 7, 148]。

相比之下，最近的研究并没有揭示多药联合用药与 DILI 的高风险相关 [164]。对疑似他汀类药物肝毒性患者潜在药物相互作用的分析，未显示任何临床显著的相互作用 [13, 165]。

7. 剂量

使用磺胺嘧啶、氟氯西林或双氯芬酸治疗的时间越长，发生 DILI 风险越高 [155]。在双氯芬酸、阿莫西林克拉维酸和氟氯西林中发现剂量依赖的毒性 [155]。波生坦肝毒性随剂量增加而增加 [163]。

每日服用超过 50mg 药物的人群，或许可定义为发生 DILI 高风险人群 [13]。

框 27-6　可能促进药物性肝损伤的获得性和环境因素

年龄

老年
- 阿莫西林克拉维酸 [147]、呋喃妥因 [148]、氟氯西林 [149]、异烟肼 [150]、氟烷 [1, 148]

儿童
- 丙戊酸 [1, 148]、水杨酸类 [1, 148]

性别

女性
- 硝基呋喃妥因、双氯芬酸、异烟肼 [1, 148, 155]

男性
- 咪唑硫嘌呤 [1, 148]

营养

肥胖
- 卤代烷、甲氨蝶呤、磺酰脲 [9, 156]

禁食 / 营养不良
- 对乙酰氨基酚 [1, 148]

妊娠
- 对乙酰氨基酚、四环素 [1, 6, 148, 157]

慢性酒精滥用
- 对乙酰氨基酚、甲氨蝶呤 [6, 150, 158, 159]

药物之间相互作用

酶诱导
- 利福平 – 异烟肼 [6, 7, 148]
- 其他抗惊厥药物和丙戊酸 [6, 7, 148]

酶抑制
- 醋竹桃霉素 – 雌激素 [6, 161, 162]
- 苯巴比妥 – 抗抑郁药 [9, 148]

肝毒性药物的联用
- 异烟肼 – 吡嗪酰胺 [1, 6, 7, 148]
- 异烟肼 – 对乙酰氨基酚 [1, 6, 7, 148]

剂量
- 更高或更长剂量：磺胺嘧啶、双氯芬酸、氟氯西林、阿莫西林克拉维酸、波生坦 [155, 163]
- 每日剂量＞ 50mg [13]

肝脏疾病

HCV、HBV 感染
- 抗逆转录病毒药物、抗结核药物、非甾体抗炎药 [7, 8]

非酒精性脂肪肝炎
- 甲氨蝶呤 [7, 8]

肝外疾病

艾滋病病毒感染
- 复方磺胺甲噁唑、异烟肼 [1, 6-8, 148]

甲状腺功能亢进
- 氟烷 [148]

---

8. 肝脏疾病状态

先前提出的肝病基础与 DILI 发生的较高风险之间的关系仍然存在争议。据报道，先前存在的肝病可能会加重 DILI 的严重程度 [43]。

然而，也有一些例子支持，肝脏疾病可能促进某些药物的肝毒性，如抗逆转录病毒药物和甲氨蝶呤[1, 6, 7, 13, 148]（表27-6）。

慢性病毒性肝炎也有可能增加对抗结核药物和非甾体抗炎药物的敏感性[1]。

相反，也有一些例子支持某些药物可能会加重已经存在的肝病。如抗逆转录病毒药物通过恢复有效的免疫系统和打破免疫耐受性可加重潜伏的慢性丙肝和乙型肝炎[1, 6, 7, 148]。同样，免疫抑制药和化疗可能激活乙肝病毒（HBV）的潜伏感染，因此强烈推荐对HBV的预先治疗[7, 8]。

9. 肝外疾病

肝外疾病也可能导致药物肝毒性。如甲状腺功能亢进可促进氟烷介导的肝炎，而HIV感染可大大增加对复方磺胺甲噁唑的不良反应风险，包括肝毒性[6-8, 148]。

七、引起肝损伤的主要药物

最近对Liver Tox收集的数据分析显示，前10名的药物大多是抗感染药物[8]。在欧洲DILI登记研究中[28, 31]，常见的原因是阿莫西林克拉维酸[8]。其他药物包括异烟肼、呋喃妥因、甲氧苄啶－磺胺甲噁唑、米诺环素、头孢氨苄、阿奇霉素、环丙沙星、双氯芬酸和左氧氟沙星[8]。

根据对Liver Tox数据的分析，累积肝毒性损伤报道超过100例的相关可疑药物，展示在框27-7[166]。最常见的药物是抗菌药物，占药物的33%。下一类是中枢神经系统药物（12.5%）和心血管药物（12.5%）[166]、抗风湿药物（12.5%）、抗肿瘤药物（10%）、内分泌药物（6%）和其他药物（13%）[166]。在3个前瞻性注册研究中已经明确5种最常见的肝毒性损伤药物[4, 28, 31]。在2005年的西班牙登记研究中，它们是阿莫西林克拉维酸、异烟肼、利福平、异烟肼和吡嗪酰胺的抗结核组合、氟他胺和布洛芬[28]；在美国DILIN（2008），这5种药物是阿莫西林克拉维酸、异烟肼、呋喃妥因、磺胺甲噁唑－甲氧苄啶、米诺环素[4]；在冰岛登记研究中（2015）最常见药物是阿莫西林克拉维酸、双氯芬酸、阿扎硫普林、英夫利昔单抗和呋喃妥因[31]。

框27-7　Liver Tox系统登记DILI病例数累计超过100例的相关药物	
• 别嘌醇	• 干扰素α
• 胺碘酮	• 干扰素β
• 阿莫西林克拉维酸	• 异烟肼
• 合成代谢类固醇	• 酮康唑
• 阿托伐他汀	• 甲氨蝶呤
• 咪唑硫嘌呤	• 甲基多巴
• 白消安	• 米诺环素
• 卡马西平	• 奈韦拉平
• 氯丙嗪	• 尼美舒利
• 避孕药	• 呋喃妥因
• 丹曲林	• 苯妥英
• 双氯芬酸	• 丙硫氧嘧啶
• 地达诺新	• 奎尼丁
• 双硫仑	• 吡嗪酰胺
• 依非韦伦	• 利福平
• 红霉素	• 辛伐他汀
• 氟尿苷	• 磺胺甲噁唑－甲氧苄啶
• 氟氯西林	• 柳氮磺胺吡啶
• 氟他胺	• 磺胺类药
• 金盐	• 舒林酸
• 氟烷	• 泰利霉素
• 肼屈嗪	• 硫鸟嘌呤
• 布洛芬	• 噻氯匹定
• 英夫利昔单抗	• 丙戊酸钠

数据引自参考文献[166]

当某些疾病的患病率特别高时，其相对频率随国家而异。如在印度，抗结核药物占DILI总量的50%以上[167]。引起急性肝细胞或胆汁淤积和（或）混合性肝损伤的主要药物分别列在框27-8和框27-9中。

（一）慢性肝炎和肝硬化

药物引起的慢性肝炎和肝硬化的发生率远低于急性DILI[1-10]。慢性DILI的危险因素是老年、血脂异常和急性发作的严重程度[55]。导致慢性肝炎和（或）肝硬化的主要药物见框27-10[6-8, 43, 148]。

（二）肉芽肿性肝炎

临床表现没有特殊的体征[6-8, 43, 148]。其生物学表现通常为胆汁淤积[6-8, 43, 148]。引起这种类型DILI的主要药物如框27-11所示[6-8, 43, 148, 168, 169]。

框 27-8　据报道可引起急性肝细胞肝损伤的主要药物，根据适应证列出

麻醉

- 地氟烷、安氟烷、氟乙烯醚、氟烷、异氟烷、甲氧基氟烷、七氟烷、硫喷妥钠

恶性肿瘤

- 顺铂、克唑替尼、环磷酰胺、环丙孕酮、西他拉滨、达卡巴嗪、柔红霉素、阿霉素、依托泊苷、氟他胺、吉西他滨、干扰素、白细胞介素 2、伊马替尼、伊立替康、巯基托嘌呤、丝裂霉素、米托蒽醌、莫西酸酯、尼鲁他胺、丙卡嗪、链霉素、6- 硫鸟嘌呤、长春新碱

心血管疾病

- 乙布托洛尔、苊香樟醇、胺碘酮、阿普林、苯扎酮、贝普利、卡托普利、西苯托林、二肼屈嗪、地尔硫草、氟卡尼、氟卡胺、肼屈嗪、拉贝洛尔、赖诺普利、甲基多巴、美西来汀、硝苯地平、罂粟碱、哌克昔林、普鲁卡因胺、丙帕酮、吡卡巴酸、奎尼丁、利伐沙班、舒洛替尔、链激酶、噻氯匹定、替尼酸、维拉帕米、西美拉加特兰

胃肠病学

- 西咪替丁、丹曲龙、二磺胺、美沙拉嗪、拉尼替丁、磺胺沙拉嗪、替利喹诺 – 替布喹

内分泌，代谢疾病，高脂血症

- 阿卡波糖、阿托伐他汀、比扎夫酸、卡咪唑、卡比他胶、环丙酯、氯氟酯、非诺福酯、氟伐他汀、吉夫布罗齐、格列苯脲、格列吡嗪、普伐他汀、辛伐他汀、甲苯磺丁脲、曲格列酮

传染病及寄生虫病

- 阿巴卡韦、阿苯达唑、阿莫地喹、阿莫西林、阿莫西林克拉维酸、阿奇霉素、头孢氨苄、环丙沙星、克拉霉素、氯西林、考特莫唑、达普松、地达诺辛、依非韦伦、红霉素及其衍生物、氟康唑、氟氯西林、异烟肼、酮康唑、左旋咪唑、甲咪唑、米诺环素、奈韦拉平、诺氟沙星、呋喃沙星、氧氟沙星、喷沙星、吡嗪酰胺、利托那韦、罗红霉素、沙奎那韦、斯他夫定、磺胺类、特比萘芬、噻苯达唑、扎尔西他定、齐多夫定

神经精神障碍

- 阿米汀、阿米替林、Atrium、丁丙诺啡、卡马西平、氯米帕明、氯噻嗪、氯氮平、地西帕明、地西泮、多舒平、氟哌利多、氟伏沙明、氟西汀、氟哌啶醇、米帕明、异丙烟肼、拉莫三嗪、咪嗪、诺米芬辛、帕罗西汀、苯丙嗪、苯巴比妥、苯妥英钠、立鲁唑、舍曲林、他克林、托尔卡泊尼、曲唑酮、丙戊酸、维他林、维洛嗪、齐美啶

风湿性疾病、痛风和止痛药

- 别嘌醇、阿司匹林、巴氯芬、丁丙诺啡、丹曲林、右旋丙氧芬、双氯芬酸、依他那普、芬布芬、氟比洛芬、金盐、布洛芬、吲哚美辛、英夫利昔单抗、酮洛芬、来氟米特、美芬那酸、美洛昔康、萘普生、尼美舒利特、对乙酰氨基酚、苯丁酮、吡罗西康、匹洛芬、吡啶醇、苏多西林、舒林达克、替诺昔康、噻丙酸、氯苯噁唑胺

皮肤病学

- 阿维 A 酯、甲氧沙林

数据引自参考文献 [6-9, 43, 148]

框 27-9　据报道导致急性胆汁淤积或混合肝损伤的主要药物，根据适应证列出

恶性肿瘤和免疫抑制

- 阿扎硫普林、顺铂、阿糖胞苷、依托泊苷、氟尿嘧啶、白细胞介素、2, 6- 巯基嘌呤、丝裂霉素、他莫昔芬、6- 硫鸟嘌呤

心血管疾病

- 醋硝香豆素、胺碘酮、卡托普利、二肼屈嗪、地尔硫草、二氯吡嗪、依那普利、氟卡因、美西律、硝苯地平、罂粟碱、普罗帕酮、奎尼丁、利伐沙班、噻氯匹定、维拉帕米

胃肠病学

- 西咪替丁、美沙拉嗪、青霉胺、雷尼替丁、磺胺嘧啶

内分泌代谢疾病

- 阿托伐他汀、卡咪唑、氯贝丁酯、非诺贝特、氟伐他汀、格列本脲、普伐他汀、他莫昔芬、曲格列酮

传染病及寄生虫病

- 阿巴卡韦、阿苯达唑、阿莫西林、阿莫西林克拉维酸、头孢氨苄、环丙沙星、氯霉素、克拉霉素、氯氧西林、复方三氮唑、氨氮唑、氨苯砜、地丹那辛、红霉素及其衍生物、乙胺丁醇、伊曲康唑、约沙霉素、酮康唑、甲硝唑、米诺环素、呋喃妥因、诺氟沙星、氧氟沙星、苯唑西林、青霉素、利福平、利托那韦、罗红霉素、司坦夫定、磺胺类、特比萘芬、四环素、噻苯达唑、伏立康唑、齐多夫定

神经精神障碍

- 阿米替林、卡马西平、氯氮䓬、氯丙嗪和其他吩噻嗪类、氯米帕明、地西帕明、地西泮、多舒利平、氟哌啶醇、丙咪嗪、拉莫三嗪、米安色林、苯巴比妥、苯妥英、天普汀、曲唑酮、曲唑仑、丙戊酸、齐美利定

风湿性疾病、痛风和止痛药

- 别嘌醇、巴氯芬、右丙氧酚、双氯芬酸、二氟尼沙、金盐、布洛芬、酮洛芬、萘普生、尼美舒利、青霉胺、苯丁酮、吡罗西康、丙苯西康、柳氮磺胺吡啶、噻洛芬酸

皮肤病学

- 阿维 A 酯、异维 A 酸、米诺地尔

激素类固醇

- 雌激素、口服避孕药、雄激素

数据引自参考文献 [6-9, 43, 148]

（三）大泡、小泡脂肪变性等脂存储性疾病

DILI 的临床、生物学和影像学特征与由糖尿病、肥胖和代谢综合征引起的非常常见的脂肪性肝炎相似 [6-8, 43, 148]。微泡性脂肪变性可能与肝衰竭有关，尤其是与四环素或阿司匹林治疗小儿传染性疾病 Reye 综合征有关 [6-8, 43, 148]。微泡与大泡的区别需要肝活检和组织病理学检查 [6-8, 43, 148, 156]。引起这些病变的主要药物列在框 27-12 中 [6-8, 43, 148, 156]。

框 27–10 报道导致慢性肝炎和（或）肝硬化的主要药物	
• 乙酰苯磺酰环己脲	• 美他己脲
• 胺碘酮	• 甲氨蝶呤
• 阿莫地喹	• 甲基多巴
• 阿司匹林	• 呋喃妥因
• 苯扎隆	• 罂粟碱
• 白消安	• 对乙酰氨基酚
• 苯丁酸氮芥	• 哌克昔林
• 氯美辛	• 丙硫氧嘧啶
• 丹曲林	• 舒洛地尔
• Fentizol	• 替尼酸
• 格拉非宁	• 氨基甲酸乙酯
• 氟烷	• 维生素 A
• 异烟酰异丙肼	• 丙戊酸钠
• 异烟肼	

数据引自参考文献 [6-9，43，148]

很少有药物引起的磷脂增多，这些药物包括哌克昔林、胺碘酮和二乙胺基乙氧基己雌酚 [6-8, 43, 148]。

过量摄入维生素 A 可能引起肝损伤 [6-8, 43, 148]。诊断可以通过检测血液中维生素 A 的水平和组织病理学特异表现相结合 [6-8, 43, 148]。

（四）急性和慢性胆管炎

一些药物可引起急性胆管炎 [6-8, 43, 86, 88, 90, 170]。临床类型通常为胆汁淤积或混合肝损伤 [88, 90, 170]。只有组织学检查才能显示小胆管病变 [88, 90, 170]。

在一些罕见的病例中，最初的胆汁淤积可能持续 1 年以上 [88, 90, 92-94, 170-172]。胆管消失综合征也可能发生 [88, 90, 92-94, 170-172]。尽管临床病理与原发性胆管炎相似，但药物诱导的长期胆汁淤积其临床过程总体上要好得多 [90, 92, 93, 170]。事实上，在一些病例中，在最初的急性胆管炎发生 1 年多后，长期的胆汁淤积最终消失 [6, 9, 43, 90, 92-94, 170, 171]。引起急慢性胆管炎的主要药物见框 27–13 [6-8, 43, 86, 88, 90, 92-94, 170, 171]。

（五）肝脏血管病变

药物可引起肝血管系统各级病变 [6-8, 43]。与急性肝细胞损伤相比，这种情况并不常见 [6-8, 43]。主要的致病因素是化疗和硫嘌呤类药物，包括阿扎硫嘌呤、6- 巯基嘌呤和 6- 硫鸟嘌呤 [6-8, 43]。引起肝脏血管病变的主要药物见于框 27–14 [6-8, 43]。

框 27–11 报道引起肉芽肿性肝炎的主要药物	
• 别嘌醇	• 美沙拉嗪
• 胺碘酮	• 甲巯咪唑
• 阿莫西林克拉维酸	• 甲氨蝶呤
• 阿普林定	• 甲基多巴
• 阿司匹林	• 米诺环素
• 硫唑嘌呤	• 萘普生
• 卡马西平	• 呋喃妥因
• 卡比马唑	• 诺米芬辛
• 氨磺丁脲	• 氧氟沙星
• 头孢氨苄	• 苯唑西林
• 氯丙嗪	• 羟基保泰松
• 克林霉素	• 罂粟碱
• 氯贝丁酯	• 青霉素
• 复方磺胺甲噁唑	• 青霉胺
• 环芬尼	• 哌克昔林
• 氨苯砜	• 安替比林
• 地西泮	• 苯茚二酮
• 双氯芬酸	• 苯丙香豆素
• 双氯西林	• 苯基丁氮酮
• 苯巴氨酯	• 苯妥英
• 二氟尼柳	• 吡罗昔康
• 地尔硫䓬	• 普鲁卡因胺
• 丙吡胺	• 丙卡巴肼
• 安氟醚	• 奎尼丁
• 雌孕激素	• 奎宁
• 非普拉宗	• 雷尼替丁
• 氟氯西林	• 磺胺嘧啶
• 氟康唑	• 磺胺二甲氧嘧啶
• 氟甲喹	• 磺胺多辛
• 格列本脲	• 磺胺甲噁唑
• 金盐	• 磺胺
• 氟烷	• 磺胺噻唑
• 肼屈嗪	• 柳氮磺胺吡啶
• 异烟肼	• 他克林
• 酮康唑	• 噻氯匹定
• 洛伐他汀	• 妥卡尼
	• 甲苯磺丁脲
	• 曲格列酮

数据引自参考文献 [6-9，43，148，168，169]

（六）肝脏良恶性肿瘤

目前很少有药物能够引起肝肿瘤。主要是性激素、雌激素和雄激素（框 27–15）[6-8, 43, 148]。在过去，当雌激素在较长时间内以较高剂量使用时，腺瘤和肝癌均有报道 [6-8, 43]。然而，随着目前口服避孕药中大量减少激素的使用，风险似乎大大降低了 [6-8, 43]。

框 27-12　报道了引起大泡、微泡脂肪变性和脂贮藏障碍的主要药物

大泡性脂肪变性
- 糖皮质激素
- 甲氨蝶呤

小泡性脂肪变性
- 安咪奈丁
- 胺碘酮
- 天冬酰胺酶
- 阿司匹林
- 非阿尿苷
- 糖皮质激素
- 布洛芬
- 酪洛芬
- 核苷逆转录酶抑制药
- 四环素
- 噻奈普汀
- 哌克昔林
- 吡咯布洛芬
- 丙戊酸钠

脂肪变性或脂肪性肝炎伴磷脂中毒
- 胺碘酮
- 二乙基氨基乙氧基己雌酚
- 哌克昔林

脂肪性肝炎无磷脂沉积
- 地达诺新
- 己烯雌酚
- 地尔硫䓬
- 糖皮质激素
- 己烷雌酚
- 甲氨蝶呤
- 硝苯地平
- 他莫昔芬

星状细胞内脂质增多症和窦周纤维化
- 维生素 A

数据引自参考文献 [6-8, 43, 148]

框 27-13　报道引起肝内小胆管病变而发生急性和慢性胆管炎的主要药物

乙酰丙嗪	格列本脲
阿义马林	金盐
别嘌醇	氟哌啶醇
阿米替林	肼屈嗪
阿莫西林克拉维酸	丙咪嗪
氨苄西林	白介素 2
硫唑嘌呤	Methahexamide
巴比妥酸盐	甲睾酮
坎地沙坦	去甲雄甾烯醇酮
卡马西平	青霉胺
氨磺丁脲	苯基丁氮酮
头孢哌酮	苯妥英
氯噻嗪	普鲁氯嗪
氯丙嗪	丙氧芬（右旋丙氧芬）
氯磺丙脲	雷米普利
西咪替丁	罗格列酮
环丙沙星	舒林酸
氯美辛	替诺昔康
氰美马嗪	特比萘芬
赛庚啶	四环素
丹曲林	噻苯达唑
地西泮	噻氯匹定
双苯他肟	硫普罗宁
多西环素	甲苯磺丁脲
红霉素 + 氯磺丙脲	复方新诺明
阿维 A 酯	醋竹桃霉素
非诺贝特	对联苯基胺
氟氯西林	

数据引自参考文献 [6-8, 43, 86, 88, 90, 92-94, 170, 171]

瞻性调查显示，在 30% 的慢性丙型肝炎患者中，至少有 11 个月的时间在服用草药 [176]。类似的，在美国进行的丙肝长期抗病毒治疗肝硬化（HALT-C）试验表明，21% 的入组者以前服用过草药，在纳入时比例为 23%[175]。使用草药不需要任何处方。患者可以在不同的商店购买这些产品，如其中一些专卖草药产品，也有药店。此外，通过互联网获取草药产品的便利性显著提高了它们的销售额 [23, 24]。在世界几个地区，特别是在亚洲、非洲、中美洲和南美洲，草药的使用是传统医学的重要组成部分，具有几个优点，特别是容易获得和成本低 [19-24, 173]。

最近几十年已经证明，草药可能会导致一个非常广泛的肝损伤，可以影响肝脏和胆管系统的所有细胞，导致从轻度无症状的肝酶升高到急性肝炎、

八、草药和膳食补充剂的肝毒性

使用传统药物造成的肝脏损害已得到广泛公认，但对草药制剂和膳食补充剂等替代药物潜在的肝毒性认识较少 [19-24, 173, 174]。草药的吸引力越来越大，部分原因是随着工业化国家的生态运动而出现的对自然产品的回归 [173]。草药的使用增加也可能与各种慢性病的传统治疗的疗效有限或重要不良反应有关 [173]。西方国家对慢性丙肝使用中草药的研究尤其证明了这一点 [166, 175]。在法国进行的一项前

```
┌─────────────────────────────────────────────┐
│ 框 27-14  报道引起肝脏血管病变的主要药物        │
├─────────────────────────────────────────────┤
│ 门静脉血栓形成                                 │
│   ● 砷的衍生物                                 │
│   ● 口服避孕药                                 │
│ 肝动脉内膜增生                                 │
│   ● 口服避孕药                                 │
│ 肝动脉坏死性血管炎                             │
│   ● 甲基安非他命                               │
│ 肝窦扩张                                       │
│   ● 硫唑嘌呤                                   │
│   ● 口服避孕药                                 │
│ 紫癜性肝炎                                     │
│   ● 合成雄激素类固醇                           │
│   ● 砷的衍生品                                 │
│   ● 硫唑嘌呤                                   │
│   ● 二氧化钍                                   │
│ 静脉阻塞疾病                                   │
│   ● 硫唑嘌呤                                   │
│   ● 白消安                                     │
│   ● 环磷酰胺                                   │
│   ● 阿糖胞苷                                   │
│   ● 达卡巴嗪                                   │
│   ● 吉妥单抗                                   │
│   ● 6- 巯基嘌呤                                │
│   ● 6- 硫鸟嘌呤                                │
│   ● 氨基甲酸乙酯                               │
│ Budd-Chiari 综合征                             │
│   ● 达卡巴嗪                                   │
│   ● 口服避孕药                                 │
└─────────────────────────────────────────────┘
```

数据引自参考文献 [6-8, 43, 148]

```
┌─────────────────────────────────────────────┐
│ 框 27-15  报道引起良恶性肿瘤的主要药物          │
├─────────────────────────────────────────────┤
│ 良性肿瘤                                       │
│ 肝细胞腺瘤                                     │
│   ● 合成类雄激素类固醇                         │
│   ● 口服避孕药                                 │
│ 结节性局灶性增生                               │
│   ● 口服避孕药（可能增加体积和并发症的风险？）   │
│ 良性血管瘤                                     │
│   ● 口服避孕药（可能增加体积和并发症的风险？）   │
│ 恶性肿瘤                                       │
│ 肝细胞癌                                       │
│   ● 合成类雄激素类固醇                         │
│   ● 硫唑嘌呤                                   │
│   ● 环磷酰胺                                   │
│   ● 环丙孕酮                                   │
│   ● 达那唑                                     │
│   ● 阿霉素                                     │
│   ● 6- 巯基嘌呤                                │
│   ● 呋喃妥因                                   │
│   ● 口服避孕药                                 │
│   ● 他莫昔芬                                   │
│   ● 二氧化钍                                   │
│   ● 长春新碱                                   │
│ 其他恶性肿瘤                                   │
│ 胆管癌                                         │
│   ● 二氧化钍                                   │
│ 血管肉瘤                                       │
│   ● 合成类雄激素类固醇                         │
│   ● 砷的衍生品                                 │
│   ● 二氧化钍                                   │
│ 淋巴瘤                                         │
│   ● 免疫抑制治疗（环孢素 A、氮唑嘌呤、皮质类固醇）│
└─────────────────────────────────────────────┘
```

数据引自参考文献 [6-8, 43, 148]

慢性肝炎、肝硬化、肝衰竭、急性和慢性胆管炎、大泡和小泡性脂肪变性、血管病变[19-24, 173, 174]。此外，草药可能与肝脏药物代谢酶产生相互作用[177]。圣约翰草（*Hypericum perforatum L.*）就是一个典型的例子，它可以修饰细胞色素 P_{450} 3A 同工酶活性，从而影响环孢霉素、他克莫司等几种免疫抑制药的代谢[177]。

DILI 与草药和膳食补充剂有关的流行病学研究仍然有限。在 2005 年，西班牙注册表显示草药在 DILI 频次中排名第九，与异烟肼[28]处于同一水平[28]。DILIN 数据库最近估计，草药和膳食补充剂可能占 DILI 的 16%[24]。中国药物警戒网络显示中药产品在 DILI 中发挥了重要作用[23]。在儿科人群中，西班牙的研究表明，草药占 DILI 的 5%[178]。

为了避免这些不良反应，许多国家越来越多地限制"天然药物"的使用。对被认为有效无害的植物给予销售授权。事实上，在大多数情况下，药效和安全性更多是建立在几个世纪以来获得的声誉之上，而不是建立在对照试验和毒性研究之上[19-24, 173, 174]。

由于在评估不良事件与药物摄入之间的关系时通常存在困难（主要是由于缺乏临床特异性导致的），草药的肝毒性尤其难以证明[23, 173]。由于自我用药的频率和声誉安全，因此患者常常忘记向医师提及服用草药，这可能会增加额外的困难[173]。此外，还存在导致中药肝毒性的特殊风险[173]：植物的鉴定错误、药用植物的错误部分的选择、原生产品的保存不足、加工过程中掺杂其他物质、产品贴错标签[173]。如一些亚洲的制剂含有超过 10 种不同的植物[23]。另一个实例是 2007 年在以色列和瑞士报道的康宝莱（Herbalife®）肝毒性[179, 180]。有趣的是，在这 2 个国家以这个品牌名称销售的产品的复杂成分似乎并不完全相同[179, 180]。另一个困难是草药制剂的真正成分可能仍然不清楚[23, 173]。一种安全的草药产品可能被导致肝毒性的有毒化合物污染。这可能是由于掺入重金属、杀虫剂、除草剂、微生物，甚至是传统药物[23, 173]。最近的例子是一个称作 Fortodol® 的产品在斯堪的纳维亚销售，通常包含一种温和的止痛药姜黄[181, 182]。几例肝损伤的发生，导致对这种明显无害的产品的成分进行分析。结果发现，它还含有尼美舒利，一种非甾体抗炎化合物，有文献证明可引起急性肝损伤[181, 182]。为了改进中药和膳食补充剂的因果关系评估，美国 DILIN 课题组开发并验证了一种新的方法，该方法见药物性肝损伤因果关系评估一节[99, 100]。

迄今为止，据报道有超过 100 种药物对肝脏有毒[19-24, 173, 174]。对于经典的药剂，毒性的证据的等级是不同的。具有最高水平的肝毒性证据的草药是含吡咯里西啶生物碱的植物、石蚕属植物（teucrium chamaedris）、苍术（atractylis gummifera）、含有薄荷油的植物（mentha pulegium，hedeoma pulegioides）、大白屈菜（chelidonium majus）、胡椒科植物卡瓦（piper methysticum）、黑升麻（actaea racemosa）和几种亚洲药用制剂（表 27-10）[19-24, 173, 174]。具有相当水平的肝毒性证据的其他化合物是丛生叶（larrea tridentata）、番泻叶（cassia angustifolia）、绿茶的水醇提取物和康宝莱®[17-24, 173, 174, 182]。

吡咯里西啶生物碱引起的肝毒性损伤是目前中草药肝损伤中比较棘手的，并且特别需要开发生物标志物以识别该问题。这些生物碱存在于全世界超过 6000 种植物中[23, 183, 184]。涉及的主要物种是天芥菜属、千里光属、野百合属[23, 173] 和聚合草属（紫草）及最近的菊三七[23, 67, 184]。吡咯里西啶生物碱中毒在非洲和牙买加等地区流行，其中有毒生物碱通过输液、草药茶或煎剂，或用作灌肠剂被摄入[23, 173]。含有吡咯里西啶生物碱的植物粉状物的污染也引起了印度和阿富汗的流行中毒[173]。吡咯里

西啶生物碱也是中国草药的一个关注点[67]。至少 51 例 DILI 与含有菊三七的"土三七"传统制剂有关[67]。吡咯里西啶生物碱引起的主要肝损伤是静脉闭塞性疾病，称为"肝窦阻塞综合征"（HSOS）[184, 185]。吡咯里西啶生物碱在全球范围内已引起 8000 多例 HSOS，并且是该综合征的主要原因之一[184, 185]。吡咯里西啶生物碱的肝毒性在实验动物中是可重复的且和剂量相关[23]。它与不饱和生物碱通过细胞色素 P_{450} 生物转化为不稳定的毒性代谢物（可能是吡咯衍生物）有关，主要导致内皮细胞和较少肝细胞的损伤[23]。可以在血清中检测到反应性吡咯 – 蛋白质加合物[67]。该试验显示反应性加合物直接存在于患有与土三七制剂相关的 HSOS 的患者血清中，错误地应用了菊三七而不是景天三七制剂[67]。

已经清楚阐明肝毒性机制的另一个例子是石蚕属植物（teucrium chamaedrys）[23]，其可以用生物标记物进行诊断。实际上，可以在由石蚕属植物引起的 DILI 患者中检测到血清抗水解酶抗体的存在（参见关于药物性肝损伤因果关系评估的研究）。

膳食补充剂（表 27-10）

最近一些报道强调了膳食补充剂的肝毒性，特别是在急性肝细胞性肝炎中，包括一些产品的调和物，如松萝酸与其他产品（育亨宾、咖啡因、二碘甲腺原氨酸、苯丙醇胺）在各种制剂中的应用（Lipokineti c®、UPC-1® 和 Lipoliz®）[24, 186]。

导致 DILI 的其他产品包括：含有几种成分的 OxyELITE®（二甲基胺、aegeline），用于减肥和肌肉增强[24, 186]；Hydroxycut®（含有绿茶、麻黄、咖啡因、卡尼订和铬）[186] 和亚油酸[186]。含有与甲状腺激素相关的维生素 A 的产品，商品名为 Plethoryl®，用于减轻体重，亦导致急性肝炎、胆汁淤积、慢性肝炎和肝硬化[187, 188]。它的毒性在法国被识别已有 30 年的历史，已禁止使用[187, 188]。然而，其他国家仍在继续使用并导致肝损伤[186]。

此外，用于健身和改善肌肉和运动性能的雄激素合成代谢类固醇的非法使用显著增加[24, 186]。这些化合物可能导致各种肝脏病变，从急性肝炎到腺瘤和肝癌[24, 186]。

表 **27-10** 涉及肝毒性的主要草药

(续表)

主要草药制剂	肝损伤类型
吡咯里西啶生物碱	
野百合属 千里光 天芥菜属 *symphytum offcinale*（紫草科植物）	急性和慢性 HSOS
石蚕香科（石蚕属植物）	AHH、ACH、LF、慢性肝炎、肝硬化、胆管炎
狭叶香科	AHH、ACH、LF
苍术（*atractylis gummifera L.*）	AHH、ACH、LF
美蛛属（*callilepis laureola L.*）	AHH、LF
唇萼薄荷（*mentha pulegium*）	AHH、ACH、LF
除蚤薄荷属（*hedeoma pulegioides*）	AHH、ACH、LF
大屈菜碱	AHH、ACH、慢性肝炎、胆管炎
胡椒科植物卡瓦（卡瓦卡瓦）	AHH、ACII、LF、慢性肝炎
（野茶树）（绿茶提取物）	AHH、ACH、LF
黑升麻（*black cohosh*）	AHH、ACH
美类叶升麻	AHH、ACH
橄树（诺丽果汁）	AHH、ACH、LF
锯叶棕属	ACH
印度苦楝树	小泡性脂肪变性
阿拉伯茶树（阿拉伯茶）	AHH、ACH、LF
琉璃苣属（紫草科）	AIIII、ACH
番泻叶	AHH、ACH
Larrea tridentata（chaparral）	AHH、ACH、胆管炎、慢性肝炎 / 肝硬化

主要草药制剂	肝损伤类型
亚洲草药（中、日、印度草药）	
蛇足石松（金步环）	AHH、ACH、LF
麻黄属植物（麻黄）	AHH 具有自身免疫性
小柴胡汤丸（复方制剂）	AHH/ 慢性肝炎
大柴胡汤（复方制剂）	AHH 具有自身免疫性
Chaso and Onshido	AHH、ACH、LF
Boh-Gol-Zhee or Bu Ku Zi	ACH
何首乌（首乌片）	AHH、ACH
灵芝	AHH
七日晕	AHH
六角莲	AHH
膳食补剂 [176, 183-195]	
辛酸与其他成分	
LipoKinetix®	AHH、ALF
UCP-1®	AHH、ALF
Oxy ELITE®	AHH、ALF
Hydroxycut®	AHH、ACH、ALF、AHH 伴随自身免疫性
亚油酸	AHH
Plethoryl®（维生素 A、甲状腺激素）	AHH、ACH、慢性肝炎、肝硬化
非法雄激素合成类固醇使用	AHH、ACH、肝腺瘤、肝癌、HSOS

ACH. 急性胆汁淤积性肝炎；AHH. 急性肝细胞性肝炎；HSOS. 肝窦阻塞综合征；LF. 肝衰竭
数据引自参考文献 [6-8, 19-24, 176, 183-185]

九、非法及娱乐产品

娱乐和非法使用的产品日益频繁地造成肝脏毒性。环境和产品的类型是千差万别的。主要的例子是可卡因和安非他命（摇头丸）[9]。可卡因滥用是一个世界性的问题，涉及医学、社会、经济和法律问题。据报道，2200 万美国人至少吸食过一次可卡因，500 万人经常吸食[189]。在非肠外使用可卡因使用者中，在医院检查有 15% 表现出轻度肝酶升高[43]。急性可卡因中毒可导致严重综合征，伴有发热、动脉低血压、弥漫性血管内凝血、肾衰竭、横纹肌溶解和严重肝损伤[190]。急性肝炎可发生在 2d 内，其特点是氨基转移酶明显升高，肝损害包括中心周围凝固性坏死和周围微泡性脂肪变性[190]。高血压、动脉血管痉挛和体温升高可能是该综合征肝损伤的原因之一。此外，横纹肌溶解引起的酶升高也可能导致肝损伤的误诊。可卡因的直接毒性已经得到证实[191]。

可卡因毒性机制已被广泛研究。动物模型已经表明可卡因毒性是剂量依赖性的，并涉及由细胞色素 P_{450} 介导的氧化反应[191]。通过细胞色素 P_{450} 将可卡因生物转化为去甲可卡因，再进一步转化为 N-羟去甲可卡因、去甲可卡因硝酸盐和去甲可卡因硝基铵离子。这些自由基代谢物可引起肝细胞氧化应激和脂质过氧化[191]。在动物中，细胞色素 P_{450} 的诱导物（苯巴比妥、乙醇）增加了毒性，并可通过其抑制剂加以阻止[191]。男性在可卡因肝毒性中更为常见[192]。

安非他命和甲基苯丙胺的肝毒性主要表现为与体温升高有关。摇头丸（3, 4- 甲二氧甲基苯丙胺）是一种非法合成的安非他命衍生物，越来越多地用作消遣药物。它与通宵舞蹈中的剧烈运动结合使用可产生过高热、低血压、弥散性血管内凝血、横纹肌溶解、急性肾衰竭和死亡[193-196]。年轻患者中，摇头丸诱导的肝损伤也可能在服用该药几天到 4 周后单独表现为混合肝炎[193-196]。所有不明原因黄疸的年轻患者应特别排除摇头丸的使用。摇头丸肝毒性也可以由另一种机制引起，即产品受到其他肝毒性物质的污染。肝损伤通常是延迟性的，发生于摄食后 1～2 周，伴有急性肝炎，可能伴有过敏症状。

另一个例子是丁丙诺啡。这种吗啡类似物已经被用来作为一种药物来帮助患者停止毒瘾。在推荐剂量下通过口服途径使用时，肝毒性的风险似乎非常低[16, 25, 197]。病例报告非常罕见[25]。相反，经静脉或鼻腔途径使用时，该化合物可引起肝毒性反应[16, 197]。实验研究证实，其机制可能与线粒体功能障碍有关[198]。当同时摄入另一种可能引起线粒体功能障碍的药物时，如阿司匹林，肝毒性可能进一步增加[26]。

其他药物如哌甲酯，作为精神刺激剂滥用并引起肝毒性[199, 200]。还有潘环克利定，也叫"天使尘"[9]。

肝毒性可能与闻到带有芳香气味的有机溶剂有关，如三氯乙烯和四氯化碳、氯仿或甲苯的混合物[6]。

另一种类型的肝毒性来自于用于娱乐目的的的草药[17]。卡瓦糖就是一个例子[17, 23]。这种来自太平洋群岛的草本植物最初被用于低剂量输液时，具有使人放松和轻微欣快的特性。在西方国家，滥用精神兴奋剂导致了急性肝炎的流行，包括行肝移植的肝衰竭和死亡[17, 201, 202]。因此，卡瓦卡瓦已被禁止出现在草药市场[17]。

广泛使用的大麻最近被证明会增加丙肝患者的脂肪变性和纤维化的形成[203]。总的来说，娱乐和非法化合物的肝毒性的频率很可能明显被低估，并且在逐渐增加。诊断尤其困难，因为通常是使用者不一定愿意正确描述其信息，而且该产品可能掺杂了另一种有毒产品[9]。

十、化学品和工业产品的肝毒性

众所周知，在传统工业化国家，与接触化学产品有关的污染负担业已存在，现在这种负担正在全世界迅速扩大，其规模和毒理学后果难以评估[56, 204]。尽管某些化学毒性降低了风险，但通常比药物更难评估[56, 204]。事实上，关于化学品毒性不良反应的数据收集并不能像药物警戒网络的药物一样有效地组织起来。此外，间歇性接触化学品的长期影响在很大程度上仍被忽视。事实上，从暴露到肝毒性出现之间的潜伏期可能是几年[56, 204]。

（一）流行病学方面

风险评估需要在流行病学、毒理学和临床评估之间进行系统和综合分析。早在 20 世纪 70 年代，H. J. Zimmermann 就强调，化学制剂的毒性特征表现不是很明显[43]。10 年后，根据巴西石化工人的报告，在环境和工作场所持续暴露在已知的肝毒素中，如氯乙烯和尚未被识别的肝毒性化学品中，只有不到 30% 的潜在有毒化学品得到了充分检测[205, 206]。

接触方式是影响毒性风险的一个重要因素。事实上，化学产品的结构和脂溶性是它们通过细胞膜运输的主要决定因素。工业接触主要通过吸入和皮肤接触发生，而环境接触主要通过吸入和摄入发生[204]。如果化合物由肝脏代谢，吸入毒性的风险更高，因为目标器官暴露增加[204]。

（二）致病原与临床表现

超过 200 种工业和环境产品被认为具有潜在的肝毒性，并可能复制经典药物介导的急性肝炎为主的其他肝损伤类型[56, 204]。主要致病物质见于表 27-11[43, 204, 207]。

化学物质的肝毒性机制与经典药物相似，包括反应代谢物的形成、自由基、线粒体功能障碍和导致各种分子和细胞损伤的过敏反应[6, 7, 43, 204, 208]。四氯化碳和氯乙烯很好地说明了这一点[204, 208]。

（三）易感因素

个体易感性因素包括年龄、性别、营养状况、遗传易感性、伴随药物暴露及潜在肝病的存在。四氯化碳和三氯乙烯之间的相互作用是一个著名的例子。30 多年前，一种溶剂偶然含有这种化合物，导致十几岁的青少年在闻这种溶剂时出现黄疸，原因是它散发出的芳香气味。

另一个例子是二噁英衍生物，它是 CYP1A2 的诱导物[204]。通过这种机制，二噁英可以诱导其他异种生物的代谢，增加其肝毒性。

表 27-11　主要肝毒性化学品

化学物质分类	肝损伤的类型
卤代芳烃	
多氯联苯	AHH、脂肪变性
氯萘	AHH
氯苯类	AHH
卤代脂肪族碳氢化合物	
四氯化碳	AHH、LF、脂肪变性
1，1，2，2- 四氯乙烷	AHH
1，1，1- 三氯乙烷	AHH、脂肪变性
氯代乙烯	
氯乙烯	AHH、慢性肝炎、肝硬化
偏二氯乙烯	AHH、慢性肝炎、肝硬化
Trans- 偏二氯乙烯	脂肪变性
Cis- 偏二氯乙烯	脂肪变性
三氯乙烯	AHH
全氯乙烯	脂肪变性、肝硬化
N- 酰胺	
二甲基乙酰胺	AHH、ACH、脂肪变性
二甲基甲酰胺	AHH、脂肪变性
硝基芳香化合物	
二硝基苯	AHH

（续表）

化学物质分类	肝损伤的类型
2，6-二硝基苯	AHH、ACH
苦味酸	AHH
三硝基苯甲硝胺	AHH、脂肪变性
三硝基甲苯	AHH、ACH
其他化学物质	
二甲基亚硝胺	AHH
亚甲基二苯胺	AHH、ACH
吡啶	AHH
百草枯	AHH、ACH
敌草快	AHH
砷	AHH、ACH、胆管炎、肝硬化、血管肉瘤
铍	AHH、肉芽肿性肝炎
铜	肉芽肿性肝炎、血管肉瘤
肼	AHH 脂肪变性
甲苯	脂肪变性
硒	AHH、脂肪变性

ACH. 急性胆汁淤积性肝炎；AHH. 急性肝细胞性肝炎；LF. 肝衰竭

数据引自参考文献 [11, 43, 204, 206]

（四）毒力检测

工业和环境污染物的检测引出具体和困难的问题：①如何容易和准确地测量有害化学剂的存在；②造成混淆或影响的因素是什么。在测量接触化学试剂的方法方面已经取得了重要进展。然而，它们的应用仍然有限。主要方法是通过检测氨基转移酶筛选暴露的受试者[209, 210]。在对委内瑞拉一家石化工厂工人的研究中，暴露于各种化学物质（苯、甲苯、二甲苯）的空气中与肝酶的异常有关[204]。然而，酒精、肥胖或病毒性肝炎等其他混杂因素也可能存在。目前正在使用生化测试评估慢性肝病的潜在发展[204]。

总的来说，与长期暴露于化学制品和筛选试验有关的肝毒性风险的预测和检测仍然有限，而且表现不佳。

十一、结语和展望

所有的药物家族都能引起肝损伤。然而，考虑到使用药物的人数众多，肝脏损伤的发生率相对较低。最常见的事件是各种类型的急性损伤，包括肝细胞损伤、胆汁淤积或混合损伤。因果关系的评估可能尤其困难，因为患者可能忘记或隐瞒了可疑化合物的摄入。值得注意的是，草药、非法物质和化学物质也可能包含在可疑化合物中，进一步增加了诊断的困难。前瞻性研究和登记应进一步明确药物性肝损伤的流行病学特征。DILI 特异性诊断和其易感因素检测工具正在持续改进。事实上，microRNA 在早期识别药物和草药引起的肝损伤方面的潜在作用是非常有意义的，在药物开发的临床试验中，氨基转移酶被一些人认为是不够敏感的，器官特异性不强[211, 212]。microRNA 可以在药物致肝损伤患者的血液中检测，在未来可能发挥更大的作用[211, 212]。随着 GWAS 和 SNP 的发展，DILI 的个体易感性检测也有了巨大的进步[102, 103]。

第 28 章　药物性肝损伤的发病机制

Mechanisms of Drug-induced Liver Injury

Paul B. Watkins　Merrie Mosedale　著

莫瑞东　谢　青　译

要　点

- 药物性肝损伤（DILI）按照经典的分类方法分成两类：固有型和特异质型。固有型 DILI 是剂量依赖型的，通常是可以预测的。相反，特异质型 DILI 的发生难以预测，因为它的发生和暴露药物剂量的关系比较复杂，通常发生在暴露药物之后的数周或数月，并且只有一小部分服用药物的人群发生。
- 固有型和特异质型 DILI 都涉及一定程度上药物本身对肝细胞的直接损伤和打击。这里有 3 种损伤机制：线粒体的功能异常、氧化应激和胆汁酸体内平衡的改变。
- 在一些特异质型肝细胞型 DILI 病例中，肝细胞应激引起适应性免疫应答，与打破免疫耐受共同参与了临床的肝损伤。
- 药物本身的特性及宿主的因素影响上述几种机制并相互作用从而决定 DILI 的易感性。
- 新的细胞模型、临床前动物模型和计算机模型在帮助临床医生理解及预测 DILI 方面有很大的应用前景。
- 除了小分子化合物，生物制剂和中成药及膳食补剂也可能引起 DILI。一些毒理机制可能相同，然而，这些小分子也可能通过不同的机制引起肝毒性损伤。

　　传统意义上 DILI 被分为两类，固有型和特异质型。固有型 DILI 是剂量依赖型，一般在用药后的几天内发生。一般来说，当服下药物的致害剂量后，都会发生肝损伤。固有型 DILI 倾向性常可在临床前期的动物实验中，或者在检测药物剂量相关的毒副作用的早期临床试验中发现。如果某种药物引起肝毒性损伤的剂量和其治疗剂量很接近，这种药物一般会禁止后续研发。因此，目前很少药物在治疗剂量内引起固有型 DILI。在批准的药物中，对乙酰氨基酚就是一个例子。和所有的固有肝毒性物质一样，对乙酰氨基酚的亚毒性暴露剂量一般是安全的，肝损伤的发生常常是剂量依赖型的。

　　与毒性的可预测性相反，特异质型 DILI 发生并不是剂量相关性，且常常在服药后数周至数月发生。一般来说，在暴露于某种药物后有很低的概率（低于 1/10 000 的比例）发生肝损伤，即使服用较高剂量的药物。对肝毒性药物的易感性被认为和个人的遗传背景及非遗传相关的多种危险因素有关，因此宿主因素决定或影响肝毒性损伤的发生。动物模型在鉴定药物是否能引起特异质型肝损伤方面意义有限。如果服用某种药物肝毒性损伤发生率小于 1/1000，其肝损伤的毒副作用在上市前临床药物试验中不易发现，当药物批准上市大范围使用后其肝毒性损伤才逐渐被发现。当发现某种药物可引起特异质型肝损伤，尽管大部分患者用药后无肝损伤发生，一般也会采取措施限制其临床应用。特异质型肝损伤已经成为对药物采取管制措施的主要原因，包括药物上市获批失败、市场限制及药物召回[1]。

最近关于 DILI 发病机制的研究又取得了一些进展，提示有 3 方面机制参与固有型和特异质型 DILI 肝细胞的损伤反应：线粒体功能异常、氧化应激、胆汁酸代谢平衡异常。然而，在特异质型肝损伤中，除上述机制之外，新抗原的产生可引起特定人群的免疫应答从而造成临床上的肝损伤。

在特异质型 DILI 中，发现药物特殊的活性启动成分及个体易感因素在其中扮演重要角色，这也有助于我们理解 DILI 的发病机制。新的工具和方法将有助于更好地预测特异质型 DILI 的发生。最后，一些生物制剂及小分子化合物也有 DILI 的报道。这些药物引起的 DILI 的具体机制仍需要进一步研究，后者可能不同于一般的小分子药物引起的肝损伤。

一、DILI 的机制

不考虑 DILI 的类型（固有型或特异质型），一般认为药物本身在一定程度上会引起肝细胞损伤。目前认为药物引起的肝细胞损伤发生至少涉及以下 3 种机制中的一种：线粒体功能异常、氧化应激及胆汁酸代谢平衡异常。回顾性研究发现药物的血浆浓度和上述 3 种机制或更多种的交互作用与 DILI 的发生明显相关 [2-5]，这也支持上述这 3 种机制在 DILI 中扮演重要角色。

线粒体生产的 ATP 对维持细胞的生理功能起到重要作用。引起 DILI 的药物可抑制线粒体功能，导致 ATP 水平降低，细胞功能减退，最终引起细胞死亡 [5]。活性氧（ROS）可引起氧化应激，ROS 是细胞代谢的副产物，在信号转导和细胞内稳态中均扮演重要角色。然而，一些引起 DILI 的药物可通过一系列机制造成细胞内 ROS 急剧增加 [3]。当调节细胞内 ROS 的代偿机制失灵时，氧化应激能导致细胞内重要组分的损害甚至细胞死亡。最后，肝脏的一大重要功能是血液中胆汁酸盐及胆红素向胆管中转运排泄。引起 DILI 的药物可在多方面干扰这一生理过程，其中最主要的是通过抑制胆盐输出蛋白（BSEP），降低了肝脏胆汁酸的外排 [2]。这将引起肝细胞内胆汁酸的积聚，进一步导致肝细胞的死亡。

（一）线粒体功能受损

药物可通过多种途径引起线粒体功能异常（图 28-1）。线粒体通过氧化磷酸化（OXPHOS）的两步反应过程产生 ATP。第一步反应是电子传递链

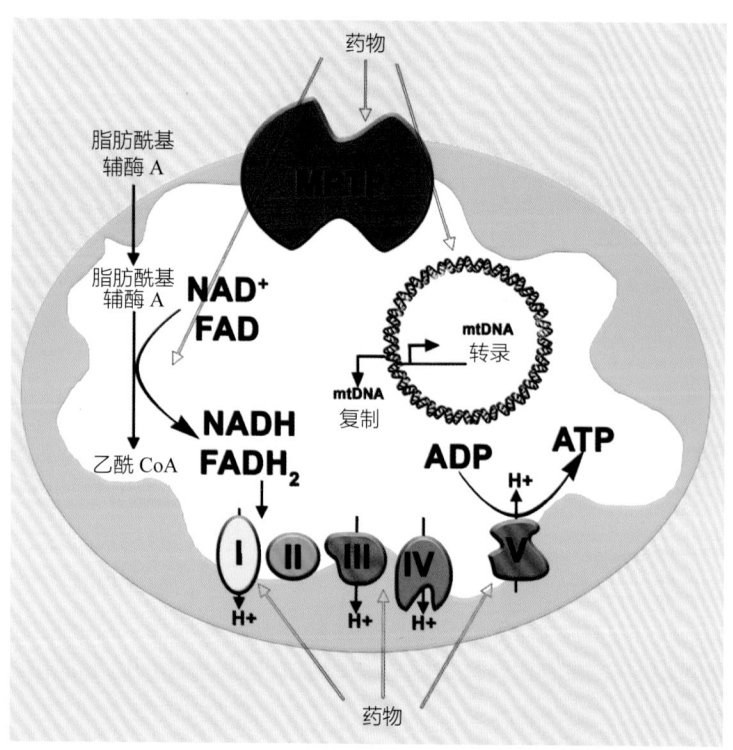

◀图 28-1 药物诱导线粒体功能障碍的机制
药物通过多种方式损害线粒体产生 ATP，包括通过抑制电子传递链功能（即，复合物 I～IV），解耦联质子传递和通过 ATP 合酶生成 ATP（复合物 V），抑制线粒体脂肪酸氧化（FAO），线粒体通透性转变孔（MPTP）打开，破坏线粒体 DNA（mtDNA）复制和蛋白质合成。NAD+. 酰胺腺嘌呤二核苷酸氧化态；FAD. 黄素腺嘌呤二核苷酸；NADH. 酰胺腺嘌呤二核苷酸氧化态还原态；FADH2. 黄素腺嘌呤二核苷酸还原态；MPTP. 线粒体通透性转变孔；mtDNA. 线粒体 DNA

（ETC）中的电子传递，这样在线粒体内膜上形成电化学梯度。在第二步反应中，一种称之为 ATP 合成酶的酶可限制这种贮藏的能量释放，通过允许质子跨过电化学梯度回流的同时产生 ATP。ETC 包括 5 种大蛋白复合物（包括 ATP 合成酶），每种复合物又由不同的蛋白组成。药物可直接损害这些蛋白复合物的功能，被称之为"ETC 抑制"。药物抑制 ETC 后减低 ATP 的合成效率，并引起细胞功能减退，甚至细胞死亡。比如引起 DILI 的异烟肼，可抑制复合物 I，在单独抑制其功能后并无急性毒性损伤，但当合并其他复合物功能减退后将促使异烟肼引起肝细胞损伤[6]。药物也可引起线粒体内膜受损，因此造成质子浓度梯度生成与合成 ATP 解耦联。这种情况下，质子通过内膜泄漏与 ATP 合成相互独立，降低线粒体膜电位，降低 ATP 合成。导致 DILI 的药物尼美舒利[7]和他克林[8]都被证明是 OXPHOS 的解耦联剂。

线粒体通透性转变孔（MPTP）的开放是药物诱导线粒体功能障碍的另一种机制。由于线粒体膜完整性的丧失，MPTP 的开放会干扰 ATP 的合成。一般认为药物通过直接和间接机制[9]促进 MPTP 的开放。直接途径包括干扰 MPTP 组分和内源性直接活化有关 MPTP 诱导因子如有丝分裂原活化蛋白（MAP）激酶 c-jun-n 端激酶（JNK）。间接机制包括药物诱导的氧化应激，ROS 介导的 MPTP 诱导物活化。如对乙酰氨基酚通过 ROS 诱导 JNK 的活化促进 MPTP 的开放[10]。线粒体也含有自己的基因组，称为线粒体 DNA（mtDNA）。人 mtDNA 编码 37 个基因：2 个 rRNA、22 个 t-RNA、13 个作为 ETC 蛋白复合物亚基的蛋白，在 OXPHOS 中起关键作用[11]。药物可通过抑制线粒体蛋白合成或破坏线粒体 DNA 复制而引起线粒体功能障碍。这 2 种机制都可能导致 ETC 损伤，并且对线粒体功能的影响持续较长时间。在服用药物 faluridine 9~13 周时观察到的严重肝毒性与抑制 mtDNA 聚合酶有关，其会降低线粒体 DNA 的丰度并导致线粒体缺陷[12]。导致 mtDNA 下降的其他机制包括对线粒体拓扑异构酶的干扰。

最后，一些药物也可以通过抑制线粒体脂肪酸氧化（FAO）来损害线粒体功能。脂肪酸在肉碱穿梭的帮助下通过线粒体膜运输。一旦进入线粒体基质，β- 氧化的循环将脂肪酸分解为乙酰辅酶 A，其进入柠檬酸循环、NADH 和 $FADH_2$，这些辅酶参与到 ETC 过程中。药物可以通过多种机制干扰 FAO，包括直接抑制 FAO 线粒体酶和（或）通过降低 FAO 辅酶 A 和肉碱等辅助因子的水平。这 2 种机制都与药物丙戊酸引起 DILI[13]有关。线粒体 FAO 也可能作为 ETC 抑制和 mtDNA 耗竭的下游事件，即降低 FAO 酶催化氧化反应的能力。

虽然线粒体往往是药物诱导损伤的靶点，但肝细胞已经产生几种机制来应对这些损伤，维持线粒体完整性，并防止线粒体损伤造成进一步的损伤。特别是细胞可以增加线粒体的生物发生，通过自噬 / 有丝分裂处理受损线粒体，通过融合 / 裂变机制修复线粒体，调节信号通路保证能量代谢，限制细胞死亡[14]。

线粒体生物发生受 cAMP 反应元件结合蛋白（CREB）的调控和 AMP 活化蛋白激酶（AMPK）对细胞应激的反应。这些蛋白质激活主转录调控因子过氧化物酶体增殖激活受体共激活物 -1α（PGC-1α），PGC-1α 诱导了许多与线粒体功能有关的基因的表达。这种现象已经在暴露于鱼藤酮（一种线粒体毒性物质）[15]的肝细胞培养中观察到。在暴露于 20μM 鱼藤酮 3h 后，可观察到 PCC-1α mRNA 水平的提高，随后是数种 ETC 蛋白复合物亚单位蛋白质含量的增加。自噬是一种细胞质组分，包括细胞器，被溶酶体靶向降解的过程。线粒体自噬是一种以线粒体为靶点的自噬，发生在 ATP 水平降低或活性氧生成增强时。选择性去除线粒体有助于调节线粒体数量以满足能量需求，并可作为去除受损线粒体的质量控制手段。线粒体融合 / 裂变是一种自我修复的方法，通过与健康线粒体的融合提供完整的线粒体蛋白和 mtDNA，通过裂变分离受损线粒体蛋白和 mtDNA 进行清除。最后，线粒体可以改变细胞信号，以适应营养成分利用率和能量需求的变化。如当营养过剩时，线粒体可以通过增加 ETC 活性来适应，在极端情况下，甚至可以通过解耦联 OXPHOS 来减少 ROS 的产生。

（二）氧化应激

氧化应激是由活性氧形成和阻止 ROS 毒性作用的抗氧化防御系统之间的不平衡引起的。药物暴露引起的活性氧生成增加和氧化损伤可由多种机制引起（图 28-2）。氧化损伤的主要来源之一是 I 时相代谢，在细胞色素 P_{450} 酶的催化下，通过氧化和偶尔的还原反应生成活性代谢物。生物活化而形成的有毒代谢物具有化学多样性，包括活性亲电性、自由基和活性氧。在大多数情况下，药物或其活性代谢物通过 II 期结合解毒，并通过各种药物转运体排出肝细胞。然而，这些代谢物过多会产生严重后果。

亲电代谢物可与细胞大分子上亲核位点发生反应，形成不可逆的共价药物加合物[3]。这种化学修饰可以永久地改变目标大分子的结构和功能。关键肝细胞蛋白如酶、转运体和受体的共价修饰可能导致代谢功能受损、信号通路改变、生理稳态丧失和细胞死亡[3]。一些被修饰的蛋白质也可以作为免疫原（半抗原化）并诱导免疫反应。亲电物质还可以靶向 DNA 诱导链断裂和核酸修饰，导致 DNA 永久损伤和基因毒性。

药物代谢也可以通过药物的氧化代谢产生自由基或生成活性中间体直接还原分子氧生成 ROS[3]。与亲电中间体类似，自由基代谢物能够通过与大分子共价结合而诱导细胞损伤。但自由基也可以氧化细胞的基本成分，并引起有害的作用，而不必形成共价加合物。对 DNA 的氧化攻击可以导致突变和致癌性。关键氨基酸残基的氧化会导致酶失活或其他蛋白质功能的丧失。不饱和脂肪也非常容易受到活性氧和其他活性物质的氧化损伤。脂质过氧化是一系列自动传播的自由基反应，脂质氧化形成脂质过氧化物。脂质过氧化产生一系列细胞损害事件，氧化应激、膜脂的逐步破坏、线粒体呼吸链的抑制、细胞内钙稳态的破坏或细胞膜完整性的丧失。

其他药物（如丙戊酸）可以通过阻断线粒体的稳态等来诱导活性氧的生成。线粒体通过复合物 I 和 II 的活性产生一些 ROS。在正常状态下，这些活性氧通过线粒体谷胱甘肽过氧化物酶解毒。然而，一些药物可以增加 ROS 的产生和（或）耗尽线粒体谷胱甘肽（GSH），导致线粒体功能障碍、激活线粒体通透性和肝细胞死亡[9]。某些生理和环境因素会增加这种情况的风险，包括空腹、营养不良和慢性酒精中毒。

最后，细胞应激和药物加合物的形成都会引起炎症细胞反应，进一步促进 ROS 的产生[16]。炎症可显著激活 NADPH 氧化酶，该酶通过从 NADPH 转移电子产生超氧化物。在吞噬体中，超氧化物自由基自发形成过氧化氢和其他活性氧。中性粒细胞和 Kupffer 细胞在激活时也会释放超氧化物和过氧化氢。由于这种反馈回路，炎症性肝损伤一旦开始，通常是一个自我加重的过程。

（三）胆汁酸代谢平衡改变

肝脏的一个主要功能是合成和运输胆汁酸。胆

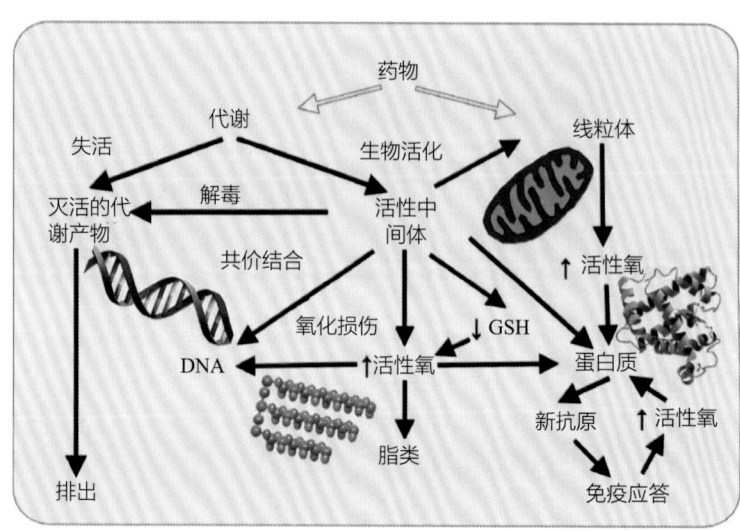

◀ 图 28-2　药物诱导氧化应激的机制

药物诱导的氧化应激是活性氧（活性氧类）形成和解毒不平衡的结果。药物代谢产生活性代谢物：亲电分子和自由基，它们可以继续产生活性氧（ROS）。这 2 种活性物质都可以靶向大分子，如 DNA、脂质、线粒体和蛋白质。亲电分子会引起共价结合（加合物、新抗原），且活性氧会引起氧化损伤。其次，药物诱导的免疫反应和线粒体功能障碍也可以增加 ROS 的产生，并引起类似的效应

经过 John Wiley & Sons 许可转载，改编自参考文献 [3]

汁酸对许多生理功能是必不可少的，包括肠道吸收脂质和排出毒素。初级胆汁酸是由胆固醇在肝脏中合成的。在分泌之前，胆汁酸与 2 种氨基酸（甘氨酸或牛磺酸）中的一种结合形成胆汁盐。在共价结合后，单阴离子胆汁盐穿过小管膜通过 BSEP 从肝细胞排出。胆汁盐也可以进行 Ⅱ 期代谢，与硫酸盐或葡萄糖醛酸结合。二价、双极性硫酸酯或葡萄糖醛酸盐通过多药耐药相关蛋白 2（MRP2）从微管排出。肝细胞胆汁盐也可通过位于基底外侧膜的多药耐药蛋白 3/4（MRP3/4）和有机溶质转运蛋白 α/β（OSTα/β）进入到体循环。

当胆汁被释放到肠内时，胆汁盐发生部分脱氧作用，并通过肠道菌群除去甘氨酸和牛磺酸基团，形成次生胆汁酸。肠道中的胆汁酸可以通过被动扩散或通过位于回肠末端的钠依赖性胆汁酸转运蛋白（ASBT）的主动转运重新被肠细胞吸收。然后胆汁酸通过 OSTα/β 运输进入门静脉循环，再通过钠离子 – 牛磺胆酸共转运蛋白（NTCP）有机阴离子转运多肽（OATP）穿过肝窦膜进入肝细胞。再吸收的胆汁酸与重新合成的胆汁酸混合后可再结合氨基酸后分泌。这个过程称为肝肠循环。

由于其在合成和运输中的作用，肝脏暴露在高浓度的胆汁酸中，使其特别容易受到胆汁酸诱导的毒性损伤。胆汁中胆汁酸浓度可达 300mmol/L[17]。胆汁酸是一种两亲性分子，具有很强的去垢性，可破坏细胞膜的完整性，产生细胞毒性作用。为保护胆管细胞免受清洗剂作用，胆汁中的胆汁酸可被磷脂胆碱和胆固醇包裹分隔成微粒。肝细胞内胆汁酸浓度可比胆汁[18] 低 1000 倍。但胆汁酸仍然具有毒性，主要通过破坏线粒体功能[19] 发挥作用。随着胆汁酸浓度的增加，胆汁酸与线粒体膜通透性有关，这种效应在对疏水物质的反应中更为明显。如上所述，线粒体膜电位的丢失导致蛋白质梯度与 ATP 合成过程解耦。ATP 的显著下降最终会导致细胞死亡。有许多反馈机制来保护肝细胞免受胆汁酸浓度增加的毒性作用。其主要途径是通过调节肝胆汁酸生物合成和转运的法尼醇核受体（FXR）。胆汁酸浓度的增加会激活 FXR，从而抑制胆汁酸生物合成中涉及的酶，肝脏摄取转运蛋白 NTCP 和 OATP 及上调肝脏流出转运蛋白 BSEP 和 MRP2。

已有研究表明，药物以多种方式干扰胆汁酸的稳态（图 28-3）。最常见的是，药物或其代谢产物抑制 BSEP，防止胆汁酸从肝细胞[2] 流出。如曲格列酮引起的临床肝毒性损伤主要是因为曲格列酮硫酸代谢物介导的 BSEP 和 MRP3/4 的抑制[20]。其他抑制微管基底（MRP2）和流出转运体（OSTα/β）也有助于增加细胞内胆汁酸浓度和细胞毒性，其单独或结合 BSEP 抑制发挥作用[2]。最近的研究发现表明，在评估 DILI 风险时，不仅需要考虑转运体抑制的效力（IC_{50}），而且还需要考虑抑制模式（竞争性、非竞争性或混合性）。非竞争性抑制似乎更令人担忧，随着胆汁酸浓度的增加，无法与药物的抑制作用竞争，导致细胞内胆汁酸积累，且增加的速度更快[21]。

许多抑制外排转运体的药物也抑制摄取转运体。如曲格列酮是 BSEP 的有效抑制药，也是 NTCP 的抑制药[20]。在某些情况下，这种对流出物和吸收的双重抑制可能有助于通过防止细胞内有毒胆汁酸的积累来降低 DILI 的危险。然而，这种复杂的吸收和流出相互作用也可以使 DILI 风险难以预测。如血浆胆汁酸水平被认为是药物诱导胆汁酸转运体抑制和体内肝损伤的潜在生物标志物[17]。正是基于这样一个假设，即抑制小管外排转运蛋白最终将导致胆汁酸通过基底外侧转运蛋白输回到血液中，而这将引起循环血浆胆汁酸水平的增加。然而，抑制基底外侧摄取转运蛋白也会导致血浆胆汁酸水平升高，而不受肝细胞胆汁酸浓度的影响。

药物还可以抑制不直接参与运输胆汁酸但仍在胆汁酸稳态中发挥作用的转运体。如多药耐药蛋白 3（MDR3）是位于肝细胞小管膜上的磷脂翻转酶。它介导磷脂酰胆碱的胆汁分泌，磷脂酰胆碱是形成磷脂 / 胆汁酸 / 胆固醇微粒体的必要物质，这些微粒体包裹胆汁酸，防止胆汁酸直接接触细胞膜[22]。MDR3 活性的破坏导致胆汁酸介导的胆道上皮损伤，并与小鼠和人类的肝损伤有关[23]。包括氯丙嗪、伊曲康唑、氟哌啶醇、酮康唑和利托那韦等几种引起严重 DILI 的药物与抑制 MDR3 活力有关[24]。而其中一些药物也有抑制 BSEP 作用，氯丙嗪和伊曲康唑是 BSEP 的弱抑制药，提示 MDR3 的抑制可能在这些药物相关的胆汁淤积性肝损伤中发挥作用。

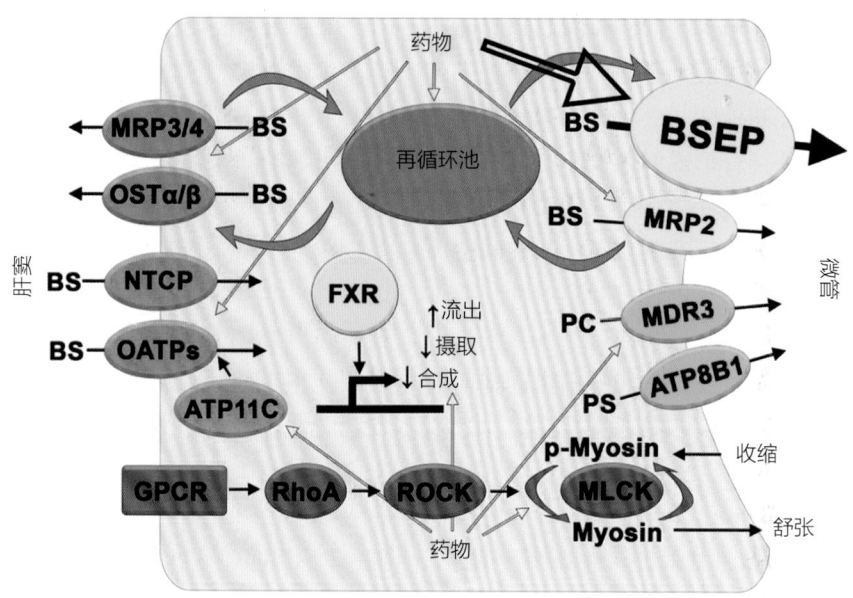

▲ 图 28-3　药物诱导胆汁酸稳态改变的机制

药物诱导的胆汁酸稳态改变主要通过抑制基底外侧胆汁盐（BS）外排转运蛋白（BSEP）。药物抑制微管多药耐药性相关蛋白 2（MRP2）和顶端流出转运体的多药耐药性蛋白质 3/4（MRP3/4）及有机溶质转运蛋白 α/β（OST α/β）。许多抑制 BSEP 的药物也抑制了钠 –（Na⁺）– 牛磺胆酸盐共转运多肽（NTCP）和有机阴离子转运多肽（OATP），这可能会减少肝细胞中胆汁酸的积累。药物也可能通过破坏转运体对质膜的锚定而影响转运体的功能。一些药物也可能通过抑制传输磷脂酰胆碱（PC）的磷脂翻转酶多药耐药性蛋白 3（MDR3）、传输磷脂酰丝氨酸（PS）的腺苷三磷酸酶磷脂运输体 8B1（ATP8B1）和调节 OST α/β 表达的 ATP11C，介导胆汁酸诱导的损伤。最后，药物通过 Rho 激酶（ROCK）/ 肌球蛋白轻链激酶（MLCK）通路和直接作用于调节肝胆汁酸生物合成和转运的法尼醇 X 核受体（FXR）的表达，影响小管动力学。GPCR.G 蛋白耦联受体；p–Myosin. 磷酸化的肌球蛋白；Myosin. 肌球蛋白

虽然对 DILI 背景研究较少，但另外 2 种磷脂翻转酶的多态性，即运输 8B1 和 11C（ATP8B1 和 ATP11C）的 ATP 磷脂酶与胆汁酸稳态的改变和肝损伤有关[25]。ATP8B1 是肝细胞小管膜中磷脂酰丝氨酸的翻转酶。磷脂酰丝氨酸的翻转可增加小管膜中鞘磷脂的含量，这对于保护膜免受胆汁酸等清洁剂的影响非常重要。ATP8B1 的缺乏促进亲水性胆汁酸提取胆固醇。由于 BSEP 的活性严重依赖于小管膜胆固醇含量，胆固醇缺失导致 BSEP 活性受损和随后胆汁酸稳态的改变[26]。ATP11C 似乎在基底外侧胆汁酸摄取转运蛋白 OATP 和 NTCP 的表达及膜定位中发挥更大作用。因此，人们猜测它充当了守门人的角色，预防肝胆汁酸过载。但是关于这些转运蛋白与引起 DILI 的药物的相互作用的调查研究几乎没有。鉴于 ATP8B1 和 ATP11C 与 MDR3 结构和功能相似性，这些功能受损的转运蛋白和 DILI 的表型相似性，这些均应该被考虑。

药物改变胆汁酸稳态的另一种机制是通过影响胆小管动力学。有人假设这种效应对胆汁酸转运的影响是次要的，但更多最近的研究表明，药物可以通过直接改变信号转导通路调节胆小管扩张和收缩[27, 28]。胆小管结构是高度动态的，它在持续肿胀和塌陷，并且该过程对于胆汁酸的流动是必需的[29]。调节肌动蛋白分布的信号转导机制，特别是 Rho 激酶（ROCK）/ 肌球蛋白轻链激酶（MLCK）途径来控制小管运动。几种引起 DILI 的药物包括氯丙嗪、环孢素 A 和波生坦，已被证明会破坏这种途径，导致小管收缩和扩张受损[27]。最近的一份手稿表明，检查体外小管动力学的改变，用于鉴定影响胆汁酸稳态的 DILI 药物，比 BSEP 抑制更敏感[28]。

一些研究也表明引起 DILI 的药物可以对涉及调节胆汁酸的基因产生直接影响，从而改变胆汁酸的稳态并促进细胞毒性。有人提出 DILI 与非甾体类抗炎药（NSAID）有关，由于 NSAID 引起 FXR 拮抗和随后对 FXR 靶基因的改变如小异二聚体伴侣（SHP）和 CYP7A1 导致 DILI[30]。NSAID 如吲哚美辛，对 FXR 抑制作用也与信号转导和转录激活因子 3（STAT3）的激活和半胱氨酸蛋白酶活

性的刺激有关。最近，吡嗪酰胺诱导的肝损伤也出现了类似的现象[31]。在大鼠中，吡嗪酰胺显示出抑制 FXR，导致流出转运蛋白（BSEP、MRP2、OSTα/β 和 MDR3）的表达降低，摄取转运蛋白（MRP3、NTPC 和 OATP）表达增加，胆汁酸合成酶（CYP7A1）的表达增加，导致胆汁酸合成和运输功能障碍。

最后，引起 DILI 的药物可能会干扰将胆汁酸转运蛋白转运到肝细胞膜[32]。将蛋白质靶向基底外侧和顶膜都涉及多种不同的过程。一旦在膜上，运输蛋白可以通过回收内涵体使之在膜上和离开膜从而协调它的动态变化。基因多态性对功能性肝细胞极性是必需，而膜转运与肝损伤有关。引起 DILI 的药物干扰具有这些功能的蛋白质的表达可能具有类似的效果。

（四）多因素机制

虽然线粒体功能障碍、氧化应激和胆汁酸稳态的改变可能对固有型 DILI 的发生各有不同的作用，但它们往往相互联系，共同促进肝毒性损伤的发生[4]。如线粒体功能障碍导致 ATP 的产生下降可以减少通过 BSEP 的 ATP 依赖性胆汁酸的运输。同样，胆汁酸的积累可以破坏线粒体的氧化磷酸化，此外，线粒体功能障碍可以导致活性氧的产生增加，活性氧可以靶向线粒体 DNA 和蛋白质，导致线粒体功能障碍。对乙酰氨基酚的毒性是由反应性中间体细胞色素 P_{450}（CYP）代谢产生的 N- 乙酰对苯醌亚胺（NAPQI）介导的。少量的 NAPQI 与谷胱甘肽结合后容易解毒。然而，过多的 NAPQI 生产会耗尽线粒体 GSH，降低中和 ROS 的能力，导致线粒体损伤。一旦 GSH 耗尽，NAPQI 浓度升高，导致 NAPQI 与线粒体蛋白结合，可能促进线粒体损伤[10]。解毒剂 N- 乙酰半胱氨酸（NAC）主要通过促进 GSH 的再生和促进 NAPQI 的解毒发挥作用。

（五）临床前动物模型在检测药物诱导肝细胞损伤中的局限性

虽然 3 种主要机制导致的肝细胞损伤的固有型 DILI 通常可以在体外临床前或动物研究中准确预测，但通过这些机制在人体中引发毒性的药物在所有临床前筛选中都无阳性发现。这可能是由动物模型的物种差异和（或）培养的人类肝细胞的生理差异造成的。临床前模型未能发现固有型 DILI 一个主要原因是药物代谢和体内分布的差异。如在许多情况下，毒性通常由 CYP 代谢催化的代谢物而不是母体药物引起的。然而，一些人细胞色素 P_{450} 在表达和催化活性方面与动物不同[33]。虽然培养的肝细胞可能更好地复制人类药物代谢过程，但强大的酶水平仅保留在悬浮细胞中 4～6h，用于毒性研究的贴壁细胞的酶水平会急剧下降[34]。

目前在动物身上进行的临床前安全测试似乎也特别不适合预测胆汁酸稳态变化导致的 DILI 发生风险。这种种间差异似乎部分与转运体抑制动力学的差异有关，但也与胆汁酸毒性的种间差异有关[17]。人类中毒性更强的疏水胆汁酸的比例更高，而啮齿类动物和狗中毒性更低的极性胆汁酸的比例更高。而培养的人肝细胞可能产生相当数量的内源性胆汁酸[35]，而肝脏中存在的大部分胆汁酸（> 95%）来自肝外池（即肠肝再循环）。这个细胞池在二维静态培养中是不存在的，由于转运的抑制阻止了细胞内任何显著的积累。然而，最近的研究表明，通过向培养基中加入人体胆汁酸的生理相关浓度，有望在体外诱导胆汁酸介导的毒性[36, 37]。此外，认识到目前临床前检测胆汁酸介导的 DILI 的不足，制药行业和学术界的专家都在迫切希望找到一种方式，可识别具有抑制 BSEP 可能风险的新药[21]。

（六）胆汁淤积性肝损伤和肝细胞性肝损伤

值得注意的是，由于胆汁酸内稳态的改变导致的 DILI，毒理学家通常将其称为"胆汁淤积性损伤"。然而，对于临床医师来说，"胆汁淤积损伤"指的是患者血清肝化学反应的模式，其特征是血清碱性磷酸酶和胆红素升高，反映了对胆汁代谢循环的选择性干扰，肝细胞损伤是最小的，仅导致血清氨基转移酶适度升高。这导致了一些混淆，因为 BSEP 抑制导致的 DILI 可能在临床上表现为"肝细胞损伤"，在肝功能上表现为大量肝细胞死亡（血清氨基转移酶明显升高，碱性磷酸酶和胆红素仅轻度升高）。部分原因是在 BSEP 抑制引起的 DILI 中胆汁的代谢循环并未明显降低。相反，肝细胞内胆汁酸浓度的上升可能会"超过"药物对 BSEP 的抑制作用。在这种情况下，虽然肝细胞胆汁酸浓度可能上升到超过毒性阈值，但胆汁酸依赖的胆汁流动受到的影响很小。现在看来在临床上已被证实的胆汁淤积性 DILI，可能由于选择性损伤肝细胞的小管膜或胆道树的细胞（胆管细胞）所致。这可能是由于有毒物种排泄到胆汁的结果 [38]。如前所述，胆道损伤也有可能是由于药物抑制 MDR3、ATP8B1 或 ATP11C 所致。

二、免疫介导的肝毒性损伤

大多数 DILI 事件都与先天免疫机制的激活有关，先天免疫机制是一种"预先编程"的炎症反应，其主要目的是提供对各种感染性病原体的即时保护。DILI 的某些类型，尤其是特异的，也被认为涉及适应性免疫反应，这是一种针对特定病原体的抗原特异性反应。适应性免疫反应的参与与 DILI 特有的潜伏期延长是一致的，而且如果 DILI 患者在完全康复后再次使用刺激性药物，肝脏损伤通常会迅速复发。最初发病的延迟可以部分归因于抗原特异性淋巴细胞被激活和增殖到足够数量来介导 DILI 事件。由于体内淋巴细胞抗原特异性细胞群的扩增，给药后再激活的快速复发是可以预料的。有时可以在发生过特异质型 DILI 患者的血液中检测出药物反应性 T 细胞，这一观察结果也支持了细胞介导免疫在特异质型 DILI 中的关键作用，一般不会在耐受同一种药物治疗的患者中被检测到药物反应性 T 细胞 [39, 40]。此外，在特异质型 DILI 发作期间，肝脏通常被细胞毒性 CD8 T 细胞 [41] 充盈，在一个 DILI 病例中，可见到肝脏浸润着活化的 T 细胞 [42]。最后，在全基因组关联研究中观察到的结果支持了适应性免疫在 DILI 中的作用。迄今为止，观察到仅有人类白细胞抗原（HLA）等位基因作为 DILI [43] 的显著危险因素。HLA 等位基因对 DILI 风险的预测一般为药物特异性（表 28-1）。图 28-4 显示了引起延迟性特异型 DILI 的一系列生物学事件。虽然只有在肝细胞中被阐明并随后讨论，但这些原理适用于胆管细胞，胆管细胞也可能是适应性免疫攻击的目标。

（一）新抗原的产生

为了启动细胞介导的适应性免疫攻击，HLA 分子必须提供抗原来激活 T 细胞。由于 DILI 的适应性免疫反应通常是肝脏特异性的，因此假设 T 细胞反应的靶点抗原存在于肝细胞上。对于涉及适应性免疫机制的肝细胞型 DILI，推测靶抗原主要存在于肝细胞，而在免疫介导的胆汁淤积型 DILI 中，推测靶抗原存在于胆管细胞。此外，目标抗原应该是"新抗原"，这些新抗原只在药物治疗后形成，不被认为是早期免疫监视中的"自我"。

由于药物暴露的结果，产生新抗原的机制有很多种（图 28-5）。最广泛的模型通常被称为"半抗原假说"。在这个模型中，肝细胞通过母体药物的代谢产生一种活性中间体。这种代谢物与肝脏蛋白的共价结合产生半抗原蛋白加合物，可加工成化学修饰的多肽池。这些由 HLA 分子呈现的肽类新抗原被 T 细胞识别为"外来的"，可以引发适应性免疫反应。这一假设得到了一项观察的支持，即大多数引起特异质型 DILI 的药物都能够产生反应性代谢产物，与蛋白共价结合 [44]。此外，至少有 2 项研究表明，抗原呈递细胞需要与亲本化合物互相作用至少 16h 才能引起 T 细胞反应 [45, 46]。这种延迟与新抗原呈递前，半抗原的形成和抗原处理相一致。

最近提出的 2 种假说，认为 T 细胞介导的免疫反应可能是药物（或其代谢产物）与免疫受体 [47] 直接相互作用的结果。"药物相互作用"或"p-i"模型表明，药物与 T 细胞受体（TCR）或 HLA 分子非共价结合，直接以肽无关的方式激活 T 细胞。第二个假设是"改变肽库"模型，其中药物或代谢物结合到 HLA 分子肽结合袋，从而改变了结合裂隙的化学性质，改变了 HLA 分子呈现的自多肽序列。这是合理的，因为细胞内产生的肽只有一小部分与细胞表面的 HLA 分子结合，因此被认为是自我的。当新肽出现时，T 细胞可以将其视为新抗原，尽管它们对细胞来说不是"新"的。这已经被证明是 abacavir 超敏反应的机制，主要影响皮肤 [47]。

不管新抗原形成的机制如何，问题仍然是，是什么使这些反应特异性地发生在肝脏？肝脏特异性可以反映肝脏中母体药物和（或）代谢物浓度较高

表 28-1　HLA 危险等位基因

药　物	HLA	人　群	比值比
抗结核药物（异烟肼、利福平、吡嗪酰胺）	DQA1*01:02	印度	0.2
	DQB1*02:01	印度	1.9
阿莫西林克拉维酸	A*02:01	高加索人（欧洲西北）	2.2
	A*30:02	高加索人（欧洲南部）	6.7
	B*18:01	高加索人（欧洲南部）	2.8
	DQB1*04:02	高加索人（欧洲西北）	—
	DRB1*07	高加索人（欧洲西北）	0.18
	DRB1*15:01–DQB1*06:02[a]	高加索人（欧洲）	2.3～10
氯美辛	B*08	—	
氟氯西林	B*57:01	高加索人（欧洲北部）	80.6
	DRB*07:01–DQB1*03:03	高加索人（欧洲北部）	7
	DRB1*15	高加索人（欧洲北部）	—
氟吡汀	DRB1*16:01–DQB1*05:02[a]	高加索人（欧洲）	18.7
拉帕替尼	DQB1*02:02	高加索人	6.9～8.6
	DRB1*07:01–DQA1*02:01[a]	高加索人	2.6～9
罗美昔布	DRB1*15:01–DQA1*01:02–DQB1*06:02–DRB5*01:01[a]	高加索人（欧洲北部）	5
奈韦拉平	B*58:01	南非人	—
	DRB1*01	高加索人（欧洲）	3
	DRB1*01:02	南非人	—
噻氯匹定	A*33:03	日本人	13
	B*44:03	日本人	6.7
	Cw*14:03	日本人	7.3
	DRB1*13:02	日本人	9
	DQB1*06:04	日本人	10.1
硫普罗宁	A*33B*44 DR6	日本人	—
希美加群	DRB1*07:01–DQA1*02:01[a]	高加索人（欧洲北部）	4.4

a. 表示相关的单倍体关联
引自参考文献 [149]

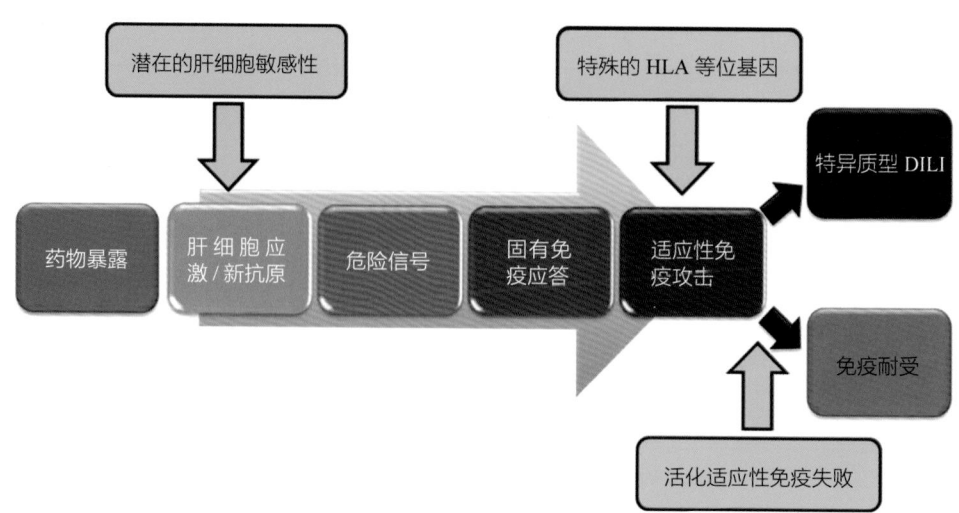

▲ 图 28-4　提出的导致延迟特异质型 DILI 的一系列生物学事件

据推测，介导特异质型 DILI 的药物在肝脏中产生新抗原。IDILI 药物也会导致肝细胞应激（不一定是细胞死亡），这似乎与固有型 DILI 涉及的主要机制相同：氧化应激、线粒体功能障碍和胆汁酸稳态改变。在易感人群中，这些事件会导致危险信号的释放，从而激活先天免疫细胞。激活巨噬细胞和其他抗原呈递细胞是刺激 T 细胞和促进适应性免疫攻击所必需的。适应性免疫攻击可能导致血清肝脏化学物质无症状性升高，尽管继续药物治疗，这些化学异常通常会缓解。这可能反映了免疫耐受机制的激活。如果不能及时发生免疫耐受，可能会导致进行性症状性肝损伤。IDILI 中所描述的连续生物学事件与肝损伤初期延迟时相相一致，即恢复后再激发后会迅速复发及在 IDILI 药物的临床试验中发现与血清 ALT 短暂和无症状升高相关的 HLA 危险等位基因

经 John Wiley & Sons 许可转载，引自参考文献 [149]

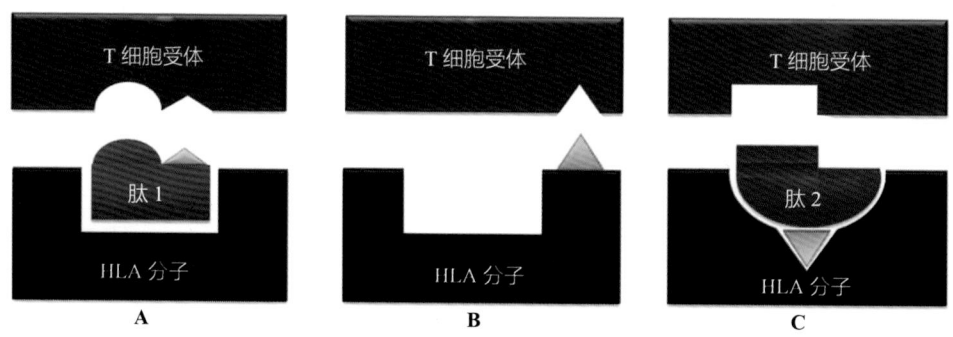

▲ 图 28-5　HLA 分子新抗原表达模型

目前，有 3 个主要的假说被提出来解释在特异质型 DILI 中药物诱导的 T 细胞活化。A. 半抗原模型：母体药物通过肝细胞代谢产生一种活性中间体（绿色表示）。这种代谢物与肝脏蛋白的共价结合产生半抗原 – 蛋白加合物，可被加工添加进化学修饰的肽库。当被 HLA 分子呈递时，这些肽（Peptide）新抗原可能被认为是"外来的"并引起适应性免疫反应；B. 药物相互作用或 p-i 模型：一种药物（绿色表示）以非共价与 T 细胞受体（TCR）或 HLA 分子，通过不依赖肽的方式直接激活 T 细胞；C. 改变肽库模型：药物（绿色表示）与 HLA 分子的肽结合袋结合，从而改变结合裂隙的化学性质，并改变其呈现的内源性（未修饰）肽的表型。当呈递新的多肽时，T 细胞可将其视为新抗原，尽管它们对细胞来说并不是"新"的，但以前从未被 HLA 分子呈递过

（尤其是口服后）。或者新抗原可能涉及肝特异性多肽（如白蛋白）作为半抗原多肽复合物的一部分，或者仅在肽结合袋发生改变后呈现，因此被认为是"外来的"。

　　最后，值得注意的是，即使是迄今观察到的 HLA 危险等位基因与 DILI 之间最强的关联（HLA–B5701 和氟氯西林 DILI），这也仅能解释一小部分个体患者的风险，当使用这种药物治疗时，在具有危险等位基因的个体有出现临床明显的 DILI 概率低于 1/500[48]。此外，不需要几个月就可以产生适应性反应，这支持了之前的非免疫介导事件对肝脏进行适应性免疫攻击中的作用。最后，我们认

为，强健的适应性免疫反应需要局部释放"危险信号"或"警报"来刺激适应性免疫攻击[49, 50]。释放危险信号被认为是来源于药物对肝脏直接作用的结果。

（二）肝细胞的应激

人们普遍认为，在特异质型 DILI 中的一连串的事件是开始于某种程度的药物直接诱导的肝细胞应激。这种最初的药物应激机制可能与引起固有型 DILI 药物的发病机制非常相似。这一观点得到了最近几项基于细胞的检测方法的支持，这些方法在没有免疫细胞的情况下，使用肝细胞或类似肝细胞的细胞系来预测特异型 DILI 发生倾向似乎具有一定的敏感性和特异性[51, 52]。这其中的许多方法依赖于参与固有型 DILI 的 3 个机制的终点事件：线粒体功能障碍、氧化应激和胆汁酸稳态的改变。通过随机的方式在供体上检测到肝细胞反应（这些在统计学上不太可能发生特异质型 DILI），表明相关的应激反应可能在某种程度上发生在大量接触药物的人身上，当接触药物浓度足够高时，可能会在所有人身上引发。然而，实际上，在这些早期步骤中也可能涉及明显的易感性因素——在与药物相关的暴露条件下对应激反应的易感性的变化及适应应激反应的机制。如果没有及时适应，应激反应可能会导致释放对于激发强健的免疫反应必要的"危险信号"（图 28-4）。

（三）危险信号和先天免疫反应

危险信号的作用是刺激先天免疫细胞并引起炎症。病毒含有病原体相关的分子模式（PAMP），通过与巨噬细胞和先天免疫系统的其他细胞上的 Toll样受体和其他受体结合，构成危险信号，从而激活它们。先天免疫细胞的激活促进细胞因子和趋化因子的释放，这些细胞因子和趋化因子通过多种机制发挥作用，增强适应性免疫反应，并以感染组织的应答为靶点。常用的疫苗佐剂模仿 PAMP，没有PAMP，大多数疫苗都是无效的。在 DILI 的例子中，细胞毒性导致损伤相关分子模式（DAMP）的释放。DAMP 类似于 PAMP，向先天免疫细胞发出信号并激活它们。先前发现的 DAMP 包括高迁移率族蛋白（HMGB1）/某些热休克蛋白（HSP）和 S100 蛋白。这些分子可上调对激活 T 细胞所必需的抗原呈递细胞上的共刺激因子，促进细胞因子和趋化因子的释放，有助于靶向肝的适应性免疫攻击。此外，肿瘤坏死因子 α（TNF-α）等细胞因子和干扰素 γ（IFN-γ）可以使肝细胞对药物诱发的应激更敏感，从而使细胞反应从细胞生存转向细胞死亡[53]。

有人认为，危险信号的释放是细胞死亡的结果，导致包括 DAMP 在内的肝细胞蛋白质的广泛释放进入循环。然而，尚不清楚肝细胞坏死是否是这些危险信号释放的先决条件。如在西米拉坦[54]、卢米昔布[55]和拉帕替尼[56]的临床试验中，已经观察到血清中 ALT 相对轻微升高与 HLA 基因型的关系。此外，在异烟肼引起的特异型 DILI 病例中，在血清 ALT 升高之前，已经在患者的血液中鉴定出药物反应性 T 细胞[57]。这些观察结果表明，血清 ALT 的轻度升高并不一定反映肝细胞死亡，其可能引发适应性免疫攻击，但它们可能反映的是在肝细胞没有死亡的情况下对肝脏发起的适应性免疫攻击。这可能有助于解释为什么在动物和肝细胞培养模型中，即使使用高剂量的药物，也不能观察到明显的毒性。在没有肝细胞死亡的情况下，对肝脏触发适应性免疫攻击的能力与乙肝病毒感染肝细胞引起肝损伤是一致的。乙型肝炎病毒不是细胞溶解性的，但它会产生肝特异性适应性免疫攻击，导致肝细胞坏死和临床疾病[58]。这一种机制或许可以解释为什么微观分析潜伏期较长特异质型 DILI 的肝活检标本时，常与病毒性肝炎相似。然而，如果危险信号的释放不需要细胞死亡，那么免疫激活是如何发生的呢？

最近的研究表明，危险信号可能在肝细胞来源的外泌体[59]中传播。外泌体是最小的一类细胞外囊泡（＜ 150nm），由于窦状内皮特有的多孔小孔，可从肝脏释放并扩散到循环中。肝源性外泌体已在血浆等生物液体的基础条件下被检测到，最近的证据表明，肝细胞释放的外泌体的丰度和载重量在药物诱导的应激反应中发生变化，发生在明显坏死[59]之前和没有明显坏死的情况下。亚毒性药物处理后肝细胞释放的外泌体也能刺激单核细胞的活化（Natalie Holman，个人交流）。这也许可以解释为什么传统的以肝脏毒性的组织学和生化学事件来评价肝毒性损伤，常常不能检测新药候选药物中发生特异的 DILI 倾向。有趣的是，外泌体已经被证明可以参与乙肝病毒的传播和影响肝内自然杀伤细胞的功能[60]。

（四）适应性免疫反应和免疫耐受

该早期事件的高潮是细胞毒性淋巴细胞靶向提供目标新抗原的肝细胞。细胞毒性 T 细胞通过分泌细胞溶解分子（包括 FASL、穿孔蛋白和颗粒酶 B）杀死靶细胞。如前所述，可引起特异质型 DILI 的药物通常会导致血清氨基转移酶无症状升高，尽管继续使用该药物治疗，氨基转移酶仍会消失。在有资料的情况下，这些短暂的肝损伤与临床的肝损伤具有相同的 HLA 风险等位基因。这表明药物诱导的适应性免疫攻击对肝脏的启动通常是可逆的，可能是通过免疫耐受机制。在理解免疫耐受作用方面的一项重要进展来自最近的小鼠模型报道，该模型再现了一些特征性的临床特征，包括延迟发病、固有免疫和适应性免疫反应的参与[61]。这是通过抑制程序性细胞死亡 1（PD-1）和细胞毒性 T 淋巴细胞相关蛋白 4（CTLA4）的功能实现的，这是 T 细胞活化的负调控因子，对诱导免疫耐受很重要。在使用艾代拉利司的人群中也有类似的现象。艾代拉利司的作用靶点是磷脂酰肌醇 -3- 羟激酶（PI3K），抑制慢性髓性细胞白血病中促进 B 细胞生存的信号。然而，PI3Kδ 对调节 CD4+CD25+Foxp3+ 调节性 T 细胞亚群的活化也很重要，这个细胞亚群在维持外周免疫耐受中发挥重要作用[62]。在临床试验中，与艾代拉利司相关的特异质型 DILI 与肝脏内的淋巴细胞浸润和外周血 Treg 的减少有关，提示艾代拉利司 DILI 是免疫介导的，可能通过抑制免疫耐受引起[63]。其他抗癌药物通过直接抑制免疫耐受，也越来越多地与 DILI 和其他免疫介导的不良反应相关[64]。

（五）非免疫介导的特异质型 DILI

定量系统药理学模型（QSP）为一些药物在不涉及适应性免疫攻击的情况下延长 DILI 潜伏期提供了强有力的证据。如曲格列酮相关的特质性 DILI

的 QSP 模型，不仅准确预测了临床试验中观察到的血清 ALT 升高的发生率，而且仅基于胆汁酸内稳态的改变还近似地预测了血清 ALT 升高达到峰值的潜伏期[20]。模型的潜伏期受以下几个因素影响，包括肝细胞内硫酸盐代谢物的逐渐积累、FXR 对胆汁酸转运体的代偿性调节及 BSEP 抑制机制具有竞争性（而不是非竞争性）。由于曲格列酮引起 DILI 患者没有基因组 DNA 可用，在激发的用药过程没有得到很好的记录，患者也不再使用这种药物治疗，目前尚不清楚使用这种药物的特异质型 DILI 是否涉及适应性免疫反应。

QSP 模型也提示，常染色体显性多囊肾病（ADPKD）患者中观察到的特异质性 DILI 可能是由非免疫介导机制所导致的。基于母体药物和主要代谢物抑制胆汁酸转运体和干扰线粒体呼吸的能力，QSP 模型能够再现临床试验中观察到的血清氨基转移酶升高的发生率[65]。然而，模型预测的血清 ALT 升高峰值时间比临床试验中观察到的要短得多。假设临床观察到的潜伏期是由于肾功能障碍和（或）肝囊肿，这可能会随着时间的推移而缓慢发生，从而降低毒性阈值。然而，据报道，托伐普坦引起 DILI 康复的患者再次给药后迅速复发，表明适应性免疫系统参与肝损伤[66]。QSP 模型可能并没有包含所有适应应激的相关机制，仅纳入了级联反应的初始过程，高估了非免疫事件的效能（图 28-1）。

三、药物性肝损伤的危险因素

即使在治疗类药物中，有时肝安全风险也有显著差异。如在噻唑烷二酮中，曲格列酮因致死性肝毒性损伤退出市场，罗格列酮和吡格列酮未表现出明显的 DILI[67]。这表明药物内在的"脱靶效应"属性会影响 DILI 发生的风险。药物诱导肝损伤的特异的驱动因素包括剂量和内在的化学特性，如亲脂性和代谢。类似地，对于引起 DILI 的药物，个体之间在易感性、临床反应和疾病预后存在差异。个体的易感性可分为非遗传因素（生理和环境因素）和遗传因素。因此，药物本身的特性及宿主因素都会影响 DILI 的风险（表 28-2）。药物和宿主因素均影响多种机制，可能在多个层面相互作用来决定

表 28-2　DILI 的危险因素

药　物	宿　主	
	非遗传因素	遗传因素
剂量	年龄	DMET 基因
亲脂性	性别	机制相关的调节因子
代谢	潜在的肝功能不全	HLA 等位基因
胆道清除	药物 - 药物间相互作用	表观遗传学变化

DILI 的易感性和临床表现。DILI 的预后与这些独立因素的某些阈值有关，这些因素将在后面几节中详细讨论。

（一）剂量

DILI 的发生似乎有一个剂量阈值，然而并非所有的肝毒性都是剂量依赖性的（如特异质型 DILI）。大多数药物导致 DILI 的使用剂量 ≥ 50mg[68]。这促使人们建议，药物开发人员应该专注于开发化合物的给药剂量 < 50mg/d[69]。随剂量加大而增加的危险可归因于通过上述的直接机制促进毒性的能力增强。增加剂量也会导致抗原浓度升高，从而增加免疫反应的可能性。然而，许多剂量大得多的药物是安全的，这表明药物固有的额外理化性质会增加 DILI 风险。

（二）脂溶性

理化性质可影响药物代谢，因此被认为是 DILI 的潜在危险因素。尤其是亲脂性，在吸收、分布、代谢和排泄（ADME）中起着重要作用。具有较高亲脂性的药物可增强肝细胞对其摄取，一般在消除之前需要肝脏代谢，从而增加药物通过所述直接机制促进毒性的能力。亲脂性由 logP 定量，logP 测量药物在辛醇与水中的分配。具有更高的亲油性药物（logP ≥ 3）与肝毒性的风险增加有关，比值比约 1.63[70]。脂性本身可以预测肝毒性，脂性药物（logP ≥ 3）和高剂量（≥ 100mg/d）的联合使用其 OR 高达 14.05。该方法已被用于 DILI 风险的预测，其正预测值为 96%（负预测值仅为 39%）被称为 2 规则（rule-of-2，RO2）[70]。

（三）代谢

如前所述，由肝代谢产生的活性中间体可在肝毒性中发挥作用。因此，毫不奇怪，化合物主要在肝代谢（≥ 50%）要比那些并不主要在肝代谢的药物发生 DILI 的风险更大[69]。近年来，活性代谢物的形成与 2 规则相结合，进一步提高了预测 DILI 的特异性[71]。这种方法还可以估计 DILI 风险的严重程度。

（四）胆道排泄

药物通过胆道清除也可能增加 DILI 的风险。与不通过胆汁排出药物相比，通过胆汁排出化合物发生黄疸的频率明显较高[69]。这可能是由于许多原因引起，包括胆汁酸转运体抑制和活性代谢物形成的可能性增加。

（五）年龄

虽然许多药物相关因素影响 DILI 风险，但在接受相同药物治疗的患者中，宿主相关因素也影响易感性。如年龄似乎是影响 DILI 的一个非遗传风险因素。然而，年龄与所有药物的 DILI 敏感性并无相关性，年龄与药物敏感性之间的关系也不是恒定的。服用阿莫西林克拉维酸药物[72]、呋喃妥因[73]和氟氯西林[74]随着年龄的增长，DILI 的风险也会增加。由于肾功能的改变和可能影响药物代谢的肝生理变化，衰老会影响药代动力学。老年人同时服用多种药，药物相互作用与 DILI 易感性增加之间也可能存在关系。最后，线粒体功能和其他适应机制可能会随着年龄的增长而下降。然而，在来自多种药物的 DILI 病例的大队列中，随着年龄的增长，肝毒性风险的增加并不明显[75, 76]。

年龄偏小是丙戊酸等抗癫痫药物相关的 DILI 危险因素[77, 78]。然而，目前还不清楚这种关联是否仅仅反映了儿童对这些化合物的使用比例偏高，或者是导致他们需要这些药物的亚临床遗传因素。近年来，在年轻患者和接受艾代拉利司一线治疗的患者中，DILI 与艾代拉利司的相关性更高[63]。据推测，这是由于更年轻和更健康的患者有更强的免疫反应。有趣的是，肝损伤的类型似乎随年龄而不同。年轻患者更容易出现肝细胞损伤，而胆汁淤积性在老年患者中更为常见[76, 79]。表型差异的原因尚不清楚。

（六）性别

据报道，女性患 DILI 的风险高于男性，这一结论是根据已发表的研究得出的[80]。然而，并不意味着女性系统性地比男性风险更大[81]。随着年龄的增长，男性和女性对 DILI 的易感性因药物的不同而不同。如据报道，女性更容易受到氟烷、氟氯西林和异烟肼的影响，而男性则可能因阿扎硫普林而增加肝损伤的风险[82]。此外，就年龄而言，似乎与观察到的 DILI 类型有某种性别关系。女性肝细胞损伤型比例较高，DILI 表现为自身免疫性肝炎几乎只发生在女性[83]。最后，DILI 的结局也因性别而不同。女性出现急性肝衰竭、肝移植和死亡的风险更高[82]。DILI 易感性或 DILI 类型的性别差异可能是由于性激素对药物代谢或免疫系统的影响。如男性对乙酰氨基酚的清除率较高，其原因是糖醛酸化率较高[84]。另一方面，据报道，女性肝脏的主要 I 期药物代谢酶 CYP3A4 水平较高[85]。

（七）潜在的肝功能异常

生活方式和疾病也会影响个人对 DILI 的易感性。如营养状况可以改变某些药物代谢酶的表达、抗氧化剂谷胱甘肽的可用性及炎症反应。营养不良和禁食与 APAP 引起的 DILI 风险增加有关[86]。这可能是谷胱甘肽水平降低的结果，因为谷胱甘肽是解毒活性代谢物 NAPQI 所必需的，但也可能反映了葡萄糖醛酸化的底物减少，而葡萄糖醛酸化是消除乙酰氨基酚的主要安全途径。营养过剩也可能与 DILI 易感性增加有关，对此有 2 种解释[87]。首先，许多肥胖患者比非肥胖患者消耗更多的药物。其次，肥胖使患者罹患非酒精性脂肪肝（NAFLD）的风险更高，越来越多的证据支持 NALFD 是 DILI 的一个危险因素。NAFLD 与线粒体功能降低有关，可增强药物诱导的线粒体功能障碍的易感性。NAFLD 还与 CYP2E1 的表达增加有关，CYP2E1 的表达增加会导致 ROS 的过度产生，并可能通过 CYP2E1 的催化活性产生活性代谢物，从而增加对肝毒性的敏感性[88]。这可能解释了 CYP2E1 将对乙酰氨基酚和氟代烷转化为高反应代谢物时，在肥胖症和 NAFLD 中观察到的毒性增加[87]。酒精的摄入也与 CYP2E1 的诱导有关，并已被认为是易导致乙酰氨基酚诱导的肝损伤的危险因素。然而，这种联系可能部分是由于其他因素，如在酒精影响下增加对乙酰氨基酚的摄入，或与过量饮酒有关的营养不良的可能性增加[86]。最后，长期饮酒导致酒精性肝病，可促进脂肪积累、炎症和损伤，使个体对损害线粒体毒性损伤易感性增加或促进氧化应激的毒性。

另一个使个体对 DILI 更敏感的环境因素可能是肝脏的炎症应激[89]。这一炎症应激假说主要建立在细胞培养和动物模型同时给予脂多糖（LPS）诱导急性炎症时，对胺碘酮、双氯芬酸和曲氟沙星等特殊药物敏感性增强的基础上[90]。这项研究的发现支持了以下观点：急性炎症应激可降低肝毒性阈值，从而在其他安全剂量下产生毒性反应。或者一种药物可以放大炎症反应，促进无害的非药物毒性炎症发作造成损伤。易感人群肝脏的炎症可能是感染或疾病的结果。以前的研究表明，炎症状态下释放的细胞因子抑制 CYP 和转运体的活性[91, 92]。因此，炎症可能会抑制药物的解毒和消除，使患者内在机制面临更大的毒性风险。某些细胞因子也可以使肝细胞更容易受到内在毒性的影响，将细胞反应从细胞存活转移到细胞死亡[53]。

最后，人们普遍认为，肝脏的基础疾病并不会增加固有型 DILI 的风险，不过一旦发生 DILI，可能会导致更糟糕的结果。然而，丙型肝炎和乙型肝炎病毒感染已被报道为抗结核药物（利福平、异烟肼和吡嗪酰胺）肝毒性及与对乙酰氨基酚相关的 DILI 的严重程度的危险因素[93]。这可能并不奇怪，因为肝脏疾病改变了肝脏中各种药物转运体的表达、肝脏代谢和蛋白质结合，从而影响药物的暴露并可能造成意想不到的效果[94, 95]。然而，病毒性肝炎与肝毒性之间的关系似乎并不适用于所有的 DILI 的药物，许多药物可以安全地用于潜在肝病患者[96]。某些特定的疾病状态也可能会增加毒性胆汁酸的水平，使肝脏更容易受到胆汁酸转运抑制介导的毒性影响，随着疾病进展，这种影响可能会更加显著[65, 97]。

（八）药物相互作用

许多药物可以诱导或抑制特异性药物代谢酶和转运体，潜在地改变暴露和增加内在毒性的可能性[98]。因此，药物 - 药物相互作用通常被认为是 DILI 的危险因素。虽然这可能是正确的，但是支持药物相互作用和毒性易感性之间关联的数据多少有些矛盾[99]。几项研究已经表明发生 DILI 风险增加，与异烟肼和利福平联合用药[100]、抗癫痫药物[101] 及乙酰氨基酚与其他肝毒性药物的联合用药有关[102]。然而，其他研究未能证明多药应用和 DILI 之间的关联性[103, 104]。

（九）基因的多态性

有明显的证据支持遗传变异导致 DILI 风险。最初，许多研究关注于确定单核苷酸多态性（SNP）在药物代谢酶和转运体（DMET）中的关系。根据 DMET 基因在暴露和解毒中的作用，它们是合乎逻辑的候选基因。各种 DMET 基因的多态性都与对各种肝毒性药物的易感性有关（表 28-3）。然而，已发表研究中许多确定 DMET 风险等位基因的并没有在 DILI 其他队列中得到复制，这就对这些关联的真正强度提出了质疑[43]。此外，无偏倚的没有假设

表 28-3　DMET 风险等位基因

药　物	基　因
噻氯匹定	*CYP2B6*
依非韦伦	*CYP2B6*
波生坦	*CYP2C9*
哌克昔林	*CYP2D6*
异烟肼	*CYP2E1*、*NAT2*
双氯芬酸	*UGT2B7*、*ABCC2*
托卡朋	*UGT1A6*
曲格列酮	*GSTM1*、*GSTT1*
他克林	*GSTM1*、*GSTT1*
阿莫西林克拉维酸	*GSTM1*、*GSTT1*
奈韦拉平	*ABCB1*

引自参考文献 [43]

驱动的 GWAS 方法并未提示 DMET 变异对 DILI 敏感性的影响。

与 DILI 易感性关联最强的基因组的 HLA 区域已经确认。大量的候选基因研究和 GWAS 方法已经识别出各种 DILI 致敏药物的 HLA 风险等位基因（表 28-1）。如前所述，假设某些 HLA 等位基因呈递由于药物暴露而形成的新抗原。结合内源性药物诱导的肝细胞应激的结果，抗原呈递可引起肝细胞介导的免疫攻击。迄今为止，人类白细胞抗原与抗生素氟氯西林的相关性最强。在一项 GWAS 研究中，提示 *HLA-B*57:01* 发生氟氯西林介导的 DILI 比值比为 80.6[48]。随后的机制研究为这种关联提供了生物学上的合理性，证明了药物与白蛋白的共价结合及这种反应与 T 细胞反应之间的关系[105]。氟氯西林应答的 T 细胞也被证明可刺激由 DILI 患者及表达 HLA-B*5701 的健康志愿者分离的外周血单核细胞分泌 IFN-γ。此外，氟氯西林诱导的肝损伤患者的肝活检显示细胞毒 CD8+ T 淋巴细胞的肝内浸润与细胞毒 T 细胞引起肝细胞死亡相一致[106]。然而，当不同组显示氟氯西林通过 p-i 机制[107] 及半抗原[108] 促进 T 细胞活化，问题仍然围绕 HLA-B*5701 如何呈递抗原激活 T 细胞（图 28-5）。

在非 DMET/HLA 基因中也发现了与 DILI 易感性有关的一些联系，这些基因可能会调节 DILI 反应。如锰超氧化物歧化酶（*MnSOD2*）的多态性已被报道与几种药物诱发的 DILI 敏感性增加有关[109]。MnSOD 是一种抗氧化酶，有助于清除线粒体活性氧，并提供细胞死亡保护。因此，MnSOD 对肝细胞适应药物诱导的氧化应激具有重要意义。这一发现在后续研究中得到了支持，这些研究表明 MnSOD 中纯合子多态性的患者似乎对线粒体有害或产生活性中间体更加敏感，发生 DILI 的风险增加[110]。同样，谷胱甘肽过氧化物酶 Ⅰ（*GPX1*）的多态性与许多药物 DILI 的敏感性有关[110]。GPX1 也是细胞抗氧化防御系统的一部分，是哺乳动物肝脏中主要的谷胱甘肽过氧化物酶，负责防止线粒体氧化应激。不足为奇的是，据报道，2 个或 2 个以上的联合风险等位基因（*MnSOD* 和 *GPX1*）的存在与单个等位基因的多态性相比会使患者面临更大的

DILI 风险^[110]。

最近，在死亡的 DILI 患者中发现了角蛋白 8 和 18（K8/k18）的变异^[111]。K8 和 K18 是保护肝细胞不发生凋亡的细胞骨架蛋白。按照在死亡 DILI 患者中发现了重组 K8/K18 的变异，重组蛋白转染到 NIH3T3 细胞，导致角蛋白丝状网络的破坏，提示这些多态性可能会使患者倾向于发生严重的 DILI^[111]。遗传变异也与肝损伤的严重程度有关，因为这些化合物被认为是固有的肝毒物。如 CD44 的多态性与对乙酰氨基酚诱导的急性肝衰竭风险增加有关^[112]。CD44 在体内发挥多种作用，因此该基因调节对乙酰氨基酚 DILI 的机制尚不清楚。

显然，DILI 敏感性的许多变化仍然无法解释。有人推测，表观遗传学的变化可能是这种无法解释的变异性的部分原因。肝脏对环境因素诱导的表观遗传学变化非常敏感，这些干扰可以影响正常的细胞过程及对药物的反应^[113]。由于这些扰动不会影响核苷酸序列，目前的基因分型方法无法检测表观遗传变化。尽管如此，新技术正在将表观遗传学分析纳入转录组研究，并已开始揭示外来物质暴露所造成表观遗传学扰动的程度和动态性质。相关的表观遗传学改变不太可能是肝脏特异性的，在临床研究中最常用的血液或唾液中也没有检测到相关突变。然而，在肝活检上进行这些研究的技术是可行的，美国药物性肝损伤网（DILIN；http://www.dilin.org/）正在收集大多数入选受试者的肝活检结果。

虽然许多遗传关联已经被识别出来，但将这些信息转化为临床应用却进展缓慢。迄今为止，即使是与 DILI 关系最密切的 HLA 风险等位基因也尚未纳入临床的风险管理策略中。这在一定程度上是因为，迄今发现的关联能够识别出一个相对较大的亚群，该亚群的特异 DILI 风险较高，但携带该等位基因检测呈阳性的大多数人实际上可以安全地服用这种药物。这也是因为到目前为止，还没有一种具有高度预测性的 HLA 风险等位基因，因此还没有一种商业上可获得并可接受的由一种药物导致的 DILI 的检测方法。有了正确的药物和适应证，可以预期基因分型将在未来进入临床作为一种手段管理 DILI 风险。

随着 DILI 基因库规模的扩大、第二代测序和

表观遗传分析技术的不断进步，DILI 的许多新的风险等位基因可能会被识别出来，为 DILI 的发病机制提供更多信息。基因分型也可能是非常有用的，在一个服用多种潜在的肝毒性药物患者识别导致 DILI 的药物。如患者携带一种特定药物的风险等位基因（表 28-1 和表 28-3），那么将更容易混淆地将这种药物认定为罪魁祸首。最后，值得注意的是，在一种新药临床试验中，发现一种新的药物 HLA 等位基因与血清 ALT 无症状和短暂升高的相关性可能是一种强有力的迹象，表明该药物将具有引起特异质型 DILI 和严重 DILI 的倾向性。

四、了解和预测药物性肝损伤的新方法

如前所述，内源性 DILI 的主要机制研究已较为成熟，可以使用标准的临床前动物和细胞模型进行评估。然而，对 DILI 的了解和预测涉及适应性免疫攻击，就变得复杂化了，明显需考虑个体的易感性因素，但是这些因素在临床前模型中或甚至在小型临床试验中并没有典型地表现出来。新的细胞培养和临床前动物模型对进一步认识和预测 DILI 具有指导意义。此外，计算方法越来越容易被接受，并提供了一种资源来集成来自多个实验数据。

（一）细胞模型

人体细胞培养模型是早期药物安全筛选和研究 DILI 相关机制的优秀工具。许多细胞培养模型被用于这一目的，包括肝癌细胞系、原代人肝细胞和干细胞来源的肝细胞。到目前为止，细胞系是毒性试验中最简单、最容易获得的细胞模型。然而，与原代人肝细胞相比，一些肝癌细胞系的药物代谢酶和转运蛋白表达有限。因此，原代人肝细胞是肝毒性研究的首选^[114]。因为悬浮细胞的酶活性要高于其贴壁的同类细胞，悬浮液细胞常被用于预测人体清除率^[115]。然而，悬浮培养物的寿命有限，缺乏肝脏生理学的一些重要方面，因此其在毒性研究中的作用有限。在单一培养条件下贴壁肝细胞可以延长其寿命，不仅限于悬浮培养，而且当在两层胶原蛋白（夹层糖化）之间培养时，它们还能保留更多的在体内的类似特性，包括改善细胞形态和正常的肝

蛋白水平。这些细胞还可以形成具有极化转运功能的小管网络,这使得它们在评估肝胆转运蛋白药物相互作用和肝毒性方面特别有用[116]。尽管原代人肝细胞与细胞系相比有许多优点,但也有许多局限性。随着培养时间的推移,表型不稳定,细胞分离组织的稀缺性和不规则性,某些批次贴壁性能差,供体变异大,使其难以用于常规检测[114]。

干细胞模型是细胞系和原代肝细胞的一种较新的替代方法。它们可以由胚胎干细胞或诱导多能干细胞(iPSC)产生。使用 iPSC 衍生的人类肝细胞提供了更可靠的肝细胞供应,这些肝细胞可以来自具有特定遗传易感性因素的 DILI 患者。然而,不同的分化方案导致转化的肝细胞样细胞表型发生了很大的变化,目前还无法与完全分化的新分离的肝细胞相比[34]。

为了改善肝脏培养模型的表型相关性,已经采取了几种方法,包括添加非实质细胞类型、3D 培养模式和动态流动[114]。这些升级有助于创建一个更有机的模型,更好地模拟体内的动态环境。共培养系统已被证明可以提高肝细胞培养的寿命,并使肝细胞和非实质细胞之间能够进行交叉交流,可能最大限度地减少体外和体内结果之间的差异。最近,一些研究小组在三维微球体中单独或联合非实质细胞培养肝细胞[117, 118]。

这些方法有助于更好地模拟人类肝脏中复杂的细胞内极化和细胞 – 细胞相互作用,并有望改善药物毒性筛查。添加血流有助于产生氧张力、剪切应力和间隙特性,从而更密切地反映体内肝细胞生理状态[119, 120]。最后,生物打印的使用有助于产生 3D 的初级肝脏组织,从而评估器官水平的反应[121, 122]。最终的希望是,这些肝脏模型可以连接到其他器官系统,使用动态流体流动创造一个"芯片上的人"。

(二)机制特异性试验

使用细胞培养模型的一个主要好处是能够进行专门的分析,以调查 DILI 的 3 个主要机制。如线粒体功能可以通过多种方法在细胞系和原代细胞中检测。最常见的方法之一是在 HepG2 细胞中进行葡萄糖半乳糖检测[5]。在这个实验中,HepG2 细胞生长在以葡萄糖或半乳糖为基础的培养基中。在半

乳糖处理的培养基中,葡萄糖的缺乏促使 OXPHOS 产生 ATP,从而使细胞更容易受到线粒体损伤。2 种培养条件下毒性敏感性的差异被用来识别潜在的线粒体损伤。近年来,这种方法已被应用于夹心培养的大鼠原代肝细胞,这表明可以以此目的使用更多表型相关的细胞培养模型[123]。另一种常见的检测方法使用海马平台,它可以对细胞代谢进行敏感的测量。海马进路可以在多种细胞类型中执行(HepG2、primary 等),并提供更多关于线粒体损伤类型(抑制、解耦等)的具体信息。最后,基于图像的方法还可以使用标记的功能探针对线粒体功能进行高含量和高通量的评估。其他方法包括测量分离线粒体的耗氧量或形态变化。

氧化应激也可以通过多种细胞分析来评估。常用的方法包括通过功能探头测量活性氧的产生或谷胱甘肽的消耗,这些功能探头可以用标准的仪器进行测试。许多相同的探头也可以在高含量成像中进行多路复用,以快速有效地为多个端点筛选大量化合物。其他方法包括使用肝微粒体的共价结合研究或使用亲核诱捕剂的活性代谢物诱捕。捕获的代谢物可应用分析技术进行结构鉴定。

直到最近,胆汁酸介导的毒性主要通过 B–CLEAR 方法评价对膜泡、转染细胞系或夹心培养肝细胞中转运蛋白的抑制作用[124]。然而,这些方法并不能清楚地证明转运体抑制和毒性之间的关系,也不能轻易地衡量出暴露对反应的作用影响。一些新的方法有望将胆汁酸稳态的变化与肝细胞水平的功能变化联系起来。首先,2 组研究人员描述了通过在培养基中加入人体胆汁酸的生理相关浓度来评价胆汁酸介导的细胞系或原代细胞毒性[36, 37]。对于不改变胆汁酸稳态的药物,在存在或不存在胆汁酸的情况下没有观察到细胞毒性的差异,而在这 2 种情况下,改变胆汁酸稳态的药物通常表现出不同的毒性。也有几种基于影像学的方法被用来评价胆管动力学和胆管网络的形成,这 2 种方法似乎都与胆汁酸稳态和 DILI 电位的改变有很好的相关性[27, 28, 52]。

(三)动物模型

所有新药在临床开发前都必须经过动物毒理学研究。标准的临床前动物研究通常包括 2 种,一种

是啮齿动物（小鼠或大鼠），另一种是非啮齿动物（犬或猴）[125]。这些模型在准确评估固有型 DILI 倾向性方面是否成功尚不清楚 [126]。然而，众所周知，标准的临床前模型在识别特异质型 DILI 风险方面特别差。临床前动物模型通常是近亲繁殖的，这对它们准确评估 DILI 风险的能力有 2 个限制：①这些动物受益于杂交活力，使它们不那么容易受到任何毒性的影响；②近亲繁殖种群提供的遗传多样性有限且不受控制，这使得检测遗传易感性因素介导的毒性损伤变得困难 [127]。

已经提出了几种动物模型来克服这些局限性。这些包括使用 LPS 诱导的炎症，PD1−/− 小鼠予 CTLA4 抗体减少免疫耐受，使用基因多样型的小鼠，及人源化肝脏嵌合体小鼠。这些模型有助于再现 DILI 某些方面的临床特征、人类种群的多样性或可能更好地复制人类生理学的某些特征。

LPS 处理的啮齿动物模型是在前面描述的炎症应激假说的基础上建立起来的。动物联合使用脂多糖诱导急性炎症表现出对胺碘酮、双氯芬酸和曲氟沙星等特殊的 DILI 药物的敏感性增强 [90]。该模型的一些局限性已被描述，包括与在人类身上观察到的 DILI 表型的差异（比如中性粒细胞而非淋巴细胞在肝脏中发生没有延迟的浸润）。由于 LPS 批次不同，可能存在复制实验的困难 [126]。

PD1−/− 小鼠予 CTLA4 抗体也重现特异质型 DILI 的某些方面特征，如药物阿莫地喹、异烟肼、奈韦拉平引起的 DILI [61]。PD1 和 CTLA4 是发挥免疫耐受作用的免疫检查点受体。据推测，抑制这些分子会阻碍免疫耐受，从而使肝脏更容易受到适应性免疫攻击。虽然这些模型概括了 DILI 临床表现的某些方面，但并没有观察到明显的肝损伤。这可能反映出其他易感性因素的参与（如人类特异的 HLA 等位基因），而这些因素小鼠模型中是不存在的。

多项研究表明，小鼠遗传参考群体（GRP）对模拟药物诱导肝损伤的方面优于传统的非临床动物模型 [128]。GRP 还可以用于药物基因组学分析，识别与药物诱导的肝、肾不良事件相关的危险因素 [128-130]。重要的是，GRP 小鼠中的发现可转化到 DILI 风险因素的研究 [112, 129]。协同杂交（collaborative cross，CC）是近年来发展起来的一种高度复杂的多亲本重组自交系 GRP。该群体的策略设计是为了克服经典近亲繁殖 GRP 群体结构和基因组变异盲点等局限性 [131]。对 CC 种系的研究表明，该群体中观察到的反应多样性比标准近亲繁殖种系更广 [132, 133]。近年来，基因多样性 CC 小鼠群体模型被用于研究托伐普坦导致的特异质型 DILI 的易感因素和机制 [134]。

现在也可以用人类肝细胞重新填充小鼠肝脏。目前，因为涉及来自随机供体的肝细胞，需要对小鼠免疫系统进行消融，这可能会限制该模型在特异质型 DILI 研究中的应用。然而，也有报道制备出小鼠具有人类肝脏和人类免疫系统，但尚未广泛获得 [135]。诱导多能干细胞技术的进步最终可能会使小鼠产生肝细胞和免疫系统，且这些细胞是从真正 DILI 患者身上提取的。

值得注意的是，虽然传统的组织学和生化终点可以用于鉴别毒性反应，但最近的证据表明，基因表达谱可能是预测人类特异质型 DILI 的一种更为敏感的方法 [136, 137]。此外，分子信号通路的评估可有助于探讨药物毒性机制和临床表型，以帮助识别易感因素。将转录组学与表观遗传学相结合有助于识别药物暴露引起的新的基因组学变化 [113]。蛋白质组学和代谢组学可以用来识别药物毒性的功能分子变化，甚至是新的生物标志物 [34]。

（四）计算模型

计算建模及其在 DILI 中的应用取得了显著的进展。与传统的临床前模型相比，计算模型有许多优点，因为它们可以在药物发现的最初阶段使用，而资源消耗明显较少。然而，由于潜在机制的相互作用，对 DILI 的准确预测是非常具有挑战性的，可以理解准确定量非常困难。现在发表的对于 DILI 预测的模型一般分为 2 类：①基于统计的结构 - 活动关系（SAR），它利用现有数据推导出一个模型来对 DILI 风险进行定量估计；② QSP 模型，数学上将肝脏内的生理过程与毒性机制联系起来，从而描述药物暴露对肝细胞、肝脏、整个机体和模拟患者人群的影响。

几个统计模型在预测 DILI 风险性方面显示出了良好的敏感性和特异性。有各种各样的统计模型，包括那些只使用化学描述符等各种方法，如结构模式识别[138]、深度学习[139]和初级贝叶斯分类[140]及整合化学信息和暴露[70]和（或）体外机制数据[71,141]。虽然这些模型在预测 DILI 方面没有得到广泛接受，但它们有助于指导候选药物的选择并有助于研究各种机制在 DILI 预测中的作用。

QSP 模型最近得到了更广泛的接受，现在正被用于指导安全评估。

DILI-sim 计划（Dilisym.com）是为 DILI 开发 QSP 模型的最大努力之一。DILI-sim 计划是一个公私合作伙伴组织，包括来自学术界的科学家、12 家主要制药公司和 FDA。主动开发了 DILIsym® 软件，这是一种机械、数学模型，可用于理解和预测小鼠、大鼠、狗和人类中 DILI 发生的风险。DILIsym® 结合药物肝毒性的分布和代谢机制来描述药物暴露对肝细胞、肝和整个生物体的影响。最近，激活先天免疫也添加到 DILIsym®[142]，纳入适应免疫机制的模型正在进行中。

DILIsym® 使用的实验数据是参数化的，通过对"范例"药物（肝损伤风险已在多个物种中验证）连续建模得到优化[65]。通过改变模型参数，模拟异质患者群体，从而预测治疗患者大群体中发生 DILI 的风险。最终，这些预测将减少 FDA 批准所需的临床试验的规模和持续时间，就像基于体外 CYP 和转运体抑制研究的药物 – 药物相互作用（DDI）模型，正在减少对特异性 DDI 临床研究的需要一样。识别出决定易感和耐药个体的关键模型变量，这可能有助于在 DILI 风险管理中使用某些临床特征或生物标志物。可以模拟各种剂量方案，以帮助优化临床研究方案的设计，以减少 DILI 事件。最终，在各种特殊人群（如活动性肝病和肝硬化、NASH、糖尿病等）中进行药物治疗建模，可以减少或消除这些人群中进行临床试验的需要。

使用化合物的特异数据，迄今为止 DILIsym® 对发生 DILI 倾向性的药物 / 代谢物的已经能够正确预测超过 95%（Brett Howell，个人交流）。这包括固有型和特异质型 DILI 药物。大多数的分析都是回顾性的，但是一些前瞻性的建模预测现在正在临床试验中进行测试。然而，一个关键的挑战是由于数据收集和运行模拟所需的时间所导致的分析效

率相对较低。DILI-sim 计划正在努力解决这两个领域的问题。需要在数据收集方面进一步改进，也包括肝细胞培养系统改进，该系统将考虑代谢物的影响，甚至在代谢物尚未被识别出来之前，就能更好地发挥生理药代动力学评估，并确定相关毒性途径，重点进行建模工作。在模拟方面需要的进步包括云计算和提高计算能力，以加快患者群体模拟的速度，并提供更快的结果，为药物开发决策提供信息。由于随着可用数据的增多，QSP 建模的预测能力也逐步提高，因此在未来建模应该是贯穿新药的临床前和临床开发过程中。

（五）生物标志物

在过去 50 年中，一直没有改变血液检查（生物标志物）用于检测和监测肝病病程，不过对于评估新药的安全风险或患者发生 DILI 的风险不是最理想的。导致典型的特异质型 DILI 的药物也可以引起轻度和无症状的肝损伤——这通常可以在临床病程的早期被发现，表现为短暂、无症状的血清 ALT 升高，血清 ALT 升高的频率和幅度并不与特异质型 DILI 相关联的。如有些药物会导致血清 ALT 的频繁显著升高（＞3ULN），但却很少或没有肝安全风险（如肝素、胆胺、他汀类药物）。目前还没有检测手段能够区分血清 ALT 升高是否预示着特异质型 DILI。因此，目前唯一的区分方法是继续治疗血清 ALT 无症状升高的患者，以确定他们是否会出现血清胆红素升高，这表明严重的肝功能障碍，即"Hy's Law Case"。然而，这种做法使临床试验对象面临急性肝衰竭的风险。

Critical Path 管理的美国预测安全测试协会（PSTC）和创新药物赞助的欧洲安全、快捷循证（SAFE-T）协会 2 个大型学会致力于识别新的、更敏感的和机械性的肝损伤生物标志物。这些努力正在确定新的血清生物标志物，这些标志物可能代表在 DILI 预测和了解 DILI 方面的重大进展。如现在有血清生物标志物可以潜在地反映 DILI 的机制（表 28-4）。DILI 通常是一种急性的，然后缓解的损伤，每个生物标志物可能有不同的释放和代谢动力学，生物标志物将需要药物动力学建模来获得最佳解释。临床药理学家特别适合接受这一挑战。

表 28-4　评估 DILI 机制的一些新的生物标志物

生物学事件	生物标志物
肝细胞应激	可能是传统的生物标志物或 miR-122
氧化应激	各种代谢物[150]
线粒体毒性	谷氨酸脱氢酶与线粒体 DNA[151]
胆汁酸稳态改变	胆汁酸[17]
危险信号	HMGB1、HSP、S100、外泌体[49, 59]
凋亡与坏死 a	细胞角蛋白 18（CK18）裂解片段与全长 CK18 的比值[152]
固有免疫应答	乙酰化 HMGB1、各种 miRNA 和 mRNA、细胞因子[153-156]
适应性免疫攻击	淋巴细胞转化试验[45]

a. 这或许是重要的，因为细胞凋亡不涉及释放活化的 DAMP
引自参考文献 [149]

这些新的生物标志物也可能有助于确定治疗 DILI 的新治疗策略。如针对 HMGB1 的单克隆抗体已经被证明可以改善对乙酰氨基酚诱导的小鼠肝脏损伤模型中的免疫激活和减少肝脏损伤[143]。代谢组学和肠道微生物组等其他研究领域也有望识别出预测性和（或）机制性的生物标志物。然而，监管机构接受新的 DILI 生物标志物，可能需要前瞻性地收集和归档来自大量不同基础疾病患者及服用不同药物后无论发生特异质型 DILI 与否的人群的一系列血清样本。不幸的是，这种规模的血清样本储存在制药行业并不常见。这个行业现在应该意识到，一旦关于新药提出肝脏安全问题，对在临床试验中血清样本进行收集和归档，特别是在血清氨基转移酶升高的前后，将有可能检测这些新的生物标志物，从而能够在未来加快药物监管审批速度，甚至挽救在后来失败的临床试验项目。

五、与药物性肝损伤有关的新药物类别

我们目前对 DILI 作用机制的认识主要是基于小分子药物的研究。然而，在临床中，生物制剂和草药及膳食补充剂（HDS）都与固有型和特异质型 DILI 有关。DILI 病例的增长与生物制品和 HDS 的关系，使这一领域成为新的研究热点。

（一）生物制剂

生物制剂甚至单克隆抗体都与肝损伤有关，肝损伤与特发性自身免疫性肝炎难以区分，但通常在停止治疗时逆转[144]。据推测，生物制品不会产生参与新抗原形成的活性代谢物。然而，生物制剂可能与肝细胞受体相互作用，激活应激反应通路[145]。生物制剂也可以直接与之相互作用，如与 HLA 分子通过 "p-i" 或 "改变肽链结构" 的模式。

（二）草药及膳食补充剂

草药和膳食补充剂（HDS）的 DILI 也成为一个重大的公共卫生问题，约占进入 DILI 登记的急性 DILI 病例的 1/4[146]。这可能是由于美国人对 HDS 的使用越来越多，而美国政府对 HDS 的监管有限，1994 年出台的《膳食补充健康与教育法案》不要求生产商在上市前证明产品的安全性或有效性[147]。与 HDS 相关的 DILI 也很难研究，因为许多产品的化学成分仍然未知，而且混合物的性质可能与单独的单个成分有很大的不同[148]。

六、结语和展望

虽然 DILI 通常分为 "固有型" 和 "特异质型" 两类，很明显，这 2 种类型都涉及某种程度上的直接药物诱导的肝细胞水平的改变。这种损伤或应激通常是 3 种主要机制之一或以上的结果：线粒体功能障碍、氧化应激和胆汁酸稳态的改变。在特异质型 DILI 的例子中，内在的应激往往导致适应性免疫反应，再加上免疫耐受的丧失，最终导致肝损伤。药物和宿主因素都可能影响 DILI 反应的可能性，新的模型正在结合这些危险因素，以便更好地理解和预测 DILI。展望未来，遗传学、生物标志物、临床前和计算模型的持续进展将进一步加深我们对 DILI 反应机制的理解。这些进展将改进对 DILI 风险的预测，并使人们能够区分血清氨基转移酶的良性升高与可能对健康构成严重威胁的氨基转移酶升高。最终，所获得的知识将有助于对新的药物类别如生物制剂和 HDS 的 DILI 风险进行明确的评估。

第七篇

遗传性及代谢性疾病

Genetic and Metabolic Disease

Schiff's Diseases of the Liver
（12th Edition）

SCHIFF 肝脏病学
（原书第 12 版）

第 29 章　Wilson 病

Wilson Disease

Michael L. Schilsky　Aftab Ala　著

杨　博　杨长青　译

要　点

- Wilson 病是一种遗传性疾病，由于肝内胆汁中的铜排泄障碍，导致铜在肝脏和大脑中过度蓄积。

- 该病为伴常染色体隐性遗传。这种疾病的纯合子，约占总人口的 1/30 000，遗传了 13 号染色体上 Wilson 病基因 ATP7B 的 2 个等位基因的特异性突变。这种疾病在杂合子中不随 ATP7B 的单个等位基因的突变而发展，并且不需要治疗。

- Wilson 病的诊断需结合临床和生化检查或分子遗传学研究结果。生化检查的结果包括血液循环中铜蓝蛋白水平显著降低及大多数患者肝脏中铜的浓度大于 250mg/g 干重。临床表现包括角膜 Kayel-FLaster（K-F）环形成、进行性加重的慢性肝病、神经系统症状或精神症状。

- 分子遗传学研究表明 ATP7B 的 2 个等位基因的特异性突变可用于诊断 Wilson 病。大多数患者是具有 2 种不同突变类型的复合杂合型突变，但尚需要临床和生化检查结果来区分表型表达和分期。

- 在大多数有症状的患者中，铜螯合剂的治疗在稳定或逆转疾病方面是有效的。无症状患者可使用金属螯合剂或锌盐治疗。在所有情况下，该病需要终身药物治疗，且预后良好。

- 在 Wilson 病导致的急性肝衰竭或对药物治疗无效的肝功能不全的患者中，最好的治疗方法是原位肝移植，使肝脏恢复正常的排铜能力，这一疗法是治愈性的。

一、历史背景

1912 年，在伦敦皇后广场的国家神经病医院担任高级住院医师期间，Kinnier Wilson 发表了他的作品《渐进性豆状核变性：一种与肝硬化相关的家族性神经疾病》，作为他爱丁堡高等学位论文的一部分[1]。他正确地推测到，这种以锥体外系为特征的脑部疾病是由肝脏疾病引起的。然而，他提出的硬化的肝脏产生"病态毒素"的概念，虽然严格意义来说是正确的，却不能预料到肝脏在铜代谢中的作用及大脑某些区域对于过量铜沉积的毒性作用的脆弱性。直到 33 年后，Glazebrook[2] 才在死于 Wilson 病的患者的基底神经节中检测到明显过量蓄积的铜，并且根据铜在肝脏中的蓄积推测，肝脏不能排泄铜这一功能障碍是导致肝豆状核变性的原因，后来其他工作者也证实了这一发病机制[3, 4]。

在 1902 年和 1903 年，基于对神经系统疾病患者的观察，首次对角膜色素环，即现在公认的 K-F 环进行了描述[5, 6]。Fleischer[7] 是第一个将 Wilson 病的 3 个基本特征，即角膜色素沉着、神经精神疾病和肝硬化联系起来的人，又过了 10 年，第一个关于角膜色素沉着是由铜的病理沉积引起的假说被提出[8, 9]。Scheinberg 和 Gitlin[10] 首次在 96% 的 Wilson 病纯合子中发现了这一现象，从而认识到低浓度的血浆铜蓝蛋白在诊断 Wilson 病中的价值。然而，Sternlieb 和 Scheinberg 随后认识到 [11] 没有任何其他临床表现的 Wilson 病患者中，有多达 20% 的杂合子也有低浓度的血浆铜蓝蛋白。这一观察和一小部分 Wilson 病纯合子中正常血浆铜蓝蛋白浓度的存在及铜蓝蛋白溶菌素合成缺陷（无铜蓝蛋白血症）患者的铜累积缺乏的现象，表明铜蓝蛋白使 Wilson 病患者组织中铜积累的直接致病作用是不成立的。随着对 Wilson 病的临床特征，即铜在体内各种受累组织中的毒性作用的理解的加深，螯合疗法的使用依据变得更加明了。1951 年用于治疗 Wilson 病的第一种螯合剂是英国抗路易士药剂（BAL）或二巯丙醇 [12, 13]。这种药物是亲脂性的，因此可肌内注射给药，也提供了一个针对先前不治之症的第一个有效疗法。BAL 也因此作为对砷气体的解毒剂被发展为战争时期的应急之法。其作用原理依赖于它的 2 个巯基基团的结合和砷的失活。不幸的是，尽管 BAL 在螯合铜和诱导铜从尿中排出方面是有效的，但它的毒性反应发生率很高，并且注射 BAL 对患者而言是痛苦的。正如剑桥大学的 John Walshe 在 Wilson 病的药理学治疗综述中所指出的 [14]，BAL 虽然在疾病治疗方面有了显著的进展，但它在铜毒性方面的应用受到毒性和快速抗药反应两方面的限制，从而促使我们寻找可通过肾脏排泄的口服铜螯合剂。

正是 Walshe 在波士顿市立医院工作时，偶然发现患者服用青霉素后尿中排出了青霉胺，这使他推测，这种抗生素分解产生的氨基酸产物（也称为 D- 青霉胺）可能具有铜螯合性质。这促使 Walshe 进行试验，然后引入青霉胺形式的第一种有效的口服螯合疗法，在此过程中，他证实了它诱导产生尿铜的作用及在具有致命特征的 Wilson 病患者的症状改善中的作用 [15]。早期研究表明，青霉胺的 D- 异构体是治疗 Wilson 病的首选药物，对其肝脏和神经系统表现都有很好的疗效。Sternlieb 和 Shinberg [11] 随后扩大这种药物的使用范围，包括对于无症状（或出现症状前）Wilson 病患者的治疗，显示了其在预防疾病进展中的有效性。

Walshe [16] 继而开发出另一种螯合剂，即盐酸三乙烯四胺（曲恩汀），作为治疗不能耐受青霉胺毒性作用的患者的替代剂。曲恩汀的开发最初是在 Walshe 自己的实验室进行的，后来被工业界采用，作为独立的一种药物在市场上销售。它具有强大的铜螯合能力，临床效益与青霉胺相当，而不良反应较少，并被证实能够治疗对青霉胺不耐受的患者。

Walshe [17] 对于人类最初开发四硫代钼酸盐也起到了帮助作用，目前四硫钼酸盐是美国和欧洲的一种研究性药物。它的作用机制是利用铜紧密结合及与白蛋白和铜形成惰性络合物的能力，产生迅速从组织中去除铜的潜力。

Schouwink [18] 首先考虑到口服锌疗法，想到其通过阻断铜在 Wilson 病患者的肠道吸收来预防铜中毒性蓄积的可能性。然而，却是 Brewer 和他的同事们第一次进行了铜平衡研究，表明锌有效地诱导了负铜平衡。随后的研究表明，锌是螯合剂在长期维持治疗方面有价值的替代品，因为它在预防铜再蓄积方面是有效的 [19, 20]。

原位肝移植（OLT）是在治疗肝豆状核变性患者急性肝衰竭时的一个革命性进展，它有效地治愈了这种疾病 [21]。移植受者从疾病到正常状态的表型逆转表明肝在 Wilson 病和铜代谢中的核心作用。

Wilson 病是一种由多种体征和症状所定义的遗传性疾病，在不到一个世纪的时间里逐渐发展到我们能够确定这种疾病的病理生理的分子基础。这个过程中的里程碑性质的事件为，最终确定的 Wilson 病的基因被命名为 ATP7B，并识别到多种疾病特异性突变，这在后续的文章中会加以回顾，概述见表 29-1。

二、遗传学

Wilson 正确地声明了该病的遗传性质，Hall 于 1921 年 [22] 证明了其遗传性，且后来显示为伴常染色体隐性遗传 [23]。随后，Wilson 病与红细胞酯酶 -D 基因位点的连接将 Wilson 病基因定位在第 13 号染色体的长臂上 [24]，其他研究进一步阐明了其染色体定位 [25, 26]。

在理解 Wilson 病铜代谢缺陷的分子基础方面的一个突破是发现了 Menkes 病基因，这是另一种罕见的铜代谢遗传病，且经鉴定其基因产物 ATP7A，

表 29-1　Wilson 病遗传学研究的里程碑事件

年　份	里程碑事件	参考文献
1912	对于 Wilson 病作为遗传性疾病的认识	Wilson 1912[1]；Groth 等 1973[21]
1953	其遗传模式被描述为常染色体隐性遗传	Hall 1921[22]；Bearn 和 Kunkel 1953[23]
1985	与酯酶 D 连锁的疾病位点定位于 13 号染色体	Frydman 等 1985[24]
1986—1993	责任基因在 13 号染色体特定区域的定位	Houwen 等 1990[25]；Bowcock 等 1988[26]
1992—1993	Menkes 病作为铜转运 P 型 ATP 酶基因的识别	Vulpe 等 1993[27]；Chelly 等 1993[28]
1993	Wilson 病、ATP7B 和疾病特异性突变基因的识别	Bull 等 1993 [32]；Mercer 等 1993[29]；Petrukhin 等 1993[31]；Tanzi 等 1993[30]
1994—至今	ATP7B 疾病特异性突变和多态性的持续研究	Yamaguchi 等 1993[33]；Petrukhin 等 1994[34]

ATP 酶 . 腺苷三磷酸酶

一种阳离子转运型 P 型腺苷三磷酸酶（ATP 酶）参与铜在许多组织中的转运[27-29]。铜转运 P 型 ATP 酶在 Wilson 病模型中的外推引发了一个假设，即铜和铜蓝蛋白的结合缺陷、胆汁铜分泌失败和铜在肝脏中的蓄积可能与肝脏特异性铜转运体基因的突变有关。

因此，随着 Wilson 病基因，即 ATP7B 基因的分离和鉴定，也紧跟着发现了 Menkes 病基因。特异性基因的鉴定几乎同时由独立的 3 个实验室[30-33]完成。对具有临床和生化证据的疾病的个体所特有的特异性突变的检测证实了责任基因的身份[30, 31]。

ATP7B 基因包含在包括 22 个外显子（第 22 外显子包含在一个罕见转录序列中）的大约 80kb 的 DNA 区域中，它们被编码在肝脏中高表达的约 7.8kb 的信使 RNA 中[34]。基因序列分析表明，ATP7B 属于一个通过进化高度保守的依赖于 ATP 的金属转运蛋白家族[35]。图 29-1 显示了 ATP7B 与 ATP 酶和金属转运蛋白具有已知同源性的特定区域。

对 ATP7B 突变的筛选已使得大量疾病（> 500）的特异性突变和基因多态性得到识别[31, 32, 35-37]。迄今为止发现的大多数突变是导致氨基酸替换的点突变。然而，缺失、插入、错义和剪接位点突变也被报道过。该基因的突变和多态性可以在以下网站找到：http://www.wilsondisease.med.ualberta.ca/database.asp。当在特定人群或少数民族成员中频繁发现特定突变时，对这些突变的直接分析特别有用，并且可以加快诊断的速度。

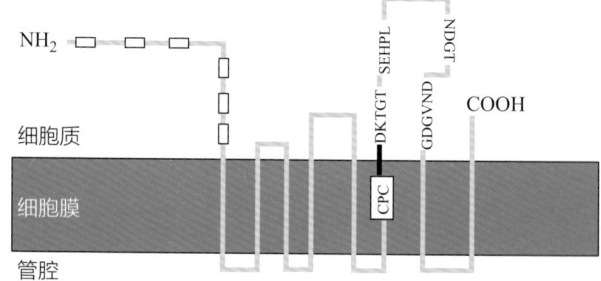

▲ 图 29-1　预测了 Wilson 病基因产物（ATP7B）的主要结构特征

ATP7B 是一类重金属转运型三磷酸腺苷酶（ATP 酶）的成员，具有以下结构特征：氨基末端附近的富半胱氨酸金属结合区、转导和磷酸酶结构域，一个连续区，包括氨基酸半胱氨酸 - 脯氨酸 - 半胱氨酸（CPC）、磷酸化结构域（DKTGT）、ATP 结合区域（NDGT）、铰链区域（GDGVND）和金属转化 ATP 酶的保守结构域的多跨膜区，该结构域对铜（Cu）的转移至关重要。修改自 Petrukhin 等[34]和 Cox[36]

尽管 DNA 测序技术的进步及其更广泛的可用性使得直接突变分析成为检验的选择，而单体型分析（ATP7B 周围区域的多态性分析）已被证明对先证者兄弟姐妹的遗传筛选是有用的（参见分子遗传学研究部分）。最常见的点突变，即导致从组氨酸到谷氨酰胺（H1069Q）的突变，存在于近 30% 的欧洲血统的患者中[31, 37]。在奥地利只有一个群体被报道有更高的突变频率（高达 65%）[38]。大多数突变集中在该蛋白的几个跨膜区域周围及另一被预测与 ATP 结合有关的区域。一些证据表明，导致

ATP7B 蛋白表达缺失的突变可能导致更严重的表型的表达，然而，并非所有研究都支持这一结论。另一项研究表明，另一个名为 *APOE* 的基因的表达，可以改变 Wilson 病的表型。铜代谢中涉及的其他基因的多态性也可以改变疾病表型，如 *MURR1* 或 *COMMD1*[39] 的研究所建议的，这是一个蛋白家族的成员，该基因在贝得灵顿厚毛犬中是导致铜中毒的责任基因，其在铜运输中的功能还不是很确定，但可能与细胞内铜转运有关。*XIAP*（X 连锁凋亡抑制因子）是另一种受铜浓度影响的蛋白，铜浓度可改变细胞凋亡的阈值[40]。正在进行的进一步研究旨在将 Wilson 病的特定表型表现与 *ATP7B* 基因型及其他潜在修饰基因的表达相关联起来。

三、病理生理学

铜是许多酶和蛋白质的重要辅因子，对组织贮存铁的动员是很重要的。铜代谢的正常途径如图 29-2 所示。摄取的铜是由肝细胞通过细胞表面人铜转运蛋白（HCTR1）从门静脉循环获得的[41]。

然后细胞内铜与低分子量配体相互作用，如谷胱甘肽[42]、金属硫蛋白[43] 和 HAH1[44]，它们被用作转移或储存剂。随后它们被用于细胞代谢需要，结合到分泌型糖蛋白铜蓝蛋白中，或被排泄到胆汁中。

铜从肝细胞传递到胆汁对于其体内平衡至关重要，因为排泄到胆汁中的铜经历最小部分的肠肝循环[45]。肝细胞内的铜转运到胆汁被认为涉及依赖 ATP7B 功能的囊泡通路。这种蛋白质在基础条件下主要存在于肝细胞的跨高尔基网络中（图 29-3）[46]。有趣的是，在同源 Menkes 病的 ATP7A 蛋白的研究中，观察到随着铜水平的增加，该蛋白的细胞内定位也随之发生改变[47]。对 ATP7B 蛋白的研究表明，它也根据铜负荷重新分布到泡状室[46]，这可能是在适应微环境中的不同水平的铜在发挥作用。据推测，小泡通路是胆道铜排泄的关键。然而，其他研究者认为 ATP7B 蛋白存在于小管周围区域，并随着细胞铜的增加而直接定位于小管膜[48]。如果 ATP7B 蛋白存在于该位点，则可直接参与铜向胆汁的转移。无论 ATP7B 蛋白是否存在于小管膜中，还是铜是否由小泡通过该部位输送，ATP7B 功能的缺失

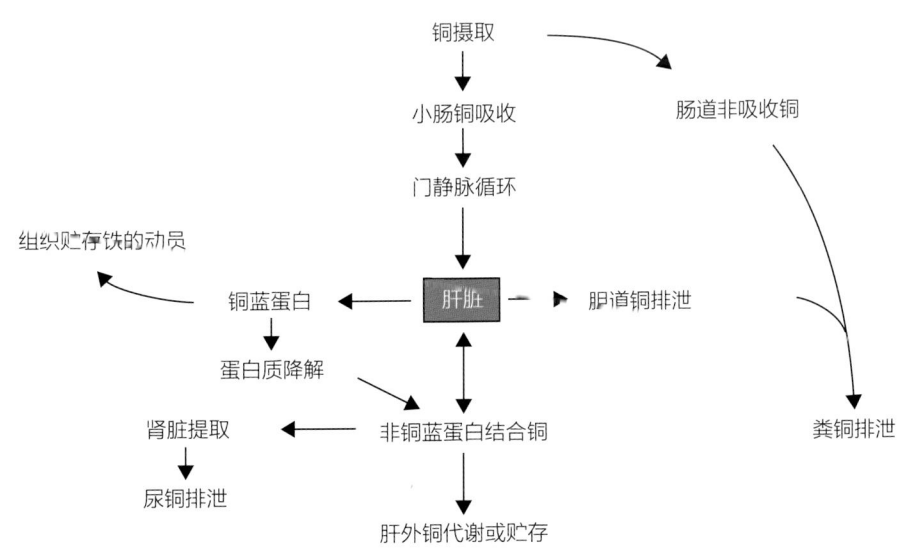

图 29-2　Wilson 病的铜（Cu）代谢和病理生理学

膳食铜在近端小肠被吸收，而未被吸收的铜或结合在脱落肠细胞中的铜则进入粪便。吸收的铜主要与白蛋白在门静脉循环中结合，从肝细胞中被提取出来。肝细胞与配体结合并用于代谢需要，转移到内源性螯合剂，结合到铜蓝蛋白中，或被排泄到胆汁中。胆道中的铜不经过肠肝循环，因此在粪便中被排泄出来。在 Wilson 病患者中，胆道铜排泄减少，铜在肝细胞内蓄积。Wilson 病中铜与铜蓝蛋白的结合也受到损害，因此在大多数患者中这种蛋白的循环水平是降低的。当细胞储存过载或肝细胞损伤后，释放到循环中的铜的量增加。肾脏获取过量的非铜蓝蛋白结合的铜导致尿铜排泄增加及肝外铜的蓄积。铜的膳食摄入量约为 5mg/24h，肠道吸收的摄入量为25%～60%。铜的粪便排泄量约为 4.9mg/24h，尿铜排泄量和肾铜排泄量通常不超过 50μg/24h（最大为 100μg/24h）。在 Wilson 病患者中，非铜蓝蛋白结合的铜是蓄积在组织中的过量铜的前体

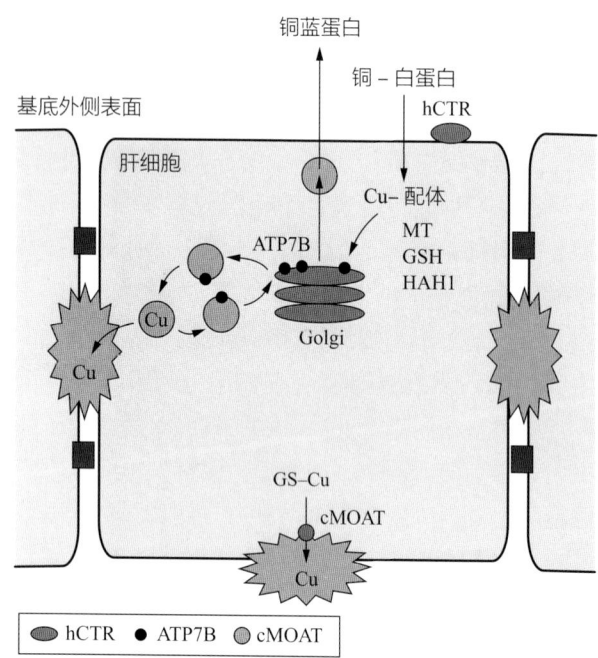

铜蓝蛋白

铜 - 白蛋白

hCTR

基底外侧表面

肝细胞

Cu- 配体
MT
GSH
HAH1

ATP7B

Cu

Golgi

GS-Cu

cMOAT

Cu

- hCTR
- ATP7B
- cMOAT

▲ 图 29-3 铜（Cu）代谢的细胞途径

新吸收的铜与白蛋白松弛结合，通过肝细胞的质膜运输，在那里通过各种配体运输到高尔基体。在那里，ATP7B 蛋白通过高尔基体转运到铜蓝蛋白中，并分泌到循环里。胆汁排泄可通过小泡分泌、通过小管多特异性有机阴离子转运蛋白（cMOAT）与谷胱甘肽（GSH）结合或通过小管膜中的铜转运三磷酸腺苷酶发生。GS-Cu. 铜 - 谷胱甘肽；HAH1.Atx1p 的人类同源物，一种铜伴侣；hCTR. 人铜转运蛋白；MT. 金属硫蛋白

或降低都将导致胆汁铜排泄减少，进而导致 Wilson 病患者肝脏中铜的蓄积[4, 49-51]。

血浆铜蓝蛋白是一种每个分子中含有 6 个铜原子的糖蛋白。它主要是在肝脏中合成。铜被高尔基体[52]中的载脂蛋白铜蓝蛋白和肝细胞分泌的含铜的全蛋白质结合。用于铜蓝蛋白生物合成的新转运铜还必须穿过细胞器膜进入蛋白质生物合成途径，这一过程依赖于 ATP7B 这一大多数 Wilson 病患者缺失或减少的基因。在大多数 Wilson 病患者中，由于不含铜的载脂蛋白不稳定，在体内降解较快，因此铜蓝蛋白与铜结合的区域被认为是导致该蛋白的循环水平降低的原因。

当铜蓄积超过细胞安全储存的容量时，可能会导致肝细胞损伤。过量铜的毒性作用包括自由基的产生、膜和 DNA 的脂质过氧化、蛋白质合成的抑制和细胞抗氧化剂水平的改变[53]。肝细胞坏死和凋亡都可能是由铜诱导的细胞损伤[54, 55]触发的。当铜诱导的损伤发生时，肝脏的功能状态取决于损

伤、细胞死亡和肝细胞再生能力之间的微妙平衡。

当肝脏储存铜的能力超过其正常水平，或者当肝细胞损伤导致细胞内的铜释放到循环中时，循环中非铜蓝蛋白结合的铜水平升高。铜的肝外沉积被认为正是由此发生。脑是肝外铜沉积最关键的部位，铜所致神经元损伤是 Wilson 病的神经和精神表现及脑影像学特征性变化的重要原因。

四、病理

Wilson 病患者组织中病理变化的演变（参见这篇综述[53]）遵循铜在各身体器官中累积的相对速率。因为最初的遗传缺陷存在于肝脏中，并且由于肝脏是铜的主要储存器官，所以最早的病理表现本质上是表现在肝脏，这点不足为奇。当铜从肝脏"溢出"到其他器官时，病理表现开始在大脑、肾脏、眼睛、红细胞和关节变得明显起来。

（一）肝脏病理学

宏观上，在 Wilson 病患者早期的肝脏表现可能只是轻度扩大。后来，在没有治疗的情况下，大多数患者的肝脏病理向纤维化和肝硬化的方向进展。肝硬化结节转变为混合的大结节 - 小结节模式，其中结节的颜色可能根据铜的积累程度而变化（图 29-4A）。患者之间的病理改变率可有很大差异，在某些情况下，不伴有肝硬化的脂肪变性和纤维化可能持续数十年[56]。

在微观层面上，早期铜积累的证据可能是细微的和非特异性的。用免疫组织化学方法（如绕丹宁、二硫代草酰胺）检测铜时，可能看不到弥漫性的细胞质的铜积累。铜积累的早期阶段与巨脂肪变性、微脂肪变性和糖原核相关，这些特征可以在多种其他条件下看到（图 29-4B）[57]。Sternlieb[58]强调了在这种疾病的早期阶段，几乎无处不在的线粒体变化的存在。超微结构的异常范围从随着嵴间间隙的加宽，线粒体内外膜的扩大和分离，到基质的密度和粒度增加，或者由大的空泡取代。多形性变化也可在扭曲的过氧化物酶体和内质网中见到，细胞核显示出糖原包体。随着疾病的进展，铜相关蛋白被隔离在溶酶体中，在光学显微镜下表现为电子致密

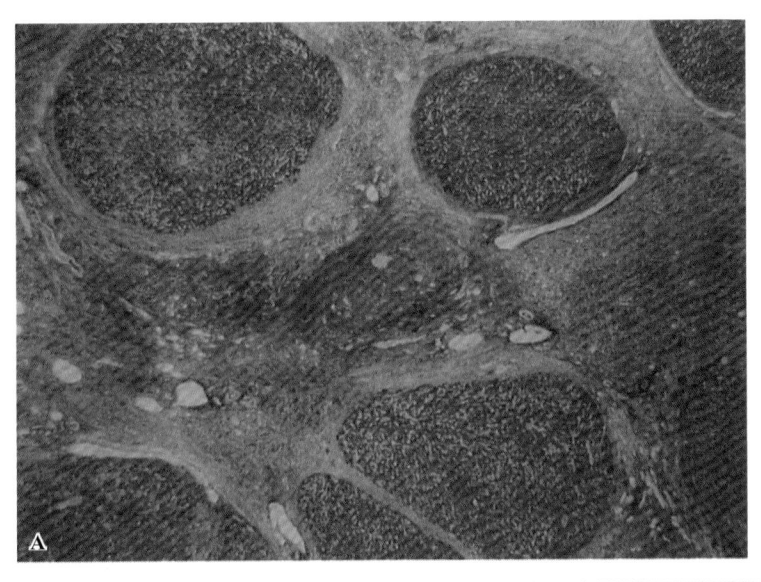

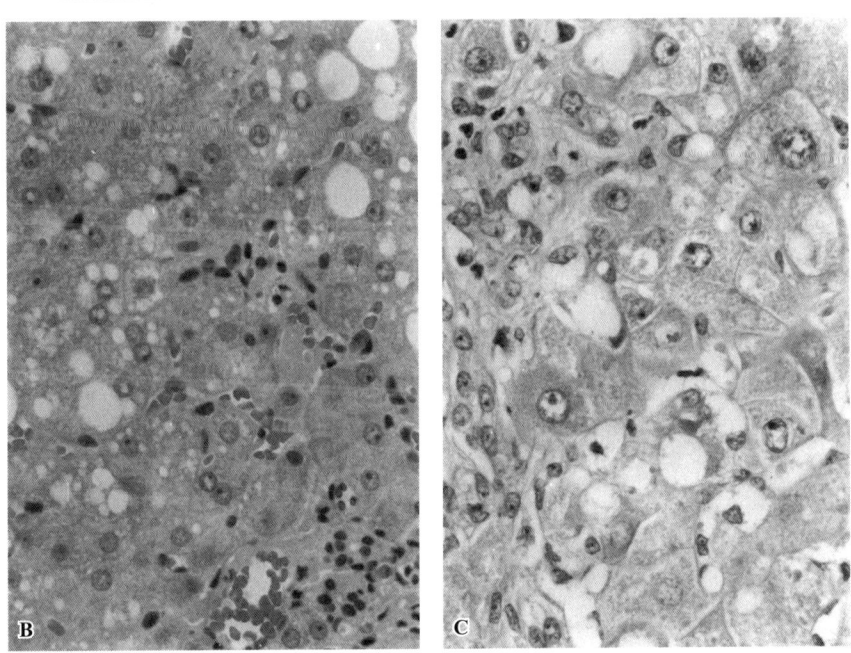

▲ 图 29-4 肝豆状核变性的肝脏光镜表现

A. 已确诊的肝硬化患者的肝脏 Masson 染色显示出纤维化的宽带，这些纤维化横跨大小不同的结节，具有不同的染色特征。原始 ×80；
B. 无症状的 Wilson 病患者标本中明显的微囊泡和大泡性脂肪变性和一些炎症细胞。原始 ×250；C. 急性 Wilson 肝炎患者的活检标本中的肝细胞气球样变和变性。原始 ×250

的小管周围结构，通过铜免疫组织化学可检测到颗粒（图 29-5）。

　　如果病情未得到治疗或尚未被诊断出，则肝豆状核变性会从初始阶段进展到中期阶段。其特点是门静脉周围炎症伴单核细胞浸润、限制性小叶板糜烂、小叶坏死和桥接性纤维化，这些特点与许多其他原因的慢性活动性肝炎难以区别[57]。在这个疾病阶段，无论是微结节还是混合大结节 – 微结节组织

学模式，肝硬化几乎是不变的。在多达 50% 的活检标本中可见 Mallory 体。

　　在急性肝衰竭的患者中，其病理变化以肝细胞球囊化的实质坏死、凋亡小体、胆汁淤积和肝衰竭为主（图 29-4C）。在这些患有急性肝衰竭的患者中，肝脏有明显的塌陷和桥接性纤维化，但是可能不存在肝硬化（M. Schilsky 和 J. Lefkowitch，个人观察，2005）。

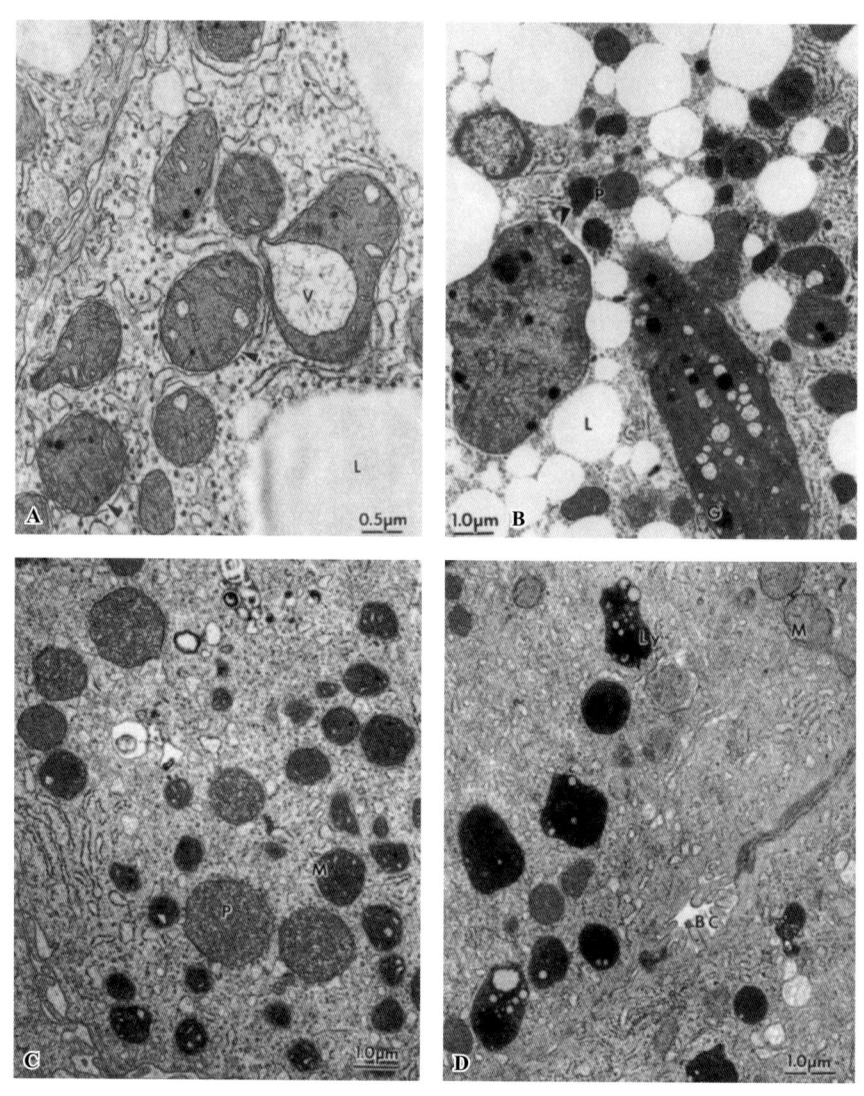

▲ 图 29-5　肝活检标本精细切片的电子显微照片，取自未接受治疗的 Wilson 病患者，显示了一部分肝细胞

A. 体格检查正常的无症状的 10 岁女孩：天冬氨酸氨基转移酶，76U/L；丙氨酸氨基转移酶，55U/L；血清铜蓝蛋白，21.4mg/dl；肝铜，1258μg/g 干重。一些线粒体内出现有颗粒的空泡（V）。注意内部与外膜的分离（箭头），并产生扩大的膜间间隙。L 为脂滴；B. 有进行性疲劳病史的 19 岁女孩，在发现伴有黄疸的溶血性贫血发作 2 个月后出现 K-F 环：血清铜蓝蛋白，12.7mg/dl；肝铜，591μg/g 干重。线粒体具有明显的多形性，有些出现了多种病理学异常：巨型、基质密度的增加、内外膜分离（箭头）、空泡、扩大的嵴、晶体和扩大的致密颗粒（G）。P 为过氧化物酶体；C. 10 岁无症状女孩，血清铜蓝蛋白水平低于 1mg/dl，肝铜浓度为 1029μg/g 干重。线粒体（M）显示有扩张的嵴，颗粒基质显著增加的过氧化物酶体（P）也表现出异常；D. 在患有严重神经性 Wilson 病的 20 岁女孩中，除了电子致密的丰度、胆周和溶酶体颗粒（Ly）很丰富外，肝细胞质几乎正常。BC 为胆管小管；M 为线粒体

　　铜沉积的组织化学证据可能对鉴定该疾病有帮助。然而，阴性结果也并不能排除铜过载。在肝硬化结节再生阶段，绕丹宁、二硫代草酰胺染色可在肝细胞内染出致密的颗粒状溶酶体铜沉积。且在这个阶段的染色常常表现出结节之间的显著变异（图 29-6）。矛盾的是，当铜弥漫分布在肝细胞细胞质中时，铜免疫组织化学染色的结果在疾病的早期阶段通常是阴性的[59]。Timms 硫化物，是一个更

灵敏的染色剂，在检测细胞质铜结合蛋白方面更有效，但并不作为常规使用。总的来说，大多数肝病理学家认为，铜组织化学染色由于缺乏敏感性，不应常规用于 Wilson 病的诊断[60]。

（二）神经病理学

　　宏观上，大多数晚期 Wilson 病患者的显性神经病理学改变集中在豆状核。这些表现为萎缩和变色，

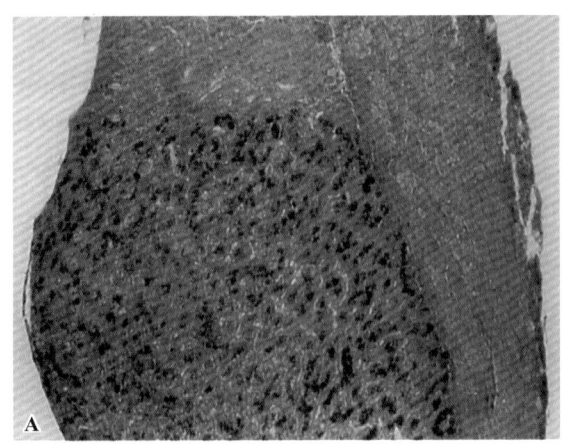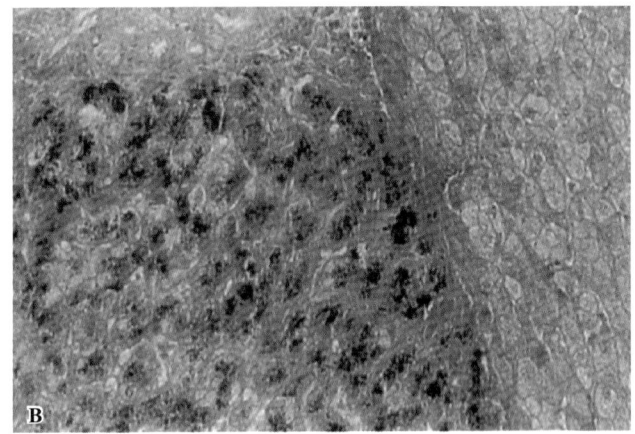

▲ 图 29-6　绕丹宁染色的肝切片，显示小叶有大量溶酶体铜沉积，相邻的肝组织用微量铜染色
A. 低倍镜原始 ×110；B. 高倍镜原始 ×200

伴有囊性变性、点蚀和切割表面的裂痕。也有报道类似的变化出现在丘脑，下丘脑，甚至脑白质[61]。

显微镜下的主要病理改变发生在中枢神经系统中铜含量最高的部位。Scheinberg 和 Sternlieb[61] 计算出在丘脑铜的浓度最高，其次是壳核和大脑皮质。神经胶质改变在 Wilson 病中最为明显，在豆状核的灰质中，星形胶质细胞的数量增加。肿胀的神经胶质可能经历空化和液化，从而产生小空洞，大体上表现为海绵状变性。神经元丢失伴随胶质细胞增生和星形胶质细胞增生及胶质纤维蛋白的产生。在豆状核变性区域内可见的特征性星形胶质细胞是阿尔茨海默 I 型和 II 型细胞，而在 Wilson 病中，被称为 Opalski 细胞[62]。Opalski 细胞是直径达 35μm 的大细胞，具有细小的颗粒细胞质和稍偏心的细胞核（单个或多个），Scheinberg 和 Sternlieb[61] 认为其起源于变性的星形胶质细胞。目前尚不清楚在原浆性星形胶质细胞聚集的大脑选择性区域，胶质细胞的变化是否继发于铜刺激金属硫蛋白合成，或者胶质细胞的选择性靶向是否与其他尚未确定的因素有关。

（三）多种病理变化

肾的功能变化常常与任何光学显微镜下可观察到的变化是不相称的。近端肾小管或远端肾小管功能障碍常导致肾小管蛋白尿、碳酸氢盐丢失、氨基酸尿、糖尿、高磷尿、尿毒症和高钙尿。肾小球异常病理通常表现为细胞过多、基底膜增厚、透明化

和纤维化的形成[61]。已报道过 Wilson 病患者有青霉胺诱导的免疫复合物沉积性肾病。并且也已经观察到骨病理学和关节周围异常，包括骨质疏松、骨软化、自发性骨折、成人佝偻病、骨关节炎、剥脱性骨软骨炎、软骨钙质沉着症和软骨下囊肿形成[61]。其在骨骼和关节异常分布中，脊柱和膝关节的受累是最常见的。

眼科表现包括 K-F 环和向日葵样白内障。K-F 环病变最明显的部位是在角膜的上、下两极，是由铜元素在角膜后弹性层内表面的颗粒状沉积引起的（图 29-7）。在裂隙灯检查中，K-F 环呈金黄色或绿色。向日葵样白内障呈放射状的离心延伸，其形成与晶状体前囊和后囊中的铜颗粒沉积有关。K-F 环和向日葵样白内障均可被有效地治疗。

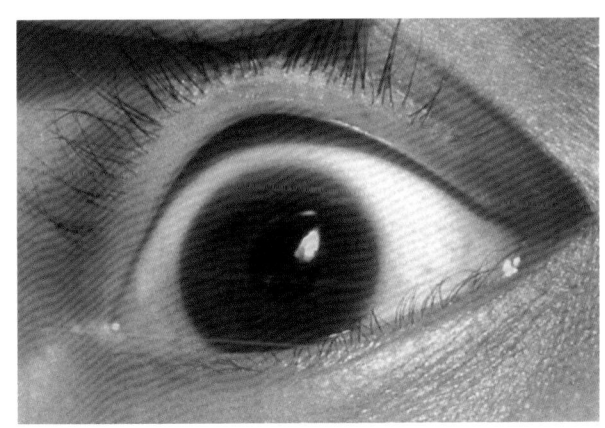

▲ 图 29-7　一位 17 岁的有神经系统疾病的 Wilson 病患者的 K-F 环

五、诊断

尽管有极少人是在 60 多岁、70 多岁，甚至 80 多岁时被诊断出患有 Wilson 病，但对 30—40 岁患有不明原因的肝病、神经疾病或精神疾病的患者应考虑该诊断[56]。特别地，对于患有罕见的锥体外系疾病或小脑运动障碍、不典型精神病、不明原因溶血、肝大或肝酶水平升高或其他肝病表现的儿童或年轻人，有或没有家族性的肝脏或神经系统疾病病史的患者，均必须明确排除 Wilson 病的诊断。如果不排除，将导致不必要的可预防的死亡。在大多数情况下，可以通过将临床和生化检查相结合来诊断。在实践中，可以进行一些试验来明确 Wilson 病的诊断（表 29-2）。这些试验可用于评分，以指导临床医师明确是否需要进一步检查或诊断是否成立。如果评分为 4 或以上，则诊断成立。如果所有的测试完成后，分数低于 4，则需要考虑另一种诊断。这个评分系统最初是 2001 年在德国莱比锡举行的国际专家共识会议上推行的[63]，已经在成人和儿童患者中得到验证[64-66]。在下面的文章中讨论了包括这种评分系统的许多试验。

（一）铜蓝蛋白

测定血清铜蓝蛋白浓度的试验在所有临床试验室中都是常规的。当用酶法测量时，最有用的方法是测定氧化酶活性，因为这最能反映蛋白质中的铜含量，尽管商业实验室最常使用的是免疫学测定方法。正常范围为 20~50mg/dl，但低于正常范

表 29-2 Wilson 病的莱比锡评分

	每个项目分配分数
典型的临床体征和症状	
K-F 环	
有	2
无	0
神经症状[a]	
严重	2
轻度	1
无	0
血清铜蓝蛋白	
正常值（＞ 0.2g/L）	0
0.1~0.2g/L	1
＜ 0.1g/L	2
Coombs 试验阴性的溶血性贫血	
有	1
无	0
其他试验	
肝铜（无胆汁淤积）	
＞ 5 倍 ULN（＞ 4μmol/g）	2
0.8~4μmol/g	1

（续表）

	每个项目分配分数
正常值（＜ 0.8μmol/g）	−1
若丹明阳性颗粒[b]	1
尿铜（无急性肝炎）	
正常	0
1~2 倍 ULN	1
＞ 2 倍 ULN	2
正常，但使用青霉胺后为 5 倍 ULN	3
突变分析	
在 2 个染色体上检测到 4 个	4
在 1 个染色体上检出 1 个	1
未检测到突变	0
基于总的莱比锡得分的评价	

总 分	评 价
≥ 4	诊断成立
3	诊断可能成立，还需要更多的测试
≤ 2	诊断不太可能成立

a. 或脑磁共振成像的典型异常
b. 如果没有定量肝铜可用

围可能因实验室检测条件而变化。Wilson 病患者中约 95% 的纯合子具有 < 20mg/dl 的铜蓝蛋白浓度值。在所有肝病患者中，多达 5% 纯合子和多达 15%～50% 的患者可能具有正常水平的铜蓝蛋白浓度，即浓度高于 20mg/dl[67, 68]。在某些情况下，活动性肝病患者的铜蓝蛋白浓度在正常水平，这可能是肝脏急性期反应或补充雌激素的结果。纯合子的血清铜蓝蛋白浓度很少有超过 30mg/dl 的。铜蓝蛋白对 Wilson 病诊断的预测值随着铜蓝蛋白水平低于正常下限的增加而增加[69]。在低蛋白血症状态，如蛋白类营养不良、肾病综合征、蛋白丢失性肠病和其他形式的严重失代偿性肝病及高达 20% 的无症状 Wilson 病杂合子携带者中也可观察到低浓度的铜蓝蛋白。血清铜蓝蛋白缺乏的罕见原因也包括遗传性硬粒细胞增多症和 Menkes 病。

（二）非铜蓝蛋白结合铜（NCC）

血浆或血清中铜的总浓度代表铜蓝蛋白结合的铜加上非铜蓝蛋白结合的（"游离"）铜，后者主要与白蛋白、肽或氨基酸结合。因为前者与低铜蓝蛋白血症的程度成比例地减少，所以在 Wilson 病患者中，与通常升高的游离铜浓度比起来，总铜浓度可能较低。为了计算后者，从总铜浓度（μg/dl）中减去血浆铜蓝蛋白铜浓度（近似于以 mg/dl 为单位乘以 3 的铜蓝蛋白水平）。血浆总铜含量在 80～120μg/dl 之间，非铜蓝蛋白结合铜含量通常为总铜含量的 10%（8～12μg/dl）。非铜蓝蛋白结合铜的水平在治疗前有症状的 Wilson 病患者中通常在 25μg/dl 以上。使用商业化分析的话，非铜蓝蛋白结合铜的计算水平可能非常低或为阴性，这很可能是由于使用铜蓝蛋白的免疫学分析不总能反映蛋白中的铜含量。还需要进一步改进检验方法以使其对所有患者都适用。测定游离铜的另一种方法是测定可交换铜，即螯合剂 EDTA[70] 没有从血清蛋白中除去的铜。可交换铜似乎与 NCC 成正比，不过还需要进一步测试以确定此分析的临床应用。

（三）角膜 K–F 环

所有被怀疑有 Wilson 病的患者都必须接受由有经验的眼科医师进行的裂隙灯检查，以检测角膜是否有 K–F 环。K–F 环在神经系统疾病患者中存在，只有少数例外，但它们也可能不存在，特别是在只有肝脏表现的年轻患者中（见图 29–7）。另一个可能提示 Wilson 病的临床表现是向日葵样白内障的存在，这也最好通过裂隙灯检查来观察。

（四）尿中铜的排泄

尿中排出的铜来源于血浆中循环的游离铜，它代表可过滤的、非铜蓝蛋白结合的铜。有症状的患者的排泄速率可能超过 100μg/h。在慢性肝病患者中，尿铜水平高于正常水平，但不能达到超过 100μg/24h 的诊断水平。当出现明显的蛋白尿和铜蓝蛋白尿丢失时，尿铜水平可出现假阳性的升高，而这在其他肝脏疾病中铜储存增加或急性肝衰竭时则很少见。已在儿童中对使用螯合剂青霉胺对尿铜排泄的激发性试验进行了研究[71]，但可能不比在 24h 内将尿铜排泄阈值改变为 40μg 的铜含量好[72]。当测试尿中的铜含量时，使用非金属容器，并且通过与排泄量或肌酐排泄量的相关性来监测收集的充分性是至关重要的。

（五）铜在肝脏中的浓度

正常肝脏铜浓度很少超过 50μg/g 肝脏干重。大多数 Wilson 病患者纯合子中铜浓度水平高于 250μg/g，而杂合子中肝脏中的铜浓度虽然通常高于正常水平，但通常不超过 250μg/g[61]。在其他肝脏疾病，特别是慢性胆汁淤积性疾病，如原发性胆汁性肝硬化和原发性硬化性胆管炎，肝脏铜浓度也可能升高。然而，根据血清学和组织学标准，这些疾病通常易与 Wilson 病鉴别。

Ferenci 等的研究[73] 提示，部分经分子研究证实有 Wilson 病的个体，肝脏铜含量并不能达到 250μg/g 肝脏干重。在这些结果的基础上，提出了 Wilson 病的较低铜含量阈值：70μg 铜 /g 肝脏干重。然而，在这项研究中没有关于杂合子的数据，其肝铜可能很容易超过这个阈值。先前的 250μg/g 干重肝切片能更好地区分 Wilson 病的杂合子和纯合子，但该检查诊断的敏感性较差。因此，如果存在典型的组织学或临床症状，肝铜升高低于该阈值不应当是排除诊断的唯一标准。尽管有广泛的临床和生化评价指标，但对于诊断仍不确定的患者，分子研究将有助于确认或排除 Wilson 病的诊断。

用肝活检标本来定量测定铜，应该是通过一个 Tru 切割针或 jamshidi 针取肝标本，并放置在无铜容器中干燥。直径约 1.6mm，长约 1cm 的肝穿刺标本应在真空炉中 56℃干燥过夜，或冷冻后立即装运到专门用于铜的微量化学分析的实验室。剩余的标本可以以普通的方式固定，进行病理组织学检查。在无症状患者中，肝铜水平可能高于肝硬化患者。具有广泛纤维化和较少实质细胞的标本可能产生非诊断水平的铜浓度，因此肝脏铜定量的结果应与组织学、临床和生化数据相结合。如果在处理标本后考虑 Wilson 病的诊断，则可以从石蜡中取出肝组织，并在提取石蜡和干燥标本后进行铜定量。这些样本通常较小，如果用于分析的样本太少，那么在估计组织铜含量时可能出现较大的误差。

（六）分子遗传学研究

对 Wilson 病患者基因的鉴定使这种疾病的分子遗传学诊断得以实现。目前已描述了该基因的许多疾病特异性突变；然而，最常见的突变在大多数人群中只有 15%～30%[37, 38]。这使得大多数患者存在复合杂合型突变，在 ATP7B 的每个等位基因上具有不同的突变。鉴于 DNA 测序和筛选技术能够检测突变，在几乎所有的患者中，现在直接从头分析疾病特异性突变的存在是可能的和高效的。用这种方法确定诊断的能力取决于区分疾病特异性突变和基因的多态性，并且有时受到一些事实的限制，如基因的一些非编码区也可能影响基因表达，而它是没有被分析的。

通过单倍型分析筛选受累者的家庭成员也是可行的，然而，鉴于 ATP7B 突变的直接 DNA 测序更广泛可用，这种方法大多是历史性的。单倍型分析包括检查 Wilson 病基因周围区域的 DNA 多态性模式，以确定患者中存在的突变区域是否由家庭成员遗传[31]。在用直接测序法检测 ATP7B 基因发现无突变或仅有一个突变的测试家庭中，这种方法仍然可能有一些效用。

DNA 分析的研究进展能够以更具成本效益的方式筛选 Wilson 病的疾病特异性突变，因此将来这个

试验可能成为一线检测，并且在新的人口筛选中可能通过实践证明这一点。目前，基因检测应该用于家庭筛查，并与标准临床和生化试验相结合。

（七）超微结构研究

在肝脏铜浓度不确定使得难以区分杂合子和纯合子的情况下，Sternlieb[58] 提出的致病性线粒体异常的超微结构分析可能有帮助。这些研究的执行需要适当的标本处理和熟练的电子显微镜病理学家的协助，显然需要事先考虑适当的处理样本方法来进行这种分析。

六、临床表现

有症状的 Wilson 病患者最常出现肝病或神经 / 精神症状。通过家庭筛查检测到的受影响者通常无症状（也被称为症状前期）。未开始进行 Wilson 病的特异性治疗或中断正在进行的治疗将导致其进展为肝功能不全、神经精神疾病，并最终导致肝衰竭和死亡。

与 Wilson 病相关的肝病临床谱较广（框 29-1）。通过家庭筛查或单项生化异常系列评估确定的年轻患者大多无症状。有些慢性肝病患者在有或无特殊

框 29-1　Wilson 病的临床表现

- 无临床症状的（症状前期）
- 肝病
- 仅有生化异常的无症状者
- 慢性活动性肝炎
- 肝硬化合并肝功能不全及相关症状、体征
- 急性肝炎伴有或不伴有溶血性贫血
- 神经症状和体征
- 肌张力障碍伴强直和挛缩
- 震颤
- 构音障碍与发音困难
- 步态障碍
- 舞蹈症
- 精神症状
- 从神经症到精神病的范围
- 肾脏疾病
- 氨基酸尿症
- 肾钙质沉着症
- 血液病
- 溶血

症状方面，与其他形式的慢性活动性肝炎无明显区别。在肝硬化和肝功能不全的患者中，可以观察到黄疸、腹水、水肿或其他慢性肝病的特点（包括肝性脑病）。不及时治疗，肝脏疾病会进展为肝硬化、肝功能不全、肝衰竭乃至死亡。一些患者，大多在他们生命的第 2 个 10 年，出现急性肝炎和相关的非免疫病理性溶血性贫血，如没有 OLT 的救命干预，这往往是致命的（见下文）。在 Wilson 病急性肝炎患者中，某些系列[67]中的男女比例几乎为 2：1，而其他系列[74]中的比例可能更高。

第一次出现 Wilson 症状的患者要么是神经性的，要么是精神性的，他们通常比那些出现肝脏症状的患者年龄大。大多数患者的中枢神经系统受累被认为是有显著的肝脏疾病时的表现。然而，肝组织学检查通常不适用于这些患者，因为诊断通常建立在铜蓝蛋白水平减少和 K-F 环存在的基础上。神经系统疾病可表现为运动异常，具有帕金森病特征的肌张力障碍、高张力和僵硬、舞蹈病或手足徐动、震颤和构音障碍等症状[72]。失能性肌痉挛可导致挛缩、构音障碍、发声困难和吞咽困难。在疾病的这个阶段，大脑的磁共振成像或计算机断层扫描可能有助于描绘基底神经节的变化（图 29-8）。

Wilson 病很少出现其他器官系统的异常。由铜中毒引起的肾脏变化包括肾钙质沉着、血尿和氨基酸尿[61]，骨骼系统中的变化包括关节炎、关节痛和早发性骨关节病[61]。心肌中铜的积累可引起心肌病和心律失常[75, 76]，但是很少出现这些临床表现。也可能偶然会有与急性肝炎无关的溶血性贫血的病例[77]。

由于 Wilson 病有一些独特的特点，对急性肝炎的诊断应特别重视。在这种情况下，急性肝炎与非免疫性溶血性贫血、高胆红素血症、血清铜和尿铜水平显著升高有关。这些患者大多是十几岁，K-F 环可能还不明显。矛盾的是，血清碱性磷酸酶水平经常降低[78-80]，这一特征导致人们观察到，碱性磷酸酶与胆红素比值小于 2 可能是 Wilson 病急性肝炎的诊断标准之一[80, 81]。我们和其他研究者也观察到一些 Wilson 病急性肝炎患者的这一比值高于 2[68]。然而，当联合使用碱性磷酸酶与胆红素的比率 < 4 和 AST 与 ALT 的比值 > 2.2 时，在急性肝衰竭患者中几乎 100% 能够鉴别 Wilson 病[82, 83]。

七、治疗

Wilson 病的治疗选择包括药物治疗和原位肝移植（图 29-9）。然而，如有腹水和静脉曲张引起的症状和体征，建议低铜饮食也可以治疗患有晚期肝病的门静脉高压症患者。类似地，如果患者有神经或精神症状，这些症状需要与 Wilson 病的主要治疗

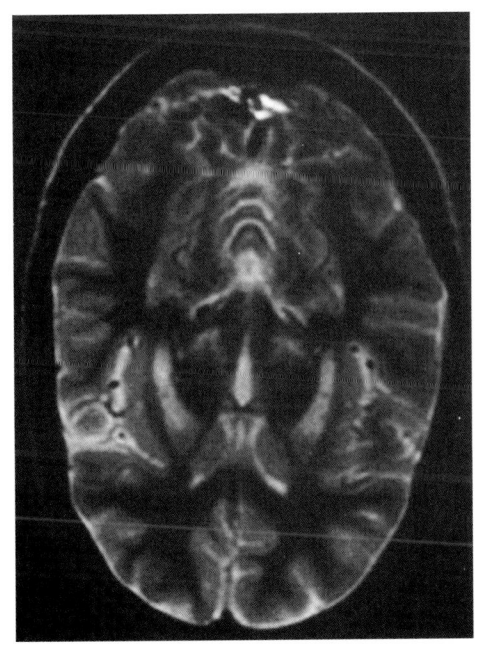

▲ 图 29-8　患有构音困难、吞咽困难、言语不清和 Wilson 病引起的震颤的大脑磁共振图像。注意基底节区的高强度

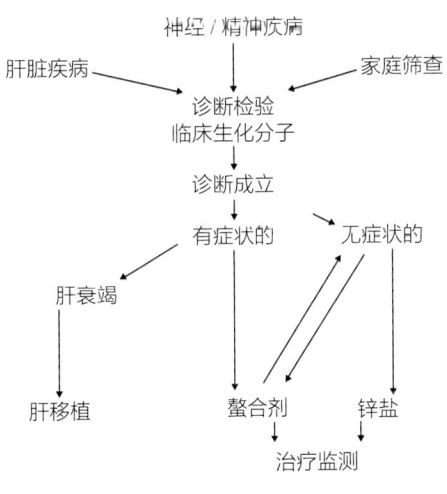

▲ 图 29-9　Wilson 病诊疗方案

相对应。

医学治疗的目的是去除存在的症状，并防止疾病的恶化或进展。治疗是否成功可以通过临床症状的改善或稳定、肝功能和铜代谢的生化参数的正常化来衡量。肝活体组织检查在 Wilson 病的治疗中没有任何作用。重复肝活检应仅作为排除并发症或作为实验治疗方案的一部分。对于发生急性肝衰竭或终末期肝病而对药物治疗无效的严重肝功能不全或肝衰竭患者，应考虑肝移植。移植受体随后在铜代谢方面具有正常的供体表型，除了少数的例外，他们一般不需要针对 Wilson 病进行进一步治疗。

Wilson 病的治疗药物包括螯合剂和锌盐（表 29–3）。螯合剂（如青霉胺、曲恩汀、抗路易士药和四硫代钼酸盐）将铜从细胞内的潜在导致毒性部位移除，并解毒和（或）排泄剩余的铜。锌盐主要通过阻断饮食中铜的肠道吸收起作用，但也刺激肝脏内源性螯合剂的生物合成，如金属硫蛋白，这有助于解毒剩余的金属 [43]。

对于无症状患者和有症状患者的维持治疗是相同的（表 29–3）。对于肝功能不全或慢性活动性肝炎患者，只有通过对活组织进行生化检查或组织学检查，才应被明确为是有症状的 Wilson 病患者，且应在改变药物或螯合剂维持治疗的剂量之前，用螯合疗法治疗，以适当地去除铜（见后续文章）。长期治疗的最多的经验用药仍然是青霉胺，而曲恩汀和锌盐是具有较少潜在不良反应的替代药物。这 2 种替代药物，以前只用于青霉胺不耐受患者，现在应该考虑用于无症状患者的初始治疗和长期使用以作为维持治疗。不管选择哪种专门的制剂，监测疗效和患者的依从性是至关重要的。

螯合疗法被认为是有症状的肝或神经 / 精神疾病 Wilson 病患者的主要治疗方法。正如前面所提到的，迄今为止最多的经验用药是青霉胺。尽管在青霉胺治疗的早期阶段，在 10%～20% 的有症状患者中观察到了神经症状的恶化，但所报道的青霉胺引起的不良反应发生率大不相同 [61, 78]。这种恶化是否会随着替代药物的使用而发生尚不确定，还需等待替代药物作为神经系统受影响患者的主要治疗药物

表 29–3　Wilson 病患者的治疗（a）和随访管理（b）

a		
Wilson 病的药物治疗	**化学形态**	**给药途径**
抗路易士药	二巯丙醇	肌注
青霉胺	青霉胺	口服
曲恩汀	盐酸丁三炔	口服
锌盐	硫酸锌、葡萄糖酸锌、醋酸锌	口服
四硫代钼酸盐（试验）	–	口服

b			
Wilson 病的维持治疗	**口服维持剂量（成人）**	**注　释**	**疗效和依从性的监测**
青霉胺	750～1000mg，分 3～4 次服用	监测狼疮样反应和骨髓抑制；需要补充吡哆醇，减少手术和妊娠患者的剂量	非铜蓝蛋白铜 5～15μg / dl 尿铜 > 250μg/24h
曲恩汀	750～1000mg，分 3～4 次服用	铁粒幼细胞性贫血的监测；手术和妊娠患者需要减少剂量	非铜蓝蛋白铜 5～15μg / dl 尿铜 > 250μg/24h
锌盐	150mg，分 3 次服用	偶发性的胃的不耐受	非铜蓝蛋白铜 5～15μg/dl 尿锌 > 1000μg/24h 尿铜 < 150μg / 24h

的系统性评价。晚期，青霉胺的皮肤学效应包括皮肤急剧变化，通常可见于颈部周围（图 29-10）及匐行性弹力层穿孔样瘢痕样病变，可能出现在身体的任何地方（图 29-11）。

曲恩汀已被证明是治疗青霉胺不耐受患者的有效药物[84]，并且使用这种药物作为肝和神经疾病的一线治疗药物的经验越来越丰富[84-87]。锌盐治疗可作为不能耐受青霉胺或曲恩汀的患者的另一种初始疗法。尽管有报道说锌对有症状的患者是有效的，但是锌的有效作用的开始可能被延迟，因此螯合剂在这种情况下是略胜一筹的。基于锌和螯合剂的单

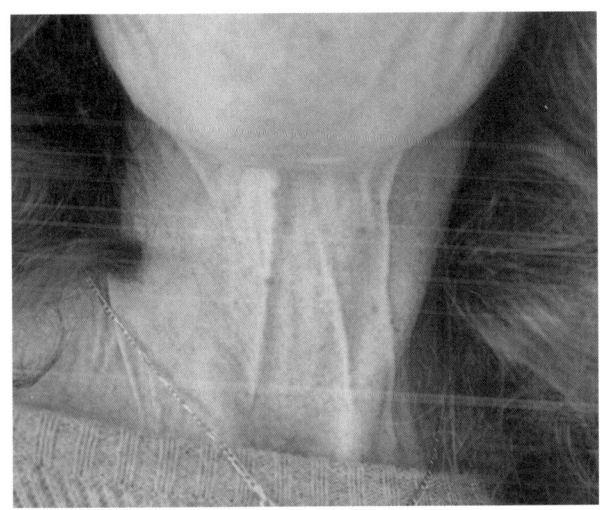

▲ 图 29-10　患者颈部皮肤发生早衰变化（过早衰老的出现），是长期使用青霉胺治疗的特点

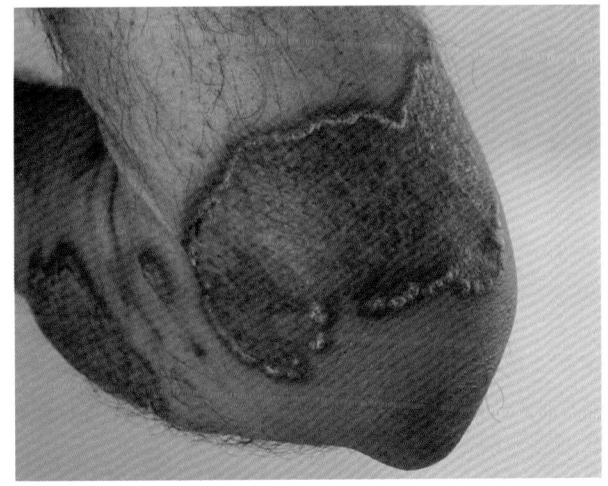

▲ 图 29-11　这个接受青霉胺治疗的患者肘部出现的锯齿状弹性组织增生的瘢痕样病变，该病变可能出现在身体的不同区域

独作用模式，锌联合螯合疗法（在时间上分离）可能有作用，但是没有研究将联合疗法与单独的螯合疗法或单独的锌疗法进行比较[88]。

通常大多数患者在开始治疗的 2～6 个月内已经实现临床表现和生化指标稳定，但对于受影响更严重的患者，需要考虑维持治疗。

四硫代钼酸盐，最初用于治疗铜中毒的动物，目前是作为对 Wilson 病患者，特别是对有神经系统症状的患者的初步治疗进行评估的试验剂。先前关于四硫代钼酸盐在此环境中的使用报道表明在治疗的前 8 周，神经症状没有恶化，循环中的 NCC 快速减少[89]。然而，直接比较该药和曲恩汀疗效的研究在 4 年观察期内没有显示出神经学和言语评分的显著统计学差异[90]。目前对更稳定形式的四硫代钼酸盐用于 Wilson 病初始治疗的研究应该提供更多关于该制剂的安全性和实用性的信息。

BAL 是治疗 Wilson 病的首个有效疗法，现在很少使用，并且仅考虑作为辅助疗法用于那些有神经 / 精神症状，仅用青霉胺或曲恩汀进行螯合治疗无效的难治性患者[91]。当与青霉胺或曲恩汀的口服治疗联合使用时，这种药物溶解在油性基质中肌内注射。作为一种亲脂性化合物，BAL 有更易跨越血脑屏障的理论优势。BAL 治疗的主要缺点是使用起来困难，会造成不适、治疗的不良反应及缺乏临床评价之外的客观参数来确定其疗效。

在治疗的初期阶段，应避免食用含铜量高的食物。这些食物包括动物内脏，如肝脏等，且应禁食坚果、贝类和巧克力。在治疗的维持阶段，允许饮食自由化，但这需要根据患者疾病的稳定性和对药物治疗的依从性来个性化安排。

对于 Wilson 病急性肝衰竭患者和对药物治疗无效的严重肝功能不全患者，应考虑 OLT[77]。回顾性研究分析 Wilson 病患者 OLT 数据的两个不同系列发现，移植后 1 年生存率约为 80%[77, 92]，最近发现，其 1 年生存率约为 87%[93]。在这最后一份报道中，急性肾功能不全在 Wilson 病继发急性肝衰竭接受移植的患者中比其他原因致急性肝衰竭接受移植的患者中更常见。急性肾功能不全在没有长期肾损害的情况下得以解决[94]。

在急性肝衰竭的急性期，有毒的铜络合物被

释放进入循环中，血浆置换、血液透析和白蛋白透析已被用于进一步减少铜诱导的毒性。这些干预措施可能有助于减少并发症和稳定患者状况，但它们并没有阻碍对 OLT 的需要。移植后神经症状可能得到改善[68, 95]。然而，我们认为，在没有肝衰竭的情况下，移植不应该用于有神经系统症状的患者，特别是考虑到目前供体器官短缺的情况。在 OLT 的围术期，除极少数例外，无须进一步治疗 Wilson 病。

活体供体肝移植已经被用于治疗少数儿童和一些成人的继发于 Wilson 病的急性肝衰竭。供者和受体均具有良好的器官功能的情况下，捐赠的器官来自杂合型父母肝脏的部分移植获得了成功[96]。

必须对患有 Wilson 病的孕妇进行手术治疗，这一点值得特别提及。D- 青霉胺和曲恩汀均已知有致畸性。妊娠期治疗的目标是降低致畸风险，同时对孕妇的病情保持良好的控制，降低其出血风险，并防止对伤口愈合的干扰。已有服用青霉胺、曲恩汀或锌的患者妊娠成功[97-101]。对于坚持螯合疗法的患者，在妊娠早期应尽可能降低青霉胺或曲恩汀的剂量。建议剂量为 500mg/d，并建议每 3 个月进行密切监测。锌治疗可在妊娠期间和产后保持全剂量不间断使用[100]。

当使用螯合剂维持治疗的 Wilson 病患者必须进行手术时，术前和围术期应减少其药物剂量，以避免由于赖氨酰氧化酶中铜耗尽而导致的胶原交联受损而影响伤口愈合。青霉胺或曲恩汀的剂量可以在手术前和恢复期间的 1 周内减少到 250～500mg/d，或术后在监测下短暂中断，并且一旦伤口愈合，药物的剂量应迅速增加到维持剂量。锌治疗的患者，无论是在围术期还是术后，都不需要调整剂量。

Wilson 病药物长期治疗成功的关键在于患者对药物治疗的依从性，这一点我们再怎么强调也不过分。这可以通过病史和临床检查来监测，包括检测肝脏或神经系统疾病的症状或体征的任何变化、剂量、肝功能生化指标的筛选、尿铜或锌排泄量的测量、定期裂隙灯检查，对非铜蓝蛋白结合铜（NCC）进行生化检测也很重要。NCC 可能是药物治疗剂量应确定的标准，可反映治疗的充分性。非铜蓝蛋白结合铜是由铜蓝蛋白的氧化酶活性（大约是

铜蓝蛋白以 mg/dl 为单位的值的 3 倍）测定的血清总铜含量和铜蓝蛋白铜含量之间的差值估计的导出数。在健康人和适当治疗的患者中，NCC 的值应为 5～15μg/dl。如果结果在正常范围时该值小于 5μg/dl，则应检查尿铜排泄和血液计数，以排除过度治疗和铜缺乏。在未治疗的、未充分治疗的和依从性差的患者中，NCC 常常高于 25μg/dl（图 29-12）。

对尿铜排泄结果的解释必须考虑到治疗方式、收集完整样品的能力、避免污染及对铜含量的适宜分析。在用螯合剂治疗的早期阶段，尿铜排泄量常常大于 1000μg/24h。随着时间推移，尿铜排泄量下降到 150～500μg/24h，尽管螯合剂在持续使用，但尿铜排泄量仍趋向于维持在这一水平（图 29-12）。尿铜排泄量的值低于 150μg/24h 表明从一开始就不遵从治疗、过度治疗或是不正确的诊断。

锌疗法治疗的患者 24h 尿铜排泄量无显著升高，因为锌有阻止铜吸收的作用[100]。如果锌治疗开始时尿铜排泄升高，则后期治疗过程中尿铜排泄随时间减少。如果治疗开始时值低于 100μg/24h，则应保持在该值以下。如果尿铜低于 20μg/24h，患者应接受铜缺乏的进一步评估，因为这可能提示存在

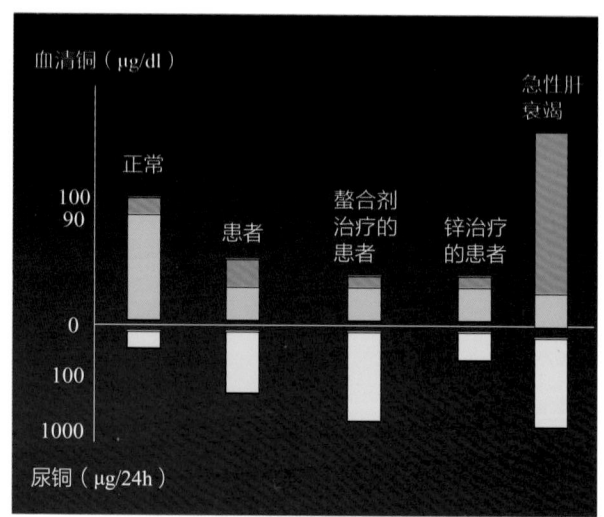

▲ 图 29-12　正常、未治疗和治疗的 Wilson 病患者的铜相关参数

正常患者铜蓝蛋白占血清铜的 90%。在未经治疗的 Wilson 病患者中，不与铜蓝蛋白结合的铜在循环中的百分比增加，尿铜也是如此。在铜螯合剂治疗的患者中，非铜蓝蛋白结合铜（NCC）减少，尿铜增加。在锌治疗的患者中，NCC 减少，尿铜通常小于 100μg/24h。在急性肝衰竭患者中，非铜蓝蛋白结合的铜和尿铜明显增加。铜蓝蛋白结合铜，蓝色；非铜蓝蛋白结合铜，绿色

过度治疗。然而，锌治疗的患者尿铜排泄量增加到125μg/24h 以上时可能表明患者依从性差或治疗不充分。在这种情况下，尿铜升高可能伴有非铜蓝蛋白结合铜水平的升高。尿和血浆锌水平也可用于监测锌吸收和锌治疗的依从性。

即使肝硬化或慢性肝炎在诊断时存在，对于药物治疗依从性好的 Wilson 病患者来说，预后也是极好的 [95]。Ferenci 及其同事关于一系列患者长达 50 多年的随访报告表明，坚持药物治疗的无肝硬化患者与未受影响个体的预期寿命相同 [101, 102]。那些肝硬化患者可能由于在肝移植无效的非常晚期的患者中出现早期肝衰竭而导致生存率降低。有 Wilson 病神经或精神症状的患者在治疗开始后数月至数年内可能继续康复 [103]。在一些神经疾病或肝功能不全的患者中，症状或生化检查异常持续存在，但随着治疗而稳定 [104]。目前，确定患者疾病是否可逆及在多大程度上可逆的最佳方法是等待患者对治疗的反应 [105]。

拓 展 阅 读

Brewer GJ, Johnson VD, Dick RD, et al. Treatment of Wilson's disease with zinc. XVII: Treatment during pregnancy. *Hepatology* 2000;31:364–70.
Successful outcomes were achieved for pregnancy in Wilson disease patients on zinc but rare birth defects were still present. Highlights the importance of maintaining treatment for Wilson disease during pregnancy.

Ferenci P, Czlonkowska A, Stremmel W, et al. EASL Clinical Practice Guidelines:Wilson's disease. European Association for the Study of the Liver. *J Hepatol* 2012;56:671–85.
Consensus guidelines on diagnosis and treatment ofWilson disease from European and North American experts onWilson disease. The guideline utilizes the Wilson disease scoring system (Leipzig criteria) for assisting with the diagnosis of Wilson disease.

Frommer DJ. Defective biliary excretion of copper in Wilson's disease. *Gut* 1974;15:125–9.
Describes the lower copper content in biliary secretions in patients withWilson disease.

O'Reilly S,Weber PM, Oswald M, et al. Abnormalities of the physiology of copper. *Arch Neurol* 1971;25:28–32.
Describes the lower copper content of biliary secretions in man and in the stool of patients with Wilson disease.

Petrukhin K, Fischer SG, Pirastu M, et al. Mapping, cloning and genetic characterization of the region containing the Wilson disease gene. *Nat Genet* 1993;5:338–43.
Critical steps in identifying the gene for Wilson disease were localization of the gene to chromosome 13, further sublocalization on this chromosome, and identification of the Menkes disease gene as a copper-transporting adenosine triphosphatase.

Roberts EA, Schilsky ML. AASLD Practice Guidelines. Diagnosis and treatment ofWilson disease: an update. *Hepatology* 2008;47:2089–111.
A review of the evidence-based literature on diagnosing and treating Wilson disease formulated into practical guidelines for the American Association for the Study of Liver Diseases.

Scheinberg IH, Gitlin D. Deficiency of ceruloplasmin in patients with hepatolenticular degeneration (Wilson's disease). *Science* 1952;116:484–5.
This article describes for the first time the reduction of ceruloplasmin in the circulation of patients with Wilson disease, after which ceruloplasmin determination became part of the diagnostic evaluation for Wilson disease.

Schilsky ML, Scheinberg IH, Sternlieb I. Liver transplantation for Wilson's disease: indications and outcome. *Hepatology* 1994;19:583–7.
This study of patients withWilson disease who were treated with OLT at multiple transplantation centers confirmed and extended prior observations that OLT is curative for Wilson disease and established that it should be considered for patients with acute Wilsonian hepatitis and those with severe hepatic insufficiency unresponsive to medical therapy.

Sternlieb I.Wilson's disease and pregnancy. *Hepatology* 2000;31:531–2.
This article and accompanying editorial highlight the dilemmas encountered in the management of female patients with Wilson disease during pregnancy. Brewer et al., who favor zinc as an alternative to chelating agents for primary and maintenance therapy, reported 26 pregnancies in 19 patients that were successful for both mother and fetus, except for two developmental defects (one major) in a fetus. Sternlieb in his accompanying editorial offers combined data from three groups representing major international referral centers that attest to the safety and efficacy of penicillamine and trientine when the dose is appropriately adjusted.

Sternlieb I, Scheinberg IH. Prevention of Wilson's disease in asymptomatic patients. *N Engl J Med* 1968;278:352–9.
The treatment of asymptomatic (presymptomatic) patients, now the standard of practice, was not accepted before this important clinical study.

Walshe JM. Copper chelation in patients with Wilson's disease: a comparison of penicillamine and triethylene tetramine dihydrochloride. *Q J Med* 1973;42:441–52.
The introduction of the first two oral copper-chelating agents effective in reversing or stabilizing symptoms of Wilson disease by this distinguished physician revolutionized treatment, which had previously relied on the intramuscular administration of BAL.

Walshe JM. The conquest ofWilson's disease. *Brain* 2009;132:2289–95.
A succinct account of the development of chelating and other pharmacologic agents for the management of Wilson disease from a pioneer in the field.

Wilson SAK. Progressive lenticular degeneration: a familial nervous disease associated with cirrhosis of the liver. *Brain* 1912;34:295–509.
Original description ofWilson disease as a progressive lenticular degeneration with associated cirrhosis of the liver.

第 30 章　血色素沉着病与铁贮积症

Hemochromatosis and Iron Storage Disorders

Kris V. Kowdley　Priya Handa　**著**

杨　博　杨长青　**译**

要　点

- 全身铁水平的增加及其在器官中的积累是由于：①饮食来源的铁在肠道的过度吸收（遗传性血色素沉着病）；②红细胞生成障碍及慢性肝病；③肠外给铁。过多的细胞内铁沉积最终导致组织和器官损伤。

- 遗传性血色素沉着病（HH）是一种遗传性铁过载疾病，根据调节铁稳态的基因突变分为 4 种类型。最常见的形式是 1 型 HH，它与 HFE 基因突变有关，主要是 C282Y 纯合型和极少的 C282Y/H63D 复合杂合型。C282Y 纯合型 HH 的最高患病率为 1 & 250，见于北欧血统的人群中。编码其他铁稳态基因的基因突变，如血球蛋白、铁调素、铁通道蛋白和转铁蛋白受体 2（TFR2）导致非 HFE 相关的 HH。

- 所有形式的 HH 的核心缺陷是由于肝内铁调素表达减少而显著降低循环中铁调素水平，因此血清铁调素作为疾病表达的诊断性生物标志物的作用及乃至未来可能的治疗选择都有待进一步研究。

- HH 具有不完全的外显性，尽管大多数 C282Y 纯合子存在血清铁蛋白（SF）和转铁蛋白铁饱和度（TS）升高，但只有不到 50% 出现了一些症状。大约 28% 的男性会有终末器官损伤，而女性很少会有终末器官损伤。HFE-HH 的变异表达与性别、饮食有关，但其他突变及脂肪变性、病毒性肝炎等环境因素也可能影响临床疾病的表达。C282Y/H63D 复合杂合个体可发展为临床和生化的铁过载，经常在有脂肪变性或肝炎等共病因素时发生这种情况。

- SF < 1000μg/L 的 C282Y 纯合型患者，特别是在血清氨基转移酶水平正常的情况下，发生肝硬化的风险较低。另一方面，SF > 1000μg/L 与肝硬化风险显著相关，因此建议进行肝活体组织检查以进行分期。C282Y 纯合型患者铁蛋白正常或轻度升高，建议经常监测 SF 和 TS，如果其水平保持稳定，则不需要治疗。

- 随着 HFE 基因分型的出现，肝活体组织检查变得不那么频繁。随着 MRI T_2* 等无创性技术的出现及瞬态弹性成像等技术对肝硬化的评估，肝活体组织检查将不太常用，然而，它仍然是一个重要的诊断方法，特别是在涉及其他原因的铁过载肝病（即非 HFE 相关）时。

- 静脉切开放血术仍然是 HH 治疗的基石，然而红细胞分离术和新型螯合剂及静脉切开术可能也会成为未来的治疗选择。

- 尽管 HH 具有不完全的临床和生化外显性，但它在北欧人群中仍存在显著的流行性，并且鉴于其在北欧人群中发病率高、可获得廉价的诊断和确认测试可用性及安全有效的治疗，因此建议对这些人群进行筛查。

一、背景和历史沿革

铁过载紊乱是指身体在长时间内吸收过多铁时产生的慢性疾病[1]。铁稳态取决于机体铁需求与肠道吸收之间的复杂反馈机制。人类缺乏排泄过量铁的生理机制[1]。铁调素是一种由 25 个氨基酸组成的肽，主要产生于肝脏，分泌到血液中，现在被认为是铁稳态的关键调节因子，铁调素调节失衡是导致许多铁稳态紊乱的原因[2, 3]。铁过载对身体有害，在组织积聚导致器官损伤，最终导致器官衰竭。原发性铁过载症的出现是由于铁稳态基因的突变导致身体吸收超过正常量的铁，最常见的是遗传性血色素沉着病（HH）[4]。此外，铁过载可以继发于其他疾病，包括血液疾病或慢性肝炎。

1865 年，法国的 Armand Trousseau 在文献中首次对血色素沉着病患者进行医学描述[5]。24 年后，德国病理学家 von Recklinghausen 创造了"血色素沉着病"这个术语[6]。他认为，这种疾病患者组织内的色素沉着（"chrom"）是由血液循环中的某种物质（"hemo"）引起的。1935 年，Joseph Sheldon 认为血色素沉着病是遗传性的，是先天性的铁代谢错误。他还证实，这种疾病的病理表现是由受累器官中铁沉积增加引起的[7]。Simon 和同事在 1976 年描述了血色素沉着病的常染色体隐性特征及其与人类基因组中人类白细胞抗原（HLA）区域的联系[8]。1996，Feder 等发现 HFE 是一个新的主要组织相容性复合物（MHC）I 类基因，也是导致血色素沉着病的基因，位于第 6 号[9]染色体的短臂上，且发现 83% 的患者 HFE 基因中存在一个错义突变（C282Y）纯合子[9]。其他研究人员还观察到，C282Y 突变的纯合型存在于 85%～90% 的血色素沉着病患者中[10]。

这一引人注意的发现在临床医学和肝病学上产生了显著的益处，包括更准确地诊断 HFE 相关的 HH、改良的家族筛查及评估 HFE 突变在其他肝脏疾病中的作用。此外，关于铁稳态的细胞和分子机制，已经有大量的新信息，包括铁调节激素 Hepcidin（铁调素）的发现。在本章中，我们描述 HH 领域的新进展，讨论在这些患者中看到的经典病理和临床特征及各种治疗方案。

（一）铁稳态

正常情况下，膳食铁的吸收与身体对铁的需求密切相关，但在 HH 中，铁稳态的损害导致组织对铁的吸收增加[4, 11]。膳食铁以无机铁或血红素的形式在十二指肠中被吸收，如图 30-1 所示，在 HH[4, 11] 中，两种形式的铁均吸收增加。十二指肠细胞色素 b 相关铁还原酶（dcytb）存在于十二指肠管腔肠细胞的表面，将铁转化为亚铁，亚铁通过二价金属转运蛋白 1（DMT1）[4, 11]穿过肠上皮细胞顶端膜。所吸收的铁要么以铁蛋白的形式储存在肠细胞中，要么被膜铁转运辅助蛋白转化为三价铁，然后通过铁运输蛋白，即膜铁转运蛋白横跨基底膜转移至血浆中。然后铁与血浆中的转铁蛋白结合，并通过门静脉系统输送到肝脏，肝脏是铁储存的主要部位。肝细胞通过 TfR1 及可能的 TfR2，通过非受体介导的机制来吸收转铁蛋白结合铁[13]。当转铁蛋白变得高度饱和时，肝细胞也可吸收在循环中的游离铁[13]。网状内皮系统（RES）细胞主要从被吞噬的衰老红细胞中获取铁。它们还可以通过 TfR1[14]螯合转铁蛋白结合铁。总之，铁要么作为铁蛋白储存在细胞内，要么通过膜铁转运蛋白[14]释放到血浆中。释放的铁通过铜蓝蛋白氧化成血浆中的三价铁状态，并与转铁蛋白[14]结合。

（二）铁调素表达的调节

铁调素的合成是一个多步骤的过程，包括了图 30-2 中提到的多种基因和蛋白质。铁调素缺陷可能继发于 HFE 或 TFR2 基因突变（成人血色素沉着病）及 HJV 或 HAMP 基因的突变（青少年血色素沉着病）。它导致了一种常见的病理生理途径和独特的表型，其严重程度取决于突变的基因和各种尚未鉴定的遗传和环境辅因子。铁调素缺陷是导致铁蛋白在细胞表面不适当表达的原因，特别是巨噬细胞和小肠细胞，这导致铁的出路增多，然后细胞内铁含量增加，最终转铁蛋白饱和度增加，导致非转铁蛋白结合铁（NTBI）出现[15]。NTBI 被肝脏、胰腺、内分泌系统和心脏细胞强行占据，并导致实质内铁过量。尽管铁调素的表达调控机制尚未完全阐明，但有几个因素已被证明在调节铁调素的表达方面是

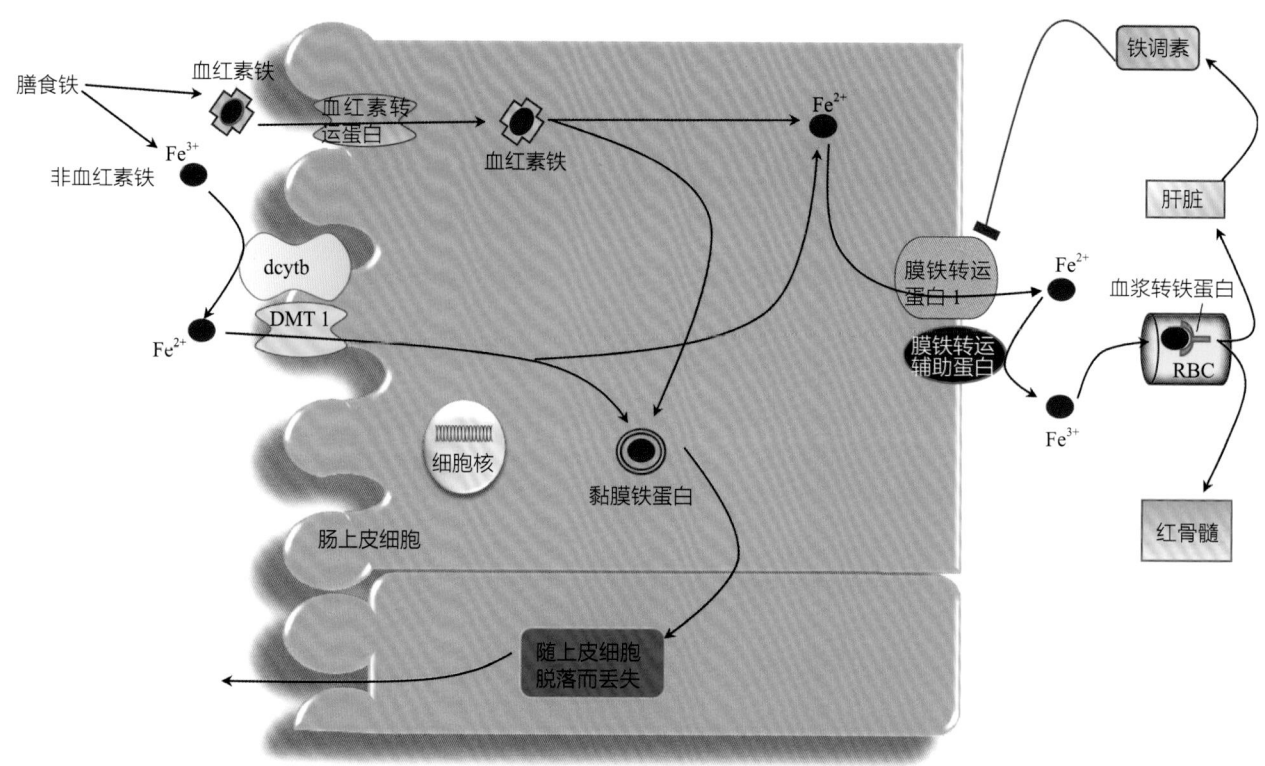

▲ 图 30-1 铁吸收机制

血红素铁通过血红素转运蛋白运输到黏膜细胞。血红素铁从卟啉网络中释放出来，进入与非血红素铁的共同通道。非血红素铁通过存在于肠细胞顶端的十二指肠细胞色素 b（dcytb）的酶促作用将三价铁离子（Fe^{3+}）还原为二价铁离子（Fe^{2+}）。Fe^{2+} 通过二价金属转运蛋白 1（DMT1）转运到黏膜细胞。黏膜细胞中的 Fe^{2+} 要么作为黏膜铁蛋白被隔离在肠上皮细胞中，后者随后由于上皮细胞的脱落而丢失，要么通过铁通道蛋白（FPN）穿过基底外膜。Fe^{2+} 通过铁调素在肠细胞的基底膜上转化为 Fe^{3+}。Fe^{3+} 进入循环并与血浆转铁蛋白（TF）结合。转铁蛋白结合的铁刺激肝脏中铁调素的合成，从而抑制铁结合蛋白的功能，并阻断铁从肠细胞释放

经 Decker Intellectual Properties 许可转载，引自参考文献 [12]

重要的 [15, 16]。铁、炎症和 ER/ 营养应激是铁调素转录的主要正调控因子，而红细胞生成、缺氧、新的非相关因子如甘油磷酸 –O– 酰基转移酶（GNPAT）和雌激素、睾酮等激素是铁调素的负调控因子，导致铁过载状态 [11, 16, 17]。肝细胞感受铁结合转铁蛋白以控制铁调素转录的机制尚不完全清楚 [11]。研究已经表明，HFE 结合到 TfR1，并且这种关联与转铁蛋白铁饱和度成反比 [18]。如果 TS 水平增加，HFE 从 TfR1 移位，使得其与 TfR2[19] 相互作用。最近研究已经证明，HFE 和 TfR2 及血凝素（HJV）形成多蛋白复合物。这种多蛋白复合物（HFE-TFR2-HJV）激活 BMP–SMAD 信号级联并诱导铁调素表达 [20]。

1. BMP–SMAD 通路

骨形成蛋白（BMP）是转化生长因子 β（TGF-β）超家族的成员，该超家族的配体结合到 I 型和 II 型丝氨酸 – 苏氨酸激酶受体形成复合物，导致细胞内

SMAD（sma and mother against decapentaplegic）蛋白的磷酸化 [20]。BMP6 是 HJV 的内源性配体，通过增加铁 [21, 22] 的水平而上调。BMP6-HJV 吸引肝细胞表面受体 BMPR-I 和 BMPR，这导致 BMP-I 受体［ALK2 和（或）ALK3］磷酸化和 BMP II 受体（BMPR II、ActR IIa、ActR IIb）激酶结构域的激活 [23]。活化的 BMP-I 受体，对于维持铁调素的表达至关重要，使受体相关的细胞内 SMAD 蛋白（SMAD1、SMAD5 和 SMAD8）[24] 磷酸化。这些 SMAD 蛋白与共同介质 SMAD4 形成复合物，SMAD4 转位到细胞核并诱导铁调素转录 [23, 24]。对来自小鼠和肝癌细胞系的原代肝细胞的研究表明，BMP2、4 和 9 可以诱导铁调素转录，而不依赖于 HFE、TfR2 或 IL6[25]。虽然 SMAD 信号通路促进铁调素表达，但 SMAD7 通过减弱 BMP 介导的铁调素激活而降低铁调素表达，并且被认为是 SMAD 的抑制药 [26]。

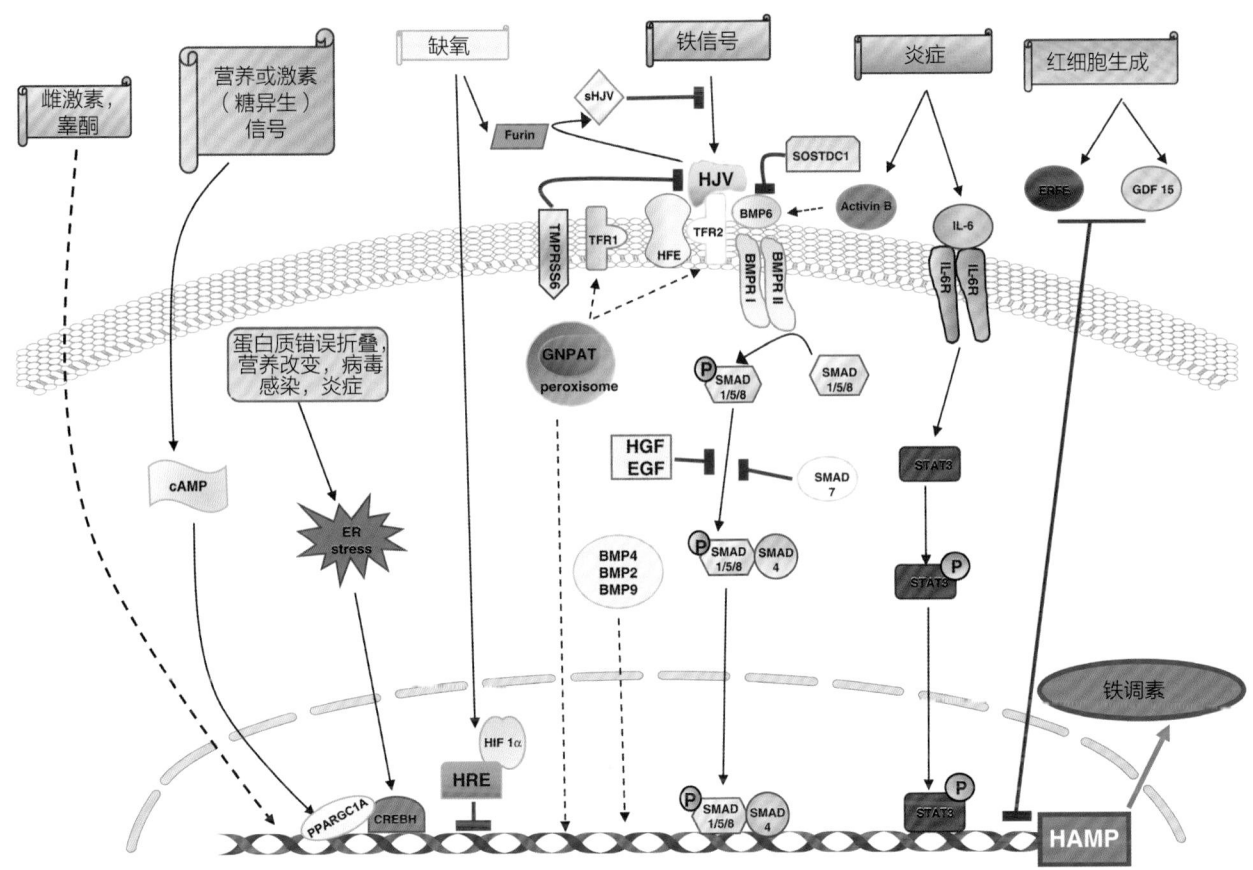

▲ 图 30-2 铁调素基因转录的调节因子

当血清转铁蛋白铁含量增加，我们认为 HFE 从 TfR1 移位并与 TfR2 相互作用，相应地又与 HJV 形成了一个复合物，一个 BMP 受体。HFE-TfR2-HJV 复合物连同 BMP6 一起，与 BMP 受体 I 和 II 相互作用。这导致了 BMP-I 受体的磷酸化，相应地，也伴随着 SMAD1/5/8 蛋白的磷酸化。这些蛋白与 SMAD4 形成复合物，转入细胞核并改变铁调素的表达。TMPRSS6 是一种跨膜丝氨酸蛋白酶，切割 HJV 并导致铁调素的表达减弱。GNPAT 是一种过氧化物酶体，可以通过尚未明确的途径直接影响铁调素的表达。据报道，SMAD7 解除了 BMP 介导的铁调素激活，导致铁调素表达减少。已经证明 BMP2、4 和 9 可以诱导铁调素转录。炎症过程中释放的 IL6 与其受体结合，导致 Janus 激酶（JAK）的激活，随后信号转导子和转录激活因子 3（STAT3）磷酸化，从而诱导铁调素的转录。在炎症过程中产生的激活素 B 被认为通过直接作用于 BMP6 来调节铁调素的产生。糖原信号通过环磷酸腺苷和转录辅因子 PPARGC1A 和 CREBH 诱导铁调素生成，PPARGC1A 和 CREBH 是内质网（ER）应激时铁调素调节的转录因子。缺氧时，低氧诱导因子 1α（HIF-1α）与缺氧反应元件（HRE）相互作用，抑制铁调素转录，弗林蛋白酶将 HJV 裂解为可溶性形式（sHJV），从而抑制 HJV-BMP-SMAD 信号。红细胞前体产生的赤藓酮（EFE）和生长分化因子 15（GDF15）抑制铁调素的合成。表皮生长因子（EGF）、肝细胞生长因子（HGF）和硬核蛋白域蛋白 1（SOSTDC1）已被描述为 BMP-SMAD 的负调节途径

肝细胞分泌的铁调素通过结合铁输出蛋白（膜铁转运蛋白）在铁稳态中起着关键性的作用。它使铁通道蛋白内化并降解，导致铁从肠细胞和 RES 细胞向基底外侧转移的减少，从而减少肠道铁的吸收[27]。在 IIII 中，介导铁调素转录的蛋白质的突变，包括 HFE、TfR2 和 HJV，导致铁调素水平显著降低，并增加膳食铁摄取。HAMP 基因的突变也可能导致铁调素水平不足，导致铁过载。由于铁从肝细胞和 RES 细胞中的释放受损和铁吸收的补偿性激活，铁

结合蛋白的突变也可导致铁在组织积累的增加[27]。

2. 白细胞介素 6

白细胞介素 6（IL6）是炎症过程中肝细胞产生的急性期反应的主要调节因子。IL6 与 IL6 受体 α 和 gp130 的复合物结合，导致 Janus 激酶（JAK）的激活及随后信号转导子和转录激活子（STAT）蛋白的磷酸化，主要是 STAT3，这些蛋白转运到细胞核并诱导铁调素转录[25]。红细胞生成、缺氧及雌激素和睾酮等激素作为铁调素的负性调节因子，导致

铁过载状态[25]。已经确定，铁调素的炎症调节对于
Ⅱ型急性期细胞因子，特别是 IL6，是特异的。IL6
激活 JAK2/STAT3 通路。STAT3 转运至细胞核，与
铁调素启动子上的 STAT3 反应元件结合，刺激铁调
素转录。据报道，炎症过程中产生的激活素 B 可直
接作用于 BMP6 并调节铁调素的产生[25]。

3. 其他调节因子：ER/ 铁调素的营养应激调节、
红细胞生成和缺氧、SOSTDC1、GNPAT、生长因
子和激素

据报道，内质网（ER）稳态的破坏和 ER 中未
折叠或错误折叠的蛋白的积累通过环磷酸腺苷反应元
件结合蛋白 3（CREBEL3），也被称为环腺苷一
磷酸反应元件结合蛋白 H（CREBH）上调铁调素
转录[17, 28]。营养和激素糖原信号可能通过 CREBH
和 PPARGC1A（转录辅助活化因子）刺激铁调素转
录[16, 28]。类似地，红细胞生成素（EPO），一种介
导红细胞生成的激素，在它的作用下，幼红细胞产
生的赤藓酮（ERFE）可直接抑制铁调素转录[28, 29]。
此外，作为 TGF-β 蛋白超家族成员和红细胞成熟
调节剂的生长分化因子 15（GDF-15）被认为对铁
调素有负调节作用[28, 30]。然而，对多种癌症相关
性贫血的一些研究表明，循环中的 GDF-15 水平与
铁调素水平呈正相关[28]。低氧浓度已被证明抑制铁
调素转录[16, 28]。缺氧时，HIF-1α 与铁调素启动子
上的低氧反应元件（HRE）结合，降低铁调素的产
生[16, 28]。另据报道，在缺氧期间产生分泌途径中普
遍存在的主要加工酶——弗林蛋白酶水平增加，弗
林蛋白酶通常位于反式高尔基体网络，将 HJV 裂解
成可溶性形式（sHJV），从而阻断 BMP6 并抑制铁
调素的产生[28]。

(1) 含硬化蛋白域蛋白 1：据报道，含硬化蛋白
域蛋白 1（SOSTDC 1）与 HJV 的可溶性形式相似。
它通过隔离 BMP 配体导致 BMP-SMAD 通路失活
来负调控铁调素转录[28]。

(2) 生长因子和激素：表皮生长因子（EGF）和
肝细胞生长因子（HGF）等生长因子已被证明能抑
制 SMAD-1、5、8 复合物向细胞核的转移，导致铁
调素分泌减少[28]。研究表明，用 17β- 雌二醇处理
人肝细胞系可通过 HAMP 启动子区域内的功能性雌
激素应答元件减少铁调素的产生。睾酮已证明在小

鼠中对铁调素转录有负调节作用。还需要进一步的
研究来阐明铁调素的激素控制机制[28]。

（三）甘油磷酸 –O– 酰基转移酶

生物合成被称为浆磷脂的脂类分子的第一步
是由过氧化物同工酶——甘油磷酸 O- 酰基转移酶
（GNPAT）[31] 介导的。GNPAT 的缺乏与膜运输受损、
胆固醇分布改变和网格蛋白小窝的畸形有关，因此
推测其损害了 TfR 回到膜的再循环。据报道，在肝
细胞中的沉默 GNPAT 可降低铁调素表达[32]。还有
研究表明，某些 HFE 纯合性男性的 GNPAT D519G
位点（GNPATp.D519G）杂合子多态性与更严重的
铁过载表型有关。然而，GNPAT 对铁调素表达的作
用机制尚待阐明[32]。

（四）铁在细胞损伤中的作用

在 HH 患者，细胞摄取过量的循环中的铁导致
器官功能障碍[33]。在肝脏中，过量的铁以铁蛋白的
形式储存在细胞质和溶酶体中及以含铁血黄素的形
式储存在溶酶体中[34]。肝细胞中的过量铁可能通过
Fenton 和 Haber–Weiss 反应催化活性氧（ROS）的
形成[34]。在这些反应中，超氧自由基将铁还原为亚
铁，亚铁与过氧化氢反应生成高度活性的羟基自由
基。产生的 ROS 通过细胞膜和细胞内细胞器的脂质
过氧化、氨基酸侧链的氧化、DNA 链的断裂和蛋白
质的断裂引起肝细胞损伤。溶酶体膜中脂质的过氧
化导致溶酶体变得脆弱和易受损伤，导致被隔离的
铁和水解酶释放到肝细胞的细胞质中，从而介导细
胞损伤和死亡[34]。从受损的铁负载肝细胞释放的产
物激活了能产生促纤维化细胞因子的 Kupffer 细胞，
并刺激肝星状细胞合成胶原，导致纤维化[33]。DNA
的脂质过氧化导致 DNA 反应性醛和乙烯 DNA 加合
物水平增加，从而增加主要的抑癌基因 p53 的突变
率。这导致了细胞稳态的失调并使正常细胞变成恶
性肿瘤细胞，促进了肝细胞癌（HCC）的发展[34]。

二、遗传性血色素沉着铁过载综合征的分类

术语"遗传性血色素沉着病"（HH）用于描述

导致组织铁负荷的遗传性铁代谢紊乱。迄今为止，已鉴别出 4 种类型（表 30-1）。

- 1 型或经典型 HH 是由于编码 HFE（高铁）蛋白的血色素沉着病（*HFE*）基因的突变所致[9]。*HFE* 基因位于 6 号染色体（6p21.3）。*HFE* 相关的 HH，是这种疾病最常见的形式，其主要是由 *HFE* 基因 C282Y 纯合型突变引起的[9, 10]。*HFE* 中另外 2 个常见的突变是 H63D 和 S65C 突变[33]。

- 2 型 HH，也被称为青少年血色素沉着病，已分为 2 类。2A 型 HH 是由于编码血珠蛋白的 hemojuvelin（*HJV*）基因突变引起的。它位于 1 号染色体[35]。青少年血色素沉着病是由 BeZancon 等于 1932 年首次报道的。1999 年，Roetto 和他的同事将青少年血色素沉着病的主要位点定位于 1q21[36, 37]。2004 年，Papanikalaou 等通过 12 个不相关家族的连锁分析鉴定，认为 *HJV* 基因（*HFE2*）主要来自希腊血统[38]。2B 型 HH 是由于肝脏抗菌蛋白（*HAMP*）基因突变所致。该基因位于第 19 号染色体[39]。2003 年，Roetta 等首次发现 19q13 上的

HAMP 基因突变与青少年血色素沉着病有关联[40]。

- 3 型 HH 是由转铁蛋白受体 2（*TFR2*）基因突变引起的。它位于 7 号染色体的长臂［7q22］[41]。2002 年，Girelli 等揭示了 *TFR2* 基因在 3 型 HH 中的作用及其在维持人体铁稳态中的关键作用[42]。

- 4 型 HH 是由于编码膜铁转运蛋白的膜铁转运蛋白基因（*SLC40A1*）突变导致的，该基因位于 2 号染色体[43]。Montosi 等首次发现膜铁转运蛋白基因的非保守错义突变与 4 型 HH[44] 有关。

三、*HFE* 相关血色素沉着病的流行病学

已经观察到，在欧洲、澳大利亚和其他西方国家，*HFE* 相关的 HH 的发病率是相似的，在凯尔特北欧血统的人中发病率最高，在非洲人后裔中发病率最低[45, 46]。HH 发病率从 1.5～3 例 /1000 人至 1 例 /200～400 人[47]。它们大多是北欧起源的[45]。非 *HFE* 相关血色素沉着病在地中海国家更普遍[48]。

与 1 型遗传性血色素沉着病相关的 *HFE* 基因

表 30-1　遗传性血色素沉着病的类型

分　类	涉及的基因及定位	遗传方式	蛋白质功能	临床表现
1 型"经典型"遗传性血色素沉着病	6p21.3 上的 *HFE* 的突变： 1. C282Y 2. H63D 3. S65C	AR	通过 BMP6 参与铁调素的合成及与 TFR1 相互作用	关节病、皮肤色素沉着、肝损害、糖尿病、内分泌功能障碍、心肌病、性腺功能减退
2A 型，青少年遗传性血色素沉着病	1p21 的 *HJV*（血珠蛋白基因）	AR	涉及铁调素的合成、BMP 的共受体	早发病，< 30 岁普遍存在性腺功能减退和心肌病
2B 型，青少年遗传性血色素沉着病	19q13 上的 *HAMP*（铁调素基因）	AR	红细胞铁流出的下调	早发病，< 30 岁普遍存在性腺功能减退和心肌病
3 型遗传性血色素沉着病	7q22 上的 *TFR2*（转铁蛋白受体 2 基因）	AR	铁调素的合成、与转铁蛋白相互作用	关节病、皮肤色素沉着、肝损害、糖尿病、内分泌功能障碍、心肌病、性腺功能减退
4 型遗传性血色素沉着病	2q32 上的 *SLC40A1*（铁蛋白基因） 1. 功能获得 2. 功能丧失	AD	十二指肠铁输出	对放血的耐受性较低，可能有贫血

AD. autosomal dominant. 常染色体显性遗传；AR. autosomal recessive. 常染色体隐性遗传

中的 3 个突变是 C282Y、H63D 和 S65C。在爱尔兰人中，C282Y 突变的患病率＞10%，而其他北欧国家的 C282Y 突变患病率为 5%～10%[49]。在欧洲南部的患病率较低（1%～5%），在非白人人群中极为罕见[1]。H63D 等位基因携带者的患病率为 10%～20%，具有较低的地理变异性[1, 50]。基于多个研究结果，发现 C282Y/H63D 复合杂合型突变的患病率约为 2%[1, 50, 51]。C282Y/H63D 复合杂合子携带率估计为 8%～10%[52]。

已经观察到，C282Y 突变的分布有重大的种族差异。白种人比非裔美国人的遗传性血色素沉着病的患病率高出 6 倍左右。预计非西班牙裔白人（0.44%）C282Y 纯合型突变的流行率显著高于美洲土著人（0.11%）、西班牙和葡萄牙人（0.027%）、非裔美国人（0.014%）、太平洋岛民（0.012%）及亚洲人（0.000 039%）[1, 53]。

虽然男性的血清铁蛋白（SF）和血清转铁蛋白铁饱和度（TS）水平通常高于女性，但 HH 的患病率似乎没有性别差异[54]。然而，C282Y 突变型 HH 的疾病表型在不同性别之间有所不同，有 28% 的男性表现出症状性铁过载，而女性只有 1%[55]。这种在妇女中减弱的疾病表型是由于在月经周期中反复发生的生理性失血而导致铁的缓慢积累。相反地，青少年血色素沉着病在男女间是一样的[1, 56]。

四、遗传性血色素沉着病的分类

（一）HFE 相关（1 型）遗传性血色素沉着病

1 型 HH 是遗传性铁过载最早和最经典的一种形式。它以常染色体隐性模式遗传，由位于 6p21 染色体上的 HFE 基因的错义突变引起，该基因由 7 个外显子组成，跨度为 12kb[9]。全长和大部分选择性剪接的 HFE 转录本存在于卵巢、睾丸、十二指肠、心脏、肾脏、脾脏和肝脏[57]。该基因编码一个有 343 个氨基酸的被称为 HFE 的 MHC Ⅰ类蛋白[9]。它含有 22 个氨基酸信号序列，一个由 3 个环（α_1、α_2 和 α_3）组成的大的细胞外结构域，一个跨膜区和一个小的细胞质部分。在 α_2 和 α_3 胞外结构域内有 4 个半胱氨酸残基形成二硫键[56, 57]。HFE 蛋白与 β_2-微球蛋白相互作用，使得 HFE 能够转运到细胞表面，在那里它与转铁蛋白受体 1（TfR1）[56] 相互作用。在 1 型 HH 中，HFE 基因的主要缺陷是 G- 错义突变，导致在 HFE 蛋白的 α_3 环 282 位置（C282Y）上，由酪氨酸取代半胱氨酸，导致二硫键[13] 的破坏。这种突变阻止了 HFE 与 β_2 微球蛋白的结合，导致其在细胞表面的递呈减少，ER 中保留增加，加速其降解及减少与 TfR1 的相互作用[11]。这增加了 TFR1 与转铁蛋白结合铁的亲和力，从而调节铁吸收[13]。HFE 中另外的 2 个常见的突变是 H63D 和 S65C 突变[33]。通过 H63D 突变，HFE 蛋白的 63 氨基酸位置天冬氨酸被组氨酸取代。S65C 突变导致 HFE 蛋白的 65 氨基酸位置半胱氨酸残基被丝氨酸取代[58]。当 C282Y 作为复合杂合子（C282Y/H63D 或 C282Y/S65C）[59] 与铁负荷共同遗传时，这些突变通常与铁负荷有关。

HFE 在小鼠体内的实验性破坏

Hashimoto 和他的同事发现了人类 HFE 基因的小鼠同源基因，并将小鼠基因命名为 "MR2"，现在通常称之为 Hfe[60]。小鼠基因在氨基酸水平上与人的同源性序列有 66% 的相似性。Zhou 和他的同事构造了一个基因敲除小鼠模型，该模型敲除了小鼠 Hfe 基因的所有 6 个外显子[61]。在该小鼠模型中，铁相关基因表型以常染色体隐性方式遗传[61]。Hfe 全基因敲除的小鼠模型可模拟 HFE 血色素沉着病患者的遗传和生化特性。此外，组织特异性的肝细胞中 Hfe 基因敲除的小鼠，有与整个机体 Hfe-/- 小鼠相似的铁相关基因表型，包括升高的血清铁和转铁蛋白饱和度（TS）值，有重度肝铁蓄积，表明 Hfe 基因在肝细胞中对合适的铁调素表达的重要性[62]。Levy 等使用靶向载体将 HFE C282Y 引入小鼠 Hfe 密码子 282 位置以构建 C282Y 突变的敲入型小鼠，引入另一载体以构建 Hfe 无效等位基因型小鼠[63]。有突变型等位基因的小鼠杂合子比野生型对照小鼠有更多的铁负荷。纯合子为无效等位基因小鼠产生大量铁过载。C282Y 敲入纯合子小鼠的铁基因表型则介于无效基因型纯合子小鼠和野生型小鼠之间，提示 C282Y 突变可导致肝脏铁积累而不完全丧失该基因的功能[63]。

（二）青少年（2 型）遗传性血色素沉着病

2 型 HH 是一种罕见的常染色体隐性遗传血色素沉着病，常影响年轻患者[64]。一般在 10—30 岁时明确诊断。它通常与大量铁过载导致心脏功能障碍和中枢内分泌系统损害导致低促性腺激素性腺功能减退和肝纤维化有关[64]。青少年血色素沉着病包括 2 种类型：2A 型 HH 和 2B 型 HH。2A 型 HH 是由位于 1q21 号染色体上的 HJV 基因突变引起的，该基因大小约 4.3kb，包含 4 个外显子，主要表达于肝脏、心脏和骨骼肌[35, 36, 65]。它编码一种名为铁调素调节蛋白的糖磷脂酰肌醇（GPI）连接的膜蛋白，铁调素调节蛋白是排斥导向分子（RGM）家族的成员。目前，有 43 个鉴定出导致青少年血色素沉着病的 HJV 突变，G380V 突变是最常见的。这些突变显著降低肝脏铁调素的表达，并导致铁过载[64]。2B 型 HH，由位于 19q13 号染色体的 HAMP 基因突变引起，该基因编码名为铁调素的肝源性抗菌肽[38, 39]。两种最常见的 HAMP 突变是 G71D 和 R59G，它们仅以杂合形式被观察到，并且仅当与 HFE[65] 共同遗传时与 HH 相关。在 HAMP 突变中需鉴别的其他突变是核苷酸 +14、C70R 和 R56X 处的 C78T、93delG、G-to-A 转换[65]。HAMP 的突变导致肝铁调素表达不足，导致铁调素水平显著降低，从而导致铁过载[35]。

（三）TFR 相关（3 型）遗传性血色素沉着病

3 型 HH 是一种罕见的伴常染色体隐性遗传的 HH，可以被认为更类似于 HFE 血色素沉着病[64]。它以中年发病为特征，由位于第 7q22 号染色体上的 TFR2 基因突变引起。TFR2 基因的大小约为 21kb，并有 18 个外显子[65]。它被拼接成 2 种不同的替代形式：在肝脏中强表达的 TFR2-α 和从 α 形式的第 4 外显子的起始位点编码的 TFR2-β，并且具有低且普遍的表达[66]。TFR2 的表达被认为是由细胞周期调节的，而不是细胞铁浓度，因为它不包含任何铁应答元件（IR）[67]。TFR2 编码与转铁蛋白结合的 TfR2 蛋白，并以与 TfR1 相似的动力学内化转铁蛋白结合的铁[68]。除了介导肝细胞铁摄取，它也作为一个铁水平的传感器，并参与铁调素合成。TFR2 基因的突变导致突变蛋白在 ER 中保留，并且

缺乏在细胞表面的表达[68]。缺乏 TfR2 的表面表达导致不能与二价铁转铁蛋白相互作用，并导致信号转导受损，引起铁调素产生的损失[68]。

（四）4 型遗传性血色素沉着病（铁蛋白病）

4 型 HH 是伴常染色体显性遗传的 HH，其特点是组织铁主要积聚在 RES 细胞中，与转铁蛋白铁饱和度、边缘性贫血和轻度脏器疾病相比，SF 水平异常升高[69]。它是由 SLC40A1 基因突变引起的，定位于染色体 2q32 上。该基因大小约 20kb，编码 571 个氨基酸的铁蛋白，具有 9 到 10 个跨膜结构域[1, 4, 11, 43]。SLC40A1 基因在其 5′ 非翻译区（UTR）通过铁反应元件（IRE）受到铁的调节。由于细胞内铁水平低，5′ UTR IRE 与铁调节蛋白（IRP）1 和 2 结合，其抑制 SLC40A1 mRNA[1, 4, 65] 的翻译。常见的突变是滑链错配，该错配涉及外显子 5 中的 3 个顺序碱基，并被预测在 160～162[65] 处有 3 个缬氨酸残基之一的丢失。此外，Q248H 错义突变在非裔美国人中经常被检测到，包括那些 SF 升高的人[65]。迄今为止报道了大约 12 种致病突变和几种非致病性多态性[65]。

铁转运蛋白（FPN1/IREG1/MTP1）蛋白位于上皮细胞的基底外侧膜，参与细胞内铁向循环内输出的过程[69]。它在人类胎盘、肝脏、脾脏和肾脏中高度表达[70]。尽管报道的突变遍及整个蛋白质，但大多数涉及第一和第四跨膜结构域之间的区域。这个区域可能与铁结合和（或）转运活性有关，或者可能为循环蛋白定义功能结合位点，该功能结合位点对于从细胞输出铁很重要[69, 71]。

有 2 种类型的铁蛋白病，其分子机制是不同的[72]。A 型的特点是 SLC40A1 基因突变引起的铁蛋白活性丧失。作为"功能性铁转运蛋白丧失"的结果，巨噬细胞铁过量的结果是减少了铁的输出。病理结果为网状内皮巨噬细胞铁负荷[72]。B 型的特点是突变的膜铁转运蛋白，赋予铁调素一个"抵抗力"。因此，尽管血清铁调素水平升高，但铁通道蛋白调节受损，导致"铁通道蛋白活性的构成性增加"和肝素缺乏，如在 HFE 血色素沉着病中所观察到的[73]。病理结果是出现网状内皮巨噬细胞铁滞留和靶器官铁负荷[73]。

五、遗传性血色素沉着病的临床特点

患有 HH 的人通常无症状；当出现症状时，通常是模糊的和非特异性的[1, 4, 74]（表 30-2）。HH 的诊断应该在伴有疲劳、不适、关节痛、肝大、腹部右上象限疼痛、性欲丧失或阳痿、氨基转移酶水平升高的中年人及在患有肝病、低促性腺素性功能减退症或原因不明的心力衰竭的青少年中进行[75, 76]。如今，患者很少出现典型的肝硬化、糖尿病和青铜皮肤色素沉着症的临床三联征[33]。有症状的 *HFE* 相关的 HH 几乎不存在于小于 40 岁的患者中[1, 4, 74]。在女性中，月经延迟了铁的积累，并且症状通常只发生在更年期、子宫切除或长期使用口服避孕药之后[54]。青少年 HH 出现在小于 30 岁的人中，而 TFR2 相关的 HH 出现在中老年人中[1, 4, 74]。典型的铁通道蛋白病患者通常无症状，即使是在高龄时明确诊断，可能是因为铁沉积在巨噬细胞而不是实质细胞中[77]。

只有少数 HH 患者会出现临床上显著的铁过载。鉴于表型表达的广泛差异，发明了用于 HH 患者分类的下列分期系统。

- 第 1 阶段：遗传倾向性，铁储备不增加。
- 第 2 阶段：遗传易感性和铁过载的表型证据，但没有组织或器官损伤。
- 第 3 阶段：遗传易感性和铁过载的表型证据，导致组织损伤或器官损伤[33]。

（一）疲劳

疲劳是与 HH 相关的最常见症状，在所有病例中高达 60%[76]。最近一项对劳动人口中早期 HH 的研究表明，C282Y 纯合子中嗜睡症显著多于对照组[78]。事实上，疲劳的严重程度可以从轻微到衰弱不等，并且可以观察到治疗对其的改善[76]。

（二）肝病

肝脏是 HH 中最常受影响的器官（表 30-3），肝脏疾病是最常见的死亡原因[79, 80]。在有症状的患者中，95% 存在肝大，并伴有肝包膜扩张，可能导致非特异性右上腹痛[79, 80]。未经治疗，铁过载可发展为纤维化和肝硬化。值得注意的是，升高的肝酶并不总是伴随显著的肝损伤，这可以通过 HH 中活跃的炎症来解释[81]。肝铁过载可以与其他慢性肝病的原因并存，如患者有持续炎症的证据，则必须考虑有伴随的病症，如病毒性肝炎（HCV）、酒精性肝病（ALD）和非酒精性脂肪性肝病（NAFLD）。当 SF > 1000μg/ml 时[82]，肝硬化的危险性显著升高。尽管门静脉高压症的表现，包括食管静脉曲张，在 HH 相关性肝硬化患者中较少发生，但与其他原因引起的肝硬化患者相比，发生肝癌的风险更高。铁过载与 HCC 显著相关（*P*=0.001）[83]。事实上，在有 HH 的肝硬化患者中有 5%～18.5% 发展为

表 30-3　遗传性血色素沉着病器官受累的临床表现

器　官	临床表现
肝脏	肝大 纤维化 肝硬化 肝细胞癌
胰腺	高血糖症 糖尿病
皮肤	过度黑色素沉着（青铜皮肤）
关节	关节痛 关节炎 软骨钙质沉着症
性腺	性腺功能减退 睾丸萎缩
心脏	心肌病 心律不齐 心力衰竭

表 30-2　遗传性血色素沉着病的临床症状

无症状的	非特异性症状	器官相关症状
常规筛选化学组血清铁指标异常	虚弱	腹痛
肝功能异常的评价	疲劳	关节痛
通过家庭筛选鉴别	嗜睡 冷漠 体重减低	糖尿病 闭经 性欲丧失、阳痿 充血性心力衰竭 心律不齐

HCC，在这一人群中需要密切监测[82]。合并有胆汁性肝硬化（$P < 0.001$）和丙型肝炎（$P < 0.001$）[83]的患者发生肝癌的风险也进一步增加。

（三）关节病

关节病是 HH 发病的主要原因，在 20%～60% 的患者中发生[84]。铁过载可导致关节腔内钙晶体的聚集，导致关节腔狭窄、软骨钙质沉着、软骨下囊肿形成、骨量减少和炎症[85]。关节病在诊断时常见，患者可表现为单关节或多关节炎，并累及轴骨和产生相关畸形。HH 相关性关节炎的表现与骨关节炎和焦磷酸钙沉积（CPPD）疾病相似[86]。累及第二和第三掌指关节（MCP）的表现为典型的"握手疼痛"征象，但是也经常累及其他 MCP 关节和腕关节[86]。HH 相关性关节炎通过第二和第三 MCP 关节的特殊受累和掌骨头的钩状骨赘，在影像学上可以与 CPPD 疾病区分[87]。

（四）心脏病

虽然由心肌和（或）心脏传导系统中的铁沉积引起的心脏表现并不常见，但 HH 相关心肌病是这一患者群体的第二大死亡原因[88]。铁过载与内皮功能受损和颈动脉内膜 – 中层厚度增加有关，导致氧化应激增加[89]。患者最初可能出现劳力性呼吸困难，因为舒张功能障碍导致限制性血流动力学和充盈压力升高，随后表现为扩张型心肌病伴左心室收缩功能障碍[89]。

（五）糖尿病

HH 患者的糖尿病患病率早期估计值相对较高，为 40%～63%[90]。随着基因突变的发现和家庭筛查的出现，患者在疾病过程中被更早诊断，而糖尿病患病率最近的估计值较低，为 13%～23%[90]。HH 与糖尿病的关联性在 1 型 HH 患者中得到最充分的研究，而 HH 其他基因型糖代谢异常疾病的患病率尚不清楚。与 1 型或 3 型 IIII 患者相比，青少年 HH 患者发生葡萄糖不耐受的患病率更高[90]。在 4 型 HH 型患者中，有 25% 的患者患有糖尿病[90]。HH 中糖尿病的发病机制尚不清楚，但主要机制可能由于胰腺 β 细胞中铁的积累导致产生和分泌胰岛素的能力降低及由于相关肝损伤导致肝脏胰岛素抵抗的发展[91]。

（六）性腺功能减退

促性腺激素减退性腺功能减退是 HH 患者中最常见的非糖尿病性内分泌疾病，是垂体中铁蓄积的结果[92]。这是青少年型 HH[92] 的常见表现。它表现为阳痿、性欲减退和男性骨质疏松症。在女性中，它导致闭经，很少表现为性欲减退或过早绝经[92, 93]。

（七）甲状腺疾病

男性血色素沉着病患者的甲状腺功能减退风险高达普通人群的 80 倍[94]。尽管这一统计数据非常惊人，但是铁过载导致甲状腺功能障碍的机制尚不完全清楚。

（八）皮肤色素沉着

皮肤中的铁沉积物导致损伤，导致黑色素的产生和沉积增加，从而产生典型的金属或石板灰色色调，通常被称为青铜色[95]。黑色素沉着过多的皮肤色素沉着通常是广义的，可能难以明确其特征，但经常在前臂、背侧、手背、小腿、生殖器区域和有旧瘢痕的面部、颈部、伸肌颜色更深[95]，最好通过比较患者与健康的白种人前臂的掌侧（未暴露）的肤色方面来确定[95]。还发现色素沉着也出现在硬腭和视网膜区域，且可以观察到表皮和真皮的广泛萎缩[1, 4, 33]。

（九）感染与免疫

铁在免疫细胞中的积聚干扰了它们的防御机制[33]。最近的研究表明，铁过载与 HFE 患者和 Hfe-/- 小鼠的 CD8 T 细胞失调有关[96]。而且，富含铁的环境有利于某些细菌的生长。这增加了特定类型的细菌感染的风险，如单核细胞增多性李斯特菌、小肠结肠炎耶尔森菌、大肠杆菌、嗜水气单胞菌、伯氏坎宁菌和创伤弧菌[33]。

六、血色素沉着病的临床和生化外显率

HFE pC282Y 是必要的，但可能不足以引起血色素沉着病[13, 97]。C282Y 纯合子的表型表达是相

当多变的，并且这种疾病的严重形式是非常罕见的 [97]。已经观察到，大约 70% 的 C282Y 纯合子只出现表型表达，并且少于 10% 的 C282Y 纯合子将发展为严重的铁过载，并伴有器官损伤和血色素沉着病的临床表现。这种可变的外显性可能是由于表观遗传机制（早期胚胎发生时反转录转座子沉默）、环境因素（饮食、酒精、肝功能障碍）或遗传修饰物（与肝纤维化、抗氧化活性或炎症相关的基因多态性）所致 [1, 4, 13, 74, 97]。

Allen 及其同事利用健康铁研究报告了 203 个 C282Y 纯合子患者中，28.4% 的 65 岁以上男性和 1.2% 的 65 岁以上女性患有铁过载疾病 [1, 98]。根据铁的生化水平研究，女性不仅铁过载患病率较低，而且患铁过载疾病的风险也低得多 [1, 99]。在过去，这一观察仅仅归因于女性有防止明显铁过载的月经失血。然而，最近的研究表明，某些 HLA 单倍型在女性中更为常见，并可能与铁指数增加有关 [1, 100]。

HH 中 HFE C282Y/H63D 复合杂合基因型的临床显性可能取决于环境因素或其他肝病的存在 [1, 4, 33, 74]。Cheng 等对 182 例表型血色素沉着病患者的研究表明，C282Y/H63D 复合杂合子及 C282Y 纯合子以外的基因型在 Kupffer 细胞中更可能显示出稳定的铁含量（31.1% 与 9.5%；$P=0.02$），其与 C282Y 纯合子肝活体组织检查结果的比较如下，门静脉或小叶炎症（28.9% 与 15.6%；$P=0.03$）、脂肪变形（33.3% 与 10.2%；$P < 0.01$），C282Y 纯合子平均 log10 HIC（$P < 0.05$）和 log10 铁蛋白（$P < 0.05$）均高于其他 HFE 基因型患者 [101]。然而，通过筛选鉴定出的 C282Y/H63D 复合杂合子的绝大多数（98%）永远不会发展成与铁过载相关的发病 [102, 103]。

两个大型人口研究评估了 HH 生化表型在 C282Y 纯合子的外显率。多中心、多民族血色素沉着病和铁过载筛选（HEIRS）研究筛选了美国和加拿大的 10 万名参与者，检测 HFE 突变、血清铁蛋白和转铁蛋白饱和度 [104]。在 HEIRS 研究中，大约 77% 的男性和 47% 的女性在初始评估时 SF 和 TS 值升高 [98]。然而，HEIRS 数据没有对患者进行长期随访（仅随访平均 112d），以评估这些生化测试的长期变异性和预测结果的可能性 [105, 106]。在澳大利亚进行

的健康铁研究显示，并非所有对 HH 具有基因型易感性的患者都出现铁指数升高（生化表型）[107]。类似地，并非所有具有遗传倾向和生化表型的患者都出现铁过载症状（临床表型），只有 1/3 的铁过载患者最终发展为导致铁过载相关疾病的终末器官损害 [1, 4, 99]。

与其他 HFE 基因型如 H63D 纯合型患者相比，TS 和 SF 铁指数均显著升高。然而，除非与酒精和脂肪变性等伴随的危险因素有关，否则它们不会发展成临床上显著的铁过载 [106, 107]。HFE 突变不完全的临床和生化外显性与多种遗传和环境因素有关。环境因素，如酒精、病毒性肝炎和肝脂肪变性作为肝损伤的辅助因素，并牵涉到加速肝纤维化进程 [106-119]。酒精过量摄入也会促进有症状的血色素沉着病的进展 [109]。每天摄入 60g 酒精与血清铁和铁蛋白水平显著升高相关 [111, 112]。Fletcher 和同事们报道说，HFE C282Y 纯合子中每天饮酒超过 60g 的人比每天饮酒低于 60g 的人肝硬化发生率显著增加 [109, 111]，这证实了 Loreal 及其同事 [114]、Adams 和 Agnew[110] 的观察。铁和酒精对肝脏氧化应激的影响被认为是添加剂 [113]。肝脂肪变性也是血色素沉着病肝损伤的辅助因子 [115]，可与过量酒精 [109, 111]、肥胖症、代谢综合征 [117] 及病毒感染有关 [108]。最后，据报道，与没有丙型肝炎的人相比，HFE C282Y 纯合型 HH 合并丙型肝炎感染的患者在早期即发展为肝硬化，肝脏中铁浓度降低 [119]。

影响外显率的遗传因素包括涉及铁代谢的基因中的多个单核苷酸多态性（SNP），这些基因可以调节 C282Y 纯合子个体 [1, 33, 74, 111] 中的疾病的表达。在大群 pC282Y 纯合子中，铁表型的几个遗传"修饰子"包括 TF[13]、BMP2、ARNTL、TRF2、CYBRD1 和 GNPAT[13, 28, 29, 74] 等共同多态性等位基因。这些 SNP 中的几个已被证明与铁指数增加有关，如 SF 和 TS[119-123]。还有位于与铁代谢无关的基因组区域的遗传修饰子，这已被证明与 HH 患者的表型表达相关 [124-127]。然而，最重要的增强外显率的变量是性别为男性和酒精摄入 [128]。

七、诊断

提高对基因检测的认识和可用性使得在疾病的

早期阶段诊断 HH 成为可能，通常是在症状出现之前。对于血清铁标记物升高、有或无血清氨基转移酶升高的患者及 HH 患者的一级亲属进行 HFE 基因突变分析[33]。

（一）铁研究

血清转铁蛋白铁饱和度、不饱和铁结合能力（UIBC）和血清铁蛋白是 HH 的初步筛选试验。转铁蛋白饱和度升高（＞ 45%）表明血浆铁含量增加，是 HH 最早可检测的生化异常指标[33]。TS 水平也可以在过量饮酒的情况下升高，并随炎症而降低。在 HH 中可观察到 SF 水平升高，女性＞ 200ng/ml，男性＞ 300ng/ml。正常转铁蛋白饱和度的铁蛋白分离性升高可以提示 4 型 HH[77]。与铁蛋白相比，TS 诊断 HH[77] 更特异、更灵敏。据报道，UIBC 在 C282Y 纯合子的鉴定中成本低且与转铁蛋白饱和具有相似的性能。低于 26μmol/L 的 UIBC 检测 C282Y 纯合子的敏感性为 90%，特异性为 90%，阳性预测值为 2.2%[45]。

（二）基因检测

HFE 基因突变的检测通常指那些具有铁过载表型或 HFE 相关 HH 家族史的人[129]。基因检测是通过使用基于 PCR 的两个 HFE 基因突变，C282Y 和 H63D 来完成的。针对 p.C282Y 和 p.H63D HFE 致病突变体的有针对性分析和 HFE 的序列分析，随后检测基因内缺失或复制的基因靶向缺失 / 复制分析代表了一些可用的分子检测方法[129]。HFE 基因分型不能提供关于体内铁储存增加或器官损害程度的信息，并且基于 DNA 的检测不能代替肝活体组织检查来评估 HH 相关性肝病[129]。HFE 基因突变分析已被证明是筛选 HH 患者亲属的一种经济有效的方法[130]。

也可以对其他形式的 HH 进行基因检测[131]。对怀疑铁过载而没有明显 HFE 基因突变的年轻人进行二线检测应包括检测血巨球蛋白（HJV）、铁调素（HAMP）和转铁蛋白 -2 受体（TFR2）基因突变。然而，这些检查并不可广泛使用，并且通常需要肝活体组织检查来证实这些病例的 HH 诊断[129]。

（二）影像学检查

计算机断层扫描（CT）可用于检测铁过载[1, 132]。CT 成像可以显示肝实质衰减均匀增加到 72HU（Hounsfield 单位）或以上，使得门静脉和肝静脉在非对比图像上相对于肝脏呈现低衰减[132]。双能量 CT 可用于定量铁沉积。CT 对铁过载的诊断具有低敏感性（63%）和高特异性（96%）；因此不是临床有效的检测。

磁共振成像（图 30-3）是诊断 HH 中铁过载的最敏感和特异的成像方式[1, 132, 134-137]。通过使用

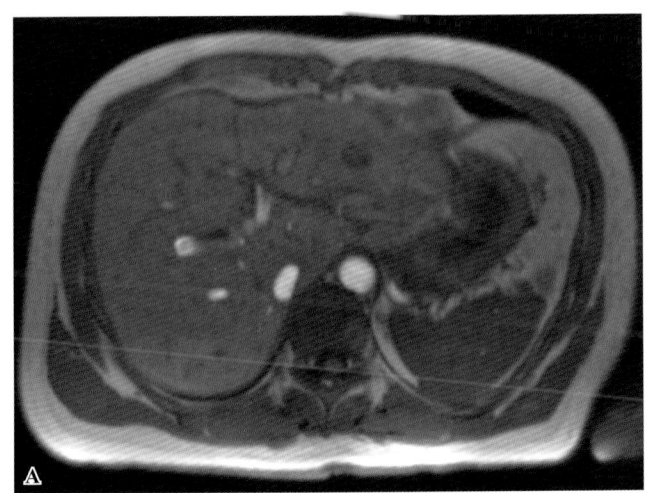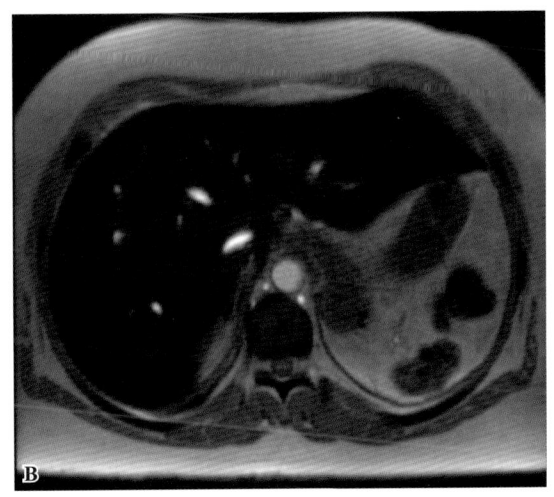

▲ 图 30-3　磁共振成像（MRI）检测遗传性血色素沉着病肝内铁过载

A. T₂ 加权梯度回波轴向 MRI 图像显示肝脏中正常铁浓度的人；B. 遗传性血色素沉着病患者的 T₂ 加权 MRI 图像显示肝脏弥漫的异常低信号强度，表明严重铁过载。胰腺和肝脏表现正常（图片由 Tim St. Pierre，The University of Western Australia 提供）

MRI 技术，可以无创地估计肝脏铁浓度，从而避免重复肝活体组织检查。在组织中积累的铁离子的顺磁性能导致磁场的局部畸变和自旋的松弛，导致受影响组织中，特别是 T_2 加权序列中的信号丢失，使得能够检测到铁过载[134]。结合 20 项研究和 819 名患者的资料进行的 Meta 分析显示，T_2 加权梯度回波 MRI 能准确识别无铁过载的患者，阴性似然比为 0.05。然而，在确定肝脏铁过载的确切诊断（阳性似然比为 4.86）时，其准确性较低，这表明通过 MRI 测量肝脏铁浓度（HIC）可能更有助于排除临床上显著的铁过载[134]。

（四）肝铁过载的评价

1. 肝活体组织检查

由于该领域的进展，肝活体组织检查作为临床诊断 HH 的工具[1, 4, 33, 111] 已经变得越来越不常用了。目前，它主要用于确定纤维化或肝硬化的发生，或评估伴随的肝脏疾病[33]。在基因检测出现之前，肝活体组织检查被认为是 HH[33] 的主要诊断方式。肝活体组织检查能够进行肝铁染色和肝铁指数（HII）或肝铁浓度（HIC）的测定。HII ≥ 1.9 和（或）71μmol/g 干重的 HIC 阈值有助于鉴别纯合子 HH 与复合杂合性 HH 或酒精性肝病[138]。肝活体组织检查标本的组织化学染色采用 HE 染色、Masson 三色染色和珀尔斯普鲁士蓝染色，以鉴定并表征储存铁的分布[33]。与 *HFE* 相关的 HH、青少年 HH 和 3 型 HH 中的铁通常存在于门静脉周围肝细胞中，而 Kupffer 细胞中很少或没有铁。随着铁积累的进程，中段和小叶肝细胞及胆管上皮也出现铁积累。相反，在 4 型 HH 中，优先在 Kupffer 细胞中发现铁。生化铁测量也是诊断 *HFE* 相关 HH[33] 的重要标准。在早期 *HFE* 相关 HH 的无症状或年轻患者中，HIC 升高程度较小，且远低于 10 000g/g，而在有症状 *HFE* 相关 HH 患者中，HIC 大于 10 000g/g 干重[33]。

肝活体组织检查诊断标准包括以下几条[138, 139]。

(1) 第 4 级可染铁在肝细胞中具有门静脉周围分布特点和 Kupffer 细胞中缺乏可染铁。

(2) 肝铁浓度（HIC）> 80μmol/g 干重。

(3) 肝铁指数（HII）> 1.9。

肝活体组织检查表明 HH 患者（C282Y 纯合子或复合杂合子）的疾病分期，其铁蛋白升高 > 1000μg/ml 或氨基转移酶水平升高[33]。当 *HFE* 基因分型为阴性时，肝活体组织检查也可用于确诊 HH 并评估继发性铁过载状态。在继发性铁过载中，观察到类似于 4 型 HH 的铁分布模式，其中铁主要沉积在 Kupffer 细胞和 RES 细胞中，肝细胞中铁缺乏，并且缺乏门静脉周围到中央周围的铁梯度。

2. 非侵入性标志物

目前正在研究非侵入性标志物来评估肝纤维化[33]。

- 组 1：γ- 谷氨酰转移酶（GGT）、α_2 巨球蛋白、结合珠蛋白、载脂蛋白 1、总胆红素。
- 组 2：透明质酸、金属蛋白酶组织抑制因子 –1（TIMP–1）、α_2- 巨球蛋白。
- 组 3：（由欧洲肝纤维化组提出）年龄、透明质酸、TIMP–1、3 型胶原的 N- 末端前肽。

3. 观察性放血术

观察性放血术可用于未进行肝活体组织检查时铁过载的判断[11]。每次放血通常放出 500ml 血液（或大约 250mg 的铁）。在铁限制性红细胞生成开始之前，需要去除 4g 或更多的铁，这表明存在显著的铁负荷[33]。相比之下，在除去 4g 或 4g 以上的铁之前出现铁限制性红细胞生成应该怀疑是否存在继发性铁过载状态。

4. 利钠肽

在一些研究中已经描述了利钠肽在检测铁过载和亚临床心脏功能障碍中的应用[89]。据报道，血浆 N 末端 – 前 B 型钠尿肽水平与铁过载指数之间有很强的相关性[89]。

5. 心电图

心电图（ECG）在疾病早期时常常是非诊断性的[89]。QRS 电压和持续时间由于心肌细胞的保存和纤维化的缺乏而未出现异常。晚期患者心电图异常，QRS 复合电压低，复极异常，ST 和 T 波无特异性改变[89]。

6. 超声心动图

超声心动图作为 HH 相关性心肌病的初始筛查测试是有用的，因为它是无创的、相对便宜的、并且广泛可用的[89]。在疾病早期可见继发于限制性生理的舒张功能障碍，随后发展为扩张性心肌病和左心室收缩功能障碍。观察超声心动图发现包括左右心室扩张，射血分数减少，右肺动脉扩张伴肺动脉压增高伴射血分数保持[89]。

7. 光纤扫描®

瞬时弹性成像（光纤扫描®）是一种通过测量肝硬度来检测肝纤维化的快速非侵入性方法[1, 74]。对 103 例患者（57 例患者和 46 例对照）的前瞻性研究表明瞬时弹性成像与许多生化指标之间有很强的相关性，但血清铁蛋白水平除外。本研究中，血色素沉着病患者瞬时弹性成像值＞ 7.1kPa（显著纤维化的临界值）的患病率为 22.8%，对照组为 0%。然而，很难测量肥胖患者的肝硬度，尤其是腰围增加、肋间间隙狭窄的患者和腹水较多的患者[140]。

八、筛查

（一）家庭筛查

确诊 HH 患者的一级亲属均应进行筛查。推荐使用 HFE 突变分析和铁储量（TS 和 SF）的测量用于筛选[42]。*HFE* 相关 HH 患者中 *HFE* 突变阴性的亲属不需要进一步检测，而那些阳性的患者应每年监测铁蛋白水平，并在适当时开始放血术[75]。

（二）群体筛查

HH 的人群筛查是有争议的。鉴于 HH 的低外显性和对潜在的心理伤害和遗传歧视的关注，不建议在群体水平上采用广泛的 *HFE* 突变分析（基因型筛选）[141]。TS 测量（表型筛查）适合于人群筛查，但是年轻人的阴性结果应该谨慎解释，因为他们可能在后期发展成铁过载[75]。

九、长期管理（图 30-4）

（一）放血术

放血术是治疗 HH[1, 4, 32, 73, 111]的首选方法。对于应该开始治疗的铁负荷水平、初始放血术的终点和最佳维持治疗的建议不同[1, 32, 111]。然而，全世界的共识是，一旦 SF 浓度超过正常上限，就尽早治疗患者，并关注长期低至正常体铁储量的患者（SF 浓度为 50～100μg/L）。所有指南都建议在每次放血前规律监测血红蛋白、SF 浓度，即每月监测一次，只要铁蛋白浓度保持在正常上限以下，此后每 2 次放血后监测 1 次。放血术的周期或容积应适于维持血红蛋白浓度在 11～12g/dl 以上，SF 浓度在 50～100μg/L 之间[1, 74]。去除 1mg 铁，同时丢失 1ml 的填充红细胞，这促进铁从载铁组织动员到骨髓中用于恢复性红细胞生成。虽然有效且相对便宜，但在少数患者中，由于恢复性红细胞生成增加，放血术可能导致严重的铁调素缺乏甚至铁吸收增加，因此需要更频繁的治疗。

最近，放血术已被证明可以恢复系统的铁稳态及诱导氧化应激防御反应，从而改善基因组完整性[142]。放血术包括每周或每 2 周 1 次清除 500ml 血液（200～250mg 铁），直到 SF 为 50～100μg/L 为止[1, 33, 74]。为了预防贫血，每次手术前应检查血细胞比容（Hct），如果 Hct 下降到 32% 以下，则放血术的频率应减少到每 2 周 1 次。接受治疗性放血术的患者应每 3 个月进行 1 次 SF 测量[33]。一旦 SF 低于 50μg/L，应每 3～4 个月检查 1 次，并应根据需要重复放血术，以保持 SF 在 50～100μg/L。维持性放血术所需的频率取决于铁蓄积率（一般每 2～4 个月 1 次）。必须建议患者保持足够的膳食蛋白质、维生素 B12 和叶酸的摄入量，同时避免摄入富含铁的食物及被认为增加铁吸收的抗坏血酸和柠檬酸。在进行铁耗竭治疗的同时，应避免饮酒，特别是考虑到重度饮酒与较高的血清铁标志物、临床疾病的严重程度及 C282Y 纯合子中肝硬化和肝癌的风险增加有关[33]。放血术可以改善心脏功能，更好地控制糖尿病，提高能量水平，减少腹痛和解决皮肤色素沉着。然而，HH 的一些并发症是不可逆的，包括关节病、性腺功能减退、晚期肝硬化和 HCC[33]。

（二）铁螯合剂

去铁胺 20～50mg/（kg·d），通过便携式泵连续皮下输注（＞ 12h/d）每周给药 5d，用于治疗有心脏症状的 HFE 相关患者或不能耐受放血术的患者[143]。根据 I 期和 II 期临床试验结果，每日 1 次口服铁螯合剂地拉罗司治疗 HH 有效[33]。铁螯合疗法的缺点包括潜在的不良影响和相关费用。

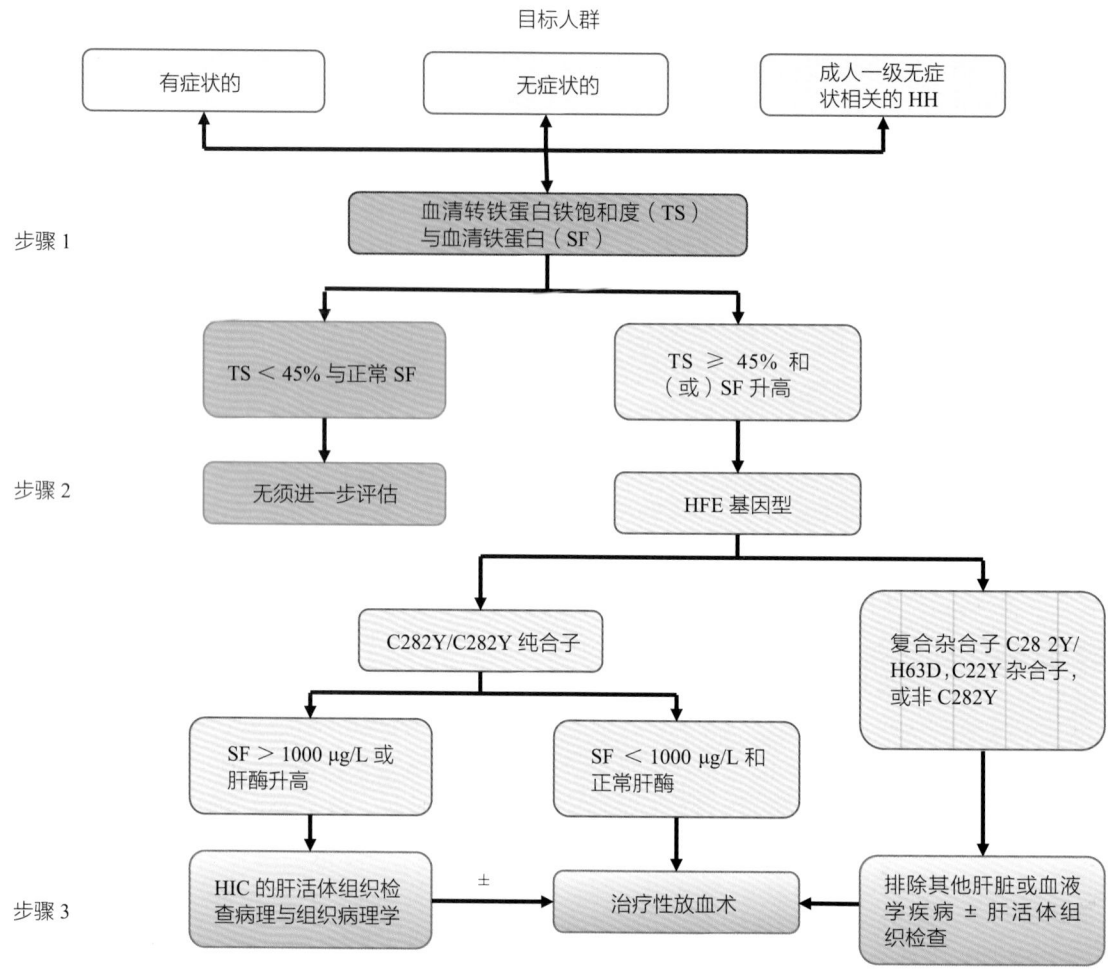

▲ 图 30-4　遗传性血色素沉着病的诊断和治疗程序

在目标人群中评估血清铁指数。转铁蛋白铁饱和度（TS）和血清铁蛋白（SF）是 *HFE* 基因检测的指示。SF > 1000g/L 的 C282Y 纯合子和正常肝酶是通过治疗性放血术来治疗的。SF < 1000g/L 和（或）肝酶升高的 C282Y 纯合子应通过肝活体组织检查进行评价。在进一步进行 HH 评价之前，应排除其他 *HFE* 基因型（C282Y/H63D 复合杂合子、C282Y 杂合子、非 C282Y *HFE* 基因型）的其他肝病和血液学疾病

经 Decker Intellectual Properties 许可转载，引自参考文献 [12]

（三）质子泵抑制药

研究表明，质子泵抑制药（PPI）可减少非血红素铁的肠道吸收，从而可减少频繁放血术的需要[33]。胃酸的产生导致低 pH，低 pH 下铁吸收的效果最佳[144]。胃酸可溶解铁盐，并能通过铁还原酶将膳食中的铁转化为亚铁形式[144]。据推测，PPI 可能通过提高十二指肠 pH 值并减弱这种酶转化而起效[144]。

（四）红细胞分离术

红细胞分离术是一种体外血液分离方法，通过

该方法，从供者或患者中提取全血，分离红细胞，剩余的血液返回循环[145]。已经证明，它能使 HH 患者铁蛋白水平初始快速下降且减少每个患者手术次数，但不能在早期实现目标铁蛋白水平。与放血术相比，红细胞分离术的成本更高[145]。

（五）潜在的未来疗法

1. TMPRSS6 抑制药

TMPRSS6，也称为基质蛋白酶 -2，是跨膜丝氨酸蛋白酶[145]。TMPRSS6 能切割 HJV，而 HJV 能降低 SMAD 复合体的磷酸化并导致铁调素表达减少[146]。已经证明，靶向 TMPRSS6 的第二代反义寡

核苷酸（ASO）可以作为治疗血色素沉着病的一种方法[146]。

2. 铁调素的管理

铁调素给药可减少小鼠体内的铁积累，这意味着提高铁调素水平可能能够减轻 HH 中的铁过载。由于天然铁调素半衰期短，因此需要设计有效的铁调素模拟物或其他可提高铁调素水平的药物[147]。

3. 迷你铁调素

迷你铁调素是模拟铁调素功能的一种 7~9 个氨基酸的多肽[17, 148, 149]。它们被设计成保留对铁通道蛋白结合和修饰的至关重要的氨基酸，以增加其生物利用度和在循环中的半衰期。它们能有效地防止组织铁负荷，使铁在小鼠体内分布正常，而且对预防和治疗高度敏感的铁调素缺乏小鼠的嗜铁细菌感染也有效。LJPC-401 是一种新的铁调素制剂，已被 FDA 作为一种新的研究药物所接受。M09 和 M012 是临床前开发中的迷你铁调素[17, 148, 149]。

4. 淫羊藿苷

淫羊藿苷是一种天然化合物，已被报道可调节铁调素的表达[150]。在小鼠中的研究中表明淫羊藿苷通过激活 SMAD1/5/8 信号通路来增加铁调素的表达。然而，需要进一步的研究来阐明其在调节铁调素表达中的确切作用[150]。

（六）原位肝移植

HH 导致的终末期肝病患者应该在肝移植时进行评估，并意识到这些仅发生在存在肝毒性辅助因素时，如过度饮酒和同时肝炎感染[106-119]。以前的研究表明，如有心脏病、感染和恶性肿瘤，移植后生存率降低[151-156]。对 18 例接受肝移植的 *HFE* C282Y 纯合子患者的研究没有证实这些结论，而是表明肝移植使铁调素分泌正常，并防止了肝铁过载的复发，证实了 *HFE* 相关血色素沉着病的基本缺陷起源于肝脏[156]。

（七）关节炎治疗

放血术并不能改善 HH 相关的关节炎，治疗关节炎的重点是使用止痛药[33]。非甾体类抗炎药可在急性眩晕期间暂时使用。低剂量秋水仙碱（0.5~1mg/d）也可以使用。关节内使用糖皮质激素

是另一种有效的治疗方案[78]。

十、预后

与 HH 相关的肝脏疾病进展缓慢，当肝脏铁浓度小于 200μmol/g 干重时通常进展最慢。HH 患者患 HCC 的风险增加，一旦肝硬化在发展，且即使在铁耗尽后该风险仍保持升高。HCC 和肝衰竭占铁过载疾病的总体死亡率的 60%。没有肝硬化或糖尿病的患者如果坚持治疗，其预期寿命是正常的，而肝硬化和糖尿病患者的预期寿命均降低，但是通过铁耗竭疗法可以改善预期寿命[33]。

十一、继发性铁过载（表 30-4）

（一）血液学疾病

与红细胞生成障碍相关的红系疾病可能表现为血色素沉着样表型[4]。血液病的 4 个主要类型可能会导致铁过载：①珠蛋白生成障碍性贫血综合征（重型和中间型珠蛋白生成障碍性贫血）；②铁粒幼细胞贫血，包括获得性和先天性；③先天性红细胞再生障碍性贫血，其中包括丙酮酸激酶缺乏症、慢性恶性贫血、遗传性球形红细胞增多症和镰状细胞贫血；④获得性骨髓增生异常综合征。珠蛋白生成障碍性贫血综合征是最常见的导致无效红细胞生成和继发性铁过载的原因[157]。患有血液系统疾病的患者，特别是那些珠蛋白生成障碍性贫血综合征和骨髓增生异常综合征患者，最终将发展成为依赖输血者。一个单位的红细胞压积（RBC）包含 200~250mg 元素铁。因此，在多次输血过程中可能发生显著的铁过载[4]。

除了铁过载，其他一些机制也可能导致血液病患者铁过载的发病机制，包括铁调素下调。如通过与 HJV 的膜结合形式（mHJV）竞争，HJV 的可溶形式（sHJV）可以抑制 BMP 信号转导，导致铁调素减少。因此，任何导致 sHJV 增加的刺激，包括缺铁和缺氧，都有可能导致铁调素表达的减少[158, 159]。此外，组织缺氧导致红细胞生成素（EPO）表达增加，这直接降低了体外铁调素表达[160]。最近，已

表 30-4　继发性铁过载

继发性铁过载	疾　病	临床特征
有或无输血的铁负荷性贫血	重型珠蛋白生成障碍性贫血	血红蛋白（Hb）水平降低，Hb 电泳显示 HbA_2 和 HbF 水平升高
	铁粒幼细胞性贫血	外周涂片和骨髓中环状铁粒幼细胞的存在
	慢性溶血性贫血	胆红素和 LDH 水平升高，结合珠蛋白水平降低
膳食铁过载	罕见	
铁负荷与慢性肝病的关系	酒精性肝病	酗酒伴肝酶异常史
	慢性乙型肝炎和丙型肝炎	肝酶异常，伴 HBsAg 或 HBV 抗体或 HCV 抗体阳性
	非酒精性脂肪性肝病 / 非酒精性脂肪性肝炎（NAFLD / NASH）	肝酶异常，排除性诊断，肝活体组织检查显示脂肪变性、气球样变、Mallory 小体、炎症、纤维化，有或无铁贮存于实质或网状内皮系统细胞，或两者兼有
混杂原因	非洲人的铁过载	
	迟发性卟啉病	
	新生儿血色素沉着病	
	无铜蓝蛋白血症	
	无铁蛋白血症	

经明确 2 种分子，即 GDF15 和 TWSG1，可以用作铁调节剂。来自 β- 珠蛋白生成障碍性贫血和其他先天性贫血患者的血清显示有 GDF15 水平的升高，由于它对铁调素的抑制作用，GDF15 可能导致这些个体的铁过载[161-163]。TWSG1 已被认为减弱了 BMP 依赖性的 SMAD 介导的信号转导激活，导致铁过载[164]。与原发性血色素沉着病不同，这些疾病通常与贫血有关，铁沉积主要见于肝巨噬细胞[165]。由于相关的贫血，这些患者不能耐受放血术，需要螯合疗法来预防长期并发症。

（二）非洲人的铁过载

非洲人的铁过载在撒哈拉以南的非洲的一些国家很普遍，并且被归因于大量饮用传统发酵的富含铁的自酿啤酒[4, 166]。相对于铁含量仅约为 0.5mg/L[166] 的标准的商业啤酒，该啤酒中的铁含量可高达 46～82mg/L。虽然非洲铁过载患者可能有酗酒史，但酒精性肝病的阳性组织学特征通常不明显。病理生理学机制更为复杂，有人认为非洲人的铁过载可能具有遗传成分。在非洲铁过载家族中经常检测到铁转运蛋白基因 SLC4OA1 的 Q248H 突变[167]。虽

然在美国的非裔美国人中也观察到 Q248H 突变，但是与白种人相比，他们原发性铁过载的患病率更低。有趣的是，在非洲裔美国人中出现的铁过载显示出类似于非洲铁过载的肝铁沉积模式，肝细胞和巨噬细胞都有铁沉积[168]。

（三）慢性肝病

慢性病毒性肝炎，最常见的是丙型肝炎病毒（HCV）感染，可能与铁过载有关[169, 170]。HCV 中铁过载的病理生理学机制被认为是铁从坏死的肝细胞释放、HCV 对铁稳态的直接影响、HFE 突变的存在和（或）铁调素调节受损的组合[171]。通过丙型肝炎病毒转基因小鼠模型，可以明确其中一些因子，其中与该病毒相关的活性氧个体引起 C/EBPα 的抑制，导致铁调素下调和肝铁积累[172, 173]。

酒精性肝病（ALD）最初与铁在肝细胞中的积累有关，但是随着病情的恶化，铁在肝细胞和巨噬细胞中积累[1, 4]。酒精和铁共同作用致肝损伤[174]。酗酒与血清铁含量升高有关，戒酒 2～6 周可显著降低升高的血清铁含量[175]。酒精诱导肝脏铁过载的机制可能与 HCV 相似。酒精及其代谢物产生

活性氧和脂质过氧化产物，导致肝细胞损伤[176]。硫氧还蛋白是氧化应激的标志物，与健康对照组相比，ALD 患者显著升高[177]。与丙型肝炎病毒介导的炎症相似，饮酒可导致 C/EBPa 的抑制，从而抑制铁调表达，导致铁蓄积[174]。

非酒精性脂肪性肝病（NAFLD）被认为是最常见的慢性肝病，其疾病范围从良性脂肪肝到非酒精性脂肪性肝炎（NASH）[178, 179]。NASH 的存在可能导致肝硬化和 HCC[178, 179]。在 1/3 的 NASH 患者中检测到轻度到中度的铁参数升高和肝脏铁沉积[178, 179]。铁过载、氧化应激和胰岛素抵抗被认为会导致肝损伤[178, 179]。NASH 的发病机制已经被提出，是由"多重打击假说"引起的，随着时间的流逝，一些炎症因子也导致了疾病加重[178, 179]。

迟发性卟啉症（PCT）是一种铁依赖性疾病，其特征是手部和面部有水疱 – 大疱性出疹。轻度至中度铁过载可能发生在 60%~70% 的 PCT 患者中[180]。研究显示，C282Y 和 H63D 突变在 PCT 患者中高度流行，这些突变可能在多达 70% 的 PCT 患者中存在[181]。

无铜蓝蛋白血症是一种常染色体隐性遗传病，是由于铜蓝蛋白基因突变引起的[182]。血浆铜蓝蛋白（CP）是在肝细胞中产生的多拷贝亚铁氧化酶[183]。CP 对铁的动员和将 Fe^{2+} 氧化为 Fe^{3+} 是必不可少的，这对于释放转铁蛋白是必需的。铜蓝蛋白缺乏导致肝脏、胰腺、基底神经节和其他器官铁沉积。患者的经典三联征包括视网膜变性、神经系统症状和糖尿病[184]。无铜蓝蛋白血症患者肝铜含量正常，但肝铁浓度和 SF 浓度显著升高，与血色素沉着病患者相似[185]。

（四）继发性铁过载的处理

放血术在继发性铁过载中也可能具有治疗作用。在某些情况下，如 PCT、放血术和铁消耗仍然是治疗的主要措施。类似地，铁螯合疗法已被证明可以预防铁负荷性贫血（如地中海贫血患者）的并发症和早期死亡。在其他条件下，如丙型肝炎病毒和非酒精性脂肪性肝病的放血指征仍然存在争议。在丙型肝炎患者中，放血术和铁耗竭术已显示出能改善生化指标，较小程度改善组织学结果[186]。然而，放血术与抗病毒治疗的病毒学应答改善无关[186]。此外，在 NAFLD 患者中，放血术可以减少 ALT 升高并改善胰岛素抵抗；然而，肝组织学上的改善或肝硬化进展的减弱尚未得到证实[187, 188]。因此，没有足够的证据支持可以使用放血术治疗与 NAFLD 和 HCV 相关的轻度继发性铁过载。

十二、结论

遗传性血色素沉着病是白种人中最常见的遗传性疾病。许多其他不同的条件，如丙型肝炎病毒，NAFLD 和地中海贫血，也可能导致继发性铁过载。受铁过载影响的靶器官包括肝脏、心脏、关节、皮肤、内分泌器官和胰腺，导致发生并发症的风险增加，如肝硬化、心肌病、糖尿病及肝癌。近年来，我们对 HH 的认识有了很大的进展。现已清楚的主要病理生理缺陷是在肝脏，并且是由于 HFE 基因的纯合 C282Y 突变导致的肝细胞中对铁敏感的铁调素应答受损的结果。其他铁调节基因如 HJV 和 HAMP（铁调素）突变导致 HH 的其他遗传形式已被确定。肝活体组织检查已经被 HFE 基因检测所取代，而 MRI 等非侵入性检测方法有助于确定 1 型 HH（HFE-HH）患者中肝硬化风险增加者。虽然 HFE 基因检测可广泛用于 HFE 相关血色素沉着病的诊断，但仍需要使用肝组织学诊断较少见的非 HFE 相关血色素沉着病和继发性铁过载障碍。对铁负荷性贫血患者早期诊断和及时治疗（用或不用铁螯合疗法）可以预防并发症和提高铁过载患者的生存率。正在进行的研究工作也可能为铁过载疾病提供更有效和有针对性的治疗方案。

致谢

作者感谢华盛顿大学（西雅图分校）免疫学系的 Sunil Thomas 博士对本章的批判性评论，并感谢瑞典医学中心的 Akhila Vemulakonda 对内容润色的帮助。

拓 展 阅 读

Bacon BR, Adams PC, Kowdley KV, et al. Diagnosis and Management of Hemochromatosis: 2011 Practice Guideline by the American Association for the Study of Liver Diseases. *Hepatology* 2011;54(1):328–43.
This article provides recommendations about the diagnosis and management of HH.

Cheng R, Barton JC, Morrison ED, et al. Differences in hepatic phenotype between hemochromatosis patients with HFE C282Y homozygosity and other HFE genotypes. *J Clin Gastroenterol* 2009;43(6):569–73.
Presents data on the importance of comorbid liver diseases in non-C282Y homozygotes in 182 patients.

Feder JN, Gnirke A, Thomas W, et al. A novel MHC class 1-like gene is mutated in patients with hereditary haemochromatosis. *Nat Genet* 1996;13:399–408.
This seminal article describes the cloning of the HFE gene and reports the two major mutations responsible for HFE-related HH (C282Y and H63D).

Gurrin LC, Osborne NJ, Constantine CC, et al. The natural history of serum iron indices for HFE C282Y homozygosity associated with hereditary hemochromatosis. *Gastroenterology* 2008;135(6):1945–52.
Presents evidence on change in biochemical expression in 203 homozygotes followed over 12 years, thereby predicting their propensity for clinical penetrance.

Nemeth E, Ganz T. The role of hepcidin in iron metabolism. *Acta Haematol* 2009;122:78–86.
A review that summarizes the actions of hepcidin as a key regulator of iron homeostasis.

Zhou XY, Tomatsu S, Fleming RE, et al. HFE gene knockout produces mouse model of hereditary hemochromatosis. *Proc Natl Acad Sci U S A* 1998;95:2492–7.
This report establishes a mouse model for HFE-related HH.

第 31 章 α₁- 抗胰蛋白酶缺乏症

Alpha-1 Antitrypsin Deficiency

David H. Perlmutter 著

贾昊宇 杨长青 译

要 点

- 纯合蛋白酶抑制药表型 ZZ（protease inhibitor phenotype ZZ, PIZZ）的 α₁- 抗胰蛋白酶（α₁-antitrypsin, α₁-AT）缺乏症，其在新生儿中发病率为 1/3000，是儿童肝病中最常见的遗传性病因。该疾病也导致成人慢性肝病和肝细胞癌的患病率升高，是慢性阻塞性肺疾病（chronic obstructive pulmonary disease, COPD）/ 肺气肿最常见的遗传性病因。

- α₁-AT 是一种约 55kDa 的分泌性糖蛋白，可抑制有破坏性的中性粒细胞蛋白酶、弹性蛋白酶、组织蛋白酶 G 和蛋白酶 3。血浆 α₁-AT 主要来源于肝脏，其含量在机体组织损伤和炎症反应期间可增加 3～5 倍，是结构相关的循环丝氨酸蛋白酶抑制药（serine protease inhibitors, serpins）家族的原型。

- 尽管 COPD 主要由不受抑制的蛋白水解活动导致肺结缔组织骨架破坏这一机制引起，但肝脏疾病是由于肝细胞内质网（endoplasmic reticulum, ER）内的 α₁-AT 突变体分子聚合 / 聚集产生毒性作用，从而导致的毒性增益机制引起的。

- Sveger 在瑞典进行的筛查研究表明，只有 8% 的 PIZZ 人群会在出生后的前 30 年内患有严重的临床肝脏疾病。这些结果为遗传和（或）环境改变能否决定纯合型 α₁-AT 缺乏症患者发展出严重的临床肝脏疾病的这一观点提供了基础。一系列研究表明，由于 ER 内 α₁-ATZ 突变体的降解效率较低，导致 PIZZ 型亚群易患肝损伤。

- 在等电聚焦凝胶电泳中 α₁-AT 分子的异常是 α₁-AT 缺乏症诊断的基础。

- 治疗 α₁-AT 缺乏症相关性肝病的主要方法为支持疗法。肝脏替代疗法已成功用于严重肝损伤。

- 尽管尚未证实临床疗效，但许多因 α₁-AT 缺乏症而引起肺气肿的患者正在接受静脉内和气管内给予纯化的血浆 α₁-AT 气雾剂的治疗。越来越多的严重肺气肿患者正在接受肺移植治疗。

- 明确细胞如何降解 α₁-ATZ 突变体，以及明确 α₁-AT 突变体在 ER 中积累时细胞激活保护性信号转导反应的机制，有助于构建药物治疗的新策略。

一、发病率

纯合蛋白酶抑制药表型 ZZ 的 α₁- 抗胰蛋白酶缺乏症在斯堪的纳维亚半岛和北欧血统人群中的发病率最高，在成活的婴儿中的发病率已从 1/1600 下降到 1/2000[1]。尽管据最初报道，北美白种人群中的发病率是 1/6700[2]，但最近的研究表明其发病率为 1/3000[3]。

二、临床表现

（一）肝脏疾病

由于持续性黄疸，α_1-AT 缺乏症通常在出生后 1~2 个月时首先发现肝脏受累。可能出现血清氨基转移酶及结合胆红素水平轻至中度升高、肝大等表现。这些婴儿通常被诊断为新生儿肝炎综合征，并入院接受详细的诊断评估[4]。当出现胃肠道出血、脐带残端出血或瘀伤时，婴儿最初也可能接受 α_1-AT 缺乏症的评估[5]。少数可在婴儿早期表现为肝脾大、腹水和肝脏合成功能障碍。极少数的患者在婴儿期出现严重的暴发性肝衰竭[6]。少数病例开始时被诊断为以瘙痒和高胆固醇血症为特征的胆汁淤积性临床综合征。这些婴儿的临床特征类似于肝外胆管闭锁，但组织学检查显示有肝内胆管缺乏。

与 α_1-AT 缺乏症相关的肝病可能在儿童晚期或青春期早期发现，当时患者可因肝脾大、腹水或食管静脉曲张破裂出血引起的上肠道出血而产生腹胀。其中有一些病例在新生儿期存在不明原因的长期阻塞性黄疸病史。其余的病例中，即使仔细审查新生儿期病史，也没有发现任何有先前肝损伤的证据。

任何患有慢性肝炎、肝硬化、门静脉高压症或不明原因的肝细胞癌的成人，其鉴别诊断都应考虑 α_1-AT 缺乏症。瑞典的尸检研究显示，与之前的猜测相比，实际上，成人 α_1-AT 缺乏症的肝硬化风险更高，并表明 α_1-AT 缺乏症与原发性肝癌有很强的相关性[7]。这项研究提出男性在 50—60 岁期间患临床肝病的风险高达 25%（框 31-1）。2016 年的一份报告表明，在美国进行肝移植手术的纯合子 α_1-AT 缺乏症患者中，超过 70% 是年龄范围为 50—64 岁的成人[8]。

关于 α_1-AT 缺乏症相关肝损伤过程的唯一前瞻性数据来自 Sveger 进行的瑞典全国筛查研究[1]。在这项研究中，筛选了 20 万名新生儿，并确诊了 127 例 PIZZ 个体。根据临床和实验室标准，127 位患者中有 14 位患有长期阻塞性黄疸，这 14 位患者中有 9 位患有严重的肝脏疾病。127 位患者中有另外 8 位出现血清胆红素或血清氨基转移酶水平的轻度异

框 31-1　α_1-抗胰蛋白酶缺乏症相关肝病

临床表现
- 婴儿期持续性黄疸
- 新生儿肝炎综合征
- 幼儿期氨基转移酶水平轻度升高
- 儿童期或青春期门静脉高压症
- 儿童期或青春期严重肝功能不全
- 成人期慢性肝炎
- 成人期隐源性肝硬化
- 成人期肝细胞癌

诊断标准
- 血清 α_1-AT 水平降低
- α_1-AT 在等电聚焦（PIZ）电泳中的异常迁移
- 肝细胞中周期性出现酸 - 希夫阳性、抗淀粉酶的小球

常或肝大。127 例中约有 50% 的患者只存在氨基转移酶水平异常[9]。已发表的对这 127 名 PIZZ 儿童 26 岁时的随访研究结果显示，血清氨基转移酶水平达正常值上限者占 4%~-9%，没有发现严重的临床肝功能障碍[10]。在 34 岁时，88 例 PIZZ 中只有 7 例（8%）存在血清氨基转移酶水平异常[11]。Sveger 的研究中未解决的问题是，尽管缺乏肝损伤的临床或生物化学证据，26 岁的 α_1-AT 缺乏症患者是否存在持续的亚临床组织学异常，以及 α_1-AT 缺乏症患者在成人期是否最终会进展为临床肝病。

目前可用于预测 α_1-AT 缺乏症相关肝病患者预后的临床表现或实验室检查尚不清楚。一项研究的结果表明，持续存在的高胆红素血症、严重肝大、早期出现脾大和凝血酶原时间进行性延长是预后不良的指标[12]。在另一项研究中，氨基转移酶水平升高、凝血酶原时间延长和胰蛋白酶抑制药能力降低与预后不良相关[13]。然而，我们发现一些患有 α_1-AT 缺乏症相关性肝病的儿童在肝脾大和凝血酶原时间轻度延长后仍有几年的无症状期[14]。基于总体生活功能而不是其他常规的临床或生物化学标准，可以将病程长期稳定的患者与病程快速进展的患者区分开。因此，α_1-AT 缺乏症相关性肝病的预后和肝移植时机的预测，更多地取决于患者的整体状况，而不是组织学或实验室检查结果。

关于 Z 等位基因型的 α_1-AT 杂合子是否易患病的认识尚不清楚。早期收集肝活检的研究表明，杂合性与肝脏疾病的发展之间存在关联[15]。Mayo

诊所的一项回顾性研究显示，肝移植受者中 α₁-AT Z 基因型杂合子的患病率高于一般人群，这项研究纳入了一组仅能用 α₁-AT 缺乏症解释的肝病患者[16]。然而，这 2 项研究都存在诊断偏倚，即研究期间并未同时入组预期对照。在奥地利大学医院，该院患者主要为转诊患者，患者入院后即接受用最精密和敏感的方法进行的重新检查，在该院进行的 α₁-AT 缺乏症患者的横断面研究结果表明，杂合型的 α₁-AT 缺乏症患者的肝病在很大程度上都是因为感染乙型、丙型肝炎病毒或自身免疫性疾病而患病[17]。对多个肝移植数据库的分析研究表明，大多数在美国诊断为 α₁-AT 缺乏症并且进行肝移植的成年患者实际上是杂合型[8]且其中的许多病例都同时存在肥胖和（或）酗酒。尽管本文作者怀疑肝脏疾病可能是由某些杂合子中的遗传和（或）环境修饰因素引起的，但由于这个问题还尚未研究透彻，因此仍需探索 Z 等位基因杂合型 α₁-AT 肝病发病的其他病因。

目前已经对几种其他等位基因突变型 α₁-AT 缺乏症的肝病有所了解。复合杂合型 PISZ 的儿童以类似于 PIZZ 儿童的方式受到肝损伤的影响[1, 10-12]。几例关于 α₁-AT 缺乏型 PIMMalton 肝病的报道中[18, 19]出现了一个特别有趣的关联，PIMMalton 肝病患者体内出现了异常的 α₁-AT 分子在 ER 内发生聚合和保留的现象[19]，也在患有其他几种等位基因突变型 α₁-AT 缺乏症的患者个体中发现了肝脏疾病，如 PIMDuarte[20] 和 PIFZ[21]。据报道，有 3 位纯合基因型 α₁-AT 缺乏症患者存在 W 基因突变，其中 2 人在婴儿期因患严重肝病而死亡[22]。又有病例报道存在另一种基因突变型，Yorzinuovi（Pro391His），与血清 α₁-AT 水平的降低、形成细胞内聚合物的趋势增加及聚合物的细胞内积累增加有关[23]。该患者年龄为 46 岁，发现血清氨基转移酶升高 10 年，但没有进一步肝脏受累的临床表现，也没有迹象表明该患者是否接受过其他肝病的诊断评估。此外，另一报道中发现在肝活检标本中通过免疫组织化学技术未检测到肝细胞内存在包涵体。米兰达等报道了在 1 例 6 周大的患有持续性黄疸的男孩体内发现新的 King 型突变体[24]。实验室研究表明其血清 α₁-AT 水平显著降低，并且肝脏活体组织检查的

典型特征是 α₁-AT 缺乏伴有肝细胞内包涵体。Z 和 King 基因型的突变均为复合杂合型的突变。有生化研究表明，King 突变体会形成聚合物并在细胞内积累。但个别病例报道的结果可能难以说明问题，特别是对于成人患者，除非已经排除包括饮酒、病毒性肝炎和自身免疫性疾病等其他可能的肝病因素。此外，根据我们从疾病的经典认识所知，我们可以预测的只有受该基因突变影响的亚组才会出现的显著的临床肝脏疾病，因此，α₁-AT 缺乏症相关肝病的病因学研究仍具有挑战性。

（二）肺疾病

α₁-AT 缺乏症与慢性阻塞性肺病（COPD）过早发展的关系已得到充分证实[25]。吸烟显著加速了这种破坏性肺病的进展，降低了生活质量，并显著缩短了这些患者的寿命[26]。然而，在 α₁-AT 缺乏人群中，破坏性肺病的发病率和严重程度仍存在很大差异[3]。甚至有 PIZZ 型患者吸烟，但没有出现任何肺部疾病或肺功能异常的症状，或者直到 70 岁或 80 岁才产生症状。一项研究表明，在 α₁-AT 缺乏的婴儿中，尽管肺功能检测可以检测到微小程度的过度充气[27]，但其他研究结果未显示 13—30 岁的 PIZZ 型患者个体与年龄相当的对照组的肺功能之间存在任何显著差异[28, 29]。α₁-AT 缺乏患者的 COPD 临床症状通常直到 30 岁以后才出现。早期常表现为气促、喘息、咳嗽、痰多和频繁的胸部感染[25]。

关于 α₁-AT 缺乏症与肺气肿患者肝病发病率的相关数据仍然有限。在一项 22 例 PIZZ 型肺气肿患者的研究中发现，10 位患者的氨基转移酶水平升高，1 位患者出现胆汁淤积[30]。肝活体组织检查能准确评估这些患者肝损伤程度，遗憾的是，该研究中未进行此项检查。但以个人经验来看，与上述资料相比，PIZZ 型成人患有严重的肺和肝脏疾病的比例会更高。实际上，我们最近发现 PiZ 模型小鼠在肺部和肝脏中都有明显的纤维化[31]。PiZ 小鼠的肺纤维化与错误折叠的 α₁-ATZ 在呼吸道上皮细胞中的积累有关，并且可以通过能增强错误折叠的 α₁-ATZ 在细胞内降解的药物逆转。出乎意料的是，在接受肺移植的典型 α₁-AT 缺乏患者中，纤维化与肺

气肿常同时出现，进一步证明"功能获得"蛋白毒性机制与会议的"功能丧失"蛋白水解机制联合致肺组织损伤这一理论。

三、α₁- 抗胰蛋白酶的结构、功能和生理学意义

（一）α₁- 抗胰蛋白酶的基因结构

α₁- 抗胰蛋白酶由位于染色体 14q31～32.3 上的 12.2kb 基因编码[31]。下游大约有 12kb 的序列相关基因。一般认为下游基因是假基因，因为没有证据表明它是表达的。该基因由 5 个外显子和 4 个内含子组成（图 31-1）[32]。外显子 I_C、外显子 II 的 5′ 部分和外显子 V 的 3′ 部分是非编码区。第一个内含子长 5.3kb，含有一个短开放阅读框、一个 Alu 家族序列和一个假转录起始密码子。显然，短开放阅读框不会编码蛋白质。在肝脏中表达的 α₁-AT 信使 RNA 长 1.4kb[33]。巨噬细胞中的 α₁-AT mRNA 稍长一些[33]。巨噬细胞中存在 3 种形式的 α₁-AT mRNA，这取决于 2 个上游外显子结构（外显子 I_A 和 I_B）中的转录起始位点[33, 34]。

（二）α₁- 抗胰蛋白酶的蛋白结构

α₁- 抗胰蛋白酶是一条约 55kDa 的单链多肽，具有 394 个氨基酸和 3 个天冬酰胺连接的复合碳水化合物侧链[35]。其中 2 种主要的血清同型异构体，以碳水化合物侧链的双触角或三触角构型存在。α₁-AT 是称为 serpin（丝氨酸蛋白酶抑制药）的结构相关蛋白家族的原型，其包括抗凝血酶 III、α₁ 抗胰凝乳蛋白酶、C₁ 抑制药、α₂ 抗纤溶酶、蛋白 C 抑制药、肝素辅助因子 II、纤溶酶原激活物抑制药 I 和 II 及蛋白酶 nexin I[35]。在几种细胞蛋白、营养因子和循环载体蛋白（如皮质类固醇和甲状腺激素结合球蛋白）中也发现了一种 serpin 样结构。

许多关于 α₁-AT 结构特征的研究表明，它的基本结构为一个短 β- 折叠和九个 α- 螺旋组成的圆环包绕两个 β- 折叠。显性结构是称为 A 折叠的五股 β- 折叠片（图 31-2）。反应中心环在 A 折叠中心的间隙上方运动上升[35, 36]。

（三）用于分类 α₁- 抗胰蛋白酶结构突变体的蛋白酶抑制药系统

如琼脂糖电泳或在酸性 pH 下聚丙烯酰胺中等离子体的等电聚焦所定义的，根据 PI 表型系统对人类的 α₁-AT 的突变体进行分类[37]。PI 分类系统根据主要同种型等位基因的迁移进行分类，并以单个字母为突变体命名。如最常见的正常突变体迁移到中间等电点，称为 M。患有最常见的严重 α₁-AT 缺乏的人具有的 α₁-AT 等位基因突变体，其迁移至高等电点，称为 Z（图 31-3）。通过限制片段长度和直接 DNA 序列分析甚至能检测到更多的 α₁-AT 的多态性变异。利用除等电聚焦外的其他技术，研究人员还发现了 100 多种等位基因突变体[38]。

1. 正常等位基因突变体

最常见的 α₁-AT 正常型突变体被称为 M1，美国 65%～70% 的白人表现为 M1[2]。也存在许多罕见的正常等位基因突变体，这些等位基因出现频率小于 0.1%。对于每种正常型突变体，α₁-AT 的血清

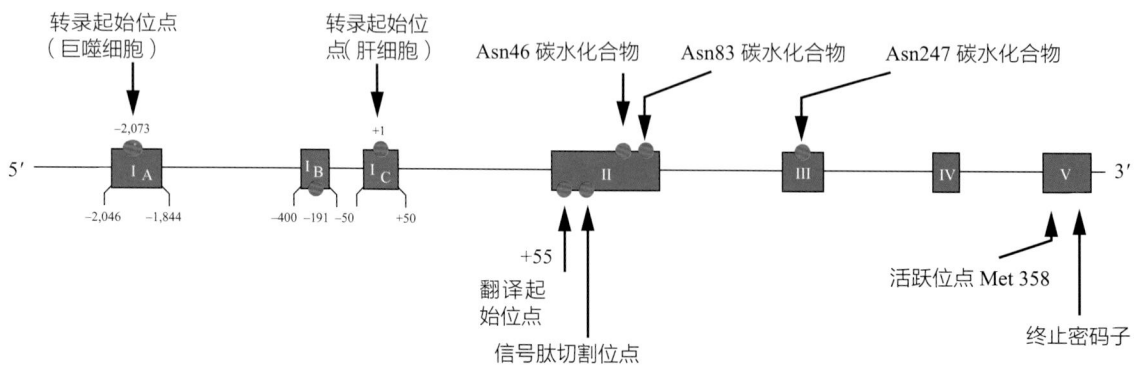

▲ 图 31-1　α₁- 抗胰蛋白酶的基因结构（不按比例）

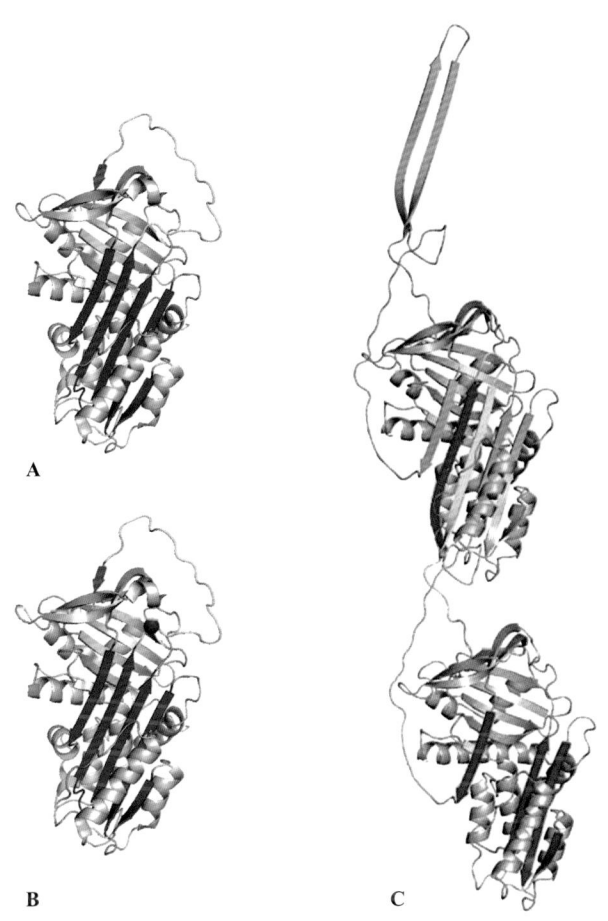

A

B　　　　　　　　　　C

▲ 图 31-2　根据新的域交换模型

A. 正常 α₁- 抗胰蛋白酶分子；B. α₁-ATZ 突变体分子；C. 聚合的 α₁-ATZ 分子的带状图。表征 α₁-ATZ 分子的 342 的位点赖氨酸取代谷氨酸显示为深蓝色小球。该位置位于 s5a 链中，以粉红色显示。s4a 链的反应性位点环以黄色显示。该配色方案可以看到 s4a 和 s5a 链从底部与 α₁-ATZ 分子一起交换到聚合物顶部的分子结构中。顶部分子的 s4a 和 s5a 链以绿色显示，可能被交换成另一种 α₁-ATZ 分子。疏水性连接区以蓝绿色显示

经 Nature 许可转载，改编自参考文献 [106]

浓度和功能活性都在正常范围内。

2. 无效等位基因突变体

在血清中检测不到 α₁-AT 的 α₁- 抗胰蛋白酶突变体称为无效等位基因突变体（表 31-1）。包含另一个无效突变体或缺乏突变体的无效等位基因突变体的遗传与肺气肿的过早发展相关。对无效基因突变患者进行细致的检查，没有发现肝损伤的证据[34]。通过对多种无效突变体 DNA 序列分析，已发现无效基因表型出现的潜在分子机制[38-41]，其包括所有编码 α₁-AT 的外显子的缺失、替换为终止密码子、移码突变和单碱基替换。在至少 3 种无效突

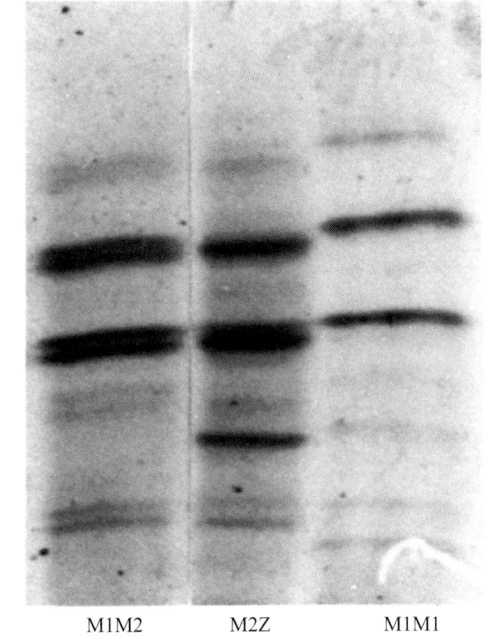

M1M2　　　　M2Z　　　　M1M1

▲ 图 31-3　人血清样品的等电聚焦，用于诊断 α₁- 抗胰蛋白酶缺乏症

对具有正常 M1M2 突变体、M2Z 杂合型个体和具有正常 M1M1 突变体个体的血清样品进行等电聚焦，聚焦于顶部阳极和底部阴极。箭头指示 Z 等位基因的迁移。

图片由 J. A. Pierce，St Louis，MO. 提供，经 Elsevier 许可转载，引自参考文献 [187]

变体中，因移码突变导致异常截短的蛋白质保留在 ER 中（null_HongKong，null_Clayton，null_Saarbrucken）[39-42]。

3. 功能失调型突变体

α₁-AT_Pittsburgh 是最具特征的功能失调突变体[43]，这是在一名 14 岁男孩体内发现的，他死于偶发性出血性疾病。该病例的突变体发生单个氨基酸替换，即 358 残基处的 Met 替换为 Arg，将 α₁-AT 从弹性蛋白酶抑制药转化为凝血酶抑制药。该疾病的偶发性质归因于宿主对急性炎症和组织损伤（急性期反应）的反应期间突变蛋白合成的变化。α₁-AT M_Mineral Springs 和 null_Ludwigshafen 可能是功能失调变异的其他例子[41, 44]。

4. 缺陷型突变体

目前已发现了几种与血清 α₁-AT 浓度降低相关的 α₁-AT 突变体，称为缺陷型突变体（表 31-2）。当发生纯合型突变时，其中一部分不会产生临床表现，例如 S 突变体[20, 45]。其他缺陷型变异仅与肺气肿相关，如 M_Heerlen、M_Procida 和 P_Lowell[38]。在 2 名患有 M_Malton 型突变和 1 名患有 M_Duarte 型突变的肺气肿患

表 31-1　α₁- 抗胰蛋白酶的无效等位基因突变体

突变体	缺 位	位 点	临床疾病		细胞缺陷
			肝脏	肺	
Null$_{GraniteFalls}$	单碱基删除	Tyr160	—	+	没有可检测的 RNA
Null$_{Bellingham}$	单碱基删除	Lys217	—	+	没有可检测的 RNA
Null$_{Mattawa}$	单碱基插入	Phe353	—	+	? 细胞内降解
Null$_{HongKong}$	二核苷酸缺失	Leu318	—	+	细胞内聚集
Null$_{Ludwigshafen}$	单碱基替换	Isoleu92–Asp			? 加速分解代谢
Null$_{Clayton}$	单碱基插入	Glu363	—	+	细胞内聚集
Null$_{Bolton}$	单碱基删除	Glu363	—	+	? 细胞内降解
Null$_{IsoladiProcida}$	删除	Exons Ⅱ～Ⅴ	—	+	未知
Null$_{Riedenburg}$	删除	Exons Ⅱ～Ⅴ	—	+	未知
Null$_{Newport}$	单碱基替换	Gly115–Ser	—	+	未知
Null$_{BonnyBlue}$	内含子删除		—	+	未知
Null$_{NewHope}$	双碱基替换	Gly320–Glu Glu342–Lys	—	+	未知
Null$_{Trastavere}$	单碱基替换	Trp194–stop	—	+	未知
Null$_{Kowloon}$	单碱基替换	Tyr38–stop	—	+	未知
Null$_{Saarbruecken}$	单碱基插入	Pro362–stop	—	+	细胞内聚集
Null$_{Lisbon}$	单碱基替换	Thr68–Ile	—	+	未知
Null$_{West}$	内含子删除	—	—	+	未知

? . 未经证实

者身上发现肝细胞 α₁-AT 包涵体和肝脏疾病[18, 19]。在一位 α₁-AT S$_{Iiyama}$ 突变的患者身上，发现了肺气肿和肝细胞包涵体，但该患者没有肝病[46]。在含有 Z 突变体的复合杂合型的患者体内也已经发现了几种缺陷型突变体[21-24]，最常见的杂合型缺陷型突变体为 Z 突变体，与肺气肿和肝脏疾病有关，详见下文所述。

（四）α₁- 抗胰蛋白酶功能

α₁- 抗胰蛋白酶一般是丝氨酸蛋白酶的抑制药，但其最重要的靶标是活化的中性粒细胞释放的中性粒细胞弹性蛋白酶、组织蛋白酶 G 和蛋白酶 3。一些证据表明抑制中性粒细胞弹性蛋白酶是 α₁-AT 的主要生理作用。首先，α₁-AT 缺乏的人易患肺气肿，肺气肿可通过注入过量的中性粒细胞弹性蛋白酶在实验动物体内诱发[47]。以上观察结果产生了这样的概念，即肺部局部环境中弹性蛋白酶和 α₁-AT 失衡可能导致破坏性肺病[48]。其次，α₁-AT 与中性粒细胞弹性蛋白酶的结合动力学比 α₁-AT 与任何其他丝氨酸蛋白酶的结合动力学要高几个数量级[49]。第三，经研究，在一种能抑制中性粒细胞弹性蛋白酶活性的肺泡灌洗液中，α₁-AT 占比超过 90%[48]。

α₁-AT 通过使其靶向酶直接结合其反应中心环内的底物样区域而竞争性地发挥作用。酶与抑制药发生二级反应，得到的复合物含有每种反应物中的

表 31-2 α₁- 抗胰蛋白酶的缺陷型突变体

突变体	缺 位	位 点	临床疾病		细胞缺陷
			肝 脏	肺	
Z	单个碱基替换 M1（Ala213）	Glu342–Lys	+	+	细胞内聚集
S	单个碱基替换	Glu264–Val	—	—	细胞内聚集
M$_{Heerlen}$	单个碱基替换	Pro369–Leu	—	+	细胞内聚集
M$_{Procida}$	单个碱基替换	Leu41–Pro	—	+	细胞内聚集
M$_{Malton}$	单个碱基删除	Phe52	?	+	细胞内聚集
M$_{Duarte}$	未知	未知	?	+	未知
S$_{Iiyama}$	单个碱基替换	Ser53–Phe	—	+	? 细胞内降解
P$_{Duarte}$	双碱基替换	Arg101–His Asp256–Val	?	+	未知
P$_{Lowell}$	单个碱基替换	Asp256–Val	—	+	? 细胞内降解
W$_{Bethesda}$	单个碱基替换	Ala336–Thre	—	+	? 加速分解代谢
Z$_{Wrexham}$	单个碱基替换	Ser19–Leu	?	?	未知
F	单个碱基替换	Arg223–Cys	—	—	未知
T	单个碱基替换	Glu264–Val	—	—	未知
I	单个碱基替换	Arg39–Cys	—	—	细胞内降解
M$_{Palermo}$	单个碱基删除	Phe51	—	—	未知
M$_{Nichinan}$	单个碱基删除和替换	Phe52 Gly148–Arg	—	—	未知
Z$_{Ausburg}$	单个碱基替换	Glu342–Lys	—?	—	未知
King's	单个碱基替换	His334–Asp	?	?	细胞内聚集
Yorzuinovi	单个碱基替换	Pro391–His	—	—	细胞内聚集

?. 未经证实

一个分子。在酶 – 抑制药复合物的形成过程中，抑制药内的反应性位点肽键被水解。α₁-AT 和丝氨酸蛋白酶的复合物是共价稳定的结构，其通过变性化合物（包括十二烷基硫酸钠和尿素）解离。α₁-AT 和丝氨酸蛋白酶之间的相互作用是自杀性的，因为修饰的抑制药不再能够与酶结合或使酶失活。酶的结构也发生了显著变化，包括催化位点破坏，使酶变得无活性并易受到蛋白水解破坏[50]。研究表明，靶向酶的不可逆捕获是由 α₁-AT 的构象剧变介导的，这一过程中裂解的反应环结合酶插入 A 折叠的

间隙。Carrell 和 Lomas[51, 52]将抑制机制比作捕鼠器：活性抑制药以亚稳态、应激形式循环，然后弹回稳定、松弛的形式，使复合物与其靶向蛋白酶锁定。

α₁-AT 在复杂生物流体中的网络功能活性可能会受到几个因素的影响。首先，反应位点甲硫氨酸可以被氧化，从而使弹性蛋白酶抑制药失活[52]。在体外，α₁-AT 被吸烟者的活化中性粒细胞和肺泡巨噬细胞释放的氧化剂氧化失活[53, 54]。其次，α₁-AT 的功能活性可以通过蛋白水解失活来修饰。金属蛋白酶家族的几个成员，包括胶原酶和假单

胞菌弹性蛋白酶及巯基蛋白酶家族可以切割和灭活 α_1-AT [55]。研究表明，大疱性类天疱疮的发病机制可能与真皮 - 表皮连接处的不受抑制的中性粒细胞弹性蛋白酶活性有关，因为 α_1-AT 被皮肤中的基质金属蛋白酶 9（MMP-9）- 明胶酶 B 切割和灭活 [56, 57]。第三，DNA 通常在炎症激活和吞噬作用的位点从中性粒细胞释放，可削弱 α_1-AT 的组织蛋白酶 G 的抑制活性 [58]。

尽管 PIZZ 型 α_1-AT 缺乏症患者的血浆或肝脏的 α_1-AT 具有功能活性 [59, 60]，但其特异性弹性蛋白酶抑制能力可能会降低。Ogushi 等 [61] 发现，从 PIZZ 型患者的血浆中分离出来的 α_1-AT 与中性粒细胞弹性蛋白酶结合的动力学和中性粒细胞弹性蛋白酶复合物的稳定性显著降低。在纯合型 S 基因突变的个体中 α_1-AT 的功能活性没有降低。

几项研究的结果表明，α_1-AT 可以保护实验动物免受肿瘤坏死因子的致死作用 [61]。这些研究的大多数证据表明，这种保护作用机制可能是通过抑制中性粒细胞源性蛋白酶来抑制中性粒细胞的合成和释放血小板活化因子 [62]。α_1-AT 对血管平滑肌细胞的抗细胞凋亡作用 [63] 也可能是由于抑制嗜中性粒细胞源性蛋白酶引起的细胞外基质降解。

几项研究的结果还表明 α_1-AT 除了抑制丝氨酸蛋白酶外还具有功能活性。α_1-AT 的 C 末端片段可以在与丝氨酸蛋白酶形成复合物期间或在氧化剂 - 硫醇蛋白酶或金属蛋白酶的蛋白水解失活过程中产生，是一种有效的中性粒细胞化学诱导剂 [64]。趋化反应等同于甲酰基 - 甲硫氨酰 - 亮氨酰苯丙氨酸引发的趋化反应。当这些细胞与外源性中性粒细胞弹性蛋白酶共同孵育时，α_1-AT 的 C 末端片段也是人单核细胞和巨噬细胞中 α_1-AT 合成增加的原因 [65]。在每种情况下，生物学效应是由 α_1-AT 的 C 末端片段中的五肽新域与新的细胞表面受体——丝氨酸蛋白酶抑制药 - 酶复合物（SEC）受体 [66-68] 的相互作用介导的。这种机制可能引起 α_1-AT 聚合物介导的中性粒细胞趋化作用 [69]，该作用可以解释中性粒细胞过度浸润，这是聚合物 α_1-ATZ 纯合型患者的肺部特征。

此外，一些研究表明 α_1-AT 可抑制人类免疫缺陷病毒 1（HIV-1）[70, 71]。该作用似乎包含抑制病毒进入且不需要蛋白酶的抑制活性。来自 α_1-AT 反应位点周围区域的合成肽具有更强的抗 HIV 活性，但未证明该肽域可介导完整蛋白的作用 [72]。

在药理学的研究中，有许多关于 α_1-AT 的抗炎作用的报道，并且在某些情况下，其蛋白酶抑制活性似乎没有介导这种作用 [73]。目前正在研究纯化的 α_1-AT 对 1 型糖尿病的治疗效果 [74]，并且它还可以改善移植胰岛细胞的生存率 [75]。

（五）α_1-AT 的生物合成

血浆 α_1-AT 合成的主要部位是肝脏。最直接的证据为经过原位肝移植后的受者血浆 α_1-AT 将转化为供体的表型 [76]。α_1-AT 在人肝细胞性肝癌细胞中以 52kDa 的前体形式合成，在 3 个天冬酰胺残基上翻译（多萜醇磷酸酯连接的糖基化）后 [77]，经过酪氨酸硫酸化 [78]，最终形成 55kDa 的天然单链糖蛋白并分泌，其半衰期为 35～40min。

人肝细胞性肝癌细胞中 α_1-AT 的组织特异性表达由外显子 I_C 中肝细胞转录起始位点上游 750 个核苷酸区域内的结构元件介导。这些区域是核转录因子识别的结构元件，包括肝细胞核因子 1α（HNF-1α）、HNF-1β、HNF-4 和 HNF-3 [79]。HNF-1α 和 HNF-4 似乎对人类 α_1-AT 基因在肝细胞和肠上皮细胞中的表达特别重要 [80]。近端元件内的 2 个不同区域结合这 2 种转录因子。在 77～72 位置替换 5 个核苷酸会破坏 HNF-1α 的结合并显著降低转基因小鼠肝脏中 α_1-AT 基因的表达 [81]。位于 118～115 的 4 个核苷酸的替换可破坏 HNF-4 的结合，但不改变成年转基因小鼠肝脏中人 α_1-AT 基因的表达。后一种突变确实会降低胚胎发育过程中肝脏中 α_1-AT 的表达。

在宿主对炎症或组织损伤反应期间，α_1-AT 的血浆浓度增加 3～5 倍 [82]。一般认为肝脏是这种额外 α_1-AT 的来源；因此，α_1-AT 被称为阳性肝急性期反应物。白细胞介素 6（IL6）可上调人肝细胞性肝癌细胞（如 HepG2、Hep3B）中 α_1-AT 的合成，而 IL1 或肿瘤坏死因子不具备这一作用 [83]。在妊娠期间和雌激素或雄激素治疗期间，α_1-AT 的血浆浓度也会增加 [84]。

α_1-AT 也在外周血单核细胞、支气管肺泡细胞及母乳巨噬细胞的原代培养物中合成和分泌[85]。单核细胞和巨噬细胞中 α₁-AT 的表达受炎症过程中产生的产物的影响，如细菌脂多糖[86]和 IL6[83]。α₁-AT 在单核细胞和组织巨噬细胞中的表达也受到由其功能活性触发的前馈机制的调节。直到有学者发现将中性粒细胞弹性蛋白酶加入培养基后单核细胞合成 α₁-AT 增加，这一调节机制才得以证实[65]。这种效应源于弹性蛋白酶-α₁-AT 复合物的形成，这种复合物可以与特定的细胞表面受体相互作用[66]。对 α₁-AT 合成的影响可以由对应于 α₁-AT 分子 C 末端片段中的结构域的合成肽引发，所述结构域仅在伴随复合物形成或蛋白水解修饰的结构重排后暴露。这类受体分子之所以称为 SEC 受体，是因为受体识别其他 SEC 的高度保守结构域，如抗凝血酶Ⅲ-凝血酶、α₁-抗胰凝乳蛋白酶-组织蛋白酶 G，以及保守度较低的结构域，如 C1 抑制药——C1 和组织纤溶酶原激活剂——纤溶酶原激活物抑制药Ⅰ复合物，以及 α₁-AT-弹性蛋白酶复合物[66, 87]。物质 P、其他几种速激肽及铃蟾肽通过类似于五肽序列的形式与 SEC 受体结合[88]，这表明 α₁-AT 的表达可以通过神经肽和肽激素及细胞因子在组织炎症部位上调。虽然 SEC 受体的药理学和生理学特征已研究透彻，但受体尚未纯化，其主要结构尚未明确。

已经从转基因小鼠的几种组织中分离出 α₁-AT mRNA[89]，但在许多情况下，尚无法确定该 mRNA 是否存在于常见的组织巨噬细胞或其他细胞中。根据肠上皮细胞系研究、人肠 RNA 的核糖核酸酶保护试验和人肠黏膜低温恒温切片中的原位杂交分析结果所示，α₁-AT 在肠上皮细胞和潘氏细胞中合成[90]。肠细胞中 α₁-AT 的表达在从隐窝到绒毛的分化期间，对 IL6 产生应答，以及在体内炎症期间显著增加。α₁-AT 也由肺上皮细胞合成[91, 92]。IL6 对肺上皮细胞中 α₁-AT 合成的调节作用低于相关细胞因子——制瘤素 M[92]。此外，有证据表明 HNF-1β 而不是 HNF-1α、HNF-4 或 HNF-3 在肺上皮细胞中 α₁-AT 基因的转录中起主要的细胞特异性作用[93]。

（六）α₁-抗胰蛋白酶的清除和分布

α₁-AT 在血浆中的半衰期约为 5d[2, 39]。据估计，α₁-AT 的每日产量为 34mg/kg 体重，α₁-AT 的血管内池每日减少 33%。当在 PIMM 个体内注入放射性标志物时，显示放射性标记的 α₁-ATZ 的清除率与 PIMα₁-AT 的清除率相比略有增加，但这种差异并不能解释 α₁-AT 缺乏症患者血清 α₁-AT 水平降低的原因[2, 39]。与中性粒细胞弹性蛋白酶杂合后，低密度脂蛋白受体相关蛋白（LRP）家族可在 α₁-AT 的清除和分解代谢中起主要作用[94]。SEC 受体可能参与杂合和修饰形式的 α₁-AT 的清除和分解代谢[87, 95]，但尚未在体内进行测试。天然型 α₁-AT 的清除机制尚不清楚[96]。

α₁-AT 可扩散到大多数组织中并且存在于大多数体液中[49]。它在下呼吸道的灌洗液中的浓度大致相当于血清中的浓度。在粪便中也存在 α₁-AT，其浓度的增加与肠道的炎性病变相关[97]。上述研究都假设 α₁-AT 来自血清。然而，α₁-AT 在巨噬细胞和上皮细胞等细胞内的局部合成，可能对这些组织和体液中的 α₁-AT 池起重要作用。

四、PIZZ 型患者 α₁-抗胰蛋白酶缺乏的机制

α₁-ATZ 突变体分子的特征在于单核苷酸替换，其导致 342 位点单个氨基酸 Lys 替换为 Glu[98, 99]，进而引起 α₁-AT 的分泌选择性降低，ER 中异常蛋白质积聚[100, 101]。该缺陷不是肝细胞特异性的，因为它也影响肝外部位的 α₁-AT 合成，如巨噬细胞[100]和转染的细胞系[102, 103]。关于定点突变的研究表明，这种单一氨基酸的替换足以产生细胞缺陷[104]。由于 α₁-AT 突变体蛋白的异常折叠，在转移到 ER 腔后，其穿过分泌途径的其余部分时效率相对较低。在细胞系模型或体内血液和体液中，只有 10%~15% 的新合成的 α₁-ATZ 能到达细胞外液。

一些研究提供的证据表明，α₁-ATZ 突变体中 342 位点赖氨酸取代谷氨酸可降低分子单体形式的稳定性，并增加其形成聚合物的可能性[105]。Lomas 和 Carrell 的研究首次揭示了 α₁-ATZ 突变型缺乏症患者活检标本肝细胞 ER 中存在 α₁-ATZ 的聚合物[105]。Yamasaki 等的一项研究阐明了稳定的 serpin 二聚体的晶体结构，为一个有趣的新模型的构建

提供了基础，其中域交换机制解释了 α_1-ATZ 聚合物和不溶性聚集体的形成[106]。该模型预测，serpin 分子折叠的最后一步是将 s5a 链掺入中心 β-A 折叠。342 位点赖氨酸取代谷氨酸的表征 ATZ 分子位于 s5a 链内，这种替换进一步破坏了通常在 s6a 链和 203 位点 Thr 上发生的与 290 位点 Lys 的分子内相互作用。由于这些影响，预定在 α_1-ATZ 蛋白中形成 s5a 链的区域变得柔韧和非结构化，有利于 s5a 链与相邻 α_1-ATZ 分子之间的反应中心环 /s4a 链的域交换。据推测，相邻 α_1-ATZ 分子之间的域交换导致进行性线性聚合。最后，预测域交换的未折叠将导致暴露出 30 个残基的螺旋连接子区域。因为这种接头是疏水性的，所以可以设想线性聚合物之间的横向结合，这将导致 Lomas 和 Carrell 在 AT 缺乏的肝细胞 ER 中看到的缠结聚集体[105]。该模型解释了几种过去无法阐明的现象：① α_1-ATZ 分子如何从相对正常折叠但仍然聚合的中间体转变为聚合物和不溶性聚集体；②少数（10%~15%）α_1-ATZ 分子如何在动力学上能够折叠成可以穿过分泌途径的构象；③ α_1-ATZ 聚合物在 ER 中的积累为何不激活未折叠的蛋白质反应，因为聚合物的结构非常类似于正常折叠单体的松弛构象。

在具有 PIS$_{\text{Iiyama}}$ 型 α_1-AT 突变体和 PIM$_{\text{Malton}}$ 型 α_1-AT 突变体的患者的血浆中也发现了聚合物[107, 108]。α_1-ATPIS$_{\text{Iiyama}}$（Ser53 替换 Phe）[47] 和 α_1-AT PIM$_{\text{Malton}}$（Phe52 缺失）[19] 中的突变影响残基，这些残基为打开 A 折叠提供了滑动运动的脊。根据 Yamasaki 等的域交换模型，预计这些突变会使最终折叠步骤从具有暴露 5A 链的聚合物中间体减缓到幼稚状态，其中链结合在 β-A 折叠中。有趣的是，已经在少数具有这 2 种突变体的患者体内发现了肝细胞 α_1-AT 小球。最近的观察表明，尽管比 α_1-ATZ 聚合的程度更小，但 α_1-ATS 突变体也经历了聚合[109]，这可能导致了其在 ER 中的滞留[46]。

其他丝氨酸蛋白酶抑制药临床缺乏状态下也可能发生聚合反应，包括抗凝血酶缺乏[110] 和 C1 抑制药缺乏[111]。这种现象的一个突出的例子是与 Collins 体相关的家族性痴呆。Davis 等的研究[112] 已经表明这些神经元包涵体含有聚合的突变神经鞘膜蛋白。

多项研究表明，聚合反应是肝细胞 ER 中 α_1-ATZ 滞留的原因。其中最权威的研究显示，通过在抑制聚合的 α_1-ATZ 蛋白中插入第 2 个突变可在一定程度上纠正分泌缺陷[113-115]。然而，这些研究并未排除折叠异常进而引起聚合倾向差异的可能性，并且在第 2 次实验性引入突变后也可部分地纠正这种缺陷。最近的研究对聚合反应是 ER 内 α_1-ATZ 滞留的原因这一概念提出了一些疑问。首先，天然存在的 α_1-AT 突变体，其 C- 末端尾部被截短，包括有表征 Z 等位基因的替换的双突变体及导致 C- 末端截短的替换基因，且保留在肝细胞的 ER 中，然而突变体不形成聚合物[43]。第二，在细胞系模型中仅稳定状态的 α_1-ATZ 细胞内池中的一小部分（约 18%）是聚合物形式[43, 116]。此外，因为体内 ER 中 α_1-ATZ 的剩余部分是与多个 ER 伴侣异质的可溶性复合物形式[116]，纯化的 α_1-ATZ 体外聚合的原理可能不适用于体内的活体细胞。总之，现有数据表明聚合反应不是 α_1-ATZ 保留在肝细胞 ER 中的原因，而是其滞留的结果。尽管如此，Z 突变体的聚合反应性仍然可能是肝病病理学中的决定性因素。

为了理解 α_1-AT 的折叠改变如何导致其在 ER 内滞留，我们必须先明白蛋白质的分泌过程。大多数新合成的分泌蛋白与膜蛋白一起易位到 ER 的内腔中。在被运送到它们的最终目的地之前，这些新生的分泌多肽链及膜多肽链经历一系列翻译后修饰，包括糖基化、二硫键的形成、寡聚化和折叠。通过与驻留的 ER 蛋白（称为分子伴侣）的相互作用促进折叠。分子伴侣是一个被称为多肽链结合蛋白家族的蛋白质家族，包括几种热休克蛋白、GRP78/BiP 和 GRP94、蛋白质二硫键异构酶、ERp57 和 Erp72[117]。ER 中包括钙结合磷蛋白、钙连蛋白和钙网蛋白及 OS9 在内的凝集素也具有分子伴侣活性[118]。

然而，目前尚不清楚分泌蛋白质转运出 ER 的机制是否涉及 3 种可能的替代方案之一：①蛋白质编码一种转运信号，通过该信号识别分泌蛋白可选择性将其集中在即将分泌出去的囊泡中；②蛋白质也可编码滞留在 ER 中分泌蛋白的信号并限制其进入即将分泌的囊泡；③蛋白质缺乏运输和滞留信号，并通过整体流动进入 ER 中适合浓度的出芽小泡。已经鉴定了几种直接转运出 ER 的载体受体，但到目前为止，我们只知道由该机制控制的一组选择性分泌蛋白配体。Nyfeler 等提供的研究数据表明凝集素 ER 高尔基体中间隔室 53kDa 蛋白（ERGIC-53）是 α_1-AT 的输出受体[119]。最重要的是，ERGIC-53 并不能识别 α_1-ATZ 突变体[119]，这可能意味着聚合 / 聚集反应阻止 α_1-ATZ 将突变信号呈递给 ERGIC-53，或 α_1-ATZ 改变折叠途径后能阻止必需的配体结构域与 ERGIC-53 结合。这些研究及 Yamasaki 等提出的 α_1-ATZ 聚合 / 聚集反应的域交换模型[106]，将对于未来概念化新型治疗策略产生至关重要的作用。

五、PIZZ 型患者肝损伤的发病机制

经典形式的 α_1-AT 缺乏引起的肝损伤是由肝细胞 ER 中 α_1-AT 突变体分子的积累构成的毒性增益机制所引起。转基因小鼠的实验结果为毒性增益机制提供了最有说服力的证据，并完全排除了由于血清 α_1-AT 浓度减少可能导致"蛋白水解攻击"的功能丧失机制导致肝损伤的可能性。携带人 α_1-AT 基因的 Z 等位基因突变的转基因小鼠早期即出现碘酸 - 希夫反应（PAS）阳性、抗淀粉酶的肝内小球和肝损伤[120, 121]。如内源性鼠基因相关的研究所示，由于在这些动物中存在正常水平的 α_1-AT 且也可能存在的其他抗弹性蛋白酶，肝损伤的原因不能简单归结于蛋白水解攻击。

目前，我们很难将积累理论与 Sveger[9-11] 的观察结果进行对接，后者发现只有一小部分 α_1-AT 缺乏症患者持续存在显著的临床肝损伤。因此，这些研究结果产生了这样的概念，即遗传或环境修饰因子使纯合型亚群易患肝病和（或）保护其余人群不易患肝病。此外，我们推测这些假定的修饰因子可影响负责清除 ATZ 突变体的途径和（或）ER 中 ATZ 积累激活的保护性信号通路[122]。该理论设想了"次级"改变，这些改变是微妙的，因为它们在未继承宿主遗传或获得的 ATZ 突变时是临床无症状的。此外，改良剂在患者及其家属中可能是异质的，这可以解释已经发现的肝病患者的显著多样性。有一项研究[123] 为这一理论提供了证据，其发现基因转移到已有肝病（易感宿主）的纯合型细胞系后与没有肝病表现的纯合型细胞系相比（受保

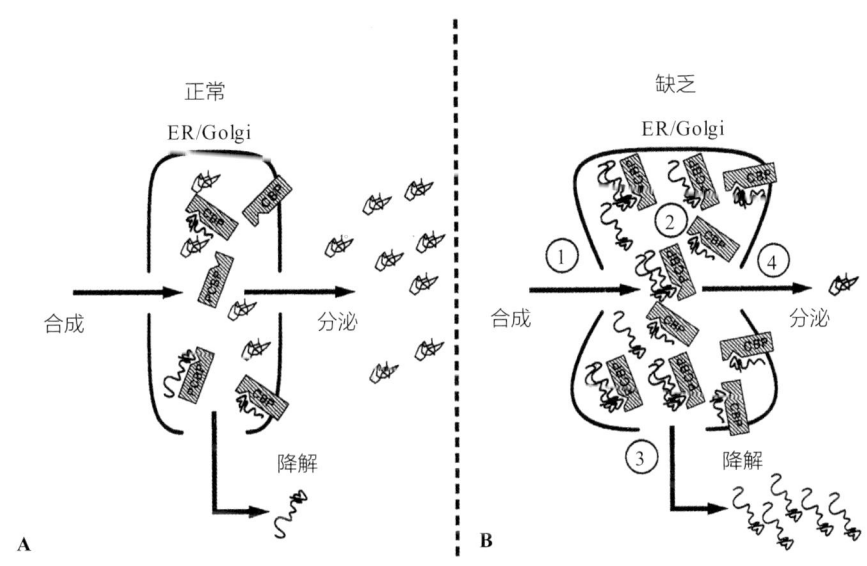

▲ 图 31-4　α_1- 抗胰蛋白酶（α_1-AT）缺乏症的肝损伤概念模型

多肽链结合蛋白（PCBP）和膜结合钙结合蛋白（CBP）以条形阴影表示。展开或错误折叠的 α_1-AT 分子以长波浪线表示，而充分折叠的 α_1-AT 分子以凝聚块表示。A. 在正常状态下，α_1-AT 进入分泌途径（内质网）。与 PCBP 或 CBP 的相互作用促进折叠成成熟状态并允许以能够分泌的形式从 PCBP 或 CBP 解离。不折叠成成熟状态的相对较小比例的 α_1-AT 分子被导入 ER 中或通过 ER 降解的途径降解；B. 在 α_1-AT 缺乏的人体内，只有少部分突变的 α_1-AT 分子达到可以分泌的成熟折叠状态。ER 中存在 α_1-AT 分子的网状积累，并且 α_1-AT 分子的增加导向降解途径。α_1-AT 的进一步细胞内积累可能具有肝毒性，可能是由于：① α_1-AT 合成增加；②与 PCBP 或 CBP 相互作用异常；③降解酶异常；④体积流量异常，允许分泌 10%～15% 的新合成的 α_1-ATZ 突变体分子

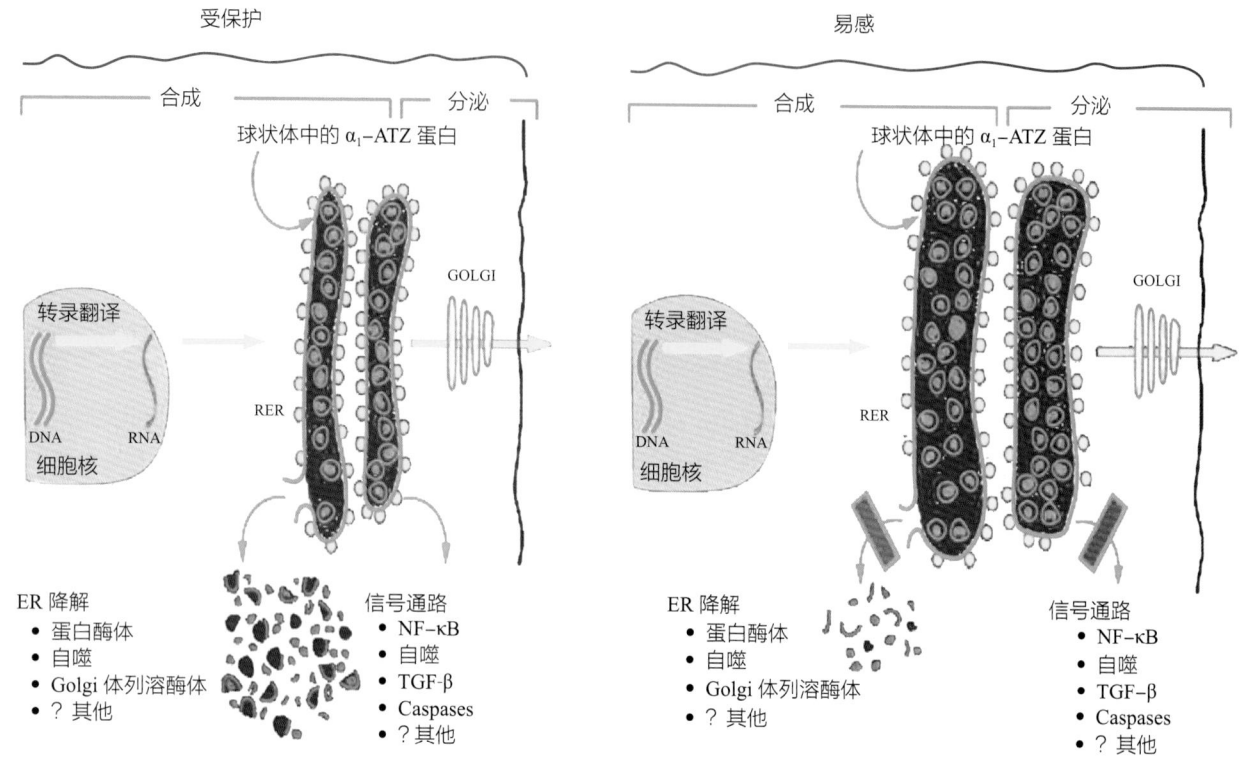

▲ 图 31-5　受保护宿主和易感宿主中 α₁-ATZ 蛋白的 ER 降解差异

易感宿主中 ER 降解和细胞反应途径中的阻滞由小的暗条表示。DNA. 脱氧核糖核酸；NF-κB. 核因子 -κB；RER. 粗面内质网；RNA. 核糖核酸；?. 未经证实

护宿主），细胞内 ATZ 的清除延迟（图 31-4 和图 31-5）。最近，通过对经典型 α₁-AT 缺乏症患者的 iPS 衍生的肝细胞样细胞（iHep）进行动力学实验，以上的研究结果得到进一步验证[124]。与没有显著肝病患者的 iHep 相比，肝病患者的 iHep 中 α₁-ATZ 的降解动力学降低。

　　因为 ER 中驻留的 α₁-ATZ 降解通路是对抗肝病毒性增益机制的最有可能的通路，我们和其他研究者已经在探索这些通路的特征。在酵母和哺乳动物细胞系中的早期研究表明蛋白酶体参与 α₁-ATZ 突变体的降解[125-128]。事实上，蛋白酶体对 α₁-ATZ 突变体的降解是关于 ER 相关降解（ERAD）通路的最早的研究之一。ERAD 是一种通路，通过该通路，ER 网腔或内膜中蛋白质可通过逆向转运进入发生泛素化和蛋白酶体降解的细胞质进行降解[117]。我们现在知道，对于不同的细胞腔和膜蛋白有不同类型的 ERAD，甚至可能对不同类型的腔蛋白进一步精细分类，但尚未找到识别 α₁-ATZ 并介导其转运到细胞质中的准确的分子伴侣和蛋白

质。甚至 α₁-ATZ 从 ER 转运到细胞质可能涉及蛋白酶体介导的"提取"或"脱位"作用[129]。一项使用无细胞微粒体易位系统的研究表明，蛋白酶体的 α₁-ATZ 降解可通过泛素依赖和泛素独立机制发生[126]。

　　然而，通过对哺乳动物细胞系蛋白酶体途径、无细胞微粒体易位系统和酵母的研究发现，该途径不能充分解释 ATZ 清除的原因。在为表达 ATZ 而设计的成纤维细胞系中观察到自噬体显著增加，这表明自噬首先与 AT 缺乏有关[130]。在 PiZ 小鼠的肝脏和患者的肝活检标本中也观察到自噬体增加[130]。

　　自噬是一个分解代谢的过程，在营养缺乏和其他应激状态下，细胞可通过自噬消化其内部成分以产生氨基酸。它似乎也在保持稳态、细胞生长和细胞分化中发挥作用。它一开始形成一个围绕细胞的靶区域的膜状平台。在将细胞质与部分或整个亚细胞细胞器一起包裹后，该平台变成双膜囊泡。最终，这种自噬体与溶酶体融合以降解其内容物。

　　因此，在 AT 缺乏的肝脏中存在的大量自噬体

及其模型提示了自噬可能参与驻留在 ER 中的 ATZ 突变体的降解过程。事实上，初始的研究表明 ATZ 的清除在一定程度上可被自噬化学抑制药所抑制，包括 3- 甲基腺嘌呤、渥曼青霉素和 LY-294002 [130]。然而，由于这些药物具有其他细胞效应，不能作为自噬的特异性物质，我们尝试探索自噬参与 ATZ 清除的基因学证据。为此，我们设计了一种 ATG5 基因缺失小鼠的胚胎成纤维细胞系（MEF），用于表达 ATZ [131]。结果显示，与野生型小鼠的 MEF 相比，ATG5 基因缺失的 MEF 中 ATZ 的降解显著延迟。此外，在 ATG5 缺失细胞系中，可以观察到整个细胞质中大量 ATZ 的积累。因此，除了提供了自噬有助于 ATZ 清除的确切证据外，这些研究表明自噬通过逐步消化不溶性聚集体以避免细胞质内 ATZ 的毒性积累，从而在 AT 缺乏的状态下发挥其维持"稳态"作用。

通过另一种完全不同的实验策略，Kruse 等[132]也证明了自噬在清除 ATZ 中的重要性。该课题组在酵母突变体文库中表达人 ATZ，并筛选出使 ATZ 降解受损的突变体。其中一个突变体对应于哺乳动物 ATG6 的酵母同源物。在没有这种 ATG6 同源物或 ATG16 同源物的情况下，人 ATZ 的清除显著延迟。这项研究极具启发性，因为当 ATZ 以高水平表达时，自噬缺陷型酵母菌株中 ATZ 降解的延迟最为明显。而当 ATZ 以低水平表达时，ATZ 与野生型酵母中的降解速率没有显著差异。这些结果与以下观点一致：当 ER 中的 ATZ 低表达时，ATZ 溶解性明显增加并且可被蛋白酶体降解，而高表达时，它倾向于转变为需要自噬清除的不溶性聚合物 / 聚集体。

Kruse 等还发现在遗传性纤维蛋白原缺乏的肝细胞 ER 中能形成不溶性聚集体的纤维蛋白原突变亚单位，也依赖于自噬清除[133]。这种类型的纤维蛋白原缺乏与慢性肝病相关，其特征在于肝细胞的 ER 中存在不同的纤维状聚集体。这些结果证实了这样的概念：慢性肝病可以由 ER 中易聚集的蛋白质的积累引起，并且自噬专门用于清除在 ER 中累积的易聚集的蛋白质。

在 AT 缺乏时肝自噬体增多，表明自噬体的清除可能存在一些缺陷而不是单纯的自噬形成的增加。我们通过在表达诱导型 ATZ 的细胞系模型中监测 LC3 的同种型转化来研究该问题。结果表明 ATZ 表达足以引发 LC3 转化，并且溶酶体抑制药的存在进一步加强了其转化（N.Maurice 和 D.H.Perlmutter，未发表的结果）。因此，至少在细胞系模型的背景下，ER 中 ATZ 的积累可导致自噬体的形成增加和在没有清除缺陷的情况下自噬通量增加。

另外，有一些研究也证实了自噬在 α₁-ATZ 降解中的作用，自噬增强药物可加速细胞系模型中细胞内 α₁-ATZ 清除的速率，并降低小鼠和线虫模型体细胞中的 α₁-ATZ 负荷[134, 135]。

多项研究的证据表明，仍有一种或多种其他通路帮助 ATZ 的清除。Kruse 等的研究表明 ATZ 可以转运到反式高尔基体，然后靶向酵母的溶酶体[132]。这种高尔基体 - 溶酶体通路似乎涉及细胞核内体的蛋白质分选受体基因 sortilin，并已在哺乳动物细胞系统和酵母中得到证实[136]。

根据我们的理论，影响任一通路功能的因素均可增加对肝病的易感性。实际上，甘露糖苷酶 1B1 下游侧翼区的单核苷酸多态性（SNP）与 AT 缺乏个体的早发性肝病有关[137]。该突变体可降低细胞内甘露糖苷酶的水平[137]。最近的实验表明，这种蛋白质定位于高尔基体，并在蛋白质分泌的调节中发挥作用[138]。此外，这些实验为这种蛋白质的水平降低如何加剧细胞内 α₁-ATZ 积累提供了基础[138]，但还需经更多的研究证实。AT 基因上游侧翼区域的 SNP 本身也与肝病易感性有关[139]。但没有更多的证据证明这个 SNP 会影响 ATZ 的清除。这种多态性的影响可通过 ATZ 的表达增加来解释，但现有结果并未证实这一观点。此外，在用一种合理的替代方法对其中一个患者群体进行分类后，该研究可产生完全不同的结论。

根据对 AT 缺乏性肝病发病机制的研究，我们还预测修饰物会改变细胞信号转导途径的功能，所述细胞信号转导途径可能被激活以保护细胞免受聚集的蛋白质的影响。为明确上述问题，我们开始了一系列研究，旨在确定 ATZ 在 ER 中累积时有哪些信号通路被激活。我们认为这需要细胞系和小鼠模型系统具有诱导性而不是简单的 ATZ 的组成性表达，因为后者可诱发可能掩盖主要信号效应的自适应。使用这些系统的一系列研究表明，当 ATZ 在

ER 中累积时，不是未折叠的蛋白反应，而是自噬反应和核因子 κB（NFκB）信号通路被激活[131, 140]。通过研究肝细胞特异性诱导表达 ATZ 的新小鼠模型（Z 型小鼠）的肝脏揭示了自噬反应的激活，该小鼠以 GFP-LC3 小鼠为背景繁殖。LC3 是自噬体膜特异性蛋白，因此 GFP-LC3 小鼠产生绿色荧光自噬体。仅在饥饿 24h 后，绿色荧光自噬体就出现在 GFP-LC3 小鼠的肝脏中。在 Z×GFP-LC3 小鼠中，仅通过诱导 ATZ 基因的肝细胞表达就可以看到绿色荧光自噬体[140]。在 Saar×GFP-LC3 小鼠的肝脏中未见 GFP+ 自噬体，其具有在 ER 中累积但不聚合的 AT Saar 突变体的肝细胞特异性诱导型表达。因此，当 ATZ 在 ER 中累积时自噬被激活，且自噬途径在 ATZ 的清除和预防形成大量细胞内聚集体中起关键作用。

NFκB 的激活是细胞对 ATZ 积累反应的另一个标志[140]。在这些情况下，NFκB 信号通路最有趣的一个方面是它与一组相当有限的下游转录靶标相关[141]。事实上，NFκB 引起的最显著的表达变化是 Egr-1 的下调，Egr-1 是肝细胞增殖和肝再生反应所必需的转录因子[142]。我们最近的研究表明，当诱导 ATZ 表达时，Z 型小鼠肝脏中 Egr-1 的下调直接归因于 NFκB 的作用（A.Mukherjee 和 D. H. Perlmutter，未发表的结果）。此外，当 ATZ 在 ER 中积累时，组成 NFκB 的蛋白质复合物与用肿瘤坏死因子（TNF）或衣霉素处理细胞时形成的形式完全不同（A. Mukherjee 和 DH Perlmutter，未发表的结果）。最后，PiZ 小鼠与具有条件性肝细胞特异性 NFκB 活性缺陷的小鼠交配后可培育出更严重的炎症、纤维化、脂肪变性、发育不良及更多具有小球的肝细胞（A.Mukherjee，T.Hidvegi 和 DH Perlmutter，未发表的结果），表明 NFκB 信号转导能降低 ATZ 积累对肝脏的影响。总之，关于 NFκB 的研究表明它在 AT 缺乏的 ATZ 个体的细胞增殖、存活和最终肝癌发生倾向等方面中起着特别重要的作用。

尽管一些研究已经提出了类似的看法，但大多数研究都未能证明基因表达的变化，即细胞内出现特征性 α₁-ATZ 积累的系统中存在未折叠蛋白反应（UPR）的变化[140]。即使通过产生 α₁-ATZ 分子的可诱导表达来消除细胞适应 α₁-ATZ 积累的可能

性，但与阳性对照相比，UPR 下游靶标的表达变化可忽略不计，或表达的变化最低[141]。这意味着在 ATZ 突变体积累的细胞中自噬和 NFκB 的激活独立于 UPR，这是 AT 缺乏状态下另一特征性细胞反应。根据已知的 UPR 启动机制，容易理解聚合和聚集的 ATZ 为何不会引起 UPR。Huntington 及其同事的结构研究结果解释了为什么可溶性 ATZ 单体不被 UPR 识别。这些结果表明 ATZ 单体的中间体采用类似于野生型分子的构象[106]，因此不会被认为是未折叠的。

Z 型小鼠的肝脏的基因组分析已经鉴定了基因表达的其他变化，这些变化可归因于对 ATZ 的细胞应答[141]。改变之一为 G 信号转导调节因子 16（RGS16）上调，其可作为 AT 缺乏时肝脏中自噬激活的机制。我们发现 RGS16 对 ATZ 的应答是特征性和特异性的。因为 RGS16 可拮抗 Gαi3，而 Gαi3 在抑制肝脏自噬中起作用[143]，我们假设当 ATZ 在 ER 中累积时 RGS16 增加导致自噬抑制的逆转，否则其将在静息肝细胞中起作用。关于 RGS16 上调机制及拮抗 Gαi3 的细胞结构的信息仍然相对有限。

上述研究的结果同时表明，α₁-ATZ 的降解是一个复杂的过程，可能涉及多个途径并且每个途径中有多个连续步骤。此外，通过 ER 中 α₁-ATZ 的积累，可能用于保护细胞免受聚集蛋白质的毒性作用的信号转导途径被激活。从理论上讲，这些途径或其途径中的每个步骤都可能影响 α₁-AT 缺乏症患者对肝病的"易感性"；也就是说，在 ER 降解延迟的机制中，易感宿主之间可能存在异质性。

六、肝损伤的机制

关于 α₁-ATZ 的 ER 滞留导致肝细胞损伤的机制的信息仍然相对较少。在新生的表达人 α₁-ATZ 基因的转基因小鼠中，可见肝细胞坏死灶、中性粒细胞积聚的微脓肿、多细胞肝板形式的再生活动及局灶性结节形成[144]。同时，在新生小鼠中发现缺乏 α₁-AT 免疫反应性的改变的肝细胞结节簇。随着时间推移，小鼠中含有 α₁-ATZ 小球的肝细胞数量减少，α₁-AT 阴性肝细胞的结节聚集体数量和窦周纤维化的发生率也有所增加[144]。在 6 周内，小鼠中的

这些聚集体发生了异常增生变化，1 年内出现腺瘤，1～2 年出现侵袭性肝细胞肝癌[145]。α₁-ATZ 转基因小鼠的组织病理学与乙型肝炎转基因小鼠的病毒表面抗原的组织病理学非常相似，有趣的是，因为乙型肝炎病毒保留在肝细胞的 ER 或 ER- 高尔基体中间区域，通常被称为"磨玻璃样肝细胞"[146]。目前尚不清楚为什么 α₁-AT 缺乏的转基因小鼠模型中的肝损伤比 α₁-AT 缺乏相关肝病患儿的肝脏损伤更轻微且纤维化程度更低。正如有明显的宿主特异性因素影响 α₁-AT 缺乏型婴儿的损伤反应一样，特异性应变因子可能决定对损伤的反应[123]。

一系列研究显示 α₁-AT 缺乏症中存在肝线粒体损伤[147]，这提示了肝脏损伤由氧化机制介导的可能性。在 α₁ AT 缺陷的细胞系和转基因小鼠模型中都存在明显的线粒体损伤，表现为线粒体去极化和半胱天冬酶 3 的激活。用环孢素 A（一种线粒体去极化抑制药）治疗 PIZ 小鼠模型，发现组织学损伤减轻及与饥饿实验应激相关的死亡率得到完全逆转[147]。

通过研究 PIZ 小鼠模型中肝细胞的增殖[148]，Rudnick 等为 α₁-AT 缺乏致肝细胞癌发生率上升的机制提供了新的理论。该研究表明，基线时肝脏中的肝细胞增殖增加。增加幅度比对照组高 5～10 倍，统计学意义重大；它代表 BrdU 阳性肝细胞（连续标记 72h 后检测到 2%～3%）的数量相对较少。这些数据表明，小鼠模型中的肝损伤相对较轻微，并且符合大多数 α₁-AT 缺乏症患者中出现的隐匿和缓慢进展的肝病。另外还有 4 项重要发现。第一，肝细胞的增殖能力与含有驻留的 α₁-ATZ 的小球的肝细胞数成比例。这表明含有小球的肝细胞可产生再生信号。第二，增殖的肝细胞几乎完全没有小球，这表明 α₁-ATZ 的驻留抑制细胞增殖，α₁-ATZ 驻留较少的细胞在受损肝脏中具有选择性增殖优势。第三，在对 PIZ 小鼠进行部分肝切除术后，球蛋白和无球状肝细胞均增多。该结果表明含有小球的肝细胞增殖受阻是相对的；也就是说，当给予与部分肝切除术后产生的刺激一样强大的刺激时，它们会增殖。第四，尽管含有小球的肝细胞比缺乏小球的肝细胞更容易发生细胞死亡[149]，但在 α₁-AT 缺乏症患者的肝脏中仍存活有许多含有小球的肝细胞。这

被解释为含有小球的肝细胞"异常但未坏死"。

这些研究的结果为 α₁-AT 缺乏和其他慢性肝病中肝癌发病机制的新范例的构成奠定了基础。缺乏小球的肝细胞，可能是祖细胞或至少是具有较少时间积累突变蛋白的新生细胞，在 AT 缺乏个体的肝脏中具有选择性增殖优势。它们通过由"异常但未坏死"的含有小球的肝细胞产生的信号在"反式"作用中长期受刺激。在这种情况下，未及时凋亡及在炎性环境中长期分裂的细胞使得机体处于"癌症易感"状态。这个范例与 α₁-AT 缺乏的 Z # 2 小鼠模型中肝脏表现一致[145]。随着小鼠年龄的增长，大部分肝脏（＞90%）变为 α₁-AT 阴性。这可能代表了缺乏小球的肝细胞（祖细胞）的选择性增殖。超过 80% 的小鼠出现肝腺瘤和肝癌。这个范例似乎也适用于其他几种慢性肝病的肝癌发病特点[150]。尚未确定缺乏小球的肝细胞的来源，但已知这些细胞的聚合 / 聚集 α₁-ATZ 的比例小于含有小球的肝细胞[151]。因此，我们推测这些细胞更年轻，并且在含有小球的肝细胞存在时具有选择性增殖优势。Ding 等通过移植来自同系小鼠的正常肝细胞来研究 PiZ 小鼠模型肝脏的再增殖，该实验已经证实了 Rudnick 的研究结果和提出的模型是可靠的[152]。移植的肝细胞在 PiZ 小鼠肝脏中具有选择性增殖优势，并最终成为移植组中主要的肝细胞谱系。

七、诊断

α₁-AT 缺乏症的诊断，可通过等电聚焦电泳中的血清 α₁-AT 表型确定或通过酸性 pH 下的琼脂糖电泳确定。血清浓度可用于筛查，即随访的 PI 分型浓度低于正常值（85～215mg/dl）。一项对院内所有儿科患者血清浓度和 PI 分型的回顾性研究发现，对于纯合型 α₁-AT 缺乏症，血清浓度测定的阳性预测值为 94%，阴性预测值为 100%[153]。然而，由于回顾性地定义患者群体进行分析的固有局限性，其研究结果不一定适用于遇到的每种诊断情况。对于大多数新生儿肝炎或大龄儿童、青少年和成人中不明原因的慢性肝病，首先需要明确表型及血清浓度。当与表型一起作为诊断条件时，α₁-AT 的血清浓度可能有助于区分 Z 等位基因纯合型和 SZ 复合杂合型，

两者都可能发展为肝病。在某些情况下，父母和其他亲属的表型的检测对于确定 ZZ 和 SZ 同种异型之间的区别是必要的，在遗传咨询中这也是重要区别。某大型城市医院实验室的一项针对 4985 名患者血清 α_1-AT 测量值的回顾性分析显示，这些测量结果在成人中的实用性较低，并且通常不会通过确定表型进行随访[154]。这些结果进一步强调了在考虑诊断 α_1-AT 缺乏症时进行 α_1-AT 表型测定非常必要[155]。

肝细胞 ER 中纯合型 PIZZ α_1-AT 缺乏、PAS 阳性、抗淀粉样蛋白球的独特组织学特征证实了诊断（图 31-6）。这些内含物的存在不应被解释为证实 α_1-AT 缺乏的诊断。在患有其他肝脏疾病的 PIMM 型个体中偶尔也会发现类似的结构[156]。内含物是嗜酸性的，圆形到椭圆形，直径 1～40μm。它们在门静脉周围肝细胞中最为突出，但也可能存在于 Kupffer 细胞和胆管细胞系[157]。可能存在不同程度的肝细胞坏死、炎症细胞浸润、门静脉纤维化或肝硬化的证据。也可能有胆管上皮细胞破坏的证据，偶尔出现肝内胆管缺乏。

八、治疗

治疗 α_1-AT 缺乏症患者最重要的原则是戒烟，吸烟能显著促进与 α_1-AT 缺乏症相关的破坏性肺病

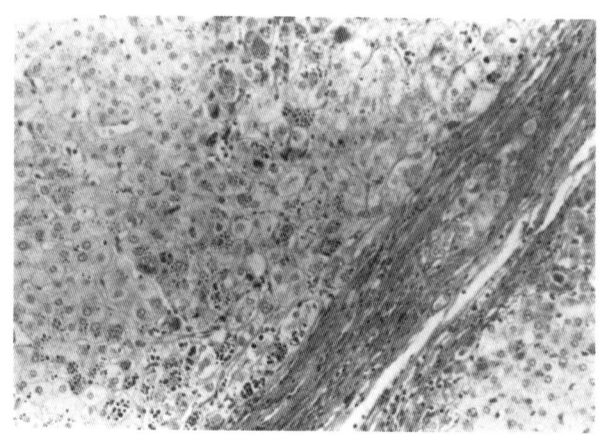

▲ 图 31-6　纯合型 PIZZ α_1- 抗胰蛋白酶缺乏症患者肝活检标本的组织学表现

显微照片显示肝细胞中的碘酸 - 希夫反应（PAS）阳性，抗淀粉酶蛋白球，特别是门静脉处的小球，与纤维组织中一条宽的条带相邻。PAS. 淀粉酶，原始 ×40（图片由 Dr C. Coffin, St Louis, MO 提供）

的进展，降低生活质量，明显缩短患者的寿命[2]。

α_1-AT 缺乏症相关的肝病没有特异性治疗方法。因此，临床治疗主要是针对肝功能障碍和预防并发症引起症状的支持性治疗。原位肝移植治疗儿童进行性肝功能不全和衰竭，其 1 年生存率接近 90%，5 年生存率接近 80%[158]。每年有 70～80 名此类患者在美国接受肝移植。然而，许多患有严重肝病、甚至肝硬化或门静脉高压症的 PIZZ 型个体疾病进展速度相对缓慢且无症状期相对更长。随着活体供体移植技术的出现，或许在某一天这些患者能得到治愈。α_1-AT 缺乏，轻度肝功能不全（氨基转移酶水平升高或肝大）且无功能障碍的儿童可能永远不需要肝移植。

目前正在研发能替代器官移植和长期免疫抑制疗法的治疗策略。其中之一为自噬增强药物。现在认为自噬是治疗的重要靶点，当 α_1-ATZ 在细胞中积累时它被特异性激活，并在胞内 α_1-AT 的清除中起着关键作用。已经确定了几种可以增强系统模型中错误折叠蛋白自噬降解的药物[159]。更显而易见的是，α_1-AT 缺乏引起的肝脏疾病经常在 50—65 岁时出现，与已知的年龄依赖性自噬功能下降相一致。Hidvegi 等首先研究了卡马西平（CBZ），它在人体中具有抗惊厥和情绪稳定作用，并且发现它在 α_1-AT 缺乏的哺乳动物细胞系模型中增强了 α_1-ATZ 的自噬降解[134]。此外，通过口服强饲法将该药物给予 PiZ 小鼠模型显著降低了肝脏 ATZ 负荷和肝纤维化的发展。目前 CBZ 已经获得 FDA 批准，因此可以立即进入 Ⅱ / Ⅲ 期临床试验，用于治疗因 α_1-AT 缺乏引起的严重肝病。

对新型线虫模型系统的研究，进一步证实了自噬增强药物作为 α_1-AT 缺乏蛋白病变治疗策略的有效性。使用线虫模型系统对一个药物库进行高通量自动筛选，确定了 5 种以剂量依赖方式降低细胞 ATZ 负荷的靶向药物[160]。已知这 5 种化合物中的 4 种具有增强自噬活性的作用，并已获 FDA 批准用于临床实践[161, 162]。2 种命中化合物氟奋乃静和多巴胺拮抗物属于吩噻嗪药物家族，其结构类似于三环类抗抑郁药，即 CBZ 所属的药理学家族。氟奋乃静已经在 ATD 的线虫模型、哺乳动物细胞系模型及 PiZ 小鼠中进行了广泛测试。结果表明，在所

有测试的模型系统中，氟奋乃静均可以减少体内肝脏 ATZ 负荷和肝纤维化[135]。这些研究显示了高通量筛选策略用以发现治疗由 α₁-AT 缺乏引起的肝病的其他药物的前景[163,164]。

随后有文献报道了其他增加自噬作用的药物，包括亚精胺[165]、白藜芦醇[166]、STAT3 抑制药[167]、ω-6-多不饱和脂肪酸[168]、葡萄糖胺和 N-乙酰氨基葡萄糖[169]。常用的降胆固醇药物依折麦布已被证明可增强自噬作用，并降低了为表达 ATZ 而构建的人肝细胞原代培养物中的细胞的 ATZ 负荷[170]。其在 α₁-AT 缺乏的动物模型中的效果有待进一步研究。一种新的自噬诱导肽，Tat-beclin 1，增强了突变 Huntingtin 蛋白及几种侵入性病毒和细菌病原体在体内的降解[171]。该肽或基于其结构开发的新药物具有激发自噬增强剂药物效应的潜力。

正在考虑的另一种治疗策略是转移激活自噬的基因以最终减少 α₁-ATZ 积累和蛋白毒性。Pastore 等提出用 TFEB 进行这种治疗，TFEB 是自噬溶酶体系统的主要转录激活因子[172]。使用辅助依赖性腺病毒全身递送 TFEB 并将其靶向表达于肝脏，该方法显著降低了 PiZ 小鼠模型中的肝 α₁-ATZ 负荷和肝纤维化。

对于 α₁-AT 缺乏引起的肝病的治疗也是基因治疗新的目标。最近的一项研究表明 PiZ 小鼠模型中的肝 α₁-ATZ 负荷和肝纤维化可以通过全身给予反义寡核苷酸来逆转[173]。不久，基因组编辑将用于纠正导致 α₁-AT 缺乏的遗传缺陷。该领域的最新进展，CRISPR/Cas-9 介导的基因组编辑，已被用于小鼠模型的体内实验中，以纠正 Duchenne 肌营养不良中的遗传缺陷[174]。基因组编辑的主要技术挑战是编辑酶的特异性是否可以在人类身上得到充分的利用。

以细胞为基础的疗法，如肝细胞移植，也已被研究作为 α₁-ATZ 缺乏的潜在治疗方法。与肝移植相比，这种方法的优点是它是一种微创手术，其已知的并发症较少且费用更低。此外，Ding 等的研究表明，野生型供体肝细胞几乎可以重新填充 PiZ 小鼠模型的整个肝脏[152]。已经在 α₁-AT 缺陷的转基因小鼠模型中验证了另一种令人兴奋的治疗策略，在这个策略中将基因组编辑与肝细胞移植相结合。

Yusa 等的研究表明，使用锌指核酸酶和转座子技术的组合，可以在源自 α₁-AT 缺乏症患者的人诱导多能干细胞（iPS）中纠正 AT 基因的突变[175]。重要的是，纠正后的 iPS 细胞系可以移植到转基因小鼠模型系统的肝脏中。根据 Ding 等[152]的研究结果，校正细胞能显著扩增，因为它们具有选择性增殖优势。这些策略在理论上能解释器官损伤的功能丧失和功能获得机制，且因其不需要进行免疫抑制治疗而具有独特的治疗优势。

其他几种治疗策略也在治疗 α₁-AT 缺乏症方面具有潜在作用。已发现能与 α₁-ATZ 结合并阻止其聚合的小分子[176,177]。虽然希望这些小分子可以增加分泌并为肺和肝脏疾病提供治疗方法，但大多数数据表明它们会增加错误折叠蛋白质的细胞内降解。因此，该方法仍可用于肝脏疾病，并且具有对错误折叠蛋白质的高度特异性的优点。已经研究了使用非选择性地促进多种错误折叠蛋白质折叠的化学伴侣作为 α₁-AT 缺乏引起的肺和肝疾病的潜在治疗选择。已发现甘油和 4-苯基丁酸（PBA）可在哺乳动物细胞系模型中增加 α₁-ATZ 的分泌，并且 PBA 可在 PiZ 小鼠中增加人血液中 AT 分子的含量[178]。然而，一项关于 10 名 α₁-AT 缺乏症患者的初期临床试验的结果却不尽人意[179]，可能是因为患者难以耐受必要的剂量。最近，已发现伏立诺他，一种药理学上类似于 PBA 的药物，可增强细胞系模型中 α₁-ATZ 的分泌[180]，但似乎也发现 α₁-ATZ 细胞内积累的增加，该药物尚未在动物模型中试验。

与 α₁-AT 缺乏相关的 COPD 患者接受了从重组血浆中纯化的 α₁-AT 的替代治疗，并通过静脉内或气管内气溶胶给药[39]。该疗法与 α₁-AT 血清浓度和支气管肺泡灌洗液中 α₁-AT 含量，以及中性粒细胞弹性蛋白酶抑制能力的提高相关，且没有明显的不良反应。虽然初步研究的结果表明接受替代治疗的患者的用力呼气量下降较慢，但这仅发生在一组患者中，并且该研究未随机分组[181]。目前尚不清楚为什么到目前为止还没有更显著的临床反应。可能的原因是该研究仅针对已确诊的和进展性 COPD 患者，此时治疗为时已晚。替代疗法也有可能无法逆转长期细胞周围蛋白水解失调[182]，甚至功能丧失机制并不完全是肺损伤的原因。蛋白质替代疗法不能用于肝病患者，因为没有研究支持 α_1-AT 缺乏症中 α_1-AT 的血清水平与肝损伤相关。

在最近的 10 年中，许多 α_1-AT 缺乏致严重肺气肿的患者接受了肺移植。来自圣路易斯国际肺移植登记处的数据显示，到 1993 年，91 名患有 α_1-AT 缺乏症合并肺气肿的患者接受了单侧或双侧肺移植。1987—1994 年接受移植的患者的 5 年生存率约为 50%。这些患者的肺功能和运动耐量得到显著提升[183]。

九、遗传咨询

用合成寡核苷酸探针检测到的限制性片段长度多态性[184]和家族研究[185]可用于产前诊断 α_1-AT 缺乏症。然而，目前尚不清楚如何使用这种产前诊断，以及如何就诊断对家庭进行咨询。既往的回顾性研究数据表明，85%～90% 的 α_1-AT 缺乏症患者在 18 岁时没有肝病表现，并且不吸烟的 PIZZ 型个体可能在 60—70 岁才出现肺气肿甚至肺功能异常。

这些数据支持不鼓励羊膜穿刺术和堕胎的咨询策略。仅有另外 2 项研究在这方面提供了数据支持，其结果却相互矛盾。其中一项发现，患者的兄弟姐妹中显著肝脏疾病的发病率为 78%[185]。另一项的发病率则为 21%[13]。然而，这些研究是回顾性的，并且在确定患者时存在偏倚。这个问题只有在进行前瞻性研究后才能得到解决，如瑞典人口调查[1]。

十、人口筛查

一些研究表明，针对 α_1-AT 缺乏症进行的筛查十分有效。首先，有证据表明，患病的青少年在了解并咨询 α_1-AT 缺乏症的疾病情况后吸烟率明显降低[186]。其次，尽管最初有一些证据表明该疾病可导致负面心理影响，但最近对瑞典新生儿筛查后的随访研究发现，成年后的患者并没有产生明显的负面社会心理[186]。这些数据为重新制定 α_1-AT 缺乏症的筛查计划提供新的动力。

拓 展 阅 读

Eriksson S, Carlson J, Velez R. Risk of cirrhosis and primary liver cancer in α1-antitrypsin deficiency. *N Engl J Med* 1986;314:736–9.
Demonstration of predisposition to cirrhosis and hepatocellular carcinoma in α1-AT deficiency.

Gosai SJ, Kwak JH, Luke CJ, et al. Automated high-content live animal drug screening using C. elegans expressing the aggregation prone serpin α1-antitrypsin Z. *PLoS One* 2010;12:e15460.
Description of a novel system for high-throughput screening of drug libraries as a robust pipeline for novel pharmacological agents.

Hidvegi T, Schmidt BZ, Hale P, Perlmutter DH. Accumulation of mutant α1-antitrypsin Z in the ER activates caspases-4 and -12, NFκB and BAP31 but not the unfolded protein response. *J Biol Chem* 2005;280:39002–15.
This study used powerful new inducible systems to characterize the adaptive signaling pathways that are activated in cells which accumulate the mutant α1-AT Z molecule.

Hidvegi T, Mirnics K, Hale P, Ewing M, Beckett C, Perlmutter DH. Regulator of G signaling 16 is a marker for the distinct endoplasmic reticulum stress state associated with aggregated mutant α1- antitrypsin Z in the classical form of α1-antitrypsin deficiency. *J Biol Chem* 2007;282:27769–80.
This paper provides a unique genome-wide transcriptomic analysis in the liver when α1-ATZ first accumulates using a mouse model with a liver-specific inducible expression platform and thus characterizes the changes in hepatic gene expression that occur relatively soon after misfolded α1-ATZ accumulates in liver cells.

Hidvegi T, Ewing M, Hale P, et al. An autophagy-enhancing drug promotes degradation ofmutant alpha1-antitrypsin Z and reduces hepatic fibrosis. *Science* 2010;329:229–32.
This study demonstrates the efficacy of carbamazepine (CBZ), an FDAapproved mood stabilizer and anticonvulsant, in stimulating the autophagic degradation of misfolded α1-ATZ and reducing hepatic α1-ATZ load and hepatic fibrosis in a mouse model and, thus, provides the basis for a unique phase II/III clinical trial of an autophagy enhancer drug for this proteinopathy.

Huntington JA,Read RJ,CarrellRW. Structure of a serpin–protease complex shows inhibition by deformation. *Nature* 2000;407:923–6.
Description of the crystal structure of the α1-AT–trypsin complex provides a structural basis for the mechanism of enzyme inhibition by α1-AT.

Kamimoto T, Shoji S, Mizushima N, et al. The intracellular inclusions containing mutant α-1-antitrypsin Z are propagated in the absence of autophagic activity. *J Biol Chem* 2006;281:4467–76.
This study provides genetic evidence for the participation of the autophagic response in disposal of α1-ATZ and for specific activation of the hepatic autophagic response in a mouse model of α1-AT deficiency.

Kruse KB, Brodsky JL, McCracken AA. Characterization of an ERAD gene as VPS30/ATG6 reveals two alternative and functionally distinct protein quality control pathways: One for soluble A1PiZ and another for aggregates of A1PiZ.*Mol Biol Cell* 2006;17:203–12.
This study discovered the essential role for autophagy in the disposal of α1-ATZ in yeast, particularly when high levels of insoluble mutant protein accumulate in the ER.

Lomas DA, Evans DL, Finch JJ, et al. The mechanism of Z α1-antitrypsin accumulation in the liver. *Nature* 1992;357:605–7.

This is the original description of the tendency for α1-ATZ to undergo polymerization.

O'Reilly LP, Long OS, Cobanoglu MC, et al. A genome-wide RNAi screen identifies potential drug targets in a C. elegans model of α1-antitrypsin deficiency. *Hum Mol Genet* 2014;23:5123–32.

This study establishes methods for identifying potential genetic modifiers of α1-AT deficiency and combining computational methods with RNAi screening to identify novel therapeutic drugs and drug targets.

Qu D, Teckman TH, Omura S, et al. Degradation of mutant secretory protein, α1-antitrypsin Z, in the endoplasmic reticulum requires proteasome activity. *J Biol Chem* 1996;271:22791–5.

This paper provides evidence that degradation of α1-ATZ in the ER requires interaction with the molecular chaperone calnexin, ubiquitin system, and proteasome.

Rudnick DA, Liao Y, An J-K, et al. Analyses of hepatocellular proliferation in a mouse model of α1-antitrypsin deficiency. *Hepatology* 2004;39:1048–53.

Evidence for increased hepatocellular proliferation and basis for carcinogenesis in α1-AT deficiency.

Tafaleng EN, Chakraborty S, Han B, et al. Induced pluripotent stem cells model personalized variations in liver disease resulting from α1-antitrypsin deficiency. *Hepatology* 2015;62:147–57.

This study shows that the kinetics of degradation of misfolded α1 ATZ are decreased in iPS-derived hepatocyte-like cells from patients with α1-AT deficiency who also have liver disease compared to patients with α1-AT deficiency who do not have liver disease, and recapitulate the findings of Wu et al. (1994) using skin fibroblasts.

Tanash HA, Nystedt-Duzakin M, Montero LC, Sveger T, Piitulainen E. The Swedish α1-antitrypsin screening study: Health status and lung and liver function at age 34. *Ann Am Thorac Soc* 2015;12: 807–12.

These are the most recent results for liver disease from the nationwide screening study of α1-AT deficiency initiated in Sweden in the 1970s. It is the only unbiased study of the disease.

Teckman JH, An J-K, Blomenkamp K, et al. Mitochondrial autophagy and injury in the liver in α1-antitrypsin deficiency. *Am J Physiol Gastrointest Liver Physiol* 2004;286:G851–62.

Evidence for mitochondrial autophagy and injury in cell line and transgenic mouse models of α1-AT deficiency, and demonstration that cyclosporin A prevents liver injury and mortality.

Wu Y, Whitman I, Molmenti E, et al. A lag in intracellular degradation of mutant α1-antitrypsin correlates with the liver disease phenotype in homozygous PIZZ α1-antitrypsin deficiency. *Proc Natl Acad Sci U S A* 1994;91:9014–18.

This is the original description of a defect in the degradation of α1-ATZ in the ER that predisposes a subgroup of persons with α1-AT deficiency to liver disease.

Yamasaki M, Li W, Johnson DJD, Huntington JA. Crystal structure of a stable dimer reveals the molecular basis of serpin polymerization. *Nature* 2008;455:1255–8.

This study describes the structure of a stable serpin dimer and provides evidence that polymerization of serpins involves a domain swapping mechanism. The mutation that characterizes the disease-associated Z allele lies within the domain that is swapped. This new model for polymerization of α1-ATZ has enormous implications for the pathobiology of liver disease.

Yusa K, Rashid ST, Strick-Marchand H, et al. Targeted gene correction of α1-antitrypsin deficiency in induced pluripotent stem cells. *Nature* 2011;478:391–4.

This study provides proof-in-principle, using a mouse model of liver disease due to α1-ATZ accumulation, of transplanting iPS-derived hepatocyte-like cells that have been subjected to genomic editing techniques that correct the underlying genetic defect.

第 32 章 非酒精性脂肪性肝病
Nonalcoholic Fatty Liver Disease

Curtis K. Argo   Zachary H. Henry   Stephen H. Caldwell   **著**

贾昊宇   杨长青   **译**

要 点

- 非酒精性脂肪性肝病（NAFLD）是世界范围内最常见的肝脏疾病之一。其定义为肝脏脂肪富集超过肝脏重量的 5%～10%，疾病谱包括从脂肪变到脂肪性肝炎或非酒精性脂肪性肝炎（NASH）（细胞膨胀、坏死性细胞凋亡、炎症和纤维化），其中 15%～20% 可进展为肝硬化。进展期常表现为氨基转移酶较低水平升高（甚至正常）且未有脂肪变性——晚期可能表现为"隐源性肝硬化"。与丙型肝炎肝硬化相比，肝硬化并发症和肝细胞癌的进展速度稍慢，但 NASH 相关的肝硬化是肝移植的一个新增的适应证。

- 肥胖伴胰岛素抵抗、2 型糖尿病、高脂血症和代谢综合征是 NAFLD 的主要危险因素。患有脂肪肝的非肥胖患者通常具有中心性肥胖、胰岛素抵抗和运动试验中的身体失调（"代谢性肥胖"），尽管一些患者可能具有原发性脂蛋白紊乱或极少数的毒素接触史（毒素相关脂肪性肝炎）。NAFLD 的种族差异部分缘于 PNPLA3（马铃薯糖蛋白样磷脂酶 3）基因差异，它能影响脂肪变性和肥胖、胰岛素抵抗的关系。

- 肝脏脂肪的积累来自于以碳水化合物为底物的新脂肪生成、对脂肪组织分解产生的循环脂肪酸的摄取，以及对极低密度脂蛋白衍生的低密度脂蛋白残余物或血液中膳食性乳糜微粒残余物的摄取。脂质过氧化，作为一种由自由基介导的支链攻击反应，是目前广泛接受的 NASH 发生机制。过量的游离脂肪酸改变线粒体（细胞色素 C）和脂吞性溶酶体（组织蛋白酶）的通透性，这两者都导致凋亡细胞死亡途径的激活。破坏细胞骨架代谢（角蛋白 18 降解）可能导致细胞气球样变和坏死细胞死亡。氧化损伤小脂滴的磷脂单层和相关的周脂蛋白、脂联素和 TIP47（47kDa 的尾相互作用蛋白）或 PAT 蛋白导致内质网损伤和应激，并可能损害脂肪酸的代谢，否则脂肪滴中的三酰甘油会继续形成脂肪酸。

- 尽管低于 20% 三酰甘油的定量和准确性依赖于 MR 波谱或常规 MR 的改进，如 PDFF（质子密度脂肪分数），但是脂肪变性的诊断可以通过常规成像，如超声、计算机断层扫描或磁共振成像（MRI）无创地进行。NASH 的诊断需要足够的活检样本，这也可以确定纤维化的程度。随着时间的推移，新兴的成像技术，如瞬态弹性成像，提供了一个简单的、纤维化治疗的潜在后续进展的评估手段。对 NASH 的非侵入性标记物的研究仍处于探索阶段，并可能提供替代方案，特别是作为对治疗的后续反应的手段。这些包括弹性测量、反映胶原蛋白代谢的血液指标和作为细胞死亡指标的角蛋白片段。

- NAFLD 的生存受其与代谢综合征的关联影响。NAFLD 患者肝脏相关死亡、心血管疾病和肝外癌症的风险均增加。NAFLD 个体的主要病程难以预测，并且这些因素的组合可能带来显著的临床挑战。如传统 2 型糖尿病的治疗药物（血管紧张素转换酶抑制药或阿司匹林）可能在门静脉高压症患者中由于血液流动受阻而出现问题。冠状动脉粥样硬化性心脏病（支架）、代谢综合征和潜在肝硬化患者的抗凝治疗是另一个具有挑战性的领域。

- 运动和饮食调整是治疗的基石，并可能改善组织学改变。无论能否降低体重，体育运动均可降低肝脏脂肪含量。饮食成分的变化（甜味剂和多不饱和脂肪的类型）也影响疾病的发生。自愿采用这种生活方式的改变可以改善组织学，并在药理学研究中引入混杂变量。这需要在治疗试验中考虑其他终点，包括人体测量指标和胰岛素信号、肝脂肪、身体条件以及纤维化和细胞死亡的系统性标志物的测量。
- 目前，多种随机和对照药理学实验可用于疾病研究。通过这些实验发现，噻唑烷二酮可以减轻脂肪变性、炎症和气球样变，但是导致体重增加，与某些药物联用可提高心血管事件风险，并且对纤维化的作用较小。高剂量的维生素 E 与细胞保护剂联用，在儿童 NASH 中似乎很有效，但其长期安全性还不确定，仍需要进一步研究。他汀类药物和贝特类药物似乎无效，但需要进一步研究这些药物作为代谢综合征的辅助治疗。作为某些患者的替代方案，减肥手术降低了肝脏组织学以及代谢综合征的参数，但如果已经存在肝硬化则这一方案具有重大风险。

一、概述

非酒精性脂肪性肝病（NAFLD）包括非 NASH 脂肪肝（NNFL）和非酒精性脂肪性肝炎（NASH）等一系列疾病 [1, 2]。现在全世界都认识到其严重性，可能发展成肝硬化、肝衰竭和肝细胞癌 [3]。患者疾病严重程度的差异反映了肝脏在全身脂质代谢的复杂和重要作用，并且反映了肝脏对脂质诱导的损伤的易感性。

二、术语和诊断标准

"NASH" 这个词现在被认为是 "NAFLD"（框 32-1）[4] 的更严重的形式。NAFLD（肝脂肪变性）的定义是肝脏脂肪超过肝脏重量的 5%～10%（或者更常用的估计方法——光镜下肝细胞中 5%～10% 以上为脂肪细胞）[5]。"NASH" 是一个较笼统的定义，对于病因不明的进行性肝损伤或没有明显的酒精暴露的证据而出现的脂肪肝的定义仍不清楚，只能称为 "单纯脂肪变性"，或 "NAFL" 中的 "单纯性脂肪肝"（图 32-1）。在本章中，我们使用 "非 NASH 脂肪肝" 来代表这种情况，它比 NASH 的预后更好 [6]。NASH 或 NNFL 的确诊依赖 "临床病理" 诊断（取决于临床和组织学参数）。

（一）NASH 的临床诊断标准

NASH 的确诊依赖于肝活体组织检查发现脂肪变性和细胞损伤，同时排除酒精致病的可能。酒精摄入的可接受水平是不同的，但可以保守认为男性每日饮酒量不应超过 20g/d 而女性不应超过 10g/d——低于酒精性肝病的风险水平（男性 30g/d，

框 32-1 定义和术语

- 非酒精性脂肪性肝病（NAFLD）：指肝脏存在脂肪浸润，其中肝脏脂肪超过肝脏重量的 5%～10%，在活检标本中一般是脂肪变性肝细胞 > 5%～10% 的总细胞数。由于常规染色技术的局限性，微脂肪变性未能得到重视。NAFLD 包括 NASH 和 NNFL 两类
- 非酒精性脂肪性肝炎（NASH）：一种伴有炎症、肝细胞气球样变、坏死（细胞死亡）和（或）纤维化的 NAFLD，通常始于中央静脉周围，可发展为肝硬化
- 非 NASH 脂肪肝（NNFL）：非酒精性脂肪浸润，无炎症或轻微炎症，无纤维化。一般用这个术语来囊括单纯脂肪变性、非酒精性脂肪肝（NAFL）、纯脂肪变性和温和脂肪变性。尽管据报道已转变为脂肪性肝炎，但这种形式的脂肪肝随时间的推移更加稳定
- "原发性" NAFLD 或 NASH：在文献中偶尔遇到的一个术语，通常指典型的中枢性肥胖（通常为 2 型糖尿病），但无其他特殊原因的 NAFLD 或 NASH。由于许多 "继发性" NAFLD 或 NASH 被误诊为 "原发性" NAFLD 或 NASH 使得该术语不太实用
- "继发性" NAFLD 或 NASH：NAFLD 或 NASH 的发生与药物或毒素等明确的非酒精病因有关
- 与毒素相关的脂肪性肝炎（TASH）：与特定毒素或药物相关的 NAFLD 或 NASH。迄今为止涉及的毒素包括石油工业中的石油接触和严重氯乙烯暴露。与脂肪肝相关的药物包括甲氨蝶呤和他莫昔芬
- "假定" NASH 或 NAFLD：许多流行病学研究通过肝酶异常、病毒学检测阴性，以及超声上与脂肪浸润一致的回声或 "发亮的" 肝脏来推定 NAFLD 或 NASH

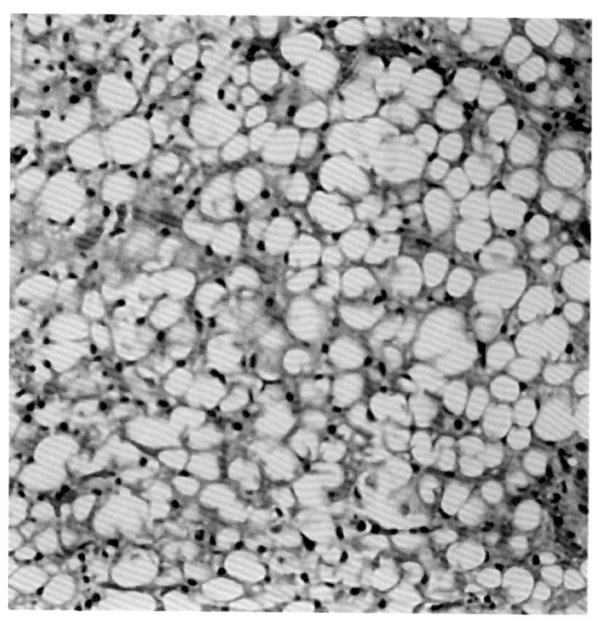

▲ 图 32-1　非 NASH 脂肪肝（NNFL）

患者是一位轻度肥胖的 47 岁女性，有肝大、微量酒精暴露和特发性神经退行性疾病。活检显示炎症反应轻微，无纤维化。未发现引起肝病的诱因。在各类出版刊物中，NNFL 常被称为"单纯性脂肪变性""纯脂肪变性""NAFL"。HE 染色，×200

女性 20g/d）[7-9]。对饮酒量介于两者之间的风险尚不明确，其中 NASH 的易感者可能摄入接近阈值的酒精或既往有过量饮酒史。

（二）NASH 的组织学标准

与 NNFL 相比，NASH 这个术语表示更严重的细胞损伤。NASH 的重要组织学特征包括小叶和（或）门静脉炎症，经常有含 Mallory-Denk 小体的气球状肝细胞和纤维化（通常在中央周围静脉或 3 区沿窦状隙分布）（图 32-2 和图 32-3）[10, 11]。脂肪滴通常是巨（微）囊泡的混合（图 32-4）。其他特征性发现包括坏死灶、脂肪肉芽肿、糖原核、偶有凋亡小体。年龄相关的损伤模式提示，门静脉占主导地位的模式是儿童 NASH[12] 的特点。对于脂肪变性和纤维化的程度和严重程度，观察者之间的基本一致是显而易见的[13]。尽管出现了突出显示角蛋白缺乏的肝细胞或含有与扩张的内质网相关的小脂肪滴的技术，但球囊变性仍然表现出极大的可变性[14, 15]。目前已出现纤维化程度的分期系统，其中第 4 期是肝硬化[16]。

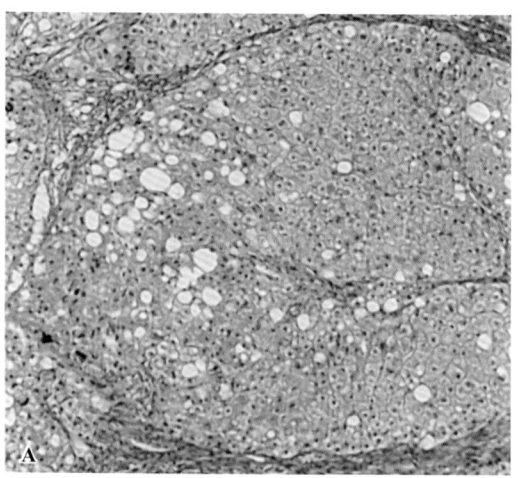

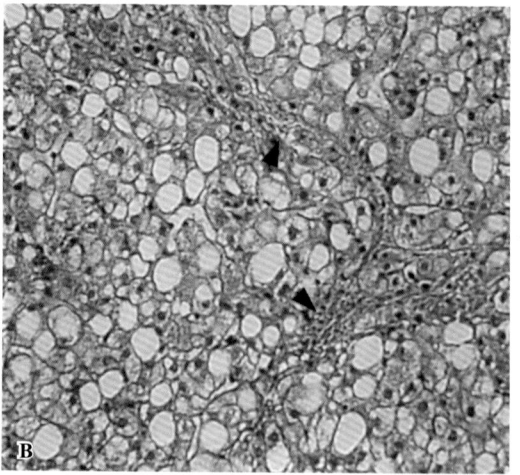

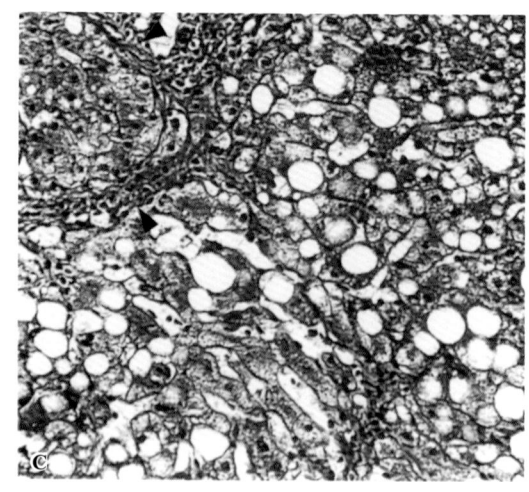

▲ 图 32-2　A. 1 例 65 岁女性患者非酒精性脂肪性肝炎合并肝硬化中，合并肥胖和 2 型糖尿病，无门静脉高压并发症。大泡性脂肪变性、炎症、肝细胞气球样变和肝硬化证实了肝硬化合并 NASH（第 4 期）（×100，HE）的诊断；B 和 C. 分别为 ×200，HE 和 ×200，Masson 三色染色。来自她 40 岁的儿子，他有轻度肝酶异常和躯干肥胖症（BMI 30），没有糖尿病。这些标本显示 NASH 具有早期 3 期纤维化（桥接性纤维化），在 HE 染色（B）上轻度明显，并有三色染色增强（C）。这些图片也显示了大约 20% 的患者的家族模式

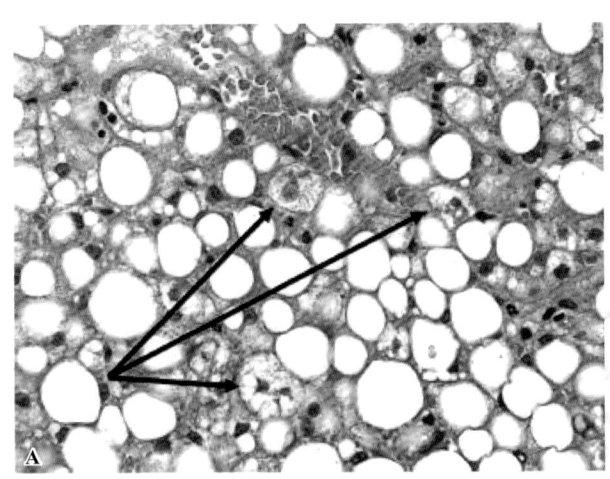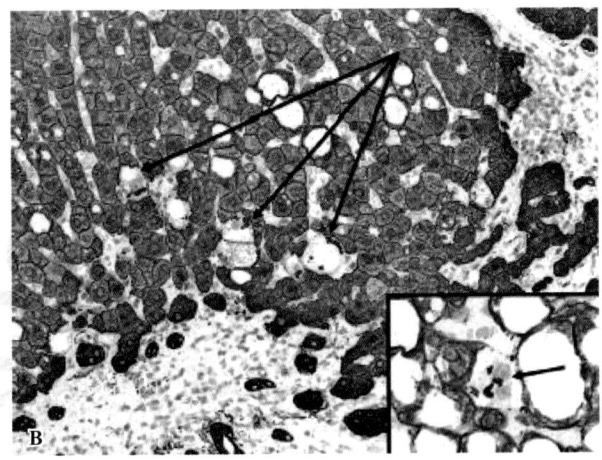

▲ 图 32-3　肝细胞气球样变和 **Mallory-Denk** 小体

A. 箭表示气球状肝细胞具有 Mallory-Denk 小体明显的核周嗜酸性物质（×400，HE）；B. 用角蛋白 8、18 免疫组织化学染色，气球状肝细胞（箭）出现"空白"角蛋白，Mallory-Denk 小体被强调为深棕色染色块（插图）（图片由 Dr Carolin Lackner，Medical University of Graz，Austria 提供）

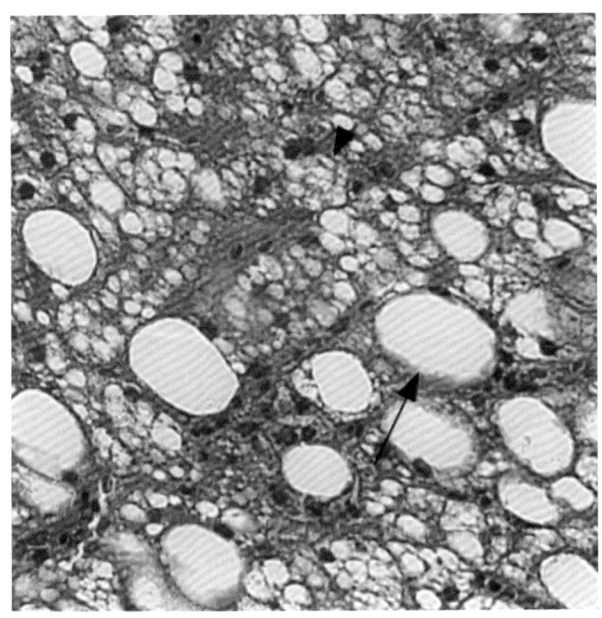

▲ 图 32-4　非酒精性脂肪性肝炎的微泡和大泡性脂肪变性

箭头表示细胞除了少量明显的和典型的大液滴、大泡、脂肪变性（箭）外，还有少量的脂肪滴。特殊的染色或固定技术，如四氧化锇固定（未展示），可以用来强调经常被忽视的微泡成分（×400，HE）

（三）假定 NAFLD

在流行病学研究中，"假定 NAFLD"的诊断可以基于非侵入性试验进行。一般来说，这些研究利用在没有其他已知肝脏疾病的情况下的出现异常氨基转移酶和（或）肝脏超声来诊断脂肪肝。"假定"NAFLD 的诊断和组织学活性之间的关系通常是不可靠的，尽管在非侵入性试验（在非侵入性替代物一节中讨论）中的改进改善了这种局限性。

（四）隐源性肝硬化

虽然病因多种多样，但 NASH 可以进展到晚期而不伴脂肪变性，有时被称为"隐源性肝硬化"（图 32-5）[17-19]。患者通常至少 60 岁，有轻度肝酶升高，与对照组相比，多伴有肥胖和糖尿病（图 32-6）[20-29]。由于进展期肝硬化的营养变化，特别是体脂的减少，必须特别明确肥胖史 [30]。在组织学上，通过接受连续活检的患者的对比研究发现，细胞气球样变和糖原化细胞核可作为早期 NASH 的诊断线索 [31]。脂肪变性的丧失可能是由于血流改变、窦状隙通透性降低、肝纤维化时脂蛋白递送受损，或与祖细胞增殖相关的肝细胞基础代谢改变 [32-34]。在一系列接受肝移植的 30 位隐源性肝硬化患者中，有 17 例有明确的 NASH 表现，另外 10 例有轻微表现 [35]。隐源性肝硬化移植后脂肪变性和脂肪性肝炎的发病率进一步支持了这一关系 [36-38]。隐源性肝硬化的分类建议在框 32-2 中显示。

（五）局灶性脂肪变性与局灶性脂肪驻留

对一系列脂肪肝患者进行的影像学检查发现，约 15% 有明显的局灶性脂肪变性，约 9% 可见局灶性脂肪驻留（通常是尾状叶）[39]。门静脉血流量的

A
B
C
D

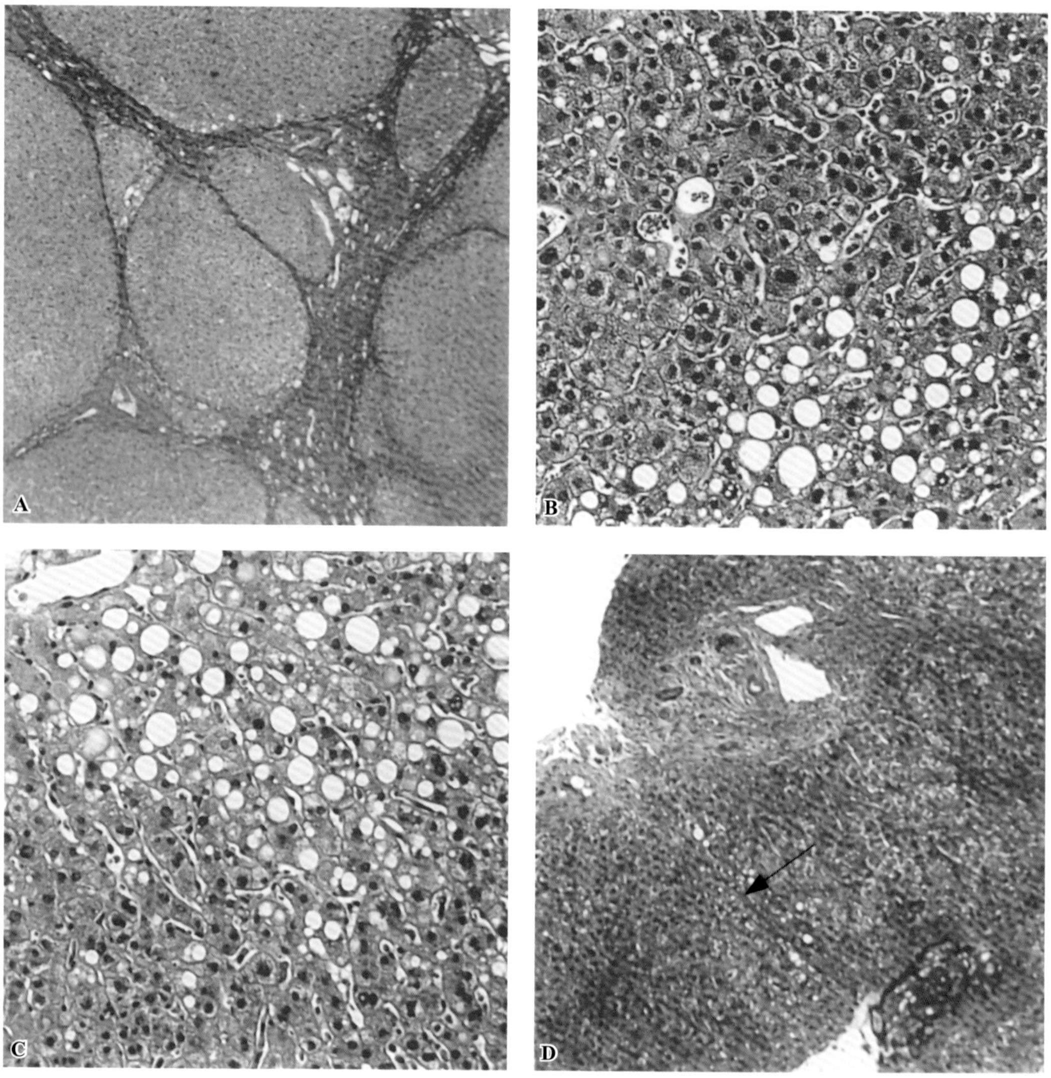

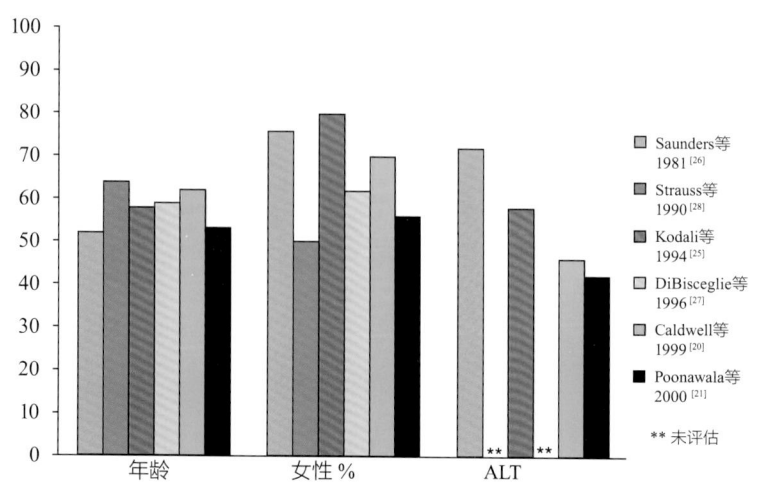

▲ 图 32-5　隐源性肝硬化移植后非酒精性脂肪性肝炎的发展

A. 一例肥胖的糖尿病患者的肝脏显示“温和”肝硬化（×40，HE）；B. 2 年后，肝酶异常者的重复活检显示脂肪变性（×200，HE）；C. 脂肪变性 3 年（×200，HE）表现为持续性炎症；D. 移植后 4 年，患者出现腹水，重复活检显示早期肝硬化伴桥接和脂肪浸润减少。箭表示纤维带（×100，HE）

100
90
80
70
60
50
40
30
20
10
0
年龄
女性 %
ALT
**
**
Saunders等 1981[26]
Strauss等 1990[28]
Kodali等 1994[25]
DiBisceglie等 1996[27]
Caldwell等 1999[20]
Poonawala等 2000[21]
** 未评估

◀图 32-6　隐源性肝硬化患者回顾性系列

先前的病例系列显示女性占优势，在第 6 或第 7 个 10 年发病，丙氨酸氨基转移酶（ALT）轻度异常。该系列引用包括正文参考文献中

框 32-2　隐源性肝硬化的分类

- 1 级 – 肝硬化合并脂肪性肝炎
  - 1a– 肝硬化合并 NASH
  - 1b– 有 NASH 特征的肝硬化
  - 1c– 肝硬化合并 NASH 危险因素（肥胖、高脂血症、糖尿病）
- 2 级 – 肝硬化合并自身免疫性疾病
- 3 级 – 肝硬化合并病毒性肝炎
- 4 级 – 肝硬化合并酒精性肝病（即终身显著饮酒史）
- 5 级 – 肝硬化合并胆道疾病
- 6 级 – 无特定组织学或历史诊断特征的肝硬化

改编自参考文献 [64]

变化可解释以上现象，而胰岛素暴露的改变是一个可疑的因素 [40, 41]。组织学上，病变从单纯性脂肪变性到弗兰克脂肪性肝炎。

三、历史观点

（一）早期观察

拉丁语中肝脏、无花果和相应的现代希腊词 sycoti 都来源于动物脂肪肝、异叶榕、sykoton 肝脏的共同名称（D.Tiniakou，个人观点）。Virchow 在 19 世纪对脂肪肝的首次科学调查中对各种类型的脂肪浸润进行了分类 [42]。他描述了脂肪肝的颜色、形状和硬度，证明脂肪球在肝细胞内 [43]。脂肪肝与肥胖和暴饮暴食的关联在 19 世纪 70 年代首次被提到 [44]。Zelman 报道在肥胖患者没有明显饮酒的情况下，肝纤维化和肝硬化的关系时扩展了这一发现 [45]。这个概念在 20 世纪 70 年代在经历了肠旁路术治疗病态肥胖的患者中重现 [46]。

（二）酒精难题

对"非酒精性脂肪性肝炎"与"酒精性脂肪性肝炎"（NASH vs. ASH）仍没有明确的界定。显然，发生 NASH 和相关肝硬化的患者没有酒精暴露史（绝对禁酒者）。在这一认识之前，Ludwig 等在 NASH 的最初描述中均提到一个共同的经历如下。

我们曾遇到过不喝酒、未做过旁路手术、未服用可能诱发脂肪性肝炎的药物的患者，但在其肝活体组织检查标本中发现了酒精性肝病特征性变化。

在这些情况下，活检证据有时导致临床医师过分坚持患者既往有过量酒精摄入史或从患者亲属那里确认这种习惯。因此，在这一病变尚未被理解的未命名的情况下，对活检结果的误解给患者和医师带来了困扰 [2]。

尽管如此，当系统性了解病史后，被归为 NASH 的患者中约有 10% 实际上有明显的终身酒精暴露 [47]。直观地，ASH 和 NASH 之间的协同作用很可能是因为肥胖是更严重的酒精相关肝病的风险 [48]。然而研究表明，适当的酒精摄入会轻度恶化或不恶化 NASH 的组织学表现——这种作用可能由胰岛素信号的改变介导 [49-51]。传统的组织学检测除利用肝细胞糖化细胞核（在 NASH 中增加）外，不能可靠地区分 ASH 和 NASH[52]。免疫组化染色可能有帮助，但尚未被认可 [53]。虽然氨基转移酶的比例可以提供指导，但是大部分拟定的实验室检测都没有达到要求：在早期或轻度 NASH 中，天冬氨酸氨基转移酶与丙氨酸氨基转移酶（AST & ALT）的比值通常为＜ 1，在更严重的 NASH 中＞ 1 和＜ 2，在更严重的 ASH 中＞ 2（见共同实验室发现部分）[54]。然而，灰色区域仍然存在，并且仔细的病史询问仍然是评估酒精摄入的常用手段。

（三）肝源性糖尿病

使胰岛素抵抗和 NAFLD 之间的关系复杂化的是肝硬化和糖尿病之间的关系，称为"肝源性"糖尿病 [55]。大量的论文已经证实了各种病因肝硬化中，糖尿病的患病率增加 [56]。胰岛素敏感性受损被假定为可以解释这一点 [57]。肝硬化致骨骼肌代谢异常可能也是一个因素 [58]。

四、流行病学与患病率

NAFLD 是最常见的肝脏疾病之一 [3, 59-63]。根据所研究的标准和区域，患病率（包括 NNFL 和 NASH）最高可达 38%，最近的一次大型系统回顾估计全世界的 NAFLD 发病率为 25%（图 32-7）[3, 64, 65]。NAFLD 约占初级保健中慢性肝病病例的 1/3[66]。肥胖、2 型糖尿病和高脂血症与脂肪变性的关系最为密切，是严重组织学病变的预测因子 [67, 68]。与

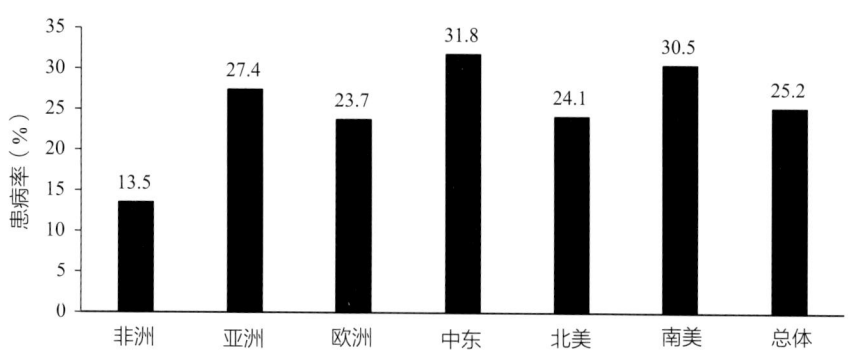

▲图 32-7　各大洲的 NAFLD 患病率
在所有地区，NAFLD 的患病率都在上升，世界范围内的总患病率约为 25%
资料引自参考文献 [3]

框 32-3　与非酒精性脂肪肝相关的条件

代谢性因子
- 代谢综合征
  - 肥胖（尤其是躯干或中心性肥胖）
  - 2 型糖尿病与高胰岛素血症
  - 高血压病
  - 高脂血症（特别是高三酰甘油血症）
- 多囊卵巢疾病

肝脏脂肪浸润的遗传 / 代谢状况
- 脂肪营养不良
- 线粒体疾病
- Weber-Christian 病
- Wilson 病

毒素相关性脂肪性肝炎（TASH）
药物治疗
- 氨甲蝶呤
- 胺碘酮
- 他莫昔芬
- 核苷酸类似物

毒素
- 四氯化碳
- 过氯乙烯
- 乙基溴
- 石油化工产品
- 氯乙烯

肠外营养与营养不良
- 全胃肠外营养
- 夸希奥科
- 乳糜泻

NAFLD 相关的情况列在框 32-3 中。

（一）肥胖

超声提示，与非肥胖患者相比，肥胖患者的脂肪肝风险增加了 4.6 倍[8]。在一项尸检研究中，大约 70% 的肥胖患者发现脂肪变性，35% 的瘦体型患者发现脂肪性肝炎，18.5% 的肥胖患者发现脂肪性肝炎，2.7% 的瘦体型患者发现脂肪性肝炎[69]。在包含 1620 例接受减肥手术（BMI 通常＞ 35）的患者的 12 项研究中发现，85%～90% 患者组织学提示脂肪变性，25%～30% 存在 NASH，意外发现有 1%～2% 的患者存在肝硬化（图 32-8）[70]。在一组肝酶异常的持续肥胖的患者中，大约 30% 至少有间隔纤维化，10% 有肝硬化[71]。然而，肥胖与脂肪肝的关系主要受到种族和机体调节能力的影响。

（二）胰岛素抵抗与 2 型糖尿病

胰岛素抵抗在 NAFLD 中非常常见，并且主要胰岛素靶点包括脂肪组织（持续脂肪溶解）、肌肉（葡萄糖消耗功能下降）和肝脏（葡萄糖释放不受抑制）[72-74]。显性糖尿病的进展取决于胰岛细胞的活力，但人们认为脂肪变性通常先于此[75]。然而，种族显著地影响了这些关系。大多数估计报告，高达 75% 的 2 型糖尿病患者有脂肪浸润[76]。肝损伤随糖代谢异常程度加重而加重，NAFLD 患者糖尿病的存在使肝硬化的患病率从 10% 增加到 25%[77, 78]。

（三）高脂血症

NAFLD 在不同形式的高脂血症中的患病率仍不确定。一项使用无创成像的研究显示，2/3 的高三酰甘油血症患者和 1/3 的高胆固醇血症患者中有脂肪肝[79]。尽管在这项研究中提到其发病范围很广，但其发病率可能被低估了，因为高达 92% 的 NASH 患者诊断有高脂血症[80]。与禁食相比，餐后脂肪状况与疾病发生特别相关[81]。其关系的复杂性反映在脂蛋白在 NASH 中的机制作用、脂质代谢的种族差异、NASH 与动脉粥样硬化性血管疾病的重

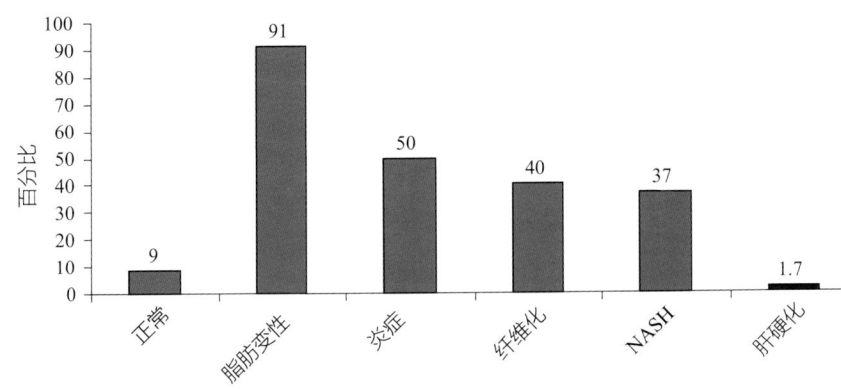

◀图 32-8　一组严重肥胖患者（BMI > 35）的肝组织学
只有 9% 患者的组织学正常，而 1%~2% 的患者既往有不明原因的肝硬化。大约 90% 患有脂肪变性，其中 1/3 患有不同程度的纤维化的非酒精性脂肪性肝炎（NASH）
资料引自参考文献 [70]

叠风险及 NAFLD 中脂质表型的可疑异质性。

（四）代谢综合征

脂肪变性和中枢性肥胖是代谢综合征的独立危险因素，与潜在的胰岛素抵抗和脂肪毒性有关 [82, 83]。在由 ATP- Ⅲ标准（框 32-4）[84, 85] 定义的代谢综合征患者中，7% 的患者出现由 NAFLD 引起的肝酶不明原因的升高。然而，尽管受到基因 / 种族因素的影响，一般人群中 NAFLD 的患病率，NAFLD 患者中代谢综合征的患病率，以及正常肝酶甚至伴随组织学疾病的频率，表明 NAFLD 在代谢综合征中的患病率要高得多（参见非酒精性脂肪肝病的遗传和家族因素部分）[86, 87]。虽然两者密切相关，但很明显脂肪肝不是代谢综合征的病因，而是它的一个特征 [88]。

（五）正常体重指数

NAFLD 在 BMI 正常的患者中得到了很好的记录。这些个体的特征是内脏肥胖、高胰岛素血症和机体失调 [89]。这些发现与低 BMI 的 NAFLD 患者的"代谢性肥胖"概念以及体脂分布和体力失调在疾病发展中的作用相一致 [90-93]。

（六）儿科患者

NAFLD 在儿童中是一个日益严重的问题，它与肥胖和代谢综合征的发病率和流行率显著上升有关 [94, 95]。在一个包含 24 位患者的系列研究中发现，其严重程度各不相同，但有 18 位发现了纤维化和肝硬化 [96]。短期的而不是长期肥胖增加了脂肪浸润的风险。以男性发病率高和典型的门静脉损伤为特

框 32-4　成人治疗Ⅲ期（ATP-Ⅲ）代谢综合征的临床特征 *
• 腹型肥胖 　– 男性：腰围> 102cm（> 40 英寸） 　– 女性：腰围> 88cm（> 35 英寸） • 二酰甘油≥ 150mg/dl • 高密度脂蛋白胆固醇 　– 男性：< 40mg/dl 　– 女性：< 50mg/dl • 血压≥ 130/85mmHg • 空腹血糖≥ 110mg/dl

*. 虽然注意到具体的标准，这种综合征也可以看作是一个连续体

征 [97]。种族影响与成人疾病相似，西班牙裔或北欧儿童比非裔美国人后裔患此病的风险更大 [98]。多中心随机对照试验（RCT）的 TONIC 试验表明，96 周后，与安慰剂相比，维生素 E 可降低 NASH 的病变程度 [99]。

（七）NAFLD 在其他肝病中的意义

NAFLD 常与其他肝病共存并互相影响 [100]。由核心蛋白代谢和微粒体三酰甘油转移蛋白（MTTP）介导的脂肪变性与丙型肝炎（特别是基因 3 型）相关，并可能加速疾病进展 [101, 102]。许多 HCV 患者同时存在 NASH 的危险因素，提示两者有潜在的协同效应 [103]。肥胖、胰岛素抵抗和脂肪变性对过去干扰素治疗有负面影响 [104]。隐匿性血色素沉着病和铁负荷也被认为是 NASH[105] 进展的一个因素。然而，NAFLD 中的高铁蛋白血症与胰岛素抵抗的关系比与铁超载或 HFE 突变的关系更密切，并且可以随着体重减轻而逆转 [106]。脂肪变性也被认为是原发性胆汁性胆管炎（PBC）进展的潜在因素 [107]。自

身免疫性肝炎的组织学特征有时可见 NASH。这可能是 2 个单独的疾病，尽管与皮质类固醇治疗的体重增加可能相关。

五、NAFLD 的遗传和家族因素

（一）种族差异

不同种族 NAFLD 的患病率明显不同（图 32-9）[108-110]。与亚洲或北欧血统的人相比，美国拉丁美洲人的患病率更高，而非裔美国人的肥胖率和糖尿病患病率低于预期。这些发现反映了机体脂肪分布和脂蛋白代谢的种族差异[111-113]。重要的是，种族差异表明脂肪肝、高脂血症和胰岛素抵抗之间没有关系。尽管肝内脂肪通常与腹膜内脂肪相关，但非洲裔美国人的腹膜内脂肪、肝脂肪和血三酰甘油水平较低，而其胰岛素抵抗水平与西班牙裔美国人相似[114]。在隐源性肝硬化中发现了类似的种族差异[115]。

（二）家族因素

在 NASH[116-118] 中，一级亲属的患病率较高。家族中存在肥胖、糖尿病和隐源性肝硬化与疾病的发生有关。这一发现可能是遗传风险和常见健康习惯的结合。2 型糖尿病患者亲属的胰岛素抵抗及其后代的骨骼肌线粒体代谢受损支持了 NASH 发生与遗传因素相关的理论[119, 120]。此外，对患或不患有脂肪肝的超重参与者的兄弟姐妹和父母进行磁共振波谱分析的前瞻性研究发现，在没有脂肪肝的组中，17% 的兄弟姐妹和 37% 的父母检测到脂肪肝，而在脂肪肝的组中分别为 59% 和 78%[121]。

（三）遗传变异

在鉴定调节脂肪和葡萄糖代谢、氧化应激、抗氧化系统、角蛋白和细胞因子活性的基因方面已经取得了重大进展[122, 123]。这些基因间复杂的相互作用和诱发的表观遗传过程可解释 NAFLD 光谱的一定程度的变化。一种编码磷脂酶样蛋白 PNPLA3（马铃薯糖蛋白样磷脂酶 3）或脂肪营养蛋白的基因已被视为族群脂肪变性的预测因子[124]。PNPLA3 主要作用于脂质之间脂肪酸的转移。该基因高度保守，并且似乎部分受摄入脂肪的调节[125]。跨膜 6 超家族成员 2（TM6SF2）是肝脏脂滴含量的另一主要调节物[126]。PNPLA3 和 TM6SF2 共同影响疾病的严重程度和基础疾病如血管疾病[127, 128]。MERTK（髓上皮再生酪氨酸激酶）是另一个具有遗传性的并可能具有保护性的因子[129]。载脂蛋白 C3 变异体可能影响脂肪变性的风险，以及乳糜微粒代谢改变介导的空腹和餐后三酰甘油清除[130]。转录因子 7样 2（TCF7L2）和微粒体三酰甘油转移蛋白（MTTP）的多态性通过餐后血脂、脂肪因子分泌和氧化低密

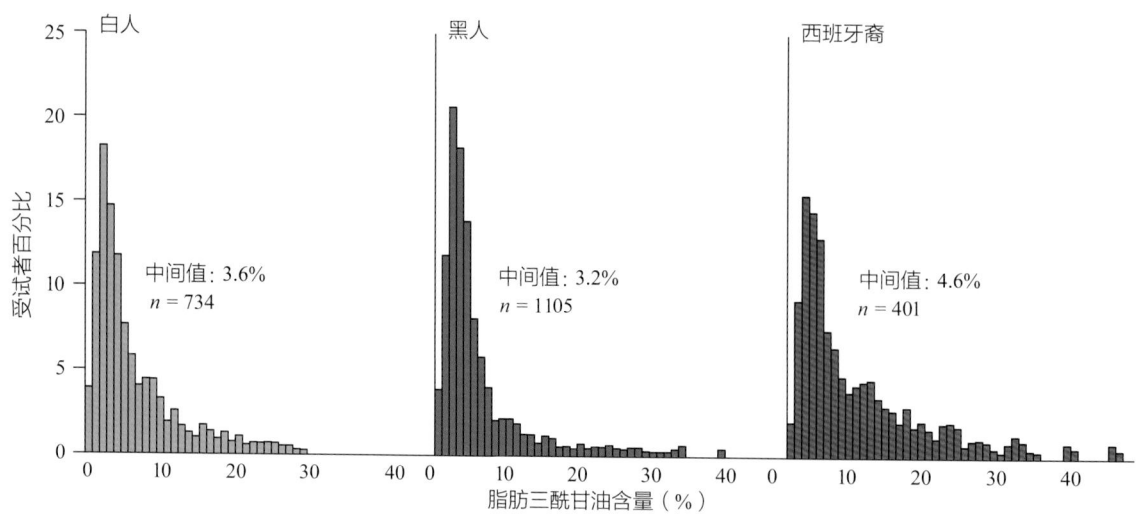

▲ 图 32-9　用 ¹H 磁共振波谱法评价肝脏三酰甘油含量的种族分布

肝脏三酰甘油含量的分布在黑人中偏向较低水平，西班牙裔的水平略高

经 Wiley 许可转载，引自参考文献 [110]

度脂蛋白的代谢影响 NASH 风险 [131, 132]。血管紧张素原和转化生长因子 β₁ 基因型之间的协同作用在更严重的 NASH 患者中也有描述 [133]。

六、临床和实验室检查结果

（一）症状和体征

典型的症状、体征和实验室检查总结在框 32-5 中。疲劳和右上腹不适（经常是体位性的）很常见，但是在汇总的研究中，48%～100% 的患者没有症状 [134]。不适症状可被误诊为胆石症。肝大通常是由脂肪变性引起，但也可能是由糖尿病患者糖原贮积引起 [135]。肥胖和代谢综合征的临床表现包括糖尿病、高脂血症、高血压、血管疾病、多囊卵巢综合征和睡眠呼吸暂停 [136-138]。由于衰老和肝硬化，机体成分的改变可能掩盖既往的肥胖史 [30]。代谢综合征的高凝状态与脂肪性肝炎之间的关系日益被认识 [139-141]。黑棘皮病可能主要见于儿童，但成人中也会出现。有一种表现为原因不明突发肝功能失代偿的亚急性型 NASH，目前已有所了解 [142]。

框 32-5　非酒精性脂肪肝病的症状、体征和实验室特征

症状
- 无症状（48%～100%）
- 疲劳（≈70%）
- 右上腹疼痛（高达 50%）
- 阻塞性睡眠呼吸暂停
- 多囊卵巢综合征相关症状
- 偶发的神经系统缺陷（可能与全身性脂毒性有关）

体征
- 肝大
- 黑棘皮病
- 肝掌与蜘蛛痣（肝硬化的发展）
- 水牛背（背部脂肪垫）

实验室特征
- 天冬氨酸氨基转移酶(AST)和丙氨酸氨基转移酶(ALT)水平升高（通常≥正常上限的 2 倍）
- γ- 谷氨酰转移酶（GGT）水平升高
- 碱性磷酸酶升高（轻度）
- 抗核抗体（ANA）阳性（≈30%）
- 血清免疫球蛋白 A（IgA）升高（≈0%）
- 铁指数升高（20%～60%，通常没有实际血色素沉着病）
- 血尿酸升高

（二）常见实验室检查结果

许多患者在筛查或治疗代谢综合征并发症时检测到 ALT 和（或）AST 水平异常。AST 和 ALT 水平平均为正常上限的 2～3 倍 [143]。AST 部分起源于线粒体（mAST）[144]。AST & ALT 比值＜1 提示轻度疾病，而比值＞1 常提示纤维化 [145]。然而，包括肝硬化在内的晚期疾病患者氨基转移酶可以正常 [146]。这部分是由于纤维化进展的炎症减少。此外，一般人群的肥胖导致了一个"正常"参考范围虚高，尽管这一问题集中了来自肝病界的建议，但在实验室界仍未得到统一解决 [147, 148]。

（三）其他实验室检查异常

在约 1/3 的 NASH 患者中，自身抗体如抗核抗体可见阳性 [149]。铁指数异常在 20%～60% 的患者中可见，其通常与遗传性血色素沉着病无关，但铁蛋白升高可能是更严重疾病的标志 [150, 151]。高尿酸血症可作为代谢综合征的一部分而存在。在出现血小板计数降低后，需要进一步明确有无脾功能亢进和肝硬化 [152]。与酒精性脂肪性肝炎相似，可以看到血清 IgA 升高 [153]。垂体功能障碍与某些病例有密切联系 [154]。

（四）胰岛素抵抗、血脂异常和机体调节能力测定

尽管有一定局限性，HOMA（稳态模型评估）和 QUICKI（定量胰岛素敏感性检查指数）常被用于评估胰岛素抵抗 [155]。两者都是基于空腹胰岛素和葡萄糖水平的预测模型（基于正葡萄糖钳夹试验）。将游离脂肪酸添加到 QUICKI 中提高了其准确性 [156]。NAFLD 的脂蛋白谱还未彻底明确。VAP（垂直分析剖面）面板和基于核磁共振的技术可用于定义脂质颗粒大小。虽然还未得到广泛的应用，但是通过自行车测功来测定氧利用率（VO₂峰值）的运动能力测量也可能有助于辨别"代谢性肥胖"，并判断是否与胰岛素抵抗程度相关 [157]。

（五）关于脂肪代谢障碍的发现

脂肪肝在脂代谢紊乱中十分常见 [158]。有一种类

型为家族性脂肪代谢障碍伴 NAFLD 和肝硬化[159]。典型的特征包括糖尿病、高三酰甘油和外周皮下局灶性或弥漫性脂肪缺失。10 例瘦素替代治疗后病情好转的患者中，有 8 例组织学提示 NASH[160]。

（六）提示线粒体疾病的发现

NASH 的线粒体异常提示存在遗传性线粒体疾病并受遗传性线粒体异质性的影响[161, 162]。线粒体疾病中的隐源性肝硬化、MIDD 综合征（母体遗传性糖尿病和耳聋）和 Madelung 病的特征——胰岛素抵抗，都与线粒体 DNA 突变有关[163-165]。在 NASH[166] 中已经发现了类似的肝脏线粒体 DNA 突变。抑郁症、眼肌麻痹、神经退行性疾病、耳聋、脂肪增多症和肠运动障碍等全身症状常提示线粒体疾病[167]。

（七）Weber‐Christian 病

结节性脂膜炎伴脂肪坏死，尤其是下肢脂肪坏死，是 Weber–Christian 病的最显著特征。脂肪性肝炎提示全身性脂肪代谢紊乱[168]。免疫抑制已被证明是有效的治疗，表明其可能具有自身免疫性疾病的机制[169]。

七、肝脏成像

肝脏成像在 NAFLD 评估中起着越来越重要的作用（图 32-10）[170]。然而，传统技术，如超声对 NASH 严重程度的评估并不敏感，肝脂肪的检测率不到 20%[171, 172]。横断面成像可通过确定特定水平（如 $L_{4\sim5}$）的脂肪面积来评估脂肪分布（内脏脂肪与外周脂肪）[173, 174]。超声通过以回声和衰减程度规定的标准诊断脂肪变性[175]。超声弹性成像测量肝硬度作为纤维化的标志物，其对 3~4 期纤维化的敏感性和特异性分别为 91% 和 75%（> 7.9kPa），但当 BMI > 30 信号检出率显著下降[176]。

平扫计算机断层扫描（CT）依赖于肝脏和脾脏之间的衰减差异[177]。肝脏&脾脏的比率 < 1HU 提示肝脏脂肪变性。在一项研究中，肝脾密度差值 ≥ 10HU 诊断脂肪肝的敏感性和特异性分别为 84% 和 99%[178]。传统的 spinecho 磁共振成像（MRI）在检测脂肪变性方面缺乏敏感性。然而，包括"同相异相成像"在内的进步提高了脂肪检测灵敏度[179]。改进的信号处理提供了以三酰甘油百分比含量表示的定量估计。磁共振质子波谱是精确定量脂肪变性的方法（图 32-11）[180]。在一项研究中，肝活体组织检查中测定的脂肪与质子谱的相关性为 0.9（$P < 0.001$）[181]。[31]P 光谱能够测量肝脏的 ATP（腺苷三磷酸）、脂质过氧化和磷脂含量[182, 183]。MR 弹性成像和 MR 质子密度脂肪分数（PDFF）等新兴技术有望成为无创性脂肪变性和纤维化评估的额外手段。MR-PDFF 由 MR 波谱学发展而来，并已证明它是分级脂肪变性和排除晚期脂肪变性的准确模型[184, 185]。此外，与 US 弹性成像相比，MR 弹性成像对于不同阶段纤维化的诊断准确性更高[186-188]。这些措施为 NAFLD 患者的无创诊断和监测提供了前景，但需要进一步研究以扩大临床应用。

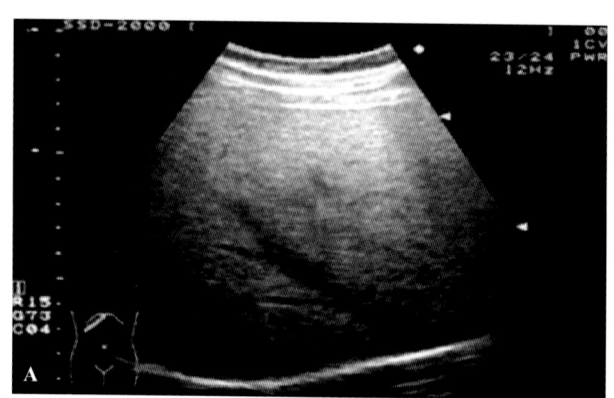
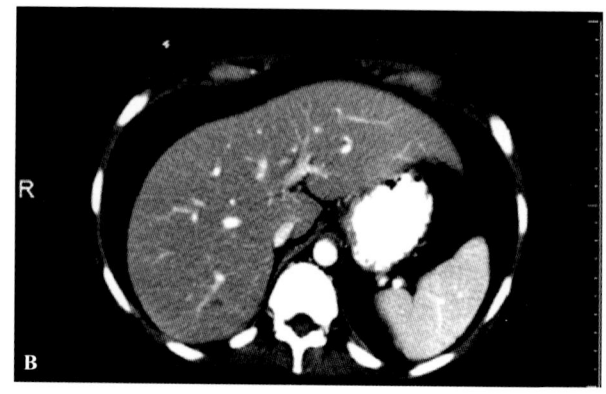

▲ 图 32-10　非酒精性脂肪性肝病的影像学表现
A. NAFLD 的超声检查显示肝实质中的"光亮肝"的发现；B. 计算机断层扫描（CT）显示 NAFLD 与脾脏相比肝脏密度相对较低（肝脾比 < 1）

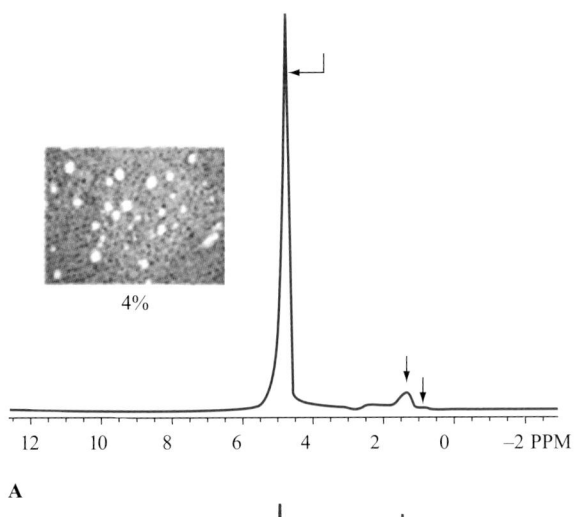

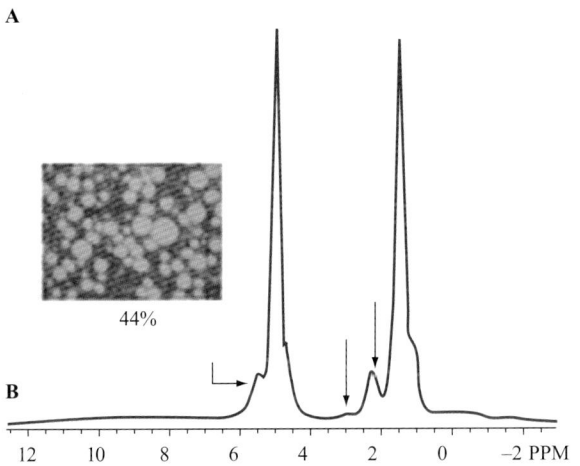

4%

44%

▲ 图 32-11 磁共振质子波谱测定肝脏脂肪含量

A. 三酰甘油含量较低（4%）的患者，其水信号强，来自三酰甘油的甲基和亚甲基信号相对较弱；B. 三酰甘油含量高的患者（44%），甲基和亚甲基可见锐峰。小峰可以估计不饱和脂肪酸的数量

经 Elsevier 许可转载，引自参考文献 [180]

八、肝活体组织检查在 NAFLD 中的作用

肝活体组织检查仍然是病因诊断、纤维化分期、活动性分级和判断治疗反应的标准。临床上，除非评估发现病情严重或提示纤维化，或病因不明确，否则在保守的运动和饮食治疗失败后才考虑肝活体组织检查。活检固有的局限性和风险迫使研究者寻找非侵入的"替代性"标记物。

（一）非侵入性替代物

组织学的临床预测因子（框 32-6）应谨慎考虑，因为存在大量例外情况，但最常用的预测因素包括

框 32-6　非酒精性脂肪性肝炎组织学更为严重的预测因素

- 年龄＞ 40—50 岁
- 肥胖程度
- 高血压病
- 显性糖尿病
- 高三酰甘油血症
- 升高的 ALT
- 升高的 AST
- AST & ALT 比值＞ 1
- 血清 IgA 水平升高
- NASH 家族史与隐源性肝硬化

年龄（＞ 40—50 岁）、肥胖程度、糖尿病或胰岛素抵抗程度、代谢综合征特征、肝病家族史、氨基转移酶升高和 AST & ALT 比值＞ 1[189-191]。他汀类药物和一些抗糖尿病药物可能改变 AST & ALT 比值，限制了这一基本检测的应用。其他血液标志物包括胶原代谢（纤维化）指数、细胞死亡标志物（M30 角蛋白 18 片段）、胰岛素抵抗的脂肪细胞因子指数（脂联素和抵抗素）和氧化损伤标志物[192-194]。临床和实验室变量已被合并为综合评分，但没有一个公认的评分系统（表 32-1）[184-188, 195-210]。作为肝活体组织检查的替代方案，用于诊断晚期纤维化的复合试验已在临床中表现巨大的实用性。尽管不同研究组的准确性不同，但 NAFLD 纤维化评分[203] 和 FIB-4[204] 提供了良好的诊断准确性，并利用了临床中容易获得的检测指标。

（二）肝活体组织检查的局限性

活检的局限性包括并发症的风险、患者的不便、肥胖患者的技术困难和取样误差。尽管总在强调谨慎选择肝活体组织检查，但其并发症发生率很低，现有技术可以提高安全性[211]。在各类肝活体组织检查中，取样误差是公认的缺陷，并可代表肝内的区域变异[212]。纤维化分期最佳的样本长度为 2cm 或更长，也可以使用 15 或 16 号针（直径 1.5mm）采集最小长度为 1.5cm 的样本[213]。

（三）活检评分

综合评分为活检的全面评价提供了有用的手段（表 32-2）。关键参数合并为 NAFLD 活性评分

表 32-1 非酒精性脂肪性肝病的无创性检查

试验名称				试验性能			
NASH 的诊断 / 构成要素	界限	AUROC (95% CI)	敏感性	特异性	PPV	NPV
NASH 试验[196] 年龄、性别、身高、体重、三酰甘油、胆固醇、α2-巨球蛋白、载脂蛋白 A1、GGT、ALT、AST、胆红素	0.75	0.79（0.67~0.87）	33%	94%	66%	81%
NASH 诊断[197] CK18、裂解 CK18、脂联素、抵抗素	＞0.431	0.908	96%	70%	-	-
NASH 诊断模板[198] DM、性别、BMI、三酰甘油、M30（CK18）、M65/M30（CK18）	＜0.221 且 ＞0.618	0.81（0.70~0.89）	91%	92%	83%	86%
Palekar 评分[199] 年龄、性别、ALT、BMI、AST & ALT、透明质酸	≥3	0.76（0.65~0.88）	74%	66%	66%	81%
Shimada 指数[200] 脂肪细胞因子、HOMA-IR、IV 型胶原	-	0.77	94%	74%	94%	74%
NICE 模型[201] ALT、CK18、代谢综合征	0.14	0.83~0.88	84%	86%	44%	98%
Sookoian 模型[202] BMI、腰围、ALT、AST、碱性磷酸酶、GGT、HOMA、CRP、sICAM-1	1.31	0.80（0.70~0.90）	68%	83%	85%	64%

晚期纤维化 / 构成要素	界限	AUROC (95% CI)	敏感性	特异性	PPV	NPV
NAFLD 纤维化评分[203] 年龄、高血糖症、BMI、PLT、白蛋白、AST & ALT	＞0.676	0.82~0.88	51%	98%	90%	85%
FIB-4[204] 年龄、AST、ALT、PLT	＞2.67	0.80（0.76~0.85）	33%	98%	80%	83%
ELF 试验[205] 年龄、透明质酸、III 型胶原、TIMP-1	＞0.462	0.87（0.67~1.00）	78%	98%	87%	96%
BARD71[206] BMI、AST & ALT、DM	≥2	0.81	91%	66%	43%	96%
APRI[207] AST & PLT	＞1	0.67（0.54~0.8）	27%	89%	37%	84%
纤维化试验[208] FibroSURE α2-巨球蛋白、GGT、阿载脂蛋白 A1、胆红素、触珠蛋白、年龄、性别	＜0.3 且 ＞0.7	0.81（0.74~0.86）	77%	98%	73%	90%

（续表）

| 影像学检验 | 试验名称 | | 界　限 | AUROC (95% CI) | 试验性能 | | | |
	可变变量				敏感性	特异性	PPV	NPV
瞬时弹性成像（TE）[209]	晚期纤维化（F3~F4疾病）		7.9~11.4kPa	0.82~0.93 (0.74~0.96)	86%~95%	75%~84%	52%~75%	92%~97%
控制衰减参数的 TE[210]	脂肪变性≥10%		283dB/m	0.81（0.74~0.88）	76%	79%	87%	64%
MR-PDFF[184,185]	脂肪变性≥1 级		6.4%	0.99（0.97~1.0）	86%~97%	83%~100%	99%~100%	29%~71%
MR 弹性成像[186,187]	NASH 的表现		约 2.74kPa	0.93（缺失）	94%	73%	85%	89%
MR 弹性成像[188]	晚期纤维化（F3~F4疾病）		约 3.77kPa	0.90（0.84~0.94）	83%	86%	5.93（LR）*	0.19（LR）*

该表包括复合血清试验/平板和成像技术，以估计 NASH 或相关纤维化诊断的相对可能性。ALT. 丙氨酸氨基转移酶；AST. 天冬氨酸氨基转移酶；AUROC. 受体操作特性曲线下面积；CI. 置信区间；CK. 细胞角蛋白；CRP.C- 反应蛋白；DM. 糖尿病；GGT. γ- 谷氨酰转移酶；HOMA-IR. 稳态模式 1 胰岛素抵抗的评估；LR. 似然比；M30. M30 细胞角蛋白 -18 片段；M65/M30.M65 和 M30 细胞角蛋白 -18 片段的比率；MR-PDFF. 磁共振质子密度脂肪分数；NPV. 阴性预测值；PLT. 血小板计数；PPV. 阳性预测值；sICAM-1. 可溶性细胞间黏附分子 -1；TIMP-1. 金属蛋白酶组织抑制药 -1

表 32-2　非酒精性脂肪性肝病的组织学评分系统

	脂肪变性	炎症（肝小叶）	肝细胞损伤（气球样变）	最大分数	纤维化
NASH 分级和分期（Brunt 1999）[16]	0～3 0= 无 1= < 33% 2=33%～66% 3= > 66%	0～3 0= 无炎症灶 1=1～2 无炎症灶 /mpf 2=3～4 无炎症灶 /mpf 3= > 4 无炎症灶 /mpf	0～2 0= 没有 1= 目前的 –z3 2= 标记的 –z3	8	0～4 0= 没有 1= 窦状隙 2= 窦状隙及门静脉周围 3= 桥接纤维化 4= 乙型肝炎肝硬化
NAS（NAFLD 活性评分：NHAS–CRN 修订版）（Kleiner 2005）[215]	0～3 0= < 5% 1=5%～33% 2=33%～66% 3= > 66%	0～3 0= 无炎症灶 1= < 2 无炎症灶 /mpf 2=2～4 无炎症灶 /mpf 3= > 4 无炎症灶 /mpf	0～2 0= 没有 1= 少数气球样变细胞 2= 许多 / 突出的气球样变细胞	12	0～4 0= 没有 1= 窦周或门静脉周围 2= 窦周及门静脉周围 3= 桥接纤维化 4= 肝硬化 / 再生
SAF* 脂肪变性（S）、活动（A）、纤维化（F）（BeorsSA 2014）[217]	0～3 0= < 5% 1=5%～33% 2= > 33%～66% 3= > 66%	0～2 0= 无炎症灶 1= ≤ 2 无炎症灶 /mpf 2= ≥ 4 无炎症灶 /mpf	0～2 0= 正常肝细胞 1= 具有圆形和苍白网状胞质的团簇 2=1 级且有肝细胞扩大（≥ 2 倍）	7	0～4 0= 没有 1= 窦周或门静脉周围 2= 窦周及门静脉 / 门静脉周围 3= 桥接纤维化 4= 肝硬化

CRN. 临床研究网络；mpf. 高倍视野，20× 目镜；NAFLD. 非酒精性脂肪性肝病；NASH. 非酒精性脂肪性肝炎；z3. 第 3 区
*.SAF 评分采用评分算法来描绘非 NAFLD、NAFLD 和 NASH

（NAS）[214, 215]。NAS 使用 0～8 的评分标准来评分：脂肪变性（0～3）、小叶和（或）门静脉炎症（0～3）和肝细胞气球样变（0～2）。纤维化分为 0～4 级，其中 3 级为桥接纤维化，4 级为肝硬化。局限性包括气球样变细胞评分不精确以及桥接纤维化和肝硬化之间存在纤维化中间阶段（"不完全"肝硬化）[216]。已有人提出将欧洲 FLIP（脂肪肝进展抑制）算法和 SAF（脂肪变性、活动性和纤维化）评分作为替代评分系统[217]。

九、自然史与预后

NAFLD 的死亡率受基础组织学和与代谢综合征相关的并发症的影响[218, 219]。虽然心血管疾病是导致死亡的主要原因，但肥胖是肝硬化相关死亡的危险因素[220, 221]。在 2 型糖尿病中，肝硬化的 O/E 比率（实际 / 预期死亡率）高于心脏疾病（2.67 vs. 1.81）[222]。非肝细胞癌是本组死亡的另一主要原因。尽管目前还不清楚这些疾病中哪一种（血管、癌症或肝硬化）在上述患者中占主导地位，但过去 20 年来的系列活检研究和对队列研究的较长随访已经提高了我们的认识[223]。

（一）基于初始活检的临床病程

在对成人的回顾性研究中，当脂肪变性伴有炎症、纤维化或细胞气球样变性（即 NASH）时，与粗死亡率相比，总体和肝硬化相关的死亡率增加[224]。相反，非 NASH 脂肪肝（NNFL）随着时间的推移相对稳定[6, 225]。年龄较大（> 40—50 岁）、BMI 较高（> 30）、糖尿病和氨基转移酶异常是首次活检中组织学更为严重的一致性预测因素（框 32-6）[49, 68, 72, 226, 227]。NASH 和 NNFL 之间的分歧过程表明 NASH 通常以这种方式开始，而不是从 NNFL[228] 的初始阶段开始，尽管新的证据表明恶化的代谢综合征可能是从 NNFL 向 NASH 过渡的驱动因素[229]。

（二）随时间推移的组织学进展

尽管由于技术、标准多样以及数据不完整致使连续活检研究存在局限性，但是现有的研究提供了基本的观察结果[230-233]。经过 5～6 年，组织学上可以看到改善，但纤维化的加剧比改善的发生率更高（38% vs. 21%）[234]。纤维化进展的风险与年龄增长和初次活检时存在的炎症水平有关（图 32-12）。

（三）NAFLD 的远期死亡率

根据 4 项长期队列研究，初诊后 10～15 年的总死亡率为 10%～12%，NASH 组明显高于 NNFL 组（表 32-3）[228, 235-237]。同一时期，肝硬化失代偿的发生率为 5%～10%，肝细胞癌的发生率为 1%～2%。总的来说，死亡的主要原因是冠状动脉粥样硬化性心脏病（10%）、肝外恶性肿瘤（5%）和肝硬化相关死亡（2%），所有这些都以原始队列

的百分比表示。然而，在随访时间最长的一组队列研究中，NASH 患者的肝硬化死亡率超过心脏病死亡率[236]。这些情况带来了临床挑战，因为患者的代谢综合征可能同时导致冠状动脉粥样硬化性心脏病和肝硬化，而这 2 种疾病的治疗策略存在矛盾。

（四）NAFLD 肝硬化的预后

一旦发生肝硬化，在 1、3 和 10 年时，发生门静脉高压症主要并发症的风险分别是 17%、23% 和 52%，表明疾病持续进展[238]。一项研究比较了 152 例 NASH 肝硬化患者和 150 例丙型肝炎肝硬化患者，10～20 年间没有特定并发症（出血、腹水、脑病、肝癌）的患者数据表明，NASH 肝硬化患者与丙型肝炎相关肝硬化患者相似，但进展稍慢（图 32-13）[239]。

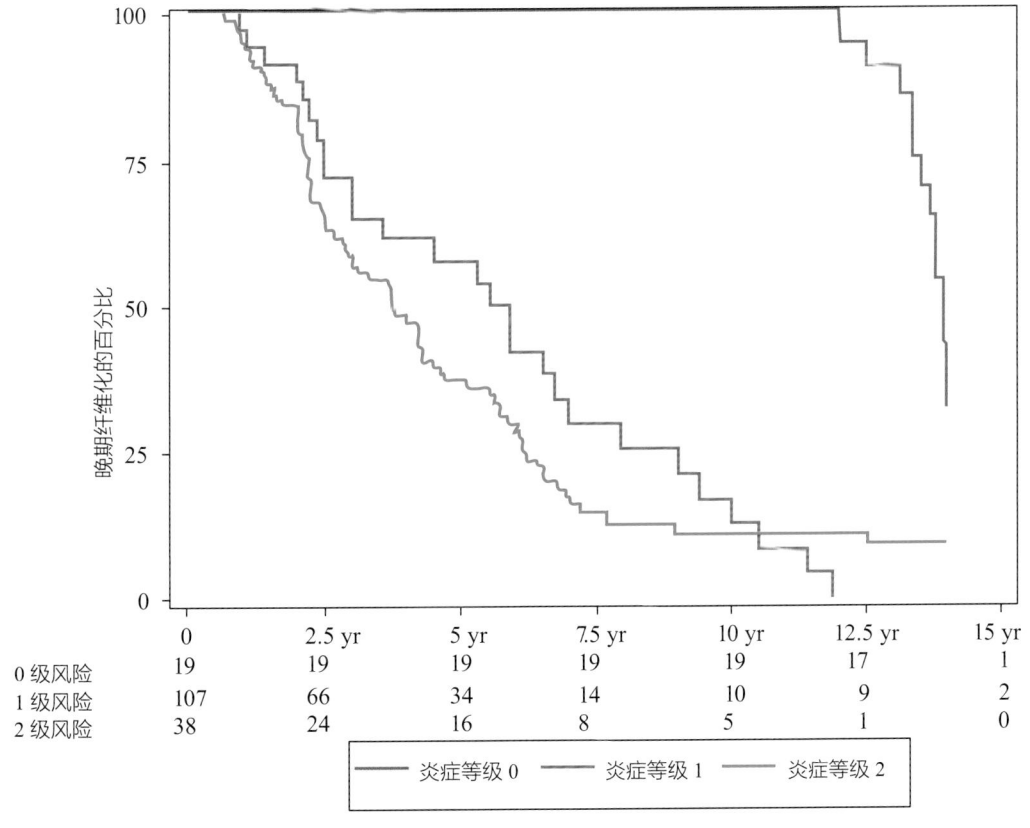

	0	2.5 yr	5 yr	7.5 yr	10 yr	12.5 yr	15 yr
0 级风险	19	19	19	19	19	17	1
1 级风险	107	66	34	14	10	9	2
2 级风险	38	24	16	8	5	1	0

炎症等级 0　　炎症等级 1　　炎症等级 2

▲ 图 32-12　非酒精性脂肪性肝炎的组织学进展

Kaplan–Meier 曲线显示有炎症的患者与无炎症的患者在进展到 3 或 4 期纤维化方面的差异

经 Elsevier 许可转载，引自参考文献 [234]

表 32-3　非酒精性脂肪性肝病（NAFLD）和非酒精性脂肪性肝炎（NASH）的长期自然史研究

	Adams 2005[235]	Ekstedt 2006[228]		Ong 2008[236]	Rafiq 2009[237]	
	NAFLD	NNFL	NASH	NAFLD	NNFL	NASH
研究时段	1980—2000	1988—1993		1988—1994	1979—1987	
样本量	435	58	71	817	74	57
男 / 女	213/222	—	—	—	45/29	24/33
诊断年龄	49±15	47±12	55±12	—	53±25	54±12
随访（年）	7.6±4	13.7±1.3		8.4	19.5	15
门静脉 HTN 并发症	13（3.1%）	0（0%）	7（9.8%）	—	—	—
因 CAD 致死	13（2.9%）	5（8.6%）	11（15.5%）	20（2.4%）	15（20.3%）	7（12.3%）
因非肝脏恶性肿瘤致死	15（3.4%）	1（1.7%）	4（5.6%）	19（2.3%）	9（12.2%）	5（8.8%）
因肝脏相关并发症致死	7（1.6%）	0（0%）	2（2.8%）	5（0.6%）	2（2.7%）	10（17.5%）

（五）隐源性肝硬化

NASH 与隐源性肝硬化之间的密切关系在不同人群、移植后研究和"回顾性"组织学研究中都很明显[17-37]。约有 50% 患者存在门静脉高压症这一主要并发症。NASH 肝硬化和隐源性肝硬化两者之间的术语仍存在混淆，这些情况共同构成了日益达成共识的肝移植的适应证[240]。

（六）肝细胞癌

流行病学研究表明，肥胖和糖尿病患者的肝细胞癌（HCC）风险增加[241, 242]，一系列的病例证实 NASH 可进展为肝硬化和 HCC[17, 243, 244]。HCC 在 NASH 肝硬化中尤为常见，并且可能由于监测不充分而在疾病后期才被发现[245, 246]。虽然 NASH 肝硬化或肥胖相关的隐源性肝硬化构成了主要的关联，但是在 NNFL 中报道了 HCC，这表明脂肪变性本身也是一种风险[247-249]。尽管最佳方案仍不确定，但建议对 NASH 肝硬化或隐源性肝硬化进行 HCC 筛查。在这种情况下的肿瘤发生可能代表有独特的癌症生物学机制。分子事件包括在人和实验性

NAFLD 中观察到的祖细胞的增殖[250]。

十、NAFLD 的实验和动物模型

（一）小动物模型

通常使用啮齿类动物作为实验动物模型，这种模型已得到广泛认可[251]。经典模型包括先天性瘦素缺乏的 ob/ob 小鼠、瘦素受体受损的 FA/FA 大鼠和给予蛋氨酸 - 胆碱缺乏（MCD）饮食的啮齿动物。尽管经过了多方验证，但模型通常具有局限性，如 MCD 模型无法模拟胰岛素抵抗[252]。最近的研究主要集中于饮食调控，如给予毒素暴露下的含反式脂肪或果糖的饲料，其他研究则利用斑马鱼作为脂肪代谢的模型[253-255]。

（二）大动物脂肪变性

在奶牛、母鸡、猫和一些猪中可以发现脂肪肝[256, 257]。它是猫的常见疾病[258]。在野鹿中可以看到脂肪变性的季节性变化[259]。迁徙鹅（palmipedes）在迁移前形成脂肪肝，并利用脂肪作为肌肉代谢

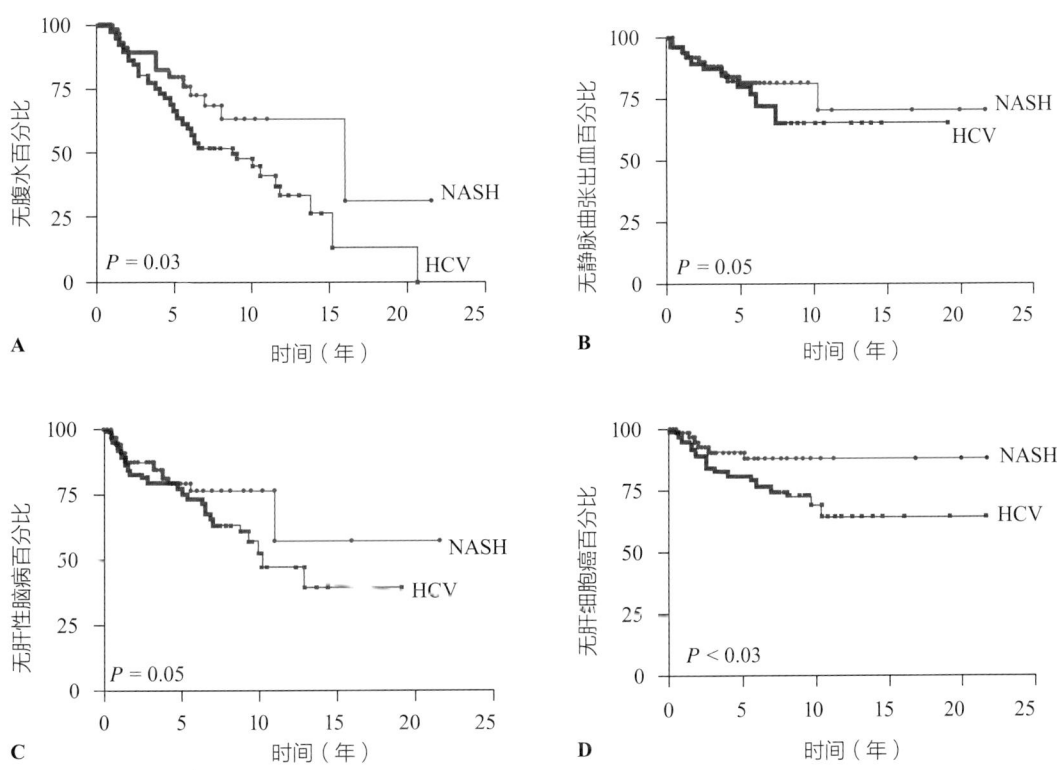

▲ 图 32-13 非酒精性脂肪性肝炎（NASH）肝硬化与丙型肝炎（HCV）引起的肝硬化并发症的比较

2 种疾病的病程类似，但 NASH 肝硬化进展稍慢。该图描绘了发展为腹水（A）、静脉曲张出血（B）、肝性脑病（C）和肝细胞癌（D）的危害，并且通过 Kaplan-Meier 方法显示为"衰竭时间"

经 Wiley-Blackwell 许可转载，引自参考文献 [239]

十一、NAFLD 和 NASH 的发病机制

NAFLD 尤其是 NASH 可归于代谢综合征和全身性脂毒性疾病谱 [264]。脂肪变性和氧化损伤，被称为"二次打击"学说，包含了氧化损伤所起的一致性作用 [265]。一系列事件最终导致细胞膨胀、细胞死亡、器官纤维化和肝硬化。尽管 NAFLD 中肿胀的肝细胞直接释放脂肪可能导致脂肪坏死 [266]，但细胞损伤主要来自细胞内脂质过氧化的间接影响和脂肪酸对细胞器的毒性（图 32-14）。

（一）局部细胞因子

1. 脂肪变性

当脂肪储存量超过器官重量的 5%～10% 时，就会出现脂肪变性 [5, 267]。脂肪来源于肝脏对脂肪组织分解释放入血浆的脂肪酸（非酯化脂肪酸，NEFA）、VLDL 衍生的 LDL 残余物或循环膳食乳糜微粒残留物的摄取，以及碳水化合物前体参与的从头脂肪生成（DNL）[268]。脂肪变性发生后，检测三酰甘油（主要是不饱和脂肪酸）和游离脂肪酸（主要是饱和脂肪酸）都有所增加 [269]。脂肪酸的代谢主要包括以下几种途径：将三酰甘油整合到细胞质脂滴中，以脂蛋白（如 VLDL）的形式输出、氧化（以线粒体 β- 氧化为代表），或形成膜磷脂。另一关键途径是通过自噬回收。这些途径受 PPAR 受体（过氧化物酶体增殖物激活受体）活性和肾上腺素能神经系统介导的能量稳态的调节 [270-272]。由胰岛素和膳食脂肪酸控制的转录因子 SREBP（甾醇调节元件结合蛋白）和由葡萄糖水平

的首选能量来源 [260]。这一特点应用于鹅肝的生产中，即利用玉米为主的饮食喂鹅，通过改变 VLDL 合成和分泌导致肝脏中出现混合的微小和巨大脂肪变性，致鹅肝迅速增大 [261, 262]。这些关系说明了肝脏在脂肪和能量代谢和体温调节进化中的作用 [263]。

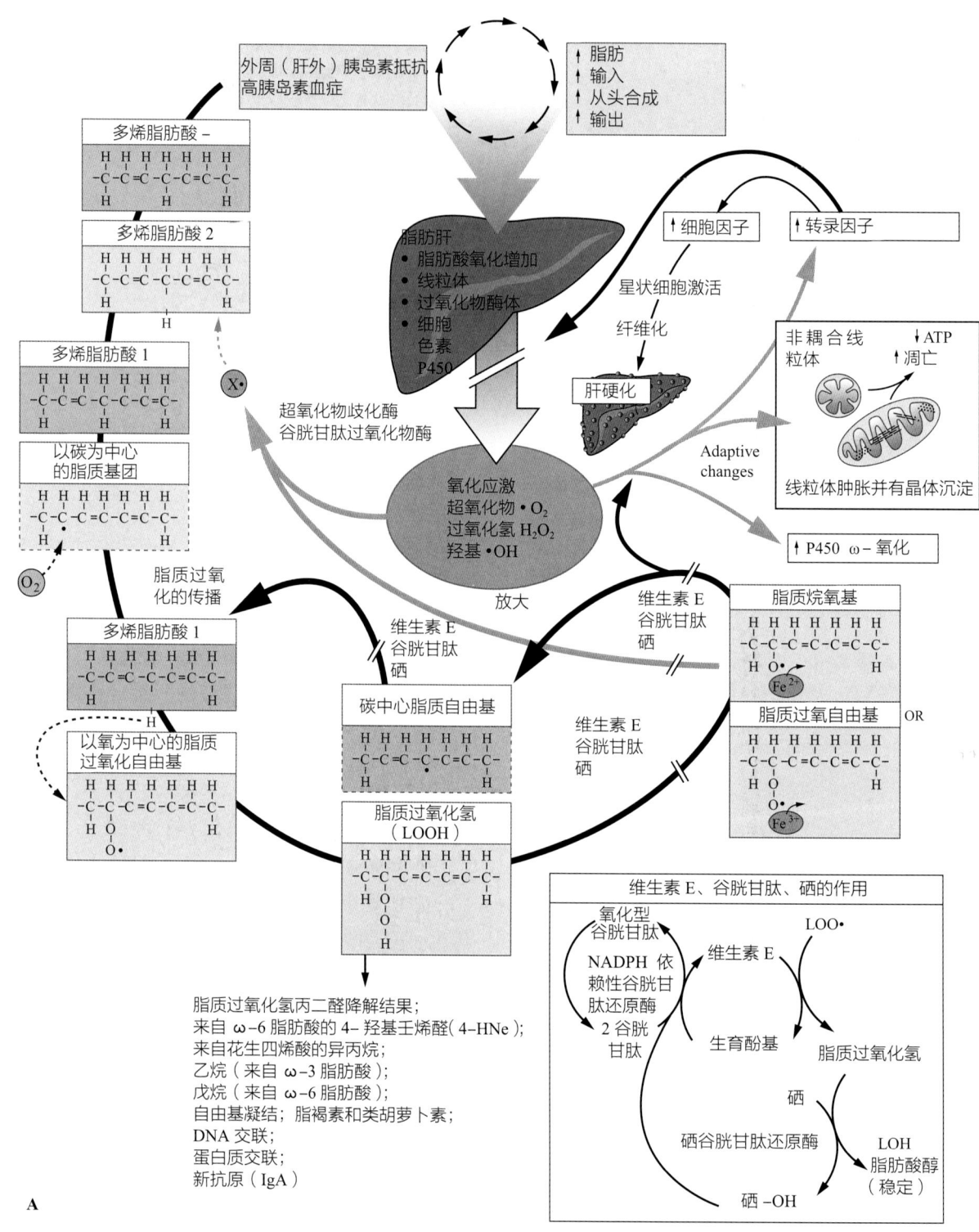

▲ 图 32-14 **脂质过氧化和细胞损伤**

A. 脂质过氧化是自由基（超氧化物、羟基自由基）攻击脂质成分引起的分支链式反应。不饱和脂肪酸对自由基敏感并失去一个电子。这产生以碳为中心的脂质基团，其与氧反应形成以氧为中心的脂质过氧自由基。这与次级脂肪酸反应形成另一种脂质自由基和脂质氢过氧化物。后者不稳定，并且在铁和另一个脂肪酸的存在下，反应形成另一种脂质基团。脂质氢过氧化物降解为丙二醛（MDA）、乙烷、戊烷或其他自由基反应形成稳定的色素（脂褐素）。它也可能与 DNA 或其他细胞蛋白交联，影响其功能。通过与生育酚（维生素 E）组合中和脂质自由基。后者可通过硒将基团转移到谷胱甘肽恢复

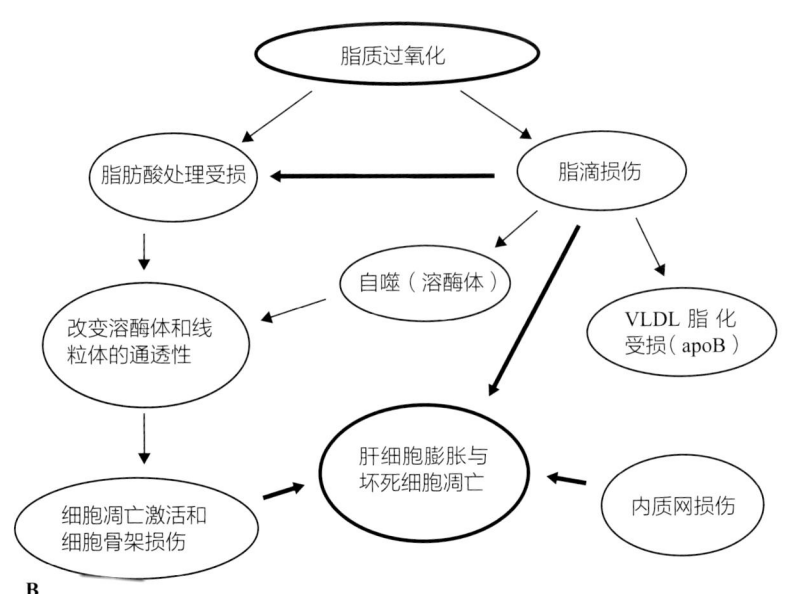

◀图 32-14 脂质过氧化和细胞损伤（续）
B.细胞损伤由脂质过氧化引发的级联事件引起，表现为脂滴功能障碍、内质网"应激"、自噬体形成和线粒体功能障碍。脂肪酸通过溶酶体和线粒体通透性的变化引起细胞凋亡的激活。半胱天冬酶（凋亡途径）介导细胞骨架损伤、气球运动以及 Mallory-Denk 体形成。坏死性凋亡细胞的死亡刺激了由全身因子如细胞因子扩增的纤维化途径

控制的 CREBP（碳水化合物反应元件结合蛋白）调节脂质代谢并刺激负责脂肪酸合成的酶的核转录。它们将三酰甘油整合到细胞质脂滴中或以 VLDL 形式输出[273-275]。

2.以碳水化合物为原料从头合成脂肪

ATP 依赖的 16- 碳棕榈酸的合成始于碳水化合物衍生的乙酰 C 辅酶亚基的易位，其通过线粒体膜进入胞质成为柠檬酸盐。然后乙酰辅酶 A 羧化酶（ACC）激活乙酰辅酶 A 形成丙二酰辅酶 A。重要的是，ACC 可被胰岛素激活并被肾上腺素、胰高血糖素和长链脂肪酸（终产物）灭活。通过脂肪酸合成酶（FAS）催化的一系列重复的细胞质缩合作用，丙二酰辅酶 A 分子重组为棕榈酸。丙二酰辅酶 A 通过阻断卡尼汀来抑制脂肪酸 β- 氧化，使脂肪酸运送到线粒体中。一旦形成，棕榈酸在内质网（ER）中经历长链脂肪酸的延伸或者去饱和并酯化成甘油以形成单酰甘油、二酰甘油和三酰甘油。后者通过微粒体三酰甘油转运蛋白（MTTP）整合到 ER，并进入 VLDL，与载脂蛋白 B100 联合输出[276]。根据使用放射性标记前体的营养学研究，人 NAFLD 中的三酰甘油合成来自摄取的脂肪来源的 NEFA（59%）、从头脂肪合成（26%）和膳食脂肪（15%）[277]。

3. NAFLD 的脂质成分（脂质组学）

脂滴大小和密度的差异反映了其内部脂肪酸类型的差异[278, 279]。NEFA 进入三酰甘油微滴的过程依赖于酰基辅酶 A——二酰基甘油酰基转移酶 1

（Dgat1）的活性[280]。脂质组学的分析发现从正常状态到 NASH，肝脏中三酰甘油（TAG）与二酰甘油（DAG）的比率逐渐增加，表明病程后期 TAG 的含量相对增加[281]。NASH 中多不饱和脂肪酸 N_6 & N_3 的比率较高，可能是由于二十碳五烯酸（EPA）和二十二碳六烯酸（DHA）的 TAG 含量减少。对比游离脂肪酸没有发现差异，但在 NNFL 和 NASH 磷脂酰胆碱（PC）减少，而游离胆固醇与磷脂酰胆碱的比例增加。尽管神经酰胺的作用尚不明确，但其作为一种有毒的脂质中间体，可在出现脂肪肝的肥胖患者中检出，而在没有脂肪肝的肥胖患者中则测不出[282]。也有研究表明肝脏胆固醇增加可能改变内质网和线粒体膜的完整性[283]。

4.非酒精性脂肪性肝病中的脂蛋白

已经在 NAFLD 中充分证实了脂蛋白代谢的改变[284]。在一些情况下，原发性脂蛋白症可能构成单独和（或）重叠的实体。在患有 NAFLD 时 VLDL 分泌增加，但在肝脏三酰甘油含量＜10% 时稳定，表明对 NEFA 摄取增加的代偿有限。载脂蛋白 B_{100}（$apoB_{100}$）（VLDL 的一种成分）的分泌不足，可能促进更大、三酰甘油含量更高的 VLDL 颗粒的分泌[285, 286]。另有研究提及 $ApoA_1$（高密度脂蛋白，HDL 的组分）的差异[287]。餐后脂质代谢和肠乳糜微粒的作用也被认为是潜在的重要的分子机制[288]。

5.脂质过氧化

区分 NASH 与 NNFL 的最经典的发现是脂质

过氧化（图 32-14）[289-292]。这一过程表现为氧化副产物如 4-HNE、MDA、硝基酪氨酸和 8- 羟基脱氧鸟嘌呤的积累，并在系统上表现为氧化磷脂和 11-HETE（花生四烯酸氧化损伤的副产物）的合成物 [190, 293]。脂质过氧化是针对不饱和脂肪酸发生的分支、链式反应，它产生另一种自由基和脂质过氧化物 [294, 295]。这一过程由超氧自由基（主要来自电子传递链中的线粒体氧化磷酸化）引发。超氧化物自由基通过超氧化物歧化酶代谢为过氧化氢，在 Fe^{2+}（Fenton 或 Haber-Weiss 反应）存在下，过氧化氢衰变为羟基自由基。羟基自由基催化脂肪酸过氧化反应，损害膜结构、细胞蛋白和 DNA[296]。磷脂单层脂滴（包括 PAT 蛋白）和 ER 成分的氧化可能与细胞气球样变性、脂肪酸清除受损和肝胰岛素抵抗有关 [15, 290, 297, 298]。体内这些病理反应的速度，不确定是秒、分钟、小时、天还是更长的单位计算。

6. 脂滴、VLDL 脂化和脂质过氧化

脂滴由三酰甘油的疏水性核和被磷脂单层包围的胆固醇酯组成 [299]。它们在 ER 中与细胞骨架相关的脂肪酸酰基转移酶位点形成 [300]。脂滴与脂蛋白样蛋白（PAT 蛋白）有关，这类蛋白受 PPAR-γ 激动剂调节并调控脂肪酶活性 [298, 301-304]。它们的生长似乎主要是通过融合作用来实现 [305]。在 ER 内的 MTTP 酶的作用下，脂滴常作为 VLDL 合成中三酰甘油的来源。由于脂滴表面的氧化损伤会影响 PAT 蛋白的表达，这很可能导致 NASH 中的脂滴分泌和融合受到干扰 [306]。相应的，酒精性脂肪性肝炎中最小的脂滴类似于 VLDL 的前体 [307, 308]。形成自噬体（溶酶体）的脂滴（"脂肪噬菌体"）的自噬似乎是关键的代偿和调节途径 [309]。由游离脂肪酸介导的溶酶体通透性的改变是细胞死亡的触发因素。

7. 内质网功能障碍

在实验中，小脂滴积聚与 ER 中富含胆固醇的"ApoB 新月体"的形成有关 [310]。我们推测这与 ER 的功能障碍直接相关。ER 的功能障碍在 NASH 中表现为未折叠蛋白反应（UPR，"ER 应激"），其激活促炎通路，如白细胞介素 8、核因子 κB（NF-κB）和 c-jun N- 末端激酶（JNK）[311, 312]。因此，受损的 Apo-B 100 与 ER 内脂滴的相互作用使氧化应激、脂滴积累、VLDL 分泌的改变、ER 应激反应和促炎通路激活联系在一起 [313-315]。

8. 线粒体功能障碍和腺苷三磷酸稳态

60 年前就已观察到脂肪变性和肝脏 ATP 减少之间的关联，随后在体内使用 ^{31}P 磁共振光谱证实了该结论 [316, 317]。线粒体的进化史将其置于关键途径的中心位置，包括脂肪酸合成和氧化、氧化磷酸化和凋亡信号转导 [318, 319]。NASH 的形态异常包括晶体阵列的扩大和形成，常提示磷脂相转变（图 32-15）[320]，它们可能是由于与解偶联蛋白相关的电子传递链中间体受损 [321, 322]，并且由于缺血导致移植后脂肪肝的功能较差导致 [323, 324]。NAFLD 中脂肪酸氧化是否减少尚不清楚，因为有报道 NASH 患者和肥胖者中出现了线粒体 β- 氧化净增加 [325, 326]。通透性的变化引起细胞色素 C 的释放和凋亡信号转导。线粒体胆固醇含量可影响通透性 [327]。

9. 细胞死亡、纤维化和导管反应

细胞死亡是由凋亡信号和局灶性坏死共同介导的，常描述为"坏死细胞凋亡"或"凋亡坏死"的过程 [328]。由于脂肪酸结合蛋白减少导致游离脂肪酸增多 [329]（可能导致脂滴功能受损）进而引起自噬体通透性改变，导致组织蛋白酶释放（溶酶体蛋白酶），随后线粒体通透性改变，导致细胞色素 C 的释放和促进凋亡蛋白酶的活化 [330-332]。角蛋白 18 的片段化主要由半胱氨酸蛋白酶 3 介导，可促进 Mallory-Denk 体的形成并促进血清中可检测到的角蛋白 18 片段的释放 [188, 333]。虽然在病程中，凋亡通路弥散性激活，但组织学上主要表现为坏死，这可能与 ATP 缺陷、脂滴积累和细胞骨架损伤有关——这些似乎都促进了细胞气球样变。细胞死亡刺激炎症反应并活化肝星状细胞产生胶原蛋白 [334]。该过程部分受 Toll 样受体的激活介导 [335]。代偿性修复的特征是祖细胞活性增加，被认为是门静脉中的"导管反应" [336]。

10. 细胞色素 P_{450} 和过氧化物酶体代谢

细胞色素 CYP 2E1 可通过介导脂肪酸的微粒体 ω- 氧化，作为氧化应激的起点 [337]。CYP 2E1 的表达受膳食脂肪的影响，并与脂质过氧化的标志物共定位 [338]。其作用尚不确定：实验发现，CYP 2E1 的过表达可降低氧化损伤并减少细胞凋亡，但会增加脂肪酸暴露引起坏死的风险 [339]。过氧化物酶体

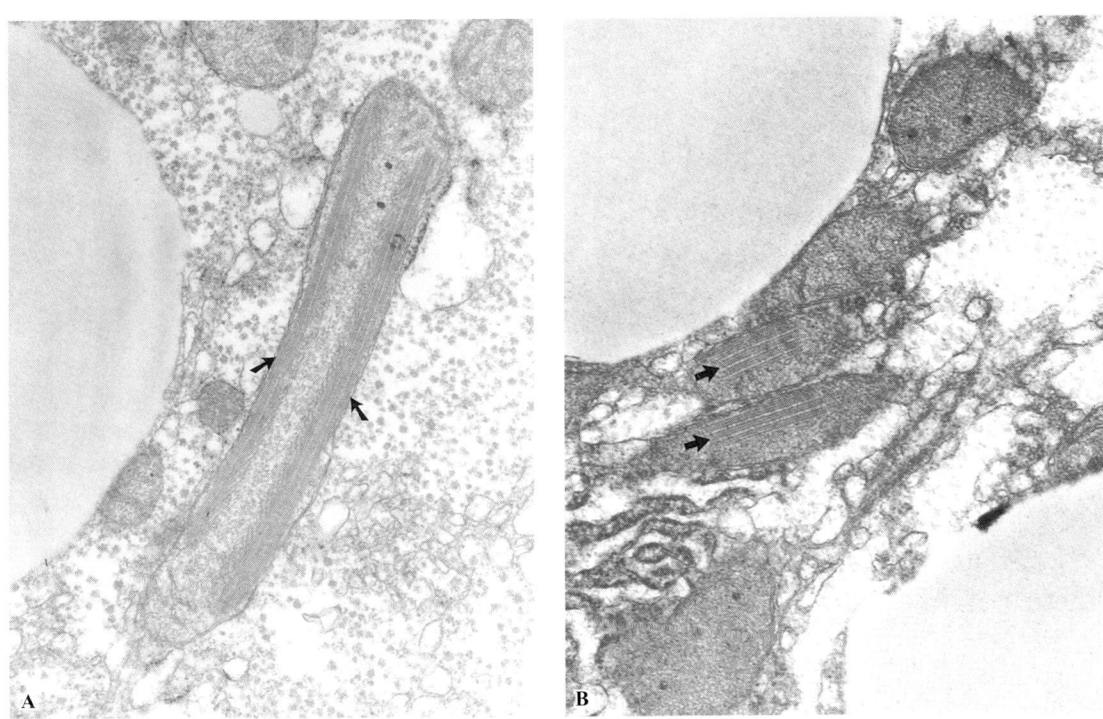

▲ 图 32-15　NASH 中含有结晶的变形线粒体

A. 细长的线粒体，在大脂滴附近附有两束平行的晶体结构（箭）；B. 在两个大脂滴之间的细胞质区域中两个切割的线粒体中有结晶内含物（箭）。注意正常嵴的缺失

涉及许多潜在相关的脂质代谢途径，并且已在人类脂肪肝中发现了形态学异常[340, 341]。虽然没有明确的证据，但基因异常、营养异常和过氧化物酶体的适应性变化很可能是某些患者的发病原因。

11. NASH 的气球样细胞

肝细胞气球样变是 NASH 主要的组织学特征，在所有评分系统中都有提及，但仍然难以达成共识[13, 342, 343]。一般将气球样变性定义为光镜下 HE 染色的肝细胞直径比正常增大 1.5～2 倍（正常增至 30μm）及细胞质呈现稀薄状态[344, 345]。根据最近的进展，气球样变性的形成与细胞骨架损伤有关，表现为细胞角蛋白 8 和细胞角蛋白 18 减少、Mallory-Denk 体出现以及检出细胞角蛋白 18 片段（M-30），这提示细胞大小调节受损[308, 346, 347]。进一步的研究表明，ER 中小脂滴的积累也与形态学变化有关（图 32-16）[15]。异常的角蛋白代谢也可能在线粒体畸形中发挥作用[348]。由于具有通过不完全性细胞凋亡的病理适应 / 存活机制，膨胀的肝细胞被恰当地描述为"不死"细胞，其可通过 Hedgehog 途径促进纤维化[349, 350]。

（二）系统因素

1. 胰岛素抵抗和全身炎症改变

尽管胰岛素抵抗（IR）在 NAFLD 发病中既不是充分条件也不是必要条件，但它在大多数 NAFLD 患者中存在并且与疾病发病机制相互交织。IR（在脂肪组织、骨骼肌和肝脏中明显）由脂质积累、游离脂肪酸和改变的线粒体代谢介导[351, 353]。表现为包括肌肉对葡萄糖的利用率降低、脂肪组织脂肪酸的动员（脂肪分解）和肝糖原输出失控。在生物化学上，IR 的特征在于胰岛素受体底物（IRS）中酪氨酸向丝氨酸磷酸化的转变，导致代谢途径 [由磷脂酰肌醇 3- 激酶（PI3- 激酶）、Akt、mTOR 介导] 和促有丝分裂途径（由 Ras、Raf 和促分裂原活化蛋白或 MAP 激酶介导）中胰岛素刺激的活性减少。脂肪组织中的炎症变化以 ER 应激和 JNK 活化为特征，其刺激系统活性细胞因子的产生，这有助于磷酸化的转变[354, 355]。TNF-α、IL6 和 IL8 通过被称为 SOCS（细胞因子信号转导抑制因子）的细胞因子的活性调节剂起作用[356]。如前所述，在某

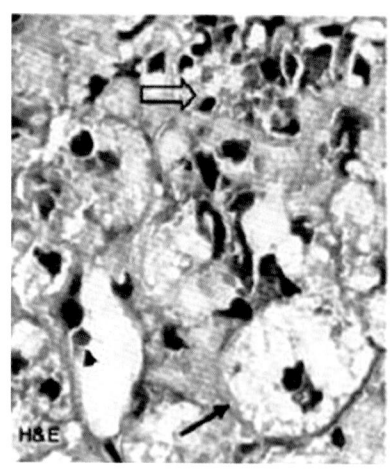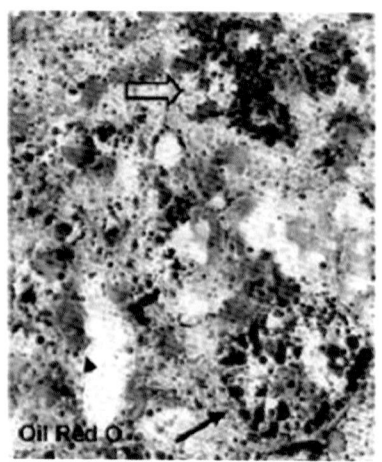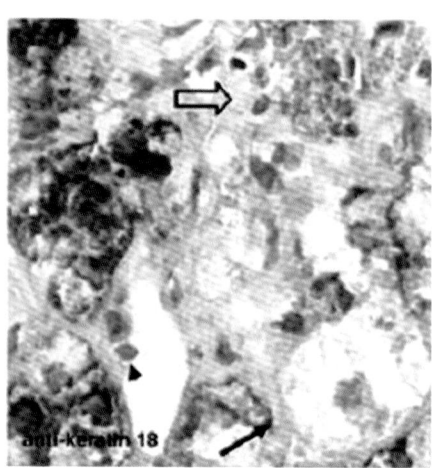

▲ 图 32-16　细胞气球样变性、小脂滴积聚和细胞骨架损伤之间的关系

与 HE 和抗角蛋白 -18 染色相比，使用油红 O 对冰冻切片进行连续成像可以强化气球样细胞中的小脂滴。长箭头表示膨胀的肝细胞。箭头指示中央静脉中的具有重要意义的红细胞。空心箭表示坏死的病灶伴密集染色的脂滴残余物

经 Elsevier 许可转载，引自参考文献 [15]

些情况下，垂体功能障碍可能导致胰岛素抵抗 [154]。

2. 脂肪细胞因子和脂质体

脂肪来源的 "脂肪因子"（脂联素、瘦蛋白、抵抗素和内脂素）调节胰岛素信号转导。脂联素是脂肪细胞中最丰富的蛋白质，通过肌肉（adipoR$_1$）和肝脏（adipoR$_2$）中的受体参与调控葡萄糖稳态，它激活一磷酸腺苷（AMP）激酶并促进脂肪酸氧化 [357-359]。抑制脂联素生成在 NAFLD 治疗中具有突出的作用，并且脂联素恢复正常水平常提示治疗有效。脂肪来源的 "脂质因子" 包括 C16 & 1n7- 棕榈油酸酯已被提议可作为肝脏脂肪和骨骼肌中胰岛素活性的额外系统调节剂 [360]。

3. 其他系统性变化和微生物群

NAFLD 患者的小肠通透性改变和相关菌群过度生长与通过暴露于门静脉血中的内毒素等物质激活炎症介质有关 [361, 362]。后者可能部分解释了先前报道的乳糜泻与 NAFLD 之间的关联，因为乳糜泻患者肠道通透性增加 [363]。全身接触环境污染物如双酚 A 是否会显著改变 IR 和代谢综合征仍然存在争议 [364]。

4. 能量稳态

脂肪变性可被视为能量（和体温调节）稳态的整合系统的组成部分，系统包括肾上腺素能系统、脂肪器官、甲状腺轴和胰岛素 / 胰高血糖素信号转导。尽管在脂肪肝方面胰岛素轴的改变是最佳表征，但更广泛的理解有助于深入认识该疾病。这表现为健康男性中存在寒冷激活的棕色脂肪组织及其与肥胖的反向关系 [365]。调控这些关系的因素尚不清楚。已经在动物模型中证实了肝脏炎症的肾上腺素能系统的调节作用，并且可能在脂肪肝的治疗中发挥作用 [271]。

十二、与 NAFLD/NASH 相关的其他条件（"继发性" NASH）

上述研究集中于所谓的 "原发性" NAFLD，通常与胰岛素抵抗和脂毒性有关。导致 NAFLD/NASH 表型的其他条件有时被称为 "继发性" NAFLD（框 32-3）。有时重叠的风险使得两者区别不那么明显。

（一）空肠旁路

从历史上看，由于空肠旁路术后出现的严重的 NASH，认识到老年人减肥手术在 NAFLD/NASH 方面发挥了作用 [366]。通过细菌过度生长和内毒素产生、微量营养素缺乏和快速体重减轻来刺激 TNF-α 是减肥手术病因学上涉及的条件。现代形式的减肥手术不太可能加剧 NASH，并且可能确实改善了病情。

（二）药物诱发

许多药物被认为是脂肪性肝炎的病因。某些药物（包括硝苯地平、甲氨蝶呤和他莫昔芬）可能与 NASH 患者的发病风险有关联，也可能是疾病恶化的潜在因素[367-369]。在没有肥胖的情况下，脂肪变性与体内细胞暴露于合成代谢类固醇有关[370]，长期应用胺碘酮与磷脂病和脂肪性肝炎有关，但由于给药量降低，发病率似乎在下降[371]。获得性脂肪代谢障碍、IR 和脂肪变性常在 HIV 的治疗中被提到[372]。肥胖似乎也增加了结直肠癌肝转移的治疗中出现化疗相关脂肪性肝炎的风险[373]。

（三）肠外营养、营养不良和乳糜泻

肝脏疾病，通常伴有大泡和微泡脂肪变性，是全胃肠外营养（TPN）的潜在严重不良反应[374, 375]。输注脂质的量和组分似乎都会对肝脏疾病的表达产生影响[376]。胆碱缺乏可能在某些患者的肝病发生中起作用。在疾病谱的另一端，夸希奥科的脂肪变性是由于蛋白质营养不良引起的肝脏脂质输出受损（载脂蛋白 B 减少）导致的[377]。即使没有显著的体重减轻，也可以在高达 3%~4% 的 NASH 患者中发现乳糜泻[363]。在这种情况下，我们认为乳糜泻会加剧肝内炎症。

（四）溶剂和工业试剂

多种毒素与脂肪肝疾病的发生有关[378]。常见毒物包括四氯化碳（现在很少使用）、二甲基甲酰胺、全氯乙烯和最近的石化衍生物[379]。这些形式的脂肪性肝炎被称为 TASH（毒物相关的脂肪性肝炎），也可以见于大量氯乙烯暴露[380]。尽管大多数试剂在实验后可能发现与 IR 无关，但氯乙烯在没有肥胖的情况下与 IR 相关。

（五）Wilson 病和其他遗传性代谢疾病

Wilson 病广为人知的特征是巨大和微小的脂肪变性[381]。在患有脂肪性肝炎的年轻个体中应特别考虑该病的可能。目前尚不清楚铜转运 ATP 酶基因突变的载体状态多久会影响 NASH 的发展[382]。大泡性脂肪变性可见于其他遗传性代谢性疾病，其中

大部分存在于儿童时期。这些包括糖原贮积症、半乳糖血症、酪氨酸血症、杂合型低脂蛋白血症和无 β 脂蛋白血症。由于载脂蛋白 B 的合成减少，低脂蛋白和非脂蛋白血症都会导致 VLDL 的合成受损[383, 384]。脂质贮积病（胆固醇酯贮积症、神经鞘磷脂贮积症、泰-萨克斯病、戈谢病）可以使胆固醇酯、鞘脂、磷脂、鞘磷脂、神经节苷脂或葡糖脑苷脂浸润肝脏。婴儿期的表现和网状内皮细胞的分布通常可以区分脂质贮积病的类型[385]。

十三、新发现肝硬化的肥胖、糖尿病患者

现在，肥胖和 2 型糖尿病患者中 NASH 向肝硬化的无症状进展是常见的[386]。虽然针对糖尿病的治疗可能在早期阶段改善脂肪性肝炎，但目前对于常用的心血管疾病方向药物，如阿司匹林和血管紧张素转换酶（ACE）抑制药对 NASH 相关性肝硬化的影响的认识有限。然而，应该注意的是，肝硬化中的门体分流导致独特的"高动力状态"，其特征包括全身血管扩张和肾血流动力学改变。在这种情况下，ACE 抑制药和 NSAID（包括阿司匹林）可能会加重体液潴留和腹水。因此，在制定出针对此类患者的优化方案前，需要重新考虑糖尿病管理的传统原则。另一个新领域是动脉粥样硬化血管疾病和 NASH 肝硬化重叠（见自然病史和预后部分）。这种情况更需要考虑到如何平衡抗凝策略与门静脉高压相关的出血风险。

十四、NAFLD 的治疗

（一）治疗概述

虽然改变生活方式是治疗的基石，但过去 20 年来对 NASH 的许多细胞通路的研究结果已产生了针对这些损伤和（或）纤维化途径的许多药物干预的转化试验。尽管有 2 种药物（elafibranor 和奥贝胆酸）已进入长期的Ⅲ期试验，但大部分药物仍处于Ⅱ期试验阶段。临床试验的效果会受到生活方式改变、饮食构成，尤其是遗传和表观遗传因素的影

响。大多数研究都解释了减轻体重对试验的影响，少数解释了饮食的影响，但很少有研究能解释身体条件或潜在的遗传因素也可能影响结果。NAFLD 的多因素性质可以解释安慰剂效应和随机对照试验中药物作用的失败，这些试验似乎在试验研究中很有前景 [387, 388]。

（二）谁应该接受治疗

患者选择和干预的相对风险 – 收益比值仍然是 NAFLD 治疗的一大挑战。组织学上，NASH，而不是非 NASH 脂肪肝，存在的主要风险是肝硬化。并且在 NASH 患者中，纤维化阶段提供最多的预后信息，因此需要考虑更积极的干预（表 32-4）[389]。

（三）治疗终点

由于进展为肝硬化的预后较差，治疗的主要终点仍然是组织学的改善，但是抽样误差是一个潜在的问题，这需要报告肝活体组织检查细节［长度和（或）门静脉］。用于肝损伤的替代标志物包括血清氨基转移酶、通过成像技术测定的肝脏脂肪含量，以及纤维化的血清学标志物如胶原代谢物，或细胞损伤标志物如角蛋白片段。其他措施包括人体测量（体重、BMI、腰围）、身体训练（通过肌力学测试测量的 VO_{2max}）、胰岛素信号转导的

表 32-4 具有组织学终点的非酒精性脂肪性肝炎（NASH）治疗的随机对照试验：活动组和对照组之间的关键差异展示在疗效评估中。在药理学研究中始终看到对照组（安慰剂效应）的改善，并且可能反映了自愿的生活方式改变的作用

主要作者（年）	n	方　案	每日剂量	持续时间	疗效评估
改变生活方式					
Ueno（1997）[409]	25	饮食、运动	25mg/kg, 40min/d	3 个月	脂肪变性显著改善；炎症、纤维化无明显改善；研究期间 BMI 下降 3
Nobili（2008）[410]	53	饮食、运动	25~30kcal/kg, 45min/d	24 个月	减重 6.6%~10.7%（平均）
Johnson（2009）[404]	23	运动	有氧运动	4 周	内脏脂肪显著减少
Promrat（2010）[411]	311	饮食、运动	<1500kcal, 200min/周	48 周	生活方式干预组体重减轻 9.3%（平均值），NAS、脂肪变性、炎症、气球样变性显著改善
减重方案					
Harrison（2009）[428]	50	奥利司他	360mg	36 周	ALT、脂肪变性、炎症、NAS 无显著改善；所有患者添加维生素 E 800U/d
噻唑烷二酮					
Belfort（2006）[454]	55	吡格列酮	45mg	6 个月	肝脏脂肪、ALT、脂肪变性、炎症明显改善；纤维化无明显改善
Aithal（2008）[455]	74	吡格列酮	45mg	12 个月	ALT、气球样变性、纤维化显著改善；脂肪变性无明显改善
Ratziu（2010）[457]	53	吡格列酮	8mg	3 年	ALT、脂肪变性显著改善；炎症、纤维化无明显改善
Sanyal（2010）[442]	163	吡格列酮	30mg	96 周	ALT、脂肪变性、气球样变、炎症、NAS 和纤维化显著改善
Cusi（2016）[460]	101	吡格列酮	45mg	18 个月	ALT、脂肪变性、气球样变、炎症、NAS、纤维化和 NASH 的消退的显著改善
二甲双胍					

（续表）

主要作者（年）	n	方　案	每日剂量	持续时间	疗效评估
Bugianesi（2005）[449]	110	二甲双胍	2g	12个月	ALT、脂肪变性、炎症、纤维化显著改善
细胞保护药					
Dufour（2006）[433]	48	UDCA	12～15mg/kg	2年	AST、脂肪变性显著改善；炎症、纤维化无明显改善
Malaguarnera（2010）[434]	74	左旋肉碱	2g	24周	ALT、脂肪变性、气球样变、炎症、NAS、纤维化显著改善；重要的安慰剂效应
抗氧化剂					
Harrison（2003）[441]	45	维生素E	1000U	6个月	ALT、纤维化显著改善；脂肪变性、炎症没有明显改善
Sanyal（2010）[442]	167	维生素E	800U	2年	ALT、脂肪变性、气球样变、炎症、NAS、纤维化显著改善
Abdelmalek（2009）[436]	55	甜菜碱	20g	12个月	ALT、脂肪变性、气球样变、炎症、NAS、纤维化无改善
HMG-CoA 还原酶抑制药					
Nelson（2009）[476]	16	辛伐他汀	40mg	12个月	ALT无显著改善；脂肪变性、气球样变、炎症、NAS、纤维化没有改善

ALT.丙氨酸氨基转移酶；BMI.体重指数；HMG-CoA.3-羟基-3甲基戊二酰辅酶A；NAS.非酒精性脂肪肝疾病活动评分；UDCA.熊去氧胆酸

测量和脂肪细胞因子/细胞因子水平，如脂联素、TNF-α和TGF-β。组织学损伤的新标记物（主要在科学研究应用）包括氧化细胞损伤的免疫组织化学、脂肪染色（油红O）、纤维化的数字定量成像、肝细胞超微结构和星状细胞活化的标记[390]。这些参数用作细胞损伤并最终发展为肝硬化的替代指标。虽然肝硬化是一个明确的预后指标，但最终任何干预都需要转化为肝脏相关发病率和死亡率的结果；然而，这些研究需要经过很多年才能累积。

（四）初步干预

乐观地说，肥胖者可以通过饮食改变和运动治疗，高达80%的患者成功达到饮食目标，36%达到锻炼目标[391]。悲观地说，即使是强化管理来减少脂肪摄入量（＜30%的每日热量摄入量）和进行常规的体力活动，也只有5%的患者能保持持续适度的体重减轻状态[392, 393]。但是，在成功干预后即使

改变其微，也可以显著减少肝脏脂肪。在Tubingen生活方式干预计划（TULIP）研究中，物理性去除脂肪肝程度与基线肝脏脂肪含量相关，与生活方式干预的反应相反[394]。在NASH中，体重减轻超过10%可降低肝纤维化[395]。体重干预一直是治疗的关键。

1. 单独锻炼

在实验和临床NAFLD中已经探索了没有减重的运动（即"适合的脂肪"）与饮食减重相比的益处[396, 397]。运动通过骨骼肌底物利用、PPAR信号转导和线粒体代谢的相互作用影响胰岛素信号转导和能量处理[398-400]。虽然最佳的"运动强度"仍有待确定，但随着运动量的增加，似乎有积极的剂量反应效应[401]。最有效的"调理"运动是刚超过乳酸阈值的运动——通常与某种程度的不适相关[402, 403]。与接受拉伸建议的对照组相比，完成4周分级运动的受试者（每周3次30～45min，基线VO_{2peak}为50%，1周为60%，2周为70%）内脏脂肪减少12%，

肝脏三酰甘油含量减少21%而总体重未减轻[404]。这种方法在早期干预中才能起效。

2. 成人和儿童的饮食减肥和运动

饮食和运动后的体重减轻对 NAFLD 的治疗是有效的，尽管应该谨慎地看待非常快速的体重减轻现象[405, 406]。通过营养咨询减轻体重与改善氨基转移酶和组织学有关，通常与改善胰岛素信号转导并行[407, 408]。与对照组相比，在饮食［25kcal/（kg·d），理想体重］和运动（步行和慢跑）治疗3个月的成人中观察到氨基转移酶和组织学的显著改善[409]。同样，在儿科病例干预2年后，代谢和组织学参数（脂肪变性、炎症和气球样变）也有所改善[410]。在成人的另一项为期2年的对照试验中，生活方式干预（LI）可使体重减轻9%，而对照组为0.2%[411]。72%的LI组与30%的对照组的组织学评分（NAS）降低3分或更多，或治疗后≤2分。在293例NASH患者的一项大型队列研究中，对于体重减轻逐渐增加的患者，显示出剂量反应效应，其中体重减轻＞10%的患者NASH逆转的百分比最高[412]。特定的饮食计划，如低碳水化合物饮食[413]或低热量饮食可能不如找到可持续的饮食计划重要。

3. 膳食成分（ω3-脂肪酸、果糖、快餐和咖啡）

改变膳食组分似乎特别重要。在一项针对年轻健康志愿者为期4周的研究中，每天两餐营养过度的快餐饮食导致氨基转移酶和肝脏脂肪显著增加[414]。消除这种食物来源可以改善这些参数。膳食脂肪影响细胞和细胞器膜的组成、胰岛素敏感性、基因调节（PPAR）、脂肪细胞分化和前列腺素代谢（特别是通过n6与n3多不饱和脂肪酸或PUFA的相对含量改变）[415-417]。虽然人们一直担心酒精性脂肪性肝炎患者的PUFA[418]，但EPA（二十碳五烯酸）和DHA（二十二碳六烯酸）的ω-3（n3）补充剂的动物研究和有限的人体研究结果令人鼓舞，大多数PUFA对照试验显示出肝脏脂肪减少，可通过红细胞n-6/n-3含量评估[419-421]。制剂、持续时间和测量的变化可能解释了一些变化。浓缩的果糖甜味剂特别具有致脂性作用[422]并且与脂肪肝增加、纤维化增加和肝脏ATP消耗有关[423-425]。相反，咖啡似乎在NAFLD中始终具有保肝作用[426]。

（五）减肥剂

在5项经批准的减肥药（奥利司他、氯卡色林、纳曲酮-安非他酮、芬特明-托吡酯和利拉鲁肽）中，芬特明-托吡酯和利拉鲁肽在一项对比研究中证实它们减重5%的概率更高[427]。在一项试验中，与安慰剂相比，奥利司他对NASH组织学没有明显改善[428]。在肠促胰岛素类似物一节中讨论过的利拉鲁肽具有更好的应用前景。由于担心不良反应，内源性大麻素如利莫那班作为减肥剂的研究已不再进行。

（六）减重手术

在选定的患者中，胃旁路手术、胆道旁路手术和胃束带术可有效减轻体重、改善胰岛素抵抗、改善NASH的肝脏组织学病变[429-431]。手术适应证包括BMI＞40（常规减肥措施失败后）或BMI≥35且合并如心脏病、糖尿病、高脂血症或睡眠呼吸暂停等疾病。NASH本身通常不包括在这些并发症之中，但鉴于其与脂肪性肝炎相关的发病率和死亡率，该适应证可能会改变。减肥手术的局限性包括能量利用不足、长期营养缺乏以及NASH肝硬化患者的手术困难（围术期死亡率增加4%，进行性肝功能障碍的发生率为12%）[432]。

（七）细胞保护剂

一系列小型研究已经研究了通常称为"细胞保护"药物的各种药剂的作用。尽管一些对照研究结果显示很有希望，但没有达到主流接受程度。单独使用熊去氧胆酸（UDCA）无效，但与单安慰剂或双安慰剂对照组相比，维生素E（800U/d）与UDCA（12~15mg/kg）的2年联合治疗组显示出组织学病变改善[433]。与未处理的对照组相比，左旋肉碱（1g，每天2次）24周治疗后组织学病变显著改善[434]。在一项对55例患者的研究中，己酮可可碱（400mg，每天3次）治疗1年，在改善脂肪变性、小叶炎症和纤维化方面明显优于安慰剂，而对气球样变性效果不明显[435]。甜菜碱(三甲基甘氨酸)是一种甲基供体，可促进磷脂酰乙醇胺转化为磷脂酰胆碱，并可促进VLDL的输出，但在一项为期1年的随机试验中，它对代谢和组织学参数几乎无有益作用[436]。

（八）维生素 E 的抗氧化治疗

维生素 E 是指具有抗氧化活性的生育酚和生育三烯酚家族。有效形式通常只有 α- 生育酚，其他形式有效性不确定[437]。小规模和短期人体研究（主要是 α- 生育酚）已显示出炎症血清学标志物的改善，但与对照组相比，其结果及组织学改变不明显[438-440]。然而，一项为期 6 个月的安慰剂对照联合研究（维生素 E 1000U，加维生素 C 每日 1000mg）显示纤维化有所改善，但未发现炎症或坏死的改善[441]。在安慰剂量较大的 TONIC 试验中，较大的（n=173）NASH 患儿群体也观察到了积极效果，该试验比较了 800U/d α- 生育酚、1000mg 二甲双胍与安慰剂 96 周治疗的结果。治疗结束时氨基转移酶在各组之间没有显著差异（均下降），但维生素 E 治疗患者的组织学改善率为 58%，二甲双胍治疗组为 41%，安慰剂组为 28%[99]。成人 PIVENS 试验（n=247）在患有轻度 NASH 的非糖尿病患者中提供了对比结果[442]。一些方法学问题限制了本研究的理论解释[216]，但在 96 周后，36% 的维生素 E 800U 治疗组患者出现 NASH 消退的现象，而安慰剂治疗组为 21%，吡格列酮 30mg/d（另见噻唑烷二酮类）治疗组为 47%。总之，这些结果表明维生素 E 可能在儿童人群中有效，但在患有 NASH 的成人中效果有限。尽管理论上更高剂量的维生素 E 治疗存在风险，但是这些研究中尚未报道毒性作用，且其风险作用似乎有些夸大[443, 444]。

（九）降糖药

1. 二甲双胍

二甲双胍是一种胰岛素增敏的口服双胍类药物，自 1995 年以来被批准用于美国的 2 型糖尿病。双胍类化合物发挥细胞生物能量学的作用，减少肝脏葡萄糖的合成，并增加外周葡萄糖的利用率[445]。其主要的作用位点之一是线粒体，信号通过 AMP 激活的蛋白激酶传导[446]。该通路同样能通过运动激活，表明二甲双胍在某些方面模拟运动对葡萄糖转运的影响。使用二甲双胍时，乳酸酸中毒并不常见，但需要警惕肾功能不全的发生[447]。对二甲双胍的啮齿类动物模型的研究，其温和的不良反应以及人类的早期试验数据引起了人们对其在 NASH 中作用的关注。然而，相互矛盾的数据导致了这样的总体印象：药剂通常在成人 NASH 中具有良好的耐受性，但在解决组织学损伤方面不是特别有效[448-450]。

2. 噻唑烷二酮

噻唑烷二酮（TZD）是 PPAR-γ 的配体，PPAR-γ 是通常由脂肪酸激活的核受体，其调节参与脂质和葡萄糖代谢的基因表达。受体配体与类视黄醇 X 受体（一种共激活因子）结合，形成异二聚体，该异二聚体与特定基因的反应元件结合[451]。TZD 模拟脂肪酸（"脂质模拟"）导致脂肪细胞分化和中心 / 内脏脂肪减少，但外周脂肪增加[452, 453]。在 TZD 中，吡格列酮比罗格列酮更有效，并且在大约 50% 的治疗患者中产生相当一致的组织学 NASH 改善率，其中大多数患者体重增加了几千克（图 32-17）[454-457]。停药后出现复发，但可以

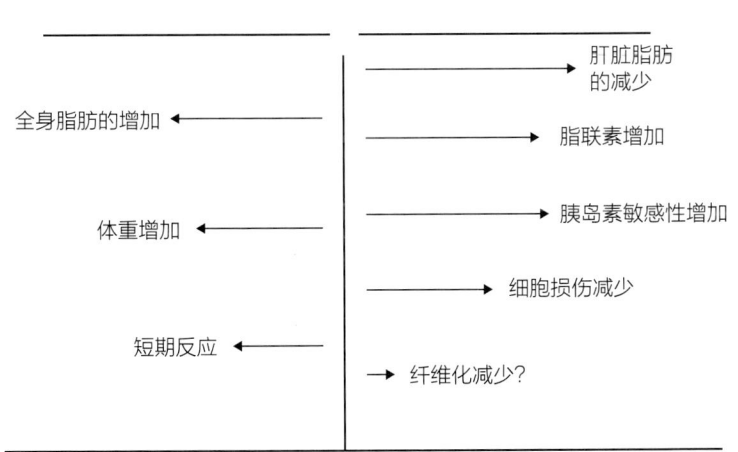

◀ 图 32-17　噻唑烷二酮类药物在非酒精性脂肪性肝炎中的相对作用

左侧为不良反应，右侧为潜在益处。箭的长度表示相对的作用效果大小

全身脂肪的增加　　　　　肝脏脂肪的减少

　　　　　　　　　　　脂联素增加

体重增加　　　　　　　　胰岛素敏感性增加

　　　　　　　　　　　细胞损伤减少

短期反应　　　　　　　　纤维化减少？

通过坚持改变生活方式来改善[458, 459]。在迄今为止规模最大的研究中（PIVENS 试验——参见抗氧化剂维生素 E 治疗部分），47% 吡格列酮治疗患者与 36% 维生素 E 治疗患者和 21% 安慰剂治疗患者在治疗 2 年后患有脂肪性肝炎[442]。迄今为止最长的随机对照研究（长达 144 周，45mg/d）支持了吡格列酮的相对疗效和安全性[460]。罕见且特异的严重肝毒性作用导致了曲格列酮（第一种可用的 TZD）停药；据报道，此种状况在罗格列酮和吡格列酮中都很少见[461-463]。其他潜在的不良反应包括水肿、充血性心力衰竭及骨质疏松症[464]。据报道罗格列酮可能会改变脂蛋白代谢[465, 466]。法律团体在媒体上广泛宣传的膀胱癌风险是没有根据的[467, 468]。

3. 肠促胰岛素类似物

胰高血糖素样肽 –1（GLP-1）是一种肠源性肠促胰岛素，对肠内营养素尤其是胆汁酸做出反应而分泌。GLP-1 刺激胰腺分泌胰岛素，延迟胃排空，抑制食欲[469]。天然存在的神经肽被二肽基肽酶 4（DPP-4）快速降解。已经开发了许多通过抑制 DPP-4（列汀类）或长效 GLP-1 受体激动药（肠降血糖素类似物）来调控该途径的降糖药。作为一种每日注射剂，利拉鲁肽被批准作为减肥剂应用，并且在一项小型随机试验中显示出与安慰剂相比显著更高的 NASH 改善率[470]。其他类似药物的试验也在进行中。

（十）降脂药

1. 贝特类

贝特类作用于肝脏、心脏、肌肉和肾脏（通常由脂肪酸激活）的 PPAR-α 受体，刺激脂肪酸氧化。在基于组织学的非诺贝特对照试验中发现使用吉非贝齐未出现预期的结果[471]。随后的对照试验尚未发现益处，且仍未发表。药物之间是否存在差异尚不清楚。

2. 他汀类药物

在 NASH 患者中，HMG-CoA 还原酶抑制药或他汀类药物的应用通常要考虑高脂血症、血管疾病和 NASH 的自然病史（包括心血管死亡风险增加）的共同风险。尽管这些药物与 NAFLD/NASH 的相互作用是复杂的，但由于缺乏肝毒性损伤的证据及

这些药物治疗动脉粥样硬化的功效，其应用得到默许[472-474]。早期试验研究中的有利治疗结果未在随后的基于组织学的随机对照试验中得到证实[475, 476]。然而，病理生理学机制，如过量肝胆固醇导致的细胞器通透性增加，可能在治疗肝损伤中起作用[477]。对这些药物的肝脏反应可能主要受相关的 PNPLA3 基因型的影响[478]。

（十一）新兴药物正在积极研究中

本节描述了目前正在进行多中心和长期研究的一些有前景的药物，可作为非酒精性脂肪性肝炎或由此产生的纤维化的潜在疗法[479]。

1. Elafibranor

Elafibranor 是一种 PPAR-α/δ 激动剂，通过与贝特类药物类似的线粒体脂肪酸 β- 氧化增强脂肪酸清除作用，对异常肝脏脂肪代谢具有积极作用，并具有额外的抗炎和抗纤维化作用[480]。患有中至晚期 NASH 纤维化患者的临床 II 期 RCT 研究显示代谢参数的改善，并且在 1 年内，5 名药物治疗患者中的 1 名，与 10 名安慰剂治疗的患者中的 1 名患者出现了 NASH 的组织学消退而没有纤维化的进展。目前正在进行 III 期试验以进一步探索该药物。

2. 奥贝胆酸和 aramchol

尽管它们通过不同的机制发挥作用，但与 TZD 相似，胆汁酸衍生物碱奥贝胆酸和 aramchol 通常在由各种脂质物质刺激的途径中起作用。与其他药物干预一样，它们的功效可能受个体的遗传背景、饮食习惯和活动水平的影响。奥贝胆酸（OCA）是一种半合成胆汁酸（6α- 乙基 – 鹅去氧胆酸），可激活法尼醇 X 受体（FXR），然后与视黄酸类受体（RXR）形成异二聚体，从而引起与其相关的基因家族包括脂质、葡萄糖和胰岛素代谢的核转录（图 32-18）[481]。虽然受到研究结束评估变化的影响，283 名轻度至中度 NASH 患者的 FLINT RCT（平均纤维化分期为 1.85）显示 22% 的药物治疗患者 NASH 消退，而安慰剂治疗的患者为 13%（P=0.08）但更重要的是，35% 的药物治疗患者纤维化程度减轻，而安慰剂治疗的患者为 19%（P=0.004）。这些积极成果促成了目前正在进行的大规模和长期的 III 期研究。Aramchol 是胆酸（一种主要胆汁酸）和花生四烯酸

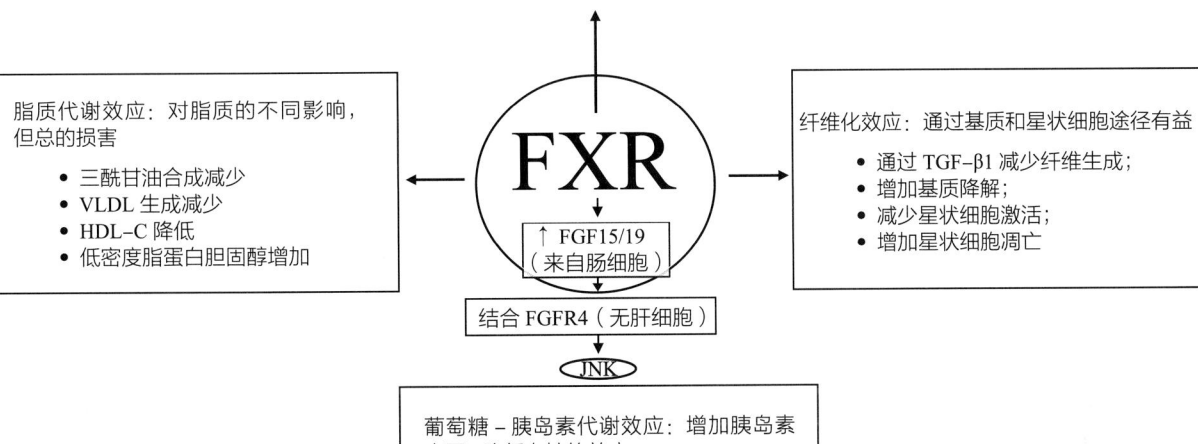

胆汁酸代谢效应：减少胆汁酸池和肝脏对胆汁酸的总体暴露

- 胆汁酸摄取 / 吸收减少
- 胆汁酸合成减少
- 胆汁酸分泌增加

脂质代谢效应：对脂质的不同影响，但总的损害

- 三酰甘油合成减少
- VLDL 生成减少
- HDL-C 降低
- 低密度脂蛋白胆固醇增加

FXR

↑ FGF15/19（来自肠细胞）

结合 FGFR4（无肝细胞）

JNK

纤维化效应：通过基质和星状细胞途径有益

- 通过 TGF-β1 减少纤维生成；
- 增加基质降解；
- 减少星状细胞激活；
- 增加星状细胞凋亡

葡萄糖 - 胰岛素代谢效应：增加胰岛素水平 / 降低血糖的效应

- 增加胰岛素分泌
- 增加胰岛素敏感度
- 提高 FGF15/19 相关胰岛素信号
- 减少肝糖异生

▲ 图 32-18　法尼醇 X 受体（FXR）激动剂的关键下游效应

FXR 受体与纤维发生、胆汁酸、脂质以及最值得注意的葡萄糖代谢途径相互作用，从而发挥许多作用。与葡萄糖 - 胰岛素代谢的相互作用涉及经由 JNK 炎症途径的肠细胞衍生的蛋白质 FGF15 和 FGF19

的复合物，是花生四烯酸的饱和二十碳衍生物，在胆结石溶解研究中偶然注意到它可以减少肝脏脂肪，该机制被认为是通过抑制晚期的脂肪酸去饱和酶活性来实现的[482, 483]。Ⅱa 期试验的结果促成了更大的、进行中的Ⅱb 期试验。

3. 其他药物

在 NASH 的治疗中，很多的其他药理学药剂和干预措施正在研究中。这些包括调节肝脏中许多代谢途径的 FGF19 变体（成纤维细胞生长因子 19）、结合肠源性内毒素的牛初乳衍生物、emricasan（半胱天冬酶抑制药）、脂肪酸合成抑制药、大麻素受体拮抗药、激酶介导的炎症途径的抑制药、改变胆汁酸转运的 volixibat 和阻断趋化性细胞因子，即趋化因子的 cenicriviroc。正在研究的其他干预措施包括改变粪便微生物组群和胃气球治疗来减轻体重。

（十二）NASH 中的抗纤维化药物

长期以来肝纤维化的晚期阶段被认为是不可逆的，但现在认为减少甚至逆转纤维化的药物治疗是一个现实的临床目标。细胞外基质主要由胶原蛋白和其他成分组成，如纤连蛋白、弹性蛋白、层粘连蛋白和透明质酸。目前正在研究几种用于晚期 NASH 相关纤维化 / 肝硬化的药物，其旨在调控基质代谢，将平衡从脂质沉积转变为分解代谢。Simtuzumab 是一种胃肠外给予的单克隆抗体，可抑制赖氨酰氧化酶样 2（LOXL2）酶，后者催化细胞外基质中胶原的交联[484]。不幸的是，经过 2 年中期分析未能显示出显著的效益后，该药物最近被撤回。另一种药物鼠李糖醛酸半乳糖（galactoarabino-rhamnogalacturonan）是一种复合多糖（半乳糖醛酸、半乳糖、树胶醛糖、鼠李糖和其他糖类），可以肠胃外给药并抑制半乳糖凝集素 –3 [485]。半乳糖凝集素是动物凝集素，其结合碳水化合物并调节巨噬细胞和星状细胞活性。目前正在研究鼠李糖醛酸半乳糖（galactoarabino–rhamnogalacturonan）对 NASH 相关纤维化晚期阶段的作用。

（十三）肝移植、疾病复发和供体器官

尽管 NASH 肝硬化与许多隐源性肝硬化病例之间的命名存在混淆，但 NASH 越来越成为肝移植及肝肾联合移植的指征 [486, 487]。与代谢综合征相关的并发症使移植适应证变得复杂 [488, 489]。因此，许多治疗中心限制患者的 BMI 指数（通常＜ 40）。一直有关于移植后（和第二次）复发的 NAFLD 和 NASH 的报道 [490]。虽然体重增加具有预测性，但不同免疫抑制方案的相对风险并不明确。与其他原因相比，虽然 NASH 肝硬化患者的移植后长期生存率相似，但年龄超过 60 岁、BMI ≥ 30、患有糖尿病 [38, 491, 492] 的患者早期生存率降低。供体肝脏中的脂肪变性与移植物功能较差致 ATP 稳态受损有关 [493]。这一问题在活体捐献中更为严重，所以准确诊断部分捐献者的脂肪变性也是至关重要的。

拓 展 阅 读

Aithal GP, Thomas JA, Kaye PV, et al. Randomized, placebo-controlled trial of pioglitazone in nondiabetic subjects with nonalcoholic steatohepatitis. *Gastroenterology* 2008;135:1176–84.

Belfort R, Harrison SA, Brown K, et al. A placebo-controlled trial of pioglitazone in subjects with nonalcoholic steatohepatitis.*NEngl J Med* 2006;355:2297–307.

Cusi K, Orsak B, Bril F, et al. Long-term pioglitazone treatment for patients with nonalcoholic steatohepatitis and prediabetes or type 2 diabetes mellitus: a randomized, controlled trial. *Ann Intern Med* 2016;165:305–15.

Ratziu V, Giral P, Jacqueminet S, et al. Rosiglitazone for nonalcoholic steatohepatitis: one-year results of the randomized placebo-controlled Fatty Liver Improvement with Rosiglitazone Therapy (FLIRT) Trial. *Gastroenterology* 2008;135:100–10.

Sanyal AJ, Chalasani N, Kowdley KV, et al. Pioglitazone, vitamin E, or placebo for nonalcoholic steatohepatitis. *N Engl J Med* 2010;362:1675– 85.
A number of randomized controlled pharmacologic trials have been reported. The thiazolidinediones (TZDs) are the best studied group of agents. The most consistent effects of the TZDs are reduction of steatosis, inflammation, and ballooning, but they have a limited effect on fibrosis and increased body weight due to peripheral adipose accumulation in many but not all patients. Weight gain and vascular risk with some agents limit the application of the TZDs – pioglitazone is currently the only clinically relevant agent. Higher dose vitamin E appears promising (particularly in pediatric patients) but requires further study and carries concerns of long-term safety.

Argo CK, Northup PG, Al-Osaimi AM, et al. Systematic review of risk factors for fibrosis progression in non-alcoholic steatohepatitis. *J Hepatol* 2009;51:371–9.

Ekstedt M, Franzen LE, Mathiesen UL, et al. Long-term follow-up of patients with NAFLD and elevated liver enzymes. *Hepatology* 2006;44:865–73.

Pais R, Charlotte F, Fedchuk L, et al. A systematic review of follow-up biopsies reveals disease progression in patients with non-alcoholic fatty liver. *J Hepatol* 2013;59:550–6.

Rafiq N, Bai C, Fang Y, et al. Long-term follow-up of patients with nonalcoholic fatty liver. *Clin Gastroenterol Hepatol* 2009;7:234–8.
The natural history of NAFLD and NASH has come into much sharper focus. From histologic studies using paired biopsies over time, inflammation appears to be a key predictor of progression to advanced fibrosis seen in about 15% of cases over about 5–10 years. Patients with histologic NASH compared with those with non-NASH fatty liver have significantly diminished survival. Leading causes of death are cardiovascular disease, nonhepatic cancers, and cirrhosis-related disease. The dominant pattern in a given patient is difficult to predict and it is increasingly apparent that many patients develop coronary disease in the setting of cirrhosis, presenting the clinician with complex challenges. Newer studies point to some patients transitioning from NNFL to NASH with worsening metabolic syndrome.

Browning JD, Szczepaniak LS, Dobbins R, et al. Prevalence of hepatic steatosis in an urban population in the United States: impact of ethnicity. *Hepatology* 2004;40:1387–95.

Romeo S, Kozlitina J, Xing C, et al. Genetic variation in PNPLA3 confers susceptibility to nonalcoholic fatty liver disease. *Nat Genet* 2008;40:1461–5.

Schwimmer JB, Celedon MA, Lavine JE, et al. Heritability of nonalcoholic fatty liver disease. *Gastroenterology* 2009;136:1585–92.

Younossi ZM, Koenig AB, Abdelatif D, et al. Global epidemiology of nonalcoholic fatty liver disease: meta-analytic assessment of prevalence, incidence, and outcomes. *Hepatology* 2016;64:73–84.
These studies have established significant ethnic variation and familial risk in the prevalence of NAFLD and elucidated the complex relationships between obesity, insulin resistance, and fatty liver within these groups. Much of the variation is conferred by a gene product called PNPLA3 (adiponutrin) which is a lipase that appears to be especially active in the endoplasmic reticulum.

Angulo P, Hui JM, Marchesini G, et al. The NAFLD fibrosis score:Anoninvasive system that identifies liver fibrosis in patients with NAFLD. *Hepatology* 2007;45(4):846–54.

Shah AG, Lydecker A, Murray K, Tetri BN, ContosMJ, Sanyal AJ; Nash Clinical Research Network. Comparison of noninvasive markers of fibrosis in patients with nonalcoholic fatty liver disease. *Clin Gastroenterol Hepatol* 2009;7:1104–12.
Noninvasive methods of assessing fibrosis will become increasingly important as the prevalence ofNAFLD and NASH steadily rises, both to assess prognosis and also to follow progression of disease. These two papers highlight two of the best validated and most widely utilized indexes, the NAFLD fibrosis score and the FIB-4 index.

Bedossa P and FLIP Pathology Consortium. Utility and appropriateness of the fatty liver inhibition of progression (FLIP) algorithm and steatosis, activity, and fibrosis (SAF) score in the evaluation of biopsies of nonalcoholic fatty liver disease. *Hepatology* 2014;60:565–75.

Caldwell S, Ikura Y, Dias D, et al. Hepatocellular ballooning in NASH. *J Hepatol* 2010;53:719–23.

KleinerDE, Brunt EM, VanNattaML, et al. Nonalcoholic Steatohepatitis Clinical Research Network. Design and validation of a histologic scoring system for NAFLD. *Hepatology* 2005;41:1313–21.

Lackner C, Gogg-Kamerer M, Zatloukal K, et al. Ballooned hepatocytes in steatohepatitis: The value of keratin immunohistochemistry for diagnosis. *J Hepatol* 2008;48:821–8.

Key histologic parameters have been combined into a few chief composite scoring systems (the NASH activity score (NAS) and Steatosis–Activity–Fibrosis (SAF) score) that facilitate assessment of therapeutic interventions and comparison between different studies. Interobserver variation in the criterion of ballooning continues to hamper consistency. It now appears that these cells are depleted of keratin 8 and 18 and contain small fat droplets as well as dilated endoplasmic reticulum – features that may lend themselves to more refined scoring.

Imajo K, Kessoku T, Honda Y, et al. Magnetic resonance imaging more accurately classifies steatosis and fibrosis in patients with nonalcoholic fatty liver disease than transient elastography. *Gastroenterology* 2016;150:626–37.

Singh S, Venkatesh SK, Loomba R, et al. Magnetic resonance elastography for staging liver fibrosis in non-alcoholic fatty liver disease: a diagnostic accuracy systematic review and individual participant data pooled analysis. *Eur Radiol* 2016;26:1431–40.

Tang A, Tan J, Sun M, et al. Nonalcoholic fatty liver disease: MR imaging of liver proton density fat fraction to assess hepatic steatosis. *Radiology* 2013;267:422–31.

Radiologic imaging to characterize degrees of steatosis and fibrosis has become increasingly sophisticated over the last decade, and serves as an extremely useful research tool that is starting to undergo investigation for clinical use. Extending the concept of liver stiffness and elastography as well as nuclear magnetic resonance spectroscopy (NMR) has opened up new avenues of accurate assessment of steatosis and fibrosis.

Caldwell SH, Oelsner DH, Iezzoni JC, et al. Cryptogenic cirrhosis: clinical characterization and risk factors for underlying disease. *Hepatology* 1999;29:664–9.

Maheshwari A, Thuluvath PJ. Cryptogenic cirrhosis and NAFLD: are they related? *Am J Gastroenterol* 2006;101:664–8.

Cryptogenic cirrhosis remains a common diagnostic problem. The potential for NASH to progress to a late stage characterized by cirrhosis with loss of steatosis was first noted 20 years ago. Subsequently, a number of studies compiled and compared in this work confirmed that in most regions of the world NASH is the most common cause of cryptogenic cirrhosis, usually in association with prior obesity and diabetes, although other causes are recognized such as silent autoimmune hepatitis.

Donnelly KL, Smith CI, Schwarzenberg SJ, et al. Sources of fatty acids in liver and secreted via lipoproteins in patients with nonalcoholic fatty liver disease. *J Clin Invest* 2005;115:1343–51.

Feldstein AE, Wieckowska A, Lopez AR, et al. Cytokeratin-18 fragment levels as noninvasive biomarkers for nonalcoholic steatohepatitis: A multicenter validation study. *Hepatology* 2009;50:1072–8.

Fujita K, Nozaki Y, Wada K, et al. Dysfunctional very-low-density lipoprotein synthesis and release is a key factor in nonalcoholic steatohepatitis pathogenesis. *Hepatology* 2009;50:772–80.

Puri P, Baillie RA, Wiest MM, et al. Alipidomic analysis of nonalcoholic fatty liver disease. *Hepatology* 2007;46:1081–90.

Singh R, Kaushik S, Wang Y, et al. Autophagy regulates lipid metabolism. *Nature* 2009;458:1131–5.

These studies have demonstrated key pathologic mechanisms of cell injury in NAFLD/NASH. Lipid accumulation results from both increased de novo synthesis from carbohydrate substrate and uptake of nonesterified fatty acids from peripheral fat lipolysis. Impaired apo-B function contributes to lipid accumulation by insufficient VLDL secretion relative to the total fat content of the liver. Lysosomal recycling of accumulated small fat droplets is regulated through a process called lipophagy. Caspase activation results from the effect of fatty acids on lysosomal and mitochondrial permeability and results in fragmentation of the elements of the cytoskeleton including keratin 18 fragments.

Johnson NA, Sachinwalla T, Walton DW, et al. Aerobic exercise training reduces hepatic and visceral lipids in obese individuals without weight loss. *Hepatology* 2009;50:1105–12.

Nobili V, Manco M, Devito R, et al. Lifestyle intervention and antioxidant therapy in children with nonalcoholic fatty liver disease: a randomized, controlled trial. *Hepatology* 2008;48:119–28.

Promrat K, Kleiner DE, Niemeier HM, et al. Randomized controlled trial testing the effects of weight loss on nonalcoholic steatohepatitis. *Hepatology* 2010;51:121–9.

Ueno T, Sugawara H, Sujaku K, et al. Therapeutic effects of restricted diet and exercise in obese patients with fatty liver. *J Hepatol* 1997;27:103–7.

These studies have clearly demonstrated histologic improvement of NASH with conservative measures of exercise and dietary changes. Exercise alone (without net weight loss) also diminishes liver fat. Such voluntary lifestyle changes constitute the most important intervention but are successful in only about 20–30%. Outcomes are enhanced with more structured programs. Voluntary adoption introduces a confounding variable into pharmacologic studies which is challenging but essential to account for.

第八篇

肝脏血管疾病
Vascular Diseases of the Liver

Schiff's Diseases of the Liver
（12th Edition）
SCHIFF 肝脏病学
（原书第 12 版）

第 33 章　血管性肝病

Vascular Liver Disease

Dominique–Charles Valla　著

张　烁　杨长青　译

要　点

- 多种潜在的血栓前状态能促进肝脏和门静脉系统血栓形成。
- 骨髓增生性肿瘤占内脏静脉血栓形成的 15%～50%，并决定患者的远期预后。
- 原发性 Budd-Chiari 综合征 [又称布 – 加综合征、巴德 – 吉（基）亚利综合征] 是由于肝脏静脉流出道（肝静脉和下腔静脉）被血栓阻塞而发生的。
- 所有急、慢性或无症状肝病患者均应怀疑有 Budd-Chiari 综合征的可能。多普勒超声、增强 CT 和磁共振成像在显示肝静脉阻塞和继发的肝实质病变方面有互补作用，直接静脉造影仅用于介入治疗的术前准备。
- 若过往治疗未能明显改善病情，则应先后进行抗凝和病因治疗、经皮血管成形术和支架植入术、经颈静脉肝内门体分流术（TIPS），以及最终的肝移植术。
- 在非肝硬化患者中，门静脉血栓形成（PVT）最初表现为急性腹痛和全身炎症反应综合征。当累及近端肠系膜小静脉时，可能出现肠道损害。
- PVT 的早期自发再通并不常见，及早接受抗凝治疗的患者中有 40% 能够再通。永久性梗阻常合并门静脉高压性海绵状血管瘤。
- 肝硬化患者易形成门静脉血栓，常无临床症状，或局部出现一过性症状。严重肝病患者更容易发生门静脉血栓。目前尚不确定 PVT 与肝脏疾病的因果关系。
- 特发性非肝硬化性门静脉高压症是一种异质性疾病，通常与影响凝血或免疫系统的全身性基础疾病相关。一般认为，其主要病变为微循环损害 [肝窦和（或）门静脉]。
- 肝窦阻塞综合征 / 静脉闭塞性疾病与各种物质对肝窦内皮细胞的毒性关系密切，其临床表现因有无肝衰竭而有所不同。
- 遗传性出血性毛细血管扩张症，也称为 Rendu-Osler-Weber 综合征，是一种多系统血管疾病，可能累及肝脏，并与肝动脉 – 肝静脉、肝动脉 – 门静脉及肝静脉 – 门静脉分流有关。肝脏受累的主要后果包括肝脏结节形成、再生性实质改变和高排性心力衰竭。
- 先天性门体静脉分流可发生于肝内或肝外，常无临床症状，但可能与肝肺综合征、门静脉高压性肺动脉高压、良性肝肿瘤和认知功能障碍有关。

各种引起血管阻塞、扩张或瘘的病因均能诱发血管性肝病，并出现相应的临床症状。由胆道或肝脏疾病、心脏疾病或恶性肿瘤引起的继发性血管疾病十分常见，但在此不做论述。肝动脉疾病主要由胆道手术、肝移植或介入治疗等医源性损伤引起，这在本书的其他章节进行了论述，在此也不做论述。本章重点讨论原发性血管性肝病，其特征是病变发生在血管壁或管腔内。

一、肝静脉流出道梗阻综合征（Budd-Chiari综合征）

（一）定义

肝静脉流出道梗阻综合征（hepatic venous outflow tract obstruction，HVOTO）包括各种小、中、大肝静脉或下腔静脉（IVC）肝上段血运障碍引起的临床症状[1-3]。HVOTO需要与心力衰竭、缩窄性心包炎和肝窦阻塞综合征/静脉闭塞性疾病鉴别。Budd Chiari综合征（BCS）是HVOTO的同义词。由于不同梗阻部位［如肝静脉和（或）下腔静脉］的病因、表现、治疗和预后各不相同，需对其进行明确。血栓形成是原发性BCS的主要诱因，因此，"肝静脉血栓形成"和"下腔静脉血栓形成"可与原发性BCS互用。

（二）流行病学

原发性BCS非常罕见，如瑞典（1986—2003年）[4]和韩国（2009—2013年）[5]每百万居民的患病率分别为1.4和5.29。在过去十年中，由于认识的提高和诊断性成像的普及，疾病发现率明显升高。与亚洲相比，西方国家以女性群体为主，且呈现低龄化趋势，这可能与西方女性普遍使用口服避孕药有关。

（三）病理生理

淤血和缺血是HVOTO引起的2种不同病理改变。淤血与梗阻上游肝窦压力的增加有关，表现为门静脉高压和腹水。在没有炎症的情况下，淤血通过牵张诱导肝窦内皮细胞和肝星状细胞的激活及纤维蛋白的形成来诱导肝纤维化。淤血诱导的肝纤维

化可通过抗凝治疗进行干预[6]。急性缺血引起的肝细胞坏死和肝功能障碍，在急性和慢性BCS急性发作中尤为明显[7]。流出道梗阻直接影响门静脉血供，出现肝脏中央（此处仍能保持较高的门静脉灌注）特征性肥大和外周萎缩[8]。

HVOTO发生后，一系列代偿机制迅速出现，包括：①门静脉血流向无梗阻区域再分配；②门静脉压力升高；③肝动脉血流增加；④肝静脉或腔静脉侧支形成。广泛侧支循环的出现使得BCS在高达20%的患者中是无症状的[9]。局部门静脉灌注减少可引起相应的肝实质萎缩，而肝动脉代偿可继发再生性改变，镜下可见两者引起的结节性再生性增生，而肉眼可见类似于局灶性结节增生的再生结节[8]。最近认为罕见的肝细胞腺瘤的各种亚型与流出道梗阻存在联系[10]。

（四）病因

在西方原发性BCS患者中，潜在的血栓前状态十分常见，尤其是原发性骨髓增生性肿瘤（原发性MPN）、抗磷脂综合征和莱登第V因子突变[1-3,11]。另外阵发性夜间睡眠性血红蛋白尿（PNH）、白塞病、乳糜泻、炎症性肠病，以及妊娠和口服避孕药也是BCS的危险因素。危险因素不明的患者比例较低。表33-1列出了与BCS相关的危险因素。

在中国和印度北部，静脉血栓形成的危险因素较少[12]，而印度西部[13]和地中海地区[14]的危险因素的数量介于亚洲东部和欧美之间。来自亚洲数据的表明，下腔静脉阻塞可引起患者生活质量下降[15]。极端贫困（常见于亚洲）和口服避孕药的使用（常见于欧美）这2种背景下流行病学的差异解释了区域间病因的差异。

在合并BCS的患者中，MPN具有多个特征[1,3]：①它们仅在BCS发生后才被发现；②外周血检查多无异常；③约有95%和1%～3%的患者分别发现互斥基因*V617F JAK2*和*CALR*突变，④脾大且血小板计数＞200g/L为特异性较高但敏感性较低的诊断标志[16]。因此，推荐的诊断流程（图33-1）包括首先对*JAK2*突变基因进行测试，如果为阴性，则对*CALR*突变基因进行测试。如何在不进行骨髓活检的情况下识别剩下的MPN患者是一个亟待解

表 33-1　与原发性 Budd–Chiari 综合征（BCS）和门静脉血栓形成（PVT）相关的情况

相关因素		关联程度 *
常见的血栓前状态		
获得性	骨髓增生性肿瘤（MPN） *V617F JAK2* 基因突变 *CALR* 基因突变 无 MPN 相关的基因突变	BCS ＜ PVT
	阵发性睡眠性血红蛋白尿	BCS
	抗磷脂综合征	BCS & PVT
	白塞病	BCS
	炎症性肠病	BCS ＜ PVT
	使用口服避孕药	BCS ＜ PVT
	妊娠	BCS ＜ PVT
	急性巨细胞病毒感染	PVT
	肥胖	PVT
先天性	莱登第 V 因子突变	BCS ＜ PVT
	凝血酶原基因突变	BCS ＜ PVT
	抗凝血酶缺乏症	—
	蛋白 C 缺乏症	—
	蛋白 S 缺乏症	—
系统性疾病	结节病	BCS 或 PVT
局部病变		
炎症与感染	肝脓肿	BCS ＜ PVT
	包虫囊肿 / 棘球蚴病	BCS
	泡状棘球蚴病	BCS
	胆囊炎与胆管炎	PVT
	急慢性胰腺炎	PVT
	阑尾炎、憩室炎	PVT
	炎症性肠病	PVT
	新生儿脐炎	PVT
占位性病变	孤立性肝囊肿	BCS
	多囊肝或肝肾疾病	BCS & PVT
	局灶性结节增生	BCS

（续表）

相关因素		关联程度*
手术与创伤	腹部闭合性损伤	BCS ＜ PVT
	创伤性膈疝	BCS
	肝切除术	BCS
	脾切除术	PVT
	门体分流术（包括 TIPS）	PVT
	肝活检	PVT
	减肥手术	PVT
	脐带插管	PVT
其他	乳糜泻	BCS
	肝硬化	PVT
	特发性非肝硬化性门静脉高压症	PVT
无相关因素		BCS ＜ PVT

*. 关联程度；BCS ＜ PVT. 与 BCS 的相关性高于 PVT；BCS & PVT. 与 BCS 和 PVT 均有关；BCS ＜ PVT. 与 PVT 相关性高于 BCS；BCS. 仅与 BCS 关联；PVT. 仅与 PVT 关联；—. 数据不足

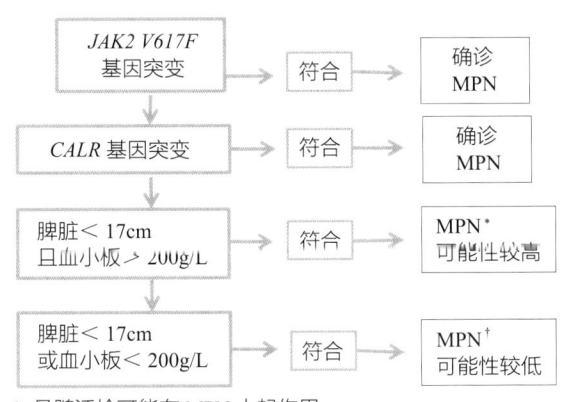

▲ 图 33-1 检测 *V617F JAK2* 基因突变、检测 *V617F JAK2* 阴性的患者钙网蛋白（*CALR*）基因突变并结合脾脏大小和血小板计数诊断骨髓增生性肿瘤（MPN）的流程[16]

决的问题。

　　肝病本身可导致血浆蛋白 C、蛋白 S 和（或）抗凝血酶水平降低，同型半胱氨酸水平升高以及抗磷脂抗体水平降低，这使得原发疾病的识别变得更加困难[1]。一般而言，需要对肝病患者进行全面的检查，以明确潜在的血栓前状态。

　　尚未发现与血栓在肝静脉中特异性演化直接相关的局部因素，这表明，异常的血细胞与肝静脉内皮细胞之间存在特定的联系，尤其是合并 MPN 的情况下。

（五）临床表现

　　急慢性肝病所有临床表现均可发生于 BCS 的患者中，即腹水、肝大、脾大、黄疸、胃肠道出血、细菌感染和肝性脑病[7, 11]。突发腹痛、发热和腹水提示有新近的肝静脉血栓形成[7]。在许多患者中，由于早期症状不明显，常在慢性病程中出现上述突发症状。此外，对无症状患者，当实验室、影像学或内镜检查发现门静脉高压或肝形态异常时，必须考虑 BCS 的可能[9]。在缺乏肝病体征的患者中，评估主干上大的侧支静脉的情况有助于诊断下腔静脉梗阻。

　　患者的血细胞计数、血清胆红素、白蛋白、肌酐、钠和血浆凝血酶原水平以及血清氨基转移酶、γ- 谷氨酰转移酶和碱性磷酸酶活性差异明显，既有正常也有极度异常，通常没有特异性[7, 11]。临床症状和实验室指标之间几乎没有相关性。约 1/3 的患者就诊时血清氨基转移酶水平是正常上限的 5 倍以上，大多数每 2 天即下降 50%[7]。患者近期有发生肝缺血的可能，其腹水蛋白浓度通常 > 2.5g/dl，血清 - 腹水白蛋白浓度梯度 > 1.1g/L。

（六）影像学检查与组织病理

由于临床表现多样，任何急慢性肝病患者均应考虑 BCS 的可能。确诊依据是影像学显示肝静脉或下腔静脉肝上段阻塞[1-3]。几乎所有患者都能通过对比造影剂前后多普勒超声（US）、磁共振成像（MRI）或计算机断层成像（CT）等无创性影像学检查确诊[1-3, 17]。因此，检查者对疾病的认识和专业知识对诊断的准确性至关重要。其中，直接证据包括：肝静脉或下腔静脉管腔内存在实性物质；上述静脉狭窄伴上游血管扩张；或上述静脉变为没有管腔的条索状结构[1, 2, 18]。肝静脉侧支循环形成是 HVOTO 诊断的间接依据，一旦发现即可确诊（图 33-2）。注射血管造影剂后在动脉期和门静脉期强化不均匀，呈马赛克图案，而在后期均匀强化，这在其他与肝窦扩张相关的情况下也可出现，因此特异性较低。另一个常见但非特异性的表现是肝萎缩 - 肥大征，由于尾状叶能得到独立静脉引流灌

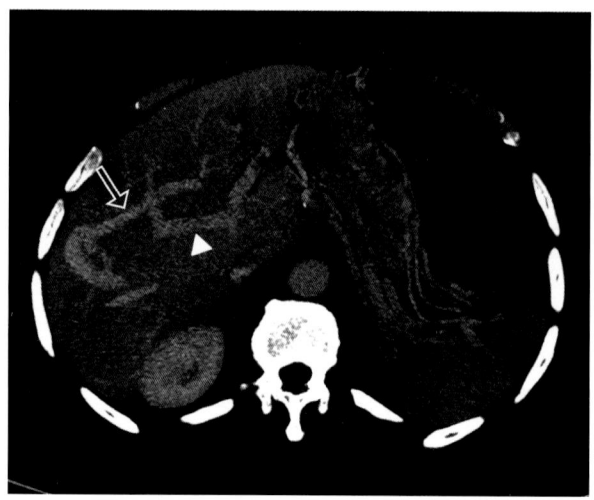

▲ 图 33-2 **Budd-Chiari 综合征（BCS）患者腹部 CT 扫描的静脉期**
可见连接右肝静脉和中肝静脉（三角）的肝静脉侧支（箭头）终末段不显影（图片由 Dr Onorina Bruno，Hôpital Beaujon 提供）

注，致使其显著增大并诱发右叶和（或）左叶代偿萎缩[1, 2, 17, 18]。

非侵入性影像学检查能做到：①评估长下腔静脉，其通常被增大的尾状叶压迫，而广泛的腰部侧支和奇静脉管腔扩张是鉴别原发性下腔静脉闭塞与单纯尾状叶增大的依据；②识别可能引起继发性 BCS 的肝细胞癌、平滑肌瘤、泡状棘球蚴病和黏液瘤；③识别原发性 BCS 的罕见局部病变（囊肿、局灶性结节增生、阿米巴或化脓性脓肿）；④评估门静脉（约 15% 的患者有血栓形成）、门体侧支和脾脏大小情况[1, 2, 17, 18]。

一般无须肝静脉流出道造影即可明确 BCS 的诊断，然而，在经皮血管内介入手术前，必须行造影明确病变。手术一般经颈静脉或经股静脉穿刺，而较少经肝穿刺。如果条件允许，建议结合狭窄部位前后的压力梯度来分析影像，作为判断 BCS 的依据。肝硬化患者也可能出现肝静脉插管失败，因此并不能作为 BCS 的确凿证据[1-3]。

肝活体组织检查仅见 HVOTO 引起的继发性改变：肝窦扩张伴肝淤血、纤维化和肝细胞坏死而无炎症表现，以小叶中央多见。病灶的不均匀分布极大限制了针刺活检的准确性。肝脏中的静脉血栓十分罕见但是非特异性的，在任何合并心力衰竭和肝硬化的患者中也可发现。因此，肝活检仅适用于罕见的大静脉通畅而肝小静脉阻塞的患者[1-3]。

主要的鉴别诊断包括能引起肝静脉扩张的缩窄性心包炎和心源性肝硬化。若肝静脉不显影，则很难区分 BCS 和各种原因引起的肝硬化；肝静脉侧支马赛克样图案是排除肝硬化的主要依据。其他原发性肝血管疾病的活检结果与 BCS 非常相似，需要借助肝静脉流出道的影像学检查加以鉴别[3]。

（七）治疗

对于所有原发性 BCS 患者，建议立即进行长期抗凝治疗[1-3]。由于缺乏数据支持，只能参照深静脉血栓形成和肺栓塞的治疗指南。临床研究表明，对于口服维生素 K 拮抗药的患者，国际标准化比值（INR）要控制在 2～3[11]。最新的调查显示，原发性 BCS 患者抗凝治疗后并发症发生率与无门静脉高压症患者的并发症发生率相近[11]。此外，应及早针

对病因治疗，但治疗的远期效果尚不明确[1, 2]。

　　由于缺乏数据支持，肝脏病变的并发症（腹水、肾功能障碍、胃肠道出血、细菌感染和脑病）可根据肝硬化治疗指南进行初步治疗[1-3]。经药物或内镜预防出血后，近期有胃肠道出血或重度静脉曲张合并红色征就不再是抗凝的禁忌证[1-3]。

　　在欧洲的一项调查中，所谓的"微创"策略能使患者的平均5年总生存率达到82%[11]。这一策略已得到广泛认可（图33-3）：①首先检查患者是否存在肝静脉或下腔静脉狭窄，如果存在，即进行经皮血管成形术/支架植入术；②对于血管成形术/支架植入术治疗后情况不能改善的患者应考虑TIPS；③对于TIPS手术失败或术后没有改善的患者应考虑肝移植[1, 2]。在病情得到控制的患者中，药物治疗约占25%；经皮血管成形术/支架植入术占比不到5%；TIPS手术约占35%；肝移植约占15%[11]。学习曲线效应解释了专家们将肝移植作为TIPS手术后备选治疗的原因。

（八）病程与预后

　　本病缺乏关于自然病程的资料[3, 22]。在20世纪60年代，只接受一般支持治疗的患者3年后生存率约为10%。患者经历暴发性或慢性（伴或不伴慢性期急性发作）等不同病程变化后死于各种肝脏相关疾病。到20世纪80—90年代，随着抗凝治疗的广泛使用，Child-Pugh分级和终末期肝病模型

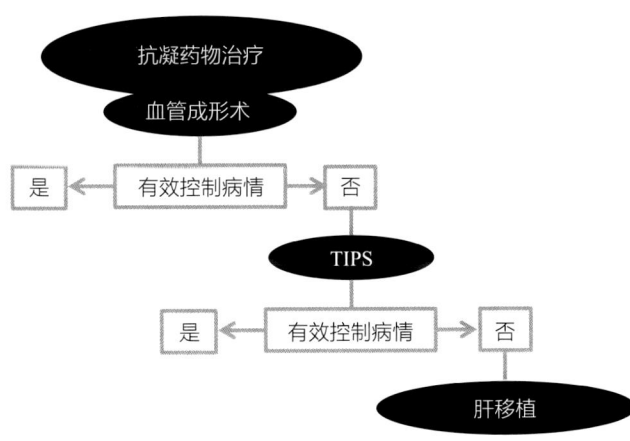

▲ 图33-3　原发性Budd-Chiari综合征的微创治疗流程
这一策略已应用在亚洲患者中，他们通常表现为肝静脉和下腔静脉短型狭窄，因此常选择经皮血管成形术治疗。多种研究发现，应用该策略的患者生存率相近，具有广泛的适用性[13, 19-21]

（MELD）评分可作为判断预后的独立依据[23]。病理组织学检查不能单独用于评估预后。与急性或慢性发作患者相比，慢性期急性发作患者预后更差。在氨基转移酶急剧升高的患者中，若氨基转移酶迅速下降提示预后较好[7]。在患者普遍依据微创策略进行治疗的背景下，潜在的血液指标异常（特别是MPN）一般不会影响预后[24]。

　　现在缺少与药物、血管成形术和TIPS治疗有关的预后标志。综合血清胆红素、年龄和INR评估的BCS-TIPS预后指数已被证明有效，但仅适用于少数患者[11]；BCS-TIPS预后指数＞7的患者需要直接进行肝移植治疗，而＜7时尚不能决定患者的治疗策略[11, 25]。

　　病情控制不佳的患者有发生肝细胞癌（HCC）的可能。原发性下腔静脉阻塞患者肝细胞癌的发生率明显升高[5, 26-30]。肝癌与良性再生性结节的鉴别有一定难度，因为两者在血管造影的动脉期均明显强化[26]。有待证实门静脉期廓清和血清甲胎蛋白水平升高对诊断HCC的特异性[26, 29, 30]。当前数据表明患者普遍对肝动脉化疗栓塞具有良好的耐受性和反应性，可在未行肝移植的情况下延长生存时间[27, 29, 30]。米兰标准不能判断合并HCC的BCS患者是否需要肝移植，因为BCS的自然病程和影响复发的因素与肝硬化不同。

　　基础有血液性或全身性疾病对远期预后的影响有待评估。若肝病治疗太过积极可能会促进MPN晚期并发症发生，尤其是骨髓纤维化和急性白血病的进展[16]。

二、非肝硬化性肝外门静脉阻塞－门静脉血栓形成与门静脉海绵状血管瘤

（一）定义

　　肝外门静脉阻塞（EHPVO）是指门静脉或其左、右分支血流障碍[1-3]。成人原发性EHPVO对应门静脉血栓形成（PVT）。继发性EHPVO则对应恶性肿瘤，如肝细胞癌、胆道或胰腺腺癌、腺癌或神经内分泌肿瘤肝转移等压迫或侵袭门静脉。因此，门静脉管腔内出现癌性组织不能算作PVT。门

静脉海绵状血管瘤，或所谓的阻塞后门静脉"海绵样变"指的是阻塞节段众多，侧支静脉旁路形成[1-3]。成人门静脉海绵状血管瘤是 PVT 的并发症，而儿童门静脉海绵状血管瘤除 PVT 外，也有先天畸形的可能。

PVT 与脾静脉和肠系膜静脉血栓形成有关，然而，孤立的脾静脉或肠系膜静脉血栓以及合并肝硬化的 PVT 不属于 EHPVO。

本节将重点论述原发性 EHPVO，包括不伴肝硬化和恶性肿瘤的 PVT 以及门静脉海绵状血管瘤。

（二）流行病学

关于 PVT 发病率的数据较少且差异明显。在丹麦每年每 10 万居民中约 21 人发病[31]，但在瑞典约为 0.7 人[32]。在马尔默进行的 23 796 例尸检中，PVT 的检出率为 1.1%[33]，表明 PVT 常见于许多疾病的终末期。其中，非癌性非肝硬化性 PVT 约占 1/3，比原发性 BCS 的发病率高 3 倍以上[34]。

（三）病因

如表 33-1 所示，成年 PVT 患者合并的血栓前状态在性质上与原发性 BCS 的血栓前状态类似[1-3]。常见的基础病变包括 MPN、凝血酶原基因突变和抗磷脂综合征[35, 36]。现有数据表明，在欧洲和中国，MPN 诱发的 PVT 比例（15%～20%）相近[37]。PVT 的诊断存在与 BCS 类似的局限性，因此，需要细致的检查以明确 PVT 患者的血栓前状态[1, 2]。

不到 1/3 的患者合并有局部因素，主要包括炎症性肠病、急性和慢性胰腺炎、脾切除术、脐炎和脐静脉插管[36]。罕见的局部病变包括阑尾炎、憩室炎和胆囊炎。值得注意的是，这些局部病变通过全身炎症反应使机体反复处于血栓前状态。此外，明确局部病变后不应忽略对全身血栓前状态的检查，约 1/3 的患者合并全身血栓前状态。

（四）病理生理

PVT 通常与全身炎症激活凝血有关[36]。门静脉灌注急剧减少后，一般不出现肝功能障碍，血清氨基转移酶多正常或一过性轻度升高，表明肝脏对此具有很强的耐受性[36]。这种良好的耐受性可能源于：①动脉血流代偿性增加，即所谓的"缓冲效应"；②阻塞段的侧支循环迅速开放[38]。

在肠系膜上静脉功能完好的情况下，肠道对急性 PVT 也有很强的耐受性[38]。然而，肠系膜小静脉血栓形成可引起强烈的反应性动脉收缩，患者存在肠缺血风险。若没有及早实现再灌注，早期会出现黏膜损伤，随后发生肠壁缺血坏死[38]。

有症状的急性 PVT 患者很少能自发再通[39]。相反，由于梗阻位置和程度不同，从胆道、胆道周围、胃窦、十二指肠、胰腺、脾脏和肠系膜静脉分支发展而来的门静脉侧支具有明显差异。海绵状血管瘤是这些门静脉侧支的总称，它并不能预防门静脉高压症。PVT 发生后 1 年就会出现门体侧支分流引起的食管胃底静脉曲张等病变，随时有静脉曲张破裂可能[39]。

单纯的肝外慢性 PVT 患者一般不会出现明显的肝功能不全表现[35]。仅可见肝脏功能障碍的细微变化。如常有凝血因子和抑制因子水平中度降低，这不能通过门体分流术恢复，而需通过肠系膜 - 左门静脉旁路恢复肝脏灌注来纠正[40]。许多患者都合并有亚临床性肝性脑病，提示有肝功能障碍和门体分流[41]。关于 PVT 对儿童生长的影响尚无共识[42, 43]。患者常表现为肝Ⅳ段和尾状叶增大，而左、右肝叶的外侧段萎缩，表明海绵状血管瘤主要修复肝中央部的肝内门静脉血运[44]。

紧贴胆管壁的侧支静脉可压迫胆管，导致胆管造影时出现类似于原发性硬化性胆管炎的影像学表现，被称为门静脉海绵状血管瘤所致胆道病变[45]。

（五）临床表现与自然病程

急性（近期）PVT 患者常出现持续性剧烈腹痛，发作突然或呈进行性进展[36]。其中腰部疼痛最为明显，疼痛程度与缺血程度成正比。同时，肠梗阻常见，但很少表现出明显症状。病程早期出现脾大应高度怀疑 MPN 的可能性。寒战和高热是化脓性静脉炎的标志[46]，而多数症状很难判断是由急性 PVT 还是基础病变引起。在没有并发炎症性肠病的情况下，血性腹泻和便血提示黏膜缺血。循环状态改变、少尿和过度通气提示存在与肠壁缺血和坏死相关的多器官功能障碍[47]。

急性期最典型的实验室检查指标是 C- 反应蛋白和纤维蛋白原水平显著升高。血细胞计数主要受病因的影响。短期内血清氨基转移酶和脂肪酶活性可出现轻、中度上升[36]。代谢性酸中毒、高乳酸血症和血清肌酐升高等多器官功能障碍的表现多与肠壁坏死有关。在合并高热和寒战的患者中，血液培养常有肠道菌群生长[46]。

除出现食管胃底静脉曲张破裂出血外，门静脉海绵状血管瘤患者通常没有任何症状[35]。既往不明原因的急性腹痛可能与血栓形成有关[35]。局灶性肠道缺血所继发的餐后肠缺血及肠道狭窄，可引起不同程度的慢性腹痛。不伴肝功能异常的门静脉高压症常提示出现门静脉海绵状血管瘤。腹水可在出血或急性炎症反应时出现，持续时间短且容易控制。脾脏常显著增大，提示门静脉高压或潜在的 MPN。虽然许多患者都并发亚临床性肝性脑病，但症状明显者十分罕见。存在门静脉海绵状血管瘤所致胆道病变的患者，多在接受增强影像检查中偶然发现，而无任何临床表现，其症状多与胆管结石，特别是慢性胆汁淤积症有关[45]。

除外并发 MPN 的患者，门静脉海绵状血管瘤实验室检查主要提示白细胞和血小板减少，这与脾功能亢进相关[35]。肝脏检查多表现为正常，异常提示可能有除 EHPVO 以外的其他疾病[35]。门静脉海绵状血管瘤所致胆道病变可能因胆汁淤积出现轻微的化验异常，但很少出现血清胆红素明显升高[39]。

（六）诊断：影像学检查与组织病理

检查者对疾病的认识和专业知识影响着诊断的准确性。任何不明原因突发腹痛的患者都需要考虑新发 PVT 的可能。在过去的几十年中，随着急诊多普勒超声和 CT 的普遍应用，过去在海绵状血管瘤阶段才能确诊的患者已实现在早期 PVT 阶段明确诊断[1-3]。诊断依据包括：急诊多普勒超声提示门静脉内血流充盈缺损或超声、CT 及 MRI 可见管腔内有实性物质[48]。可借助血管造影剂明确血栓的位置（图 33-4）。CT 下腔内物质呈高密度影提示病变发生于几周内（图 33-4）。较大门静脉侧支不显影常提示为新发的 PVT[48]。在病程早期可以出现胆管周围静脉扩张，这对诊断具有一定的误导性。腹部影像学检查和胃肠镜检查是鉴别恶性肿瘤继发 EHPVO 和局部病变，特别是局部炎症反应的关键[48]。

当患者出现门静脉高压的特征性表现，如脾大、血小板或白细胞计数降低、食管胃底静脉曲张或门体侧支形成时，需要考虑门静脉海绵状血管瘤的可能。影像学提示肝门部正常的门静脉被锯齿状血管结构替代为确诊依据[48]。其中，多普勒超声可作为首选检查，而 CT 或 MRI 在对比增强造影的门静脉期能清楚地显示门静脉系统梗阻范围、门静脉侧支和门体分流（图 33-5）。仅凭磁共振胆道成像（MRC）尚不能诊断门静脉海绵状血管瘤所致胆管

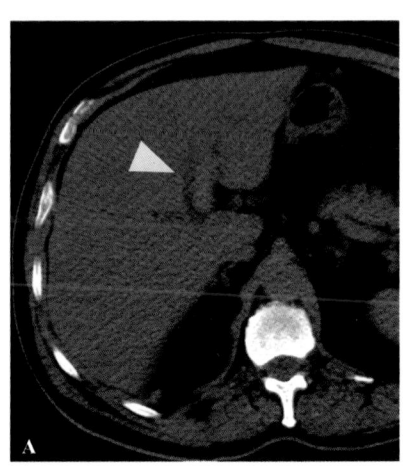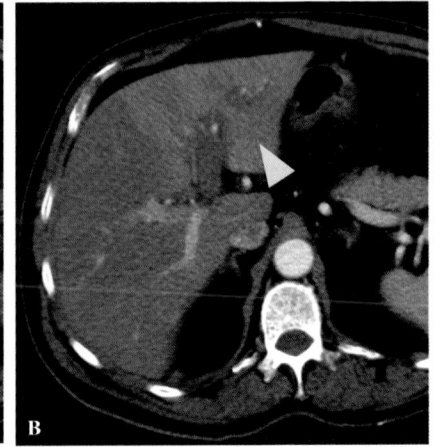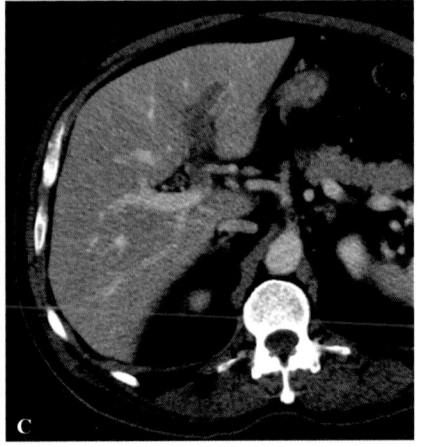

▲ 图 33-4　门静脉左支急性（近期）血栓形成患者的腹部 CT 扫描

A. 平扫可见门静脉左支的高密度血栓（箭头）；B. 动脉期由于门静脉阻塞，出现肝叶强化而门静脉左支未强化；C. 门静脉期门静脉左支未强化而肝实质均匀强化（图片由 Dr Onorina Bruno，Hôpital Beaujon 提供）

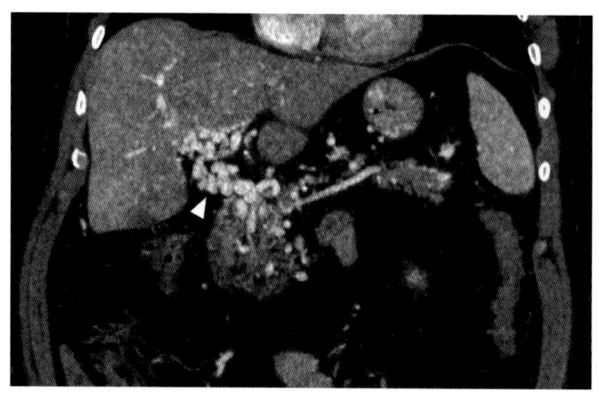

▲ 图 33-5　门静脉海绵状血管瘤患者腹部 CT 门静脉期肝门的锯齿状结构（箭头），图中门静脉不显影

腔内物质经皮穿刺活检可用于区分侵袭性肿瘤和血栓，而一般借助非侵入性成像就能明确诊断。一旦发现肝脏血流异常或形态异常，即应行肝活检排除潜在的肝硬化或非肝硬化性门静脉高压症（图片由 Dr Onorina Bruno, Hôpital Beaujon 提供）

病，还需与其他原发或继发性胆管病相鉴别[48]。

（七）治疗

对于所有急性（近期）PVT 患者，建议尽早启动抗凝治疗[1-3]。前瞻性观察研究表明，早期抗凝能控制血栓进展、预防缺血与肠坏死的发生[36]。同时患者依从性较好。给予 12 个月抗凝治疗，在 6 个月时只有 40% 的患者实现门静脉再通，且继续抗凝不能增加再通率，而肠系膜上静脉和脾静脉再通率随抗凝时间延长持续增加，在 12 个月时达到 60%。此外，40% 的患者 1 年内出现门静脉海绵状血管瘤。以上数据均与回顾性研究的结果一致[1, 3]。因此，目前的国际指南建议对急性 PVT 患者抗凝治疗至少 6 个月[1-3]。目前尚无针对各种抗凝方案疗效的对比性研究。多数研究中首先应用治疗剂量的低分子量肝素，随后以口服维生素 K 拮抗药替代，控制 INR 在 2～3。可通过多种途径给药，但药物溶栓效果方面的数据仍较少且证据偏弱[49]。与普通抗凝治疗相比，药物溶栓在再通方面并无优势，却会增加再发血栓和死亡的风险[49]。尽管有 TIPS 治疗实现再通的相关报道，但具体效果有待评估[50]。目前普遍认为侵袭性手段对慢性肝外门静脉阻塞的疗效较好，且对慢性肠缺血的患者有益，但应用仍需谨慎。

对于门静脉海绵状血管瘤的治疗缺乏共识[1, 2]。

在两项回顾性研究[51, 52]和一项国际前瞻性记录[34]中发现抗凝治疗能预防血栓再发，而另一项研究[53]发现其能延长生存时间。在两项回顾性研究[51, 52]中，对抗凝治疗的出血风险存在相反的结论，而在一项前瞻性记录[34]和随后的回顾性研究[35]中，出血风险并没有增加。多数研究认为，抗凝治疗不提高出血的严重程度[35, 51-53]。MPN 是血栓再发的独立危险因素，此类患者应接受长期抗凝治疗[1-3]。值得注意的是，无血栓再发高危因素的 PVT 患者，需要探讨其长期抗凝治疗的必要性[1-3]，目前正在进行的随机对照试验（NCT02555111）就是要解决这个问题。

除 TIPS 外，门静脉高压性出血的预防可参照肝硬化的治疗指南[1-3]。在对未接受抗凝治疗患者的二级预防中，非选择性 β- 肾上腺素受体阻滞药和内镜下套扎同样有效且患者依从性较好。关于 TIPS[54]和门静脉经脾再通[55]的数据有限。由于相关数据来自特定中心所招募、筛选的患者，很难据此判断经门静脉根部行门体分流术是否有效。近年来，兴起对儿童门静脉高压症行肠系膜上静脉至门静脉左支搭桥即"Meso-Rex 转流术"治疗[40, 43]，该手术在约 60% 的门静脉海绵状血管瘤患儿中有效，70% 患儿能成功预防胃肠道出血，恢复肝功能、认知能力和生长发育能力，而成人在这方面的数据有待补充。

对于出血或脾功能亢进的一级预防，脾切除联合近端脾肾静脉分流术或贲门食管周围血管离断术的应用有一定局限[56]。

（八）结局和预后

在急性（近期）PVT 患者中，随着早期抗凝治疗的应用，肠切除率显著下降，病变范围和严重程度明显减轻[36, 39]。糖尿病是患者行肠切除术的独立危险因素，表明糖尿病动脉病变和内皮功能障碍可加重肠道缺血[57]。

门静脉海绵状血管瘤患者同时有血栓再发和出血的风险[34, 52]。血栓前病变能增加血栓再发的风险，而食管静脉曲张和既往有出血史是出血的独立危险因素。一项前瞻性记录显示，在平均 2 年的随访中，尽管大多数患者接受了平均 14 个月的抗凝治疗，血栓形成的风险仍然是出血风险的 2 倍[34]，其中大多数出血事件与门静脉高压有关。

总体上，在平均 3~5.5 年的随访中，不伴肝硬化和恶性肿瘤的 PVT 患者死亡率已降至 7%~25%[1, 3]，但这些数据需要更新[1]。最近的一次大规模研究发现，患者 5 年生存率为 96%[35]。死亡的危险因素有并发症、血栓再发和肠系膜上静脉受累，而出血史不包括在内。

三、肝硬化门静脉血栓形成

（一）流行病学

总的来说，PVT 患者中有 30% 存在肝硬化[32, 33]。在因肝硬化住院或肝移植术后评估时，PVT 的检出率为 5%~25%，而 1 年内的发病率为 7.5%~18%[58]。相比之下，在接受 HCC 筛查的门诊患者中，PVT 较少见（5 年以上累积发病率为 10%[58]）。在高达 75% 的门静脉血栓患者中，仅表现为部分管腔阻塞[58]。总体而言，门静脉海绵状瘤在肝硬化患者中并不常见。然而，在一组静脉曲张破裂出血患者中，发现有 28% 存在海绵状血管瘤[59]。

（二）病因

PVT 易感因素包括门静脉血流动力学和凝血功能的改变。门静脉血流速度较标准值降低对门静脉血栓形成有很强的预测价值[60, 61]。然而，随访期间门静脉血流速度下降与 PVT 的发生并无关系[62]。PVT 患者门静脉血流速度下降可能与门体侧支血液分流有关[63]。既往有消化道出血或大静脉曲张是继发 PVT 的独立危险因素[62]。然而，尚不清楚这些重度门静脉高压的特征与 PVT 的关系。关于非选择性 β- 肾上腺素受体阻滞药通过降低门静脉血流速度而促进 PVT 发生的假说尚未得到证实[62]。

在肝硬化患者中，肝功能异常导致促凝因子和抗凝因子失衡并使机体趋向于促凝状态，表现为Ⅷ因子和血管性血友病因子（vWF）水平升高、蛋白 C 和 ADAMS13 水平降低[64]。细菌产物易位、内皮细胞激活及肝功能改变可能与上述改变有关。有证据提出遗传相关的促凝异常可能参与疾病发生，但相关证据还不充分[62]。研究还发现，特别是在血小板计数最高的一组患者中，血小板生成素受体激动剂的使用可能增加门静脉血栓形成的风险[65]。然而，血小板较正常值减少也会增加门静脉血栓形成的风险[60]。

其他危险因素包括肥胖、代谢综合征、糖尿病[60, 66]以及局部因素（特别是脾切除术、涉及门静脉系统的手术和部分脾栓塞）。

（三）病理生理——临床表现和自然病程

PVT 对门静脉血流动力学和肝功能的影响尚不清楚。在横向研究中发现，PVT 的发生与大静脉曲张、既往食管胃底静脉曲张破裂以及未能控制的胃肠道出血有关[62]。然而，上述研究未能测定 PVT 对门静脉或曲张静脉压力的影响，失代偿期出现 PVT 并不能证明 PVT 是诱导肝脏失代偿的原因。PVT 可影响肝静脉楔压评估门静脉压力的准确性。事实上，这种血流动力学的影响应该被限制在以下标准内：①血栓发展隐匿，常无任何症状，且与校正基线继发出血或失代偿的风险增加无关[62]；②在 70% 的患者中，门静脉血栓仅部分阻塞管腔[62]；③40% 的 PVT 患者为一过性血栓形成[62, 63, 67]；④海绵状血管瘤样改变罕见。

PVT 诱导的肝实质改变同样难以评估。与门静脉通畅的正常人群相比，并发肝外 PVT 的患者接受肝移植后，肝脏明显缩小[68]。病理组织学检查显示肝静脉阻塞的区域肝实质消失，但这一改变在肝内门静脉血栓形成的区域表现不明显[69]。肝硬化患者门静脉分支栓塞可导致栓塞区域萎缩和非栓塞区域肥大[70]。然而，选择性门静脉分支闭塞与门静脉主干闭塞的表现不同。在纵向研究中发现，PVT 患者基线肝功能更差[62]。然而，在既往门静脉通畅的患者中，PVT 的发生并不预示肝硬化的进展，并且血栓消退也与预后无关[67]。因此，PVT 普遍存在于重度肝硬化和门静脉高压症患者中，但 PVT 很少引起肝脏疾病的进展，说明肝脏疾病和 PVT 可能有相似的诱因。

与单纯 PVT 相比，肝硬化并发 PVT 的患者很少出现腹痛和显著的全身炎症反应[71]。肠系膜上静脉广泛受累可并发肠道缺血，预后很差，临床十分罕见[71]。

校正肝病的基线严重程度后发现，在各个研究中，PVT 对生存率（尤其是短期生存率）的影响结果不一[72]。同时在肝移植候选者中，调整基线严重程度的多因素分析发现 PVT 对总生存率的影响不一致。结果发现，在调整基线后，MELD 评分高的患者移植后生存率波动较小，但 MELD 评分低的患者移植后生存率波动较大[73-75]。这提示，在高 MELD 评分患者中，PVT 很大程度上继发于晚期肝病，而在低 MELD 评分时，PVT 的发生多与其他疾病相关，这些病变（如潜在的血栓前状态）不能通过肝移植纠正，并且将影响移植后的病程。

（四）诊断

从肝癌的常规筛查或肝移植候选者的评估，到寻找近期肝脏失代偿的原因，各种临床情况下均可发现 PVT。因此，要谨慎考虑 PVT 与临床事件之间的因果关系。多普勒超声和增强 CT 是门静脉闭塞诊断、评估和分级的关键[48]。现有分类建立在不同诊疗目的的基础上，如肝移植前的门静脉重建和 TIPS、决策制订，以及疗效和预后评估。图 33-6 是一种广泛使用的分类方法[76]。

诊断首先要区分血栓和肝癌侵袭。可以选择超声引导下瘤体内注射微泡、增强 CT 或 MRI 检查[48]。多普勒超声下，腔内的癌性物质可经动脉信号显影，或在动脉期强化，静脉期和延迟期廓清。其他特征包括门静脉扩张和疑似 HCC 的连续性病变。在不确定病变类型的情况下，可以考虑血栓穿刺活检。

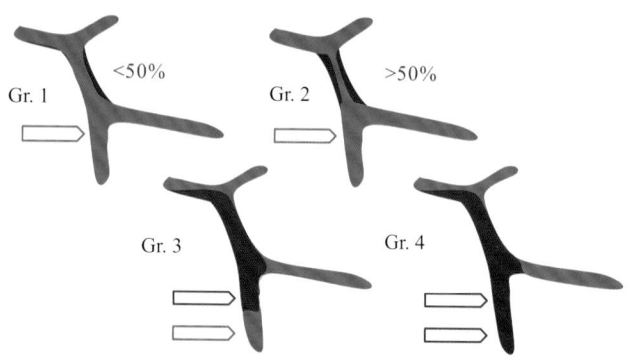

▲ 图 33-6　根据阻塞程度（门静脉主支管腔 < 50% 或 > 50%）和范围（仅累及远端或远端合并近端肠系膜上静脉）对门静脉血栓进行分类的图示[76]

（五）治疗

推荐应用抗凝和 TIPS 治疗。现已有多种抗凝方案可供使用[77]。口服抗凝药的应用经验尚不充足。但现有数据支持了抗凝治疗的安全性，特别是严重胃肠道出血的风险似乎并没有增加。门静脉高压未控制和血小板计数低于 50 000/μl 是出血的危险因素[78]。由于缺乏随机对照试验，只能粗略估计抗凝治疗对门静脉血栓的效果，发现抗凝患者的血栓平均消退率（约 66%）优于前瞻性纵向研究中自发性消失率（约 40%）[62, 63, 67, 77]。对于明确 PVT 的患者，尚未评估抗凝治疗对肝功能的影响。

现在对 PVT 及其再通后对肝脏的影响仍不明确，不建议对发生 PVT 的肝硬化患者进行常规抗凝治疗[1, 2]。此外，需要选择一种最佳抗凝方案并对其效果进行监测[1, 79]。下面几种特殊的情况需要考虑抗凝治疗[1, 2]：①血栓延伸到肠系膜上静脉，疑似或确诊肠缺血；②伴随高危血栓前病变；③考虑肝移植。尽管肝移植的效果主要取决于门静脉血流与移植物间能否实现解剖重建，但门静脉血栓形成仍会对其产生一定影响[80]。即便不能实现完全再通，肝移植候选者仍建议接受抗凝治疗，已达到控制 PVT 进展的目的（图 33-6），抗凝治疗效果仍不确切，因此需在移植前定期随访 PVT 情况。其他章节将详细讨论各种移植后门静脉血流再灌注的方案。

在肝内门静脉分支仍然开放并可见的情况下，可以考虑 TIPS 治疗[81]。TIPS 的疗效和不良事件的发生（包括肝性脑病）与 PVT 无关[82]。在未接受抗凝治疗的患者中，TIPS 会促进血栓清除[83, 84]。在 PVT 患者中，一项比较 TIPS 与内镜下套扎联合普萘洛尔二级预防胃肠道出血的随机试验提示，TIPS 患者再发出血的概率较低，而两者的肝性脑病的发病率和生存时间没有差异[84]。因此，在更多证据产生之前，PVT 合并肝硬化不是 TIPS 的禁忌证，但也不能作为手术指征。换言之，PVT 患者 TIPS 的合理指征仍是药物难以纠正的门静脉高压并发症。对于发生 PVT 并有门静脉高压并发症史的肝移植候选者，TIPS 可作为抗凝治疗的替代。

一项前瞻性随机对照实验中，纳入 70 例接受 1 年小剂量依诺肝素治疗的肝硬化 Child B 级患者，发现 PVT 能完全得到预防，并在 2 年随访期间发现，肝硬化失代偿率和死亡率显著降低，且未发生严重出血[85]。任何预防性抗凝治疗方案的制订都要以前期的临床试验为依据。总的来说，现有数据表明，肝外 PVT 和肝病进展是肝脏或肠道血管异常常见但独立的继发病变，这些病变可以通过依诺肝素纠正。

四、特发性非肝硬化性门静脉高压症

（一）定义

除肝硬化外，下面几种情况可能导致门静脉高压，包括 HVOTO、EHPVO、肝脏浸润性疾病、血管恶性肿瘤、血吸虫病、先天性肝纤维化和结节病。特发性非肝硬化性门静脉高压症（INCPH）是以无肝硬化和上述疾病的情况下出现门静脉高压综合征为特征的疾病，肝脏微循环呈结节性再生性增生和（或）闭塞性门静脉病变等特异性改变[86]。INCPH 的提出旨在取代特发性门静脉高压症、非肝硬化性门静脉纤维化、肝内门静脉硬化症、闭塞性门静脉病变、不完全分隔性肝硬化和结节性再生性增生等类似术语。这些术语诞生于 20 世纪 60 年代，当时门体分流术是严重门静脉高压症的唯一选择，这一术式有条件行更大范围肝活检，发现少数患者并无肝硬化。

（二）流行病学

虽然 INCPH 的发病率尚不明确，但可以肯定它是一种罕见病。在加拿大多伦多的 2500 例尸检发现，2.6% 的患者肝脏存在结节性再生性增生，而仅有 4.7% 的病例存在门静脉高压症[87]。在日本，在 577 例无肝坏死、纤维化或肝硬化的尸检中发现，不伴门静脉高压的情况下，结节性再生性增生的发生率为 2.7%[88]。实际上，在收集时间为 4～30 年（中位数 18 年）间，转诊中心连续报告的 INCPH 病例共计 28～151 例（中位数 60 例）[89-93]。

（三）病因与病机

INCPH 的病因仍不明确。已有大量关于各种病因的报道，但是缺乏病例对照研究来排除无关疾病和报道误差[89-92]。如框 33-1 所述，此类疾病可分为 5 类。在西方，30%～50% 的病例没有发现上述疾病。近年来不断提出各种基因突变与疾病发生的关系，遗传背景下获得性因素和环境因素的相互作用成为一种重要的假说。

小的门静脉和（或）肝窦血管闭塞被认为是改变肝内循环的原发病变。继发性肝实质重塑表现为血供减少区域肝细胞萎缩和血供丰富区域肝细胞代偿性增生[86, 87]。门静脉和门静脉旁血管数量增加提示绕过闭塞门静脉段的海绵状血管瘤形成[89, 90, 94]。肝窦扩张被视为门静脉血流灌注丧失后肝脏的非特异性反应[95]。然而，尚不明确门静脉和（或）肝窦血管闭塞的机制。现有的假说包括：凝血激活或血栓形成、获得性或遗传性血管重塑障碍以及免疫活性细胞介导的内皮细胞损伤。

（四）病理生理——临床表现和自然病程

灌注增加和肝内血管阻塞共同引起门静脉高压症[86]。脾脏明显增大和脾切除后门静脉高压症缓解提示灌注增加参与门静脉高压症的发生。肝内门

框 33-1　与特发性非肝硬化性门静脉高压症相关的情况[89-92, 96]

- 免疫功能紊乱
  - 常见各种免疫缺陷综合征
  - 结缔组织病
  - 克罗恩病
  - 实质器官与造血干细胞移植
- 感染
  - 细菌性肠道感染
  - 人类免疫缺陷病毒（HIV）感染
- 药物和毒物
  - 硫嘌呤衍生物（去羟肌苷、硫唑嘌呤、顺式硫鸟嘌呤）
  - 砷剂
  - 维生素 A
- 遗传病
  - Adams-Oliver 综合征
  - Turner 综合征
  - 磷酸甘露糖异构酶缺乏
  - 家族病例
- 血栓前状态
  - 遗传性血栓形成倾向
  - 骨髓增生性肿瘤
  - 抗磷脂综合征

静脉阻塞和结节性再生性增生可引起肝内血流阻力增加[86]。在许多重度门静脉高压症患者中可发现肝静脉压力梯度正常或轻度升高，提示窦前性阻塞对门静脉高压症的发生有独立且不可忽视的作用。然而，肝活检结果和血流动力学之间几乎没有联系[90]。与肝硬化类似，也需要考虑血管活性物质失衡引起的肝内血管收缩。

儿童和成人均会发生 INCPH，其中男性多于女性（约 6 ：4）[86, 96]。在欧洲成人的平均发病年龄为 38—46 岁[86, 89, 90, 92]。许多 INCPH 患者以门静脉高压症继发的消化道出血为首发表现。近来多数患者在偶然发现脾大、血小板减少、食管静脉曲张或其他门体侧支形成后经检查确诊为 INCPH[86]。INCPH 患者的脾脏平均尺寸大于其他原因（如肝硬化或不伴 MPN 的 PVT）引起的门静脉高压症。

大约 30% 的患者可在病程早期出现肝生化指标异常，常伴胃肠道出血等严重并发症[89-92]。通常肝功能会在相关的疾病得到控制后恢复。INCPH 患者腹水和临床性肝性脑病发生率分别高达 50% 和 7%。与肝功能障碍类似，一过性腹水和肝性脑病的发生常有其他并发症状，可在控制诱因后得到缓解。少数患者可合并慢性腹水，通常与肾衰竭和 1 型糖尿病相关。最新的前瞻性研究发现 INCPH 患者肝肺综合征[89] 或门肺高压[92] 的发生率为 5%~10%。在 5~10 年的随访中，40% 的患者可出现 PVT[97]，是肠梗死的高危因素。

现在认为，门静脉灌注减少（和因此继发的相对动脉化）可诱发大型再生结节形成[89, 98]。暂无证据表明这种结节会转变为恶性肿瘤或成为肝癌发生的早期标志。

INCPH 有进展为终末期肝病的倾向，因此符合肝移植指征，但是现有的数据还不能量化这种风险[89-92]。病情严重的患者常被误诊为肝硬化。该疾病随年龄增长呈缓慢但不可逆的进展，因此对于这种普遍年轻的门静脉高压症患者，需不断强化对症治疗。

（五）诊断——影像学与肝活检

由于常规细针或肝活检中取样不足，这类患者的组织病理学特征常常被忽视。典型特征包

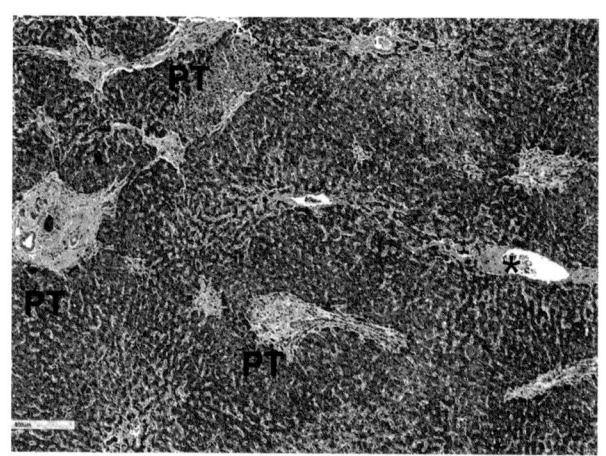

▲ 图 33-7　肝脏特发性非肝硬化性肝内门静脉高压的组织学（三色染色，×200）

可见萎缩的肝实质内肝静脉保存完好（*），不伴肝硬化，中小汇管区（PT）不规则分布其中，表现为硬化、门静脉闭塞（闭塞性门静脉病变）（图 33-7）（图片由 Dr Dominique Cazals-Hatem，Hôpital Beaujon 提供）

括[8, 94]：闭塞性门静脉病变［小门静脉分支狭窄或闭塞伴致密弹性纤维沉积（图 33-7）］；门静脉血管数目增加；扩张的门静脉疝嵌顿入周围的薄壁组织（门静脉旁分流血管）；肝窦扩张（巨大肝窦）；门静脉 / 窦周纤维化；肝细胞再生性改变。"结节再生性增生"这一再生性病理改变呈弥漫性分布且特征显著，即使再没有纤维化的情况下，也可见到微结节样改变。再生性改变是"部分结节样变"的特征，门静脉周围和窦周可形成细长的间隔纤维，将实质分隔为明显的结节，称为"不完全分隔性肝硬化"。

除肝活检外，没有哪项检查能单独证明 INCPH 的存在。与肝硬化鉴别的要点包括：未发现可能引起肝硬化的原因；典型的门静脉高压症状与患者实验室肝功能检查结果不平行。影像上没有第Ⅳ肝段体积未缩小[98] 和肝硬度升高，以及肝静脉压力梯度低于 10mmHg[99] 均提示 INCPH，即门静脉高压症伴门静脉和肝静脉系统未闭。

在越来越多缺乏典型门静脉高压表现的患者中，发现 INCPH 的病理组织学特征[89]。提示可能存在 INCPH 的前驱阶段或无症状亚型。除了肝硬化，处于肝硬化前期的 HVOTO、EHPVO 和导致门静脉高压的慢性肝病［尤其是原发性胆汁性胆管炎、进行性家族性肝内胆汁淤积症 3 型（MDR3 突变）和酒精性肝病］也必须与 INCPH 相鉴别[86]。而结

节病、先天性肝纤维化和血吸虫病可通过肝活检和常规血清学检查排除。

在患有 EHPVO 的患者中识别 INCPH 具有一定难度。因此，一旦实验室检查出现肝功能异常或影像学检查出现肝脏形态改变，都要对其进行肝活检。

（六）治疗

由于缺乏数据的支持，门静脉高压参照肝硬化的指南进行治疗[1, 2]。理论上，明确有 PVT 的患者进行门静脉高压症出血的预防性治疗后，就要同时采用长期抗凝治疗，但现在还缺少支持这一理论的依据。INCPH 患者中的 PVT 高发率引发了关于长期预防性抗凝治疗的讨论，这将是未来临床试验的一大重点。

有潜在血栓前状态的患者将在长期抗凝治疗中获益[89]。建议患者尽可能避免接触可疑的毒性物质。而纠正免疫紊乱是否能改善疾病的预后有待评估。

（七）结局和预后

目前门静脉高压症的治疗极大地延长了患者的生存期，使得许多罕见的并发症得以显现。欧洲的调查显示，7 年内平均死亡率为 15%，死亡主要与肝脏疾病有关，同时与 INCPH 和其他疾病之间的相互作用有关[8, 90-92]。根据数据中心提供的资料，INCPH 的预后存在显著差异，强调了尤其在合并其他疾病时 INCPH 的异质性。

对于非典型显著性门静脉高压患者，在偶然发现 INCPH 后密切随访，评估病情。在中位数约 9 年的随访中，15 例这类患者中有 6 例发生门静脉高压症（其中 5 例有静脉曲张，1 例有腹水），另有 2 例合并急性 PVT，2 例行肝移植[8]。

五、肝窦阻塞综合征/静脉闭塞性疾病

（一）定义

肝窦阻塞综合征（SOS）的特征是肝窦内皮细胞破裂，分离（使血细胞进入 Disse 间隙）并引起下游栓塞，阻断与中央静脉的连接，进而导致窦腔

阻塞[1, 3]。这一疾病曾被命名为"静脉闭塞性疾病"（VOD），因为在病程末期（开始出现临床症状时）中央静脉的非血栓性闭塞非常明显，内皮下水肿和纤维化导致静脉腔偏心性狭窄。中央静脉改变与肝窦内物质向内皮下迁移及静脉内皮损伤有关。

（二）病因与流行病学

最近报道了一种极为罕见的遗传性免疫缺陷综合征，表现为静脉阻塞性病变，即所谓的"VODI"[100]。除此之外，SOS/VOD 一般由外源性药物、毒素和辐射诱导，如框 33-2[1, 3] 所示。这些化学物质对肝窦内皮细胞和骨髓干细胞均有毒性。在流行病学上存在 3 种情况：①食用了含有吡咯双烷生物碱的植物和食物；②造血干细胞移植（HSCT）；③实体肿瘤化疗。

接触吡咯双烷生物碱的情况有 2 种：饮用草药茶或服用草药，这使得疾病呈地方性或散发性分布模式；摄入受污染的作物，在流行地区，其发病率高达 30%[101]。吡咯双烷生物碱的低剂量饮食暴露，如从含有吡咯双烷生物碱的植物中提取蜂蜜，是一个值得关注的问题。目前仍然缺乏证据证明吡咯双烷生物碱有剧毒，同时现有数据难以在人体验证。特异的生物标记物有助于检测患者是否存在吡咯双

框 33-2 引起肝窦阻塞综合征/静脉闭塞性疾病的主要因素[101]

- 6- 巯基嘌呤
- 6- 巯鸟嘌呤
- 放线菌素 D
- 硫唑嘌呤
- 白消安
- 卡莫司汀
- 阿糖胞苷
- 环磷酰胺
- 达卡巴嗪
- 吉妥珠单抗
- 左旋美法仑
- 丝裂霉素
- 奥沙利铂
- 吡咯双烷生物碱
- 特比萘芬
- 全身照射
- 中药治疗
- 乌拉坦

烷生物碱的暴露。在这方面血清吡咯 – 蛋白复合物有一定价值。

在 HSCT 中，随着清髓强度的降低和移植前病毒性肝炎、输血引发的铁负荷升高以及高强度放化疗引起的肝脏损伤得到控制，SOS/VOD 的风险已显著降低[3, 102]。在多项大规模调查中，其发病率可低至 5.3%[103]，但多数为 10%～18%[104]。根据诊断标准不同，相同的患者预估发病率可能存在 2 倍的差异[105]。临床发生 SOS/VOD 的主要危险因素包括：①移植前放化疗方案的强度；②自体或异体 HSCT；③妇女雌孕激素升高；④第二次清髓移植；⑤既往有肝脏疾病（如表现为血清氨基转移酶活性升高）[102]。高强度移植前放化疗方案包括白消安联用环磷酰胺、在使用环磷酰胺的同时全身辐射量＞ 12Gy、环磷酰胺联用卡莫司汀和依托泊苷，或其他具有相同强度的方案。

通过对结肠腺癌肝转移手术中常规肝活检结果的分析，发现暴露于抗肿瘤药物后肝窦病变的发生率高达 50%[106, 107]。其中，以奥沙利铂为基础的化疗方案肝窦病变的风险最高，以 5- 氟尿嘧啶和伊立替康为基础的方案风险在不断增加。这类患者肝窦改变常被描述为"肝窦扩张"，较典型的 SOS/VOD 程度更轻（图 33–8），提示化疗药物对肝窦的毒性作用可能比清髓术或吡咯双烷生物碱要低。

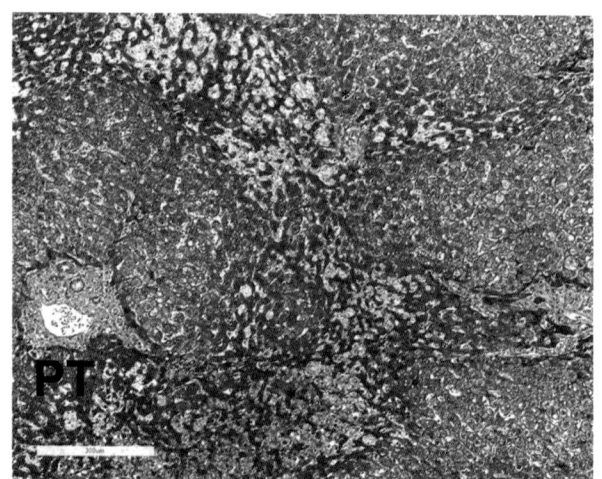

▲ 图 33–8 奥沙利铂治疗结肠腺癌肝转移后肝切除标本中肝窦阻塞综合征的组织学图像（三色染色，×300）
可见小叶中央（*）明显坏死，肝窦出血，肝板萎缩，正常的汇管区（PT）结构消失，而无血栓形成（图片由 Dr Dominique Cazals-Hatem，Hôpital Beaujon 提供）

在吡咯双烷类（野百合碱）中毒的大鼠模型中，肝窦损伤由以下 2 种机制共同引起[108]：①对肝窦 / 中央静脉内皮细胞的直接毒性损伤；②对骨髓干细胞的毒性损伤，从而干扰受损内皮细胞更替。一般来说，毒性物质经肝细胞代谢成活性中间体，进而扩散到胞外并损伤邻近细胞[3]。与肝细胞相比，内皮细胞依靠谷胱甘肽拮抗毒性代谢产物的能力较低，这可能是它们更易暴露于毒性损伤的原因。弥漫性肝细胞损伤可能与药物的直接毒性和 SOS 相关的缺血有关。在暴露于野百合碱的大鼠模型中，一氧化氮生成减少诱导内皮细胞产生基质金属蛋白酶（MMP）9 和 2，从而介导肝窦内皮细胞损伤。

（三）病理生理——临床表现和自然病程

SOS/VOD 的病程与 BCS 相似，包括肝窦压力升高和肝缺血，临床表现包括腹水、肝脾大、黄疸，严重者可出现肝性脑病。常见的细菌感染可能由于清髓术后粒细胞缺乏引起。肝脏实验室检查异常不具有特异性，常表现为不同程度的血清氨基转移酶、胆红素和碱性磷酸酶升高，血清白蛋白和凝血酶原水平降低。病程中可出现严重的肾损害，同时在危重病例中可出现严重肝功能损害和多器官功能障碍。部分 SOS/VOD 患者可无任何症状。

SOS/VOD 的临床表现通常出现在暴露后早期，即 HSCT 调理后的 3 周内，诊断的时间窗可以适当延长[104]。疾病可呈爆发性进展。一项大型的多中心调查显示，发生 SOS/VOD 的 HSCT 患者中轻度（即自限性）占 8%；中度（即可以恢复但必须接受治疗）占 64%；以及严重（即致死或 100d 内不能恢复）占 28%[103]。

已有多种分类来划分疾病的严重程度。近来，根据胆红素水平及其变化率、血清氨基转移酶水平、体重增量、肾功能以及发病延迟时间，提出了评估成人 SOS/VOD 严重程度和指导治疗决策的新标准[104]。

（四）诊断

对于在肝转移切除术中接受常规肝活检的患者，容易明确其组织病理特征（图 33–8）[106]。相比之下，当病情进展，已高度怀疑 SOS/VOD 时，HSCT 受体的血小板通常已显著降低，同时病情严重，限制了经皮肝活检经静脉肝活检的应用。近年来修订了 SOS/VOD 的临床标准，但未经组织病理学金标准的验证[104]。修订的标准包括 HSCT 后 21d 内，血清胆红素水平 ≥ 2mg/dl，同时满足下列 3 项中的 2 项：有触痛的肝大、体重增加 > 5%、腹水。需排除 HSCT 受者中常见的其他诱发肝损的原因（如败血症、其他的药物毒性、移植物抗宿主病、病毒性肝炎、脂肪性肝炎和铁负荷过重），以提高诊断的特异性。因此，临床标准最适用于 HSCT 后多因素所致肝功能不全，而不是对 SOS/VOD 病变的独立诊断。肝静脉压力梯度超过 9mmHg 可作为鉴别移植物抗宿主病和 SOS/VOD 的依据[105]。然而，在合并多种肝脏疾病危险因素的情况下，血流动力学的特异性有待证实。

（五）疾病预防

对于 HSCT 患者，要尽可能避免接触引起肝损伤的移植前危险因素（如病毒性肝炎、肝毒性药物、高强度放化疗、输血相关的铁负荷过重）。同时应避免高强度清髓方案。药代动力学和药物基因组学并未证明调整个体化的用药剂量有助于疾病的预防[109]。预防子宫出血，首选炔诺酮和雌孕激素替代物。

对 356 名 SOS/VOD 高危儿童进行单项开放标签随机对照研究发现，其发病率从 20% 下降到 12%（P=0.0488），而对生存率没有任何影响[110]。然而，成本效益比阻碍了许多国家预防性措施的批准。可考虑应用前列腺素 E_1、己酮可可碱、肝素和抗凝血酶等。熊去氧胆酸对 SOS/VOD 发病率的影响存在差异，且不能降低患者死亡率[13, 111]。

在结肠癌肝转移患者中，贝伐单抗联合奥沙利铂能预防奥沙利铂相关的肝窦病变[106]。然而，这种情况下肝窦病变对预后的影响有限，在抗肿瘤药物的配伍时，仅考虑其对生存率的影响。

（六）治疗

治疗暂缺随机对照试验的支持。在有关 HSCT 受者的研究中含有回顾性设计，或者在前瞻性研究中时使用历史对照。去纤维蛋白多核苷酸能改善患者预后，尤其是严重 SOS/VOD 和多器官衰竭的患者。事实上，这一亚组的患者100d生存率可从倾向匹配历史对照的 25% 增加到前瞻性治疗的 40% 左右[112]。患者依从性较好。因此，尽管其成本很高，去纤维蛋白多核苷酸已被批准治疗 SOS/VOD。曾报道与组织纤溶酶原激活剂有关的致死案例，因此不推荐应用[111]。随机对照试验证明使用 N- 乙酰半胱氨酸效果不佳[90]。有报道指出，行 TIPS 治疗的患者生存率较低[1, 3]。因此，降低调理强度、一般支持、重症护理以及去纤维蛋白多核苷酸治疗严重 VOD 合并多器官衰竭是目前 HSCT 相关 SOS/VOD 的主要治疗策略。目前尚不清楚去纤维蛋白多核苷酸是否适用于其他原因引起的严重 SOS/VOD。

六、遗传性出血性毛细血管扩张症中的肝血管畸形

（一）定义

遗传性出血性毛细血管扩张症（HHT）又称 Rendu–Osler–Weber 综合征，是一种常染色体显性遗传疾病，以广泛的皮肤、黏膜和内脏毛细血管扩张为特征。当存在以下 4 项特征中的 3 项时可以诊断为 HHT：反复地自发性鼻出血、多处皮肤黏膜毛细血管扩张、内脏动静脉畸形，以及·级亲属中有确诊的 HHT 患者[113]。以上特征中只有 1 项或都没有则可能性较低，而存在 2 项患病可能性较高。然而，无论临床表现如何，只要证明致病基因发生突变即可确诊[113]。

HHT 特有的肝血管畸形（HVM）表现为动静脉瘘，显微镜下毛细血管扩张到粗大的畸形血管均可出现[1]。

（二）流行病学

据估计 HHT 发病率为（1～2）/10 000 人。各种影像学检查提示 44%～74% 的 HHT 患者存在肝脏形态异常[1]。

（三）病因与发病机制

以下 2 种基因中，约 80% 的 HHT 患者存在一种发生突变：内皮糖蛋白（*ENG*，位于 9 号染色体，HHT1）和激活素 A 受体 II 型 1（*ACVRL1*，位于 12 号染色体，HHT2）。内皮糖蛋白是 BMP9/10、TGF-β_1 和 TGF-β_3 的复合受体。ALK1 是 BMP9 和 BMP10 的信号受体。此外，在患有 HHT 综合合并青少年息肉病的个体中发现 *MADH4* 基因（编码 SMAD4 蛋白）突变，同时在多位怀疑患 HHT 的个体中同样发现了 *BMP9* 基因突变。除此以外，约 15% 的 HHT 患者不存在上述基因突变[113]。突变基因或相应信号通路与毛细血管扩张症的联系尚不完全清楚。

相比 HHT1 基因亚型，肝血管畸形在 HHT2 基因亚型中更常见[1]。畸形血管在肝脏弥散分布，扩张程度随时间进展。肝血管畸形具有年龄和性别依赖性，患者平均年龄约 50 岁，女性占优势（女性与男性之比 > 2）[114, 115]。

（四）病理生理——临床表现和自然病程

HVM 最终会导致肝内伴行血管发生 3 种类型的分流：肝动脉 – 肝静脉分流、肝动脉 – 门静脉分流和门静脉 – 肝静脉分流[1, 114, 115]。肝区可触及震颤和收缩期杂音。高动力循环可导致心力衰竭，这是肝脏疾病最常见的临床表现。尽管门静脉高压症相对常见，但 HHT 合并 HVM 患者胃肠道出血的主要原因是胃肠道毛细血管扩张。肠系膜缺血可能是由于肠系膜动脉血经胰十二指肠动脉分流入 HVM。缺血性胆管病较少见，这可能是因为一部分动脉血经 HVM 分流后供应胆管。

大多数 HVM 患者无任何症状。最近的纵向研究估计并发症发生率和死亡率分别为 3.6/（100 人·年）和 1.1/（100 人·年）[114]。

与导致局灶性门静脉高压 / 高度动脉化的其他血管性肝病类似，HHT 合并 HVM 患者的肝脏再生改变明显[115]。镜下，病变类似于结节性再生性增生[115]。常有肉眼可见的无症状再生结节[116]。鲜有在未感染乙肝和丙肝的情况下发生肝癌的案例。

（五）诊断——影像和病理

HVM 的检查手段包括多普勒超声、CT、MRI 或经皮肝动脉造影。多普勒超声以其无创、便利（尽管需要专业的操作者）和准确度高的特点成为首选方法[1, 3, 113]。在无症状、实验室检查发现肝功能异常，或存在充血性心力衰竭、胆道疾病和门静脉高压症的患者中，无论是否确诊为 HHT，都可能发现血管异常。

影像学检查难以看到扩张的毛细血管，仅在 CT 或 MRI 上看到动脉期肝脏不均匀强化（图 33-9），或多普勒超声发现形态不规则且弥漫分布的血管异常增生区[117]。肉眼 HVM 呈大小不同的离散结构，于动脉期强化，伴引流静脉、门静脉或肝脏早期显影。动脉期肝静脉早期强化提示存在肝动脉 – 肝静脉分流。肝动脉 – 门静脉分流的直接证据只能从动脉期早期的影像中发现。门静脉 – 肝静脉分流的诊断很大程度上依赖于门静脉造影。

肝动脉可显著扩张、扭曲（图 33-9）。再生结节是高度动脉化的继发性表现，其特征为：无论结节的初期性质如何，晚期都会呈均质化且密度与其余肝组织相似。在 HHT 患者中，造影剂廓清不是肝细胞癌的确诊依据。当结节在 CT 平扫或 MRI 上呈现为特征性星状中央纤维区，或者对比增强超声提示肝动脉呈放射状分布时，提示结节呈局灶性增生。门体静脉分流的出现是门静脉高压症的确诊

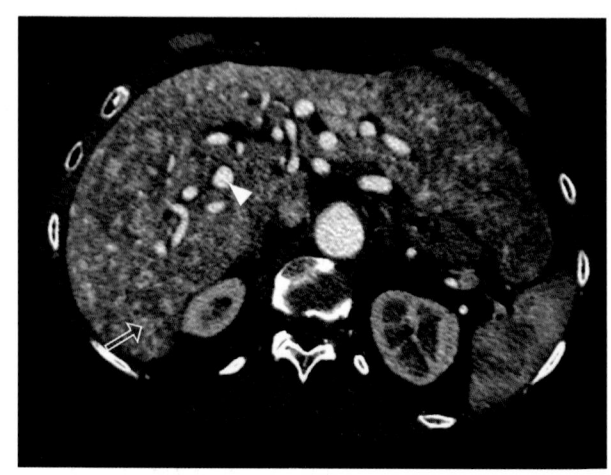

▲ 图 33-9　腹部增强 CT 的动脉期
可见明显扩张的肝动脉（箭头）和对应于肝血管畸形的多个过度强化区（箭）（图片由 Dr Onorina Bruno，Hôpital Beaujon 提供）

依据。缺血性胆管病则建议用磁共振胆管造影来评估。

多普勒超声诊断 HVM 的主要标准包括肝动脉扩张（> 6mm 或 7mm）和肝内血管异常增生[1, 3, 117]。其他标准包括肝固有动脉阻力指数降低和门静脉血流速度增加[1]。在超声影像中缺乏上述表现则没有进一步做其他影像学检查的必要。

对于不能确诊为 HHT 的患者（仅符合一项或两项临床特征），特别是当基因检测不能实施或不能明确时，推荐使用多普勒超声筛查 HVM[1, 3, 113]。此外，对于确诊为 HHT 的患者，评估肝脏受累情况有助于改进诊疗方案[1, 3, 113]，而筛查频率与年龄的关系仍有待明确。

对于确诊的 HVM 患者，特别是多普勒超声已有异常发现时，应该在治疗前进行包括超声心动图在内全面的心脏评估，并多次复查以监测血流动力学变化。严重的病变需要进一步行介入手术评估。

（六）治疗

推荐此类患者转入综合医疗机构就诊[1, 3, 113]。不建议对无症状 HVM 患者进行治疗。当出现心脏、胆道和门静脉高压等并发症时需要强化治疗和支持性治疗，主要针对 HHT 以外的其他疾病，包括纠正缺铁性贫血。研究表明，这些措施对上述症状均有一定疗效[1]。

对于非特异性治疗效果不佳的患者，需制定针对 HVM 本身的治疗方案。现已在心力衰竭患者中试用贝伐单抗治疗，在为期 3 个月的研究中发现，2 个月的疗程能够改善呼吸困难、心脏血流动力学和鼻衄症状[118]。3 名症状严重的缺血性胆管病患者在用药 1 年后症状改善，无须行肝移植治疗[119]。药物的前期疗效令人满意，但仍需明确其远期效果和患者的耐受性。肝动脉栓塞位置易变，药物治疗效果不明显，可能在脱落后引起肝脏或胆管缺血，其治疗指征需更加规范[1, 3, 113]。肝移植是唯一明确有效的治疗方案[1, 3, 113]，能显著并持续改善心脏功能，目前的患者生存率等同或优于其他适应证。在未来需要明确病程中肝移植的最佳时机。

七、先天性门体静脉分流——Abernethy 畸形

（一）定义

先天性门体静脉分流（Congenital portosystemic shunt，CPSS）表现为在没有原发性肝脏疾病、HVOTO 或 EHPVO 的情况下，门静脉系统与 IVC 系统之间出现异常交通。CPSS 可能由于肝外（通常称 Abernethy 畸形）、肝内或静脉导管未闭引起[120]，各类分流的结局和治疗方案相似。在许多 CPSS 病例中，尽管常规的影像学检查难以显示门静脉系统，但仍可使用特殊手段予以明确，这一情况不属于"先天性门静脉缺如"的范畴。

（二）流行病学

高半乳糖血症是由于门体分流限制了正常情况下肝脏摄取血液半乳糖的能力导致的。参照新生儿中半乳糖血症筛查率，CPSS 的发病率约为 1/30 000。考虑到门体分流存在自发性闭合的可能，永久性 CPSS 的发病率约为 1/50 000[120]。

（三）病因与发病机制

有几种机制可以解释 CPSS 的发生[120]：①与各种遗传疾病相关；②其他器官异常，尤其是心脏常见的先天性畸形；③静脉导管作为交通血管诱导 CPSS 的发生；④肝血管瘤自然消退后的继发性改变。

在先天性门静脉缺如的患者中，肝外门静脉消失或以纤维残留物的形式存在[120, 121]。在其他患者中，门静脉较小并与 IVC 以不同方式沟通。肝内门静脉十分纤细，显微镜下，门静脉可正常或表现出闭塞性门静脉疾病的某一特征[120]。相应地，许多先天性门静脉不明显的患者在分流阻滞后，造影剂门静脉系统显影可见肝内门静脉血流[120, 121]。多数患者门静脉分流闭塞后没有发展为门静脉高压，直接证明这类门静脉异常是 CPSS 的结果而非原因[120-122]。

（四）病理生理——临床表现和自然病程

本病表现分为门体分流有关，以及肝脏去门

静脉化和继发性高动脉化两方面。门体分流可表现为：①肝性脑病；②血氨水平升高；③血清胆汁酸水平升高；④与锰沉积相关的脑 MRI T_1 加权苍白球高信号[123]。门静脉高度动脉化可表现为：①肝脏缩小，血清胆红素水平轻度升高，血清白蛋白水平中度降低；②以与其他肝血管疾病类似的形式发展为肝脏肿块（如局灶性结节增生、肝细胞腺瘤，以及相对少见的肝癌）[120]。门体分流和（或）去门静脉化可表现为慢性低氧血症和肺动脉高压，它们分别具有肝肺综合征和门静脉高压性肺动脉高压的特征[114]。

现有数据主要来自儿科中心，这种对有症状患者的选择性报告导致数据偏倚[109]。决定 CPSS 表型的因素仍待探索。CPSS 可经历一个漫长、无症状的过程，并且在老年偶然体验时或发生肝性脑病、原发性肝肿瘤、低氧血症或肺动脉高压等疾病时发现。早期无症状患者出现相应症状和体征的比例尚不明确。对 250 例儿科病例进行系统回顾，发现 24 例表现不典型，通常为新生儿可逆性胆汁淤积症；64 例在平均年龄 8 岁时出现肝脏肿块，主要包括局灶性结节增生和巨大的再生结节，还有 7 例腺瘤和 7 例恶性肿瘤；32 例慢性低氧血症；30 例肺动脉高压及 64 例肝性脑病[88]。肝性脑病与慢性肝病中的症状类似。其他中枢神经系统表现可能与门体分流有关，如语言学习迟缓、智力低下、学习困难、多

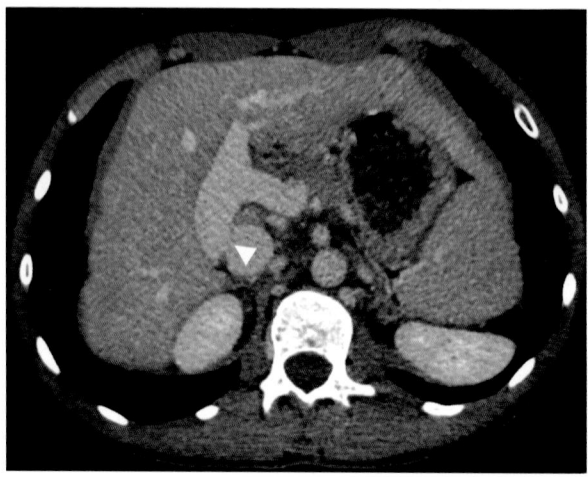

▲ 图 33-10　肝外先天性门体分流（Abernethy 畸形）患者腹部 CT 静脉期，箭头示门静脉右支与下腔静脉之间侧 – 侧分流的巨大分支（图片由 Dr Onorina Bruno, Hôpital Beaujon 提供）

动症和注意力不集中[59]。

（五）诊断

影像学检查首选多普勒超声，并通过增强 CT 对分流进行精确评估（图 33-10）[120, 121]。现已从不同方面对肝内和肝外 CPSS 提出了几种分类[121]。肝内分流由一个较大的位于中央的分支，或由一个或多个位于一叶或多叶的分支组成[124]。肝外门静脉分流可以是门体静脉分流或门腔静脉分流，后者有端 – 侧或侧 – 侧两种类型。

MRI 是肝脏结节定性的关键。然而，CPSS 相关的肝结节在血管增强前后变异性大，通常需要肝活检以明确是单纯再生结节、肝细胞腺瘤还是恶性肿瘤[120]。

对于设计或实施治疗，评估肝内和肝外门静脉分支发育不全和球囊阻塞分流引起改变的程度，经股静脉血管造影和血流动力学检测是必不可少的[120-122]。阻断分流后，50% 的患者门静脉压力可上升至 20mmHg 以下，各 25% 的患者门静脉压力可上升至 20～29mmHg 和 30～45mmHg[120]。

（六）治疗

可通过一步法经皮腔内血管成形术或两步法外科手术闭合分流[120-122]。应避免损伤门静脉分支的发育、IVC 和正常肝静脉血供，以及其他器官如脾脏和肾脏的引流。外科手术首先套扎分流血管以改善肝内门静脉灌注，然后在肝内门静脉系统扩张后闭合分流血管。干预前必须评估患者对分流闭塞的耐受性，这决定了经皮腔内血管成形术和外科手术的选择。可通过测量球囊闭塞后的门静脉压力引导经皮腔内血管成形术。虽然目前没有精确的阈值，但通常门静脉压力升高至 30mmHg 以上需实施两步法外科手术治疗[120]。夹闭分流血管后观察肠道变化是判断耐受性的主要标准[121]。当患者需要套扎分流血管时，建议行外科手术治疗。此外，治疗预期也决定了术式的选择，经皮闭塞没有心脏栓塞的风险。这两种方法可以联合使用。

关于预后的数据主要源自儿童。虽然有一定报告偏倚，但闭塞的效果依然显著，大多数患者肝性

脑病、肝肿瘤、肺动脉高压和低氧血症等异常均会得到的纠正或控制[120-122]。手术并发症罕见且相对稳定，暂无相关的死亡报告。

有症状的先天性门体分流患者和肝脏肿块患者分流闭塞后预后较好，被视为手术的适应证。此外，需要考虑无症状患者分流闭塞的最佳时机，从而预防潜在的严重或致命并发症。找到并发症发展的预测因子是亟待解决的问题。

八、非阻塞性肝窦扩张与紫癜性肝病

（一）定义

肝窦扩张（SD；图33-11）可定义为肝窦管腔的宽度超过一个肝板[95]，可出现肝细胞萎缩或再生、窦周纤维化和充血。当出现下列表现之一且无法解释时，考虑存在非阻塞性SD（NOSD）：①镰状细胞、噬血组织细胞或肿瘤细胞浸润血管；② BCS或心力衰竭；③ SOS/VOD[95, 125-127]。据报道除口服避孕药相关的NOSD主要分布于门静脉周围区之外，在绝大多数病例中，NOSD主要分布在小叶中央或中叶区[95, 125-127]。

紫癜性肝病的特点是不同大小的囊性血湖随机分布在整个肝小叶中。相比NOSD，可出现特征性的网状纤维完全断裂的表现[95]。然而，在描述严重SD合并紫癜性肝病和早期紫癜性肝病合并SD等类似情况下的肝窦病变时，紫癜性肝病和肝窦扩张可以混用[95]。

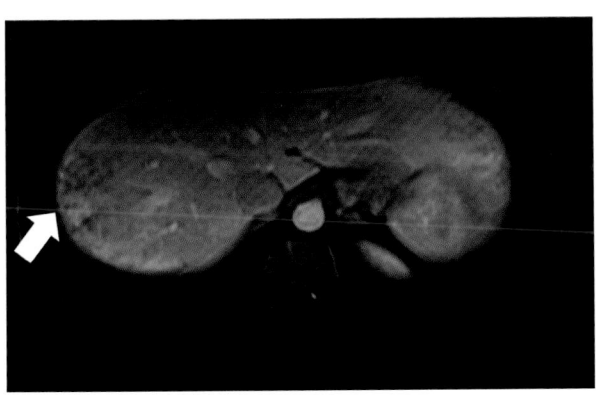

▲ 图33-11 肝窦扩张

注射钆后MRI T_1加权门静脉期可见肝右叶边缘不均匀增强，称为"马赛克图案"或"蕨叶状图案"，后期呈均匀增强

（二）流行病学

NOSD缺乏人口学数据。已明确的是，NOSD是一种非常罕见的疾病：如在1976年西班牙巴塞罗那医院门诊部的906份活检结果中，有26份（2.9%）患有NOSD[128]；1994—2001年的美国罗切斯特Mayo诊所的病理文件中检索到17例NOSD病例。

（三）病因

有关NOSD的报道中，绝大多数患者合并以下5类疾病，列于框33-3中[95]。门静脉灌注减少是所有NOSD相关血管性疾病共有的特征[95, 125]。在先天或外科门体分流的大鼠模型中也可发现NOSD。NOSD相关的肿瘤性疾病常伴有明显的全身炎性反应，包括炎症或毛细血管扩张性肝腺瘤，以瘤体内存在SD为特征[95]。尽管抗磷脂综合征不会引发全身炎性反应，但据报道，它也是NOSD的常见病因[129]。感染性和炎性疾病可导致一过性的NOSD[130]。在获得性免疫缺陷综合征的患者中，巴尔通体（Bartonella henselae）感染可引起"细菌性

框33-3 报告的与非阻塞性肝窦扩张相关的情况

- 血管疾病
  - 肝外门静脉阻塞
  - 特发性非肝硬化门静脉高压症
  - 先天性门体分流
- 肿瘤疾病
  - 肾腺癌
  - 霍奇金病
- 慢性炎症性疾病
  - Castleman病
  - 克罗恩病
  - 类风湿关节炎
  - 系统性红斑狼疮
- 急性传染性炎症性疾病
  - 肺炎、肾盂肾炎、胰腺炎、胆囊炎、炎症性肠病、杆菌性肺炎（汉赛巴尔通体）
- 暴露于激素和药物
  - 口服避孕药
  - 雄性激素类固醇
  - 硫嘌呤衍生物
  - 奥沙利铂

紫癜"。口服避孕药可能仅是并发炎症性疾病患者的辅助因素[95, 127]。雄激素也与紫癜性肝病的发生有关。现有关于硫嘌呤衍生物的报道中，患者常合并其他 NOSD 的独立危险因素，因此其致病作用尚不明确。奥沙利铂相关的肝窦病变与 SOS 或单纯 NOSD 存在联系[107]。

（四）病理生理——临床表现和自然病程

如前所述[95]，临床和实验室证据表明，无论是门静脉流入减少还是肿瘤、炎症和感染性疾病相关的 NOSD，都有 IL6、Notch1 和（或）VEGF 通路参与。尚不清楚这些介质与肝窦扩张之间的联系。值得注意的是，关于雌孕激素、雄激素或硫嘌呤衍生物的致病作用同样缺乏实验室证据。

NOSD 一般不引起临床表现。有报道指出在特殊情况下，患者有自发性肝破裂可能，这些病例多数以紫癜性肝病为特征[131]。在肝活检中发现异常的患者常合并不明原因的血清氨基转移酶、GGT 或碱性磷酸酶升高[129]。除非合并肝外疾病，血清胆红素、白蛋白和凝血酶原水平一般正常[127]。目前，应用 CT 或 MRI 评估患者炎症状态，使得 NOSD 的发现率日益升高[130]。

（五）诊断

肝活检依然是诊断的金标准。排除心力衰竭或 BCS 后，CT 和 MRI 下肝脏在注射血管造影剂前成像均匀，增强后的门静脉和（或）动脉期呈"马赛克图案"并在后期恢复至均匀，这是诊断的特征性依据[130]。在合并急性炎症性疾病时，不宜行肝活检。

（六）治疗和预后

尽管极少数患者存在肝脏自发性破裂的可能[131]，NOSD 仍属于伴随其他基础疾病的良性病变，不需要进行特别治疗。

长期肝窦阻塞的病程演化还没有得到充分的研究。相关表述性病例的纵向研究表明其可能向结节性再生性增生进展，证明 NOSD 与结节性再生性增生具有相似性的病因。

第 34 章 循环衰竭性肝病

The Liver in Circulatory Failure

Santiago J. Munoz　Hanisha R. Manickavasagan　Idean Amirjazil　**著**

张　烁　杨长青　**译**

要　点

- 肝动脉和门静脉所构成的双重血供，使肝脏对缺血性损伤具有较强的抵抗力。
- 在急性或重度低血压、休克或血流动力学不稳定时，可出现肝脏灌注减少，进而导致缺血性肝损伤。
- 肝小叶中Ⅲ带最易出现缺血性损伤，但在严重病例中，Ⅱ带甚至门静脉周围区域也可出现肝细胞坏死。
- 急性肝损伤的严重程度不同，尤以急性（暴发性）肝衰竭少见，在典型病例中，血清氨基转移酶在几天内迅速升高，然后在低血压得到纠正后可迅速回落。
- 由心力衰竭引起的肝静脉淤血可导致血清氨基转移酶异常、血清胆红素升高和凝血功能异常。即使患者本身没有肝硬化，肝静脉淤血也会引起腹水。慢性或严重淤血可导致肝纤维化并出现合并肝癌等并发症的特征性肝硬化（"心源性肝硬化"）。
- 肝硬化患者对缺血的耐受性更低，严重低血压或休克后可出现慢性肝衰竭急性发作。
- Budd-Chiari 综合征典型的循环异常为静脉流出道梗阻，可引起肝细胞坏死。在伴有门静脉血栓的 Budd-Chiari 综合征中，门静脉不能作为肝脏的代偿性流出道，可出现广泛的肝细胞坏死伴肝衰竭。
- 由于胆道系统只接受肝动脉供血，肝动脉闭塞可导致缺血性胆管病，长期闭塞后可发展为胆管狭窄。
- 尤其在肝移植术后早期，肝门部肝动脉阻塞可引起肝梗死。胰腺或胆道手术若损伤到肝动脉，也可引起肝梗死。

肝脏接受来自门静脉和肝动脉的丰富血液。双重血供在肝窦内混合后通过 3 条肝静脉主支流出肝脏。双重血供降低了低血压或心输出量降低对肝脏总血流的影响。然而，显著和（或）长期心输出量减少或休克可导致缺血性肝损伤。心力衰竭引起的低血压主要影响动脉血流量和肝脏供氧。如果损伤严重，可导致肝细胞坏死，血清肝源性氨基转移酶水平显著升高，甚至超线性。急性肝缺血性损伤一般不影响肝功能或造成不可逆性肝脏损害。轻型慢性肝缺血可出现氨基转移酶水平轻至中度升高，但可引发进行性肝纤维化。急慢性充血性心力衰竭均可导致腔静脉和肝静脉压力升高，引起肝淤血、腹水，并最终发展为肝硬化。由循环衰竭引起的肝损伤可呈现出多种生化、组织学和病理生理学特征。

本章讨论与急性缺血、肝淤血、缺血性胆管病、肝梗死、肝静脉流出道受阻和热射病有关的肝损伤。肝脏生化指标异常可反映肝细胞损伤，其他影响肝血流的疾病如免疫性疾病和血管炎将在其他章节中讨论。

一、肝脏血流的解剖与生理

肝脏血管解剖和肝血流生理已在其他章节详细叙述，这里主要归纳与循环衰竭有关内容。

大约 2/3 的双重血供通过门静脉主干进入肝脏。门静脉血压力较低，含有从肠道吸收的包括葡萄糖、氨基酸、水溶性维生素和三酰甘油在内的营养物质，而氧含量相对较低[1]。其余 1/3 的血流从肝动脉流入，其压力较高且氧含量相对丰富。运送到肝脏的氧气有 50% 以上由肝动脉提供，同时肝动脉是整个胆道系统的唯一供血来源。肝脏，包括胆道系统，容易因肝动脉血流减少而出现缺血性损伤。相比之下，门静脉血流减少不易引起肝脏缺血性损伤。手术中意外结扎肝动脉分支或为治疗肝细胞癌（HCC）而栓塞肝动脉分支可导致闭塞血管供应的肝段梗死。低血压能导致局部或广泛的肝梗死。门静脉血栓形成的患者，肝动脉成为肝脏唯一的供血来源，更容易在肝动脉血流阻断后出现缺血性肝损伤，多见于肝细胞癌化疗栓塞或低血压后。

肝脏的功能单位是肝腺泡，又称肝小叶，大致呈五边形结构，中心为一根中央静脉，两侧有若干门静脉（图 34-1）。每个汇管区包含一根肝动脉、一根门静脉和一到两根胆管的小分支。肝细胞沿肝窦呈放射状排列称为肝板，宽 1~2 个细胞，范围在汇管区到中央静脉之间。门静脉和肝动脉血液通过汇管区（Rappaport 分类中肝腺泡 I 带）进入肝腺泡，并在肝窦内混合[2]。混合后的血液流入腺泡中心（Rappaport III 带），并最终从肝静脉主支流出。因此，肝腺泡 I 带的血液富含氧气和营养物质，而随着血液沿肝窦向远端流动，这些成分逐渐耗尽。相反，III 带由于氧供较少，更容易出现缺血性损伤。

流入肝脏的门静脉血压力较低且血流相对缓慢，受全身动脉血压变化的影响较小。相比之下，肝动脉血压相对较高，受严密的调控以保持肝血流总量（肝动脉和门静脉血流量的总和）恒定[3]。腺苷是强效的动脉血管扩张药，通过促进局部合成一氧化氮来调节肝动脉血流。随着门静脉血流量的增加，汇管区腺苷水平下降，引起肝小动脉收缩和动脉血流量下降[4, 5]。肝硬化不会影响肝动脉平滑肌对腺苷的敏感性。

二、缺血性肝损伤

缺血性肝损伤，过去称为缺血性肝炎，是由于供氧减少导致的肝细胞功能障碍和坏死[6-10]。这类肝损伤最常见于严重低血压引起的肝脏供血减少。常见的缺血性肝损伤的原因见于框 34-1。引起心脏输出量急剧减少的事件（如大面积心肌梗死、肺栓塞和充血性心力衰竭）是缺血性肝损伤的常见原因。活动性出血、脱水、热射病和脓毒症引起的血容量降低或呼吸衰竭引起的缺氧也可导致肝脏缺血性损

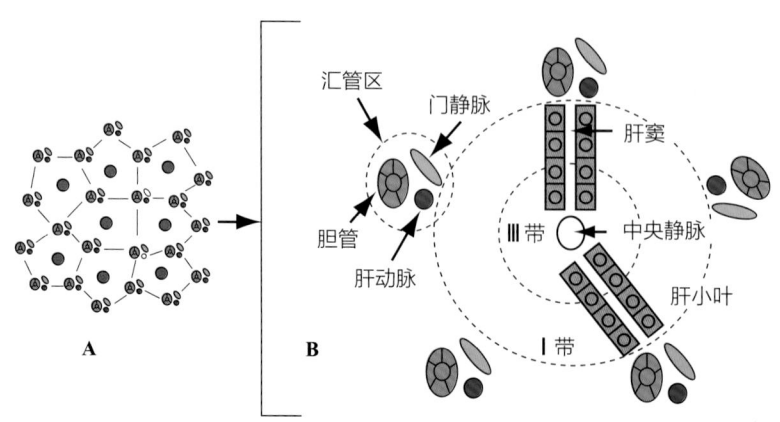

▲ 图 34-1　A. 肝脏横截面。肝脏的功能亚单位是肝腺泡（即肝小叶），大致呈五边形，中心为中央静脉，周围有门静脉，几个肝小叶共享一个汇管区；B. 肝小叶或肝腺泡。汇管区内有肝动脉、门静脉和胆管分支，肝细胞从小叶边缘的汇管区延伸至中央静脉。肝动脉和门静脉血液通过汇管区进入腺泡，然后经肝窦流入中央静脉。I 带位于肝腺泡外周（虚线外环），III 带位于腺泡的中心（虚线内环）

伤。有时会用"休克肝"来描述严重血流动力学不稳定的情况下发生的肝脏缺血性损伤。

（一）病理生理

缺血性肝损伤的组织学特征是Ⅲ带肝细胞坏死，很少或不伴炎症反应。在更严重的情况下，可出现广泛的肝小叶纤维支架塌陷（图34-2和图34-3）。除非有长期淤血、缺氧或与缺血无关的慢

框34-1　缺血性肝损伤的病因

动脉压降低
- 心力衰竭
  - 心肌梗死
  - 肺栓塞
  - 充血性心力衰竭恶化
  - 肺源性心脏病
  - 心脏压塞
- 低血容量
  - 出血
  - 脱水
  - 大面积烧伤
- 其他
  - 感染性休克
  - 中暑
  - 镰状细胞危象

低氧
- 急性呼吸衰竭
- 慢性呼吸道疾病急性加重
- 阻塞性睡眠呼吸暂停

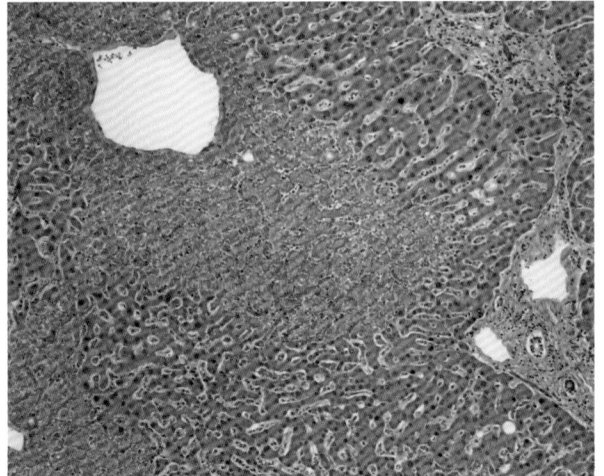

▲ 图34-2　肝淤血

Ⅱ带和Ⅲ带可见肝窦淤血伴肝细胞坏死，而门静脉周围肝窦和肝细胞未见异常（HE染色 ×100）

性肝病，一般不会出现肝纤维化。对于充血性心力衰竭患者，由于心输出量和血压间歇性降低，可合并有急性肝淤血和缺血性肝损伤的表现。缺血性损伤常在缺血原因纠正后自行恢复，表现为肝细胞再生，组织学和肝功能恢复正常。然而，对于慢性肝淤血和纤维化的患者，这些异常在缺血性肝损伤好转后仍然存在。在分子水平，Toll样受体4（TLR4）在缺血再灌注损伤的病理生理中起重要作用。肝细胞TLR4基因缺陷的小鼠可免受缺血再灌注损伤[11]。

（二）临床特点

大多数缺血性肝损伤的患者不会出现黄疸、腹水和肝性脑病等肝脏疾病的症状或体征，而仅表现为肝脏的生化改变（见下一段）。缺血性肝损伤的患者常出现精神状态改变，但这与缺血导致的暴发性肝衰竭关系不大。在一项大型的前瞻性研究中发现，由缺血性肝损伤引起的急性肝衰竭占比非常小（6%）[12]。因此，缺血性肝损伤患者很少出现真正的肝性脑病和相关的高氨血症。在多数情况下，精神状态改变可能与急性低血压事件和血流动力学紊乱引起脑灌注不足有关。

血清丙氨酸氨基转移酶（ALT）、天冬氨酸氨基转移酶（AST）和乳酸脱氢酶（LDH）水平突然升高是缺血性肝损伤的生化标志。肝细胞缺血坏死后释放的肝酶水平通常在缺血性损伤［如突发严重低血压（图34-2和图34-3）］后1～3d达峰。缺血性肝损伤患者可能因急性起病而多次住院治疗。由于

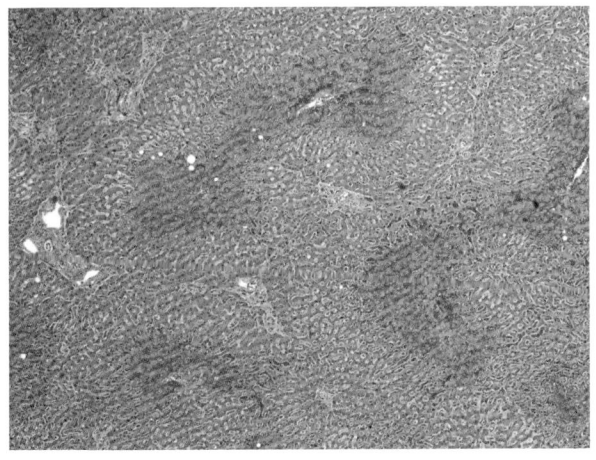

▲ 图34-3　充血性心力衰竭患者带状分布的肝窦淤血和肝细胞坏死（**HE染色 ×40**）

肝细胞中 ALT 的含量更高，发病后通常比 AST 的血清水平要高。当肝缺血后主要表现为 AST 升高时，应考虑到肝来源，如肌肉、心脏和脑等器官损伤或溶血。事实上，缺血性肝损伤常并发低氧或低血压引起的其他器官特别是肾脏的损伤，出现血清肌酐升高和其他急性肾损伤的表现。血清氨基转移酶的峰值通常为 500～5000U/L，并且在低血压事件得到控制后几天内迅速下降并恢复正常。血清胆红素水平在氨基转移酶升高后 2～5d 正常或开始升高，并在氨基转移酶水平达到最大值后 5～10d 达峰值（图 34-4）。血清胆红素升高程度不同，不仅取决于诱发事件的严重程度，还与抗休克的输血治疗、并发的溶血和潜在的慢性肝病有关。血清碱性磷酸酶可正常或中度升高。以国际标准化比值（INR）表示的凝血酶原时间一般保持正常，但在严重缺血性肝损伤中可出现轻度到中度延长。多器官功能衰竭的重症患者常出现血氨升高，其通常与高分解代谢而非急性肝衰竭相关。

血清氨基转移酶水平迅速升高需要与急性病毒性肝炎相鉴别。AST 和 ALT 的骤升骤降是缺血性肝损伤的典型特征，这在急性病毒性肝炎中少见，后者的氨基转移酶水平多在数周而非数天内恢复正常。在肝缺血性损伤患者中不会出现病毒性感染相关的症状［恶心、呕吐、厌食、精神不振、低热和（或）右上腹不适］。尽管如此，在氨基转移酶迅速上升的患者中，应常规行血清学检查排除急性甲型肝炎、乙型肝炎和丙型肝炎。同时还要注意与对乙酰氨基酚服用过量相鉴别，应仔细询问病史并

回顾用药史。在必要的情况下，需要对非病毒性急性肝炎，如肝豆状核变性和自身免疫性肝炎应进行筛查。

通常来说，引起肝缺血性损伤的低血压事件有明显的临床表现，但偶尔呈一过性变化而不易察觉。在最近的一项对缺血性肝损伤患者进行的大型 Meta 分析中发现，以心室充盈压升高为表现的心源性因素是患者发病的主要诱因[13]。静脉淤血是缺血性肝损伤的常见并发症，不容忽视。在肝硬化患者中，缺血性肝损伤可引起氨基转移酶轻度升高，并导致慢性肝衰竭急性发作，其死亡率大于 60%。在其他缺氧而不伴低血压的条件下也可出现缺血性肝损伤，如急性呼吸衰竭、慢性阻塞性肺病（COPD）失代偿或睡眠呼吸暂停综合征[6-10]。

重症监护病房的缺血性肝损伤患者预后很差，生存率约 50%。高达 40% 的缺血性肝损伤患者可出现黄疸，此类患者病情严重且预后较差。与无黄疸者相比，患者入院时 ICU 病情严重程度（SOFA、SAPS Ⅱ）评分和 1 年死亡率明显升高。如果缺血性肝损伤持续发生，将进展为不可逆转的多器官功能衰竭。现在还没有能促进缺血后肝脏恢复的特效药。

（三）合并肝硬化的肝脏缺血

肝硬化患者循环系统的受损程度与肝功能障碍的严重程度平行。肝硬化晚期的特征是机体呈高动力循环状态，伴血压相对降低、外周动脉血管扩张，血液聚集于肠系膜内脏区域。门静脉血入肝阻力增加，常引起肝动脉代偿性扩张，致使流入肝脏的肝动脉血比例增加。反过来，这又会增加肝脏对全身动脉血压变化的敏感性[14, 15]。因此，脓毒症、全身麻醉、脱水、出血或其他低血容量状态可能使先前代偿良好的肝硬化患者出现失代偿，引起慢加急性肝衰竭（AOCRF）。因此，维持肝脏血流灌注对预防肝硬化患者肝脏缺血性损伤至关重要。肝硬化患者在全麻下手术时，要注意预防肝脏缺血性损伤，术中应尽量避免发生低血压。β- 肾上腺素受体阻滞药等药物，通常用于预防肝硬化患者食管胃底静脉曲张出血[16]。然而，这类药物会导致心输出量减少和血压降低，进而加剧肝硬化相关的疾病。有

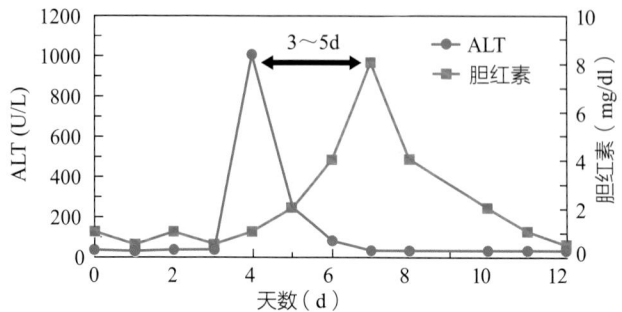

▲ 图 34-4 缺血性肝损伤患者血清丙氨酸氨基转移酶（ALT）和胆红素水平的变化示意图
血清天冬氨酸氨基转移酶（AST）（未显示）和 ALT 水平迅速升至 200～1000U/L，随后血清胆红素水平升高，通常在血清 AST 和 ALT 水平达峰后 3～5d 达到最大值

研究发现，β- 肾上腺素受体阻滞药会加重肝肾综合征患者的病情[17]。另一项研究发现，应用 β- 肾上腺素受体阻滞药治疗难治性腹水的患者死亡率升高[18]。血管活性药物在肝硬化患者中的安全性有待进一步研究。

三、肝梗死

肝梗死是指由于肝动脉分支血流中断而引起的局部肝脏缺血性损伤。肝脏本身和门静脉病变也可引起肝梗死，但发生率较低。与缺血性肝损伤不同，肝梗死通常是不可逆的。由于肝脏的双重血供，肝细胞可以在肝动脉缺血期间能代偿性增加对门静脉血的氧摄取，肝梗死相对少见。然而，随着腹部介入治疗后 CT 检查的普及，肝梗死的诊断率不断上升。

肝梗死通常见于 3 种情况：医源性损伤，主要为外科手术和介入治疗；其他基础疾病诱发；急性血管事件相关诱发。常见病因详见框 34-2。

肝移植术后有 2%～6% 的患者发生肝动脉血栓，并导致移植肝梗死[19]。肝癌和其他肝脏病变的

框 34-2　肝梗死的常见病因

医源性
- 肝移植
- 胰胆管手术
- 胆囊切除术
- 急性胃肠道出血的栓塞治疗
- 肝脏肿块的局部消融治疗
- 经颈静脉肝内门体分流术

潜在疾病
- 系统性红斑狼疮
- 高凝状态
- 真性红细胞增多症
- 血管炎
- 镰状细胞病
- 肝细胞癌

急性血管损伤
- 主动脉夹层
- 感染性栓塞
- 可卡因
- 妊娠子痫前期 /HELLP 综合征
- 坏死性胰腺炎

HELLP. 溶血、肝酶升高、血小板减少

局部消融治疗是肝梗死的危险因素，射频消融和肝癌化疗栓塞后发病率分别约为 1.8% 和 0.15%[20, 21]。与常规使用碘油的经动脉化疗栓塞（TACE）相比，使用药物洗脱珠的 TACE（DEB-TACE）发生缺血性并发症的可能性较低。约有 1% 的患者胰胆管手术后出现肝动脉血栓，常见原因包括淋巴结清扫时损伤肝动脉、误扎肝右动脉或肝动脉夹闭时间过长。胆囊切除术可损伤肝动脉，尤其是肝右动脉。与肝梗死相关的病因还包括急性胃肠道出血的栓塞治疗、主动脉夹层、感染性脓性栓塞、系统性红斑狼疮、镰刀形红细胞贫血、子痫前期、HELLP 综合征（溶血、肝酶升高和血小板减少）伴或不伴抗磷脂抗体综合征、血栓闭塞性脉管炎、结节性多动脉炎、坏死性胰腺炎和可卡因诱发的肝动脉痉挛。

虽然大多数肝梗死由肝动脉损伤诱发，但也有少数发生于肝静脉疾病中，如肝细胞癌侵袭肝静脉导致严重肝淤血继而引起缺血，或门静脉血栓形成合并真性红细胞增多症等其他促凝状态。Budd-Chiari 综合征和经颈静脉肝内门体分流术（TIPS）后，也会发生肝梗死[22-24]。

对于腹部介入术后出现血清氨基转移酶升高、右上腹痛、发热、恶心、呕吐、右肩痛或存在先前所述危险因素的患者，应怀疑有大面积肝梗死。一些患者没有任何症状，常在术后 CT 或因其情况行影像学检查偶然发现。血清氨基转移酶可升高至 500～1000U/L，常伴有白细胞增多。若梗死范围较大或大动脉分支受累，患者可出现急性肝衰竭。CT 下低密度节段性病灶即为肝梗死，通常位于外周，呈楔形，也可以是圆形或椭圆形。随着时间的推移，病灶形状可更加圆润并发生液化。造影可发现病变血管和（或）栓塞性疾病引起的其他器官梗死。CT 平扫发现，超过 30% 的患者存在多部位梗死。超声一般能准确识别肝动脉血栓，但对肝梗死的灵敏度不高。磁共振成像（MRI）也可用于检测梗死，表现为 T_1 低信号，T_2 高信号。MRI 或磁共振血管造影可见受累的血管。影像学明确即可做出临床诊断。若诊断依据不充分或临床表现不典型，则需要进行肝活检。肝活检可见 3 个带均出现凝固性坏死区，其周围布满炎症细胞。随后病

灶被部分坏死区包裹。3 个带均受累是肝梗死的特征性表现，需要与病变局限于 Ⅲ 带的缺血性肝损伤鉴别。

肝梗死以支持治疗为主。随着时间的推移，瘢痕形成、实质萎缩、梗死区愈合。急性期应用前列腺素 E_1、血液透析、糖皮质激素和血浆置换能改善患者病情，但相关证据不足。大面积梗死常继发肝脓肿，可以经验性应用广谱抗生素。CT 下梗死灶内有气体出现应高度怀疑脓肿形成。一旦怀疑脓肿应立即进行细针穿刺引流，并在细菌培养结果回报前经验性应用抗生素治疗。对于手术或栓塞等病因明确的肝梗死患者，病情恢复后不需要做进一步检查。对于并发如抗磷脂抗体综合征或真性红细胞增多症等全身性疾病的患者，应同时针对并发症进行治疗。对于肝移植受体，如果移植后不久出现广泛肝梗死，则需要再次移植。再移植可提高短期生存率，其 5 年生存率与单次肝移植患者相似。对于病因不明的肝梗死患者，建议评估高凝状态及感染指标，以排除感染性脓性栓塞。

四、淤血性肝病

肝淤血见于心力衰竭后肝静脉和右心房压力显著并持续升高的患者[25-28]。导致心力衰竭和肝淤血的主要心脏疾病见于框 34-3。心脏内压力升高导致中心静脉压升高，压力传递到肝静脉，再到腺泡内的中央静脉，并最终传到肝窦。早期，肝窦通过提高一氧化氮水平以降低肝内血管压力来适应

肝内血流增加。这种适应能力随时间而减弱，并由于胶原沉积激活肝星状细胞，出现淤血性肝病的特征性组织学改变（图 34-3 和图 34-5）[29]。慢性肝淤血将引起包括桥接纤维化在内的肝纤维化，并最终导致"心源性"肝硬化[25-27]。与慢性活动性肝炎导致的肝硬化不同，心源性肝硬化中，中央静脉间以纤维连接。某些情况下，门静脉周围肝细胞再生活跃可导致非肝硬化结节的形成，即结节再生性增生。

长期淤血引起的缺氧、压力升高和坏死诱导肝细胞应激，进而引起肝窦纤维化。Ⅲ 带供氧减少则增加了肝细胞对低氧损伤的敏感性。此外，静脉压力升高导致肝窦管腔扩张。肝淤血后，富含蛋白质的血液可进入 Disse 间隙，在没有门静脉高压的患者中可出现血清 – 腹水白蛋白梯度（SAAG）降低，进而引发腹水。后期纤维化和肝硬化发生后，患者腹水蛋白质含量降低，SAAG 可升至 1.0 以上。

淤血性肝病患者可无任何症状，血清肝生化检查如总胆红素和间接胆红素仅有轻度异常，INR 轻度延长。严重情况下，可有右上腹疼痛或不适及新发腹水。部分患者没有心力衰竭的典型表现，最初常误以为隐源性肝硬化引发的腹水。

右心衰竭和淤血性肝病的典型体征包括颈静脉怒张、扩张性肝搏动和肝颈静脉反流。肝脏超声可见肝大伴回声增强。多普勒超声可见肝静脉扩张伴

框 34-3 淤血性肝病的原因
• 心肌病
• 三尖瓣关闭不全
• 心肌梗死
• 肺动脉高压
• 肺源性心脏病
• 二尖瓣狭窄
• 缩窄性心包炎
• 心脏压塞
• 肺栓塞
• 先天性心脏病
• Fontan 手术远期患者

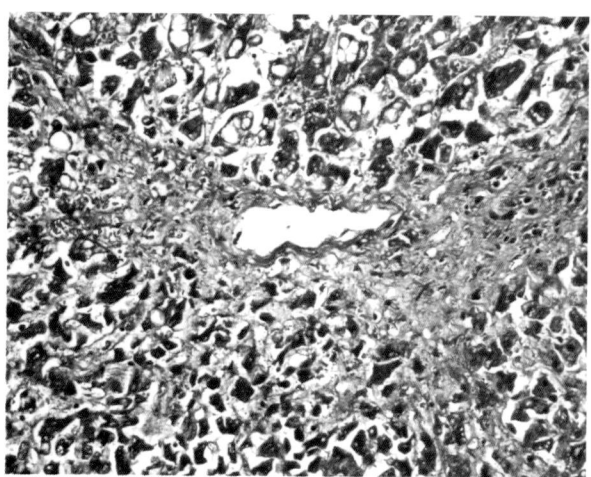

▲ 图 34-5　慢性充血性心力衰竭并发肝淤血患者的静脉周围（Ⅲ 带）纤维化（Masson 三色染色法 ×200）（图片由 Dr Rebecca Thomas，Temple University Hospital and School of Medicine 提供）

反向血流。CT 和 MRI 可见肝脏质地不均匀，这与肉眼下肝淤血特征性"槟榔肝"表现一致。

若诊断不明需做肝活体组织检查，推荐经颈静脉途径，可同时测定肝静脉压力梯度（HVPG）进而明确肝淤血的程度，并判断有无肝硬化和（或）其他肝脏病变。

在治疗瘀血性肝病的同时，需针对引起充血性心力衰竭的原发病进行治疗。若心力衰竭得到控制，将改善患者肝脏生化指标异常和腹水症状。谨慎应用利尿药和必要时进行腹腔穿刺引流是严重腹水的重要治疗措施。与非心源性肝硬化不同，TIPS 禁用于淤血性肝病引起的腹水。对于心力衰竭患者，TIPS 可引起心脏负荷过度增加。淤血性肝病患者可能对华法林（双香豆素类）异常敏感，低剂量华法林即可显著增加 INR。此外，在淤血性肝病患者中，药物经肝代谢减慢，导致血药浓度升高而毒性阈值降低。

淤血性肝病患者的预后与基础心脏疾病的严重程度有关[25]。

五、肝静脉流出道梗阻

由于肝脏血液流出受阻，肝静脉流出道梗阻可导致显著的组织学改变和肝脏损伤[24, 30, 31]。静脉闭塞性疾病（肝窦阻塞综合征，SOS）和 Budd-Chiari 综合征即属于肝静脉流出受阻的疾病。SOS 最初见于摄入含有吡咯双烷生物碱汤剂的患者。然而，SOS 也可在造血干细胞移植后早期或化疗、腹部放疗和肝肾移植后发生[32, 33]。电镜下可见 Disse 间隙扩张和肝窦内皮细胞分离，光镜下可见肝窦腔扩张、淤血和坏死[34]。SOS 晚期可见肝窦纤维闭塞，以小叶中央区（Ⅲ带）为中心广泛的放射状纤维化。图 34-6 描述了 SOS 的发生和发展机制[35]。

造血干细胞移植（HSCT）后 20～30d 内常见

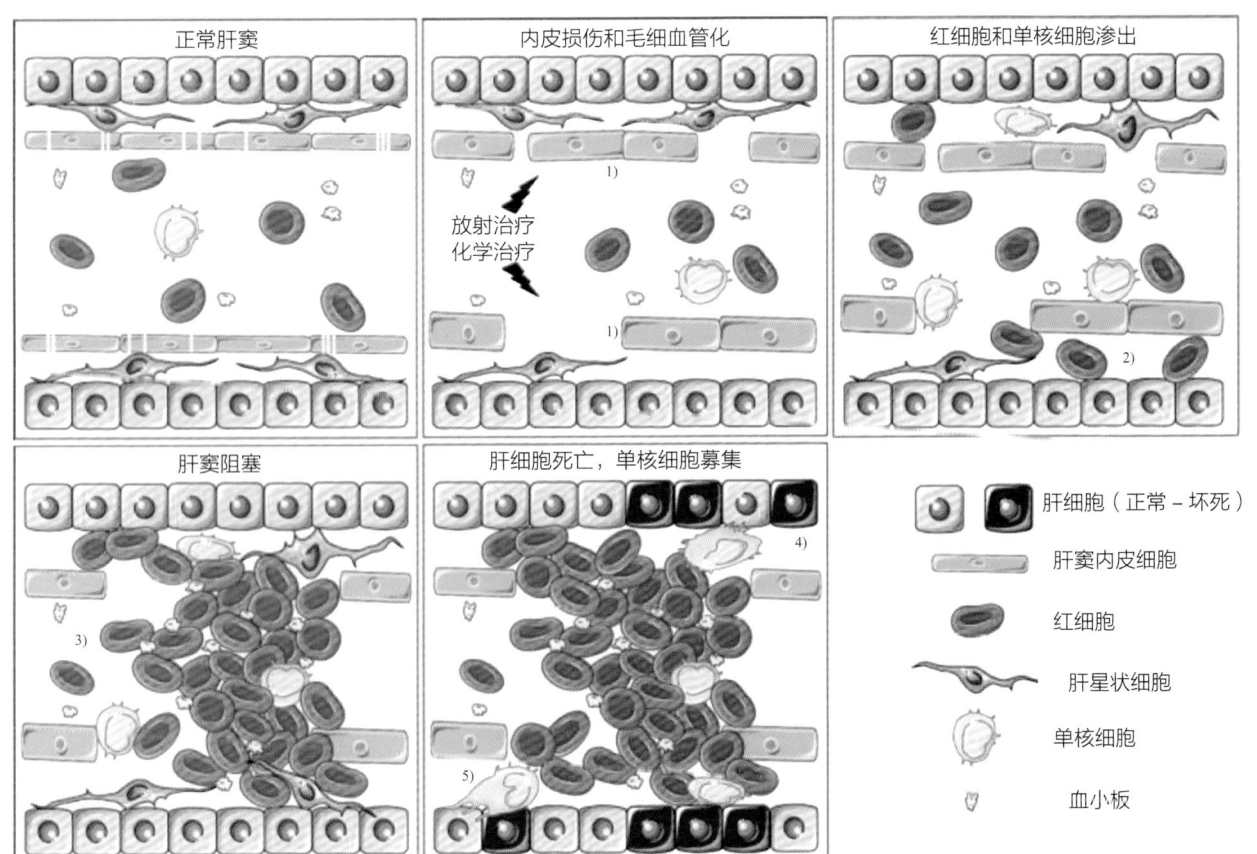

▲ 图 34-6　引起肝窦阻塞综合征的一系列事件，包括肝窦内皮细胞损伤和毛细血管化，随后红细胞和单核细胞渗出导致窦道阻塞和肝细胞坏死

经 Thieme（www.thieme.com）许可转载，引自参考文献 [35]

的症状包括肝大、腹水、体重增加和胆红素大于 2.0mg/dl（框 34-4）[32]。

检测血浆中新型血清生物标志物（VCAM1、L-ficolin）的水平有助于 HSCT 后 SOS 的早期诊断和预后评估[36]。肝窦内皮细胞的直接毒性和内皮细胞膜窗孔缺失共同参与疾病发生。这使得红细胞进入 Disse 间隙，肝窦内皮细胞脱落并阻塞下游血管，影响肝窦血流。早期组织学改变主要为静脉周围区（Ⅲ带）肝窦内皮细胞损伤。内皮下水肿可导致肝窦淤血和肝细胞坏死。肝窦和肝小静脉内皮损伤可激活凝血级联反应并导致血栓形成，进而出现肝后型门静脉高压和肝大、体重增加及腹水等临床表现。随后，胶原不断沉积于静脉并最终引起广泛的肝纤维化[37, 38]。去纤维蛋白多核苷酸能降低促凝活性并增强纤溶作用，在造血干细胞移植后严重静脉闭塞性疾病方面有巨大的应用前景[38]。

Budd-Chiari 综合征患者，在肝小叶、肝静脉或下腔静脉与右心房交界水平存在血栓性或非血栓性肝静脉流出道梗阻[24, 30]。血液经阻塞区周围"蜘蛛网状"侧支静脉分流后压力降低，肝静脉造影下，侧支静脉表现为特征性的"蜘蛛网状"。由于尾状叶静脉血直接汇入肝后下腔静脉，其流出道闭塞通常不出现此类表现。肝静脉流出道梗阻的血流动力学改变包括肝窦淤血、门静脉高压和门静脉血流减少。事实上，Budd-Chiari 综合征患者通畅的门静脉中可出现反向血流（背离肝脏），转而成为肝脏的流出道。若存在严重的血栓前病变，可能出现门

静脉栓塞。任何流出道梗阻均会导致严重的 Budd-Chiari 综合征，常表现为血清氨基转移酶显著升高和急性肝衰竭[36]。TIPS 目前是 Budd-Chiari 综合征的首选治疗方法[24, 39-41]。

六、缺血性胆管病

与肝脏的双重血供不同，胆道系统仅接收来自肝动脉的血液供应[42]。事实上，流入胆管的血液约占肝动脉内血液的 50%。因此，肝动脉血流受阻易引发缺血性胆管损伤［即缺血性胆管病（IC）][43, 44]。部分患者合并缺血性肝损伤，但更多时候以孤立性病变存在，不累及肝细胞。

了解胆道供血的解剖结构有助于明确 IC 的发生部位。肝动脉的肝内分支沿胆管走行，止于胆管周围血管丛（PBP）。该丛由内毛细血管层和外血管层组成，并与肝内门静脉紧密相连。PBP 负责向近段和中段胆总管（CBD）、胆门以及较小的肝内胆管分支提供血液。因此，PBP 缺血可首先引起上述部位出现 IC。远端 CBD 可接受胃十二指肠动脉的小分支供血，一般不会发生 IC。

与自体肝相比，在肝移植术中，穿包膜外周动脉被切断，降低了利用侧支供血的能力。

医源性因素是孤立性 IC 的常见原因，多出现在肝移植后，尤其在供者出现心源性死亡后捐赠的器官中，IC 的发生率可超过 30%。孤立性 IC 的常见病因见框 34-5。其他相关病因包括结节性多动脉炎和高凝状态，如阵发性睡眠性血红蛋白尿、动脉粥样硬化、心脏介入治疗后胆固醇结晶栓塞、镰刀形红细胞贫血和遗传性出血性毛细血管扩张症。

在肝移植受体中，IC 是引起非吻合性胆管狭窄的最常见原因，尤其是器官来自心源性死亡的供体[42-45]。早期肝动脉血栓形成可导致严重的血管狭

框 34-4　两套常用的静脉闭塞性疾病临床诊断标准

Seattle 标准
在移植后的 20d 内，出现以下 3 项中的 2 项：
- 胆红素> 34.2mol/L（2mg/dl）
- 肝大或右上象限肝源性疼痛
- 因体液潴留而体重增加> 2%

Baltimore 标准
移植后 30d 内胆红素血症> 34.2mol/L（2mg/dl），加上以下 2 项发现：
- 肝大，常伴肝区疼痛
- 体重增加> 5%
- 腹水

经 Nature Publishing Group 许可转载，引自参考文献 [32]

框 34-5　孤立性缺血性胆管病常见病因

- 肝移植（特别是心脏死亡后的供体移植）
- 胆囊或胆道手术
- 经动脉化疗或化疗栓塞
- 腹部放射治疗
- 艾滋病胆管病

窄，一些患者可能需要再次移植。肝移植患者术中长时间缺血、再灌注损伤、巨细胞病毒感染和移植排斥反应等可增加 PBP 受损的风险，使患者 IC 的易感性增加。肝移植后出现 IC 的患者中约 1/3 需要再次移植。使用经胆囊导管和组氨酸 - 色氨酸 - 酮戊二酸保存液可降低受者非吻合性胆管狭窄的风险。

IC 患者可出现胆道梗阻症状，如黄疸、尿色变深、腹痛和瘙痒。部分无症状患者，仅表现为肝生化检查异常，但进一步检查即可发现 IC 的特征性表现——胆管狭窄。生化检查表现为典型的胆汁淤积性改变。IC 相关胆管狭窄最常见的部位是 CBD 中部，其次是肝门，最后是肝内胆管。单纯的 IC 一般不引起肝脓肿或胆管炎。继发菌血症和胆管铸型综合征的重症患者发展为硬化性胆管炎的比例较高。

肝活体组织检查在诊断 IC 方面意义不大。IC 常损伤大、中胆管，而活检仅能检查周边更小的胆管分支无法采集 IC 常损伤的大、中胆管。多数情况下，IC 的病理表现与胆道梗阻类似，包括胆管反应性增生、门静脉水肿和混合性炎症浸润。在更严重的情况下，可出现肝细胞气球样变和坏死，Kupffer 细胞肥大、增生。

怀疑有 IC 的患者应通过影像学检查明确诊断并指导狭窄的治疗。必须从影像学角度分析 IC 的病因和治疗方案。为明确病因，首先应进行肝脏多普勒超声检测肝动脉血栓。在超声不能明确的疑似肝动脉血栓形成的病例中，可借助 CT 下血管造影或 X 线下血管造影。若患者未接受过肝移植，无肝动脉血栓形成，并且没有明确的 IC 相关的病史，下一步则需要纠正高凝状态、筛查人类免疫缺陷病毒（HIV）并治疗血管炎。

原发病是治疗的重点。如果在移植后 1 个月内出现肝动脉血栓，有必要再次移植。对于移植后较晚出现的肝动脉血栓，需要行血管重建术治疗，包括溶栓、取栓、支架植入或手术修复。现有数据分析了血管重建对移植物和患者生存率的影响[45-49]。

IC 的治疗通常还取决于狭窄的位置。可利用磁共振胰胆管造影（MRCP）或经皮胆道造影来确定狭窄的部位和解剖结构。狭窄一般较长并呈弥散分布，这与原发性硬化性胆管炎或胆管癌类似。通过内镜下逆行胰胆管造影（ERCP）进行残渣 / 铸型抽吸、胆管扩张和支架置入，50%～75% 的移植后狭窄患者能得到较好的远期预后。关于内镜治疗非移植后 IC 相关狭窄的成功案例较少。Roux-en-Y 吻合术可作为难治性狭窄的选择。

七、热射病相关性肝损伤

热射病是最严重的中暑类型，死亡率为 20%～60%。当核心体温升高（＞ 40℃）出现神经系统症状，并伴有包括弥散性血管内凝血在内的多器官功能障碍时，应考虑该病。热射病的 2 种临床类型包括劳力性热射病（EHS）和典型性热射病（CHS），后者通常与环境因素有关。5%～12% 的热射病可累及肝脏，从中度肝生化指标异常到急性（暴发性）肝衰竭均可出现[50-54]。

多种途径参与热射病致肝损伤的病理生理改变。3 种主要途径包括：①高温诱导的代谢需求增加，导致机体相对缺氧合并循环功能障碍；②高热直接引起细胞毒性损伤；③活化的全身炎症介质可激活内皮细胞，从而释放细胞因子[55]。作为多器官功能障碍的一部分，低血压也可导致缺血性肝损伤。

肉眼可见，热射病的肝脏呈黄褐色外观，而对其密度的描述存在分歧。组织学上，若小叶中央（Ⅲ带）广泛坏死，而没有代偿性胆管增生，则提示热射病肝损伤。其余正常的肝细胞出现特征性的小泡性脂肪变，主要位于小叶中央（Ⅲ带），提示有急性缺氧。高达 20% 的患者中存在急性非化脓性胆管炎。组织学改变通常在 4～5 周内完全恢复。

热射病发生后血清氨基转移酶可显著升高，并在 24～48h 达峰值。通常 EHS 患者氨基转移酶水平高于 CHS，可达到正常上限的 25 倍以上。与缺血性肝损伤后氨基转移酶迅速恢复至正常水平不同，热射病中，血清氨基转移酶在平均 2 周内可保持较高水平。除重症或致死病例外，很少发生胆汁淤积，通常碱性磷酸酶和血清胆红素没有明显变化。除高胆红素血症外，重度低磷血症（＜ 0.5mmol/L）也提示有急性肝衰竭的可能。在 EHS 中乳酸和乳酸脱氢酶常显著升高，而在 CHS 中少见。

慢性肝病患者热射病的易感性增加。酗酒、身体素质下降、合并精神疾病和使用利尿药都会提高热射病的发生率。

热射病主要采取支持性治疗。在热射病引发的急性肝衰竭中，50% 以上会自行恢复，其余患者存在死亡风险，需紧急接受肝移植治疗。不可逆的神经损伤和热射病引发的脓毒症会影响移植效果，需慎重评估移植治疗的必要性。有 4 篇关于热射病性急性肝衰竭患者接受肝移植的报告，其中 1 名受者的移植肝来自活体供者。然而，在肝移植 1 年后，仅 1 名受者存活，提示热射病相关肝损伤的严重性。传统的重症医学管理方案仍然是现行的治疗标准。热射病引发的急性肝衰竭患者在进行肝移植之前，需接受全面的检查 [54]。

八、动脉粥样硬化性心血管疾病相关肝病

肝脏是胆固醇和脂蛋白合成的主要部位，晚期肝病患者常出现低血脂。然而，由于动脉粥样硬化在人群中的发病率高，其并发症如心肌梗死、心源性休克和缺血性心肌病等诱发的心力衰竭，是缺血性肝损伤和肝淤血最常见的原因。此外，越来越多的流行病学证据表明，非酒精性脂肪性肝病（NAFLD）的发病率和死亡率与心血管疾病密切相关 [56]。NAFLD 与动脉粥样硬化的联系可能由胰岛素抵抗、高血压和糖尿病所共同介导，另外一些报道认为，NAFLD 与动脉粥样硬化的联系可能与代谢综合征无关 [57, 58]。无论其中的机制如何，临床医师都应清楚 NAFLD 患者更容易受到动脉粥样硬化相关并发症的影响，进而出现缺血性肝损伤。

第九篇

良性和恶性肿瘤、囊性疾病

Benign and Malignant Tumors; Cystic Disorders

Schiff's Diseases of the Liver
(12th Edition)

SCHIFF 肝脏病学
（原书第 12 版）

第 35 章 肝脏良性肿瘤、结节和囊性疾病
Benign Tumors, Nodules, and Cystic Diseases of the Liver

Julien Calderaro   Jessica Zucman–Rossi   著
李世颖 译

要 点

- 大多数良性肝脏肿瘤是无症状的，通常在因为不相关的其他原因在做腹部影像学检查时发现。
- 肝细胞腺瘤是一种异质性较大的肝脏肿瘤，它具有不同的分子学、病理学改变及临床特征。
- 单纯性肝囊肿和肝血管瘤是最常见的肝脏占位性病变。
- 局灶性结节性增生不是真正的肿瘤，而是一种由于血管和血流变化引起的反应性增生结节。
- 外科手术特别适用于肝血管瘤和局灶性结节性增生。
- 大结节病变是在肝硬化基础上发生的癌前病变，并有发展为肝细胞癌的风险。

一、肝细胞来源的肿瘤或假性肿瘤

（一）局灶性结节性增生

局灶性结节性增生（FNH）由 Edmondson 于 1958 年最早提出。它是仅次于肝血管瘤的第二常见肝脏良性肿瘤 [1, 2]（框 35–1），有较明显的女性优势（女：男性比 8 : 1），好发年龄为 30—50 岁 [1-3]。FNH 和口服避孕药之间的关系广受关注，但是争议仍然很大 [4-6]。

目前 FNH 的病理生理并不完全清楚，最广为接受的是由 Wanless 等提出的理论：FNH 并不是真正的肿瘤，而是由于局部血管的异常或畸形诱导了肝细胞的增殖所导致 [7]。这也与它假性肿瘤的特征相符合，因为 FNH 不会转变成肝癌 [2]。

1. 临床表现

在绝大多数情况下，FNH 无症状。它通常是在其他原因的腹部影像学检查中被偶然发现的。然而大的结节，可能引起非特异性的腹部不适或疼痛感、腹胀或消化不良症状 [8]。

框 35–1　肝脏常见的良性实体肿瘤 / 假性肿瘤

肝细胞来源的肿瘤 / 假性肿瘤
- 局灶性结节性增生（FNH）
- 肝细胞腺瘤
- 肝硬化性大结节
- 再生结节性增生
- 局灶性脂肪变

胆管细胞来源的肿瘤 / 假性肿瘤
- 胆管腺瘤
- 胆管错构瘤
- 胆道腺纤维瘤

间叶细胞 / 内皮细胞来源的肿瘤 / 假性肿瘤
- 血管瘤
- 上皮样血管内皮样瘤
- 上皮样血管平滑肌瘤
- 婴儿血管内皮细胞瘤
- 间叶性错构瘤
- 假脂瘤
- 炎性假瘤

在极少数情况下，也可能会发生结节内出血。

2. 病理改变

FNH 的大小通常为 1～5cm，约 20% 的患者有多个病灶[1, 2, 9]。其典型的大体特点是无包膜、边界清楚的黄褐色多结节性肿块（图 35-1A）。病灶中心放射性向外周形成纤维隔板是其另一个典型特征（图 35-1A）。组织学上，FNH 是一个由正常肝细胞组成的多结节性肿块（图 35-1B 和 C）[1, 2]。其中可见反应性的胆管、营养不良的血管及炎症浸润物等结构（图 35-1C）。另外，诊断 FNH 的一个重要特征是"地图样"分布的谷氨酰胺合成酶免疫染色阳性（图 35-1D）[10, 11]。

3. 分子特性

分子研究显示，FNH 具有多克隆性，并且多个与血管增生相关基因的 mRNA 表达水平显著异常，如 ANGPT1：ANGPT2 比值增高[12-13]。这是因为 ANGPT1 具有促进新生血管形成作用，而 ANGPT2 则是 ANGPT1 的拮抗药，ANGPT1：ANGPT2 比值增加的结局就是更多的新生血管形成[13]。有趣的是，FNH 还具有神经内分泌功能，因此神经降压素（NTS）的超表达，可作为监测 FNH 的生物标志物[11]。与纤维化损伤相关的 TGF-β 通路激活参与了 FNH 纤维性病灶的形成，另外还有无 CTNNB1 突变的 WNT/β-catenin 通路参与其中[11]。FNH 形成过程中，β-catenin 通路的激活促进谷氨酰胺合成酶（GS）靶蛋白过表达，而结节边缘典型地图样 GS 染色结构的改变对于疑难病例的诊断有很高的价值（图 35-1D）[11]。

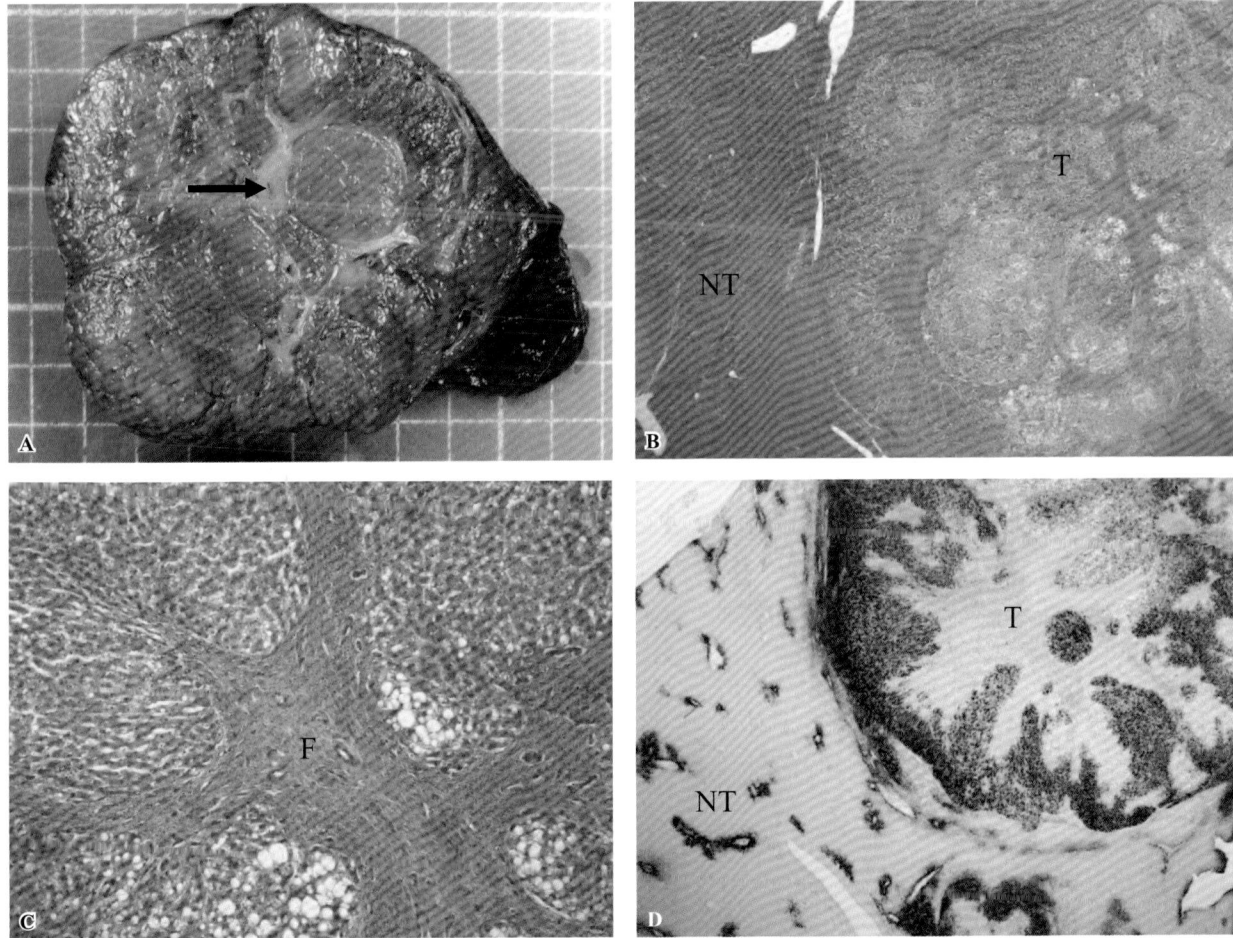

▲ 图 35-1　A. FNH 大体标本：可见被中央纤维瘢痕所分隔的多结节性病灶（箭）；B. FNH 镜下结构：可见病灶（T）被周围实质细胞（NT）所划分（HE 染色，×20）；C. 多个被中央纤维瘢痕（F）分隔的纤维结节，可见呈束状分布的肝细胞（HE 染色，×100）；D. 抗谷氨酰胺合成酶的免疫组化染色显示 FNH 内典型的"地图样"改变（T），在肿瘤（T）相邻的实质（NT）、谷氨酰胺合成酶的表达仅限于小叶中心部分的区域。而周围组织中谷氨酰胺合成酶的表达则较中央结节明显减少

4. 影像学

绝大多数 FNH 的诊断通过特征性的影像学表现就可以确诊。其中 MRI 检查的诊断价值最高。

在超声成像（US）下，典型的 FNH 呈孤立性结节改变，与周围正常肝实质相比为低回声灶。其中心的纤维性瘢痕则显示为高回声改变，但通常较难显示。对比增强超声检查下可见病灶滋养动脉以离心辐射状分布。FNH 在磁共振（MRI）下的特征性改变是 T_1 加权像孤立、低密度影，T_2 加权像孤立、稍高密度影（图 35-2A）[14-16]。除此以外，一个重要的诊断标准是病灶信号的均匀性。增强 CT 扫描也具有类似的动脉期强化、均质病灶显影，门静脉期逐渐衰减和延迟显影的表现（图 35-2B）[14, 17, 18]。肝脏特异性造影剂可以增加 FNH 的诊断效率，它的应用可以增加病灶在 MRI 肝胆期的显像率。

少数病例也会有非典型特征改变，如中央纤维瘢痕缺如伴 / 不伴假包膜形成。在这种情况下，或者有其他非临床典型特征（男性，年龄 > 50 岁），建议行肝活检以排除恶性肿瘤。

对于存在 MRI 检查禁忌而进行 CT 检查的病例，FNH 表现为孤立性、低密度结节，而低密度中央瘢痕仅在约 1/3 的病例中可见。

5. 处理

由于 FNH 在临床上有临床症状，因此绝大多数病例仅需保守观察。如果患者无任何临床表现，并且影像学检查也很确切，那么无需特殊治疗及随访。但如果患者存在持续性疼痛，或者影像学及病理学检查结果不确切，那么就需要外科切除处理[19]。

（二）肝细胞腺瘤

肝细胞腺瘤（HCA）是肝细胞来源的良性、单克隆肿瘤[1, 2]（框 35-1）。它好发于年轻女性，最主要的危险因素是口服避孕药的使用[20-22]。其他危险因素包括饮酒、肥胖、雄激素 / 类固醇合成代谢增加，以及其他罕见的遗传代谢性疾病如 1 型糖尿病和 MODY3 型糖尿病(青年型发育相关糖尿病)[23-25]。

HCA 是一种较少见的肿瘤，据报道其发病率约为 3/100 000。它通常表现为孤独性结节，但多发病灶的病例也并不少见，若同一患者肝内病灶超过 10 个，则被称为"腺瘤病"[26]。HCA 好发于非纤维化肝脏，并可出现腹痛、肿块、出血等症状，也有部分病例在其他常规体检过程中被发现。过去十年，遗传学研究表明，HCA 具有较强的异质性，目前广为接受的五分类方法是基于分子学基础划分的[3, 27]（图 35-3）。

1. HNF1A 失活的肝细胞腺瘤

HNF1A 失活的肝细胞腺瘤（HHCA）被定义为 *HNF1A*（肝细胞核因子 1A）双等位基因的灭活。*HNF1A* 是一个编码与肝细胞分化相关转录因子的基

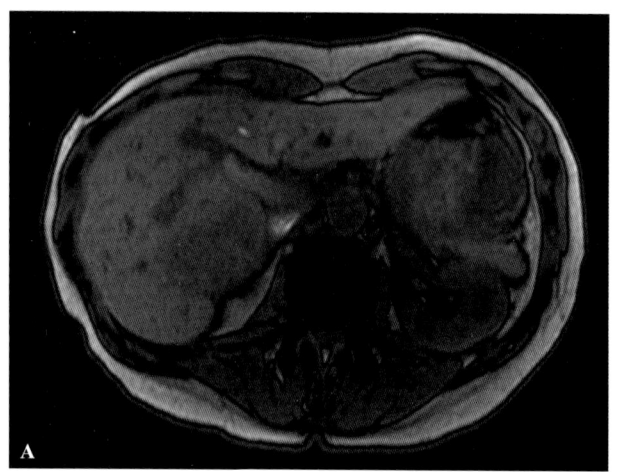
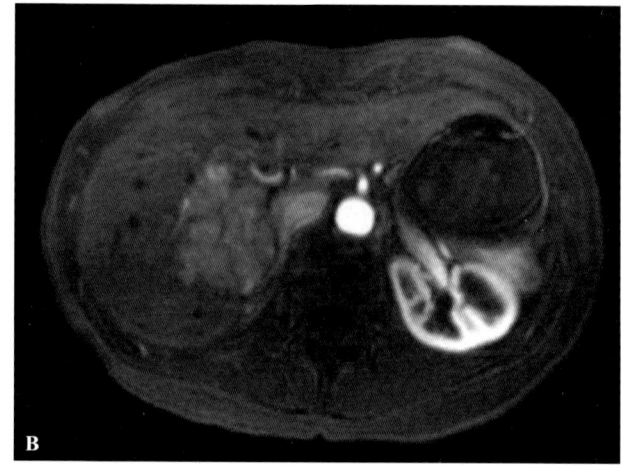

▲ 图 35-2 **FNH 的 MRI 图像**

A. 显示了 T_1 加权像下病变的低密度特征；B. 钆螯合剂注射后，可见从病灶中央呈星状分布的动脉增强影（图片由 Alain Luciani，CHU Henri Mondor 提供）

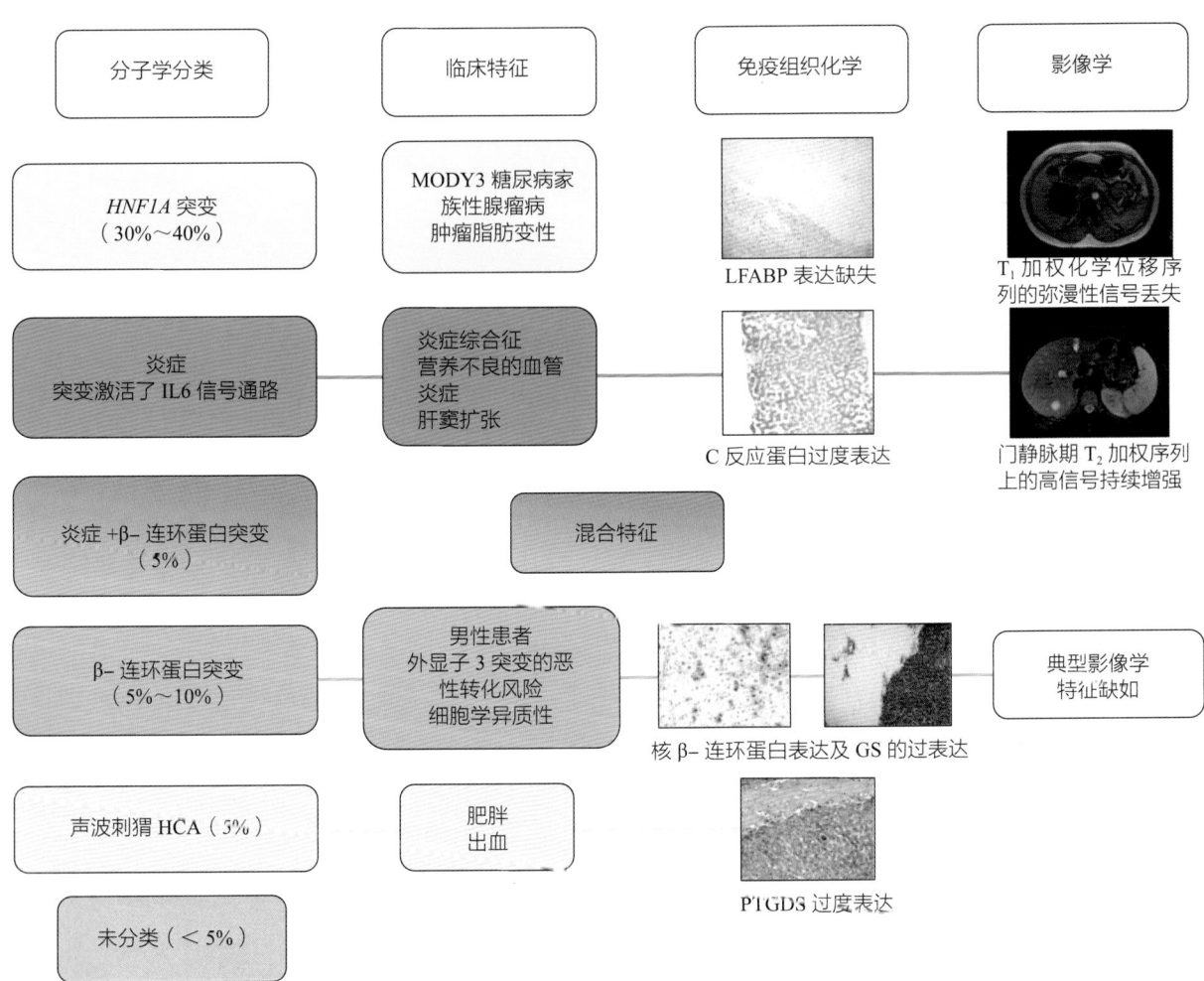

▲ 图 35-3　HCA 分子学、临床特征、免疫组化及影像学分类示意图

因。这种特殊类型的肝细胞腺瘤大约占所有 HCA 的 30%[28, 29]。MODY3 型糖尿病患者携带 HNF1A 等位基因的突变，在有家族史的人群中有发展为多灶性 HCA 或肝腺瘤病的风险[25, 28, 30]。

HNF1A 在肝细胞分化、代谢过程中发挥关键作用，并控制 LFABP 基因（编码参与脂肪酸胞内转运的蛋白质）的转录水平[31, 32]。HNF1A 失活可能会产生许多后果，如促进细胞增殖和利于细胞存活：PI3K/AKT（磷酸肌醇 3- 激酶 / 蛋白激酶 B）通路激活，细胞周期蛋白 D₁ 过表达，糖酵解和脂肪酸合成激活等[29, 33, 34]。

从病理层面看，HHCA 具有均质性肿瘤的特征[27]。大体标本中，肿瘤呈黄色外观，组织学上可见肿瘤细胞中大量脂肪变（图 35-4A 至 C）[27]。另外，由于肿瘤细胞显示很少或没有细胞学异型性，

因此需要与分化良好的肝细胞癌（HCC）进行鉴别（图 35-4C）[27]。免疫组织化学检查可识别肿瘤组织中 HNF1A 双等位基因的失活致使 LFABP 基因表达缺失这一特点，这也可作为 HHCA 的诊断标准（图 35-4D）[35]。

2. 炎性肝细胞腺瘤

炎性肝细胞腺瘤（IHCA）是最常见的肝细胞腺瘤，约占所有 HCA 的 50%[3]。它的发生与一些特定的危险因素相关，如饮酒、肥胖、I 型糖原病、McCune-Albright 综合征等[3, 24, 36, 37]。McCune-Albright 综合征是一种罕见的、由于体细胞 GNAS 基因突变所致的遗传性综合征，包括多发骨纤维发育不良、浅褐色皮肤色素沉着和内分泌功能障碍等表现。值得注意的是，HCA 被认为几乎只发生在非纤维化肝脏中。但目前已有酒精性肝硬化或非酒精

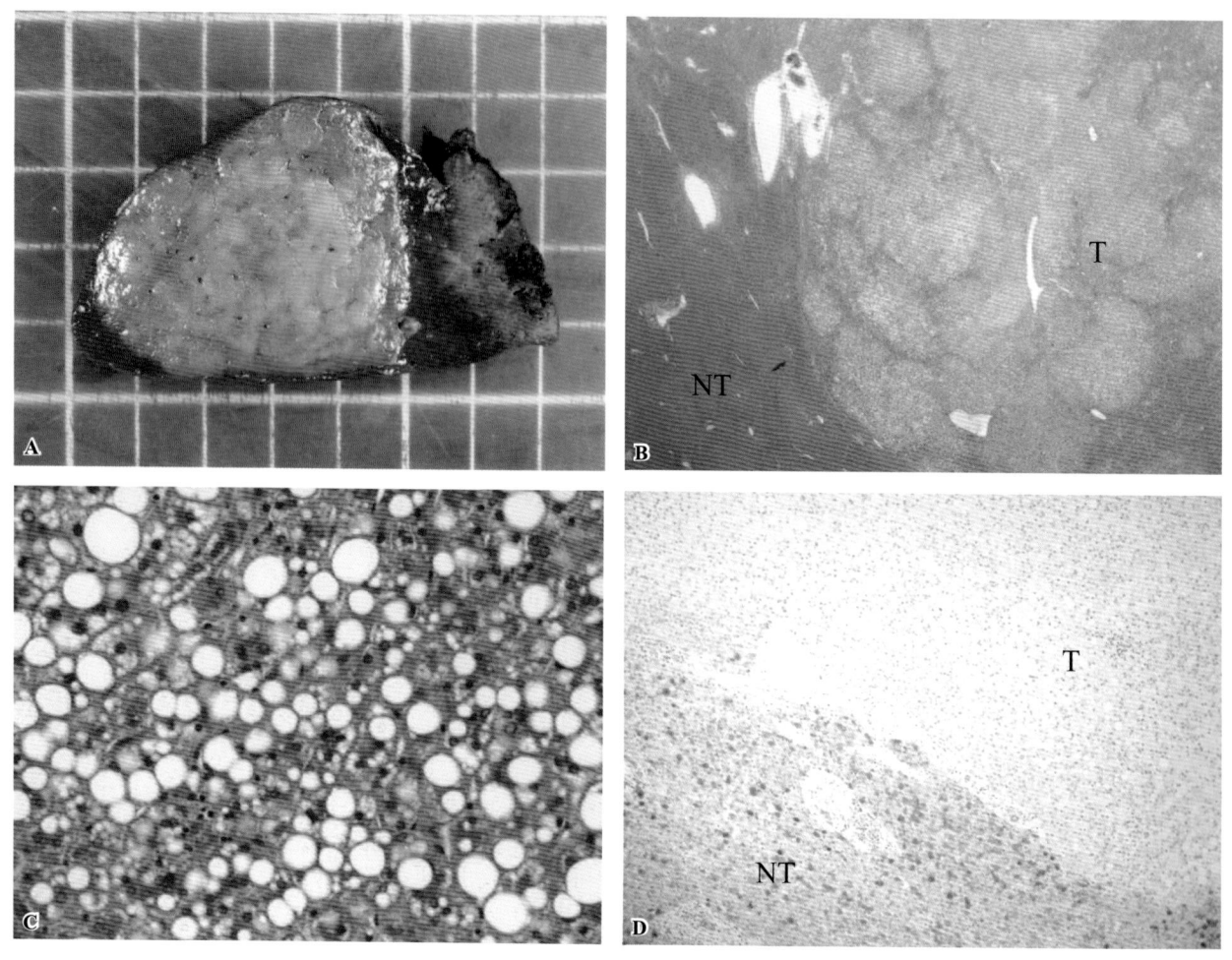

▲ 图 35-4　HHCA 的病理特征

A. HHCA 大体标本：其黄色的外观是由于大量的脂肪变所致；B. 低倍镜下，病变区域（T 区）与周围实质组织（NT 区）边界清楚（HE 染色，×20）；C. 大多数肿瘤细胞中可见大空泡样脂肪变性，胞质内有大的脂肪空泡（HE 染色，×400）；D. 病变区域（T 区）的免疫组化染色可见 LFABP 表达缺失（相对于 NT 区，邻近非肿瘤实质组织）（HE 染色，×100）

性脂肪肝性肝硬化发生 HCA 的报道[38, 39]。

目前认为，IHCA 的发生与白细胞介素 6（IL6）/Janus 激酶（JAK）/ 信号转导和转录催化因子（STAT）信号通路的激活有关（图 35-5）[3, 40]。大约 60% 的 IHCA 是由于编码 IL6 膜共受体 gp130 蛋白的体细胞基因 *IL6ST* 突变所导致的[40-43]。这些突变导致 IL6 受体激活而相应配体表达并未增加。其他与 IL6/JAK/STAT 通路激活相关的基因突变，如 *FRK*（fyn 相关 Src 家族酪氨酸激酶，约占 IHCA 的 10%）、*GNAS*（GNAS 复杂基因位点，约占 IHCA 的 5%）、*JAK1*（Janus 激酶 1，约 IHCA 的 2%），或 *STAT3*（信号转导和转录激活因子 3，约占 IHCA 的 5%），也有报道（图 35-5）[37, 44, 45]。IL6/JAK/

STAT 通路的激活，导致各种急性炎症反应相关蛋白质的表达增加，如 C- 反应蛋白（CRP）、血清淀粉样蛋白 A（SAA）等（图 35-5）。弥漫性炎症反应综合征也可发生于肿瘤的外科手术切除后[36]。

IHCA 大体标本可见与出血相伴的淤血灶和（或）组织坏死（图 35-6A）。组织学检查显示它的典型特征是各种形态的炎性浸润、肝窦扩张、血管萎缩、胆管反应和纤维束形成（图 35-6B）[3, 46]。值得注意的是，上述特征在 FNH 中也可见，因此有一部分具备类似特征的 IHCA 曾被诊断为"毛细血管扩张型 FNH"[47, 48]。CRP 和 SAA 的过表达可以通过免疫组织化学检查明确，这同时也是 IHCA 亚型的诊断标准（图 35-6C 和 D）[35]。

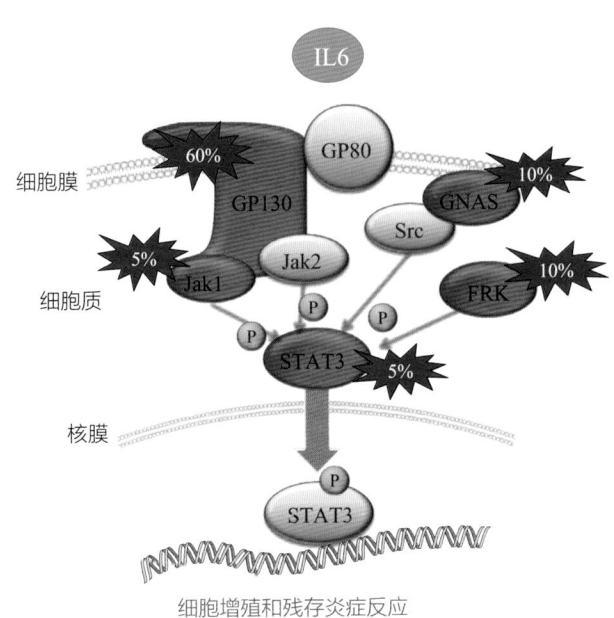

细胞增殖和残存炎症反应
增加了 CRP 和 SAA 的表达

▲ 图 35-5　图示 IL6/JAK/STAT 通路

生理情况下，IL6 与 gp80 结合，后者进一步与其共受体 gp130 结合形成二聚体。IL6/gp80/gp130 复合体招募 JAK1、JAK2 激酶，进而使 STAT3 磷酸化。活化的磷酸化 STAT3 转移至细胞核，成为推进炎症反应，细胞增殖和存活的转录因子，并诱导 CRP、SAA 的表达。IHCA 在多条通路的效应分子中存在多个活化的躯体基因突变（如 GP130、FRK、STAT3、JAK1、GNAS 等，各个基因突变在 IHCA 中的发生率已标注在图中），进而发生了相应的基本改变

CRP. C 反应蛋白；FRK.fyn 相关 Src 家族酪氨酸激酶；GNAS. 鸟嘌呤核苷酸结合蛋白 α 型；IL6. 白细胞介素 6；Jak1. Janus 激酶 1；SAA. 血清淀粉样蛋白 A；STAT3. 信号转导和转录活化因子 3

3. β- 连环蛋白突变相关肝细胞腺瘤

β- 连环蛋白相关 HCA（bHCA）约占所有 HCA 的 15%～20%[3]。它是由躯体细胞 CTNNB1 基因突变导致的，这个基因编码 β- 连环蛋白，并在肝细胞分化、行使功能和再生过程中起着举足轻重的作用[49-51]。区分 CTNNB1 基因在外显子 3 区域和 7、8 区域的突变十分重要，因为前者和 HCC 的恶性转化密切相关[3, 24, 27, 52-54]，而后者只对 β- 连环蛋白的表达轻度激活，与肝细胞癌的恶性转化并不相关[45]。bHCA 在外显子 3 区域的完整恶性转化，通常与躯体基因 TERT 启动子的突变相关，这也导致了端粒酶的激活[45, 55]。

bHCA 通常发生于女性，但相比其他 HCA 亚型，这种类型 HCA 的发生更多的与男性、合成 / 雄

激素应用和糖原病等因素相关。研究中还发现，类似的易感因素在约 30% 的肝癌患者中也有发现。

从病理学角度而言，bHCA 的肿瘤组织以细胞的不典型增生为特征（图 35-7A）[3, 27]。它也具有假腺导管形成的特点，因此有时难以与分化良好的肝细胞癌（HCC）相鉴别。免疫组化实验很少能真正证实 β- 连环蛋白在核周的聚集，但谷氨酰胺合成酶的过表达则较容易检测到，它是 Wnt/β- 连环蛋白通路的靶基因（图 35-7B）[35, 56]。上述指标的特异性很好（几乎 100%），但灵敏度欠佳（75%～85%）。特别是 S45 突变的检测，它是肝细胞恶性转化的危险因素；而 CYNNB1 的分子筛查也是被推荐的。

4. Sonic hedgehog 活化肝细胞腺瘤

Sonic hedgehog 活化 HCA 是最近分出来的一种 HCA 亚型，其特点是 INHBE（β- 抑制素 E）启动子和 GLI1（胶质瘤相关癌基因 1）融合区域的焦点缺失，最终导致了 Sonic hedgehog 通路的激活[57]。这种亚型尤其与肥胖、出血相关[57]。

5. 多重基因改变及混合表型肝细胞腺瘤

与经典 IL6/JAK/STAT 和 WNT/ß-catenin 通路的激活不同，HNF1A 的突变通常是独一无二的。然而，大约 50% 带有外显子 3、7 或 8 区域突变的 bHCA 中也发生了 IL6/JAK/STAT 通路激活的炎症表现。这种类型的肿瘤因为具有 2 种亚型的病理特征，因此被定义为 bIHCA。

6. 无法分型的肝细胞腺瘤

还有大约 10% 的 HCA 无法分型，因为它们没有上述任何基因改变（UHCA）。这些无法分型的 HCA 发生的分子机制仍有待确定。

7. 影像学

通过分子学研究，我们不难发现 HCA 并不是一个同质的实体肿瘤，它们的影像学更加显示出其异质性的特点。由于 HCA 的分子亚型都具有显著的病理特性，如脂肪变性、营养不良、血管增大等，因此它的影像学检查也显示出其独特特征[58-61]。

通过超声检查，我们可以准确地识别脂肪变 HHCA 瘤内沉积的大量脂肪；也可在 IHCA 中看到瘤内伴随边缘持续强化信号的动脉血管增多，以及在静脉延迟期的中央留白现象[62-64]。

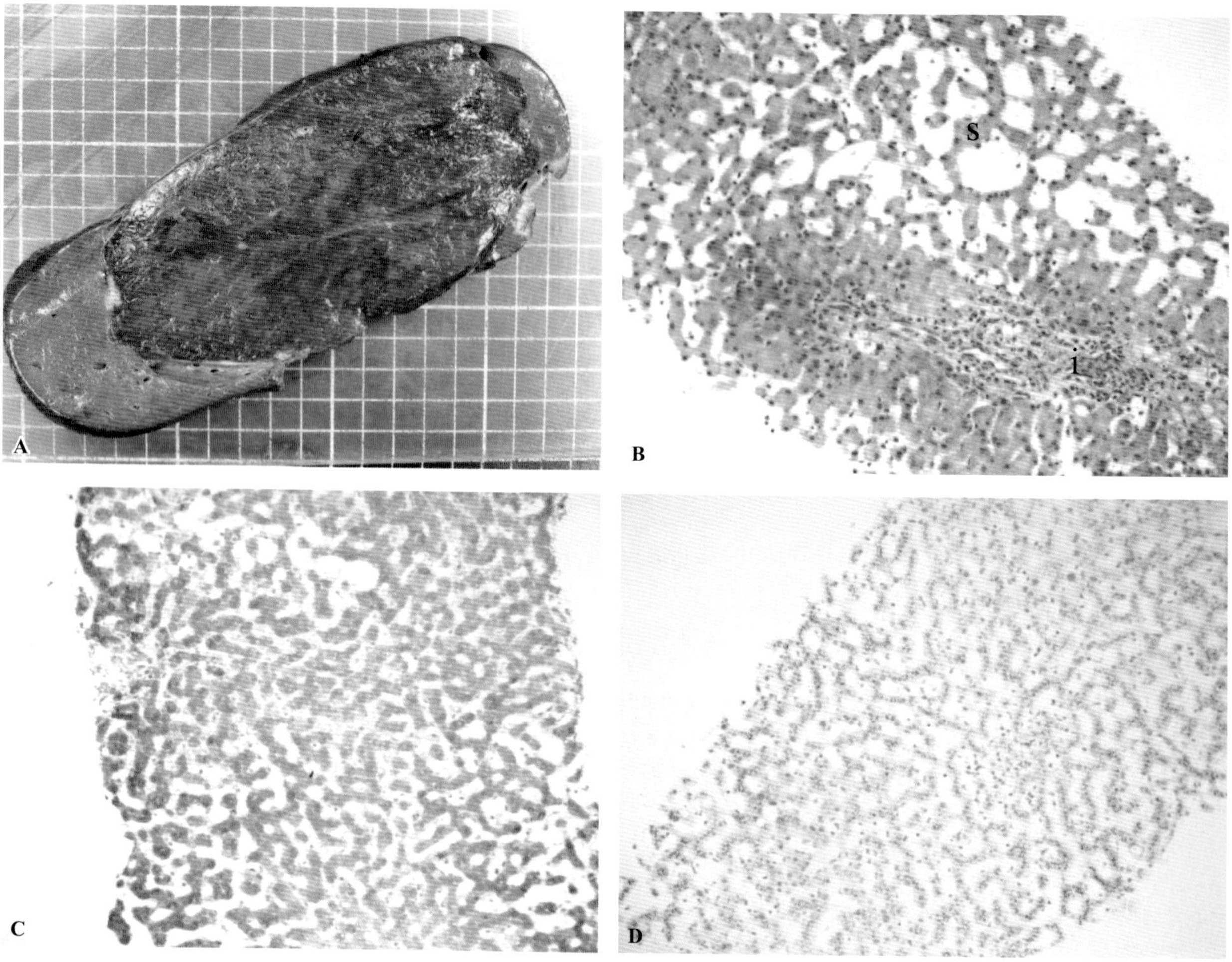

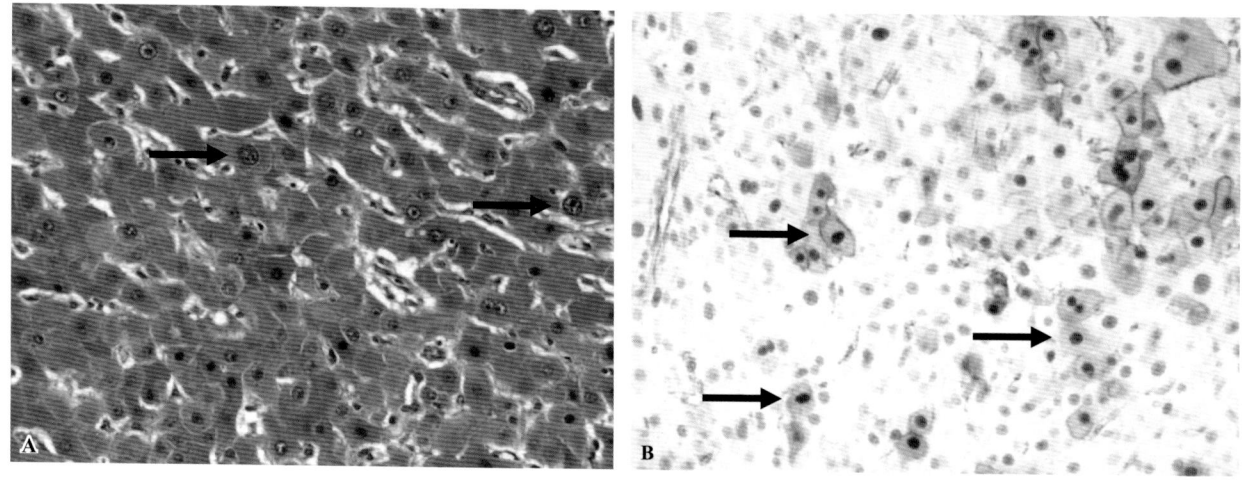

▲ 图 35-6　IHCA 病理特征

A. IHCA 大体表现：肿瘤呈红紫色淤血样外观；B. IHCA 活检组织学检查提示与炎症浸润（i）相伴的肝窦扩张（S）（HE 染色，×200）；C. 坏死细胞中可见免疫组化染色下较强的 CRP 表达（×200）；D. 免疫组化染色也可见 SAA 的过表达（×200）

▲ 图 35-7　bHCA 的病理特征

A. 显微镜下检查可见 bHCA 的细胞不典型增生，并伴有胞核大小不均和胞核增大表现（箭）；B. 细胞核免疫组化染色下，可见 CTNNB1 突变所致的 β‐连环蛋白核周聚集（箭）

MRI 对于 HCA 的检测更具特异性，可以更好地区分不同亚型。HHCA 具有较好的匀质性，肿瘤组织仅在化学移位成像扫描中显示出相同或稍微增高的同质信号丢失（图 35-8A 和 B）[58]；并且其动脉期的中等程度增强信号在延迟显像阶段并不持久。IHCA 则在 T_2 加权成像中显示出高信号，T_1 加权成像中则表现为同质或高信号，以及动脉期的高信号和延迟显像中持续增强影（图 35-8C 和 D）[58]。

遗憾的是，最容易发生恶变的亚型 bHCA 没有太多的特征影像学表现。不过 Ba-Ssalamah 等研究发现，造影剂钆塞酸在肝胆期的滞留率（5/6）较 HHCA（0/10）、UHCA（0/6）都更高[65]。但是这一特点在 IHCA 中也有类似发现（6/21），因此它对于 bHCA 来说也不是特异的[65]。

8. 处理

尽管 HCA 是良性肿瘤，但也可能出现危及生命的严重并发症（主要是出血和恶性转化）。如果发生这种情况，治疗策略应当由肝脏肿瘤多学科团队与肝脏病学家、病理学家、放射科医师和外科医师等共同商讨决定[19]。对于存在小 HCA 病灶（< 5cm）、并发症发生风险低的女性患者，通常可以考虑保守治疗[19]。但仍需要严密影像学及临床随访，同时建议改变生活方式（控制体重、避免口服避孕药）。对于肿瘤较大（> 5cm）且在生长的男性患者，不论肿瘤的大小，指南推荐的一线意见是手术切除，并且尽可能完整切除肿瘤以避免潜在并发症发生的风险；另外在可能的情况下，可以考虑腔镜下切除。如果不能手术，则需要考虑栓塞或者

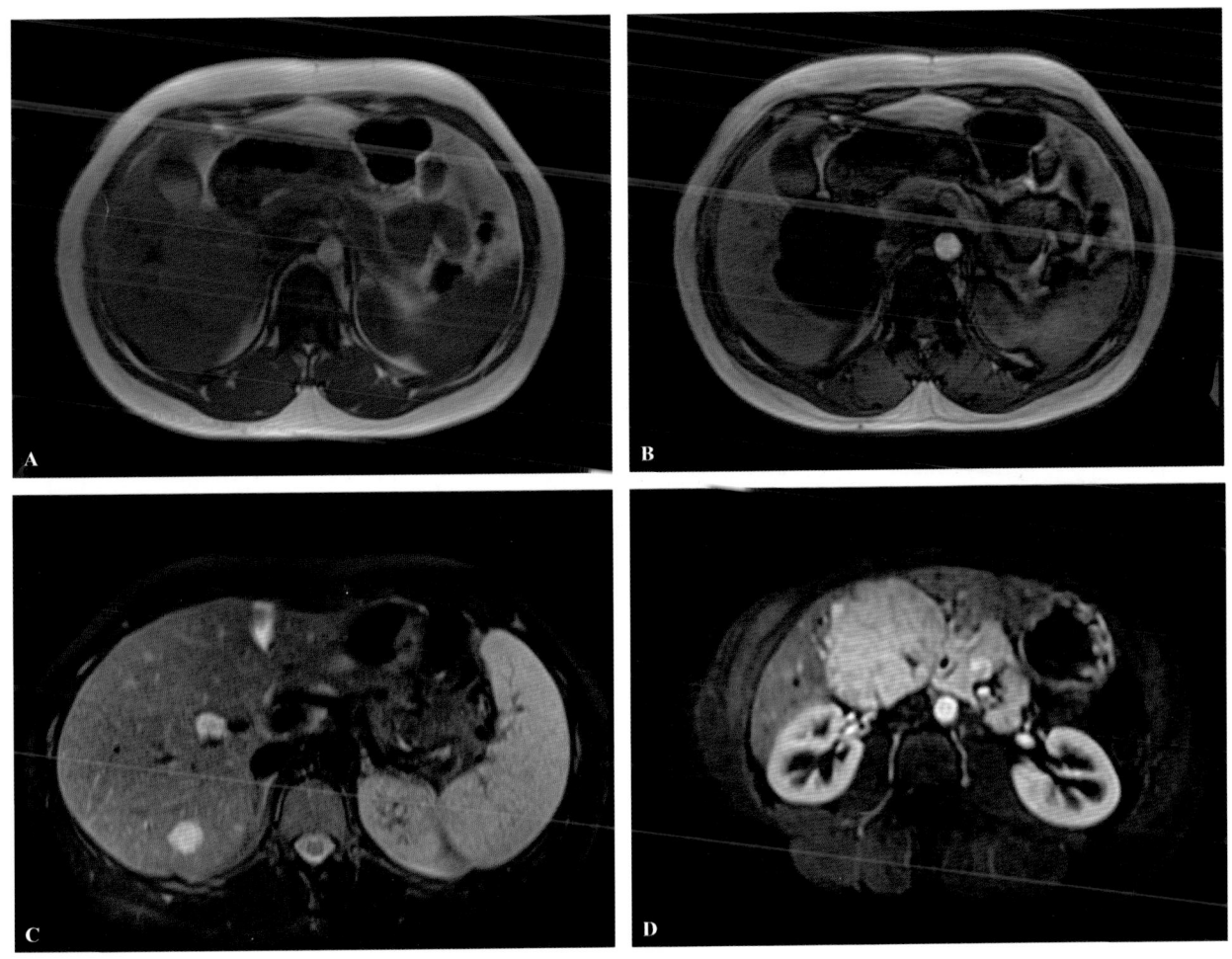

▲ 图 35-8　HHCA 和 IHCA 的 MRI 特征

A. T_1 加权像下，HHCA 在 5～6 胸椎层面显示稍高信号影；B. 相同病灶处，T_1 序列可见明显信号缺失（化学位移）；C. T_2 加权像下，可见肝脏后部一个较小的 IHCA；D. 动脉期可见 IHCA 明显的动脉强化影（图片由 Alain Luciani，CHU Henri Mondor 提供）

射频消融等替代方案[66-69]。一旦发生肿瘤出血，可以考虑栓塞治疗及可见残留肿瘤的外科切除[19]。

（三）肝硬化的大结节增生

肝硬化是慢性肝病的终末阶段，被定义为假小叶（完全被纤维束分隔的再生结节）形成的弥漫性肝组织重建[1]。肝硬化也是发生肝细胞癌的危险因素，目前认为这一恶性转化的过程是多步骤的，并且有特定的癌前病变，即大结节增生（MN）[2, 70, 71]。MN 是肝硬化性的结节增生，通常在影像学检查或者外科手术的切除标本中可以被发现（图 35-9）[72]。它可以单发，也可以多发，通常直径大于 10mm。

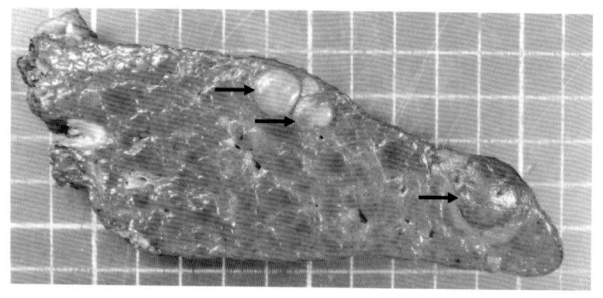

▲ 图 35-9　大结节增生病灶的大体标本
在肝硬化基础上可见 3 个与周围组织截然不同的病灶（箭）

根据病理检查结果，可以分为低发育异常结节（LGDN）、高发育异常结节（HGDN）和早期 HCC（图 35-10）[2]。

MN 的癌前病变特征已经从临床、病理、分子学等多方面被证实[73-77]。多个研究团队都在研究 MN 的自然史。Kobayashi 团队随访了已被病理学证实为 MN、LGDN 或者 HGDN 的一个临床队列，发现癌变风险从 MN 到 HGDN 逐渐增高[76]。也有些研究团队关注的是发育异常结节与肝细胞癌（切除，或分离组织）之间的关系。从病理学的角度来说，发育异常结节的组织学表现已经逐渐与成熟的肝细胞癌接近：核质比增高、小梁间隔增厚及假腺管形成[2]。

分子学的研究仍然支持 MN 的癌前病变特征[74, 75, 77]。染色体增加或缺失、细胞增殖增加及单克隆增生等特点均已在 LGDN、HGDN 病灶中被观察到。最近，人们还在 MN 向 HCC 转化的过程中发现了 TERT 启动子的突变，这也是 HCC 发生发展过程中最常见的分子变化之一[73]（图 35-11）。TERT 基因编码了端粒酶的催化亚单位，其启动子区域的突变新增了转录因子一个结合位点，因此

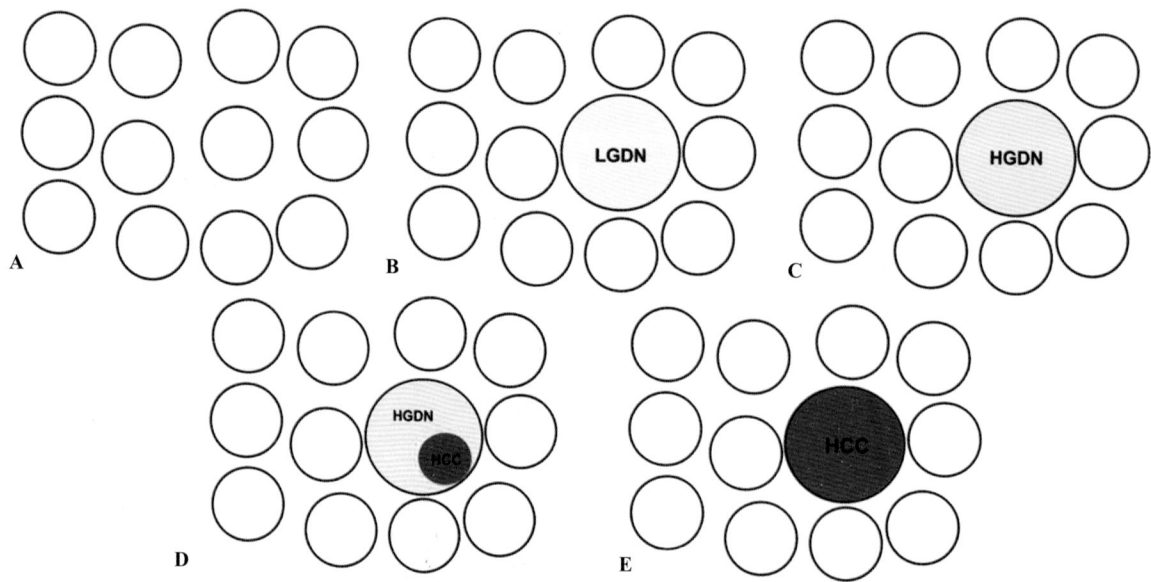

▲ 图 35-10　肝硬化组织恶性转变示意图
A. 外观完全相同的再生结节性肝硬化；B. 已经存在的肝硬化再生结节转变为低发育异常结节（LGDN）；C. 低发育异常结节（LGDN）转变为高发育异常结节（HGDN）;D. 高发育异常结节（HGDN）中的部分细胞恶变为肝细胞癌（HCC），也就是俗称的"早期肝癌";E. 恶性细胞继续发展，占据整个肝硬化结节，成为成熟的肝细胞癌（经 the Agence bibliographique de l'enseignement supérieur 许可转载）

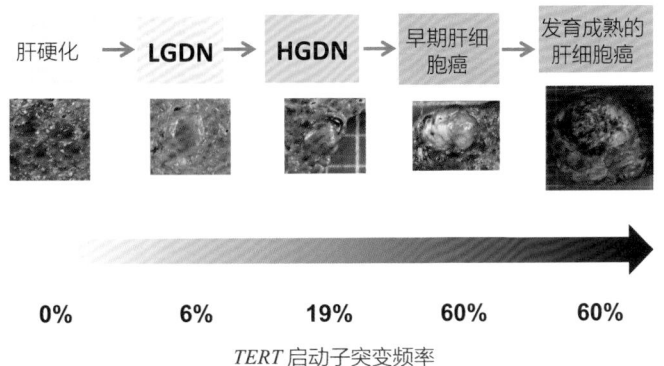

▲ 图 35-11 肝细胞恶性转变过程中 *TERT* 启动子突变的发生频率

LGDN. 低发育异常结节；HGDN. 高发育异常结节

最终增加了 *TERT* mRNA 水平的表达[78]。TERT 酶的主要功能是维持端粒的长度，故而该酶的过表达使得癌前病变细胞或者癌细胞得以延缓衰老[79]。*TERT* 启动子的突变在 HCC 以外的多种肿瘤中均有发现，如黑色素瘤、膀胱尿路上皮癌等[80, 81]。

1. 病理改变

MN 的诊断需要依靠其病理学特征[2]。组织学诊断标准包括：不成对的动脉（不位于门静脉区）、基质浸润、细胞密度增加或小梁增厚、不典型细胞增生，以及假腺管形成。根据其形态特征，可将大结节增生进一步分型。另外，通过免疫组化的手段检测磷脂酰肌醇聚糖 3（GPC3）、谷氨酰胺合成酶（GS）和热休克蛋白 70（HSP70）等的表达水平，也有助于 MN 的亚型分型[82]。GPC3 是硫酸肝素蛋白聚糖的磷脂酰肌醇聚糖家族成员，几乎表达于 50% 的 HCC 中，但不在成人非肿瘤性肝脏组织中表达[83, 84]。GS 也是 Wnt/β- 连环蛋白通路的靶基因，该通路是肝细胞癌变过程中的重要信号通路。HSP70 属于热休克蛋白家族，该家族以启动抗凋亡程序而闻名[85, 86]。

2. 低异常增生结节（LGDN）

LGDN 较难与周围肝硬化结节区分。它的异型性较小，也仅有轻度细胞密度增加及偶可见不成对动脉。瘤内的门静脉血管仍可见。基质浸润和假腺管形成几乎不可见。在大多数病例中，GPC3、GS 和 HSP70 的表达也无明显异常[82]。

3. 高异常增生结节（HGDN）

HGDN 的镜检则可见更高程度的细胞学异常及异型性增生，但尚不足以诊断恶变。门静脉外周较容易观察到不成对动脉、小梁增厚甚至超过 2 个细胞大小、核质比增高等特点。免疫组化的检测也可看到 1~2 个指标的异常[82]。

4. 早期 HCC

早期、低分化的 HCC 在大体标本还是镜下检查中均较难以鉴别。它包括由 MN 发育不良发展而来的高分化 HCC 病灶（图 35-10）。肿瘤细胞的生长逐渐替代了未恶变的肝细胞，也不伴有包膜的形成。细胞密度增加、核质比增高、假腺管形成，以及不成对的动脉等特征，轻易可见（图 35-12）。在 2/3 的病例中可见至少 2 个以上免疫组化指标的异常[82]。

5. 影像学

通过影像学检查，MN 的检测和准确分期具有一定的挑战性，因为不同病理分型也可能表现出非特异性和（或）相互交叉的特性[87]。

通过对比增强超声检查，MN 在动脉期及随后的等回声期，与周围的其他组织相比表现为典型的低回声 / 等回声结节。异常增生结节（LGDN 或 HGDN）与早期 HCC 有时难以鉴别，因为上述病灶经常有类似的超声影像表现。表现为典型结节模式（即动脉期，低血管回声结节内的增强回声点）的结节通常较少见，但此表现有利于早期肝癌的诊断。据报道，CT 扫描检测 MN 的灵敏度较低。大多数 MN 的病灶都很小，CT 的分辨率可能不够检测；增强扫描时不同病灶之间也经常重叠，因此要区分不同病灶比较困难。

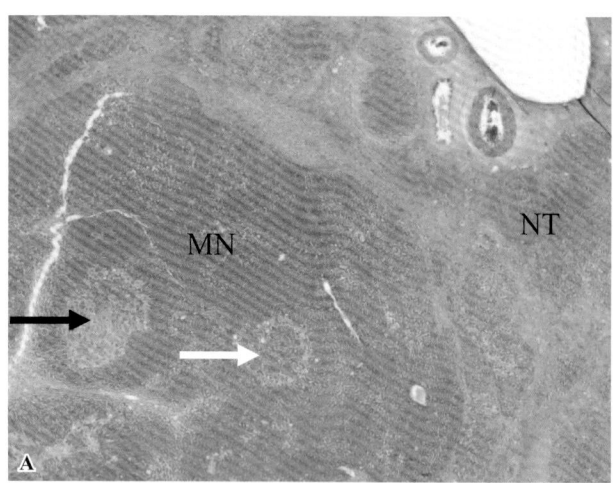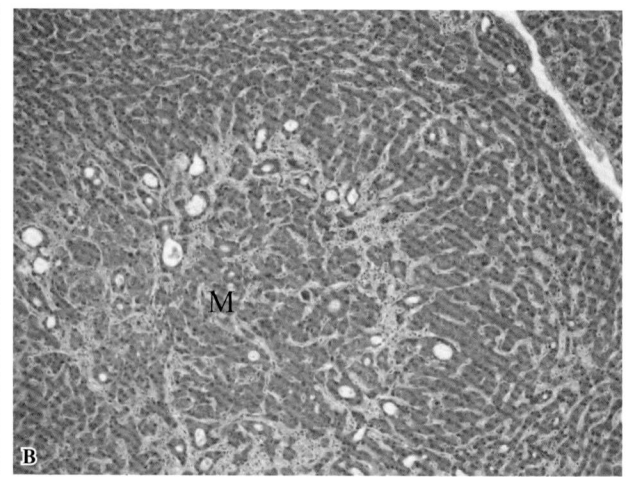

▲ 图 35-12 早期肝细胞癌的显微镜下表现

A.MN 与周围肝硬化组织（NT）分解良好。MN 病灶中可见 2 处正在发生恶性转化的癌细胞病灶（箭）（HE 染色，×20）；B. 对 A 图的癌细胞病灶进一步放大，可见较多的假腺管形成

MRI 扫描对于异常增生结节的检测和区分都优于 CT。LGDN 和 HGDN 在 T_1 加权像通常表现为高信号，而 T_2 加权像通常表现为低 / 等信号[87]。并且越来越多的证据支持，钆塞酸增强剂的使用有利于提高阳性检出率：有肝硬化基础的患者，在 MRI 扫描的肝胆期发现 > 1cm 的低信号结节，通常提示异常增生结节或者早期 HCC；这可能与有机阴离子转运多肽 8（它在肝细胞恶性转化的早期负责钆塞酸的转运）表达减少有关[88]。

（四）再生性增生结节

再生性增生结节（NRH）于 1959 年第一次被 Steiner 所描述，它被定义为肝实质组织转化为弥漫性增生结节的异常状况，并且不伴有明显纤维化的过程。它并不是真正的肝脏肿瘤，但是却可表现为肝脏的结节性病灶。Wanless 等通过连续观察超过 2000 例的尸检患者发现，NRH 的发生率约为 2.6%，且在患有系统性疾病的患者中发病率更高。由于它的发生被认为是异常肝血流量的结果，因此 NRH 可能与多种疾病的治疗有关，如风湿病（类风湿关节炎、系统性红斑狼疮、抗磷脂综合征等）、血液系统疾病（红细胞增多症、镰状细胞性贫血、霍奇金淋巴瘤等）或先天性血管畸形。它也被报道发生在使用各种药物治疗后，如免疫抑制或抗癌药物。

临床上，NRH 可能很多年都没有任何症状。常见的并发症包括门静脉高压、肝脾大，或者腹水。NRH 的处理包括潜在疾病的处理、避免相关药物的使用。对于 NRH 的长期临床结局和自然史，目前还没有太多研究，因此也不太清楚 NRH 是否可逆。

NRH 的诊断也是主要基于其组织学特征。肝穿组织的显微镜下可见不伴有肝纤维化的再生结节形成和萎缩的肝小叶（图 35-13）。再生结节的中央可见汇管区改变，因此网硬蛋白染色有助于该病的诊断。

（五）局灶性脂肪变

通常来说，脂肪变是整个肝脏的弥漫性改变。但是，也有局灶性、类瘤样的脂肪变发生[1]。具体的病理过程还不是很清楚，目前认为其发生与血供的一系列改变有关。临床上观察到，Ⅳ段肝脏更容易发生，且与肥胖、糖尿病、酒精摄入、营养不良、肠外营养、化疗、皮质醇激素的使用，以及获得性免疫缺陷综合征等因素相关[89-93]。此病需要与脂肪瘤、血管平滑肌脂肪瘤相鉴别，鉴别要点是后面这 2 种疾病脂肪的沉积并不是发生在肝细胞内。

在超声检查下，局灶性脂肪变通常表现为一个病理性的低回声结节。CT 扫描下局灶性脂肪变表现为血管或肝脏组织上无质量效应的低信号区域。

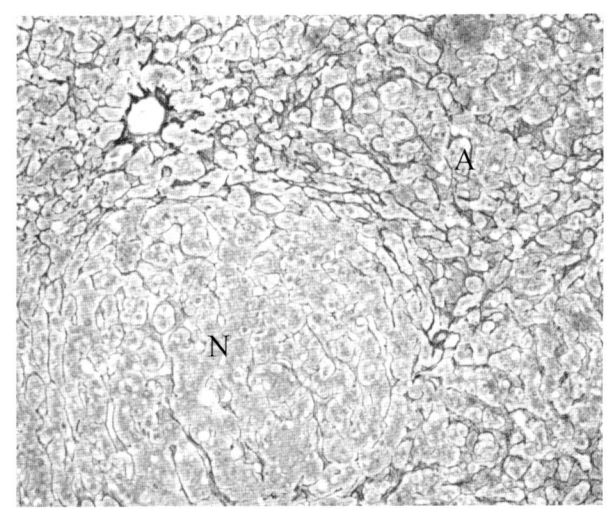

▲ 图 35-13　再生增生性结节的显微镜下表现

组织学检查可见交替分布的萎缩性肝细胞板（A）及再生的结节区域（N）（网硬蛋白染色，×200）

诊断无法明确时，MRI 检查可以发挥较大作用，病灶在 T_1 加权像表现为信号增强，而延迟期则为信号缺损。

病理检查也可以协助诊断，但不是轻易容易实施的。局灶性脂肪变典型的病理表现是肝细胞的大空泡样脂肪变，并不伴有细胞异型性改变。

二、胆管细胞来源的肿瘤或假性肿瘤

（一）胆管腺瘤

胆管腺瘤（BDA）是胆管细胞来源的良性肿瘤，较少见[94]（框 35-1）。通常病灶较小（< 1cm），一般在腹腔手术或外科切除标本中偶然被发现[94]。

1. 发病机制

BDA 长期以来一直被认为是肝损伤诱导局部胆道反应的一个损伤过程。Bhathal 等观察到，BDA 的免疫组织化学表现与胆囊周围腺体很相似，因此认为 BDA 是一种"胆周腺体错构瘤"[95]。然而最近 Pujals 等通过分子和免疫组织化学的方法发现，大约 50% 的 BDA 携带 BRAF V600E 基因的活化突变[96]。被 BRAF 编码的蛋白质在丝裂原活化蛋白激酶（MAPK）/细胞外调节激酶（ERK）信号通路的激活中起着至关重要的作用，进而参与到细胞存活、增殖、分化等重要生理过程[97, 98]。BRAF

V600E 突变是该通路激活的关键，并且在多种含有肝内胆管细胞的良性病变、癌前病变、恶性肿瘤都可以观察到[97, 99-101]。

周期性分子改变规律的发现更加支持 BDA 的实质为克隆增生新生物，而非损伤反应过程或错构瘤。上述研究发现和恶性转化的病例报道，都提示 BDA 可能是以 BRAF 基因突变为特点的这一类肝内胆管癌的癌前病变[102, 103]。

2. 病理

BDA 通常为单发病灶（80%），并且位于肝包膜下（图 35-14）[1, 2]。大体外观下，病灶边界清楚，无包膜覆盖（图 35-14A 和 B）。显微镜下检查可见病灶内较多小管的增生，以及由立方体或柱状细胞规律排列成的腺泡，并且无明显异质性（图 35-14C）。病灶的基质为纤维，病灶周围还可见沿边缘分布的炎症细胞（图 35-14B）[1]。BRAF V600E 基因的突变可以通过 BRAF V600E 特异性单克隆抗体来检测（图 35-14D）[103-105]。BDA 病理学上的主要争论点是胆管细胞癌与转移性腺癌的鉴别。

3 影像学

由于发病率较低，对于 BDA 影像学特征的报道也相对较少[106]。超声检查可见伴有或不伴有边缘低回声的结节性病灶。CT 平扫下，BDA 通常表现为小的、边界清楚的、低信号或等信号块影。增强后也无强化，或很少有强化。在 MRI 扫描的 T_1 加权像下，BDA 表现为低密度影，而 T_2 加权像下则为等密度或稍高密度影[106]。

（二）胆道错构瘤

胆道错构瘤（BDH），也被称为 Von Meyenburg 复合体，较为常见。通常为小的（< 5mm）、无症状性损伤，多在腹腔手术或外科切除标本的显微镜检下被偶然发现[1, 2]（框 35-1）。BDH 可为单发或多发病灶，且有约 6% 的病灶是在成人的尸检中被发现的。它的发病机制还不太清楚，但目前认为其与持续胚胎导管的畸形改变相关[1]。另外，也认为它的发生与多囊肝和先天性肝炎纤维变性有关。

组织学上，BDH 由致密纤维基质包裹的囊性或弯曲形胆道组成[1]（图 35-15）。这些胆道上皮细胞

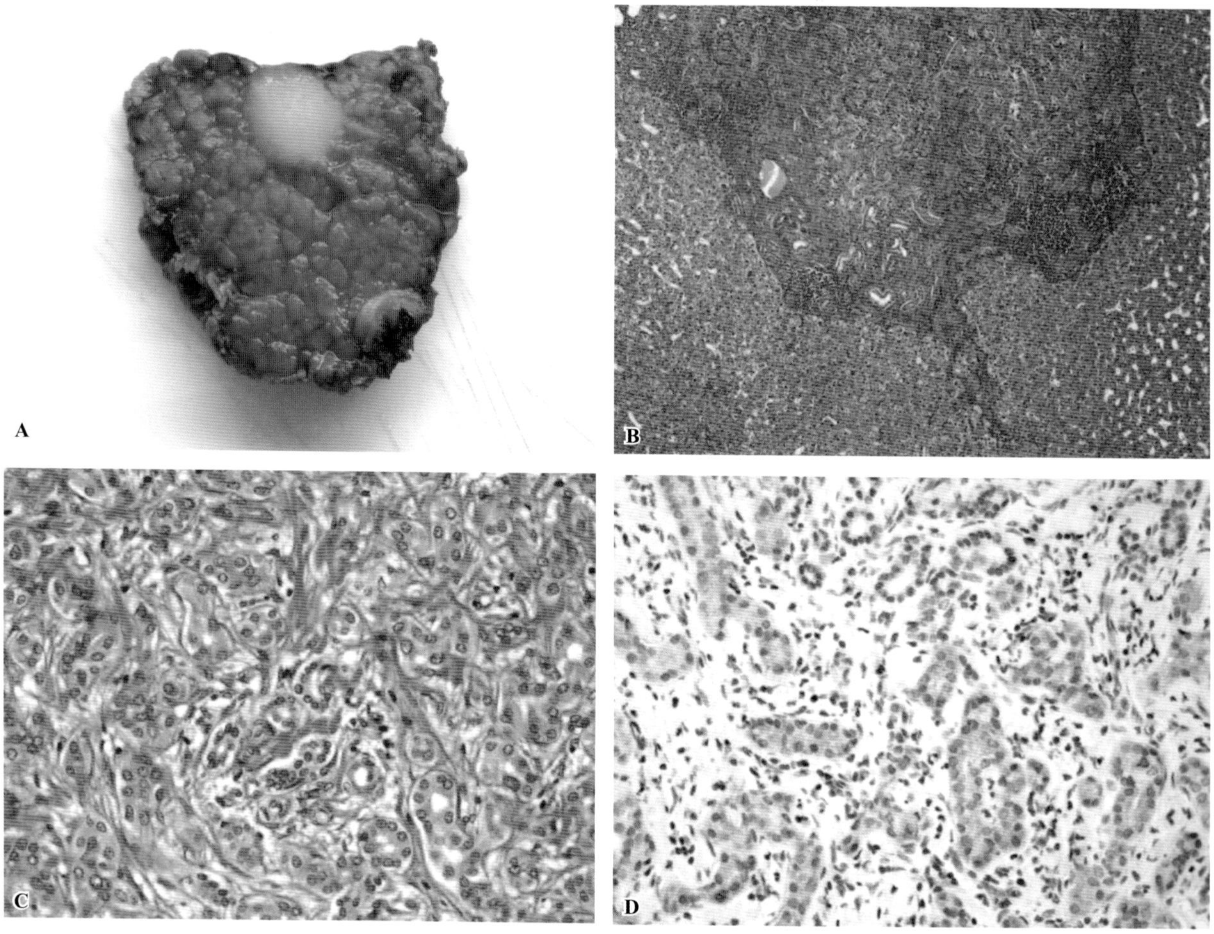

▲ 图 35-14　胆管腺瘤的病理特征

A. 胆管腺瘤的大体表现：病灶呈边界清楚的白色包块，其周围为纤维性组织；B. 显微镜检下可见肿瘤边缘较多炎症细胞聚集（HE 染色，×100）；C. 病灶内包含较多由立方体状或柱状细胞组成的弯曲小胆管，并不伴有明显异型性（HE 染色，×400）；D.*ERAF V600E* 突变特异性单克隆抗体的免疫组织化学检测可显示 BRAF V600E 突变蛋白的表达

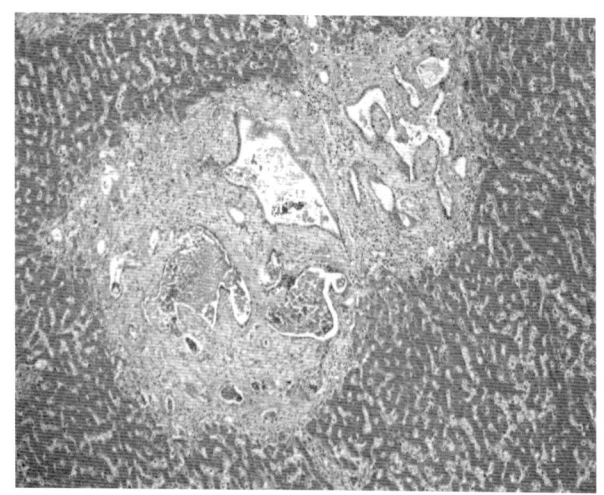

▲ 图 35-15　胆道错构瘤的病理特征

病灶与周围基质边界清楚，由被纤维基质覆盖的扩张胆道构成。胆道腔内可见胆管的嵌入（HE 染色，×100）

通常排列整齐，并且无异质性表现。但胆道腔内的胆道嵌入现象较常见。这一类疾病几乎没有恶性转化的报道[107-110]。

（三）胆道腺纤维瘤

胆道腺纤维瘤由 Tsui 等 1993 年第一次报道[111]。在迄今为止被报道的 30 例个案报道中可见，这是一种发病机制不明的、极其罕见的肿瘤。其发病无明显的性别倾向，发病年龄也相差甚大。通常认为它进展缓慢，但也已有恶性转化病例的报道[112-114]。它的组织学表现与胆道错构瘤类似，即被纤维基质覆盖的胆道上皮细胞呈囊性改变[111, 115]。

三、间叶细胞 / 内皮细胞来源的肿瘤 / 假性肿瘤

（一）血管瘤

血管瘤（HM）是目前为止最常见的良性肝脏肿瘤，在普通人群中的发病率约为 20%[1, 116]（框 35-1）。HM 可发生于任何年龄，女性更好发；并且更多地发生在肝脏右叶。大多数 HM 的病灶都较小（＜ 1～2cm）且无明显临床症状，因此大多数病例的发现是在做肝脏超声检查的时候偶然发现的。较大的病灶可能会有一定症状，如肝大、腹部疼痛或不适等。这通常是良性病灶，有症状的患者才需要考虑手术治疗。

1. 临床表现

绝大多数 HM 的远期临床预后良好[116]，并且无任何临床症状。患者通常是在其他原因的影像学检查中发现的。较大病灶可能出现临床症状，如腹部不适或疼痛、恶心、呕吐等。如果发生突发严重腹痛，还可能并发梗死、出血、坏死等情况；也有血管瘤破裂（自发性或创伤性）等少见情况发生的病例报道。如果病灶压迫了胆道或门静脉，也有可能导致梗阻性黄疸或门静脉高压的可能。

较大 HM 病灶（＞ 5cm）或者 HM 超过 10cm（又被称为"巨大肝血管瘤"），可能会引起 Kasabach-Merritt 综合征，即大量血管融合、消耗性凝血功能障碍和血小板减少症[117]。虽然该病的发病机制尚不明确，但目前的推论是认为它的发生与异常结构血管内的血小板受限、再活化和消耗相关[117]。

2. 发病机制

血管瘤是先天性血管畸形，并不是真正的肿瘤克隆性增生。由于该病的发病率有明显的性别差异（女性好发），性激素在其发生、发展中的作用已逐渐被人们所重视。已有报道称，在口服避孕药或妊娠妇女中，血管瘤的体积有增大表现。但遗憾的是，目前大多数研究没有找到雌激素在血管瘤发生、发展中发挥作用的任何证据[118, 119]。

3. 病理

肝血管瘤通常是单发（ 90%）（图 35-16A 和 B）、边界清楚、质软、海绵样外观的紫色包块[2]。有新发或陈旧血栓形成的病灶中可能含有一个纤维性的瘢痕（图 35-16B）[1]。组织学下检查，HM 由充满了红细胞的血管构成，内皮细胞成线状排列并被纤维隔板隔开（图 35-16C）[1]。血管腔内可见新鲜血栓形成，而被巨大血栓堵塞的血管可能形成广泛的纤维化（图 35-16D）。这可能会影响病灶的影像学表现，因此需要做活检来除外恶性肿瘤，如胆管细胞癌、肝转移癌等。

4. 影像学

超声检查下，HM 的典型表现是边界清楚的高回声结节[120-122]。由于病灶内的血流速度很慢，因此通常在多普勒超声下不容易看到。出血、纤维化、血栓形成、钙化等病灶的存在使得超声下的表现多种多样，甚至出现低回声结节。因此，可能需要进一步的影像学检查，如 CT 或 MRI 扫描[120, 123]。

MRI 是检查 HM 灵敏度、特异性均较好的显像模式，通常认为效果优于 CT[124, 125]。它在 T_1 加权像上表现为低密度影，而 T_2 加权像上为高密度影（图 35-17）。钆造影剂增强后的 T_1 加权像上可见动脉期的向心性结节充盈（图 35-17）[120, 124, 125]。

CT 扫描在 HM 的诊断上应用较少，通常在有 MRI 检查禁忌的患者身上使用。CT 平扫下，HM 表现为边界清楚的低密度影。增强后，可见典型不连续的、周围强化结节影；门静脉期及增强延迟显像期可见进行性变化的结节周围强化[126-128]。

5. 处理

绝大多数 HM 是偶然发现的，并且不需要任何特殊治疗。对于症状轻微的患者，没有证据证明手术切除比保守治疗效果好[19, 129]。手术切除的适应证包括症状严重或有并发症的患者；或通过影像学检查诊断不能明确，需要排除恶性肿瘤的患者[19, 129]。

Kasabach-Merritt 综合征可以采用经导管化疗栓塞的方法处理，可注入糖皮质激素或长春新碱[19, 63]。对于病灶较大、较复杂并且难以手术切除的特殊病例，也可以考虑肝移植治疗[19]。

（二）上皮样血管内皮瘤

上皮样血管内皮瘤（EHE）于 1982 年被 Weiss 和 Enzinger 第一次报道，它的发病率很低（＜ 0.1/100 000）。这是一种血管来源的新生物，可

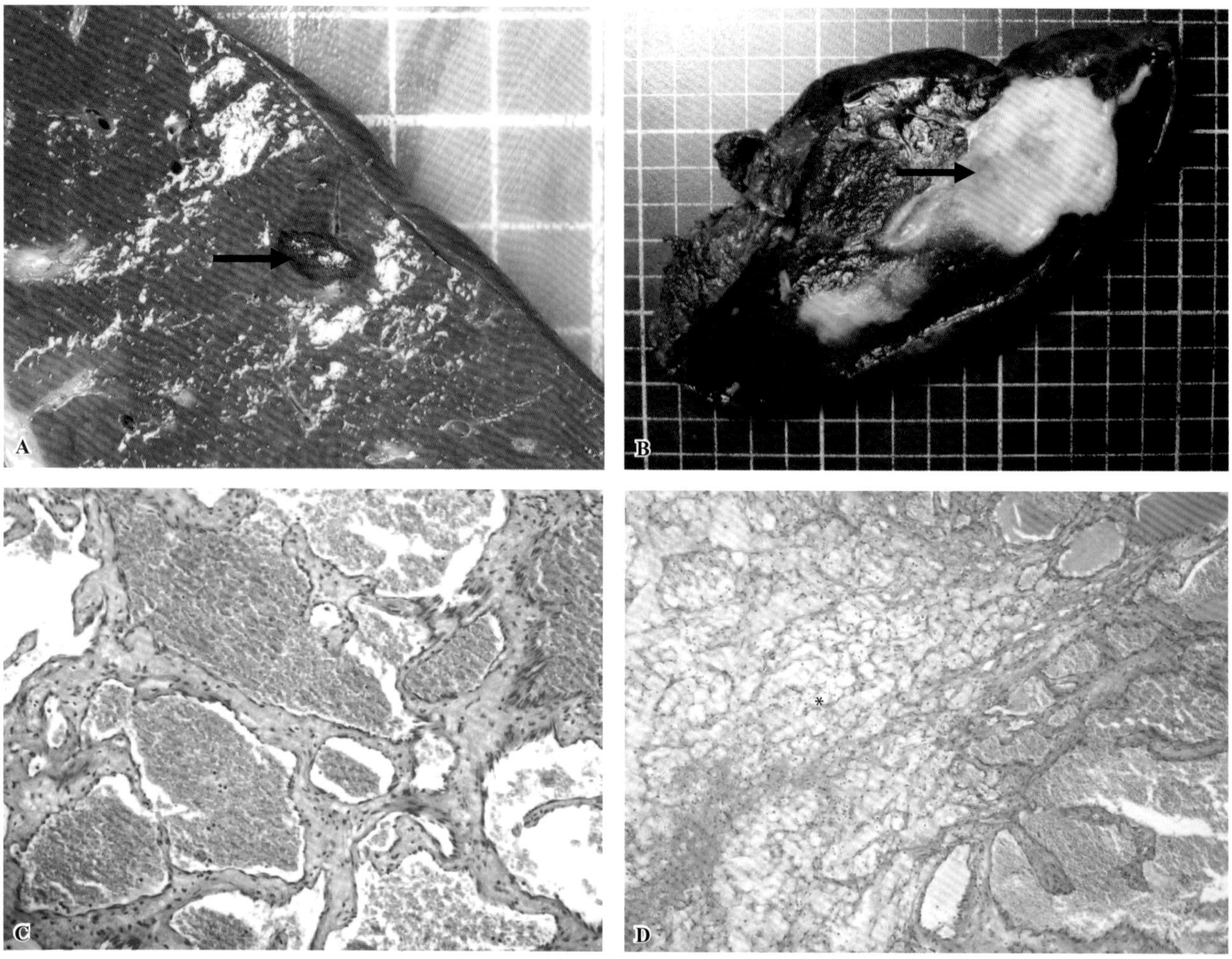

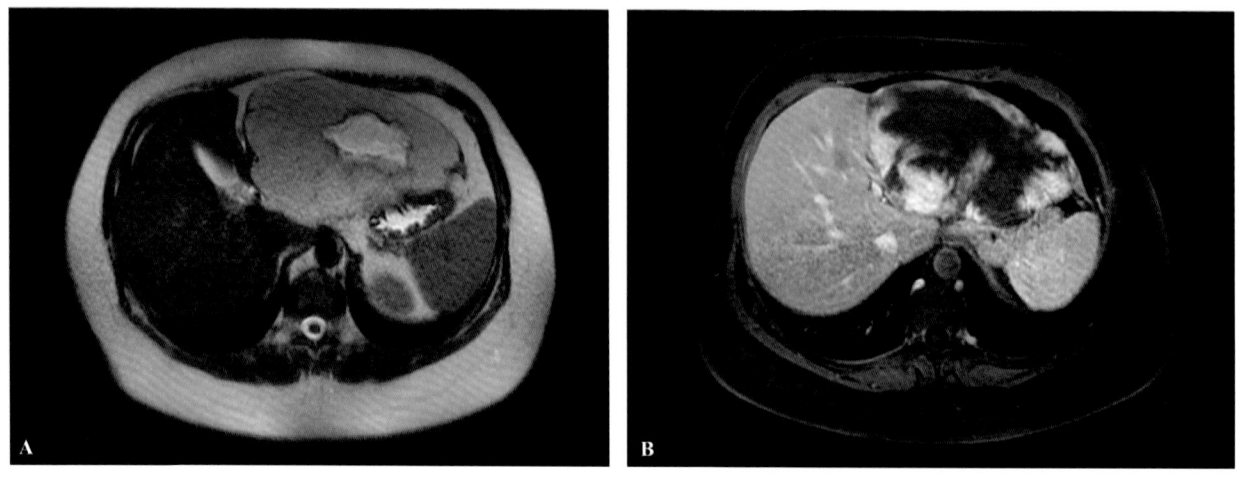

▲ 图 35-16　血管瘤病理学特征

A. 大体标本上见，该小动脉瘤（箭）为外科手术切除标本中偶然发现，边界清楚，呈紫色外观；B. 该动脉瘤因并发腹痛、出血症状而切除。肉眼可见呈黄白色的新近形成的血栓病灶（箭）；C. 显微镜镜检可见，血管瘤内充满较多血管腔，并被整齐排列的血管内皮细胞及纤维壁所分隔；D. 新近形成的血栓区域可见水肿和纤维灶（星状排列）

▲ 图 35-17　血管瘤 MRI 特征

A. 肝左叶大血管瘤在 T_2 加权像上显示为高密度影，病灶中心呈黏液样变，与新近形成的血栓一致；B. T_1 加权门静脉期，病灶呈典型逐渐增强的、不连续周围强化影（图片由 Alain Luciani，CHU Henri Mondor 提供）

能发生在包括肝脏在内的多个器官，如肺、骨、脑、软组织[2, 130, 131]。此病的发病机制至今尚不明确，它的特点是临床表现差异较大，通常认为它是血管瘤和血管肉瘤之间的过渡状态[132, 133]。

EHE 的临床表现差异较大，可以无症状，也可以出现腹痛、肝大、疲乏、体重减轻、腹水等。甚至有门静脉高压、肝衰竭病例的报道。

1. 病理学

EHE 通常是多发的（75%），并且左右肝叶可能同时发病。大体标本上可见，病灶为质地坚硬的白色肿瘤，且边界不清（图 35-18A）[1]。病灶大小不一，为 0.2～14cm。显微镜下，新生细胞可表现为上皮样、树突状或中间型外观[1, 2]。另外，结缔组织增生反应较常见到，尤其是在肿瘤中心

（图 35-18B）。细胞质为嗜酸性，偶可见胞质内红细胞沉积，并呈印戒样外观（图 35-18C）[1, 2]。肿瘤细胞的免疫内皮标志物呈阳性，如 CD31、CD34、Ⅷ因子相关抗原等（图 35-18D）。也可观察到细胞角蛋白的过表达，但这并不能作为是上皮细胞的证明。

2. 影像学

EHE 的超声检查绝大多数为低回声影；不过也有病灶等回声或高回声影，而周围低回声边缘的病例报道[134, 135]。由于质地较硬，且伴有纤维增生，EHE 在 CT 平扫下表现为低信号；增强扫描下，EHE 强化明显，呈"晕征"或"靶征"，即中央低密度、外周低密度，而过度区域高密度。MRI 扫描 T_1 加权像下，EHE 的典型表现是较肝实质信号减低，

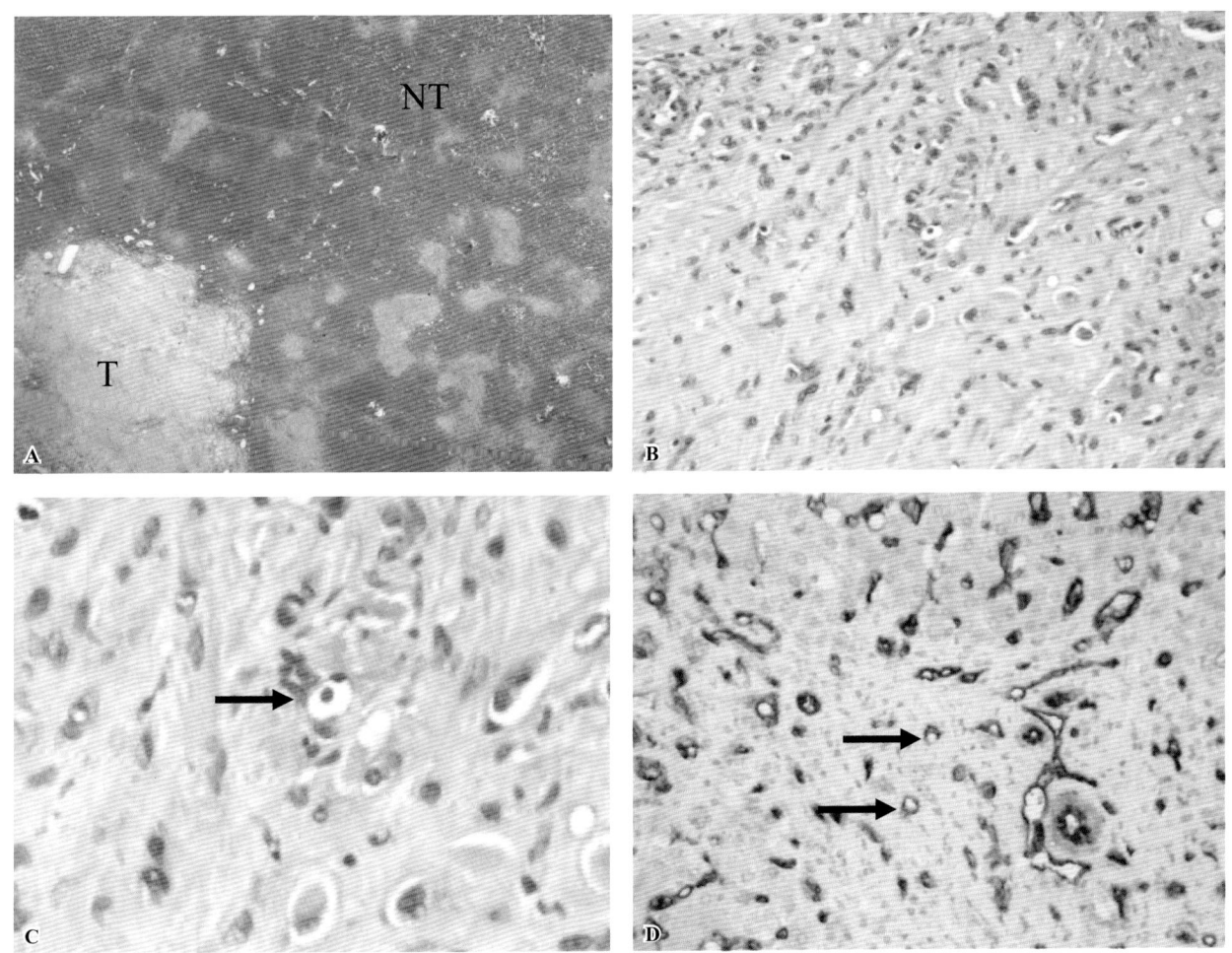

▲ 图 35-18　上皮样血管内皮瘤的组织学特征

A. 低倍镜下可见肿瘤（T）边界浸润性地深入周围肝组织（NT）（HE 染色，×20）；B. 肿瘤细胞嵌入致密的纤维基质（HE 染色，×400）；C. 肿瘤细胞胞质腔内包含一个红细胞（箭）（HE 染色，×500）；D. 肿瘤细胞内皮标志物 CD34 表达（箭，×400）

而 T₂ 加权像下则为高信号。

3. 治疗

由于发病率较低，EHE 的治疗尚无一致意见。外科切除是较好的治疗选择，但由于该肿瘤多灶性的特点，因此难以完整切除 [136]。肝移植治疗也是较好的治疗方案，但复发率约为 25%[137]。

（三）上皮样血管平滑肌脂肪瘤

上皮样血管平滑肌脂肪瘤（AML）是较少见的间叶来源肿瘤，它通常散发，也可与结节性硬化症并发（TSC）（5%～10%）。这是一种常染色体显性遗传病，由生殖细胞 *TSC1* 或 *TSC2* 基因的突变引起，这 2 个基因编码分别编码错构瘤蛋白和结节素蛋白 [1, 138-140]（框 35-1）。AML 最好发的器官是肾脏，其他器官，如肝脏，也可能会被波及。AML 属于 PEComa 家族，这是一个由所谓"血管周围上皮样细胞（PEC）"组成的肿瘤家族 [138, 141]。这些肿瘤的细胞被认为是由血管壁分化而来，但是它们的正常对照却从未找到。虽然大多数 AML 是良性的，但部分病例也有局部复发，甚至远处转移的报道 [142-144]。

1. 病理学

AML 由大量脂肪组织构成，因此外观呈黄色（图 35-19A）。组织学上，AML 的特点是，由成熟脂肪组织、管壁异常增厚的血管、轴和上皮样平滑肌细胞组成（图 35-19B 和 C）[1, 2]。上皮样 AML 的组织学特征丰富，但也是肝脏 AML 的主要类型；它由大量具有核异质性和细胞多形性的上皮样细胞构成 [1]。其免疫组织化学表型可有平滑肌、脂肪、血管及黑素细胞标志物的表达（图 35-19D）。

2. 影像学

AML 的成分差别较大，因此影像学表现也各异。且其特征取决于各组分的多少（脂肪、平滑肌、血管和上皮样细胞）[145, 146]。

超声显像下，含有大量脂肪和平滑肌组织的肿瘤通常表现为高回声影；而血管成分为主的肿瘤则表现为低回声。严重血管病变的病灶在彩色多普勒下呈丝状血管表现。

病灶在 CT 平扫下呈均质或不均质低密度结节

影（图 35-20A）；动脉期，则有明显增强。

上皮样 AML 在 MRI 的 T₁ 加权像下呈低密度改变，T₂ 加权像下呈高密度改变。动脉期的显著强化过程也很明显（图 35-20B）[145]。

3. 治疗

此病发病率很低，因此尚无一致治疗策略。对于无症状且病灶较小的组织学确诊患者，可以考虑保守治疗。有症状、病灶较大，或组织学诊断不能明确的患者，则建议手术切除。

（四）炎性假瘤

炎性假瘤几乎可发生于所有的器官。它是一种良性、非肿瘤性病变。发病平均年龄为 56 岁，男性发病率稍高 [147, 148]。具体的发病机制尚不明确，但通常认为它是在脓肿或其他慢性炎症性疾病的恢复过程中发展而来的 [147, 148]。

该病在 20% 左右的病例中可能为多发病灶，大小从 1cm 至占据整个肝叶不等 [2]。大体上，病灶边界清楚，质地硬，黄白色外观。有时可见坏死区域。显微镜下可见致密的炎性浸润物散入由纵横纤维束组成的基质中 [1]。可见大量吞噬细胞，也可见淋巴细胞、中性粒细胞和（或）嗜酸性粒细胞等。还可见发黄瘤样变的肉芽肿和巨噬细胞 [1]。

（五）间叶细胞错构瘤

间叶细胞错构瘤（MH）发病率较低，是一种生长缓慢的、良性肝脏肿瘤，约占儿科肝脏肿瘤的 5%～10%[149-151]（框 35-1）。多数病例在 3 岁前被发现，也有少数成年后发病的报道。它的发病机制存在争议。其病因学理论包括，胎儿时期导管板畸形、局部缺血的反应性改变的后果，或真肿瘤特性的发生 [149-151]。

75% 的 MH 发生在肝右叶，为边界清楚的、较大的、实性包块 [1]。大体标本通常可见包含不同大小囊腔的黏液样包块，内含液体或黏液，囊腔通常被黄色或黄褐色组织所分隔。显微镜检下，MH 为原始间质、肝实质及胆道等组成的混合物 [1]。囊壁由疏松黏液或致密纤维构成，也可见大量非典型肝细胞 [1]。

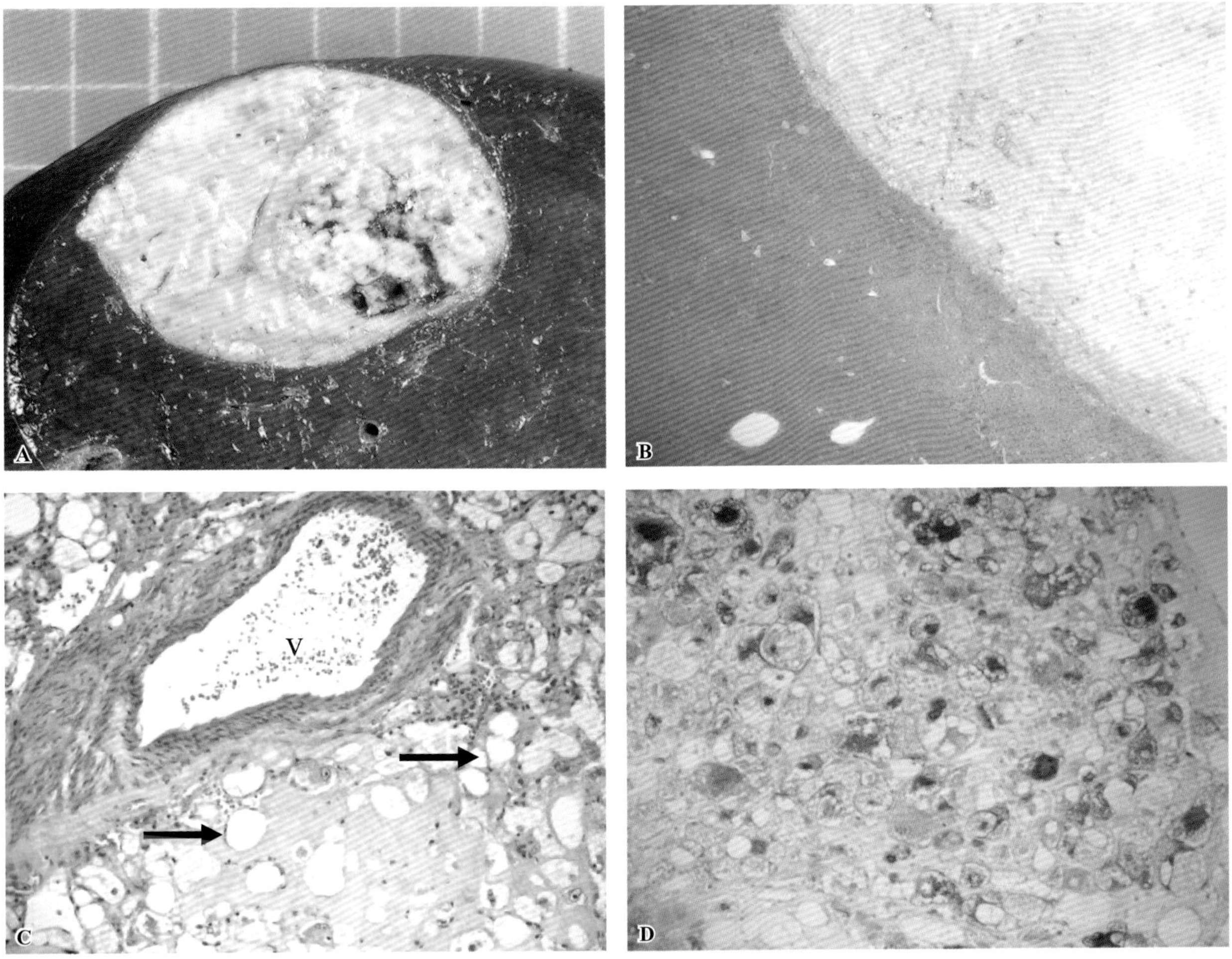

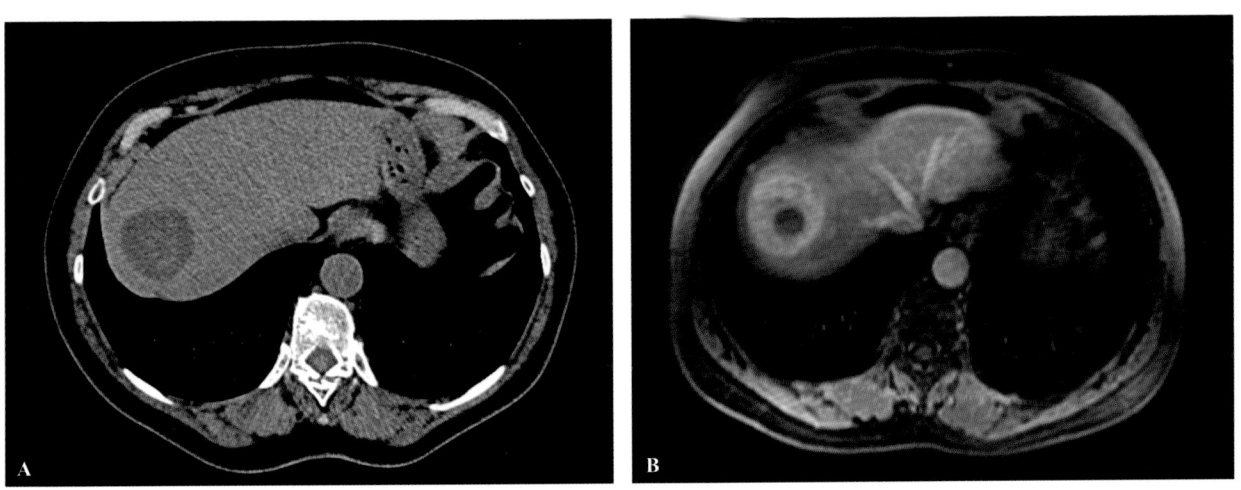

▲ 图 35-19 上皮样 AML 的病理学特征

A. 大体标本上，此例上皮样 AML 由大量成熟脂肪组织构成，表现为黄色外观；B. 低倍镜下表现为边界清楚的肿瘤（HE 染色，×20）；C. 该镜下视野可同时见血管（V）和成熟脂肪组织（箭）（HE 染色，×200）；D. 免疫组织化学检查可见肿瘤细胞的黑素细胞标志物 HMB45 表达

▲ 图 35-20 上皮样 AML 的影像学特征

A. CT 平扫下，上皮样 AML 表现为均质低密度影；B. 钆造影剂增强后，上皮样 AML 在动脉期表现为不均质高密度影（MRI 的 T_1 加权像）（图片由 Alain Luciani，CHU Henri Mondor 提供）

（六）婴儿期血管内皮瘤

婴儿期血管内皮瘤（infantile hemangioendothe-lioma，IH）是儿童最常见的肝血管瘤，约占所有儿童肝脏肿瘤的 12%[152, 153]。大多数病例（85%）在6 个月之前诊断，且女性好发（男女比 1∶2）。约87% 患者的父母有皮肤血管内皮瘤的病史。IH 可单发或多发，病灶大小从几毫米至 14cm 不等[2]。

IH 相关临床症状包括肝大、腹痛、凝血功能障碍、心力衰竭（大量动静脉分流所致）等[152-154]。有极少数发展为血管肉瘤的病例报道[1]。

大体标本上，IH 病灶无包膜，与周围肝组织边界清楚，呈红色、褐色或白色外观。肿瘤的颜色取决于病灶血管密度及血栓病变的多少。组织学上，IH 由饱满的血管内皮细胞构成的小血管组成，并被纤维基质所分隔[1]；可见坏死、瘢痕、钙化灶；还可见病灶周围肝细胞、胆道受压。

（七）假脂瘤

假脂瘤是位于肝脏表面的、小的、囊性病变。由 Rolleston 等于 1891 年首次提出，他们认为假脂瘤是腹腔内浆膜下突出的结肠脂肪剥离，进而退变形成的。病灶由被致密纤维组织包围的成熟脂肪细胞构成，也可见坏死和（或）钙化灶。

四、囊性疾病

（一）单纯胆道囊肿

单纯胆道囊肿较常见（发病率为 5%～10%）。可能单发或多发，被认为与肝内胆道的先天性缺陷有关。多数肝囊肿无症状，少数患者可出现腹胀、腹部不适或疼痛；也可出现急性囊内出血，引起剧烈右上腹或肩背疼痛。大体标本可见，囊肿为薄壁、单室肿块，内含清亮液体，在创伤或感染病例中也可见血性、胆汁性或脓性囊液[155]。组织学上，囊壁由纤维组织层上的单层柱状或扁平上皮细胞构成。

囊肿的超声影像学表现通常较为简单，为液性无回声区，囊壁显示不清，但可观察到超声后效应。CT 显像上，囊肿表现为同质、低衰减病灶，增强后囊壁和囊液都无强化表现。若发现分隔或乳头状影，需警惕囊腺瘤或囊腺癌的可能。MRI 扫描对于囊肿的诊断很简单；病灶在 T_2 加权信号下表现为超高信号影，弥散成像下则表现为增高的弥散系数，钆造影剂增强后无强化表现。

对于无症状患者，保守治疗即可。有症状患者，常用的治疗方法包括经皮囊内硬化剂注入或外科开窗术。通过细针抽取囊液的方法不可取，因为囊腔很快就又会被囊液填满。

（二）多囊肝

多囊肝（polycystic liver disease，PLD）是一组由于胆道树发育异常所导致的罕见病。它是常染色体显性或隐性遗传，以胆道进行性扩张和（或）大量胆管细胞囊性变为特点。PLD 可与常染色体显性或隐性遗传性多囊肾（ADPKD 或 ARPKD）并发，也可单独发生于肝脏（常染色体显性或隐形遗传性多囊肝，ADPLD）。

1. 流行病学与遗传学

约 20% 患者的 ADPLD 发生与 PRKSCH、SEC63 或 LRP5 基因的突变相关[156, 157]；但其余 80% 的患者尚无基因突变报道。PRKCSH 和 SEC63 基因编码的蛋白位于细胞内质网[157, 158]。PRKCSH 编码葡萄糖苷酶 2 的 β 亚单位，参与糖蛋白的成熟与折叠；SEC63 则为蛋白进出内质网的必需成分；LRP5 定位于细胞膜，并与卷曲蛋白一起作为向 Wnt 通路传递信号的共受体。

ADPKD 的发生与 PKD1（85%）或 PKD2（15%）的突变相关。PKD1 和 PKD2 分别编码了多囊蛋白 1、多囊蛋白 2。上述蛋白都参与到细胞 – 细胞和细胞 – 基质之间的相互作用过程中。

ARPKD 的发生与 PKHD1 的突变相关。这个基因编码纤维囊蛋白。该蛋白定位于初级纤毛，并在胆道的清理和维护过程中起重要作用[158]。

2. 临床表现

肝囊肿是 ADPLD 最主要的临床表现，也是 ADPKD 最常见的肾外表现[159]。大多数患者无临床表现；有症状的患者多为肝大所引起的压迫症状[155, 159]，如腹痛、腹部不适、早饱、体重减轻、胃灼热及疲乏等。女性患者通常更为严重，特别是有外源性雌激素使用史和多次妊娠的患者 [160, 161]。这也提示此病可能与激素有一定关系。

另外，此病的并发症较多，约 50% 患者都有不同程度的疾病进展 [162]。常见的并发症包括囊内出血或感染、黄疸和囊肿破裂；也有少数门静脉高压，甚至终末期肝病的病例报道。

3. 病理学

多囊肝移植时，肝的大体检查可见增大的肝脏内大小不等的多个囊肿，且不与胆道相通（图 35-21）。组织学上，囊肿被扁平上皮或立方上皮所包围，这与单纯胆道囊肿是一致的。

4. 影像学

囊肿在超声下表现为无回声、圆形或卵圆形病灶 [163]；较大囊肿还可观察到超声后效应。囊肿在 CT 扫描下为均质、低密度影，囊壁显示不清（图 35-22）[163]；增强后无明显强化。它在 MRI 的 T_1 加权像下表现为同质、低信号强度影，T_2 加权像下则为同质、高信号强度影 [163]。若并发囊内出血，T_1、T_2 加权像下均表现为高信号强度影。

（三）黏液囊性瘤

黏液囊腺瘤（mucinous cystic neoplasm，MCN），又被称为肝胆囊腺瘤，是一种发病率较低的、实体、多室肿瘤。其发病机制尚不清楚 [1, 2]。与胰腺黏液囊腺瘤类似，此病几乎只发生于成年女性，大

小甚至可达 28cm [1, 2]。

1. 临床表现

MCN 的临床表现大多是由于病灶对周围正常肝组织压迫的结果，如上腹部或右上腹不适、腹部包块、胆管炎或黄疸等。若胃受压，还可能出现恶心、呕吐、厌食等症状。MCN 的并发症包括败血症、破裂、出血，甚至恶变。

2. 影像学

超声检查下可见多室囊性病灶。因囊液内容不同（黏液或血液），病灶可为无回声或低回声灶。还可见不规则囊壁、多腔室及钙化灶等。CT 扫描下，MCN 表现为与水等密度的结节影，且增强后有强化。MRI T_1、T_2 加权像下分别表现为同质低密度和同质高密度信号。

3. 病理学

大体标本可见，MCN 由多个大小不等的、内含清亮液体的囊腔组成。囊腔通常不与较大胆道相通。显微镜下可见囊腔由扁平或柱状上皮细胞构成（图 35-23A）。

80% 的 MCN 病例的囊壁可见与卵巢间质类似的间质组织（又被称为"假性卵巢间质"）（图 35-23A）[1]。阿尔新蓝或希夫过碘酸染色后，上皮细胞中可见细胞质内分布的黏液素（图 35-23B）。还可见炎性浸润、瘢痕或黄色肉芽肿性反应等 [1]。尽管胆道囊腺瘤多为良性病灶，但也可出现高分化

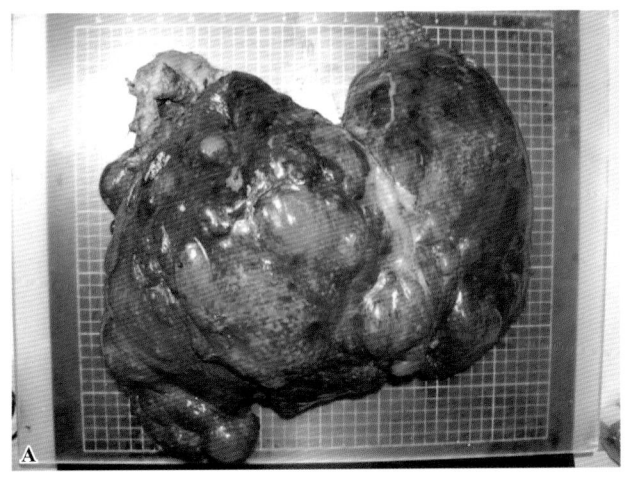
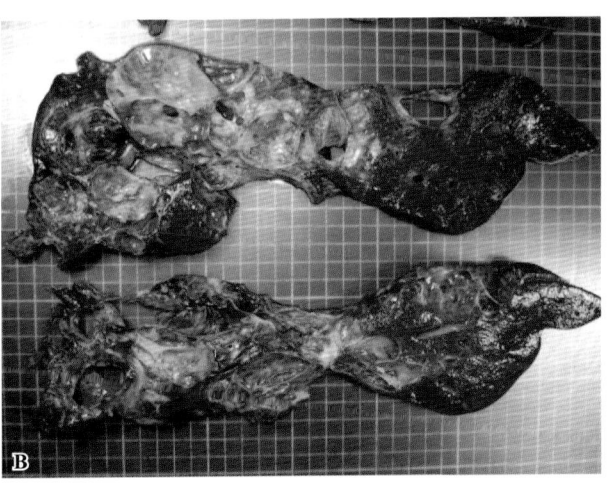

▲ 图 35-21　多囊肝的大体标本

A. 两侧肝叶均明显增大；B. 切面上可见多个囊肿

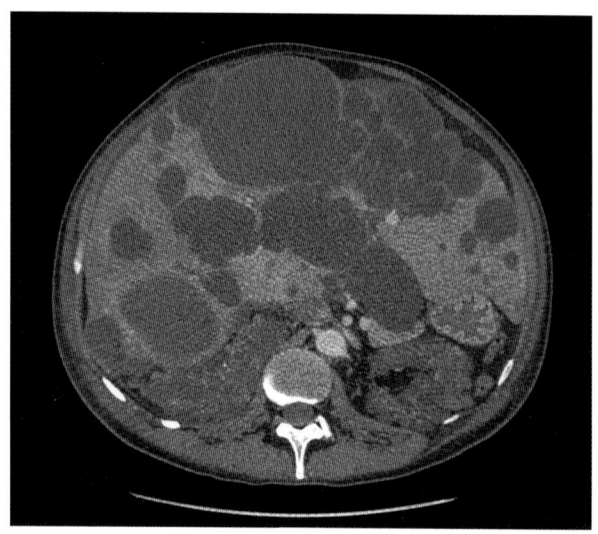

▲ 图 35-22　多囊肝的 CT 特征
可见多个边界清楚、均质、低密度囊肿

的不典型增生甚至浸润性癌等情况。若出现上述情况，病理检查过程中需扩大取样范围。

（四）包虫病

包虫病是由于摄入棘球绦虫的幼虫所引起的一种疾病[164]。棘球绦虫的成虫，是其最常见的形式，常见于全球多个大洲的狗体内。人类通过接触被感染的动物而被感染[164]。多球棘球绦虫相对少见，但可引起更严重的疾病进展。它主要发生于加拿大、美国北部、东欧及俄罗斯等地[116, 164]。

（五）囊性包虫病

囊性包虫病是由细粒棘球绦虫所引起[164]。人体摄入后，虫卵到达小肠并释放钩球蚴。钩球蚴进而穿过肠壁，通过门静脉系统进入肝脏[164]。钩球蚴逐渐发展成一个单房的、充满液体的囊肿。其他器官也可能受到侵犯，如肺。囊肿生长缓慢，约 1cm/ 年。因此多数患者并无明显临床症状，多在因其他原因就诊的影像学检查中偶然发现。病灶较大的患者可能会出现临床症状[165]，如腹部疼痛或不适，以及其他胆道（淤胆）或血管（门静脉高压）受压的表现[165]。少数病例还可能出现囊肿破裂至胆道或腹腔，引起胆管炎，甚至致命性的过敏反应[165]。

1. 病理学

细粒棘球绦虫病的囊肿直径可达 30cm。它通常是实性、单房病灶；更多的情况下，多个子囊会逐渐进入母囊（图 35-24A）[1]。囊内为清亮液体，周围被厚的纤维囊壁所包围，偶有钙化灶[1]。显微镜下，囊壁有 3 层不同的结构：外层的无细胞膜（它在希夫过碘酸染色下呈强阳性）、薄生发层（图 35-24B 和 C）及由生发层发育而来的原头节(图 35-24D)。原头节未来会发育为成熟蠕虫（如果被咽下的话）或分化为新的囊腔。

多数患者在手术前都接受了药物治疗，因此囊肿坏死较多，且上述典型结构不易分辨。

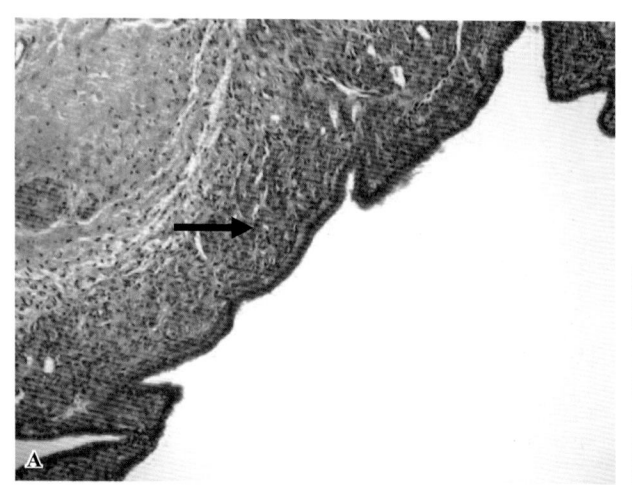
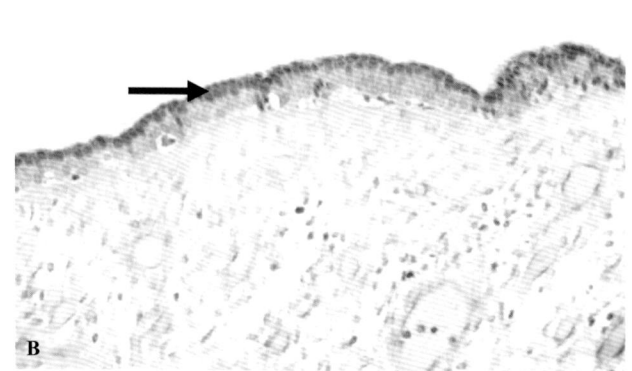

▲ 图 35-23　黏液囊腺瘤的组织学特征
A. 黏液囊性瘤的组织学表现：可见囊壁为排列整齐的柱状上皮，其下为卵巢样间质（箭）；B. 希夫过碘酸染色后可见胞质内黏液空泡（箭）

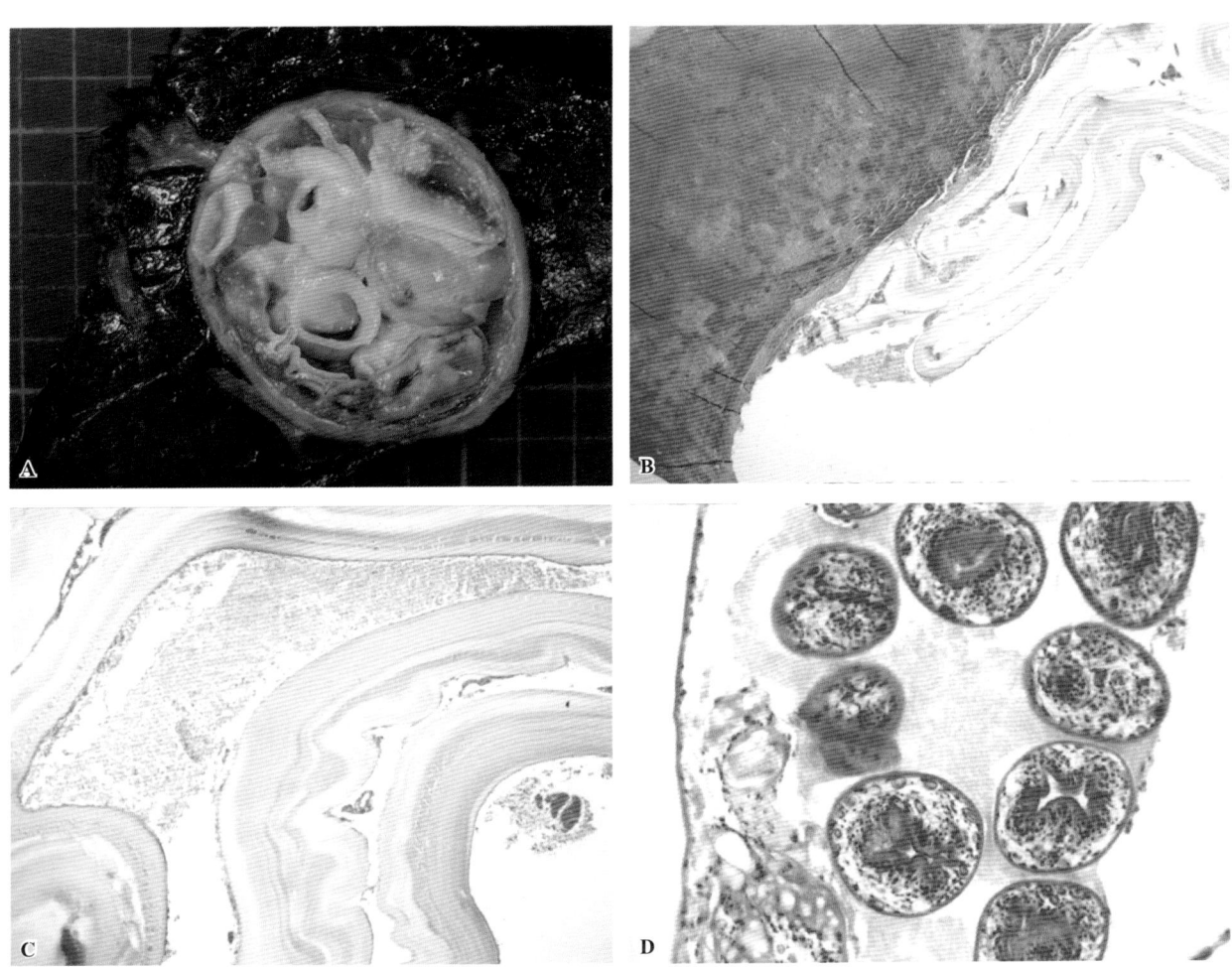

▲ 图 35-24　包虫病的病理学特征

A. 包虫病的大体外观：病灶边界清楚、包膜完整。囊内可见白色、膜性物质；B. 囊肿与邻近肝脏组织连接处的低倍镜视野（HE 染色，×20）；C. 囊肿非细胞、薄层膜的高倍镜视野（HE 染色，×200）；D. 囊腔内的多个原头节（HE 染色，×400）

2. 影像学

包虫病的超声影像学表现差异较大（图 35-25A）[165, 166]。囊壁表现为被低回声层分开的双回声线（又称"双壁征"）[166]。子囊表现为母囊内的无回声、圆形结构[165, 166]。漂浮膜见于囊壁，而钙化灶见于囊壁内。国际分类法目前被广泛应用于棘球蚴病的阶段划分。此分类法将病灶分为不同的亚类：活动期（CE_1 和 CE_2）、迁延期（CE_3）、非活动期（CE_4 和 CE_5）。CT 扫描通常应用于超声扫描困难的病例，如肥胖、既往手术史等。囊液在 CT 下表现为液性暗区，而囊壁则为高衰减信号（图 35-25B）；囊壁及囊内隔膜易见钙化灶（图 35-25C）。囊膜的脱落可能导致囊内线性区域信号衰减的增加[164]。包虫病在 MRI 扫描 T_2 加权

像下呈低密度环状影，这与它包围在病灶周围的纤维组织结构一致。子囊相对于囊液，在 T_1 加权像下表现为低密度影，T_2 加权像下则为高密度影（图 35-25D）[164]。

3. 治疗

包虫病患者的治疗取决于囊肿的数目、大小，肝脏受侵犯的程度，以及是否继发细菌感染、囊腔 - 胆道瘘等因素。因此，每个病例都需要进行个体化的评估，以确定最佳治疗方式[165]。主要的治疗方式包括药物治疗、经皮囊肿穿刺抽吸术（"PAIR"）和手术切除[165]。

（六）肺泡包虫病

肺泡包虫病是由多房棘球绦虫感染引起的疾

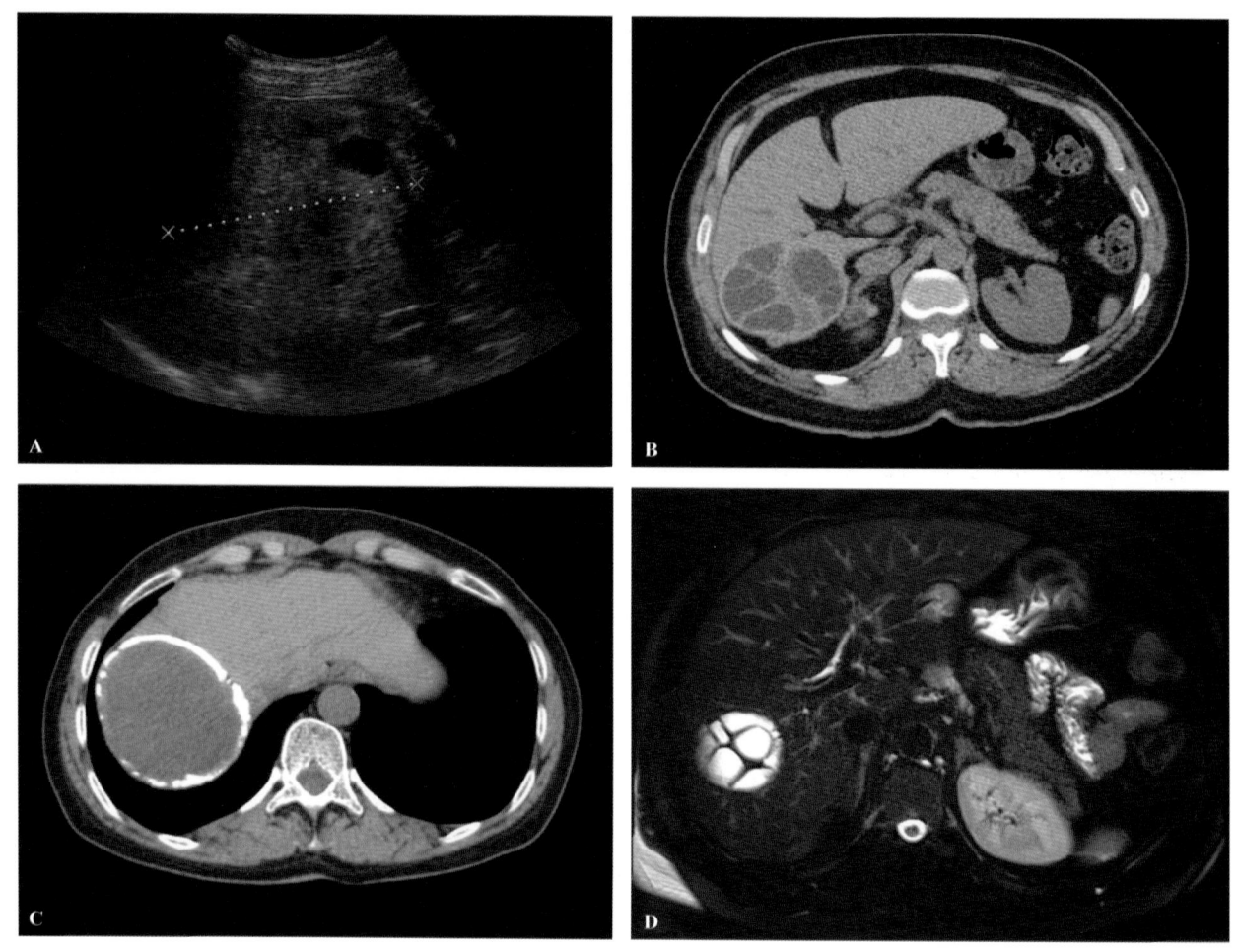

▲ 图 35-25　包虫病的影像学表现

A. 超声影像下，病灶为实性、囊性混合结构；B.CT 扫描下，病灶为边界清楚且内含分隔的块影；C. 囊壁较多钙化灶病例（CT 平扫）；D. 囊液在 T_2 加权像下表现为高密度信号

病。成年蠕虫寄生于狐狸、土狼、狗体内。人类在与上述感染动物的接触中，或进食被感染动物粪便污染的蔬菜、水果后被感染。感染后的潜伏期可长达 15 年，之后出现临床症状，如体重减轻、腹痛、疲乏及肝衰竭表现。幼虫随后可播散至其他器官。如果不治疗，肺泡包虫病可能会致死。

1. 病理学

肺泡包虫病的病灶表现为由多个小囊肿（1～2cm）组成的无包膜肿块（图 35-26A）[1]，其内可见点状坏死灶。显微镜下可见薄膜结构，但原头节和胚膜不易见（图 35-26B）。肉芽肿样变较多见（图 35-26B）[1]。包虫病囊肿的薄膜在希夫过碘酸染色下呈强阳性（图 35-26C），染色后可见病灶呈浸润性生长（图 35-26D）。

2. 影像学

超声检查是诊断囊性包虫病的基本手段。肺泡包虫病的典型表现为不规则边界、散在钙化灶、高低回声灶并存及假性囊结构（这是由于中心坏死区域被高回声环包围所致）[165]。MRI 扫描有助于发现病灶的囊泡状结构。

3. 治疗

对于肺泡包虫病，所有病例的首选治疗方式都是外科手术切除基础上的抗寄生虫治疗。对于无法切除病例，则需要长期药物治疗[165]。

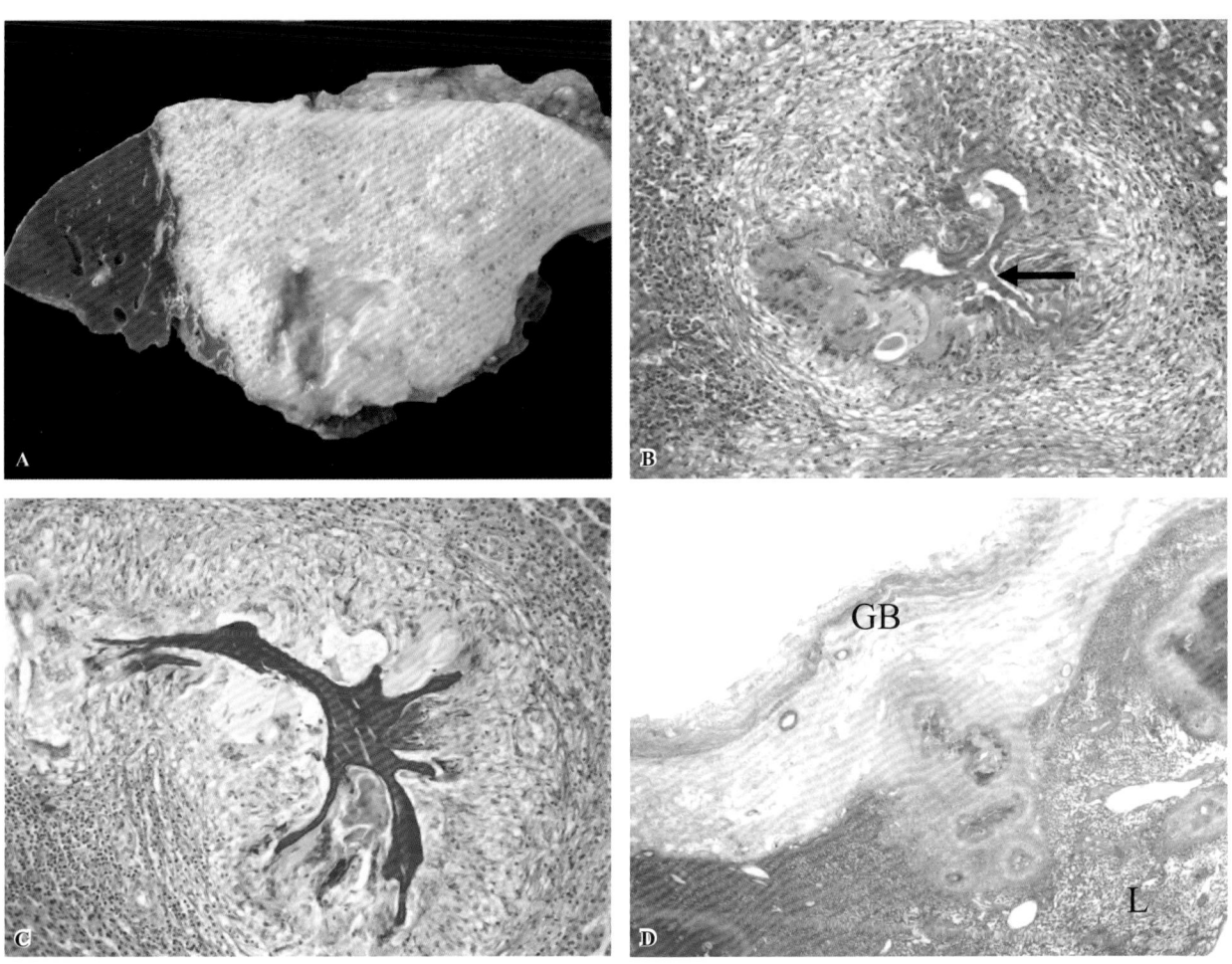

▲ 图 35-26　肺泡包虫病的影像学和病理学特征

A. 大体标本下见肺泡包虫病的病灶边界清楚，包块呈海绵样改变；B. 同一病灶手术切除后可见海绵样改变病灶伴坏死灶（箭）；C. 组织学检查可见被巨型多核细胞的肉芽肿反应所包围的嗜酸性膜（箭）（HE 染色，×400）；D. 病灶在胆囊浆膜下层呈浸润性生长（GB. 胆囊；L. 肝脏）（HE 染色，×20）

第 36 章　肝细胞癌
Hepatocellular Carcinoma

Maddie Kubiliun　Jorge A. Marrero　著

李世颖　译

要　点

- 肝细胞癌（HCC）有明确的高危因素，如慢性病毒感染、大量酒精摄入。这些高危因素引起肝脏慢性炎症和纤维化，并逐渐发展为肝硬化；还诱导相关基因改变，最终导致了肿瘤的发生。
- HCC 是肝硬化患者的首要死因。
- 降低肿瘤相关死亡的唯一途径是早期监测、早期治疗。特别是肝硬化患者更应常规筛查。
- HCC 的早期监测应以每半年一次的肝脏超声和 AFP 检查为基础。
- 对于有肝硬化基础的患者，联合多种影像学检查结果，即可诊断 HCC，无须组织学确诊。
- HCC 有潜在良好预后的有效治疗方式，包括手术切除、肝移植和经皮射频消融。保守治疗中，有经肝动脉化疗栓塞术和以索拉非尼为基础的综合治疗 2 种方式，对患者的生存期有积极作用。
- 索拉非尼治疗的阳性结果证明其在 HCC 的分子靶向治疗中具有潜在疗效。
- HCC 的预防重在避免高危因素，包括乙肝疫苗的接种、保持良好卫生习惯和健康生活方式（控制酒精摄入）。有效的抗病毒治疗能较好控制慢性乙型肝炎和慢性丙型肝炎，因此能减少肝硬化和肝癌的发生。

肝细胞癌（HCC）在全球的发病率和死亡率都很高。值得注意的是，过去 15 年 HCC 的发病率在部分西方国家有上升态势[1]。并且，队列研究显示它是目前肝硬化患者的首位死因。但如果能早期监测并能及时进行有效治疗，即使在确诊 HCC 后，患者也能取得较长的生存周期。由于 HCC 患者大多有慢性肝病甚至是肝硬化的基础，因此肝脏病学家在 HCC 的诊疗过程中起关键作用。他们可以帮助高危患者判断是否需要进行 HCC 监测，并负责疾病的分期和制定治疗方案。其中最关键的决定是选择合适的治疗方案，如肝移植或手术切除。一旦选定，肝脏病学家们还将负责患者术前、术后的管理。在一些国家，主要是亚洲，甚至 HCC 的监测

和经皮治疗（酒精注射、射频消融）操作都是由肝脏病学家们在经过相应的培训并获得相关资质后完成的。本章，我们总结了 HCC 的流行病学、诊断和治疗等相关内容。

一、流行病学

据世界卫生组织估计，HCC 是目前全球第五常见肿瘤，也是肿瘤相关死亡风险第二高的疾病（http://globocan.iarc.fr/old/FactSheets/cancers/liver-new.asp）。据统计，2012 年全世界有 782 000例 HCC 患者，其中 83% 是在欠发达地区诊断的。东亚和撒哈拉以南非洲地区的居民年发病率超过

15/10 万，地中海盆地居中（5/10 万～15/10 万），南欧、北美则相对较低（5/10 万以下）[2]。乙肝疫苗的接种降低了 HBV 高流行区 HCC 的发生[3]，而在过去几十年病毒流行仍很明显的地区，情况则恰恰相反。这些数据表明，正是流行病学的差异导致了危险因素暴露率和差异发生时间的区别，而非遗传易感性不同。同时，研究也发现第一代移民的高 HCC 发生风险与其本土国家一致，而第二代移民中这种风险就降低了[4]。

高危患者 HCC 发生的年龄因性别、地理区域和与癌症发展相关的危险因素而异。在 HBV 的高流行区，诊断 HCC 的平均年龄通常低于 60 岁；然而，在儿童中观察到 HCC 的病例并不少见，这是在生命早期接触病毒的潜在影响[1]。在中、低发病率地区，大多数病例出现在 60 岁以上。在所有地区，男性患病率高于女性，性别比例通常为 2 : 1～4 : 1；在大多数地区，女性诊断年龄高于男性[2]。

在过去的 20 年里，HCC 在美国的发病率一直在迅速上升[5]。根据美国国家癌症研究所监测流行病学最终结果（SEER）项目的估计，2016 年美国预计将出现 39 230 例 HCC 病例和 27 170 例 HCC 死亡病例（https://seer.cancer.gov）。此外，最近一项采用 SEER 注册的研究预测，到 2030 年为止，HCC 的发病率将持续上升；其中西班牙裔的发病率最高，其次是非洲裔美国人，然后是白种人，而亚裔美国人的发病率会有所下降[6]。

二、肝细胞癌的危险因素

超过 80% 的 HCC 患者有肝硬化基础[7]。因此，任何引起慢性肝损伤并最终导致肝硬化发生的因素都是 HCC 的危险因素。显而易见，最主要的因素包括 HBV 感染、HCV 感染、酒精摄入等；而其他相对少见的危险因素，如血色病、原发性胆汁性胆管炎、非酒精性脂肪肝、铜代谢异常等，都与 HCC 的发生相关（表 36-1）。特别是随着肥胖的流行，

表 36-1 肝细胞癌（HCC）高危人群及监测建议

	有效监测效能的阈值发生率 *	HCC 发生率（%/ 年）
检测建议		
亚洲，男性，HBV 携带者，> 40 岁	0.2	0.4～0.6
亚洲，女性，HBV 携带者，> 50 岁	0.2	0.3～0.6
非洲黑种人，HBV 感染	0.2	HCC 发生年龄低
HBV 携带者，有 HCC 家族史	0.2	较无家族史者高
HBV 相关肝硬化	0.2～1.5	3～8
HCV 相关肝硬化	1.5	3～5
原发性胆汁性胆管炎 4 期	1.5	3～5
遗传性血色病相关肝硬化	1.5	未知，可能> 1.5
其他病因的肝硬化	1.5	未知
监测效益不确定		
HBV 携带者，< 40 岁（男性）或< 50 岁（女性）	0.2	< 0.2
水平传播感染的 HBV 携带者	0.2	< 0.2
HCV 及 3 期纤维化	1.5	< 1.5
无肝硬化的非酒精性脂肪肝	1.5	< 1.5

*. > 0.25%/ 年；引自参考文献 [7]

越来越多的 HCC 发生在非酒精性脂肪肝患者的身上[8]。

肝硬化患者发生 HCC 的风险与肝功能受损的程度一致。另外男性、50 岁以上和 AFP 增高者风险更大[9]。

（一）乙型肝炎病毒

乙型肝炎病毒和 HCC 之间的关系毋庸置疑[10]。病毒复制活跃是 HCC 发生的高危因素，而持续活跃复制所引起的肝硬化则是 HCC 发生的重要危险因素[11, 12]。在无肝硬化的 HBV 携带者中，HCC 的发生率不到 0.3%。不同病毒基因型或突变在这个过程中的作用尚未能完全阐明，特别是在西方国家。HBV 能整合到宿主细胞基因组中，并引起遗传损伤。HCC 患者体内 HBV DNA 在非肿瘤细胞中的整合，提示基因整合这一遗传损伤过程在肿瘤发生之前就已经产生。因此，感染 HBV 后也完全可能在未发生肝硬化的情况下就有 HCC 的发生。另外，部分 HBV 病毒蛋白可以破坏细胞功能，并在细胞恶性转化过程中发挥作用，诱导增殖、阻止凋亡[10]。

有趣的是，隐匿性 HBV 感染，即便在 HBV 血清标志物阴性的情况下，通过恰当的分子诊断技术也能检测到[13]。据报道，在 HCV 阳性、乙肝表面抗原（HBsAg）阴性的 HCC 患者血清中，也能检测到 HBV 基因组的存在；而这类患者中，隐匿性 HBV 感染的概率高达 63%。另外，乙肝疫苗的广泛使用极大程度地降低了 HCC 的发生[3]，这也是该病毒在 HCC 发生过程中起重要作用的最终证明。

（二）丙型肝炎病毒

丙型肝炎病毒感染，是西方国家 HCC 发生的重要病因。HCV 感染在 HCC 队列中的发病率因不同流行区毒品的渗入程度不同而不同。一项大型前瞻性队列研究评估了 HCV 感染人群的 HCC 发生风险[14]。这项研究纳入了 12 000 例男性患者，并最终发现 HCV 患者的 HCC 发生风险增加了 20 倍，且增高程度与病毒诱导的肝损伤程度相关。临床上有 HCV 携带者发生 HCC 的病例报道，但多项队列研究认为，无肝硬化的慢性 HCV 感染者进展为 HCC 的风险低（低于 1%）；而一旦发生肝硬化，进展风险明显上升[15]，年发生率高达 2%～8%[16]。并且发生了肝硬化的患者，即便接受干扰素治疗获得持续病毒学应答，HCC 的发生风险也不会消失[17]。最终，除了初始抗病毒治疗有效外，干扰素对于慢性 HCV 感染者抑制 HCC 发生的长期结局并无显著效果[18]。

直接抗病毒药物（DAA）以其更短的疗程、更好的耐受性等优势，目前已广泛取代了传统的以干扰素为基础的抗 HCV 治疗。患者也因此获得了更好的生活质量：避免了干扰素的不良反应，同时也减少了治疗失败的失望情绪。采用 DAA 药物治疗获得持续病毒学应答比例高达 95% 以上[19]。更为重要的是，研究报道认为 DAA 治疗甚至能降低门静脉高压，改变肝硬化患者的自然病程[20]。成功 DAA 治疗后患者 HCC 的发生率与未治疗者相似，但高于干扰素治疗者；这个结果引起了广泛关注[21]。但是，上述结果的解读还需谨慎，因为研究的样本量较小，且为回顾性研究，随访时间也较短，患者肝功能状态也未进行匹配。因此，大样本、前瞻性队列研究正在进行中，以更加客观地评估患者 DAA 治疗成功清除 HCV 后的 HCC 发生风险。

（三）酒精、烟草和咖啡

酒精性肝硬化患者中的相当比例合并 HCV 感染，因此在这个病毒被分离出来之前的研究都夸大了酒精因素对 HCC 发生的影响。若每日酒精摄入量达到 40～60g，那么 HCC 的发生风险呈直线上升；合并 HBV 或 HCV 感染，患者的 HCC 发生风险也显著增加[22]。随着失代偿性肝硬化的发展，每年 HCC 的发生病率增加 2% 以上[23]。吸烟也会增加 HCC 的风险，并与酒精有协同作用；而定期饮用咖啡则会降低 HCC 发生的风险[24]。因此为减少 HCC 的发生，对于高危人群进行积极的酒精和烟草使用咨询服务是十分重要的。

三、发病机制

目前认为伴随氧化损伤过程的炎症活动是导致肝癌发生的核心因素，但具体分子机制尚不明确。随着基因改变的累积，出现了高分化的不典型增生肝细胞（尚无明显恶性表型），未来5年内有1/3的病例进展为HCC[25, 26]。活跃的新生血管增生伴随着这一恶性转变过程，并最终出现了肝动脉转变而来的丰富肿瘤血供；这一特点在影像学表现上也具有典型特征。改变频率最高的染色体为1、4、8、16和17，但也有约60%的病例并无上述染色体的改变[27]。约40%病例中可见 p53 表达下调；另外黄曲霉素的摄入也可引起 G 到 T 的基因点突变发生。

多个基因的表达参与到肿瘤的启动、生长、播散过程中，但它们在 HCC 发生过程中的核心作用都未能被充分确认。过去几年，多个研究机构都在基因表达的基础上对 HCC 进行了分子学上的分类[28]。一项 meta 分析显示，常见的基于转录组的子类划分存在于不同的研究中，这也支持如下观点：HCC 在全球存在某种具有共性的肿瘤分子状态，且与临床异质性无关[29]。

四、病理学

国际肝癌同盟组织对肝癌进行了统一定义，并引起越来越多病理学家对这一疾病国际标准命名的重视[30]。低分化不典型增生与周围肝脏组织截然不同，并因周围的纤维化分隔瘢痕而呈结节样改变。这些结节以中等程度细胞密度增加为特点，不伴有细胞系异质性和结构的改变。不配对动脉有时会少量出现[31]。这类低分化不典型增生结节易与早期HCC 相鉴别。虽然在低分化不典型增生结节和大再生性结节的鉴别上，不同病理学家之间也很少达成共识，但两者之间的区别在这个阶段的临床意义不大。

高分化不典型增生结节无包膜，但与低分化不典型增生结节相比，它更有结节样的外观。

此类结节表现为细胞密度增高、小梁规律排列、小细胞改变和不配对的动脉，但无基质受侵犯的证据[32]。

早期 HCC 病灶较模糊，并具有如下组织学特点：①细胞密度较周围组织增高2倍以上，并伴有核质比增高和规律排列的薄小梁结构；②瘤体内汇管区数目各异；③假腺体形成；④弥漫性脂肪变；⑤不配对动脉数目的增加提示活跃的血管增生[30]。

HCC 的特征可能在整个病变中广泛存在，但也可能只局限于结节的一部分。另外，上述所有的特点在 HCC 和高分化不典型增生结节中都有可能发现。因此，是否发生基质侵犯是鉴别早期 HCC 和高分化不典型结节的最重要特征。

多个生物标志物染色，如磷脂酰肌醇聚糖3（GPC3）、热休克蛋白70（HSP70）、谷氨酰胺合成酶（GS），也被认为能帮助鉴别早期 HCC 和高分化不典型增生结节[33]。两个标志物阳性的情况下，诊断 HCC 的灵敏度为78.4%，特异度为100%。该模型随后在60名接受活检的小于2cm的肝结节患者中进行了前瞻性验证[34]，结果显示，至少两个标志物为阳性的情况下，其灵敏度和特异度分别为60%和100%。因此，上述标志物可用于 HCC 的组织病理学诊断。

五、临床表现

由于多数 HCC 发生在肝硬化基础上，因此患者的临床表现有时很难与进展期肝硬化患者相区别。患者也可能出现黄疸、腹水、肝性脑病，以及食管静脉曲张破裂引起的出血；而肿瘤相关的症状，如腹痛，或原癌综合征（体重减轻、厌食、精神萎靡）则提示肿瘤处于进展期。少数病例也可以 HCC 破裂或骨转移引起的腹腔内出血为首发表现。早期 HCC 患者可能无肿瘤相关症状，但却可能有肝硬化及门静脉高压相关的症状及体征。

进展期 HCC 可出现黄疸、碱性磷酸酶及 γ-谷氨酰胺转移酶增高；而丙氨酸转移酶（ALT）、天冬氨酸转移酶（AST）水平则无诊断价值。副瘤综合征包括腹泻、严重低血糖等，这在有些病例中可能成为最重要的临床关注点。其他可能出现的临床表现还包括高钙血症、性激素紊乱、多肌炎、血栓性静脉炎和皮疹等。

六、监测

监测是对高危人群所进行的定期、反复检测，以发现临床前或无症状的 HCC；并且 HCC 是符合建立监测项目标准的。HCC 监测的目标是降低此病的死亡率。有效的监测需针对高危人群进行（表 36-1），并具有可及的有效治疗手段。因此，监测应严格针对那些一旦诊断就会接受治疗的患者，且高危人群的定义应以 HCC 年发生风险高于 1.5% 为标准[7]。

一项针对监测和未监测患者的单纯随机对照研究发现，在纳入的超过 18 000 例 HBV 感染中国患者中，采用每半年一次的 AFP 和超声检查监测方法，患者的死亡率下降了 37%[35]。西方国家的肝硬化多数病因为 HCV，目前尚无随机队列研究。但 Meta 分析也显示 AFP 和超声检查相结合的监测方法确实提高了患者的生存率[36, 37]。不推荐不使用超声检测手段而单独使用 AFP 的监测方法。其他肿瘤标志物，如 AFP 异质体[38]、脱 – γ – 羟基凝血酶原[38]、磷脂酰肌醇聚糖 3[39]，被认为诊断效能可能超过 AFP；但其临床意义尚需进一步验证。所有这些研究都提示，HCC 检测项目需以规律的超声检测联合或不联合 AFP 为基础进行。

基于肿瘤倍增时间的数据基础，多数专家推荐肝硬化患者需至少每半年行一次超声筛查。来自法国的一项前瞻性研究显示，缩短监测时间间隔，并不能进一步提高监测效率[40]。因此，HCC 发生风险越高的患者并不意味着更快的肿瘤进展速度，那么更短间隔时间的监测也是不必要的。

七、诊断

进展期 HCC 的诊断并不困难，因为患者已经出现明显肿瘤相关症状，并且增大的肿块即使在体格检查的过程中也能被发现。早期 HCC 在发达国家经过有效的监测手段，诊断率也高达 80% 以上[41]。AFP 和超声检查不适合用于 HCC 的诊断。

超声检查一旦发现肝脏结节，或 AFP 增高（特别是 > 20ng/ml），应立即进行诊断相关检查。然而，对于肝硬化基础上结节的准确诊断存在困难，因此需要依赖于多种高级影像学检测方法、技术和（或）活检。病理活检并不是在所有病例中都可行，因为肿瘤位置、腹水、凝血功能障碍等因素都可能不利于肝脏穿刺术的实施；并且由于穿刺误差、病理诊断鉴别不典型增生和高分化 HCC 之间存在困难等因素，也存在假阴性结果的可能。因此，以影像学特征为基础的非侵入性诊断标准十分重要。多个研究团队已证实单纯动态显像技术在 HCC 诊断中的准确性，表现为静脉延迟期造影剂通过后的动脉摄取增强[42-44]（图 36-1）。对比增强超声（CEUS）也越来越被广泛使用，但它无法将 HCC 与肝脏其他原发性肿瘤进行区分，如肝内胆管细胞癌[45]；因此，它不能作为肝硬化患者诊断 HCC 的非侵入性检测方法。如果结节在动态 CT 或 MRI 上呈不典型

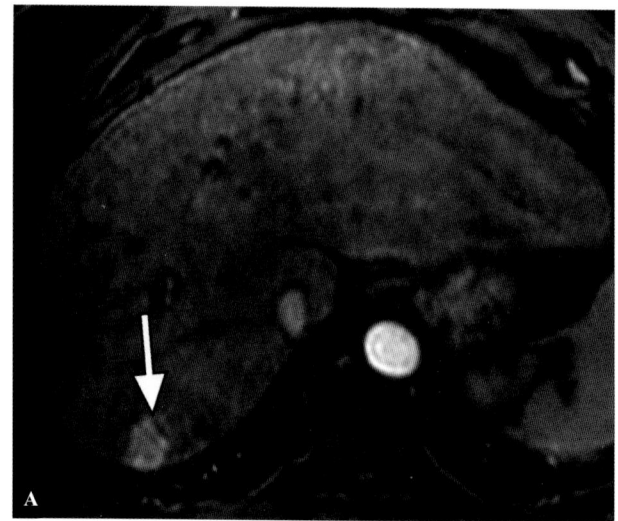
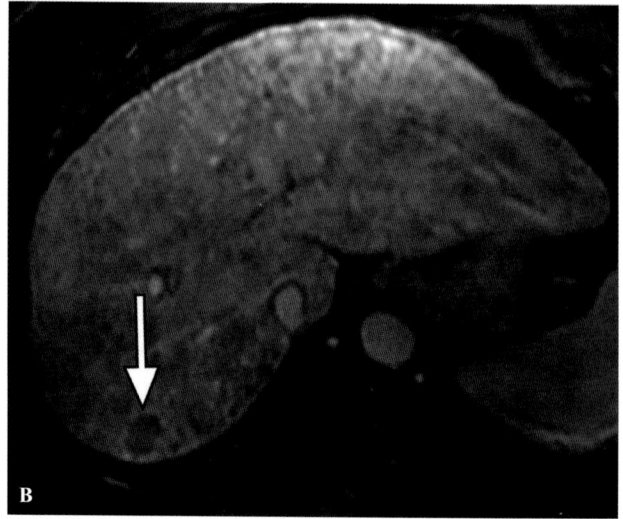

▲ 图 36-1　肝脏 MRI 检测显示 HCC 影像学特征

A. 动脉期表现为增强信号结节（箭）；B. 门静脉期结节与周围肝实质相比表现为低密度影（箭）；门静脉期的低密度影又称为"洗脱"；图中的结节表现为延迟环状增强影，这也是 HCC 的另一个影像学特征

血管表现，那么就需要肝活体组织检查来帮助鉴别不典型结节和 HCC 了。需要注意的是，不能因为阴性活检结果而漏诊了 HCC，因为对于这些小结节的经皮肝活检敏感性可能低于 70%[44]。最后，推荐意见认为，对于 < 1cm 的结节，由于恶性可能性低，且影像学、组织学表现均不典型，每 3 个月一次的密切超声随访监测是必需的[7]。图 36-2 显示了对于 HCC 高风险人群的推荐诊断策略。

八、分期与预后

因为在大多数患者中，肝硬化是 HCC 的基础，所以预后不仅取决于肿瘤负担，还取决于肝功能损害的程度。同时，肝功能和肿瘤范围决定了治疗的可行性，在进行临床预测时应考虑所有参数[16]。

因此，仅考虑一个维度的系统，如肿瘤、淋巴结、转移（TNM）分类，Child-Pugh 评分或终末期肝病模型（MELD）评分；往往是不准确的。目前有多个用于 HCC 分级分期的评分系统，综合了肝功能和（或）肿瘤分期和（或）身体状态等多个方面。但只有巴塞罗那肝癌分级系统（BCLC）同时兼顾了肿瘤负担、肝功能评估、临床表现等几个方面，因此多项研究都验证了其有效性[7]。目前，尚不推荐其他分级系统单独或联合 BCLC 分级系统用于临床实践。图 36-3 展示了完整的 BCLC 分级系统，以及每个阶段基于自然病程的中位生存时间。

九、治疗

手术切除、肝移植和经皮消融是 HCC 患者的根治性治疗方式。它们在早期患者中有效，这个阶段的患者约占所有 HCC 患者的 40%。但是对于分期相对较晚的患者，上述根治治疗方式不再能获益；对于这类患者，经皮肝动脉化疗栓塞术（TACE）[47]和索拉非尼[48]两项治疗方式在针对经过筛选的患者中能获得较好疗效。对于 TACE 治疗失败的患者，或晚期 HCC 患者，研究数据提示索拉非尼能延长患者的生存期。因此，目前推荐索拉非尼作为不能接受其他治疗方式的晚期 HCC 患者的一线治疗方案。治疗方案的选择需要进行详细的肿瘤分期、肝功能及患者一般情况的综合评估。

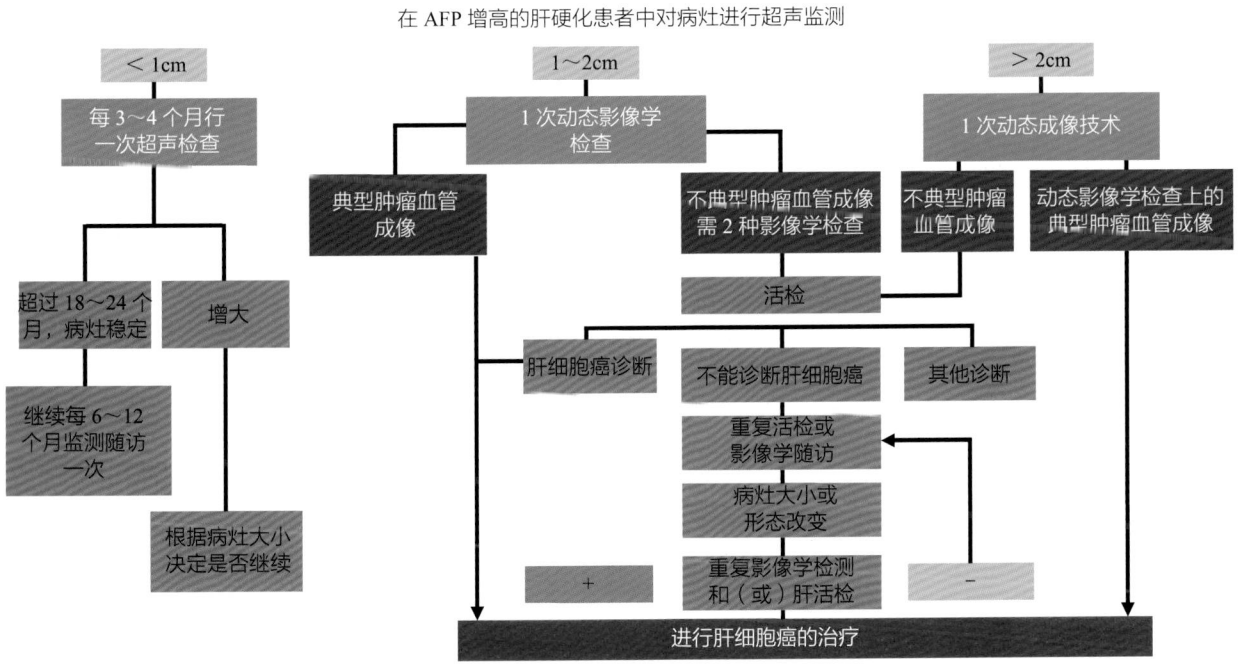

▲ 图 36-2　肝硬化患者 HCC 的诊断策略

AFP. 甲胎蛋白

引自参考文献 [7]

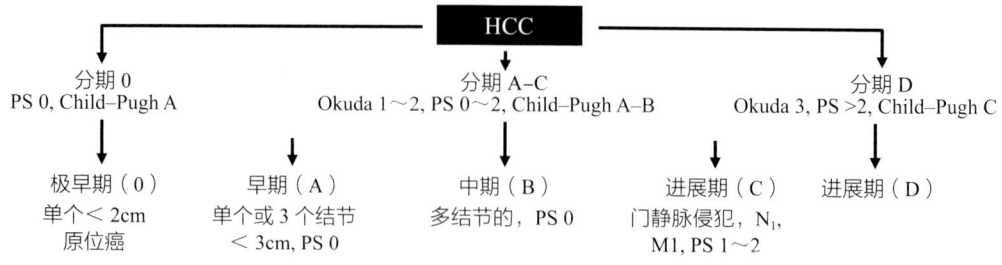

	分期 0 和 A	分期 B	分期 C	分期 D
自然史	中位生存期 ＞ 36 个月	中位生存期 ＝ 16 个月	中位生存期 ＝ 4～8 个月	中位生存期 ＜ 3 个月
治疗	中位生存期 ＞ 60 个月	中位生存期 ＝ 28 个月	中位生存期 ＝ 10.7 个月	中位生存期 ＜ 3 个月

▲ 图 36-3　巴塞罗那（BCLC）分级与治疗策略

表格显示了各个分期阶段的 HCC 基于自然史和治疗后的总体生存时间（OS）。HCC. 肝细胞癌

引自参考文献 [7]

（一）手术治疗

目前尚无比较手术切除和肝移植疗效的队列研究，因此到底哪个方式是首选方案存在较大争议。在治疗方案的选择过程中，需综合考虑资源的可及性、预期生存期等多个因素。

1. 切除

外科手术切除的适应证为单个病灶的患者（BCLC 分级为 0 或 A），且对于无门静脉高压的患者效果更佳（即便有肝硬化存在）。但在西方国家这类患者的比例不足 5%。对于有肝硬化基础 HCC 患者治疗方式的选择需仔细评估病情，以围手术期死亡率＜ 1%、输血率＜ 10% 及 5 年生存率＞ 50% 为目标[49]。患者 Child-Pugh 分级为 A 级并不能说明手术切除就是他的最佳治疗方式；多项研究提示门静脉压力的测定和胆红素水平才是确定是否能行手术切除的最佳指标。胆红素正常且无临床相关门静脉高压（门静脉高压定义：门静脉梯度≥ 10mmHg，或食管静脉曲张，或血小板计数＜ 100 000/mm³ 的脾功能亢进者）的患者，5 年生存率可达 70%；单纯门静脉高压者 5 年生存率降为 50%；门静脉高压合并黄疸，则 5 年生存率进一步降至 25%[50]。超过 50% 的 HCC 患者可能在术后 3 年内复发，肿瘤复发的发生提示患者长期生存率下降。早期复发被认为与肿瘤在切除前的扩散相关，而超过 2～3 年的

复发可能是由于起源于独立细胞克隆的异源性 HCC 出现[51]。术后复发的最强预测因素包括微血管侵犯、低分化和卫星灶等。相反，晚期复发与受损的肝实质密切相关（"场效应"），并可以通过基因表达谱预测。遗憾的是，干扰素、选择性放疗、适应性免疫治疗、维 A 酸和索拉非尼的使用都不能降低肿瘤复发率。

DAA 药物的有效性为 HCV 相关 HCC 患者减少切除术后的肿瘤复发提供了机会。近期一项小规模观察性研究提示，即使在病毒清除以后，HCC 的复发率（28%）也高于预期[52]。而法国的一项大规模、多中心队列研究显示，使用 DAA 药物治疗后，患者 HCC 的复发率并无上升，特别是接受根治性治疗（手术切除或肝移植）的患者[53]。因此，仍需前瞻性队列研究来证实 HCV 相关 HCC 患者，在接受 HCC 根治性治疗后，DAA 药物是否增加 HCC 复发风险。

2. 移植

如果严格选择 BCLC 分级 A 期的患者，并通过米兰标准（单发 HCC ≤ 5cm 或最多 3 个结节≤ 3cm）进一步确定，那么肝移植治疗可获得良好预后（图 36-4）[54]。经过上述标准筛选出来的患者 5 年生存率可超过 70%。复发率约为 10%，最常见的是腹腔、淋巴结、肺和骨。一旦血管受到侵犯（无论大体还是微观）或存在病灶外肿瘤巢，那

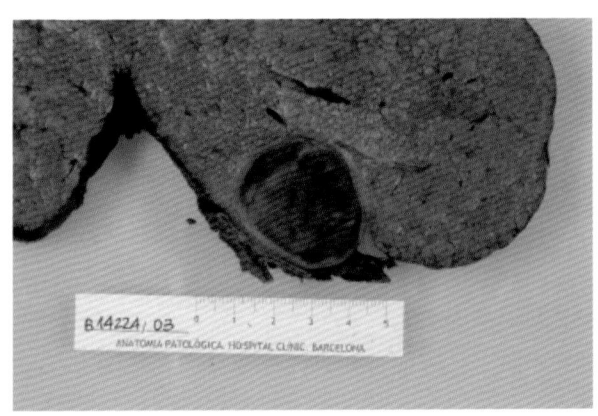

▲ 图36-4　移植肝脏标本可见肝硬化基础上的3cm大小 HCC病灶

肿瘤边界清楚，边缘可见薄层假包膜。周围无卫星灶，且大体标本和显微镜检均未见血管受侵。这样的病理结果提示后续随访过程中较低的复发率

么复发的可能性就会更大；这一特征在5cm以上的肿瘤中更加普遍[55]。肝移植最主要的限制是供肝不足。因此，在移植登记和真正实施之间有一定时间差。肿瘤就可能在这段时间内进展，并影响最终疗效。优先考虑HCC患者的移植政策仍在不断完善，目的是在肿瘤患者和非肿瘤患者之间找到平衡，并避免对病情较严重和预后较差的患者进行移植。当等待时间超过6个月时，考虑局部治疗，如经皮消融或化学栓塞，因为这些技术能够延迟肿瘤的进展，也能减少患者未来肝移植被排除的风险[7]。最令人期待的是活体肝移植。这需要一个健康的供者提供右肝或左肝移植给受者。供者有0.5%的死亡风险[56]；活体肝移植的临床结局与尸肝移植类似[57]。近年来，有几个研究小组报道了少数超过米兰标准的HCC患者，接受肝移植治疗后也效果良好[58]。但是，上述队列研究的病例数较少、随访时间短，故实用性也较低。因此，尚无可靠证据证实在目前供肝有限的情况下扩大手术适应证。

（二）经皮治疗

近10年来，经皮消融术越来越广泛地应用于HCC的治疗中。肿瘤细胞的破坏或消融可以通过注射化学物质（乙醇、乙酸、煮沸的盐水）或插入改变肿瘤局部温度的探针［射频（RFA）、微波、冷冻疗法］来实现。该手术可经皮微创或在腹腔镜下进

行，目前被认为是针对不适合手术治疗的BCLC分级A期患者的最佳选择。治疗可能需要多天分次进行，1个月后采用动态成像技术评估疗效，病灶处无造影摄取提示肿瘤坏死。经皮消融术后的复发率与手术切除后相似，表现为肝节段附近或肝节段内的独立结节[59]。

几项随机对照试验（RCT）证实RFA在生存率方面优于酒精注射液，尤其是在BCLC分期A级，且结节为2～4cm的患者[60, 61]。RFA可以经皮、经腹腔镜或在手术中，通过单个或多个冷端电极进行。此外，患者需要治疗的次数也减少了。总的来说，RFA已成为HCC患者的首选消融手术方法。然而，在某些特定的位置（靠近主要胆道树、腹部器官或心脏），则是RFA应用的禁忌，因为患者存在严重并发症风险，可以考虑其他类型消融（如酒精注射）作为替代。近年来，微波消融的应用越来越频繁，这也得益于其更高的温度可使局部肿瘤得到更好的控制[62]。然而，没有随机试验比较RFA和微波消融两者的疗效。消融术的具体选择应取决于当地的技术情况。

（三）经皮肝动脉化疗栓塞术

由于大多数HCC患者的肿瘤血供都来源于肝动脉，因此任何阻断肝动脉血供的方式都能引起肿瘤不同程度的缺血、坏死。无门静脉血供者（门静脉阻塞、门体吻合或离肝血流）是该手术的禁忌证，其他禁忌证还包括肝外播散者。围术期需保护患者肝功能，这也限制了其在Child Pugh A级患者中的应用。

肝动脉栓塞需要进行血管造影，随着导管在肝动脉中的深入，尽可能有选择性地阻断流向肿瘤的血供，从而减少周围组织的损伤。单纯的肝动脉阻断被称为经动脉栓塞或普通栓塞；而如果结合先前的化疗注射（阿霉素、丝裂霉素或顺铂），这一过程则被称为经肝动脉化疗栓塞术（TACE）（图36-5）。目前有几种药物可用于动脉栓塞。最常见的是$1cm^3$的凝胶泡沫，但目前正在积极研究开发更有效的栓塞剂[63]。在这个方面，一个相关的最新进展是药物洗脱珠的研发。这些装载了化疗药物的微球及栓塞载体，在没有初始系统冲洗释放的情

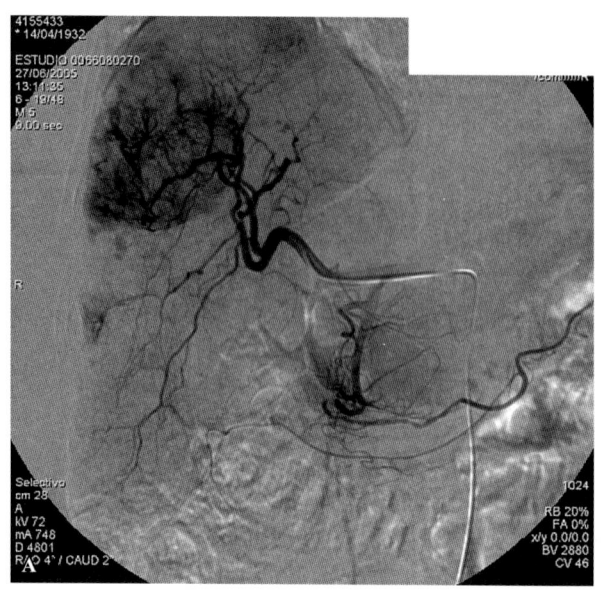 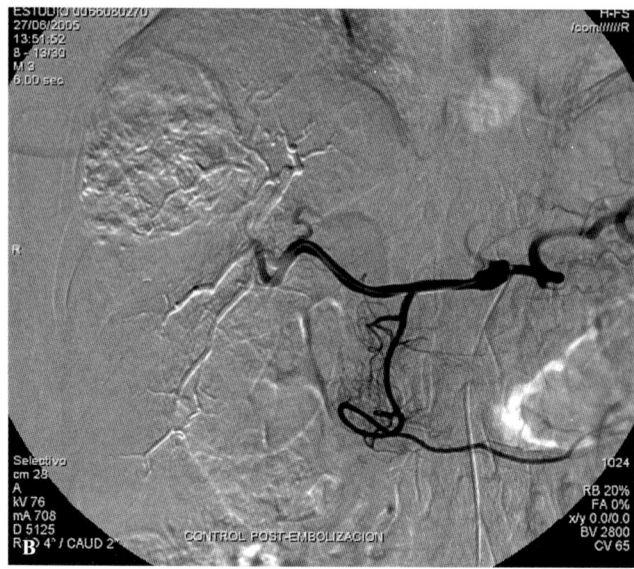

▲ 图 36-5　A. 选择性肝血管成像显示肝右叶巨块型 HCC 病灶。还可见周围其他病灶。根据肿瘤分期，最佳治疗方案为化疗栓塞术；B. 在注射了悬浮于碘油的化疗药物和吸收性明胶海绵体阻塞动脉后，造影可见肿瘤血供已完全消失。这种联合治疗方式可使肿瘤广泛坏死，进而提高患者的生存率

况下将化疗药物运送到肿瘤中。这使得到达肿瘤的化疗药物能在较长时间内维持较高浓度，而全身剂量低；因此，能明显减少药物相关的不良反应[64]。这种干预措施的整体耐受性良好，但也有一定不良反应。最常见的并发症是所谓的"栓塞后综合征"，出现在近 50% 的患者中，症状包括发热、腹痛和中度肠梗阻。这症状大多在术后 48h 内缓解，时间上与化疗的潜在不良反应是重叠的。

在近 75% 患者术后的动态 CT 或 MRI 扫描中，可观察到肿瘤坏死和肿瘤负担减少等预期结果[64]。这些改变的发生能延缓肿瘤进展。两项随机对照试验显示了患者整体生存率的提高[65, 66]；特别在 BCLC 分级 B 期的患者中，总体生存率改善更显著。

近年来，有潜在价值的其他经动脉治疗方法已经出现。其中以 90 钇微球放射性栓塞最为突出[67]。针对存在门静脉癌栓的、不能接受手术的 HCC 患者所进行的初步 II 期临床试验显示，患者肿瘤控制效果好，临床耐受性佳[68]。最近的一项小规模、随机试验表明，与传统 TACE 方法相比，放射性栓塞能更好地控制局部肿瘤[69]。但尚需要更大规模的、以生存期为终点的研究来证实哪种动脉治疗方法更好。

（四）系统治疗

系统治疗适用于晚期 HCC 患者（BCLC 分级 C 期）。近年来，在了解肿瘤发生、发展的分子机制方面取得了很大的进展[70]。这使得一些以特定方式作用于分子通路的药物得以开发。在 III 期安慰剂对照试验中，唯一被证明对生存结果有效的药物是索拉非尼[48, 71]。这是一种口服的、多激酶抑制药，可通过抑制与 HCC 发生相关的不同信号通路，尤其是 Raf/MEK/ERK 通路（抑制 Raf 激酶和不同的酪氨酸激酶，如血管内皮生长因子受体 2、血小板衍生生长因子受体和 c-Kit 受体），而发挥抑制肿瘤的作用。索拉非尼主要通过减少血管生成和延缓细胞增殖发挥作用。与安慰剂相比，索拉非尼的剂量为 400mg/12h，这 2 种药物都被用于肝功能代偿的晚期 HCC 患者。索拉非尼对患者生存率有显著影响（与安慰剂相比，生存率的危险比为 0.69），并且能显著延缓肿瘤进展。它最常见的不良反应是腹泻、体重减轻和手 / 足皮肤反应。在大多数情况下，不良反应是比较轻微的，也易于控制，因此 90% 的受试者都能继续治疗。索拉非尼的疗效也在肝功能代偿患者（Child-Pugh A 级）中被评估；最近的一项研究显示，它在 Child-Pugh 分级 B 级患者中的安

全性与 A 级患者类似[72]。

最近，瑞格非尼被研究作为晚期 HCC 患者的二线药物，应用于索拉非尼治疗失败的患者[73]。瑞格非尼也是一种口服多激酶抑制药，可阻断参与血管生成、肿瘤发生、肿瘤转移和肿瘤免疫的蛋白激酶活性。它具有独特的分子靶点及比索拉非尼更强的药理活性[74]。与安慰剂相比，瑞格非尼提高了患者的总体生存率，危险比为 0.63（95%CI 0.50~0.79），瑞格非尼的中位生存期为 10.6 个月，安慰剂为 7.8 个月。患者最常见的 3 级或 4 级毒性反应是高血压、手 / 足皮肤反应、疲乏和腹泻。瑞格非尼是唯一一种被证实的对接受过索拉非尼治疗的 HCC 患者有效果的全身治疗药物。

还有一些其他有望用于 HCC 的治疗方法正在开发中。最近癌症领域的一项重要进展是监测点抑制药的开发；这种抑制药可以阻断原本可以阻止激活的 T 细胞攻击癌症的信号。纳武单抗是一种人类 IgG_4 抗 PD1（程序性细胞死亡蛋白 1）单克隆抗体，已被用于多种肿瘤的治疗[75]。近期在 HCC 患者中开展的纳武单抗 Ⅱ 期临床试验显示，其总体客观有效率为 19%（$n=8$），其中 2 例患者完全缓解（5%），疾病控制率为 67%（病情稳定或好转），33%（$n=14$）有不同程度疾病进展[76]。这种方法显示了 HCC 患者的治疗前景，目前还有大量的 Ⅲ 期临床试验正在进行中。其他针对 HCC 微环境的新治疗方法正在不断探索中，如 galunisertib（转化生长因子 β 受体抑制药）、tepotinib（c-MET 酪氨酸蛋白激酶 Met 或肝细胞生长因子受体抑制药）等药物，以及 BLU-554（纤维母细胞生长因子 19 抑制药）。

在过去的 10 年里，对于 HCC 的基因改变已有了较为清晰的描述，包括 6p21 染色体（血管内皮生长因子 A）和 11q13 染色体（成纤维细胞生长因子 19）的高水平 DNA 扩增，9 号染色体纯合缺失，以及其他重要的驱动突变[77]。来自基因组分析的数据分析显示，可将 HCC 分为 2 个主要的分子簇（增殖和不增殖），它们在预后特征、通路激活和肿瘤表型等方面存在差异富集。正在进行的研究将使我们能够将基础研究转化为临床，从而使我们能够以个性化的方法治疗这种肿瘤。

第 37 章　肝癌的外科选择
Surgical Options in Liver Cancers

Garrett R. Roll　John Paul Roberts　**著**

李世颖　**译**

要　点

- 手术是治疗肝细胞癌（HCC）和胆管癌（CCA）的主要方法，因为全身化疗对这些肿瘤没有效果。
- HCC 的发病机制和病理生理学，包括与慢性炎症的关系、动脉供血的优势以及门静脉受侵犯的倾向等问题，是理解其治疗方法的关键。
- 对肝癌高风险患者进行筛查可提高生存率，但对低风险人群的筛查尚存争议。
- 肝切除是非肝硬化 HCC 患者的首选治疗方法。
- 慢性炎症或肝硬化患者发生第二次原发性 HCC 的风险很高，通常发生在肝脏切除后远离原治疗区域的肝脏。
- 肝移植通常不用于肿瘤患者，但 HCC 是个例外。
- 肝移植为大多数 HCC 患者提供了最低的复发风险的治疗选择，但受到器官短缺的限制。
- 选择肝切除还是肝移植作为患者的治疗方案，取决于治疗中心的经验、当地器官的可及性和患者的具体情况。
- 在 HCC 患者等待肝移植的名单中，有低等待退出风险患者和高等待退出风险患者。患者等待移植的最佳时间在 6～18 个月有个平衡点，患者在此时移植能获得最低复发风险。
- HCC 患者若为单个病灶＜ 3cm、AFP ＜ 20ng/ml，且接受初次完整局部区域治疗后，在等待移植过程中发生退出的概率约为 1.5%。
- 若 HCC 患者病灶＜ 3cm，AFP ＜ 20ng/ml，在接受第一次局部区域治疗且完全有效的情况下，其后续等待移植的退出率约为 1.5%。
- 在美国，活体肝移植是肝细胞癌患者的重要器官来源。最近肝移植的分配政策发生了变化，在降低这一类患者异体肝移植例数的同时也增加了他们的移植等待时间。
- CCA 是第二常见的肝脏恶性肿瘤。只有不到 20% 的 CCA 患者适合肝切除。
- CCA 肝切除后的远期生存率为 10%～40%。
- 术前门静脉栓塞术（PVE）可通过诱导未来残余肝的再生，达到降低扩大肝切除后肝衰竭发生风险的作用。
- 胆道上 1/3 的 CCA 行扩大半肝切除术，下 1/3 的 CCA 行胰十二指肠切除术。
- 胆道手术切缘≥ 10mm 为最佳，术中需取胆道冰冻切片，保证切缘为阴性。
- 胆管中段 CCA 的治疗方法为半肝切除或胰十二指肠切除。
- 新辅助放化疗及手术分期后的肝移植是一些 CCA 患者在专科治疗中心的一种选择，而关于移植和切除的决定是复杂的。
- CCA 患者移植后的 5 年生存率可能优于切除。肝移植对 CCA 患者的作用评估，因受到器官缺乏的限制而无法进行。

一、肝细胞癌的流行病学

肝细胞癌（HCC）是全球肿瘤相关死亡率增长最快的疾病，也是第六大常见的恶性肿瘤[1]。目前，HCC 的绝大部分负担集中在亚洲和非洲（约 85%），中国约占所有 HCC 死因的 50%。东方国家的疾病负担主要是由于患者慢性感染乙型肝炎病毒（HBV）和丙型肝炎病毒（HCV）所引起的。自 20 世纪 70 年代中期以来，由于 HCV 的流行，美国 HCC 的发病率一直呈上升态势。治疗 HCV 的直接抗病毒药物的出现，为慢性丙型肝炎患者的治疗方式选择提供了重要思路；但即便抗病毒治疗成功后，患者未来 10 年发生 HCC 的风险仍在 5.1% 以上[2]。

预计到 2030 年，HCC 将成为肿瘤相关死亡的第三大原因，这在很大程度上是由于肥胖的发生。非酒精性脂肪性肝炎（NASH）是美国肝移植中增长最快的病因。肥胖的影响才刚刚开始被了解；与 HCV 相比，肥胖对西方人群 HCC 发病率的影响可能更加深远。超过 30% 的美国人肥胖，20% 患有代谢综合征，12% 患有 NASH。HCV 相关 HCC 和 NASH 相关 HCC 的年发病率大致相当（分别为 2.6% 和 4.0%）。因此，预计脂肪性肝炎引起 HCC 的疾病负担将显著高于 HCV；因为，HCV 的感染率仅为 1.1%。

在非洲、亚洲和中国的部分地区，黄曲霉素污染了坚果和玉米。黄曲霉毒素是曲霉的一种产物，具有强大的致癌性。在受污染地区的 HCC 病例中，有 5%～28% 的 HCC 患者与黄曲霉素有关。

二、肝细胞癌的发病机制及病理生理

HCC 是一种来源于肝细胞的肿瘤。HCC 的发病机制和病理生理相对独特，并且指导治疗决定，因此理解 HCC 的发病机制和病理生理过程非常重要。

传统的观念认为，约 90% 的 HCC 患者有潜在的纤维化或肝硬化基础。但目前发现，没有肝硬化基础的 NASH 患者，发生 HCC 的比例越来越高。其统一特征是由于各种持续性损伤因素（病毒性肝炎、脂肪性肝炎或饮酒）而导致的肝脏慢性炎症，

进而引起基因组不稳定，最终导致 HCC 的发生。脂肪性肝炎相关 HCC 的发病机制尚不完全清楚，但似乎涉及胰岛素和核转录因子 κB 这两个被称为"免疫代谢节点"的信号改变。

HBV 是一种 DNA 病毒，它与人体肝细胞 DNA 整合后，增加了癌基因的转录。HCV 是一种 RNA 病毒，它不会与宿主 DNA 整合；但由于病毒在细胞质中的持续复制，可引起肝脏慢性炎症和肝细胞的快速代谢。

在选择 HCC 的治疗方案时，必须考虑到肝癌的关键特征，即整个肝脏肿瘤形成的过程是统一效应的结果。这也被称为"场缺陷"，这使得整个肝脏处于发生 HCC 的风险中。对肝功能正常的 HCC 患者，肝切除是一种治疗选择。但由于"场缺陷"的存在，患者也有发生远处、第二次原发性肝癌的风险。也因为"场缺陷"的存在，患者接受肝移植治疗相对于肝切除更能获益，因为肝移植后患者肝内复发的风险为零。

HCC 的另外一个重要临床特征是血供。正常肝实质、肝硬化肝组织和异常增生结节都主要由门静脉提供营养，而 HCC 则相反，它的血供来源于肝动脉。这使得患者无须活检，通过影像学检查就可以诊断 HCC，并可在治疗过程中利用这一特点。HCC 在计算机断层（CT）或磁共振成像（MRI）扫描的动脉期表现为明显的信号增强影，而后在门静脉期则信号减低。HCC 这种动脉血供丰富的特点也可以通过对比增强超声造影得到证实[3]。

最后，在选择治疗方案时，必须考虑到患者门静脉受到 HCC 侵犯的可能性。一旦发生门静脉受侵犯，无论是微观还是宏观上，患者选择任何局部治疗后，远处复发的风险都明显更高。门静脉受侵犯应作为肿瘤去分化成分的标志，预示着侵袭性表型和高复发风险。

三、肝细胞癌的筛查和影像学检查

影像学检查是筛查 HCC 高危患者、发现肝硬化并发症、诊断符合既定标准的 HCC 病变，并进行治疗后监测以评估肝癌治疗有效性的必要手段。

对 HCC 高危患者进行有效筛查，可将 HCC

相关死亡率降低 40%[4]。筛查 HCC 发生风险大于 1.4%～1.5% 的患者已被证明可降低其死亡率，有明显成本效益。应接受 HCC 筛查的 HBV 感染患者亚组人群包括：40 岁以上的男性、50 岁以上女性、20 岁以上的非洲人、肝硬化患者、一级亲属 HCC 病史（阳性家族史）、肝活检显示肝脏坏死性炎症性活动、HBV 复制的血清学证据及丙氨酸氨基转移酶（ALT）升高。

HBV 病毒抑制可能降低 HCC 的风险，但对病毒抑制的患者仍需进行筛查。没有足够的数据支持需对年轻的、HBV 非活动性携带者进行常规筛查。其他需要筛查的高危患者包括其他病因的肝硬化，包括过度饮酒者、HCV 感染者，以及原发性胆汁性胆管炎和遗传性血色病等。虽然美国肝病协会（AASLD）的指南中没有特别提到，但非酒精性脂肪肝（NAFLD）导致肝硬化的患者也应该接受 HCC 筛查。NAFLD 现在已成为美国 HCC 患者中最常见的潜在肝病。

如果筛查发现了令人担忧的病变，HCC 的进一步诊断检查就需要立刻进行。HCC 仅凭影像学检查就能诊断，是基于肿瘤所表现出来的动脉优势性灌注特征。HCC 在动脉期相对于其他肝实质呈增强信号影，这是因为肿瘤细胞迅速吸收造影剂造成的；然后在门静脉期信号迅速减低，而其余肝组织随门静脉血供的增加而增强。CT 扫描是第一种能观察到 HCC 这一血供特点的横断面成像方式。随着时间的推移，进一步完善的 CT 扫描使其灵敏度、特异度分别可达到 93%、97%[5]。

MRI 在肝脏病变中的应用迅速扩大。与 CT 扫描类似的是，MRI 可获得多个动脉和静脉对比期。但它比 CT 扫描更能量化肝脏中的脂肪和铁含量。HCC 在 T_2 加权像上表现为高密度影（这与动脉增强一致），在门静脉期表现为低信号。另外，MRI 检测 1～2cm 小肝癌的效果非常好，可达 90% 的灵敏度和 82% 的特异度[6]。

MRI 和 CT 扫描的静脉造影剂不能用于肾衰竭患者，这限制增强检查在这一类人群中的应用。超声造影（CEUS）是可用于肾功能不全患者的重要检查方法，因为它使用的是非肾毒性的微泡达到增强血管成像的目的。CEUS 最近获得了美国食品药品监督管理局（FDA）的批准，尽管它已经在世界其他地方使用超过了 10 年[3]。但 CEUS 不能有效地将 CCA 与 HCC 区分开来，因此它不在 AASLD 指南中被推荐用于 HCC 诊断，也未被作为 HCC 的筛查手段。

CT 和 MRI 扫描对于小病灶的灵敏度和特异度最低；且灵敏度和特异度随着病灶的增大而逐渐提高。对于肝硬化患者 1cm 以下的异常病灶，不能仅凭横断面成像就诊断为 HCC；这样的患者需进行每 3 个月一次的随访，直至病灶稳定 2 年以上或生长至＞ 1cm。若病灶＜ 1cm 且稳定 2 年以上，则可将随访间隔延迟，初始每 6 个月一次，然后每年一次。

如果病灶在 2 种不同的影像学检查中均表现为典型的动脉期强化和门静脉期衰减，则 1～2cm 大小的病灶即可诊断为 HCC。如果 2 种影像学检查的结论不一致，则建议进一步行肝活体组织检查。阴性活检结果较为可靠，但对于小病灶而言，活检呈假阴性的可能性并不小，因此建议继续使用横断面成像方法进行监测。若病灶＞ 2cm，CT 或 MRI 成像表现为 HCC 典型特性，血清 AFP 超过 200ng/ml，且（或）病变符合美国放射学会的肝脏成像和数据报告系统（LIRDS）标准判定的 LIRADS-5 病变类型（不论血清 AFP 水平如何），均可诊断为 HCC。

四、肝功能及肝储备评估

由于 HCC 最常发生于慢性肝病的基础下，而肝切除是许多肝功能保留患者治疗的合理首选，因此，评估肝功能有助于治疗的决策。门静脉高压的存在限制了肝脏的再生能力。若患者在肝静脉楔压升高的同时伴有胆红素增高，那么手术切除可导致患者出现肝功能失代偿；小的楔形切除除外。一个可靠的原则是：Child-Pugh A 级的肝硬化患者可耐受 50% 的肝脏切除，Child-Pugh B 级患者可耐受 25% 的肝脏切除。而 Child-Pugh C 级是肝切除的禁忌证，因为患者肝切除术后并发症的发生率和死亡率极高。其他评估肝功能的方法，如吲哚菁绿清除法，在美国并没有广泛使用。

五、肝细胞癌治疗方案综述

HCC 的治疗常常需要多学科团队的综合考虑，因为有许多治疗方案可供选择。图 37-1 是巴塞罗那临床肝癌分期系统管理指南。大多数 HCC 患者都有肝脏的慢性炎症和（或）肝硬化基础；而整个肝脏的"场缺陷"是未来远处复发的高危因素（图 37-2）。对于肝功能正常的单叶 HCC 患者，切除是一种较好的治疗方法。但存在门静脉高压者不宜行肝切除术，因为这类患者术后并发症的发生率和死亡率较高（图 37-3）。肝移植已成为许多 HCC 患者复发风险最低的治疗方法，也是对存在门静脉高压患者的一种极好治疗方法。但肝移植的使用受到长期供体器官短缺的限制。因此，HCC 患者的肝移植应用需根据患者的复发风险进行选择。如果接受移植后的患者最终死于肝癌复发，那么可以认为是从等待移植名单的患者身上拿走了一个肝脏，而这个患者本来可能在移植后获得长期生存。活体肝移植是 HCC 患者肝移植的重要来源。对于不适合手术切除或移植的患者，可以考虑接受局部治疗，如经动脉化疗栓塞（TACE）、消融和放疗。全身化疗也是一种选择，但对 HCC 患者的生存获益不大。

六、肝细胞癌的肝切除术

对于经过严格选择的、病灶只涉及肝脏单叶的 HCC 患者，若肝功能较好，则肝切除是其首选的治疗方法。在美国，有 90%～95% 的 HCC 患者有肝硬化；而在亚洲，这一比例为 60%。这主要是由于 HBV 在东方国家的流行，使得 HCC 可能发生在肝硬化之前。这种差异可能很快就会变得不那么明显，因为 NASH 患者在没有肝硬化的情况下也能发展为 HCC[10, 11]；而 NASH 在美国的疾病负担是非常巨大的。肝切除和肝移植之间的选择取决于肝功能障碍的程度、HCC 的负担，以及如果不进行肝切除，成为肝移植候选人的可能性。当地资源的限制（如器官的可及性）及当地实践模式都非常重要。考虑到 HCC 最常发生在肝硬化的基础上，由"场缺陷"效应所驱动的第二次原发性 HCC 发病风险在 1 年时为 35%，3 年时为 50%，5 年时可高达 70%[12, 13]。

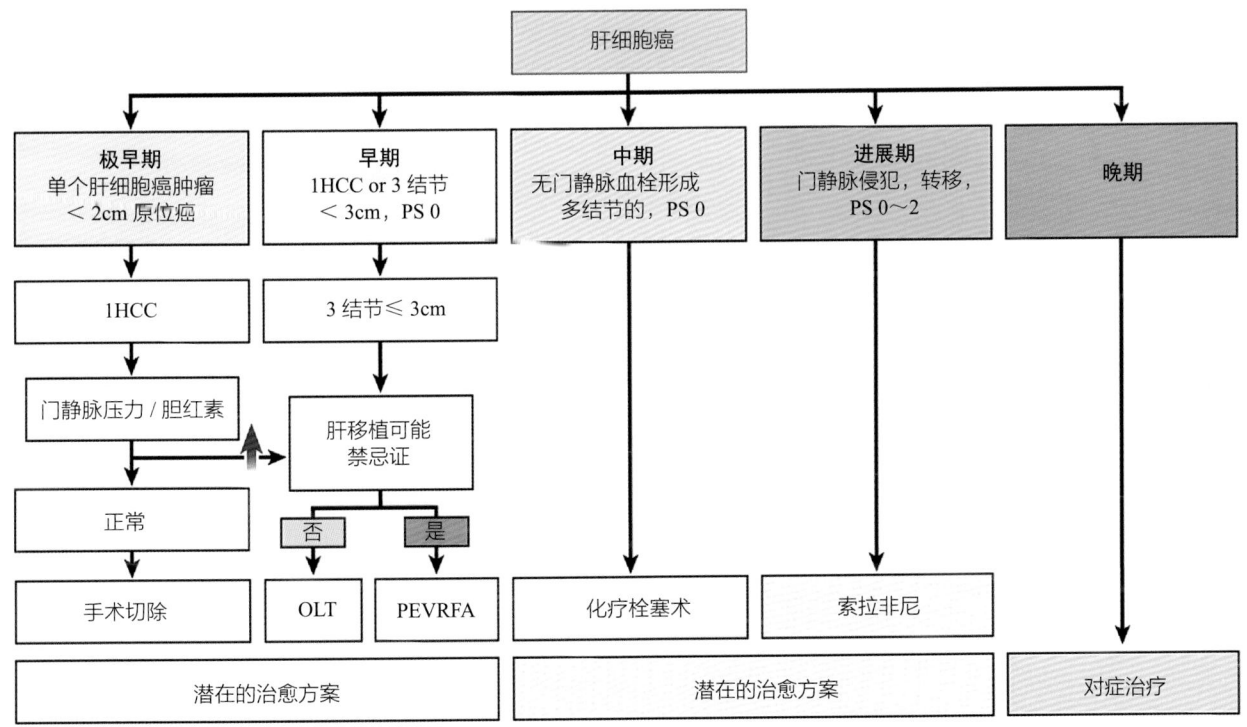

▲ 图 37-1　巴塞罗那临床肝癌分期系统管理指南

HCC. 肝细胞癌；OLT. 原位肝移植；PEVRFA. 经皮酒精注射 / 射频消融；PS. 体能状态；经 Elsevier 许可转载
引自参考文献 [7]

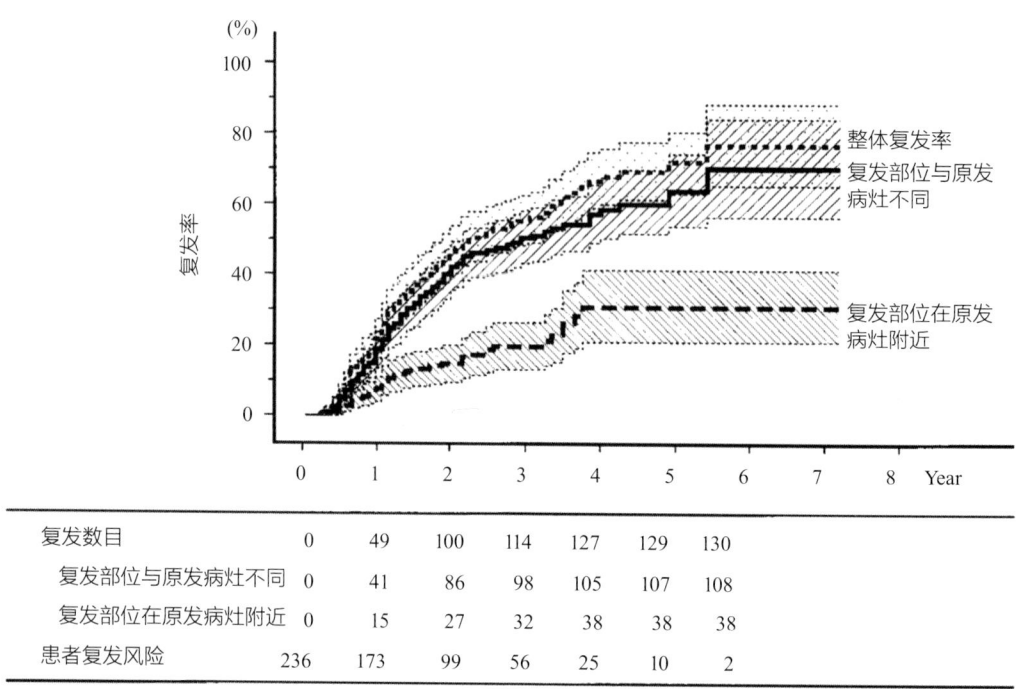

	0	1	2	3	4	5	6	7	8 Year
复发数目	0	49	100	114	127	129	130		
复发部位与原发病灶不同	0	41	86	98	105	107	108		
复发部位在原发病灶附近	0	15	27	32	38	38	38		
患者复发风险	236	173	99	56	25	10	2		

▲ 图 37-2　肝癌原发灶原位复发的风险与肝癌原发灶远处复发的风险
经 Wiley 许可转载，引自参考文献 [8]

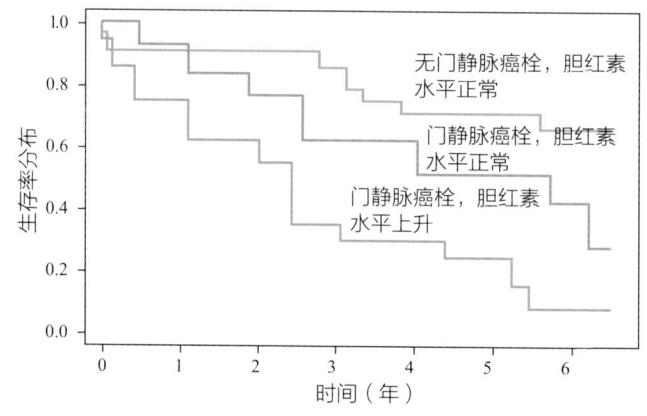

▲ 图 37-3　按术前门静脉高压程度分层，HCC 切除患者的精算生存率
经 Wiley 许可转载，引自参考文献 [9]

这是支持 HCC 患者肝移植治疗的一个主要原因。然而不幸的是，并不是所有的患者都能接受肝移植。所以肝切除是一个相对更切实的选择，它的主要优点是无须等待肝移植的时间。目前一致的观点认为，Child-Pugh 分级 A 级的 HCC 患者，若血小板计数＞ 10 万 /mm³，肝静脉压力梯度＜ 10mmHg，则可行肝切除术。若接受肝切除术的患者不符合上述 2 项标准，其术后 5 年生存率低于 30%[9]。经过适当的选择后，HCC 患者接受肝切除术后的生存率

较为理想。一项 Meta 分析表明，肝切除术后患者的 1 年、3 年和 5 年总生存率分别为 80.1%、55% 和 37.1%。值得一提的是，患者术后 30d 死亡率较低（4.7%），但 1 年、3 年和 5 年的无病生存率与接受肝移植的患者（79%、62.5% 和 54.4%）相比，则较差（64%、38% 和 27%）[14]。HCC 患者肝切除后的长期生存率受到既往肝病和肝切除后发生第二次原发性 HCC 的限制。

　　以前，基于 Glissonian 解剖结构的肝切除被认

为是最好的肿瘤治疗方法。但考虑到需要尽量减少功能性肝组织的切除，并减少患者失血，非解剖性肝切除已经变得更加普遍，而且似乎也不存在更高的复发风险。对于原发肿瘤，目前认为 5～10mm 的边界切除可使患者获得一个较好的治疗效果。

左叶肿瘤通常通过上中线切口切除，而右叶病变则需经双侧肋下切口。另外，对远处转移病灶的处理也在探索中。根据解剖结构，患者的肝动脉、门静脉和肝叶 / 肝段部分胆道都被识别及结扎。在肝脏切除过程中，有许多技术可以帮助减少患者失血。有大面积压缩功能的大钳，如 Longmire 夹，可以用来对肝实质横断肝进行钳夹。血管闭塞也有多种方法。采用 Pringle 手法可在实质分裂时间段阻断门静脉三支的流入，以减少出血。在短时间间隔内或总计 60min 内阻断肝血流，这已被证实具有较低的致明显肝脏缺血损伤风险。或者，手术过程中可以阻断全肝血流，但这需要在 2 个不同位置分别隔离和夹闭腔静脉，另外第三个血管夹挡住门静脉的流入。另一种方法是肝悬挂技术，旨在通过前路进行切除，并减少术中失血。这种手法之所以得名，是采用血管胶带通过肝脏下方到达腔静脉，并利用胶带的张力来抬高肝脏的[15]。为了达到这一目的，常常需要在肝脏和静脉间结扎和分隔肝短静脉。如果这些技术还不够，就很少有静脉 – 静脉旁路手术可以使用。

七、门静脉栓塞术

另见胆管癌患者术前门静脉栓塞部分。门静脉栓塞术（PVE）是治疗 CCA 较为常用的方法，但也可降低部分 HCC 患者术后肝衰竭的风险。

八、肝移植治疗肝细胞癌

移植术后需要免疫抑制以防止排斥反应，因此肿瘤常常是实体器官移植的禁忌证。HCC 是这一普遍规律的例外。事实上，肝移植是有肝硬化背景的 HCC 患者未来肿瘤复发风险最低的治疗方法，因为肝移植解决了整个肝脏中存在的"场缺损"问题。我们花了几十年的时间来扩展对 HCC 生物学特性

的理解，并了解哪些 HCC 患者可以从肝移植中获益。由于捐赠器官的可获得性，和对活体及已故器官捐赠的文化敏感性在地理上存在很大差异，这一讨论变得更加复杂。在活体肝或尸肝供体供应充足的地区，肝移植为许多 HCC 患者提供了具有最佳生存率和最低复发风险的治疗选择。

当 Mazzaferro 等首次提出米兰标准时，肝移植治疗 HCC 的转折点出现了[16]。这项研究表明，单个肿瘤 < 5cm 或肿瘤数目 < 3 个（每个肿瘤 < 3cm）的患者，接受移植后 4 年生存率与接受移植的无 HCC 患者相似。在这些标准的帮助下，HCC 患者的肝移植变得更加普遍。

随着时间的推移，越来越多的人开始觉得米兰可能标准排除了过多、具有较高生存率的 HCC 患者。因此，扩大的肝移植标准在一些中心开始执行。加州大学旧金山分校（UCSF）的标准是单个肿瘤 < 6.5cm，或 3 个肿瘤的总直径 < 8cm，其中最大的 < 4.5cm[17]。这些标准已经被其他人所证实，使用这些标准接受肝移植治疗的 HCC 患者，术后 1 年、5 年的生存率分别是 90% 和 75%[18]。肿瘤负荷超过既定标准的患者可以接受局部 TACE 和（或）射频消融治疗（RFA）来控制肿瘤，并将其分期降低至符合标准的水平，使其达到与不需要降低分期的患者接受肝移植治疗相当的 5 年生存率。一旦 HCC 患者的肿瘤稳定在一定标准之内，则可有效降低复发率。显然 HCC 患者在等待肝移植的过程中有发生肿瘤进展的风险[19]，如血清 AFP > 1000ng/ml、Child–Pugh 分级 B 级或 C 级的肝硬化患者。相反，有些患者的 HCC 进展风险非常低。单个 HCC 病灶（< 3cm），局部治疗完全有效，首次局部治疗后 AFP < 20ng/ml 的患者，在等待移植过程中退出的风险仅为 1.6%（图 37-4）[20]。在等待肝移植的患者中，这一低风险群体约占 20%。而等待 6～18 个月的时间近来被称为"最佳时间"。从诊断 HCC 到等待肝移植的这段时间，HCC 复发风险极高患者的肿瘤进展将超出标准，我们可以借此了解 HCC 的生物学特性[21]。

在许多东方国家，对死亡器官移植有明显的文化抵触，因此活体肝移植（LDLT）在这些地区更为常见。尽管有证据表明 LDLT 术后 HCC 复发的

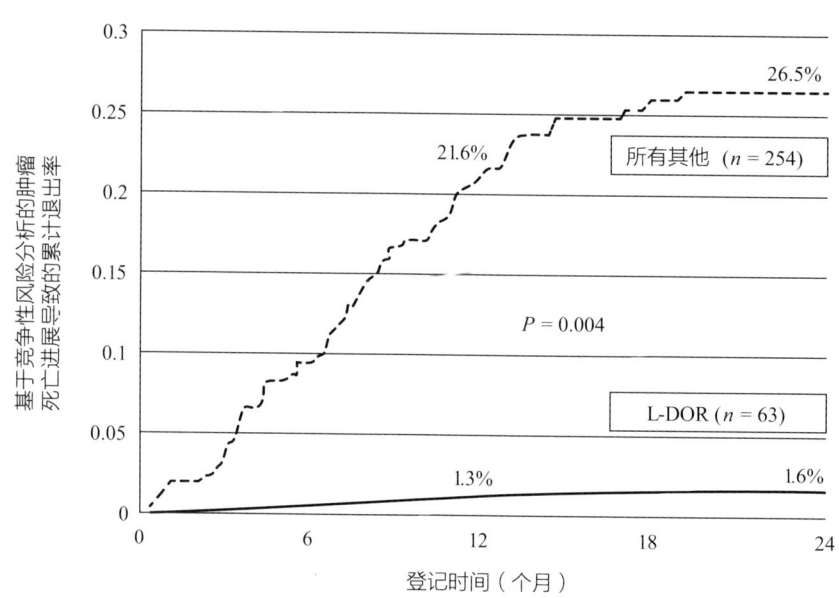

▲ 图 37-4　因肿瘤进展或肿瘤死亡导致从移植候补名单退出的累积发生率
L-DOR. 低退出率
经 Wiley 许可转载，引自参考文献 [20]

风险更高，但即使在文化上可以接受死亡器官移植的美国，LDLT 也是 HCC 患者供肝的重要来源。对成人 - 成人活体肝移植的队列研究表明，LDLT 术后患者的 5 年复发风险为 38%，而尸肝移植后患者的复发风险仅为 11%[22]。由于肿瘤特征、局部控制情况和等待时间等因素的不同，这些数据很难完全解释，但其他人也发现 LDLT 术后复发率较高，这被认为是由于等待时间较短造成的[14, 23]。其他数据表明，接受同种异体尸肝移植的 HCC 患者，其复发风险与活体肝移植患者是相同的[24]。最近，一项决策分析表明，LDLT 具有成本效益，并可提高患者的预测寿命。不然的话，患者将等待超过 7 个月的同种异体尸肝移植[25]。LDLT 是对肝脏供者的一种侵入性手术，但相对安全。其发生率低但明确的死亡风险也引发了伦理上的争论。

目前的器官共享分配系统联合网络确实优先考虑了 HCC 患者。肿瘤 > 2cm 但符合米兰标准的患者，在等待 6 个月后可获得终末期肝病评分系统（MELD）额外的 28 分。随着时间的推移，这些患者会得到更多的额外加分，但他们最多可以积累加 34 分。在现行分配制度于 2015 年 10 月实施之前，大约 50% 美国地区对 HCC 患者的等待时间少于 3 个月。与在那种环境下的切除相比，肝移植以

更低的生命年成本提高了生存率。目前需要相关研究来评估 MELD 额外加分政策指导的生存率和成本效益；但显然 LDLT 是 HCC 患者的一个非常宝贵的选择，因为死亡捐赠器官的强制性轮候时间为 6 个月。

对正在等待肝移植的 HCC 患者进行肿瘤的局部区域控制，对于确保他们不会因肿瘤进展超出标准而从等待名单中退出至关重要。经常行横断面成像监测，然后系统和持续使用 TACE 和（或）RFA 已成为连接 HCC 患者与移植之间的最常用策略。

九、无法接受切除或移植患者的治疗

对于不能进行肝切除或移植 HCC 的患者，有许多局部治疗的方法，如 RFA、TACE、酒精消融和微波消融。这些方法的风险、益处和疗效超出了本章的讨论范围，但作为一个整体，在治疗小病变时，它们通常提供了较低的局部复发风险。HCC 在肝脏另一部位的复发和肝病的进展限制了该患者的长期生存。这些局部治疗方法可以重复使用，并经常结合使用作为无法进行切除或移植患者的最终治疗。使用索拉非尼等药物进行全身化疗可延长患者生存期约 3 个月[26, 27]。但由于 HCC 具有较强的化

疗耐受性，这些药物对 HCC 的治疗效果并不理想。

十、胆管癌的流行病学及发病机制

胆管癌（CCA）起源于胆管上皮细胞，是肝内第二常见的原发性恶性肿瘤。CCA 的发病率持续上升，但原因不明。它是一种侵袭性肿瘤[28]，常见于70 岁以上的患者，其中男性更为常见。已知的致病因素包括原发性硬化性胆管炎（PSC）、病毒性肝炎（慢性）及肝硬化、化学致癌物（亚硝胺、二噁英和氧化钍胶体）、NAFLD、肝吸虫感染、肝结石、胆管腺瘤和胆道乳头瘤病。虽然这些危险因素已经确定，但绝大多数 CCA 是偶发的，没有可识别的可预先处理的因素。目前的共识是，由慢性炎症引起的胆管微环境变化所驱动的多种机制在 CCA 的多步骤发展中发挥了作用。

尽管肝硬化增加了 10 倍 CCA 的发生风险，但CCA 通常发生于无肝硬化的肝脏。肿瘤细胞起源于胆道上皮细胞，通常染色为 CK7、CK19、癌胚抗原和上皮膜抗原。CCA 有 3 种生长模式：①肿块形成；②导管周围浸润；③导管内生长[29]。导管内生长 CCA 患者的预后最好，而导管外生长的 CCA 患者预后最差，其 5 年生存率分别为 65% 和 5%[30, 31]。肿块形成是 CCA 肝内最常见的类型。

不幸的是，超过 80% 的 CCA 患者在诊断时没有可切除的肿瘤。而系统疗法还没有被证实有效，只有 20% 的患者愿意接受手术治疗。CCA 患者的术后 5 年生存率为 10%～40%。这些肿瘤细胞起源于胆管，并沿着胆管生长，因此对肝脏解剖的详细了解和对这些肿瘤解剖分类的明确定义是至关重要的。但这些肿瘤的分类和命名可能令人迷惑。认为 CCA 既可发生于肝外周围胆管，也可发生于肝门和肝外胆总管的观点是有帮助的。发生在肝周围的 CCA 称为肝内或肿块形成。只有 5%～10% 的CCA 被归类为肝内或肿块形成；肝外或导管内远端位置的 CCA 更常见（图 37-5A）。一般来说，肝内肿块形成类型的 CCA 的治疗方法是肝切除，且不需要胆道重建。肝外 CCA 的治疗需要重建胆管，同时切除伴随的肝实质，切除的类型取决于肿瘤的位置。肝外 CCA 的 3 种类型是肝门周 / 肝门型（常称为肝门胆管癌）、中胆管型和远端胆管型。肝门周围肿瘤占 CCA 的绝大部分（约 65%），可采用 Bismuth–Corlette 分类方案进行分类（图 37-5B）[33-35]。

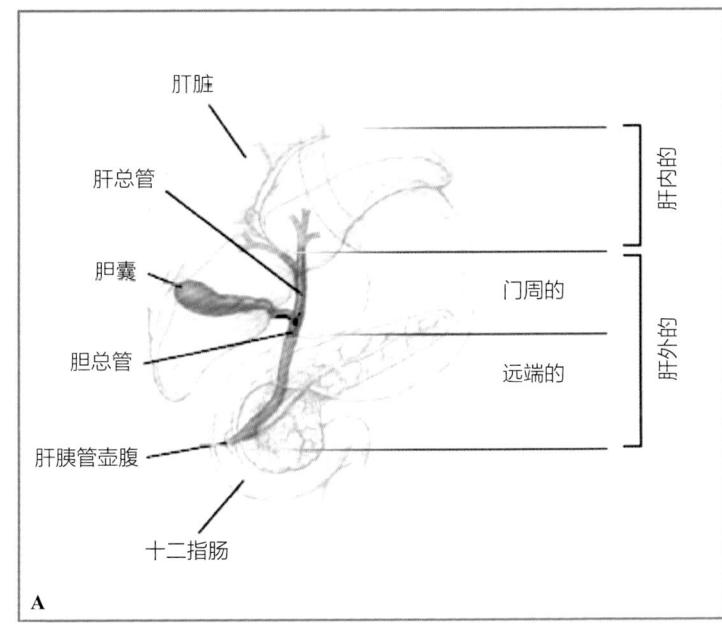

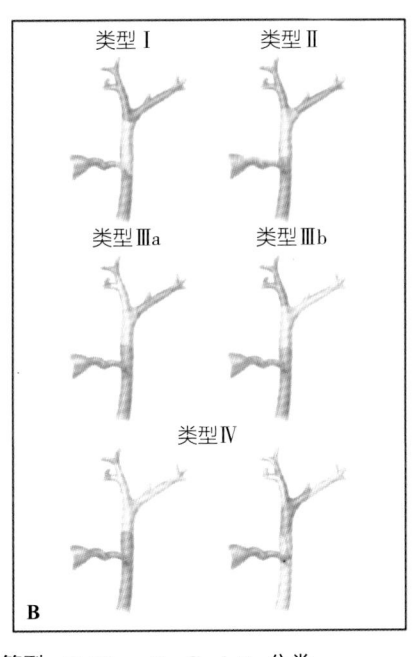

▲ 图 37-5　A. CCA 的解剖学分类为肝内型、肝门周围型和远端导管型；B. Bismuth-Corlette 分类

经 Elsevier 许可转载，引自参考文献 [32]

十一、胆管癌患者术前门静脉栓塞术

由于需要完全切除受影响的胆管，CCA 患者的治疗较多选择扩大的半肝切除术，但大量肝实质的切除易诱发肝衰竭，这也限制了该术式的开展。为降低这种风险，术前门静脉栓塞术（PVE）应运而生[36]。门静脉在扩大的半肝切除术后数小时内的高灌注可导致肝组织紊乱、功能丧失再生和肝衰竭。供应 CCA 的门静脉被栓塞后导致对侧肝的生长。而切除后剩余的肝，被认为是未来的肝残体（FLR）。通过迫使 FLR 增长（通常是术后 2 周可生长 10%），后续切除术后肝衰竭的风险可以明显减少[37, 38]。PVE 也用于治疗需要扩大的半肝切除，或者是 Child–Pugh 分级为 A 级的、需要半肝切除的 HCC 患者。

十二、胆管癌患者术前胆道引流术

胆汁淤积限制了肝脏的再生能力，增加了肝脏切除后肝衰竭的发生风险。虽然胆道引流可治疗胆汁淤积，但切除前的胆汁引流确实会增加出血、肿瘤散播和引流后胆管炎的风险。胆道支架植入术后细菌增多的情况十分常见，因此，术前放置胆道支架的患者，术后感染并发症（如伤口感染）更为常见[39-43]。但胆汁淤积性消除后对肝功能改善的益处超过了感染的风险[44]。因此，通常对于 FLR 胆道扩张或有黄疸的 CCA 患者，应行胆道引流处理。如果患者的左、右胆道系统因肿瘤阻塞而无法保持通畅，则可通过避免未来残余肝受到污染来降低化脓性胆管炎的发生率。这些患者应该只进行 FLR 经皮引流术[45-47]。一旦进入胆道系统，引流操作应更加谨慎，并应避免外部胆管造影术。关于内镜下引流是否优于经皮引流，尚存在争议，也尚未确定最佳的引流路径。如术前需做胆管造影，应在计划手术后 24h 内完成。内镜下放置的胆道支架应经常更换，以避免阻塞[48]。一些人提倡定期监测胆汁培养，以便在发生感染时指导抗生素治疗。在大范围肝切除术前 1 个月进行胆道引流可以降低肝衰竭的发生风险[37, 49, 50]。如果需要，可在此时进行 PVE，几周之后再进行肝切除。不需要行大范围肝切除术的中、远端胆管肿瘤患者，在行十二指肠切除术前一般不需要进行胆道引流来减轻胆汁淤积。

十三、肝门部胆管癌

有充分证据表明，肝门 CCA（Ⅰ 型、Ⅱ 型和 Ⅲ 型）需要行扩大半肝切除术，即使是 Bismuth Ⅰ 型和 Ⅱ 型的患者也需要行扩大半肝切除术（图 37-5B）[49-52]。与任何肿瘤手术一样，手术的一个主要目的是切除所有肿瘤病灶，包括病理结果阴性的手术切缘，以期达到最佳治疗效果及获得完全缓解，这也被称为 R_0 切除。对于中心肿瘤和右侧胆道系统肿瘤的患者，行扩大的右侧半肝切除术。左侧肿瘤的患者需要接受扩大的左侧或左侧半肝切除术。在肝切除过程中，肝的附着物被移动，门静脉结构被骨化，所有可能含有淋巴组织的东西都被保留在切除的标本中。肝实质的分割是使用标准技术进行的。同侧的血管结构和对侧的胆管都可包含在切除标本中，但不包括二级胆管。如果门静脉受到侵犯也可以切除门静脉，然后重建门静脉残部。若肿瘤累及胰十二指肠内胆管，应送远端胆总管缘行冰冻切片，并行胰十二指肠切除术。

对于 CCA 患者，行大面积肝切除术后 46%～95% 的患者能够达到 R_0 级切除，但其 5 年生存率仍然相对较低，仅 22%～40%[37, 46, 53-62]。一项队列研究的结果略有不同，112 例患者中 R_0 切除仅 14 例（12.5%），其 30d 死亡率为 25%[63]；该研究未提供 5 年生存率数据。

还有两个技术性更强的手术要点，对于通过增加包含胆管在内的完全切除概率以达到最佳肿瘤治疗效果，至关重要。首先，切除必须包括肝门附近的肝实质，尤其重要的是肝门板。第二，如有必要，切除尾状叶和Ⅳb 节段下区及包括在其中的胆管，已被证实可显著提高生存率[64]。

Ⅳ 型 CCA 患者通常需要切除整个肝脏，因此肝移植是唯一的选择。在 CCA 患者肝移植的早期经验中，即使是最好的结果，患者的长期生存率也仅为 35%。由于高复发率，许多移植中心认为肝门癌是移植的禁忌证，因此这种手术需在专门的中心进行。15 年前，新辅助化疗被证明可将经过恰当选择的 HCC 患者的长期生存率提高到 45%。Mayo 诊所随后公布了 28 例患者的结果，这些患者在接受放化疗后进行手术分期，然后进行肝移植，5 年生存率为 82%，复发率为 12%[65]。这些令人鼓舞的结果促使人们对有 PSC 基础的 CCA 患者按照"Mayo 方案"进行治疗，结果显示患者的疗效并不明显比其他疾病的肝移植手术差。但这些结果尚需要被进一步重复。

三叶切除通常被认为是最积极的肝脏切除[66]（图 37-6）。因此，对 CCA 患者的三叶切除手术一般是在相对年轻的患者中进行，因为他们愿意接受较高的风险，并对长期生存的可能性相对较低能够理解。

十四、手术切除中、远端胆管癌

胆总管中下段受累需行保留幽门或常规胰十二指肠切除术。由于肿瘤沿胆管生长，所有胆管的镜下受累往往比肉眼受累更为广泛。建议切除范围为距肉眼可见至少 1cm。此外，需要对胆管远端边缘

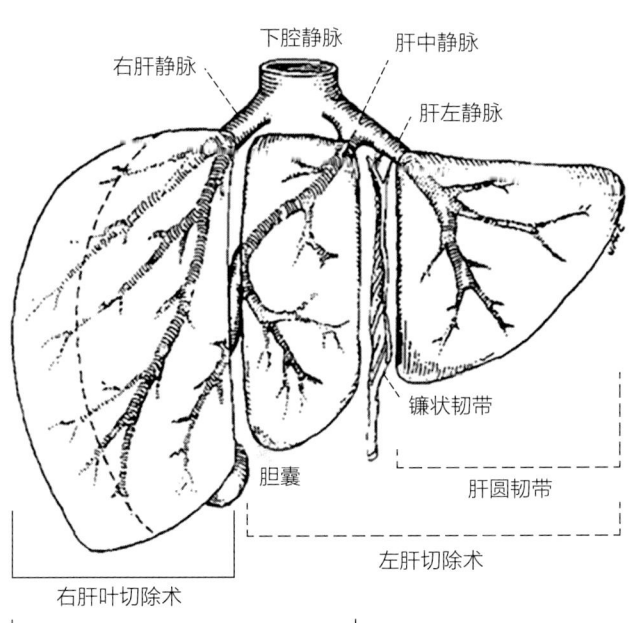

▲ 图 37-6 肝脏解剖和切除类型

进行冰冻切片分析，以确保 R_0 切除。该手术包括胆囊和肝十二指肠淋巴结的整块切除。门静脉及肝动脉周围组织也应纳入标本。中、远端 CCA 患者的 5 年生存率为 25%~40%[67-69]。同样的，肿瘤分化良好、淋巴结活检阴性，以及接受 R_0 切除的患者生存率最高。与传统 Whipple 相比，幽门保留法没有明显的短期或长期效益[70, 71]。如果肿瘤累及胆管中段，则必须判断肿瘤扩大的可能性，决定患者是否需要行胰十二指肠切除术或扩大半肝切除术。

十五、肝移植与胆管癌切除的比较

由于移植后复发率高，肝切除已成为外科治疗的主要方法。最近，如前综述，一些专门的研究中心已经证明，在经过精心挑选的患者中，移植后的 5 年生存率可能比切除更好[65]。所谓的"Mayo 方案"包括新辅助放化疗，然后进行手术分期以排除转移，最后进行肝移植。这适用于无法切除的 T_1 或 T_2 分期患者，原发性硬化性胆管炎（PSC）患者在大多数情况下是不可切除的，因为这是一种在纤维化或肝硬化背景下的多灶性疾病，所以排除了病灶完全切除的可能。因此，所有这些患者都将接受移植治疗，而不是切除。如果患者原发性肝门癌，如果肿瘤的解剖结构良好，可以考虑切除。如果由于胆道的双叶神经进入二级胆道神经根或单侧胆道累及对侧血管而无法切除，则患者需考虑移植方案。当患者的新辅助治疗已经完成，并逐渐接近肝移植等待名单的顶端或计划 LDLT 的前一天，那么手术分期就应该完成了。移植后复发的风险是治疗 CCA 的一个关键因素，而器官的稀缺性限制了患者肝移植的使用。对病灶边缘可切除的患者，决定继续切除还是移植，是一个难题。如果所关心的是达到阴性病灶负边缘的可能性，那么患者是移植的最佳人选。如果考虑到可能的转移，那么患者就不宜进行移植，因为他们往往有非常迅速的复发免疫抑制，因此他们可以选择切除。

如果患者接受新辅助治疗，并且手术分期为阳性，则不适宜进行移植。不幸的是，如果新辅助治疗的肝毒性使其不能切除，那么患者不再能进行肝脏切除。

十六、混合型肝癌和胆管癌

最近，一种既不单纯是 HCC，也不单纯是 CCA 的肿瘤被识别。这种病变在横断面成像上可能与 HCC 相似。由于存在沿活检针道扩散的风险，并且成像技术在 HCC 的诊断上具有较高的可靠性，因此对符合 LIRADS 标准的肝脏病变进行活检的风险超过了活检的益处。因此，绝大多数 HCC 的诊断仅通过影像学检查就可以得出。根据影像学特征推测为 HCC 的病变中，约 1% 最终会有肝移植术后的病理报告。虽然 HCC 往往遵循可靠的、逐步变化的癌变途径，但这些病变似乎起源于具有同时分化为肝细胞和胆管细胞能力的恶性祖细胞。目前还没有足够的证据来支持肝移植术后这些病变的结果，但是有一份报告描述了小部分小肿瘤患者的报告，其中描述了可与纯 HCC 患者移植肝相媲美的预后 [72]。

致谢

感谢 Julie K.Heimbach 医学博士关于胆管癌移植前新辅助化疗方案的综合性意见。

拓展阅读

Bruix J, Sherman M. Practice Guidelines Committee, American Association for the Study of Liver Diseases. Management of hepatocellular carcinoma. *Hepatology* 2005;42(5):1208–36.
Consensus guidelines about the treatment of HCC.

Llovet JM, Fuster J, Bruix J. Intention-to-treat analysis of surgical treatment for early hepatocellular carcinoma: resection versus transplantation. *Hepatology* 1999;30:1434–40.
The survival of patientswith significant portal hypertension that undergo liver resection is less than 30% at 5 years, clearly worse than the survival of transplant recipients.

Mazzaferro V, Regalia E, Doci R, et al. Liver transplantation for the treatment of small hepatocellular carcinomas in patients with cirrhosis. *N Engl J Med* 1996;334:693–9.

First example of survival in patients transplanted for HCC equivalent to patients transplanted for an indication other than HCC.

Seyama Y, Makuuchi M. Current surgical treatment for bile duct cancer. *World J Gastroenterol* 2007;13(10):1505–15.
Review of the management of cholangiocarcinoma.

Yao FY, Xiao L, Bass NM, Kerlan R, Ascher NL, Roberts JP. Liver transplantation for hepatocellular carcinoma: validation of the UCSFexpanded criteria based on preoperative imaging. *Am J Transplant* 2007;7(11):2587–96.
Validation of the UCSF criteria presented 6 years earlier, which were an expansion of the Milan criteria.

第十篇

传染性疾病与肉芽肿性疾病

Infectious and Granulomatous Disease

Schiff's Diseases of the Liver
（12th Edition）

SCHIFF 肝脏病学
（原书第 12 版）

第 38 章　阿米巴肝脓肿和化脓性肝脓肿

Amoebic and Pyogenic Liver Abscesses

Marco A. Olivera-Martinez　David Kershenobich　**著**

张琼方　**译**

要 点

- 肝脓肿是一种肝脏占位性的急性化脓性病变，由直接从损伤、血管或胆管进入的微生物入侵和增殖引起。
- 肝脓肿最常见的类型是阿米巴性、化脓性或混合致病菌性脓肿。
- 溶组织内阿米巴在肝脏中的侵入过程是由寄生虫运动驱动的。寄生虫依靠动态的肌动球蛋白细胞骨架和表面黏附分子在组织中传播。
- 新出现的阿米巴肝脓肿的危险因素包括免疫抑制药的使用、性生活方式、感染人类免疫缺陷病毒、流行地区旅游史及人口迁移。
- 化脓性肝脓肿的危险因素包括肝脏和胰腺恶性肿瘤的侵入性治疗、腔内支架置入、括约肌切开术、肿瘤栓塞、无水乙醇注射或射频消融术。
- 值得提及的是肺炎克雷伯菌引起的"社区获得性"化脓性肝脓肿的出现，因为它与肝外并发症如脑膜炎和眼内炎有关。
- 因为治疗和预后不同，故区分阿米巴和化脓性肝脓肿至关重要。鉴别诊断依赖于临床病史、实验室和影像学检查结果。

肝脓肿是一种肝脏占位性的急性化脓性病变，由损伤、血管或胆管直接进入的微生物侵入和增殖引起。肝脓肿最常见的类型是阿米巴性、化脓性或混合致病菌性脓肿。约 60% 为单发脓肿，由于门静脉血流的流动模式，好发于肝右叶，其次因为肝右叶主要由肠系膜上静脉供血，并且还因为大部分肝体积位于右叶。当出现多个脓肿时，最可能的原因是化脓性或混合性脓肿。详细的临床病史有助于确定可能病因的危险因素。肝脓肿的临床和生化表现是非特异性的，可能从发热到局部或全腹痛，甚至全身炎症反应。正如 Kuo 等最近报道的，细菌感染引起的肝脓肿的死亡率高达 15%[1]。新出现的危险因素包括肿瘤疾病或器官移植使用免疫抑制药、性生活方式、人类免疫缺陷病毒（HIV）感染、流行地区旅行史及人口迁移[2]。

一、阿米巴肝脓肿

（一）流行病学

溶组织内阿米巴感染是全世界寄生虫性肝脓肿的主要原因，特别是在热带和亚热带地区。在发展中国家更为普遍。当被污染的水用来清洗街头小贩出售的蔬菜和水果时，它可以在人与人之间传播。

无症状包囊携带者最为危险，尤其当他们是食物加工者时。

阿米巴病流行病学的里程碑式进展包括认识到有2个不同的种类［即引起痢疾、结肠炎和肝脓肿的溶组织内阿米巴和非致病（共生）性的迪斯帕内阿米巴[3]］，以及最新的技术进展，探索溶组织内阿米巴不同菌株的基因组，最终可能通向疫苗的开发[4]。

从内阿米巴属基因组DNA重复序列分析中获得的特异性探针已证明可能用于区分溶组织内阿米巴和迪斯帕内阿米巴；这些特异性探针包括原始真核生物中常见的转位因子，这些元件具有非长末端重复序列（非–LTR）的反转录座子（也称长重复分散序列LINES）[5]和短重复分散序列，称为EhSINE1[6]。

最近，Simonishvili等对这2种阿米巴进行蛋白质组分析，证明迪斯帕内阿米巴具有较低的烟酰胺腺嘌呤二核苷酸磷酸依赖性醇脱氢酶（NADP依赖性ADH）活性，而溶组织内阿米巴表达更高浓度的ADH2和ADH3，通过它们的作用增强了寄生虫和宿主分子之间的相互作用。物种间的其他差异包括氨基酸替换、可变剪接体、翻译后修饰、截断、插入，以及不同的蛋白质表达，如颗粒蛋白2，一种具有迪斯帕内阿米巴特征的钙结合蛋白。后一项发现表明，蛋白质表达，特别是颗粒蛋白，可能与微生物的毒性有关。另外，溶组织内阿米巴表达更高水平的蛋白旗，包含转录因子Lin-1、Isl-1和Mec-3（或LIM结构域）的蛋白结构域。LIM是一个富含组氨酸和半胱氨酸的结构域，介导蛋白质之间和蛋白质与DNA之间的相互作用，并在调节转录方面发挥作用[7]。

基因分型揭示了溶组织内阿米巴分离株广泛的遗传多样性，阻断了目前单一基因型与肝病的关联[7]。35年前从墨西哥一名痢疾患者身上分离出的溶组织内阿米巴的HM-1菌株，以及在印度和孟加拉国分离出的菌株，仍然在实验动物中引起疾病，并已用于几乎所有阿米巴的免疫、生化和分子生物学研究[8]。

（二）发病机制

入侵过程的重要驱动力是寄生虫的运动。寄生虫依靠一个动态的肌动球蛋白细胞骨架和表面黏附分子在组织中传播；寄生虫与肠腔内黏蛋白2（MUC2）的相互作用使MUC2自身的C端断裂，导致肠黏液层溶解[9]。肌球蛋白Ⅱ对溶组织内阿米巴通过肠细胞单分子层的细胞间运动及其在肝脏中的运动至关重要，而半乳糖结合凝集素，主要是半乳糖乙酰半乳糖胺（Gal-GalNAc），调节滋养体在肝脏中的分布及其在肝组织中迁移的能力[10]。Gal-GalNAc是一种主要的细胞表面抗原，能激活靶上皮细胞并触发随后的疾病病理学和寄生虫存活。凝集素刺激的细胞显示钙离子立即升高，从而激活环核苷酸和其他蛋白激酶，导致丝裂原活化蛋白激酶（MAPK）级联的激活。MAPK通路的激活与细胞凋亡、增殖、细胞骨架重排和通透性改变等事件有关[11]。

组织入侵的最初步骤包括通过滋养层释放蛋白酶，它能够降解细胞外基质成分。溶组织内阿米巴是一种细胞毒性效应细胞，具有溶解周围细胞的特殊能力。阿米巴侵入引起的炎症反应（主要是中性粒细胞和巨噬细胞）可能通过增加对实质细胞的溶解进一步导致组织损伤[12]。当阿米巴在肝脏中定植时，阿米巴肝脓肿（ALA）内有明显的凋亡区域[13]。这些凋亡事件有助于溶组织内阿米巴躲避宿主免疫系统，部分原因是过氧化物还原酶的作用，它是一种具有强大抗氧化活性的阿米巴表面蛋白。过氧化物还原酶拮抗宿主免疫系统对寄生组织入侵产生的活性氧（ROS）的反应[9]。

溶组织内阿米巴的基因组测序可以重建其代谢途径，其中许多对真核生物来说是罕见的。根据基因组序列，氨基酸在能量代谢中的作用可能比以前想象的还要大，在三磷酸腺苷（ATP）合成和NAD再生中都有作用[14]。当遇到不同环境时，溶组织内阿米巴利用复杂的信号转导系统来感知并与之互动。对其基因组的分析揭示了近270种假定的溶组织内阿米巴蛋白激酶[15]。最近Meyer等通过对蛋白质组学和转录组学分析表明，一些溶组织内阿米巴的菌株表现出对半胱氨酸多肽酶和金属肽酶的过表达，这可能与其致病性有关[16]。

（三）临床表现

阿米巴肝脓肿在 20—40 岁男性中发病率较高，但可发生在任何年龄。成人脓肿形成的性别差异与饮酒有关。必须确定危险因素，包括几周甚至数月前有流行地区旅游史或有流行地区居住史。大多数患者表现为持续的、隐匿的、剧烈的右上腹痛，随着运动而加剧，疼痛常向肩胛区和右肩放射。患者有发热，体温常为 38～40℃，畏寒，盗汗。在最开始的 2 周内，经常有不适和恶心的症状，并且有适度的体重下降。有的患者出现咳嗽和胸痛。虽然过去约 50% 的病例有腹泻或痢疾的病史，但大多数病例没有并发痢疾。查体时，可见患者面色苍白，虚脱状，肝大，伴疼痛，肝区、肋下及肋间隙有压痛。当脓肿位于肝左叶时，患者可有上腹部压痛。右肺换气功能常受限制，出现呼吸音减弱。黄疸不多见。危重症状包括腹部反跳痛、肌紧张、肠鸣音消失，以及出现胸膜摩擦音或心包摩擦音。脓肿可延伸至腹膜、腹部器官、大血管、心包（图 38-1）、胸膜、支气管束和肺[17, 18]。常见的鉴别诊断包括化脓性肝脓肿、原发性肝癌、肝转移（图 38-2）或肝包虫囊肿。HIV 患者或其他免疫低下个体，这类高危人群阿米巴肝脓肿的临床表现与其他患者相似[19]。新生儿表现出与暴发性新生儿败血症相似的非特异性临床表现和实验室结果[20]。

（四）诊断

阿米巴肝脓肿常见白细胞增多（＞ 15×10^9/L），伴中性粒细胞增多、红细胞沉降率升高、轻度贫血和碱性磷酸酶升高。90% 的患者可检测出溶组织内阿米巴血清抗体。间接血凝试验（IHA）临界值为 1：512 时可诊断。酶免疫分析（EIA）也是常用方法，它的灵敏度为 99%，特异性＞ 90%。对于用于诊断或治疗目的行抽液的患者，应将抽得的液体送革兰染色和培养[21]。

影像学检查在疑似阿米巴肝脓肿患者的检查中非常重要，并且减少了延误诊断的情况。首选超声检查。脓肿呈圆形或椭圆形的边缘清楚低回声灶。更先进的成像技术，如三相计算机断层扫描或磁共振，用于鉴别诊断，且具有较高的灵敏度。胸片表

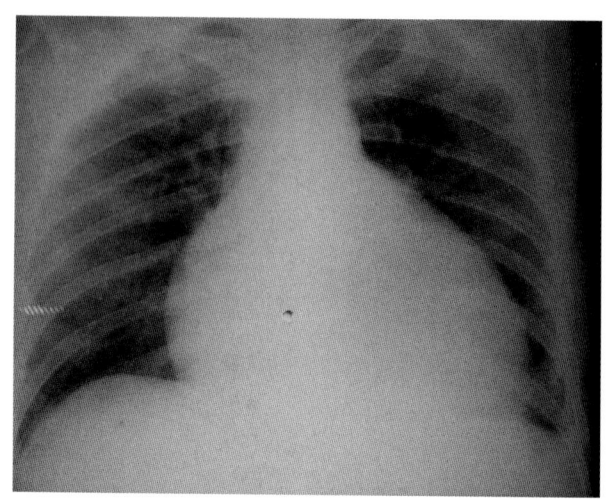

▲ 图 38-1 阿米巴肝脓肿破裂进入心包

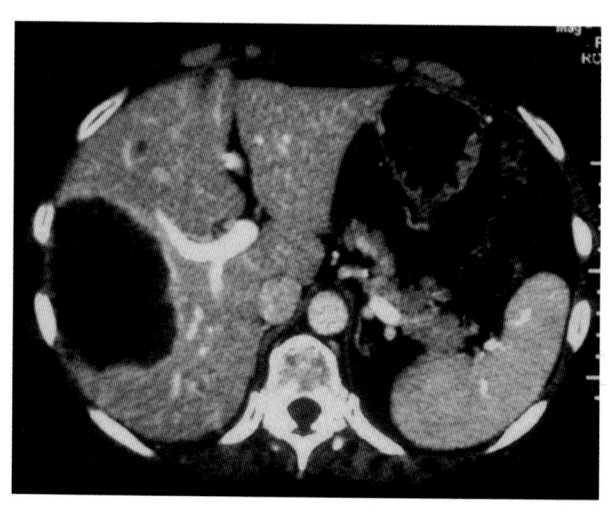

▲ 图 38-2 结直肠癌肝转移
无明确特征来区分原发性肿瘤、化脓性肝脓肿或阿米巴性肝脓肿

现为右侧膈肌抬高、肺不张和胸腔积液[22]。

（五）治疗

选择的药物是甲硝唑，成人口服剂量为 1g，每日 2 次，服用 10～15d。儿童每日剂量为 30～50mg/kg，分 3 次服用，服用 10d。静脉注射时，成人每 6 小时给药 500mg，儿童每 6 小时给药 7.5mg/kg，持续 10d。其他硝基咪唑类药物包括替硝唑或奥硝唑，剂量为每天口服 2g，服用 10d。其他次要药物包括氯喹，1g/d，服用 2d，随后为 500mg/d，服用 2～3 周。儿童每日剂量为 15mg/kg，口服 2～5d，随后为每日 5mg/kg，口服 2 周。当脓肿周围的边缘肝组

织少于 1cm，或脓肿直径 > 7.7cm 时，对抗阿米巴治疗无效的患者可能需要经皮引流以排除化脓性肝脓肿。最近有人提出，需要经皮脓肿引流的患者需要更长时间的住院治疗 [23]。

（六）疫苗接种

对实验动物使用溶组织内阿米巴半乳糖和 N-乙酰半乳糖胺抑制表面凝集素（无论是全身用药还是口服）的研究在进行中。研究的重点是如何将表面凝集素融合到霍乱毒素的 β 亚单位或减少沙门菌或小肠结肠炎耶尔森菌进行的抗原传递 [24]。

二、化脓性肝脓肿

（一）流行病学

化脓性肝脓肿（PLA）的发生率为住院率的20/100 000，一般人群的发病率为 11/1 000 000，尸检率为 0.29%~1.47% [25, 26]。PLA 在不同地理区域之间存在差异，受当地细菌、寄生虫和蠕虫感染的流行率、人口年龄和存在的慢性衰弱性疾病的影响。良性或恶性胆道疾病、憩室炎和克罗恩病是最常见的诱因。PLA 的发生率随着肝或胰腺恶性肿瘤的侵入性治疗的并发症而增加，如支架置入术、括约肌切开术、动脉栓塞、无水乙醇注射或射频消融。过去 PLA 主要是阑尾破裂的并发症 [26]。因此，发病年龄已从第二和第三个生命年提前到第六和第七个生命年 [26, 27]。成像技术和新抗生素的进步降低了PLA 的发病率和死亡率 [27, 28]。

（二）发病机制

脓肿的形成是一种控制感染传播的宿主防御策略，由破坏吞噬功能和清除微生物的因素共同促进。附着在内皮表面的中性粒细胞和血小板，以及由革兰阴性细菌产生的内毒素，通过释放促炎细胞因子和活性氧物质导致组织损伤。当细菌到达肝脏时，内毒素会刺激 Kupffer 细胞增殖，Kupffer 细胞会膨胀并产生毒性介质来调节微血管反应。黏附后，细菌通过细胞连接处渗出。由此产生的炎症导致窦状隙阻塞和继发性血流阻塞。这些现象抑制钠和钾的 ATP 活性，削弱胆汁排泄的能力，促进胆汁淤积。窦状隙直径减小，因此血流速度降低；随着阻塞窦状隙的数量增加和静水压升高，肝脏出现缺血 [29]。

感染源在一定程度上决定了脓肿的位置和数量。如果感染源通过门静脉系统到达肝脏，可能会出现几个脓肿，大多数局限于肝右叶。肝左叶通常参与门静脉的败血性血栓形成。当细菌通过动脉循环到达肝脏时，常发展为几个小脓肿，在 2个肝叶中均匀分布。40% 的 PLA 患者有多发性肝脓肿 [30, 31]。

与肺炎克雷伯菌相关的化脓性肝脓肿（"社区获得性"或"隐源性"）

有报道肺炎克雷伯菌（KP）感染患者出现自发性肝脓肿。据观察，这些患者存在远处的败血症转移，如眼内炎和脑膜炎。

这种疾病的第一个病例可追溯到 20 世纪 90 年代的台湾，但 2013 年，这种情况在欧洲被报道为一种新出现的感染，认为是某一个特定民族的流行病学转变或地方性感染的持续流行 [32]。

这种特殊类型的 PLA 的主要特点是没有腹腔感染。Wang 等认为使用质子泵抑制药诱导的胃内高pH 环境可能有利于 KP 进入肠道，其次是这种有毒微生物菌株的过度生长 [33]。KP 诱导 PLA 的机制尚未完全阐明。Meng-Chuan Wu 等认为，KP 毒力菌株具有形成生物膜的能力，该膜是一种保护微生物免受宿主免疫系统作用的多糖结构 [34]。

（三）临床表现

早期临床诊断需要较高的怀疑指数，最常见的表现是发热、不适、右上腹疼痛、恶心和呕吐超过2 周 [26, 35]。PLA 患者的腹痛与 ALA 患者的腹痛相似 [30]。与 ALA 相比，PLA 中的其他症状食欲减退、黄疸和肝大伴疼痛的患病率较低 [31, 36-38]。黄疸预示着一个复杂的临床过程，但对死亡率没有影响。大约 60% 的患者有潜在的虚弱状态或最近进行过介入治疗（如胆道支架置入、无水乙醇注射）。老年患者、服用类固醇的患者或不明原因的右肺病变患者应怀疑为 PLA [38, 39]。

（四）诊断

当诊断为 PLA 时，与死亡率增加相关的预后因素包括低白蛋白、贫血、高血尿素氮（BUN）和肌酐、凝血酶原时间延长、多种微生物感染、胸腔积液、高 APACHE Ⅱ（急性生理和慢性健康评估Ⅱ）评分、弥散性血管内凝血及脓毒性休克。多发脓肿的死亡率高，与其他危险因素无关[28]。癌症人群 PLA 在形态学上与非癌症患者没有区别[30]。

1. 区分特征

因为治疗和预后不同，故区分 PLA 和 ALA 至关重要（表 38-1）。PLA 的检测依赖于实验室和影像学结果。腹部超声（US）和 CT 扫描对监测脓肿形成的敏感性 > 95%[28, 35]。PLA 和 ALA 具有相似的影像学特点（图 38-3 和图 38-4）[36]。

PLA 患者比 ALA 患者年龄大，更容易患虚弱性疾病；这可能可以解释在 PLA 患者中发现白蛋白浓度较低。胸部异常在 PLA 患者中更为普遍[36]。

2. 实验室和微生物学检查

检查可见白细胞增多、贫血、碱性磷酸酶升高、C 反应蛋白阳性和溶组织内阿米巴抗体阴性。其他检查可见总胆红素升高、低白蛋白和凝血酶原时间延长。

表 38-1　ALA 和 PLA 的鉴别诊断

阿米巴性肝脓肿	化脓性肝脓肿
白细胞增多 > 15×10⁹/L	白细胞增多 > 15×10⁹/L
血清溶组织内阿米巴抗体 > 1：512	血清溶组织内阿米巴抗体阴性
穿刺脓液未见微生物	穿刺脓液可见细菌
黄疸不常见（< 8% 的患者）	黄疸表现常见
体格检查中胸部异常不常见	体格检查胸部异常常见
年轻患者（通常 20—40 岁）	老年患者 通常为 60—70 岁）
既往体健	存在衰弱性疾病（癌症）

微生物学研究是诊断 PLA 的金标准。脓液标本和血标本应在严格的厌氧和微需氧的条件下进行培养。根据培养结果，革兰染色指导抗生素方案的选择。1/3 的化脓性肝脓肿患者是由需氧菌感染所致，1/3 是由厌氧菌感染引起，还有 1/3 是由需氧菌和厌氧菌混合感染导致。肠道革兰阴性杆菌是脓肿抽出的血液或脓液中最常见的菌株。在儿童患者中，金黄色葡萄球菌是最常见的致病菌。由于采样有缺陷或实验室技术不理想，只有 50% 的厌氧 PLA 通过培养诊断出来，但这不应延迟抗生素的使用。针对

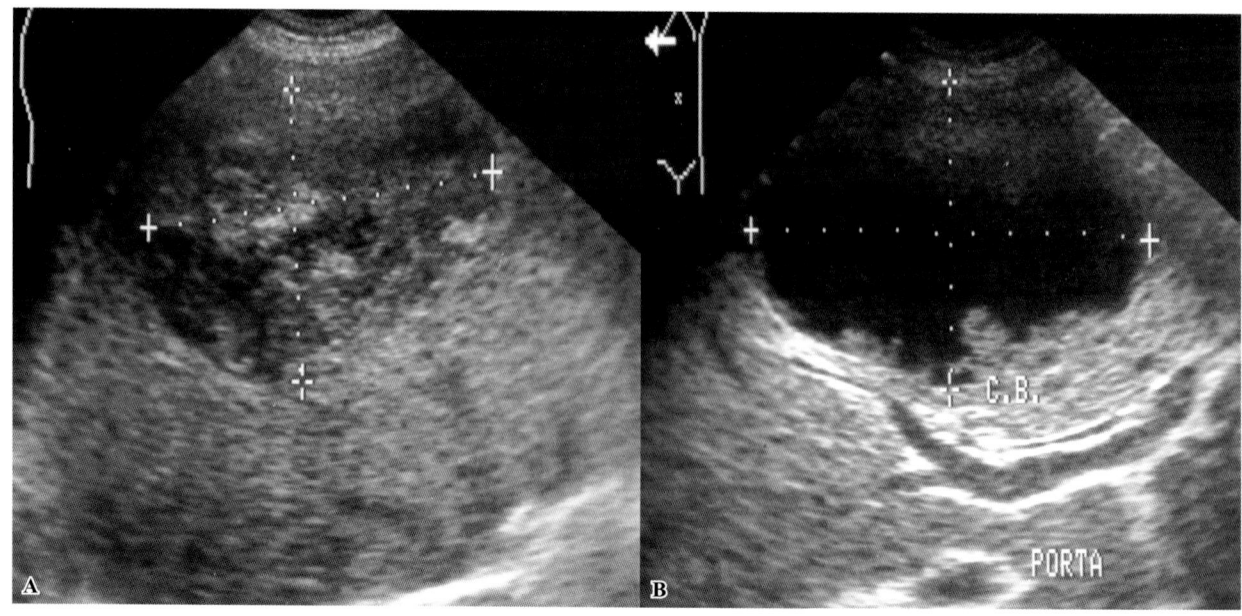

▲ 图 38-3　化脓性肝脓肿
A. 早期超声显示脓腔内呈斑片状无回声区；B. 脓腔内脓肿液化

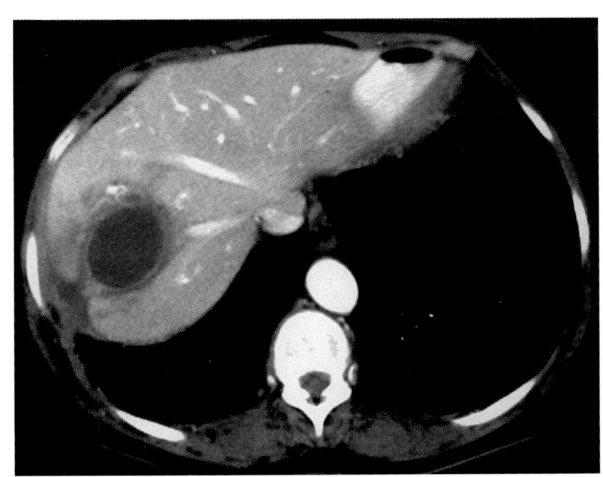

▲ 图 38-4 肝右叶化脓性肝脓肿
表现为继发于周围炎症的低回声灶

不同微生物应该选择抗生素联合治疗[26]。耐药细菌和真菌会导致抵抗力低下患者出现机会性感染[39]。真菌菌株在使用侵入性胆道支架或使用广谱抗生素治疗胆管炎的患者中很常见。

3. 影像学

PLA 影像学检查首选超声检查。CT 可以检测到直径 < 0.5cm 的病灶，并可进行治疗干预（如抽吸 / 引流）。多个小脓肿聚集合并为较大的脓肿（靶征），提示为化脓性肝脓肿[26]。使用磁共振（MR）增强梯度回波成像有助于区分 PLA 与其他病灶[40]。磁共振胆管造影可用于择期手术治疗。所有这些方式都能够证明形成的小腔与所含脓液的一致性，以便做出治疗决定。

（五）治疗

抗生素治疗方案包括联合广谱抗生素：第三代头孢菌素联合克林霉素或甲硝唑；广谱青霉素联合氨基糖苷类；第二代头孢菌素联合氨基糖苷类。获得需进行培养的标本后，无须等待培养结果，应立即开始治疗。亚胺培南、氨曲南、哌拉西林、他唑巴坦、替卡西林、克拉维酸盐和喹诺酮类对几乎所有需氧革兰阴性杆菌都有作用[26]。应在引流和外科手术前、中、后使用抗生素。建议抗生素注射 2～3 周后口服 4～6 周。对于经抽液证实且对抗生素敏感的直径 < 5cm 的单发脓肿，单用抗生素治疗即可[41-43]。对于直径 > 5cm 的 PLA，有厚而黏稠的脓液，或有大的多房脓肿的患者，可能需要手术引流[44]。

1. 抽吸引流术

在影像学指导下，PLA 可以抽吸和引流。当脓腔完全液化时，引流是最有效的。如果脓腔液化不全或伴厚壁形成时，脓液不能完全清除。在这种情况下，大部分可引流的脓液是通过针吸排出的，残留的脓肿需使用抗生素治疗。针吸应使用 18 号细壁针。针对多房脓肿，针尖应插入各房，尽可能地排出脓液。第二次抽脓后，如果患者在临床上或放射学上没有得到改善，认为经皮穿刺抽脓是不成功的。影响引流的因素包括可操作性、脓肿的数量和大小以及患者的一般情况。最容易经皮引流的脓肿是右后叶深部病灶、粘连在腹壁的脓肿和右叶周围脓肿[45]。

2. 外科手术

经皮引流失败后多发性或多房性脓肿或左叶脓肿需要外科治疗。当出现腹水或肾衰竭、临床恶化证据、持续性黄疸、伴随类固醇治疗、放射性操作无法触及脓肿以及脓肿破裂的情况下，可能需要手术引流[42, 44]。

3. 内镜引流

对于胆道结石或狭窄、与胆道系统连续形成脓肿的患者，内镜治疗提供胆道引流，促进脓肿引流[46]。

拓 展 阅 读

Coudrier E, Amblard F, Zimmer C, et al. Myosin II and the Gal-GalNAc lectin play a crucial role in tissue invasion by Entamoeba histolytica. *Cell Microbiol* 2005;7:19–27.
The observations described in this article are in agreement with emerging studies that highlight marked differences in the way that cells migrate in vitro in two dimensions vs. in vivo in three dimensions, that

may be pivotal to the discovery of new therapeutic drugs based on Entamoeba histolytica *motility and adhesion.*
Lodhi S, Sarwari AR, MuzammilM, Salam A, Smego RA. Features distinguishing amoebic from pyogenic liver abscess: a review of 577 adult cases. *Trop Med Health* 2004;9:718–23.
This paper analyses the largest population of patients with pyogenic

liver abscess since 1938. It is a good analysis of the available current therapies.

Lotter H, Russman H, Heesemann J, Tannich E. Oral vaccination with recombinant Yersinia enterocolitica expressing hybrid type III proteins protects gerbils from amebic liver abscess. *Infect Immun* 2004;72:7318–21.

This article examines the strategies designed for the development of vaccines for E. histolytica, *still at the level of experimental animals.*

OliveraMA, Kershenobich D. Pyogenic liver abscess. *Curr Treat Options Gastroenterol* 1999;2:86–90.

This article includes a position statement regarding the therapeutic approach in pyogenic liver abscess. It is a review of the global experience regarding differences in etiologies and presentation in different age groups.

Srivastava S, Bhattacharya S, Paul J. Species- and strain-specific probes derived from repetitive DNAfor distinguishing Entamoeba histolytica and Entamoeba dispar. *Exp Parasitol* 2005;110:303–8.

This article describes how molecular techniques could be employed in carrying out significant molecular epidemiological studies and large-scale typing of these parasites.

第 39 章　寄生虫病

Parasitic Diseases

Michael A. Dunn　著

张琼方　译

要点

- 肝寄生虫具有广泛的复杂性，从细胞内原生动物到具有高度进化生命周期的肉眼可见的多细胞蠕虫。不同物种在肝细胞、网状内皮细胞、门静脉系统和胆管内成熟和繁殖。
- 适应性强的寄生虫对宿主器官造成的急性损伤最小，因为它们产生大量的后代，这些后代进入血液或胆汁，有可能感染其他宿主。如疟疾寄生虫、血吸虫和胆管吸虫。
- 当寄生虫进入其不太适应的物种或器官时，可能会造成急性或严重的伤害，如棘球绦虫很好地适应犬 - 草食动物或犬 - 啮齿动物的生命周期，在偶然的人类宿主中导致严重的囊性肝病。溶组织性内阿米巴原虫和蛔虫都很适合人类肠道，当它们分别侵入肝实质或胆管时，会造成急性损伤。
- 某些寄生虫已经进化到可以逃避或者适应健康宿主的防御和免疫反应的影响。反应异常或受损的宿主有可能出现严重的疾病表现，如亚临床利什曼原虫感染的重新激活会导致人类免疫缺陷病毒感染者的晚期内脏利什曼病的发展。

一、原虫性疾病

疟疾是世界上最严重和最广泛的传染病之一，在其早期和在红细胞外发育阶段与肝脏密切相关。内脏利什曼病是热带地区严重的肝衰竭和肝脾大的一个原因，也是温带地区免疫抑制者日益关注的问题。除了这些专性细胞内寄生虫外，第 38 章还讨论了溶组织内阿米巴原虫，一种引起肝脓肿的细胞外原生动物。

（一）疟疾

疟疾是世界上最常见的致命寄生虫病，由恶性疟原虫、间日疟原虫、卵形疟原虫和三日疟原虫 4 种细胞内原生动物引起。这些都是通过蚊子叮咬传播的，在孢子期通过蚊子的传播进入肝细胞，在肝细胞内，疟原虫不断地释放，侵入红细胞。由于疟原虫具有产生耐药性的能力，疟疾每年继续造成 200 万人死亡，阻碍了根除疟疾的工作。因此，人们对确定疟原虫在肝脏内的活动非常感兴趣，这些发现可能解释了用针对遗传减毒子孢子的疫苗可完全保护动物的原因。与肝细胞结合进入肝细胞和侵入红细胞前的寄生虫的保护性免疫，涉及抗体介导的复杂相互作用以及先天和适应性细胞反应[1]。

重症疟疾的周期性发热、溶血、血管淤滞、休克和多器官衰竭是疟原虫红细胞阶段同步增殖和释放的临床最终结果。Kupffer 细胞吸收被称为疟色素的血红蛋白降解产物，这些色素在有疟疾病史的人的肝脏样本中以深色细胞质颗粒的形式出现。拥有完整宿主防御系统的人通常能从疟疾急性发作中恢复过来。严重疾病和死亡风险最高的是恶性疟原虫感染。恶性疟通常产生多器官功能障碍的临床和实验室证据。患者的血清胆红素、氨基转移酶或碱性磷酸酶水平通常有轻度升高。疟疾的严重肝损伤在严重恶性疟原虫感染的患者中并不常见，通常与急性肾衰竭和脑病有关。在印度的一项报道中显示，有 7 名患者出现急性黄疸、紫癜或感觉功能受损、出血时间延长、凝血酶原和部分凝血酶原增多，氨基转移酶升高至正常的 4 倍[2]。血液涂片清晰显示恶性疟原虫感染。3 名幸存者接受了静脉注射奎宁及包括乳果糖和肠道清洁在内的支持性护理。死亡的 4 例患者中有 1 例出现亚大块性肝坏死，其他 3 例死后活检显示肝脏均出现局灶性脂肪坏死。与早期的类似报道一样，目前还不清楚肝损伤在多大程度上导致了这些患者的发病。然而，关键的信息仍然是，在疟疾感染危险人群一旦出现急性肝衰竭的临床表现，则应立即考虑这种易于诊断和治疗的疾病。

（二）利什曼原虫病

内脏利什曼病，或黑热病，是一种由细胞内原生动物寄生虫——利什曼原虫病引起的网状内皮细胞、脾脏、骨髓、器官的感染性疾病[3]。内脏利什曼病在整个热带地区都很常见，但在其他地区，内脏利什曼病越来越多地被认为是患有人类免疫缺陷病毒（HIV）感染的免疫抑制患者或器官移植后的潜在问题。利什曼原虫感染作为一种实验性疾病模型，为研究肝脏炎症和纤维化提供了一个机会，这些方法提高了我们对其他疾病（如肝血吸虫病）中这些重要过程的认识。

不同种类的利什曼原虫感染可引起内脏、皮肤和黏膜的疾病。内脏利什曼病累及肝脏，通常由儿童和青年感染杜氏利什曼原虫引起。在印度次大陆，这种寄生虫通过叮咬受感染患者的沙蝇传播。在其他地方，如南美洲、南欧、非洲、中东和中国，主要通过沙蝇传播给人类。杜氏利什曼原虫病主要是一种地方性动物病，包括犬类和啮齿动物宿主。热带杜氏利什曼原虫通常会引起皮肤疾病，但在 1991 年的波斯战争中，在伊拉克和阿富汗接触感染的美国士兵中发现了由于杜氏利什曼原虫感染引起的内脏疾病[4]。除了在流行地区被沙蝇叮咬而

感染外，利什曼原虫还可通过输血或共用针头吸毒、性接触和移植受感染的器官而传播。

在发生血液感染并由网状内皮细胞吞噬虫体后，如图 39-1 所示，其无鞭毛阶段在 Kupffer 细胞和巨噬细胞内繁殖，感染新细胞，并引发宿主细胞和体液反应。免疫能力强的人对感染的反应是成功地结合了 T 辅助细胞 1（Th$_1$）和 Th$_{17}$ 细胞，介导宿主的防御机制，这两种机制可预防临床疾病和抑制感染，但可能无法消除感染。这种细胞反应，类似于结核样型麻风病或成功控制的初始结核分枝杆菌感染中所见的细胞反应，涉及同样的 T$_4$ 细胞以及细胞因子，包括干扰素 -γ、白介素 -2（IL-2）、白介素 -12、白介素 -17、白介素 -22 和肿瘤坏死因子（TNF）和一氧化氮合成物，而这些对处理其他细胞内生物体感染至关重要[5]。经常出现的体液抗体反应似乎没有改变利什曼病毒感染的过程。在出现临床重症的患者中 Th$_2$ 型细胞反应也是如此。

肝脏标本的病理检查结果与宿主的主要反应一致。在轻症患者肝脏标本中很少见到寄生虫，可能

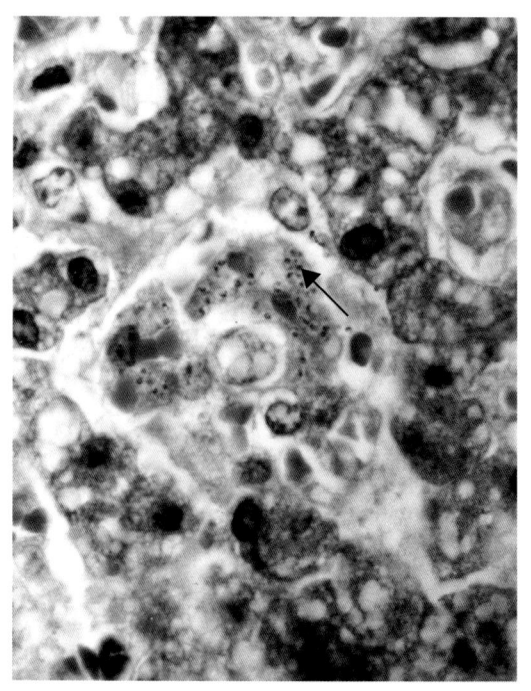

▲ 图 39-1　内脏利什曼病显示斑点样微生物（箭）存在于数个肥大的 Kupffer 细胞中

HE 染色，×1000［Armed Forces Institute of Pathology（AFIP）negative 87-5647］

存在上皮样肉芽肿（包括类似于 Q 热病中描述的纤维蛋白环肉芽肿）。活化的 Kupffer 细胞和巨噬细胞内增殖的大量寄生虫、肌成纤维细胞的出现、小叶内胶原蛋白沉积以及伴有结缔组织的 Disse 间隙的消失，都出现在显性患者中，说明伴随着无效的免疫反应。Rogers[6] 在 1908 年将严重小叶内肝纤维化的主要发现描述为印度内脏利什曼病患者的"特殊肝硬化"。然而，所谓的"Rogers 肝硬化"显示出正常的结构和没有再生结节。由于其与严重的小叶内纤维化相关，并且在抗感染治疗后可以完全逆转，因此引起了研究兴趣。当内脏利什曼病肝纤维化的实验动物体系得以确定，我们可以获得与已取得的该病的免疫病理学研究意义相当的信息。

内脏利什曼病的主要临床表现为发热、体重减轻、肝脾大、淋巴结肿大、全血细胞减少和高球蛋白血症。所有具有网状内皮细胞的器官，包括整个胃肠道都可能参与。实验室异常可能包括血清氨基转移酶和碱性磷酸酶水平轻度升高和白蛋白水平降低，以及对常见的迟发型超敏反应的皮肤试验无反应性。虽然由于细胞浸润而引起的肝脾大可能非常巨大，也可能具有明显的小叶内肝纤维化，但是明显的腹水并不常见，而且肝衰竭或临床上明显的门静脉高压非常罕见的情况提示其病因不同。患有晚期疾病的人有并发感染或严重营养不良导致死亡的风险。相反，营养不良、免疫抑制疗法或免疫抑制疾病（如艾滋病毒感染）可促使早在 20 年前就有潜在感染的健康人出现明显的内脏利什曼病。

严重的艾滋病相关内脏利什曼病，在利什曼病的流行的西班牙地区，以及法国和德国等非地方性疾病国家的报道中都有描述[7]。内脏利什曼病应作为发热、肝脾大和艾滋病毒感染者病情迅速恶化的可治疗原因，即使他们有久远的阳性旅行史或非沙蝇传播的血源性感染的危险因素。在评估艾滋病毒感染者持续发热或腹泻时，可在其肝脏或肠道活检标本中发现细胞内寄生虫。大多数此类患者的 CD4 细胞计数低于 $400/mm^3$，说明应对利什曼病感染时 Th_1 型细胞应答的重要性。上述关系支持了这样一种观点，即 HIV 感染者的内脏利什曼病应该被定义为一种后天免疫缺陷综合征（AIDS）。大多数 HIV 阳性的内脏利什曼病患者对初始治疗反应良好，但

由于停药后复发较为常见，常采用氟康唑、酮康唑、戊二胺或间歇性脂质体两性霉素 B 进行长期抑制治疗。

内脏利什曼病也可能在免疫抑制的实体器官移植受者中发病。有病例报告显示，供体肝脏被认为是可能的寄生虫感染源[8]。推荐的治疗方法是将免疫抑制方案降至维持移植物功能所需的最低水平，并结合长期抑制性抗寄生虫治疗。抗肿瘤坏死因子（TNF）药物如阿达木单抗等慢性炎症疾病的新生物疗法也可能重新激活潜伏感染。

内脏利什曼病最准确的诊断方法（接近 100% 的准确性），是通过脾针穿刺检查和培养。在缺乏安全抽取脾脏经验的非流行地区，骨髓和肝活体组织检查和培养更为常见。2 种方法可以提供 50%～80% 的准确性。基于聚合酶链反应（PCR）的外周血利什曼原虫 DNA 检测具有与骨髓抽吸相媲美的诊断准确性。

直到最近，内脏利什曼病的治疗通常包括肌肉注射或静脉注射五价锑化合物 3 周或更长疗程。二线抗利什曼病药物包括喷他脒、两性霉素 B、别嘌醇、巴龙霉素、酮康唑和相关的唑类化合物。一种较新的药物米替福新口服给药28d。静脉注射脂质体两性霉素 B 是针对寄生虫细胞内定位的一种新的药物传递策略，其疗效高，接近 100%，治疗时间短，从单次输注到每天 5 次，总剂量为 10～20mg/kg，其毒性最小，现已成为初发或复发性疾病的首选治疗方法[9]。它是美国食品药品管理局（FDA）批准的内脏利什曼病治疗方案。治疗反应通过发热消退、脾大消退和体重增加来评估，血清学检查没有帮助。

尽管内脏利什曼病的临床表现可通过抗寄生虫治疗得到缓解，但目前尚不清楚，特别是在有潜在免疫缺陷的患者中，这种感染究竟是真正消除了，还是仅仅被抑制在可检测的限度以下。如在艾滋病毒感染患者中成功使用高活性抗逆转录病毒疗法（HAART），被认为是法国和西班牙临床上明显的内脏利什曼病发病率大幅下降的原因，但有潜伏利什曼原虫感染的艾滋病病毒感染者仍有疾病复发的终身风险[10]。

二、肝蠕虫病

- 血吸虫病：血吸虫是一种血液吸虫，雄性成虫和雌性成虫很好地适应了在人类宿主的静脉循环中长期生存。人类疾病涉及宿主对组织中血吸虫卵沉积的反应。

- 肝片吸虫病：是由主要感染绵羊和其他食草动物的吸虫引起的疾病。当人被感染时，则表现为一种双相肝病，它先是通过肝实质迁移而发育成熟，然后在胆管中延长寿命。

- 华支睾吸虫病和后睾吸虫病：是吸虫引起的胆道感染，对人类有很好的适应能力。大多数感染者多年来无症状或仅有轻微症状，这些感染因为可能发展为胆管癌而受倍受关注。

- 棘球蚴病：是一种潜在的威胁生命的囊性肝脏疾病，受感染的人类是 3 种犬绦虫的意外中间宿主。

- 胆道蛔虫病：肠道线虫（蛔虫）感染影响 1/4 的世界人口。胆道蛔虫病相对不常见，由一个或多个巨大的（最多 20cm）成虫迁移到胆道系统[11]而表现为胆道绞痛、胆管炎或胰腺炎。胆道蛔虫病通常发生在壶腹口因先前的胆道疾病、外科或内镜下括约肌切术后产生异常开放的儿童或成人中。很容易通过超声波检查或 CT 发现胆管系统中的蛔虫。如果用甲苯达唑或类似药物进行抗蠕虫治疗后，蠕虫没有从胆管中自发清除，则可以通过内镜进行清除。慢性胆道蛔虫病与东方胆道肝炎的发展有关，稍后将讨论华支睾吸虫病和阿片吸虫病。

腹部成像方法可显示蠕虫性肝病的特征性表现，如表 39-1 所示。当寄生虫的生命周期涉及人类宿主排泄虫卵时，蠕虫感染的实验室诊断主要依赖于在粪便中发现虫卵，如表 39-2 所示。血清学检查，特别是酶联免疫吸附试验（ELISA）方法，已成为大多数感染的辅助诊断手段。血清学诊断在肝片吸虫病和包虫病的急性期出现阳性特别有助于诊断，因为此时大便中并不会出现虫卵。大多数蠕虫感染通常会出现酸性粒细胞增多，一旦出现则可以提示蠕虫感染的诊断，若在抗寄生虫治疗后持续存在酸性粒细胞增多，则可能预示治疗失败。

（一）血吸虫病

血吸虫是一种吸虫，全世界有 2 亿多人感染。血吸虫病吸引了比其他所有寄生虫性肝病加起来更多的研究和努力。几乎没有任何其他疾病像血吸虫病一样在分子生物学、免疫学、经济发展、药理学和外科治疗方面，提出类似强度和广度的挑战，无论是已解决的还是未解决的[12]。

1. 疾病机制

血吸虫的生命周期始于成虫雌虫与雄虫在肠系膜或膀胱静脉丛中产卵。活虫卵侵蚀肠道或膀胱黏膜，在粪便或尿液中传播，在水中孵化，并感染中间的蜗牛寄主。蜗牛会分泌自由游动的尾蚴，这是人类的感染阶段，它们有能力穿透人类皮肤并将其

表 39-1　寄生虫性肝病的影像学特征

感染疾病种类	影像学检查方法	影像学表现	疾病可逆性
血吸虫病	超声检查	门静脉纤维化	数年或终身
急性肝片吸虫病	CT	曲线性包膜下脓肿	数月
慢性肝片吸虫病	超声检查、CT、胆管造影术	胆管扩张，可见成虫	数月至数年
华支睾吸虫病和肝吸虫病	超声检查、CT、胆管造影术	不规则扩张的导管、结石以及相关胆管癌	数年或终身
囊性和肺泡性棘球蚴病	超声检查、CT、磁共振成像	囊壁钙化变，内部结构复杂，子囊	数年或终身
蛔虫病	超声检查、CT、胆管造影术	被蠕虫阻塞扩张的导管	数月

表 39-2 肝蠕虫病的诊断

感染疾病种类	粪便虫卵检查	血清学
血吸虫病	诊断现症感染可选择，可辅以直肠黏膜活检	ELISA 可用
急性肝片吸虫病	阴性	ELISA 具有高度敏感性和特异性，连续检测可用于监测治疗反应
慢性肝片吸虫病	通常是阳性，但产卵可能是间歇性的	除大便检查外 ELISA 法可用
华支睾吸虫病和肝片吸虫病	诊断现症感染可选择；粪便聚合酶链反应可用于大规模筛查	ELISA 可用，效用有限
包虫病	阴性	在 90% 的病例中，IHA 或 ELISA 呈阳性，连续检测有助于监测对治疗的反应
蛔虫病	可选择	不适用

ELISA. 酶联免疫吸附试验；IHA. 间接血凝试验

转化为未成熟的蠕虫。这种蠕虫在经过静脉、肺部和全身循环后，6 周左右就会成熟，并在其特定的目标血管中定位，形成雌雄交尾的成虫对，并开始产卵，这一过程可能会持续数十年。

表 39-3 所列的 5 种血吸虫在人体内发育成熟。绝大多数血吸虫性肝病是由非洲、南美的曼氏血吸虫和亚洲的日本血吸虫感染引起的。尽管已经报道了感染埃及血吸虫的人有门静脉的虫卵沉积、肉芽肿形成和纤维化，但这些发现与尿路虫卵沉积和疾病相比微不足道。在亚洲和非洲，湄公血吸虫和间插裂体吸虫的地理分布较为有限。

除了埃及血吸虫以外的所有血吸虫，其成虫的优先、偏好的归巢之处集中在肠系膜静脉系统，而埃及血吸虫则集中在膀胱静脉丛。这是它们感染所产生的后续损害模式的核心。未成熟的蠕虫会在通过几个循环之后停留在它们喜欢的位置。这种对特定血管床的明显偏好的机制尚不清楚。一个潜在的定位信号是，发现人门静脉血清（而不是外周血）含有分子量大于 1000 的物质，可以刺激未成熟的曼氏沙门线虫的细胞增殖[13]。

肠系膜静脉中的成熟蠕虫连续产生大量可存活的虫卵，这些虫卵被携带在肠道内。肠黏膜中的虫卵沉积在炎性肉芽肿中，或者侵蚀到腔内并被排泄。血吸虫病中的肝脏疾病是由于门静脉中的虫卵滞留造成的。肝脏中的虫卵保持活力约 3 周，并分泌一种物质，可诱导特征性初始应答，即血吸虫肉芽肿，如图 39-2A 所示。在一些感染严重的人中，肝脏血吸虫病的最终结果是导致纤维化，如图 39-2B 所示。晚期血吸虫性肝纤维化大体上表现为纤维性门静脉扩大，1904 年，被 Symmers[11] 描述为类似黏土管穿过肝脏，现在称为 Symmers 管肝纤维化。

表 39-3 人类血吸虫

种类	地理分布	首选血管	主要靶器官
曼氏裂体吸虫	中东、非洲、中部和南美洲	肠系膜	肝脏、结肠
日本血吸虫	远东地区	肠系膜	肝脏、小肠、结肠
埃及血吸虫	中东、非洲	膀胱	膀胱、输尿管
湄公血吸虫	东南亚	肠系膜	肝脏、小肠、结肠
刚果血吸虫	中非	肠系膜	结肠、较轻的肝脏和小肠疾病

在临床和动物实验研究中，血吸虫病已经成为一种有价值的模型疾病，用于推进对肝脏炎症和纤维化的诊断的理解。免疫调节和胶原基因表达的重要控制点和机制在血吸虫病中比在其他慢性肝病中更明确。活血吸虫虫卵分泌的抗原产物首先引起主要的 Th₁ 型细胞应答，其标志是随着胶原蛋白形成的增加，单核细胞的汇入和以细胞为主的肉芽肿形成。随着时间的推移，从几个星期到几个月，根据特定的实验模型或人类感染，随着虫卵的继续沉积，细胞的初始反应发生了转变。炎症强度减弱并且转变为主要的 Th₂ 型细胞反应，伴有明显的肉芽肿嗜酸性粒细胞浸润和纤维组织的持续沉积。在与 Th₂ 反应相关的介质中，IL–13 似乎有很强的潜力成为纤维形成的关键介质，这是基于对 *S. mansoni* 感染基因敲除小鼠的研究，这些小鼠既不能表达 IL–13，也不能表达其受体复合物[15]。随着 Th₁ 向 Th₂ 反应的转变，与产生 IL–17 和 IL–23 相关的 Th₁₇ 通路在有助于促进炎症和纤维化方面也显得很重要。决定

局部血吸虫病严重程度的最重要的一个因素是肝脏中虫卵沉积的张力随着时间的推移而增加。

2. 肝纤维化

Ⅰ型胶原、Ⅲ型胶原和基底膜相关胶原成分，以及纤连蛋白和糖胺聚糖等基质物质的合成、沉积、重塑和更新，大大增加了肝血吸虫病中血浆多种胶原沉积标志物的水平。实验血吸虫病对于研究特异性炎症细胞因子对纤维形成的影响是一个很有用的模型。

在血吸虫病中，肉芽肿和邻近纤维化汇管区的细胞显示出星状细胞的外观，而星状细胞可在其他慢性肝病中产生胶原蛋白和其他结缔组织成分[16]。肉芽肿巨噬细胞、细胞因子和星状细胞之间的潜在相互作用，以及肉芽肿内的血管生成，似乎与其他实验模型系统和人类疾病中描述的相似。随着疾病从最初的虫卵沉积发展到晚期纤维化，汇管区与炎症细胞及显著的细胞浸润减少和消失的关系不再显著。伴有 Symmers 纤维化者的汇管区明显扩大，

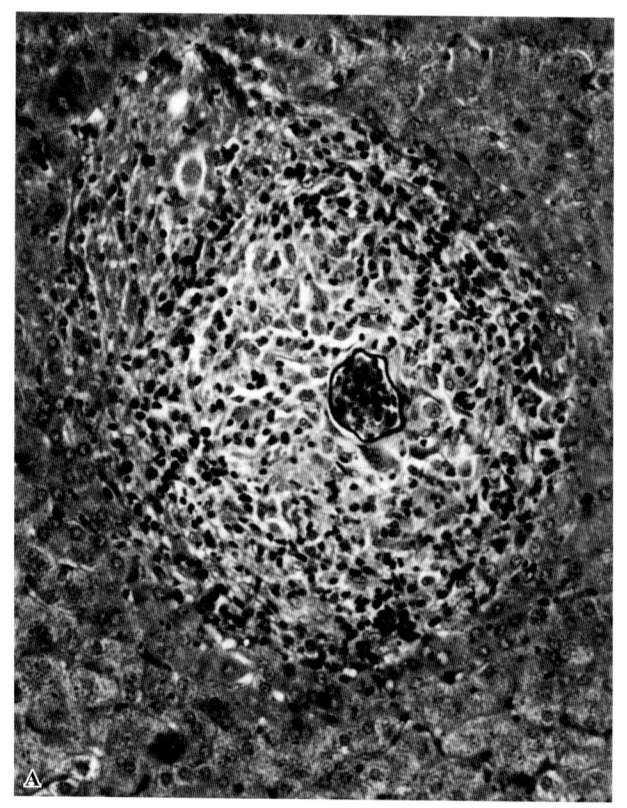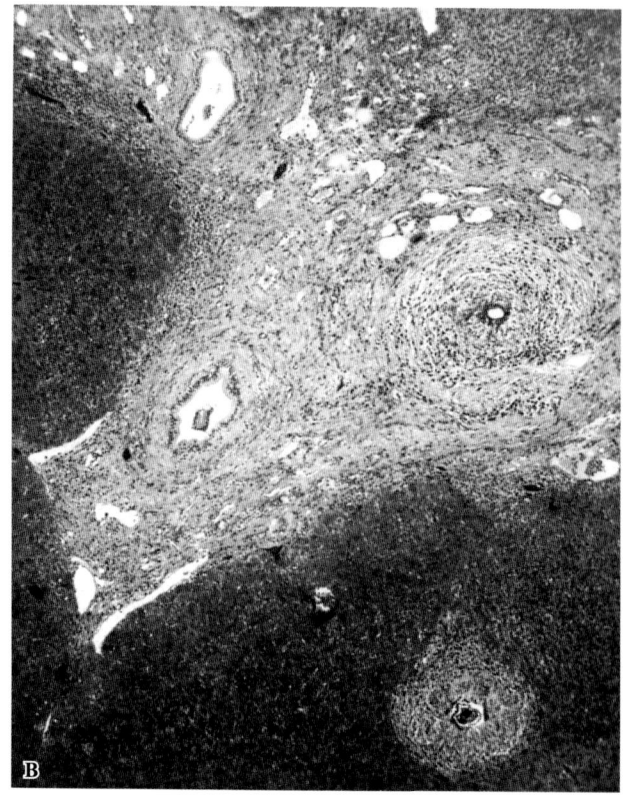

▲ 图 39-2　A. 肝内曼氏血吸虫虫卵肉芽肿。血吸虫虫卵嵌在门静脉内，形成上皮样肉芽肿。HE 染色，×250（AFIP 阴性 79-16805）；B. 肝血吸虫病。大面积瘢痕与门静脉管壁的纤维化一致。曼氏血吸虫虫卵肉芽肿位于视野的右下角。HE 染色，×60（AFIP 阴性 79-16808）

可见相对无细胞的成熟纤维组织的宽而密的条带（图 39-2B）。

由于肝血吸虫病保存了正常的肝脏结构，逆转门静脉炎症和纤维化应可使疾病得到缓解并恢复正常功能。早期的曼氏血吸虫和日本血吸虫感染小鼠治愈后纤维化的逆转已被很好地描述。小鼠血吸虫病是炎症性纤维化性肝病中胶原生物合成与胶原溶解两个相互竞争过程活性增强的最佳研究实例之一。在这个模型系统中，通过停止肝内新的虫卵沉积来治愈感染，似乎可以使胶原溶解超过胶原合成，从而改善纤维化。然而，与慢性人类肝纤维化相关的晚期致密门静脉胶原沉积，在多大程度上可能出现与上述同样的结果尚不清楚。两项证据表明，即使是致密的管状纤维化也可能是可逆的，至少部分如此。首先，被日本血吸虫感染的家兔提供了一种门静脉致密胶原沉积的动物模型，该模型在形态学和生化上类似于人类的管状纤维化，并且在感染治愈后的 40 周内显示出纤维化的缓慢可逆性 [17]。此外，血吸虫感染患者的连续超声检查已成为基于人群治疗研究中，评估移植物肝纤维化的标准方法。管道纤维化的超声表现如图 39-3 所示。急性非纤维化性肝病患者的超声检查可能显示为门静脉轻度扩张，与早期血吸虫病纤维化无法鉴别，而且这种成像方法在评估血吸虫病患者的纤维化和同时存在的疾病（如慢性病毒性肝炎）方面也不可

靠。考虑到这些预防措施，目前已有多篇报道清楚地记录了近年来人类感染经寄生虫学治疗后，管状纤维化超声表现的部分或完整的解决方案 [18]。在感染持续时间相对较短的儿童和成人治疗中，体检中超声诊断更有可能评估体检发现的肝脾大的逆转。

3. 临床表现

所有血吸虫的尾蚴，包括那些死于人类皮肤表面的血吸虫，如禽类血吸虫，可能会引起一种叫作游泳者瘙痒的过敏性皮炎。钉螺热是一种具有潜在致命性的急性疾病，是一种血清病样综合征，是由严重感染时组织虫卵沉积引发的。晚期肝血吸虫病的主要特征表现为门静脉纤维化和门静脉高压的发生，门静脉系统被动充血、肝大，可能伴有脾大、食管胃底静脉曲张等侧支血管增粗。其典型表现为一次或多次静脉曲张破裂出血，伴明显脾大，不合并腹水，肝功能及其他生化实验室指标正常或接近正常。然而，通过对流行地区人口仔细的纵向研究，越来越明显地发现，慢性血吸虫病对健康和经济的最大影响可能不是其最终出现的静脉曲张破裂出血，而是严重感染的儿童和成人的生长发育迟缓、营养不良和全身虚弱 [19]。儿童血吸虫病的生长迟缓与感染有关，而与其他潜在原因无关，只有在寄生虫治疗后才能部分改善。

肝血吸虫病患者的显著脾大是由炎症细胞浸润和被动充血引起的。脾脏触诊质地坚韧，通常无压痛，可能由于血细胞在脾内的滞留，出现临床重要的细胞包括红细胞、白细胞和血小板的减少，以及由于器官体积增大而引起的明显不适。感染治愈后，脾大的症状可能持续存在，因此单纯脾切除是流行地区最常见的外科手术之一。当血吸虫病患者的脾功能亢进需要手术治疗时，通过切除肿大脾脏的大部分并保留大约正常大小的功能残体的节段性脾切除术对经验丰富的术者来说是安全有效的 [20]。

尽管如后文所述，预防血吸虫病引起的静脉曲张出血复发的最佳治疗方法目前尚不清楚 [21]，但静脉曲张出血包括门静脉曲张出血是另一个值得关注的问题。巨脾可能提示存在脾滤泡性淋巴瘤，这是唯一明确与肝血吸虫病相关的恶性肿瘤。据报道，1% 的感染了曼氏血吸虫的巴西患者需要脾切除 [22]。

与血吸虫病相关的细菌感染包括化脓性肝脓

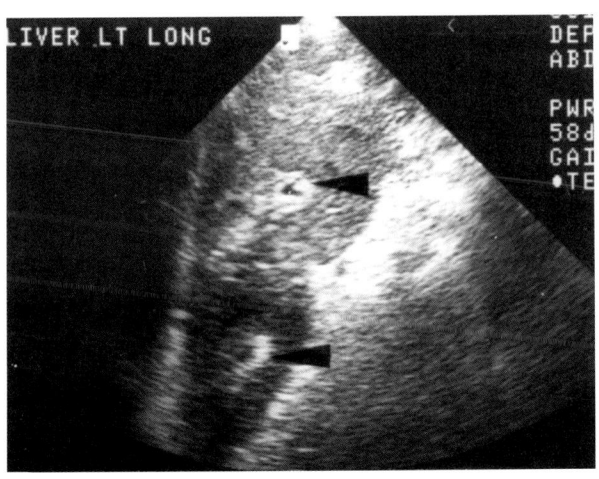

▲ 图 39-3　肝血吸虫病

超声显示管状门静脉纤维化（箭头）的回声沉积（图片由 Colonel Michael P. Brazaitis，Department of Radiology，Walter Reed Army Medical Center 提供）

肿，其主要由金黄色葡萄球菌和慢性沙门菌菌血症引起。肝脓肿往往发生在早期血吸虫感染的人群中，可能与最初的虫卵沉积、最初形成的以细胞为主和血管性虫卵肉芽肿的影响同时发生。慢性沙门菌菌血症与成虫表面活菌的隔离有关，只有在消除寄生虫感染后才能永久治愈。随着艾滋病病毒在血吸虫病流行地区的蔓延，越来越多的人同时感染血吸虫病。与那些延迟接受抗寄生虫治疗的人相比，接受血吸虫感染治疗的艾滋病病毒感染者，其艾滋病病毒载量较少，且 CD4 细胞计数的增长速度较慢[23]。

4. 血吸虫病和病毒性肝炎

正常肝脏结构及细胞功能存在的情况下出现的门静脉区纤维化和门静脉高压是肝血吸虫病公认的临床表现，但其仅存在于因肝病需要住院治疗的少数血吸虫感染者中。由于对乙型和丙型肝炎感染标记物的检测已经广泛开展，目前曼氏血吸虫和日本血吸虫感染率高的地区，也往往具有慢性病毒性肝炎的高流行率。在大多数被研究的人群中，血吸虫病和乙或丙型肝炎合并感染的发生率并未高于其预期的独立患病率[24]。据报道，在需要输血的血吸虫病患者中，丙型肝炎感染及丙型肝炎合并血吸虫感染的风险显著增加，这是由于 1980 年以前血吸虫病大规模治疗计划中消毒不充分的非一次性注射器和针头的使用的意外后果。如在埃及的社区，抗丙型肝炎病毒（抗 HCV）的总体流行率为 15%～20%，在有过这种大规模非肠道治疗历史的年龄组中，高达 50% 的人目前为抗 HCV 阳性。这些大规模的非肠道治疗方案导致了病毒的密集传播，形成了大量慢性丙型肝炎病毒感染者，被认为是导致这些地区目前丙型肝炎高流行率和传播率的原因[25]。

在同时患有肝血吸虫病和慢性病毒性肝炎的人群易出现严重疾病。在血吸虫病流行地区住院治疗的静脉曲张出血、腹水或失代偿性肝衰竭的患者中，有一部分人实际上同时患有血吸虫病和慢性病毒性肝炎，并经常伴有肝硬化。目前尚不清楚并发症是否涉及这 2 种疾病的病理机制的特定相互作用，或者仅仅是它们的影响的总和。当急性丙型肝炎感染发生在已有慢性曼氏血吸虫感染的卫生保健工作者中时，与没有血吸虫感染的同事相比，他们出现了一致的无法清除的病毒血症和慢性丙型肝炎组织学的加速进展[26]。同时存在曼氏血吸虫感染和慢性丙型肝炎感染的患者对干扰素治疗的反应欠佳，尽管在血吸虫流行地区，感染曼氏血吸虫的患者应优先接种足够的疫苗以尽可能地预防并发症，但其对乙肝疫苗的反应更不一致。考虑到埃及传播的 HCV 基因型主要为 4 型，故对于已治愈的活动性血吸虫感染者以及其他符合治疗标准者，应对慢性乙型或丙型肝炎进行抗病毒治疗。

5. 诊断

在粪便中检测血吸虫卵是确诊活动性感染最有效的诊断方法。定量研究表明，在曼氏血吸虫和日本血吸虫感染中，粪便中虫卵的排出量、宿主蠕虫负担和病理程度之间普遍存在很强的关系[12]。经抗寄生虫治疗后，粪便中虫卵检查呈阴性。一些处于活动状态且未经治疗的日本血吸虫感染患者尽管病情较重，但在粪便检查中可能发现很少或未发现虫卵。新鲜直肠黏膜活检的低倍镜检查可能显示粪便标本中不明显的血吸虫卵。血清 ELISA 法检测寄生虫抗原抗体具有良好的敏感性，在人群调查中有价值，但对评估单个患者的感染活动可能没有帮助。如前所述，在标准的腹部成像方法中，超声是目前最实用的现场应用方法，在评估门静脉纤维化程度方面，超声似乎比 CT 或 MRI 具有更好的诊断价值。

6. 药物治疗

吡喹酮是一种有效的治疗人类血吸虫病的药物，它大约可使 90% 的人治愈。口服给药，一般为每日 3 次，每次 20mg/kg，给药间隔 8h 以上，总量为 60mg/kg。单剂量 40mg/kg 和 50mg/kg 的治疗方法已分别成为曼氏血吸虫病和日本血吸虫病的社区集体治疗方案。吡喹酮被美国 FDA 批准用于治疗血吸虫病。胃肠道刺激是这种普遍耐受良好的药物的主要不良反应。另一种有效治疗曼氏血吸虫感染的药物是羟氯喹，用于非洲和南美的大规模治疗项目。

大规模治疗计划已成为许多国家对抗血吸虫病的中心内容。对于曼氏血吸虫感染，社区基础策略是大规模化学治疗，然后定期监测粪便检查，及时治疗任何再感染，这降低了发病率并促进了门静脉纤维化超声检出的分辨率。这种方法的基础在很大程度上是通过消除脱落的寄生虫卵对水的污染，从而减少新的传播。虽然在一些日本血吸虫流行地区也取得了令人鼓舞的结果，但在其他接受治疗的社区，即使感染流行率降低，成人仍表现出持续的肝脾大和纤维化。其他社区存在大量的日本血吸虫动物宿主，加之粪便检查无法发现所有的日本血吸虫再感染，这表明，在这些地区，频繁的大规模再治疗将比粪便检查监测再感染更有效。此外，寄生虫学治疗后迅速再次感染可能会导致伴随急性感染而来的相对严重的炎症和纤维化事件的反弹，而不是一种持续可调节的、相对损伤较小的长期反应。在这种情况下，一旦决定开始以社区为基础的治疗，维持有效的大规模再治疗可能尤其重要。

血吸虫及所有其他多细胞寄生虫持续对抗有效的抗寄生虫疫苗。尽管如此，联合抗原－细胞因子疫苗概念可能有助于限制寄生诱导的宿主损伤：用曼氏血吸虫卵和 IL-12 使小鼠致敏，似乎可以使其在随后受到血吸虫感染时使小鼠肝纤维化的程度显著减轻[27]。

7. 外科手术治疗

血吸虫病门静脉高压、侧支血流量增加和静脉曲张有 4 个主要因素。它们包括：①门静脉纤维化导致门静脉流入的窦前阻塞；②门静脉组织内异常血管的动脉化促进肝动脉流入增加；③脾脏细胞浸润，加重被动充血，造成明显的脾大和脾血流量增加；④降低内脏阻力和促进内脏循环的功能紊乱。

几乎所有形式的治疗静脉曲张出血的医学和外科治疗均被提倡用于血吸虫病。与其他引起静脉曲张出血的原因一样，有据可依的治疗策略的可靠信息在血吸虫病中仍然难以找到。在广泛应用静脉曲张套扎和经颈静脉肝内门体分流术（TIPS）之前，在血吸虫病中，采用近端脾肾分流术、远端脾肾分流术和脾切除加食管胃断流术治疗血吸虫病所致的静脉曲张出血的随机试验结果显示，采用后一种非分流手术的疗效更佳[28]。现在外科分流术在很大程度上已经被静脉曲张套扎术和 TIPS 术所取代，在经验丰富的中心，仍可考虑采用脾切除加断流术治疗难以用内镜治疗的静脉曲张出血。对于静脉曲张出血的高危人群来说，断流术也可能是一个合适的

选择，因为他们需要切除脾脏以适应其他症状。非选择性 β 受体阻滞药可减少血吸虫病患者出现复发性的静脉曲张出血。一份来自苏丹的报道显示，每日 1 次剂量为 160mg 的普萘洛尔缓释制剂在 2 年后使死亡率降低了 40%[29]。TIPS 和手术分流患者需要终生预防再感染，以避免肺部虫卵的沉积和血吸虫性肺动脉高压及肺心病的发生[30]。

（二）姜片虫病

肝姜片吸虫是一种吸虫性的胆管吸虫，在世界范围内广泛分布于牛羊体内[31]。片状的雄性和雌性成虫的体长约为 2cm，可能在胆管中存活超过 10 年。它们产生的虫卵通过粪便在水中孵化，并感染中间宿主蜗牛。蜗牛会释放出一种寄生虫的尾蚴，这种寄生虫会污染羊、牛或人类摄入的水生植物。当其被宿主摄入，转化后的囊蚴穿过肠道，再穿过腹膜腔和肝包膜，并在成熟时钻过肝实质，历时 1～3 个月，最终进入胆管成为成熟的成虫并完成整个周期。羊和牛的严重感染称为肝吸虫病，是经常食用水生植物地区的牲畜损失的一个重要经济原因。患有肝姜片虫病者通常有吃西洋菜或饮用可能受污染的水的病史。人姜片虫病流行于气候潮湿、以农业人口为主的发展中国家，在欧洲和北美较少见。在埃及尼罗河三角洲，姜片虫病和曼氏血吸虫感染之间存在着紧密的联系。

急性姜片虫病是一种发热性疾病，通常持续 3 个月，表现为右上腹不适和肝大。当未成熟的吸虫通过肝实质时，会留下凝固性坏死的痕迹，并伴有强烈的嗜酸性炎症反应。在患有实验性姜片虫病的羊身上，这种寄生虫在宿主炎症反应之前具有不断移动的能力，似乎让它可逃脱原本有效的宿主防御。腹腔镜下显示出包膜下黄白色的螺旋形的特征性外观。CT 表现为 1～3cm 的曲折线性排列的小脓肿样病变。

在急性姜片虫病中，大约 2/3 的患者可出现发热、白细胞增多和右上腹疼痛，15%～65% 可发现嗜酸性粒细胞增多。急性肝片吸虫病的典型表现可能是由于胆管系统的穿透而导致胆道出血或形成不连续的脓肿。未成熟的吸虫不能进入肝脏，但可在许多部位产生异位肿块或脓肿，最常见的表现为皮

下结节，在退化的寄生虫组织周围有嗜酸性浸润。此外，急性肝片吸虫病可能伴有嗜酸性胸膜炎和心包炎的综合征，但其没有直接寄生于这些结构。

成熟的吸虫侵入胆道后产卵可引发慢性姜片虫病。宿主对成虫的反应仅限于局部炎症、胆管上皮增生和胆管壁纤维增厚。胆道管系统中存在大量成虫可诱发急性胆道梗阻和胆管炎。除了直接看到成虫之外，超声、CT 或胆管造影术也能看到扩张的胆管 [32]。在急性肝内期，CT 是首选的影像学研究方法，而超声对胆管内成熟的虫卵的显示最为有效。

急性姜片虫病的发热和右上腹痛，或慢性感染的胆道症状，以及与其一致的饮食史，提示可能发生姜片虫病。嗜酸性细胞和与其一致的影像学表现强烈支持诊断。ELISA 检测具有较高的诊断准确性，在成虫进入胆管并开始产卵前的感染初期尤其有用。粪便检查虫卵只适用于慢性疾病，而当其间歇产卵的时候可能是阴性的。

三氯苯达唑是一种广泛应用于动物实验的苯并咪唑类化合物，对人体有效，美国疾病控制和预防中心寄生虫药物服务中心批准该化合物作为研究药物。

（三）华支睾吸虫病和后睾吸虫病

华支睾吸虫病、泰国肝吸虫和猫后睾吸虫是一种胆道吸虫，人类食用含有这种寄生虫感染后的囊蚴阶段的生鱼而感染这种吸虫。人类宿主排出的卵在水中孵化，并通过蜗牛和鱼类阶段感染新的人和动物。雄、雌成虫体长约 1cm，腹部有吸盘，可附着于肝内胆管上皮，寿命可达 10 年或以上。华支睾吸虫病在中国、韩国和东亚其他地区的人群中流行 [33]。在泰国、老挝和柬埔寨，泰国肝吸虫的传播范围较为有限，但在泰国东北部的传播率非常高，那里有 1/3 的人口受到感染。猫后睾吸虫在俄罗斯和东欧感染猫和人的范围有限。

大多数感染者的寄生虫总量相对较少，一般为 ≤ 100 条。对于泰国肝吸虫感染，每克粪便排出的虫卵数与宿主体内成虫的总量之间存在很强的数量关系。以人群为基础的样本中，感染强度的研究为支持胆管吸虫感染与慢性胆道异常以及最终发展为胆管癌（流行地区癌症死亡的主要原因）之间的

联系提供了强有力的证据。在超声检查中，感染强度与胆囊增大、壁不规则、胆汁淤积、门静脉回声增强等的发生密切相关。在泰国东北部的胆管癌中，男性居民中泰国肝吸虫感染强度最高，经地区调整的优势比为 14.1；在调查的男性人群中，每克粪便中含有 6000 个以上的虫卵的人 4% 患有恶性肿瘤 [34]。

存在华支睾吸虫或后睾吸虫成虫的胆管可显示出扩张、不规则增厚和腺瘤样上皮增生（图 39-4）。其中一些变化可能是可逆的，特别是在光治疗或早期感染之后。在用吡喹酮治疗消除麝猫后睾吸虫感染的 10 个月后，对 72 例患者进行了反复超声检查，结果显示胆囊增大到了缓解，胆囊收缩力得到改善，并可见沉积物和门静脉回声的降低 [35]。然而，平均间隔 32 个月重复内镜下胆管造影的华支睾吸虫感染患者显示，肝内胆管的外观有所改善，因成虫的存在而导致的胆管缺损有所减少，但测量到的胆管扩张或管壁的不规则的情况无明显改善 [36]。慢性支睾吸虫病乳头状腺瘤样增生可导致影像学上的

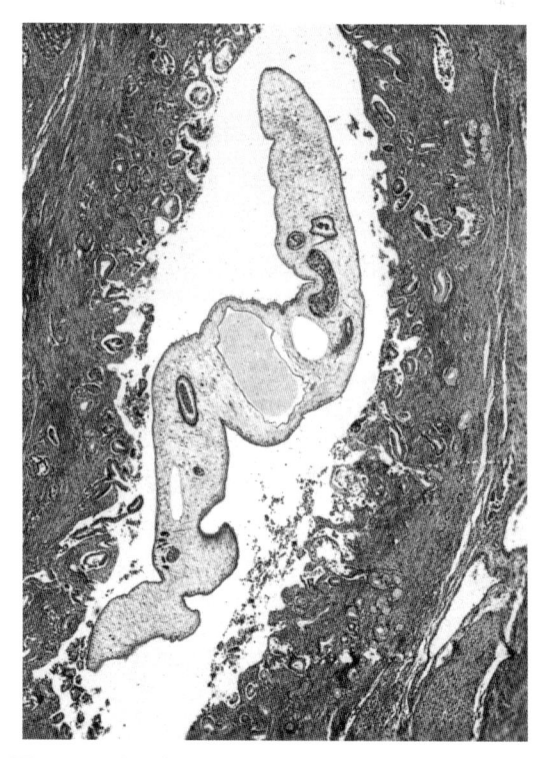

▲ 图 39-4 华支睾吸虫病，肝内胆管扩张，横切面切出一条成虫。导管上皮呈腺瘤样增生。HE 染色，×40（AFIP 阴性 72-11587）

胆管异常，与胆管癌难以区分。

胆管癌的发生发展似乎反映了多个过程的相互作用。如具有超声胆道异常的泰国肝吸虫感染者细胞色素 P4502A6 的活性增加，而细胞色素 P4502A6 是一种促进致癌亚硝胺活化的酶。将致癌物二甲基亚硝胺转入支睾吸虫感染的仓鼠，可导致未感染动物或未接触二甲基亚硝胺的受感染动物发生胆管癌。在吸虫相关胆管癌和散发性胆管癌的组织病理学比较中发现，吸虫相关胆管癌通过免疫染色和 p53 抗原蛋白的过表达，常呈现为肠杯状细胞表型。虽然在胆管癌发生前胆道吸虫感染的发病率在大多数人看来是微不足道的，但在那些有胆道吸虫感染的患者中，其预后很差，预计生存时间为几个月，与偶发的胆管癌相似。根据目前可获得的资料，预防似乎既要靠说服高感染地区和胆管癌高发地区的居民改变他们的饮食习惯，并用一种易于管理和有效的治疗药物吡喹酮消除现有的感染。对西方国家的高感染风险移民进行筛查和抗寄生虫治疗也是必要的。

一项对仓鼠的新研究是因已知胆管癌与幽门螺杆菌感染之间的联系而在没有后睾吸虫病的地区进行的 [37]。感染仓鼠的后睾吸虫是幽门螺杆菌的庇护所，保护吸虫体内的致癌性细菌不受抗生素的影响，并对后睾吸虫病与恶性肿瘤之间的关系提出了一个新颖的、具有挑战性的解释。

东方人胆管炎症性肝炎是一种慢性疾病，以胆管炎发作为特征，可形成多种色素的结石，胆管不规则扩张，左肝管系统受侵严重，并可形成多种狭窄 [38]。其地理范围大致相当于胆管吸虫和蛔虫的感染范围。图 39-5 显示了一位患有这种疾病并伴有华支睾吸虫病的患者的胆管造影。在许多胆管系统严重扭曲的患者中，复发性胆管炎在没有寄生虫感染的情况下似乎会持续存在。故应在患者中寻找并消除寄生虫感染。当肝内结石和狭窄主要累及左肝时，腹腔镜左肝切除联合胆道镜下取石术是有效的。

（四）棘球蚴病

棘球蚴病，或称包虫病，当它们偶然成为细粒棘球绦虫、多房棘球绦虫或沃氏棘球绦虫这3种犬

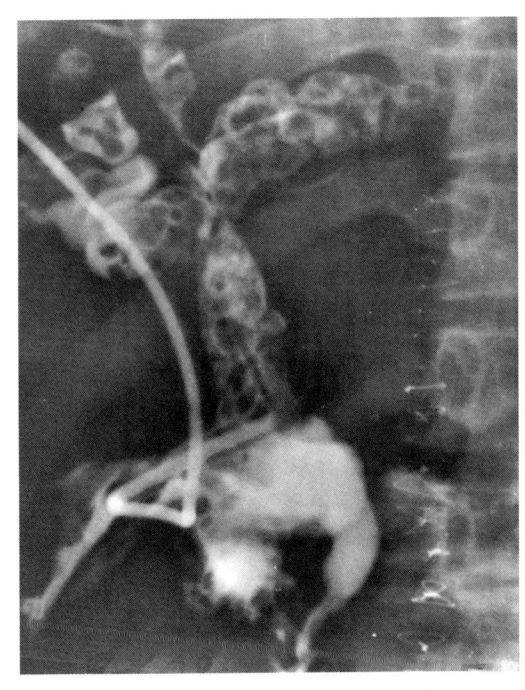

▲ 图 39-5 东方型胆管肝炎合并华支睾吸虫病
胆管造影显示肝内胆管系统扩张、扭曲，造影剂显示许多充盈缺损，代表华支睾吸虫成虫（AFIP 阴性 96-22949）

绦虫之一的囊性中间阶段的宿主时可感染人类。人类因食用被家养动物、野狗或其他犬科动物（如狐狸、郊狼和狼）排出的虫卵污染的食物而被感染 [39]。这种寄生虫在食用排泄虫卵的食草动物或啮齿动物的实体器官囊肿内以幼虫头节方式进行繁殖。受感染动物含有囊肿的内脏被新的犬科动物吞食完成了这个循环。

包虫病最常发生在与感染细粒棘球绦虫的牧羊犬接触的人身上。由此产生的囊性包虫病在全世界都有分布。多房棘球绦虫感染主要集中在北半球的北极和亚北极地区，可引起人类牙槽状包虫病。沃氏棘球绦虫是人类多囊性包虫病的病因，在中美洲和南美洲的感染范围非常有限。

由细粒棘球绦虫引起的包虫性肝囊肿通常无症状，如图 39-6 所示。它们是由寄生虫衍生的膜（图 39-7A）分隔的充满液体的结构，其中包含可产生头节的生殖上皮细胞（图 39-7B）。超声、CT（图 39-6）或 MRI 可显示子囊肿形成、囊壁钙化、周围肝实质受压及纤维反应。复杂疾病的影像学也可显示为囊肿与胆道系统相通或囊性物质外漏。多房棘球绦虫感染形成的囊肿界限较差。它们往往侵

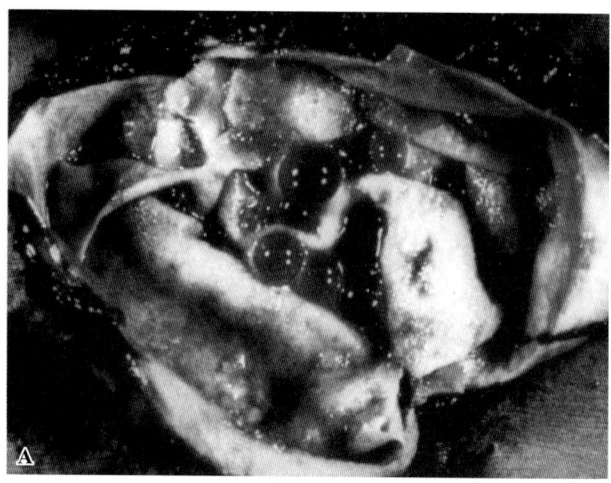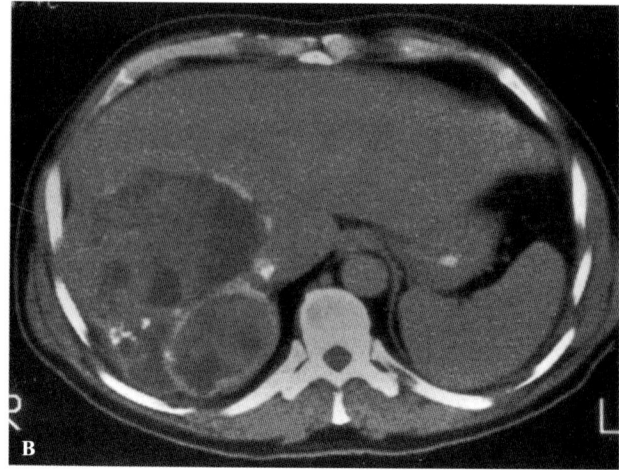

▲ 图 39-6 A. 细粒棘球绦虫肝包虫囊肿，打开后可见苍白、增厚的生发膜皱襞，伴有半透明的出芽子囊（AFIP 阴性 95-82642）；B. 细粒棘球绦虫肝包虫囊肿。CT 显示肝脏右后叶有一个大囊肿，内部结构复杂，与（A）所示囊肿相似，且有壁钙化（AFIP 阴性 92-84646）

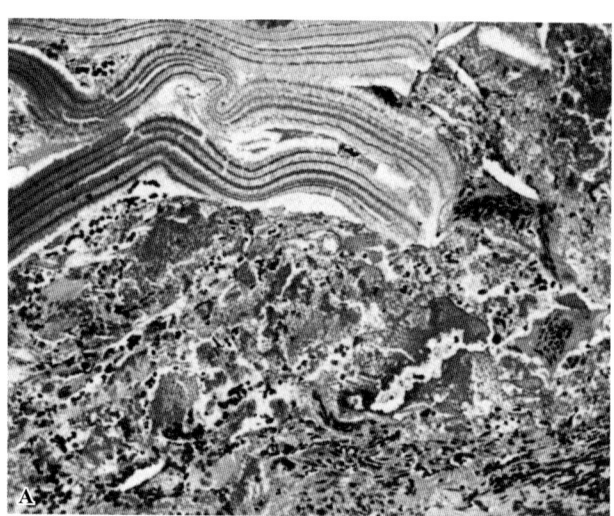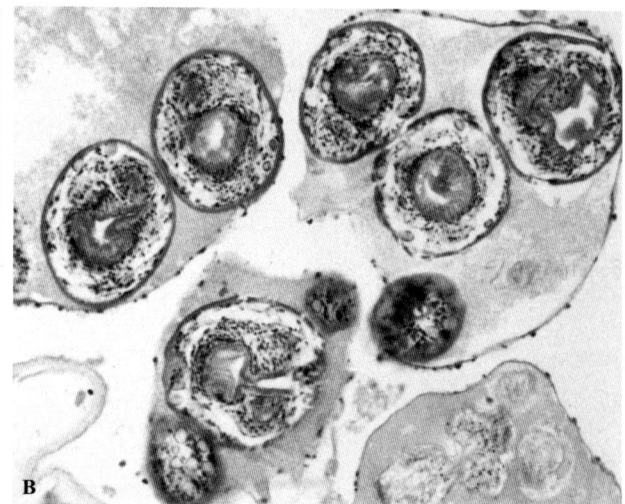

▲ 图 39-7 A. 细粒棘球绦虫（*Echinococcus granulosus*）肝包虫囊肿，顶部为层状膜，囊肿内为碎片。HE 染色，×160（AFIP 阴性 82-12615）；B. 细粒棘球绦虫肝包虫囊肿，横切面可见活的头节。HE 染色，×250（AFIP 阴性 82-12530）

犯肝实质和与其头节和子囊相邻的器官和结构。沃氏棘球绦虫感染的多囊性包虫病表现为分隔良好的多个包囊。

囊性包虫病目前最常见的表现为肝脏肿块，在腹部影像学上表现为典型外观，间接血凝法或 ELISA 的血清学提示约 90% 的包虫包囊呈阳性。如前所述，在人类宿主中不存在虫卵。而通常可检测出嗜酸性粒细胞增多。胆道、腹膜扩张或肺囊性疾病通常容易识别；然而，肾脏、脾脏、大脑、眼眶、心脏和骨骼的异位囊肿会产生不寻常的结局。包虫病的罕见表现包括脾门部因囊肿压迫脾静脉引起的节段性门静脉高压，伴随邻近门静脉曲张形成，以及肝囊肿破裂导致下腔静脉血栓形成。

近来，大多数包虫病因症状明显而引起临床注意，因此治疗为直接手术切除。对于多房棘球绦虫引起的肺泡包虫病的扩散和包囊控制不良的姑息性切除常常不足以处理这种经常致命的疾病。现在许多包虫囊肿偶然在腹部影像学检查过程中被发现，而且新的包虫病的医学和外科治疗形式正在被报道，治疗的选择变得更有希望和更具挑战性。

在对苯并咪唑抗蠕虫化合物甲苯达唑及其相关化合物阿苯达唑单独使用或作为脂质体制剂使用进

行初步评价后，目前其已成为治疗包虫病的标准药物[40]。阿苯达唑对细粒棘球绦虫和多房棘球绦虫具有较强的杀孢子活性，与甲苯达唑相比，阿苯达唑具有较好的吸收、生物利用度和在包虫病囊中的分布。阿苯达唑是一种有效的术前辅助药物，可以破坏细粒棘球绦虫和多房棘球绦虫的生存能力，提高后者的可切除性。阿苯达唑作为主要治疗药物，无论是单独治疗还是与吡喹酮联合治疗，已被提倡用于无创治疗病灶小而简单的细粒棘球绦虫囊肿。在448 例富含 929 个囊肿，接受美苯达唑或阿苯达唑治疗并随访 14 年的患者中，约有 1/4 的囊肿在初始消退或消退后复发[41]。术后 2 年内复发最多。美国批准使用的阿苯达唑，一般每日服用 2～3 次，每日剂量为 10～50mg/kg 体重，期间可有或没有间歇时间，持续 12～24 周或更长时间。在许多患者中，其毒性反应包括脱发、氨基转移酶水平轻微升高，以及开始治疗时囊肿部位的短暂疼痛。氨基转移酶水平升高超过正常 4 倍或白细胞减少 4 倍需要停止阿苯达唑。

肝细粒棘球绦虫囊肿传统外科剖腹手术包括：包埋隔离；小心吸入囊肿液，避免可能发生的头节溢出或过敏反应；如所吸入的液体晶莹剔透，则用高渗盐水、酒精或稀释硝酸银注射入囊肿以杀死头节；以及单独切除囊肿或同时切除囊肿及其囊周边缘受压的肝组织。吸入混浊的囊肿液提示与胆道相通，从而应避免注射潜在的硬化剂。经皮穿刺引流术的使用，如后续文章所述，用于相对简单囊肿患者的比例越来越高，与早期的外科手术相比，现在接受开放式手术的患者总体复杂性和技术挑战都相对较大。

腹腔镜下引流和超声引导下经皮引流治疗单纯囊性包虫病安全有效。经皮引流已成为许多中心治疗囊性包虫病的首选方法。目前最广泛的经验是超声引导下引流（PAIR）的 4 步穿刺过程：①穿刺；②抽吸；③注射高渗盐水、硝酸银或其他杀头节溶液；④再次抽吸，术后大的囊肿经皮导管引流 1d 或更长时间。患者通常在治疗疗程前接受为期 10d 的口服阿苯达唑治疗，并在疗程中给予抗组胺和类固醇药物以减少穿刺时囊肿渗漏的过敏反应，然后在疗程后继续阿苯达唑治疗 2 个月。该技术住院时间仅为 1～2d，与典型的囊肿开放引流 2 周住院时间相比，其优点包括最低限度的失能和尽早恢复充分的活动。与无抽吸引流的初级医疗治疗相比，PAIR 技术的优点是，与阿苯达唑作为主要治疗药物疗程长达 6 个月或更长相比，该技术术后辅助阿苯达唑治疗时间短得多，且与仅用药物治疗的囊肿复发率为 25% 相比，该技术复发率很小。在经验丰富的中心，PAIR 和腹腔镜下囊肿清除的不良反应的发生率较低，过敏反应是最重要的问题，其发生率为 1%～2%，但过敏反应在预处理患者却是易于管理的，潜在出血或胆管损伤为所有肝穿刺共同的并发症。当出现胆汁淤积或胆管炎时，可怀疑这是由于囊肿破裂而与胆道系统的相通所引起。这一问题往往发生在直径 ≥ 7.5cm 的较大囊肿，其可能由内镜胆胰管造影（ERCP）或磁共振胆胰管造影（MRCP）所识别，并通常可通过内镜引流进行处理[42]。

由多房棘球绦虫引起的肺泡包虫病患者，其生物学行为类似于恶性肿瘤，因为其复杂的囊性结构侵犯肝实质，并直接向邻近部位扩散。阿苯达唑是用于稳定而不可切除的疾病，或作为肝切除的辅助治疗，这可能治愈早期的局限性疾病。肺泡包虫病可能需要多种外科手术来处理严重的并发症，如肝静脉受压、血栓形成及继发性硬化性胆管炎。类似的主要问题在囊性包虫病中很少发生。肝移植对于终末期肺泡性或囊性包虫病患者往往存在着与广泛的前期手术相关的技术挑战，但是，如果患者的病情已经发展到无法用其他方法治愈或控制的程度，移植可能会产生良好的长期效果[43]。

拓 展 阅 读

Arjona R, Riancho JA, Aguado JM, et al. Fascioliasis in developed countries: a review of classic and aberrant forms of the disease. *Medicine* 1995;74:13–23.

An excellent clinical review including 20 patients from the authors' hospital showing the full spectrum of acute and chronic fascioliasis.

Khuroo MS, Wani NA, Javid G, et al. Percutaneous drainage compared with surgery for hepatic hydatid cysts. *N Engl J Med* 1997;337:881–7.

Well-conducted comparative study showing the advantage of percutaneous drainage combined with adjunctive albendazole therapy.

Murray HW, Berman JD, Davies CR, et al. Advances in leishmaniasis. *Lancet* 2005;366:1561–77.

Concise review of mechanisms, clinical manifestations, and management of visceral leishmaniasis.

Ross AGP, Bartley PB, Sleigh AC, et al. Current concepts: schistosomiasis. *N Engl J Med* 2002;346:1212–20.

A review of the epidemiology, transmission, clinical manifestations, therapy, and prospects for public health control of schistosomiasis.

Shah OJ, Ali Zargar S, Robbani I. Biliary ascariasis: a review. *World J Surg* 2006;30:1500–6.

Clinical review of the occurrence, presentation, and medical, endoscopic, and surgical therapy of an ubiquitous intestinal roundworm infection that occasionally involves an abnormal biliary system.

第 40 章 肝脏肉芽肿
Granulomas of the Liver

James H. Lewis **著**

张琼方 **译**

要点

- 肝脏肉芽肿在全球 1%～6% 的肝活检和手术标本系列中发现，代表了对各种传染性、免疫、药物诱导、肿瘤、非微生物化学和异物刺激的局部炎症反应。不同的性别和年龄都可能受到影响。

- 虽然已报道了数十种原因，但肺结核和结节病是全世界引起肝肉芽肿最常见的病因，反映了疾病流行的地理差异。在几项西方人群研究中，原发性胆汁性胆管炎（PBC）是肉芽肿的主要原因。50 多种药物与肉芽肿有关，其中许多与超敏反应有关。（如别嘌醇、磺胺类、苯丁酮、吩噻嗪、卡马西平）。感染如血吸虫病、布鲁菌病、内脏幼虫移行症、组织胞浆菌病、慢性乙型和丙型病毒性肝炎等通常也被列为常见原因。

- 肉芽肿有 2 种主要类型：由与矿物油、蜡和其他脂类物质摄入有关的脂滴包围形成的脂肪肉芽肿和通常由超敏反应形成的上皮样肉芽肿。脂肪肉芽肿的一种特殊形式为纤维蛋白环肉芽肿，可见于 Q 热、别嘌醇和其他一些原因。坏死性上皮样肉芽肿通常是由分枝杆菌或其他传染病引起的。

- 肉芽肿可能是一种偶发性病变，也可能有助于证实与其发展相关的各种传染性疾病或其他疾病。它们可能是发现某些传染性或肿瘤性疾病的唯一线索，偶尔也是不明原因发热（FUO）的一部分。最近的一系列报道认为，大约 10% 的肝脏肉芽肿是"特发性的"，即使使用现代血清学和免疫组织化学方法，也无法确定具体的病因。

- 虽然生化测试通常是非特异性的，但黄疸在大多数引起肉芽肿的病例中并不常见，应该会促使人们寻找其他病因。在寻找肉芽肿病因时某些组织病理学线索应引起重视，如结节病在不同年龄有多个非干酪性肉芽肿；结核病为干酪性肉芽肿；许多药物和寄生虫与周围的酸性粒细胞有关；纤维蛋白环肉芽肿多提示 Q 热或别嘌醇暴露。

- 肝肉芽肿的治疗取决于其病因和症状的程度。导致胆汁性肝硬化的慢性胆汁淤积性肝病可在一小部分结节病患者中发现。然而，一般来说，大多数原因引起的肉芽肿性肝损害是无进展的。药物引起的肉芽肿通常在该药物停用后才能消退。皮质类固醇治疗对某些引起 FUO 的特发性肉芽肿性肝炎有帮助。

一、概述

肉芽肿主要招募的是上皮样细胞，包括巨噬细胞、单核细胞和其他炎症细胞，它们融合在一起形成多核巨细胞，以应对各种传染性、免疫和肿瘤性疾病、药物和非微生物化学刺激[1-3]。它们是炎症和免疫因素的复杂相互作用的最终结果[4]，其取决于感染性或抗原性刺激的性质。肝脏是肉芽肿的一个常见部位，因为它突出的血供使大多数药物、许多传染性生物体和其他物质暴露在大量网状内皮组织细胞（Kupffer）中。一旦发现肉芽肿，通常可引导我们从怀疑的数十个病因中寻找特定的病因，这一点将被讨论。肝脏肉芽肿存在 5% 的现代大型肝活检和手术标本系列中，其累及范围为 1%～15%，具体因地理位置和疾病流行程度而异（见表 40-1）[5-26]。这似乎也适用于来自全球的儿科人群[27, 28]。肉芽肿可能是一种预期的或偶然的发现，反映了原发性肝病或被视为全身性疾病进程肝脏受累的一部分（70%～75%），包括不明原因发热。在土耳其的一个病例系列中，2/3 的肉芽肿出现在肝活检标本中，而 1/3 的肉芽肿出现在切除的外科标本中。主要诊断为原发性胆汁性胆管炎（PBC）的疾病中，女性出现肉芽肿的人数多于男性[12, 16, 19, 20, 22, 23, 25]，患者的平均年龄也反映了潜在的病因（如：> 40 岁伴 PBC 或结节病；不同年龄的感染和药物）。

多种疾病与肉芽肿性组织学反应有关，可能累及一个或多个器官系统[3, 4]。感染是播散性肉芽肿最常见的原因，先前没有被明确的病因已经通过不断改进的诊断技术明确了[32]。尽管如此，肉芽肿仍然是临床医生诊断上的一个挑战。在来自德国的 Drebber 等的系列文章中，尽管有聚合酶链反应（PCR）检测感染和诊断算法的使用[22]，但还是有超过 1/3 的肉芽肿被认为是特发性的。

在几个大型肉芽肿系列疾病中，除了在以原发性胆汁性胆管炎为主要疾病因素时女性人数会占主导地位外，男性和女性所占比例几乎相等[16, 20, 22, 25]。成人肝肉芽肿患者的年龄一般为 40—50 岁，但儿童也受到影响[25, 27, 28]。

二、组织病理学

组织学上，肉芽肿的 2 种主要类型（和 3 种亚型）根据其外观分为脂肪肉芽肿或上皮样肉芽肿（框 40-1）。微肉芽肿，如 Kleiner[3] 所描述的，是 3～7 个巨噬细胞的小集合，与淋巴细胞混杂在一起

（图 40-1）。它们在淀粉酶处理后用过碘酸希夫反应（PAS）染色呈紫色，是对广泛的慢性炎症反应形成的，是非特异性的。因此，在大多数情况下，它们对临床的意义不大。

框 40-1　肝肉芽肿类型
• 脂肪肉芽肿 　纤维环亚型 • 上皮样肉芽肿 　非坏死型 　坏死型 • 微肉芽肿（非特异性）

改编自参考文献 [3]

脂肪肉芽肿主要由松散的淋巴细胞和巨噬细胞松散围绕脂滴聚集而成，其次是摄入食物中的矿物油或其他脂质物质（图 40-2）[33, 34]。它们油红 O 染色呈阳性。由 Dinscoy 等报道的 44 例非脂肪肝中[35]，脂肪肉芽肿与肝静脉壁相连或密切相关，最有可能是一个对吸收的矿物油或其他饱和碳氢化合物食物的反应。脂肪肉芽肿在所有肉芽肿中所占的比例相对较小，发病率大概为 26%[16]，但是在 20 世纪 50 年代初到 70 年代末的这段时期中，其发病率几乎增加了 3 倍。这是由于加工食品中越来越多地使用矿物油和饱和碳氢化合物[3, 35]。在尸检标本中，48% 的人发现了脂肪肉芽肿，经常与脾脏脂肪肉芽肿有关[33]。在 Dourakis 等的系列报道

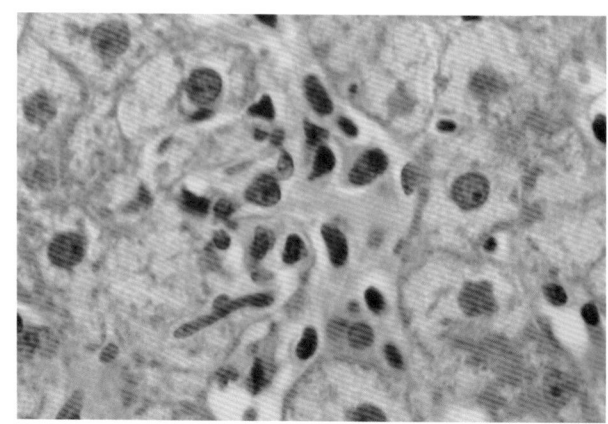

▲ 图 40-1　微肉芽肿是巨噬细胞，3～7 个细胞与淋巴细胞混合的非特异性小集合
经 Elsevier 许可转载，引自参考文献 [3]

表 40-1　按地理位置划分的肝肉芽肿病因

研究地点	研究时间	病例数（占肝脏百分比）ᵃ	病因						参考文献
			结核	结节病	药物性肝炎	混合因素ᵇ	原发性胆汁性胆管炎	特发性ᶜ	
俄亥俄州克利夫兰	1966—1971	50（2086 例中 2.4%）	10%	22%	高达 18%	14%~32%（组织胞浆菌病 12%、肝硬化 8%、淋巴瘤 6%）	—	36%	Mir-Madjlessi 等 1973[5]
伦敦	1965—1975	138	2.5%	54%	—	17%（CLD 9%）	19%	10%	Neville 等 1975[6]
西班牙	1971—1977	107	28%	18%	—	47%（地中海热 12%、感染性 15%）	—	7.4%	Vilaseca 等 1979[7]
南卡罗来纳（美国）	1969—1978	95（1500 例中 6%）	8.5%	33%	29%	12%（内脏幼虫迁移 2%、真菌 1%、肿瘤 3%）	—	12%	McMaste 和 Hennigar 1981[8]
格拉斯哥（英国）	1970—1979	77	10%	10%	—	48%（CLD 15%、胆管硬化 9%、肿瘤 8%）	排除	11%~31%	Cunningham 等 1982[9]
澳大利亚	1968—1984	59	7%	12%	7%	45%（Q 热 5%、CLD20%、肿瘤 8%、胆道疾病 5%）	排除	29%	Anderson 等 1988[10]
Mayo 诊所	1976—1985	88	3%	22%	6%	25%（组织胞浆菌病 4%）	6%	50%	Sartin 和 Walker 1991[11]
北爱尔兰	1980—1992	163	2%	18%	1.5%	14%（银屑病 4%、克罗恩病 1.5%、CLD 1.5%）	55%	11%	McCluggage 和 Sloan 1994[12]
印度	1985—1995	51（1234 例中 4%）	55%	—	—	33%	—	12%	Sabharwal 等 1995[13]
意大利	1989—1994	15（1%）	7%	15%	20%	58%（HBV 或 HCV 20%）	—	—	Guglielmi 等 1994[14]
法国	1984	73	—	33%	20%	47%（Q 热 20%、霍奇金病）	—	—	Voigt 等 1984[15]
苏格兰	1991—2001	63（1662 例中 4%）	5%	11%	9.5%	39%（HCV 9.5%、AIH 6.3%、霍奇金病 6.3%、解除梗阻 3%）	24	11	Gaya 等 2003[16]
沙特阿拉伯	1990	59	32%		3.5%	65%（血吸虫病 54%、布鲁菌病 6%）	—	—	Satti 等 1990[17]

833

（续表）

研究地点	研究时间	病例数（占肝脏百分比）a	病因						参考文献
			结核	结节病	药物性肝炎	混合因素 b	原发性胆汁性胆管炎	特发性 c	
洛杉矶, CA	1990	169	27%	29%	1.2%	28%（麻风病 5.3%、布鲁菌病 5.3%、霍奇金病 4%、Q 热 3.5%）	—	15%	Reynold 等 1990[18]
法国	2000—2008	21（471 例中 4.5%）	4.7%	9.5%	—	52%（血吸虫病 4.7%、霍奇金病 9.5%、干燥综合征 4.7%、白塞病 4.7%、HCV 4.7%）	24%	14.3%	Martin-Blondel 等 2010[19]
希腊	1999—2004	66（1768 例中 3.7%）	1.5%	7.5%	3.0%	19.5%（AIH 6%、病毒性肝炎 7.5%、利什曼原虫 1.5%、血吸虫病 1.5%、HCC 1.5%）	62%	6%	Douraki 等 2007[20]
沙特阿拉伯	超过 13 年	66（5531 例中 1.2%）	42.6%	5%	1.6%	26.3%（HCV 14.8%、HBV 3.3%、布鲁菌病 1.6%、克罗恩病 3.3%、HCC 1.6%）	—	14.8%	Sanai 等 2008[21]
德国	1996—2004	442（12 161 例中 3.63%）	0.7%	8.4%	2.5%	2.7%（Q 热、混合感染）	48.6%	36%	Drebber 等 2008[22]
土耳其（病理科）	2002—2009	1420 例中 86（6%）	11.6%	4.6%	1.2%	蠕球蚴 18.6%、异物 3.5%、恶性肿瘤 5.8%、HCV 4.7%	44.2%	1.2%	Turhan 等 2011[23]
伊朗	超过 12 年	72	52.8%	—	—	内脏利什曼病 8.3%、HCV 4.2%、内脏幼虫移行症 4.2%、真菌感染 4.2%	4.2%	—	Geramizadeh 等 2011[24]
土耳其（仅胃肠诊所）	2005—2011	2662 例肝活检中 35（1.31%）	6%	17%	—	HCV 6%；HBV 6%；其他病因 22%（肝片吸虫、利什曼病、布鲁菌病、霍奇金病、自身免疫性肝炎、免疫性胆管病）	43%	—	Sahin 等 2014[25]
土耳其（病理部门）	自 2001 年起	4490 例中 74（1.6%）	20%	36%	—	包虫囊肿 9%、布鲁菌病 5%、伤寒 4%、HCV 2%、其他 4%	—	—	Mert 等 2014[26]

a. % 的肝脏 BX 是指报道的肝活检病例中发现肉芽肿的频率

b. 不同因素中出现肉芽肿的病例占总病例数的百分比

c. 原因还没有确定

AIH. 自身免疫性肝炎；CLD. 慢性肝病（未指定）；HBV. 乙型肝炎病毒；HCC. 肝细胞癌；HCV. 丙型肝炎病毒；—. 未列入名单

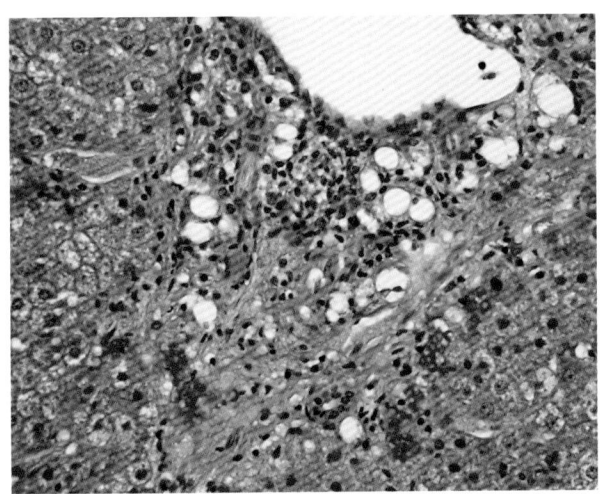

▲ 图 40-2 矿物油继发的脂肪肉芽肿。HE 染色，×250（图片由 Dr K.G. Ishak, Armed Forces Institute of Pathology 提供）

框 40-2 纤维蛋白环肉芽肿的原因
• Q 热（贝氏柯克斯体）
• 别嘌醇
• 霍奇金病
• 巨细胞动脉炎
• 甲型肝炎
• 内脏利什曼病
• EB 病毒
• 弓形体病
• 纽扣热（斑疹热立克次体）
• 系统性红斑狼疮
• 葡萄球菌感染
• 沙门菌
• 病毒转移灶

中 [20]，脂肪肉芽肿与上皮样肉芽肿的发生频率相近（2.9% vs. 3.7%）。它们可能是偶然发现的，并且如果有，通常具有很小的临床意义 [34, 36]。然而，有关静脉流出道阻塞的报道已经发表 [37]，并出现了一例与石蜡油脂肪肉芽肿有关的长期发热病例 [38]。脂肪肉芽肿的一个独特亚型是一个嗜酸性纤维环包围一个空泡透明的坏死间隙 [3, 39]。这些"甜甜圈"状肉芽肿历来与 Q 热（图 40-3A）[40] 和别嘌醇中毒（图 40-3B）[41] 有关。然而，这种病理表现并不局限于这些原因，也可能是其他几种感染和病因（框 40-2）[39-46]。纤维环肉芽肿的发生可能是窦状细胞内皮炎的结果 [3]。

上皮样肉芽肿是最主要的组织学形式。这个名字来源于他们的多角形和丰富的细胞质（图 40-4）[18]。它们一般产生于机体对迟发性超敏反应的应答中 [4]。介导 T 辅助细胞 1（Th_1）免疫反应的细胞因子吸引 CD4 和 CD8 T 淋巴细胞和纤维细胞，这些细胞构成许多肉芽肿的边缘。根据抗原刺激性质的不同，由抗原致敏的 Th_2 免疫反应，可导致坏死或干酪样变。非坏死性（非干酪）亚型构成要么是界限分明的紧密的细胞群，如结节病，或是由巨噬细胞与淋巴细胞及其他炎症细胞混合而成的不良肉芽肿所致，如在原发性胆汁性胆管炎中所见。正如 Kleiner[3] 和其他人 [1, 46-48] 所指出的，有时这些肉芽肿的边缘是模糊的，从而产生了"肉芽肿性炎症"一词。

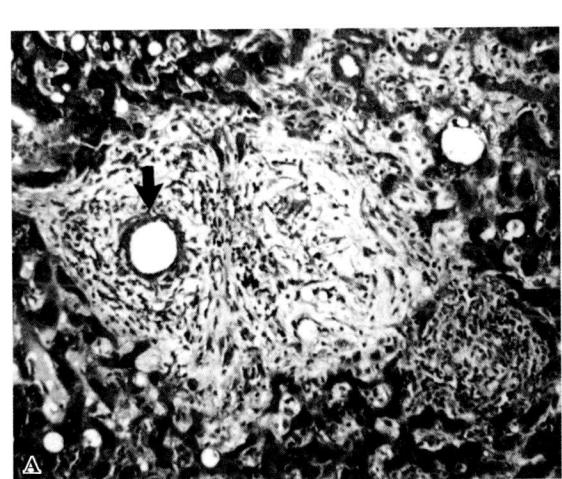
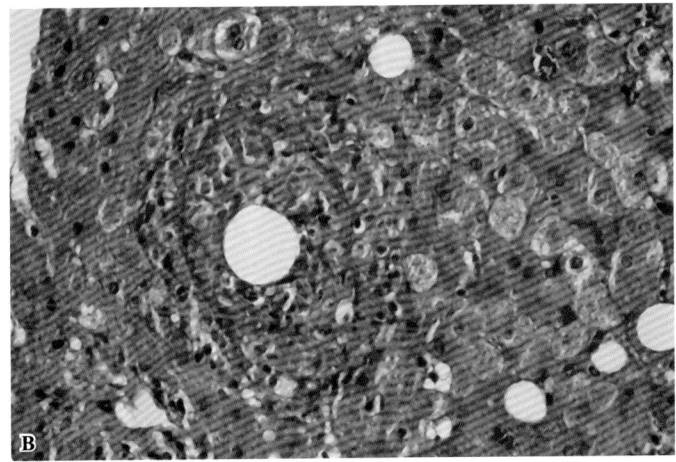

▲ 图 40-3 A. 继发于 Q 热的纤维环肉芽肿。一个脂肪球被一个纤维环（箭）所包围。HE 染色，×160。B. 与别嘌醇中毒相关的"甜甜圈"型纤维环肉芽肿。HE 染色，×150（图片由 Dr K.G. Ishak, Armed Forces Institute of Pathology 提供）

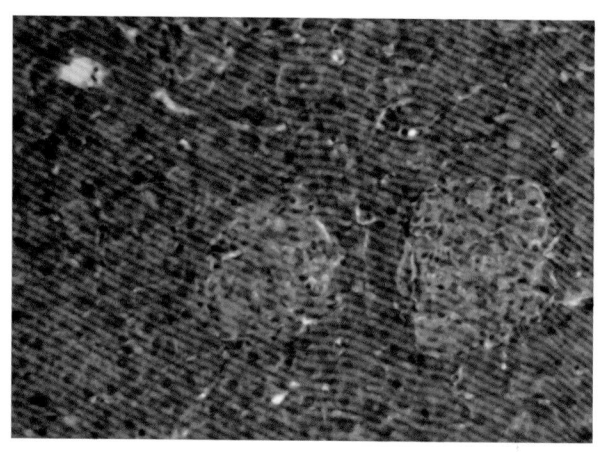

▲ 图 40-4 以巨细胞转化为特征的非干酪性上皮样肉芽肿。HE 染色，×300（图片由 Dr K.G. Ishak，Armed Forces Institute of Pathology 提供）

Lamps[46] 描述坏死性肉芽肿（通常是一种感染性病因）与肝脏的结构不同，有时会导致邻近组织结构的破坏。2 种亚型一般都较小（直径 100～300μm），但可合并形成更大的肉芽可见病灶。

坏死性上皮样肉芽肿一般较大（几百微米），可形成边缘为巨细胞的空洞性肉芽肿性脓肿，并且周围常被结缔组织包绕[3]。坏死物质的中心是嗜酸性细胞和颗粒状细胞（因此称为"干酪样"），并可能含有钙化。虽然这些肉芽肿通常起源于传染性因素，但可能看不到特定的有机体[46]。

三、病理生理学

异物型肉芽肿（非免疫学）和超敏性肉芽肿均可以在肝脏中看见[49]。肉芽肿最有可能见于巨噬细胞被吸引到急性炎症部位却无法清除抗原和炎症副产物时。因此，单核细胞从血液和骨髓中被吸引来帮助巨噬细胞转化为上皮样组织细胞，融合成多核（Langhans 型）巨细胞[2, 49-51]。这类细胞失去吞噬功能，发展了分泌特性[52]，如产生血管紧张素转换酶（ACE）的结节样肉芽肿[53]。James[4] 对与肉芽肿形成相关的细胞因子网络和免疫学进行了详细的总结。

巨噬细胞必须被免疫激活才能包围和破坏感染性组织[2]。当具有特定的 Th$_1$ 和 Th$_2$ 细胞因子谱的 T 淋巴细胞（CD4 细胞）存在时，它们就会具有杀菌作用并聚集形成肉芽肿[3]。干扰素 γ 在聚集过程中起着重要的作用[54]。阻断肿瘤坏死因子 γ（TNF-γ）已被证明可使肉芽肿消退，但其代价和风险就是增加宿主对分枝杆菌的易感性[3]。

Egen 及其同事的研究[55] 证明了肉芽肿参与了隔离感染性病灶、异物或其他不能被破坏的抗原刺激物的被动防御反应。利用血液传播的卡介苗杆菌（BCG）作为结核病（TB）的模型，这些研究人员已经证明肉芽肿是动态过程的一部分，T 淋巴细胞在每个肉芽肿内和周围持续运动，以便与构成结构部分的所有巨噬细胞直接接触（图 40-5）[56]。因此，固有免疫细胞和适应性免疫细胞在肉芽肿的发展中都起着不可或缺的作用，Egen 等的研究提供了一个对分枝杆菌遏制和逃逸有关的事件重要的见解[55, 57]。这些观察已经催生了三维和其他体外模型的发展，这些模型可以用来检验宿主感染与结核性肉芽肿的相互作用[58, 59]。

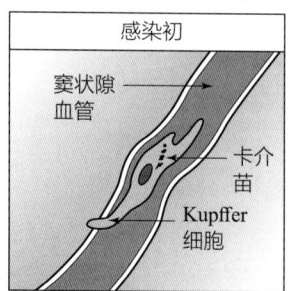
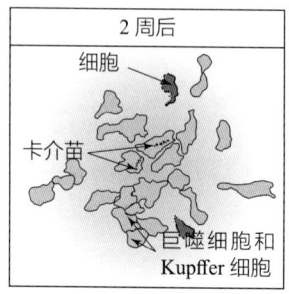
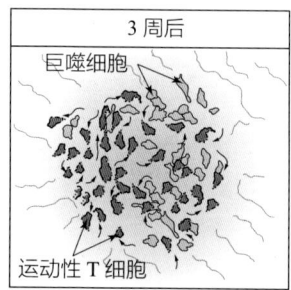
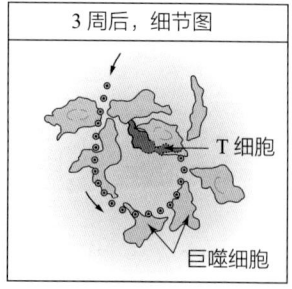

▲ 图 40-5 卡介苗肉芽肿形成的分期：卡介苗生物被 Kupffer 细胞吞噬 2 周后，被感染的 Kupffer 细胞吸引局部巨噬细胞，单核细胞来源的巨噬细胞和 T 淋巴细胞到达。3 周后 T 细胞大量迁移，并与巨噬细胞持续接触，形成肉芽肿的"支架"
经 Elsevier 许可转载，引自参考文献 [56]

四、病因学

根据地理位置的不同，肉芽肿的病因因其遇到疾病的不同而异（表 40-1）。例如，在印度和沙特阿拉伯，大部分原因是结核病[13, 21]；在欧洲，原发性胆汁性胆管炎往往占主导地位[12, 16, 19, 20, 22]。在美国中西部地区，组织胞浆菌病比其他地区更常见[5, 60]。血吸虫病在中东和热带地区很重要[17]，西班牙可见地中海热[7]，羊场和牛场及屠宰场工人多见布鲁菌病和 Q 热[61, 62]。在许多病例中，感染性疾病是导致肝肉芽肿的主要原因，这也符合肉芽肿的形成是由于细胞内的病原体触发了活跃的细胞免疫，或者是由于无法降解的（异物）产物的持续存在[4, 46]。表 40-1 列出了来自不同地理区域的几个具有代表性的肝脏肉芽肿病例，证实了它们的病因。肝脏肉芽肿的发病机制往往取决于运用的特异性诊断方法的精确度，尽管在较早的病例中有多达 50% 的病例没有确定病因。然而，随着我们目前掌握的先进诊断技术，包括血清学检测和对各种传染病的 PCR 分析，真正的"特发性"（不明原因）肉芽肿的占比已经降低。其在最近的病例报道中，约为 10%[9, 60]。完整的肝脏肉芽肿病因列表见（框 40-3）。

五、临床结局

肉芽肿引起人们的注意是基于它们产生的临床背景，或作为急性全身过敏反应或感染的一部分，或在 FUO 的评估过程中，或作为肝脏相关酶异常检查的一部分（通常是碱性磷酸酶、γ-谷氨酰转移酶，或高球蛋白血症）。在 Mayo 的临床试验中，74% 的患者有不明原因的症状（包括发热），平均出现 19 个月，其余的肉芽肿在肝功能异常检查（LFT）中的肝活检中发现。而肉芽肿通常与典型的炎症反应有关，严重的肝细胞功能障碍是不常见的。因此，"肉芽肿性肝炎"[5]一词不太常见。大多数权威人士常用的术语是"肝肉芽肿"，这是本章前面的作者[63]和其他[2, 64]作者所使用的。尽管大多数肉芽肿患者缺乏相对明显的肝功能障碍，但几种具有临床病理意义的病变仍然与肉芽肿密切相关（表 40-2）。

六、临床评估

（一）临床和病史线索

我们发现由特定原因所致肝脏肉芽肿的严重程度通常与在不同地理区域发现某些诊断的频率相对应。患者的旅行史、药物史、职业、家养宠物的存在以及接近或接触驯养农场或野生动物可能为诊断提供有用的线索（表 40-3）。20 多年前由一群杰出的肝脏组织学家提出关于诊断肝脏肉芽肿的指导方针似乎仍然很有用（框 40-4）[2]。虽然组织病理学和血清学检查可以明确许多病因，但未知的或不明原因的肉芽肿仍占 10% 左右。

（二）实验室研究

与肝脏肉芽肿相关的生化标志物是非特异性的[63]。碱性磷酸酶或 γ-谷氨酰转移酶（GGT）的升高可能提示肉芽肿病，但它们本身不具有诊断性意义，因为它们也可以存在于胆汁淤积性疾病。显性黄疸不常见于结核和其他传染病中，但可出现在其他病因所致疾病中，包括不常见的结节病所致慢性胆汁淤积病变[66]。结核病和结节病中可能存在高球蛋白血症。其他科进行的一些常用实验室检查包括：怀疑结节病患者的血管紧张素转换酶（ACE）水平，怀疑 PBC 患者的抗线粒体抗体，以及考虑梅毒的快速血浆反应素（RPR）。

（三）血清学检查

血清学检测可广泛用于多种感染，包括 Q 热、单核细胞增多症、巨细胞病毒（CMV）、布鲁菌、梅毒、甲型肝炎、乙型肝炎、丙型肝炎及鹦鹉热等。读者可参考其他资料（表 40-4）[32]，这些资料描述了肉芽肿感染原因最准确的诊断方式。

其他诊断试验包括粪便的虫卵和寄生虫检查可以发现血吸虫病、弓蛔虫或其他寄生虫。用于检测眼部葡萄膜炎的裂隙灯，它同样可以检测出结节病存在。胸部 X 线片可以检测出结核病、结节病及霍奇金病等的变化。诊断性骨髓或淋巴结活检可以帮助鉴别与结核、淋巴瘤、霍奇金病等相关的肉芽肿。

框 40-3　肝肉芽肿的病因 [a]

感染

- 细菌感染：
  - 布鲁菌
  - 猫抓病（汉氏巴尔通体）
  - 小肠结肠炎耶尔森菌
  - 类鼻疽
  - 诺卡菌病
  - 兔热症（土拉热弗朗西丝菌）
  - 沙门菌感染
  - 葡萄球菌感染
- 分枝杆菌：
  - 结核分枝杆菌
  - 鸟型分枝杆菌复合体
  - 麻风分枝杆菌（麻风病、汉森病）
  - 非结核分枝杆菌
  - 接种卡介苗（BCG）
- 真菌：
  - 组织胞浆菌病（夹膜组织胞浆菌）
  - 球孢子菌病（粗球孢子菌）
  - 念珠菌病
  - 芽生菌病
  - 曲霉病
  - 毛霉菌病
- 寄生虫：
  - 血吸虫病
  - 内脏幼虫移行症（犬弓蛔虫）
  - 弓蛔虫病（内脏幼虫移行症）
  - 内脏利什曼原虫病（黑热病）
  - 类圆线虫病
  - 肝片吸虫病
  - 贾第鞭毛虫病
- 衣原体：
  - 鹦鹉热（鹦鹉热衣原体）
- 立克次体：
  - Q 热（伯纳特立克次体）
  - 南欧斑疹热（斑疹热立克次体）
  - 恙虫病（恙虫东方体）
- 螺旋体：
  - 梅毒（梅毒螺旋体）
- 病毒：
  - 甲型病毒性肝炎
  - 乙型病毒性肝炎
  - 丙型病毒性肝炎
  - 巨细胞病毒
  - EB 病毒（单核细胞增多症）
  - 水痘

肿瘤

- 霍奇金病
- 淋巴瘤
- 毛细胞性白血病
- 肾细胞癌

药物

请参考框 40-7

金属

- 铍（Be）
- 硫酸铜
- 金（Au）
- 铝（Al）
- 氧化钍胶体（二氧化钍）

异物

- 二氧化硅
- 滑石粉（静脉药物注射，手套粉）
- 硅酮（透析管的剥落，球阀假肢）
- 矿物油
- 硫酸钡
- 缝合材料
- 水泥、云母粉
- 聚维酮（PVP）

其他原因

- 结节病
- 空肠回肠改道术
- 原发性胆汁性胆管炎
- 原发性硬化性胆管炎
- 慢性胆道梗阻
- 低丙种球蛋白血（症）
- Wegener 肉芽肿病
- 慢性肉芽肿性疾病
- 巨细胞动脉炎
- 类风湿关节炎
- 克罗恩病
- 肝移植后排斥反应、复发性疾病

原发性的（未确定原因的）
人为的

- 奎宁（抗疟药）

BCG. 卡介苗

a. 数据来源于参考文献 [18，49，63-65]

表 40-2　与肉芽肿相关的有重要临床病理意义的肝脏病变

病理性损害	致病性肉芽肿	参考文献
VOD	脂肪肉芽肿	Keen 等[37]
慢性胆汁淤积症	结节病	Rudzki 等[66]、Valla 等[67]
VBDS	结节病，PBC	Pereira–Lima 和 Schaffner[68]、Bass 等[69]
门静脉高压	结节病，PBC，血吸虫病	Rudzki 等[66]、Lipson 等[70]、Lucey 和 Maguire[71]
肉芽肿性肝炎[a]	药物，肿瘤 / 免疫学疾病，感染	Mir–Madjlessi 等[5]、Simon 和 Wolff[29]、Telenti 和 Hermans[30]、Zoutman 等[31]

a. 定义为发热、体重减轻、腹痛、肌萎缩和关节炎
PBC. 原发性胆汁性肝硬化；VBDS. 胆管缺失综合征；VOD. 静脉闭塞性疾病

框 40-4　对于肝脏肉芽肿诊断的等级分类

- 第 1 组："看到了病因。"病因在显微镜下很容易辨认。(例：AFB 阳性分枝杆菌，血吸虫卵或异物)
- 第 2 组："知晓病因。"通过血清学或通过有意义临床图像分析出病因学（例：Q 热，PBC 等)
- 第 3 组："对诊断有怀疑。"通过临床表现、药物史和生化检查来推测出的病因（例：别嘌醇与纤维蛋白环肉芽肿的关系)
- 第 4 组："未知的病因。"在没有任何临床表现、既往史、血清学检查阴性、免疫化学染色阴性的情况下

AFB. 抗酸杆菌；PBC. 原发性胆汁性胆管炎
改编自参考文献 [2]

（四）影像学检查

影像学检查或许可以提供有关肉芽肿病因的线索，尽管大多数肉芽肿因为太小而在标准成像上发现不了。然而，肉芽肿性肝炎的磁共振成像（MRI）可以显现直径在 $0.5\sim4.5cm$ 范围内的结节；干酪样肉芽肿在 T_2 加权像上为中信号至高信号，在 T_1 上为低信号。非干酪性肉芽肿在动脉期图像上呈增强信号，一直持续到晚期[72]。在超声上可见 $3\sim5mm$ 大小的多回声病灶被低回声声晕包围[73]。诊断性腹腔镜可以揭示肝包膜的一系列征象，包括渗出性

表 40-3　肝肉芽肿病因的临床和病史线索

既往病史	可能病因
接触动物：	
羊、牛等	Q 热、布鲁菌病
猫咬或抓伤	巴尔通体属
幼犬	内脏幼虫移行症
野生啮齿动物，犬	立克次体
狗虱	纽扣热（康诺尔立克次体）
鹦鹉和其他鸟类	鹦鹉热
与职业有关的：	
屠宰场工人、兽医	Q 热、布鲁菌病
矿工、原子能工厂或陶瓷工人	铍
葡萄园工人	硫酸铜毒性
游泳，在溪流中涉水	血吸虫病
HIV/AIDS、STD	禽分枝杆菌、结核分枝杆菌、弓形虫病、梅毒
静脉用药	滑石粉
医疗操作：	
硅管或球阀假体血液透析	硅胶散裂
空肠回肠搭桥术治疗肥胖	脂肪肉芽肿
金疗法治类风湿关节炎	黄金
卡介苗接种	BCG
矿物油摄入	脂肪肉芽肿
皮损	麻风病，结节病，梅毒
发热	结核病，结节病，大多数感染，引起过敏的药物
生活在疾病流行地区：	
墨西哥、中国和南美洲	麻风病
全世界范围的	结核病、AIDS
美国东部和中西部	组织胞浆菌病
美国西南部	球孢子菌
东南亚	类鼻疽
热带地区；埃及	血吸虫

AIDS. 获得性免疫缺陷综合征；BCG. 卡介苗；HIV. 人类免疫缺陷病毒；STD. 性传播疾病

表 40-4　几种常见原因导致的肝脏肉芽肿的特定诊断试验和治疗

病　因	诊断试验	治　疗 a
结核分枝杆菌	阳性 AFB 涂片及培养、呼吸道或其他标本的快速 DNA 检测（通过 PCR 方法）	INH、吡嗪酰胺、利福平
鸟型结核分枝杆菌	组织培养、阳性 AFB 涂片	大环内酯类抗生素、氮杂内酯类、利福布汀
麻风分枝杆菌	皮肤活检、阳性 Fite 染色（苯酚品红）	二氨二苯砜 ± 氯法齐明、利福平
Q 热	血清学（间接免疫荧光试验）检查、PCR、培养	多西环素、预防疫苗
布鲁菌病	血清学检查、PCR、阳性血液或组织培养	多西环素 + 利福平或链霉素
梅毒	螺旋体血清学检查、PCR	苄星青霉素或普鲁卡因青霉素
血吸虫病	阳性血清学检查	吡喹酮
猫抓热	银染色法、组织培养、PCR	环丙沙星、多西环素、红霉素、TMP-SMX
网状内皮细胞真菌病	皮肤测试、银染色法、血清学检查	唑类抗真菌药（如伊曲康唑）、两性霉素 B 脂质体
球孢子菌病	沉淀试验或其他抗体测试、皮肤测试、组织培养	唑类抗真菌药、两性霉素
小肠结肠炎耶尔森菌	血清学检查、培养	氨基糖苷类、四环素类、TMP-SMX、环丙沙星
内脏幼虫移行症	组织中发现幼虫、ELISA	阿苯达唑等
内脏利什曼原虫病	吸入物中的无鞭毛体、培养中的前鞭毛体、血清学检查	两性霉素 B 脂质体、米替福新、CDC 的葡萄糖酸锑钠（葡萄糖酸锑）
弓形体病	PCR、血清学检查、组织分离物	乙胺嘧啶 + 磺胺嘧啶、克林霉素 + 亚叶酸
鹦鹉热	血清学检查	四环素、多西环素

a. 请对照参考文献 [32] 了解具体的诊断试验和治疗方案，包括用于肝脏受累疾病的剂量和替代方案
AFB. 抗酸杆菌；CDC. 疾病控制中心；ELISA. 酶联免疫吸附测定法；INH. 异烟肼；PCR. 聚合酶链反应；TMP-SMA.甲氧苄啶 – 磺胺甲基异噁唑，复方新诺明

的、针尖样的、颗粒状的、斑点样的和索样的特征。结核病通常是颗粒状的，而布鲁菌病则是渗出性的[74]。

（五）组织病理学表现

肉芽肿反应可以采取 Goodman [48] 和 Kleiner [3] 所描述的几种形式之一：①单纯性肉芽肿，无其他相关损伤；②肉芽肿性肝炎合并肝细胞损伤，包括细胞凋亡和实质炎症；③肉芽肿性胆管炎或血管炎。肉芽肿的病理表现和位置可能为肉芽肿的病因提供重要线索，如框 40-5 所示。抗酸杆菌（AFB）和真菌的特殊染色，用偏光显微镜寻找滑石粉，血源性恶性肿瘤的免疫组化染色等都非常有帮助。肝活检组织的培养对结核分枝杆菌和其他感染病原菌的检出率较低，但仍然经常使用，特别是对不明原因发热的患者。Kleiner[3] 强调有必要避免将孤立的、偶然的肉芽肿误认为是一种广泛的疾病过程，如结节病或丙型肝炎。

七、具体病因

以下章节描述了表 40-3 中列出的一些最常见的肝肉芽肿的原因。

（一）结节病

结节病是一种慢性多系统肉芽肿性疾病，可见

框 40-5 肝肉芽肿病因的组织病理学线索

- 大量肉芽肿：结节病、粟粒性肺结核
- 脂肪肉芽肿：矿物油、含蜡或其他饱和烃的食品
- 合并胆管损伤：原发性胆汁性肝硬化、结节病
- 结构良好的肉芽肿：结节病、结核、血吸虫病、组织胞浆菌病、球虫病、慢性布鲁菌病、苯基丁氮酮
- 结构不良的肉芽肿（肉芽肿性炎症／坏死）：鸟分枝杆菌、急性布鲁菌病、Q 热、多种药物、原发性胆汁性肝硬化
- 干酪样变（中央坏死）：结核病
- 非坏死但抗酸杆菌阳性：卡介苗
- 新旧一致的肉芽肿：药物损伤
- 新旧不一的非干酪性肉芽肿：结节病
- 多核巨细胞：结节病、结核病
- 包裹状［星状（星形小体）］和球形同心层状（Schaumann 小体）：结节病
- 纤维蛋白环肉芽肿（中心液泡被纤维蛋白环包围）常染色阳性：Q 热、别嘌醇、霍奇金病、表 40-2 列出的其他原因
- 酸性粒细胞：药物损伤、血吸虫病、弓形虫病、内脏幼虫迁移症、猫抓病、霍奇金病、非霍奇金淋巴瘤（不包括结核和结节病）
- 抗酸染色阳性：TB、禽分枝杆菌
- 银染色阳性：真菌
- 泡沫巨噬细胞／组织细胞：禽分枝杆菌
- 异物反应：滑石粉、二氧化硅、血吸虫卵等
- 颜料／晶体：黑色颗粒——金、钛；网状内皮系统中灰褐色双折射材料——钡；粗糙的粉红棕色颗粒——二氧化钛；无色无固定形状的双折射晶体——有机硅
- 肉芽肿的位置／分布：小叶——药物、结节病、布鲁菌病；门静脉／门静脉周围——结节病、结核、Q 热、药物；导管周围——PBC；静脉周围——矿物油；动脉周围——苯妥英钠

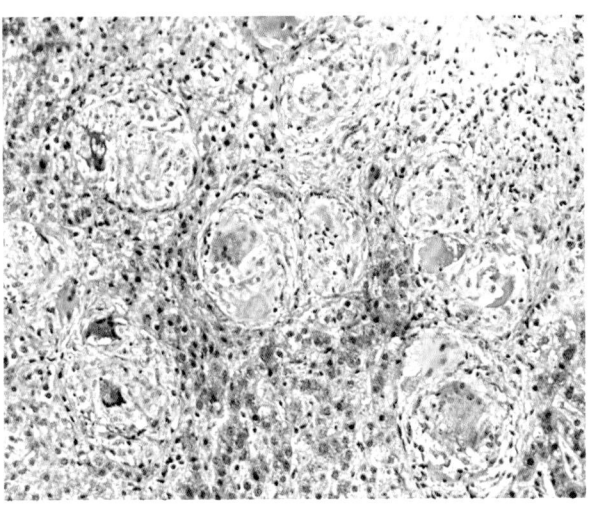

▲ 图 40-6 结节病多发上皮样肉芽肿及多核巨细胞。HE 染色，×150（图片由 Dr K.G. Ishak，Armed Forces Institute of Pathology 提供）

于所有种族和年龄，是美国肝肉芽肿的主要病因。它更多影响年轻的非裔美国人。与白种人相比，其患病率是白人的 10 倍，而且他们的临床过程往往更严重[75]。肝脏是继肺、皮肤和眼睛之后最常见的 4 个受累部位之一[76]。该病的诊断要求至少有 2 个器官存在非干酪性肉芽肿，抗酸染色阴性，并排除其他病因[77]。如果没有肺部疾病，可能出现全身症状（发热、体重减轻、乏力）。肝脏受累一般发病率不高，但一小部分人可能出现疾病进展，胆汁进行性淤积，导致肝硬化和门静脉高压[66, 67, 78]。

肉瘤样肉芽肿是由大量上皮细胞组成的致密聚集体，通常由多核巨细胞和淋巴细胞及巨噬细胞组成（图 40-6）。它们分布于肝脏，但大多分布在门静脉和门静脉周围区域。Klatskin[1] 估计在肝脏中有多达 5500 万不同成熟阶段的肉芽肿。巨细胞（Schaumann 小体和星形小体）中的包裹体是特征性的，但不能确定诊断[79, 80]。结节性肉芽肿的发病机制包括来源于循环血液单核细胞的巨噬细胞的转化。根据 Okabe[81] 的说法，它们受到促进其增殖的集落刺激因子和维生素 D_3 的控制。Gronhagen-Riska 等描述了它们向产生血管紧张素转换酶的分泌细胞的转化[53]。

Klatskin 描述了 3 个发展阶段[1]：早期肉芽肿较小，后来，它们特点更明确，呈卵圆形，并伴随着 Kupffer 细胞增生，最终形成纤维蛋白样结节。当肉芽肿增大时，肉芽肿出现分叶，形成多分叶肉芽肿[18]，这种肉芽肿存在时间可能较长。融合肉芽肿可能导致广泛、不规则的瘢痕[82]。它们为非干酪样（与 TB 对比），也不会与少见的纤维蛋白样坏死混淆[80, 87]。也不存在组织酸性粒细胞（与药物引起的肉芽肿相反）。胆管损伤可见，但不常见且严重程度低于 PBC。位于肺门的大型结节可能导致胆道阻塞[83]。类似 PBC 的慢性胆汁淤积是一个被报道过但不常见的临床结局（图 40-7）[66, 68, 69, 78]。直接进展到胆汁性肝硬化合并门静脉高压症（由于阻断肝内门静脉分支）需要移植是相对罕见的。但是异体移植可能发生该疾病。Moreno-Merlo 等[83] 认为肝硬化和局灶性纤维化可能是由于门静脉和肝静脉

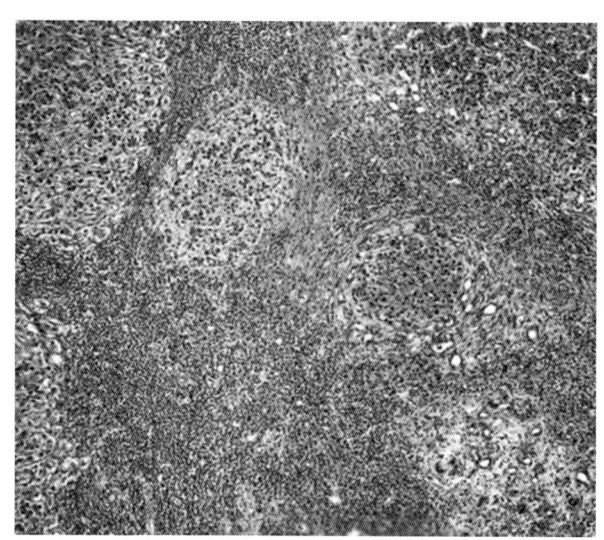

▲ 图 40-7　慢性结节病胆汁淤积症伴胆汁性肝硬化。HE 染色，×60（图片由 Dr K.G. Ishak, Armed Forces Institute of Patholog 提供）

的原发性肉芽肿性静脉炎继发的局部缺血引起的，门静脉血栓形成继发于门静脉高压，在他们的描述中，2 名患者静脉曲张出血时没有肝硬化。

结节病可能与未治疗的丙型肝炎[84] 有关，并可在干扰素治疗过程[85, 86] 中通过刺激 Th₁ 免疫反应[87] 重新激活。

在武装部队病理学研究所（AIP）[80] 研究的一组 100 例肝脏结节病患者中，肉芽肿体积＜1%～90%；99% 的肉芽肿为非干酪样肉芽肿。其中发现 3 种结构：①胆汁淤积 58%，其中 50% 有与 PBC 或原发性硬化性胆管炎（PSC）相似的胆管病变；②坏死性炎症 41%，伴点状坏死和（或）慢性门静脉炎；③血管 20%（伴有血窦扩张和结节性再生增生）。在 58 例慢性胆汁淤积的患者中，有 37 例发现了血管病变。另有 12 例发生急性胆管炎改变，没有导管阻塞的临床证据。纤维化 21 例（门静脉周围 13 例，桥接 2 例，肝硬化 6 例）。

其他学者对结节病的治疗方案进行了回顾[75, 88]。肝肉芽肿的治疗通常只在患者有肉芽肿性肝炎、胆汁淤积性肝病或其他器官受累的全身症状出现时使用[77]。没有证据表明皮质类固醇能在无症状时预防肝病的进展[89]，尽管碱性磷酸酶水平可能下降。肉芽肿可以治愈，不留任何痕迹[80]。Gottlieb 等声明[90]，与无肝病的患者相比，肝脏受累的患者

在服用类固醇后复发的风险要高出 3 倍。熊去氧胆酸可能对患有胆汁淤积型疾病[91, 92] 的患者有益，抗肿瘤坏死因子（TNF）制剂可用于难治性病例[93]。

（二）结核分枝杆菌

肉芽肿是结核累及肝脏的最常见组织学特征，但可能存在广泛的非特异性组织病理学病变[94-96]。大约 20% 的肺结核患者可见到肉芽肿（取决于接受检查的部位），并且几乎普遍存在于那些患有粟粒性肺结核的人身上[95]。孤立的肝脏受累也被报道过[94, 95]。多达 2/3 的获得性免疫缺陷综合征（AIDS）合并感染患者肺外受累，经常累及肝脏（详见"HIV 和艾滋病相关肉芽肿"部分）[97]。

与结核分枝杆菌相关的肉芽肿是由淋巴细胞包围的单个核（上皮样）细胞组成的，含或不含朗格汉斯型（Langhanstype）多核巨细胞（图 40-8）。它们的大小通常为 1～2mm，但高达 12cm 的大结节瘤也被报道过[95]。中央坏死周围包绕巨噬细胞（Caseation）被认为是 TB 肉芽肿的一个特征性表现，存在于 33%～100% 的不同类型的肝活检标本中[95]。干酪样坏死被认为是分枝杆菌大量急性传播的结果，因此在粟粒结核中更常见。它的特点是颗粒状和奶酪状的外观，因此术语称"干酪"（图 40-9A）。巨细胞常存在，抗酸染色阳性率约为 60%（图 40-9B），相反微生物培养通常为阴性[95]。

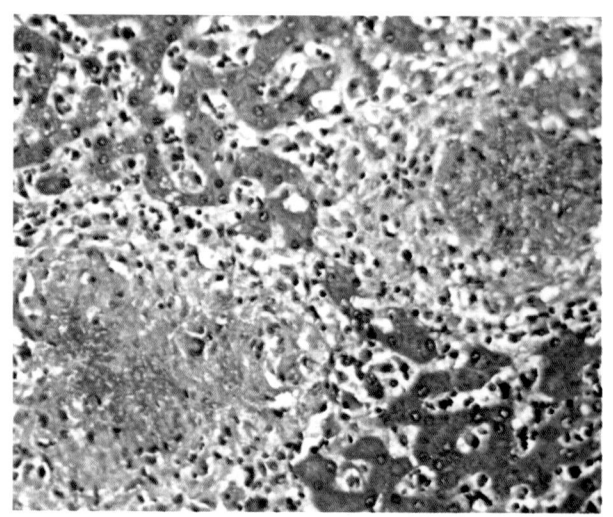

▲ 图 40-8　结核病干酪样坏死肉芽肿。HE 染色，×100（图片由 Dr K.G. Ishak, Armed Forces Institute of Pathology 提供）

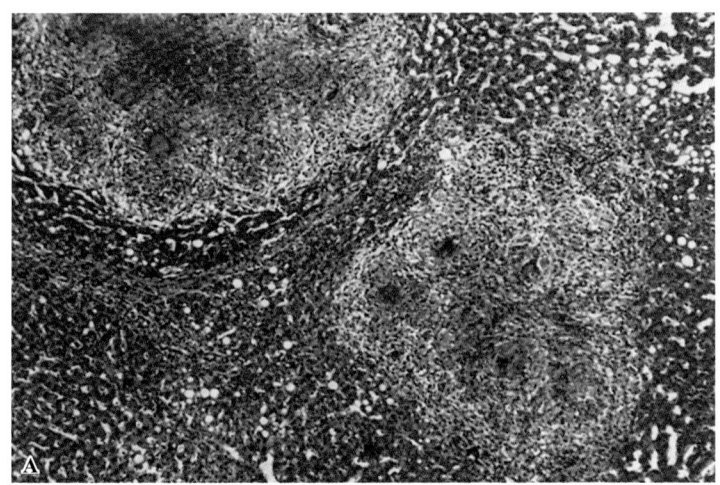
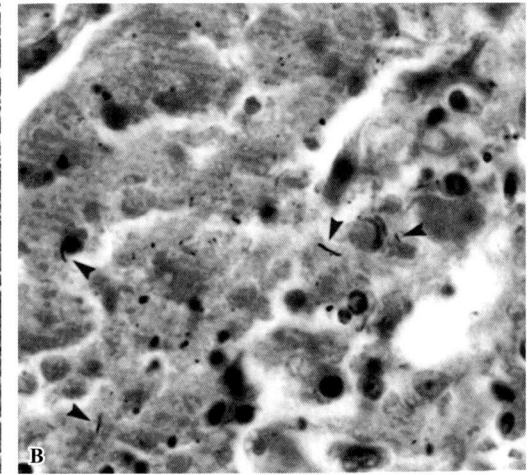

▲ 图40-9　A. 结核分枝杆菌肉芽肿中朗格汉斯多核巨细胞的干酪样坏死。HE 染色，×100；B. 高倍镜显示肉芽肿中的抗酸杆菌（箭头）。Ziehl-Neelson 染色，×1000（图片由 Dr K.G. Ishak，Armed Forces Institute of Pathology 提供）

在大多数患有 TB 肉芽肿的患者中，PCR 检测是有诊断价值的[97, 98]。

肝结核的临床和生化证据是非特异性的[95, 96]。高球蛋白血症多见，血清碱性磷酸酶水平可升高，而氨基转移酶水平在肺部疾病中可保持正常，在轻度结核病中升高[95, 99]。黄疸是不常见的，通常提示应寻找胆道是否梗阻或是否使用肝毒性抗结核药物治疗[95]。Essop 等描述了一种罕见的急性粟粒性结核病[100]，被称为"结核性肝炎"，伴有发热、肝大和脾大，肝肉芽肿发病率很高（96%），83% 为干酪样变。在肺结核中，抗酸染色阳性率通常较低，在粟粒性疾病中较高，但文献报道[95]中的微生物培养阳性率很低。抗结核治疗成功后，肝肉芽肿在几个月内完全消退[100, 101]。

与肾脏和其他实体器官移植相比，结核很少影响肝移植[95, 102]。对 42 例原位肝移植（OLT）后出现肉芽肿的患者进行肝活检，Ferrel 等[103]仅发现 1 名有记录的结核病患者（患病率为 2.4%）。在南非的一个病例组中，发病率为 2.3%[104]。在所有实体器官移植受者中，2005 年只有 18 人（0.9%）患上结核病；在接受原位肝移植治疗的 701 人中，发病率仅 1%[102]。肉芽肿性肝炎的发生被归因于异烟肼和吡嗪酰胺，尽管人们怀疑潜在的结核病是否是在这种情况下发现肉芽肿的原因。一般来说，异烟肼和吡嗪酰胺的肝毒性表现为急性肝细胞损伤，包括暴发性肝衰竭[95, 105]。

肝脏中很少分离出分枝杆菌，除了结核分枝杆菌。已发现堪萨斯分枝杆菌、黏液分枝杆菌和其他非结核分枝杆菌[95]。

据报道，在接受卡介苗免疫治疗的患者中，有 12%～28% 的患者是由卡介苗引起的肉芽肿性肝炎[106, 107]，通常是在最后一次接种几个月后。卡介苗杆菌和超敏反应的作用被认为是其机制。O'Brien 和 Hyslp[108]指出，卡介苗中的生物可能在几个星期到几个月内仍能存活。卡介苗制剂是一种抗原，由于过敏反应而形成肉芽肿[107]。

（三）麻风（麻风分枝杆菌）

肉芽肿在麻风病中很常见，但除高球蛋白血症外，一般不存在肝脏受累的症状和体征[109]。组织学上可见上皮样肉芽肿、结核性肉芽肿和泡沫细胞肉芽肿[110]，前 2 种表明该疾病呈结节状，后一种为麻风病。泡沫细胞由 Kupffer 细胞组成，这些细胞充满了麻风杆菌。麻风杆菌在上皮样肉芽肿中不常见。陈等发现麻风病肝肉芽肿与皮肤受累程度相关[111]。

（四）HIV 和 AIDS 的肉芽肿

50% 的 HIV 感染者存在肝脏肉芽肿，无论是否患有艾滋病[97, 112-115]。超过 50% 的患者只有在肝活检后才能做出微生物诊断，通常引起发热、碱性磷酸酶和 GGT 水平升高[116]。肉芽肿最常见的原因似乎是鸟胞内分枝杆菌复合菌组（Mac），存在于20%～50% 的所有致死的艾滋病患者尸检病例中，在 10%～70% 因怀疑艾滋病肝病而接受肝活检的病例中也存在[97, 117]。肉芽肿一般形态不规则，由泡沫组织细胞组成，缺乏其他细胞，但它们含有大量抗酸杆菌（图 40-10）。肉芽肿在免疫抑制严重的宿主中可能不存在，1982—1986 年 Astagneau 等对巴黎71 名艾滋病患者进行了肝活检和尸检[118]，发现 22例肉芽肿肝炎；50% 的病例与机会性感染相关，其余病因不明。在鸟型分枝杆菌[11] 感染的免疫功能缺陷患者中发现了形态规则的坏死性和非坏死性肉芽肿[119]。

60% 患有肺病的艾滋病患者和 7.5% 的肺外疾病患者发现了结核分枝杆菌，这往往是由于以前的病灶[97, 120]重新被激活造成的。与鸟型分枝杆菌相比，这些肉芽肿在 HIV 感染过程中形成得更好，发生得更早。然而，免疫组化染色的抗酸杆菌较少。与结核分枝杆菌相反，鸟型分枝杆菌通常是原发性感染，典型的是在艾滋病晚期，CD4 计数 < 200/mm³。对多药治疗方案的增强应答与生存率的改善相关。治疗成功后，碱性磷酸酶水平（反映肝脏受累）可能正常[95]。

大量的寄生虫可以引起 HIV 人群中的肉芽肿性疾病。尸检时，在 30% 的病例中观察到肺孢子虫肺炎（PCP）与肺外侵袭。弓形虫病、利什曼病和血吸虫病在这一人群中也有报道，真菌引起的肉芽肿也被发现。

（五）血吸虫病

血吸虫病（曼森裂体吸虫、日本血吸虫、曼氏血吸虫）是通过接触宿主螺携带的寄生幼虫（尾蚴）所感染的淡水而感染的。全世界有数亿人发生感染，主要是在中东、加勒比（波多黎各）、中美洲、非洲和东南亚的热带地区。血吸虫的生命周期已全面报道[121]：成虫可以在寄主中存活长达 35 年，每天产生数百到数千个虫卵。大多数虫卵都能进入门静脉循环并寄生于数个器官，特别是肝脏中。虫卵的寄生导致了 CD4⁺ T 辅助细胞介导的对抗原的肉芽肿反应[122-125]。这会引起慢性肝脏反应，门静脉区的大肉芽肿（肝、脾受累）会被纤维组织所包围，导致非肝硬化门静脉高压（图 40-11）[126]。随着虫卵的死亡，密集的门静脉纤维化可能是感染的唯一组织学残余[18, 127]。

临床上，循环免疫复合物引起的类血清病样病会引起发热、肌肉萎缩、关节炎、咳嗽、腹泻（有时是出血）、嗜酸细胞增多[121, 128]。粪便中可检出虫卵，但酶联免疫吸附试验（ELISA）检测血吸虫抗体更为可靠。门静脉周围纤维化和门静脉高压的腹部影像学检查也有助于做出诊断[32]。

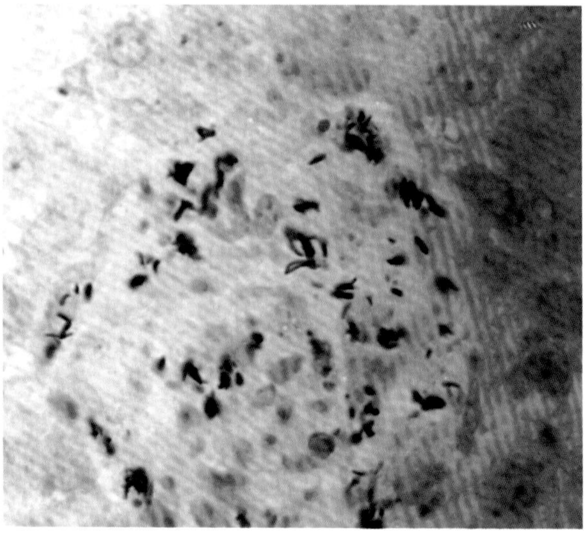

▲ 图 40-10　艾滋病患者形成不良的肉芽肿中的鸟分枝杆菌
在肿胀的组织细胞中可以看到许多抗酸杆菌。HE 染色，×630（图片由 Dr K.G. Ishak，Armed Forces Institute of Pathology 提供）

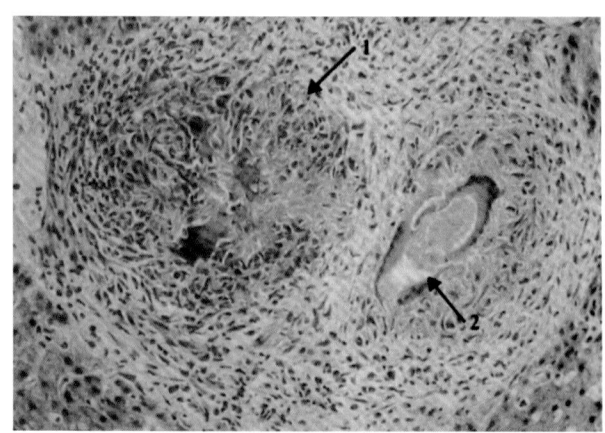
▲ 图 40-11　门静脉高压症患者血吸虫病（曼氏血吸虫）肉芽肿（箭 1），位于阻断肝内门静脉分支的虫卵旁（箭 2）。HE 染色，×400
（图片由 Dr K.G. Ishak，Armed Forces Institute of Pathology 提供）

（六）Q 热

这种全球反刍动物和鸟类中的人畜共患病是由蜱媒传播的贝纳柯克斯体引起的，此病原体是单核细胞和巨噬细胞中的一种特异性细胞内革兰阴性菌，形成孢子样形态[129]。在人类中的急性感染主要是通过吸入来自家畜的被污染的气溶胶和灰尘而发生的。尤其是与产妇接触后，女性的胎盘及其分娩物携带了数以百万计的细菌[130]。Q 热可表现为社区获得性肺炎伴高热、咳嗽、头痛和肌萎缩[130, 131]，也可表现为无肺部症状的发热[130]。高达50% 的患者出现急性肝炎样症状，其中许多患者有高胆红素血症，包括黄疸[132]。肝脏受累也表现为不明原因发热，可偶然发现于 1 例肺炎患者。工业爆发（从气溶胶孢子）已被提及[133]，在美国发生在看羊场[62]和养牛场或屠宰场[134]以外的感染最频繁。慢性疾病可导致心内膜炎、心肌炎、心包炎和慢性疲劳综合征[135]。肝炎一般影响较年轻的患者，而肺炎也可发生在老年人身上[61]。

特征性组织学表现为纤维蛋白环肉芽肿[40]，以前称为"甜甜圈"样肉芽肿[136]（图 40-3）[125]。他们通常在门静脉区，并伴有明显的淋巴增生。Toll 样受体 4 似乎在结合毒性有机物和肉芽肿的发展中起着重要作用[129]。在小鼠中，腹腔感染途径导致肝脏受累，而鼻内途径更多地与肺炎的发生相关[137]。血清学和 PCR 检测可明确诊断，使用多西环素和皮质类固醇治疗有效[61, 138]。此外，还接种了预防性疫苗[61]。

（七）其他传染病因

- 梅毒：继发性梅毒（梅毒螺旋体）中高达50% 的病例侵及肝脏，常伴有肝大，有时伴明显的黄疸。最常见的生化表现是碱性磷酸酶升高，氨基转移酶升高较少。通过合适的染色方法在多达 50% 的受影响的肝脏标本中证实了梅毒螺旋体的存在[139]。抗生素治疗成功后，预计肉芽肿及其他肝脏异常可以消失。在三期梅毒中，可发现单一或多个肝黏液梅毒瘤，可产生分叶（分叶肝）。虽然梅毒瘤比肉芽肿大得多，但治疗后梅毒瘤也可以消退[32]。

- 耶尔森菌小肠结肠炎：肝脏和脾脏弥漫性肉芽肿发生于败血症。12% 的感染波及肝脏，在某些情况下导致慢性肝炎[140]。

- 亨氏巴尔通体感染：感染（猫抓热）是在猫抓伤或咬伤后发生的，通常会导致局部淋巴结炎，尽管不常发生周围性腺病[141, 142]。散的肉芽肿伴中央坏死可合并形成脓肿。它在肝移植患者的不明原因发热中被诊断[143]。Wartin-Starry 银染可在感染早期识别出革兰阴性杆菌。抗原皮肤测试阳性率为 90%，但现在可进行 PCR 测试[144]。

- 内脏利什曼病（杜氏利什曼原虫，黑热病）：是由沙蝇叮咬传播的，引起丘疹或溃疡性皮肤损害，在 2 ～ 6 个月或更长的潜伏期后出现全身症状。表现为间歇性发热、体重减轻、肝脾大，偶有黄疸。网状内皮系统中巨噬细胞对寄生虫的吞噬作用使机体能够在受感染的肝脏、脾脏、骨髓和淋巴结中增殖。诊断的依据是抽吸物中的散光体或从这些组织培养出的原鞭毛体，以及血清学检测[145]。类似于非干酪性肉芽肿的分枝杆菌感染已被报道[146]。

- 内脏幼虫移行症：由犬弓形虫引起，通常会产生含有大量嗜酸性粒细胞的肝肉芽肿。在 Kaplan 等研究的 43 个病例中，来自 AFIP[147]，30% 的患者年龄在 20 岁以下，60% 的无症状患者偶然被发现。发热和（或）腹痛是报道的最常见症状。61% 的病例肉芽肿多发，中央坏死以嗜酸性粒细胞和中性粒细胞为主，常伴有 Charcot-Leyden 晶体。在 23% 的病例中检测到寄生虫的残余物，其他的诊断由免疫组织化学染色和血清学证实。

- 布鲁菌病：从受感染的牛（布鲁菌）、猪（B.suis）、绵羊（B.ovis）和山羊（B.melitensis）获得，通常来自未经巴氏杀菌的牛奶和乳制品。表现为肝脏受累的急性发热疾病[148-152]。黄疸是相当常见的[148, 149]，反复（波动）发热也是如此。上皮样肉芽肿最常见于慢性疾病，小叶比门静脉更常见。典型表现为中央坏死、多形性浸润、相对较少的巨细胞、周围纤维化。诊断可通过血清学、布鲁菌 PCR 阳性[150, 152, 153]、肝组织培养[153] 或血培养[154] 证实。未经治疗通常在 3 ～ 12 个月内自行缓解，尽管抗生素（多西环素和氨基糖苷，含或不含利福平）可能会缩短病程[32, 148, 152]。

- 组织胞浆菌病（组织胞浆菌）：最常见于美国中西部和中部地区，特别是在河谷地区，通常对幼儿的影响大于成人[60]。4% ～ 8.5% 的患者有罕见的良性肉芽肿[60, 155]。他们很少像结核病呈干酪样。临床上，肾上腺功能不全可提供诊断依据[155]。

- 球虫（球虫病）：在美国西南部的沙漠中很可能被发现。与组织胞浆菌病相比，在肝脏中更有可能发现肉芽肿，经常存在嗜酸性粒细胞增多[156]。

（八）慢性病毒性肝炎相关肉芽肿及其治疗

一些报道描述了丙型肝炎感染患者的肉芽肿[157, 158]，尽管其中一些可能与疑似或非疑似结核病的存在[87, 159] 或原发性胆汁性肝硬化有关[160]。正如 Kleiner[3] 所指出的那样，肉芽肿通常不属于急性或慢性丙型肝炎的正常组织病理学谱的一部分。Emile 等[161] 描述了在 10% 的肝硬化肝脏中由于丙型肝炎病毒（HCV）引起的多发性上皮样肉芽肿，而未发现任何其他病因。这些肉芽肿位于肝硬化结节内，而不是门静脉区，这表明它们很可能与病毒感染无关。然而，在这种情况下，小部分肉芽肿没有被发现其他病因[162]。干扰素（IFN）与 HCV 患者的肉芽肿形成有关[157, 163]，尽管确切的发病机制并不确定。

在一小部分慢性乙型肝炎患者中，663 例患者中有 1.5% 已被发现有肉芽肿[163]，尽管原因尚不确定。

据报道，3% ～ 9% 的异体移植发生肝移植后肉芽肿[103]，并可出现原发疾病的复发，如原发性胆汁性肝硬化、结节病等，或移植后使用干扰素治疗 HCV 可能导致疾病新发（框 40-6）[164]。肉芽肿性

胆管炎可见于急性细胞排斥反应或迟发胆管缺失综合征（VBDS）[165]。机会性药物感染，包括结核[95] 和弓形虫也被报道。弓形虫病出现在前 3 个月内，伴发热、肺炎、脑膜炎或脑炎，通常是由于潜在感染的激活引起[166]。

框 40-6　肝移植术后肉芽肿的原因

- 原发病的复发：原发性胆汁性肝硬化、结节病、HCV、HBV
- 干扰素诱发
- 急性细胞排斥反应：肉芽肿性胆管炎
- 慢性胆管排斥反应：胆管缺失综合征
- 移植后机会性感染：巨细胞病毒、结核、真菌、弓形虫病

（九）其他慢性胆汁淤积性肝病的肉芽肿

1. 原发性胆汁性胆管炎

在原发性胆汁性胆管炎的患者中，至少有 25% 发现上皮样肉芽肿，通常发生在疾病的早期阶段[167]。原发性胆汁性胆管炎通常影响中年妇女，她们可能出现亚临床碱性磷酸酶升高或表现为慢性胆汁淤积症的症状，包括瘙痒。在 95% 以上的病例中，该疾病与抗线粒体抗体阳性有关，这有助于鉴别 PBC 和结节病。此外，PBC 还常合并其他自身免疫性疾病，如 sicca 综合征、Sjogren 综合征和普遍性钙沉着症（钙化、雷诺现象、食管功能障碍、硬化和毛细血管扩张）。门静脉区肉芽肿紧邻受损的胆管，并可形成生发中心（图 40-12 和图 40-13）。人们认为它们是免疫介导的胆管损伤的一部分，但是从损伤的胆管释放胆汁酸和磷脂也可能有助于它们的发展[168, 169]。对 PBC 相关肉芽肿免疫发病机制的新见解表明，未成熟髓样树突状细胞在该过程中起重要作用[170]。

位于肝小叶中的肉芽肿是非干酪样的，并且中心基质沉积比在结节病[82] 中通常所见的中心基质沉积少。肉芽肿发病率最高的是在疾病的早期阶段[80, 82]，并且通常具有良好的预后[3, 167]。随着 PBC 的进展，肉芽肿变少[171]。通过其对胆汁淤积症组织学特征的有益影响，熊去氧胆酸治疗也可能与肉芽肿的减少有关[172, 173]。肉芽肿性胆管病变的存在有助于肝移植后 PBC 复发与慢性排斥反应

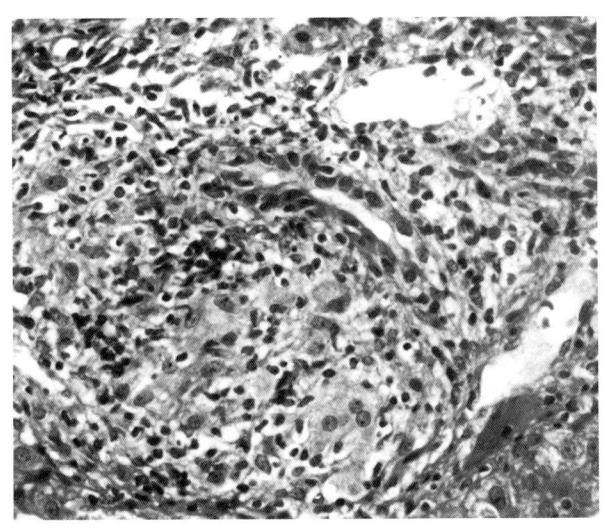

▲ 图 40-12　原发性胆汁性胆管炎中的肉芽肿性胆管炎，HE 染色，×400（图片由 Dr K.G. Ishak, Armed Forces Institute of Pathology 提供）

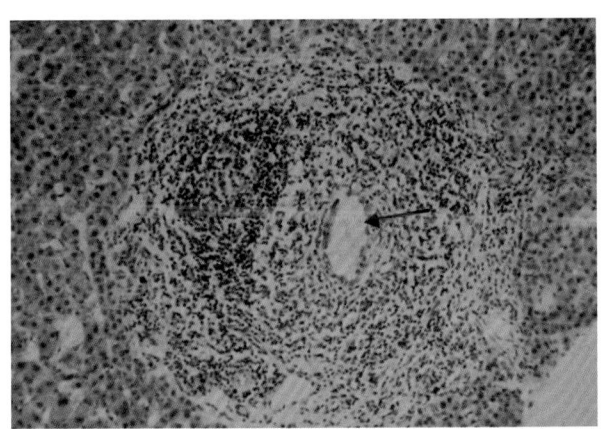

▲ 图 40-13　原发性胆汁性胆管炎伴肉芽肿，位于胆管损伤附近的门静脉扩张区（箭）。HE 染色，×160（图片由 Dr K.G. Ishak, Armed Forces Institute of Pathology 提供）

的诊断与鉴别 [171]。

2. 原发性硬化性胆管炎

原发性硬化性胆管炎中也报道了肉芽肿 [168, 174]。在接受 PSC 肝移植的 100 例患者中，13% 的患者有非干酪样、非坏死性上皮样肉芽肿，有的含巨细胞 [174]。它们存在于门静脉区、瘢痕和肝实质，并存在于疾病的各个阶段，但不存在肉芽肿性胆管炎（与 PBC 不同，肉芽肿是胆管破坏的特征之一）。Ludwig 等 [174] 推测胆汁酸渗漏引起的 PSC 型肉芽肿是肉芽肿周围淋巴细胞浸润的常见表现。

（十）药物性肉芽肿

药物性肉芽肿涉及 50 多种药物（框 40-7），但大多数报道都是个例 [175, 176]。部分药物似乎已被证明可以导致肉芽肿性肝炎，通常部分可引起过敏综合征，如苯丁酮（图 40-14）、磺胺类化合物、别嘌醇（图 40-3B）、吩噻嗪类和青霉素 [41, 175-177]。据报道，药物性肉芽肿在所有原因的肝肉芽肿中占比高达 29% [8]，虽然发病率通常要低很多。在 McMaster 的病例组 [8] 中，列出的大致相关或可能相关的药物主要包括抗高血压、抗风湿、抗惊厥和抗菌药类，包括甲基多巴、肼屈嗪、苯妥英、异烟肼、头孢菌素、青霉素、磺胺、普罗卡因酰胺等。在其他组中，高达 9.5% 的肉芽肿是由许多同一类别的药物 [10, 11, 16, 20, 22] 引起的，其中包括氯丙胺、别嘌醇、苯丁酮、合成青霉素、奎尼丁、卡马西平和吩噻嗪等。

框 40-7	与肉芽肿和肉芽肿反应相关的药物
• 别嘌醇	• 矿物油
• 胺碘酮	• 呋喃妥因
• 阿莫西林	• 诺氟沙星
• 克拉维酸	• 口服避孕药
• 阿普林丁	• 苯唑西林
• 阿替洛尔	• 氧化苯丁酮
• 巴曲洛芬	• 罂粟碱
• 卡马西平	• 青霉素
• 氯丙嗪	• 单苯丁唑酮
• 氯丙胺	• 苯丙羟基香豆素
• 氨苯砜	• 苯妥英钠
• 地西泮	• 普鲁卡因胺
• 双氯西林	• 丙卡巴肼
• 地尔硫草	• 盐酸普鲁卡因胺
• 丙吡胺	• 吡嗪酰胺
• 格列苯脲	• 氯喹
• 金盐	• 奎尼丁
• 绿汁	• 奎宁
• 氟烷	• 雷尼替丁
• 肼屈嗪	• 罗格列酮
• 干扰素 α	• 散利痛
• 异烟肼	• 绿唇贻贝浸膏
• 甲硝唑	• 磺胺及其他磺胺类药物
• 氨基水杨酸	• 柳氮磺吡啶
• 甲基咪唑	• 四硼酸盐（心房）
• 甲氨蝶呤	• 四氢氨基吖啶（他克林）
• 甲基多巴	• 甲苯磺丁脲

引自参考文献 [16, 48, 63, 175, 176, 178]

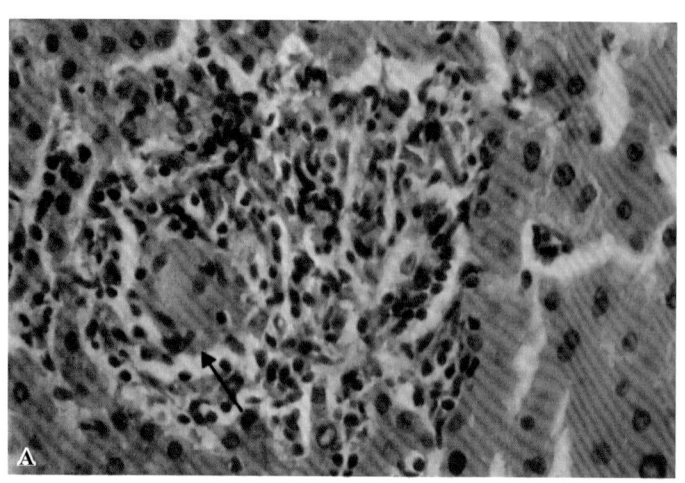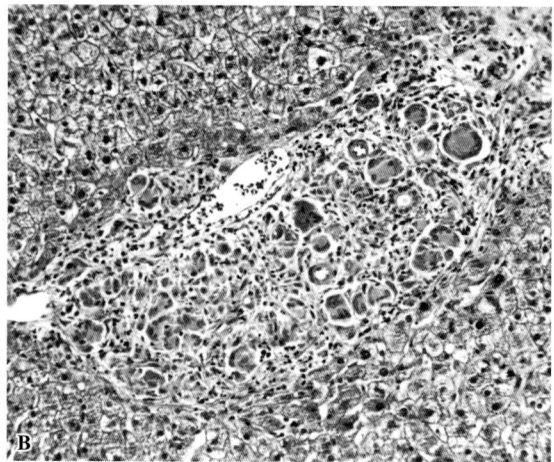

▲ 图 40-14　与对苯丁酮的急性过敏反应有关的肉芽肿

A. 可见大小和时间相似的表皮样肉芽肿。HE 染色，×100；B. 包含多个多核巨细胞的上皮样肉芽肿。HE 染色，×150（图片由 Dr K.G. Ishak，Armed Forces Institute of Pathology 提供）

药物性肉芽肿最常见的临床表现是急性发热，伴或不伴皮疹和周围嗜酸性粒细胞增多，其次是黄疸和肝功能异常[8]。McMaster 和 Hennigar 描述了 1~16 周的潜伏期[8]，这与其他药物超敏反应的时限一致[176]。药物因素引起的肉芽肿的组织学特征包括肉芽肿新旧程度一致，以及存在嗜酸性粒细胞、凋亡小体、急性胆管炎和（或）血管炎[3, 48]。相反，在结节病或结核病的组织中无嗜酸性粒细胞。治疗结束后，患者预后良好，恢复良好，呈无后遗症的愈合[8, 48]。表 40-5 给出了药物性肉芽肿的组织病理学线索。在美国药物性肝炎网络登记的 249 名接受肝活检的患者中，19% 的病例出现了脂肪肉芽肿（以混合或胆汁淤积性肝损伤为主），肉芽肿占全部病例的 62%。虽然没有列出单独的药物原因，但表现为微小肉芽肿或上皮样肉芽肿（或嗜酸性粒细胞）的病例与那些没有这些特征的病例相比，损伤较轻，预后更好[178]。

（十一）与金属和矿物有关的肉芽肿

铍中毒不常波及肝脏，因为慢性病主要表现为肺肉芽肿病伴呼吸困难和咳嗽[179]。在有铍的职业接触史，如陶瓷和合金制造者及原子能工作者中，应当考虑此病。铍中毒导致的肉芽肿可能含有 Schaumann 小体和星状小体，它们是分泌上皮样细胞活化的最终产物[4]，可与结节病[180]混淆。可以通过组织中铍的检测确诊。

表 40-5　导致药物性肉芽肿的组织病理学线索

特点	引起肉芽肿的药物
伴胆汁淤积性肝炎	PBZ、奎尼丁、别嘌醇
伴随胆管炎	CPZ、甲基多巴、别嘌醇
伴随血管炎	PCN、磺胺类药、DPH、别嘌醇、格列本脲
纤维环肉芽肿	别嘌醇

CPZ. 氯丙嗪；DPH. 苯妥英钠；PBZ. 保泰松；PCN. 青霉素
改编自参考文献 [3]

滑石粉微晶体在静脉注射吸毒者中很常见，他们中许多人用滑石粉"切割"他们的海洛因。它们存在于肥大的门静脉巨噬细胞中，但一般不会发展成形态良好的肉芽肿[181]，与二氧化硅不同，二氧化硅形成异物型巨细胞，含有双折射晶体[182]。然而，肝脏中存在滑石粉可能是静脉注射吸毒者慢性丙型肝炎病因的重要线索[183]。

在血液透析患者中，折射硅酮颗粒（经 X 线能量色散光谱证实）与结节样肉芽肿（有些伴有巨细胞）有关，硅酮的溶解（剥落）源于管路损伤[184]。2 名患者的肝脏相关酶学指标异常持续 4 年以上[185]。

长期血液透析的患者可发生多发性肉芽肿[186]，肝、脾和淋巴结中的巨噬细胞细胞质中可发现铝。

（十二）与恶性肿瘤和免疫缺陷状态相关的肉芽肿

霍奇金病、淋巴瘤和某些血源性恶性肿瘤（如毛细胞白血病）与肉芽肿有关。大约 10% 的霍奇金病患者可见到肉芽肿（图 40–15）[187, 188]，在 31% 的毛细胞白血病患者[189] 中可以看到。肝脏肉芽肿可先于霍奇金病或淋巴瘤的诊断[190]，并且可能与结节病诊断混淆[4]。罕见的是，与霍奇金病相关的肉芽肿是干酪样的[191]。肉芽肿的存在不像早期报道[192] 的那样具有任何临床表现。类淋巴瘤可能与肝肉芽肿有关，包括 Kikuchi 淋巴结炎[193]。

常见的变异型免疫缺陷与肝脏和脾脏中非干酪样肉芽肿有关[194]。慢性肉芽肿病[195] 可能出现在成人和儿童[196]。在欧洲组[197] 中，429 名患者中，近 1/3 的患者发现了肝脏受累。

（十三）各种原因

空肠回肠旁路术。肉芽肿是包括脂肪性肝炎在内的几种肝脏病变之一，在空肠回肠旁路手术治疗肥胖患者中可见；24% 的患者接受空肠手术。Banner 等报道的 25 例接受空肠旁路术的患者中 24% 出现肉芽肿[198]。疾病在手术后 3 个月～4 年内进展，比手术前肥胖患者肉芽肿的发生率（4%）更常见，它们的确切病因尚不清楚。

类风湿关节炎是引起肝脏肉芽肿的罕见原因[199]，其他风湿性疾病也是如此。

（十四）特发性肉芽肿性肝炎和不明原因发热

74% 的早期肝脏肉芽肿没有明确诊断[31]。其中许多患者有不明原因发热（表 40–6）或其他全身症状或过敏症状，并定义为"肉芽肿性肝炎"[29]。在此类患者中发现了结节病[200, 201]，和一些其他的传染病[201-203]，但是许多病因没有明确[22, 30]。Aderka 等[202] 发现某些临床指标可以鉴别特发性肉芽肿和继发于淋巴瘤和其他恶性肿瘤的肉芽肿，即脾小、肝小（低于肋缘 4cm）、酸性粒细胞较少（＜4%）、发热时间＜4 周。肝念珠菌病可出现肉芽肿，尤其是在伴有发热和碱性磷酸酶升高的恶性血液病患者中[204]。在 Cunningham 和他的同事的病例[9] 中，31% 的肉芽肿最初被认为是特发性的，后来通过更深入的研究被认为有特定病因。德国 Drebber 等在其研究中报道的 1/3 以上肉芽肿的病因仍不清楚[22]。Schlegel[65] 报道了一位患有肝肉芽肿的医护人员所说的"人为"肉芽肿性肝炎，白细胞减少是由于私自服用奎宁引起的。

八、肝肉芽肿和肉芽肿性肝炎的治疗

一般原则

偶然发现的肉芽肿通常是无症状的，但应筛

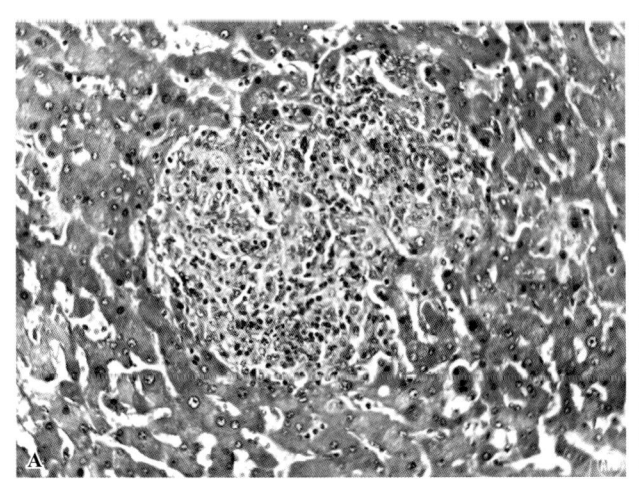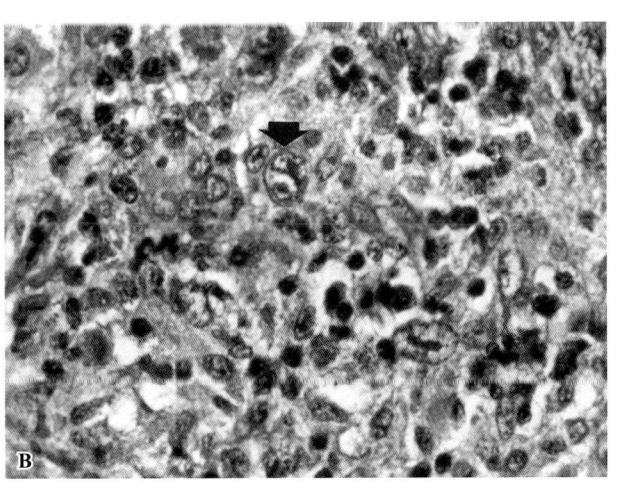

▲ 图 40–15 霍奇金病肉芽肿
A. 局灶性肉芽肿浸润。HE 染色，×180；B. 高倍镜下显示一个多形性浸润的 R-S 细胞（箭）。HE 染色，×750
图片由 Dr K.G. Ishak，Armed Forces Institute of Pathology 提供

表 40-6 肝脏肉芽肿是引起不明原因发热（FUO）的原因之一

病例数	诊断	参考文献
60	结节病 47%，肺结核 25%，特发性 17%	Terplan 1971[204]
25	36%"阳性"诊断	Bruguera 等 1981[201]
15	结节病 100%	Israel 等 1984[200]
20	特发性 100%	Telenti 和 Hermans 1989[30]
23	特发性 74%（41% 自然消退），26% 特异性诊断（Q 热、肺结核、组织胞浆菌病）	Zoutman 等 1991[31]

查肉芽肿最常见的病因（框 40-2、表 40-2 和表 40-5）。如果没有累及肝脏，他们可能不需要治疗。有肉芽肿性肝炎的患者，包括那些有不明原因发热和其他系统症状的人，如果被发现，因特定原因可以接受治疗。皮质类固醇的经验性治疗对特发性肝肉芽肿可能有效[5, 29-31]。

Zoutman 等报道了 23 例出现不明原因发热的病例[31]。74% 被认为是特发性疾病，41% 的患者可自愈，其余 59% 接受皮质类固醇或消炎止痛治疗，18% 短期治疗，41% 长期治疗（平均 33 个月）。经过 5 年的随访，所有的人一直健康存活着。Telenti 和 Hermans[30] 报道了类似的长期接受激素治疗 10 年后预后良好，没有进展或通过其他未被发现的传染过程传播。

在结节病中，糖皮质激素通常是在有肝外结节病的证据时给予的，因为大多数专家认为，除非有单独的肝损害、严重胆汁淤积[75, 76] 或门静脉高压[88] 的证据，否则不需要治疗。甲氨蝶呤与熊去氧胆酸[75] 一样，已被用于这种疾病[205]，尤其是可能与 PBC[78] 重叠的胆汁淤积型肝病。肝移植已经被用于部分终末期慢性胆汁淤积性结节病患者的治疗[70]。

在其他地方针对肝脏肉芽肿的特定病因使用特定抗生素治疗或其他治疗方案进行了回顾性分析（表 40-4[32] 和第 39 章）。在某些情况下，提供了结核病的经验性治疗[205]。药物引起的肉芽肿通常会在药物停用后自行缓解。

在有症状的特发性肉芽肿性肝炎（如与 FUO 相关的病例）中，皮质类固醇一直是治疗的中流砥柱[30]。Longstreth 和 Bender[206] 描述了使用环磷酰

胺作为一种替代类固醇的维持剂，以防止特发性肝肉芽肿的复发。Knox 等认为，甲氨蝶呤对 7 例发热和厌食症患者有效[205]。非甾体类抗炎药可应用于坏死性肉芽肿性炎症[207]。

九、结论

肝肉芽肿在各种感染性、慢性胆汁淤积性、炎症性、超敏性、药物性和肿瘤性疾病中并不少见。在常规肝活检和手术标本中 1%～6% 可能出现肝肉芽肿，但在怀疑局限性肉芽肿或全身性肉芽肿的患者中，肝肉芽肿的比例要高得多。所有性别和年龄都可能出现肝肉芽肿。包括数十种药物在内的可能的病因仍在发现中，虽然某些原因仍然占主导地位，即结节病、肺结核、血吸虫病、PBC 和某些药物（尤其是那些依赖超敏反应机制的药物），通常与患者所处的地理位置有关。较不常见的病因仍然诊断困难，但随着血清学和其他基于聚合酶链反应（PCR）的检测系统的问世，该病的检出率越来越高。肝肉芽肿可能是几种感染的唯一的组织病理学依据，如肺结核和 Q 热等。一旦发现，就必须进一步确定诊断评估的范围，并最终确定需要何种治疗。高达 1/3 的肉芽肿的病因仍然不明（特发性），其中一些与不明原因的发热和其他症状（包括关节炎和皮疹）有关，被定义为"肉芽肿性肝炎"。这些病例可以说是最具挑战性的，通常依赖于经验治疗方法。未来，临床和组织病理学诊断方法的进展将有助于确定即使是最疑难的肝肉芽肿的病因。

拓 展 阅 读

Collins MH, Jiang B, Croffie JM, Chong SK, Lee CH. Hepatic granulomas in children. A clinicopathologic analysis of 23 cases including polymerase chain reaction for histoplasma. *Am J Surg Pathol* 1996;20:332–8.

One of the largest reviews of granulomas in a pediatric population. In comparison to adults where the most common causes are sarcoidosis, tuberculosis, drugs, neoplasms, and chronic cholestatic liver diseases, in this series histoplasmosis accounted for 65% of granulomas with an identifiable etiology. The authors emphasize the usefulness of PCR-based testing to improve diagnostic accuracy.

Denk H, Scheuer PJ, Baptista A, et al. Guidelines for the diagnosis and interpretation of hepatic granulomas. *Histopathology* 1994;25:209–18.

A preeminent group of hepatopathologists define four diagnostic groups based on the pathologic, clinical, historical, and serologic findings in patients found to have granulomas in the liver.

Devaney K, Goodman ZD, Epstein MS, Zimmerman HJ, Ishak KG. Hepatic sarcoidosis. Clinicopathologic features of 100 patients. *Am J Surg Pathol* 1993;17:1272–80.

One of the largest series of hepatic granulomas due to sarcoidosis from the experts at the Armed Forces Institute of Pathology. They describe three main categories of hepatic sarcoidosis based on biochemical and histologic features: cholestatic in 58% (often with bile duct injury and ductopenia similar to PBC), necroinflammatory in 41%, and those with associated vascular changes of sinusoidal dilatation or nodular regenerative hyperplasia in 20%.

Drebber U, Kasper HU, Ratering J, et al. Hepatic granulomas: histological and molecular pathological approach to differential diagnosis – a study of 442 cases. *Liver Int* 2008;28:828–34.

In a large series of patients with granulomas, the cause was unknown in more than one third despite using all available serologic and histologic approaches to the diagnosis.

Egen JG, Rothfuchs AG, Feng CG, et al. Macrophage and T cell dynamics during the development and disintegration of mycobacterial granulomas. *Immunity* 2008;28:271–84.

Elegant studies in BCG-induced granulomas demonstrate the dynamic movement of T cells in and around macrophages.

Ishak KG, Zimmerman HJ. Drug-induced and toxic granulomatous hepatitis. *Baillieres Clin Gastroenterol* 1988;2:463–80.

The most comprehensive review of drugs and chemical toxins associated with hepatic granulomas from two of the leading experts in the fields of drug induced hepatotoxicity and hepatopathology, emphasizing the role of liver biopsy in this setting. Histologic lesions that suggested a drug etiology included associated tissue eosinophilia, acute cholangitis, and the uniform age of the granulomas. Special stains and other histopathologic analyses may also play an important role in helping to confirm the diagnosis and assigning causality to a drug.

James DG. A clinicopathological classification of granulomatous disorders. *Postgrad Med J* 2000;76:457–65.

An excellent review of the pathophysiology and immunology of granuloma formation. The author describes the interplay of the invading organism, drug, chemical, or other irritants and the cytokines and other biologic mediators involved in the transformation of macrophages to epithelioid cells that comprise a majority of granulomas. An overview of many infectious, chemical, and other causes of granulomas is provided.

Kleiner DE. Granulomas in the liver. *Semin Diagn Pathol* 2006;23:161–9.

A comprehensive review of the histopathology of granulomas, including pathologic clues to their various etiologies.

Kleiner DE, Chalasani NP, Lee WM, et al. Hepatic histological findings in suspected drug-induced liver injury: systematic evaluation and clinical associations. *Hepatology* 2014;59(2):661–70.

A review of the various histological changes found in 249 patients undergoing liver biopsy in the US Drug-Induced Liver Injury Network registry. Granulomas were found in 62% of cases overall and lipogranulomas in 19%; microgranulomas were more commonly seen than epithelioid granulomas. The presence of granulomas (and eosinophilia) was associated with a milder clinical course.

Lamps LW. Hepatic granulomas. A review with emphasis on infectious causes. *Arch Pathol Lab Med* 2015;139:867–75.

An excellent review of the various infectious and common noninfectious causes of hepatic granulomas emphasizing the key clinicopathological features to assist their diagnosis.

Raoult D, Tissot-Dupont H, Foncault C, et al. Q fever 1985–1998. Clinical and epidemiologic features of 1,383 infections. *Medicine (Baltimore)* 2000;79:109–23.

A comprehensive review of Q fever from France. This organism (Coxiella burnetii) is responsible for a characteristic fibrin-ring type of granuloma. Acute hepatitis was the most common clinical presentation, seen in 40% of cases, often associated with Q fever pneumonitis. The authors describe a number of patient host factors that appear to dictate the clinical expressions of the disease.

Taylor TH, Ibrahim D, Lewis JH. Tuberculosis of the liver, biliary tract and pancreas. In: Schlossberg D, ed. *Tuberculosis and Nontuberculous Mycobacterial Infections*, 6th edn. Washington, DC: ASM Press, 2011:372–408.

A comprehensive review of tuberculous infections of the liver and the spectrum of granulomatous disease they produce. Hepatic granulomas are found most often in miliary TB and less often in pulmonary and extrapulmonary disease. Caseating necrosis is seen most commonly in association with the acute disseminating infections of miliary TB. The yield of special stains and culture remains low, but PCR-based tests of TB have improved diagnostic yields.

Wanless IR, Geddie WR. Mineral oil lipogranulomata in liver and spleen. A study of 465 autopsies. *Arch Pathol Lab Med* 1985;109:283–6.

Lipogranulomas are less common than epithelioid granulomas, but were found in 18% of livers examined in this large series. The authors describe the clinicohistologic features of lipogranulomas, which are generally clinically silent. They appear most often in older adults, particularly men, and are associated with the ingestion of mineral oil in most instances.

Zoutman DE, Ralph ED, Frei JV. Granulomatous hepatitis and fever of unknown origin. An 11-year experience of 23 cases with three years' follow-up. *J Clin Gastroenterol* 1993;17:89.

One of the largest series that helps to define the natural history of idiopathic granulomatous hepatitis associated with FUO. The authors were able to identify a specific diagnosis in only 26% of their patients. Among the cases without a precise etiology, 41% eventually resolved spontaneously, 18% resolved after short-term treatment with corticosteroids and anti-inflammatory drugs, while the remaining 41% required long-term corticosteroid therapy to maintain clinical remission and prevention of fever over nearly 6 years of follow-up.

第十一篇

肝移植相关因素
Elements of Liver Transplantation

Schiff's Diseases of the Liver
（12th Edition）

SCHIFF 肝脏病学
（原书第 12 版）

第 41 章　肝脏移植受者与手术时机的选择

Selection of Candidates and Timing of Liver Transplantation

Meaghan Phipps　Alyson N. Fox　Robert S. Brown Jr.　著

徐　泱　高博文　译

要　点

- 当慢性肝病患者发展出并发症，或在一些由肝源性疾病引起全身系统性疾病的少见情况下，为患者考虑行肝移植评估是恰当的。
- 考虑到进行肝脏移植潜在的致残率和死亡率，以及供肝数量有限，仅仅在不进行移植术将导致患者更差的生活质量及更高的死亡率的情况下才可以考虑移植。
- 对于大多数罹患慢性肝脏疾病的患者，由终末期肝病模型（MELD）评分评估的疾病严重程度和死亡率风险可有助于决定患者行移植术的先后次序。但在一些疾病的患者中，MELD 评分不能准确反映其疾病相关死亡率，包括急性肝衰竭、原发性肝脏恶性肿瘤、复发性胆管炎、肝源性肺病和肝源性代谢性疾病。这些患者应当额外赋分，以便更准确地反映他们的死亡风险并适当地分配供体器官。
- 选择移植的最佳时机，对于移植学界仍然是一个持续的挑战，特别是受限于供体器官的短缺。有几种方法可以增加供体来源，包括使用扩展版标准的供体（ECD）器官和活体器官捐赠。活体肝移植是一种有效且仍未获得充分利用的方法。通过该方法，患者可以获得更多的供体器官并且可以在病程中尽早地进行移植。

一、背景

尽管首例人类肝脏移植手术是在 20 世纪 60 年代进行的，但直到 1983 年肝移植才被视为终末期肝病的一种治疗选择[1]。此后，肝移植领域不断发展，特别是外科学的进步提高了手术技术，以及免疫抑制方案的发展，使得患者的术后管理趋于完善[2]。

对于患有慢性肝病、原发性肝脏恶性肿瘤、急性肝衰竭或原发病为肝病所致的其他全身性疾病的患者可进行肝移植。在美国，肝移植的主要适应证是慢性丙型肝炎，尽管非酒精性脂肪性肝病（NAFLD）的患病率持续增加，并也已成为移植的适应证，但第 2 位的适应证仍然是酒精性肝病[3]（框 41-1）。

2014 年，在美国进行了 6729 例成人肝脏移植手术，其中 6449 例为死亡供体移植，280 例为活体供体移植。与 2013 年相比，分别增加了 4% 和 11%，并且在数量上增加了 257 例。与此同时，虽然手术的绝对数量有所增加，但进入移植等待名单的患者的绝对数量也增加了 144 个。

虽然有更多患者进入了移植名单中，但在等待器官的过程中死亡或由于病情过重而被除名的患者数量更多，这可能反映出等待名单中病情更加危急，或者终末期肝病模型（MELD）评分更高的患者比例增加。由于完成的移植手术数量、等待名单中被除名或死亡的人数均有增加，2014 年底移植等候名单上的患者总数为 14 462，比 2013 年底减少了 404 例[4]。

和肝功能降低，患者出现腹水、胃肠道出血、肝性脑病和黄疸，这些症状可以认为是疾病进展至失代偿状态的临床标志[6]（框 41-2）。

框 41-1　肝脏移植的适应证[70]

- 病毒性肝病
  - 乙型肝炎
  - 丙型肝炎
- 自身免疫性肝病
- 酒精相关的肝病
- 遗传 / 代谢性肝病
  - α_1- 抗胰蛋白酶缺乏症
  - 氨基酸缺陷
  - 淀粉样变
  - 遗传性 / 新生儿血色素沉着症
  - 高草酸尿症
  - 非酒精性脂肪肝病
  - IV 型糖原贮积病
  - 酪氨酸血症
  - 尿素循环缺陷
  - Wilson 病
- 胆汁淤积性肝病
  - Alagille 综合征
  - 胆管损失
  - 胆道闭锁
  - 囊性纤维化
  - 原发性胆汁性肝硬化
  - 原发性硬化性胆管炎
  - 进行性家族性肝内胆汁淤积
- 恶性肿瘤
  - 胆管癌
  - 上皮样血管内皮瘤
  - 纤维板层癌
  - 肝母细胞瘤
  - 肝细胞癌
  - 转移性神经内分泌肿瘤
- 多囊肝
- Budd-Chiari 综合征
- 暴发性肝衰竭

框 41-2　门静脉高压的并发症

- 血管
  - 门静脉血栓形成
  - 静脉曲张出血
- 神经
  - 门体性脑病
- 肺
  - 肝肺综合征
  - 肺动脉高压
  - 胸部积液
- 心脏
  - 心肌病
- 肾
  - 腹水
  - 水肿
  - 低钠血症
  - 肝肾综合征
- 肌肉骨骼
  - 消耗
  - 少肌症
- 血液
  - 脾大
  - 血小板减少
  - 白细胞减少症
  - 贫血

在肝硬化病情从代偿进展到失代偿的连续过程中，患者的发病率和死亡率增加，更加迫切需要进行肝脏移植[7]。因此，如何确定这些患者中谁最需要肝移植，以及为谁进行移植产生的益处最大，对于照顾终末期肝病患者的医师而言是至关重要的。

当患者出现慢性肝病的后遗症如门静脉高压症或肝细胞癌时，应当考虑行移植评估。对于肝脏没有衰竭但已经引起其他全身性疾病的一些罕见情况，也应考虑移植。这一原则同时承认同种异体移植供肝是一种稀缺资源，意味着移植应该保留给那些被认为必须行移植手术，否则生活质量差、死亡率高的患者。潜在受者如果行移植术，预期生存情况应当好于不行移植。

二、肝脏移植的适应证

随着时间的推移，任何病因引起的慢性肝损伤都可能导致肝硬化、门静脉高压症和肝细胞功能障碍，从而引起肝功能下降[5]。对于肝硬化患者，病情从"代偿"到"失代偿"是一个连续的过程，但可以从前者迅速转变为后者。随着门静脉压力增加

三、肝移植评估

肝移植评估的目标是确定哪些患者将从移植中获益最多，并进一步确定哪些风险因素可能会影响移植结果，甚至是该过程的潜在禁忌证。评估涉及全面的医疗和心理社会筛查（框 41-3）。一旦患者完成必要的测试，由移植肝病学家、外科医师、精神病学家和社会工作者组成的多学科移植委员会将共同来确定谁最适合移植。在美国，如果认为患者是移植的合适受者，他们就可进入器官共享联合网络（UNOS）的等候名单中。

（一）评估疾病的严重程度：预后模型

因为疾病的严重程度与肝移植的预后和紧急性有关，医师需要一种既有效又可重复的工具，用于评估患者的疾病严重程度。Child–Turcotte–Pugh（CTP）评分和 MELD 评分是帮助医师根据疾病严重程度对终末期肝病患者进行分层的 2 个主要评分体系。虽然这 2 个体系已成为我们根据疾病严重程度对患者进行分层的标准工具，但它们最初是用于门静脉高压手术或其他疗法的预后评估的[8, 9]。

当患者出现不受控制的食管静脉曲张破裂出血，可为其进行控制静脉曲张出血的紧急手术，而 CTP 评分在制订之初是一种为这些患者预测死亡风险的方法（表 41-1）。CTP 评分由血清学标志物和临床表现组成，分别包括了血清胆红素、白蛋白和凝血酶原时间（PT），以及是否存在肝性脑病和腹水。每个项目根据实际情况赋 1、2、3 分，患者即可被划分为 Child A（5～6 分）、Child B（7～9 分）以及 Child C（10～15 分）三级，较高的 CTP 评分确实意味着患者的生存率较差[10]（表 41-1）。

在 2002 年以前，基于如下 3 个方面评估尸体供肝的接受者：由 CTP 分级（B 或 C）表示的疾病严重程度、住院状况［家庭、住院或重症监护病房（ICU）］、等待时间。患者移植的优先权主要取决于他／她的等待时间；因此，患有失代偿性疾病较少的患者通常会得到器官，因为他们已经名单中等待了更长的时间[11]。此外，CTP 评分体系中的腹水和肝性脑病使其偏向于主观性评估，在医疗中心之间缺乏可重复性。因此移植学界认为，肝移植患

框 41-3　肝移植的诊断性评估

- 实验室评估
  - 基本代谢背景
  - 用抗体筛选血型
  - CMV
  - 凝血检查
  - 全血细胞计数
  - EBV
  - 肝炎的血清学检查
  - 艾滋病检查
  - 肝功能检查
  - 自身免疫，遗传和代谢性肝病的标志物
  - RPR
  - 甲状腺功能检查
- 放射学评估
  - 腹部多普勒超声
  - 骨密度扫描
  - 腹部对比增强成像
  - 胸部 CT 扫描（如果是 HCC）
  - 核素骨扫描（如果是 HCC）
- 心脏评估
  - 心脏会诊
  - 冠状动脉导管插入术（如果压力测试异常或心脏病高风险）
  - 超声心动图（用激动盐水注射评估肺内分流）
  - 心电图（EKG）
  - 核素压力测试（如果年龄 > 45 或存在心脏危险因素）
  - 右心导管检查（如果在非侵入性检查中肺循环压升高）
- 肺部评估
  - 胸部 X 线检查
  - PPD 测试
  - 肺科会诊
  - 肺功能检查
  - 室内空气下的动脉血气
  - 如有肺内分流的证据则需分流分数评估
- 神经系统
  - 年龄 > 60 岁者行颈动脉多普勒超声检查
  - 如存在神经系统病史，则需神经影像学检查和神经科会诊
- 相应年龄的癌症筛查
  - 结肠镜检查
  - 乳房 X 射线检查
  - 子宫颈抹片检查
  - PSA

CMV. 巨细胞病毒；CT. 计算机断层扫描；EBV.Epstein–Barr 病毒；HCC. 肝细胞癌；PPD. 纯化蛋白衍生物；PSA. 前列腺特异性抗原；RPR. 快速血浆反应素

者的准入体系应该更多地考虑疾病的严重程度，而且需要一种更加客观的、可重复的疾病严重程度指数[12]。

表 41-1　Child–Turcotte–Pugh 评分系统

	1分	2分	3分
脑病	无	轻度	重度
腹水	无	少量	中量
胆红素（mg/dl）	< 2.0	2~3	> 3.0
白蛋白（g/dl）	> 3.5	2.8~3.5	< 2.8
PT 超过正常值（s）	1~4	5~6	> 6

CTP 分级	得　分
A	5~6
B	7~9
C	10~15

于是出现了另一种评分方法，该评分根据疾病严重程度对患者更客观地分级，从而成了评估疾病严重程度时的更好指标。在数学上 Malinchoc 等提出 MELD 评分，针对门静脉高压并发症后接受了经颈静脉肝内门体分流术（TIPS）的患者预测其死亡风险，该评分既无须考虑潜在的慢性肝病如何，也不采用 CTP 评分的主观变量[12]。MELD 评分包含 3 种肝功能血清学标志物，即血清胆红素、国际标准化比值（INR）和肌酐。现已有多项研究证实了 MELD 评分是评估终末期肝病患者 90d 死亡率的客观工具[13, 14]，而且自从 2002 年被 UNOS 采用以来一直是评估器官移植的首选评分系统[15]。

通过将肝移植的需要与肝病死亡风险直接关联，MELD 评分为肝移植候选者的分级提供了客观且易于应用的标准。分数最高的患者可以优先考虑获得器官分配，而不是那些等待时间长但病情较轻的患者。最近，还采用了一种专门针对低钠血症患者的 MELD 评分的修改版 "MELD-Na"，由于患有难治性腹水或严重的门静脉高压症，他们的发病率和死亡率很高，因此该亚组往往因其计算的 MELD 评分不高而得不到充分服务。将血清钠加入方程已被证实可作为低钠血症患者的更好预后指标[16]。

（二）评估疾病的严重程度：特殊人群和特殊病情下的考量

尽管转向更客观的评分系统已作为患者优先进行器官分配的手段，但基于 MELD 的系统仍然存在缺陷。大部分有移植适应证的患者都患有肝脏疾病并发症，因此胆红素、INR 或血清肌酐不能反映其疾病相关死亡率，其中包括急性肝衰竭、原发性肝脏恶性肿瘤、复发性胆管炎、肝脏驱动的肺病和源自肝脏的代谢性疾病的患者。

1. 肺部综合征

肝肺综合征（HPS）和门静脉性肺动脉高压（PoPH）是慢性肝病的 2 种肺部表现，可显著影响死亡率。HPS 是由于肺内血管扩张（IVPD）引起肺动静脉分流而导致的低氧血症[17]。IVPD 很常见，已经有一些研究显示，在接受移植评估的患者中超声心动图可见 IVPD 的情况高达 50%~60%[18]。存在分流相关低氧血症的患者可以从肝移植中获益，当 PaO_2 低于 60mmHg 时，可能有资格获得 MELD 破例。在经过慎重挑选出的 HPS 患者中，移植后生存率是可以接受的，而且可能与没有 HPS 的患者相似[19]。

PoPH 定义为在确定已知门静脉高压症的前提下，经右心插入导管测量得到的肺动脉高压（PAH），PoPH 被认为由包括血管损伤、剪切应力和血管活性介质在内的多种因素促成[20]。与 HPS 相似，具有 PoPH 的肝硬化患者的预后比空白对照组更差。PoPH 的严重程度与肝功能障碍程度无关[21]，MELD 评分可能同样低估患者病情，因此这些患者也可根据具体情况考虑进行 MELD 额外赋分。

2. 肝细胞癌

肝细胞癌（HCC）代表了另一个疾病单元，其特点是具有高死亡风险，但不一定引起可以体现在更高 MELD 分值的合成功能障碍。接受肝移植的 HCC 患者的短期和长期生存率都很好。Mazzaferro 等的研究表明，在符合米兰标准的患者中（单个病灶直径＜ 5cm 或病灶数量不超过 3 个，且其中最大的病灶直径＜ 3cm），移植后 4 年生存率为 75%，无复发生存率为 83%[22]。这些指标与非恶性适应证的移植受者相似[23]，并且优于手术切除[24]。也有研究人员的结果表明，有一些患者的肿瘤负荷超过了米兰标准，但移植后的复发情况依然良好[25]。

对于不伴有晚期门静脉高压的原发性肝癌患者，MELD 评分系统可能无法准确反映该人群的死亡风险，因此可对 MELD 进行额外赋分，作为准确估计 HCC 相关死亡率的手段，从而适当地予以优先考虑移植。符合米兰标准的 HCC 患者首次进入名单 6 个月后即可获得额外赋分，当评分达到 34 时足以为其分配器官。与必须依据基础 MELD 分值获得器官的癌症患者相比，这种在额外赋分后获得的分配器官的机会也可能是一种潜在的、不公平的优势，应当在慎重考虑下进行。

不幸的是，患者在等待达到进行移植所需的足够高的 MELD 评分的同时，他们也在承受 HCC 进展的风险，甚至病情发展可能超过了米兰标准，导致他们被要求退出移植名单。因此，对于进入了移植等候名单的患者，积极地采用局部技术治疗 HCC 显得非常必要。此外，对不符合米兰标准的患者进行"肿瘤降期治疗"的概念已经得到确立，经过成功的局部治疗后肿瘤降期至米兰标准的患者可以列入移植名单并获得如上所述的 MELD 额外赋分[26]。

3. 原发性硬化性胆管炎

原发性硬化性胆管炎（PSC）是一种胆汁淤积性肝病，需要在围术期加以特别考虑。PSC 是一种免疫介导的疾病，导致肝内外胆管炎症和纤维化，胆道系统重新结构化[27]。临床表现为反复发作的胆管炎，也是最常见的肝移植适应证。由于该疾病主要影响胆道系统，所以 PSC 患者相对地保留了合成功能，导致 MELD 评分低估了疾病的严重程度和死

亡率。因此，可以对伴有菌血症胆管炎发作的或需要内镜逆行胰胆管造影术（ERCP）干预的患者进行 MELD 额外赋分。

4. 代谢性肝病

有几种代谢性肝病，包括 Wilson 病（肝豆状核变性）、遗传性血色素沉着病和 α₁- 抗胰蛋白酶缺乏症，通常会导致终末期肝病和肝硬化，因此患者的 MELD 评分可以很好地反映疾病的严重程度。然而，还有几种肝脏特有的代谢缺陷不会导致肝衰竭。其中包括家族性淀粉样多发性神经病（FAP）、遗传性草酸病和先天性的肝脏代谢异常等病症。由于这些代谢疾病是肝脏特有的，为了在根本上纠正发病机制，有时可以为这些患者选择肝移植。

FAP 是由肝脏中的一种酶的缺陷引起的，导致突变的转甲状腺素蛋白（TTR）在神经系统、心脏、胃肠道和泌尿组织中沉积。未经治疗的 FAP 患者中位生存期为 9～13 年[28]。肝移植后，TTR 的合成可恢复正常，并且组织中没有突变蛋白的进一步沉积[29, 30]。决定为这些患者进行肝移植时最重要的因素是进行全面的移植前评估，以了解 FAP 临床进展的程度，特别是因为它们与 TTR 的心肌沉积和进行性神经疾病的症状有关。虽然在移植后患者的症状有时可以得到改善，但在某些情况下，恢复正常 TTR 合成后终末器官受累并未改善。

原发性 I 型高草酸尿症（PH-1）是儿科患者中的一种严重的代谢紊乱，可导致肾结石和继发的肾衰竭。代谢缺陷位于丙氨酸乙醛酸氨基转移酶基因，该基因仅在肝脏过氧化物酶体中表达。因此，肝移植可以取代缺陷基因进行正常代谢。但移植时已经存在的肾脏损害无法得以解决，因此应当在患者的肾病进展前考虑肝移植[31]。然而，大多数 PH-1 患者只有在保守治疗失败并且肾功能障碍进展后才会进行移植，并且在这种情况下通常会进行肝肾联合移植[32]。考虑到移植相关的发病率和死亡率，这种选择通常更佳，因为患者在移植前通常无症状，并且可以在没有移植的情况下，保持良好的健康生活质量生存多年[33]。

还有其他几种肝脏特有的代谢疾病可以引起血氨水平升高，导致神经系统疾病和昏迷，包括槭糖尿症[34]、I 型遗传性酪氨酸血症[35]和尿素循环障

碍[36]。虽然肝移植可以恢复正常的代谢功能，但这些疾病导致的神经系统后果可能是不可逆转的，因此最重要的是早期识别这些疾病。

5. 急性肝衰竭

急性肝衰竭（ALF）或暴发性肝衰竭（FHF）是指没有已知的既往肝病的患者迅速发生的肝功能障碍，表现为凝血功能障碍、脑病和黄疸[37]。并非所有的 ALF 患者都需要肝移植，但都应当被转诊至移植中心进行紧急评估。在确定哪些患者将恢复肝功能，而哪些患者将在没有移植的情况下死亡方面，国王学院标准（King's College Criteria）[38]和克里希标准（Clichy Criteria）[39]是最佳的临床预测工具。MELD 评分也已在 ALF 患者亚组中得到验证[40, 41]。在美国，ALF 患者被列为移植状态 1，先于最高 MELD 评分的患者获得器官分配的最高优先级，并额外提供区域（与仅限当地相比）器官可及信息。接受肝移植治疗的 ALF 患者具有非常好的生存结局，通常优于慢性肝病移植适应证的患者[42]。

6. 肌肉减少症对受者选择和移植的影响

文献资料中 38%～66% 的肝硬化患者伴有肌肉减少症[43-45]，该症定义为肌肉质量低于健康年轻成人平均值 2 个标准差[46]。横断面成像，如计算机断层扫描（CT）或磁共振成像（MRI）是量化骨骼肌质量的金标准[47]。

肌肉减少症已引起移植学界的兴趣，成为新兴的研究领域，不仅因为其常见于肝硬化患者，而且该症已被证明是一个强有力的肝移植前后患者死亡率的独立预测因素[47, 48]。虽然目前正在对其潜在机制进行研究，但已有的几项研究表明肌肉减少的患者死亡风险较高与感染风险和脓毒症相关的死亡率较高有关，这种感染风险增加可能反映了患者的免疫力受损[46]。注意，肌肉减少症并不会导致肝功能障碍，因此很难体现在患者的 MELD 评分中。因此，越来越多的人认为肌肉减少症是肝脏移植评估中的重要一项，而目前的疾病严重程度指数并没有考虑到这一点。

7. "慢加急性"肝衰竭患者的移植与不良预后的关系

慢加急性肝衰竭（也被称为慢性肝衰竭急性发作，ACLF）最近才被认定为一个独立病种，因

此其定义由专家意见和共识衍生而来。虽然已有若干共识定义，但其中世界胃肠病学组织提出的是"ACLF 是一种发生于不论先前是否诊断有肝硬化的慢性肝病患者的综合征，以急性肝功能失代偿导致的肝衰竭或更多的肝外器官衰竭为特征"[49]。目前关于 ACLF 的数据有限，但已经清楚地表明在不进行移植的情况下，符合 ACLF 定义的患者死亡率高于没有 ACLF 的患者。如慢性失代偿患者的 90d 死亡率为 1.9%，而 ACLF 患者高达 34%[50]。有许多疾病被认为可以促进或导致 ACLF，而且其中许多疾病都是肝移植的潜在禁忌证。而研究数据显示接受肝移植的 ACLF 患者的结局相对较好。在一项研究中，在 ACLF 发病后 28d 内移植的患者 1 年生存率为 75%，而未接受移植的患者为 10%[51]。ACLF 患者的一些特点会影响移植后的结局，需要更多的研究来加深我们对这些特征的理解，这样我们就可以适当地选择并优先考虑为某些 ACLF 患者进行移植。

8. 为重症监护室中预后不良的患者进行移植

移植受益的概念与重症监护病房（ICU）中的患者关系尤为密切，特别是将其应用于那些被认为病得太重而不适于移植的患者。与 ACLF 患者相似，ICU 患者常有多器官功能衰竭，如果不进行移植的话结局很差[52]。但是也有人担心，虽然不进行移植的结果很差，但如果患者的失代偿程度过高，移植后的结局依然糟糕。因此，确定我们如何最好地选择 ICU 中应该优先移植的终末期肝病患者非常重要。MELD 评分是器官特异性的疾病严重程度指数，有助于在没有肝移植的情况下对预测的患者死亡率进行分层。MELD 评分作为 ICU 患者死亡率的相对准确的预测因子已在多项研究中得到验证[53]。鉴于这些患者中经常存在多器官功能衰竭，最近已经有人尝试验证将危重患者群体中常用的额外死亡风险评分作为更好的预测患者结果的手段。序贯器官衰竭评估（SOFA）评分是危重患者死亡率的常用预测因子，将其应用于考虑进行肝移植的 ICU 患者最近引起了学界兴趣，尽管迄今为止数据仍有冲突；一些研究表明，这是死亡率的良好预测因子[53]，而另一些研究则得到相反的结果[54]。与 ACLF 患者的情况非常相似，更好地了解患者的某些特征对肝移植和非肝移植相关死亡率的影响，将有助于提高我

们对重症患者进行优先移植评估的能力。

对 ICU 患有终末期肝病的患者应单独考虑对其进行活体肝移植（LDLT）的可行性。最近，加拿大的一个研究小组进行了一项研究，该研究纳入了45 名患者，其中仅有 7 人接受了 LDLT，LDLT 组和尸肝供体肝移植（DDLT）组均显示出可接受的 1、3 和 5 年生存率。两组之间唯一的显著差异在于移植时间，LDLT 受者等待时间长于接受 DDLT 的患者 [55]。因此，在关于如何更好地确定危重患者肝移植的优先顺序的进一步研究中，应将活体器官移植考虑在内。

（三）健康相关的生活质量

除前述的一些疾病经常无法体现在患者的 MELD 评分之外，还有一个难以定量测量，但在为患者进行肝移植评估时必须考虑在内的因素是他 / 她与健康相关的生活质量（HRQOL）。已有许多研究证明进行性慢性肝病患者的 HRQOL 较差 [56-58]，而且进一步的研究表明，由患者 MELD 得分量化的死亡风险指标可能无法预测患者的 HRQOL [59]。几乎所有接受移植的患者在移植后，其 HRQOL 均显著改善 [60]。此外，患者移植后的 HRQOL 似乎与移植前的疾病严重程度无关 [61]。这提示死亡风险可能并不总能反映患者对移植的需求，而且，即使是移植前死亡风险较高的患者（基于 MELD 评分）也可以预期获得较好的 HRQOL。

四、肝脏移植的禁忌证

由于对供体器官的需求大于供应，因此对潜在受者进行彻底的评估以确定其是否适合移植，或者更具体地说，排除具有明确移植禁忌证的个体相当重要。禁忌证种类繁多，包括绝对禁忌和相对的或与特定移植中心相关的禁忌。移植的绝对禁忌证包括严重的心肺疾病（通常是严重的肺动脉高压）[62]、肝外恶性肿瘤（除了一些皮肤恶性肿瘤和其他移植前长期无复发生存的原发性恶性肿瘤）[63] 和晚期肝细胞癌。此外，因为与显著的死亡风险独立相关，严重的和（或）不可逆的疾病，包括活动的、不受控制的系统性感染也是移植的绝对禁忌证。考虑到

从评估到移植后的过程中固有的压力和要求，虽然心理社会因素不那么直接相关，但仍然是很重要的。因此，未控制的精神疾病、不充分的社会支持以及活性物质和（或）酒精滥用也均属移植的绝对禁忌证。

此外有许多情况被认为是移植的相对禁忌证，而且这些情况在不同中心或可调整。虽然没有特定的年龄界限，但大多数中心不会为 75 岁以上的个体进行移植，因为这些患者围术期死亡率（可能由共患疾病引起）和恶性肿瘤的风险较高 [64]。肥胖是移植的另一个相对禁忌证，病态肥胖与 1 年内和 2年内死亡率显著升高有关，而在严重或病态肥胖的患者中，5 年死亡率也更高 [65]。这导致大多数中心为进入移植等待名单设置了一个体重指数（BMI）阈值。中度肺动脉高压［平均肺动脉压（MPAP）35～50mmHg］被认为是移植的相对禁忌证，必须由一组专家在手术前后进行管理。肝肺综合征导致的严重低氧血症也是移植的相对禁忌，因为这样的患者需要增加术后机械通气的时间 [66]（框 41-4）。

框 41-4　肝移植的禁忌证

- 绝对禁忌证
  - 正在进行的酒精和（或）物质滥用
  - 播散的肝细胞癌（不在米兰标准范围内）
  - 肝外恶性肿瘤（不包括某些皮肤恶性肿瘤）
  - 社会支持不足
  - 对预期寿命有不利影响的严重和（或）不可逆的疾病
  - 严重肺动脉高压（平均 PAP ≥ 50mmHg）
  - 未控制的精神疾病
  - 不受控制的系统性败血症
- 相对禁忌证
  - 高龄（> 70 岁）
  - 门静脉 / 肠系膜静脉广泛血栓形成
  - 中度肺动脉高压（平均 PAP 为 35～50mmHg）
  - 严重的肝肺综合征（$PaO_2 \leq 50mmHg$）
  - 严重肥胖（BMI ≥ 35）

BMI. 体重指数；PAP. 肺动脉压

五、肝脏移植的时机

确定移植的最佳时机，对于移植学界仍然是一个相当大的挑战。首先，候选人能够从移植中获得显著的生存优势，以证明昂贵且高风险的医疗程序

具有合理性。同样地，候选人病情不能过于严重或有任何其他条件限制其寿命而使得移植手术徒劳无功。因为我们使用 MELD 评分作为病情严重程度的指标，并据此分配器官，所以我们也使用该评分来确定移植的最佳时机。

虽然没有可以决定患者是否能够进入移植等待名单的最低 MELD 评分，但可以认为 MELD 评分很低的患者在等待过程中被除名和死亡的风险增加[67]。一项建议是，这一群体可能会受益于额外的例外情况，或者应当尽快考虑选用尸肝供体的替代标准，如考虑放宽标准的器官或活体捐赠。有趣的是，低 MELD 分值患者接受移植的影响也得到了检验，在 MELD 评分非常低（＜14）时，移植后第 1 年的死亡风险超过了仍然等待的、MELD 评分相似者的死亡风险[68]。得分在 15～17 这一分数段的患者，移植和继续等待的死亡风险都难以确认，只有在 MELD 评分为 18 时，移植的"生存获益"才会非常明确。

MELD 评分通常不能完全反映疾病的严重程度，这是使用 MELD 评分选择指导移植最佳时机的挑战之一。那些被 MELD 评分"估计不足"的患者具有一些无法由血清 INR、胆红素或肌酐反映出来的肝病特征。他们经常饱受严重的肌肉减少症、脑病、腹水或胃肠道出血的折磨，而他们的 MELD 评分却没有相应提高，导致他们无法获得器官。为了使肝脏疾病这些未予说明的特征中的一部分能够被量化评估，以便更准确地反映发病率和死亡率以及可能对器官分配产生的影响，现已提出了标准 MELD 评分的修订版本。在计算时将血清钠考虑在内可能是引起最多关注的修改建议，因为对死亡率的影响已获充分阐明[16]。最近，器官获得和移植网络（OPTN）接受了这一修订，使血清钠为 136 或更低的候选人获得额外的赋分，以提高他们在移植等候名单上的优先度[69]。

影响移植时机的方法

虽然提供候选者破例优先或针对特定的疾病对 MELD 评分进行调整可能会影响一些有需要的患者的结局，但严酷的现实是，可获得的器官供应仍然有限，无法满足等待名单的需求。每年，候补名单中有成千上万的潜在受者死亡，而器官捐献数量仍然停滞不前。当死亡风险超过继续等待的风险时，为患者提供标准脑死亡捐赠者作为替代方案是合适的。为了扩大可用供肝库，应考虑放宽器官的使用标准，包括可能为受者带来一些额外风险的器官，如增加疾病传播风险或移植后功能不良风险的器官。这些所谓的"放宽标准器官"包括来自老年的、有病毒性肝炎或其他感染性疾病暴露史的、曾罹患恶性肿瘤但已治愈的、存在被认为是传染性疾病的危险因素的高风险社会行为史的以及心脏死亡（相对于脑死亡而言）的捐献者的部分移植物或供者器官。

在为选定的受者寻找肝脏来源时，活体捐献者的使用也是一种有效但未获得充分利用的方式。潜在的活体肝脏供者需要经过严格的评估，以确保他们的医疗、生理状况和心理社会等方面适合捐赠。据报道，活体捐献的结局略优于已故捐献者来源的器官移植，可能与受者在疾病的病程早期即获得器官、器官缺血时间缩短以及器官来自健康捐赠者等方面有关。

六、结论

移植手术前后管理策略的不断完善，使肝移植受者的结局仍在不断获得改善。使用疾病严重程度指数作为标准化的器官分配手段、术中管理的进步以及术后护理的持续进展使移植肝病学这一学科今非昔比，改善了患者的预后。但是这一领域仍不完善，肝移植仍然受到供体器官可获得性的限制，突出了通过放宽标准供体器官（ECD）的标准和活体器官捐献等措施扩大供体库的重要性。

第 42 章　免疫抑制治疗概况
Immunosuppression: The Global Picture

Caroline C. Jadlowiec　Timucin Taner　Russell H. Wiesner　**著**
黄晓武　**译**

要　点

- 近年来免疫抑制领域的进展已经极大地改善了患者和移植物的生存率，减少了肝移植术后排斥的发生可能。
- 由于对受体免疫抑制、免疫耐受及同种异体免疫反应等状态的评估缺乏有效的手段，免疫抑制药的使用和管理仍然不是一项简单的任务。
- 排斥反应的发生和肝功能检查的异常程度及免疫抑制状态之间的相关性较差。
- 与排斥反应相关的移植物丢失在接受肝移植的患者中发生率不到 7%。
- 使用免疫抑制药的主要问题是药物所致远期并发症，主要包括肾功能不全、高血压、高脂血症、糖尿病和新发癌症等。
- 数据表明，肝移植受体往往存在免疫抑制过度，减少免疫抑制的不良反应目前是一个重要任务。
- 免疫抑制治疗的目标是控制同种异体免疫反应而不是消除它，因而可使用相对较小剂量的多种药物搭配来减少药物毒性。
- 对于因酒精性肝病、慢性肝炎、自身免疫性肝病和肝细胞肝癌等原因而接受肝移植的受者，免疫抑制的使用应尽可能个体化。
- 对肝移植术后急性排斥反应、抗体介导排斥反应及慢性排斥的认识和诊治标准正不断地被深化。
- 终极的治疗策略是促成免疫耐受状态的形成，或在不需要免疫抑制的情况下达到同种异体移植物被特异性接受的状态。

肝移植往往为终末期肝病患者的最佳治疗选择，患者 1 年生存率和 5 年生存率分别接近 90% 和 75%[1]。这些成功的取得是 50 多年以来不断累积的结果，我们对同种异体移植排斥的理解、免疫抑制药物的开发及手术和麻醉技术的完善均取得了相当大的进展。一些人认为，在 20 世纪 80 年代末和 90 年代初随着肝脏移植的兴起和创新热度消退之后，该领域的研究出现了一段时间的停滞。然而，回顾现有的文献却会强烈的否定这一观点。事实上，我们对肝脏同种异体移植排斥的认识已经从简单地认为肝脏是一种免疫特惠器官转变成对肝脏在免疫和排斥中作用的不断深入理解。这方面的知识促进了既往免疫抑制方案的改进和新型免疫抑制方案的开发。

一、历史背景

从历史上看，实体器官移植的早期尝试受到外科技术及有效免疫抑制药缺乏两方面的限制。在经历了多次失败之后，Thomas Starzl 医师于 1967 年第一次成功为 1 位 18 个月大的肝母细胞瘤患儿施行了肝移植[2]。通过使用类固醇激素、硫唑嘌呤和抗淋巴细胞球蛋白，使得该患儿存活超过 1 年而未发生与排斥相关的移植物功能障碍（图 42-1）。这是第一个有效的免疫抑制方案，该方案在整个 20 世纪 60 年代和 70 年代一直被广泛使用。直到 1978 年，随着环孢素（CsA）的发现，实体器官移植的长期存活才真正成为可能。使用基于 CsA 的免疫抑制方案，Starzl 使患者 1 年生存率超过了 60%。在当时，这是一项非常重大的研究成果[3]。

10 年后，随着他克莫司（FK506）的发现和开发，免疫抑制治疗迎来了又一个重大进步（图 42-1）。他克莫司具有与环孢素相似的作用，但免疫抑制特性更强，在临床对照试验中明显降低急性排斥反应和类固醇激素抵抗的排斥反应的发生率[4-6]。在随后的几年中，他克莫司成为首选的钙调磷酸酶抑制药，目前仍在美国大多数接受肝移植的患者中用作维持治疗。

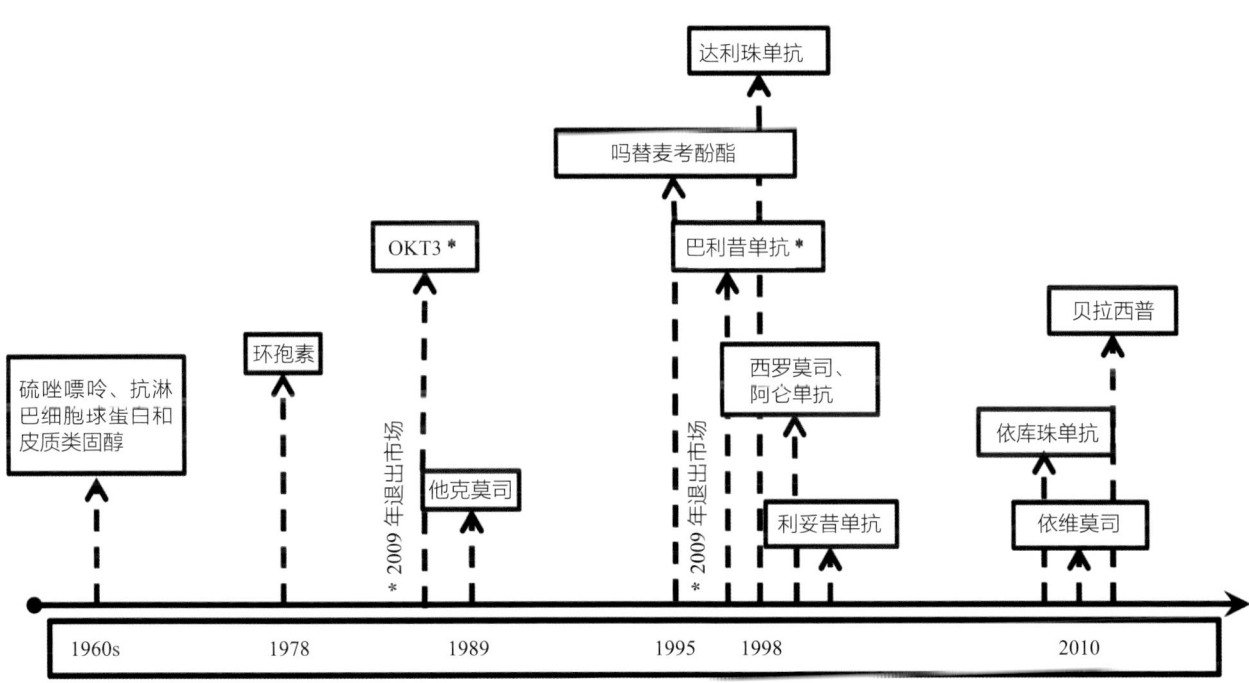

▲ 图 42-1 免疫抑制纪年表

硫唑嘌呤（AZA）（商品名 Imuran）和类固醇激素的联合使用于 1962 年被引入临床实践，并成为第一个有效的免疫抑制方案。它在整个 20 世纪 60 年代和 70 年代仍然被广泛使用。抗淋巴细胞球蛋白（ALG）是一种马源的多克隆抗淋巴细胞球蛋白，由明尼苏达大学于 1968 年开发。目前，有 2 种抗胸腺细胞球蛋白制剂可用：ATGAM（马源）和胸腺球蛋白（兔源）。环孢素于 1978 年首次临床应用于器官移植，它所带来的成功的免疫抑制治疗标志着移植新时代的开始。他克莫司（FK506），商品名普乐可复（Prograf），于 1989 年在匹兹堡进入临床使用，被发现比 CsA 更有效。Muromonab–CD3（OKT3）是一种靶向 T 细胞 CD3 的单克隆抗体，最初是为治疗严重急性排斥反应而研制的；（*）它于 2009 年退市。FK506 能够逆转既往常规治疗失败的排斥反应，因此它的使用减少了再次移植的需要。吗替麦考酚酯（mycophenolate mofetil，MMF）是选择性的淋巴细胞增殖抑制药，已经在很大程度上取代了 AZA。达利珠单抗（Daclizumab），商品名赛尼哌（Zenapax），作为重组人源单克隆抗体于 1997 年引入，该抗体针对 IL-2 受体的 α 亚基（CD25），CD25 在活化的淋巴细胞上表达；（*）它于 2009 年退出市场。类似地，巴利昔单抗（舒莱，Simulect）于 1999 年作为 IL-2 受体 α 链的重组嵌合小鼠 – 人单克隆抗体引入并使用至今。目前，有 2 种 mTOR 抑制药可供使用：1999 年推出的西罗莫司（雷帕鸣，Rapamune）和 2010 年推出的依维莫司（飞尼妥，Afinitor）。阿仑单抗（Alemtuzumab，Campath）师一种人源化抗 CD52 全淋巴细胞单克隆抗体（影响 B 细胞和 T 细胞），自 1999 年以来以指征外用药的方式作为肾移植的诱导药；它在肝移植中的应用很有限。贝拉西普（belatacept）是一种人源融合蛋白，作为选择性共刺激阻断药，通过与抗原呈递细胞的共刺激配体（CD80 和 CD86）结合发挥作用。其目前的临床应用仅限于肾移植。传统上，肝脏被认为是对细胞和抗体介导的排斥反应具有相对抗性的免疫特惠器官。值得一提的是，最近利妥昔单抗（Rituximan）和依库珠单抗（Eculizumab）以指征外用药的方式用于治疗其他实体器官移植中抗体介导的排斥反应通过开发和引入其他免疫抑制药，免疫抑制方案得到不断完善。这些免疫抑制药可与类固醇激素和钙调磷酸酶抑制药联合使用，其中药物包括吗替麦考酚酯、雷帕霉素和一些针对 T 细胞活化和抗原识别通路中特定靶标的抗体，如 OKT3 和抗胸腺细胞球蛋白[6-8]。随着免疫抑制治疗的不断发展，低剂量联合用药逐渐成为最佳方案，因为低剂量联合用药能够在控制排斥的同时有效减少和预防免疫抑制相关不良反应的发生。

二、排斥的免疫机制：淋巴细胞活化的三信号通路

肝脏的同种异体移植物排斥涉及由供者 – 受者主要组织相容性复合物（MHC）的错配而引起的受体免疫反应，即同种异体免疫反应。在肝移植物及其周围组织中，供者和受者来源的树突细胞和其他抗原呈递细胞通过与异体抗原的相互作用而被激活，随后迁移至次级淋巴器官的 T 细胞区域

（图 42-2）[9]。抗原呈递细胞通过 MHC-T 细胞受体（TCR）相互作用而激活初始或记忆 T 细胞，这种抗原识别过程通常被称作信号 1[10, 11]。而抗原识别过程往往也伴随着抗原呈递细胞表面上的 CD80 和 CD86 与 T 细胞表面上的共刺激受体 CD28 的相互作用（信号 2），信号 2 是完全激活 T 细胞功能所必需的[12, 13]。信号 1 和信号 2 共同作用激活众多下游信号转导通路，包括：①钙 – 钙调磷酸酶通路，②RAS– 丝裂原活化蛋白激酶（MAPK）通路，③核因子 κB（NF–κB）通路。这些通路可激活转录因子，从而触发白细胞介素 –2（IL–2）和其他刺激 T 细胞增殖的促炎细胞因子的表达（信号 3）[12]。T 细胞的增殖可导致其分化进而产生效应 T 细胞和 B 细胞。最终，这些效应细胞从淋巴器官中释放，浸润到移植物组织内，诱导炎症反应的发生[13]。在 T 淋巴细胞介导的排斥反应中，移植物被效应 T 细胞、活化巨噬细胞、分泌型 B 细胞和浆细胞浸润，最终导致同种异体移植物损伤（图 42-2）。

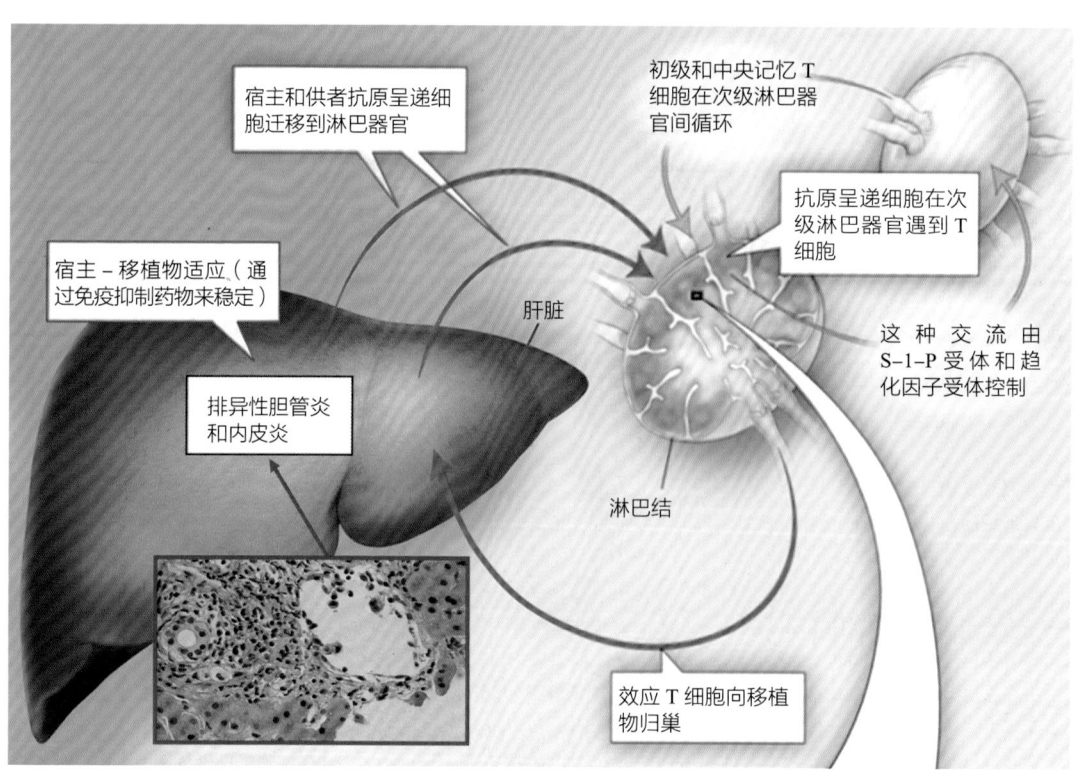

▲ 图 42-2　肝移植排斥反应

抗原呈递细胞和 T 细胞的活化导致针对肝脏同种异体移植物的排斥。S–1–P. 鞘氨醇 –1– 磷酸受体

经 Mayo Foundation for Medical Education and Research 许可转载，引自 Mayo Foundation for Medical Education and Research, Rochester, MN, USA.

三、免疫抑制药物的分类

免疫抑制药物可根据作用机制、用药时机和指征大致分为几类。尽管用药方案因不同的研究中心而异，但在免疫诱导、维持免疫抑制和抗排斥治疗等方面存在一些共识（表 42-1）。免疫诱导期是指在移植后的最初几天给予较高的免疫抑制负荷以防止急性排斥。对于肝移植，通常会使用大剂量激素，有时与诱导抗体（巴利昔单抗或抗胸腺细胞球蛋白）结合使用。免疫抑制维持治疗是指用于预防免疫排斥损伤长期的药物方案。对于肝移植，初期使用以类固醇激素（如泼尼松）、抗代谢药物（如 MMF）和钙调磷酸酶抑制药（如他克莫司）为基础的三联疗法，后期慢慢过渡到基于钙调磷酸酶抑制

表 42-1　免疫抑制药

分　类	使用方案	作用机制	毒　性
多克隆抗体 抗胸腺免疫球蛋白 （马）ATGAM （兔）Thymoglobulin	诱导、抗排斥 诱导、抗排斥	针对 T 细胞活化和增殖的 T 细胞标志物的多克隆抗体（CD2、CD3、CD4、CD8、CD11a、CD18、CD44、CD45、HLA-DR、HLA I 类重链和 β_2- 微球蛋白）	• 急性不良反应： 　– 急性细胞因子释放引起发热、荨麻疹、皮疹、头痛和寒战 　– 肺水肿 　– 高血压或低血压 • 长期影响： 　– 白细胞减少症 　– 机会性感染的风险增加（真菌、CMV、EBV、HSV、水痘） 　– 恶性肿瘤的风险增加
类固醇激素 甲泼尼松、泼尼松	诱导、抗排斥、维持	通过抗原呈递细胞抑制细胞因子转录	• 高血糖、高血压、类库欣样特征、痤疮、情绪障碍、多毛症、肥胖、白内障、缺血性坏死、骨质疏松症、消化性溃疡、机会性感染风险增加
单克隆抗体 巴利昔单抗（Simulect） 阿仑单抗（Campath）	诱导 诱导	IL-2 受体拮抗药 抗 CD52 耗竭抗体	• 不良反应最小（腹痛、恶心、呕吐、消化不良） • 中性粒细胞减少、贫血、机会性感染的风险增加、较少概率的全血细胞减少和自身免疫性疾病（即溶血性贫血、血小板减少和甲状腺功能亢进）
钙调神经磷酸酶抑制药 坏孢素 他克莫司	维持 维持	抑制活化 T 细胞产生 IL-2；抑制信号 2 转导	• 肾毒性（由肾内血管收缩介导）、高血压、高钾血症、牙龈增生、多毛症、震颤、高脂血症、癫痫发作、糖尿病、溶血性尿毒综合征 • 肾毒性、糖尿病、高钾血症、震颤、癫痫发作
调节性激酶抑制药 西罗莫司 依维莫司	维持 维持	mTOR 抑制药	• 肝动脉血栓形成、伤口愈合延迟、高脂血症、骨髓抑制、口腔溃疡、皮疹、蛋白尿、肺炎 • 伤口愈合延迟、高脂血症、骨髓抑制、口腔溃疡、皮疹
抗代谢药物 硫唑嘌呤 吗替麦考酚酯（MMF）	维持 维持	抑制嘌呤和 DNA 合成；防止 T 细胞和 B 细胞增殖	• 骨髓抑制，可逆性肝毒性，脱发，胃肠道不良反应，如恶心、消化不良和急性胰腺炎 • 腹泻、腹痛、恶心、呕吐、机会性感染风险增加、进行性多灶性脑白质病

CMV. 巨细胞病毒；EBV. Epstein-Barr 病毒；HSV. 单纯疱疹病毒

药为主的单药方案。而抗排斥治疗则用于治疗急性排斥反应及由此引起的移植物功能障碍。在肝移植中，大多数排斥反应属于细胞性的，通常对类固醇激素治疗反应良好。尽管存在激素抵抗的排斥，但在肝移植中相对罕见，这种情况下通常应用抗胸腺细胞球蛋白治疗。用于诱导、维持和抗排斥的免疫抑制药物可进一步细分为药理性和生物制剂类免疫抑制药物（表 42-2）。生物制剂类免疫抑制药物即相关抗体，包括淋巴细胞耗竭型、非淋巴细胞耗竭型及融合型。

表 42-2　目前可用的药理性和生物性免疫抑制药物

药理性免疫抑制药物	生物性免疫抑制药物
类固醇激素 **钙调神经磷酸酶抑制药** • 环孢素 • 他克莫司 **抗增殖代谢药物** • 硫唑嘌呤 • 吗替麦考酚酯 **调节性激酶抑制药** • 西罗莫司 • 依维莫司	**淋巴细胞耗竭型** • ATGAM • 抗胸腺细胞球蛋白 • 阿仑单抗 • 利妥昔单抗 **非淋巴细胞耗竭型** • 巴利昔单抗（舒莱） • 贝拉西普 • 依库丽单抗

四、非生物制剂类免疫抑制药

（一）类固醇类激素

类固醇类激素是最早用于免疫抑制治疗的药物之一，最早研发于 20 世纪 40 年代末，并于 20 世纪 60 年代被引入免疫抑制治疗方案（图 42-1）[12]。目前，该类药物在肝移植中主要被用于：①器官植入后诱导免疫抑制；②预防排斥的维持治疗；③治疗明确的急性排斥反应。类固醇激素在肝移植受者的长期使用已不被提倡，目前被广泛用于诱导治疗和短期的维持治疗中。

类固醇类激素分为盐皮质激素和糖皮质激素。肝移植中最常用的是糖皮质激素类，包括泼尼松、泼尼松龙和甲泼尼松，它们都有着良好的抗炎和免疫抑制作用，且具有相对低的盐皮质激素效力。激素发挥免疫抑制和抗炎作用的机制目前尚不完全

明确（表 42-3）。通常，在移植手术进行时静脉使用高剂量的甲泼尼松作为免疫诱导治疗的一部分，并且在术后维持数天，剂量范围为每天静脉注射 300～1000mg。抗胸腺球蛋白和 IL-2 受体抗体也常被应用于肝移植免疫诱导治疗，但甲泼尼松是目前最常用的诱导药[13, 14]。诱导治疗药物的选择因不同中心而异。

类固醇激素从术后开始迅速减少到低剂量进入维持治疗期。目前，许多移植中心的激素给药方案是减量至维持剂量后，在术后 3～6 个月后停用。大约 50% 的肝移植受者在术后 1 年内停用类固醇激素[15]。大多数情况下，激素的停用不会对肝脏移植物产生不利影响，还有助于改善激素相关不良反应（表 42-1）。对于因自身免疫性肝病（如原发性胆汁性肝硬化、原发性硬化性胆管炎或自身免疫性肝炎）接受移植的患者，出于谨慎目的以及为预防原发病复发，建议长期持续使用低剂量激素[16]。

类固醇类激素也常用于治疗急性细胞性排斥反应（ACR）[17]。在这种情况下，通常的方案是隔日静脉注射 500～1000mg 甲泼尼松，共 3 剂。有些中心使用高剂量的口服泼尼松联合静脉注射甲泼尼松，这种做法通常被称为"类固醇激素循环"。总体而言，大多数发生 ACR 的肝移植受者对类固醇激素的治疗有着极好的反应，超过 80% 的患者在高剂量类固醇激素冲击治疗后有良好的组织学改善[18]。值得注意的是，在丙型肝炎患者中，大剂量类固醇的静脉注射冲击治疗与丙型肝炎病毒的高水平复制和丙肝早期复发有关[19, 20]。

（二）硫唑嘌呤

硫唑嘌呤（AZA）属于嘌呤类似物，是 6-巯基嘌呤（6-MP）的前体药物，是第一种广泛用于器官移植的免疫抑制药（图 42-1）。硫唑嘌呤的研发者 Gertrude Elion 和 George Hitchings 因此项工作于 1988 年获得诺贝尔奖。AZA 是一种前体药物，通过存在于红细胞中的谷胱甘肽裂解为 6-MP，然后将 6-MP 转化为一系列含硫嘌呤的核苷酸，作为嘌呤类似物嵌入细胞 DNA 中从而抑制嘌呤核苷酸的合成和代谢（图 42-3）。这种改变可干扰淋巴细胞的有丝分裂，抑制 T 和 B 淋巴细胞活化后的增

表 42-3　类固醇激素的作用

生物学反应	作用
↓ IL-1、IL-2、IL-3、IL-4、IL-5、IL-6、TNF-α、GM-CSF	↓细胞因子，炎症，白细胞
↓ AP-1 和 NFκB	↓促炎细胞因子的转录
↓黏附分子：E- 选择素、ICAM-1	↓白细胞迁移
↑ Lipocortin-1	↓磷脂酶 A_2
↓ MHC Ⅱ类抗原的表达	↓同种异体反应
↓ COX-2	↓前列腺素
抑制磷脂酶	↓花生四烯酸，白三烯
↓ NOS	↓一氧化氮
↑内切核酸酶的诱导	↑淋巴细胞凋亡

类固醇激素表现出复杂的抗炎和免疫抑制作用机制，但仍未被完全了解。糖皮质激素抑制中性粒细胞与内皮细胞的粘连，从而减少它们向炎症部位的外渗。这个过程可能部分解释了糖皮质激素治疗中所见的中性粒细胞增多症。AP-1.激活蛋白 1，调节基因表达的转录因子；COX-2.环氧合酶 2 型；E- 选择素 . 内皮细胞上的细胞黏附分子；GM-CSF，粒细胞 - 巨噬细胞集落刺激因子；ICAM-1. 细胞间黏附分子 1，通常在内皮细胞上表达；IL. 白细胞介素；MHC. 主要组织相容性复合体；NFκB.活化 B 细胞的核因子 κ- 轻链增强子，控制 DNA 转录和细胞因子产生的蛋白质复合物；NOS. 一氧化氮合酶；TNF-α.肿瘤坏死因子 α

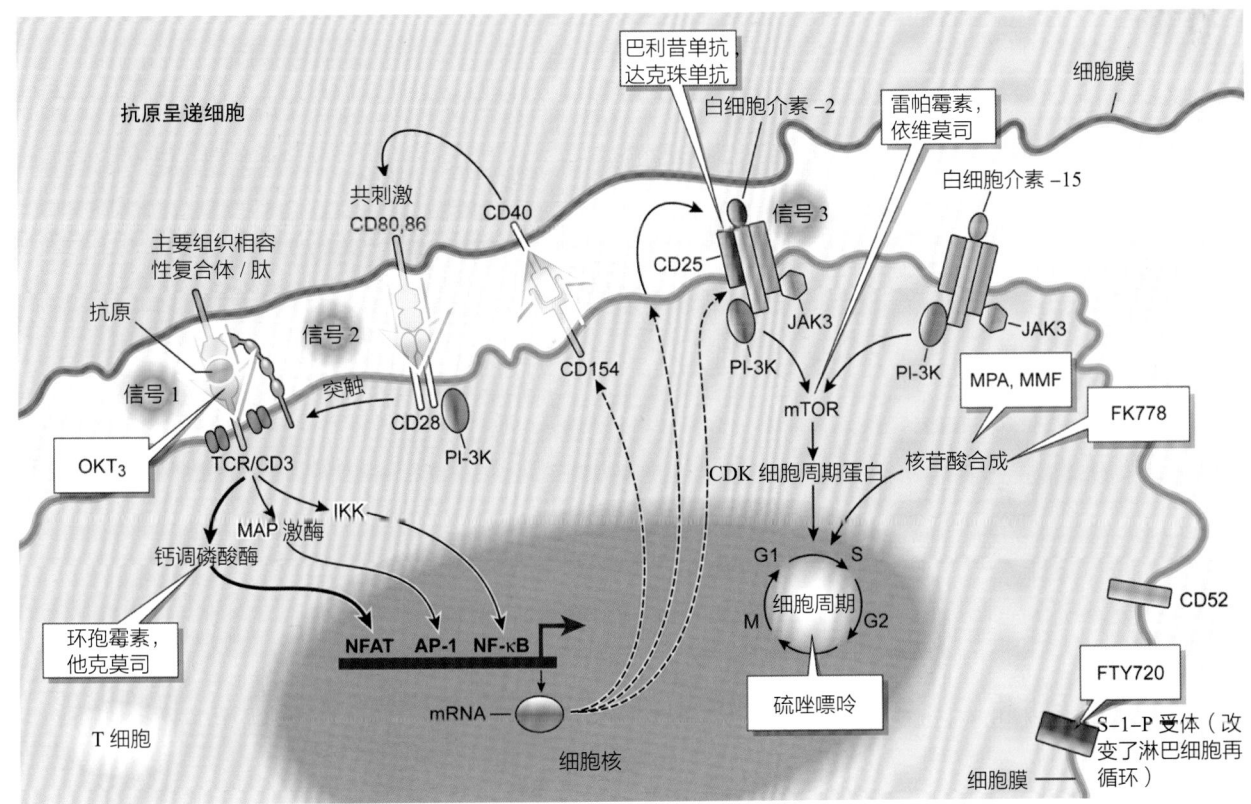

▲ 图 42-3　免疫抑制和 T 细胞活化

通过三信号途径激活 T 细胞：信号 1（抗原识别）、信号 2（抗原呈递细胞表面上的 CD80 和 CD86 与 T 细胞表面上的共刺激受体 CD28 的相互作用）和信号 3（通过激活雷帕霉素靶点通路引起的细胞增殖）。AP-1. 活化蛋白 1；JAK3.janus 激酶 3；MAP. 丝裂原活化蛋白；MMF. 吗替麦考酚酯；NFκB. 核因子 κB；TCR. T 细胞受体；NFAT. 活化 T 细胞的核因子；MPA. 霉酚酸；CDK. 细胞周期蛋白依赖性激酶；FTY720. 芬戈莫德；FK778. 来氟米特衍生物

经 Mayo Foundation for Medical Education and Research 许可转载，引自 Mayo Foundation for Medical Education and Research，Rochester，MN，USA。

殖（图 42-4）。在发挥其有效的抗增殖特性的同时，AZA 还伴有一些严重的不良反应（表 42-1）。

AZA 最初与类固醇激素联合应用于肾移植，被发现效果甚佳。目前，AZA 在移植中的应用已很有限，基本已被 MMF 取代。现在 80% 以上的肝移植受者使用 MMF，只有 1% 的受者使用 AZA[15]。

（三）环孢素

环孢素（CsA）是最初从土壤真菌 *Cylindrocarpon lucidum* 中分离的前体药物。CsA 的发现和临床应用改变了实体器官移植的进程，并在 20 世纪 80 年代对其发展起了巨大的推动作用。CsA 进入细胞后与细胞质亲环蛋白（一种载体蛋白）结合形成一种活性复合物，可结合并抑制钙调神经磷酸酶，而后者是一种丝氨酸/苏氨酸磷酸酶，在激活转录因子 NFAT（活化 T 细胞核因子）中起重要作用（图 42-3）[21, 22]。该复合物阻止 NFAT 与多种 T 细胞生长因子的启动子区域中的特定 DNA 结合位点结合，抑制相关促炎细胞因子（如 IL-2、干扰素 - γ、TNF-α）和共刺激分子（如 CD40）的合成（图 42-4）。最终，CsA 抑制 T 细胞的克隆扩增，限制同种免疫应答。表 42-1 中列出了 CsA 的潜在不良反应。

早期的 CsA 配方（Sandimmune）吸收和生物利用度较低，然而随着微乳非水制剂形式（Neoral）的引入，其吸收和生物利用度得到了相对改善[23]。CsA 在肝脏中主要由细胞色素 P_{450} 系统代谢，通过胆汁排泄。因此，当肝衰竭，或在减体积的肝移植（如劈离的活体供者）中，我们需认识到 CsA 药物中毒的可能。相反地，胆汁的外部流失如经皮肝胆管外引流，可导致治疗药物水平不够。各种刺激或抑制肝细胞色素 P_{450} 酶系统的药物可能会增加或减少血液中药物水平，从而导致毒性或免疫抑制不达标（框 42-1）。

传统意义上，CsA 作为免疫维持治疗的一部分常与泼尼松和 MMF 联合使用（表 42-4）。随着时

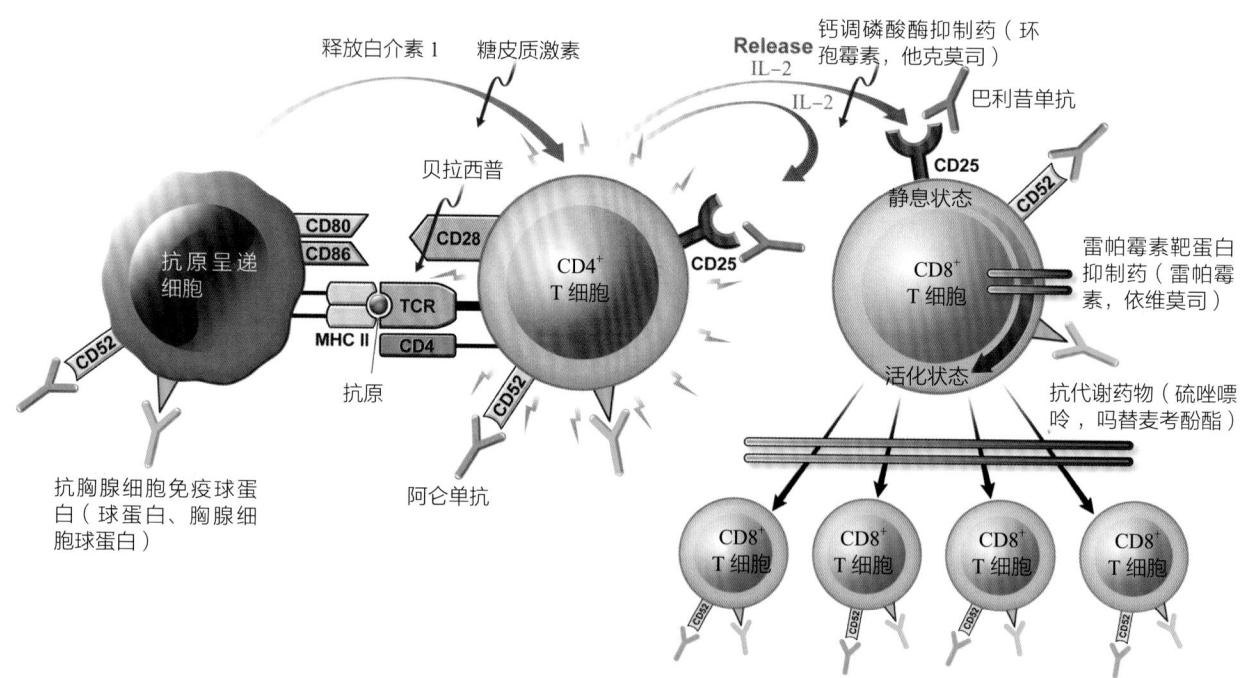

▲ 图 42-4 免疫抑制机制

抗胸腺细胞球蛋白（Atgam 和 Thymoglobulin）是抗多种 T 细胞标志物的多克隆抗体，这些标志物负责 T 细胞活化和增殖（CD2、CD3、CD4、CD8、CD11a、CD18、CD44、CD45、HLA-DR、HLA I 类重链和 β_2- 微球蛋白），它可因制备批次而变化。类固醇激素发挥复杂的作用，不仅仅是抑制 IL-1（见框 42-1）。抗代谢药物（硫唑嘌呤和吗替麦考酚酯）防止 T 细胞的分裂和增殖。CD25. 也称为 IL-2R，IL-2 受体；IL-2. 白细胞介素 -2；MHC. 主要组织相容性复合体；TCR.T 细胞受体

经 Mayo Foundation for Medical Education and Research 许可转载，引自 Mayo Foundation for Medical Education and Research，Rochester，MN，USA.

框 42-1　P_{450} 诱导药和抑制药

P_{450} 诱导药
- 巴比妥类
- 卡马西平
- 苯妥英
- 利福平
- 利福布汀
- St.John's wort
- Echinacea

P_{450} 抑制药
- 克拉霉素，阿奇霉素，红霉素
- 地尔硫䓬
- 甲氧氯普胺
- 红霉素
- 氟康唑、伊曲康唑、泊沙康唑、伏立康唑
- 葡萄柚汁
- 蛋白酶抑制药
- 伊曲康唑

环孢素（CsA）、FK506 和 mTOR 抑制药相互作用。许多药物诱导或抑制肝细胞色素 P_{450} 酶系统。P_{450} 诱导药可观察到 CsA、FK506 和 mTOR 抑制药水平升高；相反，P_{450} 抑制药可观察到 CsA、FK506 和 mTOR 抑制药的水平降低

间的推移，可以逐渐去除泼尼松和其他药剂，将环孢素用作唯一的免疫抑制药。在美国，CsA 的使用在很大程度上已被他克莫司所取代；目前，只有不到 10% 的肝移植受者仍使用该药物。环孢素的主要不良反应是肾毒性和高血压（表 42-1）。根据 10 年的随访结果，在应用钙调神经磷酸酶抑制药的肝移植患者中大约有 20% 的人最终发展为慢性肾功能不全，需要透析或肾移植治疗[24, 25]。环孢素的肾毒性被认为是药物性肾血管收缩的结果。CsA 导致肾功能障碍的肾毒性在早期可能是可逆的，晚期会使肾小管间质纤维化和瘢痕形成，这个过程不可逆。当然，我们难以将长期肾功能不全完全归因于钙调神经磷酸酶抑制药的使用，因为其他变量，如糖尿病、高血压、丙型肝炎相关性肾小球肾炎和非甾体类抗炎药（NSAID）的使用，在其中也起着重要作用。

（四）他克莫司

他克莫司（FK506）是真菌 *Streptomyces tsukubaensis* 的代谢产物，于 1986 年首次被分离出。与 CsA 相似，他克莫司与细胞质内 FK 结合蛋白（FKBP）结合，FKBP 对钙调神经磷酸酶抑制效能比 CsA 更强。实际上，他克莫司的功效比 CsA 要高 10～100 倍。Starzl 在 1989 年首次使用该药物成功地挽救了一名传统 CsA 方案治疗无效的患者[26]。随后，他克莫司在肝移植中的使用成为常规。多中心试验比较了他克莫司与 CsA 的疗效和安全性，发现他克莫司可明显减少排斥反应的发生，特别是类固醇激素抵抗型排斥反应[27-31]。欧洲的多中心试验中亦得到了类似的结果，同时发现慢性排斥反应和感染的发生率也降低。他克莫司的不良反应通常与 CsA 相似（表 42-1），但高脂血症、高血压、多毛症、牙龈增生等并发症发生率较低，而移植后新发糖尿病的发病率略高[32]。

与 CsA 一样，他克莫司通过细胞色素 P_{450} 酶系统代谢，当与已知促进或抑制细胞色素 P_{450} 酶系统的药物联合给药时，血液中药物水平会发生变化（框 42-1）。但与 CsA 不同的是，他克莫司不通过胆汁排泄。虽然移植后初期常与其他免疫抑制药（最常见的是类固醇激素和 MMF）联合使用，但在肝移植后期维持免疫抑制的过程中，他克莫司单药治疗越来越常见（表 42-4）。如今，他克莫司在美国已成为主流免疫抑制药，超过 85% 的患者在肝移植后应用以他克莫司为基础的免疫抑制方案[15]。

（五）吗替麦考酚酯

吗替麦考酚酯（MMF）能选择性地抑制淋巴细胞增殖，并在临床实体器官移植中大量取代 AZA。MMF 和霉酚酸钠（MPS）均在肝脏中经过代谢后产生活性产物霉酚酸（MPA）。霉酚酸最早于 1893 年被发现，但其免疫抑制特性直到 20 世纪 90 年代才得到认可（图 42-1）。MPA 是肌苷一磷酸脱氢酶（IMPDH）的可逆非竞争性抑制药，它是鸟嘌呤核苷酸从头合成中的限速酶（图 42-3）。IMPDH 途径的抑制导致淋巴细胞增殖的选择性阻断（图 42-4）。MPA 的代谢产物为霉酚酸葡萄糖苷，通过胆汁排泄并存在肠肝循环，最终通过尿液和少量的胆汁排泄[33, 34]。与肾移植受者相比，肝移植受者中与血清白蛋白波动相关的 MPA 药代动力学变化可能更大。

MPA 的主要优点是没有肾毒性。目前，MMF 与类固醇激素和他克莫司联合使用作为免疫维持治

表 42-4　免疫抑制药使用指南

药　物	建议剂量	监　测	目标水平
类固醇激素	变量	不适用	不适用
硫唑嘌呤（AZA）	1～2mg/kg	TPMT 基因分型 / 表型分析	
环孢素（CsA）	取决于谷水平	12h CsA 谷水平	谷水平随移植后的时间而变化 移植后短期内：150～250ng/ml 移植后期：50～150ng/ml
他克莫司（FK506）	取决于低谷水平；初始推荐剂量每 24 小时 0.1mg/kg，每 12 小时分次给药	12h FK506 谷水平	谷水平随移植后的时间而变化 移植后短期内：7～10ng/ml 移植后期：3～7ng/ml
吗替麦考酚酯（MMF）	每日 2 次，每次 500～1000mg	12h MPA 谷水平	剂量减少取决于毒性
西罗莫司	负荷剂量为 3 倍维持剂量	12h 谷水平	谷水平随移植后的时间而变化 移植后短期内：10～14ng/ml 移植后期：8～12ng/ml
依维莫司	最初每日 2 次，每次 1mg，与低剂量的他克莫司连用	12h 谷水平	目标水平 4～8ng/ml （他克莫司谷浓度 3～5ng/ml）
抗胸腺细胞球蛋白	1.5mg/kg，总量 7.5～10mg/kg	监视外围 T 细胞和 B 细胞亚群	CD4 或 CD8 计数＜ 15
ATGAM	10～15mg/kg	监视外围 T 细胞和 B 细胞亚群	CD4 或 CD8 计数＜ 15
阿仑单抗	移植手术时 30mg SQ	监测全血细胞计数差异	不适用
巴利昔单抗	移植手术前 2h 内静脉注射 20mg；然后在术后第 4 天给予另外 20mg 静脉注射剂量	不适用（非耗尽抗体）	不适用

TPMT. 硫嘌呤 S- 甲基转移酶，参与形成 6-MP 的无活性代谢物的酶；MPA. 霉酚酸，尽管 MPA 水平可被测得，但这些测定通常不用于肝移植受者的临床实践中。在许多情况下，MMF 不良反应似乎是剂量依赖性的。多达 50% 的患者可能因为不良反应需要剂量减少或停用。质子泵抑制药通过抑制胃酸分泌可以减少胃肠道不良反应。多克隆抗体（Thymoglobulin, Atgam）的缺点是可能存在批次变异，因此临床反应也是可变的。因此，外周 T 细胞和 B 细胞亚群的监测可用作反映治疗反应的可靠临床指标

疗（表 42-4）。与单独的他克莫司和类固醇激素治疗相比，这种组合在预防排斥反应和改善肾功能方面表现出色 [35]。与他克莫司单药治疗相比，MMF 单药治疗可导致急性细胞排斥反应和类固醇激素抵抗型排斥反应的发生率增高 [36, 37]。MMF 单药治疗尚未被证明可预防肝移植中的排斥反应。MMF 的主要不良反应是胃肠道反应和骨髓抑制，很多肝移植受体因此减少剂量或停止 MMF 治疗（表 42-1）。在妊娠的患者中使用 MMF 增加妊娠早期自发流产及严重的先天性畸形发生率，因此有生育意向的肝移植受者必须停止使用 MPA。

（六）mTOR 抑制药

雷帕霉素（西罗莫司，Rapamune），是一种大环内酯类抗生素，最初从真菌 *Streptomyces hygroscopicus* 中分离出来。与他克莫司相似，雷帕霉素亦可结合细胞质每 FK 结合蛋白（FKBP-12），所形成的复合物（雷帕霉素 -FKBP-12 复合物）可抑制细胞周期特异性激酶（图 42-3）——雷帕霉素机制靶标（mTOR），进而导致 IL-2 受体转导信号的阻断

和 T、B 淋巴细胞细胞周期从 G₁ 期到 S 期的中断（图 42-4）。

最初人们对雷帕霉素的发现很是兴奋，因为它似乎是钙调神经磷酸酶抑制药的替代品，可改善后者所致肾毒性和神经毒性。在早期临床试验中，虽然雷帕霉素和他克莫司之间的急性排斥反应发生率相当，但前者的移植物丢失和死亡的发生率较高。此外，雷帕霉素的使用被证实其仅能轻度改善肾功能。随着经验的积累，雷帕霉素的不良反应同样显著，包括肝动脉血栓形成、伤口愈合延迟、切口疝形成和高脂血症等风险（表 42-1）。这些发现促使美国食品药品管理局（FDA）发布了对西罗莫司和肝移植的黑匣子警告。

鉴于这些前期结果，科学家开发出依维莫司（雷帕霉素的衍生物）用以改善其药代动力学特征。一些研究证实了依维莫司的疗效，其中 PROTECT 试验表明应用依维莫司可使肾功能改善，而移植物丢失和排斥的发生率同基于钙调神经磷酸酶抑制药的免疫抑制方案相当[38-41]。虽然伤口愈合延迟、切口疝形成依然是依维莫司的不良反应，但研究结果表明，延迟使用依维莫司可减少这些并发症的发生率。高脂血症仍然是一个重要的不良反应，移植后 4 年内超过 50% 的患者报告有血脂异常。对于依维莫司，尚未观察到雷帕霉素相关性肝动脉血栓形成风险[42]。诱导或抑制细胞色素 P₄₅₀3A 酶的药物能干扰雷帕霉素和依维莫司的代谢（框 42-1）。与雷帕霉素不同，依维莫司每天服用 2 次，不需要负荷剂量（表 42-4）。

除了免疫抑制特性外，mTOR 抑制药还是有效的抗细胞增殖剂。已有多项试验研究了它们对肝癌（HCC）移植患者术后肿瘤复发的影响。2016 年发表的一项回顾性研究显示雷帕霉素使用组的 HCC 复发率和癌症相关死亡率稍低，但这些差异并无统计学意义，因此未能证明雷帕霉素使用组与非使用组之间的死亡率存在差异[43]。同样，SiLVER 研究（HCC 移植患者应用西罗莫司）——一项国际性的前瞻性随机开放研究的结果也不尽人意[44]。这项试验结果表明，尽管在前 3~5 年内观察到西罗莫司对患者，特别是对于低风险患者的无瘤生存率和总体生存率存在一些益处，但总体结果并未发现对 5 年以上长期无瘤生存率的优势[44]。对于依维莫司是否可预防肝移植术后 HCC 复发的疗效分析目前仍处于研究阶段[45]。该药最常用于合并慢性肾病或有肝癌的移植受者的维持性免疫抑制治疗。

五、生物性免疫抑制药

生物性免疫抑制药物通常分为淋巴细胞耗竭型和非淋巴细胞耗竭型。前者包括破坏 T 细胞、B 细胞或两者的抗体。T 细胞耗竭通常伴随细胞因子的释放，产生严重的全身症状，尤其是在第一剂使用时。耗竭型抗体的使用降低了早期排斥的风险，但增加了机会性感染（真菌、巨细胞病毒、EB 病毒、疱疹病毒、水痘）以及移植后淋巴增殖性疾病的发生风险。患者从促使淋巴细胞耗竭的抗体治疗中恢复需要数月至数年，而在高龄的患者可能永远得不到恢复。相反，非淋巴细胞耗竭型抗体通常具有更好的耐受性，但发生急性排斥反应的风险会增加。因此，在决定免疫抑制方案时，必须根据患者的年龄，并发症以及机会性感染和恶性肿瘤的风险来权衡利弊。

非淋巴细胞耗竭型免疫抑制药包括单克隆抗体或融合蛋白，其降低免疫应答而不损害淋巴细胞群（框 42-1）。这些药物具有较低的非免疫毒性，因为它们的靶点蛋白仅在免疫细胞上表达，不会引起细胞因子的释放。它们通常影响 IL-2 受体等，虽然功效受到限制但不会导致免疫缺陷并发症的发生。非淋巴细胞耗竭型免疫抑制药通常与类固醇激素、钙调神经磷酸酶抑制药和抗增殖代谢药物组合使用。

（一）耗竭型抗体

20 世纪 60 年代，多克隆抗体已被用做免疫抑制治疗（图 42-1）。这些多克隆抗淋巴细胞制剂主要用于诱导免疫抑制，也作为对类固醇激素治疗无效的急性排斥反应的挽救治疗。目前的抗淋巴细胞球蛋白制剂是通过用人胸腺细胞免疫马（Atgam）或兔（Thymoglobulin），然后从免疫动物的血清中分离并进一步纯化产生。20 世纪 60 年代时这类初级产品被称为抗淋巴细胞血清，是未经纯化分离的被人淋巴细胞免疫的马的血清。后续的技术通过进一步的纯化分离，得到浓缩的免疫 γ–球蛋白（IgG），因在明尼苏达大学研制，被称为明尼苏达抗淋巴细胞球蛋白（MALG）。

现在世界上有各种各样的多克隆抗体制剂。在美国，可获得马（Atgam）和兔（Thymoglobulin）来源的多克隆抗胸腺细胞球蛋白制剂。这些多克隆抗体通过各种机制发挥其作用，包括补体介导的细胞裂解、网状内皮系统对 T 细胞摄取的增加以及淋巴细胞表面受体的调节及功能的阻断（图 42-4）。作为诱导药，多克隆抗胸腺细胞球蛋白一般使用 3～10d，产生有效而持久的淋巴细胞减少，这种减少通常可持续超过 1 年（表 42-4）。除免疫缺陷并发症（机会性感染和恶性肿瘤）外，多克隆抗胸腺细胞球蛋白的毒性作用还包括血小板减少症、白细胞减少症、全身细胞因子释放（T 细胞溶解的结果），偶有血清病或过敏反应[46, 47]（表 42-1）。由于这些潜在的严重不良反应，并且因为在肝移植受者中观察到的大多数 ACR 属于类固醇激素反应性的，抗胸腺细胞球蛋白很少用于肝移植受者的免疫抑制诱导过程。相对地，它们一般用于罕见的类固醇激素抵抗型 ACR。

（二）单克隆抗体

Muromonab–CD3（OKT3）是第一种可有效用于移植的耗竭型单克隆抗体。它是针对 T 细胞受体 CD3 的小鼠单克隆抗体。多年来，它被有效地用于免疫抑制的诱导和急性排斥反应的治疗（图 42-1）。在机制上，OKT3 与 CD3 结合并介导补体依赖性细胞裂解，导致 T 细胞从循环中快速消耗，并促使 T 细胞进入血管内皮，重新分布到非淋巴器官（如肺）（图 42-3）。OKT3 的结合还导致 T 细胞表面 CD3 的去除，从而致使剩余的 T 细胞失去免疫功能。OKT3 最常见的不良反应是细胞因子释放综合征。这种不良反应通过术前用药可部分改善，但发热、寒战和肺水肿依然很常见。从 20 世纪 80 年代末开始，OKT3 被用于肝移植中的类固醇激素抵抗型排斥达 20 余年。使用 OKT3 可导致移植术后丙型肝炎的早期和严重复发[48]。随着耐受性更好的替代品的出现，OKT3 已于 2009 年从市场上下架。

阿仑单抗（Campath）是一种人源化重组单克隆抗体，其靶点是存在于所有淋巴细胞上的 CD52，可对所有的循环淋巴细胞产生有效的持续消耗。CD52 在 T 细胞和 B 细胞上表达，但在造血干细胞上不表达（图 42-4）。阿仑单抗已被批准用于治疗难治性慢性 B 淋巴细胞白血病，但尚未被批准用于实体器官移植中。自 1999 年以来，它以指征外使用的形式作为肾移植的免疫抑制诱导药；但它在肝移植中的使用很有限。应用阿仑单抗作为肾移植诱导治疗的临床数据显示患者急性排斥率降低而晚期排斥发生率增高，这表明阿仑单抗的效力随时间的影响减弱。而对于肝移植，免疫缺陷并发症（如感染性并发症）的风险很高，已有丙型肝炎严重复发的报道[49, 50]。因此，阿仑单抗在肝移植中的使用仍然处于试验阶段。

（三）非耗竭抗体和融合蛋白

巴利昔单抗（Simulect）是针对 CD25α 链的人 - 鼠嵌合单克隆抗体，CD25 是 T 细胞 IL-2 受体的组分。巴利昔单抗的作用机制目前尚未完全了解，但很可能是抗 CD25 抗体抑制 IL-2 诱导的 T 细胞增殖的结果（图 42-3）。CD25 表达（IL-2α 链）需要 T 细胞激活。因此，巴利昔单抗只能与活化 T 细胞表面的 IL-2 受体结合，并且几乎不会导致 T 细胞耗竭（图 42-4）。

与阿仑单抗不同，巴利昔单抗在肝移植中的使用，特别是作为延迟钙调神经磷酸酶抑制药使用的一种手段，已经有大量的数据。而移植后延迟使用钙调神经磷酸酶抑制药作为肾脏保护的策略也被许多肝移植方案所采用[51, 52]。这些结果令人欣喜，在被治疗的患者中可观察到改善的血清肌酐和肌酐清除率。巴利昔单抗通常耐受性良好，且不良反应不常见（表 42-1）。

六、共刺激阻断

T 细胞活化需要 T 细胞受体与抗原呈递细胞上的 MHC 分子结合，以及共刺激信号（信号 2）的协同作用。T 细胞上的 CD28 受体和抗原呈递细胞上的 CD80/CD86 之间的结合形成一个共刺激信号（图 42-3）。细胞毒性 T 淋巴细胞相关抗原 4（CTLA-4）是一种 CD28 的天然同源物，可在 T 细胞上瞬时表达，通过与 CD28 竞争结合 CD80/86 而充当负调节剂（图 42-4）。因此，可通过使用可溶性的 CTLA-4 模拟其活性来抑制免疫应答。在器官移植中，研究得最成熟的可溶性 CTLA 制剂是贝拉西普，它是一种可溶性重组免疫球蛋白融合蛋白，由 CTLA-4 胞外结构域和 IgG1 的 FC 部分组成。用药方法是每月 1 次静脉注射。BENE-FIT 和 BENEFIT-EXT 试验的结果表明，基于的肾移植患者同使用 CsA 患者相比有着相似的患者和移植物生存率，但可以获得更好的肾功能和减少心血管及代谢并发症风险[53]。但在肝移植中，贝拉西普与钙调神经磷酸酶抑制药组相比其排斥反应的发生率增加，患者和移植物生存率降低。因此贝拉西普在肝移植中的应用需要进一步研究。

七、肝同种异体移植排斥反应

肝同种异体移植物的急性细胞排斥反应（ACR）比较常见，特别是在移植后早期。肝功能相关酶类指标的轻度升高比较常见，但穿刺活检仍然是诊断的金标准。根据 Banff 标准的定义，ACR 的组织学诊断要求存在以下 3 个特征中的 2 个：①混合但主要是单核细胞浸润为主的门静脉炎，包括淋巴细胞、中性粒细胞和常见的酸性粒细胞等；②非化脓性胆管炎（胆管损伤）；③门静脉的内皮下炎症（内皮炎）[54]。与其他实体器官移植中的 ACR 发生不同，尚未有证据显示肝移植中的 ACR 对移植物功能具有负面的长期影响。事实上，数据显示它能改善患者长期的生存率[55]。

近来，肝脏同种异体移植物排斥的分类已被更好地理解和定义。伴随这些变化，慢性同种异体移植物排斥的定义标准也经历了修改[56]。在 20 世纪 80 年代，人们注意到，随着时间的推移，一些肝脏移植物存在进行性的胆管缺失，即胆管消失综合征。这个现象很大程度上归因于排斥反应。随着免疫抑制方案在 20 世纪 90 年代早期得到改善，慢性排斥和肝移植胆管缺失的发生率也逐渐下降（40% vs. 不到 5%）[57]。如今，慢性排斥反应仅发生在一小部分患者中，而且更多见于那些既往曾发生过类固醇激素抵抗型排斥反应的患者。目前晚期慢性排斥反应的定义标准规定，至少应有 2 个以下表现：①超过 50% 的汇管区存在胆管缺失，余胆管存在退行性变化；②超过 25% 的汇管区小动脉存在缺失；③中度至重度桥接纤维化；④内膜泡沫细胞和（或）纤维内膜增生造成的汇管区肝动脉分支的管腔狭窄；⑤存在窦状泡沫细胞和（或）胆汁淤积。

既往认为，肝移植中抗体介导的排斥（AMR）是罕见的现象，并且很少具有临床意义。随着认识的不断深入，我们对 AMR 及其在肝同种异体移植物中的作用有了更多的理解。与没有排斥反应的肝移植受者相比，存在慢性排斥反应的受者血液中可观察到更高水平的供者特异性 HLA 抗体（DSA），这一发现的意义仍需深入研究。此外有研究发现，新生 DSA 的形成往往发生于非免疫因素导致的移植物功能障碍（如肝炎等复发性疾病）之后，这表明肝移植的免疫特惠性有赖于移植物的良好状态[58]。目前仍缺乏可靠的移植物 AMR 的诊断标准，推荐的标准包括：①移植物功能障碍的证据；②活检证实的组织损伤；③补体成分 4d（C4d）或免疫球蛋白沉积；④ DSA 抗体的证据[58]。

八、免疫抑制的目标

在过去的 20 年中，整个移植领域一直在努力寻找有效的免疫抑制和毒性最小化之间的平衡。这些努力同时也使新开发的免疫抑制药物具有肾保护性及抗肿瘤特性。巴利昔单抗（basiliximab）是一种非耗竭型的 T 细胞 IL-2 受体抗体，已成功用于急性肾损伤的肝移植患者。作为免疫诱导药，它推迟了术后开始使用钙调神经磷酸酶抑制药的时间，避免术后早期他克莫司的肾毒性，争取了从急性肾损伤中恢复的时间。同样，依维莫司和西罗莫司的抗细胞增殖和抗血管生成特性也已被应用于存在恶性肿瘤，特别是肝细胞癌的肝移植受者。随着这些新的方案的出现，人们对肝脏免疫学和肝脏排斥反应的认识有了不断的提高。与其他实体器官排斥导致瘢痕形成和长期功能障碍不同，肝脏是独特的：它更能耐受排斥反应，不会影响移植物或患者的生存。因此，肝移植免疫抑制方案通常趋于用药最小化。肝移植中的大多数排斥反应发生在早期，通常发生在移植的前 6 周内，并且主要是类固醇激素反应型急性细胞排斥。既往认为，抗体介导的排斥是一种罕见的现象，尽管最近这种观点已经开始受到挑战。免疫抑制领域尽管取得了很多进展，但药物联合使用的方案仍有待完善。迄今为止，反映总体免疫抑制状态、耐受性、排斥反应或同种异体反应程度的客观标志物仍较少；而肝功能检查异常和排斥反应及免疫抑制水平间的相关性也较差。因此，在找到更好的标记物之前，肝活体组织检查仍然是诊断和治疗排斥反应的金标准。尽管有了不少成果，移植免疫抑制领域仍然存在较大的改进空间。感染、恶性肿瘤和肾衰竭的发生限制了患者长期生存。因此，免疫抑制方案的持续改进是移植物和患者生存率改善的关键。

第 43 章　肝移植后的最初 6 个月

The First Six Months Following Liver Transplantation

K. Rajender Reddy　Manuel Mendizabal　著

王　婷　译

要　点

- 肝移植受者最初的术后评估应注重血流动力学稳定的仔细评估和管理。肾和肺功能的评估、持续的神经系统检查也是必需的。在肝移植术后头几天里，移植物的功能障碍提示存在原发性无功能或肝动脉栓塞的可能，早期诊断对于是否需要考虑再移植至关重要。

- 在最初几周中，应密切监测同种异体移植物的功能以便识别急性细胞排斥（ACR）并予以及时治疗。充分认识和了解免疫抑制药的不良反应对于避免不良事件的发生是必需的。

- 初始的免疫抑制包括皮质类固醇联合钙调磷酸酶抑制药（CNI）（他克莫司和环孢素）。应仔细留意潜在的药物间相互作用对 CNI 血药浓度的影响。虽然不常见，但有的中心会使用 OKT3、抗胸腺细胞球蛋白或者白介素 –2（IL–2）受体抗体（即巴利昔单抗）进行免疫诱导，而其他一些中心仅将其用于肾衰竭的患者。

- 免疫抑制药常见的不良反应包括：高血压、肾功能不全、糖尿病和高脂血症。如果不进行治疗，这将会对移植后的发病率和死亡率产生重要的影响。

- 胆道并发症在肝移植受者中的发生率可达 30%，包括胆漏和胆道狭窄。诊断并进行潜在治疗的最佳手段就是进行内镜逆行胰胆管造影（ERCP）。

- ACR 最常见于移植术后的最初 3 个月，当然也可发生在移植后的任何时间。反复发作的 ACR 将会导致慢性排斥的发生；因此，理想的免疫抑制状态对于阻止 ACR 的发生很重要。由于处理上的不同，如何与疾病的复发尤其是丙型肝炎（HCV）相鉴别则是非常重要的。在因 HCV 而行移植的受者中，长期或大剂量皮质类固醇激素的应用可加速同种异体移植物肝炎的发生，进而导致较差的远期疗效。

- 既往研究发现，和没有丙型肝炎的受者相比，肝移植术后丙型肝炎病毒（HCV）的复发可导致移植物生存率下降 30%。在 2%～9% 的患者中，丙型肝炎的复发可表现为一种严重且快速进展的纤维化型淤胆性肝炎，由此可导致移植物功能的快速恶化。移植术后新型的抗病毒药物的使用无论是在临床试验还是实际临床应用中都表现出极好的安全性和高效性，由此改变了 HCV 感染患者移植后的治疗和预后。

一、概述

在过去的几年中，对于肝移植（LT）术后患者的管理发生了明显的改进。大多数 LT 术后威胁生命的并发症发生在围术期，包括同种异体移植物原发性无功能（PNF）、急性细胞排斥反应（ACR）、与外科技术相关的并发症如胆漏和肝动脉栓塞（HAT）等（图 43-1）。更好地理解这些并发症的病

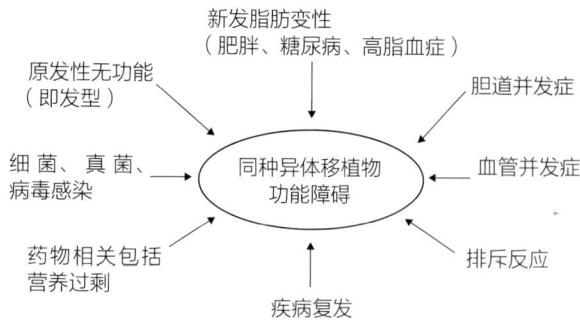

▲ 图 43-1　肝移植术后同种异体移植物功能障碍的原因

理生理并提高诊断的手段可以使我们区分并恰当管理这些危重患者。

二、重症监护病房的管理

移植术后，患者从手术室被转运至重症监护病房（ICU），其术后的监护由一个多学科团队进行管理，包括监护室医师、移植外科医师、肝脏内科医师和一支有经验的护理团队[1]。并不复杂的移植手术患者术后可迅速从麻醉中苏醒，移植物的功能恢复且血流动力学稳定，此类患者在麻醉恢复室即可早期拔管。正如任何经历腹部大手术的患者一样，应对患者的意识水平和血流动力学状态，包括心肺功能和尿量进行仔细和多次的评估。移植受者可能需要应用血管收缩药物和（或）容量复苏以恢复动脉张力和确保合适的灌注压[2]。定期评估腹腔引流管的引流情况也是必需的。关注引流液的量和特征，尤其是留意引流液是清亮的还是血性的。连续血红蛋白的测定可监测腹腔是否有活动性的出血。在有些中心，会在供受者胆管吻合处放置 T 管，以便于评估胆汁的质量；如果胆汁色淡且量少则说明移植物的功能欠佳。研究发现，术中使用大量血液制品的，其移植术后并发症的发生率也随之增加[3]。医师应意识到一些潜在问题发生的可能，包括肺部问题、感染并发症、肾衰竭和心脏并发症等。在移植术后早期，神经系统异常的发生并不少见。术中拉钩的使用和肢体位置不当可引发压迫性损伤造成臂神经丛的麻痹。患者的精神状态可以从焦虑发展成谵妄状态，并且可以出现脑病的表现，但大多数情况下不需要干预可以自愈[4,5]。

（一）一般管理

同种异体移植物功能的评估在术中移植物再灌注时就已启动，主要通过观察胆汁的产生及其特征。血清氨基转移酶水平升高表明了肝实质受损的程度，其主要受多种因素包括再灌注损伤和移植物缺血时间的影响，而这主要涉及 2 个概念即冷缺血时间（CIT）和温缺血时间（WIT）。CIT 是指器官获取后，冷灌注溶液开始灌注到器官植入体内的这段时间。另一方面，WIT 是指在外科吻合完成之前器官达到生理温度时开始至移植物血液循环重建为止这段时间。缺血时间和肝细胞损伤程度相关，肝细胞的损伤可表现为细胞凋亡、坏死和炎症。血清氨基转移酶的升高在移植术后 1~2d 达到高峰，如果移植物功能令人满意的话，则血清氨基转移酶随后可快速下降并伴凝血酶原时间（PT）的恢复。随后可能会发生胆汁淤积的表现，出现碱性磷酸酶（AP）、γ- 谷氨酰转移酶（GGT）和胆红素的升高；如果保存性损伤并不严重，这些情况会慢慢得到改善。

（二）移植物的功能

如果新肝功能恢复满意的话，则凝血障碍和代谢性酸中毒可得到纠正，血流动力学稳定且腹腔内出血减少。一些患者可能出现早期同种异体移植物功能不全，这通常是由于在器官获取、器官保存和器官植入中发生缺血性损伤，此时需要予以适当的生理支持治疗。拓展供者标准使得"边缘"移植物的植入增多，这更可引起早期的移植物功能不全[2]。一项多中心研究表明早期同种异体移植物功能不全可表现为以下 1 个或多个术后变化：术后 7d，胆红素 ≥ 10mg/dl；国际标准化比率（INR）≥ 1.6；丙氨酸和天冬氨酸氨基转移酶 > 2000U/L。在移植术后 6 个月内，早期移植物功能不全的患者，其死亡和移植物失功的风险较早期无移植物功能不全的患者分别增加超过 10 倍和 7 倍[6]。在术后不久，3 大主要并发症可引起明显的移植物功能障碍，此种情况大多数需要迅速进行肝脏的再移植（表 43-1）。PNF、HAT 和超急性排斥反应对移植团队而言仍然是个巨大的挑战，对术后的发病率和死亡率可产生重大的影响。PNF 是保存性损伤的一种极端形式，在同种异体移植物中的发生率有 3%～6%[7]。PNF 表现为急性肝衰竭（脑病、血清氨基转移酶升高、凝血障碍、黄疸）并且可伴有多器官功能衰竭（肾功能障碍、肺部并发症）[1, 7, 8]。引起 PNF 的危险因素包括：供者年龄 > 50 岁、供体肝脏的脂肪变性 > 30%、心脏死亡后捐献的供者（DCD）、减体积移植、供者严重的高钠血症（Na+ > 170mEq/L）、重症受者和长时间的 CIT[2, 7, 9]。此时通常需要紧急再移植。

表 43-1　肝移植术后可能出现的并发症

时　间	内科并发症	外科并发症
第 1 周	超急性排斥反应 神经系统并发症 原发性无功能	腹腔内出血 HAT 胆漏
第 2～4 周	ACR 神经系统并发症 肾衰竭	HAT 门静脉血栓形成 胆漏
第 2～6 个月	ACR HCV 复发 高血压 CMV 感染 肾衰竭	迟发性 HAT 胆管狭窄或铸型 门静脉血栓形成

ACR. 急性细胞排斥反应；CMV. 巨细胞病毒；HAT. 肝动脉栓塞；HCV. 丙型肝炎

HAT 是一种严重的并发症，可以发生在移植术后早期也可发生在后期。据报道，其发生率在肝移植受者中为 4%～15%，且总的来说在儿童肝移植中更常见[3, 10, 11]。当发生在移植术后 2 周内时，HAT 表现为明显的移植物功能障碍，可伴有胆管狭窄、脓毒症和肝脓肿的发生。彩色多普勒超声是评估肝动脉通畅程度的首选方法，报道认为，对急性 HAT 而言其灵敏度约 90%[4, 5, 12]。对于超声检查有困难或者不确定的 HAT 患者，可选择应用多层螺旋 CT 血管造影术或者磁共振血管造影术进行诊断[2, 13, 14]。血管造影时可以应用溶栓剂进行血栓溶解术或者放置肝动脉支架。早期诊断和治疗 HAT 可以避免肝脏的再移植[6, 15, 16]。此外，后期未识别 HAT 可导致胆道问题的发生，表现为胆漏或者胆道梗阻及肝内胆汁瘤。在这种情况下，HAT 的治疗取决于移植物损伤的程度，治疗的手段包括紧急血管重建或者迅速进行肝脏再移植[7, 15]。

肝移植术后超急性排斥反应的发生极为罕见。此种类型的排斥反应通常发生在移植术后数小时内，主要是由于预制的体液抗体对抗移植物的内皮细胞引发的[17]。临床症状和体征通常与 PNF 相似，为了准确的诊断应进行肝活体组织检查，其表现为移植物血窦中的淤血和出血性坏死。迄今为止，还没有一种大家公认的且有效的治疗方法，除非进行再次移植。有报道，早期进行血浆置换、输注免疫球蛋白同时予以或不予以 B 细胞介导的治疗，有取得成功的病例[18, 19]。

（三）感染并发症

感染并发症对于每一个免疫抑制患者而言是一种持续存在的威胁[20]。在术后早期，感染与手术难度大、长时间手术或外科技术相关并发症相关；此外，营养状态差、术中应用大量血液制品、长时间 ICU 逗留和移植物功能欠佳也会引起感染的发生[21]。受者在移植前也可能就有耐药菌的定植，而随后接受了免疫抑制的治疗，因此这些病原微生物后来被激活引起感染也就不觉得奇怪了。预防策略包括术前留取培养和广谱抗生素的应用，尤其是覆盖肠道革兰阴性和阳性菌。在手术室，移植前一般予以静脉输注抗生素，术后再应用 24～48h。术后第 1 周，细菌感染主要来源于留置的导管（30%）、肺炎（25%）和外科伤口（10%）。革兰阴性菌引起的菌血症的发生提示是否来源于胆道的感染，且此种情况更多见于合并有糖尿病或营养状态差的患者[22]。对于并不复杂的肝移植受者而言，在移植术后的头几周里，病毒和机会性感染并不是主要问题。

（四）手术即时并发症

术后出血是肝移植术后最常见的外科并发症。5%～15% 的移植术后受者需要再次手术以控制术后早期出血[23]。但是，大约 50% 的患者经过仔细检查血管床后，并不能发现特定的出血部位。这样的出血通常归因于凝血障碍。重要的是，据报道 2/3 的伴有移植物功能欠佳的患者经历出血而再次手术，将会在移植后 6 个月内死亡[23]。术后出血和血流动力学不稳定可引起肾衰竭，通过仔细的血流动力学监测和控制出血，肾功能通常可逐渐恢复。移植术后任何时期都可能发生胆道并发症；然而，绝大多数胆道并发症发生在移植术后的头 3 个月，其中 10%～20% 的患者需要再次手术处理[24]。胆漏和胆管狭窄是最常见的并发症。一般而言，早期胆漏与胆道吻合的技术相关。晚期胆漏可能是由于 HAT 造成的缺血性损伤引起，或者与 T 管的移除和吻合口愈合不良有关。早期胆漏的患者可表现为腹腔引流液中出现胆汁、高胆红素血症和腹痛。小的胆漏主要通过经内镜逆行胆管造影术（ERCP）行内支架置入或经皮经肝胆管造影术（PTC）行内 / 外胆管引流进行处理。从长远来看，对于局灶性狭窄或对内镜治疗没有反应的，可能需要再次手术和外科修复。

（五）免疫抑制的管理

肝移植受者术后管理的关键是免疫抑制药物的调节，这在各个中心之间存在很大差异。免疫抑制的主要目的是避免排斥反应的发生和移植物失功，其次也要减少因抗排斥药物的应用而导致的不良反应。由于在药理免疫抑制方面取得的重大进展，有各种各样的免疫抑制药物可供选择使用[25]。在术中即开始高剂量的类固醇诱导治疗，此后逐渐减量。通常，在术后第 1 天予以钙调神经磷酸酶抑制药（CNI）他克莫司或环孢素治疗。但是，对于存在肾功能不全的患者，在术后初期阶段，一些中心可能会延迟 CNI 的使用而首先应用 OKT3 或 IL-2 受体抗体（即巴利昔单抗）。在过去的 10 年中，在一些中心，作为一种保留 CNI 策略，硫唑嘌呤已经被吗替麦考酚酯所取代，这不仅适用于合并肾衰竭的患者，也适用于那些出现 CNI 相关的中枢神经系统毒性的患者[26]。然而，在肝移植中，吗替麦考酚酯替代硫唑嘌呤的临床获益是受到质疑的[27]。在 ICU 期间，排斥通常不是我们所关心的问题。

（六）乙型肝炎（HBV）的预防

在乙型肝炎人免疫球蛋白（HBIG）应用之前，诊断为慢性或暴发性乙型肝炎（HBV）的患者移植后 HBV 复发的发生率约为 75%[28]。HBV 的复发与移植物减少及患者生存相关[29]。尽管各移植中心之间的免疫预防方案存在极大的差异，但目前移植术后的预防策略总是包括 HBIG 和核苷（酸）类似物。大多数方案最初是在无肝期及移植后的一段时期静脉使用 HBIG。此后，一些移植中心每月予以 1 次 HBIG，另一些则根据需要给药，以维持高而多变的抗 HBs 血清滴度。HBIG 加核苷（酸）类似物的不确定联合治疗并不要求应用于所有的肝移植受者。在抗病毒治疗启动前和肝移植时的 HBV 复制状态可用于指导预防治疗。尤其是在移植前没有检测到 HBV-DNA 的患者，可考虑的替代策略是在经过确定的一段时间后停止使用 HBIG，并仅使用抗病毒药物继续进行预防，或加用乙肝疫苗或两者联合[30]。对于就 HBV 没有免疫耐受的急性肝衰竭的患者而言，主动免疫是有效的。但另一方面，对于肝硬化的患者，接种乙肝疫苗并不十分有效[31]。目前的策略即包括有效的抗病毒核苷（酸）类似物和低剂量 HBIG 的联合应用，使得 HBV 的复发率 < 10%[30]。最近研究认为，对于移植前病毒载量低或者 HBV-DNA 阴性的患者，不联合 HBIG 仅使用强效且不易产生耐药的核苷酸类似物的新策略，可以以更低的成本显示出相似的结果[32]。

三、病房的监护

（一）排斥反应的监测和治疗

"快通道"的推广实施缩短了术后 ICU 逗留的时间[33]。围术期的"快通道"包括适当的感染控制措施、营养支持和液体管理，由此减少术后并发症的发生。此外，预测患者移植术后可早期出院能帮助患者更好地为移植后做好准备，降低移植成本[33]。对于不复杂的患者通常移植术后 24～48h 即可从 ICU 转移至病房，继续密切监测肝功能同时滴定调节免疫制剂的浓度至治疗范围。移植协调员和医师应对患者和护理人员进行仔细且深入的宣教。

日常肝功能检查用于监测移植物的功能。凝血酶原时间（PT）是监测肝细胞功能尤为敏感的指标。血清白蛋白虽然是反映移植物合成功能的一个很好的指标，但并非用于移植后即刻的判断，因为血清白蛋白具有长的半衰期，且移植后短期内存在体液转移不稳定的特点。一些与早期同种异体移植物功能障碍相关的因素被认为是预测远期移植物不良和患者生存下降的指标；这些因素包括年龄＞50岁的供者、CIT＞15h、供者获取前的酸中毒和受者的PT或胆红素持续升高[3, 34]。移植后这一阶段肝功能检测的异常通常是保存性损伤或ACR的表现。保存性损伤通常表现为AP和GGT升高而总胆红素无明显升高。与此相比，氨基转移酶（氨基转移酶ALT和AST）的升高及伴随的胆红素水平和（或）GGT的升高，应考虑ACR或者称其为新的术语即T细胞介导的排斥反应的可能。然而，肝脏生化检查的变化是非特异性的，它反映了任何原因造成的肝损伤，这使得肝活检对准确诊断显得非常必要。活检证实，25%～50%的肝脏移植物在移植术后头6周里可发生急性排斥反应[35, 36]。由于肝活检的原因不同，如是因为肝功能检查异常进行的活检或者是依照移植中心的常规进行的活检，这使得所报道的排斥反应的发生率也会有所不同。在1/3的常规活检中可以看到组织学表现与ACR相一致但不伴有明显的生化异常。这些发现的临床意义尚不清楚；但是，大多数进行常规活检的移植中心可能仅根据组织学来治疗排斥反应[37, 38]。排斥反应表现为门静脉炎伴有混合细胞浸润，以淋巴细胞、中性粒细胞和嗜酸性粒细胞为特征（图43-2）。静脉内皮细胞和胆管是炎症反应攻击的靶点[39, 40]（表43-2和表43-3）。一个合适的免疫抑制水平可减少ACR发生的风险。据报道，年轻人和相对健康的不伴有肾功能不全和长时间CIT的受者具有更高的移植物排斥反应的发生率[35]。

治疗包括增强免疫抑制。轻度排斥反应可通过增加免疫抑制药，如CNI的剂量来解决，尤其是在其谷浓度未达最佳标准的情况下。更严重的排斥反应则要求进行激素冲击治疗和再循环应用；对于激素难治性病例，则需要使用抗淋巴细胞制剂或单克隆抗体（即OKT3）。与其他实体器官移植相比，肝脏的同种异体移植物在一次ACR发作后可能受到相对保护[41]。但是，来自移植受者科学注册中心（SRTR）和成人-成人活体供肝移植队列的最新分析表明，肝移植受者发生ACR可能会增加移植物

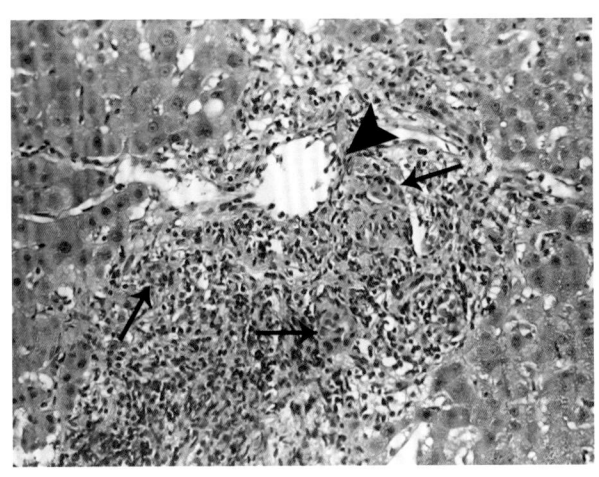

▲ 图43-2　急性细胞排斥反应的组织病理学表现
此针穿刺活检标本显示门静脉炎伴有淋巴细胞（主要）、嗜酸性粒细胞和中性粒细胞的浸润。内皮炎表现为在门静脉分支（箭头）中可见内皮下聚集的炎症细胞，并且可以看到胆管炎症/损伤（箭）

失败和死亡的风险[36]。对于肝移植术后1年以上首次发生急性排斥反应的患者，ACR后12个月内其风险最高。再次发生ACR只会进一步增加移植失败的风险，而不会增加患者死亡的风险，这高于首次发生ACR的患者已经增加的风险[36]。对于HCV的移植受者，细胞排斥反应有时很难和HCV的复发相鉴别。复发性丙型肝炎的肝活检可能表现出一些与ACR相似的组织学特征，如门静脉炎症反应和淋巴细胞占优势[42]。鉴别这两种情况至关重要，因为抗排斥治疗尤其是皮质类固醇激素的应用，可能会加重移植物的肝炎发作，进而导致较差的远期预后。

在过去的几年中，人们对于肝移植抗体介导的排斥反应（AMR）予以极大的关注。肝移植的AMR可分为：急性和慢性AMR[19]。与肾移植相比，肝脏同种异体移植物不易发生AMR，但也并非不受AMR影响。急性AMR通常发生在移植后的1个月内，其特征表现为：移植物功能障碍、具有受体特异性抗体（DSA）、低补体血症和低血小板。在移植术后早期，受者很少发生急性AMR（＜1%的受者）。慢性AMR的定义较不明确，但与血清Ⅱ类DSA密切相关。新生DSA出现在8%～15%的受者中，在某些情况下与慢性AMR有关，但并非所有情况下都如此[19]。与急性AMR不同，慢性

表 43-2　急性同种异体移植物排斥反应分级 [39]

整体评估 a	标　准
不确定的	汇管区炎症浸润不满足急性排斥反应诊断标准
轻度	排斥反应的浸润 b 涉及 3 个特征的部分，一般为轻度且局限于汇管区
中度	排斥反应的浸润 b 涉及大部分或者全部 3 个特征
重度	如上特征，有中度至重度的静脉周围炎症并延伸至肝实质，伴有静脉周围肝细胞坏死

a. 轻度、中度或重度急性排斥反应的言语描述也可分别标记为 I 级、II 级和III级
b. 排斥反应的浸润至少存在以下 2 种特征：①混合性但以单核细胞浸润为主的汇管区炎症，包括急变（活化）淋巴细胞、中性粒细胞和嗜酸性粒细胞；②胆管炎症 / 损伤；③门静脉或终端肝静脉内皮下炎症

表 43-3　慢性同种异体排斥反应的分级

结　构	早期慢性排斥反应	晚期慢性排异反应
小胆管（< 60μm）	大部分胆管发生退行性改变： 胞质的嗜酸性转化；N：C 比率的增加；核染色过深； 不均匀的核间距；胆管上皮细胞部分缺如 汇管区< 50% 的胆管消失	残余胆管发生退行性改变 汇管区≥ 50% 的胆管消失
终末肝静脉和 3 区的肝细胞	内膜 / 腔炎症 3 区溶解坏死和炎症 轻度脉管周围纤维化	局灶性闭塞 多变的炎症反应 严重（桥接）纤维化
汇管区的肝小动脉	< 25% 的汇管区偶见消失	> 25% 的汇管区消失
其他	所谓"过渡型"肝炎伴有肝细胞点状坏死	肝窦泡沫细胞聚集；明显的胆汁淤积
肝门周围大的肝动脉分支	内膜炎症、局灶性泡沫细胞沉积不伴有内腔损害	内膜下泡沫细胞纤维内膜样增生致管腔狭窄
肝门周围大的胆管	炎症损伤和局灶性泡沫细胞沉积	壁样纤维化

N：C 比率 . 核质比

AMR 是一种进展缓慢的损伤，有许多潜在的表现，但最常见的表现为低级别淋巴浆细胞性门静脉和静脉周围炎症，伴有不寻常的纤维化和多变的微血管 C4d 的沉积。在这种情况下，慢性 AMR 的毛细血管炎比急性 AMR 的更难以识别。最新的一些文献将 DSA 与惰性的低级别慢性炎症和缓慢进展的纤维化联系起来。虽然我们对 AMR 的病理生理学有了更深入的了解，但对慢性 AMR 的诊断标准仍存在争议，且慢性 AMR 的最佳治疗方法仍不清楚。

（二）内科并发症

对于那些移植前就有腹水的患者，这种临床表现可能在肝移植后继续存在，但通常在限制钠的摄入和保守使用利尿药的情况下，腹水几天到几周后就会消失。如果大量腹水持续存在，应考虑其他原因如静脉流出道吻合口的狭窄。目前由于背驮式技术的应用，腔静脉梗阻较为少见，而流出道梗阻通常是由肝上下腔吻合引起的，表现为急性流出道梗阻伴凝血功能障碍、黄疸和腹水。肝脏流出道梗阻的晚期表现为肝大和对药物治疗有抵抗的持续性腹水。有些病例可以通过多普勒超声进行诊断，但肝静脉造影和评估吻合部位前后的压力梯度仍然是金标准。肝活体组织检查可以发现有中央小叶充血和坏死伴胆汁淤积，但缺乏其他排斥反应的特征。流出道梗阻的处理取决于同种异体移植物功能障碍的严重程度和出现的时机。如果发生在肝移植后的头

几天，可能需要紧急修复流出道的吻合，甚至需要再次移植。对于慢性流出道梗阻且移植物功能尚存的患者，可以给予利尿药保守治疗。但是，仍然需要对流出道吻合部位进行影像学检查，进行梗阻部位静脉支架植入或血管成形术。

在住院期间，许多患者可能会出现不同程度的精神或神经异常。焦虑和伴有妄想和幻觉的精神错乱时有发生，但大多数不需要任何特定治疗就可以逐渐消失。癫痫发作、脑病和震颤在这个阶段并不少见，这些通常是多种因素作用的结果。与神经毒性有关的诱发因素包括代谢性因素（即电解质异常、尿毒症）、睡眠剥夺、免疫抑制药的不良反应和感染。CNI和类固醇激素已知有神经系统的毒副作用；加入吗替麦考酚酯或硫唑嘌呤可降低CNI的剂量。肝移植受者也会遭受脑血管事件。在血小板减少和凝血障碍的情况下，可出现自发性的脑出血或硬膜下血肿。在这种情况下缺血性脑血管事件不太常见。脑桥中央髓鞘溶解症（CPM）是一种毁损性的神经并发症，伴有多种症状，包括昏迷、共济失调、构音障碍和吞咽困难。CPM通常与围术期血清钠的快速转移有关，高CNI水平则强化了这一变化[43]。治疗方法就是支持治疗，需要长期的神经康复。因急性肝衰竭而进行移植的患者出现神经并发症的风险更高。这些患者通常表现为脑水肿，在这些病例中使用颅内压监测是恰当的，术中仔细监测以减少移植前后发生神经并发症的风险。

在住院期间还可能发生其他一些并发症。这些可能是先前已存在病情的加重，但更多的是免疫抑制药物的不良反应（表43-4）。高血压是最常见的心血管并发症，50%～60%肝移植受者可以发生[44]。高血压可由多种因素引起的，包括容量超负荷、术前应激、肾小球滤过率受损、糖皮质激素和CNI的应用[45]。治疗的第一步是确保适当的CNI谷浓度。在不存在免疫抑制药毒性浓度的情况下，建议改变生活方式包括减肥、体育锻炼和限钠饮食。CNI引起的高血压的机制是肾血管和全身血管的收缩，因此不干扰CNI代谢的钙通道阻断药如氨氯地平和硝苯地平，比地尔硫䓬或维拉帕米更受青睐。噻嗪类利尿药可有效治疗容量超负荷。当需要联合用药时，可加用β受体阻断药如阿替洛尔，但总的来说没有氨氯地平有效。在术后早期，血管紧张素转换酶（ACE）抑制药和血管紧张素Ⅱ受体阻断药由于可能加重高钾血症和肾功能不全而不受青睐。然而，从长远来看血管紧张素转换酶抑制药是非常有效的，尤其是针对糖尿病和（或）蛋白尿的患者[46]。大约15%的肝移植受者中可以出现新发糖尿病[44]。HCV血清学阳性和尤其是应用糖皮质激素和CNI（主要是他克莫司）的受者，可能容易产生胰岛素抵抗和葡萄糖的耐受不良[47, 48]。既往或新发糖尿病与心血管疾病发病率和死亡率的增加、感染、肾损害、排斥反应和移植物生存率的降低有关。撤减糖皮质激素以及将他克莫司转换成较少引起糖尿病的药物环孢素可能对降低糖尿病的发生会有帮助[49]。治疗上与非移植人群没有区别，需要改变生活方式和饮食习惯，口服降糖药和（或）应用胰岛素。磺酰脲类药物如格列美脲或

表43-4　常见免疫抑制药物引起的不良反应

不良反应	高血压	糖尿病	肾毒性	神经毒性	头痛	高脂血症	多毛症	牙龈增生	胃肠道症状	伤口愈合不良
他克莫司	++	++	++	++	++	+	−	−	+	−
环孢素	+++	+	+++	++	++	+	+	+	+	−
糖皮质激素	+++	+++	−	+	++	++	++	−	+	+
吗替麦考酚酯	−	−	−	−	+	−	−	−	+++	+
西罗莫司	+	−	+	−	−	+++	−	−	+	+++
依维莫司	+	−	+	−	−	+++	−	−	+	++

格列布脲，是首选的初始药物。肾功能不全的患者应避免服用二甲双胍，因为这可能会导致乳酸性酸中毒[46]。

（三）巨细胞病毒和耶氏肺孢子虫的预防

针对巨细胞病毒（CMV）的抗病毒预防方案对于高危患者［CMV 阳性供者给 CMV 阴性受者（D+/R-）］是至关重要的，因为肝移植后 CMV 感染与较差的移植物生存率有关[50]。巨细胞病毒感染的其他危险因素包括使用抗淋巴细胞抗体和再次移植。已有多种药物被推荐用于 CMV 的预防，在 D+/R- 患者中推荐的预防方案是立即予以静脉注射更昔洛韦 5mg/（kg·d）或口服缬更昔洛韦 900mg/d 并持续应用 3～6 个月，这些干预措施可将受体罹患巨细胞病毒病的风险降低 90%～95%[51]。CMV 阳性的受者（D+ 或者 D-）应进行预防性抗病毒治疗，一旦确认出现病毒血症，应启动抗病毒治疗，予以 3 个月的抗病毒药物的应用，每周监测 CMV 病毒载量[52]。LT 后 2～12 个月，CMV 感染可以没有症状或者表现为一种或多种特征，包括氨基转移酶轻度升高、白细胞减少、血小板减少、视网膜炎、肺炎和腹泻[40]。其诊断可以通过检测组织样本和（或）血标本 [CMV-DNA 和（或）CMV 抗原血症] 进行判断。肝活检结果包括微脓肿、小叶性肝炎和含有病毒包涵体的巨细胞。鉴别 CMV 肝炎与 ACR 非常重要，因为 CMV 肝炎的治疗需要减少免疫抑制的程度。CMV 感染也可由受者以前感染过得病毒再激活引起，在这种情况下，再次治疗包括每 12 小时静脉注射更昔洛韦 5mg/kg，为期 2～4 周，此后转换为口服缬更昔洛韦以完成整个治疗过程[52]。

在采取预防方案之前，5%～15% 的肝移植受者有发生肺孢子虫肺炎（PCP）的风险[53]。甲氧苄啶 - 磺胺甲噁唑（TMP-SMX）可有效预防 PCP 的发生[54]。对于磺胺类过敏或 TMP-SMX 不耐受的患者，也可选用喷他脒或阿托伐醌。预防应用的时间为移植术后的 6～12 个月，这也是免疫抑制最强和感染风险最高的时期。

另一个重要的目标是当患者还在移植病房时，对移植受者及其护理人员进行有关药物长期服用和进行适当的卫生保健活动的宣教。移植小组的一名成员应该花时间指导患者及其家属了解药物的不良反应、感染及排斥反应的症状和体征、饮食方面和总的医疗护理原则。还应指导患者如何护理外科伤口、T 管（如果放置了 T 管）和任何留置的引流管。还应强调患者应与肝脏移植中心保持沟通的重要性，以应对可能发生在家中的意外临床情况。从长远来看，要有一个成功的结果应具备良好的药物和卫生保健知识。

四、门诊随访

（一）一般管理

LT 患者出院后必须在移植门诊进行医疗随访。各中心的随访频率各不相同，但主要取决于患者的整体情况。通常情况下，在最初的 1～2 个月里每周随访一次，此后每个月随访 2 次，和每月随访 1 次直到术后 1 年。在门诊随访期间，应注意营养、饮食、医嘱的依从性和整体的健康状态。应密切监测患者出现移植物功能障碍的迹象和对排斥反应保持高度的敏感性。任何肝脏生化检查的异常报告结果，尤其是血清氨基转移酶的异常，将提示需要肝活体组织检查以排除 ACR 或 ALT 或 AST 升高的其他原因，如 HCV 复发或 CMV 感染。急性排斥反应发作如未及时诊断或出现难治性表现，可导致慢性排斥反应（CR），其特征是肝内小胆管消失和闭塞性血管病变（框 43-1）[55]。CR 是一种少见的并发症，主要发生在移植后 6 个月。如果不治疗，CR 会导致移植失败，需要再次移植[56]。正如前面提到的，最近的数据表明由针对供者人类白细胞抗原（HLA）分子的抗体介导的体液同种异体反应与细胞机制协同作用，可能在胆管缺失的发展中发挥作用，这一过程被称为 AMR[19]。

每次门诊随访都需要监测免疫抑制水平。CNI 和雷帕霉素靶蛋白抑制药（mTOR 抑制药，即西罗莫司）是被细胞色素 P_{450} 3A4（CYP3A4）所代谢。许多药物都是经 CYP3A4 代谢；因此，存在药物相互作用的可能性，尤其是在移植后早期患者通常需要服用大量药物时（框 43-1）。药剂师，尤其是专注于移植领域的药剂师，可以帮助患者、家属和医

框 43-1	和钙调神经磷酸酶抑制药有显著相互作用的药物		
降低 CNI 水平	抗生素	抗癫痫药	其他
	• 异烟肼 • 利福布汀 • 利福平	• 卡马西平 • 苯巴比妥 • 苯妥英	• St. John 麦芽汁（中草药制剂）
增加 CNI 水平	抗生素	抗真菌药	钙通道阻滞药	其他
	• 阿奇霉素 • 克拉霉素 • 红霉素	• 卡泊芬净 • 氟康唑 • 伊曲康唑 • 酮康唑 • 伏立康唑	• 地尔硫䓬 • 尼卡地平 • 维拉帕米	• 葡萄柚汁 • HIV 蛋白酶抑制药 • 阿托伐他汀 • 西沙比利

CNI. 钙调神经磷酸酶抑制药

疗人员理清药物之间的相互作用，从而使得患者获得正确的护理。

（二）手术后期并发症

在移植术后最初 6 个月，胆道并发症更为常见。高胆红素血症和 GGT 和（或）AP 升高通常是胆道并发症的早期症状，当临床怀疑时应进行胆道造影评估。如果 T 管仍然在位，通过 T 管的胆管造影可以快速诊断。ERCP 或 PTC 不仅可以诊断，而且可以提供一种治疗途径。在进行 Roux-en-Y 吻合的病例中，磁共振逆行胆管造影术（MRCP）得到越来越多的应用。此时，胆管异常包括肝内或肝外狭窄和铸型 / 胆泥形成。肝外胆管狭窄的一线治疗包括 ERCP 或 PTC 球囊扩张和支架植入术（图 43-3 中 A 至 C）。对于内镜或经皮治疗失败的患者，可行 Roux-en-Y 胆道重建手术治疗。非吻合性的胆道狭窄常继发于血管功能不全；但是在一小部分人群中，其发病机制仍不清楚。非吻合性胆管狭窄的已知危险因素包括移植物缺血时间的延长、供肝年龄较大、原发性硬化性胆管炎（PSC）的复发以及心脏死亡后捐献（DCD）的器官[57, 58]。移植后胆道并发症患者的胆汁中检测到巨细胞病毒，这被认为是导致非吻合性胆道损伤的另一个潜在病因[59]。外科治疗可予以 Roux-en-Y 吻合胆道重建，甚至行再移植手术。胆道结石和铸型主要是肝移植后期可能出现的并发症，通常表现为胆管炎。胆石症通过内镜下取石治疗通常是有效的，但对胆道铸型则可能

无效。在这种情况下，可能需要外科治疗甚至再次移植。

肝移植后期可出现肝脏血管的并发症。早期 HAT 其病情呈暴发性进展，而后期发生 HAT 则病情进展缓慢。迟发性 HAT 是一种严重的并发症，患者可出现为肝脓肿、胆漏或胆道狭窄、胆汁瘤和复发性的胆管炎[60]。这些患者可以接受血管或胆道内镜治疗；然而，就像早期的 HAT 一样，大多数患者最终将行再次移植手术。肝动脉瘤是一种罕见的并发症，通常与真菌感染有关；动脉瘤破裂导致腹腔出血进而需要外科手术行肝动脉重建术。门静脉血栓形成（PVT）也是肝移植不常见的血管并发症，其发生率为 1%～3%[10]。与 HAT 一样，PVT 主要发生在移植术后早期，但也可出现在移植后数月至数年。其常见的临床表现包括肝功能失代偿和门静脉高压的表现如腹水、静脉曲张出血。和 HAT 相比，PVT 行再移植在技术上更具有挑战性。广泛的 PVT 可能累及肠系膜上静脉，这使再移植术在技术上更加困难[10]。建议对于有症状的 PVT 患者进行治疗。如果 PVT 发生在术后即刻，再次手术、溶栓治疗或血管重建均可产生良好的效果。慢性 PVT 患者直接修复门静脉尤为困难。减压分流术已成功应用；但是，如果各种非移植方式不能减轻门静脉高压的并发症，则可能需要行再移植[61]。

（三）免疫抑制相关并发症

应特别关注肝移植后可能出现的潜在并发症，

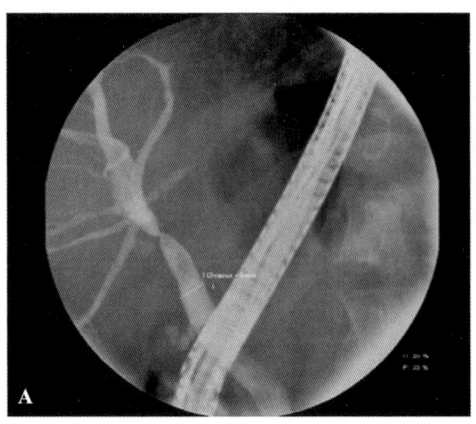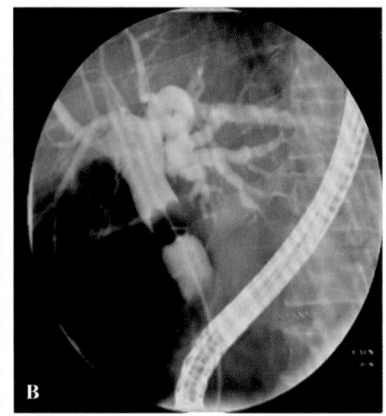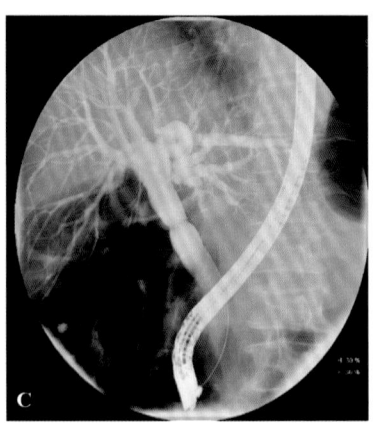

▲ 图 43-3　内镜逆行胆管造影术（ERCP）显示胆总管端端吻合术吻合口胆道狭窄（A），随后予以扩张（B）和支架植入（C）

这些并发症大多与长期使用免疫抑制药有关[62]。高达 47% 的肝移植受者可出现血脂异常[63, 64]。糖皮质激素、环孢素，尤其是 mTOR 抑制药对血脂水平可产生显著影响[46, 65]。降低胆固醇是预防远期心血管疾病重要的干预措施。与非移植患者一样，改变生活方式应是一线治疗方法。如果血脂持续升高，使用"他汀类"进行药物治疗是安全的。肌病、肝毒性和横纹肌溶解是罕见的不良反应。在服用 CNI 的患者中，亲水性他汀类药物（即氟伐他汀、普伐他汀）由于不通过 CYP3A4 代谢，可作为首选[64]。如果胆固醇水平持续升高，可以考虑从环孢素或 mTOR 抑制药转换为服用他克莫司。胆汁酸螯合剂、贝特类和烟酸应避免使用，因为它们可能与其他药物相互干扰。在肝移植受者中，预防动脉粥样硬化疾病的发展至关重要，因为心血管疾病是导致肝移植患者死亡的重要原因[66]。

　　肾功能损害是肝移植术后最常见的并发症之一。肾功能不全发生的危险因素包括移植前因素（即年龄、糖尿病、高血压、丙肝感染）和移植后因素［即新发糖尿病和（或）高血压、早期急性肾损伤和 CNI 使用］。≥ 4 期慢性肾病（< 30ml/min）的累计发病率在肝移植后前 5 年为 15%～25%[67, 68]。为减缓进展到肾衰竭，控制血压和减少 CNI 的剂量是常见的做法[69]。许多研究探讨了在肝移植人群中减少 CNI 使用的方案。最近研究指出，与以他克莫司为基础的标准治疗方案相比，低剂量他克莫司联合依维莫司的双重免疫抑制策略对移植后 3 年的肾功能保护具有显著有利影响[65]。另一项多中心研究

随机将新的肝移植患者分为标准他克莫司治疗组和减少他克莫司应用但联合吗替麦考酚酯组[70]。减少他克莫司使用组与标准他克莫司使用组相比，一年估算的肾小球滤过率（eGFR）要更高，且 ACR 发生的风险也更低。如果在肝移植术后第 1 年即实施减少 CNI 使用的策略，肾功能改善将更为显著。

（四）早期丙型肝炎的复发

　　移植物丙肝感染是一种普遍的现象，如果不及时治疗，肝移植后 5 年可导致多达 20%～30% 的患者出现肝硬化[71]。HCV 复发通常发生在 LT 后的头 6 个月，典型表现是血清氨基转移酶的升高。组织病理学上的表现有时和 ACR 相似，因此鉴别这两者之间的不同可能具有挑战性。一系列的临床和组织学特征可能有助于区分它们，对于存在 HCV 复发的患者，如果给予"诊断为" ACR 所用的类固醇量治疗，则可促进纤维化的发展[72]。重要的是，复发性丙肝有一种胆汁淤积类型，其特征是 HCV-RNA 水平极高，并有胆汁淤积的临床表现。大约 5% 的丙肝移植患者发生在移植后早期，通常导致移植失败[73]。在这种关键情况下，提高生存率的唯一途径是实现持续的病毒学应答（SVR）。既往，基于干扰素的治疗可导致 SVR 率低（基因 1 型中有 20%～30% 的发生率）和耐受性差，有时还会出现严重的不良反应[74]。第二代直接抗病毒作用药物（DAA）的出现显著地提高了 SVR 率，并具有很好的耐受性。几种 DAA 的复合制剂在治疗肝移植后 HCV 的复发中是安全高效的（表 43-5）[75-85]。

表 43-5 肝移植后丙肝感染的受体 DAA 复合制剂应用汇总

作者 [ref]	研究类型	人 群	纤维化程度	治疗方案	SVR12
Kwo 等[75]	临床试验 CORAL-1	基因型 1 (n=34)	100% ≤ F2	PTV/r + OBV + DSV + RBV24 周	97%
Charlton 等[76]	开放，Ⅱ期临床试验	基因型 1、2、3、4 (n=40)	40% 肝硬化	SOF + RBV 24 周	70%
Forns 等[77]	同情用药计划	基因型 1、2、3、4 (n=104)	50% 肝硬化 5%FCH	SOF + RBV ± Peg IFN 12 或 24 周	59%
Gutierrez 等[78]	回顾性研究	基因型 1 (n=61)	38%F3～F4	SOF + SMV ± RBV 12 周	93%
Pungpapong 等[79]	回顾性研究	基因型 1 (n=123)	30%F3～F4 11%FCH	SOF + SMV ± RBV 12 周	90%
Charlton 等[80]	开放，Ⅱ期临床试验	基因型 1、4 (n=119)	95% 肝硬化 5%FCH	SOF + LDV 12 或 24 周	96%～98%
Leroy 等[81]	前瞻性研究	基因型 1、3、4 (n=23)	100%FCH	SOF + DCV ± RBV 24 周 SOF + RBV ± Peg IFN 24 周	96%
Brown 等[82]	观察性研究 HCV-TARGET	基因型 1 (n=151)	64% 肝硬化	SOF + SMV ± RBV 12 或 24 周	88%
Poordad 等[83]	前瞻性研究 ALLY-1	基因型 1、3、6 (n=53)	98% ≤ F3	DCV + SOF + RBV 12 周	94%
Fontana 等[84]	同情用药计划	基因型 1 (93%) (n=97)	31% 肝硬化 37%FCH	DCV + SOF ± RBV 24 周 DCV + SMV ± RBV 24 周 DCV + SMV + SOF 24 周	87%
Pillai 等[85]	回顾性研究	基因型 1 (n=170)		SOF + SMV ± RBV 12 周	78%

DSV. 达萨布韦；FCH. 纤维化淤胆性肝炎；OBV. 奥比他韦；Peg IFN. 聚乙二醇干扰素；PTV/r. 帕利普韦 / 利托那韦；RBV. 利巴韦林；SOF. 索非布韦；SVR. 持续性病毒应答

启动抗病毒治疗的适当时机可能取决于术后的病程、恢复情况及肾功能状况。考虑到临床和生化的变化、潜在手术并发症的发展及较高的免疫抑制状态，在移植后即刻予以 DAA 治疗应慎重。但是，对于严重复发（胆汁淤积表现）或出现病情进展危险因素的患者应及早治疗。几种 DAA 已在世界范围内获准应用，它们具有 3 种不同的作用机制，主要作用靶点是 3 种非结构蛋白：①NS3/4A 蛋白酶抑制药（帕利普韦、西咪匹韦、格佐匹韦）；②NS5A 抑制药（达卡他韦、雷迪帕韦、艾尔巴韦、沃拉帕韦）；③NS5B 核苷酸抑制药（索非布韦）和非核苷抑制药（达萨布韦、艾尔巴韦）。据报道，

在大部分接受治疗的患者中应用 DAA 的复合制剂（索非布韦 + 达卡他韦，西咪匹韦或雷迪帕韦 ± 利巴韦林）可达到临床治愈和病毒的清除，而淤胆性肝炎对移植物的生存而言也不再是个威胁。应仔细关注 DAA 和免疫抑制药或者同时服用的药物之间的相互作用。对于 eGFR < 30ml/min 的患者而言，禁忌使用索非布韦[86]。

（五）早期疾病的复发

原发性肝脏疾病的复发是移植物功能障碍的另一个重要原因。事实上，进行肝移植的任何疾病都可能复发，但是，这通常都发生在肝移植后的 6 个

月之后。据报道，自身免疫性肝炎（AIH）移植后的复发率为 20%～40%[87, 88]。类固醇激素、硫唑嘌呤和（或）吗替麦考酚酯已成功用于治疗复发性的 AIH[89]。原发性胆汁性肝硬化移植后总的复发率可达 50%，原发性硬化性胆管炎移植后复发率可达 10%～27%[90, 91]。移植术后尽管常规予以熊去氧胆酸治疗，但其疗效并不明确。因肝细胞癌（HCC）进行肝移植的患者，如果肿瘤超过米兰标准和（或）伴有血管侵犯的患者具有更高的复发风险[92]。建议定期和经常半年进行胸部 CT 和肝脏 MRI 检查以监测肿瘤的复发。HCC 的复发更多见于移植后 6 个月以上的患者。

（六）癌症

所有移植的受者罹患新发恶性肿瘤（即血液系统、皮肤、肺、结肠、泌尿生殖道和口咽部的肿瘤）或既往癌症复发的风险均高于一般人群[93]。移植术后长时间免疫抑制药的应用被认为是造成恶性肿瘤发生的主要危险因素。皮肤癌尤其是鳞状细胞癌、基底细胞癌、黑色素瘤占移植术后恶性肿瘤的 39%[94]。尽管皮肤恶性肿瘤的高发出现在器官移植术后 3～5 年，但皮肤科医师强烈建议患者始终应该使用有效的防晒霜和进行每年的随访。移植后淋巴增生性疾病（PTLD）发生在大约 2% 的肝移植受者中，大多数病例发生在移植后的第 1 年[95, 96]。早期 PTLD 通常与 EB 病毒的再激活或原发性感染相关。肝移植受者发生 PTLD 的危险因素有低龄、移植前对 EBV 无免疫力、强烈的免疫抑制状态[97, 98]。症状包括发热、体重减轻、疲惫不适和盗汗。一线治疗包括降低免疫抑制状态，同时监测同种异体移植物功能防止出现功能障碍。对这一步治疗没有反应或不能耐受的患者应使用利妥昔单抗或化疗。

五、长期随访

肝移植受者应始终积极主动进行医学随访。移植中心和初级保健医师必须重点实施预防措施。应鼓励移植患者维持日常牙科护理，并停止吸烟或吸食大麻。推荐在移植后接种疫苗，特别是灭活疫苗如肺炎球菌、流感和破伤风[99]。免疫抑制患者的血清转化率总体较低。大多数中心不建议接种减毒活疫苗。肥胖是移植后的主要问题，大约 1/5 的患者在肝移植后 2 年内出现肥胖[100]。移植前肥胖的患者在肝移植后往往会增加更多的体重。应建议患者改变生活方式，包括饮食和锻炼计划。回归到生产性的工作中往往是肝移植术后康复过程中的一个重要里程碑。移植团队需要充分了解患者移植后的工作潜力，鼓励患者重返工作岗位[101]。

第 44 章 肝移植患者的长期管理

Long-term Management of the Liver Transplant Patient

Timothy M. McCashland 著

贺轶锋 译

要 点

- 预防保健对肝移植受者至关重要，包括预防接种、口腔保健和戒烟。
- 长期存活的肝移植受者常见的并发症包括代谢综合征（肥胖、高脂血症、糖尿病）、骨质疏松症、心血管疾病和肾脏疾病——所有这些并发症都可能导致发病率和死亡率增加。
- 与技术相关的胆道并发症可通过内镜予以治疗。活体肝移植中胆道并发症在供者和受者中都很常见，需要多学科团队合作加以解决。
- 肝移植存活 1 年以上者常见死亡原因包括新发的恶性肿瘤、心血管疾病、肾衰竭和原有疾病的复发。医师需对这些疾病进行认真监测和随访，尽早发现，降低发病率。
- 长期存活的肝移植患者经常出现肾功能损伤。据报道，其终末期肾病的发病率高达 18%，导致患者的生存率明显下降。

对于肝移植患者的管理，大多数中心的传统是由外科医师负责术后早期，移植肝病医师和初级护理医师再逐渐地加入[1, 2]。随着肝移植成功率的提高，管理的重点转变为对治疗期间相关并发症的预防和处理。由谁来主导患者的长期治疗，各移植中心之间存在着明显差异[3-5]，多数中心依靠移植肝病专科医师[3-5]。早期的一项研究指出移植肝病医师支持将初级护理医师吸收入移植团队以便管理患者的代谢并发症[5]，但实际上这种状况较少出现，移植肝病医师正在全面负责患者出现的各种并发症，移植中心也不支持由初级护理医师负责患者免疫抑制药的使用、急性排斥、复发性疾病和胆道并发症。

已有数篇关于肝移植并发症和移植受者治疗的综述发表[6-9]。本章将着重讨论肝移植患者术后的远期处理，分为预防保健（疫苗、口腔保健）、代谢并发症（肥胖、糖尿病、心血管疾病、骨病、痛风）、炎症性肠病、肾功能不全、移植相关疾病（胆道并发症、新发肿瘤）和导致长期生存患者死亡主要原因等主题。

一、预防保健

虽然肝移植术后长期存活的患者发生排斥和感染的概率有所减少，医师、护理人员仍然需密切注意预防护理。这包括定期的疫苗接种、口腔保健、熟悉患者的吸烟史、体重，以及检测是否有骨代谢病和恶性肿瘤。

（一）疫苗

流感是一种季节性病毒感染，尤其威胁免疫功能不全者。美国移植协会（American Society of

Transplantation）建议肝移植患者每年需注射流感疫苗，但必须在移植术后 6 个月以上，目的是达到基线免疫抑制状态[10]。肝移植患者的流感感染率为 4.3 例 /1000（人·年）。先前发表的研究报告显示，成年肝移植受者流感疫苗接种后血清转化率为 50%~95%[11, 12]。Duchini[13] 研究了 20 例接种流感疫苗患者基线状态和接种 6 周后的反应，结果显示患者对疫苗的不良反应耐受良好，但所有患者的滴度都明显低于正常人。Amore[14] 最近的一项研究报告显示疫苗对 H_1N_1 抗原的血清保护率为 81%~94%，对所有 3 种抗原的保护率为 50%~94%。如果肝移植患者有流感病毒感染的风险，抗流感药物的预防应在暴露后 48h 内开始，并持续 10d[15]。在肺和肾移植中有少量病例报道通过奥司他韦、扎那米韦和帕拉米韦进行流感病毒的药物预防，但使用结果并不一致[16]，在肝移植患者中目前尚无经验。

肝移植受者的侵袭性肺炎球菌发病率是一般人群的 13 倍。然而根据 Weltermann[17] 一项横断面研究，报道有 40% 的肝移植患者从未接种过肺炎球菌疫苗，47% 的患者只接种过 1 次，只有 8% 的患者接种过 2 次疫苗。笔者[18] 曾报道移植前接种肺炎球菌疫苗的患者术后 3 个月抗体水平等于或低于基线水平。美国移植协会发表了一份指南，建议使用一个剂量的肺炎球菌多糖疫苗，同时在移植后 3~5 年再给予一次注射[19]。一项研究尝试在肝移植患者中先使用 7 价肺炎球菌结合疫苗提高免疫原性，紧接着再给予标准的 23 价疫苗[20]。研究表明当患者接种疫苗 16 周后，预先接种和未接种组对肺炎球菌疫苗反应率分别为 86% 和 91%，因此，预先使用结合 7 价疫苗并未提高反应率，患者仍应在移植后 3~5 年里再次接种标准的 23 价疫苗。

肝移植患者使用灭活疫苗是安全的，这些疫苗包括甲型和乙型肝炎、白喉、流感嗜血杆菌、人乳头瘤病毒、百日咳、肺炎球菌、脑膜炎球菌和破伤风。服用免疫抑制药患者禁用活疫苗，水痘、天花和卡介苗疫苗不推荐使用。

1996 年，免疫接种顾问委员会（Advisory Committee on Immunization Practices）建议所有慢性肝病患者接种甲型肝炎（HAV）疫苗。很可惜一些患者在移植前从没有接种过 HAV 疫苗，需在移植后给予补种。Mayo 医学中心研究评估了 39 名移植受者在接种疫苗第 1 个月和第 7 个月时 HAV 的血清转化率（两个标准剂量间隔 6 个月）[21]。肝移植患者与慢性肝病、健康对照者相比，1 个月、6 个月的血清转化率明显降低（1 个月时肝移植患者 8%，慢性肝病患者 83%，健康对照组 93%；6 个月分别是 21%、97%、98%）。

肝移植术后对乙型肝炎的预防措施正不断提高。治疗包括短期使用抗乙型肝炎免疫球蛋白（hepatitis B immunoglobulin，HBIg），可以大剂量静脉滴注，也可以低剂量的静脉滴注、肌内注射、皮下注射；同时长期使用核苷类似物。最近有文章对乙肝患者移植后的抗病毒治疗进行了详细的综述[22-24]。研究人员也尝试使用乙肝疫苗接种作为另一种替代治疗的策略[25, 26]。Sanchez-Fueyo[26] 报道了肝移植患者使用重组乙肝疫苗的试验研究，17 例患者中有 14 例乙肝表面抗体（anti-hepatitis B surface，HBsAb）滴度大于 10U/L，这个来自柏林的研究团队同时观察到 10 例患者在术后 2 年对乙肝表面抗原（hepatitis B surface antigen，HBsAg）依旧能产生抗体。与其他研究不同的是，此组患者研究期间除继续接受抗乙肝免疫球蛋白的治疗，在术后 0、2、4、16 和 18 周另分别给予剂量为 20μg 的重组乙型肝炎病毒抗原和一种新型佐剂（单磷酰脂质 A），因此这 10 例患者中有 5 例抗体滴度大于 500U/L。但是其他研究结果并不令人满意，有些实验中甚至使用了双倍的疫苗剂量（40μg，12 次）[27]。Gunther[28] 报道在首次接种疫苗 2 年后使用双倍剂量再次接种，通过加强接种使所有患者的 HBsAb 滴度明显增加。遗憾的是，目前单一使用乙肝疫苗作为保护手段尚未被证明是一种完全有效的治疗措施。

建议

- 在肝移植术前应尽量完成甲型肝炎、乙型肝炎病毒和肺炎球菌疫苗的接种。
- 肝脏移植受者应每年注射一次流感疫苗。
- 所有与肝移植患者相关的医护人员应每年接受一次流感疫苗接种。
- 如果患者在移植前未接种甲型肝炎疫苗，需在移植后补种疫苗。

● 移植后通过乙肝疫苗来预防治疗肝炎的复发仍未得到指南推荐。

（二）口腔保健

肝脏移植受者接受口腔保健是一个常见的问题，即是否所有患者都需要抗生素预防？美国心脏协会认为除非患者有心内膜炎、人工心脏瓣膜或先天性心脏病等高危因素，一般不推荐使用抗生素[29]。

二、代谢并发症

代谢综合征是与胰岛素抵抗、糖尿病和心血管疾病风险增加相关的疾病症候群（框 44-1）[30]。肝移植患者代谢综合征的发病率已经跃居移植后长期并发症的前列。2 篇综述已详尽描述代谢综合征的表现和处理方法[31, 32]，研究报道显示，代谢综合征的发病率为 45%~58%[33, 34]，这里将对其进行详细的介绍。

框 44-1　代谢综合征

以下 5 个症状中出现任意 3 个：
● 腹部肥胖，定义为男性的腰围＞102cm（40in），女性＞88cm（35in）或体重指数（body mass index，BMI）＞30
● 血清三酰甘油＞150mg/dl（1.7mmol/L）或需要药物治疗的三酰甘油升高
● 男性血清高密度脂蛋白胆固醇＜40mg/dl（1.0mmol/L），女性＜50mg/dl（1.3mmol/L）或需药物治疗的高密度脂蛋白胆固醇下降
● 血压＞140/90mmHg 或需药物治疗的高血压
● 空腹血糖＞100mg/dl（5.5 mmol/L）或血糖升高需要药物治疗

（一）肥胖

肝移植后患者经常会出现体重增加，大部分出现在移植后 1~3 年。研究显示 24%~60% 的患者 BMI＞30kg/m²[35, 36]。在肝移植时年龄＞50 岁和 BMI＞30kg/m² 是预测术后出现体重增加的重要因素。服用激素导致食欲增加，同时对饮食限制的减少，缺乏锻炼和泼尼松使用剂量的累积均会引起体重增加。Nair[37] 通过"移植受者系统注册数据库（Scientific Registryof Transplant Recipients database）"评估了移植术后肥胖患者的发病率和死亡率。原发

性无功能肝和围术期、1 年、2 年死亡率在"病态肥胖"组明显升高。5 年死亡率在"严重肥胖"组、"病态肥胖"组也上升，分别为 28% 和 27%，主要原因是感染和心血管并发症。对"器官共享联合网络（United Network for Organ Sharing，UNOS）"数据库的研究也证实了上述结果[38]。与之相反，"美国国立糖尿病、消化病、肾脏疾病和肝移植（National Institute of Diabetesand Digestive and Kidney Diseases Liver Transplantation）"数据库分析显示，BMI 经校正腹水这一干扰因素后，肥胖患者术后生存率、移植物生存率同正常体重的患者相似[39]。但最新一项研究报道肥胖患者的手术时间延长、ICU 住院时间延长、输血量增加、感染发生率增加、胆道并发症增多、生存率下降[40]。这些研究结果使许多中心的指南中规定在移植前需控制患者体重。肥胖患者服用奥利司他是安全的，但尚未观察到有意义的体重减轻[41]。移植前、移植手术中、移植后的减肥手术都需进一步的研究。Heimbach[42] 报道了在肝移植同时施行袖式胃切除术例数最多的研究（n=7），患者平均 BMI 从 49 降至 28；移植后没有出现糖尿病或肝脂肪变，仅有 1 例患者在胃部缝钉处出现渗漏的并发症，需反复多次手术。Lin[43] 在肝移植后（平均 6 年）进行了 8 例腹腔镜和 1 例开放袖式胃切除术。患者在 3 个月的时间内最多减掉了 40% 的体重，并且免疫抑制药物浓度适宜，未出现排斥反应。此类手术并发症包括切口疝、胆漏和吞咽困难。本章参考文献 [44] 综述了肥胖和肝移植的研究进展。

建议
● 患者应每年进行体重评估和根据体重进行免疫抑制药量的调整。
● 如果出现肥胖，目标体重减轻应该 0.5~1kg/周（1~2 磅/周）。需要经常进行临床检查和营养师的监督。

（二）高脂血症

在肝移植后高脂血症十分常见，移植患者发病率高达 50%~75%[45]。高胆固醇、高三酰甘油的混合型高脂血症（2a、2b 和 4 型）是肝移植术后的常见类型。导致高脂血症的病因很多[45]，Chhatrala[46] 认为传统的脂质分类对肝移植患者血中促动脉粥样

硬化的脂蛋白可能未准确评估。小而密低密度脂蛋白胆固醇（small, dense lowdensitylipoprotein-cholesterol,sdLDL-C）、小而密低密度脂蛋白所占百分比（percent small, dense low-density lipoprotein, %sdLDL）和极低密度脂蛋白（very lowdensity lipoprotein, VLDL）浓度升高，预示肝移植患者心血管风险增高。免疫抑制药、甾体类激素、钙调素抑制药（calcineurin inhibitors，CNI）和哺乳动物类雷帕霉素靶蛋白（mechanistic target ofrapamycin，mTOR）抑制药都可能导致总胆固醇、低密度脂蛋白胆固醇和三酰甘油的升高。甾体类激素会增加VLDL 的分泌和 LDL 的转化。环孢素可以抑制 26-羟化酶，降低胆固醇转运至胆汁以及同 LDL 受体结合，导致 LDL 胆固醇水平升高。在肝移植中使用 mTOR 类药物可能会导致严重的血脂异常，尤其是高三酰甘油血症[47]。所涉及机制包括抑制脂肪细胞对脂质的摄取，促进脂类分解，以及增加脂质生成基因的表达。心脏病学学会对高脂血症的管理指南对肝移植受者同样有指导意义[48]，患者血清 LDL 胆固醇水平应控制在低于 130mg/dl，三酰甘油水平低于 150mg/dl。如果患者存在高风险因素（糖尿病、外周血管疾病、颈动脉疾病或腹主动脉瘤），这时 LDL 需小于 100mg/dl。如果患者曾有心血管并发症或糖尿病合并有以下任一危险因素（男性年龄为＞45 岁或女性年龄＞55 岁，吸烟、高血压、HDL 胆固醇水平＜40mg/dl，一级直系亲属中男性＜55 岁或女性＜65 岁曾有心血管疾病），LDL 胆固醇水平需控制低于 70mg/dl。肝移植患者对他汀类药物（3- 羟基 -3- 甲基戊二酰辅酶 A 还原酶抑制药）具有良好的耐受性，并且该类药物安全性和有效性高[49]。潜在的风险是使用他汀类药物和 CNI 会增加肌病的风险。理论上，普伐他汀可能会遏制这种潜在的药物相互作用，因为普伐他汀并非由细胞色素 P_{450} 3A4（CYP3A4）广泛代谢。另外可以使用非诺贝特、鱼油和烟酸治疗严重的高三酰甘油血症。

建议
- 患者应每年检测总胆固醇、低密度脂蛋白、高密度脂蛋白和三酰甘油水平。
- 根据 2013 年版 ACC/AHA 指南原则处理肝移植患者的高胆固醇 / 三酰甘油血症。

（三）高血压

研究表明如果按照高血压（＞ 140/85mmHg）的标准定义，使用环孢素 3 个月后肝移植患者高血压发病率为 82%；服用他克莫司 3 个月后高血压发病率为 32%，6 个月后为 50%[50]。在更长期的随访研究中（移植后 3～5 年），高血压总体发生率约为 50%。Rabkin[51] 的研究分析认为 58% 的患者需要服用 1 种降压药物，29% 的患者需要 2 种，10% 的患者甚至需要 3 种药物。Galioto[52] 发现硝苯地平仅对 22% 的患者有效，而接受卡维地洛治疗的患者中有 33% 反应良好。在一项大型研究中，Neal[53] 报道 46% 的患者对氨氯地平治疗有效，收缩压从 154mmHg 下降至 130mmHg。如果氨氯地平治疗无效或不能耐受的患者随机给予比索洛尔或赖诺普利，赖诺普利对 84% 的患者起到治疗效果，收缩压从 154mmHg 降至 130mmHg。Galioto[54] 比较了 50 名移植 1 年内高血压患者服用硝苯地平（30～60mg/d）和卡维地洛（12.5～25mg/d）的疗效，使用硝苯地平组，21% 患者可以使用单药，而使用卡维地洛组为 29%，并且患者对卡维地洛的耐受性更好，当合用血管紧张素转换酶（angiotensin converting enzyme，ACE）抑制药后增加了 20% 病例的降压作用。肝移植术后高血压的初始治疗通常是使用钙通道阻断药（二氢吡啶类），抑制 CNI 引起的肾血管收缩。二线药物通常是血管紧张素转换酶抑制药（特别适用糖尿病患者）、血管紧张素受体阻断药，以及 β 受体阻断药。噻嗪类利尿药对肝移植受者的效果不如普通人群。除此之外，还应鼓励患者进行生活方式的调整，如减肥、体育活动和限制饮食中盐摄入，并纳入治疗计划的一部分。最后，如果高血压仍然无法控制，可以把以 CNI 为基础的免疫抑制方案改为基于 mTOR 抑制药为主的免疫抑制方案，可能会起到一定效果。

建议
- 高血压的早期治疗首选钙通道阻断药，其次是使用血管紧张素转换酶抑制药和 β 受体阻断药。
- 血压控制的目标是低于 140/90mmHg。

● 对于糖尿病患者使用血管紧张素转换酶抑制药是更好的选择。

（四）糖尿病

由于诊断标准和定义的差异，肝移植后新发糖尿病（new-onset diabetes mellitus，NODM）的发病率仍难以估计，移植后 3～6 个月内 NODM 发病率可能约为 25%。2003 年由美国糖尿病协会、世界卫生组织和美国内分泌学院共同起草定义了移植后 NODM 的共识指南[55]。

移植术后免疫抑制药的使用易引起糖尿病。糖皮质激素会引起胰岛素抵抗。CNI 会降低胰岛素的合成和分泌，诱导胰岛素抵抗[56]，虽然环孢素和他克莫司都增加罹患糖尿病的风险，但根据多项研究的系统回顾发现他克莫司的风险性更高[57]。其他免疫抑制药物包括硫唑嘌呤、吗替麦考酚酯、西罗莫司和依维莫司都不会引起糖尿病。一项大型研究比较了"他克莫司 + 激素"与"他克莫司 + 达克珠单抗诱导（不含激素）"方案，NODM 发生率分别为 15.3% 和 5.7%[58]。

移植后 NODM 常见的危险因素为：糖尿病家族史、非裔美国人或西班牙裔、年龄大于 40 岁、肥胖、激素难治性排斥、丙型肝炎（hepatitis C，HCV）、酒精性肝硬化和男性[59]。Gane[60] 描述了移植后糖尿病的病理生理学改变、预后和转归，强调 HCV 患者在移植后如果出现糖尿病可能会加速肝纤维化进程，需要细致的个体化治疗。

2004—2008 年 UNOS 数据研究报道 NODM 发病率为 26.4%[61]。独立的预测因素有受者年龄 > 50 岁、非裔美国人、BMI > 25kg/m²、供者年龄 > 60 岁、供者罹患糖尿病、使用他克莫司和出院后仍使用激素。Ahn[62] 的研究提示年轻的受者、NODM 出现时间晚、非丙型肝炎病毒感染和使用麦考酚酯都是利于 NODM 患者康复的有利因素。一项大型多中心研究发现，移植后 7 年，肝移植受者糖尿病的患病率为 35%[63]。

虽然 NODM 导致肝移植受者患病和死亡有不同的研究结果，但随着随访时间的延长，总体趋势不佳。Khalili[64] 报告糖尿病患者感染的发病率要较正常人群高出 5 倍多。在一项巴尔的摩研究中发现，

糖尿病患者与非糖尿病患者相比，心脏病（48% vs. 24%）、严重感染（41% vs. 25%）、较轻的感染（28% vs. 5%）、神经系统并发症（22% vs. 9%）和精神障碍（22% vs. 6%）的发病率更高[65]。一项 UNOS 数据研究报告，1 型糖尿病（胰岛素依赖型）患者 5 年生存率低于无糖尿病患者（63% vs. 75%），仅需饮食控制的糖尿病患者相对无糖尿病患者 5 年生存率降低较少。此外罹患 1 型糖尿病或冠心病的患者 5 年内死亡风险要比没有这些危险因素的患者高出 40%[66]。迈阿密的研究人员在一项大规模的单中心研究中也证实，持续 NODM 患者 10 年生存率较低（69% vs. 78%），感染死亡率较高（9.5% vs. 4.3%）[67]。最新一项研究报告显示，移植后糖尿病患者与血糖正常患者相比，其死亡率每年增加 7%[63]。

肝移植患者对于 NODM 如何正确治疗知之甚少，不到 40% 的患者被告知去内分泌科诊治，只有 15% 的患者进行糖化血红蛋白水平监测。在接受治疗的 NODM 患者中，39% 的患者使用胰岛素，39% 的患者使用口服降糖药，另有 21% 的患者同时使用这两类药物[68]。尚无研究表明在移植情况下，严格的血糖控制可以降低发病率和死亡率。NODM 通常与 2 型糖尿病相似，因此改变患者的生活方式（控制体重、锻炼、适当的糖尿病饮食）是首选的治疗。其次是口服抗糖尿病药物，保持肾功能、肝功能正常。二甲双胍、磺酰脲类药物和胰岛素是通过肾脏排泄，因此使用时需非常谨慎并且可能要减少剂量。对于那些血糖仍然控制不佳的患者，最终的处理方案是与糖尿病专家讨论后长期使用胰岛素，或者考虑更换 CNI，以及使用最低剂量的免疫抑制药或无激素治疗方案。

建议

● 现有标准的免疫抑制方案导致患者罹患 NODM 风险增高。

● NODM 患者的治疗方案与 2 型糖尿病患者相似。

● 糖化血红蛋白 > 6.5% 的患者应该接受治疗。

● 患者最初的治疗是改变生活方式（锻炼、减肥）和接受控制血糖的教育（饮食及其他的糖尿病相关知识）。

- 如果通过饮食控制血糖不成功，可以考虑使用口服降血糖药物。
- 如果餐前血糖 > 120 mg/dl 或餐后血糖 > 160mg/ dl，应使用胰岛素治疗。
- 对于血糖难以控制的患者，建议多咨询内分泌科专家，以及更换免疫抑制药。

（五）骨骼疾病

骨质疏松症的特点是骨量减少，结构改变，骨折的风险增加，通常发生在脊柱、臀部、肋骨或手腕区域。移植前若有以下危险因素术后更易出现骨质疏松，如胆汁淤积性肝病、酒精性肝病、体重过轻、年龄偏大、不运动、性腺功能减退、维生素 D 缺乏、继发性甲状旁腺功能亢进和绝经后[69]。移植术后 6 个月内，骨丢失会达到骨量指数（bone mass index）的最低点，然后在数年后逐渐恢复。Guichelaar[70] 报道了移植后 8 年的随访，患者骨质疏松的症状逐渐改善。

移植术后 6～12 个月骨折风险最高（24%～65%）[71]。在高危人群中骨折很常见，最常见的部位是髋部、骨盆、脊柱、肋骨和手腕，据报道有 5%～35% 的风险[72]。圣路易斯 Barnes-Jewish 医院的 Hardinger[73] 随访 153 名肝移植患者 10 年余，观察到术后（平均 2.2 年）发生有症状的骨折概率为 15%，与骨折相关的唯一一危险因素是性别（女性）。年龄、移植时间、种族、绝经与否、肾功能不全、骨质疏松家族史、骨密度（bone mineral density，BMD）、T 值评分均不能预测肝移植后是否发生骨质疏松或骨折。

免疫抑制药物的使用也会导致骨质疏松症。糖皮质激素即使是每天低于 7.5mg 的低剂量也可能通过抑制成骨细胞活性而增加骨质的吸收。Mayo 医学中心对 33 例肝移植患者术后的骨组织形态学分析表明，接受他克莫司治疗与使用环孢素治疗的患者相比，在骨形成和骨小梁结构恢复方面较后者提前了 4 个月[74]。终末期肝病患者也有许多继发因素引起骨质疏松，包括甲状旁腺功能亢进、性腺功能减退、吸烟、使用襻利尿药、低钙饮食和维生素 D 缺乏（< 30ng/ml）。

肝脏移植后骨质疏松症的治疗包括给予维生素 D、钙片 1500mg/d、双膦酸盐和考虑使用激素替代治疗。59%～91% 的移植患者受严重的维生素 D 缺乏影响[75]。肝移植后通过双膦酸盐治疗骨质疏松症的病例报道数目较少。来自澳大利亚的一项随机、多中心、双盲试验比较了在移植后 7d 内、1 个月、3 个月、6 个月和 9 个月注射 4mg 唑来膦酸或安慰剂对患者的影响。在 12 个月时，治疗组的骨密度变化百分比相对于基线水平增加 2%～4%[76]。另一项研究表明，在移植后 1 年和 2 年，双膦酸盐和补钙治疗的患者骨密度恢复较好，骨折发生率较低[77]。一项 Meta 分析也提示双膦酸盐可以减少骨折发生和改善肝移植患者的骨密度[78]。由于可能增加非典型股骨骨折和下颌骨坏死的风险，双磷酸盐的长期使用需有新的方案[79]。口服 5 年或静脉注射 3 年双磷酸盐后，应重新评估风险。更长周期地使用双磷酸盐主要是针对绝经后妇女、下臀围 T 值为 -2～-2.5 的患者或以往曾因骨质疏松导致骨折的患者，目前尚无对移植患者或男性患者的相关数据。一项研究发现激素替代疗法对骨骼具有保护作用，然而对肝移植患者是否适用仍需评估[80]。以下几篇综述为肝移植患者骨病的治疗提供了很好的指导意见[69, 81, 82]。

建议

- 移植前评估应通过双能 X 线骨密度(dualenergy X-ray absorptiometry，DEXA) 扫描和了解患者血清钙、磷、甲状旁腺激素、睾酮（男性）、雌二醇（女性）和 25- 羟维生素 D 浓度。
- 所有患者每天应补充 1500mg 钙，任何缺乏的元素都应予以纠正。
- 维生素 D 缺乏者应将血清 25- 羟维生素 D 的水平纠正至 > 30ng/ml。
- 如果存在严重骨质疏松症，T 值低于正常值 2 倍的标准差，需考虑开始口服双膦酸盐药物。
- 正在接受骨质疏松治疗的患者应每年测试骨密度，监测血钙、磷和 25- 羟维生素 D 水平，并检查甲状腺功能。

三、炎症性肠病

原发性硬化性胆管炎（primary sclerosing cholangitis，PSC）与属于炎症性肠病（inflammatory bowel disease，IBD）的溃疡性结肠炎或 Crohn 病存在密切关系，在治疗肝移植患者过程中医师需同时具备丰富的 IBD 诊疗经验。在原位肝移植患者中，IBD 可能恶化或发生新的 IBD。PSC 移植患者术后 IBD 的发生率为 14%～30%，中位时间为术后 4 年[83]。内布拉斯加州的一项研究回顾分析了 40 例合并有 IBD 的肝移植患者[84]，在这些患者中，移植后 IBD 复发率 65%，其中 16% 的患者对内科治疗的效果差，需要行结肠切除术。8 例患者出现新的 IBD 疾病。移植后 1 年、5 年和 10 年，出现 IBD 的总体累积风险率分别为 15%、39% 和 54%。最近一项 Meta 分析是关于 IBD 患者肝移植术后的自然病史，共收集 14 项研究 609 例患者：31% 患者的 IBD 移植后有所改善，39% 患者无变化，30% 患者出现恶化[85]。新发 IBD 与 CMV 感染、受供者 CMV 错配和受者原发疾病为自身免疫性肝炎相关。移植后导致 IBD 恶化的危险因素包括使用他克莫司、移植时疾病活动程度、吸烟、疾病持续时间长以及过早停用激素。匹兹堡大学的 Dvorchik 等[86]分析了 303 例伴有 IBD 的患者肝移植后接受结肠切除术的风险。22 例患者（7%）在移植后 12 年的随访中因疾病进展而接受结肠切除术。令人惊奇的是导致 IBD 患者接受结肠切除术唯一的危险因素是肝移植（风险比 3.1）。Cleveland 医学中心一项临床研究表明，34% 的移植患者可通过结肠切除术治疗严重的、难治性肠病[87]。其他研究显示 14%～66% 的患者在肝脏移植后可能出现结肠袋炎的风险[88, 89]。多数中心在移植后会继续使用治疗 IBD 的药物以及免疫抑制药。口服或局部应用标准剂量的 5- 氨基水杨酸（5-ASA）、布地奈德或泼尼松，以及使用硫唑嘌呤（1～2.5mg/kg）来维持免疫抑制状态。目前通过抗肿瘤坏死因子 α（anti-tumor necrosisfactor α，TNF-α）抗体治疗 IBD 的报道例数不足 40 例[90]。一般而言 Crohn 病患者通过抗 TNF-α 治疗可获得更好的临床效果，并且较少出现感染，同时不会增加排斥的风险[91]。

PSC 合并 IBD 患者在肝移植后发生结直肠癌的风险同样增加。英国伯明翰伊丽莎白女王医院的 Vera[92] 分析了 82 例 PSC 合并 IBD 的移植患者，评估结直肠癌形成的危险因素。其中有 9.6% 的患者出现结直肠癌，距离移植平均间隔时间为 46 个月（21～68 个月）。肝移植后 5 年、10 年结直肠癌的累积发生风险为 14% 和 17%。Singh[93] 报道 PSC 合并 IBD 患者移植后结肠癌发病率为 13.5 例 /1000（人·年），疾病持续时间长和广泛的结肠炎是形成结肠癌的高危因素。在另一项研究中，PSC 合并 IBD 的肝移植患者结肠癌发生风险非常高（标准化发病比为 5.32），尤其在结肠的近端[94]。因此，每年例行的结肠镜检查对于 PSC 患者来说是至关重要的，并需对异型增生病灶进行活检。任何程度的异型增生都需施行结肠切除术。

建议

- 移植术后建议维持使用控制 IBD 的药物（比如氨基水杨酸酯）。
- PSC 的移植患者应该每年接受结肠镜检查并进行活检。
- 如果结肠镜发现有异型增生，结肠切除是必要的。

四、肾功能不全

肾功能不全、慢性肾衰竭（chronic renal failure，CRF）是肝移植围术期一个需要引起重视的问题，并伴有较高的发病率和死亡率。由于肝肾综合征以及将血清肌酐值作为终末期肝病（Model for End-stage Liver Disease，MELD）评分模型的一个因素，使更多的患者因肾功能受损（有较高风险形成慢性肾衰竭）而接受肝移植，更多的患者可能需要同时接受肝肾联合移植（较前增加 178%）[95]。近期数篇综述针对肝移植和肾功能不全这一常见并发症进行了全面的阐述[96-98]。钙调素抑制药（环孢素和他克莫司）是肝移植术后使用的基础免疫抑制药；然而这 2 种药物也是导致肾功能不全的主要原因，在移植术后 6 个月内肾小球滤过率下降 30%～50% 并不少见[99]。与钙调素抑制药相关的 CRF 肾活检病理显示有肾间质纤维化、肾小管萎缩、小动脉透明样变和硬化及肾小球塌陷。

肝移植后 CRF 和终末期肾病（end-stage renal disease，ESRD）的发生率报道不一，这可能是由于定义、测量方法及随访时间不同造成的。Dallas 大学医学中心 Gonwa[100] 开展的早期研究经常被引用到，在此项研究中共对 834 例肝移植患者进行了术后长达 13 年的随访，CRF 定义为血清肌酐＞ 2.5mg/dl。ESRD 的发生率从第 1 年的 1.6% 逐渐上升到第 5 年的 3%、第 13 年的 9.5%；13 年中严重肾功能不全（CRF+ESRD）总发生率为 18.1%。此外，在移植后 6 年里患者因 ESRD 进行长期血液透析与接受肾移植治疗相比，生存率有显著差异（27% vs. 71%）。Ojo[101] 通过"美国移植受者注册数据库"研究发现，肝移植患者术后 5 年内发生慢性肾病即肾小球滤过率（glomerular filtration rate，GFR）为 $15\sim29$ml/（min·1.73m²）的风险为 18%。导致 CRF 相关的危险因素包括高龄、女性、移植前丙型肝炎感染、高血压、糖尿病和术后出现过急性肾衰竭。与未出现 CRF 的患者相比，此类患者死亡风险要高出 5 倍。Northup[102] 研究了 1041 例移植前已行肾脏替代治疗（renal replacement，RRT）的患者，观察到移植后仍需长期行 RRT 的预测因素包括年龄、糖尿病和移植前 RRT 持续时间＞ 90d。有专家共识指南建议对于这类患者施行同期的肝肾联合移植（simultaneous liver-kidney transplantation，SLK）[103]。加州大学洛杉矶分校（UCLA）报道了一项关于 SLK 患者移植肾失功（定义为患者死亡或术后 3 个月仍接受 RRT）的研究[104]，331 例患者来自同一个中心，21% 的病例出现了移植肾失功。移植前受者接受透析的时间、肾脏冷缺血时间、肾脏供者风险指数（kidney donor risk index）、受者高脂血症是移植肾失功的预测指标。

如何降低肝移植受者中 CRF 发生的风险？Marotta[105] 介绍了 3 种免疫抑制药转换的方案：①通过增加其他类型的免疫抑制药来减少或撤除 CNI；②将 CNI 转换成其他非 -CNI 类药物［西罗莫司 / 依维莫司 ± 吗替麦考酚酯（MMF）］；③最后一种方案是通过抗体诱导治疗来延迟 CNI 开始使用的时间。有一项研究比较了 2 种免疫抑制方案：一种方案是从移植后就使用 CNI 并维持，另一种方案是开始使用 CNI，同时联合 MMF[106]，结果第二种方案的 GFR 较前者降低少（第 3 年：-15% vs. -33%）。Boudjema[107] 也注意到使用 MMF 联合 CNI 方案，受者 CRF 发生率较低（24% vs. 42%）。将 CNI 转换为 mTOR 抑制药（西罗莫司、依维莫司）以改善肾功能在许多单中心研究和一些随机试验中都有报道。Abdelmalek[108] 在一项将 CNI 更换为 mTOR 抑制药的随机前瞻性研究中观察到，更换免疫抑制药组与对照组在 12 个月后 GFR 无显著差异。此外，最近基于 11 项研究的多因素分析也发现 mTOR 抑制药转换并没有益处。然而，Klintmalm[109] 对 mTOR 抑制药在肝移植中的作用进行了全面的综述，发现早期转换（移植后 3 个月内）的患者可发挥 mTOR 抑制药改善肾功能的最佳效果。一项多中心、持续 3 年的前瞻性研究，在肝移植后 30d 将 370 名患者按不同免疫抑制药方案随机分成依维莫司 + 他克莫司递减、依维莫司（无他克莫司方案）或他克莫司标准剂量组。36 个月后，接受依维莫司 + 他克莫司递减方案组的患者 GFR 下降 7ml/（min·1.73mm²），而对照组下降 15.5mL/（min·1.73mm²）[110]，使用依维莫司 + 他克莫司免疫抑制方案的患者肾功能得以改善。另外一项多中心、前瞻性的随机试验，免疫抑制方案分为 3 组。第一组使用达克利珠单抗和吗替麦考酚酯诱导治疗，直至移植后第 5 天使用低剂量他克莫司，第二组为他克莫司 + 激素，第三组为吗替麦考酚酯 + 小剂量他克莫司 + 激素方案。第一组 GFR 在移植 1 年后下降 13.6ml/min，第二组下降 23.6ml/min，而第三组下降 21.2ml/min[111]。肝移植中预防或减少肾功能障碍的最佳免疫抑制方案仍难确定，特别对于那些由于肾功能不全导致 MELD 评分较高的患者。美国移植协会发表了肝移植受者肾功能保护的指南 / 综述。在指南中建议移植后 1 年内可以延迟或减少 CNI 的使用；移植 1 年后可用吗替麦考酚酯 + 低剂量 CNI[112]。美国过去 10 年里肝肾联合移植的数量增加了 279%（由 100 例增加到 379 例）[113]。肾移植增加的主要原因是急性肾衰竭以及终末期肝病合并肝肾综合征。

建议

- 对于具有高风险进展为慢性肾衰竭的患者，应考虑非经典的免疫抑制药方案和密切监测肾功能。
- 对出现肾功能不全的患者，特别是移植后早期即出现的患者可采用无 CNI 的免疫抑制方案。
- 如果出现进行性肾功能不全，应进行超声检查及肾病科会诊。
- 与长期透析相比，肾移植具有显著的生存率优势，应及时告知患者。

五、移植相关疾病

（一）胆道并发症

胆道并发症仍然是肝移植术后常见的并发症（6%～30%），近期有几篇很好的综述对此并发症进行了详细探讨[114-116]。肝移植可能出现以下胆道并发症如胆道狭窄、胆漏、胆泥、结石铸型、黏液囊肿、胆汁瘤、胆道出血、Oddi 括约肌功能障碍等[117]。内镜或介入治疗是目前标准的治疗方法，早期以手术来治疗胆道并发症已逐渐被取代。最常见的 2 种胆道并发症是狭窄（吻合口型和非吻合口型）和胆漏（T 管、吻合口、手术切缘）。此外，胆道狭窄或胆漏按照发生的时间可分为早期（＜ 30d）或晚期，这些并发症可能与肝动脉血栓形成（hepatic artery thrombosis，HAT）有关。胆道狭窄的原因可分为因大血管病变（与 HAT 有关）和因微血管病变（免疫和缺血再灌注损伤胆道周围血管丛）两种。移植术后胆道并发症发生的危险因素见框 44-2。胆漏发生原因可能与 T 管移位、T 管拔出、胆囊管残端漏、部分供肝切缘胆汁渗出有关。活体肝移植相关的胆道并发症相对更多，主要是因为 Roux-en-Y 肝管空肠吻合或者胆管端端吻合对技术的要求更有挑战性[114]，这些挑战可能是无法通过狭窄口、复杂的吻合术式、胆管尖锐成角或"鹅颈样"变形。

出现胆道并发症的典型表现为血清氨基转移酶、胆红素和碱性磷酸酶升高。发热、瘙痒和右上腹部疼痛是常见的症状。胆道并发症可通过内镜下逆行胆管造影（endoscopic retrograde cholangiopancreatography，ERCP）、经皮肝胆管造影（percutaneous transhepatic cholangiogram，PTC）或核磁共振胆道成像（magnetic resonance cholangiopancreatography，MRCP）来进行诊断。许多专家认为 MRCP 对肝移植术后胆道并发症的诊断有很好的应用价值。最近一项研究报道，使用锰福地吡三钠造影剂的增强 MRCP 能够检测出移植术后 98% 的胆道并发症[118]。然而对临床高度怀疑有胆道并发症的患者，许多医师更倾向于 ERCP 或 PTC，因为在诊断的同时可以给予相应的治疗。

框 44-2　胆道并发症的危险因素

- Roux-en-Y 吻合
- 缺血再灌注
- T 管留置
- 受供者胆管内径不匹配
- 巨细胞病毒感染
- 肝动脉血栓形成
- ABO 血型不匹配
- 心脏死亡供肝
- 原发性硬化性胆管炎
- 慢性排斥
- 老年供者
- 冷缺血时间过长
- 温缺血时间过长
- 使用高黏度的器官保护液
- 淋巴细胞交叉实验阳性
- 大泡性脂肪变性
- 基因遗传因素（CCR5-delta32 突变）

一般而言，供肝来自于死亡供者，移植术后胆道狭窄发生率为 4%～15%，来自于活体供肝者，胆道狭窄发生率高达 30%[117]。Samstein[119] 在一项名为 A2All 的队列研究中比较了活体供肝移植（living donor liver transplantation，LDLT）与死亡供者肝移植（deceased donor liver transplantation，DDLT）的并发症差异，LDLT 出现更多的胆漏（26% vs. 9%）和胆道狭窄（32% vs. 21%）[119]。如果将 DDLT 病例细分为心脏死亡供肝（donation after circulatory death，DCD）与非心脏死亡供肝（non-DCD），再同 LDLT 相比，non-DCD 组较 LDLT 组狭窄发生率降低 40%，DCD 组胆道狭窄发生率却是 LDLT 组的 2 倍。吻合口狭窄的处理通常需要 3～5 次内镜下治疗，周期超过 6 个月～1 年，通过支架逐渐支撑扩张胆道，并可同时置入多根支架，远期成功率可达

70%～100%[120]。此外，一项 Meta 分析发现，覆膜的自膨胀金属支架（covered self-expandable metal stents，SEMS）扩张效果和多个塑料支架置入一样有效，对胆道狭窄的治愈率可达到 80%～95%[121]。非吻合口狭窄比吻合口狭窄更难治疗，常与肝动脉栓塞或 DCD 供肝的胆管病变有关。只有 50%～70% 的患者通过支架置入和长期扩张获得治疗成功；另外一些患者则需频繁地 PTC，并且有较高的移植物失功和再移植风险。

肝移植术后胆漏的发生率也较高（4%～11%），吻合口或 T 管的胆漏通常在移植后早期发生。内镜下胆道造影、乳头括约肌切开术和支架置入是治疗胆漏较常使用的治疗方法，成功率超过 90%[117]。胆管结石、铸型和 Oddi 括约肌功能障碍可通过乳头括约肌切开术来取出结石和胆泥，通常只需一次内镜治疗即可解决。

建议

- 胆道并发症可通过 ERCP、PTC 或 MRCP 进行诊断。
- 通过扩张和放置内径逐渐增大的支架来治疗胆道狭窄，治疗的周期一般较长（＞6个月）。
- 胆漏可用胆道支架置入治疗（通常＜6周）。
- 活体供肝移植的胆道并发症治疗常需要多学科团队参与。

（二）新发恶性肿瘤

由于肝脏本身疾病、病毒感染、炎症性肠病、生活习惯、年龄以及使用免疫抑制药等多种因素影响，移植受者可能形成新发恶性肿瘤，其总体风险是年龄、性别相匹配人群的 2～4 倍[122, 123]。肝移植晚期死亡患者中超过 30% 是由新发恶性肿瘤导致的[124]。经常被诊断的癌症有非黑素瘤性皮肤癌、移植后淋巴增生性疾病（Epstein-Barr 病毒引起）、结直肠癌、肺癌、口咽癌、卡波西肉瘤和泌尿系统肿瘤。乳腺癌、宫颈癌和前列腺癌的发病率与普通人群相似[124]。表 44-1 显示了肝移植受者新发肿瘤形成的相对风险。早期研究表明，肝移植受者发生淋巴瘤的概率较高。通常是由 EB 病毒引起的，主要 B 细胞源性。有吸烟和酒精性肝硬化病史的移植

患者罹患口咽部肿瘤和肺癌的风险增高，因此建议对这些受体每年例行耳、鼻、喉检查。Watt[125] 使用多中心数据对移植后新发恶性肿瘤的概率和死亡率进行了全面研究（随访时间＞10 年）。在研究的 171 名患者中，共发生 268 例次恶性肿瘤事件（147 例次皮肤，92 例次实体器官，29 例次血液系统）。原发性硬化性胆管炎（primary sclerosingcholangitis，PSC）受者（10 年中出现新发肿瘤的概率为 22%）和酒精性肝病患者（10 年中出现新发肿瘤的概率为 18%）风险最高。导致新发恶性肿瘤的危险因素依次为年龄（HR 1.33）、吸烟史（HR 1.6）、PSC（HR 2.5）和酒精性肝病（HR 2.1）。单一器官新发肿瘤的长期预后非常不理想，确诊后 1 年死亡率为 40%，5 年死亡率为 55%。

表 44-1 肝移植术后新发恶性肿瘤的相对风险

恶性肿瘤	相对危险度
皮肤（基底/鳞状）	20～70
淋巴瘤	10～30
卡波西肉瘤	100
头部和颈部	4～7
肺	1.5～2.5
结直肠	3～12
患有溃疡性结肠炎的结直肠肿瘤	25～30
肾脏	5～30
肝细胞	3.5
乳房	1
前列腺癌	1
宫颈	1

免疫抑制药对新发恶性肿瘤可能也有影响。抗淋巴细胞免疫球蛋白增加了淋巴增生性疾病的发生率，硫唑嘌呤可能增加皮肤癌的发病率。Toso[126] 通过"移植受者系统注册数据库"，选择维持免疫抑制治疗 6 个月以上的患者，比较西罗莫司和 CNI 对肝癌肝移植的影响。在研究中观察到经抗 CD25 抗体诱导和基于西罗莫司维持治疗的患者生存率提高，这可能与减少肝癌复发有关。

对移植受者新发肿瘤的筛查方案还未有定论，目前仍参照普通人群，但受者需每年进行皮肤科检查。对于原发性硬化性胆管炎合并溃疡性结肠炎患者需每年定期进行结肠镜检查。因肝细胞癌行肝移植的患者随访情况比较特殊，由于复发风险为10%～15%，Burgio[127] 提出了这些患者影像学的随访方案。此外，如果年龄为55—80 岁的吸烟者或曾有 30 包 / 年吸烟史的受者应每年进行低剂量胸部CT 扫描[128]。一项研究证实 CT 对高危患者肺癌的筛查有益[129]。另外由于人乳头瘤病毒感染，移植患者的宫颈、阴道、外阴和肛门恶性肿瘤发生率增加[130]。对新发恶性肿瘤的治疗方案与非移植患者相似，但在治疗过程中需减少免疫抑制药的使用。

建议

● 患者需戒烟戒酒。
● 移植患者复查方案与一般普通人群相似。
● 应该每年进行一次皮肤癌检查，建议在阳光照射下使用防晒系数 50 以上的防晒霜。
● 女性应每年进行 2 次乳腺 X 线检查和妇科检查。
● 因酒精性肝硬化行肝移植的患者，应每年进行 1 次口腔、喉咽部体检和胸片检查。
● 炎症性肠病的肝移植患者必须每年进行结肠镜检查，并对怀疑有异常增生的病变进行活检。
● 对于没有炎症性肠病的肝移植受者，建议每 5 ～ 10 年做一次结肠镜检查。
● 有 > 30 包 / 年吸烟史的患者应每年进行胸部低剂量 CT 检查。

六、肝移植患者死亡的原因

即使肝移植患者术后 30d 生存率有所提高，但其死亡率仍高于同龄人群，肝移植后 10 年生存率下降 21%[131]。

Watt[132] 最近全面的评估了肝移植患者远期死亡的原因，发现移植 1 年以上的死亡原因发生了改变：其中 28% 患者死亡的原因源自于肝脏、22% 源自于恶性肿瘤、11% 为心血管、9% 为感染和 6% 为肾脏相关的疾病。1 年以上导致死亡的高危风险包括年龄（HR 1.23）、肝移植前糖尿病（HR 1.48）、肾功能障碍（HR 3.59）、胆管细胞癌（HR 3.22）、肝细胞癌（HR 1.79）和再移植（IIR 4.79）。这项研究表明肝和肾脏相关疾病是移植术后远期死亡的主要原因。在肝移植后丙肝患者口服直接作用于病毒的药物可高效率清除丙型肝炎病毒，可能会提高这类患者的长期生存率。对糖尿病、高血压和肾功能不全的积极治疗、抗病毒性肝炎以及完善免疫抑制药使用方案可减少移植受者的远期死亡率。

综上所述，随着存活时间的延长，药物、免疫抑制药、手术等相关并发症会经常出现，但患者的生活质量有所改善。移植术后常见并发症包括新发的恶性肿瘤和代谢综合征（心血管疾病或糖尿病），需要每年定期进行评估和监测以预防或降低发病率、死亡率风险。移植后肾功能不全的发生概率有所增加，通常会导致严重的后果。

第 45 章　肝移植术

The Liver Transplant Procedure

Bijan Eghtesad　Koji Hashimoto　John Fung　著

史颖弘　译

要　点

- 尽管肝移植术在 50 多年前就被概念化，但实践和技术仍在不断改进。
- 同种异体的供肝短缺仍是一个严峻问题，故此发展出采用节段性肝脏或其他扩展标准的供肝。
- 肝移植术后的主要并发症包括：原发性移植肝无功能、门静脉血栓形成、出血、肝动脉血栓形成、肝流出道梗阻和胆道并发症。
- 胆道并发症依旧是一个严重问题，发病率为15%～20%，但随着肝段移植和扩展标准供者的使用这一情况正发生改变。

一、概述

原位肝移植术（LTX）已成为治疗终末期肝病（ESLD）的金标准。尽管 LTX 技术已经相对规范化，但手术仍然是一个巨大的挑战。因此，LTX 可能会造成许多潜在的手术并发症，其中受者的移植前状况、解剖和诊断，以及供者和免疫因素等都有影响。通过充分了解解剖变异，进行合适的 ABO 血型匹配，提供与受者大小匹配的供者肝脏，充分维持供者肝功能，重视器官获取以及最大可能减少冷缺血时间，可以使并发症风险最小化。应用"技术革新"产生的移植物，如劈离式肝移植和活体肝移植，需要对受者进行额外的手术处理。本章的目的是总结供者和受者的手术程序，并强调一些重要的术中、术后早期和晚期的并发症。

二、术语

原位 LTX 是在解剖学原位上用同种异体的供肝替代移除的肝脏。异位 LTX 是将供肝移植于肝外部位，通常位于肠系膜的根部，但由于预后不良而仅具有历史意义。辅助性 LTX 是保留受者肝脏的情况下植入供肝。这种辅助性移植可以是原位的（在切除部分原有肝脏后），也可以是异位的（将部分供肝植入其他位置）。肝段移植是将一部分供者肝脏移植给受者，这种术式应用了减体积的供肝，有时被称为"技术革新"的移植肝。肝段移植物的来源可以是尸体、活体供者或两者都有（在双供者肝段移植的情况下）。在用尸体肝脏进行肝段移植时，移植物可以是劈离肝，即供者全肝被分为 1 个或 2 个较小的移植肝。在各种情况下，节段性的移植肝均能保持其自身的静脉回流、门静脉血供、肝动脉血供和胆汁引流。在实践中，这些结构必须以某种方式分离，以此来最大化提高生存的可能性，但这相比于用整个尸肝进行移植来说增加了不少风险。活体的肝段 LTX 在技术层面及影响受者预后的并发症层面类似于劈裂式肝移植，但增加了供者风险。

三、历史背景

尽管早在 1952 年米兰大学的 Vittorio Staudacher 就对大型动物尝试了原位 LTX [1]，但直到 1960 年才首先由 Thomas Starzl 等阐述了手术的技术层面问题，包括对门静脉 – 静脉血流处理的重要性[2]。这早于在 1963 年进行的首次临床 LTX 尝试[3]：当时患者是患有胆道闭锁的 3 岁男孩，最终死于出血和凝血功能障碍。随后在丹佛、波士顿和巴黎做了 6 个不成功的 LTX [3-5]。第一次人类 LTX 尝试的不良结果导致移植暂停开展，直到 1967 年夏天一位患儿在丹佛成功进行了肝移植手术[6]。随后于 1968 年 Roy Calne[7] 在英国剑桥也成功进行了一例肝移植。世界上前 33 例 LTX 中，有 25 例在丹佛完成，4 例在剑桥进行，这些都在 1969 年的一本名为 *Experience in Hepatic Transplantation* 的书中进行了总结[8]。

为了克服棘手的供者紧缺问题，在 20 世纪 80 年代引进了应用部分供肝进行移植。Bismuth 和 Houssin 首先阐述了成人肝脏减体积后可以移植于小儿受者[9]。这项技术随后演变为一种新观念，即将完整的肝脏"劈离"后同时移植给 2 个患者[10]。在劈离式肝移植（SLT）中，已故供者的整个肝脏最常被分裂为较小的左外叶（Couinaud 分段 Ⅱ 和 Ⅲ）用于儿童移植，同时较大的三叶（段 Ⅰ 、Ⅳ～Ⅷ）用于成人（图 45-1A）。这项技术有助于降低移植等候名单上儿童患者的死亡率[11]。该指征进一步扩大为 2 个半肝，左半肝（Ⅰ～Ⅳ 段）和右半肝（Ⅴ～Ⅷ段）用于 2 个成人肝移植（图 45-1B）。虽然 SLT 最初的特点是受者并发症发生率和死亡率较高[12, 13]，但在患者纳入标准、手术技术和术后管理等各方面的进步有助于增加劈离式供肝的使用并改善预后[14, 15]。

1989 年，第一例成功的活体肝移植（LDLT）在澳大利亚完成，值得一提的是，这例患者最先在巴西尝试进行左外叶移植，以失败告终[16]。随后在 1993 年 Makuuchi 成功应用左半肝进行了成人间的 LDLT[17]。为了克服肝脏大小不匹配问题，右半肝移植已成为成人间 LDLT 的主要类型[18, 19]。尽管右半肝移植取得了显著的成果，但相比于左半肝，

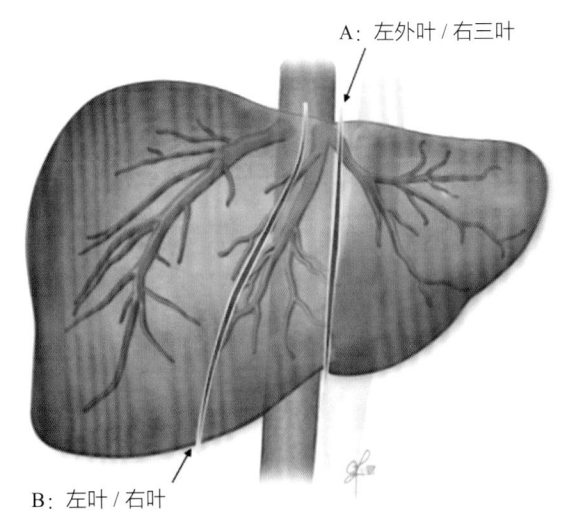

▲ 图 45-1　用于获取节段性或部分性移植肝脏的分隔线
A. 沿着镰状韧带的右侧划分，形成较小的左外叶（Couinaud 分段 Ⅱ 和 Ⅲ）和较大的扩大右三叶（段 Ⅰ 、Ⅳ～Ⅷ）；B. 沿着肝正中裂的划分，形成一个完整的左叶（Ⅱ～Ⅳ段，有或无 Ⅰ 段）和一个完整的右叶（Ⅴ～Ⅷ段，有或无 Ⅰ 段）

其并发症发生率和死亡率较高[20]。随着几例活体肝脏供者死亡案例公开后，左叶移植物在一些中心已成为成人更好的选择。较少见的是，包括肝中静脉在内的扩大右半肝可用于受者以获得更多的肝脏体积[21]。当供者有不成比例的小左肝合并门静脉及胆道的罕见解剖变异时，可以使用右后叶（段 Ⅵ 和 Ⅶ）的移植物。然而，这种移植需要非常复杂的手术技巧并且受者并发症风险更高[22]。

四、供者注意事项

LTX 成功的关键始于获取最佳功能的同种异体移植肝。如前所述，供者器官的来源可以是活体捐献者或尸体。两种供者在选择时的细节均非常复杂；如活体的供肝可以是节段性的（如前一段所述）或整个肝脏（在行多米诺肝脏移植时）。肝源的选择将根据接受者的年龄、体型大小、诊断、地理位置、等候名单长度和技术专长而有所不同。

LDLT 目前已成为等待肝移植患者供肝短缺的解决方案之一。采用这种创新方法以及其他技术创新获取的肝脏来解决小儿 ESLD 群体器官短缺问题，大大减少了等候名单上的死亡人数，同时术后生存情况与儿童全肝移植相似[23]。然而，随着成

年移植等候人群死亡率的增加，由于存在潜在更大的受益，成人之间的活体肝叶捐赠得到了更多的关注。主要问题是对更大体积、功能性移植肝的需求以及使供者和受者的风险最小化所需的额外技术和经验。自 1996 年对 LDLT 进行机构化以来，香港大学采用标准化的方法来收集和分类并发症，已经实现了对捐献者的风险愈加清晰的评估[18]。将肝脏分成两部分，其中一部分用于拯救垂死的受者，另一部分用于维持先前健康的供者，需要大量的外科专业知识。由于受者具有高动力心输出量且肠系膜血流量明显增加等不利生理情况，进行有效移植的最小肝脏容积存在限制；这一点对成人受者尤其明显。因此，生理和解剖学的观点要求成人 LDLT 手术使用较大的供肝肝脏，通常是右叶，这也增加了供者并发症的风险[18, 19, 21, 24-27]。此外，任何其他对肝脏再生有负面影响的因素，如较大的年龄[28, 29]和脂肪变性[30]，都会对供者和受者的预后产生不利。从本质上讲，更好地理解潜在的生物学行为能够最大限度地降低移植失败的风险和减少捐献者的并发症，从而减少或消除一些伦理上的争议。

在 LDLT 中，有两个重要的概念能帮助理解移植肝和受者选择：剩余肝脏体积（FLR）和移植物重量与受者体重比（GRWR）。FLR 是捐献后留在供者中的肝脏比例。通常认为 30%~35% 的 FLR 是可以安全地进行活体肝切除术的下限[26]。GRWR 是供者肝脏重量和受者体重之间的比率。通常可接受 0.6%~0.8% 的 GRWR 以避免 LDLT 术后尺寸不匹配相关的并发症，但其他因素也会影响移植肝的存活。

尽管亚洲许多地区依赖于活体供肝的应用，欧洲、北美洲和南美洲的供肝绝大多数来自已故捐献者。大多数肝脏来自脑死亡捐赠者（称为脑死亡后捐赠或 DBD），但经典的无心跳供者（称为心脏死亡后捐赠或 DCD）正在增加。对于 DBD，在宣布死亡和同意捐赠后，谨慎检测供者的生理学指标可优化移植肝的功能，从而改善 LTX 后的受者预后。目的是在器官获取前保持充足的血液循环、氧合和代谢[31]。这对于心功能不稳定、神经源性休克、血流动力学不稳定、正常激素水平的缺失以及肝脏高能量储备耗竭等情况下的供者是极其困难的。

由于等待名单内患者的数量超过可用于移植的肝脏数量，因此过去不考虑使用的供者被重新进行评估。"扩展标准供者"（ECD）指供者的某些特性会对受者造成现实存在或可能存在的短期/长期风险。特别提到，目前努力的重点是认识和定义 ECD[32]。虽然没有公认的 ECD 定义，但以下标准是 ECD 肝脏捐献者的一些特征。

下列因素可能短期内影响移植肝的功能。

- 捐献者年龄较大。
- 非外伤性死亡原因。
- 冷缺血时间较长。
- 技术变革（减积和劈离式肝移植）。
- 手术前肝功能不佳的证据，包括肝活体组织检查发现脂肪变性程度较高。
- 术中不良事件的发生，包括器官获取过程中医源性手术损伤。
- 捐献器官前血流动力学不稳定，反映为供者高血清钠水平、血管升压药物使用多、长时间心脏停搏或缺氧，尤其是对于 DCD 捐献。

此外，综合考虑，ECD 还可能包括其他因素，这些因素会给受者带来少量但实际存在的疾病传播风险。

- 供者的全身性恶性肿瘤的病史，特别是肺、中枢神经系统和黑色素瘤。
- 高风险的社会行为（如监禁、多个性伴侣、卖淫、静脉注射毒品），有或没有活跃的病毒感染的血清学和分子证据，如乙型肝炎、丙型肝炎、人类免疫缺陷病毒等。
- 供者传播其他传染病的风险增加，如南美锥虫病、西尼罗河病毒、寨卡病毒、淋巴细胞脉络丛脑膜炎、组织胞浆菌病。

（一）尸体供者手术

总的来说，最大限度地提高从每个死亡捐献者上获取移植器官的数量，同时保持这些器官的最佳功能，是供者管理和选择的目标。Starzl 等概述了多个腹部器官采集的概念[33]。对于 DBD 来说，器官获取过程是有序的，因为捐赠者已被宣布死亡，"生命支持"仅用于维持被获取的器官的供氧和循环。由于需要广泛暴露腹部和胸部器官，打通进入主动脉的通路以及提供足够的静脉血流，故通常采用包括正中胸骨切开术在内的长正中切口进行手术，以便能够更好地探查所有要被获取的器官（图 45-2）。

另外，必须对尽可能多的器官进行系统检查和触诊以获得异常肿块的信息，若需要则行活检来排除之前未怀疑的供者恶性肿瘤。脉管系统的分离应在取器官前决定，并且必须与多器官采取团队协调，以防止在实际过程中发生冲突。由于当前器官保存的基本原则对于所有尸体是相同的，如在循环停止时尽可能快地放血和核心冷却，因此早期进入主动脉（腹腔器官进入肾下腹主动脉，胸部器官进入主动脉）是至关重要的。

一旦肝脏被暴露清楚并决定切取时，通过分离镰状韧带、肝圆韧带和三角韧带来进行肝脏的游离。此时，应分离膈肌脚，以暴露腹腔干和主动脉。随后应将主动脉在膈肌和腹腔干水平之间环绕以允许阻断，从而最大化地灌注腹部器官。在分割肝胃韧带之前应该格外小心，此时应检查肝脏的动脉供血，密切关注解剖变异，如来自肠系膜上动脉的副肝右动脉或异常肝右动脉（发生率为 10%），以及来自胃左动脉的副肝左动脉（发生率为 13%）。此外，在明确胃十二指肠动脉后，应在分离前进行

试验性阻断。如果存在由于动脉粥样硬化疾病或中弓韧带压迫综合征导致严重的腹腔动脉狭窄，主动脉灌注完成前不应切断胃十二指肠动脉。将胆囊切开并冲洗，并将远端胆总管在胰头附近横断。在髂动脉分叉上方环绕主动脉并插管。一些中心选择在肠系膜下静脉内插管以同时进行门静脉灌注。此时，肝脏已准备好放血。在保存液灌注之前短时间内应静脉注射 300～500U/kg 剂量的肝素。在输注保存液之前，应立即阻断膈肌结处的主动脉并在一定压力下输注冷保存液。无论在下腔静脉的腹腔部分或是横隔膜上方部分（取决于是否切取胸腔器官）均应切断腔静脉。如果要获取心脏，则应同时灌注心脏停搏液（图 45-3）。使用提前制备的冰冷盐水来局部性原位冷却器官。在使用不同量的保存液灌注后，按心脏、肺、肝/胰腺/肠，最后肾的顺序取出器官。然后将器官放入单独的盆中分开，标识及装袋运输。通常会保留一段供者髂动脉或颈动脉和髂静脉，以防需要血管重建。（参见受者手术——移植）。

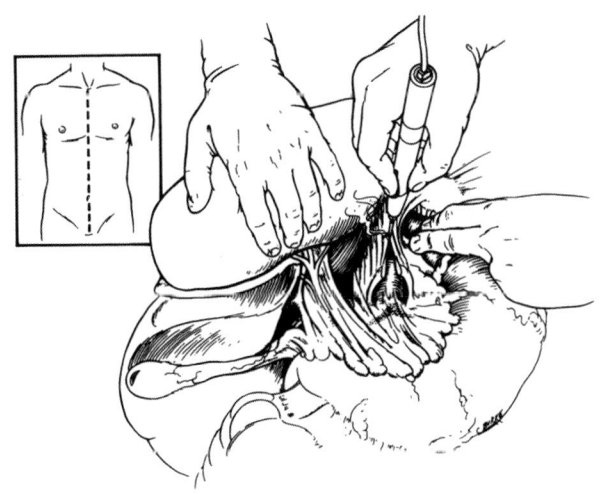

▲ 图 45-2　如 Starzl 等所述 [33] 在 DBD 捐献者上进行经典式的多器官切取。长正中切口暴露胸部和腹部器官（插图）。分离膈肌脚处腹膜显示腹腔内主动脉，夹闭后用保存液灌注腹部器官

经 Elsevier 许可转载，引自参考文献 [33]

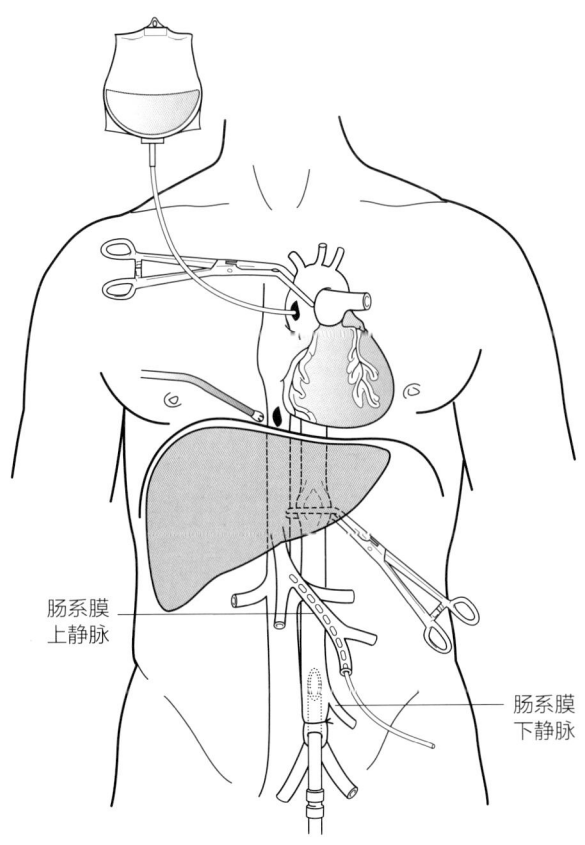

肠系膜上静脉

肠系膜下静脉

▲ 图 45-3　Starzl 等所描述的在经典的 DBD 多器官获取手术中灌注保存液前胸主动脉和腹主动脉的插管部位

在进行 DCD 取器官时，此流程需必要的修改。与 DBD 在循环停止之前进行关键结构的解剖不同，DCD 必须在中断支持并且心功能停止宣布死亡后，才能切除和取走器官。来自器官捐赠医院的独立医师，而非器官获取和移植中心人员被指派撤回呼吸机和（或）循环支持，并为患者提供临终关怀。需要每隔 1 分钟记录血压、血氧饱和度和呼吸频率。在医师宣布心脏功能停止后，进一步的观察间隔为 2～5min，这些都由 1997 年医学研究所指南[34] 所述。根据不同捐赠医院的规定向患者应用肝素。尽管在 DCD 中获取胸腔器官并不常见，但这种情况似乎正在改变。然而，通常采用快速的腹部器官切取技术，是基于十字形切口打开腹腔，在正中胸骨切开术之前完成[35]。小肠向上移开暴露主动脉，快速插管。然后将加有额外肝素的冷保存液通过腹主动脉进行灌洗并将腹部装满冰。在此之后，通过打开左侧膈肌来阻断胸内降主动脉，同时肝上下腔静脉可以排入右半胸。

保存液的类型在不断改进，从最初的乳酸林格液到 Collins 液，到威斯康星大学溶液（Viaspan®），再到组氨酸 - 色氨酸 - 酮戊二酸溶液（Custodial®）及其他溶液，在延长保存时间的同时保持了肝脏最佳结构和代谢功能。另外，细致的体内解剖操作已经让位于快速切取技术，旨在缩短手术时间，降低血流动力学不稳定、出血的风险，并增加多器官利用的可能性。这在供者是 DCD 时等非可控状态时，快速放血和核心冷却显得尤为重要。

（二）活体肝移植供者的注意事项

在 LDLT 时，供者安全是最重要的。为了将并发症发生率和死亡率的风险最小化，有必要对潜在供者进行全面的医疗和手术评估。识别会危及受者或供者恢复的解剖学变异是至关重要的[36]。普遍来说，潜在供者需要保持完全健康，且年龄为 18—60 岁。疾病情况如轻度高血压控制得好的话是可以接受的。过去有高凝状态的病史或家族史被认为是活体捐献的相对禁忌证，因为存在致命的血栓事件的风险。在供者具有高体重指数（BMI > 30kg/m²）的情况下，应进行肝活体组织检查以排除脂肪肝；最近，使用磁共振成像（MRI）的算法结果被证明

与脂肪变性程度具有相关性[37]。对于供者外科解剖的评估，应避免创伤性检查。三维成像技术的最新进展允许我们认知详细的外科解剖，包括肝动脉、门静脉、肝静脉及胆道解剖，也包括估算 FLR 和 GRWR[38]（图 45-4）。

相比之下，在 SLT 中如此精细的影像学技术很少用到。因此，在器官获取前后，这些重要的解剖信息通常是未知的。根据供者体表面积，可以用以下公式估算整个肝脏体积（ml）：若为白种人[39]，1072.8 × 体表面积（m²）-345.7；亚洲人[40]，706.2 × 体表面积（m²）+2.4。

在活体肝切除术中，必须遵循重要原则以最大限度地提高捐献者的安全性[41]。剖腹手术后，不应切断对侧肝韧带。分离附着于残余肝的韧带会引起异常旋转，可能导致残余肝脏中灾难性血栓的形成。在进行肝门切除之前，应进行术中胆道造影以排除禁忌活体捐献的解剖变异，然而用三维磁共振胆管造影术得到更精细的观察可以省略这一步骤。在肝门两侧应尽量减少胆管周围组织的分离，以降低移植肝和残余供者肝脏中胆管缺血的风险。在肝叶切取术中，"肝脏悬吊法"不仅有助于减少肝实质出血，而且有助于指导外科医师选择合适的切线[42]。移除供肝后应进行确认性胆管造影，以保证残余胆道系统的完整性。最后，在右半肝切除术后，应将镰状韧带重新缝到前腹壁，以避免残余肝脏发生不良旋转。虽然据报道腹腔镜或腹腔镜辅助供肝切除术具有较小的创伤性和美观性，但由于难以控制意外的大出血，此种方法仍存在争议[43]。

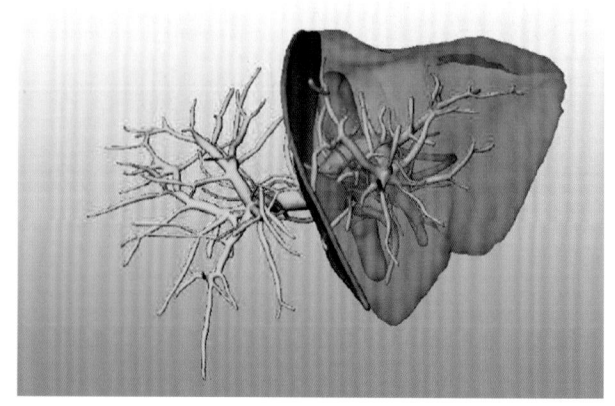

▲ 图 45-4 MEVIS™ 肝左叶的 CT 三维重建识别实质（红色）、门静脉（蓝色）、肝动脉（橙色）和胆管（绿色）

在后台，活体移植肝通常需要复杂的静脉重建。在左叶供肝上，通常只有一个静脉孔，这是肝左静脉和肝中静脉的共同通道。简单的静脉成形术可以通过将这两个肝静脉之间的隔膜分开并用单股血管缝线连续缝合所形成的缺损来完成。这项技术有助于最大化静脉流出口，这是 LDLT 的关键部分。肝右叶供肝通常需要更复杂的静脉重建，最主要原因是 V（V5）和Ⅷ（V8）的静脉分支在切面上尺寸较大，应使用静脉或人工移植物重建[44]。这种重建的肝中静脉使有功能的肝脏质量最大化，避免了供肝前段的静脉淤血所造成的 LTX 术后早期部分供肝功能下降（图 45-5）。

移植肝的静脉移植物可以从死亡供者未使用的血管、冷冻保存的血管、自身静脉（如受者肝内门静脉，颈内静脉、再通的脐静脉或性腺静脉）获得，或应用人造血管[45]。最后，当发现有多个肝内胆管开口时，可以进行胆道成形术以避免受者的多个胆管重建。然而，众所周知，多个管道的存在会增加胆道并发症的风险。

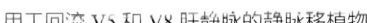

用于回流 V5 和 V8 肝静脉的静脉移植物

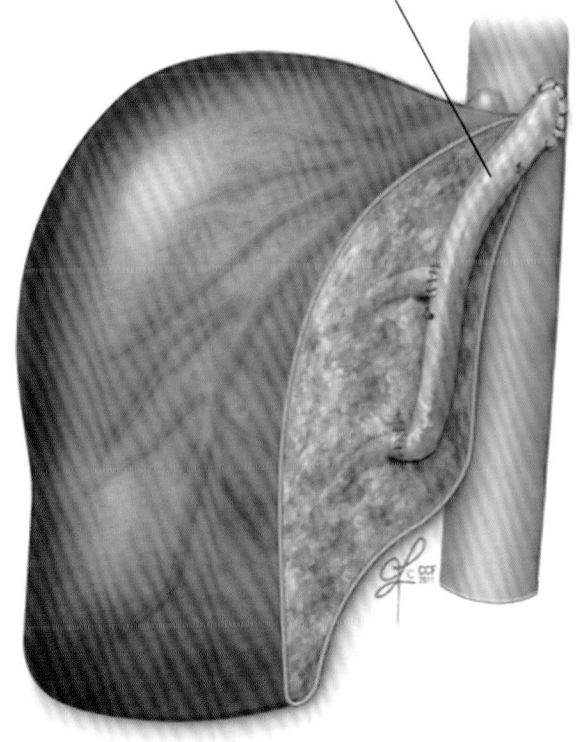

▲ 图 45-5　对 V、Ⅷ段静脉回流的重建，将其连接至移植的静脉上回流入受者下腔静脉

（三）尸体供肝的劈离

在 SLT 中，关于 2 个劈离的移植肝之间分配血管和胆管的模式没有达成共识。在 1989 年，为了避免需要在受者中重建多个小分支[12]，Bismuth 等最先提出了理想的分享模式。肝左叶常常有多个小动脉分支。相反，右叶通常在肝静脉、肝管和门静脉中具有多个分支。因此，左侧供肝应保留腹腔干，在右侧供肝中保留单个肝右动脉，同时在右肝保留肝总管、门静脉主干和腔静脉。然而，最终的决定应该基于实际的供者解剖和受者需求[15]。

可在主动脉阻断（原位）之前或在后台（离体）进行肝实质的分裂。表 45-1 列出了这两种技术的优缺点。是否进行原位或离体技术的选择是基于供者血流动力学稳定性和外科医师的偏好来决定。尽管离体技术在主动脉钳闭之前不需要额外的实质切除时间，但它确实延长了进行复杂的后台修肝所需的冷缺血时间。在后台，肝脏可能暴露于低于理想温度的低温中，因为必须将部分肝脏从冷藏保存液中拿出以进行分裂。此外，离体技术固有地增加了肝脏切面大量出血和胆汁渗漏的风险，因为在未灌注的肝脏中不能清楚地看到这些结构。另一方面，原位技术在器官获取过程中增加了几个小时，这在面对供者血流动力学不稳定且与其他器官移植团队衔接不当时难以进行。然而，原位技术有助缩短冷缺血时间，并在移植物再灌注后能更好地止血。根据原位分离技术的进展，应该避免广泛的肝门解剖，因为这个步骤可以在后台进行。就像在活体肝切除术中所应用的一样，"肝脏悬吊"操作有效地增加了实质切除的效率。如果供者变得不稳定，移植团队应该降低标准，尽快做到主动脉阻断。最后，所有血管和胆管在后台分离。与活体肝移植一样，应在必要时进行肝静脉重建以防止供肝淤血。

五、受者手术

自从 1963 年应用于人体以来，LTX 技术日益完善，根据患者的特殊情况和（或）移植中心的实践常规而选择应用。最初描述的常规 LTX 包括沿着肝后下腔静脉（IVC）切除受者肝（肝切除术）以

表 45-1　离体和原位分离的对比

	离　体	原　位
供者手术	与常规器官获取相同	额外增加时间
供者血流动力学稳定性	与常规器官获取相同	分裂过程中出血可能引起不稳定
冷缺血时间	较长	较短
在后台发生复温性损伤	较高	较低
肝切面再灌注出血量	可能量大	极少
与其他器官移植团队的衔接	与常规器官获取相同	更难

及一个短暂的无肝期，然后移植入带有下腔静脉的整个尸肝供者的肝脏。移植期间静脉连续性的恢复是通过上方膈下和下方肾上 IVC 端 – 端吻合来实现的。供受者门静脉和肝动脉的端 – 端吻合也同样进行。胆道连续性是通过胆管端 – 端吻合术或肝管空肠吻合术所重建的（图 45-6）。

（一）肝切除术

历史上，LTX 的"标准切口"是双侧肋缘下切口，正中方向延伸至剑突（有时称为倒 Y 或"奔驰型"切口）（图 45-7）。其他切口也被使用过，但是确定切口类型的准则是在有需要时能让肝脏和其他腹腔内结构，如肾下主动脉充分暴露。切口类型至关重要，选择错误的切口会使手术变得困难。先前

切口存在时可能需要变更切口以避免供血障碍引起的皮瓣坏死。对于做过手术的 LTX 受者，进入腹腔时必须特别注意，因为血管粘连可能会导致大出血和（或）胃肠道损伤。

通常肝切除术是 LTX 手术中最困难的部分。因此，在该阶段期间的技术错误可能导致显著的并发症。对有上腹部手术史的患者尤其如此，出血过多是最常见的并发症。这可能是由于粗心、严重门静脉高压，以及存在异常的侧支循环（特别是门静脉

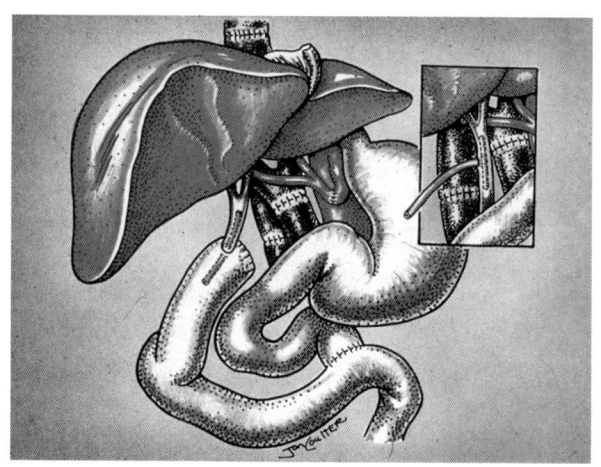

▲ 图 45-6　Staszl 等描述的标准原位肝移植的说明 [6]

图示双腔吻合、门静脉和肝动脉重建，胆道重建为经胆道支架的肝管空肠吻合或经 T 管（插图）的胆总管间吻合

经 John Wiley & Sons 许可转载，引自参考文献 [45]

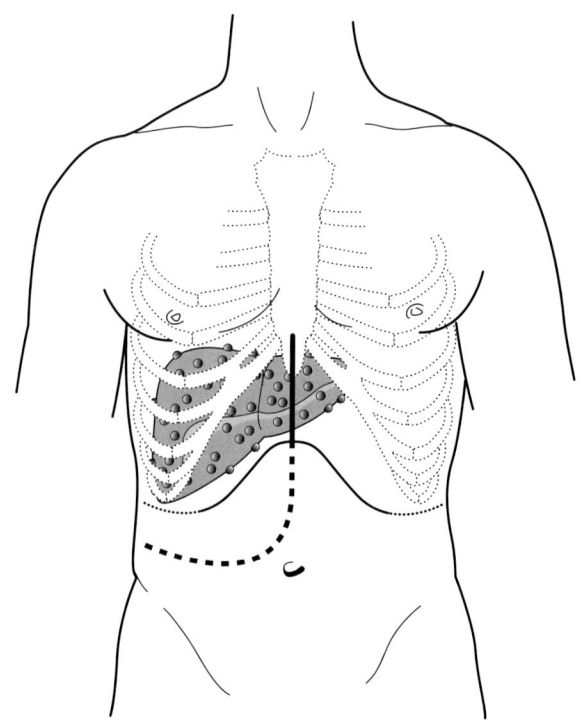

▲ 图 45-7　肝移植中使用的切口类型，经典的切口为双侧肋缘下及上正中线切口。除此之外，可以使用单纯双侧肋缘下切口或右侧肋缘下切口伴上正中线切口

血栓形成时）和（或）血管粘连。慎重的、有条理的、不出血的解剖能转化为更平稳的操作，而且总的时间更短。一旦移植肝植入后，就很难进行止血，特别是患者存在不同程度的再灌注后凝血障碍或移植物与受者腹腔相比相对较大时。此外，早期门静脉减压术与静脉－静脉转流术（参见无肝期相关部分）可能有助于降低大量出血的风险。

在肝切除术中仔细解剖肝门是至关重要的。对于肝段 LTX 的肝切除术，在肝门部（包括再次移植）动过手术，或有门静脉血栓形成（由于侧支）时，以及存在解剖变异的情况下，尤其如此。肝切除术的目标是保存肝门部结构，特别是肝动脉和门静脉，需要对新的移植肝提供血液供应，同时要保留足够长度的胆总管和肝总管以进行胆道重建。进入肝门区的方法可以从右侧入路分离胆囊管和胆总管，或者从左侧解剖肝动脉。在识别胆总管后，最好保留周围的软组织，以免损伤胆管血供（图 45-8）。这对于防止术后胆管缺血、坏死或狭窄形成非常重要。解剖肝动脉的一个技术要点是从左右分支的水平开始游离，然后分离至汇合部，然后到胃十二指肠动脉，最后进入肝总动脉。外科医师应该避免过多牵拉动脉以防止动脉内膜的剥离，这会使动脉在术后易于形成血栓。游离肝总动脉的分支时，允许外科医师选择与供者肝动脉尺寸更加匹配的动脉部分。此外，在需要肝动脉重建以获得替代血流的情

况下，弄清受者肝动脉的解剖结构变异是很有帮助的。

门静脉的游离通常在肝动脉和胆管分开后进行。应分离并清除从肝门区至胰头水平门静脉周围的所有软组织。流入门静脉的胰腺小分支撕脱伤或胃左静脉损伤在门静脉高压时会导致大量出血。冠状静脉应保留完整。对移植前做过经颈静脉肝内门腔静脉分流术（TIPS）的患者，外科医师应注意不要过度在门静脉内剥离 TIPS 支架，以避免造成门静脉过薄，使门静脉吻合难以完成。如果不能安全地移除 TIPS 支架，则应重新考虑重建门静脉血流（参见植入部分），尽管有时可以将近端 TIPS 支架作为吻合术的一部分。

在肝切除术中一个潜在的严重并发症是右侧肾上腺的损伤，它会导致难以控制的严重大出血，可能会需要摘除肾上腺。另一个可怕的并发症是游离肝下下腔静脉时造成右肾静脉的损伤。必须避免在过低位置分离下腔静脉。肝上下腔静脉的损伤不太常见，但也是个潜在的灾难性并发症。极少数情况下，Budd-Chiari 综合征患者，或放过 TIPS 后远端嵌入肝上 IVC 壁的患者，或接受二次移植但肝上下腔静脉狭窄的患者，损伤肝上下腔静脉后会造成残端过短，此时可能需要在膈肌或心包水平处理腔静脉。这时允许将血管阻断位置放置在靠近右心房或在右心房水平处。如有必要，可以缝合关闭肝上下腔静脉，同时移植肝的静脉流出需要行腔静脉－心房吻合术。

另一个潜在的并发症是右侧膈神经的损伤。当肝上血管阻断血管钳夹入过多的膈肌时，尤其是在患儿中，会发生这样的情况。这种损伤通常是可逆的，但有时它会导致右侧膈肌的永久性麻痹。此外，右侧膈肌过度的热损伤可能导致坏死，进而导致膈疝。

（二）无肝期

在经典的 LTX 术中，同时完全阻断受者 IVC 和门静脉会导致血流动力学不稳定（图 45-9）。因此，已研发出了静脉－静脉转流系统，以便在无肝期使用肝素化的套管和动力驱动装置将血液从受者 IVC 和门静脉直接分流到受者的上腔静脉（图 45-10）[46]。

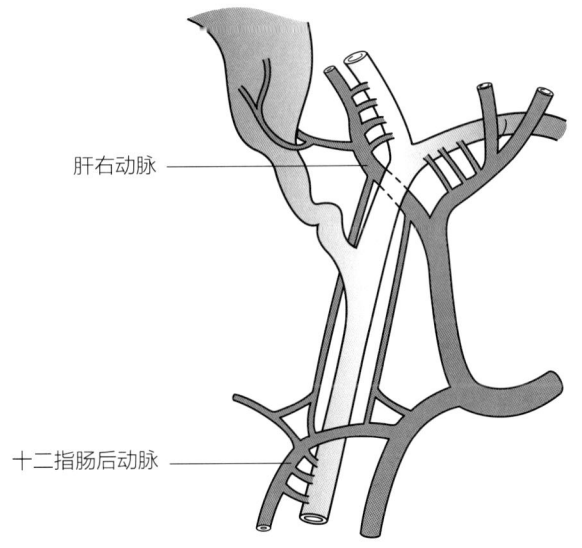

肝右动脉

十二指肠后动脉

▲ 图 45-8　胆道系统的血流供应。胆管系统的血供仅依赖于肝动脉血管丛来保证活力

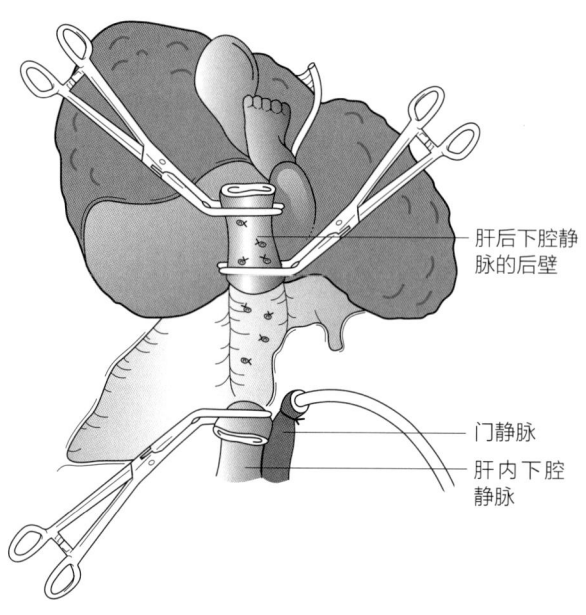

▲ 图 45-9　在经典标准肝移植中需要阻断肝下下腔静脉和门静脉。图中使用了静脉 - 静脉转流系统，通过放置门静脉插管来对肠系膜静脉系统进行减压

静脉 - 静脉转流术可作为常规使用，也可在受者原先肝脏完全取出之前，试验性阻断 ICV 和门静脉后出现血流动力学不稳定时使用[47]。

　　静脉 - 静脉转流术有以下优点。

● 在静脉钳闭阻断期间，尤其对于急性肝衰竭患者或因非肝硬化疾病行 LTX 未生成门静脉侧支循环的患者，可避免静脉回心血量减少导致的心血管血流不稳定。

● 对门静脉循环系统减压来降低失血量，最大程度减少输血量和扩容量。

● 避免了肠系膜淤滞和肠道水肿，以及后续无氧代谢产物的形成和释放，再灌注后细菌入侵循环的发生。

● 通过减少肾灌注来避免肾静脉高压从而保护肾脏功能。

● 降低了门静脉系统压力并避免了血流动力

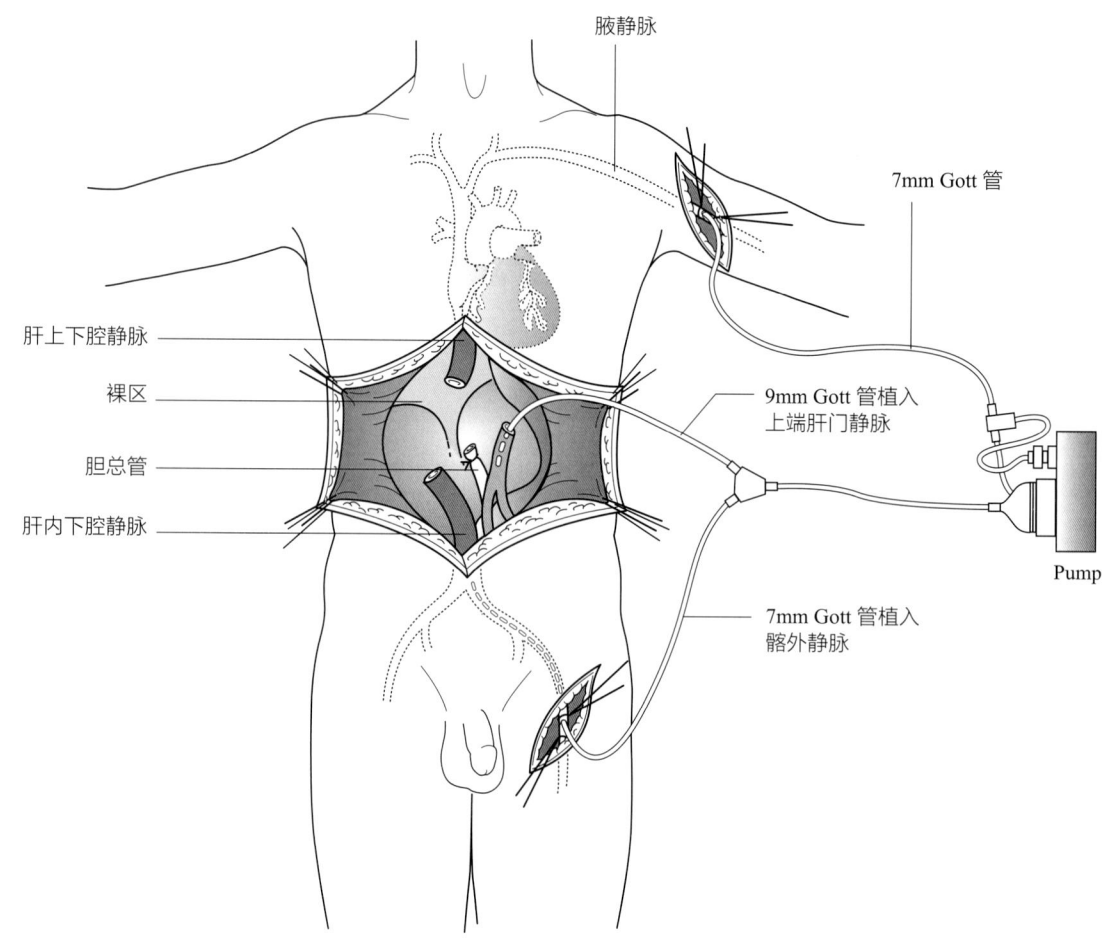

▲ 图 45-10　肝移植术中静脉 - 静脉转流术，图示为受者下腔静脉切除后的无肝期，左腋静脉为流入管。此外，静脉转流术也可通过经皮放置股静脉和颈静脉导管而实现

学不稳定，从而得以安全地延长无肝期。这有助于精确止血及进行必要的游离操作，同时也有助于处理在这一手术期间出现的任何并发症。

静脉 – 静脉转流术的另一个优点在于允许向实习生有条不紊的教授复杂的 LTX 术。然而，静脉 – 静脉转流术也会导致并发症，甚至死亡。相关并发症发生在 10%～30% 的案例中[48-50]。这包括插管位置的血清肿、血肿、伤口感染、深静脉血栓和神经损伤。最常见的并发症是腹股沟和腋下切口的淋巴水肿。这些可通过精细分离和结扎淋巴管来避免。淋巴水肿通常具有自限性和自愈性，但偶尔慢性淋巴漏会致残并需要手术治疗。创伤性较小的经皮股静脉和颈内静脉插管技术能避免切口相关并发症[51]，然而随之会增加血肿和静脉穿孔的风险。有报道过拔管时的空气栓塞及内循环血栓造成肺栓塞从而导致死亡的案例，后者主要发生在使用未经肝素化的套管时[52]。

在过去的 20 年中，避免使用静脉 – 静脉转流术已成为一种趋势[53, 54]。部分原因是因为麻醉团队改善了术中血流动力学的管理，另一部分归因于外科医师技术的提高。保留肝后下腔静脉的完整性，将受者的 1 个或多个主要肝上静脉修剪成单个"袖口"，再将新的肝脏与其吻合(端 – 侧腔静脉吻合术)或是侧 – 侧腔静脉吻合术，已被提倡作为避免使用静脉转流术的替代方法。保留腔静脉的优点是显著的，但这种技术(也称为"背驮式肝移植")需要额外的技能以及对标准 LTX 静脉转流术的完全了解和信心[55]。从本质上讲，该技术包括从肝后腔静脉分离尾状突和肝右叶，直到只留下肝右、肝中和肝左静脉。随后，夹闭主肝静脉并互连，从而形成一个袖口，然后以端 – 侧的方式与供肝的肝上下腔静脉吻合(图 45-11)。在冲洗肝脏以清除保存液后，可以简单地结扎供肝的肝后下腔静脉断端。新的肝脏将位于受者腔静脉的上方，但这也会导致受者的腔静脉受压而形成血栓[56, 57]。

"背驮式肝移植"有几个潜在的优点，包括出血少、肾上腺和肾静脉损伤的机会减少，通过省略低位下腔静脉吻合术进而缩短无肝期，保护肾静脉的流出和功能，以及可能减少血流动力学不稳定。

在这种情况下，如果患有门静脉高压的患者能良好耐受门静脉钳闭阻断，则可以不使用静脉 – 静脉转流术。如果不能耐受门静脉阻断，只要受者自身的腔静脉暴露清楚，就可通过临时的门 – 腔静脉分流来对无肝期的肠系膜系统减压，从而避免静脉 – 静脉转流。对于不存在门静脉高压症(如急性重症肝炎)的情况下尤其如此(图 45-12)[58]。移植时在不同条件和适应证中使用的腔静脉保存技术已有许多改进。所有这些方法的本质是在用或不用静脉 – 静脉转流术的情况下保留下腔静脉。此外，植入术方面也有改进，已有使用手工缝合[59, 60]或吻合器[61]对腔 – 腔静脉进行侧 – 侧吻合术的报道。

利用无肝期对手术区域进行彻底止血至关重要。有时，在植入新肝脏后，肝脏后方没有足够的暴露空间来进行有效的止血。在供肝很大且难以移动的情况下尤其如此。

(三)植入

移植肝的植入包括几种血管吻合术、受者血液对肝脏的再灌注和胆道重建。植入新肝脏的传统方法包括供肝的肝上和肝下下腔静脉与受者相应的下腔静脉进行端 – 端吻合，然后是供者和受者的门静脉端 – 端吻合术。通常在完成这些吻合术后，肝脏接受受者血液的再灌注，移除阻断钳，并通过新肝脏重建受者的静脉循环——这有助于对静脉床进行减压。肝脏再灌注可能是手术中较不稳定的部分之一。这主要是由于移植肝排出的血液含有相对高浓度的钾、坏死组织碎片和细胞因子，进入循环后会造成心律失常、低血压、肺水肿等潜在的危险，称为"再灌注综合征"[62]。使用高钾含量的保存液如 UW 液，扩大标准的供者肝脏(包括脂肪变性的移植物)或冷缺血时间长的肝脏等都会加大这些并发症的严重程度，并增加发病率和死亡率[63]。为了潜在地减轻或预防这些问题，许多外科医师在完全再灌注之前用乳酸林格液、5% 白蛋白或受者门静脉血冲洗肝脏。

在描述 LTX 中涉及的手术技术时，应提到受者存在门静脉血栓时方法的改进。据报道，肝硬化患者门静脉血栓的发病率为 0.6%～64.1%，取决于所采用的诊断方法和患者的不同[64, 65]。门静脉血栓的

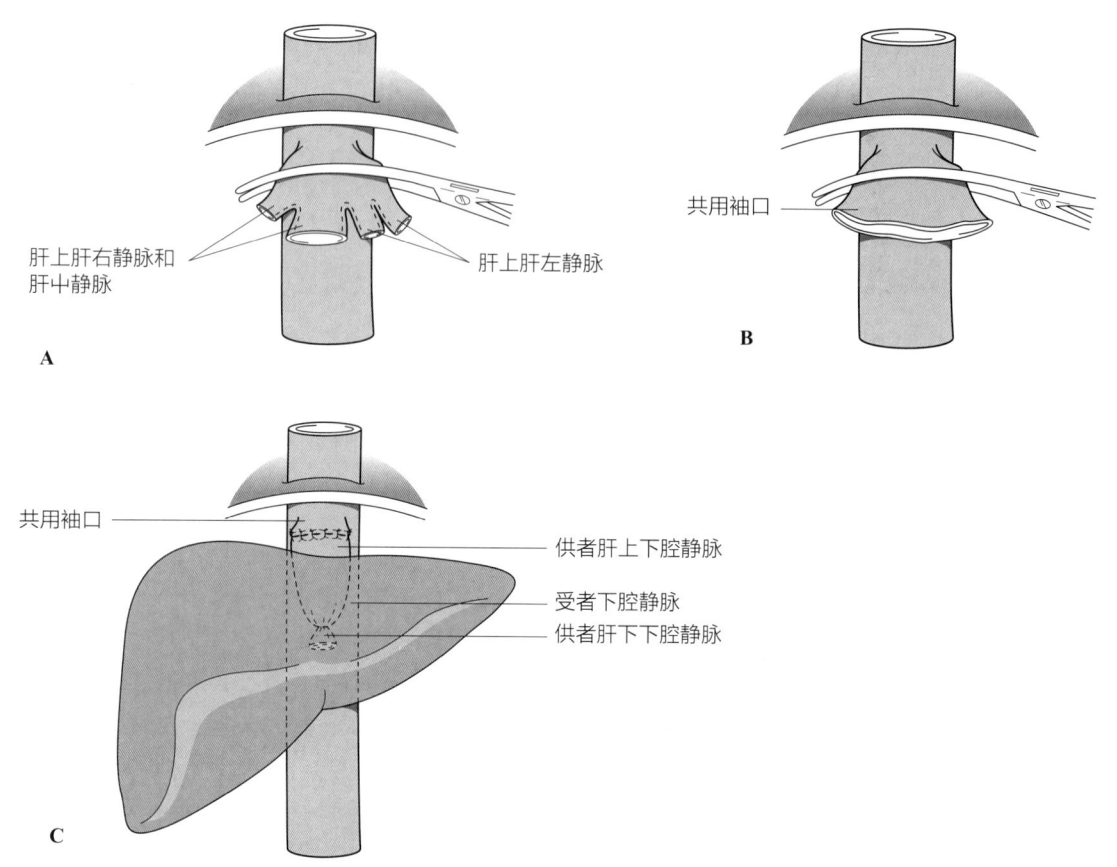

▲ 图 45-11 "经典背驮式肝移植"的受者肝切除术，通过端 - 侧吻合术来吻合腔 - 肝静脉从而保留肝后下腔静脉

A. 肝移除后各个肝静脉断端；B. 通过修剪单个肝静脉间的隔膜而形成一个共用袖口；C. 供者肝上下腔静脉与受者肝静脉的共用袖口采用端 - 侧吻合术进行腔 - 腔静脉吻合

存在以前被认为是 LTX 的相对禁忌证，后来这一观点发生了变化。LTX 中对存在门静脉血栓的治疗选择包括受者门静脉外翻血栓内膜剥脱术（图 45-13），在供者门静脉与受者门静脉或肠系膜上静脉之间使用静脉移植物进行间置或跳跃式搭桥（图 45-14），腔 - 门静脉半转位术[66]，供者门静脉与受者静脉或静脉侧支吻合[65]，以及少见的门静脉动脉化[67]。当受者门静脉系统广泛血栓形成时，腔静脉半转位是一种选择，其使用很少被指出[68]。

供者和受者动脉之间的动脉吻合术通常采用端 - 端方式，并且位置常根据供者和受者的动脉解剖以及外科医师的偏好而发生变化。必须注意的是肝动脉解剖异常的患者可能没有足够大的肝总动脉来让血液流入。腹腔干狭窄患者也可能流入血供不足。中弓韧带压迫综合征被报道会影响 LTX 的动脉血液流入[69]。在这些情况下，可能需要使用供者的髂动脉移植物从肾下（图 45-15）（或偶尔在腹腔干

上方）（图 45-16）腹主动脉到移植肝动脉进行搭桥。由于存在血栓形成和感染的风险，应避免使用人造血管，如聚四氟乙烯（PTFE，Gore-tex®）。

胆管吻合术被称为 LTX 的"阿喀琉斯之踵"[70]。LTX 手术目前有 2 种常用的胆道重建方法。最常见的是胆总管端 - 端吻合术（管 - 管吻合术），另一种是胆总管空肠吻合术（Roux-en-Y）（图 45-17）。最初设想使用 T 管进行胆总管端 - 端的吻合，T 管在胆管中作为支架放置几个月（图 45-17，插图）。留置 T 管的优点是能够量化和评估胆汁生成能力，以判断移植肝早期肝功能的情况，并且在肝功能指标异常的情况下提供入路进行胆管造影以排除胆道问题。T 管的缺点是在移除后有胆汁泄漏的风险，需要行紧急经内镜逆行性胰胆管造影术（ERCP）和胆道减压。最近，一些移植外科医师质疑在端 - 端吻合术中使用 T 管的必要性[71-73]。在 Roux-en-Y 胆总管空肠吻合术中使用支架也具有争议性，一些

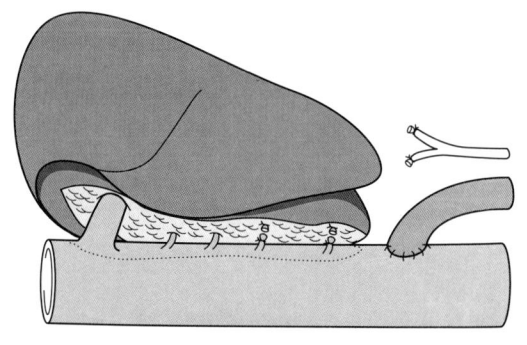

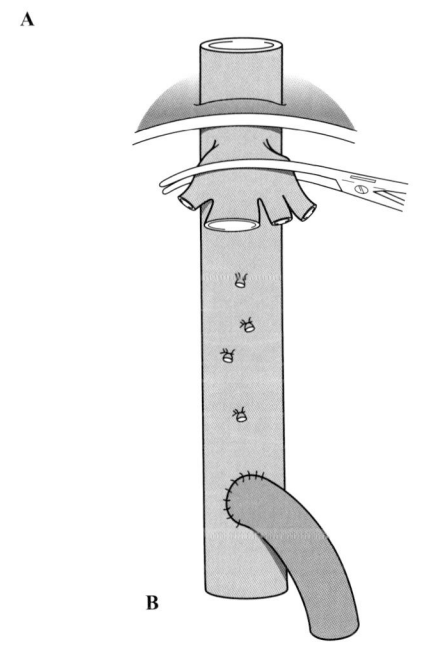

▲ 图 45-12　在背驮式腔静脉保留术中应用临时性门－腔
静脉分流术
A. 肝短静脉离断之前的门－腔静脉分流侧面观；B. 肝移除后受
者下腔静脉和门腔静脉分流的正面观

外科医师已经停止使用支架，主要由于支架的滞留
问题和胆管阻塞等并发症。其他"历史性"胆道重
建的种类包括胆总管十二指肠吻合术和现已废弃的胆
囊十二指肠吻合术（"Wadell-Calne"胆道重建术）[70]。

六、并发症

LTX 术后并发症对手术的预后和治疗成本有显著
影响。患者术后的恢复过程可以从简单到极其复杂，
取决于受者的状态、供者器官和手术的技术操作。
术后恢复过程中对患者病情变化的及时诊断是使并
发症发生率和死亡率最小化并改善结局的关键因素。

（一）原发性移植肝无功能

原发性移植肝无功能（PNF）的特征是肝性脑
病、凝血功能障碍、胆汁流出量少、进展性肾和多
器官衰竭（表现为乳酸水平持续升高、氨基转移酶
水平快速上升），以及没有任何血管并发症存在时
出现肝细胞坏死的组织学证据。随着不断进步的死
亡供者管理和选择、手术技术的提高和保存液的更
新，PNF 的风险已经降低，但它的发生率在某些
地方仍有 2%～4%。各种供者的危险因素可能与原
发性移植肝功能障碍有关；这包括冷缺血时间的延
长、不稳定的供者、供肝内高比例的脂肪变性、老
年供者、供者的高血清钠水平、预先存在的淋巴细
胞毒性抗体、ABO 血型不相容和来自 DCD 供者的

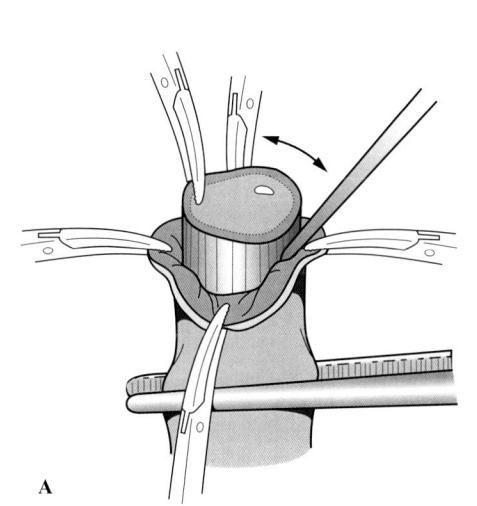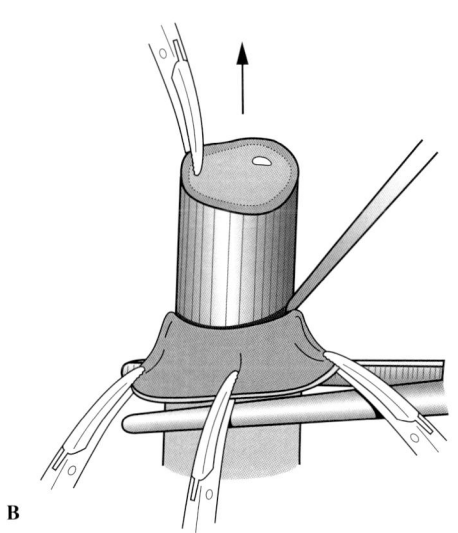

▲ 图 45-13　门静脉外翻血栓内膜剥脱术以重建门静脉血栓患者的血运

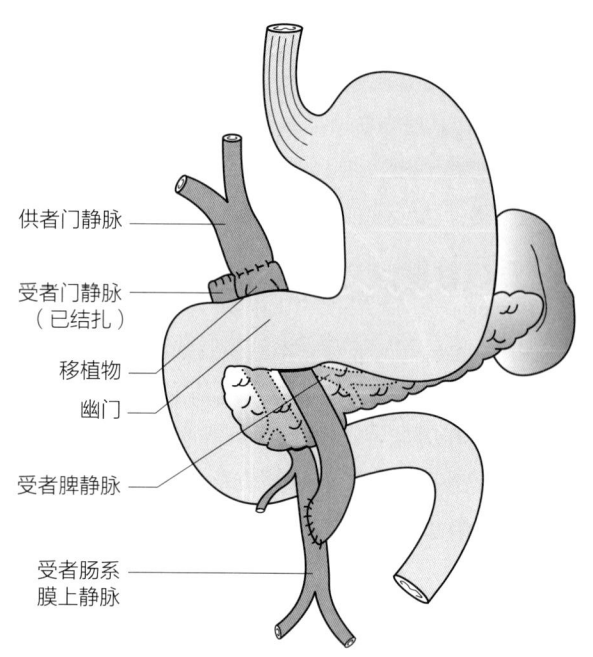

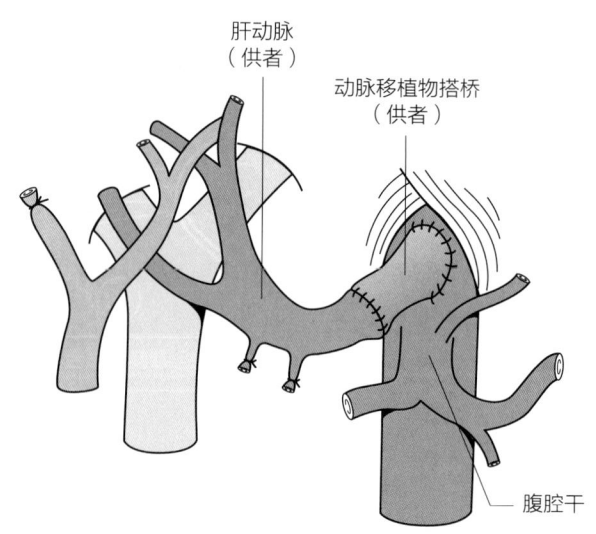

▲ 图 45-16　在受者肝动脉血供不足时，使用动脉移植物从腹腔干上方的动脉至受者肝动脉进行搭桥

▲ 图 45-14　存在门静脉血栓时，使用从受者肠系膜上静脉到移植肝门静脉的间置静脉移植物进行搭桥

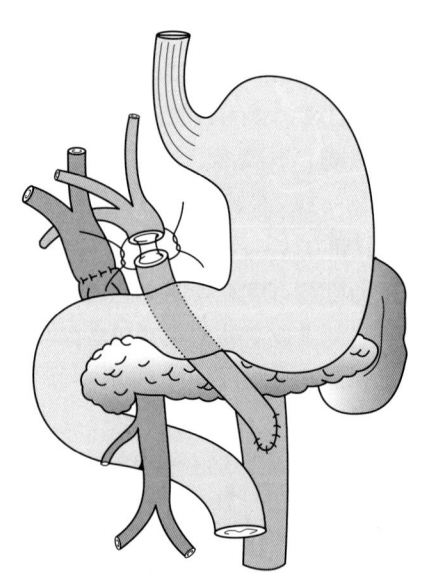

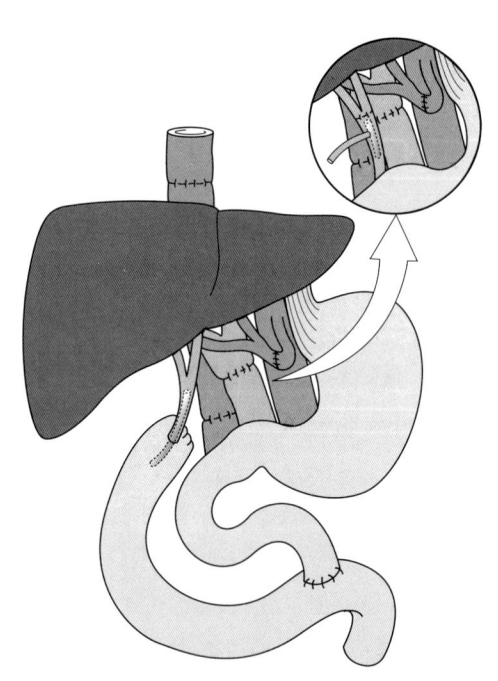

▲ 图 45-15　在受者肝动脉血供不足时，使用动脉移植物从肾下腹主动脉到供者肝动脉进行搭桥

▲ 图 45-17　胆道重建的方式选择：胆总管空肠吻合术中放置临时性支架或在端 – 端吻合术中放置 T 管（插图）

器官。最初出现功能障碍的患者可能会在支持治疗下恢复，但若持续进展并出现肝外并发症，如血流动力学不稳定、肾衰竭或其他器官功能障碍时，可能需要紧急再次移植[74-77]。

　　有人提出 PNF 不会发生在活体肝移植中，因为肝脏来自可控情况下的理想供者。然而，由于"小肝综合征（SFSS）"的并发症，早期移植物损伤和

移植物功能障碍发生在 2%～5% 的成人间 LDLT 中。SFSS 是一种可识别的临床综合征，出现在肝脏质量不足却需要维持正常的肝功能时[78-80]。虽然 SFSS 的定义尚未达成共识，但 SFSS 的常见临床特征包括术后肝功能障碍，如长期胆汁淤积和凝血功能障碍、门静脉高压症和腹水。潜在的病理生理学机制是残余肝被门静脉过度灌注，导致内皮细胞损伤、

出血，以及肝动脉缓冲效应的极端肝内表现，即肝动脉血流与门静脉血流比例的扭转导致残余肝脏移植物的功能性供血中断[81-83]。相似的病理生理学改变也出现在其他小肝移植物中，包括尸肝供者的小儿供肝和劈离性肝移植入体型较大的成年受者中。

（二）肝动脉狭窄 / 血栓

血管造影证据提示血管内径减少超过 50% 被定义为肝动脉狭窄。LTX 术后大约 5% 的病例出现此情况。临床上，这些患者可能表现出肝功能指标上升或完全无症状。超声检查中，阻力指数小于 0.5 且峰值流速不断增加提示这种病情[84-86]。LTX 术后早期检测到的肝动脉狭窄常可通过外科手术治疗，此时行血管成形术导致吻合口破裂的风险最高[87]。经皮血管成形术通常在移植手术后数周进行，用于治疗动脉狭窄，成功率超过 90%[88, 89]。然而，这种做法应该由特定中心的专业人员来决定。

动脉的内膜剥离可能是由于受者或供者手术过程中过于剧烈的操作，或由于过于强力的钳夹直接损伤动脉所造成的。如不及早识别，内膜肿胀会导致动脉血栓形成。完全性肝动脉血栓栓塞（HAT）通常是有症状的，并且可能非常显著，尤其是发生在移植术后早期和在成人中，远大于在儿童中。临床表现包括：急性、大面积肝细胞坏死伴肝衰竭；继发于肝内胆管坏死的中央胆汁瘤形成；多发肝内胆管狭窄；和（或）间歇性菌血症[90-92]。有时，HAT 可能没有症状，成人中少见但在儿童中更常见。决定肝脏在完全性 HAT 下是否衰竭或存活的因素尚不清楚，但是侧支循环的存在（如从膈动脉通过血管黏附至肝脏）常提示 HAT 良性的预后。节段性或肝叶 HAT 也有研究报道。左侧 HAT（常与胃左动脉发出的不规则肝左动脉损伤有关）通常结果良好。然而，右侧 HAT（常与肠系膜上动脉发出的异常肝右动脉损伤或后台肝右动脉的重建技术相关）与胆管狭窄的发展有关，因为胆道活性依赖于肝动脉血供。血管造影是诊断的金标准，但临床认为通过紧急血管重建，恢复动脉通畅来早期干预HAT 可以挽救移植肝[87, 93, 94]。然而，当血栓形成到血管重建的间隔时间为几天或更长时，血管重建的成功率很快下降，并且以这种方式治疗的大多数患

者因为胆道并发症和持续的胆汁性脓毒症等原因仍可能需要再次移植[95, 96]。

（三）门静脉狭窄 / 血栓

门静脉狭窄可在 LTX 后短时间内出现，其特征在于腹水产生和移植肝功能不全。原因通常是技术性的，由于在门静脉吻合期间扭结或未结合生长因子，但也可能是由于未识别的近端部分门静脉血栓形成或门静脉闭锁，因此在胆道闭锁的儿童中更常见[97]。诊断通常依赖超声检查和电子计算机断层扫描（CT）下血管造影，而最终确诊是靠肠系膜上动脉血管造影延迟相[98]。治疗是通过移植后早期的手术干预和经皮经肝穿刺进行扩张或在狭窄处植入支架。如果不及时治疗，狭窄可进展为静脉完全栓塞或严重的移植肝功能障碍和因大量腹水产生所导致的血流动力学不稳定，以及食管静脉曲张的再次形成。

门静脉血栓（PVT）是成人 LTX 术后少见但严重的并发症，其在儿童 LTX 术后较为常见[97]。对于原始 LTX 术中即行门静脉血栓切除术的患者来说，PVT 的发病率也在上升。PVT 的主要表现是移植肝功能急剧下降和大量腹水生成。门静脉灌注不足的鉴别诊断包括技术性错误如门静脉扭转或冗长、开放侧支静脉系统后继发肠系膜血流不良（窃血综合征），以及吻合口狭窄或扭曲。治疗方式是紧急手术行血管重建，包括血栓切除术、纠正技术性问题、结扎门静脉系统大的侧支循环、通过肠系膜上静脉搭桥转流，或经皮门静脉支架置入术。否则，再次移植可能是唯一的治疗选择。

（四）肝静脉流出道梗阻

与下腔静脉狭窄相关的并发症包括发生率为 2.5%～6% 的静脉流出道梗阻（医源性 Budd-Chiari 综合征），多由移植肝的旋转或吻合口狭窄引起[99]。肝上下腔静脉吻合狭窄造成的肝流出道梗阻表现为移植肝功能障碍、腹水形成和肾功能损害。该并发症的发病和死亡风险很高。尽管标准和背驮式肝移植术后都会发生肝流出道阻塞，但是背驮式手术更常见。一项研究显示，当使用 3 个原有肝静脉末端形成的共同袖口而不是仅由 2 个肝静脉产生的袖口进行腔静脉吻合术时，静脉流出道梗阻的发生率从

6% 降低至 1%[57]。其他人采用了侧 – 侧吻合方式来进行腔静脉成形术以降低狭窄的风险[56, 57]。

肝静脉流出道梗阻可以通过静脉造影及测量吻合口近端和远端的压力梯度来诊断。治疗方案包括血管成形术、支架置入或对狭窄区域行手术矫正[100-102]。当利用供者肝上下腔静脉与受者肝静脉汇合干吻合进行背驮式肝移植后发生流出道阻塞时，采用供肝肝下下腔静脉与受者腔静脉吻合法能够对患者的肝脏减压[103]。当所有这些方法都失败时，再次移植是唯一的选择。

（五）胆道并发症

胆道并发症仍然是 LTX 术后的主要问题，发病率为 15%～20%[104-106]。此类并发症的范围涵盖早期吻合口漏至晚期肝内或肝外胆道系统梗阻。与胆道并发症相关的死亡率大约是 10%，这主要是由于诊断延误或误诊，继发感染并发症和移植肝功能障碍造成[107]。生化指标的异常如胆红素和胆管酶（碱性磷酸酶和 γ – 谷氨酰转移酶）升高并不特异。这些指标异常也见于缺血性移植物损伤、排斥反应、复发性丙型肝炎病毒（HCV）和败血症。为了做出准确的诊断，使用以下方法具有极大帮助：经肝或内镜下胆道造影等成影像技术以评估狭窄、梗阻或渗漏；超声探查胆管扩张程度；放射性同位素检查来评估吻合口或肝切面胆漏情况[108-110]。磁共振胰胆管造影（MRCP）也被证明可应用于多中心的诊疗中[111]。

最常见的胆道并发症是胆管狭窄。这是吻合不满意或胆管缺血的结果，创口愈合可导致胆总管吻合处或相对近端的狭窄，同时伴有近端胆管扩张。胆管炎反复发作或持续异常的肝功能指标可能提示胆汁流出道阻塞。在这些情况下，内镜下或经皮球囊扩张狭窄胆管和支架植入术已经获得成功。鉴于结石形成的高风险及去除的高难度，应避免使用裸露的金属胆道支架。在上述治疗无效的情况下，可选择改良的胆管空肠吻合术或将胆总管端 – 端吻合术转变为 Roux-en-Y 式的胆总管空肠吻合术[112-114]。

据推测，壶腹部乳头受到迷走神经肝脏分支的支配，肝切除术可能会导致"壶腹功能障碍"或"Oddi括约肌功能障碍"综合征[115]。胆道树的放射学检查显示胆总管吻合口远端的供、受者胆管扩张。治疗方式包括改良胆管空肠吻合术，同样，替代性治疗如内镜下乳头括约肌切开术也取得了一定成功。

多个中心已经报道了胆管树的多发肝内狭窄问题[116-118]。这些肝内胆道狭窄的原因和病理生理学机制尚未明确阐明。在许多情况下，狭窄似乎与肝动脉血栓形成或狭窄有关，胆管树缺血可能是病因，尤其是对心脏死亡后捐赠（DCD）的供者，以前称为无心跳供者[117]。移植肝的保存损伤可导致多个肝内胆管狭窄，伴或不伴胆泥和铸型。有假说提出淋巴细胞交叉配合试验阳性的免疫效应也有关系。在最初因原发性硬化性胆管炎进行移植的一些患者中，原有疾病可能复发[118-122]。虽然部分患有多发肝内狭窄的患者最终需要再次移植，但也有患者可以轻松存活多年，特别是那些长期接受抗生素预防并进行适当扩张严重狭窄区域的患者。最近基于大量 DCD 肝移植受者的研究，提出了一项肝内胆管狭窄分级系统和预后分析模型[123]。

胆管吻合术最可怕的并发症是吻合口胆漏。该并发症在胆管空肠吻合术后可能是致命的，因为大量胆汁很快被肠道微生物感染，局部组织发炎、破碎而使得试图行修复手术更加困难。持续肠漏的存在可能导致肝动脉吻合口因真菌感染而破裂。在胆总管端 – 端吻合术中，胆漏通常发生在 T 管的出口处。为避免这种情况，使用 T 管时应在出口位置进行荷包缝合。T 管出口处的胆漏通常是自限性的，只要远端胆管排空良好就无须治疗。一些外科医师主张在胆总管端 – 端吻合术后不放任何支架，以规避 T 管部位渗漏的风险[124-126]。

当使用 Roux-en-Y 式时，空肠 – 空肠吻合口可能发生出血。在大约 50% 的病例中，这是一个自限的病变；然而在剩下 50% 中，可能需要使用带有加热探针或肾上腺素注射功能的儿科肠镜进行内镜下治疗，或者进行手术探查止血。应用连续性止血缝合黏膜和黏膜下层可以避免此类并发症。Roux-en-Y 式胆道引流的其他潜在致命的并发症是空肠 – 空肠吻合口通过肠系膜处发生未被识别的内疝、不明原因的腹胀和由于小肠扭转引起的呕吐，这可能会导致血管损害并使肠道失活。及时诊断并发症是至关重要的，CT 扫描可能提示闭袢性肠梗阻。仔细缝合肠系膜的缺损可以减少这种并发症[127]。

（六）出血

移植肝功能不良、凝血功能障碍、止血不善或打结滑脱可能导致术后出血，进而需要重新探查。据报道，术后出血发病率为 7%～15%，其中 50% 的患者需要重新探查[128]。即使容易控制，术后出血仍会导致成本、发病率和死亡率增加。因此，术中非常仔细止血并纠正凝血功能可以减少术后出血的可能性。在 24h 内输血量超过 4 个单位的情况下，一旦凝血功能得到纠正，就需及早重新探查。

七、肝移植实践的调查

Cherqui 和同事进行了一项关于尸肝供者 LTX 的国际调查，并于 2011 年报道[129]。该项"成人肝移植调查（SALT）"涵盖欧洲的 50 个中心，北美的 8 个中心，南美的 2 个中心，南非的 1 个和中东的 3 个中心。如表 45-2 所示，本章概述的 LTX 手术的某些特定方面在洲际间存在相当大的差异。

值得注意的是，保存 IVC（用于背驮式肝移植）是最常用的技术，57% 的中心常规使用，38% 选择性使用。15% 的下腔静脉保存病例使用静脉转流，IVC 切除情况下使用静脉转流占到 58%。肝移植使用多种类型的静脉流出道重建技术，最常见的是"背驮"于 2 个或 3 个肝静脉的残端，然后进行侧-侧腔静脉吻合术。最后，胆管端-端吻合术是最常用的标准胆道重建技术，这其中 25% 的手术放置 T 管。

鉴于 LTX 在世界范围内的优异疗效，对当代经验丰富的外科医师来说这些技术改进显得并不那么重要。

八、结论

尽管 LTX 的预后在过去 50 年中有了显著改善，但许多相似的技术问题自建立以来一直困扰着移植的过程。随着接受 LTX 的受者人群愈加复杂，对供者器官保存和再灌注损伤在病理生理学方面更深层次的理解，免疫抑制药的改进，更有效的诊断工具和新的抗感染药物的开发都有助于术后更加顺利的恢复。然而，所有这些进步都不能否定移植技术存在不足。采用肝段移植等传统 LTX 的改良技术在很大程度上凸显手术并发症对短期和长期结果的影响。

表 45-2　肝移植实践的 SALT 调查总结

使用技术	全球	美国	欧洲
下腔静脉保留（背驮式）			
总是		4%	29%
从不		0%	4%
选择性		4%	18%
临时性门腔静脉分流			
是		0%	58%
腔静脉吻合方式			
背驮式 -3 支肝静脉		22%	36%
背驮式 -2 支肝静脉		33%	13%
端 - 端吻合		22%	38%
其他		23%	13%
主动脉搭桥位置			
腹腔干上方		17%	30%
肾动脉下方		33%	49%
其他		50%	41%
胆道吻合			
支架使用			
不使用 T 管的端 - 端吻合	75%	86%	72%
使用 T 管的端 - 端吻合	24%	14%	26%
缝合技术			
后壁连续、前壁间断	16%	10%	14%
间断	47%	50%	46%
连续	37%	40%	40%
使用引流			
不使用	10%		
1 个引流	20%		
2 个引流	43%		
3 个引流	18%		
其他	9%		
关腹			
全层缝合		25%	10%
分层缝合		75%	90%

第 46 章　肝移植术后原发性疾病复发

Recurrent Disease Following Liver Transplantation

Haripriya Maddur　Josh Levitsky　著

肖永胜　译

要　点

- 肝移植所有适应证几乎都可能会发生原发性疾病术后复发。
- 丙型肝炎复发几乎发生在所有肝移植受者中，高达 30% 的患者在移植后第 5 年移植物出现肝硬化。
- 随着高效、易耐受的直接抗病毒药物的出现，降低了移植术后丙型肝炎的复发。
- 乙型肝炎复发率相对低一些，乙型肝炎免疫球蛋白联合核苷（酸）类药物应用大幅度降低移植术后乙型肝炎复发。
- 虽然原发性胆汁性胆管炎与自身免疫性肝炎复发对患者及移植物存活没有明显影响，但原发性硬化性胆管炎复发会降低移植物生存率。
- 尽管酒精相关性肝病的受者接受肝移植术后复饮酒很常见，但是复饮酒对移植物直接或间接负面影响却不常见。
- 虽然非酒精性脂肪性肝病复发也很常见，但是仅 2.5%～5.0% 的患者因非酒精性脂肪性肝病复发而导致移植物功能丧失。
- 虽然受者接受充分的抗凝治疗，但是在移植术后几天至数年内都可能会出现 Budd–Chiari 综合征复发。

一、概述

肝移植极大程度改善急慢性肝衰竭患者的预后，尽管接受移植的病因各不相同，但术后都存在着一定比例的原发性疾病复发（表 46-1）。虽然某些疾病复发率很高，尤其是丙型肝炎，但是直接抗病毒药物的出现极大地降低了移植术后丙型肝炎的复发。而对于目前缺乏有效治疗方法的那部分疾病，如原发性硬化性胆管炎，移植术后原发性疾病仍将保持较高复发率。本章重点对目前肝移植的适应证以及影响原发性疾病复发和生存的特异性因素做一综述。

二、丙型肝炎

（一）自然病程

虽然不久的将来可能会被非酒精性脂肪性肝炎所超越，但是目前丙型肝炎仍然是肝移植第一位适应证[1, 2]。长期以来，移植术后丙型肝炎复发导致移植物功能衰竭的高发生率一直深深地困扰着慢性丙型肝炎肝移植进展。随着直接抗病毒药物（direct-acting antiviral therapy，DAA）的出现，这一现状将很快成为过去，DAA 将在本节后半部分进行详细讨论。

丙型肝炎患者在肝移植术后 5 年内，如果未进行任何抗病毒治疗，80%～100% 患者将出现伴有肝

表 46-1　肝移植术后原发疾病复发率

疾　病	5 年复发率
丙型肝炎	100%（未经治疗）
乙型肝炎	9%～10%
自身免疫性肝炎	20%～25%
原发性胆汁性胆管炎	30%～35%
原发性硬化性胆管炎	9%～30%
非酒精性脂肪性肝炎	30%～50%
酒精性肝病	高达 24%
Budd-Chiari 综合征	1%～7%
代谢性疾病	还没有确切的数据

引自 Watt K. Recurrent disease following liver transplant. In: *Schiff's Diseases of the Liver*, 11th edn. John Wiley & Sons, 2011

脏组织学改变的丙型肝炎复发（图 46-1）。

实际上，大约 30% 丙型肝炎肝移植的患者将在术后 5 年之后发展为肝硬化。而在免疫功能正常的人群，需要经过更长时间（一般 20～30 年）才会有约 30% 患者进展为肝硬化，这一点与丙型肝炎肝移植的患者显著不同[3]。在移植术后因丙型肝炎复发出现肝硬化的患者，与免疫功能正常的患者相比，肝功能失代偿的速度明显加快，60%～70% 患者在 3 年内就会出现肝功能失代偿[4, 5]。纤维化淤

胆型丙型肝炎，是一种更加严重的肝炎类型，将会在肝移植术后 4%～7% 患者中发生，而且在肝移植术后 3～6 个月迅速出现移植物功能衰竭。这一类型的肝炎多发生于严重免疫抑制的受者，并与较高的病毒载量、病毒直接导致肝细胞损伤及严重的胆汁淤积相关[6]（图 46-2）。

（二）危险因素

除了慢性免疫抑制以外，任何促进移植术后肝纤维化的因素，如移植前高病毒载量、高龄供者、胰岛素抵抗、糖尿病，均是移植术后丙型肝炎复发的重要危险因素[7, 8]。另外，原有缺血再灌注损伤及肝脏脂肪变性均会加重丙型肝炎复发后导致的移植肝损伤[9, 10]。与非移植人群相似，人类免疫缺陷病毒共同感染也会促进移植术后纤维化进展[11]。

在发生急性细胞性排斥反应的患者中，激素冲击治疗会导致血液中丙型肝炎病毒载量短暂性升高 1～2 数量级[3]。逐渐减少激素用量将减缓移植术后丙型肝炎进展[12]。但是，随机对照临床研究却表明，丙型肝炎复发或移植物功能衰竭发生率在有、无激素免疫抑制药的两组之间并没有显著不同[13]。抗淋巴细胞药物应用，如 OKT3（抗人 CD3 单克隆抗体）及阿仑单抗（抗人 CD52 单克隆抗体），则明显促进移植术后丙型肝炎复发与进展[14, 15]。相比而言，不同类型钙调磷酸酶抑制药（calcineurin

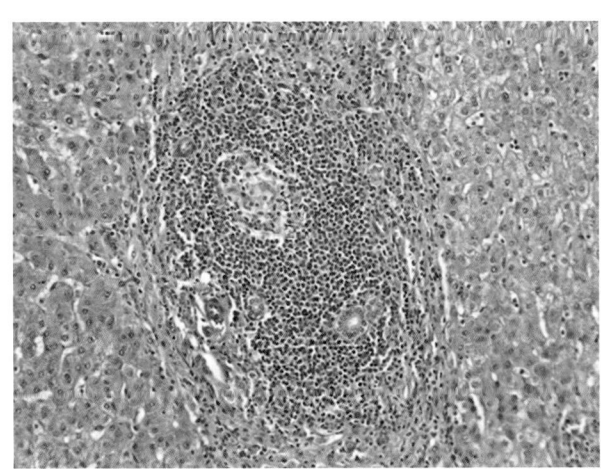

▲ 图 46-1　复发性丙型肝炎单核细胞浸润

图片由 Sambasiva Rao，Northwestern University Feinberg School of Medicine 提供

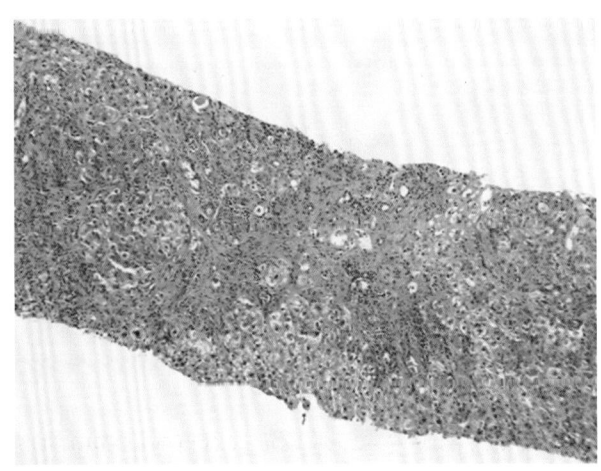

▲ 图 46-2　纤维化淤胆型丙型肝炎胆汁淤积、小叶结构紊乱、肝细胞肿胀

图片由 Sambasiva Rao，Northwestern University Feinberg School of Medicine 提供

inhibitor，CNI）维持治疗对移植术后丙型肝炎复发的影响相同，但是应用 mTOR 抑制药，如雷帕霉素，可能会减慢纤维化进展[16]。

（三）治疗

既然肝移植术后丙型肝炎复发导致高比例的移植物功能衰竭，术后给予抗病毒治疗就成为常规治疗（表 46-2）。在 DAA 出现之前，尽管干扰素（interferon，IFN）联合利巴韦林治疗的病毒应答率相对较低（大约 30%），但是两者联合仍然是治疗丙型肝炎的主要方案[17]。另外，干扰素联合利巴韦林治疗经常因为大量不良反应而提前终止，这些不良反应包括全血细胞减少、感冒样症状、免疫性移植物功能不全，以及其他毒性反应[18]。尽管在移植之前就开始干扰素治疗是理想选择，但受失代偿期肝脏疾病、患者耐受性差以及病毒应答率低等多种因素影响，移植术前就开始干扰素治疗通常并不现实。

表 46-2　丙型肝炎移植后治疗方案

药　物	病毒应答率
干扰素联合利巴韦林	30%[17]
索磷布韦联合利巴韦林 ×24 周	70%[30]
索磷布韦联合西美瑞韦 ×12~24 周	91%~100%[36-38]
索磷布韦联合达拉他韦	94%~95%[54, 55]
索磷布韦联合雷迪帕韦	
×12 周	95%（85% 肝功能失代偿）[49]
×24 周	98%（88% 肝功能失代偿）[49]
奥比他韦、帕立瑞韦、利托那韦联合达塞布韦	96%~97%[50, 55]

DAA 应用已经使丙型肝炎治疗发生革命性变化。在普通丙型肝炎人群中，与干扰素治疗为主时代相比，目前治疗方案病毒应答率显著提高[19-25]。此外，对患者而言，DAA 治疗不良反应更少，耐受性更好。对于肝移植患者，DAA 的出现不但改变丙型肝炎治疗格局，而且使移植物长期存活得到极大改观。

第一代 DAA 包括替拉瑞韦和波普瑞韦，两者都是结合于活性位点 NS3 的蛋白酶抑制药。两者需要与干扰素和利巴韦林联合应用，病毒应答率为 20%~71%[26-28]。然而，因为联合使用干扰素与利巴韦林，患者常伴有严重不良反应，尤其是贫血。为使患者完成预期治疗，通常需要应用促红细胞生成素和输血治疗。另外，两者，特别是替拉瑞韦，明显上调他克莫司浓度，环孢素浓度也有小幅上调，因此在应用此类药物的时候需要密切监测免疫抑制药浓度，并及时调整免疫抑制药用量[29]。

1. 索磷布韦与利巴韦林

索磷布韦是一种泛基因型 NS5B 聚合酶抑制药，可以与其他丙型肝炎治疗药物联合使用，目前已经成为丙型肝炎治疗主流药物之一。Charlton 等[30] 进行了一项开放标签初始研究，受试者为 40 例丙型肝炎接受肝移植的患者，接受 24 周索磷布韦联合利巴韦林治疗，结果表明总体病毒应答率为 70%。不良反应包括贫血、乏力、腹泻与头痛等。在肾功能不全的患者，尤其是肾小球滤过率＜ 30ml/min 时，应限制使用索磷布韦。

2. 索磷布韦与西美瑞韦

在索磷布韦获得批准后不久，第二代 NS3/4A 蛋白酶抑制药西美瑞韦也获得批准，与干扰素和利巴韦林联合治疗基因 1 型的丙型肝炎[31-34]。西美瑞韦主要优势在于不良反应更少以及与 CNI 类免疫抑制药相互作用更少。因此，许多中心开始应用索磷布韦与西美瑞韦联合治疗丙型肝炎肝移植的患者[35]。Saab 等[36] 回顾单中心联合索磷布韦与西美瑞韦治疗 30 例受试者，病毒应答率为 93%。从移植到治疗平均时间为 71 个月，且 73% 患者联合使用以他克莫司为基础免疫抑制药。接下来，Pungpapong 等[37] 进行多中心临床研究，123 例患者接受了索磷布韦与西美瑞韦治疗，部分患者同时应用利巴韦林，其中单独应用索磷布韦与西美瑞韦病毒应答率为 90%，而索磷布韦、西美瑞韦与利巴韦林 3 药联合病毒应答率为 91%。从移植至治疗开始平均时间为 32 个月。在基因 1 型和晚期肝纤维化的患者中应答率最低。最主要不良反应是贫血，尤其是同时联合应用利巴韦林更加明显。最近，O'Leary 等[38] 进行的 GALAXY 前瞻性研究表明，对 46 例肝移植术后无肝硬化的患者给予 12~24 周索磷布韦联合西美瑞韦治疗，部分患者同时接受基于体重的利巴韦林治疗，12 周持续病毒应答率为 100%，24 周病毒应答率为 91.7%，而在索磷布韦、西美瑞韦、利巴韦林 3 药联合组 24 周病毒应答率为 81.8%。尽管西美瑞韦与他克莫司之间相互作用很小，但是如果西美瑞韦应用后，环孢素浓度有显著升高，则不应该将西美瑞韦与环孢素一同使用[39]。此外，西美瑞韦是通过胆汁排泄，所以对于失代偿期肝硬化患者不建议使用[40, 41]。但是，新近一项研究表明，失代偿期肝硬化的患者使用西美瑞韦后并没有出现不良结果[42]。

3. 索磷布韦与达拉他韦

达拉他韦是一种 NS5A 抑制药，已经研究其与索磷布韦联合使用情况。达拉他韦优势在于每天只要服药 1 次，而且对于失代偿期肝硬化的患者也是安全的[43]。对于移植术后的患者，优势在于其与环孢素和他克莫司之间没有相互作用[44]。与第一代 NS5A 抑制药治疗相同，达拉他韦治疗不利之处在于存在病毒耐药性相关变异，对于基因 1 型初次接受达拉他韦治疗的患者，病毒耐药性相关自发变异发生率为 15%~20%，对于其他基因型的患者，病毒耐药性相关自发变异发生率将会更高[45]。病毒耐药性相关变异一定程度上影响达拉他韦治疗效果。

在一项纳入包括 3 例纤维化淤胆型肝炎在内的 12 例移植术后严重复发性丙型肝炎患者的研究中，给予 24 周达拉他韦与索磷布韦联合治疗，其中 6 位患者同时接受利巴韦林治疗。所有患者都完成预期治疗，血液中均检测不出病毒，且免疫抑制药水平也没有发生明显变化[46]。接下来，Fontana 等[47] 观察达拉他韦与索磷布韦两药或达拉他韦与西美瑞韦两药，或达拉他韦、西美瑞韦与索磷布韦 3 药治疗严重复发性丙型肝炎的疗效。在这项研究中有 35% 患者同时接受利巴韦林治疗，总体 12 周持续病毒应答率为 87%。5 例患者出现病毒学反弹和复发，此 5 例患者均在达拉他韦与西美瑞韦两药治疗组。

最近的 ALLY-3 研究，观察肝移植术后初治和已经接受丙型肝炎治疗的 113 例复发性丙型肝炎患者，给予 12 周索磷布韦、达拉他韦与利巴韦林治疗，其中合并晚期肝硬化（Child B 或 C 期）的 60 例患者 12 周持续病毒应答率为 83%，而无肝硬化的患者应答率为 94%。与基因 1b 型患者 100% 应答率相比，合并晚期肝硬化且基因型为 1a 型患者 12 周持续病毒应答率更低（76%）。同为晚期肝硬化患者，Child B 期患者病毒应答率为 94%，而 Child C 期患者仅为 56%。对于基因 3 型的患者，复发性丙型肝炎患者病毒应答率为 91%，而晚期肝硬化患者为 83%。在上述研究中，免疫抑制药水平未检测到显著变化[43]。

4. 索磷布韦与雷迪帕韦

雷迪帕韦是一种 NS5A 抑制药，在非移植的患者中，与索磷布韦联合应用效果明显。SOLAR-1 研究观察 223 例基因型 1~4 型移植术后丙型肝炎的患者，其中包括代偿期肝硬化、失代偿期肝硬化及无肝硬化的患者，给予 12~24 周索磷布韦联合雷迪帕韦，同时给予基于体重的利巴韦林治疗。在无肝硬化、代偿期肝硬化、失代偿期肝硬化的患者中，病毒应答率分别为 98%、96% 和 81%[48]。在接下来 SOLAR-2 研究中，纳入患者是合并有或无肝硬化的移植后复发性丙型肝炎患者，接受 12~24 周治疗，12 周持续病毒应答率为 95%，24 周为 98%。而在合并失代偿期肝硬化的患者中，12 周持续病毒应答率为 85%，24 周为 88%[49]。尽管有 10 例患者在治疗结束后，可能是因为病毒清除后肝功能得以改善，从而需要增加他克莫司用量以外，在整个治疗期间他克莫司药物水平未发生明显变化[49]。

5. 奥比他韦、帕立瑞韦和利托那韦与达塞布韦

奥比他韦（NS5A 抑制药），帕立瑞韦（NS3/4A 抑制药），达塞布韦（NS5B 聚合酶抑制药），当这三种药物联合使用时，在非移植人群内具有十分显著病毒应答率。Kwo 等[50] 研究表明，34 例移植术后发生轻度丙型肝炎复发（F0~F2）的患者接受上述药物联合基于体重的利巴韦林治疗，12 周持续病毒应答率为 97%，主要不良反应包括头痛、乏力、贫血与咳嗽等。在 29 例他克莫司治疗患者中有 5 例他克莫司谷浓度升高，并需根据浓度变化调整他克莫司用量。除他克莫司浓度升高外，由于细胞色素 P_{450} 受到抑制，环孢素浓度也出现升高。因此在使用上述药物时需要优先减少 CNI 类药物用量。

目前，已经被批准用于免疫功能正常人群的 DAA 还有格拉瑞韦和艾尔巴韦，NS3/4A 与 NS5A 抑制药联合治疗。该两药联合治疗已被批准用于基因型 1～4 型的患者，而且不需要同时联合使用索磷布韦。这样，该两药联合治疗就能用于肾功能不全的患者，包括需要进行血液透析治疗的患者[51]。这些药物目前正在移植术后患者中进行相应临床试验，尚未获得批准使用。另外，泛基因型 NS5A 抑制药维帕他韦已经被批准，与索磷布韦联合使用治疗丙型肝炎，但在移植患者中的使用尚未获得批准。

（四）未来研究方向

尽管移植术后丙型肝炎复发仍然常见，且与未移植的患者相比更加严重，但是 DAA 的出现减缓了移植术后肝硬化进程，同时极大地减少了再次肝移植的需求。目前在移植术后的患者治疗中限制因素包括需要持续联合应用利巴韦林。维帕他韦在肝移植术后的患者中的效果还有待研究，但是维帕他韦的引入也许将不再需要联合使用利巴韦林。

另外移植术后患者治疗限制因素还包括含有索磷布韦治疗方案不适合肾功能不全的患者。近期有研究表明，在肾功能不全的患者中应用索磷布韦，尽管贫血发生率更高，但仍旧是安全的[52]。虽然艾尔巴韦与格拉瑞韦可以用于肾功能不全的患者，包括需要血液透析的患者，但是其在移植术后患者的使用还未获得批准。

另外一种消除丙型肝炎途径是围术期丙型肝炎治疗。近期，来自 CRUSH-C 的研究表明，移植前就开始进行 4 周丙型肝炎治疗，持续 12 周病毒应答率为 94%。围术期预防性抗病毒治疗可能是一种更加有效的消除丙型肝炎的策略[53]。

与肝移植术后合并轻度纤维化的患者相比，合并肝硬化，尤其是合并失代偿期肝硬化的患者接受目前可用的 DAA 治疗，病毒应答率却明显降低（表 46-2）。但是，随着更加有效的 DAA 出现，这些患者的病毒应答率也会逐渐得到改善。此外，围术期给予抗病毒治疗或许会成为一种既经济又高效的减少移植术后丙型肝炎复发的迅速有效策略。

三、乙型肝炎

乙型肝炎患者通常是因为出现肝硬化并发症，如肝细胞癌以及罕见的乙型肝炎病毒相关暴发性肝衰竭，而进行肝脏移植。在有效抗病毒药物出现之前，像丙型肝炎一样，肝移植术后乙型肝炎复发基本上是常见的，而且常常导致移植物功能衰竭[56, 57]。在有效预防乙型肝炎复发措施出现之前，移植物 5 年生存率约为 53%，而现在全球范围内，生存率已经超过 80%[58-61]。

乙型肝炎复发的危险因素

最好将乙型肝炎肝移植术后乙型肝炎复发的危险因素分成高危因素与低危因素分别讨论。高危因素包括移植手术时乙型肝炎病毒 e 抗原阳性或乙型肝炎病毒 DNA 滴度高[62]。移植前对拉米夫定治疗耐药也被认为是高危因素，但是随着更新的抗病毒药物问世，这一因素已不在被视为高危因素[63, 64]。可是，在资源匮乏的国家，拉米夫定仍旧在使用，因此仍然会出现耐药，而耐药的出现尤其与 YMDD 突变高度一致[65]。

低危因素包括丁型肝炎重叠感染、暴发性乙型肝炎肝衰竭肝移植以及在移植时乙型肝炎病毒 DNA 低水平或检测不出等[66, 67]。在丁型肝炎重叠感染的患者中，因为乙型肝炎病毒的复制受到抑制，所以移植术后乙型肝炎复发风险就相应降低。在暴发性乙型肝炎肝衰竭的患者中，因为持续免疫介导的肝细胞溶解，从而导致乙型肝炎病毒的复制减少，进而导致移植术后乙型肝炎复发下降。

四、乙型肝炎复发的预防

（一）移植前治疗

即使是乙型肝炎低复发风险的患者，移植前就开始乙型肝炎治疗也是有意义的[68]。干扰素可以用于乙型肝炎治疗，但在失代偿期肝硬化的患者中禁忌使用，从而限制干扰素广泛使用[69]。尽管在世界上某些重视成本效益的地区仍旧在使用拉米夫定，但受其高耐药发生率（在慢性乙型肝炎治疗中，

5 年耐药率为 70%～80%）影响而使拉米夫定应用受到限制[70]。阿德福韦酯，以前广泛用于拉米夫定耐药的患者，也存在耐药及潜在肾毒性，从而使阿德福韦酯在移植前及移植后应用也受到一定程度限制[71]。

目前，推荐两类高耐药基因屏障的药物——恩替卡韦与替诺福韦，作为乙型肝炎一线治疗[69]。对于肾功能不全的患者，替诺福韦应禁忌使用，而恩替卡韦可以使用。另外，需要特别注意，恩替卡韦与拉米夫定存在交叉耐药性，在失代偿期肝硬化的患者中，可能还会发生乳酸酸中毒[69, 72]。

（二）乙型肝炎免疫球蛋白

预防性应用乙型肝炎免疫球蛋白（hepatitis B immunoglobulin，HBIg）使乙型肝炎肝移植患者的治疗出现革命性改变。欧洲病毒性肝炎协调行动组织（European Concerted Action on Viral Hepatitis，EuroHep）在 1993 年首次报道长期预防性应用 HBIg 效果优于短期应用或未应用，乙型肝炎复发率分别为 36%、74% 与 75%[66]，但是 HBIg 治疗十分昂贵，1 年治疗费用约为 10 万美元[73]。

最初，预防肝移植术后乙型肝炎复发以 HBIg 单药为中心[74]。但是，随着 HBIg 单药使用时间延长，对于那些在移植围术期乙肝病毒持续复制的患者，乙型肝炎复发逐渐增加[75]。主要原因是随着时间延长，乙肝病毒前 S/S 区发生突变所导致。因此，不再推荐 HBIg 单药预防肝移植术后乙型肝炎复发[76]。

接下来，随着抗病毒药物出现，预防移植术后乙型肝炎复发的方法也随之发生改变，从最初使用拉米夫定，到后来使用阿德福韦酯和恩替卡韦。一项大剂量 HBIg 联合术前、术后应用拉米夫定的研究表明，患者乙型肝炎病毒 DNA 低于检出下限的中位时间为 346d[77]。考虑到 HBIg 治疗费用昂贵，接下来研究小剂量 HBIg 联合拉米夫定用于移植时高病毒载量的患者，结果表明 5 年乙型肝炎复发率为 5%[78]。

接下来研究从核苷（酸）类似物联合 HBIg 预防移植术后乙型肝炎复发方案中撤出 HBIg 效果。早期研究表明，在移植术后第 7 天至 1 年时间里，从拉米夫定联合 HBIg 方案中撤出 HBIg，而替换

为阿德福韦酯，结果表明，经过 12～14 个月随访，乙型肝炎复发率降至 3.3%～7.7%[79-81]。随后，研究更长时间抗病毒治疗效果。系统性回顾 17 项研究中 519 例肝移植受者，联合 HBIg 与恩替卡韦或替诺福韦治疗的患者，乙型肝炎复发率为 1%，显著低于 HBIg 联合拉米夫定治疗的患者，其复发率为 6.1%。而 HBIg 持续应用时间对乙型肝炎复发率并没有影响[82]。

确切用药方案因每个移植中心经验而不同，同时也受经济因素影响。尽管 HBIg 通常被认为是无害的，但是有报道 HBIg 会导致渗透性肾病，这可能会增加患者肾损伤风险[83]。HBIg 可以通过皮下、静脉或肌内注射途径使用。与肌内注射相比，皮下注射更容易耐受，因为皮下注射吸收效率低，所以需要更高给药剂量[84]。早期撤出 HBIg 可以节约治疗费用，部分中心在乙型肝炎低复发风险的患者中术后 7d 即撤出，还有一些中心在术后 1 年撤出，而改用核苷（酸）类似物单药治疗[59, 60, 85]。也有研究表明，单用恩替卡韦单药替代 HBIg 治疗，98.8% 患者检测不到乙型肝炎病毒[86]。但是这是一种新方法，或许更适合移植术后乙型肝炎低复发风险的患者。

（三）疫苗

利用重组乙型肝炎病毒表面抗原疫苗进行主动免疫，以观察其预防移植术后乙型肝炎复发的疗效。结果是喜忧参半，因为使用免疫抑制药，所以机体对疫苗的反应非常迟钝[87]。将疫苗与 HBIg 和拉米夫定联合使用已经被证明更加有效[88]。

（四）乙型肝炎复发的治疗

对于非移植的患者，可以使用干扰素 -α 治疗乙型肝炎复发。但是对于移植术后的患者，干扰素使用会增加排斥风险，因此一般不被推荐治疗移植术后乙型肝炎复发[68]。对于既往发生拉米夫定治疗耐药的患者，乙型肝炎复发后也存在耐药可能，因此应该使用更加高效的抗病毒药物，如替诺福韦。对于之前无拉米夫定耐药的患者和因为肾功能不全而不能使用替诺福韦的患者，可以使用恩替卡韦[89, 90]。对于因为乙型肝炎复发而发生移植物功能

衰竭需要进行再次肝移植的患者，术后应给予更大剂量和更长疗程 HBIg 治疗。

五、原发性胆汁性胆管炎

原发性胆汁性胆管炎（primary biliary cholangitis，PBC），之前也被称为原发性胆汁性肝硬化，是一种免疫介导的胆管上皮细胞损伤，其特征是持续进行性胆汁淤积。持续进行的免疫攻击，导致胆管数量减少、纤维化，最终发生肝硬化，通常需要进行肝脏移植[54]。移植术后，PBC 复发率也非常高，在中位随访时间 3.5～5 年里，10%～50% 患者出现 PBC 复发[91-93]。尽管，识别 PBC 复发十分重要，但是一项 22 年随访研究发现，仅 1.3% 复发性 PBC 的患者发生移植物功能丧失[94]。

（一）诊断

初次发生的 PBC 典型特征除了抗线粒体抗体（antimitochondrial antibody titers，AMA）滴度升高以外，还包括乏力和瘙痒等症状。尽管 PBC 复发存在组织学改变，但当肝功能指标检测正常时，PBC 复发的诊断还非常困难[95]。而且，移植术后在没有 PBC 组织学改变存在情况下，也会出现 AMA 滴度升高，因此单纯升高的 AMA 没有诊断价值[96]。

PBC 复发诊断依赖于 PBC 特征性组织学改变，其中最具 PBC 复发诊断价值的表现是旺炽性胆管病变[97]。其他组织学改变还包括高密度淋巴浆细胞浸润，该病理特征大约会出现于 1/3 的患者之中[93, 96]（图 46-3）。

复发性 PBC 与初发性 PBC 相比，临床表现可能相似，也可能不同，肝活检结果也可能是假阴性。表 46-3 详细列出复发性疾病的诊断标准。

（二）复发性 PBC 的危险因素

目前而言，复发性 PBC 的危险因素尚未达成一致。一些研究表明，受体年龄和白细胞抗原（HLA）状态，以及冷缺血时间长、供者高龄（＞ 65 岁）等都是 PBC 复发的危险因素，但是另外研究却未得出一致结论[98, 99]。免疫抑制药，尤其是他克莫

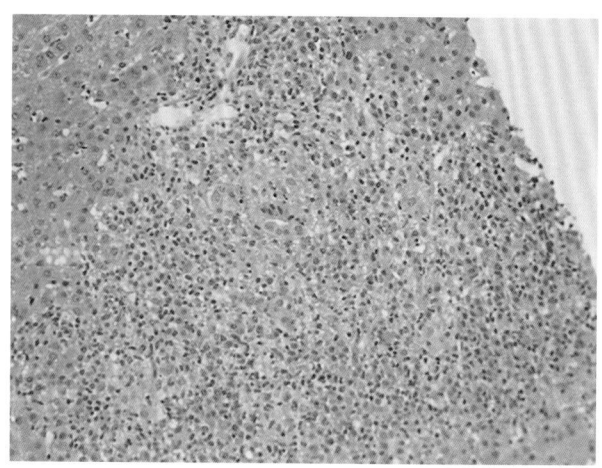

▲ 图 46-3 伴有肉芽肿形成的复发性原发性胆汁性胆管炎
图片由 Sambasiva Rao，Northwestern University Feinberg School of Medicine 提供

司，可能也会影响 PBC 复发。1996 年一项前瞻性研究表明，与使用环孢素相比，使用他克莫司的患者 PBC 复发率更低[100]。但是接下来回顾性研究却表明，环孢素或他克莫司单药治疗的患者，PBC 复发率并没有明显不同[101]。

（三）治疗

在非移植肝发生 PBC 的治疗中应包含熊去氧胆酸（ursodeoxycholic acid，UDCA）[102]。在肝移植术后的复发性 PBC 患者中应用 UDCA，尽管在组织学改变、移植物或患者存活方面没有显著变化，但是可以使 1/5 的患者肝功能指标正常[103, 104]。最近一项包括 90 例患者的超过 15 年的研究表明，使用 UDCA 能够显著降低移植术后 PBC 复发率，使用 UDCA 组，5 年、10 年、15 年复发率分别为 11%、21% 和 40%，而未使用 UDCA 组相应复发率分别为 32%、53% 和 70%。但是使用 UDCA 后 PBC 复发率下降对患者的整体存活却没有影响[105]。

在非移植的患者中，奥贝胆酸（obeticholic acid，OCA）也被批准用于 PBC 治疗。OCA 是一种法尼酯 X 受体激动剂，能够降低 PBC 患者碱性磷酸酶水平[106]。OCA 被批准与 UDCA 联合使用或单药用于 UDCA 不耐受的患者。尽管 OCA 尚未在肝移植术后的患者进行研究，但期待 OCA 在肝移植术后 PBC 复发的患者中也同样有效。

六、原发性硬化性胆管炎

原发性硬化性胆管炎（primary sclerosing cholangitis，PSC）是一种以肝内外胆管瘢痕形成为特征的疾病，最终会导致终末期肝病。PSC 的病因可能也是免疫介导的，PSC 占移植受者的 4%~5%[107]。约有 5% 炎症性肠病（inflammatory bowel disease，IBD）的患者发生 PSC，而反过来，大约 85%PSC 的患者发生 IBD[108]。对于同时合并有 PSC 与 IBD 的患者，全结肠切除将有助于降低这些患者的疾病复发[109]。其他与移植术后 PSC 复发相关的危险因素还包括年龄、性别（男性）、性别不匹配移植、移植前合并胆管癌、激素的应用及急性排斥等[110]。此外，单克隆抗体（OKT3）和皮质类固醇应用也会导致移植术后 PSC 高复发[111]。Cholongitas 等[112] 报道，未患溃疡性结肠炎是移植术后 PSC 复发的保护性因素，而原有溃疡性结肠炎的加重或新发溃疡性结肠炎均会增加 PSC 复发。环孢素与他克莫司两种免疫抑制药，就预防 PSC 复发而言，两者之间没有优劣之分。此外，UDCA 使用也不能预防移植术后 PSC 复发[110, 111]。

移植术后超过 3~5 年，PSC 复发率为 9%~30%，但是，实际上因为 PSC 复发而导致移植物功能丧失的比例可能会更高[92, 94, 110, 113]。PSC 复发通常发生在移植术后 6~120 个月。即使 PSC 没有复发，但因为胆肠吻合导致胆汁反流，也会引起碱性磷酸酶升高，从而影响 PSC 复发诊断，同时肝功能酶学指标波动也会干扰 PSC 的复发诊断。对于碱性磷酸酶升高超过 250U/L，并且持续 1 年以上，应考虑 PSC 可能复发[114]。

（一）诊断

受其他导致非吻合口胆管狭窄的因素影响，诊断 PSC 术后复发具有一定挑战性。这些因素包括冷或热缺血时间长、心脏死亡供者（donor after cardiac death，DCD）、晚期肝动脉血栓形成、慢性特发性排斥反应、ABO 血型不相合、巨细胞病毒感染或隐孢子虫感染等[115]。诊断除依据胆管狭窄出现的时间和部位以外，还需排除其他因素导致的胆管狭窄。目前 PSC 复发诊断在很大程度上依赖于复发时的影像学特征（图 46-4）。

尽管在肝活检组织中，可能会见到典型 PSC 组织学改变——纤维化 - 闭塞性胆管病变或胆管周围同心圆纤维化（洋葱皮样改变），但是典型组织学改变在复发性 PSC 患者中出现的比例很小，也可能因为组织标本处理失误而导致检验困难[116]（图 46-5）。

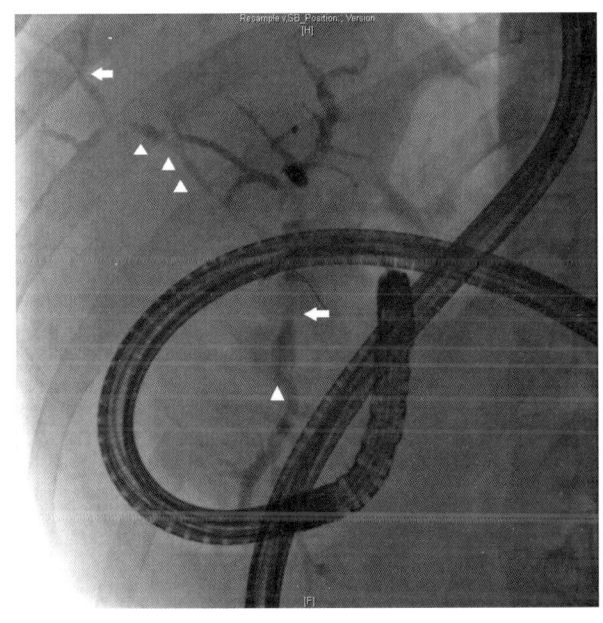

▲ 图 46-4　复发性原发性硬化性胆管炎。箭所示为胆管狭窄区域，三角形所示为胆管扩张区域
图片由 Rajesh Keswani 提供

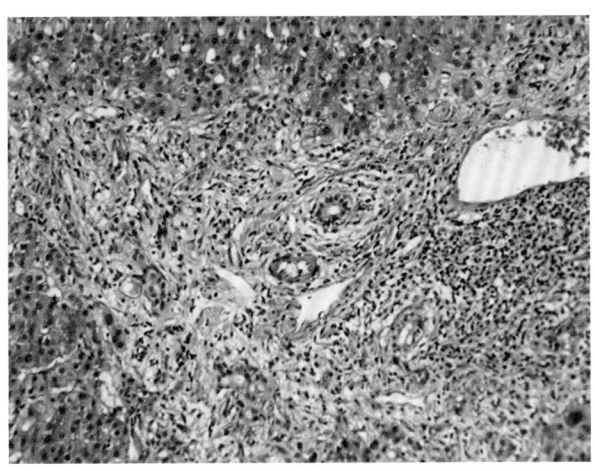

▲ 图 46-5　伴有典型洋葱皮样改变的复发性原发性硬化性胆管炎
图片由 Sambasiva Rao，Northwestern University Feinberg School of Medicine 提供

（二）治疗

目前，还没有治疗移植术后 PSC 复发的有效药物。UDCA 使用也没有意义，而且大剂量 UDCA 预示着复发性 PSC 预后更差[117]。像非移植的 PSC 患者一样，移植术后复发性 PSC 治疗应该围绕复发性胆管炎和胆管狭窄两方面进行，对于难治性病例，可能需要再次肝移植。尽管在非肝移植的 PSC 患者中，胆管癌发生率明显增加，但是在 PSC 肝移植术后罕见报道新发胆管癌，所以现阶段，不推荐 PSC 移植术后常规进行胆管癌筛查[118]。

七、自身免疫性肝炎

自身免疫性肝炎（autoimmune hepatitis，AIH）是一种进行性加重的肝脏慢性炎症，最终会导致肝硬化。AIH 不仅会因为终末期肝硬化，而且也会因为继发于 AIH 的暴发性肝衰竭进行肝脏移植。移植术后，1 年 AIH 复发率为 8%～12%，5 年复发率将达到 36%～68%，而且会导致移植物功能丧失、再次肝移植以及移植受者死亡[119]。另外，移植术后 AIH 复发与新发 AIH 特点很相似，新发 AIH 常见于原发疾病不是 AIH 的儿童肝移植受者。

（一）诊断

AIH 复发组织学改变常常先于生化指标和血清标记物的变化。这些组织学变化特征包括汇管区单核细胞浸润。像在免疫功能正常的宿主体内发生的 AIH 一样，在肝移植术后复发性 AIH 组织改变中，也能够看到浆细胞浸润和界面性肝炎，只不过受免疫抑制药影响，炎症反应相对轻一些[120]。此外，在典型汇管区炎症改变出现之前，还可见到肝小叶炎症[121]（图 46-6 和图 46-7）。

一些移植中心按计划进行肝活检，以检测生化指标正常的患者中是否存在 AIH 复发，但是进行此类肝活检既不属于标准化流程，也没有数据支持。因为，复发性 AIH 许多特征与细胞性排斥反应的表现重叠在一起，因此诊断 AIH 复发还是很难。利用自身抗体诊断 AIH 复发也不是十分可靠，因为在肝移植术后，尽管自身抗体滴度较术前会明显降低，

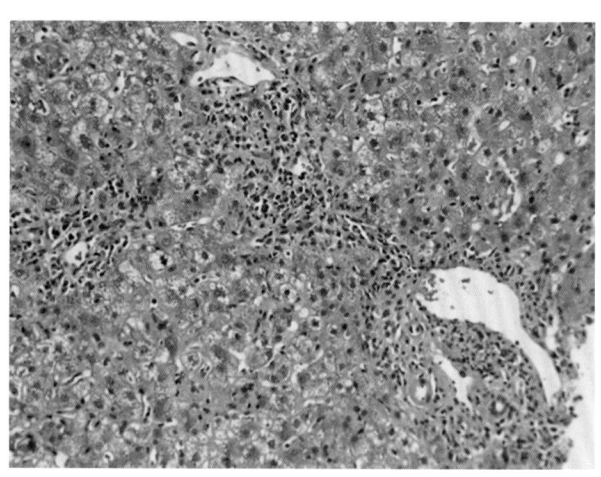

▲ 图 46-6　高倍视野下复发性自身免疫性肝炎，伴界面性肝炎及浆细胞浸润

图片由 Sambasiva Rao，Northwestern University Feinberg School of Medicine 提供

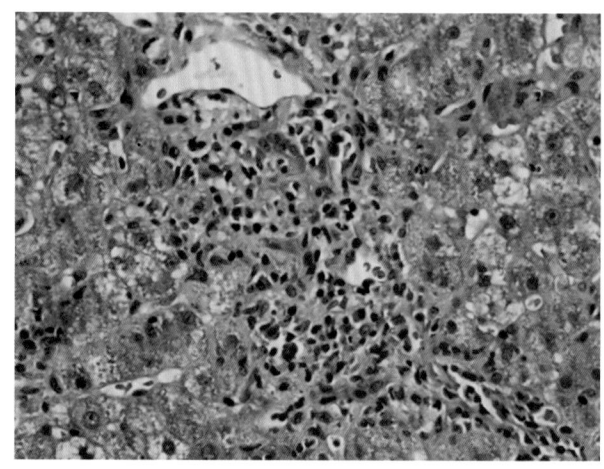

▲ 图 46-7　高倍视野下复发性自身免疫性肝炎，伴浆细胞浸润

图片由 Sambasiva Rao，Northwestern University Feinberg School of Medicine 提供

但是仍旧会高于正常且持续存在[122]。尽管皮质类固醇激素治疗有效可以作为诊断 AIH 复发一条标准，但是很难与其他皮质类固醇激素治疗有效的疾病相鉴别，如同种异体免疫性肝炎和迟发性细胞性排斥反应[107]。AIH 复发诊断有赖于组织学改变联合血清学和生化等标志物的检测（表 46-3）。

（二）复发性 AIH 的危险因素

肝移植术后 AIH 复发的危险因素目前还未完全弄清楚。尽管研究结果之间存在矛盾，但是 HLA

表 46-3　复发性自身免疫性肝炎诊断标准

疾　病	诊断标准
复发性自身免疫性肝炎（AIH）	• 患者因自身免疫性肝炎进行肝移植 • 自身抗体滴度 > 1 : 80 • 氨基转移酶水平缓慢升高 • 血清 IgG 水平升高 • 皮质类固醇激素依赖性 • 排除病毒感染或药物因素所致肝炎 • 具有诊断意义的组织学改变 　– 汇管区、肝实质内见大量浆细胞性炎症 　– 界面性肝炎 　– 桥接坏死（严重病例）
复发性原发性胆汁性胆管炎（PBC）	• 患者因原发性胆汁性胆管炎进行肝移植 • 移植术后抗线粒体抗体阳性 • 具有诊断意义的组织学改变 a 　– 单核细胞炎症浸润 　– 淋巴细胞聚集 　– 上皮样肉芽肿形成 　– 旺炽性胆管病变
复发性原发性硬化性胆管炎（PSC）	• 患者因原发性肝硬化性胆管炎进行肝移植 • 胆管造影表现为多发性非吻合口部位胆管狭窄 • 具有诊断意义的组织学改变 　– 纤维性胆管炎伴胆管闭塞 　– 胆管缺失 　– 慢性淤胆的继发性改变

a. 4 项改变中出现 3 项，即可确诊复发性原发性胆汁性胆管炎；4 项改变中出现 2 项，可能为复发性原发性胆汁性胆管炎[91]

改编自参考文献 [91]

状态，尤其是受者 HLA-DR3 阳性，与 AIII 复发有关[92]。其他因素还包括切除的病肝内存在严重坏死性炎症反应以及移植前 IgG 型免疫球蛋白水平升高[123]。有趣的是，免疫抑制药类型（如环孢素或他克莫司）、移植前原发病的病程和供者年龄或性别等因素对 AIH 复发没有明显影响[121]。

（三）治疗

增加免疫抑制药是治疗复发性 AIH 主要方法。可以通过再次应用激素治疗，增加 CNI 类药物剂量或者联合使用吗替麦考酚酯和（或）硫唑嘌呤等途径实现增加免疫抑制药的目的[91]。在某些罕见情况下，尤其是对于严重、难治性患者或者在那些未经治疗的患者，可能会导致肝衰竭，需要考虑再次肝

移植[107]。某些难治性病例确切来说可能是抗体介导的排斥反应（antibody-mediated rejection，AMR）表现，AMR 是由于受者体内预存的抗供者抗原特异性抗体（anti-donor-specific antibodies，DSA）导致的。DSA 主要是抗 HLA 抗体，AMR 可能因为受者体内预存的 DSA 而表现为急性反应，也可能因为受者新生成的 DSA 而表现为慢性反应，通常典型组织学变化是补体 C4d 染色阳性[124]。尽管最初认为同种异体移植肝对于 AMR 是天然耐受的，但是近来关于肝移植术后 AMR 文献报道明显增多，AMR 治疗包括静脉滴注丙种球蛋白、利妥昔单抗或进行血浆置换等[124, 125]。

（四）新发的自身免疫性肝炎

新发的自身免疫性肝炎，也被称为浆细胞性肝炎，首次在儿童肝移植中报道，那些儿童因为非自身免疫性肝脏疾病如胆道闭锁、Alagille 综合征和 α_1- 抗胰蛋白酶缺乏等进行肝脏移植[126]。在成人肝移植中，新发 AIH 首次报道于 PBC 接受肝移植的患者[127]。最近，新发 AIH 还见于丙型肝炎肝移植术后接受干扰素联合利巴韦林治疗的患者[18]。对于那些因为非 AIH 而进行肝移植的患者，新发 AIH 诊断需要排除其他可能导致移植物功能不全的因素，同时结合在 AIH 患者中常见的特征性组织学改变、血清标记物的变化以及免疫抑制药治疗的反应性等综合考虑。新发 AIH 治疗与复发 AIH 治疗相类似，需要加大 CNI 类免疫抑制药剂量和给予激素治疗，吗替麦考酚酯和（或）硫唑嘌呤也可以使用，当上述方法都无效时，可以应用 mTOR 信号通路抑制药（如雷帕霉素或依维莫司）[128, 129]。直接抗自身反应性 T 淋巴细胞的调节性 T 细胞的免疫治疗在治疗新发 AIH 中将会很快迎来曙光[130]。

八、非酒精性脂肪性肝炎

非酒精性脂肪性肝炎（nonalcoholic steatohepatitis，NASH）是目前主要肝移植适应证之一，按照目前发展趋势，NASH 必将超越丙型肝炎成为第一位肝移植适应证[131]。这一现象与美国及世界范围内糖尿病和肥胖的流行相平行。然而不幸的是，在肝移

植术后，导致 NASH 发生的危险因素并没有去除，因此 NASH 术后可能会复发。

因为 NASH 进行肝移植的患者中，60% 患者将在 1～2 年内发生 2 级肝脏脂肪变[132, 133]。与那些因为酒精性肝病或 PBC 进行肝移植相比，因为 NASH 进行肝移植的患者，5 年内肝脂肪变复发率为 100%，而因其他非 NASH 进行肝移植的患者仅为 25%[133]。在那些出现肝脂肪变的患者中，移植术后 2 年内约 50% 患者将进展为复发性 NASH[132]。5%～10% 患者会出现肝硬化，而且在随后 6 年随访过程中，大约 50% 患者将发生移植物功能衰竭[132]。

复发性 NASH 诊断主要依赖于肝活检。在非移植的人群中，肝脏瞬时弹性成像等无创检测方法已被用于 NASH 诊断。这些方法在也可用于移植术后的患者 NASH 诊断，但是缺乏特异性。在一项 29 例肝移植的患者研究中，利用 FibroScan 成像技术检测肝脏的纤维化程度并未取得成功，尤其是在那些肥胖、BMI 指数大于 30 的患者中尤其困难[134]。将来深入研究瞬时弹性成像技术在 NASH 患者中的应用是必要的。另外一种逐步增加用于肝移植术前肝脏脂肪变及纤维化程度的无创检测方法是核磁共振弹性成像（magnetic resonance elastography，MRE）。MRE 技术尽管还没有特异性用于监测 NASH 肝移植术后的患者，但是已经用于丙型肝炎肝移植术后监测[135]。

代谢综合征是导致移植术后 NASH 复发的主要因素，其他导致 NASH 复发的危险因素还包括激素治疗、胰岛素抵抗及糖尿病加重等[133]。除减轻体重外，其他治疗 NASH 方法有限，内科治疗还包括针对高血压、糖尿病及高脂血症治疗。一项 Meta 分析表明，尽管限制使用激素（＜ 3 个月）或无激素方案对于移植物存活无影响，但是确实降低糖尿病和高胆固醇血症发生风险，同时降低巨细胞病毒的感染。更重要的是，这项研究并没有排除因为 NASH 接受肝移植的患者[136]。目前还没有关于 CNI 类或 mTOR 信号通路抑制药对 NASH 复发影响的研究报道。

尽管 NASH 复发会导致移植物功能衰竭，但是目前总体发生率是罕见的，尤其许多患者在 NASH 复发导致移植物功能衰竭发生之前，就很大程度上因心血管疾病和其他并发症而死亡，因此 NASH 复发导致移植物功能衰竭发生率可能被低估。VanWagner 等[137] 研究表明，与其他病因进行肝移植的患者相比，NASH 肝移植的患者发生心血管不良事件概率更高。对于 NASH 肝移植的患者而言，除心血管不良事件发生率升高外，术后肾功能不全发生率也明显升高[138]。其他还会出现高脂血症、体重增加和胰岛素抵抗等，改变生活方式如饮食控制和增加体育锻炼等有助于 NASH 复发治疗[139]。在肝移植手术同期行袖式胃切除将有助于预防术后体重增加。Heimbach 等[140] 在一项小样本研究中证实，在肝移植手术时进行胃部分切除术将明显降低移植术后代谢相关并发症发生。尽管在肝移植人群中进行很多药物的尝试，但是目前尚未发现能够有效降低移植术后 NASH 复发的药物[141]。

九、酒精性肝病

酒精性肝病是第 3 位肝移植适应证，差不多占每年肝移植总数的 1/4[1]。酒精性肝病肝移植术后患者生存率高于因为丙型肝炎行肝移植的患者，而和其他病因进行肝移植的患者存活相近[142]。与其他病因行肝移植的患者死亡原因有些不同，酒精性肝病肝移植术后主要死亡原因是迟发心血管不良事件与新发恶性肿瘤[143, 144]。有趣的是，移植术后复饮酒对于移植物存活似乎没有影响。Rowe 等[94] 研究表明，在移植术后复饮酒的患者中，仅 3% 患者在超过 7 年随访时间内发生移植物功能丧失。

确切酒精复饮的数量很难计量，据估计，肝移植术后复饮酒比例约为 20%，但是复饮酒定义包括不常饮酒或仅少量饮酒[145]。尽管移植术后 5 年生存率在复饮酒的患者与持续戒酒的患者之间没有明显差别（92%），但是 10 年生存率在复饮酒组为 45%，而持续戒酒组为 86%[146]。10 年生存率低的原因可能与复饮酒组患者新发恶性肿瘤增加有关。此外，因为酒精性疾病进行肝移植的患者术前、术后往往有更高吸烟比率，从而导致吸烟相关恶性肿瘤数量增加[147, 148]。

酒精性肝炎肝移植正在成为一个新兴的研究及临床实践领域。Mathurin 等[149] 第一次报道经过严格筛选的酒精性肝炎的患者进行肝脏移植。这些患者均患有严重酒精性肝炎，首次出现肝功能失代偿表现，无精神疾病或严重并发症，同时有亲密支持的家庭成员，且内科治疗无效。因严重酒精性肝炎进行肝移植治疗的患者6个月生存率为77%，显著高于继续接受内科治疗的患者（23%）。接受肝移植治疗的患者中有3例患者术后出现复饮酒。接下来一项来自美国Im等[150]的回顾性研究得出相似结果，9例患者移植术后中位735d随访，生存率为89%，仅一位患者出现复饮酒。最近一项由Lee等进行的研究表明，17例因严重酒精性肝炎的患者进行肝移植，术后6个月生存率为100%，复饮酒比率为23.5%[151]。尽管因为严重酒精性肝炎早期进行肝移植还没有得到完全接受或获得推广应用，但是在高度选择的病例中，早期进行肝移植可能会逐渐成为潜在治疗方法。

对于酒精成瘾的患者，许多中心都要求在考虑进行肝移植之前，必须要进行彻底戒酒治疗。Rodrigue等[152]研究表明，与移植前未进行戒酒治疗的患者相比，术前完全戒除酒瘾的患者肝移植术后复饮酒比率并没有明显差别。但是，与移植前未进行戒酒治疗的患者相比，术前和术后完全戒除酒瘾的患者肝移植术后酒精再次成瘾比率更低。基于前述研究，酒精成瘾的患者肝移植术后还需要密切随访患者，并提供合适的戒除酒瘾治疗。

十、血管性疾病

导致肝静脉流出道阻塞的疾病包括Budd–Chiari综合征、右心衰竭和肝窦闭塞综合征等。尽管这些疾病都可以进行肝移植，但是最常见进行肝移植的血管性疾病是Budd–Chiari综合征（Budd–Chiari syndrome，BCS）。虽然BCS在西半球也可见到，但是在东半球更加常见，通常是由口服避孕药物、骨髓增殖性肿瘤和遗传性血栓形成导致[133]。BCS治疗包括抗凝治疗、溶栓治疗、血管成形、支架植入、外科分流或经颈静脉门体分流等，但是对于难治性BCS，还是需要进行肝脏移植[154]。肝移植术后，尽管常规予抗凝治疗，但是仍有2%～27%患者会复发BCS[155-158]。在一个小样本研究中，肝

移植术后早期给予抗凝治疗，其肝静脉血栓形成的比率却更高，而且在一些患者中，其他大血管内也出现血栓[158]。但有趣的是，大样本临床研究结果表明，早期给予抗凝治疗的患者BCS复发率明显减低，复发率仅为1%～7%[156]。也有报道，使用抗血小板药物和羟基脲替代抗凝治疗，也可明显降低血栓复发的发生率[155]。目前，肝移植治疗BCS 1年、5年、10年生存率分别为82.5%、70.2%和66.5%[159]。

十一、代谢性疾病

肝移植治疗代谢性疾病，如 α_1- 抗胰蛋白酶缺乏、尿素循环障碍、酪氨酸血症等，通常是能够治愈的。这些代谢性疾病在儿童中最常见。所有儿童肝移植受者中，大约15%患儿因为代谢性疾病进行肝移植[160]。在成人肝移植中，因代谢性疾病进行肝移植的比率显著下降，最常见的2种代谢性疾病分别为肝豆状核变性和遗传性血色病。对于肝豆状核变性的患者，最常见原因是因为慢性终末期肝脏疾病而进行肝移植，但也常常因暴发性肝衰竭而进行肝移植[161]。肝移植治疗肝豆状核变性属于根治性治疗，没有复发的潜在风险[162]。血色病在本书第30章进行了详细深入讨论，具有铁过载遗传易感性。除了继发性铁过载的患者以外，在原发性血色病的患者中，也可因为肝脏之外HFE蛋白合成导致铁过载复发。在血色病的患者中，饮调素水平或活性降低，而且可能在肝移植术后也不能恢复至正常。初步动物实验研究表明，还有其他影响铁代谢的遗传决定簇导致铁过载复发。既然肝移植治疗不能够完全治愈血色病，因此移植术后必须定期检测铁蛋白及血清铁水平，必要的时候给予静脉放血治疗或应用铁螯合剂治疗[163]。

十二、急性肝衰竭

除了乙型肝炎之外，发生急性肝衰竭的患者通常不伴有原发肝脏疾病[164]。世界范围内，病毒性肝炎是急性肝衰竭最常见病因；而在西方国家，药物性肝功能损伤，尤其是对乙酰氨基酚导致肝

衰竭，是最常见致病因素[165]。其他导致急性肝衰竭的原因还包括自身免疫性肝炎、肝豆状核变性、Budd–Chiari 综合征、毒蘑菇中毒等。更加罕见病因还有单纯疱疹病毒感染、巨细胞病毒感染、EB病毒感染及细小病毒感染等[166-168]。在某些情况下，急性肝衰竭致病因素是不明的，这些患者如果没有进行肝移植其预后通常极差[164]。

Cooper 等[169] 超过 18 年的研究表明，44 例对乙酰氨基酚导致急性肝衰竭接受肝移植治疗的患者中，有 3 例患者或死于自杀倾向复发或因为依从性差导致移植物功能丧失。接下来，Khan 等[170] 研究表明，5 年移植物生存率与其他因素导致急性肝衰竭进行肝移植的患者相比无明显差别（63% vs. 58%），但是总体生存率却低于因慢性肝脏疾病而接受肝移植的患者（68% vs. 73%）。尽管继发于对乙酰氨基酚过量导致急性肝衰竭发生可能不是故意

的，但是此类患者肝移植术后常常伴有合并精神病所致的自杀倾向。监测这些危险因素，包括对依从性差进行预防，可能有助于降低再次发生对乙酰氨基酚过量以及改善患者的存活。

十三、总结

尽管肝移植已经显著地提高终末期肝病的生存率，但是原发疾病的复发可能是导致移植物与患者生存率降低的重要因素。丙型肝炎治疗进展已经显著降低二次肝移植的需求。但是随着非酒精性脂肪性肝炎成为肝移植主要适应证，该疾病复发率高，增加再次肝移植的需求。像原发性硬化性胆管炎一样，许多原发疾病仍然缺乏有效的治疗方法。未来10 年，更应持续关注移植物的长期存活，研究移植术后原发性疾病复发的预防、诊断与治疗。

第 47 章　再次肝移植的作用

The Role of Retransplantation

Peter L. Abt　Kim M. Olthoff **著**

王　征 **译**

> **要　点**
>
> - 在美国，首次原位肝移植（orthotopic liver transplantation，OLT）后行再次肝移植者约占所有肝移植的 6%～7%。
> - 与首次肝移植后的预后相比，再次肝移植后移植物和患者的总体生存期更短。若能在首次移植后 1 周内或更晚的阶段进行再次肝移植，能取得最好的效果。
> - 在复发病例中行再次肝移植应慎重。与首次肝移植相比，功能状态差、终末期肝病模型评分高、高龄、机械通气依赖、需要透析的严重失代偿患者行再次肝移植预后相对较差。
> - 复发性丙型肝炎患者的再次移植不再存在争议。在直接抗丙肝病毒药物有效的前提下，丙型肝炎病毒的存在不应作为再次肝移植的禁忌证。
> - 虽然再次移植的效果不如首次移植，但在急性移植物功能障碍、血管损伤和经筛选的复发或慢性移植物功能衰竭病例中，再次移植应作为挽救患者生命的潜在治疗方案。

　　20 世纪 80 年代以来，肝移植取得了巨大的成功，导致 20 世纪 90 年代移植等待名单中的患者人数迅速增加，已故捐献者和活体捐献者的数量也无可比拟地增长。2002 年，用于器官分配的终末期肝病模型（Model for End-stage Liver Disease，MELD）使移植等候者所等待的时间长短不再成为决定移植优先级的因素，移植等候名单上的等候者人数也因此基本维持稳定，在过去几年中始终保持在 15 000 余人。在美国，每年共开展近 6000 台肝移植手术（表 47-1）。自 MELD 评分使用后，等候名单死亡率（即因死亡或疾病退出名单的比率）维持在 160/1000（人·年）[1]。由于这种差异，优先考虑个体患者进行器官分配的过程始终是争论的焦点，并且在讨论对首次移植失败的患者适当分配供肝的过程中至关重要。

　　尽管在医疗决策、手术技术、重症监护、免疫抑制方面不断进步，但仍有一定比例的患者因出现急性或慢性移植物功能衰竭而需要行再次肝移植——约占美国全年接受肝移植患者的 6%～7%。然而，再次移植的数量逐年下降（图 47-1 和图 47-2）。一般来说，再次移植的预后不如首次移植，长期生存率随移植次数增加而降低（图 47-3 和图 47-4）[2]，但正在逐年改善（图 47-5）。在研究再次肝移植时，应认识到 2014 年有超过 3000 名患者在移植前因病情过重而死亡（表 47-1）[3]。

　　再次肝移植不仅面临临床和技术的挑战，而且由于成本增加和供者数量有限，也带来了严重的经济和伦理问题。接受二次移植的患者住院费用更高，住院时间更长。对于那些可能获得更高生存机会的患者来说，捐赠器官库的净损失是不可避免的[4, 5]。在这一章中，我们将讨论再次肝移植的原因、技术，以及影响再次移植预后的因素，并简要探讨再次移植的伦理。

表 47-1　2012—2014 年成人肝移植等候名单变化情况

	2012	2013	2014
年初患者人数	15 340	15 130	15 007
年内增加人数	10 184	10 504	10 648
年内移除人数	10 385	10 598	11 023
年末患者人数	15 139	15 036	14 632
移除原因			
死亡供者移植	5463	5652	5892
活体移植	192	209	226
患者死亡	1764	1780	1821
患者拒绝移植	86	80	104
病情改善，不需要移植	661	588	692
病情过重，不适宜移植	1176	1219	1290
其他	1043	1070	998

经 John Wiley & Sons. 许可转载，改编自 OPTN/SRTR 2012 Annual Report，Table 1.2（http://srtr.transplant.hrsa.gov/archives.aspx）.

一、再次肝移植的比率和适应证

根据部分临床中心的数据，再次肝移植的总体发生率近年来为 4.8%～17%[2, 5-15]。匹兹堡大学（University of Pittsburgh）对 20 世纪 80 年代初、80 年代末和 90 年代再移植率和原因的研究表明：再次移植率随时间推移明显下降，自 80 年代初的 33% 下降到 90 年代的 13%。这可能是临床决策、免疫抑制、先进的技术技能及更好的抗病毒药物治疗的共同结果。美国再次肝移植率逐年下降，2012 年仅占成人肝移植的 5.1%（图 47-1）。

再次肝移植总体发生率随着时间改变的同时，其适应证也发生了变化。因发生急、慢性排斥反应而再移植的比率显著下降。20 世纪 80 年代初，在德国开展的 114 例再次肝移植中，急性和慢性排斥反应为主要原因，发生率均为 27%[16]。加州大学洛杉矶分校（UCLA）的一系列研究表明，原发性供肝无功能（PNF）为再次移植的主要原因，占所有再次移植病例的 25% 以上[17]。匹兹堡一项持续 19 年的回顾性研究显示，再次肝移植的排斥反应发生率从 13.2% 下降到 1%，再移植后肝动脉血栓形成（hepatic artery thrombosis，HAT）比率从 8.1% 下降

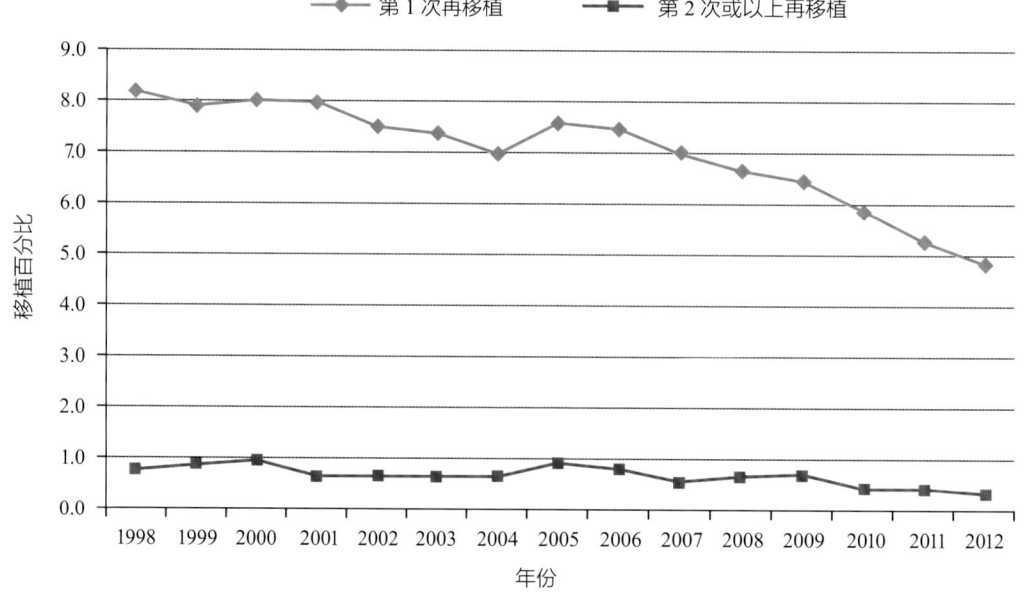

▲ 图 47-1　肝移植受者（包括死者和活体捐献者）的再次移植
数据引自 SRTR & OPTN Annual Report，2012 Figure 4.4，http://srtr.transplant.hrsa.gov/archives.aspx.

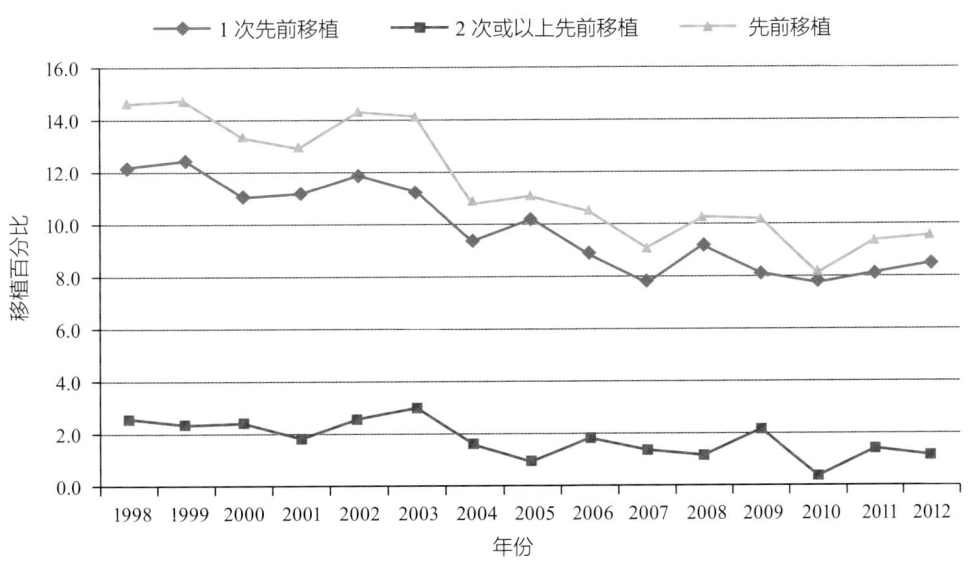

▲ 图 47-2　小儿肝移植受者的再次移植

数据引自 SRTR & OPTN Annual Report，2012 Figure 7.9，http://srtr.transplant.hrsa.gov/archives.aspx.

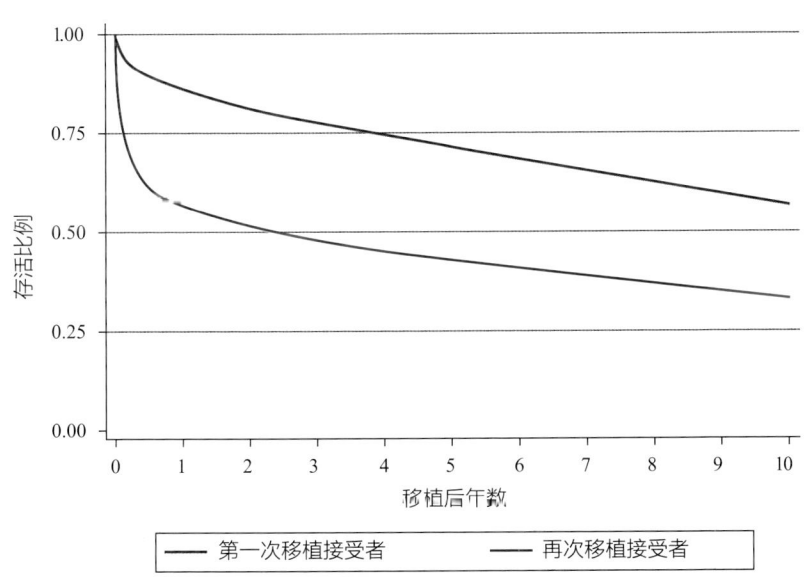

◀ 图 47-3　1999—2015 年死亡供者肝移植中首次移植与再次移植未经调整的移植物生存率
数据引自 UNOS

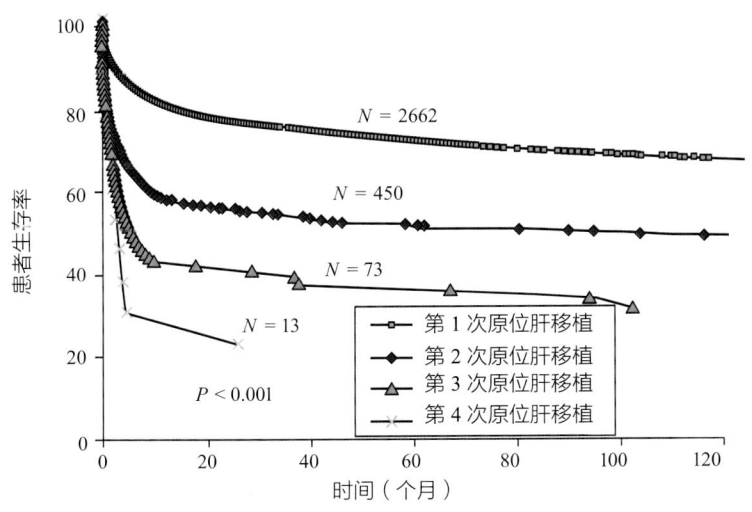

◀图 47-4　多次肝移植受者的生存估计
加州大学洛杉矶分校 20 年单中心研究中首次肝移植受者生存率与第 2、第 3 或第 5 次肝移植后的受者生存率比较[2]。
经 Wolters Kluwer 许可转载，引自 Busuttil 等
参考文献 [2]

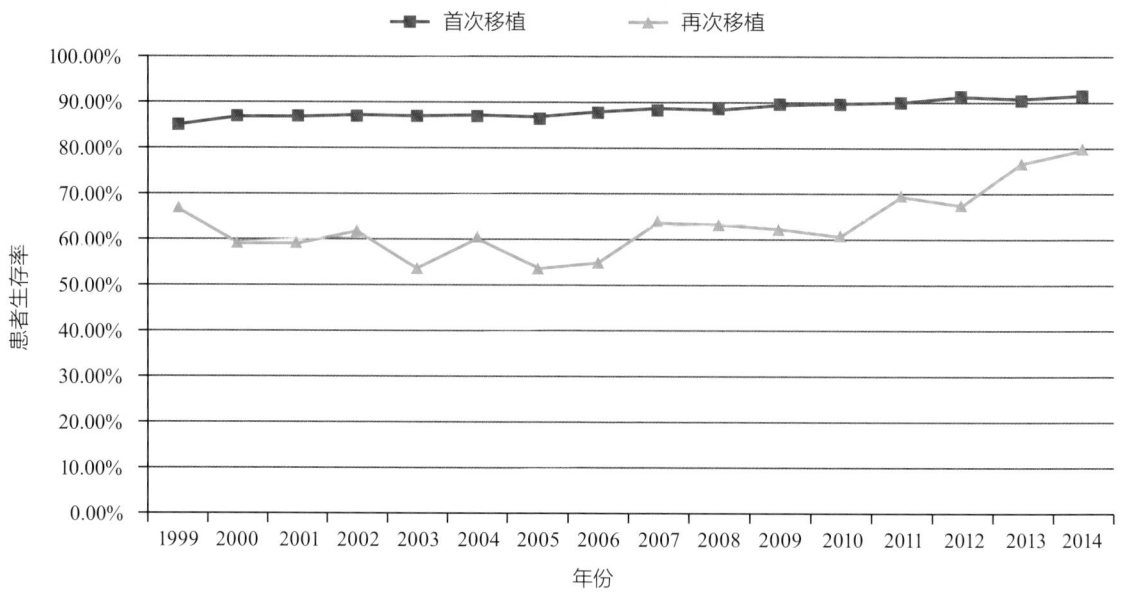

▲ 图 47-5　首次肝移植与再次肝移植的 1 年生存率

数据引自 UNOS

至 3.8%，原发性供肝无功能发生率从 4.6% 上升到 6.0%[11]。

肝移植受者的某些特征可预示受者接受再次移植的可能性更大。再移植率最高的人群是非裔美国人，首次移植与再移植的比例达 7.8∶1。亚裔受者的肝脏使用效率最高，每移植 15.1 例异体肝，仅有 1 例需再次移植。女性受者的再移植率为 1∶10.5，略高于男性受者的 1∶11.6。病因方面，爆发性肝衰竭的再移植率最高，达 1∶6.2；最低的是恶性肿瘤，为 1∶40.1。有趣的是，在美国器官共享网络（UNOS）的地区中，再移植率可相差 3 倍。7 区再移植率最高，达 1∶7.3；6 区再移植率最低，为 1∶20.4。造成地理区域间再移植率差异的原因尚未明确，但可能反映出地区间的等待移植受者和器官供者数量上的不平衡。

再次肝移植同样是小儿肝移植后的重要事件，通常适应证与成人不同，且往往是因为技术原因。2012 年，小儿再次肝移植的发生率为 14%～29%，高于成人的 9.6%（图 47-2）[18-21]。使用劈开或减小尺寸的移植物、器官供者和受者的体型更小及青少年时期的叛逆可能是造成小儿人群中再移植率高的因素。移植外科医师和肝病学家更愿意给儿童 1 个或 1 个以上的移植机会，而在这一人群中再移植的效果也更好。

成人和儿童再移植的适应证主要分为两部分：首次移植后，因移植物功能不全或技术性并发症而继发的移植物功能衰竭，需要数天或数周内行早期再次移植；因慢性排斥、疾病复发、血管及胆道系统晚期技术性并发症，需要行晚期再次移植（表 47-2 和图 47-6）。

二、早期再次肝移植适应证

（一）原发性移植物功能不全

早期同种异体移植物功能不全（early allograft dysfunction，EAD）是指移植的同种异体移植物不能提供足够的代谢和（或）合成功能引起的一系列临床症状。情况最严重的患者表现为不同程度的血流动力学和代谢不稳定，有可能发展为多器官衰竭。肝功能不全的严重程度可通过生化及代谢标志物来评估，包括氨基转移酶升高、持续性代谢性酸中毒、国际标准化比值（INR）升高、胆红素升高。原发性供肝无功能（PNF）是一种排除性诊断，指移植物表现为完全缺乏初始功能，且其功能障碍不能归因于技术或其他受者原因。这是原位肝移植后

表 47-2 1999—2008 年首次肝移植接受者（n=3969）行再次移植的适应证，按时间分类

移植物衰竭原因 *	首次移植到再移植的四分位数 / 时间							
	四分位数 1		四分位数 2		四分位数 3		四分位数 4	
	0 ~ 14d		15 ~ 222d		223 ~ 1307d		> 1308d	
	例数	%	例数	%	例数	%	例数	%
原发性移植物衰竭	653	64.1	204	21.1	100	10.1	88	8.9
血管血栓形成	283	27.8	318	32.9	114	11.5	53	5.3
胆管并发症	14	1.4	142	14.7	146	14.7	53	5.3
再次肝炎	0	0.0	1	0.1	10	1.0	10	1.0
肝炎复发	5	0.5	51	5.3	243	24.5	200	20.2
原发病复发	1	0.1	12	1.2	103	10.4	175	17.6
急性排斥反应	42	4.1	67	6.9	50	5.0	22	2.2
慢性排斥反应	1	0.1	34	3.5	183	18.5	204	20.6
感染	15	1.5	83	8.6	51	5.1	25	2.5
患者不依从	0	0.0	0	0.0	8	0.8	6	0.6
失访	126	12.4	265	27.4	277	27.9	367	37.0

*. 首次移植移植物衰竭的原因。部分患者移植物衰竭可能有多重原因
经 John Wiley & Sons 许可转载，引自参考文献 [1]

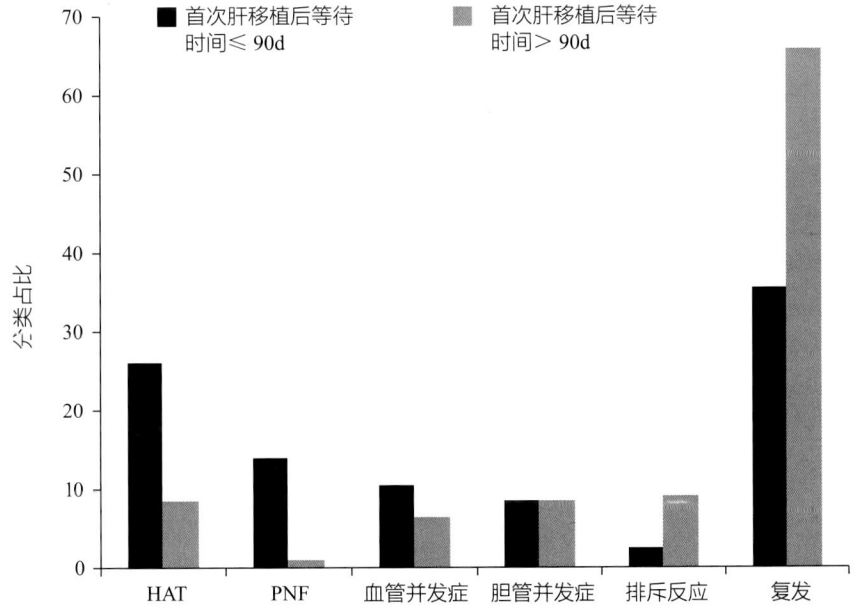

▲ 图 47-6 根据首次移植后等待时间分类的移植等候者各适应证百分比
HAT. 肝动脉血栓形成；PNF. 原发性移植物无功能
经 John Wiley & Sons 许可转载，引自参考文献 [83]

数天内进行再次移植最常见的原因。在第二个器官的分配中，原发性供肝无功能有更加严格的定义，即首次或再次移植术后 1 周内出现可能导致患者死亡的移植物功能不全，具体指标包括谷草转氨酶（AST）≥ 3000U/L、INR ≥ 2.5 或 pH < 7.3 或血乳酸≥ 4.0mmol/L。满足这一标准的患者将被迅速重新标记为"状态 1"，并被置于器官等待列表的顶部。

其他移植物功能不全的表现可能并不如此明显，表现为持续的胆汁淤积、活检显示缺血或器官获取损伤、功能恢复缓慢或不完全。这些情况被称为早期同种异体移植物功能障碍（early allograft dysfunction，EAD）或迟发性移植物无功能（delayednonfunction，DNF）。如果不能恢复，它们再次移植的风险增加，尽管它们通常不符合"状态 1"标准。这些患者通常在重症监护病房停留时间较长，伴严重感染等并发症、移植物损失和死亡的风险增加[22, 23]。虽然这些移植物大部分可以恢复，但仍有大约 1/4 符合早期同种异体移植物功能障碍标准（高氨基转移酶、长时间胆汁淤积，或凝血障碍）的供肝功能在移植后 6 个月内丧失[24]。

使用"边缘标准"或扩大标准供者（extended criteria donor，ECD）的移植物——即移植物来自根据人口统计学、临床、实验室或组织学显示的高风险供者，这可能增加早期移植物功能障碍的风险。虽然 ECD 的定义尚未完全确定，但导致移植物功能障碍风险增高的因素可能包括高龄供者的肝脏、心脏死亡后捐赠（donation after cardiac death，DCD）的肝脏、脂肪肝、劈裂肝脏移植及冷缺血时间延长。每种因素都和移植物生存率下降有关，因此导致再次移植的潜在需求增加。供者风险指数（donor risk index，DRI）是一项根据供者移植物功能损失风险来评估供者质量的最新指标，它将这些和其他供者的变量结合起来[25]。随着 DRI 增加，再次移植的风险增加[1]。

高 DRI（> 1.8）的供者正在逐渐增加（图 47-7）。如 2014 年共有 418 例供肝（占所有供肝的 6.2%）来自 65 岁以上供者，相比之下 1994 年仅有 164 例（4%）。原发性供肝无功能的发生率上升与 50 岁以上供肝者的比例上升有关。DCD 供肝的比例也在上升。在 1998 年，24 例（0.54%）死亡供者移植使用了 DCD 供肝，在 2012 年这一数据增加到了 212 例（3.88%）。心脏死亡后捐赠的器官接受者接受再次移植的风险为 13%，而脑死亡后捐赠（donation after brain death，DBD）的器官接受者仅有 7.1%。从伦理的角度来说，当 ECD 供肝不能正常发挥作用时，正是由于能够使用状态较好的器官再移植，

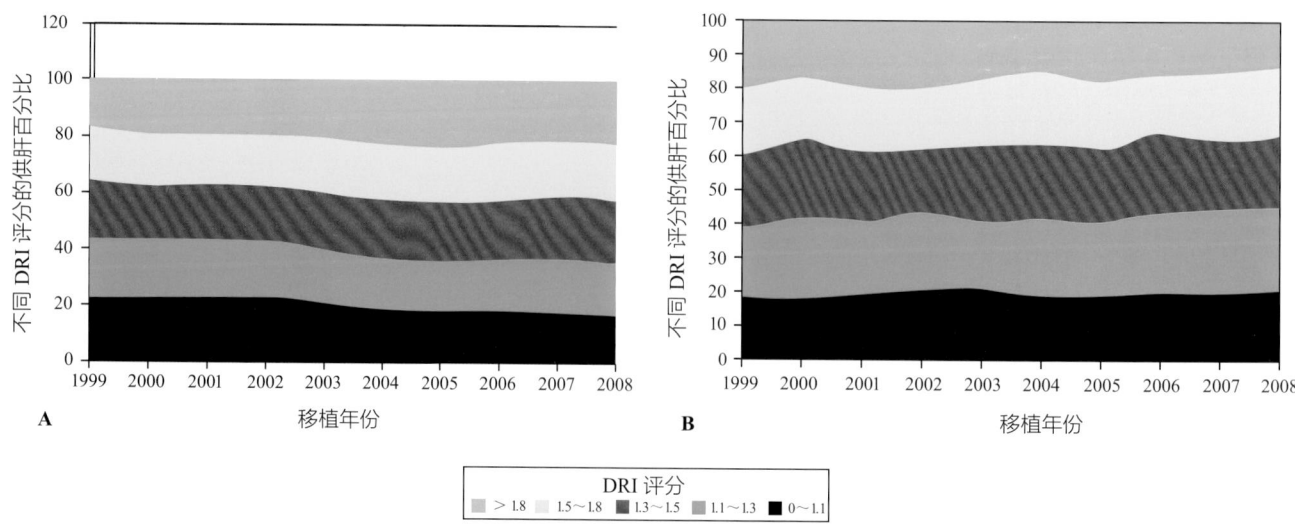

▲ 图 47-7　1999—2008 年用于首次移植（A）和再次移植（B）的肝脏供者风险指数（DRI）

A. DRI < 1.3 的供者比例下降 17%，DRI > 1.8 的供者增加 36%；B. 用于再次移植的肝脏 DRI 下降，DRI < 1.3 的供者增加 18%，DRI > 1.8 的供者减少 36%

经 John Wiley & Sons 许可转载，引自参考文献 [1]。数据引自 2009 年 5 月 Scientific Registry of Transplant Recipient（SRTR）数据库

才为使用 ECD 来源的器官提供了安全保障。在此之前，这些移植物被用于绝望情况下的患者，并且与较低的移植物及患者生存率相关。对于哪些患者可以接受这些移植物存在一些争论，但一般而言，病情稳定的患者较为合适，因为他们可以更好地耐受一段相对移植物功能障碍期或再次移植手术的需求[26]。虽然这种供者与受者匹配是理想的，但我们目前的分配系统并不考虑移植物的质量，通常不可能做到这一点。

（二）肝动脉血栓形成

虽然急性肝动脉血栓形成的发生率正在下降（3%～5%），但依然是需要再次移植的重要原因，且与再移植的发生率和死亡率显著相关。在一项对欧洲 15 个肝移植中心的回顾研究中，HAT 的发病率低于 5%，但其死亡率高达 55%，再移植率约为 80%[27]。在部分病例中，使用纤维蛋白溶解药、手术取栓、立即血流重建可能可避免再移植的必要，但大多数患者依然需要行再次肝移植。此前，肝移植术后 1 周内诊断为 HAT 的患者被标记为"状态 1"，但数据显示，HAT 患者在等待再次移植的过程中死亡风险显著低于其他"状态 1"（如暴发性肝衰竭或 PNF）的患者[28]。因此，评定"状态 1A"为：成人受者肝移植后 7d（儿童可放宽至 14d）发生 HAT 合并暴发性肝衰竭，及无暴发性肝衰竭表现或术后超过 7d 出现 HAT 且 MELD 评分高于 40。

三、晚期再次肝移植的适应证

（一）慢性排斥反应

目前的免疫抑制方式基本上避免了因发生急性排斥反应而需再次移植，并且因慢性排斥反应再次移植的发生率也明显下降。然而，发生慢性排斥反应仍然是晚期再次肝移植的主要原因。在佛罗里达州 Gainesville 大型系列研究中，儿童和成人晚期再次肝移植的 27% 都是由于发生慢性排斥反应[4]。京都的小组报道，发生慢性排斥反应在一系列活体肝脏移植手术后因原发性移植物功能丧失而需要行再次肝移植病例的原因中占 35%[29]。体液免疫反应在慢性排斥反应中的作用越来越得到重视[30]。

（二）原发性胆汁性肝硬化

尽管最初存在一些争议，但原发性胆汁性肝硬化的复发已被报道，发生率为 10%～20%，移植后平均 3～6 年发生，移植后 10 年报道的发病率为 21%～37%[31]。病理发现，具有肉芽肿性胆管破坏的标志性特征是诊断复发性 PBC 的金标准。抗线粒体抗体（antimitochondrial antibody，AMA）滴度与 PBC 的临床或组织学复发之间没有相关性[32]。复发性 PBC 的进展通常很慢，可能不需要再次移植[33]。在加利福尼亚大学旧金山分校（University of California，San Francisco，UCSF）的一系列报告中，共出现 8 例 PBC 复发，其中 3 例因移植失败而导致 1 例死亡、1 例重新等待移植和 1 例成功再移植[34]。应用熊去氧胆酸治疗复发 PBC，但其在延缓组织学进展中的作用仍然未知[35, 36]。

（三）原发性硬化性胆管炎

数据显示，原位肝移植后 PSC 的复发率在 14%～41%[37]。PSC 复发的诊断基于胆管造影、生化指标结合组织学检查结果。由于吻合、缺血、免疫及感染相关狭窄造成的胆管损伤表现可能与 PSC 相似，故需首先排除上述病因导致的胆管损伤。在 UNOS 数据库一项纳入 2154 例 PSC 患者的研究中，315 例（14.6%）需要行再次移植[38]，其原因可能不仅仅是疾病复发，还包括较高比例的胆道并发症和慢性排斥反应。

（四）自身免疫性肝炎

肝移植治疗自身免疫性肝炎的成功率很高，然而，发生排斥反应和严重的复发性 AIH 风险很高，复发率为 16%～46%。复发的特征在于临床症状恶化，组织学特征表现为氨基转移酶升高和免疫球蛋白增加。使用类固醇治疗和促进免疫抑制可以控制疾病进展，但仍有大量的患者可能需要再次移植[39]。

（五）非酒精性脂肪性肝炎

小规模病例研究显示，原位肝移植后有 10%～47% 的患者发生非酒精性脂肪性肝炎复发[40,41]。

通常与 NASH 相关的糖尿病、高脂血症和肥胖在移植后常见，并且在原位肝移植后从脂肪肝到肝硬化的进展已经在连续活组织检查中记录，累积的类固醇使用是潜在的风险因素 [41]。关于复发性 NASH 再次移植的数据很少，但在美国，随着因这种疾病而移植患者比例的增加，它将成为一个非常严重的问题。

（六）酒精性肝病

在需要肝移植的肝衰竭患者中，酒精性肝病是第二大常见病因。多项研究显示，酒精性肝病再发率可能高达 30%～40%，但酒精性肝硬化和肝衰竭的发生则非常罕见 [42]。先前观点认为，恢复饮酒会导致对免疫抑制方案的依从性差和过早的移植物功能丧失，这些观点被证明是错误的 [43]。显然，恢复饮酒将成为再次移植的禁忌证，在批准这些患者之前必须谨慎评估其心理社会状况。

（七）乙型肝炎

既往资料显示，肝移植后乙型肝炎复发导致肝功能迅速、进行性恶化，死亡率极高 [44]。预防性使用抗乙型肝炎免疫球蛋白（HBIg）和口服核苷类药物大大降低了复发率，使乙型肝炎患者肝移植后的生存率与其他肝病病因患者相当 [45]。乙型肝炎病毒偶发复发（约 5%）主要是由于获得性乙肝病毒突变 [46] 所致，复发后再次移植现在已很少见。

（八）丙型肝炎

丙肝病毒所致肝硬化是目前美国最常见的肝移植适应证 [47]。肝移植后几乎所有移植前感染丙肝病毒的患者血清中均可检测到丙肝病毒，但组织学复发程度差异很大 [48]。移植后 4 周，HCV-RNA 水平可升高至肝移植前的 10 倍，肝纤维化可能有加速过程 [49-52]。移植后丙肝病毒感染的自然病史通常是惰性的，但 10%～30% 的患者可能在 5～10 年内持续发生移植物功能损伤并进展为肝硬化，并且这一比例可能正在增加 [53, 54]。一旦发展为肝硬化，往往并发其他症状。在发现复发性肝硬化的 1 年内，40% 的患者出现肝功能失代偿的表现，并且在失代偿后 1 年内生存率低于 50% [55]。目前，还没有确切

的治疗方法可以改变丙型肝炎复发或疾病进展 [56, 57]。直接的抗丙肝病毒药物的出现及其在丙肝复发中的应用有可能显著改变肝移植后丙型肝炎的自然病程，并显著降低丙肝患者再次移植的需要 [58]。

四、再次肝移植的结果

（一）与首次肝移植的比较

关于肝移植的早期研究显示，与首次肝移植相比，再次肝移植术后患者和移植物的预后较差。但近年来，首次和再次肝移植的疗效均得到了提升。1999—2014 年，首次肝移植术后 1 年生存率从 85.3% 升高到了 91.8%。而再次肝移植术后生存率提高幅度更大，达到了 13.3% [1]（图 47-5）。然而，当纳入了所有患者进行分析后发现，再次肝移植的疗效仍然低于首次肝移植 [59, 60]。

（二）再次肝移植的时间

有分析表明，再次肝移植的时间对手术结果起着至关重要的作用 [6, 59, 61, 62]。加州大学洛杉矶分校的一系列研究显示，在第一次术后 1 周内接受再次肝移植的患者生存率，几乎与 1 个月后接受再次肝移植的患者生存率相当。而在第一次术后 8～30d 期间接受再次肝移植患者的疗效则明显较差。以上这些研究强调，我们要尽早识别需要再次肝移植的患者。

需要接受早期紧急再次肝移植的患者和那些需要"选择性"二次移植的患者之间存在明显的疗效差异。在一些病例中，首次肝移植后数月进行再次移植的患者，其生存曲线与接受单次移植的患者相似。对于术后 30d 内发生的紧急再次肝移植，究其原因，可能是原发性供肝功能障碍所致，患者住院费用较高，住院时间较长，生存率较差 [5]。虽然再次肝移植在技术上更容易实现，但由于受者的临床状况不佳，死亡率可能更高 [10]。

（三）丙肝患者再次肝移植的结局

丙肝病毒阳性状态在再次肝移植患者中最为常见，约占所有再次肝移植患者的 40% [1]。自从采用

口服直接作用的抗丙肝病毒药物以来，丙肝治疗领域飞速发展，这些药物在肝移植前后治疗丙肝的有效性很可能将本部分归为历史脚注。但至少在撰写本章时，直接作用的抗丙肝病毒药物对丙肝患者再次肝移植疗效的影响还无法在单中心研究或者国家统计数据中得到认可。

早期研究表明，与其他疾病相比，丙肝患者再次肝移植的结局更差，且丙肝的存在是死亡率增加的独立危险因素 [52, 63-66]。早期纤维化胆汁淤积性肝炎被许多中心列为再次肝移植的禁忌证。借助移植受体科学登记处（SRTR）的数据，研究人员分析评估了丙肝对再次肝移植术后死亡率的影响，结果表明，携带丙肝病毒的再次移植受者的死亡风险比没有丙肝的人群高 30% 以上 [67]。

目前，接受再次肝移植的丙肝患者的生存率呈上升趋势，1 年生存率约为 70.7% [68]。有报道表明，在其他变量保持相同的情况下 [69, 70]，与其他病因所致再次肝移植的患者相比，因丙肝接受再次肝移植的患者的生存率似乎没有差异。因此，再次肝移植应当被视为治疗丙肝复发的一种潜在选择 [71]。一项针对全国数据的分析证明了丙肝患者再次肝移植时机的重要性。在 90d 内进行再次肝移植的丙肝患者的生存率与因其他疾病进行再次肝移植的患者相似。然而，超过 90d 后，丙肝患者的预后更差。与那些 90d 后进行再次肝移植的患者相比，首次移植后短时间内进行再次移植的患者的生存率相当，这可能反映了非丙肝因素所致的移植物功能障碍 [68]。对于丙肝患者而言，不仅治疗方法需要更仔细的决策，而且再次肝移植最好在肝功能重度失代偿之前进行 [60, 72]。然而在当前的肝脏分配体系下，为最严重的患者优先提供移植物可能是一项艰巨的挑战。

（四）再次肝移植后死亡的原因

脓毒血症和多器官功能衰竭是再次肝移植患者的主要死因，大部分发生在移植后的前几周 [73]。再次肝移植患者的脓毒血症死亡率是仅接受一次肝移植患者的 2 倍，真菌感染的发生率为 50% [64, 74]。加州大学旧金山分校的一系列研究发现，约有 28% 的再次肝移植患者在术后 1 个月内出现严重的感染，约 17.5% 的患者在术后 6 个月内死于脓毒血症

或者移植物功能不良所致的多器官功能衰竭 [75]。据 Roayaie 等的报道，约有 2/3 的丙肝复发患者死于再次移植后的感染 [66]。这些患者中因脓毒血症引起的移植物失功的高发生率，可反映再次移植前患者的免疫抑制状态及免疫功能的恶化。鉴于这些发现，在围术期减少再次移植患者的免疫抑制，并进行切实有效的抗感染治疗是明智之举。再次肝移植术后不常见的死因包括：技术问题，如术中死亡、动脉和门静脉血栓形成，以及诸如心脏病、神经系统并发症、复发性疾病和持续性肝衰竭等术后并发症。

（五）再次肝移植后死亡的预测因子

为了最大限度地利用有价值的器官，研究人员力求确定与再次移植后疗效相关的因素，以便建立可以准确预测再次肝移植患者术后存活情况的模型。影响再次肝移植预后的因素不仅有供肝的质量，还包括受者的状态。加州大学洛杉矶分校进行的多变量分析表明，供者冷缺血时间超过 12h、术前进行机械通气、术前血清肌酐大于 1.6mg/dl、血清总胆红素超过 13mg/dl 都是预测患者再次移植后预后不良的独立危险因素 [62, 74]。Rosen 和 Martin 认为，胆红素和肌酐可以预测丙肝患者的不良预后 [65]。匹兹堡大学的研究表明，供者的年龄、性别和免疫抑制药的选择可预测不良预后 [61]。美国西奈山医疗中心的研究显示，受者年龄超过 50 岁、术前肌酐超过 2mg/dl、术中使用血液制品都可以显著影响首次肝移植后 6 个月内需要再次移植患者的存活期 [64]。

（六）再次肝移植后预测存活期的模型

供者器官的严重短缺以及由此导致的移植前患者的等待期延长，促使许多学者建立了一种可以充分预测再次移植术后患者生存率的数学模型。Rosen 等根据再次移植患者的术前变量以进行死亡风险评分，包括受者的年龄、肌酐、胆红素、非移植肝原发性无功能及 UNOS 分级 [76]。为了预测生存情况，患者被分为低风险组、中风险组、高风险组。研究发现，受者的年龄、肌酐和胆红素水平以及移植后 15~60d 内的不同再次移植时间可以预测结局。这些发现在一项多中心的国际研究中得到了验证 [77]。

Markmann 等利用加州大学洛杉矶分校的数据库同样建立了一个评分预测模型，该模型利用 5 种无创且易于获得的临床参数：包括受者年龄、肌酐、胆红素、冷缺血时间和通气状态[74]。若患者的指标符合其中 4 个参数的话，其 1 年生存率仅为 27%。在 3 个使用该预测模型的数据库中，这种分类系统充分地区分了高风险和低风险的患者。Ghobrial 等提出了一种预测存活的通用模型，这种模型适用于首次肝移植和再次肝移植，目的是希望根据疾病的严重程度和预期结果为受者提供器官分配的指导。该模型包括终末期肝病模型（MELD）评分、受者年龄和移植时间。

有趣的是，这些模型在多变量分析中都没有发现丙肝是预后不良的预测指标。最近的研究集中在再次移植后供者因素对受者存活的重要性方面，将导致移植失败的原因添加到 DRI 中以创建再次移植受者的风险指数，用于预测再次移植后的死亡风险[78]。这些模型的应用在理论上可以更好地帮助术者进行决策，提高患者生存率和器官利用效率。

（七）MELD 评分和再次肝移植

在首次肝移植中，除了最高的 MELD 分数，MELD 评分与移植后的疗效没有相关性[79]。然而，在再次肝移植的人群中，MELD 评分对结果可能有更显著的影响（表 47-3）[70, 80]。研究人员通过对在内布拉斯加大学进行再次肝移植的患者研究发现，MELD 评分与患者的存活情况相关[81]。Rosen 等进行的多中心研究发现，MELD 评分可以预测首次移植后 15d 后再次肝移植患者的生存率[77]。Yao 等发现，术前 Child–Turcotte–Pugh（CTP）评分和 MELD 评分与再次移植术后 1 年的死亡率具有相关性，CTP 评分 10$^+$ 和 MELD 评分 25$^+$ 的患者术后 1 年和 5 年生存率更差[75]。

这些研究表明，在患者群体中使用 MELD 评分进行肝脏分配可能具有明显的缺点，因为接受再次肝移植的患者在分配供肝准备手术时已经病得很重，失去了在再次肝移植后获得良好疗效的"机会窗口"。因此，有学者利用其他模型来评估结果，并确定了 MELD 评分与丙肝患者和无丙肝患者再次肝移植的最大效用相关。MELD 评分 < 28

时，再次移植可以带来最佳疗效。其中，丙肝患者的 MELD 评分为 21 时，非丙肝患者的 MELD 评分为 24 时可达到最佳疗效[82]。Biggins 等相似的研究发现，在再次肝移植中，使非丙肝患者生存受益的 MELD 评分为 21 分，而在丙肝患者中则为 24 分。然而，正如前面所提到的，丙肝阳性与否正变得无关紧要。人们通常认为 MELD 评分为 15 分是首次肝移植受者存活受益的下限，而再次肝移植则需要更高的 MELD 阈值才能获得存活受益[83]。然而，在美国的许多地方这并不是一种选择方法，因为移植的平均 MELD 评分要高得多。

表 47–3 基于 MELD 评分的再次肝移植术后生存率

MELD 评分	术后 1 年生存率	术后 5 年生存率
< 10	83%	55%
11～20	65%	55%
21～25	62%	47%
26～30	57%	37%
> 30	42%	21%

改编自参考文献 [70] 和 [80]

五、活体供肝移植和再次肝移植

在使用肝右叶进行成人肝移植时，移植外科医师和肝病学家面临着关于使用活体供者进行再次肝移植的技术问题，以及能否对不符合 UNOS 标准的活体肝移植受者进行再次移植的伦理问题，如大肝癌的患者。在 A2ALL 联盟进行的一系列活体供肝移植（LDLT）中，385 例（9.6%）成人 – 成人肝移植受者中有 37 例需要再次移植，主要是出于技术原因[84]。随着经验的积累，这些技术问题将显著减少，并且随着并发症的减少，技术原因所致的再次移植也会相应地减少。

由于再次肝移植的技术要求和活体供肝移植的解剖局限性，绝大多数的再移植都是采用死亡供者的全肝。UNOS 提供的数据显示，1999 年 1 月—2014 年，所有再移植手术中只有 129 例（1.7%）采用活体供肝同种异体移植，其中大多数为儿童。最近，韩国和日本分别报道了在 4 例和 11 例患者中使用活体供肝进行再次移植的经验，但结果均不理想[85, 86]。

六、艾滋病病毒感染患者的再次肝移植

肝移植在艾滋病病毒感染患者中已经成功开展多年[87, 88]。这些患者中有许多人同时感染了乙肝或丙肝。最近发表的一项国际多中心队列研究，对600名感染艾滋病病毒的肝移植受者中的37名再移植患者进行了随访。合并乙肝病毒感染的患者5年生存率达80%。在合并丙肝病毒感染的患者中，再次移植时丙肝RNA检测不出的患者5年生存率为80%，而再次移植时可检出丙肝RNA的患者5年生存率为30%，这反映了在引入直接抗丙肝病毒药物之前，再次移植时丙肝复发的负面影响[89]。

七、结论

虽然再次肝移植的疗效正在改善，但目前再次移植后的生存率仍低于首次移植。研究人员已经发现某些临床因素会影响再次移植的疗效，其中最重要的因素是受者术前的状态，如呼吸机依赖、肾衰竭、身体状况、年龄和MELD评分等。再次移植的时间间隔、供者冷缺血时间和供者质量也对手术的整体结果有影响。目前，再次肝移植对所有等待肝移植的患者存活的总体影响以及该过程的成本效益是目前争论的主要问题。随着直接抗丙肝病毒药物的引入，以往在复发性丙肝背景下对再次肝移植的沉默可能成为历史。首次肝移植前后治疗丙肝的显著成功，标志着因丙肝复发导致同种异体移植失败而行再次肝移植的患者将大大减少。然而，目前的经验还是有限的，抗丙肝病毒治疗对再次肝移植预后的影响还没有在单中心或多中心研究中得到验证。

尽管情况正在不断改善，但总体上较差的结果已促使许多人从经济和伦理的角度质疑再次肝移植的适宜性。另外，完全禁止再次肝移植也引发了患者自暴自弃的伦理问题。再次肝移植术后的疗效正随着手术经验的增加而不断改善。此外，限制再次移植将妨碍目前利用边缘供者扩大器官库的努力。如果所有移植中心都要采用积极的供者器官接受策略，就需要再次移植的安全网。对于首次肝移植后出现肝衰竭的患者来说，再次移植是一种必不可少的治疗手段。但是，它的应用必须基于一定的判断和谨慎的决策，避免徒劳无功，从而实现最大的效益。但仅依靠MELD评分来分配器官在再次移植患者群体中似乎是不够的，分配体系仍需要进一步的研究。同时，我们应避免无效移植和治疗成功机会小的亚组患者的再次移植。

拓展阅读

Burton JR Jr, Sonnenberg A, Rosen HR. Retransplantation for recurrent hepatitis C in the MELD era: maximizing utility. *Liver Transpl* 2004;10(Suppl 2):S59–64.
An excellent review of studies evaluating prognostic criteria with retransplantation and proposals for achieving maximal utility in the face of donor shortages in HCV patients.

Busuttil RW, Farmer DG, Yersiz H, et al. Analysis of long-term outcomes of 3200 liver transplantations over two decades: a single-center experience. *Ann Surg* 2005;241(6).905–16, discussion 916 18.
A single-center review from a large US transplant center, including indications and outcomes with retransplantation.

Markmann JF, Gornbein J, Markowitz JS, et al. A simple model to estimate survival after retransplantation of the liver. *Transplantation* 1999;67(3):422–30.
A model that incorporates pretransplant factors to predict survival after retransplantation.

Pelletier SJ, Schaubel DE, Punch JD, et al. Hepatitis C is a risk factor for death after liver retransplantation. *Liver Transpl* 2005;11(4):434–40.
This paper presents outcomes in patients who underwent retransplantation with HCV from the SRTR database.

Thuluvath PJ, Guidinger MK, Fung JJ, et al. Liver transplantation in United States, 1999–2008. *Am J Transplant* 2010;10(Part 2):1003–19.
This paper summarizes the SRTR database with an excellent section about retransplantation.

第 48 章　肝移植中存在的争议

Controversies in Liver Transplantation

James F. Trotter　著

杨欣荣　译

要　点

- 肝移植的多数争议主要集中在对供肝分配和供给方案的不断评估及修订。
- 为了推动更广泛的供者器官共享，首先是对终末期肝病模型（MELD）评分≥35 的患者进行供者器官局部区域的共享，称为"Share-35"。
- 一项具有争议的"重划分区"器官分配新方案正在评审中，其目的是为了在美国 4 或 8 个区域能够更加充分地进行供者器官共享。
- 为了提高肝癌肝移植患者预后，一项最近确立的新供肝分配系统，将移植时间延后 6 个月，从而限制了肿瘤恶性程度高、移植后预后差患者入选。
- 一项同期肝肾联合移植的分配体系已经获得批准，该体系对受者的选择有严格标准。
- 最近将血钠作为 MELD 评分中的 4 个因素之一，提高了 MELD 评分的预测能力，并可能使 MELD 评分对有腹水的患者更公正。
- 以腹水、肝性脑病、门静脉高压并发症及原发性硬化性胆管炎引起的反复发作性胆管炎等未被认可的额外诊断在越来越多患者中被引入 MELD 评分系统，一项针对该部分患者标准化的提案正在国家审查委员会审批中。

　　由于肝源匮乏及高昂的治疗费用，肝移植一直存在争议。近年来，随着移植领域医学的进步，受者的预后已经得到极大的提高。在这样一个动态发展的领域中，如何更高效地应用移植技术显而易见是争议所在。因此，本章将围绕供肝分配和供给重点介绍目前肝移植中存在的争议。

一、供肝分配和供给

　　自 30 年前肝移植广泛开展以来，合理的供肝分配和供给一直是一个颇有争议的问题。"分配"和"供给"反映了移植的不同过程，为了进行相

关论述，定义如下：分配是肝移植受者的优先选择过程。分配方案目前几乎完全基于终末期肝病（MELD）评分模型，由器官共享联合网络（UNOS）进行全国统一制定和监督[1, 2]。另外，一些患者也可能会根据非常规诊断获得一个 MELD 评分。如何确定优先接受移植的患者一直是该领域最具争议的问题之一，并不断演变以满足肝移植受者不断变化的需求。供给本质上是交付过程，也就是在一个区域内，供肝获取、匹配和运送（移植）给优先患者的过程。供肝供给比肝脏分配更复杂，因为其涉及在一个区域内器官的供给（供者器官的数量）和需求（移植受者数量），以及基于器官质量评估的供

者器官接受和供者器官保留（区域内）或共享（区域外）相关的政策。

　　目前关于供者器官分配和供给的争论大多是由于移植需求的不断增加而产生的。自肝移植技术开始应用，供者器官始终供不应求。随着肝移植受者名单的日益增加，移植受者和供者数量之间的差距也在扩大。因此，对器官的竞争日益激烈，器官分配和供给也更加复杂。多年来，3项基本原则已成为肝脏分配和供给的基础：①患者分类，病情严重的受者比病情较轻的患者拥有优先移植的权利；②"先到先得"，越早登记的受者拥有越高的移植优先权；③器官当地利用，供者器官优先用于获取地的移植。随着时间的推移，关于供肝分配和供给体系的争论大多体现在这3个原则的相对重要性上。要了解当前的争议，我们就必须了解当前的体系是如何演变的[3]。

　　在20世纪90年代早期，由于登记的患者相对较少，对供肝的争夺不那么激烈，供肝分配也不那么复杂。对受者进行优先排序主要依据2个标准：等待时间和根据Child Turcotte-Pugh（CTP）评分确定的疾病严重程度，得分越高，移植的优先级越高。当时只有4个层次的疾病（或状态）分级：分级3为稳定的慢性肝病患者（CTP评分＜10），分级2B为失代偿患者（CTP评分≥10），分级2A为危重患者（预计寿命7d以内），分级1为急性肝衰竭患者。在每个分级中，等待时间最长的患者拥有最高的优先权。因此，等待时间是决定移植优先级的重要因素。在等待移植人数较少的时期，该系统运行相对较好。事实上，在20世纪90年代初，肝移植的数量超过了登记患者的数量。但是，如图48-1所示，在这10年中，移植名单登记患者数量从1991年的1676个增加到了2000年的16 292个，增加了近10倍。随着越来越多的患者被列入移植名单，3个具体的分配问题变得更加突出。首先，疾病的分级（状态）太少，不足以对数以千计的患者进行充分区分和排序。因此，医师认识到需要一种更精确和复杂的排序方案，特别是对于移植需求迫切的失代偿期患者。第二，在CTP评分中纳入主观变量（如腹水和肝性脑病）导致了该系统存在广泛"博弈"。也就是说，医师可以用最糟糕的

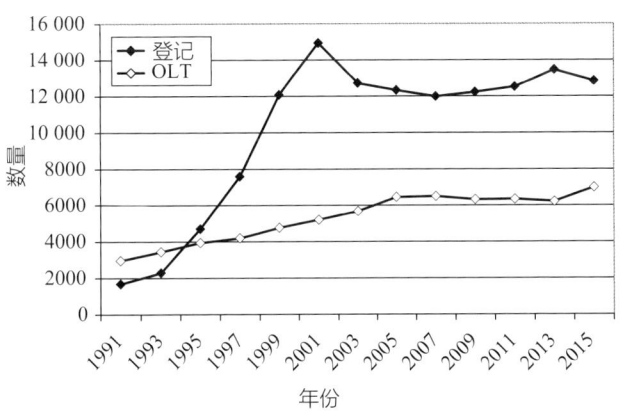

▲ 图48-1　每年登记患者和接受移植患者的数量变化
OLT. 原位肝移植

术语描述腹水和肝性脑病的严重程度，从而增加患者移植的优先级。第三，等待时间被过分强调。2B和3这种优先级较低的分级（占肝移植受者的2/3）尤其如此，在这些情况下，等待时间较长的患者往往比病情较重的患者优先接受移植。此外，由于等待时间的重要性，患者寻求尽早登记以增加他们的移植优先权。结果，移植名单上增加了许多移植需求较低的患者。

　　肝脏供给中的缺陷进一步加剧了分配中存在的上述问题。直到20年前，肝移植主要在少数几个大型中心进行。而许多地区没有移植中心，受者都要长途跋涉来到这些中心，所以当地获得的供者器官都要从各地集中到这些大的移植中心。但是等到20世纪80年代和90年代，随着越来越多的医师接受了移植方面的培训，他们在全国各地建立了新的移植中心。这些中心在增加肝移植机会的同时，也给肝脏供给带来了新的挑战。新兴中心开始与更大、更成熟的中心争夺有限的供者资源。虽然器官捐献的职能单位是遍及美国的58个供者服务中心（DSA），但是供肝的分配和供给是由UNOS进行全国统一指导。除了一些例外，供肝优先供给当地DSA中登记的受者。事实上，大多数供肝被移植给了当地的患者。随着肝移植中心的增加，就供肝供给产生了2个主要观点：①出于效率和当地器官所有权的考虑，器官应保留在当地的DSA内；②在一个更为广泛的地理区域共享器官，以期扩大潜在受者群体，让病情更重的患者获得更多的移植机会。在关于供肝供给的争论中，一方面，这

些新的、较小的中心认为，他们可以提供出色的本地移植服务，从而避免患者奔波于较大的中心。供肝本地供给也具有更加迅速、有效的优势，这可能会改善受者的预后。此外，它可能更有利于超标准供肝的使用，由于这些供者器官对长时间的冷缺血（CIT，器官获取和移植之间的时间）非常敏感，而区域共享需要时间来长距离运输供者器官，因此这类供者器官不太适合区域共享。另一方面，较大的肝移植中心认为，将供肝供应给病情较重的患者可以更好地利用宝贵的资源，尤其移植是由他们经验丰富的团队完成的情况下。供肝器官的地方所有权是另一个争议的关键。在一个州内建立一个新的移植中心是当地的骄傲，而保留供者器官也成为维持这些中心生存的条件之一。因此，一些州甚至尝试通过限制运送供者器官至辖区之外的法律。最后，小型中心和大型中心登记患者类型的差异进一步加剧了争论。与大型中心相比，小型中心的患者名单更短，危重人数也更少。通过多年的国内和国际转诊，规模较大的中心则拥有一个患者多、危重患者也更多的名单。患者构成的这些差异，加上供者器官当地所有权的现状，导致全国各地受者等待接受移植的机会存在巨大差异。小型中心中病情较轻的患者比大型中心中病情较重的患者可能会更快地接受移植手术。随着全国等待接受移植人数的增加和要求获得供者器官的患者越来越多，这些系统性问题变得越来越严重。肝脏分配和供给方案的固有缺陷导致专业人士乃至普通公众认为该系统没有正确的运行。到 20 世纪 90 年代末，这种讨论变得如此激烈，以至于联邦政府介入并通过医学会（IOM）对整个过程进行了独立审查[4]，他们的结论在"最终规则"的监管条例中有表述。"最终规则"就供肝分配和供给进行了 3 个重大修改。

在肝脏分配方面
- 由于等待时间与患者的移植需求无关，因此应将等待时间从优先级的决定因素中排除。
- 肝移植受者的优先次序应以客观、更加准确的评分系统为基础。

在肝脏供给方面
- 为了在全国范围内提供公平的接受肝移植机会，应该建立统一和更大的器官供给区域，每个区域至少服务 900 万人口。应根据患者的医疗需要分配和供给器官，而不应太强调将器官保留在器官获取的地方。

当时这 3 项建议中只有 2 项得以彻底实施。最值得注意的是，构建 MELD 评分并用于确定移植受者的优先级。MELD 评分以预测 90d 死亡率的数学模型为基础，由如下公式定义，其中仅包含 3 个客观变量 [血清肌酐（Cr）、胆红素（Bil）、国际标准化比率（INR）]。

$$[0.957 \times \ln(Cr\ mg/dl) + 0.378 \times \ln(Bil\ mg/dl) + 1.120 \times \ln(INR) + 0.6431]$$

每个决定值越高，MELD 评分和 90d 死亡率越高，移植的优先级也越高。每位患者获得一个以整数表示的 MELD 评分；最小分数为 6，最大值为 40。因此，有 35 种可能的 MELD 评分，而在之前的评分系统中只有 4 种。等待时间虽然仍然是决定因素，但仅用于确定 MELD 评分分数相同后的优先次序。由于疾病分级的数量从 4 个增加到 35 个，所以与之前的分配方案相比，等待时间的重要性已经被极大地弱化。此外，MELD 评分为实现公平的全国移植优先次序提供了可能；因为它的评价指标完全是客观变量，所以全国范围内的 MELD 得分是相同的，几乎不受之前分配方案中主观变量的困扰。

在 2002 年实施了基于 MELD 评分的肝脏分配方案之后，发生了几个重要的变化。首先，移植受者的分类有所改善；与之前的分配制度相比，病情较重的患者可以更高效地获得优先移植[5, 6]。因此，病情较重的患者更快地接受了移植，相应的，2001—2006 年，等待肝移植名单上死亡的患者数量下降了 16%。如预期一样，患者在接受移植时病情更重，肝移植受者平均 MELD 评分从之前的 14 分提高到了 22 分。其次，对肝移植等待时间的重视程度大大降低。因此，寻求尽早登记的患者越来越少，一些患有代偿性肝病的患者被从名单上移除。因此，登记患者的数量下降了 13%，从 2001 年的 11 126 例下降至次年的 9646 例[7]。第三，与实施基于 MELD 评分的分配方案无关，器官供给有所改善。2001—2006 年，供者的总数增加了 30%，这是由于几个方面的活动所致，其中包括旨在提高供者认识水平和更积极利用以前未开发的供者资源的全国性倡议。最后，分配制度于 2005 年进一步修订，以进一步降低较轻患者的移植优先次序。这项修订的基础是观察到许多低 MELD 患者（MELD 小于 15）能够接受肝移植，特别是在供肾充足的地区。事实上，2001 年 9 月—2003 年 6 月，24% 的美国肝移植患者的 MELD 评分低于 15。由于这些受者中有许多患者患有代偿性肝病，因此出现了如下 2 个问题。对于患有代偿性肝病的患者来说，接受移植的获益不如病情较重的患者明显。相比于移植名单上的相对低死亡风险，这些低 MELD 受者接受移植的风险可能更高。一项来自移植受者登记机构（SRTR）的分析，通过比较基于 MELD 评分的肝移植候选患者和受者的 1 年等待名单和移植后死亡率，分析了移植的优势。研究显示，对于低 MELD 患者（MELD < 15），受者（接受移植的患者）1 年的死亡风险高于候选患者（仍在名单上）（MELD6～11 时 HR=3.64，MELD12～14 时 HR=2.35；$P < 0.001$）[8]。针对这些数据，UNOS 修改了分配方案，降低了 MELD 评分 < 15 的患者的优先权。分级 1 患者依然保持最高优先级，供者器官按照顺序被供给 OPO 当地和 UNOS 区域内 MELD 评分 ≥ 15 的患者。MELD 评分 < 15 的登记患者只能在分级 1 或者 MELD 评分 ≥ 15 的患者之后接受死亡供者（DD）的肝脏。在这一变化之后，低 MELD 评分受者的比例下降了约 1/5[9]。

最近，基于 MELD 评分的供肝分配发生了新的变化：在 MELD 评分中添加了血清钠（Na）（表 48-1）。随着肝病的进展和门静脉高压症的加重，钠和水的代谢会发生显著变化。内脏血管扩张导致有效动脉血量减少，进而引起肾小动脉血管收缩和抗利尿激素释放。这些变化会导致水潴留和低

钠血症。通过这种方式，血清钠可作为衡量门静脉高压严重程度的间接指标，临床医师也很早认识到低钠血症预示着预后不良。与 MELD 评分和确定肝移植患者优先级相关，一项分析表明血清钠添加到 MELD 评分中可显著增加其预测能力[10, 11]。具体来说，Na-MELD 显著地将 c 统计量（预测结果的概率）从 0.868 提高到 0.883，这意味着提高了 1.7%[10]。尽管改变很小，但对于 MELD 评分相对较低（< 15）却饱受重度门静脉高压并发症（即腹水）折磨的患者来说，MELD 预测能力的提高可能会使其受益。从历史上看，临床医师已经发现这类患者中期死亡率相对较高（难治性腹水 1 年死亡率 50%），但这类患者（MELD < 15～18）的近期死亡率（即 MELD 评分预测的 90d 死亡率）通常较低，这实际上是排除了任何尸肝移植的可能性。因此，Na-MELD 评分可以提高这些患者的移植优先权。最后，将钠添加到 MELD 评分是非常符合逻辑的；由于血清钠几乎总是与其他 "MELD 实验室检查"（肌酐、胆红素和 INR）一起列出，因此不需要额外的检测。当然，Na-MELD 也有一些问题。首先，它增加的 MELD 预测能力非常有限，因此对大多数患者影响很小。事实上，模型预测在 MELD 评分中加入 Na 每年可以减少 32 例死亡，不足大约 1.2 万名登记患者的 0.5%[10]。其次，Na 水平可随日常摄水量和药物调控发生变化和波动。如摄入 1L 水通常会使血钠降低 4%，因此相比依从性高的患者，依从性低的患者可通过过量饮水获得更高移植的优先权。最后，随着 MELD 分数的增加，Na 对 Na-MELD 分数的影响降低。如，MELD=12 和 Na=130 的患者，Na-MELD=18，相当于多得 6 分。然而，患者 MELD 评分为 25 时，Na=130 的患者 Na-MELD=28，只多得了 3 分。由于移植时的 MELD 通常 > 25，因此 Na-MELD 对严重门静脉高

表 48-1　供肝分配和供给方案新变化

方　案	实施年份	变　化
"Share-35"	2013	对 MELD 评分 ≥ 35 的患者进行供者器官区域共享
肝癌相关供肝分配新方案	2015	将 MELD 评分 ≥ 22 肝癌患者的移植时间延后 6 个月
Na-MELD	2016	将血清钠纳入 MELD 评分标准

压症和 MELD 评分低的患者的实际收益似乎很小，因为他们的 Na-MELD 不太可能足够高到允许移植的程度。2016 年 1 月开始在 MELD 评分中加入钠，要求每一位患者测量血清钠水平以计算其 MELD 评分，其计算公式及重要规定如下。

$$MELD-Na = MELD + 1.32 \times (137-Na) - [0.033 \times MELD \times (137-Na)]$$

以下重要规定适用于 Na-MELD 评分：Na-MELD 分数仅适用于 MELD 评分 > 11 分的患者；钠值 < 125mmol/L 按照 125 计算；> 137mmol/L 按照 137mmol/L 计算[12]。截本文撰写时，实施 Na-MELD 的实施时间还不足以明确其对临床肝移植的影响。然而，Na-MELD 评分却可能会成为供肝分配中的一个永久固定评分标准，尽管它的影响可能会很小。

为了更高效地进行供肝分配，已经实施了上述 MELD 评分多个修订方案；但是，直至最近才有了对供肝供给方面的修订方案。在 IOM 为最终规则提出的 3 项建议中，仅有 2 项有关供肝分配的提议（构建客观的评分系统及弱化等待时间）得到了实施。由于肝移植界缺乏共识，相对增加器官分配区域，供肝供给方式并没有改变；因此，各区接受肝移植机会的差异会一直持续存在。2002 年 MELD 评分实施后，一项研究立即证实肝移植受者疾病严重程度存在显著的地域差异[13]。相对较大 DSA，服务较小肝移植人群的 DSA 可以更快为 MELD 评分较低的患者进行移植。大型 DSA 中 MELD 评分 > 24 的受者百分比为 49%，而在小型 DSA 中仅占 19%，前者是后者的 2.5 倍（P < 0.001）。小型 OPO 每年接受移植患者占待移植患者的比例为 1.03，而大型 OPO 的比例为 0.41，前者是后者的 2.5 倍（P < 0.001）。尽管可以更快地为轻症患者进行移植，大型和小型 OPO 中 1 年患者及供肝的生存率没有明显差异；最近另一项 SRTR 的研究也得出相似的结果。肝移植受者的 MELD 评分差异可相差 2 倍，从第 3 区一个供者服务区的 < 20 到第 5 区的一个供者服务区的 > 35[14, 15]；因此，等待肝移植的患者死亡率差异也很大，从小于 10% 到超过 30%。这种差异对单个患者及整个供肝供给体系都有重要的意义；对单个患者而言，选择特定 DSA 将会在

低 MELD 评分情况下早期获得移植，但这并不能改善整体等待移植患者的死亡率及移植后死亡率。对供肝分配及供给体系而言，在特定供者服务区对轻症患者进行肝移植有悖于 IOM 的规定，供者器官应该根据患者医疗需求进行供给，而非仅仅在获得区域进行供给。另外，这种差异也违反了最终规则的原则之一，受者的移植机会不应该仅仅根据受者居住的地域而定。这些问题也得到了移植顾问委员会及卫生与人类服务部的重视，同时他们还建议"逐步采取基于实际数据的方案而非基于任意的行政分区如 OPO 服务区、OPTN 区域及州的边界等"[15]。

为了解决上述问题，UNOS 肝脏及肠委员会提出了几项建议，主要是通过扩大器官供给区域，使全国各地的移植机会均等。这一策略通过将供者器官供给到本地 DSA 之外更大区域，消除了"低 MELD 评分中心"的较小 DSA 的影响，在这些中心，因为肝脏供给相对较多，所以可以给较低 MELD 评分的患者进行移植。这些改变正以一种循序渐进的方式进行，主要是由于在肝移植界难以达成共识。虽然大多数移植专业人员普遍支持区域共享的概念，但在实施方面并没有达成广泛共识。在偏远地区或供者器官相对过剩的地区，小型移植中心对增加器官供给区域的支持力度较小，因为他们的器官很可能会被分配给更多的患者。另外，大城市或器官相对缺乏地区的大型移植中心更倾向于支持区域共享。缺乏每个中心均支持能为其提供最大数量移植的器官分配体系，这是难以达成共识的主要原因。实施区域共享的另一个问题是，美国各地的肝移植受者、肝脏供者和移植中心分布不均。与位于美国中部的城市相比，大城市的人口中心（纽约、波士顿、洛杉矶、旧金山）拥有更多的器官移植受者和移植中心，供者器官缺乏也更严重。移植受者集中在这些大城市的中心，可能是因为在这里获得医疗服务的机会更多，也是因为较重的患者被转诊到更大的中心城市的移植中心[16]。如果遵循 IOM 的建议（划定统一的、服务于 900 万人的供者器官供给区域），将会有小到大都市纽约（拥有 5 个移植中心和 1500 个登记患者）和大到 100 万平方英里的落基山脉西部（拥有 2 个移植中心和 120 个登记患者）的供者器官供给区域存在。在地理

和人口密度存在如此明显差异的条件下，建立统一的供给区域显然是困难的，而且是不太可能的。此外，在地广人稀的区域共享供者器官也存在着明显的现实问题，特别令人关切的是在广大地区运送器官所需的时间和额外费用。此外，运输时间延长可增加器官 CIT，这是移植物功能不佳的重要因素。全国供者器官供给有显著地域差异；总体来说，东南部及中西部地区供者器官供给更加丰富[15]。造成这种差异的原因很多且不完全清楚，一种解释是东南部"脑卒中带"脑血管疾病高发病率较高，这是脑死亡的重要原因，因此潜在供者较多；另外一种原因是全国不同的 DSA 发现潜在供者并获得器官捐献统一的效率不同。无论什么原因，供者器官供给差异是供肝分配的争议所在。增加供肝从供者丰富的地域至供者缺乏的地域将可以改善供肝分配的效率；但这样的供肝重新分配同时也会减少一些中心的供者供给或肝移植数量。

扩大供者器官供给区域的第一个方案是在 2013 年 6 月颁布的称为"Share-35"方案，为 MELD 评分≥35（表48-1）患者提供更大区域的供者器官共享（超过 1 个 UNOS 区）。"Share-35"方案规定：如果没有排名第 1 位的受者，供肝将按如下顺序供给 DSA 区内 MELD 评分≥35 的患者，然后是 UNOS 区内的患者，最后是 MELD 评分较低的患者。这种分配方式将更高效地在更大区域内为重症患者（MELD 评分≥35）分配供肝，而不仅仅是在局部 DSA 内。虽然"Share-35"方案开始实施后增加了区域性的供者器官共享，但它也是一个折中的产物。为所有患者进行区域性供者器官共享的提案引发了激烈辩论，最终这一计划被放弃；而为最危重患者进行供者器官区域共享的主张则争论较少。研究数据显示，等待肝移植 MELD 评分≥35 患者的死亡率等同于急性肝衰竭的患者（UNOS 中排名第 1 位）[17]；这意味着具有高 MELD 评分的慢性肝病患者与急性肝衰竭患者拥有相近的优先次序。由于为排名第 1 位的患者进行区域供者器官共享的方案已经存在，因此为 MELD 评分≥35 患者进行区域器官共享更容易被广泛接受，因为它有明确的数据支持。随着"Share-35"方案自 2013 年 6 月实施以来，该方案对供肝分配产生了预测的作

用[18, 19]。不仅 MELD 评分≥35 的接受移植的这部分患者从 23% 增加至 30%，而且区域分配这部分供肝也从 19% 增加至 30%（P＜0.01）；正因如此，MELD 评分＞35 的等待肝移植的受者死亡率下降了 30%（HR=0.7，P＜0.001），但低评分的受者死亡率没有变化。一些临床医师担忧给重症患者分配更多供肝将会降低移植后生存率及总体预后，但事实并非如此，移植后患者生存率及住院时间并没有改变，这也让该方案的反对者感到意外。虽然"Share-35"方案能促进更高效的供肝分配，但也产生一系列问题；其中最重要的问题是区域间长距离供肝运输所带来的更高昂的费用，一项研究结果显示全国估计增加的运输费用为 0.68 亿美元[20]。另有证据表明，一些地区并没有从该方案中获益。在采用"Share-35"方案后，虽然全国数据显示移植患者总体预后增加，但 UNOS 4 区和 10 区的总体预后出现显著的下降[21]。造成这种区域性预后差异的原因并不清楚，但这种差异提示更大范围的供者器官共享可能会带来一些目前无法预见的问题。

尽管"Share-35"方案是在 2013 年开始实施，但是完整的"最终规则"并没有完全实现。因此，已有建议提出进一步修订供肝分配方案，以便更广泛地分享所有供肝。早期供肝区域共享是基于 UNOS 的 11 个分区。但是，如前所述，这些分区的地理及人口组成差异很大，因此基于 UNOS 分区进行供肝分配显然不是最佳的选择。以前供肝分配方案是基于实际数据而非 OPO 服务区、OPTN 区及州的边界进行分区的[15]，因此 UNOS 为了能够更高效率地分配和供给供肝，构建了一个复杂的分析模型来重新划定供肝分配区域，而忽视已经存在的人口组成差异。制定新分配分区的首要目的是为了减少各区供肝之间差异，降低等待肝移植患者的死亡率。这些分区方法通过不同模型分为 4、6 或 11 个分区。每个单独的分区有 1 个名单，分区内的供肝将会供给分区内排序第 1 或 MELD 评分最高的患者；这种分配方式被称为"重划分区"方案，初步研究提示该种分配方式相对"Share-35"分配方式显著降低了区域间的差异及等待移植患者的死亡率[22, 23]（表48-2）。"重划分区"方案有很多优势，但最重要的是要通过实施"最终方案"，使地域不

表 48-2　供肝分配和供给方案的修改提案

方　案	待解决的问题	解决方案
"重划分区"	全国移植机会不均等 全国不同区域 MELD 评分标准不同	通过"最终提案"增加部分区域供肝供给使全国移植机会均等
国家评审委员会 MELD 附加评分方案	缺乏部分指标的统一标准 MELD 附加评分方案还缺乏统一审批流程	国家评审委员会专家将会对该方案制订统一标准和审批流程

再成为移植机会的决定因素。

事实上，全国即将统一 MELD 评分标准，MELD 评分的标准差将降低接近 50%，从 3 下降至 1.9。统一移植 MELD 评分将有效地均衡肝移植机会，使得患者在行肝移植时病情严重程度相同。另外，有报道显示，"重划分区"方案通过提供高效的供肝分配，每年将减少等待肝移植过程中死亡的患者至低于 110 例[15]。但是，很多移植专家对"重划分区"方案表示担忧。如前所述，多个移植中心相距 1600km，飞行时间超过 2.5h，供肝的远距离运输的组织工作及费用是最令人担忧的问题。4- 区域模式相比目前"Share-35"方案，供肝运输的费用预计将增加 1.53 亿美元[22]。但是，"重划分区"方案的支持者驳斥了这些异议。他们分析了供受者医院供肝运输时间对冷缺血时间的影响。总缺血时间是血流阻断加供肝移除、包装、运输至受者医院至器官移植完成的时间总和。在这项分析中，供肝运输时间占冷缺血总时间的 21%，因此他们认为远距离供者器官共享不影响冷缺血时间及供者器官功能[23]。虽然"重划分区"方案会增加运输费用，但是缩短的受者移植前的时间和治疗费用将抵消运输费用的增加。如前"Share-35"方案分析，提高供者器官分配和供给效率将减少受者移植前时间和重症患者的死亡率。因此，消耗高昂医疗费用的移植前重症患者将更快的接受移植，进而减少他们移植前医疗费用。另一项研究表明，区域分配方案可以减少 1.77 亿美元的移植前医疗费用，大于抵消掉的供者运输费用 1.53 亿美元[22]。"重划分区"方案的反对者认为目前对供者器官运输组织工作及费用的估计并不准确[24]；上述支持重划分区方案的费用分析是基于固定的医疗费用标准而非基于不同机构

的准确费用标准，并且去除了器官获取的费用。另外，增加的费用将会转嫁到移植中心的预算，增加移植过程的费用压力，"重划分区"方案的反对者对此也表示担忧。他们还对"重划分区"方案减少移植前费用表示怀疑，因为重症患者移植需要更复杂和高昂的医疗支持。另外，"重划分区"方案每年估计多挽救的 110 例重症患者仅仅是约 12 000 例等待移植患者的 0.9%，这样微小的潜在获益相比实施该方案所带来的问题太微不足道了[25]。许多更简单的方法可以达到均衡移植机会的目的，特别是单个 DSA 的效能应当严格审查。衡量一个 DSA 表现的标准是授权捐献比例（最终捐献器官的合格供者这一部分），全国 58 家 DSA 的中位授权捐献比例为 72.7%。如果低于该比例的 28 家 DSA 通过改进措施使授权捐献比例提高至平均水平，每年将会增加 132 例供者[26]，将挽救更多人的生命，并且不会产生"重划分区"方案所带来的组织工作及费用问题。最后，因为"重划分区"方案将获取供肝最多的 DSA 分配至获取供肝最少的 DSA，因此，该方案极大损害了效率高的 DSA 而使效率低的 DSA 获益。这违反了基本的公平原则。在撰写本章时，尚未就"重划分区"方案做出最终决定，该方案仍在审查之中。然而，在 2016 年秋季每个 UNOS 区的初始投票结果表明 9 个区域持反对态度，只有 2 个地区（5 区和 2 区）支持"重划分区"方案。在持反对态度的 UNOS 区，反对与支持的投票比例约为 10：1；因此，虽然 UNOS 和部分地区支持"重划分区"方案，但其实施仍然受到广泛反对。最终，由于"最终规则"要求更广泛地共享供者器官，多数移植专业人士认为"重划分区"或类似的方案将会得以实施。

二、MELD 附加评分

另一个引起广泛争议的问题是患者的 MELD 附加评分不足以反映其死亡风险。MELD 附加评分最常用于肝细胞癌（HCC）和非 HCC 两种适应证。对于非 HCC，存在公认的应获得附加评分的诊断（RED）和未公认的诊断。对于 HCC 患者，根据特定标准（最常见的 Milan 标准为：一个病灶 ≥ 2cm 且 ≤ 5cm，或 ≥ 3 个肿瘤且其中最大的 ≤ 3cm，即 T_2 期）进行 MELD 附加评分或由区域审查委员会进行逐一评估。不同区域具有略微不同的预设肿瘤标准，4 区的国际肝肿瘤登记处标准或 UCSF 标准，这 2 个标准较 Milan 标准略显宽泛[27, 28]。经过区域审查委员会的逐一审核，将给予超出上述标准的 HCC 患者（包括"肿瘤降期"的患者）MELD 附加评分。（年末时）等待移植名单上的 HCC 患者中，具有超标准 HCC MELD 附加评分的比例从 2002 年的 1.0% 增加到 2008 年的 20.6%。根据定义，拥有 MELD 附加评分的患者比没有附加评分的患者病情更重，予以附加评分的意图是维持这 2 个群体之间的公平。虽然难以实现，但是被予以 MELD 附加评分的患者应当与相同实验室 MELD 评分的患者拥有相同的从候选队列中移除的风险（死亡或移植时肿瘤进展）。为了降低肿瘤进展风险，也就是肿瘤进展至超过 Milan 标准而被移除的风险，2002 年最初的 HCC 分配方案予以符合 Milan 标准的 HCC 患者的 MELD 评分为 29。根据该方案，HCC 患者从候选名单中移除的风险显然远低于最初估计的风险。移除率在 6 个月时仅为 11%（而未获附加分数的患者为近 50%）[29]。因此，2003 年 4 月，HCC 的 MELD 附加评分被降至 24，然后在 2005 年 1 月进一步降至 22[30]。只要肿瘤一直在 Milan 标准内，患者每 90 天附加获得 1～3 分的加分。HCC 可获得的最高 MELD 附加评分的上限为 34。获得这些 MELD 加分使 HCC 患者快速进入等待移植名单，并增加其移植机会及减少等待过程的死亡率。最近的一项研究发现，即使上述 HCC 的 MELD 附加评分降低，HCC 患者的 90d 从等待移植名单中的移除率（5.1%）相较非 HCC 患者（10%）低 50%[30]。随着 HCC 患者接受 MELD 附加评分，HCC 移植受者人数从 2002 年的 999 人增加到 2014 年的 1566 人，占所有肝移植受者的 25%[31]。此外，因为 HCC 复发的风险，HCC 患者在所有移植患者中预后最差。患 HCC 的肝移植受者的 10 年生存率仅为 51%[32]。

为了平衡这些差异，最近对 HCC MELD 附加评分系统实施了进一步的修订（表 48-1）。这些修订对于解决之前存在的 3 个问题是必要的[33]。首先，UNOS 不同区域之间 HCC 患者的等待时间差异很大。一些 UNOS 区的等待时间 ≤ 90d，而其他 UNOS 区的等待时间则超过 1 年，这表明 HCC 患者的移植机会存在明显差异。其次，等待时间较短的患者移植后预后较差，原因是 HCC 较高的复发率[34, 35]。这归结于肿瘤的生物学行为，等待仅几周或几个月的患者移植后 HCC 复发率较高，而在其他地区等待时间足够长的类似患者则因肿瘤进展而被移除。第三，与没有 HCC 附加评分的其他患者相比，HCC 患者从移植名单中移除的比率较低。UNOS 肝脏和肠委员会考虑了解决这些问题的各种可能方案，包括在不同地区为 HCC 设定不同的 MELD 评分，减少附加评分，或延迟附加评分。UNOS 最终决定延迟 HCC 附加评分的实施。上述结论是基于统计学模型得出的，模型显示将 MELD 附加评分的给予延迟 6 个月将大幅度减少移植比率的差异。在目前的体系下，HCC 与非 HCC 患者之间的移植比率为 109 : 30（每 100 例 / 年），在延迟 6 个月后，这种差异将降至接近均衡，为 44 : 34（每 100 例 / 年）。延迟 HCC 患者移植的一个明显问题是疾病进展（转移），从而增加移植后复发的可能，影响手术的效果。然而，建模数据（延迟 6 个月）表明，从等待移植名单中移除的风险仅从每年 158 例 /100 例增加到 201 例 /100 例，风险大约增加 1%/ 月。基于这些建模数据，相应的方案于 2015 年 10 月开始实施，其中每个符合入选标准（通常在 Milan 标准内）的 HCC 患者将仅获得 6 个月的实验室 MELD 评分，之后将获得附加的 28 分。实际上，HCC 附加评分的给予延迟了 6 个月。每 3 个月间隔（9、12、15、18 个月）增加的分数反映了等待移植名单中患者的死亡率。在撰写本文时，没有足够的时间来观察该方案对供肝分配的具体影响。在部分中心，患者在较高 MELD 评分（> 28 分）下才可能接受移植，HCC 患者通常需经历＞ 9 个月的等待时间，新方案对这些中心的影响可能不大。在这些中心，在该方案实施前，患者 MELD 评分大多＞ 28 分，HCC 患者等待时间常大于 6 个月。然而，对于某些移植中心，MELD 评分＜ 28 的 HCC 患者便可接受移植，该方案实施后，这些患者的等待时间可能会增加。总体而言，这一方案的变化可能会减少 HCC 患者在方案实施前的等待时间差异。进一步的分析将明确该方案的全面影响以及它能否实现在 HCC 和非 HCC 的患者之间的公平程度（等待移植名单中患者死亡率方面）。

MELD 附加评分也被区域审查委员会用于 HCC 以外的适应证。这些可以大致归类为公认的可获得附加评分的诊断（RED）和未获得公认的诊断。RED 包括一些罕见疾病（如家族性淀粉样变性、肝肺综合征、门静脉性肺动脉高压等）。通过这些诊断获得 MELD 附加评分的患者必须满足非常特异的诊断标准，并由区域审查委员会给予特定的附加分数。非 RED 通常包括肝病的并发症（如腹水、胸腔积液、脑病、胆管炎等），对于这些并发症，目前没有公认的方案来确定移植的优先次序。因此，分配给这些患者的特定 MELD 评分应基于区域评审委员会专家的意见。非 HCC MELD 附加评分存在 3 个基本问题。首先，自从基于 MELD 评分的供肝分配体系建立以来，拥有非 HCC MELD 附加评分的受者数量持续增长，从 2002 年的 382 例增加到 2012 年的 876 例 [36, 37]。由于缺乏统一的国家机制监管这些患者给予的 MELD 附加评分，可能导致某些患者的"主观升级"。这表现在不同区域之间获附加评分的患者存在巨大差异：从 1 区的 18.7% 到 6 区的 24.76%，$P < 0.0001$[37]。最大的问题是，与没有获得 MELD 附加评分的患者相比，获得 MELD 附加评分的患者获得了更好的预后。一些研究指出，获得 MELD 附加评分患者的等待移植名单死亡率较低 [37-41]。最近的研究也表明，与其他患者相比，获得 MELD 附加评分的受者在等待移植期间的死亡率降低 80% 以上（4.5% vs. 24.6%），$P < 0.05$[37]。显著降低的等待移植期间死亡率提示 MELD 附加评分对其他患者不公平。因此，肝移植界一直在关注这个问题，试图解决这种移植机会的差异。十多

年前，UNOS 组织了一次会议（MELD 附加评分研究组和会议，MESSAGE），制定并公布了区域审查委员会经常遇到的 17 种特殊医疗条件的标准。这些提议采用循证医学进行研究和讨论，最终于 2006 年发布，为区域审查委员会提供指导 [42]。虽然这些建议没有法律约束力，但它们在每个区域内都有不同程度上的实施。MESSAGE 会议对非 HCC MELD 附加评分的影响难以估计，但初步分析结果显示，自 2006 年出版后，目前情况有所改善。获得 MELD 附加评分的非 HCC 患者比例从 2003 年的 7.6% 增加到 2007 年的 8.6%[43]。在 MESSAGE 会议之后，各区的获得附加评分的非 HCC 受者的比例开始趋于一致。2003 年，UNOS 各区中获得附加评分的非 HCC 受者的比例为 2%～21%。到 2007 年，这一比例差异已缩小至 5%～10%。不幸的是，近期研究表明，非 HCC 的附加评分依旧是肝脏分配的一个关键问题。UNOS 各区之间的非 RED 的附加评分的申请率和接受率存在很大差异。申请非 RED 额外评分的患者在最大中心的等待移植患者中占 9.2%（9 年研究期间≥ 1500 名等待移植候选患者），而小型中心仅为 6.4%（9 年研究期间新增等待移植候选患者 100～899 人），$P < 0.05$[40]。更重要的是，获得批准的非 RED 附加评分的患者接受肝移植机会更大（68% vs. 53%，$P < 0.001$），并且死亡或疾病恶化的可能性更小（10% vs. 16%，$P < 0.001$）。此外，各地区之间的接受率和拒绝率存在很大差异 [41]。不同区域的非 RED 附加评分的批准率为 54%～100%（$P < 0.0001$），拒绝率为 0%～45%。对于难治性腹水 / 肝性胸腔积液，各区域的拒绝率为 24.1%～80%，胆管炎 / 菌血症的拒绝率为 6%～48%，消化道出血拒绝率为 8.3%～75%（$P < 0.01$）。由于非 RED MELD 附加评分的具体应用中存在这些问题，最近正在探讨有关建立国家审查委员会以确保这些患者诊断和优先级的统一。在撰写本文时，UNOS 已经提议建立国家审查委员会直接处理这方面的问题 [44]（表 48-2）；目前的提议如下。

(1) 建立专业委员会，允许方案的审查人员和临床医学专家评估附加评分申请。

(2) 为每例肝移植团体提供参加国家委员会的机会。

(3) 培训评审者附加评分政策、操作指南和其他指南，以应对常见附加评分申请。

(4) 制定新的投票程序，将附加评分申请随机分配给审查者，并要求获得绝大多数选票。

肝移植界普遍支持这一提议，其实施的主要障碍将是如何持之以恒地组织、维护和运作如此复杂、紧迫、巨大的工作。

三、同期肝肾联合移植的器官分配

在基于 MELD 评分的肝脏分配体系建立后，同期肝肾联合移植（SLK）的数量普遍增加。在 MELD 实施前 1 年，即 2001 年，只有 135 例 SLK（图 48-2）；这个数字在 3 年内翻了 1 倍，达到了 2004 年的 280 例；之后在 2015 年又翻了 1 倍，变为 626 例，占全部肝移植的 8.8%。SLK 例数不断增加的原因有很多。首先，血清肌酐作为 MELD 评分的主要指标，肝硬化合并肾衰竭的患者，即使在没有肝功能失代偿的情况下，其 MELD 评分也相对较高。事实上，胆红素和 INR 正常的接受血液透析的肝硬化患者的 MELD 评分已经达到 20。因此，有经验的临床医师普遍认为，MELD 评分实际上"过分强调"肌酐作为患者接受肝移植优先权的决定因素。在最初 MELD 队列研究中，排除了肾功能不全的患者，以便提供更加同质的终末期肝病患者队列[45, 46]。结果，肝肾综合征是该队列中肌酐升高的常见原因，并特别提示患者预后较差。所以，与具代表性的终末期肝病患者队列相比，肌酐可能对

死亡率的影响更大。事实上，使用更具代表性的队列，即那些纳入所有肝移植患者的队列，MELD 分析重新评估了其决定因素（肌酐、INR、胆红素），以优化其对 90d 死亡率的预测能力。在该队列中，肌酐的加权减少，其对 MELD 评分的影响下降[47, 48]。SLK 数量增加的另一个原因是肝移植受者队列的老龄化及相关的肾功能障碍程度。在过去 10 年中，供肝受者的平均年龄增加了 5 岁。患者≥ 65 岁的比例从 2004 年（11%）到 2014 年（21%）增加了近 2 倍，而 < 50 岁的患者比例从 30% 减少到 19%[31]。此外，2004—2014 年，糖尿病患者的比例也从 21% 增加到 26%。总之，这些因素和其他因素共同增加了肝移植受者的肾脏疾病患病率。这导致了更多的肾功能不全的患者被列入肝移植候选名单，而没有同时接受肾移植。最后，肝硬化患者肾功能不全的检测通常不准确[49, 50]。使用血清肌酐估测肾小球滤过率（GFR）公式，及肾脏疾病饮食修正（MDRD-6）公式，通常高估了肝硬化患者的肾功能。这在很大程度上是因为这些患者肌肉含量低，从而肌酐水平低。此外，这些公式的预测能力对低 GFR 的患者更差，然而对于这些患者来说，精确的肾功能评估对确定是否需要行 SLK 或单独肝移植至关重要[50]。因此，在等待移植的肝硬化患者中存在过高估计肾功能的趋势，并且在没有认真考虑的情况下，患者可能被错误地认为仅需要接受肝移植而非 SLK。不幸的是，低估肾功能不全程度会导致严重后果，肝移植后发生肾衰竭的受者预后很差。许多研究报道此类患者的 5 年死亡率为 50%[51]，因此肝移植医师应仔细评估行 SLK 还是单独肝移植以避免这些不良事件发生。结果，这些因素导致了 SLK 在过去 10 年中逐渐增加。但是，并非所有患者都从 SLK 中受益。最近的一项研究定量测量了 78 例患者 SLK 后患者自体肾和移植肾功能[52]。只有 38 例（49%）患者术后自体肾功能出现障碍（GFR ≤ 20ml/min），即他们如果仅接受肝移植术后则需接受透析。这表明，51% 的 SLK 受者术后有足够的自体肾功能来避免血液透析（GFR > 20ml/min）。此外，每多一例 SLK，就有一位透析患者错过了肾脏移植的机会。基于以上问题，出台了 SLK 受者入选标准的新方案（表 48-1）。

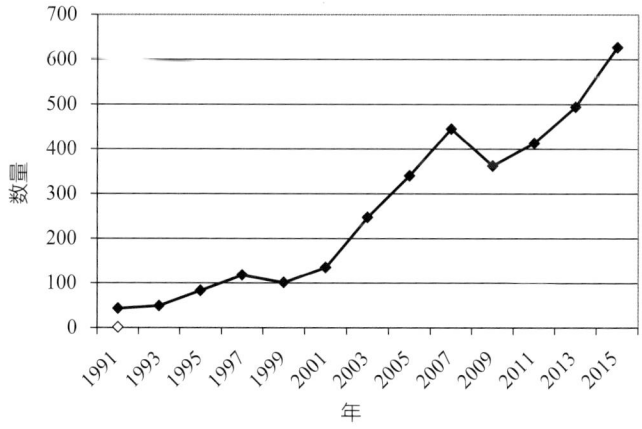

▲ 图 48-2 每年同期肝肾联合移植的数量变化

在新政策获得批准之前，没有任何关于用于 SLK 的供肾分配标准。患者是否接受 SLK 由当地移植中心决定。当 SLK 受者匹配到供肝时，同一供者肾脏将被同时分配给该受者。2014 年成立了一个来自多个 UNOS 委员会的工作组，负责起草 SLK 的新分配方案。之前解决这一问题的尝试来自于几个会议，这些会议都是在 UNOS 委员会的工作框架之下[53, 54]。新分配方案的提案有 2 个主要组成部分[55, 56]（表 48-1）。其中之一是"安全网"的概念。该概念来源于既往的分配程序，因此得到了移植界的广泛支持。具体而言，任何在移植后 1～12 个月内发生肾衰竭的肝移植受者将获得肾移植的优先权。虽然未经证实，但"安全网"的目的是消除"猜错"的不良后果；用于挽救仅接受肝脏移植受者的移植后肾衰竭。对这样的患者加急优先排序可能会减少不当 SLK 的数量。第二个也是更具争议的组成部分是制定 SLK 的入选标准，包括以下 3 个条件。最容易定义的是代谢性疾病（如原发性高草酸尿症和家族性淀粉样变性）。这些罕见的患者显然需要肝肾联合移植来纠正基于肝脏的遗传缺陷及由此导致的肾衰竭。第二类是急性肾损伤，定义为 eGFR 小于 25ml/min 及持续 6 周的血液透析。该标准来源于工作组评估患者行 SLK 或仅行肝移植优劣的数据。来源于 SRTR 数据库的数据表明，对肌酐＞ 2.5mg/dl（急性肾损伤的近似标准）及血液透析＞ 2 个月的患者，行 SLK 后患者生存率显著高于单独行肝移植的患者（HR=0.845，$P <$ 0.003）。相反，未达到此标准且仍然接受 SLK 的患者没有额外的存活获益

（HR=1.09，P=ns），这说明 SLK 对没有达到这些肾衰竭标准的患者并无益处。这通过严格预后结果分析为这些入组标准提供了合理的依据。第三类是慢性肾病，其定义为在登记前 90d eGFR ＜ 60ml/min（国家肾脏基金会对第 2 阶段慢性肾病的定义）及登记时 eGFR ≤ 35ml/min。选择 35ml/min 的截断值是因为：移植后钙调神经磷酸酶抑制药治疗会导致肾功能下降 10ml/min（至 25ml/min）。慢性血液透析（＞ 6 个月）的患者明显符合这些标准，但这些患者仅占 SLK 受者的 23%。尽管 SLK 的这些标准很复杂，但笔者预测这些标准将在不影响患者生存的情况下减少 19% 的 SLK。

虽然这种新的器官分配方案为 SLK 提供了明确的入选标准，但在其实施后仍有一些潜在的问题。一些批评者认为这种分配方案会增加 SLK 的数量[57]。据估计，根据这些标准，SLK 的数量将增加到每年 930 例。带来的另一个问题是，将有大量仅接受肝移植的受者，移植后肾功能不全，但不满足肾移植的标准（eGFR ＜ 20ml/min）。这些患者被称为"肾脏跛行"，他们身上的主要矛盾也从慢性肝病转变为慢性肾病。此外，这些患者可能在 1 年内便需要透析，因此开始多年的供肾等待。最后，没有公认的估计 GFR 公式，因此不同中心之间的计算可能会有差异。但是，SLK 入选标准的明确界定将有助于 SLK 器官分配方案的持续分析。毫无疑问，SLK 分配方案需要后续进一步的调整。入选标准的制定将明确 SLK 受者队列的定义，从而便于做出这些调整。

拓 展 阅 读

Formica RN, Aeder M, Boyle G, Kucheryavaya A, Stewart D, Hirose R, Mulligan D. Simultaneous liver-kidney allocation policy: a proposal to optimize appropriate utilization of scarce resources. *Am J Transplant* 2016;16:758–66.
This study provides the rationale for the recently approved new eligibility criteria for simultaneous liver–kidney transplantation.

Gentry SE, Chow EK, Dzebisashvili N, et al. The impact of redistricting proposals on health care expenditures for liver transplant candidates and recipients. *Am J Transpl* 2016;16:583–93.
These proponents of the new "redistricting" initiative report the potential benefit of reducing health care costs by the wider sharing of donor organs.

Heimbach JK, Hirose R, Stock PG, et al. Delayed hepatocellular

carcinoma model for end-stage liver disease exception score improves disparity in access to liver transplant in the United States. *Hepatology* 2015;61:1643–50.
The authors describe the development of the recently initiated allocation policy for the 6-month delay in assigning a MELD priority score for patients with hepatocellular carcinoma.

Massie AB, Chow EK, Wickliffe CE, et al. Early changes in liver distribution following implementation of Share 35. *Am J Transplant* 2015;15:659–67.
The initial analysis of the impact of the new "Share-35" policy reported increased regional sharing of donor organs, reduced waiting list mortality, and no reduction in posttransplant outcomes.